T0224639

HANDBUCH

DER

INNEREN MEDIZIN

BEARBEITET VON

L. BACH-MARBURG †, J. BAER-STRASSBURG, G. von BERGMANN-ALTONA, R. BING-
BASEL, M. CLOETTA-ZÜRICH, H. CURSCHMANN-MAINZ, W. FALTA-WIEN,
E. ST. FAUST-WÜRZBURG, W. A. FREUND-BERLIN, A. GIGON-BASEL, H. GUTZ-
MANN-BERLIN, C. HEGLER-HAMBURG, K. HEILBRONNER-UTRECHT, E. HÜBENER-
BERLIN, G. JOCHMANN-BERLIN, K. KISSLING-HAMBURG, O. KOHNSTAMM-
KÖNIGSTEIN, W. KOTZENBERG-HAMBURG, P. KRAUSE-BONN, B. KRÖNIG-FREI-
BURG, F. KÜLBS-BERLIN, F. LOMMEL-JENA, E. MEYER-BERLIN, E. MEYER-
KÖNIGSBERG, L. MOHR-HALLE, P. MORAWITZ-FREIBURG, ED. MÜLLER-MAR-
BURG, O. PANKOW-DÜSSELDORF, F. ROLLY-LEIPZIG, O. ROSTOSKI-DRESDEN,
M. ROTHMANN-BERLIN, C. SCHILLING-BERLIN, H. SCHOTTMÜLLER-HAMBURG,
R. STAEHELIN-BASEL, E. STEINITZ-DRESDEN, J. STRASBURGER-BRESLAU,
F. SUTER-BASEL, F. UMBER-BERLIN, R. von den VELDEN-DÜSSELDORF,
O. VERAGUTH-ZÜRICH, H. VOGT-STRASSBURG, F. VOLHARD-MANNHEIM,
K. WITTMAACK-JENA, H. ZANGGER-ZÜRICH, F. ZSCHOKKE-BASEL

HERAUSGEGEBEN VON

PROF. DR. **L. MOHR**   UND   PROF. DR. **R. STAEHELIN**
DIREKTOR DER MEDIZIN. POLIKLINIK   DIREKTOR DER MEDIZIN. KLINIK
ZU HALLE (SAALE)   ZU BASEL

VIERTER BAND

HARNWEGE UND SEXUALSTÖRUNGEN — BLUT — BEWEGUNGS-
ORGANE — DRÜSEN MIT INNERER SEKRETION, STOFFWECHSEL-
UND KONSTITUTIONSKRANKHEITEN — ERKRANKUNGEN AUS
ÄUSSEREN PHYSIKALISCHEN URSACHEN

MIT 70 ZUM TEIL FARBIGEN TEXTABBILDUNGEN UND 2 TAFELN IN FARBENDRUCK

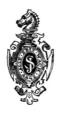

SPRINGER-VERLAG BERLIN HEIDELBERG GMBH

ISBN 978-3-662-01809-5   ISBN 978-3-662-02104-0 (eBook)
DOI 10.1007/978-3-662-02104-0

Inhaltsverzeichnis.

Erkrankungen der Blase, der Prostata, des Hodens und Nebenhodens, der Samenblasen und funktionelle Sexualstörungen.

Von

F. Suter-Basel.

Mit 12 Abbildungen.

I. Erkrankungen der Harnblase.

A. Allgemeines.

1. Anatomisches.

Die leere Blase stellt ein solides Organ dar, das hinter der Symphyse liegt. Nur der Blasenboden ist der Umgebung gegenüber fixiert, der übrige Teil der Blase, entsprechend der Funktion, ist den Nachbarorganen gegenüber sehr verschieblich. Die vordere Wand ist durch loses Fettgewebe mit der hinteren Symphysenwand in Verbindung, der hintere obere Wandabschnitt, der sich bei der Füllung der Blase am meisten dehnt, ist vom Peritoneum überzogen und frei beweglich. Die Fixation der Blase wird durch die Fascia endopelvina und durch die Harnröhre, beim Manne durch die Prostata besorgt. Aber doch rückt bei Füllung der Blase der Blasenboden nach unten und der Meatus internus urethrae liegt dann hinter dem Ligamentum triangulare, während er bei leerer Blase hinter der Symphyse liegt (Langer). Bei der Frau ist die Urethra mit der vorderen Vaginalwand verwachsen und deshalb in weitem Maße mit derselben beweglich.

Von großer Bedeutung in pathologischer Beziehung sind die nahen Beziehungen der Blase zu den Nachbarorganen: Bei beiden Geschlechtern die Beziehungen zum Bauchfell, das den oberen und zum größten Teil den hinteren Abschnitt der Blasenwand überdeckt, beim Manne zu den Samenblasen, die der hinteren, unteren Blasenfläche seitlich angeheftet sind, zur Prostata, die dicht unter dem Blasenboden die Harnröhre umschließt, und zum Mastdarm. Bei der Frau liegt die leere Blase der Vagina, die volle mit einem Abschnitt der Cervix uteri an; eine enge Verwachsung zwischen diesen Organen existiert aber nicht.

Die gefüllte Blase nimmt Kugelgestalt an, steigt hinter der Symphyse empor und tritt in Beziehungen zur vorderen Bauchwand. Unter pathologischen Zuständen beobachtet man oft auch eine birnförmige Gestalt der gefüllten Blase; sie hat dann die Form des graviden Uterus, so bei Prostatahypertrophie mit akuter Retention und bei mit Blut gefüllter Blase.

Die Blasenwand besteht aus glatter Muskulatur, die in drei Schichten angeordnet ist: Eine äußere Längsschicht, die seitlich schwach entwickelt ist, setzt sich nach unten zu zum Teil an der Symphyse fest als Musculus pubovesicalis, zum Teil geht er in die Prostata über und zum Teil in den Sphincter vesicae und auf die Harnröhre und nach hinten endlich beim Manne auf den Musculus rectovesicalis. Die mittlere Schicht besteht aus zirkulären Fasern und ist stark entwickelt. Am Fundus verdichtet sich diese Schicht und geht in einen ringförmigen Wulst über, welcher die Harnröhre als Sphincter vesicae in einer schräg nach vorne und unten gerichteten Ebene gelegen umschließt. Die innere Schicht ist dünn und weitmaschig und besteht aus Längsfasern. Die drei Schichten hängen enge zusammen, da

1

die Muskelbündel ineinander übergehen, und werden am besten in ihrer Totalität als Detrusor bezeichnet (Metzner).

Gegen das Lumen zu ist die Blase von einer Schleimhaut überzogen, deren Epithelbelag ein mehrschichtiger ist. Nach innen zu flache, in der Tiefe zylindrische, dazwischen keulen- und spindelförmige Zellen. Da durch die Füllung die Schleimhaut gedehnt wird, werden auch die Epithelzellen in ihrer Form und in ihrer Lage zueinander verändert. Ferner sei hier schon darauf hingewiesen, daß von dem Nierenbecken an abwärts durch die Ureteren und die Blase bis zum Anfangsteil der Harnröhre der Epithelbelag überall der gleiche ist und daß demnach im Urin gefundene, verschieden geformte Epithelzellen nicht auf den Ort ihrer Abstammung im Harntractus schließen lassen, sondern daß ihre Form nur bestimmen läßt, ob sie aus einer oberflächlichen oder tiefen Schicht der Schleimhaut stammen (Zuckerkandl).

Die Farbe der Harnblasenschleimhaut ist durch das Cystoskop gesehen blaß graugelblich; meistenteils sind vereinzelte Gefäße sichtbar; in der operativ eröffneten Blase hat die Schleimhaut eine graurote Farbe.

In der leeren Blase ist die Schleimhaut gefältelt und bleibt gewöhnlich nur im Trigonum, d. h. in der Gegend der Ureter- und der Harnröhrenmündung, das sich bei der Blasenkontraktion nur wenig zusammenzieht, glatt.

Die innere Harnröhrenmündung liegt beim Stehen am tiefsten Punkt der Blase und bildet ein halbmondförmiges oder ein T-förmiges Grübchen und kleinen Trichter.

Die Blase erhält von der Art. hypogastrica je zwei obere und untere Arterien. Die Venen teilen sich in vordere und hintere und ergießen sich in den Plexus vesicalis. Die Blutfüllung der Blasenwand variiert mit dem Füllungszustand des Organs und ist groß bei gefüllter, gering bei geleerter Blase (O. Zuckerkandl). Die Lymphgefäße ergießen sich in seitliche und vordere Blasenlymphdrüsen; sie kommunizieren mit den Lymphbahnen der Prostata oder der vorderen Vaginalwand und verlaufen weiter gegen Drüsen unterhalb der Arteria iliaca externa und an der Teilungsstelle der Arteria hypogastrica. (Innervation s. unten.)

Experimentellen Untersuchungen nach (Gerota) geht von der normalen Blasenschleimhaut aus keine oder nur minimale Resorption vor sich. Substanzen hingegen, die das Epithel lädieren, werden leicht resorbiert.

2. Physiologisches.

Aus der täglichen Erfahrung ist bekannt, daß der aus den Nieren in die Blase zuströmende Urin in dieser angesammelt wird bis zu einem gewissen Füllungszustand, bei dem wir Harndrang spüren. Geben wir diesem Harndrang nicht nach, so hört derselbe auf, um nach einiger Zeit imperiöser wieder zu erscheinen. Die Blase entleeren wir meist, wenn wir durch Auftreten dieses Dranges dazu veranlaßt werden. Wir sind aber auch imstande, diesen Akt ohne die vorherige Mahnung von der Blase aus zu erledigen. Der Harndrang ist in weiten Grenzen abhängig von der Füllung der Blase und vielmehr durch den Tonus der Blasenmuskulatur bestimmt. So fand z. B. Genouville bei 150 mm Wasserdruck und einer Füllung von 230—250 ccm leichten Harndrang, Frankl-Hochwart und Zuckerkandl bei 100—500 ccm und 100—300 mm Wasserdruck leichten, und starken Harndrang bei 400—700 ccm Füllung und 130—530 mm Druck.

Der Blasentonus wird, abgesehen von pathologischen Veränderungen, die einen gewaltigen Einfluß ausüben, durch alle möglichen Reize peripherer Natur und auch solche endogener Natur speziell auch durch den Willen, zu urinieren, beeinflußt. Dabei spielt aber nicht die direkt unter unseren Willensimpulsen stehende Muskulatur der Bauchpresse eine Rolle, sondern durch den Willensimpuls wird die Tonusvermehrung eingeleitet.

Der Harndrang entsteht durch Dehnung der Blasenwand, die auf diese Dehnung mit einer Kontraktion antwortet. Da bei vielen Menschen mechanische und chemische Reizung der Pars prostatica der Harnröhre Harndrang macht, hat man annehmen wollen (Küß 1872), daß bei voller Blase Flüssigkeit in die Urethra posterior eintritt und den Miktionsakt veranlaßt. Das scheint aber für gewöhnlich nicht richtig zu sein, da ja diese Erklärung auch nur für den Mann gelten würde und da experimentelle Prüfungen (Frankl-Hochwart) und Röntgenuntersuchungen (Leedham-Green, Oppenheim und Löw) nicht für diese Art des Entstehens des Harndranges sprechen.

Der Verschluß der Blase wird durch den Sphincter vesicae besorgt. Allen Erfahrungen und Experimenten nach steht derselbe unter einem vom nervösen Zentralorgan aus unterhaltenen Tonus. Die willkürliche Unterbrechung des Harnstrahls geschieht durch den quergestreiften Sphincter urethrae membranaceae, den Musculus bulbocavernosus unter Mithilfe der Dammuskulatur. Die gleiche Muskulatur tritt in Aktion, wenn willkürlich dem sich meldenden Harndrang energisch Widerstand geleistet wird.

Die Austreibung des Urins geschieht durch die Kontraktion des Detrusors. Dabei wirkt vor allem die starke Ringmuskulatur, während die Längsmuskulatur, die nach unten zu an der Symphyse und der Prostata bzw. am Septum urethro-vaginale fixiert ist, dafür sorgt, daß der Endeffekt der Muskelkontraktion nicht ein längliches wurstförmiges Gebilde, sondern das kugelige leere Blase ist. Durch Mithilfe der Bauchpresse kann die Ausstoßung des Urins beschleunigt werden; die letzten Tropfen werden durch Kontraktion der quergestreiften Harnröhrenmuskulatur herausbefördert. Der Austreibung des Urins muß die Eröffnung des Sphincter vesicae internus vorausgehen, der nicht durch den Druck im Innern der Blase überwunden wird, sondern, wie die Experimente an Tieren und Beobachtungen am Menschen lehren (Zeißl, Rehfisch), bei dem vom Großhirn ausgehenden Willensimpuls zum Miktionsakt erschlafft. Bei der Entleerung der Harnblase wird also die Innervation glatter Muskeln willkürlich veranlaßt.

Die Innervation der Harnblase geschieht durch Nerven (N. N. vesicales), die aus den seitlich der Blase gelegenen Plexus vesicales stammen; die letztern setzen sich aus Ästen zusammen, die aus dem Sympathicus (Plexus hypogastricus) und dem dritten und vierten Kreuzbeinnerven stammen.

Die Beanspruchung dieser Bahnen ist nach Metzner die folgende: Durch die Sakralwurzeln verlaufen Fasern, welche starke Kontraktion der Gesamtmuskulatur bewirken. Von den Lumbalwurzeln stammen (in sympathischen Bahnen verlaufend) Hemmungsfasern für den Detrusor, die eine starke Blasenerschlaffung zustande bringen. Weiterhin kommen auf dieser Bahn konstriktorische Fasern, die die Muskulatur des Blasenbodens, vornehmlich den Sphinkter innervieren; unter ihrem Einfluß steht der Sphinktertonus. Bei der Innervation des Detrusors wird der Sphinktertonus herabgesetzt; der Nachweis dieser hemmenden Fasern ist aber mit Sicherheit noch nicht gelungen. Nach dem Gesetz der gekreuzten Innervation würden diese detrusorreizenden Fasern in den Sakralwurzeln verlaufen (v. Zeißl).

Im Rückenmark liegen die Wurzelzentren für die Blasennerven in der Höhe der 4. bis 6. Lumbal- und der 2. bis 4. Sakralwurzeln. Die höheren Blasenbahnen verlaufen teils gekreuzt, teils ungekreuzt in den dorsalen Abschnitten der Seitenstränge. Das kortikale Blasenzentrum liegt an symmetrischer Stelle beider Hemisphären in der motorischen Sphäre, dort wo das Arm- in das Beinzentrum übergeht (v. Czyhlarz und Marburg; Goldmann). Subkortikale Zentren sollen im Corpus striatum und im Thalamus sich befinden.

3. Allgemeine Symptomatologie.

Die Symptome der Blasenerkrankung beziehen sich einesteils auf Veränderungen der Funktion des Organs, anderseits auf Veränderungen des Produktes der Ausscheidung, des Urins. Die Funktion der Blase wird gestört durch Erkrankung des Nervenapparates der Blase, durch Erkrankung der Blasenwand, durch Fremdkörper in der Blase, durch reflektorische Einflüsse, die von der Niere, aber auch von entfernteren Organen ausgehen können; weiterhin kann die Funktion beeinflußt werden durch Prozesse in der Umgebung des Organs und sehr häufig durch pathologische Veränderungen, welche die ableitenden Wege betreffen, also die Harnröhre und das diese beim Mann in ihrem Anfang einschließende Organ, die Prostata. — Die Veränderungen des Urins sind sekundärer Natur und sind bedingt einmal durch Beimengungen, die von der erkrankten Blasenschleimhaut geliefert werden, weiterhin durch Veränderungen, die der Urin während seines Aufenthaltes in der Blase erfährt. In einzelnen Fällen kann auch der von der Niere gelieferte pathologische Urin Ursache von funktionellen Störungen der Blase sein.

a) Störungen der Blasenfunktion.

Die pathologischen Veränderungen der Blasenfunktion beziehen sich einmal auf die Häufigkeit der Entleerung des Urins; meist handelt es sich um Vermehrung, selten um Verminderung; in schweren Fällen läuft der Urin beständig ab oder er kann gar nicht gelöst werden. Weiterhin kann der Miktionsakt selbst verändert sein, dann zeigt der Urinstrahl in seiner Form, in der Projektion Abnormitäten oder der zeitliche Ablauf der Blasenentleerung ist ein abnormer. In dritter Linie treten bei der Blasenentleerung abnorme Sensationen auf. Das normalerweise den Miktionsakt auslösende Dranggefühl kann quantitativ oder

qualitativ verändert sein. Im ersteren Falle entweder vermehrt, dann wird
das Bedürfnis, die Blase zu entleeren, imperiös, es muß sofort befriedigt werden,
oder vermindert, dann fehlt das Bedürfnis zu urinieren mehr oder weniger völlig.
Die qualitativen Veränderungen können sehr verschiedenartig sein; sowohl vor
als während als nach dem Miktionsakt können unangenehme Sensationen
empfunden werden in allen Abstufungen zwischen dem normalen und heftigen
Schmerzen.

Störungen der Miktionsfrequenz.

Während die normale Blase während des Tages ungefähr 4—6 mal entleert wird, in der Nacht während des Schlafes aber nie, ist dieses Verhalten
bei Blasenerkrankungen sehr häufig ein anderes. Die pathologische Steigerung der Miktionsfrequenz ist dann gegeben, wenn öfters als normal
kleinere Urinquanta entleert werden. Es können rein nervöse Einflüsse das
bedingen, die noch innerhalb physiologischer Grenzen liegen, so Abkühlung
des Körpers, manchmal Bewegung, dann Aufregung, Angst, Unruhe, die zu
den pathologischen Einflüssen hinüberleiten, die bei Neurasthenie und selten
bei spinalen Prozessen beobachtet werden. Weiterhin sind es Veränderungen
des Urins, die eine Bedeutung haben. Daß die Vermehrung der Urinmenge bei
Diabetes mellitus und insipidus, bei chronischer Nephritis und beim Genuß von
viel Flüssigkeit die Miktion vermehrt, ist selbstverständlich; hierbei bleibt
die Miktionsgröße aber meist eine normale. Zu klein wird sie, wenn dem
Urin reizende Stoffe beigemengt sind, z. B. die Ausscheidungsprodukte von
Kanthariden, oder wenn der Harn sehr konzentriert oder sehr sauer oder stark
alkalisch ist (Phosphaturie, Kalzinurie, Oxalaturie).

Auch von den oberen Harnwegen aus kann bei gesunder Blase eine
Vermehrung der Entleerungen hervorgerufen werden. Entweder geschieht das
reflektorisch, z. B. bei Wanderniere bei Hydronephrose, bei Nierensteinen,
manchmal auch bei Nephritis, oder indem die Niere einen abnormen Urin liefert,
der die Blase reizt, z. B. bei Nierentuberkulose. Hier kann oft eine bedeutende
Vermehrung der Miktionsfrequenz vorhanden sein, und doch erweist sich cystoskopisch die Blase als normal, ihre Kapazität ist normal und nach Entfernung
der erkrankten Niere durch Nephrektomie verschwindet das vermehrte Harnbedürfnis.

Am häufigsten wird das Miktionsbedürfnis vermehrt durch Erkrankungen der unteren Harnwege, und dabei sind es vor allem entzündliche
Prozesse, die eine Rolle spielen. Die entzündlich veränderte Blasenschleimhaut und Blasenwand zeigt der Dehnung gegenüber, die sie durch die Füllung
des Organs erfährt, eine abnorm große Empfindlichkeit, so daß schon bei abnorm
geringer Füllung Drang ausgelöst wird. Diese Empfindlichkeit kann eine derartige sein, daß die Entleerung eigentlich beständig geht und daß jeder Tropfen,
der von der Niere in die Blase tritt, auch sofort von der Blase wieder entleert
wird. Zwischen diesem extremen Zustand und dem normalen Verhalten finden
sich alle Übergänge. Der vermehrte Harndrang besteht bei der Entzündung
meist bei Tag und bei Nacht, während z. B. bei nervöser Pollakurie der vermehrte Drang oft nur bei Tage da ist, oder bei der Prostatahypertrophie
hauptsächlich des Nachts.

Eine ähnliche Wirkung wie Entzündungen der Blase hat die entzündliche
Erkrankung der hinteren Harnröhre, deren Schleimhaut auf Reize durch
Auslösung des Gefühls von Harndrang reagiert. Entzündliche Veränderungen
der Prostata wirken wie Erkrankungen der hinteren Harnröhre; dabei ist
wohl die Schleimhaut der letzteren meist mit erkrankt; auch Erkrankungen
der Samenblasen können eine ähnliche Rolle spielen.

Steine und Fremdkörper vermehren die Miktionszahl, wenn sie mit Entzündung kompliziert sind. Aber auch beim aseptischen Blasenstein gehört Vermehrung des Harndrangs zur Regel, wenn der Stein beweglich ist. Unbewegliche, abgesackte Steine können lange symptomlos bestehen. Der Stein übt seine Wirkung hauptsächlich bei der Bewegung und ganz besonders bei Erschütterungen, also beim Wagen- und Eisenbahnfahren. Man muß annehmen, daß es die kleinen Traumen sind, welche den Blasenboden treffen, die den vermehrten Harndrang provozieren. Steinkranke mit aseptischer Blase schlafen meist die ganze Nacht hindurch.

Direkt raumbeschränkend in der Blase wirken nur große Steine, hingegen regelmäßig Tumoren und vor allem maligne Tumoren, die eben die Blasenwand infiltrieren und dadurch deren Dehnbarkeit rasch beschränken. Gutartige Tumoren (Papillome) wirken meist nicht auf die Miktionszahl, außer wenn sie im Blasenboden sitzen und lange Zotten haben; dann können diese Zotten bei der Entleerung der Blase in die hintere Harnröhre gelangen, werden hier eingeklemmt und bewirken lebhaften Harndrang.

Sehr häufig wird die Miktionsfrequenz beeinflußt durch Erkrankungen in der Umgebung der Blase. Von der Blasenschleimhaut setzt sich die Entzündung auf die Blasenwand und auf das Zellgewebe um die Blase fort (Paracystitis) und beeinflußt die Kapazität der Blase außerordentlich stark (Schrumpfblase). Das gleiche gilt von Entzündungen im Cavum Retzii, dann von Entzündungen des Bauchfells (Pericystitis) über der Blase und solchen in der Nähe der Blase, die am häufigsten vom Blinddarms ausgehen, aber auch von anderen Darmabschnitten. Bei der Frau spielen die entzündlichen Krankheiten der Sexualsphäre eine sehr große Rolle, aber auch die Gravidität, Verlagerungen, Tumoren, Narben usw., die teils durch Zug, teils durch Kongestion, teils reflektorisch die Tätigkeit der Blase beeinflussen. Häufig ist in solchen Fällen durch Fixation die normale Dehnbarkeit der Blase behindert und so der vermehrte Harndrang bedingt. Das gleiche beobachtet man auch bei Blasenbrüchen durch die inguinalen und kruralen Bruchpforten und in die Vagina.

Ein wichtiger Faktor, der die Empfindlichkeit der Blase steigert, ist die Kongestion. Bei der Menstruation und bei der Gravidität ist der Harndrang gesteigert. Auch Verstopfung, Hämorrhoiden, heiße Bäder, langes Sitzen wirken so, am auffälligsten aber die Prostatahypertrophie.

Wir denken in erster Linie an die Formen, bei denen eine Retention nicht vorhanden ist, also an das erste Stadium der Krankheit. Hier ist das vermehrte Harnbedürfnis das am meisten hervortretende Symptom und speziell in der Nacht beim Schlafe, zu der Zeit, da die Unterleibsorgane sich vermehrter Blutfüllung erfreuen. Es kann in diesen Fällen natürlich auch die Vergrößerung der Vorsteherdrüse eine Rolle spielen, aber ganz besonders die Tatsache der nächtlichen Pollakurie weist darauf hin, daß die mit der Hypertrophie einhergehende und in ihrer Intensität wechselnde Kongestion eine Rolle spielt. Sie hat auch in den Fällen von Prostatahypertrophie Bedeutung, bei denen eine partielle Retention da ist, aber nicht die einzige; denn hier wird die Miktionsfrequenz doch wesentlich bestimmt durch die Miktionskapazität der Blase, d. h. durch die Urinmenge, die zu dem in der Blase stagnierenden Residualharn hinzukommen kann, bis das Harnbedürfnis geweckt wird und diese ist meist um so kleiner, je größer die Menge des Residualharns ist.

Bei der Harnröhrenstriktur, die auch zu vermehrtem Harnbedürfnis Veranlassung gibt, wenigstens in vorgeschrittenen Fällen, liegen die Verhältnisse ähnlich; auch hier Kongestion der hinteren Harnröhrenabschnitte, einmal durch den starken Druck, der bei der Miktion wirkt, dann durch Urin, der hinter der engen Stelle in der Harnröhre und in der Blase stagniert und endlich durch eine retrostrikturale Urethritis, die durch diesen stagnierenden Harn hervorgerufen wird.

Eine Verminderung der Miktionsfrequenz ist unter pathologischen Verhältnissen ein seltenes Vorkommen und nie Symptom lokaler Affektion der Blase, sondern immer Symptom einer Erkrankung der nervösen Zentralorgane oder Symptom von Erkrankung der Nieren. In den Fällen ersterer Art liegt eine Herabsetzung der Sensibilität der das Gefühl der vollen Blase übermittelnden Nervenbahnen vor. Derartige Vorkommnisse werden bei Tabikern und bei Paralytikern beobachtet. Den Kranken fehlt das Gefühl des Harndrangs und sie urinieren, mehr dem Bewußtsein, eine volle Blase haben zu müssen, als dem animalischen Gefühle gehorchend.

Bei Erkrankungen der Nieren, bei Bildung von zu wenig Urin bei Nephritikern, bei Anurie infolge von Ureter-Steineinklemmung oder aus anderer Ursache, bei Produktion von abnorm geringen Urinmengen durch physiologische oder pathologische Flüssigkeitsverluste (Schweiß, Brechen, Diarrhöe, mangelnde Nahrungsaufnahme usw.) sind die Miktionspausen abnorm lange, weil die Füllung der Blase eine abnorm lange Zeit in Anspruch nimmt.

Störungen des Miktionsaktes.

Die Entleerung der Blase erfolgt unter normalen Umständen, wenn einmal der Willensimpuls dazu gegeben ist, sofort und in ununterbrochenem Strahle, dessen Kraft individuell verschieden ist. Am Ende folgen dann in einem oder zwei Absätzen die letzten Tropfen, die durch Kontraktionen der Muskulatur der hinteren Harnröhre herausgestoßen werden. — Dieser normale Miktionsakt kann nun unter pathologischen Verhältnissen in verschiedener Art modifiziert werden.

Während normalerweise es in unserer Willkür liegt, zwischen dem Auftreten des Harndrangs und der Entleerung der Blase ein kürzeres oder längeres Intervall einzuschieben, tritt bei gewissen Erkrankungen der erste Drang so gebieterisch auf, daß ihm auch sofort Folge geleistet werden muß. Das beobachtet man z. B. bei Steinkranken, wenn sie eine etwas heftige Bewegung machen, ferner bei akutem Blasenkatarrh und vor allem bei Prostatitis und Entzündungen der hinteren Harnröhre.

Im Gegensatz zu dem imperiösen präzipitierten Harndrang steht die Retardation des Harnstrahls, d. h. zwischen dem psychischen Willensimpuls zur Blasenentleerung und dem Beginn der tatsächlichen Entleerung liegt ein kürzeres oder längeres ungewolltes Intervall. Dieses Phänomen beobachtet man bei vielen sonst normalen Menschen unter psychischer Beeinflussung, es kommt bei Innervationsstörungen vor auf der Basis von Neurasthenie, Hysterie und bei spinalen Prozessen. — Regelmäßig ist das Symptom zu beobachten da, wo mechanische Hindernisse der Urinentleerung im Wege stehen, also bei Prostatahypertrophie und bei Striktur der Harnröhre, weniger deutlich bei entzündlichen Veränderungen der Blase, der Prostata und der Harnröhre, die, wie oben erwähnt, den entgegengesetzten Einfluß gelegentlich auszuüben vermögen.

Sehr häufig kommt die Erschwerung des Miktionsaktes (Dysurie, Ischurie) zur Beobachtung, die durch Verlangsamung des Harnstrahls charakterisiert ist. Hierbei kommen alle möglichen Übergänge zur Beobachtung von der Entleerung, die nur wenig hinter dem normalen zurückbleibt und für das Alter und für beginnende Affektionen charakteristisch ist, und zwischen jenen Formen, wo der Kranke unter Zuhilfenahme der Bauchpresse, in abnormer Stellung, hockend oder auf dem Bauche liegend, den Urin nur in Tropfen herauspressen kann. Solche schwere Miktionsstörungen beobachtet man bei partieller Obstruktion der abführenden Harnwege durch Vergrößerung der Prostata, Striktur, Tumoren usw. Auch entzündliche Veränderungen können so wirken (akute Prostatitis) und raumbeschränkende Erkrankungen, die von außen auf die Harnröhre drücken. Mehr oder weniger typisch ist, daß die dysurischen Beschwerden bei der Prostatahypertrophie besonders nachts ausgesprochen sind, viel ausgesprochener als bei Tage, da nachts die passive Hyperämie sie verschärft. Anders bei Stein, der speziell bei Stehen in den Blasenboden gelangt und die Miktion erschwert, oder beim Tumor, der sich regellos vor die innere Harnröhrenmündung legt.

Bei den beiden letztgenannten Affektionen kommt als typisches Symptom plötzliche Unterbrechungen des Miktionsaktes vor; der Stein oder ein Tumorteil legt sich vor den Meatus internus. Bei der Prostatahypertrophie kommt ähnliches zur Beobachtung: weniger ein plötzliches Unterbrechen des Miktionsaktes als vielmehr ein geteilter Miktionsakt; es scheint, daß die überdehnte Blasenmuskulatur sich nur in Intervallen kontrahieren kann.

Endlich kommt bei akuten entzündlichen Zuständen der hinteren Harnröhre und der Prostata eine Unterbrechung des Harnstrahls zur Beobachtung, die durch plötzlichen Krampf des Schließmuskels der Harnröhre bedingt ist. Erkrankungen des Mastdarms wirken übergreifend auf die Blase in ähnlicher Weise. Weiterhin ist für gewisse spinale Erkrankungen mit erhöhter Reflexerregbarkeit ein stoßweises Entleeren der Blase typisch, wobei der Strahl kräftig ist, und endlich kommt das Symptom bei Neurasthenikern vor (Stottern oder Stammeln der Blase).

Die Veränderungen des Harnstrahls die man unter diesen pathologischen Verhältnissen beobachtet, sind in ihrer pathognomonischen Bedeutung vorsichtig zu verwerten. Daß mit Verlängerung des Miktionsaktes der Strahl schlechter werden muß, d. h. daß er ein geringes Kaliber bekommt, ist selbstverständlich. Auch die Propulsion nimmt meist mit dem Kaliber ab. Oft kann man nicht mehr von einem Strahl sprechen, sondern der Blaseninhalt entleert sich in Tropfen. Oft ist die Harnröhrenmündung allein Schuld an den Veränderungen des Strahls, indem sie angeborene oder erworbene Veränderungen aufweist (abnorme Enge, abnorme Lage bei Epi- und Hypospadie, Fistelbildung, Verklebung durch Sekret usw.) oder es sind Veränderungen weiter hinten in der Urethra bis zu Veränderungen der Prostata entzündlicher oder neoplastischer Natur, die aber dem Harnstrahle keine für ihre Art typischen Veränderungen aufprägen.

Auch auf rein nervöser Basis kann ein Krampf des Sphinkter das Kaliber des Harnstrahls vermindern. Dabei ist das Symptom aber meist nicht konstant vorhanden. Neben dem Kaliber des Strahls hat die Propulsion desselben eine symptomatische Bedeutung. Die Propulsion entspricht der Kraft der Detrusorkontraktionen. Physiologischerweise nimmt diese Kraft mit dem Alter ab, obschon wir speziell bei der Alterskrankheit der Prostatahypertrophie kompensatorische Hypertrophie des Blasenmuskels sehr ausgesprochen entwickelt finden (Balken- oder Trabekelblase) und im einzelnen Falle große Schwierigkeit haben werden, zu entscheiden, ob es sich um senile Blasenschwäche oder um Prostatahypertrophie handelt. Besonders intensiv beeinflussen die Kraft des Detrusors und damit die Projektion des Harnstrahls nervöse Erkrankungen der Blase infolge von spinalen Prozessen. Auch entzündliche Prozesse der Blasenwand können intensiv die Projektion schädigen. Relativ frühzeitig wirkt auch die Prostatahypertrophie, da sie meist alte, relativ spät erst die Striktur, da sie häufig junge Individuen trifft. — Bei der ersteren werden wir also mit relativ gutem Kaliber schlechte Propulsion, bei der letzteren häufiger schlechtes Kaliber, aber gute Projektion treffen.

Es ist endlich noch darauf hinzuweisen, daß der Strahl in seiner Form Veränderungen erfahren kann: er kann gedreht, abgeplattet, gespalten sein. Meist ist es die äußere Harnröhrenmündung, die diese Veränderungen verursacht, oft aber sind es auch entzündliche Veränderungen oder Verengerungen weiter hinten in der Harnröhre. Eine diagnostische Bedeutung kommt diesen Veränderungen der Form kaum zu.

Abnorme Sensationen.

Abnorme, schmerzhafte Sensationen sind bei Erkrankungen der Blase sehr häufig. Wir werden hier sowohl der Schmerzen Erwähnung tun, die mit dem Miktionsakt zusammenfallen, als auch derjenigen, die unabhängig von ihm auftreten. Die letzteren sind viel seltener.

Schmerzen beobachten wir vor allem bei der Entzündung und dann besonders während des Miktionsaktes, wenn die kranke Blasenwand sich kontrahiert. Aber auch die Dehnung der Blasenwand macht Schmerz und bewirkt dann den der Blasenentzündung eigenen imperiösen Harndrang. Besonders heftig werden die Beschwerden, wenn sich mit chronischer Dehnung der Blase, wie wir sie bei Prostatahypertrophie mit Retention beobachten, eine akute Entzündung kompliziert. In solchen Fällen sind die Schmerzen meist am Anfang der Miktion am stärksten und werden nach Ausstoßung des Urins geringer, weil dann die Dehnung des Blasenmuskels etwas nachgelassen hat. In den Pausen zwischen den Miktionen ist der Schmerz meist hinter die Symphyse oder in die Wurzel des Penis lokalisiert. — Wenn die Entzündung die Harnröhre betrifft, so besteht der Schmerz meist nur während der Miktion und wird gegen Ende der Miktion am stärksten, wenn sich die Muskulatur zur Herausbeförderung der letzten Tropfen intensiv kontrahiert. — Schmerzen bei entzündeter

Prostata sind oft am heftigsten zu Beginn des Miktionsaktes oder dann wieder
zu Ende desselben, provoziert durch die Erschlaffung und durch die Kontraktion des Sphinkters. — Daß auch entzündliche Prozesse, die nicht der
Blase angehören, den Miktionsakt empfindlich machen können, ist zu berücksichtigen. Entzündungen der Samenblase beim Manne, Entzündungen der
Geschlechtsteile und ihrer Adnexe bei der Frau, Entzündungen des Bauchfell-
überzuges der Blase (Pericystitis) und des Cavums praevesicale (Paracystitis);
beide machen die Blasenentleerung schmerzhaft und verursachen oft auch
Schmerzen, wenn die Blase voll ist. Dabei werden eben die entzündlichen und
schmerzhaften Nachbarorgane gezerrt. — Chronische Entzündungen
machen, wenn sie unkompliziert sind, meist nur geringe Beschwerden beim
Miktionsakt. Eine Ausnahme macht die Tuberkulose der Blase, die zu Ulzerationen führt, oft tief in die Blasenwand hineingreift und deshalb und auch
durch Narbenbildung heftige Schmerzen verursachen kann.

Bei aseptischer Blase ist es vor allem die Dehnung, die Schmerzen macht,
wenn sie akut in Form von Retention auftritt, oder bei Blutung in die Blase aus einem
Tumor oder der hypertrophischen Prostata. Ferner macht Schmerz die plötzliche Unterbrechung des Harnstrahls durch einen in die Harnröhre eingeklemmten Stein oder
durch ein Stück Tumor, endlich wird die Entleerung von sehr konzentriertem saueren, oder
von stark alkalischem, phosphaturischen Urin schmerzhaft in der Blase und in der Harnröhre empfunden.

Am ausgeprägtesten ist der Schmerz beim Karzinom der Blase und der Prostata;
hier bestehen die Schmerzen während und zwischen dem Miktionsakt und haben einen gegen
den Rücken und in die Beine ausstrahlenden Charakter. — Wenn das Karzinom sich mit
Entzündung kompliziert, erreichen die Schmerzen oft eine unerträgliche Höhe. Gutartige
Tumoren (Papillome) verursachen keine Schmerzen, wenn sie nicht mit Entzündung kompliziert sind, und auch dann nur die der Cystitis.

Der aseptische Blasenstein verursacht oft keine Schmerzen, außer bei heftigen
Erschütterungen und oft dann, wenn er mit Prostatahypertrophie kompliziert ist. Die
Cystitis bei Blasenstein ist meist sehr schmerzhaft, besonders am Ende der Miktion, wenn
sich die Blasenwand fest um den Stein schließt.

Weiterhin sind Schmerzen zu erwähnen, die mit Erkrankungen der
höheren Harnwege im Zusammenhang stehen und mit dem Miktionsakt
zusammenfallen (bei Neoplasma und Stein der Nieren, bei eingeklemmtem
Ureterstein, bei Nierentuberkulose). Zum Teil sind sie reflektorischer Natur,
zum Teil sind sie Folge der Erkrankung des Harnleiters, zum Teil sind sie wohl
auch auf die Passage des abnormen Urins durch die Blase zu erklären. Sie
sistieren mit Entfernung des erkrankten Abschnittes der Harnorgane.

In letzter Linie sind Blasenschmerzen ohne Lokalbefund zu erwähnen,
die auch unabhängig vom Miktionsakt vorhanden sind (Cystalgien, Cysto-
dynie). Sie entsprechen Neuralgien anderer Lokalisation. Diese Schmerzen
können intermittierenden oder remittierenden Charakter haben; manchmal
sind sie, wenn sie anfallsweise auftreten, mit Pollakurie vergesellschaftet. Man
beobachtet sie als selbständiges Krankheitsbild, aber auch bei Polyneuritis, bei Herpes progenitalis, bei spinalen Erkrankungen (Tabes, multiple
Sklerose, Myelitis, Erkrankungen der Cauda equina) und besonders bei uro-
sexueller Neurasthenie.

Harnverhaltung.

Mit Harnverhaltung (Retention) wird das Unvermögen, die Blase
willkürlich ihres Inhalts zu entleeren, bezeichnet. Man nennt die Retention
komplet, wenn überhaupt kein Urin spontan mehr abgeht, inkomplet,
wenn nach dem Miktionsakt eine größere oder kleinere Harnmenge (Residualharn) in der Blase zurückbleibt. — Beide Arten von Retention können
durch die verschiedensten Arten von Erkrankungen der Harnwege hervorgerufen werden und gehen häufig ineinander über, und zwar kann sowohl

der inkompleten eine komplete Retention folgen als auch umgekehrt. — Man unterscheidet speziell bei der kompleten Retention eine akute Form, im Moment des Eintrittes der Retention und eine chronische Form, bei der die Möglichkeit, willkürlich Urin zu entleeren, chronisch mangelt.

Zur Retention führen Form- und Lageveränderungen der Blase, Erkrankungen der Blasenwand, mechanische Störungen der Harnentleerung in der Blase und peripher davon in der Harnröhre und Erkrankungen des Nervenapparates der Harnblase.

Bei einer ganzen Anzahl von Harnverhaltungen, die meist chronisch komplet oder inkomplet sind, ist der Mechanismus nicht klar. Es sind das die Doppelblasen und Divertikelblasen und dann gewisse Formen von Prostataveränderungen (Prostataatrophie) und endlich Formen von chronischer Retention, für die eine nachweisbare Ursache mangelt (s. unter Verschiedenem). Bei Divertikeln, die mehr oder weniger mit der Umgebung verwachsen sind, wird durch die Fixation eben auch die Blase fixiert und in ihrer Beweglichkeit bei der Kontraktion beschränkt. Die gleiche Erklärung gilt für die Retention durch Lageveränderung bei Blasenbrüchen, bei Cystocele vaginalis, bei Lageveränderungen der weiblichen Genitalorgane, bei Myomen und bei anderen Tumoren des Uterus, bei Peri- und Parametritis. In diesen Fällen ist die Retention oft eine chronische inkomplete, seltener eine komplete. Myome des Uterus machen oft akute komplete Retention, die dann für längere Zeit wieder von normalen Verhältnissen gefolgt ist. Anderseits können sich aber gerade bei angeborenen Veränderungen (Doppelblasen, Divertikel) gewaltige chronische Retentionen inkompleter Natur entwickeln, bei denen der Restharn mehrere Liter beträgt.

Die gewöhnliche Ursache der Retention sind mechanische Störungen für den Ablauf des Urins. Selten sind es Steine oder Fremdkörper, welche als mechanisches Moment wirken. Häufiger sind es Tumoren, die sich einesteils vor die Mündung der Harnröhre legen können, anderenteils durch Infiltration der Blasenwand in der Umgebung der Harnröhrenmündung ein Abflußhindernis werden, oder bei Durchwachsung anderer Teile der Blasenmuskulatur diese ihrer Kontraktionsfähigkeit berauben. Sehr häufig ist die Prostata Ursache von Retention. Einmal sind es entzündliche Prozesse (Prostatitis, Prostataabszeß) und dann vor allem neoplastische: Hypertrophie und Tumor. Speziell bei der Prostatahypertrophie gehören akute und chronische Retention zu den häufigsten Symptomen und häufig folgt der inkompleten Retention die komplete, aber auch umgekehrt der kompleten akuten die chronische partielle. Es spielen bei diesen Krankheiten eben zwei Momente eine Rolle: einmal die Neubildung als solche und dann die Kongestion. Die letztere ist einer Rückbildung fähig und bedingt deshalb den Wechsel im Bilde des Retentionszustandes. — Bei diesen Arten von Retention ist das mechanische Moment wohl das ausschlaggebende und funktionelle Störungen wie Sphinkterkrampf und Detrusorparese spielen nur eine untergeordnete Bedeutung.

Als weitere mechanische Ursachen der Retention sind Veränderungen der Harnröhre zu erwähnen: Traumatische Harnröhrenruptur führt zu akuter, kompleter Retention, ferner Verengerungen der Urethra, die meist Folge entzündlicher Prozesse (Gonorrhöe), selten Folge von Traumen sind. Ähnlich wirken die seltenen Tumoren der Urethra, eingeklemmte Steine und Fremdkörper. Angeborenerweise führen zur Retention: Klappen, angeborene Stenosen, die meist am Meatus urethrae sitzen, Divertikel. Ursachen, die von außen die Urethra komprimieren und zur Retention Veranlassung geben, sind Infiltrationen am Perineum, Tumoren und Strangulation des Penis. Stenosierend wirken aber auch Knickungen der Urethra speziell beim Weibe durch Lageveränderungen der vorderen Vaginalwand.

Retention durch Veränderungen der Blasenmuskulatur (Detrusor) sind selten. Bei Prostatahypertrophie wurde von Guyon eine arteriosklerotische Degeneration der Blasenmuskulatur häufig als Ursache der Retention angesehen. Durch die Erfahrungen bei der Prostatektomie, nach deren radikaler Ausführung sich auch schwer degenerierte Blasen wieder funktionell völlig herstellen, wissen wir aber, daß diese Ursache der Retention

jedenfalls eine sehr seltene ist. Hingegen kommen mechanische (Geburt, Operation) entzündliche Schädigungen der Blasenmuskulatur vor, die so zur Retention Veranlassung
geben, und im Verlaufe der Blasentuberkulose beobachtet man chronische partielle
Retention durch tiefgreifende Cystitis und Paracystitis.

Besonderes Interesse bieten die Formen von Retention, deren Ursache
in rein funktionellen Störungen oder dann in Erkrankung des Nervenapparates der Blase liegt. Zur ersten Kategorie gehören die Retention bei
Bettlägerigen, bei Individuen, an denen in der Nähe der Blase (Mastdarm,
Peritoneum usw.) eine Operation vorgenommen wurde. Der Urindrang ist
da, es gelingt aber nicht, die zur Entleerung nötige Innervation der Blasenmuskulatur herbeizuführen. Die Retention bei Hysterischen scheint auch
hierher zu gehören.

Retention durch Erkrankung des Nervenapparates der Blase beobachtet
man in erster Linie bei benommenen oder geistig sehr defekten Individuen:
Intoxikation mit Alkohol, anästhetischen Mitteln, bei Coma diabeticum und
uraemicum, bei Infektionskrankheiten, bei Affektion des Gehirns: Commotio,
Apoplexie, Enzephalomalazie, progressive Paralyse usw. In diesen Fällen fehlt
der Willensimpuls zur Miktion, weil das Sensorium die sensiblen Reize nicht
perzipiert; in solchen Fällen sind die Rückenmarkszentren intakt und deshalb kann reflektorisch die Blase von Zeit zu Zeit entleert werden. Ähnliche
Verhältnisse stellen sich ein, wenn durch Trauma oder Erkrankung (Myelitis
transversa) die Leitung im Rückenmark oberhalb der spinalen Zentren unterbrochen ist. Auch hier Herstellung eines spinalen, selbständigen nervösen Zentrums (L. R. Müller), Allerdings geht diesem Zustand meist eine Periode
voraus, während welcher sog. Ischuria paradoxa besteht, d. h. die Blase füllt
sich bis zu einem Druck, der den Sphinkter überwindet, dann laufen geringe
Quantitäten Urin ab genügend groß, daß der Sphinkter wieder dem Innendruck gewachsen ist. Späterhin wird das spinale Zentrum dann so selbständig,
daß nach längeren Intervallen der Urin in größeren Mengen ausgestoßen und die
Blase mehr oder weniger entleert wird. Auch bei Zerstörung des unteren Rückenmarks bilden sich ähnliche Verhältnisse aus (Müller); dabei scheint die Blasenmuskulatur und der periphere sympathische Ganglienapparat eine gewisse
Selbständigkeit zu erlangen.

Auf die Beobachtungen Goldmanns u. a., daß bei normalem Intellekt durch lokale
Schädigung gewisser Partien der Großhirnrinde Urinretention eintreten kann, ist schon weiter
oben (S. 3) hingewiesen worden.

Von den Systemerkrankungen ist es vor allem die Tabes dorsalis, die zur Retention
führt, dabei spielt einmal die Anästhesie der Blasenschleimhaut, der Verlust des Harndrangs eine Rolle und dann in zweiter Linie die Lähmung des Detrusors. Bei der progressiven Paralyse, der Meningitis luetica spinalis, bei Hämatomyelie, bei Syringomyelie
und bei multipler Sklerose sind diese Erscheinungen seltener.

Die akute Harnretention dokumentiert sich bei Patienten, deren
Sensorium frei und bei denen der Nervenapparat intakt ist, durch die heftigsten
Symptome. Trotz des heftigsten Harndrangs ist die Befriedigung desselben
unmöglich. Dabei ist die gefüllte Harnblase als kugeliger oder birnförmiger
Tumor über der Symphyse palpabel, manchmal auch sichtbar (s. Abb. 1);
sie kann aber auch nicht palpabel sein, wenn die Blase aus irgend einem Grunde
(Cystitis, Tumor) eine geringe Kapazität hat. Der Zustand ist nur mit
akuter renaler Urinretention zu verwechseln: auch hier, wenigstens sehr oft,
häufiger und heftiger Harndrang, ohne daß Urin abgeht. In seltenen Fällen und
meist nur bei erkrankter Blasenwand tritt Blasenruptur ein. Meist wird das
Miktionshindernis bei sehr hohem Innendruck von der Blase überwunden, und
es geht etwas Urin ab (Ischuria paradoxa); dadurch tritt dann Erleichterung
ein und der Drang stellt sich erst wieder ein, wenn die Spannung in der Blase
wieder die gleich hohe geworden ist.

Die chronische Harnretention ist eine komplete oder inkomplete. Die erstere besteht bei Patienten, die sich katheterisieren. Hier tritt bald rascher, bald seltener Urindrang bei einer bestimmten, vom Zustand der Blasenwand abhängigen Füllung auf, der dann mit künstlicher Entleerung der Blase befriedigt wird. — Es sind hauptsächlich Prostatiker und dann viel seltener Spinalkranke, die an chronischer kompleter Harnverhaltung leiden.

Die chronische inkomplete Retention hat klinisch eine große Bedeutung dadurch, daß ihre Diagnose nicht immer leicht ist, weil die lokalen Symptome von seiten des Harnapparates hinter den allgemeinen Symptomen ganz verschwinden können. Die Größe der Retention wird durch die Menge des Residualharns, d. h. durch die Harnmenge gemessen, die nach dem spontanen Miktionsakt mit dem Katheter der Blase entnommen werden kann. Bei Vorhandensein einer größeren Menge von Residualharn kann die Blase auch über der Symphyse zu palpieren sein. — Da bei der durch mechanische Verhältnisse bedingten chronischen Retention die Blase gegen ein peripheres Hindernis anzukämpfen hat, entwickelt sich eine exzentrische Hypertrophie der Muskulatur, die sich in der Bildung von ins Blaseninnere vorspringenden Muskelwülsten äußert (Trabekelblase, vessie à colonnes). In schweren Fällen folgt auch eine Dilatation der Ureteren und des Nierenbeckens und fortschreitend eine Druckatrophie der Nieren. Nach neueren Untersuchungen von Zuckerkandl und Tandler liegen diese Verhältnisse nicht soeinfach wie es scheint, sondern speziell bei der Prostatahypertrophie geht die Erweiterung der Ureteren und der oberen Abschnitte der Harnorgane von einem Druck aus, der von den Vasa deferentia auf die Harnleiter ausgeübt wird.

Klinisch äußert sich die chronisch inkomplete Retention in vielen Fällen durch vermehrten Harndrang; es werden häufig kleine Quantitäten Urin ent-

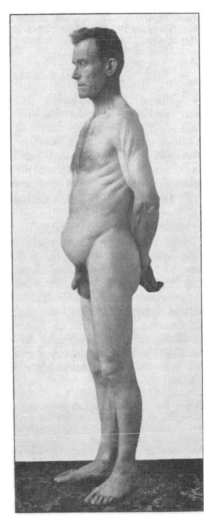

Abb. 1.

56 jähriger Pat. mit chronisch distendierter Blase. Restharn 2 Liter.

leert. Je größer die Retention, je häufiger meist das Miktionsbedürfnis. In anderen Fällen fehlt dieses Symptom; das Krankheitsbild wird von allgemeinen Symptomen beherrscht. Vor allem sind es Störungen von seiten der Digestionsorgane, die auffallend sind: Appetitlosigkeit, Durst, trockene Zunge, oft Verstopfung, seltener hartnäckige Diarrhöe. Als Folge davon Abmagerung, geistige und körperliche Leistungsunfähigkeit. Dabei wird die Urinmenge oft eine abnorm große. Quanta bis zu vier Liter sind nichts Ungewöhnliches. Der Urin kann, wenn keine Infektion vorliegt, klar sein, er ist wässerig, hat ein geringes spezifisches Gewicht und enthält oft eine geringe Menge von Eiweiß.

Die Urinveränderungen scheinen, wenigstens zum großen Teil, Folgen des aufsteigenden Druckes zu sein, durch den die gewundenen und geraden Harnkanälchen in den Nieren in erster Linie betroffen werden, denen die Aufgabe zufällt, aus dem Ausscheidungsprodukt der Glomeruli Wasser zu resorbieren und Salze in dasselbe abzuscheiden. — Beweis für diesen Zusammenhang ist der Erfolg der Evakuationstherapie, mit dem Katheter oder durch die operative Beseitigung des Hindernisses für die Miktion; denn die oben erwähnten Allgemeinsymptome der chronischen inkompleten Retention bilden sich bei geeigneter Behandlung zurück.

Harninkontinenz.

Unter Incontinentia urinae versteht man den unwillkürlichen Abgang von Urin im Strahl oder in Tropfen. Für unsere Betrachtung kommen die Fälle nicht in Frage, bei denen der Urin auf abnormem Wege abläuft. Harninkontinenz kann durch nervöse und lokale anatomische Erkrankungen der Blase zustande kommen und bedingt sein einmal durch Insuffizienz des Sphinkters ohne Erhöhung des Innendrucks in der Blase und dann als Folge von Nachgeben des Sphinkters bei erhöhtem Druck in der Blase, also bei Retention.

Die Inkontinenz ohne Harnretention wird in erster Linie beobachtet bei Zerstörung des Sphincter urinae, die traumatisch sein kann bei Beckenfrakturen, nach Inzision der Urethra posterior bei Urethrotomie, nach der Bottinischen Operation, nach Prostatectomia perinealis. Ferner kann der Sphinkter geschädigt sein durch Neubildungen oder durch entzündliche Infiltration, so vor allem bei Tuberkulose, ferner durch in die Harnröhre ragende Steine und Fremdkörper, weiterhin durch die Traumen der Geburt und endlich durch die Involution in der Genitalsphäre des Weibes, die oft auch den Blasenschließmuskel betrifft und die häufige Inkontinenz bei älteren Frauen bedingt. In allen diesen Fällen kann die Inkontinenz verschieden entwickelt sein, entweder beständig oder nur bei Nacht (in diesen Fällen scheint der Sphincter externus bei Tage das Harnträufeln zu verhindern), oder sie zeigt sich nur bei Vermehrung des intravesikalen resp. abdominellen Druckes beim Gehen, beim Husten, Niesen usw.

Auf die Inkontinenz bei Harnverhaltung, bei der durch den hohen intravesikalen Druck der Sphinkterschluß gesprengt wird, haben wir früher schon hingewiesen; diese Form findet sich vor allem bei der mechanisch bedingten Urinretention bei Prostatahypertrophie und Striktur. Bei der Retention infolge spinaler Prozesse, bei denen die Inkontinenz sehr häufig ist, ist der vesikale Innendruck meist kein so hoher wie bei den Formen mechanischer Retention und deshalb wohl auch die antagonistische Kraft zwischen Sphinkter und Detrusor eine geringere.

Auch die durch Retention bedingte Form des Harnträufelns ist in ihrer Ausbildung sehr verschieden und bald nur periodisch, bald immer, bald nur nachts, bald nur bei bestimmten Bewegungen vorhanden.

Harndurchbruch.

Der Abgang größerer Harnmengen im Strahle (Harndurchbruch) kommt außer bei der Enuresis nocturna und diurna fast nur bei Erkrankungen des zentralen Nervensystems zur Beobachtung: im epileptischen Anfall, bei benommenem Sensorium, in der Narkose, ferner bei erhöhter Reflexerregbarkeit der Blase (Kompressionsmyelitis), wobei dann irgend ein peripherer Reiz eine ungewollte Miktion hervorruft (Hypertonie).

Im Anschluß an die Inkontinenz sei des Symptoms der Ausdrückbarkeit der Blase Erwähnung getan: durch Druck auf die volle Blase kann man das Ablaufen des Harns bewirken in Fällen von Harnverhaltung. Das Phänomen ist bedingt durch eine Schwäche des Sphincter vesicae, die durch eine lokale (entzündliche) Affektion oder durch Erkrankung des nervösen Apparates bedingt ist (Kapsammer).

b) Allgemeinsymptome bei Erkrankungen der Harnblase.

Von den Allgemeinsymptomen ist weiter oben schon der dyspeptischen Erscheinungen gedacht worden, die bei chronisch inkompleter Retention mit Distension der Blase auftreten. Diese Symptome werden in hohem Grade akzentuiert, wenn zur Retention Infektion hinzutritt. Es braucht dabei kein Fieber vorhanden zu sein, sondern häufiger beobachtet man subfebrile oder auch normale und subnormale Temperaturen. Aber die intestinalen Störungen, die Appetitlosigkeit, der Druck, die große Hinfälligkeit, eine harte, trockene Zunge, eine mehr oder weniger deutliche Benommenheit, Brechreiz, Singultus sind für diese Zustände typisch.

Fieber, das bei infektiösen Prozessen der Harnorgane sehr häufig ist, ist in seiner Provenienz nicht immer leicht zu deuten. Im allgemeinen wird man nicht fehlgehen, wenn man bei Anwesenheit von Fieber in erster Linie an die Niere, das Nierenbecken und die Prostata denkt und berücksichtigt, daß ganz besonders Retention und Stagnation von entzündlichen Produkten heftiges Fieber verursachen können. Erst in zweiter Linie denke man an die Harnblase, da, wie weiter oben angedeutet wurde, die Resorptionsfähigkeit der vesikalen Schleimhaut eine geringe ist und daß Läsion derselben erst diese ermöglicht.

Eine für die Harnwege typische Form von Fieber ist das Urethralfieber, das an einen infizierten Zustand des Urins bei einem aseptischen instrumentellen Eingriff in die Urethra gebunden ist oder an die Einführung eines infizierten Instrumentes. Dabei braucht es sich keineswegs um einen operativen Eingriff zu handeln, wie eine Lithotripsie oder die Dilatation einer Striktur, sondern schon nach einem leicht ausgeführten Katheterismus kann bald ein heftiger Schüttelfrost folgen, der mit einem Ansteigen der Körpertemperatur bis 40^0 und mehr einhergeht. Man nahm früher an, daß es sich dabei um eine Reizung der nervenreichen hinteren Harnröhre handelt, weiß aber heutzutage, daß es sich um Übertritt von Bakterien und Bakteriengiften aus dem Urin in die Blutbahn handelt, wobei eben für die Fälle, die ohne instrumentelle Läsion der Harnwege, wie bei Sondierungen oder Lithotripsien vorkommen, die Frage offen bleibt, ob ein schonender Katheterismus besonders virulente Bakterien durch die Schleimhaut befördern konnte oder ob eine abnorm empfindliche Schleimhaut die Schuld trägt (Bertelsmann und Man).

c) Pathologische Veränderungen des Harns.

Die Veränderungen, die der Urin in der kranken Blase erfährt, sind verschiedener Natur: einmal gelangen von der pathologisch veränderten Blasenwand Bestandteile in denselben als Eiter, Blut, Epithelien, Bakterien usw. und dann kann der in der Blase stagnierende Urin unter dem Einfluß dieser pathologischen Produkte Veränderungen in seiner chemischen Konstitution erleiden, die bedingt sind durch das Wachstum von Bakterien im Urin (Änderung der Reaktion durch Zersetzung des Harnstoffes, Bildung von verschiedenen Gasen, Ausfallen von Salzen usw.).

Pyurie.

Die häufigste pathologische Beimengung zum Harn ist der Eiter (Pyurie). Von vornherein sei bemerkt, daß der im Urin sich findende Eiter aus den ververschiedensten Abschnitten der Harnwege stammen kann und daß sichere mikroskopische Anhaltspunkte fehlen, um zu bestimmen, woher der Eiter stammt. Wichtiger ist es festzustellen, welchen Portionen des entleerten Urins die Eiterbeimengung hauptsächlich angehört. Wenn bei gefüllter Blase in verschiedenen Abschnitten uriniert wird, so stammt eine Eiterbeimengung in der ersten Urinprobe sicher aus der Harnröhre, wenn die zweite Probe klar ist. Bei starker Eiterproduktion in der hinteren Harnröhre ist die erste Urinprobe trübe, die zweite wenig trübe und die dritte fast hell. Ist der Ort der Eiterproduktion die Blase, so sind alle Urinproben gleichmäßig trübe oder eventuell die letzte am trübsten, wenn sich der Eiter im Fundus der Blase sedimentiert hat, wie z. B. bei horizontaler Lage. Das gleiche gilt für Eiter, der aus den Nieren stammt. Wir sind also imstande, Eiterungen aus der Urethra von Eiterungen aus den oberen Harnwegen durch die portionenweise Untersuchung des Urins zu unterscheiden (Dreigläserprobe). Sehr wichtig ist es auch, Eiterungen aus der Prostata von solchen der Harnröhre und Blase zu unterscheiden. Zu diesem Zwecke gibt der Kranke zwei Proben Urin ab, dann wird die Prostata massiert und hierauf eine dritte Urinprobe abgegeben. Wenn die dritte Probe mehr Eiter enthält als die zweite, stammt der Eiter aus der Prostata.

Zur mikroskopischen Untersuchung von eiterhaltigem Urin sollen beim Manne deshalb immer getrennt aufgefangene Urinproben dienen, während bei der Frau nur mit dem Katheter entnommener Harn benutzt werden soll, da Beimengungen, die aus der Vagina stammen, von Trübungen, die aus der Blase stammen, nicht zu unterscheiden sind.

Trübungen des Harns, die mit Eiter verwechselt werden können, sind Salze (Phosphate, Urate), Fett bei Chylurie und eventuell Bakterien bei Bakteriurie. Auch Blut kann in kleinen Portionen makroskopisch im Urin nicht von Eiter unterschieden werden. Im Gegensatz zum eiterhaltigen klärt sich der phosphathaltige Urin bei Säurezusatz, der urathaltige beim Erwärmen. Die Anwesenheit von Eiter, von Bakterien und von Fett wird mit dem Mikroskop konstatiert.

Zur Bestimmung der Eitermenge im Urin, die zu kennen für vergleichende Untersuchungen von Wichtigkeit ist, dient die Zählung der Eiterkörper mit dem Zeiß-Thomaschen Blutkörperchenzählapparat (Posner), oder die weniger exakte Methode, die Durchsichtigkeit des Urins zu bestimmen, bei der man feststellt, durch eine wie dicke Schicht Urin Druckschrift eben noch gelesen werden kann.

Mit Eiter findet sich auch Eiweiß im Urin entsprechend dem Albumin des Eiterserums. Die vom Eitergehalt abhängige Eiweißmenge geht nicht über 1 $^0/_{00}$. Goldberg hat festgestellt, daß bei reiner pyogener Albuminurie 80000—100000 Eiterkörperchen im ccm einem Eiweißgehalt von 1 $^0/_{00}$, 40000—50000 einem solchen von 0,5$^0/_{00}$, 15000—20000 einem solchen von $^1/_3$—$^1/_4$ $^0/_{00}$ entsprechen. Man kann also nach Zählung der Eiterkörperchen feststellen, ob der Eiweißgehalt des Urins nur dem Eiter oder einer renalen Eiweißausscheidung entspricht. Zu dieser Untersuchung eignet sich aber nur frischer unzersetzter Urin, da durch längeren Kontakt von Eiter und Urin mehr Eiweiß in den Urin übergeht. Auch muß der Eiter gut im Urin verteilt sein und die Reaktion sauer.

Die mikroskopische Differenzierung des Eiterharns hat zu keinen nennenswerten Schlüssen geführt. Man findet meist polynukleäre und mononukleäre. neutrophile und spärliche eosinophile Eiterzellen. Seltener sind Körnchenzellen und große mononukleäre Zellen mit großem Protoplasmaleib und chromatinreichem Kern. Im sauren Urin sind die Zellkonturen scharf, im alkalischen Urin unscharf und die Zellen von der schleimigen Substanz, in die sie eingelagert sind, oft nur schwer zu unterscheiden.

Bei Pyurie finden sich meist auch Epithelzellen im Harn, die jenachdem sie aus oberflächlichen oder tiefen Schichten der Schleimhaut stammen, verschiedene Form haben, aber in ihrer Form für ihre Abstammung aus den verschiedenen Teilen des Harntraktus nichts Charakteristisches bieten. (Siehe darüber unter Blasengeschwülste S. 44.) Die Bakterienflora des eiterhaltigen Urins soll bei den entzündlichen Affektionen der Blase besprochen werden.

Hämaturie.

Ein weiteres, relativ häufig dem Urin aus der kranken Blase beigemengtes pathologisches Produkt ist das Blut (Hämaturie). Häufig findet sich im Urin Blut und Eiter, seltener Blut allein, wenigstens was die vesikalen Hämaturien anbetrifft. Ist Blut und Eiter vorhanden, so handelt es sich entweder um einen entzündlichen Prozeß, der sich mit Blutung kompliziert (intensive Cystitis, Tuberkulose usw.) oder um eine pathologische Veränderung, die primärerweise sich nur durch Blutung äußert, aber sekundär sich mit Entzündung kompliziert hat (Tumor, Stein). Die vesikale Hämaturie tritt entweder als terminale oder als totale Hämaturie in die Erscheinung. Im ersteren Falle wird das Blut erst unter dem Einfluß der Blasenkontraktion am Ende der Miktion ausgepreßt und erscheint am Ende oder nach der Miktion, im zweiten Falle blutet es beständig und der Gesamturin erscheint blutig, wobei sich terminal die Hämaturie allerdings noch steigern kann, sei es, daß das Blut sich in der Blase sedimentiert hat, sei es, daß die Blutung bei Kontraktion der Blase sich steigert. In seltenen Fällen tritt die vesikale Hämaturie auch wie die urethrale Blutung auf, d. h. das Blut ergießt sich zwischen den Miktionen aus der Harnröhre. Das kommt vor, wenn Zotten von Blasenpapillomen in die hintere Harnröhre eingeklemmt werden und in die Urethra bluten.

Die Ursachen der vesikalen Blutung sind in erster Linie Entzündungen der Blase: Gonorrhöe, Cystitis, Tuberkulose, speziell wenn sie mit ulzerativen Prozessen einhergehen. Ferner alle Neubildungen der Prostata und der Blasenwand, besonders Karzinome und Papillome; weiterhin Steine, Fremdkörper und Traumen und von selteneren Affektionen: Varizen, Parasiten (Bilharzia), Ulcus simplex.

Je nach der Menge des dem Urin beigemengten Blutes zeigt derselbe verschiedenes makroskopisches Verhalten: leichte graue Trübung, leicht rosa bis dunkel-blutrote Farbe, bräunliches oder rotes oder graues Sediment. Wo das makroskopische Verhalten keine Sicherheit gibt, läßt das Mikroskop mit Sicherheit das Blut erkennen. Über die Provenienz des Blutes gibt aber auch das Mikroskop keine sichere Anhaltspunkte. Nach Ultzmann kann auch in der Blase die von Gumprecht und Senator als charakteristisch für Nierenblut angenommene Fragmentation der Erythrocyten zustande kommen. Sichere Anhaltspunkte geben nur typische Nierenelemente wie beigemengte Zylinder- oder Nierenepithelien. Der Eiweißgehalt des Urins ist mit Vorsicht zu verwerten, da ja speziell bei Blasenpapillomen gelegentlich starke Eiweißmengen sich im Urin finden.

Bestimmungen der im Urin enthaltenen Blutmengen können durch Zählung der Erythrocyten mit dem Zeiß-Thomaschen Apparat oder durch Hämoglobinbestimmungen gemacht werden.

Chemische Veränderungen.

Die chemischen Veränderungen, die der Urin bei seiner Stagnation in der kranken Blase erfährt, betreffen vor allem die Reaktion. Wenn eine Entzündung in der Blase durch Bakterien bedingt ist, welche die Fähigkeit besitzen, aus dem Harnstoff Ammoniak abzuspalten (Staphylokokken, Streptokokken, Proteus usw.), so wird der Urin alkalisch, vorausgesetzt, daß er lange genug in der Blase verweilt. Bei weitergehender Zersetzung wird der Urin ammoniakalisch, eine Veränderung, die sich dem Geruchssinn zu erkennen gibt, ebenso wie die Zersetzungen durch gewisse Bakterienarten (Bacterium coli), die dem Urin einen ganz bestimmten unangenehmen Geruch verleihen, ebenso wie gelegentlich Zersetzungsprodukte von zerfallenden Neubildungen.

Eine größere Aufmerksamkeit als solchen übelriechenden Zersetzungsprodukten ist den verschiedenen Gasarten, die sich gelegentlich in der Blase aus dem stagnierenden Urin entwickeln, geschenkt worden, da die Entleerung von Luft mit der Miktion ein sehr auffallendes Symptom darstellt (Pneumaturie). Ohne pathologische Bedeutung ist eine Pneumaturie, die durch das instrumentelle Einbringen von Luft in die Blase erzeugt wird, wie das bei allen möglichen Eingriffen leicht geschieht. Von großer diagnostischer Bedeutung sind Pneumaturien, die auf eine Kommunikation der Blase mit dem gashaltigen Darm zu beziehen sind (Vesiko- und Urethro-Intestinalfisteln) infolge von Karzinom, Tuberkulose, Perforation von Eiterungen. Mehr wissenschaftliches Interesse beanspruchen Gasbildungen in der Blase durch Zersetzung des Blaseninhalts durch Bakterien. Solche Gärungen kommen einmal bei Diabetikern mit Cystitis vor, bei denen das Gas verschiedenen Befunden nach aus Kohlensäure und Wasserstoff oder aus Kohlensäure allein (Fr. Müller, Senator) besteht. Als Ursache der Gärung wurden Hefepilze, Kolibakterien, Streptokokken usw. gefunden. Aber auch aus zuckerfreiem, aber eiweißhaltigem Blaseninhalt kann Gas gebildet werden durch Bacterium coli oder Bacillus aërogenes lactis, die imstande sind, aus Eiweißstoffen Gas zu bilden; in solchen Fällen fanden sich Gemische, die aus Kohlensäure und Wasserstoff bestanden (Adrian und Hamm).

Auffällig ist auch die Bildung von Schwefelwasserstoff aus dem Urin (Hydrothionurie), wobei meist das Symptom der Pneumaturie nicht besteht, aber der Geruch des Urins ein um so auffallender ist. Auch hierbei handelt es sich um Zersetzungsvorgänge, die verschiedenen Untersuchungen nach durch Kolibakterien hervorgebracht werden, die nach einigen Autoren aus dem Neutralschwefel, nach anderen aus den Sulfaten, nach anderen aus den unterschwefligsauren Salzen den Schwefelwasserstoff frei machen (Müller).

4. Allgemeine Diagnostik.

Die Diagnose der Erkrankungen der Blase basiert sich auf die subjektiven Symptome, auf die Untersuchung des Urins und auf die Untersuchung der Blase mit dem Cystoskop.

Es ist bei Besprechung der subjektiven Symptome der Blasenkrankheiten schon wiederholt darauf hingewiesen worden, daß diese uns sehr häufig nur im allgemeinen auf die Harnorgane hinweisen, ohne im speziellen die Diagnose zu erlauben, welcher Abschnitt derselben befallen ist. So seien nur einige besonders auffällige Beispiele angeführt: Die Nierentuberkulose, auch wenn sie nicht mit Blasentuberkulose kombiniert ist, verläuft sehr häufig unter dem Bilde eines Blasenkatarrhs. Nierensteine machen häufig in die Blase oder die Harnröhre ausstrahlende Schmerzen. Die Prostatahypertrophie täuscht häufig die subjektiven Symptome eines Blasenkatarrhs vor. Ferner ist die Tatsache zu erwähnen, daß nervöse Blasenaffektionen und Blasenveränderungen bei Affektionen des peripheren und des zentralen Nervensystems durchaus unter den gleichen Symptomen verlaufen wie die Blasenkrankheiten mit anatomischen Veränderungen.

Es ist wiederholt betont worden, daß durch die chemische und mikroskopische Untersuchung des Urins nicht mit Sicherheit festgestellt werden kann, welcher Abschnitt der Harnwege Sitz der Affektion ist. Auch wenn der Urin nur Spuren von Eiweiß enthält, kann der beigemengte Eiter aus der Niere oder dem Nierenbecken stammen (Tuberkulose, Pyelitis) und umgekehrt kann eine Eiweißbeimengung von $1^0/_{00}$ zum Urin aus der Blase kommen. Nur sichere Nierenelemente gestatten den Schluß der Mitbeteiligung der Nieren, ohne aber die Blase ausschließen zu lassen, da diese bei Nierenaffektionen häufig an dem krankhaften Prozeß mitbeteiligt ist. Auch eine alkalische Urinreaktion ist kein Kriterium für die Blase, da bei Pyelitis oder Pyelonephritis durch Harnstoff zersetzende Bakterien der Urin schon alkalisch der Blase zufließen kann.

Weiterhin ist zu betonen, daß die krankhaften Prozesse in den Harnorganen häufig verschiedene Abschnitte zu gleicher Zeit befallen, wobei dann meist die Blasensymptome die Szene beherrschen. Das gilt vor allem für die entzündlichen Affektionen. Eiterige Entzündungen der Nieren- und Nierenbecken kombinieren sich sehr oft mit Entzündungen der Blase und umgekehrt Blasenentzündungen oft mit Pyelitis und Pyelonephritis. Affektionen der hinteren Harnröhre sind oft mit Prostatitis und mit Cystitis kompliziert.

Auch verschiedenartige Affektionen befallen oft zu gleicher Zeit die Blase. Tumoren und Steine kombinieren sich fast regelmäßig früher oder später mit Entzündung.

Aus diesen Ausführungen folgt, daß in jedem Krankheitsfall, der unter Blasensymptomen verläuft, eine genaue objektive Untersuchung, die sich auf den Urin und auf die verschiedenen Abschnitte des Harntraktus erstreckt, vonnöten ist. —

Die Urinuntersuchung soll chemisch und mikroskopisch gemacht werden. Ergibt die letztere Untersuchungsmethode die Anwesenheit von Eiter, so ist insonderheit in allen Fällen, in denen den Symptomen nach es sich um eine primäre entzündliche Affektion handelt, die bakteriologische Untersuchung absolut nötig. Zur Untersuchung soll womöglich immer Urin benützt werden, der mit dem Katheter der Blase entnommen worden ist und nie ein Urin, der längere Zeit an der Luft verweilen konnte. Nicht nur entwickeln sich in solchem Urin sehr rasch verunreinigende Bakterien, sondern auch die Reaktion des Urins ändert sich und der Eiweißgehalt, wenn der Urin Eiter enthält.

Bei der Frau kann zu einer exakten, einwandfreien Urinuntersuchung mit dem Mikroskop nur Katheterurin benutzt werden. Beim Manne soll nur Urin Verwendung finden, der während einer Miktion in zwei oder mehr Gläser abgeteilt entleert wurde, damit die Trübungen aus der Urethra sich nur in der ersten Probe finden. —

Der Gang der objektiven Untersuchung verläuft bei Mann und Frau etwas verschieden. Bei beiden soll in jedem Falle von Affektion der Harnorgane die palpatorische Untersuchung der Nieren vorgenommen werden. Die Palpation der Blase kann in verschiedenen Richtungen Aufklärung geben. Vor allem wird sie über den Füllungszustand der Blase orientieren, der von großer Wichtigkeit ist, wenn der Patient vor dieser Untersuchung aufgefordert wurde zu urinieren. Eine nach dem Miktionsakt über der Symphyse palpable Blase weist auf das Bestehen einer Retentio urinae hin; kleinere Retentionen von 200—300 ccm sind aber mit Sicherheit so nicht nachweisbar. — Bei leerer Blase (die Leerung hat ev. mit dem Katheter zu geschehen) können durch bimanuelle Palpation, bei der Frau von der Vagina, beim Manne vom Rektum, noch verschiedene Aufschlüsse erhalten werden: Bei der Frau sind Konkremente, Fremdkörper, Tumoren nachweisbar, beim Manne ist die Größe und Verschieblichkeit der Prostata so zu bestimmen und eventuell der Nachweis eines die Blasenwand infiltrierenden Tumors. Daß bei der rektalen Untersuchung beim Manne der Zustand der Samenblasen mit dem der Prostata festgestellt wird, ist selbstverständlich.

Die weitere Exploration der Blase ist eine instrumentelle. Bei der Frau gelingt das Einführen von Instrumenten, falls die Harnröhre nicht durch Vorfall der Scheide, oder infolge von Verschiebung durch Geschwulstbildung des Uterus (Myom, Karzinom) Deviationen aufweist, meist leicht. Beim Manne geht der instrumentellen Untersuchung der Blase immer die Untersuchung der Urethra voraus. Diese geschieht am besten mit einer elastischen Sonde mit olivenförmigem Knopfe. Diese orientiert über das Verhalten der äußeren Harnröhrenmündung, die häufig Verengerungen aufweist und die Passage dickerer Instrumente nicht gestattet, und über das Kaliber des Kanals, deckt also ev. Strikturen auf, die eine Blasenuntersuchung unmöglich machen können. Der Untersuchung der Harnröhre folgt die instrumentelle Untersuchung der Harnblase.

Durch das Einführen eines Katheters in die Harnblase orientieren wir uns beim Mann und eventuell auch bei der Frau über das Vorhandensein von Residualharn, wenn vor der Untersuchung die Blase spontan möglichst entleert wurde, was immer zu geschehen hat, wenn nicht durch den eingeführten Katheter Urin zur bakteriologischen Untersuchung gewonnen werden soll. Die Feststellung des Residualharns ist von fundamentaler Bedeutung für die Diagnose und Beurteilung der Prostatahypertrophie und für die Diagnose von nervösen

Blasenaffektionen und Blasenstörungen bei Rückenmarkskranken. Benützen wir zur Untersuchung der Blase einen Metallkatheter, was im allgemeinen nicht geschehen soll ohne besondere Indikation, so kann uns derselbe auch über die Anwesenheit eines Konkrementes oder eines harten Fremdkörpers orientieren.

Von großer Wichtigkeit ist die Feststellung der Blasenkapazität. Sie wird bestimmt, indem man durch den Katheter eine lauwarme, indifferente, sterile Flüssigkeit in die Blase einlaufen läßt bis Harndrang entsteht. Wie früher angegeben, schwankt die normale Kapazität innerhalb weiter Grenzen zwischen 300 und 500 ccm. Zu große Kapazität beobachtet man bei Dilatation der Blase infolge chronischer Retention und bei habituell dilatierten Blasen bei Menschen, welche die Gewohnheit haben, den Urin zu lange zurückzuhalten. Zu kleine Kapazität — einige ccm bis in die Nähe des Normalen — bei allen möglichen Affektionen. Stark verminderte Kapazität weist auf frisch entzündliche Prozesse, die einen starken Reiz setzen, auf Reizung der Blasenmuskulatur durch Steine, durch Prostatahypertrophie, auf chronische Entzündungen mit Beteiligung der tieferen Schichten der Blasenwand (Tuberkulose) auf die Blasenwand infiltrierende Tumoren. Normale Kapazität finden wir bei vielen nervösen Störungen der Blase, wo auffallende funktionelle Störungen vorliegen und dann, wenn Veränderungen des Urins (Pyurie, Hämaturie) nicht aus der Blase, sondern von den Nieren stammen.

Mit der Kapazitätsbestimmung ist eine Spülung der Blase vorzunehmen, indem dieselbe verschiedene diagnostische Anhaltspunkte liefert. Sie läßt ein Eiterdepot oder die Anwesenheit von Blutkoageln in der Blase erkennen; sie fördert ev. Fremdkörper oder Konkremente aus der Blase, sie läßt Vermutungen über die Provenienz einer Blutung oder Eiterung stellen, da bei renaler Hämaturie und Pyurie das Spülwasser oft sofort klar herauskommt, während das bei vesikaler Provenienz nicht der Fall ist.

Allen diesen orientierenden Untersuchungen hat die **Cystoskopie** als das allein sichere diagnostische Hilfsmittel bei Blasenerkrankungen zu folgen. Es kann sich an dieser Stelle nicht darum handeln, die Theorie und Technik und die Befunde der cystoskopischen Untersuchungsmethode zu schildern, dafür sei auf die verschiedenen Lehrbücher dieser Materie verwiesen; aber darauf ist hinzuweisen, daß hinter dieser Methode alle anderen zurückstehen und an Bedeutung verloren haben. Erkrankungen der Harnblase sind in der Mehrzahl nur mit dem Cystoskop richtig zu erkennen. Wir sind imstande, mit diesem Instrumente das Innere der Blase mit absoluter Deutlichkeit zu übersehen, wir sehen die Konfiguration der Prostata, soweit sie ins Blaseninnere vorspringt, wir erblicken die Ureterenmündungen und den aus denselben austretenden Urin. Das Cystoskop gestattet uns also, wenn die subjektiven und objektiven Symptome auf die Harnorgane hinweisen, die Lokalisationsdiagnose zu machen: zu bestimmen, ob die Blase krank ist oder die Nieren oder alle diese Organe. In der Blase selbst können wir die jeweiligen Veränderungen feststellen. Wir werden Steine und Fremdkörper leicht erkennen, auch Zottenpolypen werden wir sicher diagnostizieren. Schon schwieriger ist die Deutung der Bilder, die das Karzinom in seinen verschiedenen Formen gibt, und der Veränderungen, welche die verschiedenen Formen der Entzündung setzen. Die Schwierigkeit liegt beim Cystoskop nicht beim Sehen, sondern beim Deuten der Bilder, und besonders die verschiedenen Arten der Entzündung lassen sich nur bei größter Übung unterscheiden, und hier muß die bakteriologische Urinuntersuchung die Diagnose vervollständigen.

Wenn so einesteils der Leistung der Cystoskopie durch die Schwierigkeit der Deutung der gesehenen Veränderungen Schranken gesetzt sind, die natürlich der Geübtheit des Untersuchers entsprechend innerhalb sehr weiter Grenzen variieren, so sind andererseits Grenzen gesteckt durch pathologische Zustände der Harnorgane und die Schwierigkeit der Methode. — Die Cystoskopie verlangt einen ziemlich großen Apparat, sie verlangt einen geübten Untersucher, sie verlangt einen Zustand der Harnröhre, welcher die Passage des Instrumentes gestattet (enger äußerer Meatus, Striktur, sehr große Prostata). Weiterhin muß die Blase eine gewisse Kapazität haben, womöglich mindestens 50 ccm, endlich muß sie reinzuspülen sein, so daß sie mit einer klaren, das Sehen ermöglichenden Flüssigkeit gefüllt werden kann; so machen z. B. vesikale Blutungen die Cystoskopie vorübergehend oft unmöglich.

Diese Hindernisse sind aber zum großen Teil zu beseitigen und es sind eigentlich nur die Schrumpfblasen, die dauernd der Untersuchung mit dem Cystoskop nicht zugänglich sind, in fast allen anderen Fällen führt geduldige Vorbereitung, richtiges Erkennen des Hindernisses und vor allem große Übung zum Ziel, so daß die Fälle, in denen die Cystoskopie dauernd unmöglich ist oder eine Diagnose nicht stellen läßt, selten sind. Jedenfalls gehört die Cystoskopie in geübter Hand zu den leistungsfähigsten klinischen Untersuchungsmethoden und mit Recht betont Nitze (Lehrbuch der Cystoskopie S. 294), daß es einerseits eine schlechte Methodik und andererseits Infektionen der Blase und deren Folgen sind, die durch zweckloses und ungeschicktes instrumentelles Untersuchen provoziert werden, welche die cystoskopische Untersuchung scheitern machen.

Es ist klar, daß auch bestimmte Krankheitszustände eine Gegenindikation für die Cystoskopie abgeben: so akute Entzündungen der Blase, Entzündungen der Harnröhre, starke Blutungen, bei denen die Spülung die vesikale Provenienz des Blutes wahrscheinlich macht, Kongestionen der Prostata. In solchen Fällen ist die Cystoskopie nicht zu versuchen, sondern auf einen geeigneten Zeitpunkt zu verschieben.

Aus der ganzen Darstellung der Diagnostik der Blasenkrankheiten ergibt sich, daß die subjektiven Symtome im allgemeinen auf die Harnorgane weisen und nur selten mit Sicherheit eine topische Diagnose gestatten. Die mikroskopische und bakteriologische Urinuntersuchung erlaubt, eine mehr oder weniger sichere Diagnose der Art der Erkrankung zu machen aber erst die Cystoskopie stellt den Ort und mit möglichster Sicherheit die Natur der Affektion fest. Da sich sehr häufig renale mit vesikalen Prozessen kombinieren oder komplizieren und umgekehrt, ist in vielen Fällen die Diagnose mit dem Nachweis der Erkrankung der Blase nicht erledigt, sondern die Untersuchung des anatomischen und funktionellen Verhaltens der Nieren durch Ureterkatheterismus ev. intravesikale Separation kombiniert mit einer funktionellen Prüfung hat der Cystoskopie zu folgen und vervollständigt die Diagnose.

Es ist klar, daß es im einzelnen Falle eines genauen Abwägens bedarf, um zu entscheiden, ob der Cystoskopie die genaue instrumentelle Untersuchung der Nieren zu folgen hat oder nicht. — Es gibt aber doch gewisse allgemein gültige Indikationen: so ist es bei der Tuberkulose der Harnorgane direkt ein Kunstfehler, sich mit der Feststellung der Blasentuberkulose zu begnügen, da der primäre Sitz der Affektion meist die Niere ist. Steine kommen gelegentlich zu gleicher Zeit in Blase und Nieren vor; doch weisen die Symptome hier meist nach der Niere, wenn sie affiziert ist und zur Diagnosenstellung kommt die Röntgenuntersuchung in erster Linie in Betracht. — Bei Tumoren dürfte der Nachweis eines solchen in der Blase meist genügen, da die Kombination von Nieren- und Blasentumor selten ist und der Sitz des vesikalen Tumors in der Uretermündung dann meist auf die Niere weist. Bei nicht tuberkulösen Entzündungen lassen sich keine bestimmten Indikationen aufstellen; hier ist von Fall zu Fall zu entscheiden und die Untersuchung jedesmal so eingehend zu gestalten, daß die vorhandenen subjektiven und objektiven Symptome durch die Diagnose erklärt sind.

Die **Röntgenuntersuchung** kann bei Steinen und Fremdkörpern eine Bedeutung haben. Im allgemeinen werden wir uns des Cystoskops bedienen, aber es bestehen doch gewisse Indikationen für das Röntgenverfahren. Es sind das vor allem Fälle, in denen die Cystoskopie unmöglich ist; bei kleinen Kindern werden wir die Frage, ob ein Blasenstein vorliegt oder nicht, am sichersten durch ein Radiogramm entscheiden, die Sondenuntersuchung, die eventuell in Narkose geschehen muß, umgehen, und die Diagnose sicherer stellen als bei bimanueller Palpation. Das gleiche gilt für Fremdkörper. Bei Erwachsenen kann die Schwierigkeit, ein Cystoskop einzuführen, Veranlassung für Röntgenuntersuchung werden. Beigegebenes Radiogramm (s. S. 41) stammt von einem 70 jährigen Prostatiker mit stark mannsfaustgroßer Prostata, hinter der zwei kleine Steine lagen. Die Einführung des Cystoskops provozierte Blutung aus der Prostata, mit der Sonde ließen sich die tief hinter der gewaltig ins Blaseninnere vorspringenden Prostata liegenden kleinen Steinchen nicht nachweisen und so schien das Radiogramm das schonendste Verfahren. Die Aufnahme ist bei luftgefüllter Blase gemacht, sie zeigt die unregelmäßige Gestalt derselben als Folge von prävesikalen Verwachsungen und sehr deutlich den Prostataschatten. Daß gelegentlich Kalkablagerungen in der Blasenwand Steine vortäuschen können, ergibt sich aus einer Mitteilung von Jeanbrau. Eine weitere Indikation für die Röntgenuntersuchung kann das Bedürfnis der Feststellung der Blasengestalt sein (Divertikel, Verwachsungen) durch Aufnahme des luftgefüllten Organs, oder der Verdacht auf Anwesenheit eines Steines in einer Divertikel- oder Doppelblase.

B. Die speziellen Blasenerkrankungen.

1. Angeborene Veränderungen der Harnblase.

Von angeborenen Veränderungen sind zu erwähnen in erster Linie die Spaltbildungen der vorderen Blasenwand, die teils nur die Blase betreffen, teils aber den gesamten Blasen-Harnröhrentractus und mit Spaltbildung des Beckenskeletts einhergehen. Diese Anomalien gehören ins Gebiet der Chirurgie (Enderlen). Das gleiche gilt für die seltenen Cysten des Urachus und die umbilikalen Urachusfisteln. Die Diagnose dieser letzteren Affektionen stößt meist auf keine Schwierigkeiten, wenn man weiß, daß sie häufig erst im späteren Alter Symptome machen, wenn infolge von Harnstauung in der Blase eine Erweiterung des nicht obliterierten Urachus eintritt. Urachuscysten sind meist klein und multipel und haben vorwiegend pathologisch-anatomisches Interesse.

Klinisch interessanter sind die Doppelblasen und Blasendivertikel, die sehr selten sind, aber in ihren Symptomen Veranlassung geben zur Verwechslung mit Prostatahypertrophie. Anatomisch findet man in solchen Fällen horizontale oder vertikale Scheidewände in der Blase, welche das Organ in zwei mehr oder weniger breit kommunizierende Hälften teilen. Unter Doppelblasen versteht man die Fälle, in denen in jedem Abteil ein Ureter einmündet. Als Divertikel bezeichnet man Anhänge, die keine Uretermündung haben. Diese angeborenen Divertikel (auch Blasentaschen genannt) unterscheiden sich von den erworbenen, die als Folge von erhöhtem intravesikalen Druck entstehen und Schleimhautausstülpungen durch die Blasenwand darstellen, durch ihren der Blase entsprechenden Wandbau.

Die Symptome hängen davon ab, ob durch die Anomalie die Blasenentleerung erschwert wird oder nicht. Ist das erstere der Fall, so entwickeln sich die Symptome der chronischen partiellen oder totalen Retention, die sich meist spontan auf endogenem Wege oder durch instrumentelle Infektion mit Cystitis kompliziert. Ein interessantes Symptom ist die „miction en deux temps" (Tuffier): Nach vollendeter erster Miktion folgt eine zweite, nachdem sich das Divertikel in die Blase entleert hat. Bei infizierter Divertikelblase folgt gelegentlich einer relativ klaren Miktion aus der Blase eine trübe aus dem Divertikel; manchmal wechselt aus klarer und trüber Urin ab.

Die Diagnose von Divertikeln und Doppelbildungen kann gelegentlich palpatorisch bei voller Blase geschehen. Durch Röntgenstrahlen lassen sich bei luftgefüllter Blase deutliche Bilder der Konfiguration erhalten. Durch das Cystoskop wird mit Sicherheit die Anomalie zu erkennen und bei Divertikeln der Sitz der Kommunikation festzustellen sein. Gelegentlich gelangt man mit dem Cystoskop auch in das Divertikel oder die Doppelblase.

Therapeutisch kommt die Evakuation durch den Katheter, eventuell die Operation und bei Vorhandensein von Komplikationen, die Behandlung dieser in Frage (Englisch, Cathelin und Sempé).

2. Infektiöse Erkrankungen der Blase.

Ätiologie. Die Ätiologie des Blasenkatarrhs ist erst eine klare geworden, seitdem man angefangen hat, den mit sterilem Instrument der Blase entnommenen Urin bakteriologisch zu untersuchen. Es ist das Verdienst der Schüler Guyons und Rovsings, nachgewiesen zu haben, daß in jedem Falle von Cystitis Bakterien zu finden sind, die als die Erreger des Katarrhs angesehen werden müssen. Dabei ergab die Beobachtung des klinischen Materials und die Resultate von Tierversuchen, die meist nur dann ein positives Resultat lieferten, wenn die

Blase vor der Infektion mechanisch geschädigt wurde, daß für das Haften der meisten Cystitiserreger eine lokale Prädisposition nötig ist, das heißt eine pathologische Veränderung der Blase. Zu gleicher Zeit konnte festgestellt werden, daß die Infektion in der Mehrzahl der Fälle auf zwei Wegen geht, entweder durch die Urethra mit Instrumenten oder durch spontanes Einwandern der Bakterien auf diesem Wege (exogene Infektion) oder auf innerem Wege durch den Blutweg und dann meist in die Niere und von diesen in die Blase (endogene Infektion).

Eine große Anzahl von verschiedenen Bakterienarten ist beschrieben worden, die in mehr oder weniger sicher diagnostizierten Fällen von Cystitis gefunden worden sind. Zum Teil stimmen diese Mikroorganismen mit schon bekannten überein, zum Teil sind es neue Formen. Einzelne Arten finden sich in einem großen Prozentsatze der Fälle, andere ganz selten. In vielen Fällen von Cystitis läßt sich aus dem Urin nur eine Bakterienart züchten, in anderen Fällen ist eine Mischinfektion vorhanden, wieder in anderen, die längere Zeit hindurch bakteriologisch beobachtet werden können, wechseln die Floren; eine Bakterienart wird durch eine andere, neu in die Blase gelangende verdrängt; solche Florenwechsel kommen aber meist nur in Fällen vor, wo häufig Instrumente, mit denen neue Infektionserreger eingeschleppt werden können, in die Blase eingeführt werden.

Die aus cystitischem Urin gezüchteten Bakterien lassen sich nach verschiedenen Gesichtspunkten klassifizieren. Häufig sind sie eingeteilt worden nach ihrer Fähigkeit, den Harnstoff zu zersetzen oder nicht, auch nach ihren pyogenen oder nicht pyogenen Eigenschaften hat man sie eingeteilt.

Von Harnstoff nicht zersetzenden Bakterien kommen in erster Linie Formen aus der Gruppe der Kolibakterien vor. Schon die ersten eingehenden Arbeiten auf dem Gebiete der Bakteriologie der Cystitis (Clado, Hallé, Albarran, Melchior, Krogius, Barlow) fanden in der überwiegenden Mehrzahl der Fälle Bakterien aus der Coligruppe, die unter verschiedenen Namen beschrieben wurden (Bactérie septique de la vessie, Clado, Bactérie pyogène, Albarran, Hallé, Coccobacillus pyogenes et non pyogenes ureae, Rovsing). Krogius wies die Indentität dieser verschiedenen Bazillenarten nach und konstatierte zugleich, daß die Colibakterien relativ oft in Fällen gefunden werden, die nicht durch die Harnröhre infiziert worden sind. Von anderer Seite (Rovsing) wurde den Colibakterien die Bedeutung für die Cystitis abgesprochen, deren Bedeutung für die Pyelitis aber betont. Soviel steht fest, daß die Colibakterien im Experiment (Barlow) Cystitis provozieren können und daß sie häufig bei cystoskopisch festgestellter Cystitis (Melchior, Suter) gefunden werden; in vielen Fällen sind sie durch die Harnröhre in die Blase gelangt, häufig aber handelt es sich um hämatogene Infektionen der Nieren, seltener der Prostata, aber auch in solchen Fällen verursachen sie oft in der Blase objektive, durch das Cystoskop festzustellende cystitische Veränderungen. Suter fand z. B. unter 211 bakteriologisch untersuchten Fällen von Infektion der Harnwege 79 mal Bakterien der Coligruppe, 15 mal handelte es sich um endogene Infektion der Harnwege im allgemeinen, 23 mal um instrumentelle Infektion der Blase und in 22 Fällen bestand instrumentelle Mischinfektion mit Coli und anderen Bakterien. Faltin fand bei 86 Fällen 40 mal Colibakterien; Tanaka und andere beobachteten ein ähnliches Verhältnis.

Die Tuberkelbazillen zersetzen den Harnstoff ebenfalls nicht. In der großen Mehrzahl der Fälle von Tuberkulose der Harnwege speziell da, wo instrumentell nicht behandelt wurde, sind sie in Reinkultur im Urin. Da ihre Kultur auf gewöhnlichen Nährböden nicht gelingt, so ist steriles Verhalten der Urinkultur bei infektiöser Affektion der Harnwege sehr auf Tuberkulose verdächtig. In etwa 80% der Fälle gelingt der Nachweis der Tuberkelbazillen im Urin. In Fällen, wo dieser Nachweis nicht gelingt, der Urin kulturell aber steril ist, ist das Tierexperiment herbeizuziehen und hauptsächlich auch auf die cystoskopische Diagnose abzustellen.

Zur Gruppe der nicht den Harnstoff zersetzenden Cystitiserreger gehört ferner der Gonococcus, der Typhuserreger, das Bacterium aerogenes lactis, verschiedene Arten von Staphylococcus, Streptococcus und andere seltene Bakterienarten, deren genaue Identifizierung und Systematisierung noch aussteht (s. R. Kraus, Handbuch der Urologie Bd. 1, S. 441).

Der Gonococcus ist von Krogius und Barlow zuerst in Reinkultur in der Blase gefunden worden. Die gonorrhoische Cystitis ist aber selten; häufig ist die mit der Urethritis posterior gonorrhoica vergesellschaftete Affektion der Umgebung des Meatus urethrae internus (die sog. Urethrocystits). Symptomatisch und auch cystoskopisch läßt sich die Gonokokkencystitis nicht von einer Cystitis anderer Ätiologie unterscheiden; wenn auch in einzelnen Fällen cystoskopisch eine mehr fleckweise Affektion beobachtet wurde, so wurde in anderen Fällen doch wieder eine diffuse katarrhalische Erkrankung der Blasenschleimhaut gesehen. Hämorrhagien in der Schleimhaut sieht man bei Gonokokkencystitis häufig. Bei chronischer Gonorrhöe, besonders dann, wenn instrumentell behandelt wurde, ist die Cystitis anderer Ätiologie häufig (Colibakterien, Kokken).

Typhusbakterien finden sich im Harn typhöser Individuen häufig (20—50%). Meist verursachen sie keine Entzündung der Harnwege. In seltenen Fällen sind sie aber doch imstande eine typische Cystitis zu provozieren (Melchior 1902, Curschmann, Schaedel), die symptomatisch keine Sonderheiten aufweist. Sehr wahrscheinlich besteht in solchen Fällen auch Pyelitis, entsprechend dem Ausscheidungsweg der Bakterien. (S. a. Bd. I Typhus-Erkrankungen). Das Bacterium aerogenes lactis (Morelle) verhält sich in den Harnwegen sehr ähnlich den Colibakterien und ist wie diese imstande, Pneumaturie in nicht zuckerhaltigem Urin zu provozieren. Auf die anderen, Harnstoff nicht zersetzenden Bakterien: Kokken, Streptokokken, Diplokokken, kann hier nicht eingegangen werden. Sie finden sich relativ häufig bei instrumentellen Infektionen und finden sich auch zum Teil in der normalen Harnröhre.

Von Harnstoff zersetzenden Bakterien sind in erster Linie die pyogenen Staphylokokken und Streptokokken zu erwähnen, die sowohl durch die Urethra als auch durch die Nieren in die Blase gelangen können. Für diese Bakterien ist aber der letztere Weg der Infektion, im Gegensatz zum Bacterium Coli, der viel seltenere; meist werden sie mit Instrumenten in die Blase gebracht. Neben den in der allgemeinen Pathologie wohlbekannten Formen von Staphylo- und Streptokokken hat schon Rovsing eine ganze Anzahl von Kokken mit harnstoffzersetzenden Eigenschaften beschrieben, die der Harnblase eigen sind, und die Zahl solcher Arten ist durch spätere Untersucher beträchtlich vermehrt worden. Um nur ein Beispiel anzuführen, sei erwähnt, daß Faltin in 86 Fällen von infizierten Harnwegen 26 und Tanaka in 50 Fällen 29 verschiedene Bakterienarten gefunden hat.

Die Eigenschaft der Bakterien, den Harnstoff zu zersetzen, scheint entgegen der Ansicht von Rovsing für das Zustandekommen der Cystitis nicht von fundamenteller Bedeutung zu sein (Melchior, Suter, Tanaka). Denn sehr häufig ist der Urin auch bei Cystitis durch harnstoffzersetzende Bakterien gar nicht alkalisch. Der Harn bleibt bei den häufigen Miktionen gar nicht lange genug in der Blase, um zersetzt werden zu können. Und dann sind cystoskopisch so viele durch reine Coliinfektion entstandene Cystitiden festgestellt worden, daß nicht mehr daran zu zweifeln ist, daß nicht nur jene eine chemische Eigenschaft der Bakterien für die Entstehung der Cystitis maßgebend ist, sondern allgemeine, die man als pyogen bezeichnen kann. Von weiteren Cystitiserregern sind noch zu erwähnen: Proteus vulgaris Hauser, der den Harnstoff in intensiver Weise zersetzt und imstande ist, in der unverletzten Kaninchenharnblase eine Cystitis zu provozieren (Schnitzler). Albarran und Cottet beschrieben streng anaerobe Formen von Cystitiserregern. Ferner wurden gefunden: der Bacillus pyocyaneus, der Diplococcus Fraenkel-Weichselbaum, der Diplobacillus Friedländer, Soor, Sarzine (s. v. Hoffmann, Wossidlo). Auch durch Amöben wird gelegentlich Cystitis provoziert (MacDill, Posner). Die Entozoen, die Cystitis provozieren, sollen unter „Verschiedenem" S. 52 erwähnt werden. Hier sei nur angeführt, daß von Napoleon eine Anzahl von Fällen von hämorrhagischer Cystitis gesammelt wurde, bei denen im Urin die Anguillula aceti sich fand. Daß außer diesen bekannten Formen eine große Zahl weiterer Bakterien als Cystitiserreger beschrieben worden sind, die nur in den Harnwegen gefunden wurden, ist weiter oben schon erwähnt worden.

Über das Verhältnis der verschiedenen Bakterienarten zu den verschiedenen Formen von Cystitis läßt sich allgemein folgendes sagen: Die spontan entstandenen Cystitiden, denen also eine instrumentelle Untersuchung oder Behandlung nicht vorausging, sind in ihrer akuten Form häufig bedingt durch die beweglichen Colibakterien, die auf hämatogenem Wege in die Nieren gelangten und von da aus eine Pyelocystitis provozierten. Selten geht die Infektion von der Prostata aus auf die Blase, noch seltener ist jedenfalls die direkte endogene Infektion der Blase. Bei der Frau wird die Entstehung der akuten Cystitis ohne instrumentelle Infektionsmöglichkeit speziell von gynäkologischer Seite auf das Einwandern der Colibakterien durch die kurze Urethra zurückgeführt. Dieser Infektionsweg ist ein sehr plausibler. Auf der anderen Seite ist aber darauf hinzuweisen, daß auch beim Mann die endogene Infektion der Harnwege mit Colibakterien eine häufige ist (bei Suter sind unter 35 Fällen 15 Männer und 20 Frauen), wobei der urethrale Weg nicht so selbstverständlich in Frage kommen kann. Die chronischen Formen der endogen entstandenen Cystitis sind bedingt meist durch Colibakterien oder Tuberkelbazillen. Die Coliinfektion kann schon von vornherein mehr als chronisches Leiden auftreten, meist wird aber aus der akuten Affektion die chronische. Für die Tuberkulose der Harnwege ist die Äußerung als chronische spontan entstandene Cystitis typisch.

Die akuten exogenen, durch instrumentelle Infektion entstandenen Cystitiden sind sehr oft Kokkeninfektionen und häufig finden sich (auch bei saurem Urin) harnstoffzersetzende Mikroben. In den chronischen Formen mit diesem Entstehungsmechanismus sind die Colibakterien meist in Mischinfektion mit anderen Bakterienarten sehr häufig (Suter, Tanaka, Baisch). Bei diesen Formen ist ein Florenwechsel häufig und dabei verschwinden die Kokken leichter und häufiger als die Colibakterien, die, wenn sie sich einmal in der Blase angesiedelt haben, sehr fest haften.

Die auf urethralem Wege mit Instrumenten in die Harnblase gelangenden Bakterien stammen entweder direkt aus der Außenwelt und haften am Instrument, oder sie kommen aus der Harnröhre. Die normale Harnröhre des Mannes und der Frau beherbergt eine große Zahl von Bakterien, die imstande sind, Cystitis zu erregen (Rovsing, Kraus). Die auf endogenem Wege in die Harnwege und die Harnblase gelangenden Bakterien stammen aus dem Darm (Coli, Typhus) oder bei Tuberkulose aus anderen Organen, ebenso bei seltenen anderen Infektionen. Ein direktes Überwandern von Bakterien aus dem Darm in die Blase läßt sich experimentell nur nach schwerer Schädigung beider Organe beobachten (Faltin); das gleiche gilt auch für die Einwanderung in die Nieren. Die pathologischen Vorgänge, wie wir sie beim Typhus kennen, bei dem ja so häufig die Krankheitserreger in die Harnwege gelangen, werden für unsere Vorstellung über das Zustandekommen anderer endogener Infektionen ausschlaggebend sein müssen. Neben diesen endogenen Infektionen entsteht Blasenkatarrh durch Perforation eiteriger Prozesse in das Organ. Vor allem sind es perityphlitische Abszesse und andere vom Darm ausgehende entzündliche Affektionen und in zweiter Linie infektiöse Prozesse, die von den weiblichen Genitalien ausgehen (Parametritis, verjauchende Tumoren, Pyosalpinx usw.). In solchen Fällen kommt auch ein Übergreifen des entzündlichen Prozesses auf die Blasenorgane vor ohne Perforation.

Die Prädisposition der Blase für die Infektion spielt eine bedeutsame Rolle. — Aus der täglichen Erfahrung und aus dem Tierexperiment wissen wir, daß die normale Blase die meisten von außen in sie hinein gebrachten Bakterien eliminiert und dabei keinen Schaden nimmt. Ausnahmen machen nur die Tuberkelbazillen, das Bacterium coli, der Gonococcus, Proteus usw. Die Prädisposition kann gegeben sein durch Trauma, wobei nicht nur ein äußeres Trauma, sondern besonders das instrumentelle und das operative Trauma eine große Rolle spielen, durch Zirkulationsstörungen, besonders nach gynäkologischen Operationen, in der Gravidität, im Puerperium, durch Retention bei Prostatahypertrophie, bei Striktur, bei spastischer Retention (Geburt, Bettliegen, Hysterie, Verletzung des Rückenmarks, Krankheiten des Nervensystems usw.), durch Erkrankungen der Blasenwand (Tumoren); durch Steine und Fremdkörper, durch angeborene Veränderungen der Blase usw. Diese Tatsache, daß für das Haften der banalen Infektion eine pathologische Disposition der Blase vorhanden sein muß, hat diagnostisch eine sehr große Bedeutung, da sie uns veranlassen soll, in jedem Falle von Cystitis nach dieser Disposition zu fahnden und für den Fall, daß eine solche fehlt, daran zu denken, daß es sich am wahrscheinlichsten um Infektion mit Tuberkel- oder Colibazillen handeln wird, vorausgesetzt, daß nicht eine Gonorrhöe ätiologisch in Frage kommen kann.

Zur Erklärung der zur Beobachtung kommenden Tatsachen sind wir häufig gezwungen, eine größere oder geringere Virulenz der Bakterien anzunehmen. Die gleichen Colibakterien können z. B. anfänglich eine schwere Pyelocystitis provozieren und später in den gleichen Harnwegen mehr nur als Schmarotzer leben und eine Bakteriurie unterhalten. In anderen Fällen sehen wir pyogene Staphylokokken bald eine leichte Cystitis hervorrufen, bald eine schwere Form, die mit Metastasen in den Nieren und in entfernteren Organen einhergeht.

Pathologische Anatomie. Akute Cystitis: Je nach der Intensität der Entzündung können wir verschiedene Formen von Cystitis unterscheiden. Die einfachsten Formen verlaufen mit Hyperämie, Infiltration und Ödem der Schleimhaut. Bei intensiveren Formen nimmt die Infiltration in diffuser oder zirkumskripter Weise zu und hauptsächlich das subepitheliale Gewebe und das Epithel sind von mono- und polynukleären Rundzellen durchsetzt. Häufig finden sich solche Infiltrate mit mononukleären Zellen in Form schon makroskopisch sichtbarer Knötchen, die nach den Einen follikelartige Gebilde sind, nach Anderen einfache entzündliche Rundzellenansammlungen darstellen (Cystitis follicularis). — In schweren Formen gesellen sich zu diesen Veränderungen Blutungen in und unter die Schleimhaut (Cystitis haemorrhagica), die teils aus den strotzend gefüllten normal schon vorhandenen Kapillaren, zum Teil aus solchen, die unter dem Epithel neugebildet sind, stammen. In den schwersten Fällen kommt es zu einer Nekrose der Blasenschleimhaut, die zum Teil durch eine fibrinöse Masse substituiert wird (Diphtherie der Blase). Diese letzteren Veränderungen können sich nur auf einzelne Stellen der Schleimhaut beschränken, wo sich dann kleine Ulcera bilden, oder sich auf die ganze Oberfläche der Blase ausdehnen und zur Exfoliation der ganzen Schleimhaut führen. In solchen Fällen setzt sich der Prozeß dann bis in die Muscularis fort. — Vom Krup der Blase spricht man, wenn die fibrinöse Substituierung nur die oberflächlichen Schichten des Epithels betrifft. —

Von seltenen anatomischen Befunden bei Cystitis ist das Emphysem der Harnblasenschleimhaut zu erwähnen (Cystitis emphysematosa), ein Befund, der bis jetzt nur postmortal erhoben wurde, aber doch intra vitam zu entstehen scheint (Ruppanner).

Bei der chronischen Cystitis sind die pathologisch-anatomischen Veränderungen der Blasenschleimhaut sehr mannigfaltige. Dabei sind die tieferen Schichten der Blasenwand miterkrankt und neben Veränderungen diffuser Art findet man auch wesentlich lokalisierte, grob anatomische Affektionen, die sehr häufig im Fundus zu finden sind. —

Vor allem ist die Schleimhaut verdickt, gewulstet, von starrer Beschaffenheit, sie ist nicht glatt, sondern unregelmäßig rissig, uneben, körnig. Bei ausgesprochenen Veränderungen finden sich warzige Wucherungen der Schleimhaut, die wieder cystenartig entarten können und dann in Form kleinerer oder größerer, mehr in der Schleimhaut sitzender oder öfters auch flottierender Gebilde sich zeigen. In anderen Fällen geht das Epithel der Blase Veränderungen ein und die Schleimhaut ist dann von einer Epithelschicht bedeckt, die durchaus dem der äußeren Haut gleicht und ein dickes Stratum corneum aufweist (Leukoplakie).

Der chronisch entzündliche Prozeß geht von der Submukosa auch auf die Muskularis über und weiter auf das perivesikale Bindegewebe (Pericystitis, Paracystitis) — kommt es dabei zur Eiterung, so entsteht die Phlegmone der Blasenwand, die zu Erweichungsherden mit Perforation nach außen oder nach innen führen kann. Wenn der Ausgang dagegen ein Schrumpfungsprozeß ist, so entsteht die sog. Schrumpfblase, bei der die schwielig veränderte Blasenwand ihre Dehnbarkeit verliert und die Blasenkapazität auf ein Minimum zurückgeht.

Häufig sind bei diesen Vorgängen auch Substanzverluste, die größer oder kleiner und mehr oder weniger tief greifend zu Ulzerationen führen. Diese Ulcera sind mit Gerinnseln belegt, die sich in einzelnen Fällen aus dem alkalischen Urin mit Kalksalzen inkrustieren können und bald mehr kalkig-breiige Beschaffenheit zeigen, bald eigentliche harte Inkrustationen darstellen. —

Unter Malakoplakie (Hansemann) versteht man Stellen der entzündeten Harnblase von verschiedener Größe, die makroskopisch gelbe, zuweilen rot umrandete, im Fundus gelegene weiche Plaques darstellen, die mikroskopisch aus eigentümlichen, großen protoplasmareichen Zellen bestehen, und immer ulzeriert sind. Nach den Einen handelt es sich um einen chronisch entzündlichen Prozeß, nach den Anderen um Tuberkulose (Kimla, Zangemeister, Wildbolz).

Bei der Tuberkulose der Blase handelt es sich meist um lokalisierte Prozesse; oft ist die Umgebung der Uretermündung der miterkrankten Niere oder die entsprechende Blasenseite allein befallen. Der Prozeß beginnt mit Knötcheneruption in der Schleimhaut, von Hyperämie begleitet und von Zerfall gefolgt. Charakteristisch ist ein rasches Fortschreiten des Prozesses in die Tiefe, die Ulzeration und die Komplikation mit allen jenen pathologischen Veränderungen, die bei der chronischen Cystitis erwähnt worden sind. Häufig ist der Ausgang eine Schrumpfblase durch starke Narbenbildung.

Symptomatologie der Cystitis. Bei der akuten Cystitis sind die lokalen Symptome sehr ausgesprochen. Häufige Miktionen, Schmerz oder Brennen in den verschiedenen Phasen der Harnentleerung und oft auch Schmerzen zwischen diesen, die entweder in die Blasengegend hinter die Symphyse oder in die Harnröhre lokalisiert werden. Der Harndrang ist imperiös und oft so häufig vorhanden, daß gelegentlich Inkontinenz vorgetäuscht wird (falsche Inkontinenz). Wenn die Cystitis sich zu einem schon in der Blase bestehenden pathologischen Prozeß hinzugesellt, so sind diese Symptome am ausgesprochensten (Retention, Stein, Tumor usw.). — Diesen Symptomen entspricht der pathologische Urinbefund und die objektiv feststellbare Veränderung der Blasenfunktion. Die Blase ist für Berührung (Katheter) sehr empfindlich; sie erträgt nur eine minimale Ausdehnung und reagiert auf diese mit heftigem Schmerz und häufig mit einem schmerzhaften Krampf, währenddessen die Ausdehnungsfähigkeit gleich Null ist und infolge der Kontraktion um den Katheter sich aus der hyperämischen Schleimhaut Blut ergießt.

Das Allgemeinbefinden ist bei der akuten Cystitis je nach der Intensität derselben in verschiedener Weise beteiligt. Intensives und andauerndes Fieber findet sich nur in sehr schweren Fällen mit Beteiligung der tieferen Teile der Blasenwand oder dann, wenn die Cystitis mit Affektion des Nierenbeckens, der Niere, der Prostata oder des perivesikalen Gewebes kompliziert ist. Initiale oder rasch vorübergehende Temperatursteigerungen sind hingegen häufig. Störungen der Darmfunktion und vor allem Störungen des Schlafes durch die häufigen Miktionen sind regelmäßig vorhanden. Schwere Störungen des Allgemeinbefindens sollen immer die Veranlassung sein, sich mit der Diagnose Cystitis nicht zu beruhigen, sondern nach Komplikationen zu forschen.

Die Symptome der chronischen Cystitis sind die der akuten, nur in weniger ausgesprochenem Maße. Auch hier entsprechen diesen Krankheitserscheinungen die erhöhte Empfindlichkeit der Blase und speziell auch der Harnröhre gegen Berührung und gegen Dehnung. Die Symptome sind bald sehr undeutlich, fast fehlend, bald andauernd sehr heftige, besonders wenn die Affektion mit ulzerösen Prozessen einhergeht, oder wenn die Cystitis nur die Komplikation eines anderen primären Blasenleidens darstellt. In vielen Fällen bestehen Perioden fast ohne Symptome neben Zeiten, in denen der chronische Prozeß zu akuter Intensität aufflackert. Für solche Exazerbationen scheinen äußere Temperatureinflüsse eine merkliche Rolle zu spielen, da man nicht selten bei chronischer Cystitis regelmäßige Besserung in der warmen Jahreszeit mit Verschlimmerung in der kalten abwechseln sieht.

Allgemeinsymptome fehlen bei der chronischen Cystitis meist völlig, wenn sie nicht durch Störung der Nachtruhe und bei großer Schmerzhaftigkeit durch den Gebrauch der Narcotica verursacht werden, da diese den Gesamtorganismus schädigen. Fieber, Abnahme des Appetits, Abmagerung sind nicht durch die entzündliche Affektion der Blase bedingt (Tuberkulose ausgenommen), sondern fast immer durch Komplikationen von seiten der Niere oder durch den Umstand, daß die Entzündung selbst eine andere Blasenaffektion kompliziert.

Die Veränderungen des Urins bei der akuten Cystitis sind durch die pathologischen Absonderungen der Schleimhaut — Eiter, Blut, Epithelien, Eiweiß, schleimartige Substanzen — bedingt; dazu kommen Bakterien und als Folge von deren Anwesenheit Veränderungen der Reaktion des Urins, die sich durch die Ausscheidung von Trippelphosphatkristallen (Sargdeckel) mikroskopisch dokumentiert. Man kann gelegentlich mikroskopisch die Entwickelung der Urinveränderungen verfolgen und z. B. bei einer Urinretention, die sich mit Cystitis kompliziert, beobachten, daß erst eine leichte Trübung des Harns durch Bakterien auftritt mit ganz spärlichen Formelementen, und daß erst nach und nach die Eiterung zunimmt. Bei Blutbeimengung stammt dasselbe oft aus den letzten Urintropfen und wird bei Kontraktion der Blase aus der kongestionierten Schleimhaut ausgepreßt.

In schweren Formen von Cystitis, die mit Nekrose einhergehen, finden sich im Urin neben den erwähnten Bestandteilen in wechselnder Menge Teile der Blasenschleimhaut, fibrinöse Bildungen, Blutkoageln, Detritus.

Bei chronischer Cystitis ist der Harnbefund ein sehr wechselnder, besonders die Menge des Eiters großen Schwankungen unterworfen. Besonders bei Blasenkatarrhen, die durch Bakterien der Coligruppe unterhalten werden, finden wir oft bei starker Trübung des Urins mikroskopisch wenig Eiter, dafür massenhafte Bakterien. — Regelmäßig finden sich Beimengungen von Blasenepithelien der verschiedenen Schichten und dann entsprechend den pathologischen Veränderungen der Schleimhaut Blut, wenn Ulzerationen oder Hämorrhagien da sind, fibrinöse Gerinnsel, Plattenepithelien in großer Menge, wenn kruppöse Veränderungen resp. Xerosis vorhanden ist. Von Bakterien sind, wie wir früher erwähnt haben, spez. die Formen der Coligruppe häufig, allein oder mit anderen vergesellschaftet, aber auch andere Arten finden sich oft. Über das Verhalten der Urinreaktion ist das Nötigste früher (S. 21) gesagt worden.

Diagnose. Wir erkennen die akute Cystitis aus den subjektiven Symptomen und den Veränderungen des Urins. Bei Formen, die der Einführung eines Instrumentes folgen oder die Fortleitung eines urethralen Prozesses sind, kommen beim Manne differentialdiagnostisch akute Entzündungen der Prostata in Frage, die wir durch eine sorgfältige Untersuchung des in mehreren Proben entleerten Urins kombiniert mit Palpation und Massage der Vorsteherdrüse von der Cystitis unterscheiden können (siehe unter Prostatitis S. 55 eine Affektion, die sich aber auch mit Cystitis zusammen finden kann). Auch Affektionen der Samenblasen und akute Entzündungen des perivesikalen Gewebes (Phlegmone des Cavum praevesicale) können differentialdiagnostisch in Frage kommen, lassen sich aber bei sorgfältiger palpatorischer Untersuchung und genauer Verwertung des Urinbefundes von der Cystitis wohl unterscheiden. Häufig kombinieren sich übrigens diese Prozesse. Rein symptomatisch können heftige Blutungen in die Blase verbunden mit Retention die Erscheinungen einer akuten hämorrhagischen Cystitis vortäuschen: sehr häufiger Drang, Entleerung von wenig blutigem Urin. Dabei palpieren wir die Blase aber als harten Tumor über der Symphyse; entleeren bei Einführung eines gewöhnlichen Katheters gar nichts, wohl aber durch einen Metallkatheter, oft allerdings nur bei Gebrauch einer Aspirationsspritze, massenhaft Blut.

Bei der akuten Cystitis, die ohne nachweisbare Ursache entstanden ist, haben wir immer daran zu denken, daß hinter den Symptomen einer Cystitis sich eine Pyelitis verbergen kann, daß der Ursprungsort der Blasenaffektion also in der Niere zu suchen ist. Bevor wir also ein spontanes Einwandern der Bakterien durch die Urethra in die Blase annehmen, werden wir durch sorgfältige Palpation der Nieren und Ausschluß der Druckempfindlichkeit derselben und durch mikroskopisches und chemisches Untersuchen des Urins feststellen, daß die Niere intakt ist. Beim Manne haben wir auch die endogen entstandene Prostatitis durch Palpation der Prostata auszuschließen.

In allen Fällen hat die mikroskopische Urinuntersuchung stattzufinden, nicht nur in bezug auf Eiter, Epithelien, Blut usw., sondern es soll auch ein Bakterienpräparat aus frisch gelöstem Urin angefertigt werden, wenn die Entnahme von Katheterurin und seine kulturelle Untersuchung nicht tunlich ist; dadurch kann besonders bei den endogenen Infektionen die Ätiologie der Affektion festgestellt werden. Wir werden weiter unten sehen, daß auch die Therapie davon Nutzen zieht.

Da meist eine Cystitis nur dann chronisch wird, wenn entweder besondere Dispositionen der Blase vorhanden sind, oder wenn sie durch Tuberkulose oder Colibakterien bedingt ist, so ist in jedem Falle, in dem die Symptome auf eine chronische Affektion der Harnorgane hinweisen, mit allen Mitteln eine exakte Diagnose zu machen. Wir schützen uns dadurch vor schwerwiegenden Irrtümern.

Chronische Cystitiden, die sich an die Einführung eines Instrumentes anschließen, sollen in uns immer die Frage anregen: wodurch ist das Chronischwerden der Affektion bedingt? Die Untersuchung wird uns immer eine Antwort geben. Es handelt sich entweder nicht um eine einfache Cystitis, sondern die Cystitis ist mit Pyelitis oder Prostatitis (beim Manne) kombiniert. Oder es handelt sich um Striktur der Harnröhre mit chronischer Retention, oder um Retention bei Prostatahypertrophie, oder um Tumor, Stein, Fremdkörper der Blase. Zur Diagnose dieser Affektionen werden wir den Katheter, die Sonde, das Cystoskop gebrauchen.

Bei chronischer Cystitis, die spontan als solche entstanden ist, oder die sich aus einem akuten spontan entstandenen Blasenkatarrh entwickelt hat, werden wir vor allem die bakteriologische Untersuchung des Urins vornehmen. — Hierbei sollen wir immer an die Möglichkeit der Tuberkulose denken. Ist diese auszuschließen, so werden wir eine andere bakteriologische Ätiologie feststellen können (meist Colibakterien, seltener Kokken, Typhusbakterien usw.), und dann aber auch durch die cystoskopische Untersuchung feststellen, ob nicht auch lokale Prädispositionen vorliegen, ob nicht eine Pyelitis oder die Perforation eines Entzündungsherdes außerhalb der Harnorgane vorliegt. Wir müssen hier die Bedeutung der instrumentellen Untersuchung bei der Cystitis berühren.

Bedeutung der instrumentellen Untersuchung (Cystoskopie).

Bei der akuten Cystitis werden wir uns im allgemeinen jeden instrumentellen Eingriffs, auch der Cystoskopie enthalten, wenn nicht besondere Indikationen vorliegen. Therapeutische Indikationen werden weiter unten erwähnt

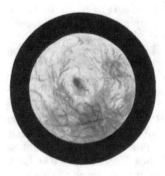

Abb. 2.

Rechte Uretermündung. Uretermündung gerötet, Umgebung mit entzündlich veränderten Stellen und mit einer
Hämorrhagie (Tuberkulose der rechten
Niere bei 50jährigem Mann).

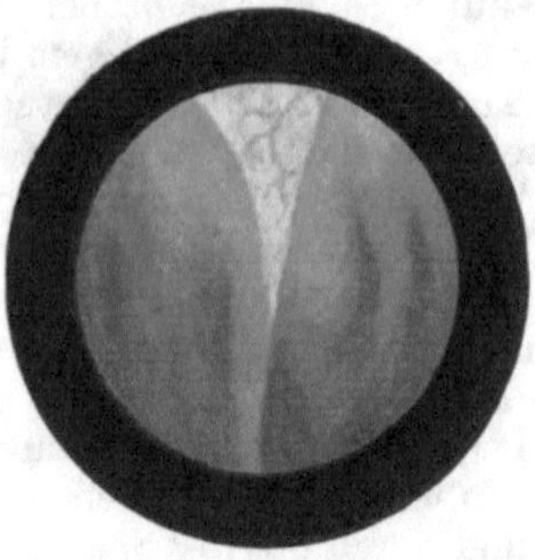

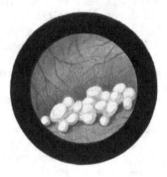

Abb. 3.

Übergangsfalte bei Prostatahypertrophie; spaltförmige Übergangsfalte zwischen den ins Blaseninnere vorspringenden. Prostatalappen (69jähriger
Mann.)

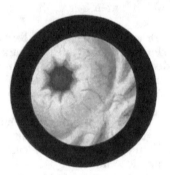

Abb. 4.

Eingang in ein Blasendivertikel.
Trabekelblase. (42jähriger Mann.)

Abb. 5.

Multiple kleine Blasensteine aus
Harnsäure. (63jähriger Mann.)

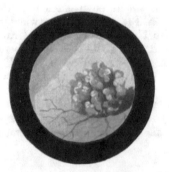

Abb. 6.

Blasenpapillom. (33jährige Frau.)

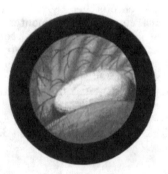

Abb. 7.

Phosphatstein zum Teil versteckt
durch die ins Blaseninnere vorspringende
Prostata. Trabekelblase. (61jähr. Mann.)

werden, von diagnostischen käme in Betracht die Frage, ob bei einer akuten Cystitis ein Stein oder Fremdkörper in der Blase vorhanden ist. In solchen Fällen bestände die Berechtigung der instrumentellen, eventuell cystoskopischen Untersuchung, aber auch da wird man die ersten Tage vorbeigehen lassen, bis man die instrumentelle Untersuchung wagt.

Wird eine Cystitis subakut oder chronisch oder tritt sie von vornherein chronisch auf, dann ist in den meisten Fällen eine Indikation für eine fachmännische cystoskopische Untersuchung da, denn in den meisten Fällen wird uns allein das Cystoskop sicher Aufschluß darüber geben: erstens welche pathologisch-anatomischen Veränderungen der Affektion zugrunde liegen, zweitens ob besondere prädisponierende pathologische Zustände der Blase vorliegen und endlich ob es sich wirklich um Cystitis handelt, oder ob diese vorgetäuscht wird durch eine Pyelitis, einen mit der Blase kommunizierenden Abszeß, eine Darmfistel, oder um einen außerhalb der Blase gelegenen pathologischen Zustand, oder endlich ob die Symptome rein nervöser Natur sind. In den letzteren Fällen werden wir eine normale Blase finden, bei perforierten Abszessen werden wir eine Perforationsstelle und den Eintritt von Eiter durch diese beobachten können. Bei Pyelitis werden wir die Blase im allgemeinen normal finden und höchstens an der Uretermündung und in deren Umgebung Anormales entdecken.

Die cystoskopischen Befunde der zur Cystitis disponierenden Blasenveränderungen (Tumor, Stein, Divertikel usw.) sind hier nicht festzustellen. Hingegen haben wir auf die cystoskopischen Bilder der Cystitis einzugehen.

Cystoskopisch können wir in erster Linie die Ausdehnung der Entzündung feststellen. Häufig ist die ganze Blase gleichmäßig erkrankt, noch öfters aber, besonders bei den chronischen Prozessen, nur einzelne Gegenden derselben, besonders der Blasenboden (Cystitis trigoni). Oft finden wir nur eine Blasenseite krank, ganz besonders, wenn die Cystitis mit einer Pyelitis kombiniert ist. In Fällen, wo sich die Blasenaffektion aszendierend aus einer Urethritis entwickelt hat, ist besonders intensiv oder auch ausschließlich die Umgebung der inneren Harnröhrenmündung verändert (Cystitis colli).

Sehr deutlich prägt sich im cystoskopischen Bilde meist die pathologisch-anatomische Form der Cystitis aus. Diffuse oberflächliche Cystitis verursacht eine allgemeine Hyperämie, Schwellung und Lockerung der Schleimhaut. Die normalerweise sich im Cystoskop hellgelb-rötlich darstellende Schleimhaut ist dann diffus gerötet, im Gegensatz zur einfachen Hyperämie, bei der die einzelnen Gefäße und Gefäßchen in einer sonst normalen Schleimhaut zu erkennen sind. Bei stärkerer Wulstung der Schleimhaut sieht man Falten, die oft tumorartig erscheinen, bei lokalisierten Wucherungen, die besonders im Blasenboden vorkommen, erscheinen diese sehr deutlich im cystoskopischen Bilde (Cystitis proliferans, papillaris, villora je nach der Ausdehnung und der speziellen Form dieser Processe). Geschwellte Lymphknötchen geben der mehr oder weniger stark entzündlich veränderten Blase ein chagriniertes Aussehen (Cystitis granulosa oder follicularis). Von Cystitis cystica spricht man, wenn sich auf der entzündlichen Schleimhaut cystenartige Gebilde finden. Bei Leukoplakie stellen sich die erkrankten Stellen als weiße, scharf begrenzte, unregelmäßige Flecke dar, die nicht über das Niveau der Schleimhaut ragen. Ulcera beobachtet man meist mit einem weißen oder gelben oder hämorrhagischen Belage bedeckt und mit roter entzündlicher Umgebung (Cystitis ulcerosa). Weiterhin ist cystoskopisch das Vorhandensein von Hämorrhagien, von Inkrustationen, von Fibrinauflagerungen, von im Blasenboden liegenden Fibrinmassen zu beobachten, endlich von weißen glänzenden alten oder von hochroten frischen Narben.

Die durch das Cystoskop gewonnenen Befunde sind von großer Bedeutung, da sie die Art und Lokalisation der entzündlichen Affektionen erkennen und dadurch genaue therapeutische Indikationen stellen lassen.

Einteilung der Cystitis. Man kann die Cystitiden nicht nach einem einheitlichen, praktischen Unterscheidungsmerkmal einteilen, da praktisch ebensosehr die Ätiologie der Cystitis als die Disposition der Blase eine Rolle spielt. Man hat allerdings nach den Bakterienarten eingeteilt, man hat auch nach der Reaktion des Urins unterschieden, man hat nach den prädisponierenden Momenten zu unterscheiden versucht, aber alle diese Unterscheidungsmerkmale komplizieren sich und genügen nicht zur Unterbringung aller Möglichkeiten. Deshalb sollen wir für den einzelnen Fall eine exakte ätiologische, topisch-pathologisch-anatomische Diagnose machen. Z. B. Cystitis granularis trigoni durch Colibakterien oder Cystitis diffusa bei Prostatahypertrophie mit partieller Retention und Konkrementbildung durch harnstoffzersetzende Staphylokokken usw. Rein praktisch werden wir die akute und die chronische Form der Cystitis unterscheiden und die Tuberkulose der Harnblase von den anderen Formen von Cystitis abtrennen.

Verlauf und Prognose der Cystitis. Bei der Beurteilung des Verlaufs eines Falles von Blasenkatarrh hängt alles von einer exakten Diagnose ab. In erster Linie ist maßgebend der anatomische Zustand der Blase. Bei einer gesunden Blase wird durch eine rationelle Therapie im allgemeinen jede Cystitis zu heilen sein, wenigstens praktisch zu heilen sein, d. h. die Symptome werden verschwinden, wenn vielleicht auch cystoskopisch nachweisbare kleine Veränderungen der Blasenschleimhaut persistieren oder bakteriologisch sich noch Colibakterien im Urin finden. Hat die Blase vor der Infektion schon anatomische Veränderungen aufgewiesen, so wird der Verlauf der Affektion durch diese bestimmt sein. Handelt es sich z. B. um akut infizierte Steinblase, so wird nach Entfernung der Steine auch der Katarrh verschwinden. Handelt es sich um chronische Cystitis mit Steinbildung, so wird, wenn die Cystitis die primäre Affektion war, auch nach der Entfernung der Steine keine sichere Heilung erzielt werden. Ähnliches gilt für die Cystitis bei Retention, bei Tumoren usw. Da, wo das prädisponierende Moment zu beseitigen ist, heilt die Cystitis meist anstandslos, außer wenn sie durch langen Bestand selbst schwere pathologisch-anatomische Veränderungen in der Blasenwand gesetzt hat.

In zweiter Linie spielt die Art der Infektionserreger eine Rolle. Durch Kokken bedingte Cystitiden sind therapeutisch leichter zu beeinflussen als durch Colibakterien bedingte, sie heilen speziell bei Retentionszuständen deshalb viel leichter aus. Coliinfektionen haften auch in der sonst normalen Blase viel leichter als Kokkeninfektionen und sind, wie das weiter oben ausgeführt wurde, oft durch Pyelitis kompliziert. Diese Formen haben deshalb auch einen sehr chronischen Verlauf und zeigen in ihren Erscheinungsformen großen Wechsel, indem sie bald ganz latent sind, bald wieder Symptome machen. Wenn nun auch die durch pyogene Kokken provozierten Formen therapeutisch oft besser zu beeinflussen sind als die Coliinfektion, so ist ihre Prognose doch ernster, da sie bei Aszension ins Nierenbecken und die Niere schwere eiterige Entzündungen zu machen imstande sind, während das bei einer Coliinfektion doch seltener der Fall ist.

Das Vorkommen der Cystitis. Cystitis kommt in einzelnen Lebensaltern besonders häufig vor, in denen die Gelegenheit zur Infektion eine vermehrte und in denen auch die Prädisposition verbreitet ist. Beim Manne ist es einmal das Alter zwischen 20 und 30, in dem die gonorrhoische Infektion eine Rolle spielt mit ihren Konsequenzen und Komplikationen, dann wieder das höhere Alter, wo einmal die Prostatahypertrophie, dann aber auch Stein- und Geschwulstbildung Prädispositionen bildet. Bei der Frau ist es hauptsächlich die Gravidität und das Puerperium mit ihren Gefahren und dann wieder das höhere Alter, wo durch die Involution der Genitalien auch die Blase und die Urethra beeinflußt und Veranlassung geschaffen wird zur Einwanderung und zum Haften von Infektionserregern, speziell von Colibakterien.

Es wird die Cystitis bei der Frau als eine besondere Form beschrieben; die Besonderheit liegt aber nicht in der Cystitis als solcher, sondern in den prädisponierenden Momenten und wird auch durch diese bestimmt. Der Blasenkatarrh in der Gravidität und im Puerperium zeichnet sich hier und da durch seine Schwere aus, heilt aber meist mit dem Abschluß des Puerperiums aus; die Cystitis der alten Frauen dagegen ist durch ihre Hartnäckigkeit charakterisiert, entsprechend den involutiven Veränderungen der Blase, die sich nicht mehr restituieren.

Auf die Colicystitis der Kinder, die von Escherich und von Trumpp zuerst beschrieben wurde, sei noch besonders hingewiesen. Sie verläuft bald unter lebhaften lokalen und allgemeinen Symptomen, bald fast symptomlos; sie kommt bei Knaben und Mädchen vor und trifft manchmal mit Darmaffektionen zusammen. Für den Modus der Infektion steht bei Knaben nur der hämatogene, bei Mädchen dieser und der urethrale Weg in Frage. Die Prognose dieser Form ist in bezug auf Heilung keine absolut gute; viel Fälle werden chronisch mit Neigung zu Exazerbationen, andere verlaufen symptomlos: Symptome, Harnveränderungen und auch die Therapie sind die der Colicystitis der Erwachsenen.

Therapie. Die Behandlung der akuten Cystitis soll im allgemeinen eine medikamentöse und diätetische sein. Wir werden dem Kranken vor allem Bettruhe anempfehlen, da Ruhe und Wärme die Heftigkeit der lokalen Symptome vermindern. Wir werden lokal Wärme applizieren lassen in Form von Thermophorkompressen oder warmen feuchten oder Breiüberschlägen auf den Damm oder in die Blasengegend. Wir werden warme Sitzbäder und Vollbäder verordnen. Auch lokale Dampfapplikationen spielen eine große Rolle. — Innerlich sind warme Getränke in Form von Tee beliebt und von gutem Erfolg: Folia uvae ursi, Herba Herniariae glabrae, Herba Chenopodii ambrosioides, Radix graminis, Stigmata Maïdis, schleimige Abkochungen von Sem. Lini. Ferner verordnen wir mit Erfolg milde alkalische Quellen, die in größeren Quantitäten und gewärmt zu trinken sind. Als Ersatz dafür kann Natr. bicarbon. in viel Wasser gelöst dienen.

Von Medikamenten kommen in erster Linie die Narcotica in Betracht, die den Miktionsschmerz mildern und den vermehrten Tonus der Blasenmuskulatur herabsetzen. Am besten werden sie in Form von Suppositorien verordnet: Morphium hydrochlor. 0,01—0,02, Opium 0,02—0,05—0,1, Heroin 0,005, Extr. Belladonnae 0,02—0,04 etc. mit 2,0 Butyr. Cacao. In schweren Fällen wird man Morphium subkutan geben. Von sehr guter Wirkung sind kleine Clysmen von folgender Zusammensetzung: Antipyrin 1,0—1,5, eventuell Pyramidon 0,25—0,5 mit Tinctura opii gtt. 10—20 oder Morphium 0,01—0,02 in 5 Aqua destillata. — Per os hat sich mir Aspirin (Acid. acetylo-salicyl.) und Diplosal (Salicylester der Salicylsäure) in Dosen von 0,5 pro die 2—6mal oft sehr gut bewährt.

Direkt gegen die Infektion verordnen wir die Harnantiseptica, unter denen die Formaldehydderivate in erster Reihe stehen: Urotropin (3—5 × 0,5 pro die) (Hexamethylentetramin), Urotropin neu (2—3 × 1,0 pro die) (Verbindung von Anhydromethylenzitronensäure mit Hexamethylentetramin = Helmitol), Borovertin in den gleichen Dosen (Hexamethylentetramintriborat), Hetralin (2,0—3,0 pro die) (Dioxybenzolhexamethylentetramin). Nach Forcart wirken Urotopin, Hetralin und Borovertin am kräftigsten von diesen Präparaten, Helmitol wirkt weniger stark und Hippol (Methylenhippursäure) hat nur geringe Einwirkung. Von Medikamenten anderer Zusammensetzung seien noch erwähnt: Borsäure (1,0—2,0 pro die), Natrium benzoicum, Salol (2,0—4,0 pro die), Acidum camphoricum (2,0—4,0 pro die), die alle in ihrer desinfektorischen Kraft weit hinter den Formaldehydpräparaten zurückstehen.

Bei der Wahl der verschiedenen Mittel waltet noch in weitem Maße die Empirie, doch läßt sich im allgemeinen sagen, daß bei Infektionen mit Colibakterien die Salicylsäurederivate wirskamer scheinen als die Formaldehydpräparate, während diese besonders bei Kokkeninfektionen mit alkalischem Urin wirksam sind.

Als reizmildernd sind häufig noch die Balsamica in Gebrauch: Ol. Santali, das Fluidextrakt von Pichy Pichy, Santalderivate (Gonosan, Santyl etc.).

Die lokale Behandlung der akuten Cystitis ist im allgemeinen kontraindiziert und nur unter besonderen Umständen indiziert. So sind bei akuter gonorrhoischer Cystitis Instillationen von kleinen Dosen (5—10 ccm) einer schwachen Argent. nitric. oder Protargollösung oft von vorzüglicher Wirkung (Argent. nitr. $\frac{1}{4}$—$\frac{1}{2}$ %, Protargol $\frac{1}{2}$—1%). Spülungen unterläßt man am besten. — Andere instrumentelle Eingriffe sind indiziert durch Retention: hier ist sorgfältiger evakuatorischer Katheterismus durchaus nötig, eventuell mit Borspülung (3%), oder Hydrarg. oxycyanat. ($^1/_{10}\,^0/_{00}$) oder mit physiologischer Kochsalzlösung am Platze; selten wird der Verweilkatheter in solchen Fällen in Frage kommen. — Strikturbehandlung, Steinzertrümmerung, Operation eines Blasentumors wird man bei Vorhandensein einer akuten Cystitis am besten verschieben, bis die heftigsten Symptome sich beruhigt haben.

Bei der chronischen Cystitis werden wir der allgemeinen diätetischen und medikamentösen Behandlung nicht entraten können, nach exakt gestellter Diagnose wird aber eine lokale Therapie einzusetzen haben. — Außer den oben angeführten Medikamenten, die bei akuter Cystitis Verwendung finden, sind allgemeine hygiensiche und diätetische Vorschriften von großer Wichtigkeit: Vermeiden von Erkältungen und Durchnässungen, Tragen von warmen Unterkleidern, Regelung des Stuhlgangs, Vermeiden von jeder reizenden Nahrung (Pfeffer, gesalzene Speisen, Senf usw.), Beschränkung des Alkoholkonsums, häufige warme hydriatische Prozeduren (Sitzbäder, Vollbäder). Ferner sind von Vorteil Kuren in mildem Klima und Trinkkuren. Trinkkuren zu Hause steigern die Diurese und vermehren die Harnmenge, solche an Kurorten verbinden mit diesen Maßnahmen den Vorteil körperlicher und geistiger Erholung und eventuell lokaler Behandlung (Ems, Karlsbad, Marienbad, Wildungen usw.). Man wird natürliche Säuerlinge, Natronthermen oder erdige Eisensäuerlinge wählen je nach der Lage des Falles.

Die lokale Therapie hat sich in erster Linie gegen die prädisponierende Ursache der Cystitis zu wenden, wenn das möglich ist. Entfernung von Blasenstein, Blasentumor, Fremdkörper; Beseitigung einer Striktur, Bekämpfung der Retention durch regelmäßigen Katheterismus eventuell durch Prostatektomie, wenn die Retention Folge von Prostatahypertrophie ist. Mit Beseitigung solcher kausalen Memonte sehen wir die entzündlichen Veränderungen der Blase oft überraschend schnell heilen und deshalb soll auch nie die Behandlung eines subakuten oder chronischen Blasenkatarrhs aufgenommen werden, wenn der Fall nicht ätiologisch - diagnostisch durchaus klargelegt ist.

Grundbedingung für den Erfolg jeder lokalen, instrumentellen Blasentherapie ist die Asepsis, da sonst durch das Einführen von Instrumenten mehr geschadet als genützt werden kann. Die Industrie liefert uns heute Gummi- und Seidenkatheter, die ohne Schaden zu nehmen wiederholt ausgekocht werden können. Das Kathetergleitmittel (am besten Olivenöl) soll vor dem Gebrauch sterilisiert werden, Spritzen oder Irrigatoren mit den nötigen Verbindungsstücken sind auszukochen. Zur Spülung sollen nur sterile Lösungen in Verwendung kommen. Bei der Frau gebrauchen wir mit Vorteil auskochbare Glaskatheter, beim Manne nur bei speziellen Indikationen Metallkatheter, da deren Einführung eine geübte Hand verlangt, in der Regel die weichen oder halbfesten Instrumente. — Zur Einspritzung kleinerer Mengen von Medikamenten in die Blase brauchen wir den weichen Instillationskatheter von Guyon mit einer dazu passenden Spritze. Auch dieses Instrument ist exakt sterilisierbar.

Das, was wir mit der lokalen Therapie bei der chronischen Cystitis erreichen wollen, ist einmal Evakuation von eiterhaltigem und infiziertem Urin, sofern er nicht spontan entleert wird, dann mechanische Reinigung der Blaseninnenfläche und Beeinflussung der kranken Stellen der Schleimhaut durch medikamentöse Applikationen. — Die Bedeutung des evakuatorischen Katheterismus soll bei der Therapie der Prostatahypertrophie besprochen werden. Zur Spülung der Blase brauchen wir, wie oben betont, den sterilen Katheter, eine Spritze oder den Irrigator und die Spülflüssigkeit. Der Kranke soll zur Spülung horizontal gelagert werden. Nach Einführung des Katheters läßt man den in der Blase sich findenden Urin ablaufen und hierauf unter geringem Drucke die körperwarme Flüssigkeit einlaufen. Die Menge des auf einmal in die Blase eingeführten Spülwassers sei immer weniger, als die Kapazität der Blase beträgt; man gehe nicht bis zum Punkt, wo der Kranke Drang empfindet, sondern bleibe darunter und benutze im maximum 250 ccm. — Man spüle bis die Flüssigkeit klar zurückläuft. Anschließend an die Spülung wird oft durch den gleichen Katheter eine medikamentöse Einspritzung gemacht.

Zur mechanischen Reinigung der Blase kann gekochtes Wasser oder physiologische Kochsalzlösung dienen. Will man eine Flüssigkeit von leicht antiseptischem Vermögen ohne Reizung verwenden, so gebraucht man 3% Borwasser, Hydrargyrum oxycyanatum 1 : 10000—5000, Salicylsäure 1—3 : 1000. $\frac{1}{2}$—1%ige Karbolsäure oder Lysollösung usw. Kräftiger, aber auch schon reizend wirkt das Kaliumpermangat in Lösungen von $\frac{1}{3}$—$1^0/_{00}$; die letztere Konzentration ist oft schon schmerzhaft. Das wirksamste Mittel zur Behandlung der Cystitis ist das Argentum nitricum, das zur Spülung in Lösungen von $^1/_{10}\,^0/_{00}$—$1^0/_{00}$ gebraucht wird, je nach der Empfindlichkeit der Blase. Das Mittel kann auch instilliert werden in der Concentration von $\frac{1}{2}$—3% und in Mengen von 10—5 ccm je nach der zu erzielenden Wirkung. Es ist auch vorteilhaft, nach Borsäurespülung größere Mengen (z. B. 100 ccm einer 1%igen Lösung) für 5—10 Minuten in die Blase zu bringen und dann wieder auslaufen zu lassen. An Stelle des Argentum nitricum kann auch gebraucht werden: Protargol 0,1—0,5%, Largin 0,25—1%, Ichthargan 0,25—$1^0/_{00}$, Argonin 1—5 $^0/_{00}$, Itrol $^1/_8$—$^1/_4\,^0/_{00}$, Aktol $^1/_4\,^0/_{00}$ usw. Dem Argentum nitricum steht in seiner Wirkung nahe das Cuprum sulfuricum in 1 — $2^0/_{00}$igen, das Zincum sulfuricum in 1 — $3^0/_{00}$ igen Lösungen. Als reines Adstringens sei das Tannin in 3—5 %iger Lösung erwähnt.

Im allgemeinen ist davor zu warnen, diese Medikamente der Reihe nach bei einem Falle von Cystitis durchzuprobieren. Kommt man mit Borsäure und Argentum nitricum nicht ans Ziel, dann ist der Mißerfolg meist durch eine nicht genügend exakte Diagnose bedingt oder durch anatomische Zustände verursacht, die sich überhaupt nicht durch Spülungen mit Medikamenten beseitigen lassen. In allen Fällen, die der Therapie trotzen, untersuche man deshalb bakteriologisch und cystoskopisch immer wieder.

Für Cystitisfälle mit heftigem Reizzustand besitzen wir eine Reihe von symptomatischen Mitteln mit oft guter Wirkung: 1%—2% Mentholöl, das in Mengen von 10—20 ccm eingespritzt wird. Antipyrin, das in 10%iger Lösung zu Instillationen (5 ccm) oder in 5%iger zu Spülungen dienen kann, 5%Guajakolöl, 10 % Jodoformöl, Jodoformemulsion in der Menge von 5—10 ccm. Die letzteren Mittel haben auch antiseptische Eigenschaften und werden besonders bei Blasentuberkulose Verwendung finden.

In Fällen heftiger chronischer Cystitis, besonders wenn sie in einer Blase mit Retention spielt, deren Ursache nicht zu beseitigen ist, hat das Einlegen eines Verweilkatheters oft ausgezeichneten Erfolg. Man führt einen ausgekochten roten Gummikatheter möglichst großen Kalibers ein und fixiert ihn am Penis mit Leukoplast ev. mit einem der käuflichen oder improvisierbaren Kautschukapparate. Das Ende des Katheters oder eines mit dem Katheter verbundenen Schlauches taucht in ein Gefäß, das mit 3⁰/o Karbolsäurelösung oder mit 1⁰/oo Sublimat zum Teil gefüllt ist. Durch den Katheter werden mit Vorteil 2—3 Borsäurespülungen täglich gemacht, ev. nimmt man gelegentlich Argent. nitr. Der Katheter wird alle 2—5 Tage gewechselt, da meist eine Urethritis entsteht. Um den Penis wird ein Okklusivverband gelegt. Da der Verweilkatheter die Blase ruhig stellt und drainiert, hat er oft eine ausgezeichnete Wirkung.

Andere chirurgische Maßnahmen kommen nur in besonderen Fällen zur Anwendung: Inkrustierte Geschwüre sind zu exzidieren, nach breiter Eröffnung der Blase durch Sectio alta. Hartnäckige und schmerzhafte Formen von Cystitis der Frau, bei denen hauptsächlich der Blasenboden befallen ist, sind mit lokalen Ätzungen durch einen Urethraltubus zu behandeln (s. Knorr), polypöse Exkreszenzen sind auf endoskopischem ev. cystoskopischem Wege zu entfernen, bei Fällen von übermäßigem Sphinkterkrampf bei der Frau ist ev. die forcierte Dilatation der Harnröhre von Nutzen (s. Zuckerkandl). Endlich ist der Anlegung einer suprapubischen Fistel Erwähnung zu tun, die als palliatives Mittel vorübergehend oder dauernd etabliert wird, aber nur in seltenen Fällen eine Indikation finden wird.

Blasentuberkulose.

Die Blasentuberkulose verlangt eine besondere Besprechung, wie sie in ihrer klinischen Bedeutung den anderen Cystitisformen gegenüber eine besondere Stellung einnimmt.

Die Blasentuberkulose ist ein sekundäres Leiden in der großen Mehrzahl der Fälle. Wenn auch einige Fälle primärer Tuberkulose beschrieben sind, so hat diese Form doch keine praktische Bedeutung; in jedem Falle, in dem wir eine Blasentuberkulose diagnostizieren, sollen wir nicht ruhen, bis wir den Ausgangspunkt der Tuberkulose in einer Niere festgestellt haben, falls wir nicht eine primäre Genitaltuberkulose als primären Sitz feststellen und die Nieren ausschließen können.

Beim Mann sind die Formen sog. kombinierter Urogenitaltuberkulosen häufig. Niere, Blase, Prostata, Hoden, Samenblase können zu gleicher Zeit erkranken oder die Erkrankung der einzelnen Organe kann in größeren oder kleineren Intervallen nacheinander erfolgen. Bei der Frau kombiniert sich die genitale Form der Tuberkulose selten mit derjenigen der Harnorgane.

Obschon nach diesen Ausführungen die Blasentuberkulose nur ein sekundäres Leiden darstellt, verdient sie dennoch eine gesonderte Darstellung, weil ihre große praktische Bedeutung darin liegt, daß sie uns auf die Nierenaffektion aufmerksam machen soll, und weil sie oft auch nach Beseitigung der primär erkrankten Niere als selbständiges Leiden weiter besteht.

Es seien hier nur die Fälle von Blasentuberkulose besprochen, in denen diese als Fortleitung einer Tuberkulose der Niere entstanden ist.

Die **Symptomatologie** der Erkrankung ist die der Cystitis: vermehrte Bedürfnisse, schmerzhafte Miktion, Pyurie, Hämaturie und vor allem das spontane Auftreten der Affektion. Meist erfahren wir durch eine genaue Anamnese, daß der Kranke schon längere Zeit, bevor er sich beim Arzte meldet, leicht vermehrte Bedürfnisse gehabt hat. Er weiß meist nicht anzugeben, ob sein Urin schon zu dieser Zeit trübe war. Haben wir aber Gelegenheit, Fälle dieser Art zu untersuchen, weil der Kranke durch diese leisen Symptome beunruhigt wird, so finden wir trüben Urin, der miskroskopisch Eiter und meist auch einzelne Blutkörper enthält. Cystoskopisch können wir in solchen Fällen meist nur eine tuberkulöse Affektion der Uretermündung konstatieren, die der kranken Niere entspricht, manchmal fehlen auch Veränderungen in der Blase und dann müssen wir annehmen, daß die Reizung der Blase durch den eiter-haltigen Urin oder durch den sog. reno-vesikalen Reflex hervorgebracht sei, ev. ist es auch der kranke Ureter, der die Ursache der vesikalen Symptome ist.

Hat die Affektion schon einen längeren Bestand oder verläuft sie von vornherein in einem rascheren Tempo, so sind die Symptome sehr prägnante: häufige Miktionen bei Tage und bei Nacht, unabhängig von der Bewegung, häufig brennende Miktionssensationen ev. Schmerzen; selten fehlt die Hämat-urie; sie tritt meist in terminaler Form auf, d. h. die letzten Tropfen der Miktion kommen blutig; der Harn ist trübe. Die Bedürfnisse können sich sehr häufig melden, stündliche, ja halbstündliche Bedürfnisse sind keine Seltenheiten. — In solchen Fällen finden wir dann meist schon eine stark veränderte Blase mit geringer Kapazität, die gegen Dehnung äußerst empfindlich ist und cysto-skopisch zum Teil typisch tuberkulöse Veränderungen als Ulzerationen und Knötchenbildung, teils diffuse und herdförmige cystitische Veränderungen aufweist. Charakteristisch ist in der Mehrzahl der Fälle — es gibt aber auch Ausnahmen — das vorherrschende Befallensein der der Nierenaffektion ent-sprechenden Blasenseite.

In Fällen, die oft instrumentell behandelt werden, gesellt sich zur Infektion mit Tuberkelbazillen eine sekundäre mit anderen Bakterien, die die Beschwerden vermehrt, den Urin ev. alkalisch macht und ihm in allen Fällen seine charakteristische Sterilität nimmt.

Wenn der tuberkulöse Prozeß ausgedehnt in die Tiefe der Blasenwand vorgedrungen ist, entsteht die Schrumpfblase, ev. bewahrt die Blase eine gewisse Kapazität, ist aber infolge der Zerstörung der Muskulatur nicht mehr imstande, sich völlig zu entleeren. Es entsteht dann chronische partielle Retention.

In der Minderzahl der Fälle von Blasentuberkulose weist ein Tumor oder spontane oder Druckschmerzhaftigkeit einer Niere auf diese als Ausgangsort der Affektion hin.

Die Veränderungen des Urins weisen auf einen Eiterungsprozeß in den Harnwegen. Mikroskopisch findet sich Eiter und rote Blutkörper. Zylinder sind sehr selten; Epithelien können fehlen oder vorhanden sein; sie haben nichts Charakteristisches. Eiweiß findet sich auch bei sicherer Beteiligung der Nieren meist nur in geringer Menge $\frac{1}{4}$—$\frac{1}{2}$ $^0/_{00}$, seltener 1 $^0/_{00}$. Die Reaktion des Urin ist sauer.

Typisch für die Affektion ist die Anwesenheit von Tuberkelbazillen, die mindestens in 80% der Fälle zu finden sind (Rovsing, Suter), und die Abwesen-heit anderer Bakterien, vorausgesetzt, daß man Katheterurin zur Kultur oder ganz frisch gelösten Spontanharn zur mikroskopischen Untersuchung benützt. Das sterile Verhalten des Harns bei Tuberkulose auf gewöhnlichen Nährböden ist so charakteristisch für Tuberkulose, daß wir fast nie fehlgehen, wenn wir bei diesem Befunde an diese Affektion denken.

Vorkommen. Tuberkulose der Blase resp. Harnwege kommt bei Männern und Frauen ungefähr gleich häufig vor und betrifft vorwiegend das dritte und vierte Dezennium. Sehr häufig geht sie ohne Fieber mit sehr guten Allgemein-befinden einher, und ein blühendes Aussehen und völlige Arbeitsfähig-keit spricht durchaus nicht gegen Tuberkulose der Harnorgane.

Die **Diagnose** ist nach den obigen Ausführungen ungemein einfach, sobald wir wissen, daß jede spontan entstandene Cystitis den Verdacht auf Tuber-kulose wachruft und daß eine Gonorrhöe selten die Veranlassung einer chroni-schen Cystitis wird oder wenn sie das wird, die Cystitis häufig tuberkulös ist. In allen Fällen spontan entstandener Cystitis soll die bakteriologische Unter-suchung des Urins gemacht werden. Schon die mikroskopische Betrachtung eines Präparates aus frisch entleertem Urin genügt, um die Abwesenheit von Bakterien erkennen zu lassen, da ja die meisten Fälle spontaner Cystitis mit anderen Bakterien dem Bacterium coli ihre Entstehung verdanken, einem Infektionserreger, der immer massenhaft im Urin zu finden ist. — Der negative Bakterienbefund wird uns veranlassen, den Urin mit dem sterilen Katheter zur Kultur der Blase zu entnehmen und mikroskopisch nach Tuberkelbazillen zu suchen. Finden wir die Bakterien nicht, ist die Kultur aber steril, dann sollen wir verfahren, als ob es sich um Tuberkulose handeln würde, ev. noch die Tierimpfung herbeiziehen.

Bei positivem Bakterienbefunde resp. steriler Kultur werden wir zur Cystoskopie schreiten, um die Ausbreitung des Prozesses in der Blase festzustellen. und einen Anhaltspunkt für die Erkrankung der Nieren zu gewinnen. Die genauere Feststellung, welche Niere krank und ob die eine gesund, ist dann durch den Ureteren-Katheterismus ev. durch die intravesikale Urinseparation zu machen und verlangt eine spezialistische Ausbildung in diesen Technizismen.

Behandlung. Die Therapie der Blasentuberkulose ist die Nephrektomie; wo diese nicht zu machen ist, ist das Leiden meist unheilbar. Das gilt allerdings nicht ohne Ausnahme, da wir uns an die genitelle Entstehung der Blasentuberkulose erinnern müssen. Nach der Nephrektomie heilt in einer großen Zahl von Fällen die Blasentuberkulose spontan aus, in den meisten Fällen allerdings unter Mithilfe einer allgemeinen diätetischen und hygienischen Behandlung. Dabei spielt die Hauptrolle allgemeine Kräftigung durch gute Ernährung, Ruhe und Liegekuren in guter Luft: für empfindlichere Naturen in einem warmen südlichen Klima (Ägypten), für kräftige Naturen ev. im Hochgebirge.

Dauern die Blasenbeschwerden nach der Nephrektomie an oder ist wegen Doppelseitigkeit der Nierenaffektion oder aus einem anderen Grunde die Nephrektomie nicht indiziert oder muß die Blase vor der instrumentellen Untersuchung gebessert werden, da sie so reizbar ist, daß sie die Einführung von Instrumenten nicht erlaubt, dann kommt neben den oben erwähnten allgemeinen Behandlungsfaktoren auch die lokale Therapie in Frage. — Vorbedingung für einen Erfolg ist großes Individualisieren, große Zartheit und sorgfältigste Aseptik. — Spülungen mit indifferenten Flüssigkeiten sind mit großer Vorsicht vorzunehmen. Wirksamer sind Instillationen mit 5% Guajakolöl oder 5% Jodoformemulsion (Jodoform 5,0, Gummi arab. 10,0, Gummi Tragac. 1,0, Ol. amygd. dulc. 20,0, Aq. steril. ad 100,0). Davon werden 2—3 mal wöchentlich 5—10 ccm in die Blase eingespritzt. Man kann auch Guajakol und Jodoform kombinieren.

Von heroischeren Mitteln hat Guyon Instillationen mit Sublimat 1 : 10 000 — 1 : 1000 in den Mengen von einigen ccm empfohlen, Rovsing (Arch. f. klin. Chir. Bd. 82 S. 22) die Behandlung mit 6%iger Karbolsäurelösung. Beide Applikationen sind sehr schmerzhaft und ihr therapeutischer Wert ist noch nicht allgemein anerkannt.

Nicht unerwähnt darf bleiben, daß auch die Tuberkulinkur gegen die Blasentuberkulose versucht wird. Von verschiedenen Seiten werden Erfolge gemeldet, von anderen wird der Methode kein Wert beigemessen. Ein abschließendes Urteil läßt sich noch nicht fällen.

Die operative, direkt die Blase angreifende Therapie hat keine guten Resultate gegeben. Sie ist früher viel versucht worden. Eine permanente Blasenfistel, durch die der Infektion Tor und Tür geöffnet wurde, war meist die Folge. — Eine Indikation für das Anlegen einer Fistel kann höchstens in beständigen, unerträglichen Schmerzen, die jeder anderen Therapie trotzen, gefunden werden.

Bakteriurie.

Wenn konstant Bakterien in den Harnwegen in großer Menge vorhanden sind, so daß sie durch ihre Anwesenheit den Urin trüben, und wenn bei der mikroskopischen Harnuntersuchung und bei der Cystoskopie Zeichen von Cystitis fehlen, bezeichnet man den Zustand als Bakteriurie. In solchen Fällen wird ein gleichmäßig opaleszenter Urin entleert; die Trübung verschwindet nicht auf Säurezusatz und nicht bei Erwärmen und erweist sich bei der mikroskopischen Untersuchung als aus Bakterien bestehend. Leukozyten und Epithelien fehlen oder sind in spärlicher Anzahl vorhanden. Zwischen diesem Urinbefund und dem für Cystitis charakteristischen finden sich alle Übergänge.

Die Bakteriurie stellt entweder den Rest einer entzündlichen Affektion der Harnwege dar, d. h. es ist mit Ablauf der Entzündung der Eiter aus dem Urin verschwunden und nur die Bakterien sind geblieben, ohne mehr einen entzündlichen Reiz auf die Harnwege auszuüben, oder die Bakteriurie ist als solche von vornherein aufgetreten. Im letzteren Falle hatten die eingedrungenen Bakterien nie genügende Virulenz, um einen entzündlichen Zustand der Harnwege zu verursachen, sondern waren nur imstande, sich in mehr saprophytischer Art in den Harnwegen zu halten und zu vermehren.

Gewisse prädisponierende Momente wie Retention in der Blase bei Prostatahypertrophie, bei Striktur, ferner maligne Tumoren der Blase und der Nieren und Retention im Nierenbecken begünstigen das Entstehen der Bakteriurie.

Meist sind es Bakterien von der Coligruppe, welche die Bakteriurie provozieren; gelegentlich sind es Arten, die Gas, in einzelnen Fällen solche die Schwefelwasserstoff bilden können. Seltener finden sich Typhusbakterien, die bleibende Bakteriurie veranlassen und deren Träger dann neue Infektionen veranlassen können (s. darüber auch S. 22) oder Bact. lactis aerogenes, Staphylokokken oder Streptokokken, ev. auch Kombinationen von Kokken mit Colibakterien usw.

Die Bakteriurie scheint bei der Frau häufiger vorzukommen als beim Manne und ist nach den Untersuchungen Albecks bei Graviden und Gebärenden sehr häufig. Hier finden sich auch alle Übergänge zu entzündlichen Zuständen, die sich nach der Geburt wieder verlieren, um wieder in Bakteriurie überzugehen. Nach Altbeck und nach Kornfeld sind viele Bakteriurien auf die Blase beschränkt und gehen nicht auf die höheren Harnwege über.

Symptome. Subjektive Symptome fehlen bei der Bakteriurie häufig ganz, in anderen Fällen besteht ein leichtes Brennen bei der Miktion, eine leichte Vermehrung der Miktionsbedürfnisse. Oft fällt dem Kranken oder dessen Umgebung der unangenehme Geruch des Urins auf, wenn es sich um Colibakteriurie handelt. Wenn die Bakteriurie durch Bakterien bedingt ist, die den Harnstoff zersetzen können, und der Urin alkalisch ist, so kann beim Manne durch die Ausscheidung dieses Urins eine immer wieder rezidivierende Urethritis unterhalten werden. In anderen Fällen bestehen Symptome leichter Pyelitis oder Prostatitis, oder Urethritis posterior, wenn der Ausgangspunkt der Bakteriurie in diesen Organen sich findet.

Auch allgemeine Symptome können vorhanden sein. Mattigkeit, Blässe, Verdauungsstörungen werden besonders bei Kindern gelegentlich auf eine Bakteriurie zurückgeführt werden können, manchmal ist auch der Grund unmotivierter Fieberanfälle im Vorhandensein der Affektion zu finden.

Der **Verlauf** der Bakteriurie ist ein exquisit chronischer, da viele Fälle der Heilung sich entziehen, aber ein durchaus gutartiger.

Die **Behandlung** besteht in erster Linie im Trinken reichlicher Flüssigkeitsmengen (diuretische Wässer) und dann in der Verordnung der Harnantiseptica in starken Dosen. Oft gelingt es, die Bakterien während der Behandlung zu beseitigen; sie kommen aber nach Aussetzen wieder. Kornfeld empfiehlt für die vesikalen Formen Sublimatinstillationen in die Blase (1 : 10 000 — 1 : 1000), Rovsing das Einlegen des Verweilkatheters und reichliches Trinken. Nach ihm und Anderen ist auch die Vakzinationstherapie nach Wright für die Colibakteriurie (wie für die Colipyelocystitis) am Platze. Größere Erfahrungen über die Methode stehen noch nicht zur Verfügung (s. auch Schneider).

3. Die Steinkrankheit der Harnblase.

Ätiologie. Die Steine in der Harnblase können entweder in dieser selbst entstehen, oder es kann aus der Niere ein Stein in die Blase gelangt sein, der in dieser zurückgehalten wurde und sich zum Blasenstein entwickelte. Wie zur Entstehung der Nierensteine, so gehört auch zur Entstehung der Blasensteine nicht nur ein organischer oder anorganischer Steinbildner (Harnsäure, Calciumphosphat usw.), sondern auch eine organische Gerüstsubstanz, in die hinein die Absonderung der Steinmasse vor sich geht (Ebstein). Die letzten Gründe für die Entstehung eines Blasensteins sind uns unbekannt, aber aus allen Beobachtungen geht hervor, daß Prädispositionen der Blase von Bedeutung sind, denn in Gegenden, wo die Steinkrankheit nicht endemisch ist, sind es vor allem die älteren Männer, bei denen durch Prostatahypertrophie eine größere oder geringere Stagnation des Urins in der Blase bedingt wird, die steinkrank werden, während jüngere Männer und Frauen es selten sind. In Gegenden aber, in denen der Stein endemisch vorkommt, sind mindestens die Hälfte der Erkrankten Kinder unter 16 Jahren, in einzelnen Statistiken bis zu 85% (Gontscharow).

Es sind eingehende Untersuchungen darüber angestellt worden, ob das endemische Vorkommen der Blasensteinkrankheit mit irgend besonderen lokalen Verhältnissen, die durch die geologische Formation des Bodens, die Beschaffenheit des Wassers oder die Art der Ernährung gegeben seien, zusammenhänge. Preindlsberger glaubt aus seinen Beobachtungen in Bosnien schließen zu dürfen, daß die Lithiasis der Harnwege dem Triaskalk folge, andere Untersuchungen, die sich auf breiterer Basis bewegen (Serguiewsky), können einen Zusammenhang zwischen Blasensteinkrankheit und der geologischen Beschaffenheit des Bodens nicht feststellen, so daß jeder Anhaltspunkt, warum in einzelnen Gegenden der Blasenstein endemisch auftritt, vollständig fehlt. Einzig für Ägypten läßt sich die Bilharzia-Krankheit verantwortlich machen. Nur soviel scheint sicher, daß auch in den Steingegenden vorwiegend die Kinder und zwar die Kinder der unteren Volksschichten befallen sind, so daß man annehmen darf, daß gewisse Mängel der Ernährung und Pflege maßgebend sind, durch welche die Retention von Teilen des Harnsäureinfarktes der Nieren verschuldet wird, die dann die Veranlassung zur Steinbildung geben.

Erfahrungsgemäß spielt die **Heredität** eine Rolle in der Steinbildung und wahrscheinlich ist es die Vererbung der sog. harnsauren Diathese, die maßgebend ist. Für die Entstehung von Cystinsteinen ist das Vorhandensein von Cystinurie maßgebend. Oxalurie scheint ohne Einfluß auf die Entstehung der Oxalatsteine zu sein, während die Phosphaturie bei anatomischer Prädisposition der Harnwege Veranlassung zur Entstehung von Konkretionen in der Blase werden kann. Vgl. a. Kapitel Stoffwechselkrankheiten in diesem Buch.

Rein lokalen Ursachen verdanken die Steine ihre Entstehung, die sich entweder um Fremdkörper gebildet haben, die in die Blase gelangt sind, oder die in cystitisch veränderten Blasen entstanden sind. In letzterem Falle sind es Schleim- oder Eiterklümpchen oder Blutgerinnsel, die im alkalischen Urin von Phosphaten und Karbonaten inkrustiert werden und zur Entstehung von Steinen Veranlassung geben.

Die **chemische Zusammensetzung** bedingt meist auch die Gestalt der Steine. Steine aus reiner **Harnsäure** oder **Uraten** sind meist rundlich oder eiförmig, von gelblicher oder bräunlicher Farbe. Uratsteine können sehr groß werden (bis zu Kindskopfgröße), sie zeigen auf der Bruchfläche kristallinisches Gefüge. Sie verbrennen auf dem Platinblech ohne Flamme und geben die Murexidprobe.

Steine aus **oxalsaurem Kalk** sind meist bräunlich, haben drusige oder spießige Oberfläche (Maulbeersteine, Morgensternform), werden selten groß, und sind auf dem Durchschnitt in gekrümmten Linien geschichtet. Sie sind feuerbeständig und brausen in geglühtem Zustand mit Salzsäure auf, während sie das in ungeglühtem Zustand nicht tun.

Phosphatsteine sind weiß, rauh, porös, ohne bestimmte Form, auf dem Durchschnitt meist körnig, selten geschichtet. Sie bestehen aus amorphem, basisch phosphorsaurem Kalk, phosphorsaurer Ammoniakmagnesia, aus kristallinisch phosphorsaurem Kalk und phosphorsaurer Magnesia. Ihr Pulver ist feuerbeständig und zeigt weder geglüht noch ungeglüht Aufbrausen mit Salzsäure.

Karbonatsteine sind selten; sie sind besonders hart, weißgrau, metallglänzend und ihr Pulver braust ungeglüht mit Salzsäure auf.

Cystinsteine sind selten; sie sind gelblich, gekörnt, wachsartig; sie verbrennen mit bläulicher Flamme und mit brenzlichem Geruch.

Steine aus Xanthin und Indigo sind Raritäten (O. Zuckerkandl).

Häufig kommen in einzelnen Steinen Schichtungen aus verschiedenem Material vor. Urate kombinieren sich mit Oxalaten und beide mit Phosphaten. Der Durchschnitt eines Steines erzählt oft seine Entwickelungsgeschichte. Liegt z. B. auf einem Uratkern ein Phosphatmantel, so darf man annehmen, daß der erstere gebildet wurde, als die Blase noch gesund, der letztere, als sie infiziert und cystitisch erkrankt war.

Steine sind einzeln oder multipel in der Blase vorhanden. In dem Falle, von dem Abb. 5 stammt, fanden sich 110 kleine Uratsteine in der Blase. Große Steine sind meist Solitärsteine. Sehr rasch können sich Phosphatsteine entwickeln, die Urate werden oft sehr langsam groß.

Die **Form der Steine** wird einmal durch die chemische Konstitution bestimmt, dann aber auch durch die Form des Entwickelungsortes. Steine in Divertikeln nehmen die Form des Divertikels an, wachsen sie heraus, so bekommen sie einen Hals und einen dicken pilzförmigen Kopf. Steine, die sich in einer Spalte hinter der Prostata entwickeln, sind abgeplattet (s. Abb. 8). Bekannt ist die Form der Blasen - Harnröhrensteine. Steine aus Schrumpfblasen nehmen die Form dieser an und stellen gelegentlich den Abguß einer prominenten Prostata dar, sehr große, die ganze Blase füllende Steine nehmen deren Form an, Steine um Fremdkörper folgen der Gestalt dieser.

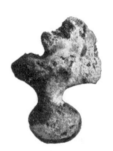

Abb. 8.

Divertikelstein mit Hals und abgeplattetem in die Blase reichendem Fortsatz durch Cystostomie gewonnen bei 85 jähr. Mann mit chronischer Cystitis. Gewicht 17 g. Zusammensetzung: Phosphate und Karbonate.

Gewöhnlich sind die Steine in der Blase beweglich und liegen am tiefsten Punkte in derselben. Selten sitzen sie in Divertikeln fest, wenn sie größer als die Divertikelmündung sind, oder wandern, wenn ihre Größe es erlaubt, aus dem Divertikel in die Blase und umgekehrt. Steine, die auf Ulzerationen festhaften oder die sich durch Inkrustation festhaftender Fremdkörper oder von Tumoren gebildet haben, sind ebenfalls unbeweglich.

Symptome. Ein Stein bewirkt durch seine Anwesenheit in der Blase Läsionen der Schleimhaut und infolgedessen Blutung, Schmerz und vermehrte Miktionsbedürfnisse. Da diese Läsionen hauptsächlich bei den Bewegungen des Körpers zustande kommen, so sind die Symptome bei der Bewegung hauptsächlich vorhanden und fehlen in der Ruhe oft ganz. Die Intensität der Symptome wechselt von Fall zu Fall; oft fehlt das eine oder andere. Da wo der Stein mit anderen Leiden kompliziert ist oder sie kompliziert, wird die Symptomatologie natürlich reichlicher (Prostatahypertrophie, Striktur, Cystitis, Tumoren usw.).

Die **Blutung** ist ein sehr häufiges Symptom, mikroskopisch wird sie nach starken Bewegungen wohl selten fehlen. Sie ist nie profus; meist ist der Urin nur leicht getrübt oder setzt ein bräunliches Depot. In der Ruhe fehlt die Blutung.

Die **Schmerzhaftigkeit** kommt in allen Möglichkeiten vor; sie kann auch ganz fehlen. Die stärksten Schmerzen kommen bei Stein vor, der mit Cystitis kompliziert ist, wo die Miktionen sich sehr häufig wiederholen und wo die reizbare Blase sich bei jeder Entleerung krampfhaft um den Stein schließt. Oft sind die Schmerzen irradiiert und werden in den Penis, in die Spitze der Glans oder in den Mastdarm lokalisiert. Neben dem Miktionsakt ist es vor allem die Bewegung und hauptsächlich die heftige oder rasche Bewegung, die den Schmerz provoziert.

Das Bedürfnis der **Harnentleerung** ist bei Steinkranken in den meisten Fällen bei der Bewegung vermehrt. Manchmal so inperiös, daß die Kranken ihre Kleider nässen. Bei Kindern ist die Enuresis ein sehr häufiges Symptom. — Die Unterbrechung des Harnstrahls kommt bei kleinen mobilen Steinen vor, die sich während des Miktionsaktes vor die innere Öffnung der Harnröhre legen.

Die **Veränderungen des Urins** sind bei unkompliziertem Stein durch ihren Wechsel oft charakteristisch; bei Bewegung enthält der Urin Blut, bei der Ruhe keines. Mikroskopisch finden sich neben dem Blut Kristalle der Substanz, die den Stein bilden. Eiter findet sich bei Komplikation mit Cystitis.

Diagnose. Je nach der größeren oder geringeren Prägnanz der Symptome ist die Diagnose Blasenstein aus diesen mit einer gewissen Wahrscheinlichkeit zu stellen; mit absoluter Sicherheit aber nie, da die als charakteristisch genannten Symptome auch bei anderen Krankheiten vorkommen.

Mit Sicherheit kann die Diagnose gestellt werden mit dem **Cystoskop** oder mit der Sonde oder durch die Röntgenaufnahme.

In allen Fällen, in denen das Cystoskop eingeführt werden kann, läßt es die klarste Diagnose stellen, da es den genauesten Aufschluß gibt über Größe, Zahl und Beschaffenheit der Steine und zugleich auch über die Beschaffenheit der Blasenwand orientiert. Steine, die in Divertikeln liegen, und sich dem Sondennachweis entziehen, können gesehen werden, und nur hinter einer stark vorspringenden Prostata können sich die Konkremente vor dem Kystoskop verstecken.

Die **Steinsonde** — eine meist hohle, hier und da mit einem Resonator verbundene gebogene Metallsonde — gibt bei positivem Ausfall sichere, aber nicht so detaillierte Untersuchungsresultate wie das Cystoskop. Wir fühlen mit der Sonde den harten Stein und hören das Anstoßen der Sonde an denselben. Da, wo der Verdacht auf Stein durch die Symptome wach geworden ist, die Sondenexploration aber negativ ist, werden wir erst nach der Cystoskopie mit Sicherheit den Stein ausschließen.

Auf der **Röntgenplatte** dürften heutzutage alle Steine dargestellt werden können, wenn man die Blase mit Luft füllt und den Darm vor der Röntgenaufnahme gehörig entleert. Die Röntgenuntersuchung ist jedenfalls die schonendste diagnostische Methode und bei Kindern und bei instrumentenscheuen Kranken von großem Wert. Das Röntgenbild auf S. 41 zeigt eine Steinaufnahme bei einem 72 jährigen Manne bei dem mit der Metallsonde die zwei kleinen Steinchen hinter der gewaltigen Prostata nicht fühlbar waren und bei dem das Cystoskop einen Einblick in den Cul-de-sac hinter der Prostata nicht nehmen ließ. Der größere Stein hat einen Dickendurchmesser von 8 mm. Das Gewicht beider Steine betrug 2,2 g; es handelte sich um Phosphatsteine.

Der **Verlauf** der Steinkrankheit der Harnblase ist verschieden, je nachdem es sich um primäre oder sekundäre Steinbildungen handelt. Bei der ersteren bleibt die Harnblase meist so lange aseptisch, bis mit instrumenteller Behandlung oder Untersuchung die Gelegenheit zur Infektion gegeben wird. Diese Infektion heilt meist erst mit der Entfernung des Steins. Mit der Infektion werden die Beschwerden größer, und die Möglichkeit weiterer Komplikationen als Epididymitis, Pyelitis, Entzündungen in der Umgebung der Blase usw. sind damit gegeben.

Das Wachstum der Steine ist sehr verschieden rasch; bei Phosphaten am

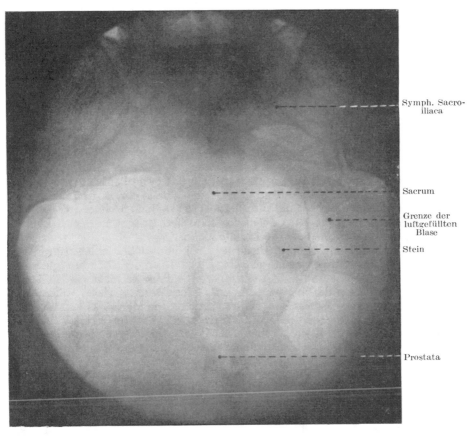

Symph. Sacro-iliaca

Sacrum

Grenze der luftgefüllten Blase

Stein

Prostata

Abb. 9.
Radiogramm einer luftgefüllten Blase mit Stein (s. Text). Photographische Verkleinerung auf ²/₃.

raschesten. Bei Uraten kann es sehr langsam sein und scheint schubweise zu geschehen.

Der sekundäre Stein entsteht als Komplikation in einer entzündeten Blase meist bei Retention. Die Steinbildung akzentuiert die Symptome der Cystitis, ganz besonders verschlechtert sich mit derselben meist die Urinbeschaffenheit. Nach Entfernung der Steine und Andauer der Cystitis sind die Bedingungen zum Rezidiv vorhanden, während nach Beseitigung eines primären Steins die Cystitis meist ausheilt und das Rezidiv relativ selten vorkommt (s. bei Therapie).

Spontanheilungen von Blasenstein sind selten. Sie sind manchmal möglich durch Abgang kleiner Steine per vias naturales und dann durch Perforation eines Steines unter Eiterung nach außen. Die Selbstzertrümmerung von Steinen wird selten bei Uraten beobachtet; zur Erklärung des Vorgangs nimmt man teils Blasenkontraktionen an, teils chemische (Harnstoffzersetzung), teils physikalische (Austrocknen, Imbibition mit Harn) Veränderungen im Innern des Steines. (Englisch, Kasarnowsky).

Therapie. Die Therapie der Blasensteine ist eine chirurgische. Nur die prophylaktische Therapie kann eine medikamentös-diätetische sein. Sie fällt für Uratsteine mit der Therapie der Gicht zusammen; für Phosphatsteine bei Phosphaturie ohne Cystitis kommt die Therapie der Kalzinurie in Frage, für Cystinsteine die der Cystinurie. In allen Fällen ist eine Hauptsache die regelmäßige Durchspülung der Harnwege mit einer größeren Flüssigkeitsmenge, die am besten nüchtern genossen wird, ferner die Beseitigung lokaler Dispositionen wie Striktur, Retention, Prostatahypertrophie. Da, wo ein Blasenstein sich auf dem Boden einer Cystitis entwickelt hat, ist diese zu beseitigen, um Rezidive zu vermeiden.

Von keinem Medikamente, das zur Auflösung von Harnsteinen empfohlen worden ist, ist ein sicherer Erfolg bekannt geworden. Es ist deshalb in jedem Falle, in dem ein Blasenstein diagnostiziert ist, die mechanische Beseitigung desselben indiziert.

Bei kleinen Steinen kann die Entfernung gelegentlich durch eine weite Metallsonde gelingen. In dem Falle, von dem das cystoskopische Bild Nr. 5 stammt, konnte ich 112 kleine Uratsteine durch einen weiten Metallkatheter herausspülen und fand die Blase cystoskopisch nachher leer. — Für größere Steine, die nicht mehr durch die Harnröhre passieren können, kommt entweder die Lithotripsie oder die Lithotomie in Frage.

Die Lithotripsie ist die Methode der Wahl für die Fälle, in denen die Harnröhre für die nötigen Instrumente passabel ist, in denen der Stein beweglich ist, die Blase eine gewisse Kapazität hat und wo die Prostata nicht ein Hindernis bildet für das Fassen des Steines. Die Lithotripsie kann in vielen Fällen ohne Narkose, mit Lokalanästhesie ausgeführt werden. Die Mortalität beträgt nach Zuckerkandl nach verschiedenen Statistiken 2—4%. Die Erfolge sind absolut sichere und einwandfreie, wenn nach der Operation cystoskopisch die Kontrolle gemacht wird, ob alle Steinfragmente entfernt sind.

Die Lithotomie wird entweder suprapubisch oder perineal gemacht. Die erstere Methode ist die häufiger ausgeführte. Relative Indikation ist für dieselbe oft die mangelnde Übung in der Lithotripsie. Absolute Indikation ist Unwegsamkeit der Harnröhre für dicke Instrumente, fixierter Stein, sehr großer Stein, Komplikation mit Blasentumor oder mit Prostatahypertrophie, wenn die Prostatektomie angezeigt ist oder wenn bei Cystitis eine Blasenfistel angelegt werden soll. — Während die Heilungsdauer für die Lithotripsie einige Tage beträgt, ist für die Sectio alta, wenn die Blase bei aseptischem oder wenig septischem Urin genäht werden kann, 2—3 Wochen zu rechnen, und wenn sie drainiert werden muß, die doppelte Zeit. Die Mortalität schwankt zwischen 3% und 24%, im Durchschnitt etwa 10%. Sie hängt wesentlich von der Art der Fälle ab. Die Lithotomie bei Kindern hat eine sehr gute Prognose, die bei dekrepiten alten Leuten und in Fällen mit Komplikationen eine bedeutend schlechtere. Spezielle Indikationen können zur Vornahme des perinealen Blasenschnittes veranlassen, eventuell zur perinealen Lithotripsie (d. h. zur Steinzertrümmerung durch die perineal eröffnete Harnröhre). Bei der Frau kann ein Stein durch Kolpocystotomie, d. h. Eröffnung der Blase von der Vagina aus entfernt werden.

Daß Rezidive nach der Steinoperation vorkommen, ist natürlich, da in der Mehrzahl der Fälle die Disposition nicht zu beseitigen ist. Verschiedenen

Statistiken nach gibt aber die Lithotripsie nicht, wie man es ihr vorwirft, mehr Rezidive als die Sectio alta, im Gegenteil, nach v. Frisch stehen 22,3% bei der letzteren 9,8% bei der ersteren gegenüber.

4. Tumoren der Harnblase.

Die Tumoren der Harnblase sollen hauptsächlich nach der klinischen Seite hin berücksichtigt werden, obschon sie pathologisch-anatomisch ungemein interessante Gebilde darstellen.

Die **Ätiologie** der Blasentumoren ist unbekannt. Man weiß nur, daß bei Arbeitern in Anilinfabriken (Rehn) Blasentumoren relativ häufig sind und nimmt an, daß gewisse chemische Stoffe imstande sind, bei ihrer Passage durch die Harnblase diese zur Tumorbildung anzureizen (Rehn, Seyberth). Tierexperimente haben in der Sache noch keine Klärung gebracht. Man nimmt als hauptsächlich reizend Toluidin, Benzoidin und ähnliche Körper an. Die Tumoren sind in der Mehrzahl der Fälle bösartiger Natur. — Ferner bildet die Bilharziakrankheit eine Veranlassung zur Entstehung echter Blasentumoren. Goebel fand in 34 einschlägigen Fällen 15 mal Papillome oder Granulationsgeschwülste und 19 mal Karzinome (Kankroide, Zylinderzellenkrebse, solide Karzinome).

Blasentumoren sind relativ selten und kommen beim männlichen Geschlecht mindestens doppelt so häufig vor als beim weiblichen.

Pathologisch-anatomisch handelt es sich einmal um fibro-epitheliale Tumoren (Zottenpolypen, Papillome, Fibroma papillare Virchow), die von der Schleimhaut ausgehen, ein fibröses, astförmig verzweigtes Gerüst besitzen, das mit einem mehrschichtigen Epithel überzogen ist. Durch Wechsel des Anteils des Bindegewebs und des Epithels und durch verschiedene Intensität der Verästelung entstehen verschiedene Formen, zum Teil mit langen zarten, flottierenden Zotten, zum Teil mehr solide Geschwülste von blumenkohlartigem Aussehen. Sie treten in Form zarter Zotten auf und in Form faustgroßer Tumoren; sie finden sich solitär und multipel, ja es können größere Abschnitte der Blasenoberfläche von Zottenpolypen überzogen sein.

In zweiter Linie kommt das Karzinom vor, für welches das atypische Wachstum der epithelialen Zellen charakteristisch ist. Es kommt in Form von papillären Geschwülsten, als unregelmäßig prominenter solider Tumor und in infiltrierter Form vor, d. h. es durchwächst die Blasenwand diffus. Die papillären Karzinome können durch Umwandlung gutartiger Zottenpolypen entstehen, bei denen der Epithelüberzug in den Stiel hinein und in die Blasenwand wächst. Von anderen Formen beobachtet man Plattenepithelkrebse mit der Tendenz der Infiltration der Blasenwand und weiterhin tuberöse und medulläre Formen. Adenome sind selten, ebenso Myxome, Rhabdomyome, Leiomyome, Fibrome.

Auch die Blasensarkome sind selten. Sie kommen häufiger bei jugendlichen, aber gelegentlich auch bei alten Individuen vor. Man kennt tuberöse und gestielte Tumoren und solche infiltrierender Natur. Histologisch kommen alle Varietäten vor. — Dermoide, kavernöse Tumoren, Chondrome sind Raritäten. (O. Zuckerkandl, E. Kaufmann.)

Symptomatologie. Die Symptomatologie der Blasentumoren ist durch die Blutung ausgezeichnet; nur in seltenen Fällen kommen nie Blutungen vor. Blasentumoren, besonders gutartige, können jahrelang symptomlos verlaufen, dann tritt plötzlich eine starke Blutung ohne äußere Veranlassung auf, geht plötzlich vorüber und erscheint oft erst nach Jahren wieder. In anderen Fällen werden die blutfreien Intervalle nach der ersten Blutung immer kürzer, bis die Blutungen sehr häufig werden. Das gilt für gutartige und bösartige Tumoren. Bei den bösartigen wird die Blutung in einem vorgeschrittenen Stadium dann meist eine konstante und oft sehr heftige. Es sind vor allem die zarten polypösen Geschwülste, die starke Blutungen machen, ob sie gutartig oder bösartig seien. Manchmal sind es sehr kleine Zottenpolypen, die sehr stark bluten.

Bei gutartigen Tumoren, wenn sie mechanisch die Miktion nicht hindern, oder wenn sie nicht sehr groß sind, ist das Harnlassen meist nicht gestört. Nur

im Moment der Blutung werden vermehrte Bedürfnisse beobachtet. Zottige
Tumoren, die in der Nähe des Meatus internus der Urethra sitzen, können rein
mechanisch den Ausgang verlegen und zur Retention Veranlassung geben oder
auch nur zeitweise den Harnstrahl unterbrechen. Gelangen Teile von ihnen in
die hintere Harnröhre, so kann dadurch ein starker Miktionsreiz ausgelöst werden,
der von terminaler Hämaturie oder urethralem Blutabgang zwischen den Miktionen begleitet sein kann. — Bei bösartigen Tumoren zeigen sich oft schon
früh vermehrte Bedürfnisse besonders dann, wenn der Tumor sich in der Nähe
der Harnröhrenmündung entwickelt oder wenn er die Blasenwand infiltriert
und so deren Kontraktionsfähigkeit alteriert. Intensiv werden die Beschwerden
meist erst vom Moment ab, wo als Komplikation spontan oder infolge einer
instrumentellen Untersuchung die Blasenentzündung auftritt. Dann werden
die Bedürfnisse häufig und die Emission des Urins schmerzhaft. Oft bestehen —
das spricht dann für die Malignität des Tumors — auch zwischen den Miktionen
persistierende Schmerzen. Charakteristisch ist auch für die Bösartigkeit des
Tumors seine große Prädisposition zur Infektion, während die gutartigen
Tumoren sich viel weniger leicht infizieren.

Von den Veränderungen des Urins ist die Hämaturie erwähnt. Ist
der Tumor mit Cystitis kompliziert, so besteht eine konstante Pyurie. Charakteristisch für den Tumor sind gelegentlich im Urin sich findende Geschwulstteile.
Stücke von zarten Zotten bei Papillomen finden sich relativ häufig im Urin
und beweisen dann die Anwesenheit einer zottigen Bildung in den Harnwegen,
ohne aber über Gut- oder Bösartigkeit derselben Aufschluß zu geben. Das
gleiche gilt von Epithelzellen, die, wenn sie sich in vielgestaltigen Formen in
großer Zahl finden, ohne daß für entzündliche Vorgänge Anhaltspunkte vorhanden wären, charakteristisch für das Vorhandensein eines Tumors sind. —
Nekrotische Gewebstrümmer bieten wenig Charakteristisches, wenn sie nicht
Hämatoidinkristalle enthalten, die nach Ultzmann für Karzinom charakteristisch sind. Typisch für Karzinom ist für den Erfahrenen das Gesamtbild des
Urins: übel- oder jauchigriechender, trüber, bräunlich hämorrhagischer, meist
alkalischer Urin, der mikroskopisch Blut, Eiter, sehr viele Epithelien und nekrotische Fetzen enthält.

Als seltenes Symptom wird Fibrinurie beobachtet. Im Urin bilden sich entweder
schon bei der Entleerung oder erst einige Zeit nachher weißliche gallertartige Gerinnsel.

Verlauf. Auch die gutartigen Tumoren stellen eine sehr ernste Krankheit
dar. Einmal haben die Zottenpolypen ausgesprochene Tendenz zum Rezidiv
(nicht zum lokalen Rezidiv, sondern als Äußerung einer polypösen Prädisposition der Blase zur Bildung neuer Polypen) und dann degenerieren sie häufig
karzinomatös. In einzelnen Fällen können Zottenpolypen sich bis zu einem gewissen Punkte entwickeln, Hämaturie machen und dann stationär bleiben, in
der Mehrzahl der Fälle ist aber doch andauerndes Wachstum, Multipelwerden
und bösartige Degeneration die Regel (siehe darüber Rafin).

Prognose. Die Karzinome geben eine schlechte Prognose. Operative
Dauerheilungen sind äußerst selten; in der Mehrzahl der Fälle wird durch den
operativen Eingriff die Krankheitsdauer abgekürzt, da die Kranken radikalen Eingriffen oft erliegen und bei partiellen Operationen die nachfolgende Infektion
den Verlauf beschleunigt. — In den meisten Fällen treten die prägnanten
Symptome — vor allem die Blutung — erst auf, wenn der Tumor sich schon stark
entwickelt hat. Zur Blutung, die meist im Laufe von Monaten eine kontinuierliche
wird, gesellt sich dann die Infektion und damit die aszendierende Infektion
des Nierenbeckens und der Nieren. Eventuell treten lokale entzündliche Komplikationen auf: Pericystitis, Perforationen in den Darm usw. Die Leiden der
infizierten Blasenkrebskranken sind oft scheußliche und viele derselben enden

im Morphinismus. Metastasen treten relativ spät auf und treffen in der Mehrzahl der Fälle die regionären Lymphdrüsen, seltener sind solche in den entfernteren Eingeweiden.

Die Dauer der Erkrankung ist eine sehr verschiedene, da ein Jahre dauerndes
Initialstadium dem gutartigen papillomatösen Zustand des Tumors entsprechen
kann. Immerhin zieht sich der Verlauf des nicht frühzeitig schwer komplizierten
Blasenkarzinoms über 2—3 Jahre hin.

Diagnose. Es ergibt sich aus der Symptomatologie, daß bei vorhandener
Hämaturie und beim Vorhandensein von Tumorbestandteilen im Urin die
Diagnose auf Blasentumor mit großer Wahrscheinlichkeit gestellt werden kann.
Beim Auftreten reiner profuser Hämaturien ohne Tumorbestandteile und ohne
Blasenbeschwerden ist die Differentialdiagnose zwischen Blasen- und Nieren-
tumor nicht mit Sicherheit ohne Cystoskop zu stellen. Das gleiche gilt von
den anderen oben erwähnten Symptomen; alle kommen gelegentlich bei
anderen Affektionen vor und nur in ihrer
Kombination sind sie einigermaßen charakteristisch.

Verschiedene Untersuchungsmethoden
der früheren Zeit, wie bimanuelle Palpation
(Scheide resp. Mastdarm und Bauchdecken),
Sondenuntersuchung zum Abtasten der Blase,
Spülung zur Provokation der Blutung und
Gewinnung von Geschwulstmaterial sind un-
zuverlässig und für den Kranken oft gefährlicher und schmerzhafter als die Cystoskopie
(s. Abb. 10 und Abb. 6), die in allen
Fällen, wo sie ausführbar ist, d. h. wo das
Instrument eingeführt werden kann und die
Blase nicht durch Kleinheit ihrer Kapazität
oder durch Blutung die Untersuchung ver-
unmöglicht, die gewünschten Aufschlüsse
über die Art, die Größe und den Sitz des
Tumors gibt. Die wichtigste Bedeutung hat
die Cystoskopie zur Stellung der Früh-

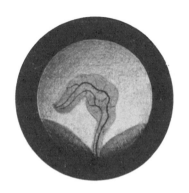

Abb. 10.
Cystoskopisches Bild einer zarten
polypösen Zotte an der vorderen
Kommissur des Meatus internus urethrae. (52 jähr. Mann.)

diagnose, zu einer Zeit, wo die Symptome sehr undeutlich sind, die Operation aber noch gute Resultate geben kann. — Papillome geben cystoskopisch
ebenso schöne als instruktive Bilder und bei einiger Übung ist man auch imstande
in der Mehrzahl der Fälle ein zuverlässiges Urteil darüber abzugeben, ob es sich
um einen gutartigen oder bösartigen Tumor handelt. — Karzinome sind oft
schwer zu erkennen und ganz besonders Tumoren, die die Wand infiltrieren
und mit Cystitis kompliziert sind, geben Bilder, deren Deutung sehr schwierig
ist. In solchen Fällen wird nur aus der Summe der objektiven und subjektiven
Symptome und aus dem ganzen Verlauf mit Sicherheit eine Diagnose zu stellen
sein.

Therapie. Die symptomatische Therapie der Blasentumoren spielt eine wichtige
Rolle, besonders beim Karzinom verlangen die Kranken sehr nach derselben. Von
Medikamenten spielt das Opium und seine Derivate in Form von Suppositorien und
auch per os appliziert die größte Rolle. Sehr gute Resultate hat man auch mit
dem innerlichen Gebrauch von Aspirin, das oft lange den Kranken große Erleichterung bringt; Klysmata aus Antipyrin und Morphium (s. S. 33) leisten oft gute
Dienste. Sehr schwierig ist die Blutung therapeutisch zu beeinflussen. Die innerlich und subkutan gegebenen Medikamente (Styptica, Gelatine) haben meist

keine oder doch nur eine zufällige Wirkung. Ebensowenig ist Bettruhe, die lokale Eisapplikation, die Blasenspülung von Nutzen. Intravesikalen Gelatine-injektionen (100 g 2%ige sterilisierte Gelatine) wird von Casper Gutes nach-gerühmt, während das Adrenalin und seine Ersatzpräparate von unsicherer Wirkung zu sein scheinen. Manchmal wirken Injektionen von Argent. nitricum-Lösungen in die Blase blutstillend, indem sie die Geschwulstoberfläche ver-schorfen (100 ccm von 1 : 500 — 10 ccm 1 : 100 Argent. nitr.). Helfen diese Maßnahmen nicht, so hilft oft der Verweilkatheter, der manchmal dauernd ge-tragen werden und den Blasenkarzinomkranken viel Erleichterung verschaffen kann.

Für die Frage der radikalen Therapie sind die gutartigen Papillome von den Karzinomen zu scheiden. Für die Papillome konkurrieren heutzutage zwei Methoden der Operation: die endovesikale mit dem Operationscystoskop und die auf dem Wege der blutigen Eröffnung der Blase. Die letztere hat den Vorteil der größeren Leistungsfähigkeit, d. h. sie ist auf alle Fälle an-wendbar, die Entfernung ist in einer Sitzung auszuführen, die Entfernung kann sicher im Gesunden geschehen, die Methode ist eine allgemein chirurgische; sie hat aber die Nachteile, daß sie einen bedeutenden operativen Eingriff darstellt, daß sie bei einem Leiden, das zu Rezidiv neigt, ev. wiederholt werden muß und daß der Eingriff zur Entfernung kleiner, relativ gutartiger Papillome ein großer ist. Es wird ihr auch vorgeworfen, sie führe zu Impfmetastasen.

Die endovesikale Methode mit cystoskopischer Schlinge und Kauter liegt in den Händen geübter Cystoskopiker. Nur solche sind imstande, zu ent-scheiden, ob eine Geschwulst endovesikal operabel ist und sie auch endovesikal zu operieren. Die Methode hat ihre Grenzen: die Harnröhre muß die Einführung der Instrumente erlauben, der Tumor muß einen günstigen Sitz in der Blase haben, er muß gut gestielt sein, er muß sicher gutartiger Natur sein. Die Operation verlangt meist mehrere Sitzungen; sie kann aber ohne Narkose vorgenommen werden und hat eine durchaus gute Prognose, was die Sectio alta nicht hat (Casper, Zuckerkandl). Bei Auftreten eines Rezidivs wird man sich nicht scheuen, wieder endovesikal vorzugehen und jedenfalls wird sich ein Kranker mit Papillomen, der außer gelegentlicher Hämaturie keine Sym-ptome hat, leicht zu einem endovesikalen Eingriff aber schwer zur Sectio alta entschließen.

Es ist demnach für die endovesikal operablen Fälle dieser Weg, für die anderen die Sectio alta zu empfehlen. Es ist aber nur der imstande, die Wahl zwischen beiden Methoden zu treffen, der beide beherrscht und beider Leistungs-fähigkeit kennt.

Für maligne Tumoren kommt nur die Sectio alta in Frage mit Resektion der Blasen-wand. Für den Erfolg der Operation ist der Sitz und die Ausdehnung des Tumors maß-gebend. Während Tumoren, die im Vertex sitzen, relativ leicht mit einem Stück der Blase radikal zu entfernen sind, gilt das nicht für Tumoren im Fundus, die die Uretermündungen oder die Prostata mitergriffen haben, und Karzinome sitzen meist im Fundus. Für solche Fälle sind sehr eingreifende Operationen nötig, die oft nicht radikal sein können. Die Pro-gnose der Operation ist eine ernste, die des Erfolges eine fragliche; es werden aber bei günstiger Lage Dauerheilungen erzielt.

Von operativen Eingriffen palliativer Natur beim Karzinom sei noch erwähnt: die Cystostomie zum dauernden Ableiten des Urins durch eine suprapubische Fistel. Der Erfolg gegen die Schmerzen ist vorübergehend oder dauernd ein guter. Manchmal stellen die Schmerzen sich nach einiger Zeit wieder ein. Zum Ruhigstellen der Blase dient auch die doppelseitige lumbale Ureterostomie oder die Pyelostomie, Methoden, welche sicher den Urin von der Blase fernhalten und so eine dauernde Ruhigstellung derselben garantieren

5. Nervöse Erkrankungen der Blase.

a) Allgemeines.

Bei Besprechung der allgemeinen Symptomatologie der Blasenerkrankungen ist darauf hingewiesen worden, daß sämtliche Symptome lokaler Erkrankungen, soweit sie die Funktion der Blase betreffen, gelegentlich auf rein nervöser Basis entstehen, also eines objektiven Substrates entbehren können. — Umgekehrt folgt aus dieser Tatsache, daß wir erst dann eine nervöse Blasenerkrankung diagnostizieren dürfen, wenn wir sicher sind, daß der Urin von normaler Beschaffenheit ist, daß die Blase cystoskopisch einen normalen Befund ergibt und daß auch von keinem der benachbarten Organe, die reflektorisch die Blasenfunktion beeinflussen können, ein Reiz auf das Organ ausgeübt wird (Nieren, weibliche und männliche Sexualorgane, Mastdarm usw.). Im einzelnen Falle ist es natürlich oft sehr schwierig zu entscheiden, ob eine geringe anatomische Veränderung (Cystitis colli, leichte Prostatitis, Lageveränderung des Uterus usw.) wirklich die Ursache der Störung der Blasenfunktion ist oder nicht, oder ob der anatomische Befund nur etwas Zufälliges darstellt. Hier kann nur die richtige Abwägung des lokalen anatomischen und des allgemein nervösen Zustandes, ev. der Erfolg einer eingeschlagenen lokalen oder allgemeinen Therapie Aufklärung bringen. Jedenfalls ist für jeden Fall eine exakte Lokaluntersuchung vonnöten, aber eine nur zögernde und vorsichtige Anwendung lokaler Therapie.

Auf der anderen Seite muß man sich hüten, bei patenter neuropathischer Konstitution oder bei entwickelter spinaler Erkrankung eine Blasenaffektion von vornherein auf die Erkrankung des Nervensystems zurückführen zu wollen. Erst die exakte lokale Untersuchung wird ergeben, ob dem so ist, denn eine Cystitis kann bei einer nervösen Frau oder eine Prostatahypertrophie bei einem Tabiker vorkommen. Man stelle deshalb immer nur nach vollständiger lokaler und allgemeiner Untersuchung die Diagnose auf ein nervöses Blasenleiden.

b) Verhalten der Blase bei Rückenmarksaffektionen.

Die Erscheinungen an der Blase nach Läsion des Rückenmarks sind bei Besprechung der allgemeinen Symptomatologie erwähnt worden.

Man hat versucht, aus dem Auftreten und aus der Art des Verlaufes der Blasenstörungen diagnostische Schlüsse zu ziehen auf die Stelle der spinalen Affektion. Aber die Deutung der Symptome ist eine ungemein schwierige, werden nicht die anderen nervösen Störungen mit in die Betrachtung gezogen. Aus dem Verhalten der Blase allein ist nicht allzuviel zu folgern (Müller, Frankl-Hochwart, Oppenheim, Raymond und O. Zuckerkandl).

Was die Art und die Häufigkeit des Vorkommens von Blasenstörungen bei den einzelnen Rückenmarkserkrankungen anbetrifft, so steht in erster Linie die Tabes dorsalis.

Bei der Tabes gehören die Blasensymptome oft zu den ersten Symptomen und sind sehr ausgeprägt, in anderen Fällen fehlen sie auch ganz. Nach von Frankl-Hochwart und O. Zuckerkandl kommt in 60% der Fälle mit Blasensymptomen eine Herabsetzung des Harndranges vor, in vielen Fällen kombiniert mit, aber nicht die Folge von Verminderung der Sensibilität der Blase und der Urethra prostatica. Ungefähr ebenso häufig kommt Inkontinenz vor. Meist handelt es sich um nokturne Form, oft aber auch um diurne in Form von Nachträufeln oder von Harndurchbruch in kleineren Quantitäten gelegentlich mit Dranggefühl, dem die Entleerung sofort folgt (Incontinentia falsa) oder auch ohne ein solches.

Auch gesteigerter und falscher Harndrang kommt vor und häufig dysurische Beschwerden. Partielle Retention ist in fast allen Fällen vorhanden, totale kommt als transitorisches oder konstantes Smyptom auch vor. Blasenschmerzen sind selten, können aber gelegentlich in Form von Krisen in der heftigsten Art auftreten.

Das gleiche Verhalten gilt für die progressive Paralyse mit tabischen Symptomen. Bei den anderen Systemerkrankungen fehlen die Blasensymptome fast immer.

Bei den diffusen Rückenmarkserkrankungen nimmt in bezug auf Blasenstörungen die multiple Sklerose den ersten Rang ein. Hier gehört Retardation der Miktion oft zu den ersten Symptomen und ist dann ein sehr wichtiges Unterscheidungsmerkmal der Hysterie gegenüber. Bei der entwickelten Krankheit kommt erschwertes Urinieren in etwa $^1/_3$ der Fälle vor, in 10% Harndurchbruch, selten Harnträufeln, gesteigerter Harndrang. Auch bei Pseudosklerose kommen ähnliche Symptome zur Beobachtung und bei der diffusen Sklerose in $^4/_5$ der Fälle (Berger, Frankl-Hochwart).

Bei der Syringomyelie sind Blasenstörungen relativ selten und dann meist in Form von partieller Retention infolge von vermindertem Harndrang oder von Sphinkter-Spasmen oder Inkontinenz. Verlust der Sensibilität der Schleimhaut der Blase kommt vor, ohne daß dabei Störungen der Blasenfunktion zur Beobachtung kommen müssen.

Bei Rückenmarkstumoren sind im paraplegischen Stadium Blasenstörungen in typischer Weise vorhanden. Gesteigerter Harndrang soll selten auch ein Initialsymptom sein.

Bei der Myelitis entsprechen die Blasenfunktionsstörungen denjenigen bei der Kompressionsmyelitis geschilderten.

Bei den diffusen Rückenmarksaffektionen sekundärer Natur, von Wirbelläsionen, und Affektionen der Rückenmarkshäute ausgehend (Meningitis und Pachymeningitis in ihren verschiedenen Formen), steht die Störung der Blasenfunktion oft im Vordergrund, ohne sich aber in ihrer Erscheinung — gegenüber den bei Tabes geschilderten Formen auszuzeichnen: Selten Steigerung des Harndrangs, meist Verschwinden desselben, partielle und totale Retention, Schwierigkeit der Emission, Inkontinenz; gelegentlich ist Sphinkterspasmus nachzuweisen.

Es scheinen auch selten isolierte Erkrankungen der Gegend der Blasenzentren (2.—5. Sakralsegment) vorzukommen, die zu Urinretention und Inkontinenz führen; so in einem Falle Frankl-Hochwarts Erweiterung des Zentralkanals und axonale Degeneration der dorsolateralen Vorderhornzellen (s. auch Mattauschek).

c) Zerebrale Blasenstörungen.

Zerebrale Blasenstörungen werden einmal beobachtet bei benommenem Sensorium; das Wichtigste darüber findet sich im Kapitel über allgemeine Symptomatologie S. 5. Die Blasenstörung tritt unter dem Bilde der Retention auf, die häufig von Incontinentia paradoxa gefolgt wird oder von Harndurchbruch.

Bei freiem Sensorium sind es hauptsächlich raumbeschränkende zerebrale Prozesse (Blutung, Tumoren, Abszesse) oder Traumen des Gehirns, die zu Blasenstörungen führen. Dabei handelt es sich um Unvermögen, den Sphinkter zu erschlaffen. Das kortikale Zentrum dafür liegt in der motorischen Zone am Übergang vom Arm- ins Beinzentrum. Auch auf subkortikalem Wege entstehen Blasenstörungen (Frankl-Hochwart, Czyhlarz-Marburg, Goldmann, Hamburger).

d) Blasenstörungen durch Erkrankung des peripheren Nervenapparates.

Bei Polyneuritis sind Störungen der Blasenfunktion beobachtet worden. Ob aber dieselben mit Sicherheit auf den neuritischen Prozeß zurückzuführen sind, steht nicht fest, da bei der histologischen Untersuchung nur in vereinzelten Fällen Intaktheit des Rückenmarks konnte nachgewiesen werden (Remak).

e) Blasenstörungen bei Psychoneurosen.

Bei der Neurasthenie sind Blasenstörungen sehr häufig. Das häufigste Symptom ist die Pollakurie durch Steigerung des Harndrangs, die auf eine

Überempfindlichkeit der Blase gegenüber Dehnung zurückzuführen ist, obschon für diese Fälle typisch ist, daß bei der Kapazitätsbestimmung diese innerhalb der normalen Grenzen fällt. Auffällig ist meistens eine Hyperästhesie des prostatischen Teils der Harnröhre mit Neigung zu Sphinkterkrampf. Die Pollakurie kann unter den verschiedensten Formen auftreten, oft nur zu bestimmten Zeiten oder bei besonderen Gelegenheiten, oft bei Tage nur, gelegentlich aber auch bei Tag und bei Nacht oder nur in der Nacht. Manchmal handelt es sich auch nur um Angst vor der Pollakurie.

Häufig ist auch das sog. Nachträufeln; die letzten Urinportionen können nicht mit der nötigen Kraft herausbefördert werden, sondern tropfen nach beendeter Miktion langsam und spät heraus und kommen deshalb oft in die Beinkleider. Nicht selten kommt eine Schwachheit des Urinstrahls zur Beobachtung, häufig auch sind Neurastheniker nicht imstande, in Gegenwart anderer Personen oder an bestimmten Orten zu urinieren. Manchmal sind ganz besondere äußere Umstände nötig, damit die Miktion geht. — Eigentliche Inkontinenz oder Retention sind bei der Neurasthenie Ausnahmen.

Neben diesen funktionellen Störungen sind sensible Anomalien sehr häufig und treten in Form von Schmerzhaftigkeit verschiedener Qualität (Brennen, Stechen, Ziehen usw.) in der Harnröhre und der Harnblase auf. Sehr häufig kombinieren sich diese Anomalien mit sexuellen Beschwerden und treten mit besonderer Häufigkeit bei nervös veranlagten Männern nach oder mit Gonorrhöe auf.

Die Hysterischen zeigen seltener Symptome von Seite der Blase als die Neurasthenischen. Sehr typisch für Hysterie ist die totale Retention, die bei Frauen vorkommend oft für längere Zeit den Katheterismus nötig macht. Pollakurie, partielle Retention, Retardation der Miktion, Nachträufeln sind bei der Hysterie relativ seltene Erscheinungen. Das gleiche gilt von der Inkontinenz. Relativ häufig beobachtet man aber bei Frauen Formen von hochgradiger Schmerzhaftigkeit der Miktion und von Schmerzen, die in die Urethra lokalisiert werden und in Form von Neuralgien auch zwischen den Miktionen vorhanden sind und oft mit Pollakurie einhergehen.

Die Enuresis infantium ist ein bei Kindern weit verbreitetes Übel, das dadurch charakterisiert ist, daß die davon Betroffenen nachts im Schlafe unbewußt ihre Blase im Strahl entleeren, obschon der Harn und die Harnorgane, soweit wir das beurteilen können, normal sind. Fälle, bei denen die Enuresis Symptom eines lokalen Leidens (Stein usw.) oder eines allgemeinen Leidens (Polyurie, juvenile Tabes) ist, gehören nicht hierher. — Neben der Enuresis nocturna kommt auch eine diurna vor; in seltenen Fällen leiden Kinder mit Enuresis auch bei Tage an Pollakurie.

Die Enuresis ist in vielen Fällen von der Zeit, da das Kind physiologischerweise nachts das Bett näßte, durch ein Intervall mit normalem Verhalten getrennt; manchmal auch nicht. Meist tritt sie ohne äußeren Grund auf, bald regelmäßig, jede Nacht, selten nur sporadisch; im Winter kommt das Bettnässen bei den davon betroffenen Kindern häufiger als im Sommer vor. — Die Affektion verliert sich oft im Kindesalter, selten persistiert sie über die Pubertätszeit hinaus. In seltenen Fällen beobachtet man bei sonst normalen älteren Kindern oder Erwachsenen vorübergehendes Bettnässen nach großen Ermüdungen oder nach sexuellen Aufregungen.

Die Enuresis kommt bei Knaben und Mädchen ungefähr gleich häufig vor.

Die Ursache der Enuresis ist in einer funktionellen Anomalie des Innervationsapparates der Harnblase zu suchen und alle somatischen und nervösen Störungen, die man bei Bettnässern beobachtet und für die Affektion verantwortlich gemacht hat, disponieren wohl nur oder sind zufällige Befunde.

Wenn auch die Mehrzahl der Bettnässer nervöse, oder anämische oder schwächliche Kinder sind, so beobachtet man doch andererseits wieder körperlich und
geistig durchaus normale, die an dem Übel leiden. Auch ist zu betonen, daß
viele Kinder oft durch das Übel und die ihm anhaftenden Unannehmlichkeiten,
Strafen, ärztliche Behandlungen nervös werden und daß anderseits in der
Tatsache, daß durch eine Phimosenoperation oder die Entfernung einer Rachen-
mandel die Enuresis beseitigt wird, kein Beweis liegt, daß ein direktes Abhängigkeitsverhältnis zwischen den zwei Affektionen bestand. Der suggestive
Einfluß irgend eines operativen Eingriffs genügt, eine Enuresis zu beseitigen,
und auf der anderen Seite beseitigen solche Operationen oft genug eine Enuresis
nicht.

Es sei hier nur an die Reihe der verschiedensten lokalen und allgemeinen Affektionen
erinnert, die für die Entstehung der Enurese von Bedeutung sein sollen: Anomalie der
Harnröhrenmündung, Phimose, Balanitis, Vulvitis, Ekzeme der Genitalgegend, Fissuren
und Polypen im Mastdarm, Hernien und Hydrozelen; von fernergelegenen: Tonsillarhyper-
trophie, adenoide Vegetationen, Dyspepsie; von allgemeinen: Rachitis, Anämie, Skrofulose,
nervöse hereditäre Dispositionen. Häufig scheinen Onanisten an Enuresis zu leiden, in
seltenen Fällen (Monro) ist direkte Heredität beobachtet worden; auch Schulepidemien
von Enuresis sind beschrieben (Thiemich).

Bei der lokalen Untersuchung der Bettnässer ist man auf die verschiedensten Befunde
gekommen, bald wurde eine Schwäche, bald eine Reizbarkeit des Sphinkters gefunden und
am Detrusor gleiche Beobachtungen gemacht; auch permanente Distension der Blase
wurde beobachtet. Demnach ist auch die Auffassung über die Art der Innervationsstörung
eine verschiedene: die einen nehmen einen zu geringen Sphinktertonus und die anderen einen
gesteigerten Detrusortonus an. Man wird wohl für viele Fälle nicht fehlgehen, wenn
man annimmt, daß das Gleichgewicht im Tonus der zwei Muskelgruppen im Schlafe und
selten auch bei Tage gestört ist, so daß der Schließmuskel dem Detrusor nachgibt, bevor
das Gefühl des Harndrangs die nötige Höhe erreicht hat, um den Schlaf zu stören. So erklärt sich auch die diurne Enuresis, während die Annahme von Träumen oder die von zu
tiefem Schlafe der letzteren nicht gerecht wird.

Beim schweren epileptischen Anfalle ist die Enuresis relativ häufig; sie wird
öfters bei nokturnen, als bei den diurnen Anfällen beobachtet. In seltenen Fällen kommt eine
diurne oder nokture Enuresis mit leichtem Schwindel, eine Forme fruste von Epilepsie vor;
in solchen Fällen kann die Diagnose große Schwierigkeiten bereiten. Auch in der Aura des
epileptischen Anfalls kommen gelegentlich abnorme Empfindungen in der Blase und Harnröhre zur Perzeption. Auch beim Tic général ist unwillkürlicher Harnabgang beobachtet worden, bei der Tetanie Retentio urinae (Hagenbach).

Die **Therapie** der nervösen Blasenaffektionen ist in erster Linie die des
Grundübels, der Hysterie, Neurasthenie usw. Für die Affektionen bei spinalen
Erkrankungen kommt der Katheterismus in Frage, wenn Retention vorhanden
ist, bei hysterischer Retention ist im Gegenteil der Katheter zu vermeiden und
dafür mit Suggestion zu behandeln. — Man sei besonders bei der Hysterie mit
lokaler Therapie vorsichtig; bei der Neurasthenie wird man mit Sondierungen
bei Pollakurie und vor allem mit der Elektrizität oft Gutes erreichen. Alle
Arten von Elektrizität, verbunden mit der nötigen Verbalsuggestion, können
dabei gute Dienste leisten. Auch hydrotherapeutische Applikationen leisten
Vorzügliches (warme und kühle Überschläge auf Damm und Blase, Wickel,
Sitzbäder, Halbbäder, Duschen verschiedener Form und Temperatur usw.).
Allgemeine Regeln für die Verwendung dieser Applikationen gibt es nicht;
es handelt sich darum, nach der Lage des Falles und nach der Individualität zu
individualisieren. Die Hauptsache wird immer sein, den Kranken exakt zu
untersuchen und nach Feststellung der nervösen Natur des Harnleidens den
Kranken psychotherapeutisch ev. mit Unterstützung durch lokale Maßnahmen
zu beeinflussen.

Für die Enuresis sollen noch einige spezielle Maßnahmen angegeben
werden. In erster Linie ist der Allgemeinzustand der Kinder möglichst zu
bessern. Dann sind diätetische Maßnahmen von Bedeutung, wie wasserarme
Kost vor dem Zubettegehen; die Kinder sollen zwei Stunden nach dem Zu-

bettegehen geweckt und zur Leerung der Blase angehalten werden. Von Medikamenten wird empfohlen das Strychnin respektive die Nux vomica, die Belladonna, die Tinctura Rhoïs aromatica, das Chloralhydrat. Von lokalen Applikationen ist viel gebraucht die Faradisation (Elektroden am Bauch und Perineum ev. im Mastdarm, ev. in der Blase). Von einzelnen Autoren wird die Massage des Sphinkter (ab ano oder ab vagina) gerühmt. In hartnäckigen Fällen wird man zu Behandlungen der Harnröhre seine Zuflucht nehmen: Sondendilatation der Urethra, bei Knaben mit elastischen, bei Mädchen mit Metallinstrumenten ev. regelmäßigem Katheterismus. Höllensteineinspritzungen in die hintere Harnröhre.

Von größeren Eingriffen, die in schweren Fällen von Enuresis besonders bei älteren Individuen wohl berechtigt sind, sei erwähnt: 1. bei Frauen Vaselineinjektionen nach Gersuny zwischen Vaginalwand und Urethra. Die Methode kann sehr gute Resultate ergeben. 2. Epidurale Injektionen nach Cathelin in den Kreuzbeinkanal. Die Einspritzung wird mit 5—20 g physiologischer Kochsalzlösung gemacht, welche durch die Membrana obturatoria in den Sakralkanal, also auf die Cauda equina gespritzt werden (Hirsch, Sieber). Die Methode scheint gelegentlich sehr Gutes zu leisten; allgemein findet sie aber nicht Anerkennung; sie hat auch in der Behandlung gewisser neurasthenischer Blasenbeschwerden Erfolge aufgewiesen.

6. Verschiedenes.

Erworbene Lageveränderungen der Harnblase geben sehr häufig Veranlassung zu Miktionsstörungen. Bei der Frau ist es hauptsächlich der Vorfall der Scheide und des Uterus, welche die Blase mit nach unten ziehen (Cystozele) und manchmal so hochgradig nach unten dislozieren, daß die Harnröhrenmündung den höchsten, die Vertex der Blase den tiefsten Punkt darstellt. Der gravide und der stark anteflektierte und myomatöse Uterus drängen die Blase nach oben und verlängern die Urethra. Exsudate und Narben des Parametrium drängen die Blase zur Seite und hindern sie in ihrer Beweglichkeit. Die Portio des retroflektierten Uterus drückt auf den Fundus der Blase, der retroflektierte gravide Uterus macht Retention und schädigt durch Druck die Blase hochgradig. Nur bei der Frau kommt auch der Vorfall der invertierten Blase durch die Urethra vor, manchmal schon im ersten Lebensjahr und führt zu Inkontinenz und schweren entzündlichen Komplikationen.

Beim Manne, viel seltener bei der Frau kommen Blasenhernien (inguinale, selten krurale) zur Beobachtung. Selten verlaufen diese ohne Blasensymptome, manchmal mit undeutlichen, oft aber mit schweren Störungen (Rentention, Dysurie).

Im Anschluß an den Blasenverfall durch die Urethra sei auch des Vorfalls von Uretercysten durch die Harnröhre erwähnt, der als seltene Affektion nur bei Frauen zur Beobachtung kommt. Solche Uretercysten, die, wenn sie nicht verfallen, durch die cystoskopische Untersuchung zu diagnostizieren sind, machen durch Stauung nach oben Hydro- und Pyonephrosen und in der Blase Miktionsstörungen (Englisch).

Aktive und passive Hyperämie und Lymphstauung geben in der Blase zu typischen Veränderungen Veranlassung, die das anatomische Substrat für gewisse Reizsymptome abgeben mögen und cystoskopisch interessante Bilder liefern. Die aktive Hyperämie kommt als Vorstufe der Entzündung vor, man sieht sie bei Bakteriurie, bei Überdehnung der Blase, nach langer Untersuchung und bei graviden Frauen im Fundus, passive Hyperämie — Erweiterung der Venen — hauptsächlich in der Gravidität. Man spricht in ausgesprochenen Fällen von Varizen oder Blasenhämorrhoiden. Außerhalb der Gravidität ist die Affektion selten, kommt aber auch bei Männern vor (nach typhöser Thrombophlebitis der Vv. iliacae in einem Falle meiner Beobachtung) und führt in seltenen Fällen zu intensiven Blutungen (Dittel, Proust).

Infolge von Stauung entsteht auch Ödem der Blasenwand, teils mehr universelles z. B. nach gynäkologischen Operationen mit Schädigung der Blase, teils lokalisiertes unter dem Bilde des Oedema bullosum, das sich im Cystoskop unter Form transparenter traubenartiger Bildungen präsentiert und bei Strikturen der Harnröhre oder chronischer lokalisierter Entzündung oder bei Tumoren der Prostata um die vesikale Urethralmündung sitzt, teils an erkrankter Uretermündung sich findet, teils an einer Stelle der Blasenwand, wo eine Fistel sich bildet oder ein Karzinom einbricht. Die Affektion hat symptomatische Bedeutung.

Die Entozoen der Harnblase haben nicht sowohl bei uns als in den Tropen eine große Bedeutung. (S. a. Blutkrankheiten in diesem Band.)

Die größte Bedeutung hat die in Ägypten endemische und durch Trinken des Nilwassers und durch Waten in demselben übertragene Infektion mit Distoma hämatobium (Bilharziosis). Das portale und hämorrhoidale Venensystem enthält Eier und Embryonen in Masse, die in die Gewebe der Blase einwandern und hier durch ihren irritativen Einfluß einesteils zur Entzündung Veranlassung geben, die einen proliferierenden Charakter hat und anderseits zur Bildung von gutartigen und bösartigen Tumoren (siehe unter Blasentumoren) führen. Aus dem alkalischen Urin bilden sich häufig Inkrustationen der Tumoren und freie Konkremente. Die subjektiven Symptome und die Veränderungen des Urins entsprechen denjenigen, die wir bei Cystitis und bei den Blasentumoren kennen gelernt haben, dazu kommt der konstante Befund von Eiern und Embryonen der Trematoden im Urin. Die Erkrankung ist nicht heilbar, vermieden wird sie durch Filtration des Trinkwassers (Goebel, Kutner).

Die Filaria sanguinis ist der Erreger der in den Tropen häufigen Hämatochylurie. Der Wurm (Nematode) lebt in den Lymphgefäßen des Abdomens, die durch die Embryonen verstopft werden, wodurch es zur Bildung von Lymphsäcken kommt, die in die Blase durchbrechen und so zum genannten Symptom führen. Der Harn enthält Blut, Lymphflüssigkeit und Filaria-Embryonen. Die Prognose der Affektion ist eine schlechte.

Echinokokken der Harnblase sind sehr selten; Manasse teilt 2 Fälle der Literatur mit. Echinokokken der Umgebung der Blase sind häufiger, perforieren aber sehr selten in die Blase. Typisch ist der Hydatidenbefund im Urin.

Syphilis der Harnblase ist selten beobachtet worden; es liegen nur einzelne Beobachtungen vor; es scheint sich meist um tertiäre Veränderungen zu handeln (Kraske, Margonliès, MacGowan und Asch). Die Symptome sind nicht typisch, die cystoskopische Diagnose sehr schwierig, die Therapie eine spezifische.

Die Frage, ob ein Ulcus simplex der Harnblase existiert, das ein Analogon des Ulcus ventriculi wäre, ist noch nicht erledigt. Von den Einen wird die Existenz dieser auf Embolie oder Thrombose eines Gefäßes zurückzuführenden Affektion bestimmt behauptet (Casper), während Andere annehmen, das Ulkus sei traumatisch entstanden (Geburt, Operationstrauma, Ulcus cystoscopicum durch Verbrennen der Blasenwand mit der Cystoskoplampe, (Stoeckel).

Entzündliche Prozesse in dem die Blase umgebenden Zellgewebe — (Pericystitis), Paracystitis, Phlegmone praevesicalis — gehen entweder von der Blase, oder der Prostata, den Samenblasen, oder von den weiblichen Genitalorganen, oder vom Darm aus. Es ist auch eine idiopathische Form der Phlegmone praevesicalis beschrieben (Englisch), die als Metastase einer Infektion aufzufassen ist. Tuberkulose und infiltrierende maligne Tumoren führen besonders oft zur Pericystitis und Paracystitis und dann meist zu einer schwielig-lipomatösen Form. Anatomisch handelt es sich um entzündliche Infiltration des Zellgewebes um die Blase mit Ausgang in Schrumpfung oder mehr oder weniger rascher Eiterbildung, bald in Form von Abszessen, bald mehr in Form kleiner Erweichungsherde innerhalb des schwielig ödematösen Gewebes. Gelegentlich, je nach der Art der Infektionserreger, kommen akuteste septische Phlegmonen vor oder jauchige Erweichungen des Gewebes. Fieber, manchmal sehr hohes, ist meist vorhanden.

Die Diagnose der Affektion stützt sich auf die Allgemeinsymptome, die Ätiologie und vor allem auf den palpatorischen Befund: Infiltrat in der Umgebung der Blase, das oberhalb der Symphyse ev. ab ano zu tasten ist.

Der Verlauf ist ein mehr weniger akuter und führt in einzelnen Fällen ohne oder mit spontanem Durchbruch ohne Operation zur Heilung, während in den meisten Fällen ein chirurgischer Eingriff nötig ist. Meist muß auf suprapubischem Wege eingegriffen werden.

Das Verhalten der Blase ist ein verschiedenes. Oft geht der Prozeß von der kranken Blase aus, dann akzentuieren sich die Blasensymptome: der Miktionsakt wird häufiger und schmerzhafter. Manchmal geht aber umgekehrt durch Übergreifen des entzündlichen Prozesses oder durch Perforation die Entzündung aus dem perivesikalen Gewebe auf die Blase über und der Urin wird erst im Verlauf der Affektion trübe.

Endlich sind Retentionszustände in der Blase, für die ein anatomischer Grund nicht aufzufinden ist, zu erwähnen. Sie kommen sowohl bei Jugendlichen als bei Erwachsenen zur Beobachtung und gehen mit Enuresis, akuter Retention, Pollakurie, Polyurie einher, wobei die Symptome oft nur einzeln vorhanden sind. Bei Kindern sind die Fälle zur Enuresis gerechnet worden, obschon sie jedenfalls ganz anderer Natur sind (Rochet und Jourdanet), bei Erwachsenen figurieren sie bei der Hypertrophie oder Atrophie der Prostata; man hat zur Erklärung Krampf des Sphinkters oder kongenitale Aplasie von Teilen des nervösen Apparates der Blase angenommen. Eine genauere Kenntnis der Fälle steht noch aus (Albarran und Noguès) (s. auch Blasenstörungen bei spinalen Affektionen).

II. Erkrankungen der Prostata.

A. Allgemeines.

1. Anatomisches und Physiologisches.

Die Prostata umgibt die Harnröhre des Mannes bei ihrem Austritt aus der Harnblase. Sie hat die Gestalt einer Kastanie, ist etwa 20—25 g schwer. Sie besteht größtenteils aus Drüsensubstanz, welche die Harnröhre in ihrem Anfangsteil in Form einer breiten, vorn offenen Spange umgibt, die durch den Musculus prostaticus zum Ringe geschlossen wird. Dieser besteht im oberen Teil aus glatten Fasern, die im Zusammenhang mit dem Sphincter vesicae stehen, im unteren Teil aus quergestreiften Fasern, die in den Sphincter urethrae übergehen. Die Drüsensubstanz besteht aus kegelförmigen Läppchen, die zu beiden Seiten des Colliculus seminalis mit kurzen Ausführungsgängen in der Zahl von 20—30 in die Harnröhre münden. Der hintere obere Teil der Prostata wird von den beiden Ductus ejaculatorii durchbohrt, deren urethrale Mündung auf dem Colliculus seminalis liegt.

Nach hinten zu liegt die Prostata eng dem Mastdarm an, von ihm nur durch lockeres Bindegewebe getrennt, nach vorn der Symphyse, mit ihr durch den Plexus pudendalis verbunden.

Dem anatomischen Bau nach besteht die Vorsteherdrüse einmal aus Muskelgewebe und ist ein Ejakulationsorgan und am Schluß der Blase beteiligt und andererseits ein Sekretionsorgan. Das Sekret der Prostata enthält Eiweißkörper und Lezithin (Lipoide) und scheint auf die Spermatozoen eine bewegunganregende und aktivierende Wirkung zu haben. Über die Bedeutung der inneren Sekretion der Prostata steht die Diskussion noch offen; es scheinen aber Beziehungen erregender Art zwischen Prostata und Hoden und Harnblase zu bestehen. (I. Internationaler Urologenkongreß Paris 1908.)

2. Störungen der Prostatafunktion. Allgemeine Symptomatologie.

Die Störungen der sekretorischen Funktion der Prostata haben klinisch bis heute eine sehr geringe Bedeutung und sind noch wenig aufgeklärt.

Man hat durch Prostatektomie experimentell der Frage näher zu kommen versucht, aber bis jetzt noch keine übereinstimmenden Resultate erhalten (Haberern, Bartrina, Serrallach). Nach Posner führt Überproduktion und Retention des Lezithins zu aseptischer Prostatitis; bei Entzündungen der Drüse ist die Lezithinproduktion meist vermindert. In 30 Fällen von Prostatitis, die Goldberg untersuchte, war das 20 mal der Fall. Über die Beeinflussung der Facultas coeundi und generandi durch Erkrankungen der Vorsteherdrüse wird bei den funktionellen Sexual-Erkrankungen gesprochen werden.

Die Symptomatologie der Prostataerkrankungen deckt sich im wesentlichen mit den Erkrankungen der Harnblase und ist mit diesen besprochen worden. Die Prostata ist anatomisch so eng mit der Blase und der Harnröhre verbunden, daß ihre Veränderungen auf diese beiden Organe irradiieren, und durch ihre Lage und Funktion hat die Prostata eine so bedeutsame Rolle für die Harnentleerung, daß ihre Erkrankungen sofort die Blasenfunktion beeinträchtigen. Vergrößerungen der Vorsteherdrüse bilden ein Hemmnis für die Blasenentleerung (partielle und totale Retention des Urins bei Vergrößerung durch Tumor oder Entzündung), Reizzustände und Entzündungen beeinflussen die Häufigkeit der Miktionsakte und verursachen die Symptome des Blasenkatarrhs. Sehr häufig haben diese Zustände auch einen Einfluß auf die Darmfunktion, indem Vergrößerungen ohne Reizzustände hemmend, Reizzustände dagegen anregend auf die Dickdarmfunktion wirken.

Wichtig ist es, die Bahnen zu kennen, auf denen die schmerzhaften Sensationen, die durch Prostataerkrankungen ausgelöst werden, ausstrahlen. Einmal ist es die Tiefe des Perineums und der Darm, dann der Penis, weiterhin die Kreuzbeingegend und oft die Innen- oder Hinterseite der Oberschenkel bis zum Knie hinab.

Unter Prostatorrhöe versteht man den außerhalb der Ejakulation erfolgenden Abgang von Prostatasekret durch die Harnröhre; er erfolgt meist am Ende der Defäkation oder der Blasenleerung (Defäkations- resp. Miktionsprostatorrhöe). Von der Spermatorrhöe wird der Zustand durch die mikroskopische Untersuchung des Sekrets (Lezithinkörner, Körnchenzellen) unterschieden. Als Ursache der Prostatorrhöe kommt Erschlaffung der muskulären Schlußapparate der prostatischen Ausführgänge bei Neurasthenikern und nach chronischer Prostatitis und Urethritis posterior und in seltenen Fällen vermehrte Produktion des Sekretes in Frage (Finger).

3. Allgemeine Diagnostik.

Die Diagnose der Erkrankungen der Prostata stellen wir aus dem rektalen Palpationsbefund, aus der Cystoskopie und aus der Untersuchung der Sekrete. In seltenen Fällen, bei Hypertrophie und bei Steinen, kann die Radiographie zur Diagnose in Frage kommen. (Siehe das Radiogramm S. 41.)

Die Palpation geschieht in erster Linie vom Mastdarm aus, wobei der Kranke entweder auf dem Rücken liegt oder mit vornübergebeugtem Oberkörper steht oder sich in Knie-Ellenbogenlage befindet. — Die Palpation erstreckt sich einmal auf die Größe und dann auf die Konsistenz. — Der Palpationsbefund der normalen Drüse ist kein einheitlicher, sowohl die Größe als die Konsistenz wechselt beim gesunden Mann innerhalb ziemlich weiter Grenzen. Vergrößerungen finden wir bei akuten Entzündungen, Abszessen, bei Hypertrophie und Tumoren. Die Konsistenz ist im allgemeinen vermehrt bei Entzündung, oft bei Hypertrophie, fast immer bei Tumoren. Azinöse Entzündungen verursachen körnige Beschaffenheit, Tuberkulose macht harte, kleinere oder größere Knollen oder verwandelt das ganze Organ in eine fluktuierende oder derbe Masse. Steine fühlen sich als sehr harte Stellen in der Drüse an. Sehr große Drüsen, oder auch mittelgroße bei mageren Individuen mit schlaffen

Bauchdecken sind durch bimanuelle Palpation zu erreichen und so auf ihre Beweglichkeit und Größe zu prüfen.

Die Länge respektive Höhe der Prostata können wir auch auf urethralem Wege bestimmen, entweder mit der elastischen Knopfsonde, indem wir uns die Länge des Weges vom Meatus internus (Beginn des Widerstandes) bis zum Beginn der Pars membranacea (vom Anus festzustellen) merken, oder indem wir messen, um wieviel cm wir einen Katheter einführen müssen, von dem zuletzt angegebenen Punkte bis zum Moment, wo Urin aus der Blase fließt.

Über die Konfiguration des in die Blase vorspringenden Teiles der Prostata orientieren wir uns am besten mit dem Cystoskop. Normalerweise stellt sich der Übergang von Blase in Urethra als eine Horizontale vor. Bei der Prostatahypertrophie hingegen, wenn die Drüse eine vesikale Entwickelung hat, springen die Seitenlappen oft als gewaltige Wülste vor, zwischen denen heraus man mit dem Instrument wie durch eine Schlucht ins Blaseninnere sieht (siehe Abb. 2). Von Schlagintweit und von Cathelin sind besondere Instrumente konstruiert worden, mit denen sich diese Verhältnisse genauer bestimmen lassen, obschon die Cystoskopie eventuell mit der Untersuchung durch eine Metallsonde kombiniert meist genügende Anhaltspunkte gibt.

Das Prostatasekret wird zur Untersuchung durch Massage gewonnen; oft fließt es dabei aus der Harnröhre nach außen; in relativ häufigen Fällen bleibt es aber in der Pars prostatica urethrae und fließt von da in die Blase. Damit Urethralsekret und Prostatasekret sich nicht mische, läßt man den Patienten in drei Gläser urinieren und massiert zwischen dem zweiten und dritten Miktionsakt die Prostata. Man kann eventuell auch die Blase vor der Massage mit Borwasser füllen und dann mit diesem die Harnröhre durchspülen lassen.

Die mikroskopische Untersuchung des erhaltenen Sekrets gestattet wertvolle Schlüsse auf die Erkrankung der Drüse. Bei Entzündung findet man Eiterkörperchen, Tuberkelbazillen, Gonokokken oder andere Bakterien; sehr häufig Epithelien, selten Corpora amylacea oder kleine Konkremente. Andere Veränderungen des Sekrets sind weiter oben (S. 54) erwähnt worden.

B. Spezielle Krankheiten der Prostata.

1. Entzündungen (Prostatitis).

Allgemeine Ätiologie. Die meisten Entzündungen der Vorsteherdrüse entstehen durch Fortleitung eines entzündlichen Prozesses aus der Urethra; die gewöhnliche Ätiologie ist die Gonorrhoe, denn nach verschiedenen Statistiken kompliziert sich diese Erkrankung in 60—85% der Fälle mit Vorsteherdrüsenentzündung. Dabei handelt es sich anfänglich oft um Infektion mit Gonokokken, aber in den späteren Stadien der oft chronisch verlaufenden Affektion finden sich Gonokokken selten und dafür verschiedene Arten von Eiterkokken. (Staphylokokken, Streptokokken; ich selbst fand in einem Falle neben Staphylokokken Sarzine, verschiedene Diplokokken, Stabbakterien usw.) (Notthaft, Wossidlo u. a.)

Neben der Gonorrhöe spielen andere infektiöse Prozesse der Urethra und der Blase eine Rolle und die Infektion geht dann jeweils mit den das primäre Leiden verursachenden Bakterien vor sich. Dabei spielen Traumen eine große Rolle, indem sie die Veranlassung werden zum Eindringen der Infektionserreger in die Prostata. Es sind nicht nur von außen wirkende Verletzungen und Kontusionen (Velofahrer), sondern viel häufiger solche urethraler Natur: Einführung von Instrumenten, unsauberer Katheterismus, endourethrale Eingriffe und nicht in letzter Linie sexuelle Überanstrengungen. Bei der Prostatahypertrophie ist in den Fällen, wo Cystitis besteht und katheterisiert wird, die Entzündung eine ganz gewöhnliche Komplikation.

Als besondere Form der Prostatitis wird die aseptische Form beschrieben, die bei sexuellem Abusus vorkommt und wohl durch die häufigen Kongestionen der Drüse verursacht wird (Masturbation, Coitus interruptus), wobei die oben angeführten, positiv chemotaktischen Eigenschaften des Lezithin eine Rolle mitspielen mögen (Posner).

Seltener entsteht eine Prostatitis auf metastatischem Wege. Es sind Fälle bekannt, bei denen der primäre Herd, von dem aus die Infektion vor sich ging, nicht eruiert werden konnte (sogenannte idiopathische Form). Ich habe z. B. eine akut einsetzende parenchymatöse Prostatitis mit hohem Fieber beobachten können, die nicht zur Abszedierung kam und durch Colibakterien verursacht war. Der betreffende Patient war vorher absolut gesund und hatte nie an einer urethralen Affektion gelitten. Solche Fälle bilden Analoga zur akuten Pyelonephritis durch Colibakterien. In anderen Fällen ist die Prostatitis eine Metastase einer Pyämie, eines Typhus abdominalis, einer Variola, einer Pneumonie, Influenza, Angina, Furunkel, Phlegmone usw., und es sind deshalb auch schon die verschiedensten Bakterien im Eiter bei Prostatitis gefunden worden.

Akute Prostatitis.

Pathologische Anatomie. Die leichteste Form der Prostatitis tritt als akuter gonorrhoischer Katarrh des Drüsenkörpers der Prostata auf; sie ist sehr häufig. Seltener stagniert das Sekret in den Drüsenlumina und führt zu intensiverer Entzündung, zur sogenannten follikulären Prostatitis, und zur Bildung eines kleinen Abszesses, der sich durch den Drüsengang in die Harnröhre entleert. Bei der parenchymatösen Prostatitis handelt es sich um einen Entzündungsvorgang in der ganzen Drüse, der mit verschiedener Intensität verlaufen kann. In den leichtesten Fällen handelt es sich um Hyperämie mit ödematöser Durchtränkung des Gewebes, in schwerer Form um entzündliche Infiltration, in den schwersten Formen um eiterige Erweichung dieser Infiltration. Gelegentlich geht diese Entzündung über die Prostata hinaus und führt zur periprostatischen Entzündung resp. Phlegmone. Der prostatische Abszeß kann entweder in die Harnröhre, oder den Darm, oder gegen das Perineum zu perforieren.

Symptomatologie und Diagnose. Der Katarrh der Prostata bei der Gonorrhoe verläuft unter dem Bilde der Urethrocystitis. Diagnostiziert wird er durch die Dreigläserprobe resp. die Mikroskopie des Prostatasekrets. Häufig ist er die Ursache der Chronizität der Gonorrhoe. In jedem Falle chronischer Gonorrhoe soll die Möglichkeit einer Prostatitis in Erwägung gezogen werden. Die follikuläre Prostatitis charakterisiert sich durch lokale Entzündung und Eiterretention, die Schmerz und auf die Harnröhre wirkend Harndrang verursacht. Palpatorisch findet man in der Drüse derbere dolente Stellen und beim Massieren starken Eiterabgang.

Bei der parenchymatösen Prostatitis sind die Symptome entsprechend der Entwicklung des Prozesses sehr verschiedene. In den leichteren Formen Druck im Damm, gesteigerter Harndrang, schmerzhafte Miktion. Bei den schwereren Formen sind Temperatursteigerungen meist da, die Miktion ist erschwert, ja gelegentlich spontan unmöglich, oft ist sehr heftiger und häufiger Harndrang da, gelegentlich jedesmal mit Stuhldrang verbunden. Die Schmerzen sind heftig und strahlen nach dem Penis, gegen das Kreuz und gegen die Beine aus. Die Diagnose wird aus dem Palpationsbefund gestellt. Die Prostata stellt sich bei der rektalen Untersuchung als sehr dolenter harter Tumor dar, entweder sind beide Lappen erkrankt oder nur der eine.

Geht die parenchymatöse Form in Eiterung über, so mehren sich die erwähnten Symptome, speziell die Schwierigkeit und Schmerzhaftigkeit der Miktion und der Defäkation. Fieber kann auch beim Abszeß fehlen. Häufig entleert sich der Prostataabszeß nach der Harnröhre, seltener durchbricht er die Kapsel und dringt gegen den Mastdarm oder das Perineum vor. Selten folgen dem Prostataabszeß Eiterungen des prävesikalen Bindegewebes, Perforationen in die Blase und in andere Gegenden (Peritoneum, Nabel, Foramen obturatorium usw.).

Die **Therapie** der akuten Prostatitis ist wesentlich eine symptomatische. In schweren Fällen wird man Bettruhe verordnen und Narcotica in Form von Suppositorien gegen die Beschwerden; daneben spielt die Regelung des Stuhlgangs eine große Rolle. Beim Vorhandensein einer Gonorrhöe wird man alle lokalen therapeutischen Maßnahmen einstellen. Von weiteren Maßnahmen, die zu empfehlen sind, wird von älteren Autoren Blutegelapplikation auf den Damm angeraten; wir ersetzen diese Behandlung heute wohl allgemein durch sehr heiße kurzdauernde Sitzbäder (40—44 ^{0} C) oder durch die Applikation von Kataplasmen. Auch die Applikation von heißen, im Anfang von kalten kleinen Klystieren wirkt gegen die Schmerzen oft günstig; an Stelle der Klystiere kann der Arzbergersche Apparat, wenn er vertragen wird, zur Anwendung kommen. Den Klystieren kann mit Nutzen Opium (20 Tropfen ev. Antipyrin 1,0) zugesetzt werden. Bei akuter Retention muß der Katheter möglichst schonend (roter Nelatonkatheter, möglichst dünner Merc ierkatheter) gebraucht werden. Entwickelt sich ein Abszeß, so soll operiert werden. Der richtigste Weg zur Inzision ist der perineale; weniger günstig ist die Eröffnung vom Darm aus.

Chronische Prostatitis.

Verlauf. Jede akute Prostatitis kann in eine chronische übergehen und hat die Tendenz in sie überzugehen. Bei der Gonorrhöe wird das akute Stadium der Affektion oft nicht erkannt resp. mit der Urethitis verwechselt und dann scheint die Krankheit von Anfang an in chronischer Form aufgetreten zu sein. Es ist oben erwähnt worden, daß die Prostatitis catarrhalis nicht durch den Palpationsbefund, sondern nur durch die Mikroskopie des Sekretes diagnostiziert werden kann, das gleiche gilt für die chronische Prostatitis, denn bei dem wechselnden Befunde, den die normale Drüse gibt, können kleine palpatorische Veränderungen nicht entscheidend diagnostisch verwertet werden, wenn auch in einzelnen Fällen der Affektion mit vorwiegend indurativem Charakter Unregelmäßigkeiten und Derbheit der Konsistenz einen typischen Befund darstellen. **Pathologisch-anatomisch** entspricht diesen Veränderungen Infiltration und Narbenbildung in und um das Drüsengewebe und im muskulären Teile der Prostata. Häufig sind Erweiterung von Drüsenlumina und Retention in denselben zu beobachten. Manchmal sind durch Vereiterung größere Hohlräume entstanden, in anderen Fällen ist das Drüsengewebe durch Narbe ersetzt. Wichtig ist es, daß bei diesen Vorgängen häufig auch die Ductus ejaculatorii erkranken, und daß durch Infiltration ihre Wandungen rigide werden und ihre Lumina manchmal obliterieren.

Symptome. In sehr vielen Fällen von chronischer Prostatitis ist das Vorhandensein einer Urethritis das wesentlichste Symptom. Daneben her gehen aber mannigfaltige funktionelle Störungen, welche einmal die Harnentleerung, dann die sexuelle Sphäre und endlich das Nervensystem in toto betreffen; auch mancherlei schmerzhafte Sensationen beobachtet man bei der chronischen Prostatitis häufig.

Die Harnentleerung kann bei der chronischen Prostatitis in verschiedenster Weise beeinflußt sein. Vermehrte Miktion ist das gewöhnlichste Symptom. Oft ist die Miktion imperiös und schmerzhaft, oft ist die Projektion des Urinstrahles geschädigt. Die Symptome werden manchmal durch die Bewegung gesteigert, in anderen Fällen mehr durch die Hyperämie, welche die Nachtruhe herbeiführt. In einzelnen Fällen entwickelt sich wie bei der Hypertrophie ein Residualurin in der Blase (Goldbergs Prostatitis cystoparetica).

Die Störungen der Genitalfunktionen können sehr verschiedenartige sein: alle Variationen der Impotenz, häufige Pollutionen, Schmerzen bei der Ejakulation und häufig derselben folgende und manchmal Tage andauernde unangenehme Sensationen und Miktionsbeschwerden.

Die Schmerzen bei der chronischen Prostatitis haben den verschiedensten Charakter. Der Lokalisation nach stehen sie in einem Teil der Fälle im Zusammenhang mit der Drüse, haben ihren Sitz aber im After, im Damm, strahlen längs der Harnröhre aus oder in die Hoden, in anderen Fällen lokalisieren sie sich unabhängig von der Prostata im Kreuz, in die Glutäalgegend, im Verlaufe des Nervus ischiadicus und in anderer Richtung in die Oberschenkel bis ins Kniegelenk (v. Notthafft). Manchmal sind sie konstant und gleichmäßig vorhanden; manchmal werden sie durch gewisse Vorgänge gesteigert (Miktion, Defäkation, Ejakulation, gewisse Bewegungen usw.); manchmal treten sie anfallsweise und sehr heftig auf in Form von Neuralgien.

Die Prostatorrhöe (bei der Defäkation oder der Miktion) ist nicht häufig (v. Frisch). Selten tritt sie spontan auf in Form einer Feuchtigkeit der Urethralmündung oder in Form der sogenannten falschen Pollutionen.

Das Prostatasekret wird meist in abnorm großer Menge gebildet; seine Qualität ist eine pathologische. Es sind immer Leukozyten vorhanden, oft sehr viel Epithelien, manchmal (gelegentlich auch als einziger Befund) große (Lezithin-) Körnchenzellen, selten Blutkörperchen.

Der Urin kann bei der chronischen Prostatitis absolut normal sein, wenn entzündliche Miterkrankung von Urethra und Blase fehlt. Ist erstere mitverändert, so enthält die erste Urinportion Filamente oder ist getrübt, ist die letztere miterkrankt, dann ist auch in der zweiten Urinprobe Eiter zu finden. Gelegentlich sind Trübungen des Urins auch nur ausgeflossenes Prostatasekret, ohne daß Harnröhre oder Blase verändert wären. In letzterem Falle folgen oft regellos klare und trübe Miktionen einander, oder es verursacht die Defäkation jedesmal eine Trübung. Daß durch eine chronische Prostatitis eine Bakteriurie unterhalten werden kann, ist bei jener Affektion schon erwähnt worden.

Therapie. Bei der chronischen Prostatitis und mit Vorsicht auch in den späteren Stadien der akuten Prostatitis ist die Massage vom Rektum aus das Mittel, das der kausalen Indikation entspricht. Sie entleert das stagnierende Sekret, bewirkt eine aktive Hyperämie und tonisiert die Muskulatur. Sie erfolgt am besten mit dem Finger, da dieser das feinste Individualisieren gestattet. Instrumente sind allerdings zum Ersatz der Finger in großer Zahl angegeben worden. Je nach Lage des Falles und Reaktion des Patienten wird alle 2—3 Tage massiert. Dauer der einzelnen Behandlung 2—5 Minuten. Die Massage kann durch Faradisation oder Galvanisation (eine Elektrode im Mastdarm, die andere auf dem Abdomen) unterstützt, aber nicht ersetzt werden.

Thermische Applikationen vom Mastdarm aus haben oft gute Wirkung. Man kann kleine heiße Klysmen (ev. mit Ichthyol oder JK) applizieren lassen. Besser wirkt die Applikation des Arzbergerschen Apparates oder der Modifikation dieses Instrumentes, die einem kolbig erweiterten zweiläufigen kurzen Katheter entspricht, durch den man für längere Zeit ($\frac{1}{2}$—1 Stunde) heißes Wasser fließen läßt. Man hat auch vom Wechsel der Temperaturen Gutes gesehen. Heiße Sitzbäder (s. oben) sind auch bei der chronischen Prostatitis oft von guter Wirkung.

Von Medikamenten spielen Jodkalium und Ichthyol die Hauptrolle; sie werden in Mikroklysmen und in Suppositorien mit Butyr. Cacao verordnet.

Auch Extractum Belladonna, Jodoform, Argentum colloidale Credé, Unguentum cinereum werden gelegentlich versucht und sind hauptsächlich dann am Platze, wenn für eine Zeitlang die manuelle und instrumentelle Behandlung einer chronischen Prostatitis soll ausgesetzt werden.

Eine weitere Hauptrolle spielt die Behandlung der Harnröhre ev. der Blase, die man am besten an die Massage der Prostata anschließt und die sich den vorhandenen Veränderungen der genannten Organe anzupassen hat. Ist die Blase miterkrankt, so sind Spülungen am Platze mit den Medikamenten, die bei der Besprechung der Cystitis-Therapie angeführt worden sind. Ist nur die Harnröhre krank, so instilliert man in die Pars prostatica mit dem Ultzmannschen oder Guyonschen Instillationskatheter Lapislösung von ½—5%, Cuprum sulfuricum 2—5%, Protargol 2—10% usw. Bei schweren Veränderungen des Samenhügels kommt die endoskopische lokale Ätzung mit Argentum nitricum 5—20% ev. die Galvanokauterisation in Betracht.

Oft wirkt bei chronischer Prostatitis, speziell in Fällen mit geringer Beteiligung der Harnröhre, eine Sondenbehandlung vorzüglich; man benutzt entweder starke Metallsonden (Nr. 20—30) oder Kollmanns Dilatationsinstrumente ev. die Spüldilatatoren. Gelegentlich wird man auch den Psychrophorkatheter verwenden können.

Daß neben der lokalen Therapie auch eine allgemeine absolut nötig ist, ist selbstredend. Einmal wird man innerlich die Harndesinfizientien verordnen und dann tonisierend auf den Gesamtorganismus und speziell auf das Nervensystem wirken. Dazu gehört auch eine energische psychische Beeinflussung, da die chronische Prostatitis oft zur Neurasthenie führt. Mit Vorteil wird man gelegentlich solche Behandlungen einer chronischen Prostatitis mit einer Ruhekur oder einer Badekur oder Diätkur kombinieren. Auch Trinkkuren sind oft angezeigt.

Für gewisse seltene Fälle kommt auch eine chirurgische Behandlung in Frage, besonders dann, wenn es sich um Residuen von Abszessen handelt, in denen Sekret und Urin stagniert oder wenn es sich um chronisch fieberhafte Prozesse handelt. In solchen Fällen wird die Prostatotomie vom Perineum aus gemacht, der Abszeß eröffnet und drainiert; die Resultate der Eingriffe sind gut.

Die Therapie der chronischen Prostatitis ist eine ungemein schwierige Aufgabe und verlangt strengstes Individualisieren, da durch unzweckmäßige instrumentelle Eingriffe viel geschadet werden kann. Sehr vorteilhaft ist es, in Fällen, die der Therapie schwer zugänglich sind, lange Perioden ohne Therapie oder mit medikamentöser Behandlung und mit Sitzbädern zwischen die Perioden einzuschalten, in denen lokal behandelt wird. In vielen Fällen wird man sich damit begnügen müssen, die Affektion in ein symptomloses Stadium zu bringen, und nicht eine anatomische Heilung erzwingen wollen.

2. Tuberkulose der Prostata.

Die Prostatatuberkulose tritt nur in ganz vereinzelten Fällen als isolierte Krankheit klinisch in die Erscheinung. Meist findet man sie mit der genitellen Tuberkulose, seltener mit der Tuberkulose der Harnwege vergesellschaftet. Die Affektion wird deshalb mit der Tuberkulose der Hoden und Samenblasen besprochen werden.

3. Prostatahypertrophie.

Vorkommen und Ätiologie. Die Prostatahypertrophie ist eine Erkrankung des höheren Mannesalters; nach Socin und Burckhardt findet sie sich bei der Autopsie in etwa 14% der Vierzigjährigen, in 31% im Alter zwischen 50 und 60 und in 54% im Alter zwischen 80 und 90 Jahren. von Frisch meint, daß vor dem 50. Jahre die echte Hypertrophie nicht vorkommt und daß es sich in den jüngeren Jahren um Prostatitis handle. In der großen Zahl der Fälle macht die hypertrophische Vorsteherdrüse aber keine nennenswerten Beschwerden.

Die Ätiologie der Prostatahypertrophie ist unbekannt. Es scheint, daß sitzende Lebensweise ein prädisponierendes Moment ist, vielleicht wirkt es aber nur wie Exzesse in Venere und Baccho, welche die schon vorhandene symptomlos bestehende Hypertrophie durch Kongestion steigern und in die Erscheinung treten machen. Aus den pathologisch-anatomischen Befunden haben Ciechanowski, Rothschild und Andere beweisen wollen, daß die Hypertrophie entzündlichen Ursprungs und insbesondere auf Gonorrhoe zurückzuführen sei, da diese am häufigsten Veranlassung zur Entstehung von Prostatitis gibt. Das scheint aber der klinischen Erfahrung nach nicht richtig, denn dieselbe hat allgemein ergeben, daß Gonorrhoe und Hypertrophie der Vorsteherdrüse in keinem bestimmten Abhängigkeitsverhältnis stehen. Nach v. Frisch bestätigen solche pathologisch-anatomischen Untersuchungen nur die Tatsache, daß Entzündung die Hypertrophie der Prostata sehr häufig kompliziert (s. auch Raskai). Die Schule Guyons hat in der Arteriosklerose des Harntraktus und der Prostata ein ätiologisches Moment zu finden geglaubt, das in vielen Fällen die Entstehung der Hypertrophie und ihrer Symptome erklären könne. Pathologisch-anatomische Untersuchungen haben das aber nicht bestätigt (Casper u. A.). Auch Wechselbeziehungen zwischen Hoden und Prostata, die zur Erklärung herangezogen wurden, haben keinen befriedigenden Aufschluß über die Ätiologie der Hypertrophie gebracht, so daß wir hier noch vor einer offenen Frage stehen.

Pathologische Anatomie. In ihrer makroskopischen Erscheinung nimmt die vergrößerte Prostata sehr verschiedene Formen an, je nachdem es sich um eine gleichmäßige oder ungleichmäßige allgemeine oder um eine partielle symmetrische oder asymmetrische Hypertrophie handelt. Meist ist die Vergrößerung eine asymmetrische und betrifft die eine Seite mehr als die andere oder den sog. Mittellappen. Die Abb. 11 und 12 zeigen zwei durch suprapubische Prostatektomie gewonnene hypertrophische Drüsen, von denen die eine eine gleichmäßige ringförmige, die andere eine ungleichmäßige Hypertrophie darstellt mit Bildung eines Mittellappens. Die Ausdehnung der vergrößerten Prostata geht nach dem Darm und nach der Blase zu und oft steht die gleichmäßig vergrößerte Drüse wie die Portio cervicalis eines Uterus in die Blase hinein. Durch Bildung eines stark entwickelten Mittellappens kommt es besonders leicht zur Retention, und auch ungleichmäßige Vergrößerungen bedingen Verzerrungen der Harnröhre und Hindernisse für den Urinabfluß. Histologisch handelt es sich bei der Prostatahypertrophie in den selteneren Fällen um diffuse oder zirkumskripte myom- oder fibromartige Vermehrung der fibromyomatösen Anteile der Drüse, meist aber um glanduläre Hypertrophie. Mischformen sind häufig. Erweiterung und Retention in den Drüsen kommen dazu und, wie oben erwähnt, sind entzündliche Vorgänge auch sehr häufig zu beobachten.

Von außerordentlichem Interesse sind neue Untersuchungen über die Anatomie der Prostatahypertrophie (Tandler und Zuckerkandl), aus denen hervorgeht, daß die Hypertrophie nie das ganze Organ betrifft, sondern nur den anatomischen Mittellappen, und daß die übrigen Teile der Drüse durch diese sich vergrößernden Partien komprimiert und mit den Samenblasen nach unten gedrängt werden und die sog. chirurgische Kapsel der Prostata bilden.

Durch die Vergrößerung der Vorsteherdrüse wird die Urethra prostatica in ihrer Länge und in ihrer Gestalt verändert. Sie wird verlängert, sie wird oft erweitert, sie nimmt durch ungleichmäßige Hypertrophie einen unregelmäßigen oft S förmigen Verlauf. Als Folge der Behinderung des Harnablaufs kommt es an der Blase zu einer exzentrischen Hypertrophie, zu einer sog. Balken- oder Trabekelblase (vessie à colonne). In schweren Fällen der Stauung dehnt sich die Erweiterung in die Ureteren und in die Nierenbecken aus und führt zu Druckatrophie der Nieren. Auch die Blase selbst kann in den höheren Graden der Distension atrophieren und dünnwandig werden.

Symptome. Die Prostatahypertrophie kann symptomlos verlaufen oder nur leichte Veränderungen der Miktion bedingen, obschon die objektiven Veränderungen der Drüse ausgesprochene sind. Sie kann aber auch mit sehr heftigen Symptomen, der akuten Retention, einsetzen bei Kranken, die vorher sich der Störungen ihrer Harnausscheidung nicht bewußt waren. In vielen Fällen entwickeln sich hinwiederum die typischen Symptome: vermehrte Bedürfnisse, Schwierigkeit der Emission, partielle, totale Retention so langsam, daß man in dieser Evolution drei Stadien unterscheiden kann.

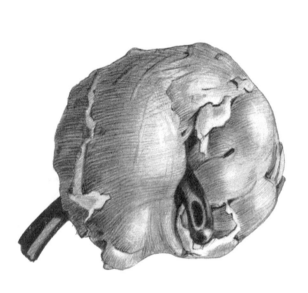

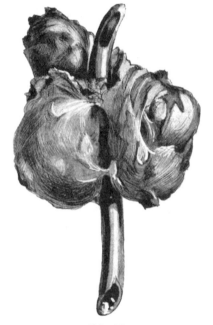

Abb. 11.
Gleichmäßig ringförmige Hypertrophie der Prostata. Operations-Präparat von 66 jähr. Mann.
(Natürl. Größe.)

Abb. 12.
Ungleichmäßige hypertrophische Prostata mit Mittellappen. Operations-Präparat von 70 jähr. Mann.
(Natürl. Größe.)

Im ersten Stadium besteht vermehrtes Harnbedürfnis und zwar zuerst und am auffallendsten bei Nacht, erschwerte Emission des Urins (fauler Strahl, unterbrochener Strahl), gebieterischer Harndrang. Das eine oder andere Symptom kann dabei im Vordergrunde stehen und die anderen übertönen. Selten beobachtet man in diesem Stadium vorübergehende oder sich wiederholende Inkontinenz; akute Urinretentionen kommen relativ häufig vor und machen manchmal den Kranken als erstes Symptom in unangenehmster Weise auf seine Prostatahypertrophie aufmerksam. Alle diese Symptome sind einmal durch die mechanische Erschwerung des Urinabflusses, dann aber durch die von der Hypertrophie veranlaßte Kongestion der Prostata bedingt, und es ist ganz besonders die Prägnanz der Symptome nachts und die akute Retention so zu erklären. Schädigungen des Sphinkters, der durch die vergrößerte Drüse teils verzerrt, teils gereizt wird, verursachen die Inkontinenz und zum Teil die Schwierigkeit der Emission. Die Symptome sind in diesem ersten Stadium oft sehr milde, oft aber auch sehr peinlich für die Kranken, besonders wenn häufiger imperiöser Drang und große Schwierigkeit der Miktion sich nachts häufig wiederholen.

Die Dauer des ersten Stadiums kann eine kurze sein, sie kann sich aber auch über Jahrzehnte erstrecken. Das Allgemeinbefinden des Kranken leidet meist dabei nicht.

Im zweiten Stadium tritt nun zu den Symptomen des ersten die partielle Urinretention (s. Allg. Symptomatologie der Blasenkrankheiten), die viel häufiger als im ersten Stadium von totaler Retention unterbrochen werden kann. Häufig findet sich in diesem Stadium Polyurie, die besonders nachts sich geltend macht, wobei dann im Laufe der Nacht viel größere Urinquanta entleert werden als bei Tage. Bei größerer Dysurie wirkt der Miktionsdrang oft auch auf den After und verursacht heftigen Stuhldrang. Oft besteht hartnäckige Verstopfung und infolge der heftigen Anstrengungen zur Miktion treten Hernien, Hämorrhoiden und Prolapse des Anus auf.

Die zunehmende Retention in der Blase führt zur Distension derselben und leitet hinüber ins dritte Stadium, das durch eben diesen Zustand der Blase und durch Inkontinenz (Ischuria paradoxa) charakterisiert ist. Dazu kommen Störungen des Allgemeinbefindens: Appetitlosigkeit, körperliche und geistige Schwäche, Hinfälligkeit, Abmagerung, Darmstörungen (meist Verstopfung, selten Durchfall), intensives Kopfweh (Urotoxämie). Manchmal präsentieren sich die Kranken erst in diesem dritten Stadium beim Arzt und dann oft nicht wegen der lokalen, sondern wegen der allgemeinen Störungen; es ist deshalb auch bei älteren Patienten, die die eben genannten Alterationen aufweisen, immer auch dann an Prostatahypertrophie zu denken, wenn Symptome von seiten der Blase gar nicht geklagt werden. In diesem Stadium besteht meist starke Polyurie, der Urin ist sehr diluiert und enthält oft Spuren von Eiweiß.

Komplikationen. Prognose. Die Prostatahypertrophie als solche ist eine ungefährliche Krankheit; gefährlich wird sie dann, wenn sie nicht erkannt und behandelt wird und ins dritte Stadium und zur Schädigung der Nieren führt. Meist liegen die Gefahren der Hypertrophie in der Therapie, d. h. im Katheterismus und in der durch diesen möglichen Infektion.

Eine Komplikation, die sich unabhängig von jedem therapeutischen Eingriff zeigen, aber auch durch einen solchen provoziert sein kann, ist die Hämaturie. Blutungen sind selten ein Frühsymptom, sie treten meist erst im zweiten oder dritten Stadium auf und können in ihrer Stärke sehr variieren. Es kommen gewaltige Blutungen vor, bei denen das Blut koaguliert und die Blase prall anfüllt, so daß auch Retentionen entstehen. Es sind Fälle beschrieben worden, in denen durch Verblutung der Tod eintrat. — Geringe Blutungen machen meist initiale, starke Blutungen totale Hämaturie, manchmal besteht initiale und terminale Hämaturie. — Gelegentlich entsteht nach der ersten Entleerung einer distendierten Blase eine Blutung; man spricht dann von Blutung ex vacuo und stellt sich vor, daß die vom Innendruck plötzlich entlastete Schleimhaut der Harnwege intensiv hyperämisch wird und daß dadurch die Gefäße bersten und so die Blutung entsteht.

Die wichtigste Komplikation der Prostatahypertrophie ist die Infektion, die meist eine instrumentelle ist: Keime der Urethra oder Außenkeime werden mit dem Katheter in die Blase gebracht und entwickeln sich hier im stagnierenden Urin und provozieren eine Cystitis. Je stärker die anatomischen Veränderungen der Blase und je schwieriger der Katheterismus, um so leichter kommt es zur Infektion. Durch die Cystitis werden die Beschwerden des Prostatikers gewaltig vermehrt; die Retention wird meist, die Dysurie immer gesteigert.

Häufig wird auch die Prostata infiziert, es entsteht eine Prostatitis; häufig ist die Komplikation mit Epididymitis. — Je nach der Art der Infektionserreger ist die Intensität der Cystitis und die Intensität der Urinveränderungen eine verschiedene. Es ist bei Besprechung des Blasenkatarrhs auf diese Verhältnisse hingewiesen worden und betont worden, daß in Fällen, in denen regelmäßig katheterisiert wird, meist anfänglich eine Kokkencystitis, in späteren Stadien aber oft eine Coli-Cystitis mit Mischinfektion besteht, und daß bakteriologische Florenwechsel zur Regel gehören. — Da wo längere Zeit eine alkalische Cystitis besteht, ist die Möglichkeit der Blasensteinbildung eine gegebene; es bilden sich dann Phosphatkonkremente.

Besonders schwer verläuft die Infektion bei Prostatikern im dritten Stadium, bei denen Distension des ganzen oberen Harntractus besteht. Hier kommt es rasch zur Cystitis, Ureteritis und Pyelonephritis, die dann häufig den Tod herbeiführen. Bei Prostatikern im zweiten Stadium ist die Prognose der Infektion günstiger, da hier die Ureteren noch nicht insuffizient sind und das rasche Aszendieren der Entzündung verhindern. In solchen Fällen kommen aber auch Pyelonephritiden vor, die in ihrer pathologisch-anatomischen Form darauf hinweisen, daß sie auf hämatogenem und nicht auf aszendierendem Weg entstanden sind.

Die **Prognose** der Prostatahypertrophie hängt im wesentlichen von der frühzeitigen und richtigen Erkenntnis des Leidens ab und von einer sachgemäßen Behandlung, die die Infektion der Blase zu vermeiden weiß. — Der Verlauf der Affektion ist ein sehr verschiedener, einmal bleibt die Affektion im ersten oder zweiten Stadium durch Jahrzehnte stationär, in einem anderen Falle folgt sehr rasch dem ersten das zweite und dritte Stadium. Die Größe der Drüse spielt für die Beurteilung der Prognose der Krankheit absolut keine Rolle, sondern allein die Größe der durch die Drüse verursachten Störung in der Harnentleerung. Je später ein Fall in die Behandlung kommt, um so ungünstiger, je schwieriger der Katheterismus, um so ungünstiger; Hämaturien trüben ebenfalls die Prognose, da sie einmal den Kranken schwächen und dann die Blase zur Infektion disponieren.

Die **Diagnose** der Prostatahypertrophie ist in den ausgesprochenen Fällen, in denen es sich um einen großen, rektal zu palpierenden Tumor handelt und in denen mit dem Katheter Residualharn nachzuweisen ist, leicht. Schwieriger ist die Diagnose im Anfangsstadium, aber auch hier ist sie durch eine genaue Untersuchung zu stellen. Es kommen differentialdiagnostisch in Frage: die Urethralstriktur, der Blasenstein, spinale Blasenaffektionen mit Urinretention, Prostatitis, maligne Prostatatumoren. Die Urethralstriktur sitzt nie in der Pars prostatica der Urethra, sondern immer weiter vorne, meist im Bulbus; mit einer Explorativsonde ist die Differentialdiagnose also zu machen; gelegentlich kommen allerdings beide Affektionen zusammen vor. Das gleiche gilt für den Blasenstein; hier wird die Sondenuntersuchung, die Cystoskopie, eventuell die Radiographie Aufschluß bringen. Schwieriger kann die Differentialdiagnose zwischen spinaler und prostatischer Retention werden; besonders in Fällen, wo tatsächlich eine Spinal-Affektion besteht. Hier wird nur mit der sorgfältigsten Feststellung der Verhältnisse der Prostata durch Palpation und Cystoskopie und unter sorgfältigster Verwertung der Anamnese und aller Symptome (Ausdrückbarkeit der Blase) eine Entscheidung getroffen werden können. Prostatahypertrophie und Prostatitis kommen häufig zusammen vor. Wo es sich um Retention handelt, liegt meist Hypertrophie vor; eine Ausnahme macht nur die seltene Form der Prostatitis cystoparetica. — Der Erfolg der Behandlung und die Beobachtung des Verlaufs bringt hier meist die Entscheidung. Die Differentialdiagnose zwischen malignem Tumor und Hypertrophie der Prostata ist in frühen Perioden der letzteren Affektion oft unmöglich. Für die späteren Perioden werden die differentialdiagnostischen Momente weiter unten angegeben werden.

Behandlung. Für die Behandlung ist das Stadium, in dem sich das Leiden befindet, ausschlaggebend. Vor allem ist die Feststellung der Größe des Residualharns oder überhaupt dessen Vorhandensein eine Hauptsache. Der Katheter ist erst dann indiziert, wenn Residualharn da ist, oder wenn im ersten Stadium ohne Residualharn eine akute Retention auftritt. Dann soll der Katheter aber sofort gebraucht und solange angewandt werden, bis der Residualharn wieder verschwunden ist und die Blase sich wieder ganz leert. Der Katheterismus soll bei der akuten Retention die spontane Miktion ersetzen und deshalb nicht möglichst selten, sondern so oft ausgeführt werden, als es die Bedürfnisse des Erkrankten verlangen.

Abgesehen von diesen akuten Zwischenfällen sind dem Prostatiker im ersten Stadium wesentlich hygienisch-diätetische Vorschriften zu machen. Der Urin darf nicht zurückgehalten werden, es soll durch Trinken indifferenter Flüssigkeit für eine reichliche Diurese gesorgt werden, der Stuhl soll sorgfältig geregelt sein, die Nahrung muß leicht verdaulich sein, und besonders abends soll wenig genossen werden. Bier, starke Alcoholica, Kaffee, starker Wein, sexueller Abusus sind zu verbieten. Regelmäßige Bewegung, regelmäßige Bäder, sorgfältiges Warmhalten der Füße, das Vermeiden jeder Erkältung ist streng anzuempfehlen. — Vorzüglich wirken oft abends zu nehmende sehr heiße Sitzbäder von kurzer Dauer (40⁰ C); man kann zu solchen Bädern auch medikamentöse Zusätze machen.

Innerliche Medikamente haben bei der Prostatahypertrophie keinen Erfolg. Trink- und Badekuren mit indifferenten Wässern und die damit verbundene Ruhe haben oft gute Wirkung nicht auf die vergrößerte Prostata, wohl aber auf die durch die Kongestion verursachten Symptome (Hall, Kreuznach, Tölz, Wildungen, Gastein, Teplitz, Ragaz usw.). v. Frisch empfiehlt südliche Seebäder in der heißen Jahreszeit. — Ob stark radioaktive Quellen eine besonders günstige Wirkung haben, ist noch nicht entschieden. — Organotherapie hat bei der Prostatahypertrophie keinen Erfolg. Es wurde Prostataextrakt und Hodenextrakt versucht.

Gegen den vermehrten Harndrang in der ersten Periode sind neben den erwähnten Maßnahmen Dilatationen mit starken Metallsonden, Instillationen von Lapislösung, endourethrale Kauterisationen manchmal von Nutzen und jedenfalls in geeigneten Fällen eines Versuches wert.

Versucht wurden auch Massage der Prostata, elektrische Behandlung, Elektropunktion, Elektrolyse aber ohne sicheren Erfolg. Auch die medikamentöse Injektion (Jodtinktur, Lugolsche Lösung, Fibrolysin) scheinen nur manchmal Erfolge zu geben und sind gefährlich. Ob die von Bier inaugurierte Injektion von Blut in die Prostata Anerkennung und Nachahmer finden wird, muß die Zukunft lehren. Für das erste Stadium der Hypertrophie kommt auch hier und da ein operativer Eingriff in Frage in Form der Resektion der Vasa deferentia, die manchmal einen sehr guten Einfluß hat, wohl bedingt durch die ihr folgende Dekongestionierung der Sexualorgane. — Ob die Röntgen- und Radiumbehandlung der hypertrophischen Prostata sichere Erfolge geben werden, ist noch sehr unsicher; die bis jetzt mitgeteilten Erfahrungen machen es nicht wahrscheinlich (Casper).

Vom Moment an, wo ein Residualurin besteht, also im zweiten Stadium der Prostatahypertrophie, kommt der Katheterismus in Frage. — Je nach der Lage des Falles setzt man mit dem evakuatorischen Katheterismus auch bei vorhandener Spontanmiktion, bei einem Residualharn von 100—150 ccm ein. Es wird dann täglich 1—2 mal katheterisiert; der Katheterismus zu Beginn der Nacht schafft oft Ruhe für die ganze Nacht. Hier und da gelingt es durch die regelmäßige Evakuation und dadurch bedingte Dekongestion der Prostata, den

Residualharn bedeutend zu vermindern, ja für eine kürzere oder längere Zeit zum Verschwinden zu bringen. Bei größeren Mengen von Residualharn und ganz besonders dann, wenn bei voller Blase das Miktionsbedürfnis sich in kurzen Intervallen zeigt und mit unangenehmen Sensationen verbunden ist, muß der Katheter häufiger gebraucht werden; das gleiche gilt für die Fälle, in denen kein Urin spontan mehr geht. Bei diesen Kranken ersetzt der Katheter die spontane Miktion und ist deshalb 3—5 mal in 24 Stunden einzuführen.

Erste Bedingung für Erfolg der Katheterbehandlung ist Asepsis und schonendes Verfahren. Die ersten Katheterisationen soll der Arzt selbst besorgen, um den für den Fall passenden Katheter wählen zu können, um den Einfluß des Katheters auf den Kranken genau zu studieren und um den Kranken in der Asepsis des Katheterismus zu instruieren. — Zeigen sich Anzeichen von Infektion der Blase (leichte Trübung des Urins, vermehrte Miktionsbedürfnisse), so ist der Katheterismus häufiger vorzunehmen, die Evakuation ist mit Spülung zu kombinieren, es sind die Harndesinfektionsmittel zu verordnen (s. Therapie der Cystitis).

Bei Prostatikern, die erst im dritten Stadium in die ärztliche Behandlung eintreten, ist die Wahl der richtigen Therapie eine sehr schwierige. In Fällen, die sich durch sehr große Distension, große Polyurie und schlechtes Allgemeinbefinden auszeichnen, wird man gelegentlich am besten auf den Katheterismus verzichten. In günstiger gelegenen Fällen ist mit äußerster Vorsicht vorzugehen und die Evakuation in Etappen vorzunehmen, d. h. man wird beim ersten Katheterismus z. B. 100 ccm und bei jedem weiteren je 100 ccm mehr entleeren. Äußerst selten kommen Kranke in diesem Stadium wieder vom Katheter los.

Bei akuter Harnretention kommt in Fällen, in denen der Katheter nicht eingeführt werden kann, die suprapubische Blasenpunktion in Frage. Sie wird dicht über der Symphyse mit einer gewöhnlichen Hohlnadel oder einem Troikart ausgeführt. Man kann den Troikart liegen lassen oder ihn durch einen Katheter ersetzen, eventuell auch die Punktion beliebig oft wiederholen, bis der Katheterismus gelingt.

Neben diesen palliativen Behandlungsmethoden nimmt heute die radikale Therapie der Prostatahypertrophie — die Prostatektomie — einen breiten Platz ein. Die Palliativoperationen wie Cystostomie, Cystopexie, endourethrale und perineale Prostatotomie, partielle Prostatektomie, Bottinis galvanokaustische Inzision, Unterbindung der Arteriae iliacae, und die sexuellen Operationen spielen heutzutage der totalen Prostatektomie gegenüber kaum mehr eine Rolle. — Die Indikationsstellung für die Operation ist noch keine einheitliche, doch werden mehr oder weniger allgemein anerkannt: Schwierigkeit des Katheterismus, häufige Blutung, häufige Infektionen, Unmöglichkeit den Katheterismus aseptisch auszuführen, Komplikation mit Blasenstein, sehr häufiges Bedürfnis zu katheterisieren, Schmerzhaftigkeit des Katheterismus; oft gibt auch der direkte Wunsch des Kranken, vom Katheter befreit zu werden, Veranlassung zur Operation.

Es stehen zwei Wege zur Entfernung der Vorsteherdrüse zur Verfügung, der suprapubische transvesikale und der perineale. — Beide Methoden haben ihre Anhänger, beide geben in geübten Händen vorzügliche Resultate. Während die Mortalität der suprapubischen Prostatektomie (Freyer-Fuller) etwas größer ist, sind die Resultate dafür um so sicherer. Die Mortalität der perinealen Methode (Proust, Albarran, Zuckerkandl) schwankt zwischen wenigen und 10%, die der suprapubischen zwischen 5 und 12%; die Zahlen variieren in den einzelnen Statistiken sehr stark und verbessern sich bei allen Operateuren mit der Übung und mit guter Indikationsstellung.

4. Die Atrophie der Prostata.

Die Atrophie der Prostata ist eine seltene Affektion, die in ihrer Erscheinung durchaus die Hypertrophie kopiert, indem sie auch zu vermehrten Bedürfnissen, Dysurie und partieller und totaler Retention führt.

Die Ätiologie ist unbekannt; die Atrophie, die man bei vor der Pubertät Kastrierten beobachtet, macht meist keine Symptome. — Die Atrophie ist meist eine Erkrankung des Seniums und stellt sich pathologisch-anatomisch als Schwund des Drüsenkörpers der Prostata dar. — Die Prognose ist keine gute, es kommt frühzeitig zur Inkontinenz und leicht zur Infektion. Die Diagnose ist aus den subjektiven Symptomen der Hypertrophie bei Vorhandensein von Residualharn und dem Fehlen der Prostata leicht zu stellen. Die Therapie ist eine palliative; auch hier ist der Katheterismus nötig, sobald ansehnliche Quantitäten von Residualharn vorhanden sind.

5. Maligne Neubildungen der Prostata.

Es sind Karzinome und Sarkome der Prostata bekannt; erstere meist bei alten Männern im Alter der Hypertrophie, letztere bei Knaben und bei jüngeren Männern. Karzinome sind in den letzten Jahren relativ oft aus Anlaß der Prostatektomie entdeckt worden, indem sich eine als Hypertrophie entfernte Drüse histologisch als Karzinom erwies.

Die **Ätiologie** der Affektion ist unbekannt; nicht selten scheint eine hypertrophische Prostata karzinomatös zu degenerieren.

Histologisch sind Rundzellen-, Spindelzellen-, Angio-, Lympho-, Adeno- und Rhabdomyo-Sarkome beschrieben worden, auch ein Sarcoma enchondromatodes (E. Kaufmann).

Die Prostatakarzinome sind entweder adenomatöse oder solide Formen, selten szirrhöse, kolloide oder melanotische.

Einzelne Krebse haben die Eigentümlichkeit, multiple Metastasen im Knochensystem zu machen (v. Recklinghausens osteoplastisches Prostatakarzinom). Zur Regel gehören beim Karzinom frühe Metastasen in den regionären Drüsen und entferntere Metastasen im späteren Verlauf. Bei einem Teil infiltriert die Neubildung auch frühzeitig das die Prostata umgebende Beckenbindegewebe.

Symptomatologie. Das Prostatakarzinom macht die Symptome der Hypertrophie mit dem Unterschied, daß der Verlauf ein rascherer und die Symptome prägnanter und variabler sind und dazu kommen als typische Beigabe Schmerzen, die ins Becken, in den Rücken, das Perineum und in die Beine ausstrahlen; diese Schmerzen bestehen oft unabhängig von der Miktion und können sehr heftig sein. — Die Retention und die Hämaturie zeigen nichts Charakteristisches. Infektionen verlaufen meist heftiger und haften intensiver als bei der Hypertrophie und führen früher zu den Komplikationen in den oberen Harnwegen. Alle diese Symptome können aber gelegentlich fehlen und beim osteoplastischen Karzinom stehen oft die Anämie und die Symptome der Knochenmetastasen (Spontanfrakturen, Schmerzen, Knochenauftreibungen) im Vordergrund, und der primäre Tumor wird spät und zufällig oder gar nicht entdeckt. Bei den Sarkomen des Kindesalters ist die akute Retention meist das prägnante und einzige Symptom.

Die Sarkome führen meist in kurzer Zeit zum Tode ($\frac{1}{2}$—1 Jahr); die Karzinome haben oft einen langsamen, sich über Jahre erstreckenden Verlauf. Der Tod erfolgt entweder, und das ist meistens der Fall, durch die progrediente Infektion bei dem durch die Kachexie heruntergekommenen Kranken oder durch entfernte Metastasen. Die Prognose, auch der operierten Fälle, ist eine schlechte.

Die **Diagnose** eines Prostatasarkoms beim Kinde, das an Harnretention erkrankt, ist meist leicht, da die lokale Affektion sich meist schon bedeutend entwickelt hat. Die Diagnose des Karzinoms ist leicht in den ausgesprochenen

Fällen, wo die Symptome der Hypertrophie sich mit Schmerzen kombinieren und ein großer harter, unverschieblicher, mit der Mastdarmschleimhaut verwachsener, in Form und Konsistenz unregelmäßiger Tumor, der ohne deutliche Grenzen in die Umgebung übergeht, gefunden wird. An Karzinom soll auch immer gedacht werden, wenn bei chronischer partieller oder totaler Retention eine kleine aber sehr harte und sehr wenig verschiebliche Prostata gefunden wird. — Beginnende, in einer hypertrophischen Prostata sich entwickelnde Karzinome, die noch keine Schmerzen machen, sind mit Sicherheit nicht zu diagnostizieren. Nur in Fällen, in denen der rektale Palpationsbefund von früher her bekannt war und sich rasch im Sinne von derber Tumorbildung veränderte, ist die richtige Deutung mit einiger Sicherheit möglich.

Differential-diagnostisch kommen neben der Hypertrophie Prostatakonkremente und Prostatatuberkulose (beide sehr selten) in Frage; Hypertrophie mit Cystitis und Blasenstein und Blasentumor machen manchmal die gleichen Symptome. Hier läßt das Cystoskop sicher die Diagnose machen. Das Prostatakarzinom stellt, wenn es ins Blaseninnere vorspringt, einen meist unregelmäßigen, wulstigen, von ödematöser Schleimhaut überzogenen Tumor dar.

Therapeutisch kommt für die Retention und ihre Komplikationen der Katheter in Betracht wie bei der Hypertrophie, eventuell die suprapubische Cystostomie. Von Röntgenbestrahlung wurde in einzelnen Fällen ein gewisser Erfolg gesehen. Die Narcotica sind nie zu umgehen und in Form von Suppositorien oft lange von guter Wirkung. Vom Aspirin sieht man gegen die Schmerzen oft gutes. — Die radikale — in den Fällen der Wahl perineal auszuführende — Prostatektomie gibt in frühen Stadien relativ günstige unmittelbare Erfolge, aber keine oder äußerst seltene Dauerheilungen. Im vorgeschrittenen Stadium der Erkrankung ist die Operation sehr gefährlich und nie radikal.

6. Steine der Prostata.

Steine der Prostata sind selten, besonders dann, wenn man die von der Harnröhre in die Prostata eingedrungenen und aus der Niere oder der Blase stammenden Steine nicht hierherzählt. Auch Kalkablagerungen aus dem Urin in tuberkulöse oder andere Abszeßhöhlen der Prostata sind hier nicht zu besprechen.

In allen Lebensaltern finden sich in der Prostata die sogenannten Corpora amylacea, die meist sehr klein sind und keine Symptome machen. Sie bestehen aus Eiweiß und Lezithin und können durch Apposition bis erbsengroß werden; sie werden zu Prostatasteinen durch weiteres Wachstum, das durch den Ansatz von Phosphatsalzen geschieht. Prostatasteine können multipel sein; solitäre Steine können bis hühnereigroß werden. Durch die Steinbildung kommt es zur Atrophie der Prostata, durch Infektion zur Abszeßbildung und eventuell zur Perforation nach außen.

Die Symptome sind einmal durch die Vergrößerung der Drüse bedingt (Dysurie), dann durch die Entzündung (Schmerz, Eiterung, Blutung, die Symptome des Prostataabszesses). Die Diagnose ist meist nicht leicht, da kleine derbe Steinchen mit prostatitischer Infiltration, Karzinom-Knoten oder Tuberkulose verwechselt werden können. Größere Steine sind palpatorisch leicht zu erkennen; es kann das Radiogramm helfen. Therapeutisch ist meist die perineale Prostatotomie am Platze. In seltenen Fällen ist die Entfernung solcher Konkremente durch die Urethra gelungen.

7. Syphilis der Prostata.

Von Syphilis der Prostata sind einige klinische Fälle beschrieben, bei denen der Palpationsbefund an Karzinom denken ließ, die antisyphilitische Therapie aber die luetische Natur der Affektion zu beweisen schien. Die Affektion ist jedenfalls äußerst selten (Grosglik).

8. Cysten der Prostata.

Als Cysten der Prostata sind sowohl Retentionscysten im Innern der Drüse, als auch solche, die auf ihrer Oberfläche sitzen, ins Blaseninnere hervorragen und durch diese ihre

Lage Miktionsstörungen machen können, beschrieben worden. Eine Diagnose ist in solchen Fällen nur cystoskopisch zu machen und die Therapie kann nur eine chirurgische sein (Socin-Burckhardt).

9. Parasiten der Prostata.

Von Prostataparasiten sind nur Echinokokken beschrieben worden. Für die meisten Fälle ist aber der Ursprung der Blasen in der Prostata nicht sicher erwiesen, sondern die Möglichkeit, daß sie im prärektalen Bindegewebe sich entwickelten, nicht von der Hand zu weisen (Nicaise). Es handelt sich dabei um größere oder kleinere Cysten, die je nach der Richtung ihrer Entwickelung bald mehr Harn-, bald mehr Stuhlbeschwerden provozieren und deren Natur nur durch eine Probepunktion mit Sicherheit festzustellen ist.

10. Neurosen der Prostata.

Da die Prostata ihrer Funktion nach teils zum Harnapparat, teils zum Geschlechtsapparat gehört, so fallen auch die funktionellen Störungen zum Teil mit denen bei den Neurosen der Blase geschilderten, zum Teil mit denjenigen zusammen, die bei den funktionellen Störungen der Geschlechtsorgane des Mannes erwähnt werden sollen. Es ist deshalb hier nur in Kürze daran zu erinnern, daß sich die funktionellen Störungen einesteils auf den motorischen Teil der Vorsteherdrüse erstrecken und Störungen der Miktion hervorrufen: Pollakurie, Dysurie, Sphinkterkrampf, anderenteils auf die sekretorische Tätigkeit und Prostatorrhoe provozieren und endlich auf den sensiblen Apparat der Drüse, wobei es zu allgemeinen Hyperästhesien, partiellen Hyperästhesien, die sich auf die Pars prostatica der Urethra beziehen, und zu Neuralgien im Gebiete der Prostata kommt.

Ätiologisch spielen für das Zustandekommen dieser Neurosen eine nicht unbedeutende Rolle auf der einen Seite angeborene und erworbene Schwächezustände des Nervensystems und auf der anderen Seite die Gonorrhoe (Urethritis posterior und Prostatitis) und geschlechtliche Exzesse (Masturbation, Coitus interruptus). Selten scheint Verstopfung, allgemeiner Schwächezustand, Erkältung und Trauma (therapeutische Traumen!) eine Rolle zu spielen.

Symptome. Die Prostataneurosen kommen am häufigsten im Alter der Gonorrhoe vor, also zwischen 20 und 30. Meist kombinieren sich Symptome der verschiedenen funktionellen Störungen miteinander; so ist meist die schwierige und vermehrte Miktion auch schmerzhaft und die Prostatorrhoe mit unangenehmen Sensationen verbunden; auch Störungen der Potenz finden sich sehr oft mit den Prostataneurosen vergesellschaftet. — Daneben sind sehr häufig Symptome allgemeiner Neurasthenie zu beobachten.

Von objektiven Veränderungen sind beim Sphinkterkrampf Schwierigkeiten für die Einführung von Instrumenten zu konstatieren, solange der Krampf besteht, die Veranlassung geben zu Verwechselungen mit Strikturen; häufig findet man die früher geschilderten Veränderungen des Urins und des Prostatasekrets, wie sie die Prostatitis verursacht.

Die **Diagnose** der Prostataneurosen geschieht nach exaktester lokaler Untersuchung der Blase, der Prostata, der Harnröhre und des Nervensystems im allgemeinen durch Ausschluß aller möglichen anatomischen Affektionen. Beim Bestehen einer Prostatitis oder Urethritis posterior bleibt es der Erfahrung des Einzelnen überlassen, die Neurose oder den Entzündungszustand in den Vordergrund zu stellen.

Die **Prognose** der Affektion ist mit Vorsicht in bezug auf Heilung zu stellen; sie ist beherrscht durch den allgemeinen nervösen Zustand.

Die **Therapie** ist einmal diejenige der Prostatitis, wobei man tastend und schonend vorgehen muß, um ja nicht vorhandene Sensibilitätsstörungen zu steigern, und dann hauptsächlich die der Neurasthenie (Psychotherapie, allgemeine Kräftigung). Sexuelle Mißbräuche (Coitus interruptus, Onanie) sind zu bekämpfen. Von besonderen Maßnahmen sind noch zu erwähnen: Elektrisation und Elektromassage der Prostata, Psychrophorkatheter und Mastdarmbirne, lokale hydrotherapeutische Prozeduren (Sitzbäder, Dammduschen usw.). Bei Sphinkterspasmus und oft auch beim Cystospasmus sind starke Metallsonden von guter Wirkung. — Daß daneben auch Suppositorien, kleine medikamentöse Klysmen und für die allgemeine Behandlung die Nervina Verwendung finden, sei nur angedeutet.

III. Erkrankungen der Hoden, Nebenhoden, Samenblasen.

Physiologische Vorbemerkungen.

Die Funktion der Hoden setzt mit der Pubertät ein und besteht einesteils in der Bildung der Samenfäden und andererseits in der nach innen gehenden Sekretion unbekannter Stoffe, welche für die Entwickelung der Männlichkeit von ausschlaggebender Bedeutung sind. Die innere Sekretion ist nicht an die Samenbereitung gebunden, sondern an das Vorhandensein der interstitiellen Stützsubstanz, wie die Untersuchung der Hoden von Kryptorchisten lehrt, bei denen die äußere Sekretion fehlen kann und bei denen sich doch die sekundären männlichen Geschlechtscharacteristica entwickeln.

Der Nebenhoden stellt den Anfangsteil des die Samenfäden ableitenden Samengefäßes dar, hat aber verschiedenen Befunden nach auch sekretorische Eigenschaften.

Auch die Samenblasen scheinen neben ihrer Rolle als Samenbehälter, deren Bedeutung übrigens angezweifelt wird, den Massage-Befunden beim lebenden Menschen nach aber nicht zu bezweifeln ist, wesentlich auch Sekretionsorgane zu sein und nach der Auffassung von Exner scheint ihnen auch die Aufgabe zuzufallen, die nicht durch Ejakulation entfernten Samenzellen zu resorbieren.

Die Hoden haben einen Einfluß auf die Entwickelung der Vorsteherdrüse, denn nach Entfernung der Testikel wird diese in ihrem drüsigen Anteil atrophisch. Die Entfernung des einen Hodens bewirkt keine Hypertrophie des anderen Organs.

1. Die Hodenatrophie

ist relativ häufig; sie kann angeboren oder erworben sein. Von allgemeinen Erkrankungen können Phthise, Typhus und Verletzungen des Gehirns und des Rückenmarks, von lokalen traumatische Entzündungen, Syphilis, Tuberkulose, Orchitis bei Parotitis, Typhus usw., Varikozele, Torsion des Samenstrangs, Druck von Hämatozelen usw. zu Hodenschwund führen. Obliteration des Vas deferens durch Epididymitis führt nicht zur Atrophie, wie Hodenpunktionen mit positivem Spermatozoenbefund viele Jahre nach der überstandenen Nebenhodenaffektion beweisen. Ektopische und im Leistenkanal retinierte Hoden sind meist atrophisch. Durch länger dauernde Röntgenbestrahlung kann die spermaproduzierende Hodenfunktion vernichtet werden, während das interstitielle Gewebe weniger zu leiden scheint.

Hodenatrophie führt je nach ihrem Grade beim entwickelten Mann zur Impotentia generandi und coeundi, vor der Pubertätszeit hindert nur die hochgradige Atrophie die Entwickelung der sekundären Geschlechtscharaktere. Verlust der Hoden hat nach der Pubertätsentwickelung keinen bedeutenden Einfluß auf die somatischen Funktionen, dagegen durch Verlust des Sexualtriebes einen solchen auf die Psyche.

2. Ectopia und Retentio testis.

Wenn der Hoden irgendwo auf dem normaliter in der Fötalperiode zu durchlaufenden Wege zwischen Nierengegend und Skrotum stehen bleibt, so spricht man von Hodenretention (abdominale, inguinale); weicht er von dieser Bahn innerhalb oder außerhalb der Bauchhöhle ab, von Ectopia testis. Die Ektopie ist bedeutend seltener als die Retention; beide sind auf Hemmungsbildungen zurückzuführen.

Bei kleinen Knaben sieht man die Hodenretention häufig; sie verschwindet aber mit der Zeit; in solchen Fällen handelt es sich um verspätete Deszension. Solche Fälle sind für alle therapeutischen Maßnahmen ein sehr dankbares Gebiet, während die Retentio testis nur durch chirurgische Behandlung zu beseitigen ist, aber leider in sehr vielen Fällen sich auch gegen diese sehr refraktär zeigt.

Wichtig ist die Retentio testis inguinalis durch die Schädigungen, die der Hoden dadurch erfährt. Der Bauchhoden ist gegen Insulte geschützt, der Leistenhoden aber vielen äußeren Traumen ausgesetzt und durch die Enge des Raumes und die Insulten der Muskulatur der Bauchwand in seiner Entwickelung behindert. — Weiter oben ist schon erwähnt worden, daß diese Hoden oft atrophisch und azoosperm sind. Vielleicht ist das nicht Folge der Retention, sondern der gleichen Schädlichkeit, die auch zur Retention geführt hat.

Therapeutisch sind die Fälle von Bauchhoden (Monorchismus, Kryptorchismus) meist nicht zu beeinflussen. Bei den Leistenhoden soll man bis zum 12. Jahre zuwarten eventuell mit Massage behandeln und beobachten, ob der Descensus nicht erfolgt, wenn nicht das Vorhandensein einer Hernie eine besondere Indikation gibt. Für das weitere Verfahren gehen die Ansichten weit auseinander. Von der einen Seite wird von der Verlagerung des Hodens in das Scrotum, wenn sie nicht ganz leicht gelingt, abgeraten und die Verlagerung des Organs in das präperitoneale Bindegewebe empfohlen (Schönholzer), von anderer Seite die Orchidopexie in ihren verschiedensten Modifikationen aufs wärmste empfohlen, obschon nach verschiedenen Autoren sich der im Scrotum fixierte Hoden selten richtig zu entwickeln scheint (Souligoux und Villard).

3. Entzündungen des Hodens und Nebenhodens, der Samenblase.

Epididymitis.

Der Nebenhoden erkrankt häufiger entzündlich als der Hoden und meist durch Fortleitung entzündlicher Prozesse aus der Blase, der Prostata und der hintern Harnröhre, selten metastatisch. Der Hoden erkrankt relativ häufig metastatisch, seltener durch direkte Fortleitung der Entzündung vom Nebenhoden aus.

Bei der Epididymitis umschließt auf der Rückseite und oben und unten der harte, vergrößerte, dolente Nebenhoden den weichen kleinen Hoden; umgekehrt liegt bei der Orchitis die verlängerte und verschmälerte Epididymis der Rückseite des vergrößerten empfindlichen Hodens auf.

Ätiologie. Epididymitis durch Trauma ist häufig beschrieben worden. Nach unseren Begriffen über Entzündung hat man sich die Sache aber so vorzustellen, daß durch das Trauma die Prädisposition gesetzt wird, bei welcher Einwanderung entzündungserregender Bakterien aus der hinteren Harnröhre veranlaßt wird. Daß auch die Lokalisation des Tuberkelvirus in die Nebenhoden durch Trauma veranlaßt werden kann, ist häufig beobachtet worden.

Metastatische Epididymitis ist selten; sie wurde bei Typhus, bei Influenza beschrieben und wird gelegentlich durch Friedlaendersche Bazillen bedingt. Ich selbst habe bei einem 16 jährigen Jüngling, bei dem jede urethrale Infektion ausgeschlossen war, bei einer akuten Sommerdiarrhoe eine akute Epididymitis unter hohem Fieber entstehen

sehen, die ohne Abszedierung ausheilte. Eine Lokalisation von Filarien in den Nebenhoden kann gelegentlich eine Epididymitis vortäuschen (B r o w n).

Die Epididymitis urethraler Provenienz kommt weitaus am häufigsten vor. — Vor allem spielt die Gonorrhoe eine Rolle, die sehr oft zu ein-
und zu doppelseitiger Nebenhodenentzündung Veranlassung gibt. Dann kommen
alle anderen entzündlichen Zustände der Harnwege in Betracht, die bei den
chirurgischen Affektionen dieser Organe eine große Rolle spielen und weiterhin
die spontan entstandenen Infektionen der Harnwege mit Colibakterien, die
sich relativ oft mit Epididymitis komplizieren. Das ausschlaggebende Moment
zur Entstehung der Nebenhodenentzündung spielt dann oft ein äußeres Trauma
oder das Trauma eines urethralen Eingriffes. Notwendig sind aber solche äußere
Veranlassungen nicht. — Als Entzündungserreger funktionieren in diesen
Fällen einmal die Gonokokken und dann alle anderen Bakterienarten, die bei
den entzündlichen Zuständen der Blase und hinteren Harnröhre eine Rolle
spielen können (Colibakterien, Staphylokokken usw.).

Symptome, Verlauf. Schmerz, der in den Hoden lokalisiert ist und oft
gegen die Leiste, gegen das Sacrum und gegen die Lenden ausstrahlt, markiert
in den akuten Fällen den Beginn des Leidens. Dazu entwickelt sich die
Schwellung der Nebenhoden, deren rasches Auftreten oft sehr auffällt. Es besteht starke Dolenz des Nebenhodens, oft Ödem der Hodensackhaut, oft kompliziert eine akute Hydrocele die Epididymitis. Häufig besteht Fieber, oft sehr
hohes Fieber. Beim Liegen, in leichteren Fällen beim Tragen eines Suspensoriums,
lassen die Schmerzen meist nach. Die Schwellung zeigt nach 8—10 Tagen
Tendenz zur Rückbildung, braucht aber meist Wochen, oft Monate, bis sie zu
einer kleinen derben Stelle im Nebenhoden zurückgegangen ist.

Die Epididymitis kommt speziell bei Gonorrhöe in ca. $1/15$ der Fälle doppelseitig
vor und ist dann der gewöhnlichste Grund der Impotentia generandi (in 75—80% führt
sie zur Sterilität).

Bei der gonorrhoischen Epididymitis selten, relativ häufig aber bei der banalen
kommen Abszesse vor, die ein chirurgisches Vorgehen verlangen.

Die **Diagnose** bietet meist keine Schwierigkeiten. Schwierig ist es aber
oft, eine banale Epididymitis von einer Nebenhodentuberkulose zu unterscheiden.
Denn nicht nur kann die letztere akut einsetzen, sondern die erstere sich auch
sehr langsam und fast unmerklich entwickeln. Ganz besonders schwierig liegt
die Diagnose dann, wenn die Infektionsquellen zu einer banalen Epididymitis
vorhanden wären. In solchen Fällen kann nur der Verlauf Aufschluß geben
eventuell das bakteriologisch untersuchte Sekret der Prostata und der Samenblasen, wenn dasselbe Tuberkelbazillen enthält.

Die **Therapie** besteht in den leichten Fällen in der Verordnung eines Sus-
pensoriums. Schwerere Fälle müssen das Bett hüten. Man wird anfänglich
Eis oder kalte Umschläge versuchen, in den meisten Fällen aber mit Vorteil
frühzeitig lokale Wärmeapplikationen (Kataplasmen, Thermophore usw.) in
Verwendung ziehen. Die Stauung nach Bier kann zur Beschleunigung der
Resorption des Exsudates Verwendung finden; es werden ihr von einzelnen
Seiten besondere Vorteile nachgerühmt; so soll die Sterilität bei doppelseitiger
Epididymitis, die nach Bier gestaut waren, eine bedeutend seltenere sein. Gegen
die Schmerzen wird man Morphium, Antipyrin, Aspirin nicht entbehren können.
— Sobald das akute Stadium vorbei ist, wird man die Patienten mit dem Sus-
pensorium aufstehen lassen und entweder feuchte Überschläge oder eine Salbe
applizieren lassen (Jodkalisalbe, 10%ige Guajakolsalbe, Ichthyol, graue
Salbe, Belladonnasalbe usw.). — Erwähnt sei, daß in neuerer Zeit auch bei
Epididymitis ohne nachgewiesene Abszeßbildung zur raschen Beseitigung der
Schmerzen und Beschleunigung der Resorption die Punktion und auch die
Inzision gemacht wird (B ä r m a n n, E s c a t).

Orchitis.

Die seltenen Orchitiden durch urethrale Infektion kommen meist mit Epididymitis vor und entstehen durch Fortleitung dieser auf den Hoden. Häufig führt diese Form von Orchitis zur Abszeßbildung.

Die metastatische Orchitis kommt ganz besonders oft bei Parotitis epidemica vor, vorwiegend bei Jünglingen über 14 Jahren und bei geschlechtsreifen Männern. Auch Orchitis ohne Parotitis kommt vor. Die Orchitis bei Mumps tritt meist am Ende der ersten Krankheitswoche auf, oft doppelseitig und mit hohem Fieber. Selten tritt Abszedierung ein. Die Schmerzen sind meist sehr heftig (Spannung der Tunica albuginea) und werden durch Bettruhe meist nicht gemildert. — Dauer der Erkrankung 2—4 Wochen. In $^1/_3$—$^1/_2$ der Fälle ist die Orchitis von Hodenatrophie gefolgt.

Relativ häufig ist die Orchitis bei Typhus, selten bei Polyarthritis rheumatica. Auch bei Influenza, Pneumonie, Paratyphus, Malaria, Scharlach und Pyämie kommt die Orchitis vor. Die Orchitis bei Variola wird meist nur auf dem Sektionstisch entdeckt, während die anderen Formen speziell auch die bei Rotz unter heftigen Symptomen verlaufen.

Die **Therapie** der Orchitis fällt mit derjenigen der Epididymitis zusammen. Auch hier hat man versucht, durch Punktion und durch Inzision den Prozeß abzukürzen.

Spermatocystitis.

Die Entzündungen der Samenblasen beobachtet man meist bei Gonorrhoe, seltener bei anderen urethralen Infektionen. Sie werden oft nicht diagnostiziert, weil sie meist mit Prostatitis und Epididymitis zusammen vorkommen und ihre Symptome dann mit denjenigen der Prostatitis zusammenfallen und weil die Palpation der Samenbläschen bei fetteren Männern oft absolut unmöglich ist. Bei Gonorrhoe ist akute Samenblasenentzündung häufig: bei Urethritis posterior in 35% und bei Epididymitis in 62% der Fälle (s. Wossidlo). Von **Symptomen** sind zu erwähnen Schmerzen im Mastdarm, im Kreuz, in der Inguina, in der Blasengegend, Defäkations- und Miktionsschmerz, priapistische Erektionen, häufige Pollutionen, Pyospermie und Hämospermie. Häufig ist Fieber vorhanden.

Der **Verlauf** ist meist ein gutartiger und die totale Ausheilung das Gewöhnliche. Es wird aber auch Abszeßbildung beobachtet mit Perforation ins Rektum, selten ins Peritoneum; ich sah eine Streptokokken-Spermatocystitis ins Cavum praevesicale perforieren.

Gelegentlich geht die akute auch in die chronische Spermatocystitis über; der Samen enthält dann Eiter. Symptome fehlen entweder oder es sind die der Urethritis posterior oder der Prostatitis; manchmal beobachtet man auch Koliken in den Tiefen des Rektums, die als Retentionskoliken gedeutet werden; ich selbst sah in einem Falle regelmäßige Koliken in der Blasengegend und in die Hoden ausstrahlend am Ende der Miktion.

Die **Diagnose** dieser Affektion ist durch die Palpation und die mikroskopische Untersuchung des Sekretes der Samenblasen zu stellen. Für die **Therapie** kommen die bei der Prostatitis angegebenen Maßnahmen in Betracht (Massage, Sitzbäder, medikamentöse Spülungen und rektale Applikationen).

4. Tuberkulose der Nebenhoden, Hoden, Samenblasen und der Prostata.

Tuberkulose ist eine der wichtigsten und häufigsten Affektionen der Genitaldrüsen und kommt am häufigsten im Alter zwischen 20 und 40 Jahren vor, aber auch bei Kindern und im hohen Alter ist die Affektion nicht selten. Klinisch beobachtet man häufig als einzige Lokalisation die im Hoden und Nebenhoden, pathologisch anatomisch trifft die Affektion sehr oft verschiedene Abschnitte des Genital- und oft des Urogenitalsystems. Oft bildet klinisch eine Nebenhodentuberkulose das erste Glied einer Kette, an das sich im weiteren Verlaufe oft mit langen Intervallen eine Tuberkulose der Prostata, der Nieren, des anderen Hodens, der Blase usw. reiht. Man hat oft den Eindruck, als ob in solchen Fällen eine Disposition dieser Organsysteme eine Rolle spiele.

Der Weg, auf dem der Tuberkelbazillus in den Nebenhoden, respektive in eines der anderen Organe gelangt, ist der Blutweg. Nach v. Baumgarten und Kraemer geht die Ausbreitung von dem primär infizierten Abschnitt aus immer mit und nie gegen den Sekretstrom: also vom Hoden zur Samenblase und zur Prostata und nicht umgekehrt; andere Autoren (E. Kaufmann und v. Baumgarten selbst) nehmen bei Sekretstauung aber auch den anderen Weg als möglich an. — Wiederholt ist die Beobachtung gemacht worden, daß bei Phthisikern in dem gesunden Hoden und in den Samenbläschen Tuberkelbazillen vorkommen; sie erklären die Entstehung der traumatischen tuberkulösen Epididymitis. Klinisch ist es nicht möglich, über die Ausbreitungswege der Tuberkulose eine Aufklärung zu bekommen. Eine Urogenitaltuberkulose kann durch eine Hodentuberkulose eingeleitet sein, an die sich mit Übergehung der Blase eine Nierentuberkulose anschließt. Die Prostata- und Samenblasentuberkulose sind auch nicht immer leicht und sicher zu diagnostizieren.

Pathologisch-anatomisch kommen meist nur die Endstadien der Erkrankung zur Ansicht, dann sind meist viele verschiedene Organe erkrankt.

So fand z. B. Rautberd unter 59 Fällen von Urogenitaltuberkulose affiziert: 49 mal die Nieren (83%), 27 mal die Blase (46%), 19 mal den Hoden (32,2%), 25 mal den Nebenhoden (42%), 32 mal die Samenblase (54%), in 25 Fällen das Vas deferens (25,2%), in 49 Fällen die Prostata (83%). In 12 Fällen von Samenblasentuberkulose war Hoden und Nebenhoden intakt, in 6 Fällen war der Hoden und die Samenblase erkrankt, der Nebenhoden nicht.

Aus dieser Zusammenstellung ist ersichtlich, wie viele Kombinationen vorkommen, wie relativ oft auch der Haupthoden ohne Epididymitis erkrankt und welche Rolle die Prostata spielt.

Die **Symptome** der Hodentuberkulose sind je nach dem Einsetzen der Affektion entweder die der akuten Epididymitis, oder wenn die Erkrankung einen mehr schleichenden Anfang hat, sehr undeutlich; der Patient wird durch unangenehme Lokalgefühle oder sogar erst durch den Befund der Schwellung auf seine Affektion aufmerksam gemacht. — Weiterhin verläuft die Affektion dann entweder rascher oder weniger rasch progredient, auf den Hoden übergreifend und zur Vereiterung führend, oder sie wird mehr und mehr latent und macht lange keinerlei Symptome. Man beobachtet auch Abkapselung oder nach Entleerung von Eiter spontane Ausheilung der Nebenhoden-Hodentuberkulose. — Die Prostata- und Samenblasentuberkulosen verlaufen meist symptomlos oder verursachen sehr geringe Symptome, die hinter den anderen Komplikationen, besonders den Affektionen der Harnröhre und der Blase verschwinden. — Gelegentlich kommt Perforation in den Darm, gegen das Perineum, in die Urethra oder in die Harnblase vor.

Die **Diagnose** ist einfach in den Fällen, in denen tuberkulöse Prädispositionen vorhanden sind und eine urethrale Infektionsquelle mit Sicherheit ausgeschlossen werden kann. Ist diese vorhanden, dann spricht große Schmerzhaftigkeit gegen, große knollige Härte der Epididymis und Konstanz dieses Befundes für Tuberkulose. Die Prostartatuberkulose zeigt sich als derber Knollen in der mehr oder weniger normalen Drüse, die tuberkulösen Samenblasen sind als harte knollige Stränge zu fühlen. — Bildet sich bei einer chronischen Epididymitis Fluktuation und Verwachsung mit der Haut, so spricht das für Tuberkulose.

Therapeutisch kommt vor allem der chirurgische Eingriff, wenigstens bei Hodentuberkulose, in Frage, und zwar soll in den Fällen, wo Hoden und Nebenhoden erkrankt sind, kastriert, in den Fällen, wo nur die Epididymis befallen ist, nur diese entfernt werden (Epididymektomie). Selten ist es nötig die erkrankte Samenblase oder Prostata in Angriff zu nehmen, da erfahrungsgemäß nach der Testektomie diese oft ausheilen und die Eingriffe speziell an der Prostata keine guten Resultate geben.

Wir huldigen der Ansicht, daß konservative Behandlung und hygienisch-diätetische Kuren nicht vor der Operation zu versuchen sind, wohl aber nach der Operation mit allem Nachdruck angeordnet werden sollen, um den Körper möglichst widerstandsfähig gegen neue Lokalisationen der Affektion zu machen und die bestehenden, nicht zugänglichen zur Ausheilung zu bringen.

Die Entfernung des kranken Hodens hat noch einen weiteren Vorteil, sie schützt den anderen Hoden vor Infektion; denn nach der Statistik von v. Bruns über das Ergehen von 78 einseitig und 33 doppelseitig Kastrierten erkrankte bei den nicht Operierten in 50—70 % der Fälle der zweite Hoden früher oder später tuberkulös, während bei den einseitig Kastrierten das nur in 26 % der Fälle vorkommt. Von den einseitig Kastrierten wurden durch die Operation 46 % dauernd geheilt, von den doppelseitig Operierten 56 %. — Nach der eben erwähnten und nach anderen Statistiken (Simon, Beck) wird durch die Semikastration die Potenz nicht in nennenswerter Weise beeinflußt; die totale Kastration läßt manchmal noch Reste der Potentia coeundi bestehen und hat bei diesen Beobachtern nie zu psychischen Alterationen geführt. — Muß man nur einseitig kastrieren und kann man auf der anderen Seite die Epididymektomie machen, so bleibt eine gewisse Pontentia couendi erhalten, die nach meinen Erfahrungen den Operierten den Mut gibt, sich zu verehelichen.

Die Komplikation mit Lungentuberkulose, wenn diese nicht zu fortgeschritten ist, kann als Indikation zur Operation gelten. In solchen Fällen ist an eine spontane Ausheilung am wenigsten zu denken.

5. Syphilis der Hoden und Nebenhoden.

Bei Syphilis erkrankt im Gegensatz zur Tuberkulose meist nur der Hoden und sehr spät und sehr selten allein die Epididymis. Hodensyphilis kommt am häufigsten beim geschlechtsreifen Manne vor, meist erst einige bis viele Jahre nach der Infektion. Hodensyphilis kommt auch kongenital vor oder manifestiert sich im Kindesalter als hereditäre Form. Hier und da spielt in der Anamnese ein Trauma eine Rolle.

Hodensyphilis ist selten; meist tritt sie langsam als unregelmäßige harte Verdickung des Hodens bis zu Gänseei- oder Faustgröße auf und verursacht keinerlei Symptome, bis das Gewicht des Tumors sich durch Zug am Samenstrang schmerzhaft bemerkbar macht. Weiterhin bleibt die Geschwulst dann oft lange stationär oder sie schrumpft bindegewebig oder bricht nach außen auf und es kommt zur Bildung einer Ulzeration und Hodenfistel. — Selten erkrankt der Nebenhoden mit, sehr selten erkrankt er allein. — Oft erkranken beide Hoden, meist aber der eine nach dem anderen.

Für die **Diagnose** kommt vor allem die Anamnese in Betracht, weiterhin das exklusive Befallensein des Haupthodens (gegenüber Tuberkulose), der exquisit-chronische Verlauf gegenüber Tumor, häufige Doppelseitigkeit und Fistelbildung. Wenn Syphilis durch die Anamnese auf der einen Seite, Tuberkulose oder Karzinom auf der anderen Seite in Frage stehen, dann wird die Diagnose sehr schwierig, da die beiden letztgenannten Affektionen sich mit Syphilis kombinieren können. Hier wird die Wassermannsche Reaktion entscheiden müssen

Die **Prognose** ist für den Hoden keine gute, da er meist seine Funktion einbüßt. Therapeutisch ist eine antisyphilitische Behandlung vorzunehmen, in Fällen totaler Verkäsung mit Aufbruch und Fistelbildung eventuell Kastration.

6. Verschiedenes.

Die Erkrankungen der Scheidenhäute des Hodens, die Neubildungen des Hodens und Nebenhodens, der Hodeninfarkt als Folge der Torsion des Samenstrangs, die Spermatozele sollen hier nicht besprochen werden, da sie unbestritten ins Gebiet der Chirurgie gehören und auch geringe Beziehungen zu inneren Krankheiten haben.

Zu erwähnen ist, daß im Hoden und Nebenhoden (speziell im letzteren) bei der Lepraerkrankung Leprome auftreten, die zu Hodenatrophie und Impotenz führen können. Aktinomykose des Hodens ist äußerst selten und metastatischer Natur. Das Vorkommen von Filarien im Hoden ist weiter oben erwähnt worden; auch Echinokokken kamen zur Beobachtung.

Retentionszustände in den Samenblasen, verursacht durch entzündliche Prozesse in den oder in der Umgebung der Ductus ejaculatorii oder durch sogenannte Samenblasensteine führen zur Retention der Samenflüssigkeit oder des Sekretionsproduktes der Samenblasen. Symptomatisch beobachtet man in solchen Fällen teils Reizzustände von seiten der Blase, wie sie der beginnenden Prostatahypertrophie oder der Prostatitis eigen sind, dann neuralgische Schmerzen gegen die Hoden oder den Penis und endlich gelegentlich des Coitus eigentliche Samenblasenkoliken (Coliques spermatiques), wenn der Same schlecht oder gar nicht austreten kann.

Tumoren der Samenblasen sind außerordentlich selten (Karzinome, Sarkome).

Hodenneuralgie.

Hodenneuralgien lassen sich sehr oft auf ein pathologisch-anatomisches Substrat zurückführen. Einmal sind es lokale Affektionen, wie chronische Epididymitis, die zur Reizung der Nerven oder zur Stenosierung des Samengefäßes führen, dann Varicocele, Hernie, Prostatitis, Affektionen der Samenblase, der Urethra posterior (Colliculus seminalis), Blasensteine, Affektionen der Ureteren, der Nierenbecken und der Niere. Auch Myositis in sakralen Muskeln verursacht gelegentlich intensive in die Hoden ausstrahlende neuralgische Schmerzen. Alle diese Affektionen sind auszuschließen bevor man eine Hodenneuralgie annimmt.

Für die **Behandlung** kommt in erster Linie die Psychotherapie in Frage, wenn kein pathologisches Substrat zu beseitigen ist; dann die Antineuralgica, die Hydrotherapie und in letzter Linie eventuell die Resektion des Vas deferens mit den begleitenden Nervenfasern.

IV. Die funktionellen Störungen der männlichen Sexualorgane.

Allgemeine Symptomatologie und Ätiologie.

Die normale Geschlechtsfunktion des Mannes setzt sich aus einer Reihe komplizierter Vorgänge zusammen. Störungen der Geschlechtsfunktion treffen teils den einen oder anderen oder verschiedene dieser Vorgänge in quantitativer oder qualitativer Art, oder ändern den zeitlichen Ablauf des einzelnen Vorgangs oder stören den Zusammenhang mit den anderen. Da wir versuchen wollen, die Einteilung der Störungen der männlichen Geschlechtsfunktion vom physiologischen Standpunkt aus durchzuführen, wie das neuerdings Blum getan hat, so sei kurz auf die einzelnen Komponenten des Begriffes normale männliche Geschlechtsfunktion hingewiesen. Da diese Funktionen kompliziert sind und innerhalb physiologischer Breite sehr viele Varianten aufweisen, die unmerklich zu pathologischen Zuständen hinüberführen, und da die Störungen im gegebenen Falle sehr vielgestaltig sind und die verschiedenen Teile der Funktion in sehr verschiedener Weise treffen können, ist ein gewisser Schematismus nicht zu vermeiden.

Die Geschlechtsfähigkeit des Mannes teilt sich in die **Facultas coeundi** und die **Facultas generandi**. Die erstere ist gebunden an die anatomische Intaktheit der Kopulationsorgane und an deren funktionelle Leistungsfähigkeit, wobei die letztere wiederum abhängt vom Vorhandensein des Bedürfnisses nach geschlechtlichem Verkehr im allgemeinen, das sich unter geeigneten Umständen zur Geschlechtsbegierde (Libido) steigert, mit deren Erwachen sich reflektorisch die Erektion einstellt, die im Laufe des Geschlechtsaktes von der Ejakulation gefolgt wird, die unter Erregung von Wollustgefühlen (Orgasmus) abläuft.

Die **Facultas generandi** ist gebunden einmal an die richtige Ejakulation des Samens und dann an die physiologisch richtige Beschaffenheit dieses Sekretes.

Fehlt beim geschlechtsreifen Manne die Gelegenheit zur sexuellen Betätigung, so treten in bestimmten, sehr verschiedenen Intervallen nächtliche **Pollutionen** auf, die in ihrem Verlaufe die Vorgänge beim Coitus nachahmen, aber im Schlafe ablaufen und nicht durch zentripetale, sondern nur durch zentrifugale Reize veranlaßt werden. — Wie der normale Coitus, so ist auch die Pollution von angenehmen somatischen und psychischen Allgemeingefühlen gefolgt.

Alle diese Funktionen sind an die Intaktheit eines komplizierten Apparates gebunden. Vom Großhirn her, veranlaßt durch Gesichts-, Geruchs- oder sensible Reize oder in der Psyche ohne periphere Veranlassung entstanden und ebenso von den Genitalorganen aus werden dem Erektionszentrum im oberen Lendenmark Erregungen übermittelt, die auf dem Wege der Nervi erigentes die Erektion veranlassen. Während des Geschlechtsaktes erhält das Ejakulationszentrum von der Peripherie her sensible Reize, die bei einer gewissen Intensität durch zentrifugale Nerven (N. ejaculatorii) die Ejakulation zustande kommen lassen. Sehr wesentlich ist bei diesen Vorgängen ein gewisser „Tonus" dieser Zentren, der einmal durch psychische Stimmungen und dann durch einen gewissen Turgor der peripheren Sexualorgane (Füllung der Samenblasen) bedingt ist (Exner).

Wenn wir an Hand dieser kurzen Übersicht der physiologischen Geschlechtsfunktion die Störungen, die sie treffen, einteilen, so unterscheiden wir nach **Blum**:

    A. **Impotentia coeundi**

    B. **Priapismus**,

    C. **krankhafte Samenverluste**,

    D. **männliche Sterilität**.

A. Impotentia coeundi.

1. Die organische Impotenz

wird bedingt durch angeborene oder erworbene Anomalien des Penis, die dessen Gebrauch als Kopulationsorgan verunmöglichen. Hierher gehören die seltenen Mißbildungen des Penis, dessen traumatischer Verlust, seine Verunstaltung durch Narben (Chorda), durch plastische Induration des Corpus spongiosum; ferner können Tumoren, Affektionen des Präputiums, Elephantiasis den Penis zur Kopulation untauglich machen und endlich spielen Veränderungen der Umgebung der Genitalorgane eine Rolle, wie exzessiver Schmerbauch, hochgradige Hernien, Elephantiasis des Skrotums, große Hydrozelen usw.

2. Die funktionelle Impotenz

kann veranlaßt sein durch Störungen der Libido, Störungen der Erektion, Störungen der Ejakulation oder des Orgasmus.

a) Störungen der Libido.

Die Libido kann in ihrer Intensität dem normalen gegenüber vermindert sein oder sie kann ganz fehlen. Derartige Störungen können provoziert werden einmal durch psychische Alterationen, dann durch Anomalien der Genitaldrüsen und durch allgemeine somatische Zustände. — Ferner kann die Libido qualitativ verändert sein; sie reagiert nicht auf adäquate Reize, sondern auf anomale und in letzter Linie kann die Libido abnorme Steigerung erfahren (Satyriasis).

Mangelnde Libido kann bedingt sein durch angeborenen Schwachsinn und Blödsinn in Fällen, in denen auch meist der Genitalapparat in seiner Entwickelung zurückbleibt, oder durch angeborenen Mangel der Geschlechtsdrüsen oder Verlust derselben in früher Kindheit. Auch im späteren Alter hebt der Verlust der Hoden die Libido meist auf oder vermindert dieselbe doch ganz bedeutend. Physiologischerweise erfolgt die Abnahme und der Verlust der Libido mit zunehmendem Alter; der Zeitpunkt des Aufhörens des Geschlechtstriebes ist dabei individuell sehr verschieden.

Die Erkrankungen des Testikels haben sehr verschiedenen Einfluß auf die Potenz. Es ist schon bei der Besprechung dieser Affektionen darauf hingewiesen worden, daß frühzeitige Hodenatrophie die Libido stark alteriert, daß aber die Atrophie im späteren Alter durch Tumoren, Tuberkulose usw. geringen Einfluß hat. Verlust der Samenproduktion infolge beiderseitiger Epididymitis alteriert die Libido meist garnicht, und Erhaltung des einen Hodens ohne Nebenhoden genügt, um eine beschränkte Libido und eine gute Facultas coeundi zu sichern.

Von allgemeinen Erkrankungen sind es einmal die akuten, fieberhaften, die die Libido unterdrücken, und ganz besonders die länger dauernden (Typhus), die eine große Schwächung des Körpers herbeiführen. Das gleiche gilt von großen geistigen und körperlichen Überanstrengungen, die psychische und somatische Erschöpfungszustände veranlassen. — Auch für eine Reihe chronischer Krankheiten ist die Störung und Unterdrückung der Libido charakteristisch; das gilt speziell von der chronischen Nephritis und vom Diabetes. Aber auch hier scheint der Mangel an Libido, wenn auch nicht immer, Folge der körperlichen Schwäche zu sein und nicht Folge der diesen Zuständen eigenen mangelnden Spermaproduktion. Für andere kachektische Zustände gilt das gleiche und auch für Individuen, die an allgemeiner Lipomatosis leiden (Kisch). Bei den meisten Männern vermindert neben der somatischen Schwäche in Krankheitszuständen auch das Krankheitsgefühl auf rein psychischem Wege die Libido. Das gilt besonders auch für die Krankheiten der Sexualorgane.

Diese letzteren Störungen der Libido führen uns zu den Fällen, in denen die Libido rein psychisch alteriert ist, bei denen also der Körper im allgemeinen und ebenso die Sexualorgane intakt sind. Hierher gehört die sexuelle Anästhesie oder Frigidität, wobei angeborener- oder erworbenerweise die Libido mangelt.

Fälle ersterer Art sind selten, Fälle der letzteren Art häufiger; dabei haben Erziehung oder erworbene Lebensauffassung oder sexuelle Exzesse bei angeboren schwacher Libido (Krafft-Ebing) die Schädigung herbeigeführt. Auch die Störungen der normalen Libido dem Weibe gegenüber bei Päderastie, Fetischismus, Sadismus usw. sind hier zu rubrizieren (Parästhesien der Libido).

Ob eine lange andauernde sexuelle Abstinenz zur Impotenz durch Mangel der Libido führen kann (Milton), ist nicht wahrscheinlich. Temporär kann die Libido jedenfalls durch intensive geistige Beschäftigung (geistige Ablenkung) unterdrückt werden. Besonders spielt das Studium der Mathematik dabei eine Rolle (Fürbringer). Auch gewisse Gifte alterieren die Libido, zum Teil erst, nachdem sie dieselbe vorübergehend erregt hatten (Alkohol, Morphium, Opium, Brom, Kampfer, Lupulin, Arsen, Nikotin).

b) Störungen der Facultas erigendi.

Die normalen Erektionen hängen ab einmal von der Intaktheit des spinalen Erektionszentrums, dann von Vorhandensein gewisser Reize, die einmal von der Peripherie her, speziell von der Genitalsphäre aus das Zentrum erregen, von Reizen, die vom Gehirn kommen und entweder durch rein psychische Vorgänge oder durch Sinnesempfindungen produziert werden. In der Genitalsphäre nehmen die Reize ihren Ursprung am Genitalorgan selbst (Vorhaut, Glans), dann aber auch in der nervenreichen Gegend des Colliculus seminalis. Ein richtiges Funktionieren des Erektionszentrums ist endlich an die Intaktheit und an einen gewissen Füllungszustand der Hoden und Samenblase gebunden.

Es sind weiter oben die Zustände erwähnt worden, die mit abgeschwächter oder mangelnder Libido einhergehen. Im folgenden sind die Zustände zu besprechen, bei denen die Libido intakt, die Facultas erigendi aber alteriert ist.

Schon physiologischerweise schwankt die Facultas erigendi, die die wesentlichste Äußerung der Facultas coeundi bildet, innerhalb großer Breite. Die Erektionen stellen sich einmal unabhängig vom Geschlechtsakt in der Nacht, gegen den Morgen zu, bei den meisten Menschen regelmäßig ein und sind dann, wie man annimmt, durch Druck der gefüllten Blase auf die Nervenbahnen in der hinteren Harnröhre und wohl ebensosehr durch die damit bestehende Hyperämie dieser Organe bedingt. Beim sexuellen Verkehr stellen sich physiologischerweise die Erektionen prompt ein, aber immer vorausgesetzt, daß die Genitalorgane einen gewissen Grad von Tonus haben, daß die Libido vorhanden und daß die Partnerin imstande ist, die adäquaten Reize auszuüben. Schon innerhalb des geregelten ehelichen Geschlechtslebens treten hier durch Alteration der einen oder anderen Bedingung Störungen auf, die meist vorübergehend die Potenz des Mannes alterieren, in anderen Fällen aber bleibende Störungen bedingen und dann pathologisch genannt werden. Einmal spielt eine Hauptrolle die Tatsache, daß die Potenz eine schwankende ist, abhängig von körperlichen und noch mehr von psychischen Stimmungen, die bei den zwei Ehehälften eine Inkongruenz in ihrem geschlechtlichen Bedürfnis bedingen und so beim Manne eine Impotenz bedingen können, die nur eine relative ist, weil seine Potenz der Begehrlichkeit des Weibes nicht gewachsen ist (Fürbringer). Ferner vermindert sich im Laufe der Ehe nach Forel der Geschlechtsreiz des Weibes auf den Mann, da dem letzteren polygame Instinkte eigen sind, und endlich nimmt mit zunehmendem Alter bald früher, bald später der Geschlechtstrieb ab. — Die Verhältnisse im außerehelichen Geschlechtsverkehr liegen in allen Beziehungen viel komplizierter und wir können hier nicht auf diese eingehen.

Die pathologischen Störungen der Facultas erigendi sind — wenn wir uns an die physiologischen Vorgänge halten — zurückzuführen auf Alterationen des peripheren Nervenapparates, des spinalen respektive nach E. Müller des sympathischen Erektionszentrums, der zerebrospinalen Leitungsbahnen und endlich auf psychische Hemmungen. In bezug auf die letzteren ist zu bemerken, daß das Erektionszentrum nicht nur erregenden Einflüssen vom Zentrum her, sondern ebensosehr hemmenden zugänglich ist. Wir werden auf diese eingehend eintreten müssen.

Selbstverständlich ist eine reine Trennung der verschiedenen Störungen der Erektion nach den oben erwähnten Gesichtspunkten unmöglich, da die Schädlichkeiten, welche den einen Abschnitt des Erektionsapparates, z. B. die peripheren Nerven treffen, auch durch diese das Zentrum schädigen, und Alterationen des letzteren die Psyche in hohem Grade beeinflussen und so indirekt wieder durch Hemmungen auf das spinale Zentrum wirken können.

Die von der Peripherie her die Facultas erigendi störenden pathologischen Zustände sind vornehmlich entzündliche Veränderungen der Urethra posterior, im speziellen des Colliculus seminalis. Hauptursache derselben ist die Gonorrhoe. Nach Finger wirken die Onanie und der Coitus interruptus auch auf diesem Wege. Sie verursachen durch Kongestion Veränderungen am Colliculus und diese wieder beeinflussen das spinale Erektionszentrum. Dieser Auffassung stehen allerdings andere Ansichten gegenüber (Fürbringer, Posner usw.), nach denen die Colliculitis seminalis nur eine untergeordnete Rolle spielt und die Onanie und der Coitus interruptus direkt die spinalen Zentren schädigen und so die Potenz beeinträchtigen.

Neben diesen die Facultas erigendi beeinflussenden peripheren Schädlichkeiten spielen andere eine untergeordnete Rolle: Impotenz infolge von Hyperästhesie der Glans, wie sie bei Neurasthenikern beobachtet wird (Fürbringer), mangelnde Erektionen als Folge von Schmerzen bei Phimose und bei zu kurzem Frenulum usw.

Anomalien der Erektion durch Alteration der spinalen Leitungsbahnen bobachtet man hauptsächlich bei Rückenmarkskranken, insbesondere bei der Tabes, während Myelitis und Meningomyelitis weniger ausgesprochene Störungen verursachen. Bei der Tabes tritt die Störung der Potentia coeundi bei voll erhaltener, ja gesteigerter Libido oft als Frühsymptom auf (Erb). In vorgeschrittenen Fällen ist die Potenz meist affiziert, in seltenen Fällen ist die Libido primär affiziert und die Potenz erhalten. — Bei traumatischer Myelitis sind die Verhältnisse manchmal wie oben angegeben, in anderen Fällen besteht auch Priapismus und Spermatorrhoe.

Sehr häufig führen Alterationen des spinalen Erektionszentrums zu Potenzstörungen. Wir haben bei den Störungen der Libido erwähnt, daß nach erschöpfenden Krankheiten, bei chronischer Nephritis, bei Diabetes und Fettsucht die Libido leide. Auch die Potenz leidet und auch gewisse Gifte schaden der Potenz. Ebenso setzt das Senium Potenz und Libido herab und in einzelnen Fällen treten diese Symptome schon in einem Alter auf, wo sie noch nicht als physiologisch zu bezeichnen sind. Wir haben weiter oben darauf hingewiesen, daß derartige Zustände oft als relative, der Ehegattin unbequeme Impotenz zu bezeichnen sind und gelegentlich durch Mangel adäquater sexueller Erregungen resp. durch Angewöhnung an die zur Verfügung stehenden zu erklären sind. In vielen Fällen ist auch solche Impotenz durch Erschöpfung der sexuellen Zentren durch Masturbation oder geschlechtlichen Abusus zu erklären. Oft wird die Anamnese nicht so zu erheben sein, daß der Fall genau analysiert werden kann.

Wir haben weiter oben die Impotenz durch Onanie und durch Masturbation erwähnt und sie der Auffassung Fingers folgend unter der Impotenz, die durch periphere Schädigung bedingt ist, rubriziert. Nach der Auffassung der Mehrzahl der Autoren, denen wir uns anschließen, ist das Wesentliche bei diesen Zuständen die Erschöpfung des spinalen Zentrums und die Colliculitis seminalis nur eine Begleiterscheinung. Auch die sexuelle Neurasthenie und die sexuellen Störungen bei Neurasthenikern, die Finger von den ersteren trennt — er bringt in dieser Kategorie die sexuellen Neurastheniker unter, die nie eine Gonorrhoe hatten oder bei denen ein sexueller Abusus fehlt — sind hier anzureihen, denn auch hier ist die Schädigung des spinalen Erektionszentrums das Wesentliche. — Bei allen diesen Zuständen handelt es sich um verminderte oder fehlende Erregbarkeit des spinalen Erektionszentrums, die verursacht ist entweder durch Überanstrengung bei ursprünglich normalem Verhalten, durch Onanie, die, je früher und je häufiger sie betrieben wird, um so schädlicher wirkt, durch sexuelle Exzesse, durch Coitus interruptus oder durch primäre Schwäche dieses Zentrums, so daß es durch die Anstrengungen des Geschlechtslebens, ohne daß diese besonders groß gewesen wären, oder durch eine Erkrankung der hinteren Harnröhre in seiner Leistungsfähigkeit alteriert wird.

In letzter Linie sind die Alterationen der Facultas erigendi durch psychische Störungen zu erwähnen. Diese Fälle sind häufig und zeichnen sich dadurch aus, daß die Erektionen in vielen Fällen gewöhnlich sehr gut sind, am Morgen vorhanden sind, aber dann fehlen oder verschwinden, wenn der Coitus ausgeübt werden sollte (psychische Impotenz). In solchen Fällen kann die Vorstellungsassoziation, die für das Zustandekommen der Erektionen nötig ist, sich entweder gar nicht bilden, da fremde hemmende Assoziationen die Psyche in Beschlag nehmen, oder aber fremde hemmende Vorstellungen treten ins Bewußtsein im Moment, wo mit einer guten Erektion der Akt soll vollzogen werden, und üben einen lähmenden Einfluß auf das Erektionszentrum aus.

Einen derartigen hemmenden Einfluß können Seelenzustände haben wie Ekel, Trauer, gewisse die Psyche ganz in Anspruch nehmende geistige Beschäftigungen (temporäre Impotenz). Dann sind es besonders Angstzustände, und zwar spielt die Angst vor Infektion oder die Angst zu infizieren, manchmal auch die Angst zu schwängern eine Rolle. — Weiterhin sind gwisse Autosuggestionen (Einbildungen) Ursache psychischer Impotenz. Gewisse Männer, besonders wenn sie in ihrer geschlechtlichen Vergangenheit nicht ganz intakt sind, z. B. onaniert haben und durch Lektüre über die traurigen Folgen der Onanie sich unterrichtet haben, halten sich für impotent und sind es auch, bis sie eines besseren belehrt werden. Weiterhin spielen hypochondrische Vorstellungen eine Rolle (geschrumpfte, atrophische Genitalien), Störungen, die schon hinüberleiten zu den Formen der Impotenz, die in das Gebiet der Psychiatrie gehören. Auch die Formen relativer Impotenz sind hier zu erwähnen, die zu den Parästhesien und Perversitäten des Geschlechtstriebes hinüberführen und die sich dadurch auszeichnen, daß entweder gewisse Eigentümlichkeiten (Geruch, Haarfarbe, Kleidung) des Weibes, oder gewisse anormale Positionen beim Akt, oder Besonderheiten des Lokales verlangt werden, damit die Erektion möglich wird, oder umgekehrt, daß gewisse Eigentümlichkeiten der Partnerin oder der Umgebung usw. einen hemmenden Einfluß ausüben.

Sehr oft wird die psychische Impotenz bei neuvermählten Ehemännern getroffen und hier spielt wiederum die Angst vor einem sexuellen Fiasko veranlaßt durch schlechtes Gewissen (Onanisten) oder frühere üble Erfahrungen eine Hauptrolle. Daneben kommt Schüchternheit, Ungeschicklichkeit, Angst, durch den geschlechtlichen Akt die Frau zu verletzen, in Betracht.

Endlich sind hier jedenfalls Formen von Impotenz zu rubrizieren, die in ihren Pathogenesen nicht klar sind (sog. idiopathische Formen, Fürbringer), weil entweder der Kranke die Anamnese nicht richtig angeben will oder das nicht tun kann, weil das schädigende Agens aus seinem Bewußtsein verschwunden und nur noch im Unterbewußtsein weiter wirkt. — Hierher gehören nach Steiner Impotenzformen, die in der Jugend erworben sind und deren Klarlegung auf große Schwierigkeiten stößt.

Formen totaler Impotenz, wo also die Erektionen ganz mangeln und oft auch eine atrophische Beschaffenheit der Genitalorgane vorhanden ist, bezeichnet man als paralytische Impotenz. Sie kommt nach lange dauernden und speziell früh einsetzenden sexuellen Überanstrengungen und besonders bei organischen Krankheiten zur Beobachtung.

c) Störungen der Facultas ejaculandi.

Die Ejakulation des Samens kommt unter normalen Verhältnissen als Folge der Erregung des Ejaculationszentrums, das in die Nähe des Erektionszentrums verlegt wird, durch die Reibungsreize des Penis in der Vagina zustande. Samen und Prostatasekret ergießen sich durch Kontraktion der Samenblasen und der Prostata in die Harnröhre und werden durch Kontraktionen des Musculus bulbocavernosus aus der Harnröhre herausgespritzt. Nach Müller geht dabei die Innervation der Prostata und der Samenblasen von sympathischen Ganglien des Beckenbodens aus. — Die Erregbarkeit des Ejaculationszentrums variiert schon unter physiologischen Verhältnissen und ist abhängig von psychischer Beeinflussung (Erregung und Hemmung) und vor allem von einem gewissen Tonus, der durch Füllung der Geschlechtsdrüsen bedingt ist und mit gesteigerter Libido und erhöhter Erregbarkeit des Erektionszentrums einhergeht. — Diese verschiedene Erregbarkeit äußert sich in bald schnellerem, bald langsamerem Eintreten der Ejakulation im Verlaufe des geschlechtlichen Aktes.

Pathologisch werden die Verhältnisse, wenn die Erregbarkeit so alteriert wird, daß die richtige Ausführung des Coitus nicht möglich oder nicht von der physiologischen Befriedigung gefolgt ist; das ist der Fall, wenn die Ejakulation sehr spät oder gar nicht eintritt, oder wenn sie zu früh eintritt, bevor die Immissio penis stattfinden konnte oder beim Versuch sie auszuführen.

Die verzögerte Ejakulation (Ejaculatio retardata) kann Folge peripherer Leitungsanomalie sein, z. B. Folge von Anästhesie der Penishaut bei Tabes dorsalis (s. Blum loc. cit. S. 24), oder Folge von Phimose, oder Folge des Coitus condomatus, wobei eben die taktilen Partien der Glans und des Präputium nicht genügend Reize übermitteln. Sie kann Folge von Erschöpfung des Ejakulationszentrums (durch Abusus, senile Impotenz, häufig wiederholten Coitus, Diabetes, chronischen Morphinismus) oder Folge von starken zerebralen Hemmungsreizen sein (psychischer Aspermatismus, siehe diesen weiter unten).

Die verfrühte Ejakulation (Ejaculatio praecox) kann bedingt sein durch zu große periphere Reize (Füllung der Samenblase als Folge längerer Abstinenz), ev. auch durch psychische Reize oder durch Wegfall psychischer Hemmungen (Blum) oder durch erhöhte Erregbarkeit des Ejakulationszentrums. Casper unterscheidet diese zwei Formen sehr deutlich; bei der ersteren besteht ein absolut normales Nervensystem, die zweite ist durch neurasthenische Symptome charakterisiert und Teilerscheinung allgemeiner oder sexueller Neurasthenie, zu deren typischen Symptomen im ersten Stadium die Ejaculatio praecox gehört. — Für die Herbeiführung des krankhaften Zustandes des Ejakulationszentrums kommen im letzteren Falle auch die peripheren Schädigungen durch Erkrankung des Colliculus seminalis durch Gonorrhoe, Onanie und Coitus interruptus in Betracht, wie wir sie bei Besprechung der Impotentia erigendi erwähnt haben.

Da nach Finger die Erregbarkeit des Erektionszentrums eine größere ist als die des Ejakulationszentrums, zugleich aber das erstere leichter zu erschöpfen ist als das zweite, so beobachtet man auch im Verlaufe der sexuellen Neurasthenie, daß mit beginnender Erschöpfung des ersteren (schlechte Erektionen) eine Reizbarkeit des letzteren besteht (Ejaculatio praecox), ein Zustand, der mit reizbarer Schwäche bezeichnet wird.

d) Störungen des Orgasmus

sind als selbständige Erkrankung selten. Sie finden sich meist koordiniert mit Alterationen der Potentia erigendi oder ejaculandi. In Fällen, in denen die Urethra posterior und die Prostata krank sind, ist die Ejaculatio seminis statt mit Wollustgefühlen gelegentlich mit Schmerzgefühlen verbunden.

B. Priapismus.

Man versteht unter Priapismus Erektionen von anormaler Dauer, die meist ohne Libido bestehen und häufig Schmerzen verursachen. Ätiologisch sind die Fälle von Priapismus sehr verschieden; das eine Mal ist die Ursache der krankhaften Erektion in lokaler Affektion des Penis, ein anderesmal in allgemeiner Erkrankung oder endlich in Affektionen der zentralen nervösen Apparate zu suchen. Von der normalen unterscheidet sich die priapistische Erektion meist dadurch, daß an der Versteifung des Penis sich das Corpus cavernosum der Harnröhre und die Glans nicht beteiligt (Lohnstein, Terrier und Dujarier, Blum). Nach dem zeitlichen Ablauf kann der Priapismus vorübergehend oder dauernd sein. Der vorübergehende ist entweder akut oder chronisch und wiederholt sich im letzteren Falle z. B. jede Nacht; der dauernde Priapismus währt mehrere Wochen, ja Monate.

Der Priapismus durch lokale Erkrankung der Schwellkörper des Penis ist einmal auf Entzündung zurückzuführen: Cavernitis acuta, Thrombophlebitis der Corpora cavernosa fortgeleitet von infektiösen Prozessen des Penis, der Harnröhre, der Prostata oder Folge von Trauma; auch metastatisch scheint diese Affektion vorzukommen (Winiwarter). Ferner können in seltenen Fällen Neoplasmen ihr Wachstum in die Corpora cavernosa Priapismus hervorrufen, und endlich Hämatome und Thrombosen der Corpora cavernosa, die bedingt sein können durch Traumen akzidenteller Natur oder durch das Trauma forcierter Kohabitationen. Hierher gehören wohl auch die Formen von idiopathischem Priapismus, die am leichtesten zu erklären sind, wenn man die Entstehung eines Hämatoms sub coitu annimmt. Denn auch diese Fälle sind häufig (25%, Lohnstein) von Impotentia erigendi gefolgt.

Priapismus durch Störung der nervösen Zentren beobachtet man bei Verletzungen des Rückenmarks durch Frakturen und Luxationen und durch Blutung; man erklärt sich diese Form durch die Annahme, daß das Trauma des Rückenmarks als Reiz auf das Erektionszentrum wirke, oder daß es hemmende Einflüsse ausschalte. Hierher gehört auch der Priapismus, den man oft bei Erhängten beobachtet. Weiterhin wird Priapismus bei beginnender Paralyse und Tabes und bei Zerebrospinal-Lues beobachtet. Auch als funktionelle Störung bei Neurasthenie kommt nächtlicher chronischer Priapismus vor (der in einem Falle meiner Beobachtung durch einen Aufenthalt im Hochgebirge sofort beseitigt wurde), bei Onanisten als Folge von Überreizung des Erektionszentrums. Hierher wäre auch der Priapismus bei akuter Gonorrhoe, bei Prostatitis und Vesiculitis seminalis zu rechnen, da er als reflektorischer aufzufassen ist.

Von Allgemeinerkrankungen, bei denen Priapismus beobachtet wird, ist in erster Linie die Leukämie zu nennen; man erklärt die krankhaften Erektionen durch die Supposition von Blutungen oder Thrombenbildung in den Corpora cavernosa, aber auch durch Reizzustände der Rückenmarks- oder Sympathicuszentren; in den letzteren Fällen wäre die Thrombose dann ein sekundärer Zustand, denn diese kann in den Fällen, die zur Autopsie kommen, nachgewiesen werden. In zweiter Linie wäre die Lyssa zu nennen und dann der Priapismus durch Intoxikation mit Aphrodisiaca (Kanthariden etc.).

C. Krankhafte Samenverluste.

Es ist oben schon erwähnt worden, daß beim geschlechtsreifen Manne, dem die sexuelle Betätigung fehlt, nächtliche, unbeabsichtigte mit erotischen Träumen und Empfindungen einhergehende Samenentleerungen — Pollutionen — erfolgen, die das Gefühl von Erleichterung oder Befriedigung hinterlassen. Solche Samenentleerungen können krankhaft werden, wenn sie den obigen Bedingungen nicht entsprechen. Ein wesentliches Kriterium für die Krankhaftigkeit von Samenverlusten ist der Mangel des Erleichterungsgefühles, an dessen Stelle das Gefühl der Erschöpfung und Schwächung tritt. So sind schon seltenere Pollutionen mit normalem Verlaufe nicht mehr als physiologischer Vorgang zu betrachten, wenn sie die genannten abnormen Nachwirkungen provozieren. Viel bedeutenderen Einfluß auf den Gesamtorganismus haben aber die schwereren Störungen der Samenentleerung, die wir schildern werden.

Krankhaft werden die Pollutionen, wenn sie zu häufig erfolgen, spez. wenn sie nach dem ausgeführten oder versuchten Coitus erfolgen. Die Häufigkeit der Erscheinung ist allerdings sehr subjektiv, aber an dem eben angeführten Characteristicum gemessen, werden wir immer imstande sein, zu entscheiden, ob häufige Pollutionen bei einem Individuum noch innerhalb des Physiologischen fallen oder ob sie schon als krankhaft zu bezeichnen sind.

Abnorm sind weiterhin Pollutionen, die ohne Erektion erfolgen (schlaffe Pollutionen) oder mit ekelhaften oder indifferenten Traumempfindungen einhergehen.

Noch weiter vom physiologischen Verhalten entfernen sich Samenentleerungen, die bei Tage in wachem Zustande auftreten (Wachpollutionen) und meist bei schlaffem Gliede oder nach kurzer und schlechter Erektion im Anschluß an eine unbedeutende erotische Empfindung sich einstellen und von schweren krankhaften Allgemeingefühlen gefolgt sind.

Eine Form der Samenentleerung, die nicht mehr an die Pollution erinnert, ist endlich die Spermatorrhoe, die als Miktions- und Defäkationsspermatorrhoe in die Erscheinung tritt oder auch in ganz seltenen Fällen bei Rückenmarksaffektionen und schweren Neurosen unabhängig von jenen Akten sich als eigentlicher Samenfluß äußert (Fürbringer).

Die geschilderten Formen der krankhaften Samenverluste sind Symptome von Alteration des Ejakulationszentrums, die Hand in Hand mit solchen des Erektionszentrums geht. Auf die verschieden rasche Erschöpfbarkeit der beiden Zentren (Finger) ist weiter oben schon hingewiesen worden. Das Ejakulationszentrum ist das resistentere und dem entsprechend folgt auch dem Reizzustand beider Zentren (gehäufte Pollutionen) ein Stadium, wo die Erektion fehlt, die Ejakulation aber noch da ist und abnorm leicht provoziert wird (schlaffe Pollutionen, Wachpollutionen), das hinüberführt zum Stadium der atonischen oder paralytischen Samenverluste (Spermatorrhoe), wobei der Samen infolge der mangelnden Innervation des Schlußapparates der Vesiculae seminales sich mechanisch durch die Defäkation oder die Miktion auspressen läßt oder auch unabhängig davon spontan ausläuft.

Aus dieser kurzen Übersicht ergibt sich, daß krankhafte Samenverluste meist Hand in Hand gehen mit Störungen der Potentia coeundi und daß sie in den sehr variablen und vielfarbigen Bildern der funktionellen Sexualneurosen nur einen Teil des Bildes ausmachen. Ätiologisch spielen deshalb auch die gleichen Schädlichkeiten eine Rolle.

Von peripheren Schädlichkeiten ist vor allem die Gonorrhoe der hinteren Harnröhre und der Prostata anzuführen, die einmal durch direktes Übergreifen auf die Ausführgänge der Samenblasen diese durch entzündliche Infiltration motorisch insuffizient macht, und in zweiter Linie als zentripetaler Reiz auf das Ejakulationszentrum wirkt, wie das schon bei der Störung der Potentia erigendi ausgeführt worden ist. Auch die Traumen einer zu eifrigen instrumentellen Therapie spielen eine Rolle.

Von zentralen Ursachen der Samenverluste ist zu erwähnen die Tabes dorsalis und die Myelitis transversa. Ferner leiden Geisteskranke relativ häufig an der Affektion, oft aber durch Vermittelung der Masturbation, die nicht nur bei diesen, sondern auch bei sonst psychisch normalen Individuen oft zu gehäuften Pollutionen und in späteren Stadien zu Wachpollutionen und zur Spermatorrhoe führt, durch ihre Schädigung der spinalen Zentren und wohl auch auf dem Wege der kongestiven Hyperämie der Urethra posterior.

Das größte Kontingent von Spermatorrhoikern endlich stellt die Neurasthenie, da im Krankheitsbilde der sexuellen Neurasthenie die krankhaften Samenverluste eine wesentliche Rolle spielen.

D. Impotentia generandi.

Die Potentia generandi ist an die Produktion einer normalen Samenflüssigkeit gebunden und an die Möglichkeit einer zweckentsprechenden Ejakulation. Die Zeugungsfähigkeit ist also bei stark verminderter Potentia coeundi nicht erloschen, wenn die Ejakulation nur am Eingang der Vagina erfolgt.

Die Störungen der Potentia generandi werden hervorgerufen 1. durch abnormes Verhalten der Samenflüssigkeit (Azoospermie), 2. durch Behinderung der Ausscheidung des mehr oder weniger normal gebildeten Samens (Aspermatismus) und 3. durch Deformationen des Penis, durch die der Same an abnormaler Stelle nach außen abgeleitet wird.

1. Azoospermie.

Bei der Azoospermie und ihren Varianten kann eine normale Potentia coeundi vorhanden sein, das gelieferte Ejakulat ist aber nicht befruchtungsfähig, d. h. es enthält keine Spermatozoen oder nicht befruchtungsfähige Spermatozoen. Man spricht von Azoospermie, wenn Spermatozoen fehlen, von Oligozoospermie, wenn sie spärlich vorhanden sind, von Asthenozoospermie und Nekrozoospermie, wenn die Spermatozoen schlecht oder gar nicht beweglich sind.

Die Azoospermie wird hervorgerufen durch Erkrankung der Hoden; Syphilis, Karzinom und Lues, die je nach ihrer Ausdehnung Oligo- oder Azoospermie bedingen; durch Atrophie beider Hoden infolge von Ektopie und Retention beider Organe, Atrophie infolge von Orchitis usw., durch Druck großer Hernien und Hydrozelen, selten durch Varikozelen. Weiterhin gibt es seltene angeborene oder erworbene Formen von Azoospermie, deren Ursachen nicht bekannt sind (s. Scholtz).

Einzelne Individuen werden durch häufigen Coitus vorübergehend azoosperm oder können es bei hoher Sinnlichkeit auch dauernd werden (Casper). Bei Syphilis, Typhus,

Sepsis und Scarlatina, bei chronischen Tuberkulosen, malignen Tumoren und anderen chronischen Krankheiten (Simmonds), bei chronischem Morphinismus und Alkoholismus kommt Azoospermie vor. Durch Röntgenbestrahlung der Hoden ist zufällig und absichtlich Sterilität durch Azoospermie hervorgerufen worden (Albers-Schönberg, Philipp) nach kürzeren Bestrahlungen kann die Schädigung allerdings wieder ausheilen.

Die häufigste Ursache der Azoospermie ist die doppelseitige gonorrhoische Epididymitis, die durch Obliteration der ableitenden Samenwege (Nebenhoden, Vas deferens) dem Hodensekret den Ausweg versperrt, ohne die Produktion von Sperma im Hoden ganz zu unterbrechen.

Die Nekrozoospermie kommt zustande, wenn dem Hodensekret in den abführenden Samenwegen die normalen, die Spermatozoenbewegung aktivierenden Stoffe (s. Prostata) nicht zugeführt werden. Eiter als solcher macht den Samen nicht unfruchtbar, aber bei Eiterungen der Prostata fehlen wohl die normalen Absonderungen und deshalb beobachtet man auch, aber durchaus nicht regelmäßig, bei chronischer Prostatitis und Vesiculitis seminalis den Zustand der Nekrozoospermie. Auch bei sehr großer Inanspruchnahme der Genitaldrüsen beobachtet man gelegentlich diesen Zustand, und auch hier wird die Erklärung im Mangel der aktivierenden Absonderungen der Geschlechtsdrüsen zu suchen sein. Zur Diagnose der Nekrozoospermie muß ganz frisches Sperma zur Untersuchung kommen. Man findet dann die Spermatozoen unbeweglich oder doch auffallend wenig beweglich.

2. Der Aspermatismus

faßt alle die Zustände zusammen, bei denen eine Samenflüssigkeit nicht nach außen gelangt. Dabei kann entweder der Austritt durch mechanische Zustände verhindert werden, der Coitus endet also mit einem Gefühle der Ejakulation, aber nicht mit dem Samenerguß nach außen, sondern nur in die hintere Harnröhre, oder der Coitus endet ohne Ejakulation und ohne Orgasmus, das Ejakulationszentrum tritt also nicht in Tätigkeit. Die ersteren Fälle sind durch periphere, die letzteren durch zentrale Ursachen bedingt.

Durch periphere Ursachen bedingten Aspermatismus beobachten wir bei Strikturen der Harnröhre vor allem organischer Natur, welche die Folgen von Gonorrhöe, Tuberkulose, Trauma, Prostatitis, Prostatahypertrophie, Prostatatumoren usw. sein können, oder bei funktionellen Strikturen, die provoziert sind durch einen Krampf der Harnröhrenmuskulatur (s. Blum loc. cit. S. 93). In allen diesen Fällen, wenigstens da, wo die Samenflüssigkeit in die Harnröhre austreten kann, enthält der post coitum gelöste Urin Spermatozoen. — Der Aspermatismus durch zentrale Ursachen bildet das Analogon zur Impotentia erigendi. Auch hier kann entweder psychische Hemmung vom zerebralen Genitalzentrum ausgehen, oder die Erregbarkeit des spinalen Ejakulationszentrums ist vorübergehend oder bleibend erloschen. Dabei zeigt das Erektionszentrum mehr oder weniger normale Funktion, ein Beweis dafür, daß diese beiden Zentren unabhängig voneinander bestehen.

Durch Untererregbarkeit respektive Erschöpfung des Ejakulationszentrums bedingter Aspermatismus kommt schon innerhalb physiologischer Grenzen vor: bei wiederholtem Coitus können bei einzelnen Individuen noch Erektionen, aber keine Ejakulationen mehr produziert werden, dann zeigt sich diese Erscheinung als die Folge der oft schon erwähnten sexuellen Exzesse allerdings viel seltener als Impotentia erigendi, besonders nach Coitus interruptus und willkürlich verlängertem Coitus. Auch bei der Neurasthenie wird der Mangel der Ejakulation beobachtet. Bei der Form des psychischen Aspermatismus, wo zentrale Hemmungen im Spiele sind, sind es wieder gewisse Eigenschaften der Partnerin oder der Umgebung oder besondere psychische Zustände des betreffenden Individuums, die eine Rolle spielen. Oft geht in solchen Fällen die nächtliche Pollution, wo diese Hemmungen fehlen, normal vor sich (s. auch die Störungen der Ejakulation).

3. Die Impotentia generandi durch Penisdeformation,

welche durch Anomalien des Kopulationsorgans bei erhaltener Facultas coeundi bedingt ist, hat ihre Ursache in schwerer Epi- oder Hypospadie oder in erworbenen Fisteln der Harnröhre und sei hier nur erwähnt.

Spezielle Krankheitsbilder.

Die Besprechung der allgemeinen Symptomatologie der funktionellen Störungen der männlichen Sexualorgane vom physiologischen Standpunkte aus hat uns dazu geführt, die Symptome möglichst zu trennen und die Krankheitsbilder zu zergliedern, dabei wurde aber auf die Zusammengehörigkeit gewisser krankhafter Störungen der verschiedenen Funktionen des Sexualapparates aufmerksam gemacht und auch darauf hingewiesen, daß versucht wird, gewisse Krankheitsbilder gemeinschaftlicher Ätiologie aus der Mannig.faltigkeit der Kombinationen dieser verschiedenen Störungen herauszuformen. Dabei darf aber nicht übersehen werden, daß auch innerhalb der Krankheitstypen gleicher Ätiologie die Kombination der Alterationen qualitativ und quantitativ und vor allem auch zeitlich eine so variable ist, daß diese Typen sich sehr oft decken.

Die Fälle, in denen die Störung der Potentia coeundi oder generandi Symptom einer somatischen Affektion ist, sind meist einfach und klar. Viel schwieriger liegen die Verhältnisse da, wo primäre Alterationen der nervösen Apparate, die sich teils als zu hohe, teils als zu niedrige Erregbarkeit der Zentren äußern, ausschlaggebend sind und psychische Alterationen mitspielen. Schwierig ist auch das primäre vom sekundären zu unterscheiden: inwieweit pathologisch-anatomische Veränderungen der Sexualorgane eine Rolle spielen, inwiefern krankhafte Disposition der nervösen Zentren oder funktionelle Schädigungen eine Bedeutung haben. Schon bei Besprechung der funktionellen Störungen des Harnapparates und der Prostata wurde darauf hingewiesen, daß diese sich oft mit Störungen der Sexualorgane kombinieren, so daß dadurch die Mannigfaltigkeit der Krankheitsbilder noch gesteigert wird. Diese Kombinationen kommen fast ausschließlich bei der urosexuellen Neurasthenie vor und auf diese und auf die sexuelle Neurasthenie haben wir auch einzutreten, wobei für alles Allgemeine auf den Abschnitt über Neurasthenie dieses Handbuches hingewiesen sei. So treten wir nicht ein auf die Frage der Entstehungsweise der neuropathischen Disposition, die eine angeborene oder erworbene sein kann, betonen aber, daß in vielen Fällen sexueller Neurasthenie die sexuellen den neurasthenischen Symptomen vorangehenden Schädigungen hier und da ganz fehlen, oft aber sehr unbedeutender Art sind, so daß man sich des Eindrucks nicht erwehren kann, daß die neuropathische Disposition das Primäre und die sexuellen Schädlichkeiten nur eine nebensächliche Rolle spielen. Auch für die Fälle sexueller Neurasthenie, die der Urethritis posterier und Prostatitis folgen, ist die präexistierende Disposition immer das Ausschlaggebende.

Symptomatologie. Man kann die Symptome der urosexuellen Neurasthenie in Reizsymptome und in Schwäche- oder Erschöpfungssymptome teilen, wobei die letzteren den ersteren im allgemeinen folgen. Zu den Reizsymptomen gehören Hyperästhesien im Bereiche der Haut der Glans, des Scrotums; dazu gesellen sich Neuralgien der Hoden, der Dammgegend, der Harnröhre, der Prostata, des Anus. Hyperästhesie der Urethra ist ein gewöhnliches Symptom. Von funktionellen Reizsymptomen sind zu nennen die früher geschilderte Dysurie durch Sphinkterkrampf, Polyurie durch Überempfindlichkeit der Blase gegen Dehnung und das Nachträufeln; von Seite der Sexualorgane gesteigerte Libido, vermehrte Pollutionen, die von Erschöpfung gefolgt sind, die Ejaculatio praecox, oft die Schmerzhaftigkeit der Ejakulation, die Urethrorrhoea ex libidine. Wie die Urethraldrüsen, deren vermehrte Sekretion die Urethrorrhöe bedingt, so sondern auch die Präputialdrüsen abnorm ab und veranlassen einen chronischen Feuchtigkeitzustand des Präputialsackes, und hier und da kommt vermehrte Schweißabsonderung der Haut der Geschlechtsorgane zur Beobachtung. Von parästhetischen Empfindungen spielt der Juckreiz und das Kältegefühl der genannten Hautpartien eine große Rolle; oft geht damit Hand in Hand ein Kontraktionszustand der Hautmuskulatur an Penis und Scrotum. — Es sei nur darauf hingewiesen, daß die Störungen in der Funktion der urosexuellen Organe begleitet sind von solchen in anderen, ferner liegenden Organen, so daß deren Kombination die Mannigfaltigkeit der Krankheitsbilder ins Unendliche steigert.

Die lokalen Erschöpfungssymptome betreffen weniger die Harn-organe als vielmehr die Sexualorgane. Die Symptome der Erschöpfung der Zentren für die Erektion und Ejakulation sind oben eingehend besprochen worden. Auf die allgemeinen und ferner liegenden spinalen und zerebralen Erschöpfungssymptome haben wir hier nicht einzutreten.

Diagnose. Die Diagnose der Störungen der Sexualorgane bietet keinerlei Schwierigkeiten, wenn der Kranke sie dem Arzt mitteilt. Oft klagt der Kranke aber nur funktionelle Störungen von seiten der Harnorgane, und in solchen Fällen ist die Anamnese immer auch in der Richtung der Sexualorgane zu er-gänzen, da für viele Fälle dieser Art die Sexualsymptome die ganze Diagnose erst stellen lassen und die Therapie auf den richtigen Weg leiten.

Für exakte Diagnosenstellung muß jeder einzelne Fall dieser Störung vollständig zergliedert werden, so daß er ätiologisch und symptomatisch ganz klar ist; das ist zu erreichen einmal durch eine ins Detail gehende Anamnese und dann durch eine exakte Untersuchung sowohl der Urogenitalorgane, als auch der Sekrete der Sexualdrüsen, als auch des gesamten körperlichen Zustandes. Nur auf Basis einer exaktesten Diagnose wird die Therapie richtig einsetzen und bald eine psychische, bald eine allgemeine und bald eine lokale sein.

Therapie und Prognose. Die Therapie derjenigen Fälle von Impotenz, welche Folge sind von Erkrankungen anderer Organe oder Folge von Intoxi-kationen (Diabetes, Nephritis, Fettsucht, Morphinismus, Alkohol), fällt mit der Therapie dieser zusammen, und die Prognose ist von der Besserungsfähig-keit der betreffenden Zustände abhängig. Für die Fälle organischer Impotenz durch mechanische Behinderung des geschlechtlichen Verkehrs kommt eine chirurgische Therapie in Frage und diese kann in passenden Fällen einen vollen Erfolg erzielen (Hydrozele, Hernie usw.).

Die große Mehrzahl der Fälle von Störungen der Funktion der Sexual-organe bedarf einer in erster Linie individualisierenden Therapie, die sich nach genauester Analyse des Falles den speziellen Indikationen anpassen muß, und die je nach den individuellen Reaktionen des Patienten sorgfältig diesen angepaßt werden muß. Vor Schematismus muß aufs energischste gewarnt werden.

In allen Fällen, in denen die Störungen auf psychischem Gebiete liegen, muß die Therapie eine psychische sein, verbunden natürlich mit allgemein hygienischen, diätetischen und ev. auch medikamentösen Maßnahmen, die sich im speziellen Falle aus allgemein somatischen Indikationen ergeben, oder durch die ätiologischen Momente verlangt werden. In solchen Fällen ist oft die genaue analytische Diagnose ein guter Teil der Therapie, da sie einmal den Kranken von der Sachkenntnis seines Arztes überzeugt und ihm das Ver-trauen in diesen schenkt und da sie in zweiter Linie dem Kranken selbst den Weg weist, auf dem er Heilung finden kann. Für viele Fälle handelt es sich ja darum, dem Impotenten die Überzeugung seiner Impotenz zu beseitigen, um ihn potent zu machen, in anderen Fällen müssen Hemmungsvorstellungen be-seitigt werden, in allen muß das Selbstvertrauen gehoben werden. Für alle Fälle ist das Gebot längerer Abstinenz eine Hauptsache; einmal um das deprimirende Gefühl der früheren sexuellen üblen Erfahrungen möglichst in den Hintergrund zu drängen, und dann um die Libido und die geschlechtliche Spannkraft so an-wachsen zu lassen, daß sie über die psychischen Hemmungen und oft über das ärztliche Verbot hinweg zum Coitus zwingt. Ganz besonders wirksam erweist sich diese Methode bei den impotenten Neuvermählten, bei denen das Verbot des

Coitus unter Mitwirkung der Suggestion und Persuasion und unter Belassung in der Nähe der weiblichen Ehehälfte in vielen Fällen zu dem gewünschten Resultate führt.

Für viele Fälle psychischer Impotenz empfiehlt sich neben der Suggestionstherapie eine roborierende Diät und vor allem psychische Ablenkung, die man durch Sport, Bewegungstherapie, Reisen, Aufenthalt an der See oder im Gebirge usw. erreicht. Die Prognose der psychischen Impotenz ist in vielen Fällen eine gute, fraglich wird sie, wenn die psychischen Hemmungen einen parästhetischen Beiklang haben. Ebenfalls eine relativ günstige Prognose haben die Fälle funktioneller Störung, die auf der Basis einer chronischen Urethritis oder Prostatitis (Impotenz, Spermatorrhöe, reizbare Schwächen) sich entwickelt haben. Mit Beseitigung der lokalen Affektion und mit zweckentsprechender Allgemeinbehandlung heilen solche Fälle oft aus.

Eine weniger gute Prognose geben die Sexualneurastheniker; eine bessere die Fälle mit gutem Allgemeinbefinden und mit vorwiegenden Reizsymptomen, als die, in denen Erschöpfungssymptome das Bild beherrschen. Abhängig ist die Prognose natürlich auch davon, inwieweit die Neurose neben der Urosexualsphäre noch andere Nervengebiete befallen hat. Die Prognose ist immer sehr vorsichtig zu stellen und in Fällen, in denen schon viel therapeutisch ohne Erfolg versucht wurde, eine sehr fragliche.

Die Therapie hat die Aufgabe, vor allem die Schädlichkeiten, welche die Sexualstörungen erzeugt haben, zu beseitigen. Onanisten sind in der richtigen Weise zu belehren und aufzuklären, andere sexuelle Mißbräuche sind abzustellen. Mit Vorteil wird immer für längere Zeit jeder sexuelle Verkehr verboten, und auch die äußere Gelegenheit zu geschlechtlichen Aufregungen, soweit die Verhältnisse es gestatten, beseitigt. Sowohl die überreizte als die erschöpfte Sexualsphäre braucht Ruhe. — Für viele Fälle werden äußere günstige hygienische Verhältnisse, Suggestivbehandlung, Arbeits- und Übungstherapie, gute Ernährung, Selbsterziehung, bessere therapeutische Resultate geben als lokale Behandlungen. Für viele Fälle kann man ihrer aber nicht entraten. Aber auch hier soll man streng individualisieren und tastend vom schwächsten zum stärkern vorgehen, um ja nicht die überreizten Zentren noch mehr zu irritieren. Bezeichnend ist es, daß alle therapeutischen lokalen Maßnahmen ebenso ihre warmen Verfechter besitzen, wie sie von anderen Autoren gering geschätzt werden. Wir nennen hier folgendes:

Hydrotherapeutische Prozeduren jeder Form sind empfohlen worden; alle Maßnahmen, die einen Reiz ausüben können, eignen sich nicht für die Neurosen, sondern für die psychisch Impotenten. Für die letzteren passen also kräftigere Anwendungen von kaltem oder heißem Wasser, lokale Applikationen, Duschen usw., für die ersteren sind mittlere Temperaturen in nicht reizender Applikationsform das Richtige: also laue Sitzbäder und Vollbäder, ganz schwache Solbäder, laue Teilpackungen. Stärkere Solbäder, Kohlensäurebäder, elektrische Bäder, die einen intensiven Hautreiz ausüben, passen für die psychische Impotenz.

Den gleichen Standpunkt hat man elektrischen Applikationen gegenüber einzunehmen. Galvanisation des Rückenmarks bei Neurasthenikern, Galvanisation und Faradisation der Urogenitalmuskulatur, der Hoden, des Penis bei psychisch Impotenten. Auch lokale Massage ist sehr vorsichtig zu verwenden, während allgemeine Körpermassage häufig zur Anwendung kommen darf.

Die lokale intraurethrale Therapie hat von jeher warme Vertreter gehabt, im allgemeinen gilt aber doch der Standpunkt, daß die Indikation für eine solche Behandlung nur da besteht, wo tatsächlich lokale Veränderungen vorhanden sind und wo durch die ersten instrumentellen Eingriffe das Befinden des Patienten gebessert und nicht verschlimmert wird. Jedenfalls gehört die instrumentelle Therapie nur in sorgfältige und erfahrene Hände, und im allgemeinen darf wohl gesagt werden, daß durch dieselbe mehr geschadet als genützt wird, da sie zu viel angewandt wird. Auch in den Fällen, wo noch Reste von Urethritis und Prostatitis bestehen, erzielt eine Allgemeinbehandlung oft bessere Resultate als eine Lokaltherapie, und Kranken, die durch sachliche lokale Therapie von einer Prostatitis und Urethritis posterior nicht geheilt sind und in dieser die Ursache ihrer sexuellen Schwäche suchen, wird man mehr dienen, wenn man das darniederliegende Allgemeinbefinden kräftigt und sie von der Harmlosigkeit ihrer anatomischen Affektion überzeugt, als wenn man eine neue Kur mit ihnen beginnt, ihnen neue Hoffnungen auf Beseitigung ihrer Filamente, ihrer abnormen Sensationen und auf Kräftigung ihres Sexualvermögens macht, ihre Widerstandskraft durch neue schmerzhafte Prozeduren in Anspruch nimmt und sie eine neue Enttäuschung erleben läßt. — Für solche Fälle paßt Ruhe, Aufenthalt im Hochgebirge oder am Meere und Weglassen jeden instrumentellen Eingriffes.

Die lokalen Maßnahmen, die am häufigsten Verwendung finden, sind Sondenkuren mit Metall- oder elastischen Sonden aufsteigenden Kalibers; die Hyperästhesie soll dadurch vermindert werden. Ferner spielt die doppelläufige Kühlsonde (Psychrophor) eine große Rolle; ihr Gebrauch stellt einen relativ harmlosen Eingriff vor. Viel einschneidender sind Behandlungen der Urethra posterior mit Instillationen, lokalen Dehnungen und endoskopischen Pinselungen, obschon gerade noch die endoskopische Therapie das Gute hat, daß sie wenigstens feststellen kann, ob tatsächlich eine Colliculitis seminalis besteht, oder ob Veränderungen in der Umgebung des Samenhügels vorhanden sind (Wossidlo).

Von Medikamenten kommen für die nervöse Impotenz hauptsächlich jene in Frage, die bei der allgemeinen Neurasthenie indiziert sind. Die Aphrodisiaca sind hier nicht am Platze, wohl aber von gutem Nutzen bei den psychisch Impotenten. Dem Yohimbin (Spiegel) und dem Muiracithin wird von vielen Autoren ein wesentlich suggestiver Nutzen zugeschrieben und die Tinctura cantharidis scheint wenig mehr im Gebrauch zu sein. Auch die organotherapeutischen Präparate (Spermin Poehl) haben die auf sie gesetzten Erwartungen nicht erfüllt. — Einen guten Erfolg haben gelegentlich bei peripherer und zentraler Hyperästhesie die Narcotica (Brompräparate, Morphium) und bei psychisch Impotenten der Alkohol, da er die Libido anregt und oft psychische Hemmungen beseitigen kann.

Die Therapie der Impotentia generandi erfordert keine eingehende Besprechung; da, wo anatomische Veränderungen vorliegen, sind diese, soweit es möglich ist, zu beseitigen. Psychischer und nervöser Aspermatismus sind analog den Potenzstörungen zu behandeln. Die Azoospermie durch Epididymitis duplex schien chirurgischer Behandlung durch Anastomosenbildung zwischen Hoden und Vas deferens zugänglich zu werden. Die Hoffnungen haben sich aber nicht erfüllt (Martini). Wichtig ist jedenfalls eine sachgemäße Therapie der akuten Epididymitis, bei der die Kälteapplikation möglichst zu vermeiden ist.

Beim Priapismus muß in erster Linie das Grundleiden behandelt werden (Leukämie). Lokale chirurgische Therapie (Inzision der Corpora cavernosa, Ausräumen der Gerinnsel) ist von Erfolg begleitet, meist aber von Impotenz gefolgt, die übrigens eine abwartende Behandlung oft auch nicht vermeidet. Medikamentös kommen Narcotica und Antaphrodisiaca (hier mit geringem Erfolg) in Frage.

Literatur.

l. Erkrankungen der Harnblase.

A. Allgemeines.

1. Anatomisches, 2. Physiologisches.

v. Czyhlarz und Marburg, Jahrb. f. Psych. u. Neurol. 20, 1901. — v. Frankl-Hochwart und O. Zuckerkandl, Die nervösen Erkrankungen der Blase in Nothnagels spez. Path. u. Therap. 19. Bd., 1898. — Gerota, Arch. f. Anat. u. Physiol. 1897, S. 428. — Goldmann, Beitr. z. klin. Chir. 42, 1904. — Kalischer, Die Urogenitalmuskulatur des Dammes etc. Berlin 1900. — Leedham - Green, Zentralbl. f. d. Krankh. d. Harn- u. Sex.-Org. Bd. 17, 1906, Heft 5. — Metzner, Handbuch der Physiologie von Nagel Bd. 2, 1906. — Oppenheim und Löw, Zentralbl. f. d. Krankh. d. Harn- u. Sex.-Org. 1906. Heft 6. — Spalteholtz, Anatomie des Menschen. 1903. — v. Zeißl, M., Arch. f. d. ges. Physiol. Bd. 53, 1893. — Zuckerkandl, E., Handb. d. Urol. Bd. 1, 1904. — Zuckerkandl, O., Über den hohen Blasenschnitt. Wiener klin. Wochenschr. 1893. — Derselbe, Handb. d. Urol. Bd. 1, 1904.

3. Allgemeine Symptomatologie.

Adrian u. Hamm, Grenzgeb. d. Med. u. Chir. Bd. 17. — Bertelsmann u. Man, Münch. med. Wochenschr. 1902, S. 521. — Goldberg, Zentralbl. f. med. Wissensch. 1893. — Kapsammer, Wiener klin. Wochenschr. 1899, S. 562. — Müller, Fr., Berliner klin. Wochenschr. 1889 (Pneumaturie). — Derselbe, Berliner klin. Wochenschr. 1887 (Hydrothionurie). — Müller, L. R., Zeitschr. f. Nervenheilkunde 21, 86 ff., 1902. — Posner, Berliner Klinik 1893. — Senator, Beitr. f. wissensch. Med. Bd. 3. — Tandler und Zuckerkandl, Berliner klin. Wochenschr. 1908, Nr. 47.

4. Allgemeine Diagnostik.

Casper, Lehrb. d. Cystoskopie. — Jeanbrau, XIII Sess. de l'assoc. franç. d'Urologie. Compte rend. 1909. — Knorr, Cystoskopie und Urethroskopie beim Weibe 1908. — Nitze, Lehrb. d. Cystoskopie 1907. — Rumpel, Lehrb. d. Cystoskopie 1910. — Stoeckel, Cystoskopie. Berlin 1910.

B. Spezielle Erkrankungen.

1. Angeborene Veränderungen.

Cathelin, F. et Sempé, Ch., Ann. de Guyon. 1903, S. 339. — Enderlen, Wiesbaden, Bergmann 1904 u. Sammlg. klin. Vorträge, Serie 16, Heft 22/23. — Englisch, Wiener Klinik 1894, 4.

2. Infektiöse Erkrankungen der Blase.

Ätiologie.

Albarran und Cottet, Assoc. franç d'urol. 1889. — Albarran et Hallé, Acad. de méd. 21. VIII. 1888. — Baisch, Beitr. z. Geb. u. Gynäk. 1904, Bd. 8, Heft 2. — Barlow, Arch. f. Derm. u. Syph. Bd. 25, S. 355, 1893. — Clado, Bull de la soc. anat. de Paris 1887. — Curschmann, Münch. med. Wochenschr. 1900, Nr. 42. — MacDill, Med. New. Dec. 1906. — Faltin, Zentralbl. f. Krankh. d. Harn- u. Sex.-Org. 1902, Bd. 13. — Derselbe, Experimentelle Untersuchungen über die Infektion der Harnblase. Zentralbl. f. d. Krankh. d. Harn- u. Sex.-Org. 1901, Bd. 12, S. 401 u. 465. — v. Hofmann, K., Ätiologie der Cystitis. Zentralbl. f. d. Grenzgeb. d. Med. u. Chir. Bd. 7, Nr. 20, 1904. — Kraus, in Handb. d. Urol. Bd. 1. — Krogius, Compt. rend. Soc. biol. 1890, Nr. 27. — Derselbe, Recherches bact. sur l'infection urinaire. Helsingfors 1892. — Melchior, Cystitis und Urininfektion. Berlin, Karger, 1897. — Morelle, „La Cellule" 7, 1891. — Napoleon, Amer. med. Assoc. 20. II. 1907. — Posner, Berliner klin. Wochenschr. 1893, S. 676. — Rovsing, Die Blasenentzündungen etc. Berlin 1890. — Derselbe, Infektiöse Krankheiten der Harnorgane. Berlin 1898. — Schaedel, Grenzgeb. d. Med. u. Chir. Bd. 16, Heft 4, 5. — Schnitzler, Ätiologie der Cystitis. Wien 1892. — Suter, Zeitschr. f. Urol. 1907, Bd. 1. — Tanaka, Zeitschr. f. Urol. 1909, Bd. 3, Heft 5. — Wossidlo; Verh. d. deutsch. Ges. f. Urol. 1909, S. 157.

Pathologische Anatomie.

Hallé und Motz, Ann. des mal. org. gén. urin 1902. — Hansemann, Virchows Arch. Bd. 173. — Ruppanner, Frankfurter Zeitschr. f. Path. 1908, Bd. 2. — Stoerk, Zieglers Beitr. z. path. Anat. Bd. 26. — Wildbolz, Zeitschr f. Urol. 1. Bd. 4. Heft, 1907. — Zangemeister, Zeitschr. f. Urol. 1. Bd., 10. Heft, 1907. — Zuckerkandl, O., Handb. d. Urol. Bd. 2. Wien 1905.

Vorkommen der Cystitis.

Escherich, Zentralbl. f. Bakt.- u. Parasitenkunde 1894. — Trumpp, Münch. med. Wochenschr. 1896.

Therapie.

Forcart, Med. Klin. 1908, Nr. 10. — v. Hofmann, K., Die moderne Therapie der Cystitis. Wien 1901, — Knorr, Cystoskopie beim Weibe. 1908, S. 226. — Zuckerkandl, O., Handbuch der Urol. Wien 1905, Bd. 2.

Tuberkulose.

Rovsing, Arch. f. klin. Chir. Bd. 82, Heft 1. — Suter, Zeitschr. f. Urol. Bd. 1, Heft 2—4, 1907.

Bakteriurie.

Albeck, V., Zeitschr. f. Geb. u. Gynäk. IX. Bd., 3. Heft, 1907. — Kornfeld, Ätiologie u. Klinik der Bakteriurie. Deutike 1906. — Rovsing, Wulf, Internat. med. Kongr. Budapest 1909. (Urol. Sektion). Ref. Fol. urolog. Bd. 4, S. 423. — Schneider, Vaccinetherapie etc. Verh. d. deutsch. Ges. f. Urol. 1909, S. 160.

3. Steinkrankheit.

Ebstein, Natur und Behandlung der Harnsteine 1884. — Englisch, Arch. f. klin. Chir. 1905, Bd. 76. — v. Frisch, A., Wiener klin. Wochenschr. 1902, Nr. 13—15. — Gontscharow, Russ. chir. Arch. H. 2, 1903. — Kasarnowsky, Ginda, Fol. urolog. 1909, Bd. 3. — Preindlsberger, Wiener klin. Rundschau Nr. 41, 1902. — Serguiewsky, Ann. des mal. org. gén. urin. 1902, Nr. 3—6. — Zuckerkandl, O., Handb. d. Urol. Bd. 2, 1905.

4. Tumoren der Harnblase.

Albarran, Traité des tumeurs de la vessie. Paris 1892. — Casper, Lehrb. d. Urol. 1903. — Derselbe, Zuckerkandl, Verhandl. d. deutsch. Ges. f. Urol. 1909. — Clado, Traité des tumeurs de la vessie. Paris 1895. — Goebel, Vers. deutscher Naturf. u. Ärzte 1904 u. Deutsche Zeitschr. f. Chir. Bd. 66. — Kaufmann, E., Spez. path. Anatomie 1907. — Rafin, Tumeurs de la vessie. Bull. et mém. de l'Assoc. franç. d'Urologie 1905. — Rehn, Kongr. d. deutsch. Ges. f. Chir. 1895, 1904. — Seyberth, Münch. med. Wochenschr. 1907, Nr. 32. — Zuckerkandl, O., Handb. d. Urol. Bd. 2.

5. Nervöse Erkrankungen der Blase.

Berger, s. b. Frankl-Hochwart S. 828. — v. Czyhlarz und Marburg, Jahrb. f. Psychiatrie u. Neurol. 1901, Bd. 20. — Frankl-Hochwart, Deutsche Ges. f. Urol. Wien 1908. — Derselbe, Handb. d. Urol. 2, 1905. — Frankl-Hochwart und Zuckerkandl, Die nervösen Erkrankungen der Blase. Nothnagels spez. Path. u. Therap. Bd. 19, 1898. — Goldmann, Beitr. z. klin. Chir. 1904, Bd. 42. — Hagenbach, Jahrb. f. Kinderheilk. 1899, Bd. 49. — Hamburger, Neurol. Zentralbl. 1903. — Hirsch, Zentralbl. f. Krankh. d. Harn- u. Sex.-Org. 1905. — Mattauschek, R., Wiener med. Wochenschr. 1909. Bd. 35. — Monro, Lancet 1896, p. 304. — Müller, Deutsch. Zeitschr. f. Nervenheilk. 1902, Bd. 21. — Oppenheim, Arch. f. Psychiatrie Bd. 20. — Raymond, Handb. d. path. Anat. des Nervensystems. Berlin 1904. — Remak, Neuritis und Polyneuritis. Nothnagels spez. Path. u. Therap. 1900, Bd 11 — Sieber, Zeitschr. f. gynäk. Urol. Bd. 1, 1909. — Thiemich, Berl. klin. Wochenschrift 1901.

6. Verschiedenes.

Albarran et Noguès, I. Kongr. internat. d'urologie. Paris 1908, p. 299. — Asch. Zeitschr. f. Urolog. 1911. S. 504. — Casper, Lehrb. d. Urol. 1903, S. 223. — Dittel, Wiener allg. med. Zeitung 1891. — Englisch, Wiener Klin. 1889, 25. — Derselbe, Zentralbl. f. d. Krankh. d. Harn- u. Sex.-Org. 1898. — Goebel, Zeitschr. f. Krebsforschung Bd. 3, Heft 3. Deutsch. Zeitschr. f. Chir. 1906, S. 206. — Mac Gowan, I. of cut. and. gen. urin. dis. 1901, July. — Kraske, Kongr. d. deutschen Ges. f. Chir. 1904. — Kutner, Zentralbl. f. Krankh. d. Harn- u. Sex.-Org. Bd. 16. — Manasse, Zentralbl. f. Krankh. d. Harn- u. Sex.-Org. Bd. 9, 1898. S. 654. — Margonliès, Ann. mal. org. gén. urin. 1902, Nr. 4. — Proust, Rev. de gyn. et chir. 1906. — Rochet et Jourdanet, Gaz. des Hôp. 1897, p. 101.

II. Erkrankungen der Prostata.

Albarran, Médecine opératoire des voies urinaires. 1909. — Bartrina, Ann. de Guyon. 1908 (s. auch I. internat. urol. Kongr. 1908). — Casper, Virchows Archiv Bd. 76.

Casper, (Röntgentherapie), Berl. klin. Wochenschr. 1908. — Cathelin, Soc. biol.
Paris T. LXIII, pag. 514. — Ciechanowsky, Grenzgeb. der Med. u. Chir. 1900, Bd. 7.
— Exner, Physiologie der männlichen Geschlechtsfunktion. Handb. d. Urologie Bd. 1.
1904. — Finger, Blenorrhöe. 1901. S. 225. — v. Frisch, Krankheiten der Prostata.
Handb. d. Urologie. 1905, Bd. 3. — Goldberg, Prostatitis cystoparetica. Münch.
med. Wochenschr. 1906, Nr. 37. — Derselbe, Zeitschr. f. Urol. II, 1908. — Grosglik,
Wien. med. Presse 1897. — Kaufmann, E. in Socin-Burckhardt s. u. — Nicaise,
Bull. et mém. de la soc. de Chir. Paris 1884. — Notthafft, Arch. f. Dermat. u. Syph.
Bd. 70. — Posner und Haberern, Association internat. d'urologie. Paris 1908. —
Raskai, Zeitschr. f. Urol. 1908. — Rothschild, Zentralbl. f. Krankh. d. Harn. u.
Sex.-Org. 1904. — Schlagintweit, Prostatahypertrophie. Leipzig. 1902. — Serrallach,
Ann. des mal. org. gén.-urin. 1908. — Socin und Burckhardt, Krankheiten der Pro-
stata. Deutsche Chirurgie Bd. 53, 1902. — Tandler u. Zuckerkandl. Fol. urol. Bd. 5.
1911. S. 587.

III. Erkrankungen der Hoden, Nebenhoden und Samenblasen.

Baermann, Deutsche med. Wochenschr. 1903, Bd. 40. — v. Baumgarten,
Verhandl. d. Deutsch. Pathol. Gesellsch. Bd. IX, 1906. — Beck, Deutsch. Zeitschr. f.
Chir. 1906, Bd. 89. — Brown, Proc. of the N Y. pathol. soc. Marc. 1903. — v. Bruns,
Arch. f. klin. Chir. Bd. 63, H. 4. — Escat, F., Assoc. franç. d'urol. 1903. — Exner,
Physiologie der männlichen Geschlechtsfunktion. Handb. Urol. Wien 1904, I. — Kocher.
Deutsch. Chir. 1887. L. — Kraemer, Deutsch. Zeitschr. f. Chir. Bd. 69, 1903. — Raut-
berd, Inaug.-Diss. Basel. 1908. — Schönholzer, Beitr. z. klin. Chir. Bd. 49, 1906.
— Simon, 30. Kongr. Deutsch. Gesellsch. f. Chir. 1901, S. 125. — Souligoux und
Villard, XIX. Congr. franç. de Chir. 1906. — Wossidlo, Gonorrhöe des Mannes.
Leipzig 1909.

IV. Die funktionellen Störungen der männlichen Sexualorgane.

Albers-Schönberg, Münch. med. Wochenschr. 1903, 43. — Blum, V., Wiener
klin. Wochenschr. 1906, Nr. 38. — Derselbe, Symptomatologie und Diagnostik der
urogenitalen Erkrankungen 1909. — Casper, Lehrb. d. Urol. 1903. — Exner, S., Physiologie der männlichen Geschlechtsfunktion. Handb. d. Urol. 1904. — Finger, Handb.
d. Urol. 1906, Bd. 3. — Forel, Die sexuelle Frage 1906. — Fürbringer, Nothnagels
spez. Path. u. Therap. 1901, 19, 3. — Derselbe, Störungen der Geschlechtsfunktion
des Mannes. Wien 1903. — Derselbe, Eulenburgs Realenzyklopädie Bd. 7, 1909. —
Kisch, Die Fettleibigkeit. Stuttgart 1888. — Martini, Zeitschr. f. Urol. 1908. —
Müller, L. R., Zeitschr. f. Nervenheilkunde 1902, 21. — Philipp, Fortschritte auf d.
Geb. d. Röntg. Bd. 8, 1905. — Posner, Therap. d. Gegenw. Juli 1907. — Scholtz,
W., Arch. f. Dermatol. u. Syphilis. Bd. 101. 1910. — Simmonds, Deutsch. Arch. f.
klin. Med. Bd. 13, 1898. — Steiner, M., Wiener med. Presse 1907. — Terrier, Dujarier, Revue de chir. 1907, Nr. 5. — Winiwarter, A. v., Handb. d. Urol. Bd. 3,
1906. — Wossidlo, Kongr. d. Deutsch. Ges. f. Urol. 1907, S. 547.

Blut und Blutkrankheiten.

Von

P. Morawitz-Freiburg i. Br.

Mit 2 Abbildungen.

I. Einleitung.

Das Blut nimmt im Haushalte des Organismus eine eigenartige Stellung ein. Sie läßt sich etwa mit der des Nervensystems vergleichen: Keinem Organ ausschließlich angehörend, beherrschen Blut und Nervensystem die innigen Beziehungen, die zwischen allen Organen des Körpers bestehen. Deren Funktionen können nur dann normal vor sich gehen, wenn die Innervation in richtiger Weise verläuft und wenn eine ausreichende Zufuhr richtigen Blutes gegeben ist.

Die **Aufgaben des Blutes im Stoffwechsel** liegen in der Hauptsache nach zwei Richtungen: Es versorgt alle Zellen des Organismus mit Nahrungsstoffen. Außerdem werden aber auch die Produkte der regressiven Metamorphose des Zellebens, also in erster Linie die harnfähigen, zum Teil schädlich wirkenden Substanzen durch den Blutstrom entfernt.

Hiermit ist aber die Rolle des Blutes im lebenden Organismus noch nicht erschöpft. Man weiß, daß es auch der Träger verschiedener fermentativer Eigenschaften ist. Diese sind dem Blutplasma eigentümlich oder an die geformten Elemente des Blutes, besonders die weißen Blutkörperchen, geknüpft. Gerade in den letzten Jahrzehnten ist man immer tiefer in diesen Teil der Hämatologie eingedrungen. Ich brauche nur an die glänzenden Resultate der serologischen Forschung zu erinnern, die uns einen überraschenden Einblick in bisher ungeahnte Wirkungen des Blutes gegeben hat.

Indessen sind auch diese Vorgänge noch nicht das letzte, was man von der Funktion des Blutes weiß. Immer mehr dringt, gerade in neuester Zeit, die Anschauung durch, daß viele Vorgänge, die man früher als rein nervösreflektorische Erscheinungen ansah, durch chemische Wechselwirkungen des einen Organs auf das andere zustande kommen. Der Träger dieser wirksamen chemischen Körper, die man als Hormone bezeichnet, ist wiederum das Blut. Es mag hier nur an das Adrenalin, das Sekretin, an den Einfluß von Extrakten aus embryonalem Gewebe auf das Wachstum der Milchdrüsen und manche ähnliche Erscheinungen erinnert werden, die man als chemische Korrelationen im Organismus zusammenfaßt und die durch das Blut vermittelt werden. Gerade hier dürfte uns die Zukunft noch manche interessante Entdeckung bringen. Wir befinden uns erst im Anfangsstadium unserer Kenntnisse. Das Blut vermittelt auch zum Teil den Verkehr der Organe mit der Außenwelt, z. B. mit der Luft der Alveolen der Lunge, mit der uns umgebenden Atmosphäre, mit dem Darmkanal.

Bei diesen so innigen und mannigfaltigen Beziehungen zu allen Organen des Körpers erscheint es verständlich, daß fast alle lokalisierten Erkrankungen auch mit Veränderungen der Blutzusammensetzung einhergehen müssen. In diesem Sinne behalten also die alten Ärzte der humoralpathologischen Zeit recht. Jede Krankheit der Gewebe ist, wie besonders Krehl hervorhebt, gleichzeitig auch eine Erkrankung des Blutes. Bald sind dessen Veränderungen dabei sehr stark, bald so gering, daß sie mit unseren heutigen Untersuchungsmethoden nicht nachgewiesen werden können. Aber es ist wohl richtig, daß jede Organerkrankung zugleich eine Blutkrankheit ist. Nach dem vorher Gesagten muß jede Funktionsänderung der Organe auch das Blut beeinflussen.

Als **Blutkrankheiten im engeren Sinne** bezeichnet man aber nur die krankhaften Vorgänge, bei denen die Veränderung des Blutes oder der blutbildenden Organe entweder das einzige oder doch das wichtigste Symptom der Krankheit ist. Keinem Menschen wird es einfallen, den Typhus, die Gicht oder den Diabetes als Blutkrankheit zu bezeichnen, obwohl auch bei ihnen fast regelmäßig Blutveränderungen nachweisbar sind. Diese stehen aber nicht im Mittelpunkte der Erscheinungen, sie beherrschen nicht das gesamte Krankheitsbild, wie das z. B. bei Leukämien oder schweren Anämien der Fall ist. Immerhin hat diese Art der Abgrenzung etwas Künstliches. Es gibt nämlich eine Anzahl von Krankheitszuständen, die erst sekundär das Blut in Mitleidenschaft ziehen, aber dann in so hohem Grade, daß das Bild einer genuinen Blutkrankheit vorgetäuscht werden kann. Das ist z. B. der Fall bei ausgedehnten Metastasen eines Tumors im Knochenmark.

Nach dem Überblick, der oben über die Bedeutung des Blutes im Stoffwechsel gegeben wurde, ist es klar, daß die Blutforschung sich, wie Nägeli ausführt, nach verschiedenen Richtungen erstreckt und sich zahlreiche Untersuchungsmethoden dienstbar gemacht hat. Im Vordergrunde des Interesses steht heute ohne Frage die **morphologische Forschung.**

Allerdings sind die wichtigsten zelligen Elemente des Blutes schon seit sehr langer Zeit bekannt (die Erythrozyten seit Leeuwenhoek, die Leukozyten seit Hewson). Der eigentliche Anstoß für die morphologische Untersuchung des Blutes wurde aber erst durch die Entdeckung der Leukämie durch Virchow (1845) gegeben, später durch die Untersuchungen Neumanns über die Genese der geformten Elemente des Blutes. Den wesentlichsten Fortschritt verdankt die Hämatologie den fundamentalen Untersuchungen Ehrlichs in den 80er Jahren, der durch eine verfeinerte Untersuchungstechnik die genauere Differenzierung der zelligen Elemente des Blutes möglich machte. Die von Ehrlich begründete und ausgebaute Lehre der Spezifität der Leukozytenarten wird in den wesentlichsten Punkten auch heute noch von den meisten Histologen anerkannt. Auf dem Boden der Ehrlichschen Forschungen hat sich die moderne Hämatologie entwickelt, die zu zahlreichen, auch praktisch wichtigen Fortschritten geführt hat.

Nun ist allerdings nicht zu leugnen, daß unter dem Eindruck der großen Erfolge der histologischen Richtung der Hämatologie ein anderer Zweig dieser Wissenschaft, die **physikalischen und chemischen Untersuchungsmethoden,** zu sehr in den Hintergrund getreten sind. Sie hatten ihre Blütezeit in der ersten Hälfte des vergangenen Jahrhunderts, in der Zeit vor Virchow. Schlägt man eines von den alten Lehrbüchern der Hämatologie auf, so sieht man sofort, daß in früheren Zeiten physikalische und chemische Probleme die Blutlehre vollständig beherrscht haben. Nicht durch histologische Untersuchungen, sondern an der Hand oft recht ungenügender chemischanalytischer Methoden hoffte man damals in die Pathologie des Blutes einzudringen. Äußere Momente begünstigen diese Forschungsrichtung. Es war die Zeit der Aderlässe, die den Forschern große Mengen Blutes lieferten.

Es ist wohl sicher, daß diese Art der Untersuchung die Hämatologie nicht sehr gefördert hat. Unsere ganze Betrachtungsweise ist durch die Zellularpathologie so stark verändert worden, daß uns die Krasenlehre Rokitanskys, die Ausführungen von Piorry und anderen alten Hämatologen jetzt zum Teil unverständlich erscheinen. Aber ebenso sicher dürfte die physikalisch-chemische Methode der Blutuntersuchung in neuerer Zeit zu sehr vernachlässigt sein. Fast alle modernen hämatologischen Lehrbücher (mit Ausnahme des Werkes von Grawitz) sind im wesentlichen Darstellungen der Bluthistologie unter normalen und pathologischen Verhältnissen.

Erst seit kurzem beginnt das Interesse an dieser Art der Forschung wieder zu erwachen. Die Wendung ist vielleicht dadurch mit veranlaßt, daß sich auf dem Gebiete der histologischen Methoden nicht mehr so schnell Lorbeeren erringen lassen, wie früher. Es dürften aber auch tiefere Gründe mitspielen. Ich meine hier die „Abkehr von der Zelle", soweit es sich um die Betrachtung der Zelle als Einzelindividuum handelt. Man kann entschieden in unserer Zeit einen Zug beobachten, der dahin strebt, nicht das einzelne für sich zu erkennen, sondern die Beziehungen der Zellen zueinander und zum gesamten Organismus zu verstehen. Und dazu soll uns unter anderem auch die physikalisch-chemische Blutforschung helfen.

Ein Ausdruck des neu erwachenden Interesses an dieser Art der Betrachtung sind die zahlreichen Untersuchungen über die Fermente des Blutes, die schon zu praktisch wertvollen Resultaten geführt haben, die Arbeiten über die gesamte Blutmenge, über Gerinnung und Thrombose, Hämoglobinurie und manches Andere.

Die rein morphologische Richtung wird sich vielleicht jetzt mehr als bisher des Experimentes bedienen müssen, um weitere Fortschritte zu erzielen.

Auf die großen Erfolge der **bakteriologischen und serologischen Forschung,** die sich als dritte und jüngste Schwester den beiden oben erwähnten Disziplinen anschließt, möchte ich nur verweisen. Es liegt nicht im Plane der Darstellung, ausführlicher darauf einzugehen. Ich mache auf die zahlreichen Lehrbücher der Bakteriologie, besonders das Handbuch von Kolle und Wassermann aufmerksam.

Im folgenden soll versucht werden, in gedrängter Form eine Darstellung der heutigen Lehre von den Blutkrankheiten zu geben. Dabei werde ich bestrebt sein, auch den sonst recht vernachlässigten Teil der Hämatologie, nämlich die physiologische und pathologische Physiko-Chemie des Blutes, ausführlicher zu behandeln, als es in vielen Lehrbüchern, z. B. auch in dem sehr verbreiteten, sonst ausgezeichneten Lehrbuche von Nägeli, geschieht.

II. Das Blut als ein Gemenge von Plasma und Blutkörperchen.

(Volumen von Blutkörperchen und Plasma, spezifisches Gewicht.)

Das Blut besteht aus der Blutflüssigkeit, dem Plasma, und den darin suspendierten Blutkörperchen.

Bei allen biologischen Fragen darf man nicht die geformten Elemente oder das Plasma allein für sich betrachten, sondern daran denken, daß zwischen Zellen und Flüssigkeit sehr innige und mannigfaltige Beziehungen bestehen.

Es sind das zum Teil rein physikalischchemische Vorgänge, wie z. B. Austausch von Gasen, Ionenwanderungen u. dgl. Aber auch chemische Prozesse, die für die Biologie von großem Interesse sind, spielen hier eine wichtige Rolle. Wahrscheinlich ist nur ein Bruchteil dieser Wechselwirkungen bisher bekannt. Vielfach ist man allein auf Vermutungen angewiesen. Einige Beispiele mögen das belegen: Es ist wahrscheinlich, daß bestimmte Substanzen, die im Plasma gelöst an die Bildungsstätten der geformten Elemente des Blutes gelangen, hier die Blutbildung beeinflussen, oft in höchst merkwürdiger und ganz spezifischer Weise. Man denke nur an die Fülle der chemotaktischen Vorgänge, bei denen zuweilen nur eine Zellart, also etwa die Eosinophilen, zur Wucherung und Auswanderung aus dem Knochenmark veranlaßt werden. Aber nicht allein auf die Entstehung, sondern auch auf die Lebenstätigkeit der Blutzellen übt Serum resp. Plasma mancherlei Einflüsse aus. Die Phagozytose der Bakterien wird durch Serum mächtig unterstützt, resp. erst möglich gemacht. Andererseits hemmt das Serum gewisse fermentative Funktionen der Leukozyten, z. B. die verdauende Wirkung. Wenn man allein biologische Beziehungen der roten Blutkörperchen zum Serum soviel weniger weiß, so liegt es wohl daran, daß die erwachsenen Erythrozyten überhaupt nur noch eine Vita minima führen und keinen nennenswerten Stoffaustausch mehr haben.

Die Zellen werden aber wiederum nicht allein vom Serum beeinflußt, sondern sie üben sicher ihrerseits auch eine Wirkung auf dieses aus. Manche Fermente des Plasma resp. Serum stammen wahrscheinlich von den Leukozyten, ja von einigen wohl charakterisierten chemischen Substanzen kann man das sogar mit einiger Sicherheit voraussetzen, so z. B. vom Nukleoproteid, vielleicht auch vom Fibrinogen. Ob auch aus den roten Blutkörperchen unter Umständen Eiweißkörper in größerer Menge in die Blutflüssigkeit austreten können, ohne daß die Zelle zugrunde geht, ist unsicher. Gürber und Inagaki halten einen isolierten Austritt von Globin für möglich.

Aus den wenigen hier erwähnten Tatsachen geht schon hervor, wie eng die Wechselwirkungen zwischen Blutflüssigkeit und geformten Elementen sind. Man darf wohl vermuten, daß uns die Zukunft gerade hier noch manche interessanten Aufschlüsse geben wird.

A. Volumen von Plasma und Blutkörperchen. Der gesunde Mensch hat in 100 Teilen Blut etwa 50—57 Volumen-Prozent Plasma. Das Volumen der Blutkörperchen beträgt also 43—50 %. Beim Manne findet man im Durchschnitt etwas höhere, bei der Frau niedrigere Werte.

Folgende Methoden dienen zur Messung des **Volumens der Blutkörperchen:**

1. Die Hämatokritmethode von Hedin-Koeppe. Ein herausquellender Blutstropfen wird in einer graduierten Kapillare aufgefangen und zentrifugiert. Die Kapillare hat einen inneren Durchmesser von 1 mm und ist in 50 gleiche Teile geteilt. Man liest nach der Zentrifugierung das Volumen der sedimentierten geformten Elemente ohne weiteres ab. Zur Vermeidung der Blutgerinnung kann man nach Koeppe das Kapillarrohr mit Zedernöl benetzen. Zweckmäßiger wird es wohl sein, dem heraustretenden Blutstropfen etwas trockenes Hirudin beizumischen.

Die Genauigkeit der Methode hängt von der Zentrifuge ab. Stets bleibt etwas Plasma zwischen den abgeschleuderten Blutkörperchen übrig. Um brauchbare Vergleichswerte zu erhalten, muß man stets gleich lange und mit der gleichen Tourenzahl zentrifugieren.

2. Die Sedimentierungsmethode von Biernacki und Grawitz; (s. ferner O. Müller, Marcano). Man entnimmt einige ccm Blut, versetzt sie zur Verhinderung der Blutgerinnung mit etwas trockenem Natriumoxalat, so daß die Konzentration 0,2% beträgt und läßt das Blut 24—48 Stunden in einem graduierten Glaszylinder sedimentieren. Grawitz hat hierfür ein besonderes Blutvoluminimeter konstruiert. Die Schnelligkeit der Sedimentierung ist nicht immer gleich. Die Methode scheint aber auch recht brauchbare Vergleichswerte zu geben.

3. Indirekte Methoden. Sie kommen für den Arzt kaum in Betracht. Dazu gehört die Bleibtreusche Methode. Zwei oder mehr Portionen Blut werden mit verschiedenen Mengen isotonischer Kochsalzlösung versetzt, zentrifugiert und in beiden Serumproben der N-Gehalt bestimmt. Aus der Differenz läßt sich das Volumen des Serums berechnen. Die Methode dürfte theoretisch nicht ganz einwandfrei sein, da ein Flüssigkeitsaustausch zwischen Blutkörperchen und Serum nach Zusatz der Salzlösung nicht auszuschließen ist.

Auch durch Bestimmung der elektrischen Leitfähigkeit von Blut und Serum läßt sich nach Bugarszky und Tangl, Fränkel u. a. das Volumen der roten Blutkörperchen bestimmen. Diese vermindern nämlich in gesetzmäßiger Weise die Leitfähigkeit des Serums.

Die Bestimmung des Volumens der geformten Elemente des Blutes hat in einzelnen Fällen Interesse und ergänzt die Blutkörperchenzählung resp. Hämoglobinbestimmung. In der Regel wird man natürlich dann Herabsetzung des Blutkörperchenvolumens finden, wenn ihre Zahl vermindert ist. Jedoch gehen Verminderungen der Zahl und des Volumens nicht immer miteinander auch quantitativ parallel. Bei den meisten hämolytischen Anämien kommt es zur Bildung abnorm großer Blutkörperchen. Das Volumen wird dann weniger abnehmen als die Zahl. Darüber gibt die Hämatokritmethode oder eine von den anderen, die oben erwähnt wurden, in bequemerer Weise Auskunft, als die Messung der Erythrozyten mit dem Mikrometer.

Sehr stark vermehrt ist das Volumen der Erythrozyten bei den verschiedenen Formen von Polyzythämie. Wenn die Anzahl der geformten Elemente auf 8 bis 10 Millionen ansteigt, dann bekommt man beim Zentrifugieren nur eine dünne Schicht Plasma oder Serum. In manchen der extremen Fälle von Polyzythämie wundert man sich, daß überhaupt noch Serum vorhanden ist. Da handelt es sich wohl zuweilen um eine Verkleinerung des einzelnen Erythrozyten.

B. Das spezifische Gewicht des Blutes beträgt beim Manne 1055—1060, bei der Frau 1050—1056. Die Differenzen sind durch die Zahl der roten Blutkörperchen bedingt. Zur Messung dienen, falls man nur kleinere Blutmengen zur Verfügung hat, die Methoden von Hammerschlag und Schmaltz.

1. Methode von Hammerschlag. Man stellt sich in einem Standgefäß eine Mischung von Chloroform (spezifisches Gewicht 1,526) und Benzol (spezifisches Gewicht 0,88) vom spezifischen Gewicht 1056 her und läßt einen Blutstropfen hereinfallen. Sinkt der Blutstropfen, ist er also schwerer als die Mischung, so fügt man vorsichtig Chloroform,

im anderen Falle Benzol hinzu, bis der Tropfen in der Flüssigkeit schwebt. Dann ist das spezifische Gewicht des Blutes und der Mischung gleich. Letzteres wird aräometrisch bestimmt.

2. Methode von Schmaltz. Ein etwa 0,5 g fassendes Kapillarrohr wird erst trocken, dann mit destilliertem Wasser gefüllt auf einer genauen analytischen Wage bei 15° gewogen. Nach nochmaliger Trocknung des Röhrchens wird es mit Blut gefüllt gewogen. Die Methode ist exakter als die von Hammerschlag, erfordert aber eine genaue Wage, die noch Dezimilligramme abzuwiegen gestattet.

Da das spezifische Gewicht des Blutes zum Teil auch von den geformten Elementen abhängt, wird es dann vermindert sein, wenn deren Zahl abnimmt. Über Änderungen des spezifischen Gewichtes des Serums ist in Kap. VI das Notwendige gesagt. Meist besteht ein ausgesprochener Parallelismus zwischen spezifischem Gewicht und Hämoglobingehalt des Blutes.

III. Die Methoden der klinischen Blutuntersuchung.

Ich beschränke mich darauf, die am Krankenbett bewährte Technik der klinischen Blutuntersuchung kurz darzustellen. Wer sich eingehender hierüber unterrichten will, sei auf die sehr ausführliche Darstellung bei Türk und Schridde-Nägeli, sowie auf die Lehrbücher der klinischen Untersuchungsmethoden, z. B. das Werk von Sahli, verwiesen.

Die klinische Blutuntersuchung bezieht sich in der Hauptsache auf den Farbstoffgehalt des Blutes, die Zahl der geformten Elemente und die genauere Differenzierung der Erythrozyten und Leukozyten.

A. Blutentnahme.

Meist genügen zu einer vollständigen klinischen Untersuchung wenige Tropfen Blut. Man macht mit einer scharfen Lanzette, ev. auch einer halb abgebrochenen Stahlfeder oder mit der vorschnellenden Frankeschen Nadel, die mir besonders praktisch scheint, einen Einstich in das Ohrläppchen. Ohrläppchen und Nadel sind vorher mit Äther zu desinfizieren. Manche ziehen die Blutentnahme aus der Fingerbeere vor. Im allgemeinen dürfte sie sich aber wegen der dickeren Haut und der größeren Infektionsgefahr weniger empfehlen. Den erten Tropfen wischt man fort, die folgenden sind zur Untersuchung zu benutzen. Man vermeide jeden stärkeren Druck und jedes Pressen in der Umgebung der Wundränder. Es kann dabei nämlich durch Auspressen von Gewebeflüssigkeit die quantitative Zusammensetzung des Blutes wesentlich verändert werden. Meist hört die kleine Wunde von selbst auf zu bluten. Man bedeckt sie mit Heftpflaster.

Größere Mengen Blut, wie sie für die bakteriologische und chemische Blutuntersuchung erforderlich sind, entnimmt man mit der Spritze durch Punktion einer gestauten Armvene. Da gestautes Blut sich in seiner chemischen Zusammensetzung, speziell seinem Wassergehalt von ungestautem unterscheidet, ist die Stauung bei der Blutentnahme für quantitative chemische Untersuchungen ganz zu vermeiden oder doch sofort nach dem Einstich fortzulassen.

Bei Kaninchen kann man große Blutmengen aus der Randohrvene gewinnen wenn man vorher eine starke Hyperämie des Ohres durch Abreiben mit ein wenig Xylol hervorruft oder an das Ohr eine Saugglocke anbringt.

B. Das frische Blutpräparat (Nativpräparat).

Die Betrachtung des frischen Blutpräparates stellt die einfachste Art der Blutuntersuchung dar. Sie ist in den letzten Jahren entschieden auf Kosten der gefärbten Trockenpräparate vernachlässigt worden. Wie ich glaube mit Unrecht; denn der etwas geübte Beobachter kann schon an dem frischen Blutpräparat viel sehen.

Ein Blutstropfen wird mit einem in Alkohol-Äther gereinigten und getrockneten Deckgläschen aufgefangen, dieses auf einen ebenso gesäuberten Objektträger ohne Druck gelegt und bei enger Blende mit verschiedenen Vergrößerungen untersucht.

Man kann im ungefärbten Präparat schätzungsweise das Mengenverhältnis der Erythrozyten und Leukozyten bestimmen. Jede starke Leukozytose und die meisten Fälle von Leukämie wird der Erfahrene sofort zu erkennen vermögen. Auch die einzelnen

Formen der Leukozyten, besonders die Eosinophilen, sind häufig schon im ungefärbten Präparat zu unterscheiden. Ferner beachtet man Form und Zahl der roten Blutkörperchen, achtet auf etwaige Gestaltsveränderungen. Ist man schon ein wenig geübt, so kann man meist auch erkennen, ob der Hämoglobingehalt des einzelnen Erythrozyten erheblich vom normalen abweicht, z. B. ob die Zellen blasser als unter normalen Verhältnissen aussehen. Einzeln oder in Häufchen liegende Blutplättchen sind ebenfalls bei etwas stärkerer Vergrößerung gut zu sehen. Man kann einen Eindruck von ihrer Menge gewinnen.

Fertigt man ein etwas dickeres Nativpräparat an, so kann man auch noch die Rollenbildung der roten Blutkörperchen und die Ausscheidung des Fibrins (Fibrino-Diagnostik von H a y e m) untersuchen. Größere praktische Bedeutung haben diese Feststellungen nicht.

Nur für ganz bestimmte Fragen kommt das Studium der Bewegungsvorgänge der Leukozyten auf dem heizbaren Objekttisch, ev. auch bei Dunkelfeldbeleuchtung in Betracht.

C. Das gefärbte Blutpräparat.

Die Möglichkeit, durch Untersuchung gefärbter Blutpräparate tiefer in die Struktur der zelligen Elemente des Blutes einzudringen, beruht auf der verschiedenen Affinität der Zellen und Zellbestandteile zu Farbstoffen. Die Fähigkeit gewisser Zellsubstanzen, z. B. der Granula oder des Kerns, nur bestimmte Farbstoffe zu adsorbieren, sich also mit ihnen zu färben, ist nach L. Michaelis in der Hauptsache auf chemische Eigentümlichkeiten dieser Substanzen zurückzuführen. Daneben dürften auch rein physikalische Vorgänge in Betracht kommen.

Manche Bestandteile der Blutzellen besitzen ausgesprochene Affinitäten zu ganz bestimmten Farbstoffen. So z. B. die eosinophilen Granula der Leukozyten, die sich nur mit sauren Farbstoffen färben. Dagegen nehmen die Granula der Mastzellen, das Protoplasma der Lymphozyten, alle Kerne etc. vorwiegend oder ausschließlich basische Farbstoffe, wie z. B. Methylenblau. an, selbst wenn sich in der Farblösung daneben noch andere Farbstoffe finden. Auf dieser Eigentümlichkeit beruhen die Doppelfärbungen mit einem Farbengemisch, die für den Arzt besonders wertvoll sind und ungemein instruktive Bilder geben. Einige Zellbestandteile, die eine ziemlich gleiche Affinität zu sauren und basischen Farbstoffen haben, färben sich in einer Mischfarbe.

Das Blutpräparat, das man in gefärbtem Zustande untersuchen will, muß ausgestrichen und getrocknet sein. Blutausstriche anzufertigen, ist nicht ganz einfach. Am meisten zu empfehlen sind die Deckgläschenausstriche, zu denen zwei tadellos saubere, in Alkohol-Äther gereinigte und dann getrocknete Deckgläschen gehören. Man fängt nun mit der Unterseite eines Deckgläschens einen kleinen frischen Blutstropfen auf und legt das andere Deckgläschen ohne jeden Druck darauf. Der Tropfen breitet sich von selbst aus. Man zieht dann die beiden Deckgläschen stetig und vorsichtig voneinander. In einigen Augenblicken ist das Präparat trocken und kann dann sofort fixiert resp. gefärbt werden.

In einem guten Ausstriche liegen die Erythrozyten ohne Rollen zu bilden, einzeln auf der Breitseite nebeneinander und zeigen keine Formveränderungen. Die Leukozyten sind bedeutend größer als normal, also in der Regel plattgedrückt, sollen aber nicht zerquetscht sein. Die Blutplättchen sollen nicht zu große Häufchen bilden.

Sehr wichtig ist es, die Größe des Blutstropfens richtig zu treffen. Anfänger nehmen fast immer zu große Tropfen.

Absolute Fett- und Staubfreiheit der Deckgläschen ist eine der ersten Vorbedingungen für gutes Gelingen. Für manche Zwecke, z. B. Auffindung gewisser Parasiten (Trypanosomen, Malaria) im Blut, können dickere Ausstriche mit Vorteil benutzt werden. Viele Untersucher ziehen Abstriche auf Objektträgern vor. Man fängt einen etwas größeren Blutstropfen auf einem Objektträger, der absolut rein sein muß, auf und verstreicht ihn langsam mit einem Deckgläschen, mit dem man, einen Winkel von etwa 45° bildend, langsam und gleichmäßig, ohne zu starken Druck, auf dem Objektträger herabfährt. Auch damit lassen sich gute Präparate herstellen, doch geben die meisten Hämatologen Deckglaspräparaten den Vorzug.

Den meisten Färbungen ist eine **Fixation** vorauszuschicken, sonst schwimmt das Präparat beim Färben fort. Zur Fixation dient

1. Die Hitze. In der Regel genügt eine Temperatur von 120—130° einige Minuten lang. Für manche Färbungen, z. B. die Triazidfärbung, scheint eine etwas längere Fixa-

tion resp. eine kurze bei höherer Temperatur (140⁰) besser zu sein. Man bedient sich zur Hitzefixation am besten eines Thermostaten oder des Viktor-Meyerschen Toluolofens. Am einfachsten ist die Fixation auf der Kupferplatte nach Ehrlich. Eine 20—30 cm lange schmale Kupferplatte ist an einem Ende in einem Stativ befestigt und wird am freien Ende durch eine Flamme erwärmt. Man legt die Präparate zur Fixation (Präparat nach oben) in die Gegend der Kupferplatte, in der das sog. Leidenfrostsche Phänomen eben deutlich zu werden beginnt, wo also ein Wassertropfen nicht zischend verdampft, sondern abrollt. Dort herrscht die Temperatur, die für schnelle Fixation erforderlich ist.

2. Fixation in absolutem Alkohol und Äther zu gleichen Teilen. Dauer etwa ½ Stunde. Die Fixationsflüssigkeit muß absolut wasserfrei sein, der Alkohol durch geglühtes Kupfersulfat entwässert.

3. Reiner Methylalkohol. Dauer der Fixation nur wenige Minuten. Von Türk besonders empfohlen.

4. Absoluter Alkohol, ca. 20 Minuten lang, besonders für die Azurfärbungen geeignet.

Von den **Färbungen** seien nur die wichtigsten genannt. Die meisten Farbstoffe werden in ausgezeichneter Qualität von der Firma Dr. Grübler & Co., Leipzig, geliefert.

.1. Färbung mit eosinsaurem Methylenblau nach Jenner und May-Grünwald. Diese Färbung dürfte zurzeit mit Recht bei den Ärzten sich der größten Beliebtheit erfreuen. Die Vorzüge der Methode liegen erstens darin, daß man keine Fixierung nötig hat, wodurch Zeit gespart wird. Der Farbstoff ist in Methylalkohol gelöst. Während der Färbung findet also schon die Fixation statt. Da es sich ferner um eine kombinierte Färbung mit basischen (Methylenblau) und sauren (Eosin) Farbstoffen handelt, werden fast alle wichtigen Bestandteile der Zellen des Blutes, Kerne, Granula, Protoplasma, distinkt gefärbt. Es entstehen farbenprächtige, sehr instruktive Bilder.

Man färbt das lufttrockene Präparat 3—5 Minuten und spült es dann kurz mit destilliertem Wasser ab, dem man am besten etwas Farbstoff zusetzt. Dann trocknet man zwischen Fließpapier und schließt in Kanadabalsam ein. Es gibt zahlreiche Modifikationen dieser Färbung.

Das färbende Prinzip ist ein Salz, das eosinsaure Methylenblau, das bei der Färbung offenbar wieder in Eosin und Methylenblau dissoziiert,

Die Färbung eignet sich besonders für den praktischen Arzt. Sie zeichnet sich auch vor mehreren anderen Methoden durch vorzügliche Darstellung der Mastzellengranula aus. Zum Studium der neutrophilen Granula der Leukozyten ist ihr allerdings die Triazidfärbung überlegen.

2. Triazidfärbung nach Ehrlich resp. Pappenheim. Sie dient hauptsächlich zum Studium der neutrophilen Granulationen. Das Triazid besteht aus dem basischen Farbstoffe Methylgrün und den zwei sauren, Orange G und Säurefuchsin. Starke Hitzefixation des Blutes ist der Alkohol-Ätherfixation entschieden vorzuziehen. Man klemmt das Deckgläschen in eine Cornetsche Pinzette und bringt einige Tropfen des Triazid darauf. Nach fünf Minuten Abspülen mit Wasser, bis keine Farbe mehr an das Wasser abgegeben wird. Trocknen und Einbetten in gewöhnlicher Weise.

Die eosinophilen Granula sind intensiv rot, die neutrophilen rot bis violett, die Kerne blaugrün, ziemlich undeutlich dargestellt, die roten Blutkörperchen sind orange, Mastzellengranula bleiben ungefärbt.

3. Die Azurfärbung nach Giemsa. In alten Methylenblaulösungen entsteht eine Modifikation des Methylenblaus, das Methylenazur. Es besitzt andere Eigenschaften als das Methylenblau und hat sich besonders beim Studium der Blutparasiten außerordentlich bewährt.

Die heute fast ausschließlich für diese Zwecke verwendete Giemsa-Lösung enthält Methylenazur, Eosin und Methylenblau in einer methylalkoholischen Lösung mit Glyzerin. Das Blutpräparat wird in absolutem Alkohol fixiert. Der Farbstoff ist stets unmittelbar vor Gebrauch zu verdünnnen, ein Tropfen auf 1 ccm Aqua destillata. Färbedauer 20—30 Minuten, dann Abspülen in destilliertem Wasser, Trocknen, Einbetten.

Zur Färbung der Spirochaete pallida ist die Farblösung durch Zusatz einiger Tropfen 1%iger Kaliumkarbonatlösung alkalisch zu machen.

Die Methode stellt die Chromatinsubstanzen der zelligen Elemente und Parasiten in rotem resp. rotblauem Farbentone dar. Das Protoplasma der Parasiten ist blau gefärbt, ebenso die Mastzellengranula. Zur Darstellung der neutrophilen Granulationen ist die Methode weniger zu empfehlen als die beiden zuerst erwähnten. Pappenheim bezeichnet neuerdings die Giemsafärbung in Kombination mit der Jennerschen als beste panoptische Methode.

4. Die einfache Methylenblaufärbung. Man verwendet 1% wässerige Lösungen von Methylenblau medicin. purissim. Höchst, ev. auch das Löfflersche alkalische Methylen-

blau. Die Färbung ist hauptsächlich geeignet zur Darstellung der Polychromasie und der basophilen Körnelungen der Erythrozyten. Normale Erythrozyten sind sehr schwach und leicht grünlich gefärbt, die polychromatischen treten durch ihre intensiver blaue Färbung hervor. Natürlich färben sich auch die basophilen Bestandteile der Leukozyten, speziell die Kerne und besonders das Protoplasma der Lymphozyten intensiv blau.

5. Die Hämatoxylinfärbungen, z. B. mit dem Ehrlichschen und Delafieldschen Hämatoxylin, dienen hauptsächlich zur Darstellung der Kernstrukturen. Die Dauer der Färbung beträgt 15 Minuten. Die Methode wird am Krankenbett kaum mehr geübt und ist dort durch die Methylenblaufärbungen ziemlich verdrängt worden.

6. Die Methylgrün-Pyroninfärbung von Pappenheim. Diese Kombination zweier basischer Farbstoffe dient vornehmlich zur Darstellung des Protoplasmas der Lymphozyten, das sich mit Pyronin intensiv rot färbt. Auch die Nukleolen werden rot gefärbt.

Man färbt das mit Alkohol oder durch Hitze fixierte Präparat 5—10 Minuten, wäscht es mit Wasser ab, trocknet und bettet ein.

Es konnten hier in gedrängter Kürze nur die wichtigsten Methoden Erwähnung finden. Beherrscht man die hier erwähnten sechs Methoden der Blutfärbung, so wird man wohl nur in den allerseltensten Fällen und nur für ganz besondere Zwecke noch eine oder die andere der zahllosen, sonst angegebenen Verfahren anzuwenden wünschen. Es sei auf die größeren Lehrbücher der Hämatologie verwiesen.

Die sog. **Vitalfärbungen** bezwecken eine Färbung des unfixierten, noch lebenden Blutes. In Wirklichkeit nehmen aber nur absterbende Zellen den Farbstoff auf, ohne ihn zu verändern. Deswegen ist es zutreffender, mit Rosin und Bibergeil hier von postvitalen Färbungen zu sprechen.

Zur Vitalfärbung eignet sich besonders Neutralrot, Methylen- und Toluidinblau und mehrere andere Farbstoffe. Man kann einfach einem Tropfen Blut ein Körnchen des Farbstoffes zusetzen und, indem man eine Verdunstung des Blutes vermeidet, unter dem Mikroskop die Farbstoffaufnahme durch die Blutkörperchen verfolgen. Oder man bedient sich noch zweckmäßiger der Methode von Pappenheim. Dieser läßt den Farbstoff in dünner Schicht auf dem Objektträger antrocknen und legt darauf das mit einem Tropfen Blut beschickte Deckglas.

Für das Studium der Blutplättchen scheint die Methode der Vitalfärbung recht gut zu sein, dagegen glaube ich nicht, daß sie sonst wesentliche Fortschritte gezeitigt hat. In Deutschland wird sie demgemäß auch wenig geübt, in anderen Ländern, z. B. in Italien, spielt sie eine große Rolle.

Die **Färbung der Blutzellen in Organschnitten,** besonders die Darstellung ihrer Granulationen, ist erst seit kurzer Zeit in einigermaßen befriedigender Weise gelöst. Zurzeit kommt hierfür hauptsächlich die Schriddesche Azur II-Eosin-Azetonmethode und die Verfahren von Zieler, Aßmann, Fischer in Betracht, die im wesentlichen auf Färbung mit eosinsaurem Methylenblau herauskommen. Auf technische Einzelheiten kann hier nicht eingegangen werden, ich verweise auf die betreffenden Originalabhandlungen. Eine gute Methode der Schnittfärbung ist für wissenschaftliche Zwecke sehr wichtig. Denn in die Struktur der Gewebe geben uns die früher allein üblichen Organabstriche überhaupt keinen Einblick und auch die quantitativen Beziehungen der Zellen werden im Abstrich häufig unrichtig wiedergegeben, indem manche Zellen, z. B. die Megakaryozyten des Knochenmarks, viel schwerer beim Abstreichen den Gewebsverband verlassen, als die meisten anderen Elemente.

Bei allen Granulafärbungen im Schnitt scheint es sehr wesentlich darauf anzukommen, daß die Organe möglichst frisch, schon kurze Zeit nach dem Tode, fixiert werden. Bei lebenswarm fixiertem Kaninchenknochenmark sah ich mit der Schriddeschen Methode sehr schöne Bilder. Andere Autoren haben weniger befriedigende Resultate erzielt.

Das gefärbte Blutpräparat dient zum Studium feinerer Veränderungen der geformten Elemente. Man erhält z. B. Auskunft, ob sich unter den roten Blutkörperchen kernhaltige Zellen oder Erythrozyten von differentem färbereichen Verhalten befinden.

Besonders geeignet ist das gefärbte Präparat aber zur **Differenzierung der Leukozytenarten,** die in exakter Weise nur dadurch möglich ist.

Man verfährt dabei so, daß man etwa 200—500 Leukozyten durchsieht und gleichzeitig notiert, zu welcher Klasse der betreffende Leukozyt gehört. Am besten schreibt man sich vorher alle Leukozytenklassen auf ein Blatt Papier und macht in die betreffende Rubrik jedesmal einen Strich, sobald man im Mikroskop einen in die betreffende Klasse gehörigen Leukozyten sieht. Verschiebbarer Objekttisch und viereckiges Okular sind bei der Auszählung von Vorteil. Sonst kann es vorkommen, daß man dieselben Zellen mehrfach zählt, besonders wenn im Präparat sich nur wenig Leukozyten finden. Man muß also, falls man keinen verschiebbaren Objekttisch zur Hand hat, stets bestrebt sein, dasselbe Gesichtsfeld nicht zweimal einzustellen.

Hat man eine genügende Anzahl Zellen gezählt und rubriziert, so berechnet man das prozentische Verhältnis der Leukozytenarten. Außerdem sollte man stets auch die absoluten Zahlen der einzelnen Leukozytenformen im cmm angeben. Durch gleichzeitige Zählung der Leukozyten kann man diese ja leicht bestimmen. Die absoluten Zahlen geben viel klarere Einblicke, als die Berechnung der relativen Werte allein.

D. Hämoglobinbestimmung.

Die Hämoglobinbestimmung ist neben der Anfertigung des Nativpräparates die wichtigste klinische Methode der Blutuntersuchung. Diese beiden Untersuchungen sollte kein Arzt im gegebenen Falle versäumen. Es ist ja eine bekannte Tatsache und im Kapitel „Gesamtblutmenge" genügend betont, daß blasses Aussehen und Herabsetzung des Hämoglobingehaltes in der Volumeneinheit sich keineswegs immer zu entsprechen brauchen. Sogar die Schleimhäute können bei normalem Hämoglobingehalt blaß erscheinen, wenn z. B. eine Oligämie besteht, wie in manchen Fällen von Tuberkulose und Karzinom. Daher soll man bei der Diagnose einer Anämie sich nicht zu sehr auf das blasse Aussehen verlassen, sondern den Hämoglobingehalt bestimmen.

1. Die Hämoglobinskala von Tallqvist stellt die einfachste, aber auch am wenigsten genaue Methode dar. Man saugt einen eben hervorquellenden Blutstropfen mit einem Stückchen Filtrierpapier, das der Skala beigegeben ist, auf, läßt ihn trocken werden und vergleicht ihn dann mit den Farbennuancen der Skala, die um je 10 % auseinanderliegen. Für die Bedürfnisse des praktischen Arztes dürfte die Methode, die mindestens 10 % Fehler macht, eben ausreichen.

2. Die Hämoglobinometer nach dem Gowersschen Prinzip. Allen diesen Hämoglobinometern ist gemeinsam der Vergleich einer Blutlösung mit einer Farbflüssigkeit von bekannter Färbekraft. Diese Standardlösung befindet sich in einem zugeschmolzenen Glasröhrchen und besitzt in der Regel die Farbennuance, die einer 1% igen Lösung normalen Blutes entspricht. Das Vergleichsröhrchen ist offen und hat eine Graduierung, die so getroffen ist, daß die Marke 100 bei 2 ccm liegt. Da man 20 cmm Blut in diese Röhre hineinbringt, entspricht die Marke 100 gerade einer 100 fachen Verdünnung des Blutes. Normales Blut soll also in seiner Farbennuance, wenn es bis auf 100 verdünnt ist, gerade der Standardlösung entsprechen. Man spricht dann in der Regel von 100% Hämoglobin, muß sich aber darüber klar sein, daß es sich dabei nur um die Bezeichnung eines normalen Hämoglobingehaltes, nicht etwa um absolute Werte handelt. Zur Abmessung des Blutes dient eine bei 20 cmm geeichte Pipette. Man verfährt bei den Bestimmungen so, daß man das geeichte Vergleichsröhrchen bis zur Marke 10 mit Wasser füllt, dann die 20 cmm Blut abmißt, in das Wasser bläst, durch etwas Wasser noch die letzten Blutreste in der Pipette beseitigt und das Blut, wenn es völlig aufgelöst ist, mit der Standardlösung vergleicht. Man fügt nun solange Wasser hinzu, bis in den beiden Röhren Farbengleichheit eingetreten ist. Der erreichte Wert wird an der Skala abgelesen.

Bei dem alten Gowersschen Hämoglobinometer bestand die Vergleichsflüssigkeit aus Pikrokarminlösung. Ihre Färbennuance entsprach nicht immer genau der des Blutes. Das erschwerte den Vergleich in hohem Grade, so daß die Fehler wohl mehr als 10% betrugen.

Bei dem neuen **Sahlischen Hämometer** ist dieser Nachteil vermieden. Als Vergleichsflüssigkeit dient eine Lösung oder richtiger Suspension von salzsaurem Hämatin. Demgemäß hat die Verdünnung zunächst mit $^1/_{10}$ Normalsalzsäure zu geschehen, wodurch das Blut genau denselben braungelben Farbenton annimmt, den das Standardröhrchen hat. Dann soll man die weitere Verdünnung wieder mit destilliertem Wasser ausführen. Die Methode von Sahli verdient entschieden ihre weite Verbreitung. Sie stellt einen wesentlichen Fortschritt dar, der noch dadurch erhöht wird, daß die beiden Röhrchen vor einer Milchglasplatte montiert sind, wodurch die Vergleiche viel sicherer werden. Aber die Methode besitzt auch ihre Nachteile. Ich kann Nägeli nicht zustimmen, wenn er meint, man könne mit der Sahlischen Methode eine ebenso große oder größere Genauigkeit erreichen, als mit komplizierteren Apparaten. Der Hauptfehler der Sahlischen Methode liegt meines Erachtens in dem relativ schnellen Abblassen der Standardröhrchen. Es entsteht in ihnen allmählich ein Niederschlag von Hämatin, der offenbar auch durch die seit einiger Zeit in das Standardröhrchen eingeschmolzene Glasperle nicht wieder in so feine Verteilung gebracht werden kann, daß die ursprüngliche Nuance wieder erscheint. Ich habe ein Abblassen des Standardröhrchens um 10% in 3—4 Monaten gesehen. Das ist ein erheblicher Mangel, der vielleicht noch beseitigt werden könnte. Ein anderer Punkt ist ein Nachdunkeln des mit HCl verdünnten Blutes. Läßt man das Blut einige Zeit stehen, so dunkelt es deutlich nach. Man findet dann bei späteren Ablesungen höhere Werte. Ob das eine regelmäßige Erscheinung ist, weiß ich nicht. Man kann dieses Nachdunkeln vermeiden, wenn man nach Einbringung des Blutes in die Salzsäure mindestens 2 Minuten wartet und darauf erst beginnt, Wasser zuzusetzen. Aber auch dann habe ich bei anämischem Blut ein deutliches Nachdunkeln beobachtet (vgl. hierzu Stäubli, Münch. med. Wochenschr. 1911. S. 2429).

Das Haldanesche Hämometer ist im Prinzip dem Sahlischen ähnlich. Nur dient als Vergleichsflüssigkeit eine Lösung von CO-Hämoglobin. Diese ist sicher haltbarer als die Hämatinlösung, aber wie mir scheint, auch nicht unbegrenzt. Die Methode ist sehr genau, bei guter Übung betragen die Fehler etwa 2—3%. Künstliche Beleuchtung und Mattscheibe sind für den Vergleich vorzuziehen, während die Sahlische Bestimmung bei Tageslicht ausgeführt werden soll. Für künstliche Beleuchtung ist bei Sahli eine anderes Standardröhrchen erforderlich. Nachteile der Haldaneschen Methode sind: Die Blutlösung resp. Hämoglobinlösung (hier wieder mit destilliertem Wasser) muß zum Vergleich in CO-Hämoglobin übergeführt werden. Man leitet daher Leuchtgas auf die Oberfläche der Blutlösung. Nach einiger Zeit, besonders wenn man den Flüssigkeitsspiegel etwas bewegt, zeigt die Blutlösung die Farbe des CO-Hämoglobins und kann weiter verdünnt werden. Das ist etwas umständlich. Doch kann man die Verdünnung auch mit leuchtgasgesättigtem Wasser ausführen. Ein weiterer Nachteil ist der auffallend hohe Preis des Apparates. Die Haldanesche Methode wird in der Praxis nicht durchdringen, hat sich mir aber im Laboratorium gut bewährt.

3. Das Fleischl-Mieschersche Hämometer, eine Verbesserung des alten Fleischlschen Hämometers. Das Wesen der Methode besteht darin, daß die Färbekraft verdünnten Blutes mit der Farbe eines mit Goldpurpur gefärbten Glaskeiles verglichen wird. Der Glaskeil kann durch eine Schraube so verschoben werden, daß man verschieden dicke Partien des Keiles mit dem Blute, das sich in einer kleinen Kammer befindet, nacheinander vergleichen kann.

Der Apparat wird von vielen Seiten sehr gelobt. Ich kann mich dem nicht so ganz anschließen. Er ist sehr teuer und scheint nicht immer in gleichmäßiger Qualität hergestellt zu werden. Jedenfalls glaube ich nicht, daß er genauere Resultate liefert als das Sahlische Hämometer.

Die Berechnung geschieht nach einer dem Apparat beigegebenen Tabelle auf absolute Hämoglobinwerte, d. h. gr. Hb. in 100 ccm Blut. Der Apparat wird von Reichert-Wien hergestellt.

4. Die neuerdings angegebenen Keilhämoglobinometer von Plesch und Autenrieth und Koenigsberger scheinen einen Fortschritt zu bedeuten. Nach Plesch ist man mit dem Kolbenkeilhämoglobinometer in der Lage, Hämoglobinbestimmungen mit nur 1% Fehler auszuführen. Ich habe mit dem Apparat von Plesch einige Bestimmungen ausgeführt, die mich nicht sehr befriedigten. Viel bessere Werte erhielt ich mit dem Autenrieth schen Instrument.

5. Andere Hämoglobinbestimmungsapparate. Es seien hier einige der komplizierten Apparate genannt, die für den Arzt und auch die meisten Kliniken nicht in Betracht kommen, aber für wissenschaftliche Zwecke wohl vorzuziehen sind. Der beste Apparat zur Hämoglobinbestimmung, den es bisher gibt, ist das Vierordt-Hüfnersche Spektrophotometer. Doch ist es sehr teuer, die Handhabung auch nicht ganz einfach. Nach Versuchen von Dr. Masing an der Heidelberger medizinischen Klinik beträgt der Fehler etwa 1%. Angaben über größere Fehler (bis 5%), die in der neueren Literatur vorliegen, müssen auf Irrtümern beruhen.

Über das Chromophotometer von Plesch, das ebenfalls sehr exakte Werte liefern soll, besitze ich keine eigene Erfahrung. Ein neues, originelles Prinzip der Hämoglobinbestimmung (Kontrastkolorimeter) haben Schlesinger und Fuld angegeben (Berl. klin. Wochenschr. 1911. Nr. 18). Ich muß mich hier mit diesem Hinweis begnügen.

6. Qualitativer Hämoglobinnachweis. Der qualitative Hämoglobinnachweis kann auf spektroskopischem Wege geliefert werden. Zahlreiche Modelle kleiner, dabei doch recht genauer Taschenspektroskope sind im Gebrauch. Die beiden zwischen den Fraunhoferschen Linien D und E gelegenen Absorptionsbänder sind für die Oxyhämoglobin charakteristisch. Das Blut ist vorher ausreichend zu verdünnen. Auf die Unterscheidung des Oxyhämoglobins vom Met- und CO-Hämoglobin soll hier nicht eingegangen werden. Die meisten Lehrbücher der physiologischen Chemie und der klinischen Untersuchungsmethoden geben darüber Auskunft.

E. Die Zählung der geformten Elemente.

Die Methoden der Zählung dürfen wohl als bekannt vorausgesetzt werden. Man bedient sich dazu der nach dem Prinzip der Thoma-Zeißschen Apparate kombinierten Zählkammern mit den Malassezschen Mischpipetten.

Sowohl bei der Zählung der roten als der weißen Blutkörperchen muß das Blut verdünnt werden. Für die Zählung der roten verdünnt man meist 1:100 oder 1:200, für die Zählung der weißen 1:10. Zur Konservierung der Erythrozyten dient die Hayemsche Lösung, die so zweckmäßig ist, daß kein Bedürfnis nach anderen Verdünnungsflüssigkeiten besteht. Im Notfalle kann man auch 0,9% Kochsalzlösung nehmen. Hier ist das Rezept der Hayemschen Lösung:

Hydrarg. bichlor.	0,5
Natr. sulf.	5,0
Natr. chlorat.	1,0
Aq. dest.	200,0.

Die Zählmethoden, speziell die Zählung der Erythrozyten, geben sehr exakte Resultate, falls man genau arbeitet. Der in der Methode selbst gelegene Fehler ist um so kleiner, je mehr Zellen gezählt werden. Bei Zählung von 1000 Zellen — das ist die Zahl, die man etwa verlangen muß — beträgt er nur ungefähr 3%.

Für die Leukozytenzählung ist es notwendig, die roten Blutkörperchen vorher zu zerstören. Man verwendet dazu eine $\frac{1}{3}$—1%ige Essigsäure. 1% dürfte wohl vorzuziehen sein, da die Erythrozyten zuweilen ziemlich resistent sind. Durch Zusatz einiger Tropfen Methyl- oder Gentianaviolettlösung zur Essigsäure kann man die Kerne ganz schön in der Kammer färben. Der Erfahrene bekommt dann schon während der Zählung der Leukozyten einen Eindruck, welche Formen unter ihnen überwiegen. Kernhaltige rote Blutkörperchen werden durch die Essigsäure nicht zerstört und als Leukozyten mitgezählt. Deren Zahl ist ja selten sehr erheblich, immerhin ist es notwendig sich später an einem gefärbten Präparat zu überzeugen, ob und wieviel kernhaltige Erythrozyten im Blute vorhanden sind.

Die gewöhnliche Thoma-Zeißsche Zählkammer enthält bei normaler Leukozytenzahl nur etwa 80 Zellen. Da es aber erforderlich ist, etwa 200 Zellen zu zählen, um größere Fehler zu vermeiden, muß man entweder die Kammer mehrmals füllen oder seine Zuflucht zu einer der neueren Kammern nehmen, die eine größere Netzteilung aufweisen. Hier hat sich mir die Kammer von Breuer gut bewährt. Sie wird ebenfalls von Zeiß hergestellt. Andere Netzteilungen für denselben Zweck haben Zappert, Elzholz und Türk angegeben.

Ist die Zahl der Leukozyten sehr groß, z. B. bei Leukämien, so benutzt man am besten die sonst für die roten Blutkörperchen dienende Mischpipette und verdünnt nicht auf das 10 oder 20 fache, sondern auf das 100 fache.

Eine besondere Zählkammer, die sich prinzipiell von den bisher genannten unterscheidet, hat Bürker angegeben. Seine Zählkammer ist nicht geschlossen, sondern steht durch einen kapillaren Spalt mit der Außenluft in Verbindung. Das Blut wird durch Kapillarität in die Kammer gesaugt, wodurch eine gleichmäßigere Verteilung der Erythrozyten erreicht werden soll. Das Deckgläschen wird durch zwei Kammern soweit aufgedrückt, daß Newtonsche Farbenringe entstehen.

Bei allen Zählungen, die auf Genauigkeit Anspruch machen, ist strengste Beobachtung der feststehenden Regeln absolut erforderlich. Sonst werden die Fehler sofort so groß, daß die ganze Zählung wertlos ist. Die Hauptfehler werden meist beim Füllen der Kammer gemacht. Viele Anfänger bemessen die Tropfen zu groß oder zu klein. Häufig sind sie auch nicht imstande, das Deckglas so aufzulegen, daß die Newtonschen Farbenringe sich bilden. Manche lassen gar den Melangeur vor der Zählung längere Zeit liegen und füllen dann die Zählkammer, ohne daran zu denken, daß die Erythrozyten in der Hayemschen Flüssigkeit schnell sedimentieren.

Seltener laufen größere Fehler beim Füllen der Mischpipette unter. Hier kommt hauptsächlich ungenaues Aufsaugen in Betracht. Ferner muß man das untere Ende der Mischpipette sorgfältig von allen Blutspuren reinigen, die außen ankleben, bevor man die Verdünnungsflüssigkeit aufsaugt. Man hat auch darauf zu achten, daß man beim Eingehen in die Verdünnungsflüssigkeit kein Blut aus der Pipette verliert, und soll ihr unteres Ende bis zu dem Augenblick, in dem man anfängt die Hayemsche Lösung oder die Essigsäure anzusaugen, durch den Finger verschließen.

Zuweilen kommt es vor, daß zwischen der Glasperle im Melangeur und seiner Wand beim Aufsaugen eine Luftblase eingeschlossen bleibt. In diesem Falle ist die Bestimmung abzubrechen; denn sie kann keine genauen Werte liefern. Man ist leicht imstande, diesen Zwischenfall zu vermeiden, wenn man während des Ansaugens leichte Drehungen mit dem Mischer ausführt und die Glasperle bewegt.

Es ist wohl kaum nötig hinzuzufügen, daß die Mischpipette stets absolut sauber und vor allem trocken sein muß. Man reinigt sie mit Wasser, Alkohol, Äther und bläst dann einen Luftstrom durch, bis der Äther ganz verdampft ist. Von Zeit zu Zeit tut man gut, die Pipette mit Kalilauge zu säubern, da sich allmählich doch Niederschläge an der Glaswand bilden.

Neuerdings wird von verschiedenen Seiten empfohlen die Mischung nicht im Melangeur, sondern in einem kleinen Kölbchen vorzunehmen, man soll dann exaktere Werte erhalten. (Bürker, 27. Kongr. f. innere Med. Wiesbaden 1911 u. Pflügers Arch. Bd. 142, S. 337.)

IV. Die Gesamtblutmenge.

Bis vor gar nicht langer Zeit brachte man den Bestrebungen, die Gesamtblutmenge des Menschen zu bestimmen, kein sehr großes Interesse entgegen. Denn es schien aus den experimentellen Untersuchungen von Worm-Müller, Lesser, Cohnheim hervorzugehen, daß die Existenz einer Plethora oder Oligämie, einer Vermehrung oder Verminderung der gesamten Blutmenge also, überhaupt nicht denkbar ist. Cohnheim wurde zu dieser, den früheren Ansichten widersprechenden Anschauung durch die Beobachtung geführt, daß das Gefäßsystem sich stets eines überschüssigen Flüssigkeitsvolumens rasch zu entledigen pflegt.

Die Cohnheimsche Lehre beherrschte längere Zeit die Pathologie, obwohl es allerdings nicht an Stimmen fehlte, die sich doch schon früh für die Möglichkeit einer Plethora und Oligämie beim Menschen aussprachen. Für die Existenz einer Plethora traten besonders v. Recklinghausen und Bollinger auf Grund von Sektionsbefunden ein. Eine Oligämie dagegen wurde von Grawitz und Stintzing und Gumprecht bei gewissen zehrenden Krankheiten, z. B. Tuberkulose und Karzinom angenommen. Dadurch versuchte man das blasse Aussehen dieser Kranken zu erklären, bei denen die Untersuchung des Hämoglobingehaltes und der roten Blutkörperchen keinerlei Abweichungen von der Norm erkennen ließ.

Nun gibt es aber auch zahlreiche, scheinbar gesunde Individuen, die sehr blaß aussehen. Auch bei ihnen ergibt die Untersuchung der Zusammensetzung des Blutes in der Volumeneinheit keinerlei pathologischen Befund. Diese sog. „Pseudoanämien", die ohne Untersuchung des Blutes sehr leicht für echte Anämien gehalten werden, sind verschieden erklärt worden. Sahli, dem eine größere Zahl anderer Autoren gefolgt ist, ist geneigt, in solchen Fällen keine echte Oligämie, sondern eine veränderte Verteilung des Blutes oder eine verminderte Transparenz der Haut anzunehmen. Derselben Ansicht sind auch Vermehren, Strauß u. a., während Stintzing-Gumprecht auch bei einem Teil dieser Fälle das Bestehen einer echten Oligämie, für wahrscheinlicher halten. Solche Pseudoanämien sind ungemein häufig. Jeder Arzt, der gewohnt ist,

Blutuntersuchungen auszuführen, wird gewiß aus eigener Erfahrung eine große Zahl derartiger Fälle kennen. Zuweilen scheint blasses Aussehen bei normalem Blutbefunde auch familiär vorzukommen.

In diese Gruppe der Pseudoanämien gehört nach den Erfahrungen von Eykmann, Scheube u. a. auch ein Teil der sog. Tropenanämien der Europäer. Viele Europäer, die sich längere Zeit in tropischen Gegenden aufgehalten haben, sehen auffallend blaß aus, ohne in der Volumeneinheit Blut wesentliche Veränderungen zu zeigen. Auch hier gehen die Ansichten über die Ursache dieser Erscheinung recht weit auseinander, und es stehen sich genau die gleichen Auffassungen gegenüber, wie bei den anderen Formen der Pseudoanämie. Übrigens darf man nicht etwa alle Fälle von Tropenanämie als Pseudoanämien deuten. Plehn hat gezeigt, daß es sich zuweilen um echte Anämien handelt, wahrscheinlich durch latente Malariainfektion bedingt.

Alle diese Fragen können aber natürlich nicht sicher entschieden werden, wenn man nicht eine **Methode hat, die eine Bestimmung der zirkulierenden Blutmenge am Lebenden gestattet.** Es gab zwar schon seit langer Zeit einige Methoden, die diese Forderung erfüllten. Sie waren aber in ihren Resultaten doch gar zu unsicher. Das Prototyp dieser Verfahren war die Valentin-Malassezsche Injektionsmethode: Es wird dem betreffenden Individuum intravenös eine bekannte Menge Wasser oder Salzlösung injiziert und dann nach kurzer Zeit, wenn man eine vollständige Mischung erwarten kann, in einer Blutprobe die Verdünnung des Blutes bestimmt. Valentin empfahl Trockensubstanzbestimmungen vor und nach der Injektion, Malassez Zählung der roten Blutkörperchen. Malassez schlug auch vor, bei Anämien die Gesamtblutmenge durch Blutkörperchenzählung nach Transfusion von Blut festzustellen. Diesem Vorschlage folgend berechnete Quincke aus der Zunahme der Erythrozyten in der Volumeneinheit nach Transfusion in zwei Fällen schwerer Anämie die Gesamtblutmenge auf 2 resp. 1,2 l. Das sind sehr geringe Mengen. Doch ist die Methode deswegen nicht ganz zuverlässig, weil man nie sicher weiß, wie schnell nach einer derartigen Infusion der Flüssigkeitsaustausch zwischen Blut und Geweben erfolgt. Außerdem ist eine Bluttransfusion kein ganz gleichgültiger Eingriff. Ohne Not sollte man sie nie ausführen.

1. In den letzten Jahren haben Kottmann und Plesch das Verfahren von Malassez verbessert. Sie injizieren 300 ccm physiologische Kochsalzlösung intravenös. Kottmann bestimmt das Blutkörperchenvolumen vor und fünf Minuten nach der Infusion mit einem Präzisionshämatokriten. Plesch zieht es vor, den Hämoglobingehalt mit seinem Chromophotometer genau festzustellen. Aus der Differenz beider Werte läßt sich die Gesamtblutmenge berechnen, vorausgesetzt, daß innerhalb der zwischen Infusion und Blutentnahme liegenden Zeit kein erheblicher Flüssigkeitsaustausch zwischen Blut und Geweben erfolgt. Nach den Resultaten zu urteilen sind die Methoden brauchbar. Kottmann hat beim normalen Menschen die Gesamtblutmenge auf etwa $1/_{13}$ des Körpergewichts bestimmt. Das ist die Zahl, die man auf Grund der Resultate der alten Welckerschen Methode annahm. Plesch findet etwas niedrigere Werte. Der Anwendung dieser Methoden steht allerdings der Umstand im Wege, daß viele Menschen nach Kochsalzinfusionen Fieber bekommen.

2. Ein recht einfaches Verfahren, das nicht dazu dienen soll, die Gesamtblutmenge zu bestimmen, sondern nur Vergleichswerte zu liefern, habe ich vor einiger Zeit angegeben. Man macht den Arm des betreffenden Patienten durch eine Minute langes Hochhalten fast blutleer und legt einen Gummischlauch fest um den Oberarm. Dann steckt der Kranke seinen Arm in einen Plethysmographen, der mit Wasser von 34⁰ (Indifferenztemperatur) gefüllt wird und mit einer geeichten Schreibvorrichtung in Verbindung steht. Nach Lösen des Schlauches strömt das Blut in den Arm und wird gemessen. Es gibt oft im Anfange eine Hyperämie, die bald verschwindet. Da man das im Plethysmographen befindliche Armvolumen kennt, kann man berechnen, ob die Blutmenge dem Armvolumen entspricht.

Bei vielen normalen Menschen wurden Bestimmungen mit dieser Methode ausgeführt. Es ergaben sich fast durchweg Werte, die nur wenig um 4 Volumenprozent Blut schwankten. Es sei speziell Lazarus gegenüber betont, daß die im Arm befindliche Blutmenge unter den von mir gewählten Bedingungen (körperliche Ruhe, Temperatur) beim Normalen eine überraschende Konstanz zeigt. Mehrere Fälle schwerer Anämie wiesen eine sehr starke Verminderung der Blutmenge auf ($2/_3$—$1/_2$ des Normalen), zwei Fälle von Polyzythämie eine deutliche Vermehrung. Es stimmt das gut mit den Erfahrungen von Quincke, Kottmann und den bei Autopsien gewonnenen Eindrücken pathologischer Anatomen überein.

Die Methode erhebt nicht den Anspruch, exakte Werte zu liefern. Sie gibt aber, wie mir scheint, in großen Zügen Veränderungen der Gesamtblutmenge wieder, soweit das für die Klinik von Interesse ist. Sie hat vor den anderen Methoden den Vorzug großer Einfachheit und Ungefährlichkeit; der Nachteil liegt darin, daß einer etwaigen Veränderung der Blutverteilung in pathologischen Fällen keine Rechnung getragen wird. Wenn aber die Werte auch in solchen Fällen mit denen übereinstimmen, resp. sich in derselben Richtung bewegen, die man mit anderen Methoden gewonnen hat, so sehe ich nicht ein, warum die Methode „wertlos" sein soll, wie sie Lazarus ohne eigene Erfahrung auf diesem Gebiete nur auf Grund theoretischer Erwägungen bezeichnet.

3. Von allen Methoden zur Bestimmung der Gesamtblutmenge ist augenblicklich wohl die Kohlenoxydmethode theoretisch am besten begründet. Vor vielen Jahren von Gréhant und Quinquaud für Versuche an Tieren angegeben, ist sie von Haldane und Smith in eine auch am Menschen anwendbare Form gebracht worden. Das Prinzip der Methode besteht darin, daß man zunächst das Sauerstoffbindungsvermögen des Blutes bestimmt. Dann läßt man die Versuchsperson aus einem Ballon eine gemessene Menge Kohlenoxyd inhalieren. Bekanntlich verbindet sich das Kohlenoxyd mit dem Hämoglobin, es entsteht CO-Hämoglobin. Natürlich muß die Menge des CO so gewählt sein, daß nur ein Teil des Hämoglobins sich mit ihm verbinden kann. Wenn man etwa 100 ccm CO inhalieren läßt, so dürfte wohl kaum je bei normalem Hb-Gehalt mehr als 25% des gesamten Hämoglobins in CO-Hämoglobin übergehen. Nach einigen Minuten wird der Versuchsperson Blut entnommen und der Sättigungsgrad des Blutes mit Kohlenoxyd bestimmt. Nehmen wir an, der Kranke habe 100 ccm CO inhaliert, das Hämoglobin sei zu 25% mit CO gesättigt und das Bindungsvermögen des Blutes für je 100 ccm sei 20% Sauerstoff oder Kohlenoxyd, so würde sich für die Geamtmenge ergeben

$$100 \cdot \frac{100}{25} = 400 \cdot \frac{100}{40} = 2000 \text{ ccm Blut.}$$

Die größte Schwierigkeit der Methode liegt offenbar in der exakten Bestimmung des Sättigungsgrades mit Kohlenoxyd. Haldane benutzt dazu eine relativ einfache kolorimetrische Methode. Er titriert mit Karminlösung und berechnet empirisch den Sättigungsgrad. Oerum zieht Titration mit CO-gesättigtem Blute vor und Zuntz und Plesch glauben, daß die Titrationsmethoden und die einfache kolorimetrische Bestimmung überhaupt zu wenig exakt sind. Sie empfehlen, den CO-Gehalt gasanalytisch zu bestimmen. Damit gestaltet sich allerdings die Methode so kompliziert, daß sie nur in Kliniken geübt werden kann. Auch ich konnte mit der Karmintitration nach Haldane nie befriedigende Werte erhalten.

Unglückliche Zufälle sind bisher scheinbar nicht beobachtet worden. Man muß immer vorher den Hämoglobingehalt bestimmen und die Menge des CO so wählen, daß voraussichtlich höchstens 25 % des Gesamthämoglobins zu CO-Hämoglobin werden.

Ob die Methode stets richtige Werte liefert, ist wohl noch nicht sichergestellt. Auffallenderweise finden die meisten Untersucher für den normalen Menschen kleinere Werte (im Durchschnitt $^1/_{20}$ des Körpergewichts), als sie unserer bisherigen Ansicht entsprechen. Doch sollen nach Boycott und Douglas die mit der CO-Methode gewonnenen Zahlen ziemlich gut mit der Welkerschen Methode übereinstimmen.

Mit dieser Methode sind die meisten Blutmengenbestimmungen in neuester Zeit ausgeführt worden, besonders von Lorrain Smith, Oerum, Plesch u. a. Es muß aber bemerkt werden, daß auch die CO-Methode, wie sie bisher geübt wurde, manche Fehlerquellen enthält. Die gleichmäßige Verteilung des CO im Blute scheint viel langsamer vor sich zu gehen, als man annahm. (Parkes Weber, D. Arch. f. klin. Med. 102.) Man wird daher alle bisherigen, z. T. überraschenden Befunde, recht skeptisch betrachten müssen. Ob nicht auch eine Bindung des CO an das Muskelhämoglobin in Frage kommt?

Als wichtigstes Resultat der Untersuchungen mit den verschiedensten Methoden ist vor allem hervorzuheben, daß es dauernde und oft recht erhebliche Veränderungen der Gesamtblutmenge beim Menschen gibt. Die Plethora vera und auch die Oligaemia vera sind wieder in ihre Rechte eingesetzt.

Eine **Plethora** kommt sicher bei der Polyzythämie vor, und zwar sowohl bei der Form mit Milztumor, als auch bei den sekundären Polyzythämien, die z. B. auf dem Boden chronischer Stauungszustände entstehen. Zuweilen findet man hier mit der CO-Methode das Doppelte der normalen Blutmenge oder noch höhere Werte. Nach Lorrain Smiths Versuchen findet sich ferner eine oft sehr erhebliche Plethora bei der Chlorose. Alle späteren Untersucher, die mit der CO-Methode gearbeitet haben, wie z. B. Plesch und Oerum, haben diesen Befund bestätigt. Zuweilen soll die Blutmenge bei Chlorotischen mehr wie dreimal so groß sein als bei normalen Personen. (?) Bei muskulösen Individuen findet man, wie das ja auch den früheren Anschauungen entspricht, mehr Blut als bei muskelschwachen, fettleibigen. Auf diese physiologische Art der Plethora macht besonders Oerum aufmerksam. Eine Plethora ist auch bei hydrämischen Nephritikern gefunden worden.

Daß **Oligämie** bei gewissen Zuständen vorkommt, ist ebenfalls ziemlich sicher. Besonders scheint das der Fall zu sein bei schweren hämolytischen Anämien, allerdings nicht ganz regelmäßig. Bei Inanitionszuständen verschiedener Art darf man nach meinen Beobachtungen häufig auch dann eine Oligämie annehmen, wenn das Blut in der Volumeneinheit keine besonderen Veränderungen bietet. Wie sich die „Pseudoanämien" bei sonst scheinbar gesunden Menschen verhalten, ist noch nicht genügend untersucht worden. Auch das Licht resp. Lichtmangel scheint die Blutmenge zu beeinflussen. Wenigstens fand Oerum bei Kaninchen, die im Dunkeln gehalten wurden, mit der CO-Methode fast regelmäßig besonders niedrige Werte. Er ist geneigt, auch die sog. Polaranämie, die sich während der langen Polarnacht ausbildet und nach den Untersuchungen von Blessing, einem Begleiter von Nansen, nicht zu einer Abnahme des Hämoglobingehalts führt, auf ähnliche Veränderungen zu beziehen.

Auffallend ist es, wie wenig die Plethora z. B. bei der megalosplenischen Polyzythämie die Herzarbeit zu beeinflußen scheint. In vielen dieser Fälle hat man bei der Autopsie keine Herzhypertrophie gefunden. Das ist um so merkwürdiger, als in diesen Fällen auch die Viskosität des Blutes infolge Vermehrung der roten Blutkörperchen stark erhöht zu sein pflegt. Dadurch müßte dem Herzen eine weitere Mehrarbeit erwachsen. Es scheint also eine Plethora an und für sich noch nicht zu vermehrter Herzarbeit zu führen. Vermutlich nimmt das Sekundenvolumen entsprechend der Zunahme der roten Blutkörperchen ab, die Dauer eines Kreislaufes ist größer als normal. Oder es tritt eine Abnahme der Widerstände ein.

Bei den Oligämien dürfte dagegen, soweit es sich um Verminderungen der Blutmenge bei schweren Anämien handelt, gerade das Umgekehrte anzunehmen sein. Die Dauer eines vollständigen Kreislaufes ist in solchen Fällen vermutlich vermindert.

Wenn also auch die Methodik der Blutmengenbestimmung heute noch mancherlei Einwände zuläßt, so darf man doch wohl schon auf Grund des vorliegenden Materials sagen: Die Gesamtblutmenge des Menschen kann, besonders in pathologischen Zuständen, großen Schwankungen unterworfen sein. Die alte Lehre von der Plethora und Oligämie besteht wieder zu Recht.

V. Der Wassergehalt des Blutes (Hydrämie). Die Salze.

Das Blut enthält beim Menschen und unseren Haus- und Versuchstieren rund 80% Wasser. Das Serum ist wasserreicher als die Blutkörperchen; denn während diese zu etwa 59—64% aus Wasser bestehen, finden sich im Serum meist nur ungefähr 10% fester Substanzen.

Zur **Bestimmung des Wassergehaltes** trocknet man eine genau abgewogene, nicht zu große Menge (1—2 ccm) Blut oder Serum mehrere Tage bis zur Gewichtskonstanz bei gewöhnlicher Temperatur im Exsikkator über Schwefelsäure oder Chlorkalzium. Es entsteht dabei eine brüchige, glasige, sehr hygroskopische Masse. Der Eigenschaft der Hygroskopie ist bei der endgültigen Wägung Rechnung zu tragen. Weniger empfehlenswert und exakt ist es, die Trocknung des Blutes nach Stintzing-Gumprecht bei einer Temperatur zwischen 60 und 70° vorzunehmen.

A. Schwankungen des Wassergehaltes beim Normalen.

Unter normalen Verhältnissen ist der Wassergehalt im Blutserum und auch in den geformten Elementen des Blutes sehr konstant. Doch kann man auch beim normalen Menschen unter gewissen Bedingungen vorübergehende

Änderungen des Wassergehaltes beobachten. Dazu gehört z. B. die vorübergehende Verdünnung des Blutes nach reichlicher Flüssigkeitsaufnahme
(Schmaltz). Sie verschwindet in kurzer Zeit wieder, zum Teil durch Wasserabgabe durch die Nieren, zum Teil wohl auch durch Wasseraufnahme seitens
der Gewebe. Schnell vorübergehende oder länger dauernde Eindickungen
des Blutes beobachtete Grawitz nach Flüssigkeitsentziehungen, bei Durstkuren, z. B. der Schrothschen Kur, nach starken Schweißverlusten. Offenbar
wird hierbei wohl ein großer Teil des Wasserverlustes durch das Gewebswasser
getragen. Aber bei den engen Beziehungen, die zwischen Gewebswasser und
Blutflüssigkeit bestehen, ist es verständlich, daß sich auch das Blut an diesen
Wasserverlusten beteiligt.

Schwankungen des Blutdrucks sind schon seit längerer Zeit als
Ursache von Konzentrationszu- und -Abnahmen bekannt. Besonders eingehend
ist der Einfluß der Vasomotorentätigkeit auf die Blutzusammensetzung von
Grawitz bearbeitet worden. Seine Resultate haben durch die meisten Nachuntersuchungen Bestätigung gefunden. Wir beschränken uns hier, die methodisch
sorgfältigen Versuche von O. Heß und W. Erb jun. anzuführen. Diese fanden
an Hunden nach Adrenalininjektionen stets eine sehr deutliche (bis über 15%
betragende) Vermehrung der Trockensubstanz des Gesamtblutes wenige Minuten
nach Eintritt der Blutdrucksteigerung. Möglicherweise ist die von Joh. Müller
nach starken körperlichen Anstrengungen gefundene Bluteindickung zum Teil
auf ähnliche Vorgänge zurückzuführen; allerdings dürfte dabei auch der Wasserverlust eine wichtige Rolle spielen. Es ist aber außerdem auch daran zu
denken, daß die Beziehungen zwischen Gewebswasser und Blut bei körperlicher
Arbeit Änderungen erfahren können. Etwas Abschließendes kann indessen hier
über diese Frage, die auch für die Theorie der Ödementstehung von Interesse
sein könnte, noch nicht gesagt werden. Ich verweise auf die Untersuchungen
von Böhme. (27. Kongr. f. inn. Med.)

Vasomotorenlähmung führt nach Grawitz in der Regel zu einem Übertritt eiweißarmer Gewebsflüssigkeit in das Blut, also zu einer Verdünnung des
Blutes. Grawitz bezieht darauf die Konzentrationsabnahme nach Wärmeapplikationen (nach Kältewirkung tritt eine Konzentrationszunahme ein), ferner
nach Inhalation von Amylnitrit. Gegen die von Grawitz vertretene Auffassung
ist von Loewy u. a. eingewendet worden, daß es sich bei den Grawitzschen
Versuchen vielleicht nur um eine ungleichmäßige Verteilung der Erythrozyten
in der Blutbahn handelt. Dieser Einwand scheint mir, wenn überhaupt, dann
doch nur für einige der hier erwähnten Versuchsanordnungen zuzutreffen. Er
wäre leicht durch Trockensubstanzbestimmungen des Blutserums (ohne geformte Elemente) zu prüfen. Leider ist diese jedoch nur selten ausgeführt
worden. Meist bestimmte man die Trockensubstanz im Gesamtblut oder beschränkte sich nur auf Erythrozytenzählungen. In den spärlichen Versuchen
aber, in denen die Serumdichte nach Wärmeapplikationen untersucht wurde
(Krebs und Meyer, Loewy), konkurrieren zwei Faktoren: erstens der Wasserverlust durch den Schweiß und zweitens die von Grawitz angenommene Verdünnung des Blutes. Da beide Momente in entgegengesetztem Sinne tätig
sind, ist ein eindeutiges Resultat hierbei kaum zu erwarten.

B. Schwankungen des Wassergehaltes in Krankheiten.

Wenn es demnach also möglich ist, auch schon unter normalen Verhält-
nissen Änderungen im Wasserbestande des Blutes zu beobachten, so geht aus dem
Vorhergehenden wohl genügend hervor, daß das Blut zähe bestrebt ist, seinen
Wassergehalt zu behaupten. In pathologischen Zuständen ändert sich

aber dieses Bild. Da kann man Verdünnungen und Verwässerungen des Blutserums beobachten, die nicht immer durch äußere Momente bedingt sind, wie sie eben besprochen wurden. Eine Konzentrationszunahme des Blutes spielt in der Pathologie nur eine geringe Rolle. Am bekanntesten und auch ätiologisch am besten geklärt ist die Eindickung des Blutes bei gewissen Erkrankungen des Verdauungstraktes, bei denen entweder eine Behinderung der Wasseraufnahme besteht, oder abnorme Wasserverluste durch den Darm erfolgen. Es sei hier an die Eindickung des Blutes bei Pylorusstenosen und Ösophaguskarzinomen erinnert, bei denen eine ausreichende Wasserresorption unmöglich oder doch sehr erschwert ist. Noch stärkere Grade von Bluteindickung findet man bei starken Wasserverlusten durch den Darm. Das klassische Beispiel, bis zu welchem enormen Grade hier der Wasserverlust des Blutes (und der Gewebe) gehen kann, ist die Cholera asiatica, deren Einwirkung auf das Blut besonders durch die Untersuchungen Carl Schmidts um 1850 bekannt geworden ist. In mehreren von Schmidts Fällen stieg das spezifische Gewicht des Serums im Stadium algidum der Cholera von etwa 1030 bis auf über 1040. Seine Untersuchungen ergaben ferner, daß auch die Blutkörperchen an diesem Wasserverlust teilnehmen, daß also eine Wasserabnahme aller Teile des Blutes, wahrscheinlich auch der anderen Gewebe des Organismus, stattfindet. Mir scheint, daß der Wasserverlust die Bluteindickung bei Cholerakranken allein hinreichend zu erklären vermag und daß man nicht nötig hat, auf eine spezifische Wirkung der Choleratoxine auf das Blut zu rekurrieren. Auch die Cholera nostras (Schlesinger) und Abführmittel können, wenn auch in geringerem Grade, Eindickungen des Blutes zur Folge haben. Von Tarchanoff ist seinerzeit sogar versucht worden, auf die Größe des Wasserverlustes durch den Darm nach Verabfolgung von Abführmitteln und den Grad der Eindickung des Blutes eine Methode zur Bestimmung der Gesamtblutmenge zu begründen. Das ist aber schon deswegen nicht angängig, weil der Flüssigkeitsverlust nicht allein das Blut, sondern auch die Gewebe betrifft.

Bei Ikterus ist von Hammerschlag u. a. eine Konzentrationszunahme des Blutes gefunden worden, deren Ursache nicht völlig klar ist.

Starke Flüssigkeitsverluste durch die Nieren führen viel seltener zu Konzentrationszunahme des Blutes. Stintzing und Gumprecht fanden beim Diabetes mellitus keinerlei konstante Veränderung des Wassergehaltes, auch im Coma diabeticum wird, wie v. Noorden gegen Rumpf hervorhebt, eine Eindickung öfters vermißt. Sogar beim Diabetes insipidus sind von Strubell, D. Gerhardt, H. Strauß ziemlich normale Werte gefunden worden. Bei der Beurteilung des Diabetes insipidus ist allerdings Vorsicht geboten, da die Entscheidung, ob es sich um eine wirkliche primäre Polyurie handelt, trotz mancher neueren Fortschritte auf diesem Gebiet recht schwer sein kann.

Viel größeres Interesse als die Konzentrationszunahme des Blutes, deren Pathogenese in den meisten Fällen ziemlich klar ist, bieten die Zustände, bei denen eine **Hydrämie,** eine Verwässerung des Blutes von längerer Dauer besteht. Offenbar gibt es zwei Arten der Entstehung einer Hydrämie: entweder müssen die Eiweißkörper des Blutserums eine Verminderung oder es muß das Blutwasser eine Vermehrung erfahren haben. Beide Zustände kommen offenbar vor und gehen zuweilen so sehr Hand in Hand, daß eine vollständige Aufklärung nicht immer möglich ist.

Zunächst beobachtet man Hydrämien bei einer großen Zahl von Krankheiten, die mit einer starken Inanition verbunden sind (Hammerschlag, v. Jaksch, E. Grawitz). Dazu gehören z. B. Anämien, maligne Tumoren, chronische Infektionskrankheiten wie die Tuberkulose. Offenbar liegt in diesen Fällen eine Verminderung der Eiweißkörper des Blutserums vor, diese nehmen also an der allgemeinen Atrophie teil, während das Wasser des Blutes nicht in demselben Grade schwindet. Das ist aber keineswegs regelmäßig so. Bei vollständiger Karenz fanden schon Panum, später E. Voit und Sedlmair beim Tier keine Abnahme des spezifischen Gewichtes des Serums, zuweilen wurde sogar eine gewisse Zunahme beobachtet. Panum faßte diesen Befund als Ausdruck einer gleichmäßigen Atrophie des gesamten Blutes auf. In demselben Sinne spricht auch ein Teil der interessanten Untersuchungen von E. Grawitz und Strauer bei Tuberkulose. Trotz ausgesprochener Anämie kann man bei Tuberkulösen im fortgeschrittenen Stadium unter Umständen einen ganz normalen Befund in der Volumeneinheit Blut erheben. Diese Patienten haben eben eine Oligaemia vera, alle Teile des Blutes nehmen in gleichmäßiger Weise an der allgemeinen Konsumption teil. Warum das nun in anderen Fällen nicht so ist, warum dort zuweilen der Wassergehalt des Blutes weniger abnimmt als der Eiweißgehalt, entzieht sich vorerst noch unserer Kenntnis. Es ist möglich, daß hierbei die Elektrolyte des Blutserums eine wichtige Rolle spielen. Aber auch andere Faktoren können vielleicht die Beziehungen zwischen Blut- und Gewebeflüssigkeit verändern. So fand z. B. Grawitz, daß Extrakte aus karzinomatösem Material bei Injektion in die Blutbahn eine blutverdünnende Wirkung haben, während Extrakte aus käsigen, tuberkulösen Massen die Konzentration des Blutserums erhöhen. Man darf aber, wie ich glaube, auf diese relativ rohen Versuche keinen übermäßigen Wert legen, wenn es sich um die Erklärung der Vorgänge im kranken Organismus handelt.

Mit einigen Worten mag auf die Hydrämie bei Anämien eingegangen werden. Relativ klar und einfach liegen die Verhältnisse bei posthämorrhagischen Anämien. Dort wird dem Organismus durch den Aderlaß eine bestimmte Menge Eiweiß entzogen und sehr bald durch eiweißärmeres Gewebswasser ersetzt. Es ist klar, daß es eine gewisse Zeit erfordert, bis diese Hydrämie beseitigt ist, der Organismus also neues Bluteiweiß gebildet hat. Das dauert, wie die genauen Untersuchungen Inagakis ergeben, beim Kaninchen einige Tage. Das Verhältnis zwischen Albuminen und Globulinen, der Eiweißquotient also, bleibt aber noch längere Zeit verändert.

Viel weniger übersichtlich liegen die Dinge bei den anderen Formen der Anämie. Bemerkenswert ist hier, daß bei der Chlorose nach Koßler, Grawitz, Hammerschlag u. a. in der Regel keine oder nur eine sehr geringfügige Hydrämie besteht. Das ist merkwürdig, da von einer Anzahl Autoren mit der Haldane-Smithschen Methode zur Bestimmung der Gesamtblutmenge bei der Chlorose oft sehr erhebliche Plethora gefunden worden ist. Man muß daher schließen, daß bei der Chlorose bisweilen eine reale Zunahme der Bluteiweißkörper im ganzen vorliegt. Häufiger wird eine Hydrämie nach Erben, Askanazy u. a. im Serum bei der sog. perniziösen Anämie gefunden, wiewohl auch da keineswegs regelmäßig. Es gibt auch Fälle von schwerer Anämie mit normaler Konzentration des Blutserums. Gerade der Gegensatz zwischen dem stark erniedrigten spezifischen Gewicht des Gesamtblutes (infolge Verminderung der Erythrozyten) und dem häufig normalen spezifischen Gewicht des Serums ist nach H. Strauß in solchen Fällen recht auffallend. Warum in einzelnen Fällen von perniziöser Anämie Hydrämie vorhanden ist, in anderen nicht, läßt sich nicht entscheiden.

Hydrämie kann aber auch vornehmlich oder ausschließlich durch eine Vermehrung des Wassers im Serum entstehen ohne wesentliche reale Verminderung der Bluteiweißkörper. Das ist wahrscheinlich bei den beiden klinisch interessantesten Formen von Hydrämie, der **Hydrämie bei Nierenerkrankungen und Kreislaufstörungen** der Fall.

Die Verwässerung des Blutes bei Nierenerkrankungen ist schon lange bekannt. Schon Becquerel und Rodier, Frerichs u. a. hatten auf diese bei Nephritiden so häufige Erscheinung hingewiesen und sie wurde auch von Bartels seinerzeit zur Erklärung der nephritischen Ödeme herangezogen. Das geht aber wohl kaum an; denn wir wissen jetzt, daß die Entstehung von Ödemen ein sehr komplizierter Vorgang ist und die Hydrämie allein jedenfalls zur Erklärung nicht ausreichen dürfte. Richtig ist es aber, daß Hydrämie besonders bei den Formen von Nephritis gefunden wird, die mit Ödembildung einhergehen. Hammerschlag, Askanazy, v. Jaksch fanden eine oft erhebliche Hydrämie (spezifisches Gewicht bis 1018) bei akuten Nephritiden, wenn Ödeme vorhanden waren. Allerdings besteht zwischen dem Grade der Hydrämie und dem der Ödeme kein Parallelismus. Auch bei der chronischen parenchymatösen Nephritis ist, sofern Ödeme bestehen, Hydrämie ein gewöhnlicher Befund, während sie bei der kompensierten Granularatrophie der Niere kaum beobachtet wird. Erst im Stadium der Dekompensation findet man sie häufig.

Die Eiweißverluste durch den Harn spielen wohl für die Erklärung der nephritischen Hydrämie keine wesentliche Rolle. Die Hydrämie ist offenbar eine Erscheinung, die man am besten als ein Ödem des Blutes definieren kann. Meist besteht ein Parallelismus mit den Ödemen anderer Gewebe, aber nicht regelmäßig. Zuweilen beobachtet man Hydrämie ohne Ödeme (Benczúr und Csátary) oder Ödeme schon vor Eintritt der Hydrämie (Senator). Im ganzen wird man aber wohl berechtigt sein zu sagen, daß verwandte Vorgänge die Pathogenese beider Zustände beherrschen. In erster Linie dürfte man dabei wohl an Wasserrententionen denken; sicher werden aber auch noch andere Prozesse, z. B. Veränderungen der Gefäße, mitspielen. Man wird auch das Verhalten der Elektrolyte beachten müssen, das vielleicht für die nicht so seltene Inkongruenz zwischen Hydrämie und Ödemen von Bedeutung sein könnte. Nach neueren physikalisch-chemischen Vorstellungen ist aber auch daran zu denken, daß die kolloidalen Bestandteile des Blutes und der Gewebe unter gewissen Bedingungen eine vermehrte Anziehungskraft für Wasser gewinnen. (Vgl. M. H. Fischer, Das Ödem. 1910.)

In naher Beziehung zu der Hydrämie bei Nierenerkrankungen steht wahrscheinlich die **seröse Plethora,** die man zuweilen **bei Zirkulationsstörungen** beobachtet. Nachdem schon früher verschiedene Untersucher gelegentlich eine Hydrämie bei Herzkranken gefunden hatten, stellte besonders Oertel diese seröse Plethora in den Vordergrund der Erscheinungen. Er glaubte in ihr ein Moment sehen zu müssen, das für die Enstehung von Kompensationsstörungen Bedeutung hat, und suchte bekanntlich auch therapeutisch an diesem Punkte einzusetzen. Die Anschauungen Oertels haben zunächst recht wenig Anklang gefunden, da Lichtheim u. a. mit Recht darauf hingewiesen haben, daß man häufig bei dekompensierten Herzfehlern gerade das Entgegengesetzte, nämlich eine Konzentrationszunahme des Blutes findet. Indessen haben weitere Untersuchungen, von denen besonders die Arbeiten von Stintzing und Gumprecht und E. Grawitz zu nennen sind, ergeben, daß an der Lehre von den serösen Plethora doch etwas Richtiges ist. Aus diesen Untersuchungen geht im wesentlichen folgendes hervor: Bei kompensierten Klappenfehlern ist die Zusammensetzung des Blutes normal, eine Hydrämie besteht nicht. Diese tritt aber meist ein, wenn das Leiden in das Stadium der Dekompensation übergeht. Grawitz erklärt die Wasserzunahme durch Einströmen von Gewebsflüssigkeit · in die Blutbahn. Es soll der verminderte Blutdruck dabei die causa movens sei. Das ist zweifellos möglich. Aber es liegt auch nahe, daran zu denken, daß die bei Kompensationsstörungen in der Regel vorhandene Wasserretention hier eine ebenso wichtige Rolle spielt wie bei der nephrogenen Hydrämie. Matthes hebt das nachdrücklich hervor. An eine Abnahme der Plasmaeiweißkörper kann man deswegen nicht denken, weil nach Stintzing und Gumprecht die Hydrämie verschwindet, sobald die Kompensation wieder hergestellt ist. Diese allgemeine Hydrämie des Blutes ist nur ein vorübergehender Zustand.· Be stehen Kompensationsstörungen lange Zeit hindurch, so findet man meist eine Vermehrung der roten Blutkörperchen im Kapillarblut, dabei aber merkwürdiger weise oft keine Vermehrung, sondern eine Verminderung des Serumeiweißes. Es ist noch strittig, wie man diesen Befund erklären soll. Mir scheint die größte Wahrscheinlichkeit wohl dafür zu sprechen, daß eine abnorme Verteilung der Blutkörperchen, resp. eine Anhäufung von Erythrozyten in den Kapillaren, wie es den Anschauungen von Cohnstein und Zuntz entsprechen würde, dabei eine Rolle spielt. Grawitz ist hingegen geneigt, eine wirkliche Eindickung des Blutes bei gleichzeitiger Abnahme der Plasmaeiweißkörper in den Vordergrund zu stellen. Die abnorm reichliche Wasserabgabe soll in der Lunge erfolgen. Eine Entscheidung zwischen diesen divergenten Anschauungen, die sich genau in gleicher Weise auch in der Erklärung der Hyperglobulie im Höhenklima gegenüberstehen, ist schwer zu treffen. Aber selbst wenn es zu einer derartigen allgemeinen Eindickung des Blutes bei Kompensationsstörungen kommen sollte, so möchte ich ihre Bedeutung für die Herzarbeit doch nicht so hoch einschätzen, wie Grawitz es tut. Allerdings ist die Viskosität des erythrozytenreichen Blutes erhöht und dadurch müßte dem Herzen zunächst eine Mehrarbeit erwachsen. Nach den Untersuchungen von R. Heß ist es aber wahrscheinlich, daß diese Mehrarbeit durch eine entsprechende Abnahme des Sekundenvolumens wieder ausgeglichen wird. Das eingedickte, hämoglobinreiche Blut fließt langsamer durch das Gefäßsystem als hämoglobin- resp. sauerstoffarmes. Auch die Widerstände nehmen wahrscheinlich ab.

Daß die roten Blutkörperchen an den Schwankungen des Wassergehaltes des Plasmas teilnehmen können, ist schon bei der Besprechung der Konzentrationszunahme des Blutes bei Cholera asiatica erwähnt worden. Doch kommen auch Schwankungen des Wassergehaltes der roten Blutkörperchen vor, die nicht immer Ausdruck von Verschiebungen des Wassers im Plasma sind. Bei schweren Anämien kann sich nach Wendelstadt und Bleibtreu, Koßler u. a. der Wassergehalt der Erythrozyten unabhängig von dem des Plasma vermehren. Unsere Kenntnisse hierüber sind aber noch weniger befriedigend als in der Frage vom Wasserwechsel des Blutplasmas, speziell wissen wir nichts über die Momente, die in solchen Fällen den Wasserwechsel zwischen Plasma und Blutkörperchen verändern.

C. Die Salze.

Die Analyse der Asche des Blutserums unter normalen und pathologischen Verhältnissen ist eine sehr mühsame und bisher wenig lohnende Aufgabe. Beim Normalen ist die Zusammensetzung der Asche des Serums recht konstant. Hier sind die Resultate einiger Analysen wiedergegeben, die von C. Schmidt für Menschenserum und von Abderhalden für das Serum mehrerer Säugetiere ausgeführt worden sind. Man muß sich indessen daran erinnern, worauf besonders Abderhalden hinweist, daß der Wert derartiger Ascheanalysen nicht überschätzt werden darf. Wir erfahren zwar, wieviel P oder Na sich im Blutserum findet, nicht aber, in welcher Form es vorhanden ist.

	Menschenserum	Serum verschiedener Säugetiere
K_2O	$0,387—0,401\,^0/_{00}$	$0,226—0,270\,^0/_{00}$
Na_2O	$4,290\,^0/_{00}$	$4,251—4,42\,^0/_{00}$
Cl	$3,565—3,659\,^0/_{00}$	$3,627—4,17\,^0/_{00}$
CaO	$0,155\,^0/_{00}$	$0,110—0,131\,^0/_{00}$
MgO	$0,101\,^0/_{00}$	$0,04\ —0,046\,^0/_{00}$
P_2O_5 (anogr.)		$0,052—0,085\,^0/_{00}$

Im Serum überwiegt also, wie aus diesen Analysen hervorgeht, durchaus das Kochsalz, das etwa 0,5—0,6 % ausmacht. Analysiert man dagegen das Blut in toto, so findet man einen etwas niedrigeren Na- und höheren K-Gehalt, da die Erythrozyten arm an Natrium und reich an Kalium sind. Nach von Bunge und Abderhalden scheint in den Blutkörperchen gewisser Tiere, z. B. des Schweines, Pferdes und Kaninchens, Na fast völlig zu fehlen.

Eisen kommt unter normalen Verhältnissen im Blutplasma und Serum nicht vor. Dagegen existieren eine Reihe von Angaben, nach denen unter gewissen pathologischen Bedingungen Eisen in das Blutserum übertritt, wahrscheinlich aus dem Hämoglobin. So fanden es Jolles und Winkler und Mitulescu bei schweren Fällen von Diabetes mellitus, Jolles und Erben gelegentlich bei schweren Anämien. Ein Teil dieser Untersuchungen ist indessen nicht mit einwandfreier Methodik ausgeführt. Es mögen hier noch die Zahlen einer Analyse Abderhaldens für das Gesamtblut wiedergegeben werden.

1000 Teile Rinderblut enthalten:

Kali	0,407	Magnesia	0,0356
Natron	3,635	Phosphors. (anorg.)	0,171
Chlor	3,079	Eisenoxyd	0,544
Kalk	0,069		

Unter den Bestandteilen der Asche des Blutserums interessiert besonders das **Kochsalz** und seine Veränderungen bei pathologischen Zuständen. Der Chlorgehalt des Blutes kann offenbar schon durch mehrtägigen Chlorhunger herabgedrückt werden, obwohl gerade hier die Angaben der verschiedenen Autoren nicht recht miteinander übereinstimmen. Forster fand beim Hunde, Klein und Verson beim Menschen nach längerem

Chlorhunger ein deutliches Heruntergehen des Blutserum-Cl um mehr als 20%, während andere Autoren keine einwandfreien Ausschläge verzeichnen. Bei starken Chlorverlusten durch den Magen (Hyperchlorhydrie mit Erbrechen) vermißte Biernacki eine Abnahme des Chlorgehaltes im Blute. Der Organismus hält also unter normalen Verhältnissen mit großer Zähigkeit den ursprünglichen Cl-Gehalt fest.

In pathologischen Fällen kommen größere Schwankungen des Cl-Gehaltes nicht selten vor. Von Interesse ist die häufig beobachtete Verarmung des Blutes an Cl im Fieber (Literatur bei v. Moraczewski und v. Stejskal). Da auch der Urin bei fieberhaften Prozessen oft sehr kochsalzarm ist, so wird eine Kochsalzretention im Fieber angenommen. Im Blut findet diese sicher nicht statt, der kochsalzarme Harn war „das Bild des Blutes" (Schwenkenbecher). Möglich wäre es, daß das Kochsalz durch die Anhäufung von Stoffwechselschlacken aus dem Blute verdrängt wird und dieses sich so gegen eine Erhöhung seines osmotischen Druckes schützt. Es ist ja bekannt, daß man durch intravenöse Infusion anderer Elektrolyte, z. B. des Natriumsulfats, den Kochsalzgehalt des Urins fast zum Verschwinden bringen kann; auch hierbei dürfte es sich um eine Verdrängung des NaCl aus dem Blute handeln. (Vgl. ferner Morawitz, Oppenheimers Handb. d. Biochemie Bd. IV.)

Untersuchungen des Cl im Blute bei Nephritiden haben nicht zu eindeutigen Ergebnissen geführt. Meist fand man den Cl-Gehalt normal, zuweilen in mäßigen Grenzen erhöht, seltener vermindert. Urämie kommt sowohl bei normalem, als erhöhtem Cl-Gehalt vor, hat also mit diesem nichts zu tun. Näheres findet sich in der Monographie von H. Strauß und bei v. Noorden.

Auch die übrigen mineralischen Bestandteile des Blutserums sind bei Krankheiten ziemlich großen Schwankungen unterworfen, wie die Analysen von Rumpf und Erben ergeben. Doch lassen sich aus diesen Untersuchungen bisher keinerlei theoretisch oder praktisch wichtigen Folgerungen ableiten. Interessant ist nur die von Macallum nachgewiesene Abnahme der Kalksalze bei der Form der Tetanie, die nach Exstirpation der Nebenschilddrüsen eintritt. (Journ. of exper. Med. XI. S. 118.)

VI. Übersicht über die physikalische Chemie des Blutes, besonders unter pathologischen Verhältnissen.

A. Der osmotische Druck des Blutes.

Der Mensch und alle Säugetiere gehören zu den „homoiosmotischen" Organismen (Höber), d. h. der osmotische Druck und die molekulare Konzentration ihrer Körperflüssigkeiten ist unabhängig von Einflüssen der Umgebung. Es ist klar, daß diese Eigentümlichkeit, die sich in der Tierreihe erst allmählich ausbildet, für den Organismus von großem Vorteil ist. Er ist nicht mehr, wie die niederen Wassertiere, ein Spielball seiner Umgebung, alle Lebensvorgänge laufen bei einer bestimmten molekularen Konzentration der Körpersäfte ab, einer Konzentration, die unter normalen Verhältnissen zähe festgehalten wird und nur in pathologischen Zuständen größere Abweichungen von der Norm bietet. Wodurch die ungemein schnelle und prompte Regulation des osmotischen Druckes bedingt wird, ist noch nicht ganz klar. Offenbar wirken, wie Bottazzi ausführt, dabei vielerlei Momente mit, von denen ein Teil wahrscheinlich rein physikalisch-chemischer Natur ist. Alles wird aber durch einfache physikalisch-chemische Vorgänge kaum erklärt, man muß auch annehmen, daß die lebenden Zellen der Organe auf sog. „osmotische Reize" hin die Rückkehr eines veränderten osmotischen Druckes zur Norm bewirken.

Zur Messung des osmotischen Druckes dient heute wohl ausschließlich die indirekte Methode der Gefrierpunktbestimmung, die von Dreser zuerst für medizinische Zwecke benutzt worden ist. Gewöhnlich bedient man sich dabei des Beckmannschen Apparates, dessen Handhabung in allen Lehrbüchern der physikalischen Chemie ausführlich erörtert wird. Wenn die Genauigkeit der Methode, wie man sie in den medizinischen Laboratorien übt, vielleicht auch keine physikalisch genügende ist und der Fehler etwa 0,005° oder etwas mehr beträgt, so reicht sie für die Zwecke der klinischen Beobachtung völlig aus.

Die Methode gründet sich auf die durch die physikalisch-chemische Forschung ermittelte Tatsache, daß der Gefrierpunkt einer Lösung proportional der Zahl der gelösten

Moleküle und Ionen sinkt. Je konzentrierter eine Lösung ist, um so tiefer sinkt ihr Gefrierpunkt unter 0^0, den Gefrierpunkt des Wassers.

Früher waren noch einige andere Methoden der Messung des osmotischen Druckes in Gebrauch, die Blutkörperchen- und die Hämatokritmethode. Bei der letzteren wird die Salzkonzentration festgestellt, bei der die Blutkörperchen ihr normales Volumen behalten, also weder quellen, noch Wasser abgeben. Beide Methoden, die für die Bestimmung des osmotischen Druckes zu wenig exakt sind, sind bei Hamburger ausführlich besprochen.

Der Gefrierpunkt (δ) des menschlichen Blutes beträgt nach den Untersuchungen zahlreicher Autoren (Dreser, Hamburger, v. Koranyi u. a.) im Durchschnitt — $0,56^0$ mit Schwankungen von etwa $0,01^0$ nach oben und unten. Größere Abweichungen, die von einigen anderen Untersuchern gefunden wurden, beruhen, wie man vermuten darf, auf technischen Fehlern. Auch für die meisten übrigen Säugetiere liegt der Wert für δ in der Nähe dieser Zahl. Der Gefrierpunkt entspricht etwa dem einer Kochsalzlösung von $0,9\%$. Diese Kochsalzlösung, deren Konzentration auch mit der Hämatokritmethode ermittelt werden kann, ist die physiologische NaCl-Lösung. In Wirklichkeit wird aber der osmotische Druck im Blute nicht allein durch das Kochsalz geleistet, sondern durch alle gelösten Substanzen. Dabei spielen die Nichtelektrolyte, besonders die Eiweißkörper, wegen ihres großen Molekulargewichts eine sehr geringe Rolle. Nach Sabanejew und Alexandrow und Tamman liegt der Gefrierpunkt des von seinen Eiweißkörpern befreiten Serums höchstens $0,01^0$ höher als der des genuinen Serums. Etwas größer ist die Bedeutung der anderen organischen Substanzen (Traubenzucker, Harnstoff, Kreatinin). In der Hauptsache wird aber die Gefrierpunktserniedrigung durch die Salze des Blutserums bedingt und hier wieder zu mehr als 50% durch Kochsalz. Unter den anderen Kristalloiden scheint das kohlensaure Natron die größte Bedeutung zu haben (Bugarzsky und Tangl).

Es mag noch erwähnt werden, daß es nach Hamburger gleichgültig ist, ob man den Gefrierpunkt im Serum oder im Blut (bei Anwesenheit von Blutkörperchen) bestimmt. Gewöhnlich benutzt man defibriniertes Blut.

Kleinere **Schwankungen des osmotischen Druckes** kommen schon unter normalen Verhältnissen vor. Seit v. Koranyis Untersuchungen weiß man, daß der Kohlensäuregehalt den Gefrierpunkt beeinflußt, und zwar hat sehr kohlensäurereiches Blut einen oft wesentlich ($0,02$—$0,08^0$) niedrigeren Gefrierpunkt als kohlensäurearmes. Es ist wichtig, diese Tatsache zu kennen; denn man entnimmt in der Regel das Blut zur Untersuchung aus einem gestauten Armgefäß. Dieses Blut muß erst durch Schütteln von einem Teil seiner CO_2 befreit werden, bevor man es zur Bestimmung benutzen kann. Es scheint sogar, daß schon die relativ geringen Unterschiede im CO_2-Gehalt des arteriellen und ungestauten venösen Blutes den Gefrierpunkt zu beeinflussen vermögen. So fanden Nolf und Jappelli den Gefrierpunkt des arteriellen Blutes fast regelmäßig um $0,01$—$0,02^0$ höher als den des venösen. Noch größer sind natürlich die Unterschiede, wenn es sich um ein mit CO_2 überladenes Blut bei dyspnoischen Menschen handelt, wie Kovacz zeigen konnte. Nach Koeppe und Bottazzi tritt der Unterschied im kohlensäurereichen Blute viel deutlicher hervor, als im Serum. Sie führen die Erscheinung darauf zurück, daß bei CO_2-Überschuß Cl-Ionen und Wasser in die roten Blutkörperchen wandern, wobei das Serum konzentrierter wird.

Von geringerem Umfange sind die sonst beim Normalen beobachteten Schwankungen des osmotischen Druckes. Nach Koeppe führt jede Mahlzeit zu einer vorübergehenden und geringen Erniedrigung des Gefrierpunkts. Durch längeres Hungern kann der osmotische Druck ein wenig erhöht werden. Dagegen scheint reichliche Zufuhr hypotonischer Salzlösungen, wie Strauß fand, keinen sicheren Einfluß auszuüben. Besonders hoch ist nach Fano und Bottazzi der Gefrierpunkt des Blutes der Vena hepatica. Wahrscheinlich spielt dabei nicht der hohe CO_2-Gehalt allein eine ausschlaggebende Rolle, sondern auch die Anhäufung von Substanzen, die beim Tätigkeitswechsel der Organe entstammen.

Zwischen mütterlichem und fötalem Blute besteht nach Kroenig und Fueth Isotonie. Das osmotische Gleichgewicht wird also durch die plazentare Membran nicht verhindert. Während der Schwangerschaft ist nach denselben Autoren, ferner Farkas und Scipiades u. a. der Gefrierpunkt in der Regel um etwa $0,02^0$ erhöht, die molekulare Konzentration des Blutes nimmt also etwas ab.

In der **Pathologie** hat die Messung des osmotischen Druckes eine Zeitlang eine sehr große Rolle gespielt. Bei fast jeder Krankheit wurde die Gefrierpunktsdepression des Blutes bestimmt, man hoffte zu diagnostisch wertvollen Anhaltspunkten zu gelangen. Die klinische Literatur über diesen Gegenstand ist dementsprechend enorm angewachsen (vgl. v. Koranyi und P. F. Richter). Man kann kaum sagen, daß die Resultate der aufgewandten Arbeit und Mühe entsprechen.

Zunächst hat man natürlich die molekulare Konzentration bei den Krankheiten untersucht, bei denen die Ausscheidung harnfähiger Substanzen behindert ist. Hier sind auch die einzigen praktisch bedeutsamen Resultate zu verzeichnen. Die Nieren spielen wohl für die Regulation des osmotischen Druckes die wichtigste Rolle. Bei Niereninsuffizienz wird man also am ehesten Veränderungen antreffen können. Das hat sich in der Tat bestätigt. Nach den Erfahrungen von v. Koranyi, Lindemann, Kümmell, Kövesi und Róth-Schulz, H. Strauß und vielen anderen findet sich eine Erhöhung der molekularen Konzentration des Blutes bei Insuffizienz der Nierentätigkeit. Leider ist das nicht umzukehren; nicht jede Insuffizienz der Niere verrät sich durch eine Erniedrigung Gefrierpunktes auf — 0,60° oder darüber, wie man anfangs vermutet hatte. Offenbar wirken in solchen Fällen die Hydrämie des Blutes, vielleicht auch andere Momente, der Erhöhung des osmotischen Druckes entgegen. Auffallend tief liegen die Werte häufig bei der Urämie. Zahlen von — 0,70 bis — 0,75° gehören nicht zu den Seltenheiten. Dabei ist aber zu bemerken, daß Urämie auch bei unverändertem Gefrierpunkte vorkommen kann (Rosemann u. a.). Jedenfalls ist es falsch, die Ursache der Urämie in Änderungen des Gefrierpunktes zu sehen.

Besonders eingehend haben die Chirurgen die Veränderungen des osmotische Druckes bei Nierenerkrankungen studiert. Kümmell hat, gestützt auf ein großes Material, die Ansicht aufgestellt, daß ein normaler Gefrierpunkt des Blutes bei scheinbar einseitigen Nierenerkrankungen dafür spricht, daß die andere Niere intakt ist. Da die Indikation zur Exstirpation der kranken Niere vielfach auf den Befund eines normalen Gefrierpunktes hin gestellt wird, ist es notwendig, hervorzuheben, daß offenbar auch Ausnahmen vorkommen und der Gefrierpunkt bei nur einseitiger Nierenerkrankung doch erhöht sein kann. Andererseits scheinen auch doppelseitige Nierenaffektionen nicht regelmäßig zu einer Erhöhung des Gefrierpunktes zu führen (vgl. P. F. Richter).

Ebenso wie bei Nephritiden finden sich auch Änderungen der molekularen Konzentration bei Zirkulationsstörungen, falls sie mit erheblichen Nierenschädigungen verknüpft sind. Diese Zunahme der molekularen Konzentration beruht vorwiegend auf einer Vermehrung der Achloride (v. Koranyi).

Die praktische Bedeutung der Kryoskopie des Blutes bei anderen Erkrankungen ist sehr gering. Die im Fieber nicht seltene Abnahme des NaCl im Blute ließ zunächst hier Veränderungen erwarten. Das hat sich indessen nicht bestätigt. Die molekulare Konzentration bleibt im Fieber in der Regel normal. Der Abnahme des Kochsalzes entspricht offenbar eine entsprechende Zunahme anderer Moleküle. Ebensowenig haben die bisherigen Untersuchungen bei Karzinom (Engel), Diabetes (Senator), schweren Anämien, zu einheitlichen und verwertbaren Resultaten geführt. Für praktische Zwecke kommt also nur die Kryoskopie bei Nierenerkrankungen in Betracht.

Während man durch die Messung der Gefrierpunkserniedrigung Auskunft über die gesamte molekulare Konzentration des Blutes erhält, besitzt man in der Bestimmung der **elektrischen Leitfähigkeit** ein Verfahren, das gestattet, die Menge der in Ionen dissozierten Moleküle zu bestimmen. Je größer die Menge der Ionen ist, um so besser wird ceteris paribus der elektrische Strom geleitet. Ionisiert sind im Serum im wesentlichen die Salze, manche Kristalloide wie Harnstoffe und Zucker dagegen nicht. Unter den Leitern des elektrischen Stromes spielt nach Bugarszky und Tangl wiederum das Kochsalz die wichtigste Rolle. Die Eiweißkörper des Blutserums dagegen setzen die Leitfähigkeit in gesetzmäßiger Weise herab. Die Blutkörperchen beteiligen sich nicht an der Stromleitung; daher ist die Leitfähigkeit des Gesamtblutes geringer als die des Serums. Es entspricht aber die Verminderung der Leitfähigkeit des Blutserums durch Blutkörperchen nicht einfach dem Verhältnis zwischen beiden, sondern es liegen kompliziertere Beziehungen vor, die besonders von Oker-Blom, Stewart und Fränckel aufgeklärt worden sind. Man kann jetzt sogar aus den Beziehungen zwischen elektrischer Leitfähigkeit des Serums und des Blutes das Volumen der roten Blutkörperchen berechnen.

Die klinische Bedeutung der Messung der elektrischen Leitfähigkeit liegt darin, daß man feststellen kann, ob einer Zunahme der molekularen Konzentration, z. B. bei Nephritis, eine Retention von Elektrolyten (Salzen) oder organischen, nicht dissoziierten Molekülen (Harnstoff od. dgl.) zugrunde liegt. Da hat sich nun durch die Untersuchungen von Viola, Bickel, Richter u. a. ergeben, daß die elektrische Leitfähigkeit immer konstant bleibt und sich selbst dann nicht ändert, wenn der Gefrierpunkt, wie etwa bei der Urämie, sehr tief sinkt. Nicht einmal nach doppelseitiger Nierenexstirpation ließ sich im Experiment eine Veränderung der Leitfähigkeit finden. Mit anderen Worten heißt das also, daß trotz Zunahme der Moleküle keine Zunahme der Ionenkonzentration stattfindet. Offenbar sind an dieser Zunahme also in erster Linie organische, nicht dissoziierte Moleküle beteiligt.

B. Die Reaktion des Blutes.

Das Blutserum reagiert gegen mehrere der am meisten gebräuchlichen Indikatoren, wie Rosolsäure, Methylorange und Lackmus alkalisch. Ferner besitzt es die Fähigkeit, eine ziemlich große Menge zugefügter Säure zu neutralisieren. Daher wurde es von jeher als eine alkalische Flüssigkeit angesehen.

Diese Anschauung ist — wenigstens vom modernen physikalisch-chemischen Standpunkte aus — nicht zutreffend. Wie Höber durch Messung der Wasserstoff- und Hydroxylionen und Friedenthal mit einer von ihm angegebenen Methode, die auf Anwendung einer Indikatorenreihe beruht, gezeigt haben, ist die Reaktion des Blutes neutral, d. h. das Blut enthält nur etwa so viel freie H- und OH-Jonen wie reinstes destilliertes Wasser.

Wenn das Blut daher eine große Säuremenge zu neutralisieren vermag, so ist das nur so zu erklären, daß durch den Säurezusatz Veränderungen hervorgerufen werden, wobei alkalische, säurebindende Valenzen in Wirksamkeit treten. Wir bestimmen also durch die Titration mit Säure etwas ganz anderes, als die wahre, aktuelle Reaktion des Blutes.

Nach den Resultaten der physikalisch-chemischen Forschung fragt es sich, ob es überhaupt richtig ist, das Blut weiterhin als alkalische Flüssigkeit zu bezeichnen, zumal auch die Reaktion keineswegs allen Indikatoren gegenüber alkalisch ist. Gegen Phenolphthalein z. B. verhält sich das Blut sauer.

Im streng wissenschaftlichen Sinne ist das Blutserum sicherlich neutral zu nennen. Gleichzeitig besitzt es eine außerordentlich starke Resistenz gegen Reaktionsverschiebungen nach der sauren, aber auch nach der alkalischen Seite. Für die biologische Betrachtung dagegen bleibt das Blut trotzdem eine alkalische Flüssigkeit. Es vermag im Organismus große Säuremengen (CO_2, andere organische Säuren) aufzunehmen, ohne selbst sauer zu werden (Magnus-Levy).

Dieses eigentümliche Verhalten wird verständlich, wenn man erwägt, was für Substanzen die Reaktion des Blutes bedingen. In erster Linie sind es die Mineralbestandteile, unter denen das Alkali überwiegt, daneben noch Basen und organische Säuren verschiedener Art (NH_3, Milchsäure, ev. β-Oxybuttersäure etc.). Auch die Eiweißkörper spielen eine wichtige Rolle. Sie sind zwar weder Basen noch Säuren, besitzen aber in hohem Maße die Fähigkeit, Alkali und Säure zu binden. Daher sind sie es gerade, die die große Resistenz des Blutes gegen Veränderungen der Reaktion bedingen. Endlich können auch noch aus den Blutkörperchen säurebindende Substanzen in das Serum übertreten. Diese kommen besonders bei den Titrationsmethoden in Betracht, bei denen eine Auflösung

8*

der roten Blutkörperchen vorgeschrieben ist. Die Menge säurebindender Substanzen, die aus den roten Blutkörperchen stammt, ist sehr bedeutend. Daher geben die Titrationsmethoden in lackfarbenem Blut viel höhere Werte als in deckfarbenem. Die Resultate verschiedener Bestimmungsmethoden sind also überhaupt nicht miteinander vergleichbar.

Die Verhältnisse liegen sehr kompliziert, wenigstens für die Titrationsmethoden und die Bewertung ihrer Resultate. Es fragt sich: welche der prinzipiell verschiedenen Methoden ist nun richtig? D. h., welche Methode gibt die biologisch bedeutungsvollen Änderungen des Reaktion des Blutes am klarsten wieder? Muß man das Säurebindungsvermögen der Eiweißkörper, der Erythrozyten etc. mitbestimmen oder ist es richtiger, sich auf die Messung der Mineralalkaleszenz zu beschränken? Das läßt sich, wie Magnus-Levy treffend ausführt, überhaupt nicht entscheiden.

Wenn daher also auch Werte, die mit derselben Methode gewonnen sind, verglichen werden können, so muß man sich doch darüber klar sein, daß man die biologische Bedeutung solcher Befunde sehr skeptisch beurteilen muß.

Von den Methoden, die zurzeit zur Bestimmung der Reaktion des Blutes gebräuchlich sind, mögen einige genannt werden.

1. Methoden zur Bestimmung der aktuellen Reaktion.

a) **Die von Höber, Farkas u. a.** benutzte Methode der **Wasserstoffkonzentrationsketten.** Eine ausführliche Beschreibung gibt **Asher.** Die Methode, die die Vertrautheit mit der physikalisch-chemischen Untersuchungstechnik voraussetzt, gibt Auskunft über die Ionenkonzentration.

Die aktuelle Reaktion zeigt im allgemeinen eine große Konstanz. Es ist auffallend, daß man mit dieser Methode auch in Fällen, in denen sicherlich eine Säuerung des Blutes besteht, nur sehr geringe Abweichungen vom normalen Wert gefunden hat. So fanden **Benedict** im Coma diabeticum, **Fraenckel** im Fieber nur minimale Erhöhungen der H-Ionenkonzentration. Bei experimenteller Vergiftung mit Säure konnte **Szili** zwar Blut erhalten, das deutlich saurer war als normal. Dann trat aber auch bald der Tod ein. Eine erhebliche Erhöhung der H-Ionenkonzentration im Blute scheint also mit dem Leben nicht verträglich zu sein. Kleinere Schwankungen kommen bei erhöhtem CO_2-Gehalt, in verschiedenen Lebensaltern (**Pfaundler**) und nach **Aggazzotti** auch bei vermindertem Luftdruck zur Beobachtung. Im letzteren Falle bewegen sich die titrimetrisch und physikalisch-chemisch bestimmten Werte nach derselben Richtung. Bei sinkendem Barometerdruck wird das Blut also saurer. Immer sind aber die Ausschläge gering.

b) **Die Indikatorenmethode von Friedenthal** gibt in einfacherer Weise ebenfalls Auskunft über die Konzentration der OH und H-Ionen. Sie ist darauf basiert, daß die Farbenumschläge verschiedener Indikatoren bei verschiedener Konzentration der Ionen eintreten. Durch zweckmäßige Zusammenstellung der Indikatorenreihe lassen sich alle überhaupt im Blutserum möglichen Konzentrationen ziemlich genau bestimmen (vgl. **Salm**). Besonders geeignet zur Feststellung geringer Änderungen der Reaktion im menschlichen Serum scheint nach **Adler** die Rosolsäure zu sein, die bei geringster Veränderung der Reaktion, z. B. im Coma diabeticum, den Farbenumschlag zeigt.

Im allgemeinen ergibt die Indikatorenmethode dieselben Resultate wie die erstgewähnte, d. h. auch hier ist unter pathologischen Verhältnissen eine große Konstanz der Konzentration freier Ionen zu konstatieren (v. **Westenrijk**).

Nähere Angaben über die Technik der Indikatorenmethode finden sich bei A. **Kanitz.**

c) Auch die **Methode der Kohlensäurebestimmung im Blute** (**Walther, Hans Meyer**) gehört in diese Gruppe, obwohl sie keine exakten Werte liefert. Je saurer das Blut ist, um so weniger CO_2 kann es aufnehmen. Während venöses Blut unter normalen Verhältnissen ca. 40—50% CO_2 enthält, findet man bei den meisten Zuständen, bei denen eine Säuerung des Blutes zu vermuten ist, viel geringere Werte. So fand **Minkowski** im Coma diabeticum 12,44—9,83 Volumprozent, **Walther** bei experimenteller Säurevergiftung noch geringere Werte. **Kraus** stellte eine Abnahme des CO_2-Gehaltes und des titrierbaren Alkali bei einigen Fieberarten fest.

Für praktische Zwecke ist die CO_2-Bestimmung wohl zu kompliziert. Außerdem gibt sie kein zuverlässiges Maß für die Alkaleszenz, da der CO_2-Gehalt des Blutes natürlich nicht allein von dessen Aufnahmefähigkeit, sondern auch von der Bildung der CO_2 in den Geweben und der Abdunstung in den Lungen abhängig ist, wie **Magnus-Levy** mit Recht hervorhebt. So kann das Blut im Coma diabeticum erheblich mehr Kohlensäure aufnehmen, als es in den meisten Fällen führt. Zur genauen Bestimmung wäre es wohl notwendig, die Spannungskurve der CO_2 in jedem Blute zu bestimmen. Dann würde die Methodik zwar recht kompliziert, aber, wie mir scheint, sehr fein und zuverlässig sein.

2. Die titrimetrischen Methoden.

Man bestimmt die Säurekapazität des Blutes und drückt die Alkaleszenz in mg NaOH aus, die der zur Neutralisation verbrauchten Säuremenge entsprechen. Wie nochmals hervorgehoben werden mag, läßt diese Methode nicht ohne weiteres Schlüsse auf die aktuelle Reaktion des Blutes zu. Immerhin scheinen sich aber die Ausschläge, die man mit beiden Methoden erhält, zuweilen in derselben Richtung zu bewegen.

Früher titrierte man deckfarbenes Blut. Seitdem jedoch A. Loewy gezeigt hat, daß in den roten Blutkörperchen alkalische Substanzen sich vorfinden, lackiert man jetzt in der Regel das Blut vor der Titration. Entweder kann man dabei das Blut in toto titrieren, oder man entfernt vorher die Eiweißkörper nach Kraus durch Niederschlagen mit Ammonsulfat. Die Eiweißkörper binden, wie oben schon erwähnt wurde, große Mengen Säure. Die Alkaleszenz wird also bei der zweiten Methode viel geringer ausfallen.

a) Methode von A. Loewy. Man macht 5 ccm Blut durch Auffangen in 45 ccm einer $1/4$%igen Lösung von Ammoniumoxalat lackfarben und titriert mit $1/25$ Normal-Weinsäurelösung. Als Indikator dient Lakmoidpapier. Der Umschlag ist oft schwer zu erkennen. Auch hält Nägeli Lakmoid für einen schlechten Indikator.

Ähnliche Verfahren sind von Engel und Brandenburg angegeben worden. Brandenburg hat außerdem noch den Begriff der „Alkalispannung" des Blutes eingeführt. Darunter versteht er die Menge des diffusibeln Alkali in 100 ccm Blut. Nur etwa 20% des gesamten titrierbaren Alkali sind diffusionsfähig. In Krankheiten ändert sich die Alkalispannung des Blutes kaum, obwohl die Gesamtalkaleszenz wesentliche Schwankungen zeigen kann. Die Titration deckfarbenen Blutes nach Landois-v. Jaksch bietet soviel Fehlerquellen, daß sie wohl nicht mehr geübt wird.

b) Methode von F. Kraus. Blut wird durch Zusatz weniger ccm säurefreien Äthers lackfarben gemacht und der Äther verjagt (bei 40°). Dann werden die Eiweißkörper durch das vierfache Volumen gesättigter Ammonsulfatlösung ausgefällt, filtriert, das Filtrat auf das Zehnfache verdünnt und mit $1/4$ N-Schwefelsäure gegen Methylorange titriert.

Die Methode gibt natürlich viel niedrigere Werte als die von Loewy. Loewy findet für 100 ccm Menschenblut 450—500 mg NaOH, Kraus nur 180—200, für Menschenserum nur ca. 120 mg NaOH.

Die niedrigeren Werte der Krausschen Methode liegen zum Teil daran, daß die säurebindenden, für die aktuelle Reaktion aber bedeutungslosen Eiweißkörper entfernt werden, zum Teil aber nach Spiro und Pemsel auch daran, daß mit dem Eiweiß ein kleiner Teil der basischen Valenzen niedergeschlagen wird. Man erhält also mit dieser Methode im wesentlichen die Summe der Mineralalkaleszenz und die übrigen basischen oder sauren organischen Valenzen des Blutes, abzüglich des Säurebindungsvermögens der Eiweißkörper.

Andere Methoden der Alkaleszenzbestimmung, die mir aber keinen Vorteil vor den beiden hier erwähnten zu haben scheinen, sind bei Bezançon und Labbé aufgeführt.

Mit den verschiedenen Titrationsmethoden sind nun eine große Anzahl von Untersuchungen bei vielen Krankheitszuständen ausgeführt worden. Wenn auch keineswegs alle diese Befunde verwertet werden können und die Methodik vielfach ungenügend war, so gibt es doch wenigstens eine Anzahl sichergestellter Tatsachen.

Im Fieber scheint meist die titrierbare Alkaleszenz des Blutes vermindert zu sein. Die Untersuchungen von v. Jaksch, Kraus, Rumpf, Lépine u. a. stimmen hierin gut überein. Dagegen gibt die Methode von Loewy bei fieberhaften Erkrankungen keine konstante Änderung der Alkaleszenz an. Ob die febrile Alkaleszenzverminderung biologische Bedeutung hat, ist unsicher. Von verschiedenen Bakteriologen, wie Fodor, v. Behring, Cantani wurde seinerzeit eine starke Alkaleszenz des Blutes vielfach als eines der Momente angesprochen, die die Resistenz gegen Infektionen beherrschen. Doch kann diese Alkaleszenztheorie der Bakterizidie wohl heute um so eher als verlassen angesehen werden (Friedberger), als eine Veränderung der aktuellen Reaktion, die für das Bakterienwachstum in erster Linie von Bedeutung sein dürfte, überhaupt nicht vorliegt oder doch ganz minimal ist. Es mag vielleicht noch bemerkt werden, daß die Alkaleszenz besonders sub finem vitae bei Infektionskrankheiten sehr stark abnimmt, wie die Erfahrungen von Cantani bei der Cholera ergeben.

Von besonderem Interesse ist die Messung der titrierbaren Alkaleszenz bei solchen Zuständen, bei denen eine abnorme Säurebildung im Organismus besteht. Auffallenderweise sind da die Resultate keineswegs vollständig eindeutig. Bei Diabetes mellitus fanden frühere Untersucher (Kraus, v. Jaksch u. a.) keine wesentliche Veränderung der Alkaleszenz. Niedrige Werte wurden dagegen im Coma diabeticum gefunden. Hier würden sich also die Resultate der CO_2-Methode und der Titrationsmethoden entsprechen. Mit dem Titrationsverfahren von Zuntz-Loewy dagegen, bei dem die roten Blutkörperchen zerstört werden, ergeben sich bei Diabetes auffallend hohe Alkaleszenzwerte, die bei Ausbildung eines Koma zu sinken pflegen, aber auch da häufig noch höher als normal sind. Das erweckt natürlich gewisse Zweifel daran, ob die Loewysche Methode überhaupt für biologische Zwecke geeignet ist. Jedenfalls ist wohl bei allen diesen Untersuchungen, wie Brandenburg betont, der Eiweißgehalt des Blutes zu berücksichtigen. Eine geringe Eindickung des Blutes kann die Alkaleszenz schon wesentlich steigern.

Von sonstigen Angaben über veränderte Alkaleszenz in Krankheiten mag nur noch ihre Verminderung bei Urämie hervorgehoben werden. Hier wenigstens scheinen die Angaben aller Autoren übereinzustimmen und die Urämie scheint auch einer der wenigen Krankheitszustände zu sein, bei denen die „Alkalispannung" (das diffusibele Alkali nach Brandenburg) vermindert ist. v. Jaksch hat die Tatsache der Alkaleszenzverminderung bei Urämie zuerst festgestellt. Diese ist oft recht bedeutend. So fand z. B. Brandenburg eine Verminderung des Bindungsvermögens von 300 auf 192 mgr. Na OH. Werte von ähnlicher Größenordnung sind auch von vielen anderen Untersuchern erhoben worden.

Die zahllosen Angaben über Alkaleszenzänderungen in anderen Krankheitszuständen können wohl übergangen werden. Es ergibt sich aus ihnen nichts, was für die Pathologie von Bedeutung wäre.

Bemerkenswert ist vielleicht nur noch die Abnahme der Blutalkaleszenz bei verschiedenen Zuständen, bei denen ein O_2-Mangel besteht, z. B. im Höhenklima (vgl. Zuntz, Aggazzotti). Man darf hierin einen Hinweis für das Auftreten saurer, unvollständig oxydierter Produkte im Blute erblicken, denen von Geppert und Zuntz eine große Bedeutung für die Regulation der Atemtätigkeit zugeschrieben wird.

Im ganzen hat das Studium der Blutalkaleszenz die Pathologie bisher noch wenig gefördert. Das liegt wohl in den so komplizierten Reaktionsverhältnissen des Blutes begründet, die es mit sich bringen, daß man meist nicht weiß, ob eine Reaktionsänderung, die mit einer der Methoden festgestellt wird, für biologische Vorgänge überhaupt irgend eine Bedeutung besitzt.

C. Die Viskosität des Blutes.

Bestimmungen der Viskosität oder inneren Reibung des Blutes bezwecken den Anteil der Herzarbeit zu ermitteln, der durch die Verschiebung der Teilchen des Blutes gegeneinander im Kreislauf gegeben ist.

Viskosität ist die Zähigkeit oder Zähflüssigkeit des Blutes verglichen mit der von Wasser bei derselben Temperatur.

Zur Messung der Viskosität benutzt man die sog. Viskosimeter, die sämtlich Modifikationen eines einfachen, von Ostwald angegebenen Apparates darstellen. Man bestimmt dabei die Zeit, die Blut braucht, um unter bestimmten Druck durch eine kapillare Glasröhre zu fließen. Zum Vergleich dient die Durchflußzeit von Wasser, auf die die Blutviskosität nach folgender Formel bezogen wird:

$$\text{Viskosität } (\eta) = \frac{t_1 \text{ (Durchlaufzeit d. Blutes)} \cdot s_1 \text{ (Spez. Gew.)}}{t_0 \, s_0 \text{ (Durchlaufzeit und Spez. Gew. d. Wassers)}}.$$

Die Bestimmungen haben bei derselben Temperatur stattzufinden, da die innere Reibung mit steigender Temperatur sinkt.

Nach dem Prinzip des kleinen Ostwaldschen Apparates sind für klinische Zwecke von Hirsch und Beck, Determann und Heß Viskosimeter konstruiert worden, unter denen die Apparate von Heß und Determann sich zurzeit wohl der größten Beliebtheit erfreuen.

Der Apparat von Heß, der es gestattet, mit sehr geringen Blutmengen (einem Tropfen) zu arbeiten, besteht aus zwei parallel angeordneten feinen Pipetten, deren Enden untereinander und mit einem Saugschlauch verbunden sind. Auf der anderen Seite laufen sie in Kapillaren aus. Durch eine der Kapillaren wird Blut, durch die andere Wasser gleichzeitig angesaugt. Man bestimmt, sobald eine bekannte Menge Blut hindurchgetreten ist, wieviel mehr Wasser in derselben Zeit die Kapillare passiert hat, was durch Graduierung der Pipette leicht möglich ist. Determann hat den Apparat modifiziert, um stärkere Ansaugung, die durch Wirbelbildung Fehler bedingen kann, auszuschalten.

Beim gesunden Menschen beträgt η etwa 5,1 (Hirsch und Beck) oder etwas weniger. Die Viskosität des Serums ist viel geringer und schwankt nach Bence bei 38⁰ zwischen 1,78 und 2,09. Daraus geht schon hervor, daß die Blutkörperchen einen wesentlichen Anteil an der Viskosität haben, in der Regel entfallen auf sie $^2/_3$—$^3/_4$ der gesamten Viskosität.

Ob man berechtigt ist, die Verhältnisse der Viskosität, wie man sie bei Strömung in Glaskapillaren findet, nun auch auf die Vorgänge im Kreislauf zu übertragen, ist zweifelhaft. W. Heubner hat darauf hingewiesen, daß man nichts über die äußere Reibung des Blutes an der Gefäßwand weiß und sie nicht ohne weiteres mit der äußeren Reibung in Glaskapillaren vergleichen darf. Es scheint auch der Kapillardurchmesser von Einfluß zu sein und zwar um so mehr, je größer der Gehalt des Blutes an roten Blutkörperchen ist. In engen Kapillaren finden hierbei wahrscheinlich Zusammenballungen und partielle Verstopfungen statt. Deswegen sind die Viskositätszahlen bei hohen Blutkörperchenwerten vorläufig zurückhaltend zu beurteilen.

Jedoch scheint sich nach neueren Versuchen von du Bois-Reymond, Brodie und Franz Müller doch im allgemeinen bei diesen viskosimetrischen Bestimmungen in der Glaskapillare ein ungefähr zutreffendes Bild von den Vorgängen im Kreislauf zu eröffnen. (Vgl. hierzu die Monographie von Determann, Die Viskosität des menschlichen Blutes. Wiesbaden 1910.)

Interessant ist die Feststellung von Heß, daß die normale Viskosität des Blutes für den Kreislauf die günstigsten Verhältnisse bietet. Bei dieser Konzentration ist der Arbeitsaufwand, der zum Hindurchtreiben der gleichen Menge Substanz durch die Kapillare erforderlich ist, am geringsten. Bei Verdünnen des Blutes sinkt zwar die Viskosität, aber nicht proportional der Verdünnung, sondern in geringerem Grade.

Da die Viskosität zum größten Teil von den Formelementen des Blutes abhängt, ist es klar, daß sie mit Schwankungen der Erythrozytenzahlen sich ändern muß. Bei Anämien ist sie herabgesetzt, bei den Polyzythämien oft sehr stark erhöht. Dabei sind Zahlen von 11, ja sogar bis 20 für η beobachtet worden (Lommel, Bence). Allerdings sind diese Werte nach dem oben Gesagten nicht ganz einwandfrei. Wie wenig man übrigens imstande ist, selbst an der Hand so enormer Viskositätsveränderungen die dynamischen Verhältnisse im Kreislaufe richtig zu beurteilen, hat Lommel gezeigt. Bei einem seiner Polyzythämiker mit enormer Zunahme der Viskosität fanden sich keine Zeichen von Herzhypertrophie. Das Herz hatte also keine vermehrte Arbeit geleistet, obwohl der Inhalt des Gefäßsystems viel zäher war als normal. Auch R. Heß hat ähnliches bei Kaninchen gesehen. Offenbar liegt das daran, daß bei diesen Kranken das Sekundenvolumen entsprechend sinkt oder durch Erweiterung der Gefäße die Widerstandsvermehrung ausgeglichen wird, die die Viskositätszunahme an sich schaffen müßte.

Von klinischem Interesse ist ferner noch die Viskositätssteigerung des Blutes durch Kohlensäure. Haro, Ewald, v. Koranyi und Bence haben gefunden, daß diese Erscheinung auf eine Quellung der Blutkörperchen, also Vermehrung ihres Volumens, zurückzuführen ist, deren Ursachen oben erörtert wurden (s. S. 113). Vielleicht erwächst dadurch dem Kreislauf solcher Patienten, bei denen sich diese CO_2-Überladung des Blutes findet und der an sich in der Regel schon insuffizient ist, eine weitere Mehrarbeit. Es ist jedenfalls rationell, diesem Zustande entgegenzuwirken, etwa durch Sauerstoffinhalation, Atemgymnastik od. dgl. Neuere Versuche von Determann demonstrieren besonders prägnant die enge Abhängigkeit der Viskosität vom CO_2-Gehalt des Blutes.

Es sind nun auch bei anderen Krankheitszuständen Änderungen der Viskosität beobachtet worden, die nicht ausschließlich durch Schwankungen der Zahl der geformten Elemente bestimmt werden. Die Viskosität ist eben eine sehr komplexe Größe, die von zahlreichen Faktoren abhängt. Die Eiweißkörper des Serums spielen jedenfalls eine wichtige Rolle. Praktische Bedeutung haben diese Untersuchungen bisher nicht erlangt. Es mag nur kurz darauf verwiesen werden, daß nach Hirsch und Beck die Herzhypertrophie bei Schrumpfniere nicht mit Viskositätssteigerungen einhergeht.

Zum Schluß möchte ich noch hervorheben, daß die Viskosität der Körperflüssigkeiten nicht, wie es meistens geschieht, allein vom Standpunkt der Hydrodynamik aus betrachtet werden darf. Von diesem Gesichtspunkte dürfte nämlich die Bedeutung von Viskositätsuntersuchungen recht gering sein, denn man sieht ja bei der Erythrämie, in wie hohem Maße der Organismus befähigt ist, die dem Herzen durch Zunahme der Viskosität erwachsende Mehrarbeit zu kompensieren. Aber man muß die Bedeutung der Viskosität noch in einer anderen Richtung suchen. Die Untersuchungen von Albanese u. a. haben nämlich gezeigt, daß die Viskosität offenbar auch für den Stoffaustausch große Bedeutung besitzt. Ein mit isovisköser Lösung durchspültes Herz arbeitet länger als eines, dem man dieselbe Nährlösung bei schwächerer oder stärkerer Viskosität zuführt. Dabei hat sich ergeben, daß die optimale Viskosität der Kochsalz-Gummilösungen, die zu diesen Versuchen benutzt wurden, genau der des Serums entspricht.

D. Einige Bemerkungen über die Gase des Blutes, besonders in pathologischen Zuständen.

Im Blute finden sich regelmäßig Sauerstoff, Kohlensäure, Stickstoff und Argon.

Von diesen Gasen haben nur Sauerstoff und Kohlensäure größeres biologisches und praktisches Interesse. Beide Gase regulieren die Atembewegungen. Von der Sauerstoffzufuhr sind die Oxydationen in den Geweben abhängig.

Zur quantitativen Bestimmung der Blutgase dient die Blutgaspumpe. Für klinische Zwecke ist sie jedoch meist kaum anwendbar, da für diese Bestimmungen erstens ziemlich große Blutmengen nötig sind, die man Kranken nicht immer entziehen kann, und zweitens die Methode selbst eine gute Schulung erfordert. Daher möchte ich für klinische Untersuchungen die sog. Ferrizyanidmethode von Haldane und Barcroft empfehlen. Diese gestattet mit sehr geringen Blutmengen (bis 1 ccm) ziemlich exakte Gas-, besonders Sauerstoffanalysen auszuführen und ist technisch leicht zu erlernen.

Die Methode beruht darauf, daß durch Ferrizyankalium aus lackfarben gemachtem Blut der an das Hämoglobin gebundene Sauerstoff quantitativ in Freiheit gesetzt wird. Der Druck der freigewordenen Gasmenge wird durch ein Wassermanometer gemessen. Danach kann man auch gleich die Analyse der Kohlensäure ausführen, indem man das Blut nach Abschluß der O_2-Bestimmung mit Weinsäure versetzt. Die Sauerstoffbestimmung ergibt einen Fehler von etwa 3%, bei der Kohlensäure können die Differenzen zweier Bestimmungen größer sein. Immerhin ist die Methode, soweit die O_2-Bestimmung in Betracht kommt, für klinische Zwecke vollständig ausreichend, da hier nur größere Schwankungen von Interesse sind.

Technische Details betreffs Ausführung der Methode geben Barcroft-Haldane und Barcroft-Morawitz.

Der Gasgehalt des menschlichen arteriellen Blutes ist unter normalen Verhältnissen und in Krankheiten aus naheliegenden Gründen fast nie untersucht worden. Es ist das eine der Ursachen, die uns einen tieferen Einblick in die Pathogenese vieler Atemstörungen erschweren. Man kann aber nach Tierversuchen vermuten, daß der O_2-Gehalt des arteriellen Blutes normalerweise nahe an der Grenze der maximalen Aufnahmefähigkeit für O_2 gelegen ist. Diese ist wiederum vom Hämoglobingehalt abhängig. Je mehr Hämoglobin sich findet, um so höher ist auch das Sauerstoffbindungsvermögen des Blutes. Beim gesunden Menschen dürfte der O_2-Gehalt des arteriellen Blutes etwa 20 Volumprozente betragen. Durch intensive Respiration oder Sauerstoffatmung läßt er sich etwas in die Höhe treiben.

Der Sauerstoffgehalt des venösen Blutes ist größeren Schwankungen schon beim normalen Menschen unterworfen. Er wechselt je nach den Organen, von denen das venöse Blut stammt, ist vom Tätigkeitswechsel, von der Durchströmungsgeschwindigkeit und mehreren anderen Faktoren abhängig. Im Durchschnitt dürfte das arterielle Blut in den Kapillaren etwa ⅓ seines O_2-Gehaltes einbüßen (Loewy und v. Schrötter).

Die Kohlensäuremenge des arteriellen Blutes kann ebenfalls, auch schon beim gesunden Menschen, erhebliche Schwankungen zeigen. Sie hängt in erster Reihe von der Kohlensäurespannung in den Alveolen der Lunge ab, mit der sie durch Diffusion in Spannungsausgleich steht. Alle Momente, wie z. B. forcierte Atmung, die die alveolare Kohlensäurespannung herabsetzen, vermindern auch den Kohlensäuregehalt des arteriellen Blutes. Es mag beim ruhenden Menschen etwa 40 Volumprozent betragen. In den Kapillaren erhält die Kohlensäure einen Zuwachs, der meist etwas geringer ist als der Sauerstoffverbrauch durch die Gewebe. Er beträgt im Durchschnitt rund 6 Volumprozent.

Es muß hier indessen betont werden, daß die Bestimmung der Kohlensäure- und in geringerem Grade auch die der Sauerstoffmenge nur mit Vorsicht zur Beantwortung biologischer Fragen herangezogen werden darf, da die Spannungen und nicht in erster Linie die Menge dieser Gase im Blute für ihre Wirksamkeit von Bedeutung sind. Die Tension ist aber bis zu einem gewissen Grade von der Menge unabhängig. So erhöht Reichtum an Kohlensäure die Spannung des Sauerstoffs (Bohr). Die Kohlensäurespannung wiederum wird besonders durch Änderungen der Alkaleszenz des Blutes modifiziert. Je mehr saure Substanzen in die Blutbahn gelangen, um so höher steigt die Kohlensäurespannung bei gleicher Menge, resp. die Menge sinkt durch vermehrte Lungenventilation, während die Spannung etwa gleich bleibt. Das ist z. B. der Fall bei der sog. Arbeitsdyspnoe, ferner wahrscheinlich bei vermindertem Luftdruck und im Coma diabeticum.

Die Änderungen der Blutgasspannungen in pathologischen Zuständen und ihre Bedeutung für Respirationsstörungen verschiedener Art sind nur zum Teil genügend bekannt. Immer fehlen beim Menschen die Bestimmungen im arteriellen Blute und aus der Untersuchung des venösen lassen sich nur mit einiger Zurückhaltung allgemeinere Schlüsse ziehen, besonders da man nur das venöse Blut aus einem Organ, gewöhnlich Armvenenblut, untersucht.

Allerdings läßt sich doch bei einigen Formen der **Dyspnoe** die Ursache mit Sicherheit in bestimmten Veränderungen der Blutgase erkennen.

Bei allen Anämien ist der Sauerstoffgehalt des Blutes etwa entsprechend der Abnahme des Hämoglobingehalts herabgesetzt. Die Dyspnoe anämischer Patienten ist, wie Loewy ausführt, ein zweckmäßiger Vorgang. Zwar kann das Blut trotz vermehrter Lungenventilation nicht mehr Sauerstoff aufnehmen als seinem herabgesetzten Hämoglobingehalt entspricht; die verstärkten Atemzüge befördern aber die Zirkulation, die bei Anämischen wahrscheinlich an sich schon beschleunigt ist.

Eine echte Dyspnoe durch Sauerstoffmangel dürfte auch die Dyspnoe bei vermindertem Luftdruck sein. Wenigstens darf man nach den Ausführungen von Zuntz annehmen, daß im Höhenklima (zuweilen) eine Sauerstoffabnahme im arteriellen Blute besteht, die direkt oder indirekt das Atemzentrum reizt. Die vertiefte Respiration erhöht den Partialdruck des Sauerstoffs in den Alveolen und bewirkt dadurch eine bessere Sauerstoffsättigung des Blutes.

Auch die Dyspnoe beim offenen Pneumothorax ist wahrscheinlich eine Dyspnoe durch Sauerstoffmangel. Nach Sackur kann der O_2-Gehalt des arteriellen Blutes bei Hunden mit Pneumothorax auf die Hälfte des normalen sinken.

Schwieriger zu beurteilen sind die Formen von Dyspnoe, die dem Arzt besonders häufig am Krankenbett entgegentreten, nämlich die kardiale Dyspnoe und die Dyspnoe bei Erkrankungen des Respirationsapparates.

In diesen Fällen scheint zuweilen eine Erhöhung der Kohlensäuremenge im Blute vorzuliegen, wenn man aus den allerdings bisher recht spärlichen Versuchen, die natürlich durchweg am venösen Blut ausgeführt sind, definitive Schlüsse ziehen darf. So fanden Kraus, Koßler, Lépine im Blute dyspnoischer Herz- und Lungenkranker abnorm hohe Kohlensäurewerte, bis über 60%. Ich konnte einmal sogar 70% CO_2 bei einem zyanotischen Herzkranken nachweisen. Allerdings ist die Spannung des CO_2 in solchen Fällen erst in neuester Zeit untersucht worden. Porges und seine Mitarbeiter (Zeitschr. f. klin. Med. Bd. 73) neigen auf Grund von Bestimmungen der CO_2-Spannung dazu, die kardiale Dyspnoe als Dyspnoe durch Sauerstoffmangel anzusehen. Schon viel früher fand Kraus den Sauerstoffgehalt des venösen Blutes Herzkranker oft sehr niedrig, besonders bei körperlicher Arbeit. Immerhin liegen die Verhältnisse gerade bei diesen Formen von Dyspnoe noch gar nicht klar und weitere Untersuchungen, speziell Analysen des arteriellen Blutes bei künstlich herz- oder lungenkrank gemachten Tieren, wären sehr erwünscht.

In der Asphyxie sinkt nach den Untersuchungen von Setschenow u. a. der Sauerstoffgehalt des Blutes im Verlaufe weniger Minuten bis auf sehr kleine Werte, die Kohlensäuremenge geht in die Höhe.

Auch bei einigen anderen pathologischen Zuständen findet man wesentliche Veränderungen der Blutgase. Über die Abnahme der Kohlensäure bei Säuerung des Blutes und im Fieber s. Alkaleszenz des Blutes.

Bei der Kohlenoxydvergiftung ist das Blut abnorm arm an Sauerstoff, da sich das Kohlenoxyd so fest mit dem Hämoglobin verbindet, daß der O_2 nur sehr allmählich durch Massenwirkung diese Bindung lösen kann. Je höher die Kohlenoxydspannung in den Alveolen ist, um so größere Mengen von CO vereinigen sich mit dem Hämoglobin. Da die Affinität des Kohlenoxyd zum Hämoglobin viel größer ist als die des Sauerstoffs, so genügen schon Bruchteile von Prozenten Kohlenoxyd in der Einatmungsluft, um den Sauerstoffgehalt wesentlich herabzusetzen. Die gleichzeitig bei der Kohlenoxydvergiftung beobachtete Verminderung der Kohlensäure im Blute wird von Loewy mit großer Wahrscheinlichkeit auf Abnahme der Blutalkaleszenz zurückgeführt. Die Schwere einer Kohlenoxydvergiftung hängt im wesentlichen von dem Mengenverhältnis zwischen Oxy- und Kohlenoxydhämoglobin ab.

Abnorm sauerstoffreich und kohlensäurearm ist hingegen das venöse Blut bei Blausäurevergiftung. Bei dieser Vergiftung verlieren, wie besonders Geppert zeigte, die Gewebe die Fähigkeit, den Blutsauerstoff aufzunehmen. Infolgedessen sieht das venöse Blut hellrot aus. Diese starke Einschränkung der Oxydationen ist natürlich mit dem Leben nicht verträglich.

Es war nur beabsichtigt, hier einige von den für die Pathologie wichtigsten Tatsachen aus dem Gaswechsel des Blutes zu geben. Ausführliche Darstellungen s. Bohr und Loewy.

VII. Chemie des Blutplasma und Blutserum unter normalen und pathologischen Verhältnissen.

Das **Blutplasma** setzt sich aus Wasser und festen Bestandteilen zusammen. Es entfallen nach Abderhalden u. a. etwa 90% auf Wasser, rund 10% auf feste Bestandteile. Das spezifische Gewicht des Blutplasma und Blutserums beträgt 1029—1032. Zur Bestimmung kommen hauptsächlich die Methoden von Schmaltz und Hammerschlag in Betracht (s. Kap. II).

Blutserum ist Blutplasma nach der Gerinnung. Es unterscheidet sich von diesem zunächst durch seinen Mangel an Fibrinogen und seinen Gehalt an Fibrinferment. Es ist möglich, daß auch noch andere chemische Unterschiede vorhanden sind, daß vielleicht während der Gerinnung gewisse fermentähnliche Substanzen aus den geformten Elementen des Blutes in das Plasma treten. Die meisten Fermente und Antikörper kommen aber sicher schon im zirkulierenden Plasma selbst vor und werden nicht erst bei der Gerinnung frei.

Blutplasma ist wegen seiner Neigung zur Gerinnung schwerer zu untersuchen als Blutserum. Man kann verschiedene Wege einschlagen, um ein haltbares und wenig verändertes Blutplasma zu erhalten. Ohne jeden gerinnungshemmenden Zusatz läßt sich das nach der eleganten Methode von Delezenne beim Vogelplasma erreichen. Gansblut hat, wenn man mit sorgfältig gereinigten Instrumenten und Gefäßen arbeitet, keine Neigung zur Gerinnung. Durch Zentrifugieren kann man das Plasma von den Blutkörperchen trennen. Es hält sich lange flüssig. Beim Säugetierblut ist dagegen ein gerinnungshemmender Zusatz erforderlich, am besten wählt man Hirudin (1 mg für 5 ccm). Für manche Zwecke kann man sich mit Zusatz von Natriumoxalat oder -zitrat behelfen (die Konzentration dieser Salze soll etwa 0,1—0,5% betragen). Auch durch schnelle Abkühlung und nachfolgende Sedimentierung in der Kälte läßt sich Blutplasma gewinnen.

Unter den 10% fester Substanzen des Blutplasma spielen die Eiweißkörper die wichtigste Rolle.

A. Die Eiweißkörper des Blutplasma.

Das Blutplasma der Säugetiere enthält etwa 7—9% Eiweiß. Bei niederen Tieren sind die Zahlen geringer. Aber auch beim Menschen kommen erhebliche Abweichungen vor, worüber beim Kapitel „Wasserhaushalt des Blutes" sich das Notwendige findet. Durch starke Eindickung des Blutes können die Werte erheblich in die Höhe gehen, sonst dürften wohl dauernde Vermehrungen des Eiweißgehaltes bei Krankheiten nicht beobachtet werden.

Zur quantitativen Bestimmung der Eiweißkörper kann man sich des Kieldahlschen Verfahrens (Beschreibung s. die gebräuchl. Lehrbücher der physiol. Chemie) bedienen. Die für N gefundenen Werte geben mit 6,25 multipliziert den Gehalt an Eiweiß an. Da aber außer Eiweiß auch noch geringe Mengen anderer N-haltiger Körper im Blutplasma vorkommen, ist es erforderlich, auch noch den N-Gehalt des Blutplasma nach Koagulation der Eiweißkörper zu bestimmen.

Eine sehr einfache und elegante Methode ist die mittelst des Pulfrichschen oder Universalrefraktometers. Das Notwendige über dieses Verfahren, das mit sehr geringen Mengen Plasma oder Serum zu arbeiten gestattet, findet sich bei H. Strauß und E. Reiß.

Die Eiweißkörper des Blutplasma sind nicht einheitlich. Sie zerfallen in mehrere Gruppen, die sich zum Teil in sehr charakteristischer Weise, zum Teil nur durch einige weniger wichtige Eigenschaften unterscheiden. Unter **Globulinen** versteht man Eiweißkörper, die in destilliertem Wasser unlöslich sind, sich aber in Salzlösungen mittlerer Konzentration lösen. Die Hauptfortschritte unserer Kenntnisse dieser Körper verdanken wir Hammarsten und der Hofmeisterschen Schule.

Zur Gruppe der Globuline gehört das **Fibrinogen,** die Muttersubstanz des Fibrins. Das Fibrinogen hat von allen Eiweißkörpern des Blutplasma die niedrigsten Salzfällungsgrenzen und ist durch seine fermentative Umwandelung in das schwer lösliche Fibrin scharf charakterisiert.

Seine Reindarstellung geschieht nach der Methode von Hammarsten durch mehrmalige Fällung mit dem gleichen Volumen Kochsalzlösung. Zur quantitativen Bestimmung hat Reye ein Verfahren ausgearbeitet: Das Fibrinogen fällt bei 13–28% Ammonsulfatsättigung, die anderen Globuline erst von 29% an. Ähnliche Methoden, die zur Trennung der anderen Eiweißfraktionen von Hofmeister und seinen Mitarbeitern angegeben worden sind, finden sich bei Porges und Spiro und Freund und Joachim.

Änderungen der Menge des bei der Gerinnung abgeschiedenen Fibrins fanden in der humoralpathologischen Medizin, besonders zur Zeit der Krasenlehre, große Beachtung. Man braucht nur eines der damaligen hämatologischen Werke einzusehen, um zu erkennen, eine wie große Bedeutung man der Hyperinose (Vermehrung) und Hypinose (Verminderung des Fibrins) beilegte, ja man sah dieses Symptom sogar als ein wesentliches Charakteristikum vieler Krankheitszustände an. Daß in der Tat bei gewissen Krankheiten erhebliche Schwankungen des Fibrins und Fibrinogens vorkommen, ist seit den Untersuchungen von Andral und Gavarret bekannt. Aber die moderne ätiologische Erforschung der Infektionskrankheiten hat das Interesse an diesen Zuständen in den Hintergrund gedrängt. Die alte Unterscheidung zwischen „Phlegmasien" mit erhöhtem und „Pyrexien" mit normalem oder vermindertem Fibringehalt hat nur noch historische Bedeutung.

Zu den Krankheiten, die mit einer Vermehrung des Fibringehaltes einhergehen, gehört, wie seit alters her bekannt ist, die Pneumonie, ferner Eiterungen verschiedener Art, die Polyarthritis. Eine Hypinose beobachtet man dagegen bei Typhus, Malaria, Masern, Variola und einigen anderen Infektionskrankheiten, ferner in vielen Fällen schwerer Anämie, bei Inanitionszuständen und bei der Leukämie. Von Langstein und Mayer sowie P. Th. Müller ist auch bei experimentellen Infektionen, besonders mit Pneumokokken, eine Steigerung des Fibrinogengehaltes nachgewiesen worden. In neuester Zeit hat man Hypinose auch bei der Basedowschen Krankheit gefunden. (Kottmann, Zeitschr. f. klin. Med. Bd. 71.)

Zur Erklärung dieser Schwankungen haben die Untersuchungen von Pfeiffer, P. Th. Müller u. a. beigetragen. Gewöhnlich findet man Hyperinose bei den Krankheitszuständen, die zu einer Leukozytose führen; die Vermutung ist berechtigt, daß die blutbildenden Organe, speziell das Knochenmark, in der Entstehungsgeschichte des Fibrinogens eine Rolle spielen. Andere Autoren stellen die Leber als das für die Fibrinogenbildung wichtigste Organ hin. Es ist ja immerhin möglich, daß auch hier, wie bei so vielen Vorgängen im Organismus, ein Zusammenwirken mehrerer Organe zum Aufbau dieses Eiweißkörpers erforderlich ist. Die häufige Verminderung des Fibrinogens bei der Leukämie spricht nicht gegen die Bedeutung des Knochenmarks, da Knochenmark und Leukozyten bei der Leukämie wahrscheinlich auch in ihrem Chemismus verändert sind.

Ob in pathologischen Zuständen beim Menschen eine vollkommene Ungerinnbarkeit des Blutes vorkommt, die auf ein Fehlen des Fibrinogens zu beziehen ist, scheint noch nicht sicher zu sein.

Die übrigen Eiweißkörper des Blutplasmas gehören zum größten Teil der Gruppe der **Globuline** und **Albumine** an. Das **Albumin**, das sich von den Globulinen durch seine Wasserlöslichkeit, seinen höheren Schwefelgehalt und seine physikalischen Konstanten unterscheidet, ist im menschlichen Serum in etwas größerer Menge vorhanden als das Globulin. Das Verhältnis $\dfrac{\text{Albumin}}{\text{Globulin}}$ nennt man den **Eiweißquotienten des Blutserums**. Er beträgt beim Menschen etwa 1,5.

Viele Untersucher haben sich damit beschäftigt, die Änderungen dieses Quotienten unter pathologischen Verhältnissen zu studieren, schon weil man hoffte, dabei auch etwas über die Entstehung und die physiologische Bedeutung der Serumeiweißkörper zu erfahren. Die Resultate sind indessen sehr spärlich. Man weiß auch heute noch nicht genau, wo die Bluteiweißkörper entstehen. Abderhalden nimmt an, daß die Synthese der dem Organismus eigentümlichen Eiweißkörper schon in der Darmwand aus den N-haltigen Substanzen der Nahrung, speziell durch Synthese aus Aminosäuren, vor sich geht. Bewiesen ist diese Vorstellung jedoch noch nicht, manche pathologische Erfahrungen sprechen auch dafür, daß die Leber bei der Entstehung der Bluteiweißkörper mitwirkt. Es ist aber auch ganz gut möglich, daß nicht nur ein, sondern zahlreiche Organe sich an der Bildung beteiligen und daß man in den Serumeiweißkörpern nicht nur wenige Substanzen von bestimmter Zusammensetzung, sondern eine ganze Fülle von Abkömmlingen des Protoplasmas verschiedener Organgebilde zu sehen hat. Auch die genetischen Beziehungen der Albumine zu den Globulinen sind durchaus unklar. Moll vermutet, daß eine Umwandlung von Albuminen in Globuline vorkommt.

Nach v. Limbeck und Pick, Erben u. a. findet man bei verschiedenen Krankheitszuständen erhebliche Änderungen des Eiweißquotienten. Er kann sogar unter 1 sinken, d. h. die Globuline überwiegen dann an Menge. Diese Änderungen sind nicht für irgend eine Krankheit pathognomonisch. Es läßt sich daher aus all diesen Untersuchungen ein eindeutiges Resultat nicht entnehmen. Einigermaßen charakteristisch ist das Ansteigen der Globulinfraktion bei Immunisierungsvorgängen. Jedoch zeigte Gläßner, daß bei vorsichtiger Immunisierung eine Globulinvermehrung vermieden werden kann und daß sie nicht notwendig mit der Bildung von Immunkörpern verknüpft ist.

Verminderungen der Eiweißkörper des Blutserums sind häufig beobachtet worden. Jedoch dürfte es sich nach Csatáry und Grawitz dabei zuweilen nur um scheinbare Verminderung durch Hydrämie handeln. Aber es gibt gewiß auch Zustände (langdauernde Inanition, schwere Anämien etc.), bei denen die Verminderung des Eiweißgehaltes im Serum einer wirklichen Abnahme dieser Körper entspricht. In manchen Fällen ist eine Kombination beider Vorgänge wahrscheinlich, wie Grawitz das für das Karzinom und andere Krankheitszustände annimmt.

Ohne größere pathologische Bedeutung sind einige andere, in geringer Menge im Serum nachgewiesene Eiweißkörper. Das von Pekelharing gefundene Nukleoproteid stammt nach Liebermeister wahrscheinlich aus zerfallenen Leukozyten. Das Seromukoid und das Glutolin seien nur der Vollständigkeit wegen genannt. In einem Falle von multiplen Myelomen konnte Ellinger im Blut den Bence-Jonesschen Eiweißkörper nachweisen.

B. Der sogenannte inkoagulable N des Blutplasma (Reststickstoff).

5—10% des Gesamt-N findet sich im Blutplasma nicht in Form von koagulierbaren Eiweißkörpern, sondern als sog. inkoagulabler oder Reststickstoff in anderen Verbindungen. Gerade in pathologischen Fällen beobachtet man zuweilen erhebliche Schwankungen der Menge des Rest-N.

Ob Albumosen zu den regelmäßigen Bestandteilen des Blutserums gehören, ist zweifelhaft. Dagegen sind Albumosen in pathologischen Fällen, z. B. bei Leukämie, oft im Serum gefunden worden. Das Blut enthält nach Schumm und Erben bei der Leukämie ein tryptisches Ferment, das wahrscheinlich aus den Leukozyten stammt und den Albumosenbefund erklärt. Aminosäuren finden sich besonders dann, wenn ausgedehnte autolytische Vorgänge sich im Körper abspielen. Neuberg und Richter fanden bei akuter gelber Leberatrophie Leuzin, Tyrosin und andere Aminosäuren. Aber auch unter normalen Verhältnissen läßt sich nach Bingel Glykokoll in sehr geringer Menge im Blute nachweisen.

Die übrigen Bestandteile des Reststickstoffs sind als Abbauprodukte des Stoffwechsels und zum größten Teil als harnfähige Substanzen anzusehen. Unter ihnen nimmt der Harnstoff die erste Stelle ein. Von sonstigen Verbindungen, die sich aber nur in sehr geringer Menge finden, seien Kreatin, Hippursäure und Ammoniak erwähnt. Außerdem liegen aber wahrscheinlich noch eine große Anzahl zum Teil noch wenig bekannter Körper vor. Näheres findet sich bei Letsche.

Die Menge des Rest-N ist schon unter normalen Verhältnissen gewissen Schwankungen unterworfen. Beim Hungern sinkt er, bei reichlicher N-haltiger Nahrung kann er hohe Werte erreichen. Besonders groß wird er jedoch in pathologischen Fällen und zwar dann, wenn die Ausscheidung von Stoffwechselschlacken geschädigt ist. Der Rest-N steigt nach Strauß bei Nephritis häufig stark an, zumal bei der Urämie, wo bis 0,336 % Rest-N gefunden wurden. Aber es besteht, wie Umber zeigte, kein direkter Zusammenhang zwischen Höhe des Rest-N und Urämie. Das ist ja auch nicht zu erwarten; denn die Urämie hängt, wie die neueren Untersuchungen von Sauerbruch u. a. zeigen, wahrscheinlich gar nicht direkt von der Retention irgend welcher giftigen Produkte ab. Ein Unterschied zwischen parenchymatöser und interstitieller Nephritis besteht nach v. Noorden in dem Verhalten des Rest-N nicht.

Eine kurze Besprechung erfordert noch das Verhalten der Harnsäure unter pathologischen Verhältnissen. Harnsäure findet sich offenbar normalerweise nur in Spuren im Blute und ist bisher mit Sicherheit im normalen Blute nicht nachgewiesen worden. Nach reichlicher Aufnahme nukleinreicher Nahrung und bei der Leukämie wurde sie jedoch von Magnus-Levy und anderen Untersuchern gefunden. Dagegen weiß man schon seit Garrod, daß bei der Gicht unabhängig von der Nahrungszufuhr der Harnsäuregehalt des Blutes erhöht ist. Welche Rolle diese Harnsäurevermehrung im Blute in der Pathogenese der Gicht spielt, ist auch heute noch unbekannt.

C. Über einige physiologisch wichtige stickstoffreie Substanzen des Blutserums.

1. Unter den stickstoffreien organischen Körpern des Blutserums stehen **Zucker** und **Fett** in erster Reihe. Daß der Zucker zu seinen regelmäßigen Bestandteilen gehört, ist schon seit Magendie und Claude Bernard bekannt. Es handelt sich dabei um Traubenzucker. Wahrscheinlich kommen daneben noch in geringer Menge andere Kohlehydrate (Dextrine, Glykuronsäuren) vor. Henriques nimmt an, daß der Zucker nicht als solcher, sondern in Form einer komplizierten, lezithinhaltigen Verbindung (Jekorin) im Blute kreist. Indessen neigen sich die meisten Autoren in neuerer Zeit doch der Ansicht zu, daß der Zucker in freier Form vorhanden ist. Unter normalen Verhältnissen ist der Zuckergehalt des Blutes stets sehr konstant, von der Nahrungsaufnahme relativ unabhängig und schwankt nur in geringen Grenzen etwas unterhalb 0,1%. In pathologischen Zuständen kann er dagegen erhebliche Abweichungen vom Normalen bieten, besonders beobachtet man eine Hyperglykämie von längerer Dauer, eine Erhöhung des Zuckergehaltes im Blute, beim Diabetes mellitus. Aber man kennt auch vorübergehende Hyperglykämien, die durch eine große Zahl verschiedener Eingriffe herbeigeführt werden können. Meist handelt es sich dabei um eine schnelle Mobilisierung des Leberglykogens, das plötzlich in großen Mengen als Traubenzucker im Blute erscheint. Näheres über die verschiedenen Eingriffe, die Zuckerausscheidung hervorrufen, findet sich in dem Werke von Naunyn. Auch im Fieber soll fast konstant eine, wenn auch nicht sehr bedeutende Hyperglykämie bestehen.

Überläßt man Blut einige Zeit sich selbst, so verschwindet der Zucker, wie schon Claude Bernard fand. Um die Aufklärung dieses als Glykolyse bezeichneten Vorganges haben sich eine große Reihe von Autoren bemüht, besonders da ihm von Lépine u. a. eine weitreichende Bedeutung in der Ätiologie des Diabetes zugeschrieben wurde. Man nimmt jezt, wie Oppenheimer zusammenfassend ausführt, allgemein an, daß die Glykolyse ein fermentativer Vorgang ist, der aber nicht etwa, wie lange Zeit vermutet wurde, auf einer Oxydasenwirkung beruht. Das Ferment ist bisher nicht isoliert worden. Es ist nicht etwa dem Blutserum allein eigentümlich, sondern kommt auch in fast allen anderen Organen vor. Nach Stoklasa entstehen bei der Glykolyse aus dem Zucker Alkohol und Kohlensäure, andere Autoren haben Michsäure gefunden. Aufgeklärt ist also der Wirkungsmodus noch keineswegs. Ob dieses glykolytische Blutferment überhaupt bei seiner recht langsamen und schwachen Wirkung für den Zuckerstoffwechsel von Bedeutung ist, muß sehr zweifelhaft erscheinen. Für die Erklärung der diabetischen Stoffwechselstörung können Änderungen des glykolytischen Vermögens des Blutes nicht herangezogen werden.

Zur quantitativen Bestimmung des Zuckers im Blute dient die Methode von Schenck. In neuerer Zeit sind von Michaelis und Rona einige andere Verfahren angegeben worden, die ebenfalls exakte Resultate liefern.

2. Das Fett oder allgemeiner ausgedrückt, lipoide Substanzen, finden sich ebenfalls stets im Blutserum. Im Gegensatz zum Zucker ist aber der Fettgehalt in hohem Grade von der Nahrungszufuhr abhängig, also großen Schwankungen unterworfen. Am niedrigsten ist er nicht im Hungerzustand, sondern bei gewöhnlicher Kost, längere Zeit nach der letzten Nahrungsaufnahme, also etwa morgens nüchtern. Die von den verschiedenen Autoren (vgl. darüber Magnus-Levy und L. F. Meyer) gefundenen Werte sind je nach der verwendeten Methode, je nachdem also, ob alle Lipoide oder nur die Fette im engeren Sinne bestimmt wurden, etwas verschieden. 0,2—0,8 % kann man als Mittelzahlen ansehen. Im Hunger, wie überhaupt in allen Zuständen, in denen der Körper vorwiegend Fett als Brennmaterial benutzt, geht der Fettgehalt in die Höhe als Ausdruck der Fettwanderung aus den Depots an die Orte, wo das Fett gebraucht wird. Bei reichlicher Zufuhr durch die Nahrung steigt der Fettgehalt des Blutes ebenfalls stark an, es kommt einige Stunden nach der Fettaufnahme zu einer sog.Verdauungslipämie, die oft hohe Grade erreichen kann, aber in der Regel schnell wieder abklingt. Besteht ein derartiger Zustand von Lipämie, so ist das Blutserum meist, aber nicht regelmäßig trübe, milchig gefärbt. Bei höheren Graden von Lipämie kann sogar das Blut in toto ein milchschokoladefarbenes Aussehen annehmen.

Bei der alimentären Lipämie handelt es sich um einen schnell vorübergehenden Zustand. Dagegen gibt es eine Reihe pathologischer Prozesse, bei denen eine länger dauernde, von der Nahrungszufuhr unabhängige Erhöhung des Fettgehaltes im Blute besteht. Am besten bekannt ist diese Erscheinung beim Diabetes mellitus, besonders in schweren Fällen mit Azidose und Koma. Dort sind zuweilen extrem hohe Werte für den Fettgehalt gefunden worden. B. Fischer, der eine ausführliche Darstellung des Gegenstandes gibt, beschreibt einen Fall mit mehr als 18 % Fett! Mehrere Beobachtungen sprechen von 5 und mehr %. Es scheint, daß in diesen Fällen auch die Blutkörperchen einen Teil des Fettes enthalten. Lipämien hat man ferner noch bei der Fettsucht, nicht selten bei chronischem Alkoholismus, bei manchen Infektionen und Intoxikationen (Phosphor, Kohlenoxyd, Phloridzin) und gelegentlich bei Graviden gesehen. Es ist indessen bei diesen Beobachtungen eine Nahrungslipämie nicht in allen Fällen sicher auszuschließen. Endlich mag noch erwähnt werden, daß sogar schon die Narkose nach Reicher genügt, eine deutlich nachweisbare Vermehrung des Alkohol-Ätherextraktes im Blute herbeizuführen. Ziemlich regelmäßig haben Boggs und Morris bei experimentellen Anämien (toxische, aber auch posthämorrhagische Anämien) beim Kaninchen eine Lipämie festgestellt. Ich habe ähnliches gesehen. Diese Lipämie ist oft recht erheblich, es werden im Serum bis 4% Fett gefunden.

Eine allgemein gültige Erklärung für alle Formen der Lipämie läßt sich zurzeit nicht geben. Sicher handelt es sich in den meisten Fällen um eine Fettwanderung aus den Depots in andere Organe, in erster Linie in die Leber. Dafür spricht u. a. die Tatsache, daß bei den lipämischen Kaninchen zugleich mit einer rapiden Abnahme des Unterhautfettgewebes die Leber oft sehr starke Erscheinungen von Verfettung aufweist. Unerklärt bleibt aber, warum das Fett nicht imstande ist, die Blutbahn zu verlassen, da es doch bei der alimentären Lipämie sehr leicht die Kapillaren passiert. Daß die Oxydation der Fette bei der Lipämie erschwert ist, wie man früher vermutet hatte, ist nicht erwiesen. Nach Klemperer und Umber und anderen Beobachtern ist bei der diabetischen Lipämie eine erhebliche Vermehrung des Lezithins und Cholesterins neben den Fettsäuren nachweisbar. Doch läßt sich aus diesem Befund meines Erachtens noch nicht der Schluß ziehen, daß das Fett aus einer anderen Quelle stammt als aus den Fettdepots.

Eine Lipolyse, d. h. eine Verseifung des Fettes, findet im Blutserum wahrscheinlich nicht statt. Ebensowenig läßt sich ein Übergang von Fett in eine wasserlösliche Substanz nachweisen, wie das Connstein und Michaelis vermutet hatten. Ihre Resultate (Abnahme des Ätherextraktes bei längerem Stehen und O_2-Zutritt) sind durch Mansfeldt aufgeklärt worden. Dieser konnte zeigen, daß es sich hierbei nur um eine „Maskierung" der Fette durch Eiweißkörper handelt. Sie bilden mit diesen lockere Verbindungen, die durch Verdauung des Eiweißes wieder gelöst werden.

Größere pathologische Bedeutung hat die Lipämie nicht. Die alte Ansicht, daß es dabei zu Fettembolien kommen kann, ist sicherlich unrichtig; man hat nie etwas Derartiges beobachtet, auch findet sich das Fett in so feiner, staubförmiger Verteilung im Blutserum, daß es selbst die engsten Kapillaren passieren kann.

Zum Nachweis der Lipämie genügt es, etwas Blut zu entnehmen und die Farbe des Serums nach eingetretener Gerinnung zu beobachten. Milchige Trübung kommt wohl fast nur bei Lipämie vor. Es mag erwähnt werden, daß man, wie in dem Falle B. Fischers, auch mit dem Augenspiegel die Diagnose Lipämie stellen kann. Zur exakten quantitativen Fettbestimmung sind mehrere Methoden angegeben worden, die sich auf die Ausätherung des vorher mit Säure zerkochten oder verdauten Blutes gründen. Näheres findet sich darüber bei Magnus-Levy und Meyer.

Die Lipoide des Blutserums haben in neuerer Zeit ein größeres physiologisches Interesse dadurch auf sich gezogen, daß man ihre Beziehungen zu gewissen hämolytischen Prozessen erkannt hat. Kyes fand, daß das Kobragift mit dem Lezithin des Blutserums eine Verbindung eingeht (Kobragiftlezithid), die imstande ist, rote Blutkörperchen aufzulösen. Cholesterin wirkt als Gegengift und kann die Erythrozyten vor der auflösenden Wirkung des Lezithides schützen. Auch für andere tierische Gifte sind Beziehungen zum Lezithin und Cholesterin nachgewiesen. Die Tatsache einer Aktivierung dieser Hämolysine durch Lezithin scheint wohl sicher zu sein. Über das Bestehen eines Lezithids, einer chemischen Verbindung also zwischen Kobragift und Lezithin, ist man aber noch im Zweifel, wie überhaupt zahlreiche theoretische Fragen in der Auffassung dieses merkwürdigen Phänomens noch durchaus zur Diskussion stehen. Eine ausführliche Darstellung des heutigen Standes unserer Kenntnisse gibt Landsteiner. Über die Bedeutung, die anderen Lipoiden für die Entstehung der Bothryocephalusanämie zugeschrieben wird, findet sich näheres im Kapitel XII.

Von sonstigen N-freien Substanzen, die im Blutserum sich unter normalen oder pathologischen Verhältnissen finden, seien zunächst die Farbstoffe erwähnt, über die man bisher nicht viel weiß. Der gelbe Farbstoff des Blutserums wird zu den Lipochromen gerechnet. Auch Bilirubin soll in kleinen Mengen sich schon normalerweise im Serum finden. Bei Ikterus kann bekanntlich der Gehalt an Gallenfarbstoffen hohe Werte erreichen. Hämoglobin fehlt im Blutserum. Über das Schicksal des Hämoglobins, das bei gewissen Krankheitszuständen in das Serum übertritt, ist in Kapitel XVIII das Notwendige gesagt.

Milchsäure kommt wohl schon unter normalen Verhältnissen in geringer Menge im Blute vor. Bei Sauerstoffmangel, starker Muskelarbeit und unter einigen anderen Bedingungen ist nach Araki und Irisawa der Milchsäuregehalt erhöht. Das steht in guter Übereinstimmung zu den Angaben von N. Zuntz u. A. Loewy, die unter ähnlichen Bedingungen eine Abnahme der Blutalkaleszenz gefunden haben. Sie nehmen an, daß hierbei sauer reagierende Produkte einer unvollkommenen Oxydation im Blute zirkulieren.

D. Die fermentativen Wirkungen des Blutserums.

Die Fülle der fermentativen Wirkungen des Blutserums ist fast unübersehbar. Im weiteren Sinne gehören zu den fermentähnlichen Körpern auch die als Präzipitine, Agglutinine, Hämolysine, Opsonine etc. bezeichneten Substanzen, von denen wenigstens ein Teil mit den Fermenten die Eigenschaft der Thermolabilität gemeinsam hat. Hier möchte ich mich jedoch auf die Fermente im engeren Sinne beschränken und auch davon nur soviel erwähnen, als das praktische Interesse erfordert. Bezüglich der übrigen spezifisch adaptierten Substanzen mag auf das Kapitel Infektionskrankheiten in diesem Handbuche (Band I) verwiesen werden.

Die chemische Natur aller Fermente des Blutserums ist bisher völlig unbekannt. Es ist nicht gelungen, sie von Eiweißkörpern zu trennen. Damit ist aber keineswegs gesagt, daß die Fermente selbst Eiweißkörper sind, wie viele Autoren vermutet haben. Die Fermente, die sich im Blutserum finden, sind nicht dort entstanden, sie stammen wie alle Fermente von Zellen ab. Wohl aber können sie von den Zellen als inaktive Profermente abgegeben und erst im Serum durch irgend welche andere Substanzen aktiviert werden, wie man das vom Fibrinferment weiß. Wo die Fermente des Blutserums entstehen, ist nicht ganz klar. Zum Teil dürfte es sich wohl um resorbiertes Ferment aus den Drüsen des Körpers handeln. Wahrscheinlich beteiligen sich aber auch die geformten Elemente des Blutes, speziell die fermentreichen Leukozyten, an der Entstehung der Fermentwirkungen der zellfreien Blutflüssigkeit.

Das Blutserum enthält aber nicht allein Enzyme, sondern es besitzt auch die Fähigkeit, die Wirkung bestimmter Fermente zu paralysieren. Diese hemmende Wirkung hat in neuerer Zeit auch eine gewisse klinische Bedeutung erlangt, wovon gleich gesprochen werden wird.

Durch Immunisierung mit gewissen Fermenten kann man, wie zuerst Morgenroth für das Lab zeigte, die hemmende Wirkung des Blutserums in spezifischer Weise steigern. In der klinischen Pathologie hat man der Erzeugung von Antifermenten bisher kein größeres Interesse entgegengebracht.

Im Blutserum finden sich Repräsentanten aus allen großen Gruppen der Fermente: oxydierende, koagulierende und hydrolytische. Über das glykolytische Ferment ist bereits bei den Kohlehydraten des Blutserums gesprochen worden. Eine echte Oxydase (Oxygenase von Bach und Chodat), d. h. also ein Ferment, das bei Abwesenheit von H_2O_2 oder anderer Peroxyde Guajaktinktur bläut, kommt im Blutserum nicht, vor. Es ist an die Leukozyten gebunden, wovon bei diesen die Rede sein wird. Nebenbei sei bemerkt, daß nach neueren Erfahrungen die Bläuung der Guajaktinktur im ganzen ein ziemlich unsicheres Reagens auf echte Oxydasen darstellt, da ältere Guajaktinktur nicht selten selbst schon Peroxyde enthält. Bei Anwesenheit von Peroxyden, z. B. H_2O_2, tritt Bläuung der Guajaktinktur ein, wenn eine sog. Peroxydase zugegen ist. Offenbar, können verschiedene Substanzen, die zum Teil sogar hitzebeständig sind, also wohl kaum zu den Fermenten gehören, als Peroxydasen wirken. Dazu gehört z. B. das Hämatin. Aber auch im Serum findet sich eine Peroxydase, die nicht Hämoglobin ist. Die physiologische Bedeutung der Oxydasen und Peroxydasen ist noch sehr unklar, abgesehen vielleicht von der Rolle der sog. Purinoxydasen, die aber scheinbar im Serum nicht vorkommen. Ebenso bedarf die Theorie der Wirkung und die Frage nach der Zugehörigkeit der Peroxydasen zu den Fermenten im engeren Sinne noch sehr der Klärung. Es sei auf die ausführliche kritische Darstellung bei Oppenheimer verwiesen. In naher Beziehung zu den Oxydationsfermenten steht ein Ferment, das H_2O_2 in Wasser und molekularen O_2 zerlegt, die Katalase. Sie findet sich, allerdings in recht verschiedener Menge, in jedem tierischen und pflanzlichen Gewebe, auch im Blutserum. Die physiologische Bedeutung der Katalase ist noch völlig ungeklärt. Jedenfalls dürfte man die Katalase kaum, wie Lesser es tut, mit den Oxydationsprozessen in Verbindung bringen. Der Katalasegehalt des Blutes ist ganz unabhängig von der Lebhaftigkeit oxydativer Vorgänge, wie van Italie gezeigt hat. Die Bestimmung der „Katalasezahl", d. h. der Menge O_2, die aus Hydroperoxyd durch eine bestimmte Menge Blut frei gemacht wird, ist bisher ohne größere klinische Bedeutung. Jolles, v. Dalmady und v. Torday fanden Herabsetzung der Katalasezahl bei Anämien, im Fieber, bei Nephritis. Diagnostischen oder prognostischen Wert haben diese Untersuchungen nicht erlangt. Erst müßte man wohl erfahren, wozu überhaupt die Katalase dient; dann erst könnte man versuchen, diese fermentative Eigenschaft des Blutserums der Klinik nutzbar zu machen.

Einige andere Fermente des Blutserums sollen hier nur kurz Erwähnung finden, da sie für den Arzt ohne größeres Interesse sind. Dazu gehören das Lab und Antilab, dessen Kenntnis man besonders Hammarsten, Morgenroth, Fuld und Spiro verdankt. Auch die Diastase mag nur genannt werden. Änderungen im diastasischen Vermögen des Blutserums spielen jedenfalls nach Loewi in der Ätiologie des Diabetes mellitus ebensowenig eine Rolle als solche des glykolytischen Ferments, von dem früher die Rede war.

Eine etwas größere Beachtung, auch von klinischer Seite, hat dagegen in den letzten Jahren die **antitryptische** Wirkung des Blutserums gefunden. Es war schon seit längerer Zeit durch Camus und Gley, Gläßner, Oppenheimer und Aron, Landsteiner u. a. bekannt, daß Blutserum im nativen Zustande der tryptischen Verdauung gegenüber sehr resistent ist. Diese Resistenz wurde teils auf die Konfiguration der nativen Eiweißkörper des Blutserums, teils auf die Anwesenheit eines Antitrypsin bezogen.

Größeres Interesse fand die Bestimmung des Antitrypsinwertes erst, als Brieger und Trebing im Anschluß an die Untersuchungen von Jochmann und Müller über die Leukoprotease, das trypsinähnliche Ferment der Leukozyten, zeigten, daß bei Krebskranken in der Regel ein erhöhter Antitrypsingehalt des Blutserums gefunden wird. Leider wurde dieser Fund jedoch sehr bald seiner diagnostischen Bedeutung entkleidet. Allerdings fanden v. Bergmann u. a. in Übereinstimmung mit Brieger, daß ein erhöhter Antitrypsintiter bei Krebskranken sich besonders häufig findet. Für das Karzinom charakteristisch ist diese Erscheinung jedoch keineswegs; denn man beobachtet sie auch bei einer größeren Reihe anderer Erkrankungen wie Phthise, Morbus Basedowii, schweren Anämien etc., aber auch dort nicht regelmäßig. Auch ist sie bei Frauen kurz vor und nach der Geburt von Gräfenberg u. a. gefunden worden. Aus diesem letzten Befunde geht wohl schon hervor, daß man die Vermehrung des Antitrypsingehaltes auch nicht als Kachexiereaktion bezeichnen kann. Ein erhöhter Antifermentgehalt findet sich zwar häufig, aber durchaus nicht regelmäßig bei kachektischen Zuständen. Jochmann ist der Ansicht, daß ein vermehrter Antitrypsingehalt auf Grund des Weigertschen Gesetzes der Überregeneration immer dann zustande kommt, wenn im Organismus Trypsin oder trypsinähnliche Fermente (Leukoprotease) in größerer Menge frei werden resp. in die Blutbahn gelangen. Beim Karzinom würde sich demnach der erhöhte Antitrypsingehalt durch Resorption des proteolytischen Fermentes der Tumorzellen erklären, bei Anämien, bei der Lungentuberkulose, bei verschiedenen Infektionskrankheiten wäre in erster Linie an einen starken Untergang von Leukozyten und Resorption von Leukoprotease zu denken. Das Antitrypsin des Blutserums wirkt nach Jochmann in gleicher Weise gegen das Trypsin des Pankreas wie gegen die Leukoprotease.

Die theoretische und praktische Bedeutung der Antitrypsinwirkung des Blutserums ist zum Teil auch deswegen so schwer abzuschätzen, weil es keineswegs sicher erscheint, ob denn wirklich die gesamte Antitrypsinwirkung auf Antikörper im engeren Sinne zurückzuführen ist. Nach den Erfahrungen von Hedin scheint es sich zum Teil auch um eine nicht spezifische Verteilung auf Kolloide (Fermentablenkung) zu handeln.

Praktisch verwertbar scheint die Antitrypsinreaktion bisher nur soweit zu sein, als man sagen kann: Findet sich ein normaler oder verminderter Antitrypsingehalt im Blute, so ist Karzinom, falls ein Verdacht darauf besteht, nicht wahrscheinlich. Mehr dürfte man bisher kaum schließen können.

Zur Bestimmung des Antitrypsintiters kann man sich der Müller-Jochmannschen Serumplattenmethode bedienen. Das Blutserum wird in bestimmtem Verhältnis mit einer Trypsinlösung gemischt. Einen kleinen Tropfen dieser Mischung läßt man auf eine Löfflerserumplatte bei 55—60⁰ einwirken. Eine Dellenbildung in der Platte zeigt die eingetretene Verdauung an. Man bestimmt nun durch Mischung gleicher Mengen Trypsin mit fallenden oder steigenden Mengen Blutserum, wie groß der Zusatz von Serum sein muß, der eben ausreicht, um die Trypsinwirkung aufzuheben. Natürlich ist es erforderlich, diesen Titer für normales Blutserum zu kennen. Noch einfacher scheint die Methode von O. Groß zu sein. Kasein fällt aus alkalischer Lösung bei Essigsäurezusatz aus, die Verdauungsprodukte des Kaseins, die Kaseosen, aber nicht. Falls alles Kasein verdaut ist, gibt Zusatz von Essigsäure keine Trübung mehr. Man bestimmt daher in einfacher Weise, bei welchem Mischungsverhältnis von Trypsin und Serum dieser Grenzwert unter normalen und pathologischen Verhältnissen erreicht ist.

Über die lokale Blutserumtherapie bei Eiterungen wird bei den Leukozyten zu sprechen sein.

VIII. Die Gerinnung des Blutes und die Methoden zur Bestimmung der Gerinnungszeit.

Verläßt Blut das Gefäßsystem, so beginnt es bereits nach kurzer Zeit seine Konsistenz zu verändern und wird dann bekanntlich bald ganz fest, es gerinnt. Die Zeit bis zur vollendeten Gerinnung ist von verschiedenen Faktoren abhängig, die wohl erst zum Teil bekannt sind. Generell läßt sich die Gerinnungszeit daher selbst bei demselben Individuum nicht bestimmen, man kann nur die Blutgerinnung unter möglichst gleichen äußeren Bedingungen miteinander vergleichen. Von Momenten, die die Gerinnungszeit beeinflussen, seien z. B. erwähnt: die Umgebungstemperatur. Je höher die Temperatur ist, um so schneller verläuft der Gerinnungsvorgang. Das Optimum liegt etwa bei 40°. Auf Beachtung dieses Momentes ist der größte Wert zu legen (Bürker). Von großem Einfluß ist auch die Adhäsion, die Berührung des Blutes mit Fremdkörpern. Je größer die Adhäsionsfläche ist, um so kürzer ist die Gerinnungszeit. Fängt man Blut unter Öl oder in paraffinierten Gefäßen auf (Freund, Bordet und Gengou), so kann man es sehr lange flüssig erhalten. Ferner kann die Art der Blutentnahme die Resultate beeinflussen: jede Berührung des hervorquellenden Blutstropfens mit zertrümmerten Gewebszellen oder mit Gewebssaft, auch mit schon geronnenem Blut, kürzt die Gerinnungszeit wesentlich ab. Möglicherweise spielt auch die CO_2-Spannung des Blutes eine gewisse Rolle (Deetjen). Stark venöses Blut gerinnt ceteris paribus langsamer als arterielles. Alle diese Momente sind zu berücksichtigen, mag man nun diese oder jene von den zahlreichen Methoden anwenden, die zur Bestimmung der Gerinnungszeit angegeben worden sind und von denen einige hier erwähnt werden mögen.

1. Die Methode von Vierordt. Diese Methode ist die älteste, wird aber auch jetzt noch häufig benutzt. Das Blut wird in eine 5 cm lange und 1 mm weite saubere Glaskapillare gesogen, von der anderen Seite ein in Alkohol und Äther entfettetes weißes Pferdehaar in die Blutsäule hineingeschoben und nach Ablauf je einer Minute wieder ein Stückchen hervorgezogen. Mit Beginn der Gerinnung tritt eine rötliche Verfärbung des Haares ein, das Ende der Gerinnung wird durch das Haften eines Gerinnsels am Haar bezeichnet.

2. Die Methode von Wright. Mehrere saubere, genau gleich weite Glaskapillaren werden mit dem Blut gefüllt und in bestimmten Zwischenräumen wieder ausgeblasen. Gerinnung ist eingetreten, wenn das Blut sich nicht mehr ausblasen läßt. Ähnlich ist die Methode von Sabrazès. Wright hat einen kleinen handlichen Apparat „Koagulometer" zur Ausführung der Bestimmung angegeben. Eine andere Kapillarmethode, die mir gute Dienste leistete, ist von Schultz beschrieben. (Berl. Klin. Wochenschr. 1910. Nr. 12.)

3. Methode von Brodie-Russel. Zur Ausführung der Methode dient ein kleiner Apparat, der im wesentlichen eine feuchte Kammer darstellt. Ein Tropfen Blut wird in dieser Kammer aufgefangen und unter dem Mikroskop betrachtet. Durch ein kleines Gebläse wird von Zeit zu Zeit ein tangentialer Luftstrom gegen den Tropfen gerichtet, der die Blutkörperchen in rotierende Bewegungen versetzt. Sobald das Blut dem Luftstrom nicht mehr gehorcht, ist Gerinnung eingetreten. Die Methode, von Pratt-Grützner und Boggs modifiziert, gibt gute Resultate.

4. Methode von Bürker. Ein Blutstropfen wird in einem hohl geschliffenen Objektträger in einem Tropfen sterilen destillierten Wassers aufgefangen. Der Objektträger befindet sich in einer feuchten Kammer bei gleichmäßiger Temperatur. Alle halbe Minute fährt man mit einem sauberen Glasstab durch den Tropfen und notiert den Zeitpunkt, an dem man zum ersten Male aus dem Tropfen einen feinen Fibrinfaden herausziehen kann. Die Methode soll im allgemeinen zuverlässige Resultate geben (Hartmann). Sie ist in jüngster Zeit mehrfach von klinischer Seite geprüft worden.

Über weitere Methoden, die hauptsächlich in Frankreich gebräuchlich sind, vgl. Bezançon und Labbé und Hinman und Sladen.

Alle diese Methoden, sie mögen noch so geistvoll erdacht sein, leiden an dem großen Mißstand, daß man bei der Blutentnahme mit der Frankeschen Nadel nicht in der Lage ist, eine Berührung des Blutes mit den Wundrändern zu vermeiden. Dieser Umstand kann aber die Gerinnungszeit, wie oben bereits hervorgehoben wurde, wesentlich beeinflussen. Deswegen haben der Verfasser und Bierich empfohlen, beim Menschen durch Venenpunktion aus der gestauten Armvene 10 ccm Blut zu entnehmen. Je 5 ccm kommen in mit Alkoholäther gereinigte, trockene Wiegegläschen, die bei konstanter Temperatur in einer feuchten Kammer beobachtet werden. Sobald das Blut den Neigungen des Gläschens nicht mehr folgt, ist Gerinnung eingetreten.

5. Prinzipiell neu und technisch interessant ist die Methode von Kottmann. (Zeitschr. f. klin. Med. Bd. 69.) Es muß auf die Originalbeschreibung des Kottmannschen Koaguloviskosimeters verwiesen werden.

(Ausführlich ist die Technik der Gerinnungsbestimmungen bei Morawitz in Abderhaldens Handbuch der biochem. Arbeitsmethoden Bd. V besprochen.)

Bevor auf die Resultate der Gerinnungsbestimmungen in pathologischen Fällen eingegangen werden kann, ist es erforderlich, mit einigen Worten den Vorgang der Blutgerinnung selbst darzustellen. Die wesentlichsten Tatsachen darüber verdanken wir Buchanan, Alexander Schmidt, Hammarsten und Arthus. Die Blutgerinnung ist die fermentative Umwandlung eines im Plasma vorhandenen Eiweißkörpers, des Fibrinogens, in das unlösliche Fibrin. Allerdings wird gerade neuerdings wieder die fermentative Natur des Gerinnungsvorganges bestritten, wie mir scheint, mit guten Gründen (vgl. Stromberg, Biochem. Zeitschr. 1911 Bd. 37). Nolf nimmt eine gegenseitige Ausfällung mehrerer Kolloide an. Das ist aber eine Frage von rein theoretischem Interesse. Vorerst spreche ich noch von einem fermentativen Vorgange. Das Ferment wird Fibrinferment (Thrombin, Thrombase) genannt. Es fehlt im strömenden Blut und bildet sich erst, wenn Blut mit benetzbaren Fremdkörpern in Berührung kommt. Solche benetzbare Fremdkörper sind z. B. auch die erkrankte oder abgestorbene Gefäßwand, ferner alle benetzbaren Körper, mit denen das Blut extravaskulär in Kontakt gerät. Die serösen Körperhöhlen scheinen eine Mittelstellung einzunehmen. Die Bildung des Fibrinfermentes ist ein sehr verwickelter und bisher noch nicht vollständig aufgeklärter Vorgang. Sicher ist, daß sich die geformten Elemente des Blutes, und zwar in erster Linie die Blutplättchen, aber auch die Leukozyten, an der Bildung des Fermentes beteiligen. Die erste morphologische Veränderung, die man im Blut nach Berührung mit Fremdkörpern bemerkt, ist eine Agglutination von Blutplättchen und Leukozyten, also die Bildung kleinster weißer Thromben. (Ducceshi, Leo Loeb u. a.). Während nun Alexander Schmidt und seine Schüler annahmen, daß bei der Blutgerinnung ein ausgedehnter Leukozytenzerfall stattfindet, neigt man jetzt mehr dazu, eine Sekretion gerinnungsbefördernder Stoffe seitens der Plättchen und Leukozyten zu vermuten, ohne daß die zelluläre Integrität dieser Elemente dabei notwendig gestört zu sein braucht. Immerhin ist ein reichlicher Zerfall von Blutplättchen während oder schon vor der Gerinnung anzunehmen. Es ist aber nicht erwiesen, daß es sich dabei um eine Vorbedingung der Gerinnung handelt.

Die gerinnungsbefördernde Substanz, die von den geformten Elementen in das Plasma abgegeben wird, ist aber noch kein wirksames Thrombin (Alexander Schmidt, Fuld, Nolf, Morawitz). Alexander Schmidt hat sie zymoplastische Substanz, Morawitz Thrombokinase genannt. Der letzte Ausdruck hat sich eingebürgert. Die Thrombokinase muß mit einem anderen fermentähnlichen Körper, der an sich auch unwirksam ist und sich im Blutplasma findet, dem Thrombogen (auch Prothrombin genannt) zusammentreffen. Erst dann entsteht Fibrinferment. Zur Entstehung des Fermentes ist aber drittens noch die Anwesenheit ionisierter Kalksalze erforderlich, wie Arthus fand. Durch das Zusammenwirken dieser drei Faktoren also entsteht — wenigstens nach der heute am meisten verbreiteten Anschauung — erst das wirksame Thrombin. Es ist klar, daß bei dieser sehr komplizierten Entstehungsweise außerordentlich mannigfache Faktoren die Gerinnungszeit zu beeinflussen vermögen. Die Thrombokinase oder wenigstens ähnliche gerinnungsbefördernde Substanzen finden sich in allen Geweben, während das Thrombogen dem Blutplasma und vielleicht auch noch den Blutplättchen eigentümlich zu sein scheint. Nach Nolf soll allerdings auch die Thrombokinase nur den Blut- und Gefäßwandzellen eigen sein.

Das Fibrinferment bewirkt nun die Umwandlung des Fibrinogens in Fibrin. Ob es sich dabei, wie Hammarsten vermutet, um eine intramolekulare Umlagerung oder um eine hydrolytische Spaltung des Fibrinogenmoleküls handelt, eine Anschauung, die von Schmiedeberg und Heubner vertreten wird, ist noch nicht ganz sicher. Kalksalze sind aber für diese zweite Phase der Blutgerinnung nicht erforderlich.

Erfolgt die Gerinnung sehr langsam und haben die Erythrozyten Zeit, zu sedimentieren, so sind die oberen Schichten des Gerinnsels gelblich-weiß gefärbt. Sie schließen Leukozyten und Plättchen ein. In der Zeit der Humoralpathologie hatte man auf diese Erscheinung (Crusta phlogista oder inflammatoria) großen Wert gelegt und ihr eine gewisse diagnostische Bedeutung vindiziert. Heute weiß man, daß die Bedingungen, unter denen eine Speckhaut entsteht, kein diagnostisches Interesse bieten.

Ebensowenig wird jetzt auf die von Hayem und seinen Schülern genau studierte Retraktion des Blutkuchens geachtet. Einige Zeit nach vollendeter Gerinnung beginnt der Blutkuchen nämlich sich in der Regel von den Wänden des Glases abzulösen. Er zieht sich allmählich immer weiter zusammen und preßt eine größere oder geringere Serummenge aus. Diese Retraktion ist jedenfalls nur zum Teil auf die Elastizität des Fibrins zurückzuführen. In reinen Fibrinogenlösungen oder im zellfreien Plasma findet keine Retraktion statt. Hayem schreibt den Hämatoblasten (Blutplättchen) eine große Bedeutung für das Eintreten dieser Erscheinung zu. Die Retraktion fehlt zuweilen schon im Blut gesunder Individuen. Zur Serumgewinnung muß man dann den Blutkuchen vorsichtig von den Wänden des Gefäßes ablösen. Oft läßt sich auch eine mangelhafte Retraktion durch Temperaturwechsel günstig beeinflussen, z. B. durch Aufenthalt des Blutes im Brutschrank. In neuerer Zeit wird auf die Retraktion des Blutkuchens kein wesentliches Gewicht gelegt. Nur von Hayem und Bensaude, Lenoble und anderen französischen Autoren ist mehrfach darauf hingewiesen worden, daß speziell bei einigen hämorrhagischen Diathesen gewisse, auch diagnostisch nicht bedeutungslose Unterschiede in der Retraktion des Blutkuchens bestehen. So soll bei schwerem chronischem Morbus maculosus die Retraktion in der Regel fehlen. Gleichzeitig ist die Menge der Hämatoblasten stark vermindert. Weniger konstant oder nur zu gewissen Zeiten der Erkrankung findet sich die Erscheinung bei anderen Formen der hämorrhagischen Diathese und schwerer Anämie. Vorläufig läßt sich mit diesen Angaben nicht sehr viel anfangen, vielleicht wäre es aber doch lohnend, die theoretische und praktische Seite der Frage zu verfolgen. Speziell wäre wohl zunächst einmal festzustellen, ob denn wirklich die Blutplättchen die allein ausschlaggebende Rolle spielen oder ob nicht auch andere Momente, wie Änderungen des Fibrins, Fibrinogens od. dgl. dabei mitwirken. (Vgl. hierzu Aynaud, Le globulin des mammifères. Thèse. Paris 1909.)

In seltenen Fällen zieht sich der Blutkuchen nicht allein stark zusammen, sondern löst sich vollständig im Serum auf. (Fibrinolyse.) Diese Erscheinung ist von Hayem bei der paroxysmalen Hämoglobinurie, zuweilen beim Icterus gravis und in einigen anderen Krankheitszuständen beobachtet worden. Sehr stark ist diese Fibrinolyse im Blut bei experimenteller Phosphorvergiftung, zuweilen auch im Leichenblut. Auch Leberausschaltung führt häufig zu einem schnellen Schwinden des Fibrinogens aus dem Blute. Man nimmt an, daß die Fibrinolyse durch ein fibrinolytisches Ferment zustande kommt, das nur unter ganz bestimmten Bedingungen entsteht oder doch wirksam wird. In gewissen Fällen, z. B. bei der Phosphorvergiftung, fallen wahrscheinlich hemmende Faktoren fort. Genauere Untersuchungen über Fibrinolyse in Krankheiten liegen aus der letzten Zeit nicht vor. Im Blute der normalen Menschen ist sie nicht deutlich nachweisbar, wenn man nicht die Retraktion des Blutkuchens zum Teil auf derartige Vorgänge zurückführen will. Beim Basedow soll die Fibrinolyse nach Kottmann vermehrt sein.

Auch unter dem Mikroskop läßt sich der Vorgang der Gerinnung verfolgen. Wenn man einen auf dicken Blutstropfen bei mittlerer Vergrößerung und enger Blende betrachtet, sieht man zwischen den in Geldrollen beisammenliegenden Erythrozyten feine Fäden aufschließen, die sich mit besonderer Vorliebe um Blutplättchen gruppieren. Aus diesem Befunde allein darf man indessen nicht auf eine große Bedeutung der Blutplättchen für die Gerinnung schließen. Denn, wie Bordet gezeigt hat, können im zellfreien Plasma auch ganz indifferente Fremdkörper zu Gerinnungszentren werden.

Je nachdem mehr oder weniger Fibrin sich im Blute findet, fällt das Netzwerk dichter oder dünner aus. Hayem hat auf diese Verhältnisse besonders geachtet und versucht, sie zu diagnostischen und prognostischen Schlüssen heranzuziehen (Fibrino-Diagnostik). Als Beispiel sei etwa erwähnt: Fehlt bei der Pneumonie die Vermehrung des Fibrins im mikroskopischen Präparat, so muß man sich auf einen schweren Verlauf der Erkrankung gefaßt machen. Es scheint, daß die Resultate der Fibrindiagnostik heutzutage durch die exaktere Leukozytenzählung überholt sind. (Man vergleiche, was im vorigen Kapitel über die Entstehung des Fibrinogens gesagt ist.)

Welche diagnostischen und therapeutischen Fortschritte hat die Untersuchung der Blutgerinnung bisher am Krankenbett gezeigt? Die Resultate sind nun leider bisher recht spärlich, zum Teil auch noch nicht hinreichend sichergestellt.

A. Beschleunigung der Blutgerinnung.

Es sei hier zunächst der therapeutischen Versuche gedacht, die Blutgerinnung im lebenden Organismus zu beeinflussen. Der Arzt ist häufig in der Lage, bei heftigen inneren Blutungen, hämorrhagischen Diathesen, Aneurysmen etc. ein Mittel herbeizuwünschen, das ihm gestattet, die Gerinnungstendenz des Blutes zu erhöhen. Am meisten möchte man wohl zunächst an Injektion von Fibrinferment oder Thrombokinase denken. Leider sind beide Körper zur internen Therapie ungeeignet Nach Edelberg und Boggs bewirken Injektionen von Fibrinferment zuweilen Gerinnungen auch innerhalb gesunder, nicht blutender Gefäße, meist sind sie aber ganz unwirksam oder beeinflussen die Gerinnung in durchaus unkontrollierbarer Art und Weise. Bezüglich der Therapie der Hämophilie nach E. Weil mit Seruminjektionen, die offenbar nicht durch ihren Gehalt an Fibrinferment wirken, sei auf Kap. XVII verwiesen.

Die Thrombokinase, die man sich durch Extraktion mit Salzlösung aus den verschiedensten Geweben (Thymus, Leber) darstellen kann, beschleunigt den Gerinnungsablauf in vitro in gewaltiger Weise. Zuweilen tritt auf Zusatz einiger Tropfen Gewebssaft eine fast augenblickliche Gerinnung ein. Bei Injektion in die Blutbahn ruft die Thrombokinase ausgedehnte Gerinnungen hervor, besonders im Gebiet der Pfortader und Arteria pulmonalis. Kleinere Dosen erzeugen häufig eine sog. negative Phase der Gerinnung, das Blut hat gar keine oder wenig Tendenz zur Koagulation, man bewirkt also gerade das Gegenteil von dem, was man wünschte. Rationeller wäre schon die lokale Anwendung der Thrombokinase, wie sie von Alexander Schmidt in einem Falle von Hämophilie mit Erfolg geübt wurde Bei Magenblutungen könnte man versuchen, rohes gehacktes Fleisch oder Bries per os zuzuführen. In der Heidelberger Klinik wurde das mehrfach ausgeführt. Zur Beurteilung des Erfolges reicht die Anzahl der Beobachtungen jedoch nicht aus.

Da **Kalksalze** bei der Enstehung des Fermentes eine wichtige Rolle spielen, hat man auch versucht, durch Darreichung von Kalzium die Gerinnung zu begünstigen. Die Kalktherapie, von Wright eingeführt, ist später besonders von seiten englischer und amerikanischer Autoren weiter geprüft worden. Am besten gibt man nach Boggs Calcium lacticum als Suspension in Syrup oder in Kapseln, mehrere Gramm am Tage nach dem Essen. Chlorkalzium kann Magenstörungen verursachen. Die Wirkung äußert sich in einer Verkürzung der Gerinnungszeit, die nach Boggs in der Regel bald eintritt und schnell vorübergeht. Häufige Wiederholung der Medikation ist also geboten. Zitrate sollen nach Hinman und Sladen die Wirkung aufheben. Wodurch das Kalzium wirkt, ist nicht ganz klar. Neben einem Einfluß auf den Gerinnungsvorgang selbst ist gewiß auch nach den Erfahrungen der neueren Zeit an die abdichtende Wirkung des Kalziums auf Gefäße zu denken. Auch ich sah in einem Falle schwerer Purpura auffallend schnelle Genesung unter Calcium lacticum. Immerhin darf man nicht mit zu viel Optimismus an die Behandlung gehen. Vollständige Mißerfolge scheinen nicht selten zu sein, auch werden die experimentellen Resultate nicht allgemein anerkannt.

Viel größere Verbreitung hat die **Gelatinetherapie** gewonnen. Nach Dastre und Floresco beschleunigt intravenöse Gelatineinjektion die Blutgerinnung des Versuchstieres in sehr hohem Grade. Nachdem kurz nach Dastre Lancereaux und Paulesco gezeigt zu haben glaubten, daß auch die subkutane Injektion von Gelatinelösungen denselben Effekt hat, ist die Gelatine in der Hand der Ärzte eines der am meisten gebrauchten Mittel bei inneren Blutungen, Aneurysmen und ähnlichen Zuständen geworden. Es entstand bald eine wahre Hochflut kasuistischer Mitteilungen über die Gelatinetherapie, betreffs derer auf die ausführlichen Sammelreferate von Sorgo, Baß und v.Boltenstern verwiesen werden mag. Im allgemeinen lautet das Urteil der Ärzte über die Leistungsfähigkeit der Gelatinetherapie bei inneren Blutungen günstig. Weniger Erfolg sah man bei Behandlung von Aneurysmen, wobei man versuchte, Gerinnungen in den Aneurysmensäcken hervorzurufen. Aus der ersten Zeit der Gelatinetherapie sind eine größere Anzahl von Tetanusinfektionen bekannt geworden. Seitdem die Gelatine jedoch sorgfältig durch Erhitzen im Autoklaven sterilisiert wird, scheinen Tetanusinfektionen nicht mehr vorzukommen. Auffallend ist nun allerdings, daß die gerinnungsbeschleunigende Wirkung der Gelatineinfusionen trotz der im ganzen ermutigenden Erfolge am Krankenbett durch spätere experimentelle Untersuchungen nicht erwiesen werden konnte. Die Beobachtungen von Dastre und Floresco, die den Ausgangspunkt der ganzen Gelatinetherapie bildeten, scheinen durch Versuchsfehler veranlaßt gewesen zu sein. Die Gelatine hat weder in vivo, noch in vitro einen eindeutigen beschleunigenden Einfluß auf die Blutgerinnung. Auch die neuesten Beobachtungen von Grau (Deutsch. Arch. f. klin. Med. Bd. 101) zeigen nur eine sehr langsam eintretende Beschleunigung. Von einer akuten, schnellen Wirkung, wie sie ja gerade bei Blutungen notwendig ist, ist keine Rede. Will man die günstigen klinischen Resultate — hier wären vor allem noch die Erfolge in der Behandlung der Melaena neonatorum anzuführen — nicht einfach durch Zufall erklären, so kann man vielleicht in der von Moll nachgewiesenen Vermehrung des Fibrinogens oder mit Sackur in der Agglutination der Blutkörperchen durch die Gelatine und dadurch bedingte Gefäßverlegung einige von den Momenten sehen, die zum günstigen Erfolge beitragen. Allerdings dürfte diese Erklärung der Gelatinewirkung kaum sehr befriedigen. Die Technik der Gelatineinfusion unterscheidet sich nicht wesentlich von der anderer subkutaner Infusionsmethoden.

Endlich seien noch einige andere Methoden erwähnt, die ebenfalls eine Verkürzung der Gerinnungszeit bewirken sollen. Landau hat durch Autolyse von Milzgewebe ein Stagnin genanntes Präparat hergestellt. Es soll bei subkutaner Injektion die Blutgerinnung beschleunigen. Über Erfolge mit diesem Präparat habe ich in den letzten Jahren nichts mehr gehört.

Vor kurzer Zeit hat v. d. Velden mitgeteilt, daß es ihm im Tierversuch und am Menschen gelungen sei, durch stomachale (5 g) und intravenöse Zufuhr von **Kochsalz** die Blutgerinnung zu beschleunigen. Er injiziert 3—5 ccm einer sterilen 10%igen Lösung intravenös. Besonders günstig waren die Resultate bei Hämoptysen. Die Wirkung tritt fast sofort ein und ist nach einer Stunde abgeklungen. Nachprüfungen liegen einstweilen nicht vor. Ich habe schon vor mehreren Jahren durch Infusion hyper- und hypotonischer Salzlösungen (nicht veröffentlichte Versuche) bei Tieren vergebens eine Beeinflussung der Gerinnung zu erreichen versucht. Immerhin finden sich die Ausschläge in den Versuchen v. d. Veldens so regelmäßig, daß man diese Frage wohl weiter verfolgen sollte.

Im allgemeinen geht aus diesen Erörterungen wohl zur Genüge hervor, daß es nur sehr unvollkommen gelingt, die Gerinnung im lebenden Organismus zu therapeutischen Zwecken zu beschleunigen. Und das ist am Ende nicht sehr wunderbar; denn die Schnelligkeit der Gerinnung wird offenbar in erster Linie von den biologischen Eigenschaften der Zellen beherrscht, aus denen die gerinnungsbefördernden Substanzen stammen. Bevor man nicht die Biologie dieser Zellen genauer kennt, wird wohl nur ein glücklicher Zufall ein Mittel finden lehren, das alle Anforderungen erfüllt.

Über sonstige pathologische Zustände, bei denen die Blutgerinnung beschleunigt ist, weiß man noch recht wenig. Sehr verbreitet ist die Ansicht, die sich schon bei Cohnheim findet, daß nach starken Blutverlusten die Gerinnungsfähigkeit steigt. Gelegentlich hat man auch nach Operationen, die mit starkem Blutverlust verbunden waren, eine Verkürzung der Gerinnungszeit beobachtet. Nach Versuchen, die ich früher ausgeführt habe, möchte ich bezweifeln, daß Blutverluste regelmäßig gerinnungsbeschleunigend wirken, daß also ein Selbstschutz des Organismus nach dieser Richtung hin besteht. Dagegen wäre daran zu denken, daß die von mehreren Autoren beobachtete Gerinnungsbeschleunigung, deren Vorkommen nicht geleugnet werden soll, nicht auf den Blutverlust als solche, sondern auf sekundäre Momente zurückgeführt werden kann. Es wäre wohl denkbar, daß man auf Grund dieser Beobachtungen auch zu therapeutischen Fortschritten gelangen könnte.

Natürlich hat es von jeher sehr nahe gelegen, eine Beschleunigung der Gerinnung bei den Krankheiten zu vermuten, bei denen Thrombosen häufig vorkommen. Dazu gehören marantische und kachektische Zustände verschiedener Art, septische Infektionen und vor allem die Thromboembolien nach gynäkologischen Operationen und im Wochenbett. Besonders hat die Frage nach der Ätiologie der Thromboembolien in letzter Zeit Interesse erregt.

Die Frage der **Thromboembolien** kann aber erst dann geklärt werden, wenn man die Beziehungen der Thrombose zur eigentlichen Fibringerinnung genau kennt. Früher hat man beide Vorgänge meist ohne weiteres für identisch gehalten. Heute ist man wieder mehr der Ansicht, daß die Thrombose an sich mit der Gerinnung zunächst nichts zu tun hat, sondern primär durch eine Agglutination der Blutplättchen entsteht, an die eine Fibringerinnung sich anschließen kann. Bevor die grundlegende Frage der Identität oder Nichtidentität beider Prozesse — denn auch bei der eigentlichen Fibringerinnung in vitro findet regelmäßig eine Agglutination der Blutplättchen statt — nicht endgültig gelöst ist, hat es keinen Zweck, Krankheitsbilder wie die „Thrombophilie" (Mendel) aufzustellen und die Frage entscheiden zu wollen, ob eine verlangsamte Strömung des Blutes allein schon eine Thrombose hervorrufen kann, oder ob eine infektiöse Entzündung der Venenwand dazu nötig ist. Die erfahrensten Pathologen, besonders Aschoff und Schmorl, sind der Ansicht, daß die Thrombose von der Gerinnung prinzipiell zu trennen sei (s. im übrigen bei Blutplättchen). Ich verweise ferner auf die Verhandlungen der 83. Versammlung deutscher Naturforscher und Ärzte 1911.

B. Verlangsamung der Blutgerinnung.

Man kennt zahlreiche Substanzen, die die Blutgerinnung verzögern oder aufheben. Dazu gehören Neutralsalze in stärkerer Konzentration, Gallensalze, alle kalkfällenden Salze, wie besonders Oxalate und Fluoride. Von anderen gerinnungshemmenden Körpern mag noch das **Hirudin,** die gerinnungshemmende Substanz des Blutegels erwähnt werden. Sie ist zurzeit das beste Mittel, die Gerinnung im lebenden Tier aufzuheben. 1 mg Hirudin genügt etwa, um 5—7 ccm Blut flüssig zu erhalten. In der Experimentalphysiologie findet das Hirudin viel Verwendung. Auch zur Behandlung der Thromboembolien des Menschen ist es empfohlen worden, dürfte aber hierzu ungeeignet sein. Es wird viel zu rasch wieder ausgeschieden, auch ist der Preis der Substanz sehr hoch.

Bei verschiedenen pathologischen Zuständen beobachtet man eine Verlangsamung der Gerinnung. Zuweilen kann das Blut fast oder auch ganz ungerinnbar werden. Die Ursachen für die Gerinnungshemmung sind in den einzelnen Fällen verschieden. Mangel oder Fehlen des Fibrinogens, also des Substrates der Blutgerinnung, scheint in der menschlichen Pathologie keine Rolle zu spielen. Dagegen gibt es experimentell erzeugte Zustände, bei denen das Fibrinogen vollständig verschwindet. Dazu gehört z. B. die Phosphorvergiftung, Ausschaltung der Leber vom Kreislauf etc. Bei der verlangsamten Gerinnung, der man am Krankenbett begegnet, dürfte es sich wohl in den meisten Fällen um Störungen in der Bildung des Fibrinferments handeln. Erwiesen ist das bisher für die Hämophilie und einige andere hämorrhagische Diasthesen (s. Kap. XVII). Zuweilen kommt auch eine auffallend langsame Gerinnung im Blute bei Urämie, schweren fieberhaften Erkrankungen, bei schweren Anämien und bei der Leukämie vor. Jedoch verhalten sich keineswegs alle Fälle in dieser Hinsicht gleich. Bei schweren Anämien scheint verlangsamte Gerinnung nicht selten mit einer Abnahme der Blutplättchen einherzugehen. Alle diese Fragen sind aber noch sehr wenig untersucht und bedürfen noch der Aufklärung. Es würden dabei vielleicht interessante Hinweise auf die Pathologie der Blutzellen (Leukämie!) sich ergeben. Die heftigen Blutungen, die den Chirurgen bei der Operation von Basedowstrumen begegnen, scheinen vielleicht z. T. auf ungenügender Gerinnungsfähigkeit des Blutes zu beruhen. (Kottmann u. Lidsky, Zeitschr. f. klin. Med. Bd. 71.)

IX. Die roten Blutkörperchen.

A. Morphologie der normalen Erythrozyten. Ihre Zahl.

Die roten Blutkörperchen sind weitaus am zahlreichsten unter den geformten Elementen des Blutes. Sie sind bei den meisten Säugetieren und beim Menschen kernlose, runde Scheiben und haben nach der früher ganz allgemein verbreiteten Ansicht eine bikonkave Form. Das wird aber neuerdings bestritten. Davon später mehr. Die Blutkörperchen der niederen Tiere und der Vögel sind auch im reifen Zustande kernhaltig. Die Erythrozyten der Säuger sind also nicht im strengen Sinne des Wortes noch als Zellen zu bezeichnen.

Beim Menschen haben sie einen Durchmesser von etwa 7 μ. Kleinere Abweichungen nach oben und unten sind nicht selten. Im ganzen ist der Durchmesser aber normalerweise ziemlich gleichmäßig. Die Dicke der Scheibe beträgt etwa 2 μ.

Im ungefärbten Präparat erscheinen die Erythrozyten gelblich mit leicht grüner Nuance. Die Farbe beruht auf der Anwesenheit des Hämoglobins. Im Zentrum der Scheibe, dort wo die Delle sich befindet, ist die Färbung etwas blasser. Saure Farbstoffe werden begierig aufgenommen. Auch diese Eigentümlichkeit ist durch das Hämoglobin bedingt.

Weidenreich schreibt den Erythrozyten nicht eine bikonkave Scheibenform zu, sondern die Gestalt einer Glocke oder eines einseitig eingebeulten Gummiballes. Manche Hämatologen haben die Weidenreichsche Ansicht akzeptiert, die meisten verhalten sich indessen ablehnend. Es ist sehr schwer, hierüber ins klare zu kommen. Denn die roten Scheiben sind ungemein elastisch und verändern ihre Form sehr leicht. Das geschieht zuweilen unter dem Einflusse eines äußeren Druckes. Sehr schön kann man diese Vorgänge an der Schwimmhaut des Frosches oder an anderen geeigneten Objekten studieren. Beim Durchpressen durch enge Kapillaren nehmen die Erythrozyten vorübergehend oft ganz abenteuerliche Gestalten an. Auch außerhalb der Gefäße sind sie häufig starken morphologischen Änderungen unterworfen. Durch Schrumpfung entstehen die sog. Stechapfelformen, die besonders in den Randpartien vieler Präparate anzutreffen sind.

Eine andere Gestaltsveränderung wird durch die in vitro sehr häufig auftretende Geldrollenbildung der Erythrozyten bedingt. Hierbei legen sich diese mit ihren Breitseiten fest aneinander. Die bikonkave Form ist dann nicht mehr zu erkennen. Es entstehen Rollen von 20 und mehr Zellen, die wieder mit anderen Geldrollen in Verbindung treten, so daß mannigfaltige Figuren zustande kommen. Die Geldrollenbildung (Sympexis) entsteht nach Heidenhain wahrscheinlich durch Änderung der Kapillaratraktion resp. Oberflächenspannung. Weidenreich faßt sie dagegen als eine Art Agglutination auf.

Über den Bau der Erythrozyten ist noch nicht viel Sicheres bekannt. Sie bestehen, wie man schon seit langer Zeit weiß, chemisch aus dem wasserlöslichen Hämoglobin und dem wasserunlöslichen Stroma, das unter normalen Verhältnissen nur einen sehr geringen Prozentsatz der festen Substanz der Zelle ausmacht. Der Streit um die Struktur der roten Blutscheiben bezieht sich im wesentlichen darauf, in welcher Weise dieses Stroma in ihnen angeordnet ist. Weidenreich nimmt überhaupt kein eigentliches Stroma im morphologischen Sinne an, sondern faßt die roten Blutzellen als blasige Gebilde auf mit einem flüssigen, aus Hämoglobin bestehenden Inhalt und einer wahren Membran. Indessen sprechen doch manche Erfahrungen gegen diese Ansicht: fragmentiert man einen Erythrozyten, so bleiben die Bruchstücke hämoglobinhaltig und runden sich zum Teil wieder, was offenbar ncht möglich ist, wenn die rote Blutkörperchen eine Blase mit flüssigem Inhalte wäre. Allerdings muß man sagen, daß die sichere morphologische Darstellung eines Gerüstes in den roten Blutscheiben bisher nicht gelungen zu sein scheint. Bei den meisten dieser mit verschiedenen Färbungen, besonders auch Vitalfärbungen, dargestellten Gebilden dürfte es sich nach Bloch um Kunstprodukte handeln. Auch konnten Grawitz und Grünberg bei Untersuchung roter Blutkörperchen im ultravioletten Licht keinerlei Struktur nachweisen. Die ganze Zelle erscheint homogen.

Dieser Auffassung steht allerdings die sog. Nukleoid-Theorie von Arnold, Pappenheim, Hirschfeld, Maximow gegenüber. Diese Autoren haben in manchen roten Blutkörperchen Gebilde gefunden, die sie als Kernreste ansprechen. Pappenheim konnte diese Gebilde auch bei Dunkelfeldbeleuchtung darstellen. Aus eigener Erfahrung kann ich über diese Nukleoide, die man in Beziehung zur Blutplättchengenese bringt, nicht berichten. Ich habe sichere Nukleoide nie gesehen. Nägeli glaubt, daß es sich dabei nicht um Körper im Inneren der Erythrozyten handelt, sondern um Auf- und Anlagerung von Blutplättchen. Die ganze Nukleoidfrage bedarf jedenfalls noch sehr der Klärung.

Laugt man das Hämoglobin aus roten Blutkörperchen völlig aus, so bleiben sog. „Schatten" zurück, die meist die Form der Blutkörperchen noch gut wiedergeben. Sie bestehen aus dem Stroma, d. h. also den Substanzen, die nicht Hämoglobin sind, und haben im Gegensatz zum hämoglobinhaltigen Blutkörperchen eine Neigung zu basischen Farbstoffen, also z. B. zum Methylenblau. Wenn diese Affinität bei Färbung vollständig erhaltener Erythrozyten nicht zum Ausdruck kommt, so liegt das wohl vornehmlich an der geringen Masse des Stroma.

Die **Zahl der roten Blutkörperchen** beträgt beim Manne etwa 5, bei der Frau 4,5 Millionen im cmm. Die Differenz zwischen den Geschlechtern wird aber vielleicht wieder dadurch kompensiert, daß das Weib eine prozentisch größere Blutmenge hat.

Größere individuelle Schwankungen der Blutkörperchenzahlen, die noch in den Bereich des Normalen fallen, sind nicht selten. Manche Menschen haben bis gegen 6, andere wieder weniger als 5 Millionen roter Blutkörperchen, ohne daß eine Ursache für diese Differenzen immer klar zutage tritt. Im ganzen dürften die Werte bei robusten Individuen höher liegen als bei schwächlichen. Besonders hohe Werte findet man mit großer Regelmäßigkeit bei Neugeborenen. In wenigen Tagen gehen aber die Zahlen auf das normale Maß zurück, um dann während der ersten Periode der Kindheit dauernd ziemlich niedrig zu bleiben.

Man darf nicht alle Schwankungen oder Abweichungen von den normalen Werten nun ohne weiteres darauf beziehen, daß die Anzahl der Erythrozyten reale Vermehrungen oder Verminderungen erfahren hat. · In dem Kapitel „Wasserhaushalt des Blutes" ist ausgeführt, wie zahlreiche Einwirkungen eine scheinbare Vermehrung oder Verminderung der Erythrozyten in der Volumeneinheit veranlassen. Starke Wasserverluste bewirken eine Eindickung des Blutes, Wasserretentionen können zu einer Hydrämie, also zu einem Ödem des Blutes führen. Alles das muß natürlich mit Änderungen der Zahl in der Volumeneinheit einhergehen, ohne daß doch eine wirkliche Vermehrung oder Verminderung vorliegt. Man muß an diese Dinge denken, um nicht zuweilen falsche Diagnosen aus dem Blutbefunde zu stellen. Auch kennt man, besonders durch die Arbeiten von Grawitz, eine Anzahl von Faktoren, die durch Beeinflussung der Vasomotoren die Zahl der roten Blutscheiben in einem beschränkten Gefäßgebiet, also nur lokal, verändern. Dazu gehören thermische Einwirkungen verschiedener Art oder anderweitig hervorgerufene Verengerungen und Erweiterungen der Gefäße. Diese Vorgänge darf man natürlich nicht als Anämien oder Erythrämien (Polyzythämien) bezeichnen.

Wahre, echte **Vermehrungen der roten Blutkörperchen** sind, wenn man nur an die höheren Grade der Vermehrung denkt, entschieden selten. Sie kommen bei einer Reihe von Zuständen vor, die als gemeinsames Moment eine Behinderung der inneren Atmung, des Gasaustausches in den Geweben, aufweisen. Das ist z. B. der Fall bei kongenitalen Herzfehlern und anderen chronisch dyspnoischen Zuständen verschiedenen Ursprungs. Daß es eine scheinbar selbständige Krankheit Polyglobulie oder Erythrämie gibt, bei der eine wahre und oft sehr erhebliche Vermehrung der roten Blutscheiben besteht, ist erst seit neuerer Zeit bekannt (s. Kap. XIII).

Viel häufiger hat es der Arzt mit Verminderungen der Erythrozyten, mit Oligozythämien zu tun. Fast alle Anämien gehen mit wahren Verminderungen der Zahl einher. Offenbar kann diese Erscheinung nur so entstehen, daß das Gleichgewicht zwischen Blutkörperchenzerfall und -Neubildung aufgehoben ist. Am einfachsten liegen die Verhältnisse bei der Anämie nach Blutverlusten, wo zunächst von einer verminderten Neubildung natürlich keine Rede sein kann. Aber auch bei vielen Formen chronischer schwerer Anämie, bei denen es zu keiner Blutung nach außen kommt, wird neuerdings ganz allgemein und mit Recht ein vermehrter Blutkörperchenzerfall in den Vordergrund gestellt. Bei diesen Anämien hat man die niedrigsten Blutkörperchenwerte gesehen, die überhaupt beobachtet sind. Quincke sah einen Fall mit nur 143 000 Erythrozyten, also eine Verminderung auf weniger als $\frac{1}{30}$ des normalen Wertes. Das ist allerdings eine Seltenheit. Verminderungen auf weniger als 500 000 sind auch bei diesen Anämien entschieden nicht gewöhnlich. Seltener handelt es sich um ungenügende Neubildung roter Blutkörperchen. Auf alle diese Dinge wird in dem Kapitel Anämie ausführlicher eingegangen werden.

B. Das Hämoglobin und die sonstigen chemischen Bestandteile der roten Blutkörperchen.

1. Der Hauptbestandteil des Erythrozyten ist das **Hämoglobin.** Zugleich ist das Hämoglobin der Eiweißkörper des Blutes, der alle anderen an Menge weit übertrifft. Im Durchschnitt hat der Mensch etwas mehr als 14 g Hb in 100 ccm Blut. Chemisch besteht der Blutfarbstoff aus einem histonähnlichen, ungefärbten Eiweißkörper, dem Globin, und dem eisenhaltigen Farbstoffkern, dem Hämochromogen resp. Hämatin.

Das Hämoglobin besitzt die merkwürdige Eigenschaft, mit dem Sauerstoff eine leicht dissoziierbare Verbindung einzugehen, die man Oxyhämoglobin nennt. Das Entstehen dieser Verbindung ist vom Partiardruck des Sauerstoffs in ziemlich weiten Grenzen unabhängig und gerade hierdurch ist der Organismus befähigt, auch bei vermindertem Luftdruck, z. B. im Höhenklima, genügend Sauerstoff aufzunehmen.

Die Hauptfunktion der roten Blutkörperchen und auch die einzige, die uns genauer bekannt ist und deren Bedeutung wir verstehen, ist an das Hämoglobin gebunden. Es ist die Sauerstoffversorgung der Gewebe. Die roten Blutscheiben sind so sehr dieser Funktion angepaßt, daß sie, teleologisch gesprochen, ihr zuliebe sogar durch Verlust der Kerne zu Gebilden geworden sind, die man kaum noch als Zellen bezeichnen kann. Jedenfalls faßt man den Kernverlust, der sich bei allen Säugern findet, als eine Anpassung an die Funktion des Sauerstofftransportes auf. Ob das richtig ist, steht allerdings dahin; denn es ist eigentlich nicht einzusehen, warum dann die Vögel, die meist viel lebhaftere Oxydationen haben als die Säuger, nicht auch kernlose Blutscheiben besitzen sollten.

Das Hämoglobin der einzelnen Tierarten ist verschieden. Dafür sprechen die Resultate der Kristallisation. Die Kristallformen und auch die Löslichkeit der Kristalle weisen bei manchen Tieren erhebliche Unterschiede auf. Dagegen ist das Sauerstoffbindungsvermögen des Hämoglobins im menschlichen Blute stets konstant. Das Sauerstoffbindungsvermögen des Blutes ist also von seinem Hämoglobingehalt abhängig. 1 g Hb kann, wie Hüfner zeigte, etwa 1,34 O_2 in maximo binden. Gegen diese Anschauung haben sich in den letzten Jahren viele Stimmen erhoben. Bohr, Franz Müller, Mohr u. a. glaubten gefunden zu haben, daß das O_2-Bindungsvermögen nicht immer mit der Färbekraft des Blutes parallel geht. Speziell wurde auch die Ansicht vertreten, daß sich bei Anämien, also bei Herabsetzungen des Hb-Gehaltes, eine andere Art von Hämoglobin bilde, die ein größeres Sauerstoffbildungsvermögen besitzt. Man sah darin eine Art zweckmäßiger Kompensation gegen drohenden Sauerstoffmangel. Indessen dürfte sich diese Ansicht kaum halten lassen. Jedenfalls haben die meisten neueren Untersuchungen (von Morawitz und Röhmer, Butterfield, Masing und Siebeck) bei menschlichen Anämien von einer derartigen kompensatorischen Mehrleistung des Hämoglobins nichts finden können. Stets, auch bei den schwersten Anämien, entsprachen sich Färbekraft und Sauerstoffbindungsvermögen.

Bei der Polyglobulie oder Erythrämie glaubten Mohr, Lommel u. a. gerade das Gegenteil, nämlich eine Verschlechterung des Hämoglobins und Verminderung der Aufnahmefähigkeit für Sauerstoff annehmen zu müssen. Die Vermehrung der Erythrozyten und des Hämoglobins wurde als kompensatorische Mehrleistung, ausgelöst durch die Verschlechterung des Hämoglobins, aufgefaßt. Aber auch das trifft offenbar nicht zu. Auch bei Kranken mit Polyzythämie bindet das Blut so viel Sauerstoff, als seiner Färbekraft entspricht, nicht weniger.

Unter normalen Verhältnissen ist der Farbstoffgehalt der einzelnen roten Blutkörperchen recht gleichmäßig. Er schwankt kaum mehr, als es den Schwankungen der Erythrozytenzahlen entspricht. Bei 5 Millionen roter Blutkörperchen beträgt der Hämoglobingehalt mit einem der gebräuchlichen Hämoglobinometer gemessen 100% der Skala, was einem absoluten Hb-Gehalt von etwa 14 g auf 100 ccm Blut entspricht. Wenn das der Fall ist, so sagt man: Das Blut hat einen normalen **Färbe-Index,** d. h. jedes rote Blutkörperchen hat soviel Hb, als es normalerweise haben soll.

Die Bestimmung des Färbeindex, d. h. des Quotienten $\dfrac{\text{Hämoglobin}}{\text{Zahl der roten Bl.}}$ ist am Krankenbette von Wert. Meist findet man bei Anämien zugleich mit einer Herabsetzung der Zahl der roten Blutscheiben auch eine etwa dementsprechende Verminderung des Hämoglobins, eine Oligochromämie.

Indessen ist das nicht immer so. Bei manchen Anämien — das bekannteste Beispiel dafür ist die Chlorose — ist der Hämoglobingehalt oft stärker vermindert, als die Zahl der Erythrozyten. D. h. also, das einzelne rote Blutkörperchen enthält weniger Hämoglobin als normal. Bei höheren Graden dieses Zustandes läßt sich eine **Herabsetzung des Färbeindex** schon im frischen mikroskopischen Präparat erkennen. Die roten Blutkörperchen sehen blaß aus, besonders ist die Gegend der Delle zuweilen kaum noch gefärbt, während an den Rändern sich noch mehr Hämoglobin findet. Es entstehen so scheinbar ringähnliche Formen (Pessarformen) der Erythrozyten.

Eine Herabsetzung des Färbeindex ist nun keineswegs allein der Chlorose eigentümlich, sondern kommt auch bei Anämien nach Blutverlusten vor, ebenso bei der Polyzythämie. Dort ist zwar der Hämoglobingehalt höher als normal, bleibt aber doch in der Regel hinter dem zurück, was man nach Maßgabe der Vermehrung der roten Blutkörperchen erwarten sollte.

Umgekehrt kennt man auch Zustände, bei denen der Hämoglobingehalt des einzelnen roten Blutkörperchens erhöht ist. Dazu gehört die Mehrzahl der chronischen hämolytischen Anämien, z. B. die sog. progressive perniziöse Anämie, die Bothryozephalusanämie und einige andere Formen.

Die Bestimmung des Färbeindex bei schweren Anämien ist also für diagnostische Zwecke entschieden von großem Werte und gibt in zweifelhaften Fällen zuweilen Auskunft darüber, in welche Gruppe ein unklarer Fall von Anämie zu rechnen ist. Doch glaube ich nicht, daß man die Bedeutung des Färbeindex gar zu doktrinär auffassen darf. Ich habe nicht gar zu selten hämolytische Anämien ohne erhöhten Färbeindex gesehen. Ebenso ist es schon lange bekannt, daß es anderseits auch Chlorosen gibt, die nichts von einer Verminderung des

Färbeindex erkennen lassen. Den Färbeindex sollte man meines Erachtens immer unter Berücksichtigung der übrigen Symptome einer Anämie verwerten, nicht aber ihn allein zur Abgrenzung verschiedener Anämieformen heranziehen. Bei einem Verhältnis von $\dfrac{100\% \text{ Hb}}{5 \text{ Million. r. Blutk.}}$, also dem normalen, spricht man von einem Färbeindex 1. Herabsetzungen des Färbeindex bis 0,5 und Erhöhung bis 1,5 und mehr sind beobachtet worden.

In den Kapillaren wird das Oxyhämoglobin zum Teil reduziert, es verliert seinen Sauerstoff. Die vollständige Reduktion ist spektroskopisch dadurch leicht zu erkennen, daß die beiden charakteristischen Absorpitionsbänder des Oxyhämoglobins verschwinden. Diese Erscheinung läßt sich ganz gut am durchscheinenden Geweben, z. B. den Fingern oder dem Ohrläppchen erkennen, wenn man mechanisch die Zirkulation unterbricht. Nach einer Anzahl von Sekunden sind die Oxyhämoglobinstreifen im Spektrum verschwunden. Hénocque hat sich dieser Methode bedient, um die oxydative Energie der Gewebe zu bestimmen. Je schneller das Oxyhämoglobin in dem abgeschnürten Finger verschwindet, um so lebhafter soll die Gewebsatmung sein. Sehr exakte Werte dürfte die Methode kaum geben, da man ja nie sicher ist, wieviel Blut resp. Oxyhämoglobin man in dem abgeschnürten Finger hat. Vielleicht wäre es aber doch ganz lohnend, mit der Methode Versuche an zyanotischen Herzkranken oder Dyspnoikern zu machen. Man könnte Anhaltspunkte für den Grad der Sauerstoffsättigung des arteriellen Blutes in solchen Zuständen erhalten, worüber man noch gar nichts weiß.

Möglicherweise hat das Hämoglobin außer der Sauerstoffversorgung der Gewebe auch noch eine andere Aufgabe im Haushalte des Organismus. Grober hat kürzlich hervorgehoben, daß die Absorption gewisser Lichtstrahlen durch das Hämoglobin — und zwar aller Strahlen mit Ausnahme der chemisch unwirksamen roten — auch eine der biologischen Aufgaben des Hämoglobins sein könnte. Darauf war auch früher schon hingewiesen worden, besonders von Finsen und seiner Schule. (Literatur bei Grober.) Das Corium ist sehr reich an Blutgefäßen. Der ganze Körper ist also unter der Epidermis gewissermaßen von einem „roten Mantel" umgeben, der nur das Eindringen bestimmter Strahlen erlaubt.

2. Von den **sonstigen chemischen Bestandteilen der roten Blutkörperchen** bieten zurzeit nur die Lipoide größeres biologisches Interesse. Nach Wooldrige und Pascucci sind diese zum größten Teil Lezithin und Cholesterin. Diese Lipoide, die wahrscheinlich die Membran der roten Blutkörperchen bilden, sind deshalb von so großem theoretischem Interesse, weil sie in ihren wechselnden Beziehungen zueinander die Resistenz der Erythrozyten gegen gewisse hämolytisch wirkende Körper, z. B. das Kobragift, bedingen. Auch die Fähigkeit der Saponine, des Äthers, Toluols, Chloroforms, Hämolyse zu bewirken, beruht, wie besonders Köppe und Albrecht und Hedinger gezeigt haben, wahrscheinlich auf der Fähigkeit dieser Substanzen, die Hülle der roten Blutkörperchen zu verändern. Gestützt wird diese Ansicht besonders durch interessante Versuche von Pascucci, der an künstlichen Lezithin-Cholesterinmembranen überraschende Analogien zu dem Verhalten der roten Blutscheiben gegen hämolytisch wirkende Stoffe auffand. Nach Bang und Forssmann sollen es sogar lipoidähnliche Substanzen sein, die die artspezifische Hämolysinbildung auslösen. Doch haben diese Untersuchungen vorerst noch nicht allgemeine Anerkennung gefunden, speziell darf der Nachweis noch nicht als erbracht gelten, daß es wirklich die Lipoide und nicht beigemengte andere Substanzen sind, die als Antigene wirken. Näheres darüber findet sich bei Landsteiner. Diese kurzen Ausführungen über die Lipoide der Blutkörperchen sind nötig; denn, wie in dem Kapitel „Anämien" ausgeführt ist, spielen die Lipoide in der Lehre von der Pathogenese schwerer Anämien heutzutage eine wichtige Rolle.

Übrigens muß hervorgehoben werden, daß das Stroma der roten Blutscheiben nur zu etwa $\frac{1}{3}$ aus Lipoiden besteht. Den Rest bilden recht wenig bekannte Eiweißkörper vom Charakter der Globuline.

C. Die Entstehung der Erythrozyten.

Die kernlosen roten Blutscheiben sind durchweg Abkömmlinge kernhaltiger Zellen, der sog. **Erythroblasten,** die sich beim erwachsenen Menschen normalerweise nur im roten Knochenmark finden. Das Knochenmark ist gleichzeitig von Neumann und Bizzozero als Entstehungsort der roten Blutzellen erkannt worden. Dort finden sich die Erythroblasten in großer Menge. Sie sind häufig etwas größer als Erythrozyten und unterscheiden sich durch ihren Hämoglobingehalt, der in vielen Exemplaren sehr gut entwickelt ist, sowie durch ihren Kern von den anderen Zellen des Knochenmarks. Der Kern ist auffallend chromatinreich und erscheint bei Färbung mit einem Kernfarbstoff dunkler als die Kerne aller übrigen Zellen. Häufig ist, worauf Pappenheim aufmerksam gemacht hat, das Chromatin radspeichenartig angeordnet, so daß man zwischen den Chromatinfäden das darunter liegende Hämoglobin im gefärbten Präparat recht gut sehen kann. Mit dem Alter der Zelle ändert sich die Kernstruktur. Das Chromatin verteilt sich gleichmäßig über den Kern, dieser fängt an zu schrumpfen, wird pyknotisch, zuweilen sieht man auch karyorrhektische Figuren, Abschnürungen von Kernstücke etc. Das Protoplasma der Erythroblasten ist häufig nicht ausgesprochen azidophil, sondern polychromatisch. Bei Färbung mit Eosin und Methylenblau nimmt es nicht nur das Eosin an, sondern färbt sich in einer violetten Mischfarbe. Je jünger die Zelle ist, um so stärker ist in der Regel die Polychromasie resp. die Neigung, basische Farbstoffe aufzunehmen.

Die Erythroblasten vermehren sich, wie schon Neumann und Bizzozero fanden, durch Teilung. Kernteilungsfiguren sind im roten Knochenmark bei einigem Suchen meist anzutreffen. Ob daneben noch eine Entstehung von Erythroblasten aus hämoglobinfreien Zellen im postembryonalen Leben vorkommt, wird verschieden beantwortet. Unter gewissen Bedingungen, z. B. bei experimentellen posthämorrhagischen Anämien, glaube ich Bilder gesehen zu haben, die dafür zu sprechen scheinen.

Bevor die Erythroblasten in die Blutbahn treten, verlieren sie in der Regel ihren Kern. Demgemäß trifft man im Knochenmark neben kernhaltigen roten Blutkörperchen auch eine große Zahl kernloser, die sich durch gewisse Merkmale (Polychromasie) als junge, neugebildete Zellen zu erkennen geben.

Der **Verlust des Kernes** findet nach der heute am meisten verbreiteten, schon von Kölliker und Neumann vertretenen Anschauung durch intrazelluläre Auflösung statt. Die Arbeiten von Israel und Pappenheim, Heinz, Bettmann u. a. haben diese Art des Kernverlustes absolut sicher gestellt. Auch Blumenthal und ich konnten bei experimentellen Anämien Bilder beobachten, die nur so erklärt werden können. Man kann an gefärbten Präparaten geeigneter Objekte alle Stadien der Kernauflösung studieren.

Demgegenüber vertrat besonders Rindfleisch die Theorie der Kernausstoßung. Er und andere Nachuntersucher konnten unter dem Mikroskop direkt den Austritt des Kernes aus dem roten Blutkörperchen verfolgen. Auch der Befund der sog. freien Kerne, den man sehr häufig in Ausstrichpräparaten erheben kann, wurde von den Vertretern der Ausstoßungstheorie ins Feld geführt. Gegen die Beweiskraft dieser Versuche läßt sich aber, wie Nägeli bemerkt, einwenden, daß es sich dabei um ganz abnorme Verhältnisse handelt, um nekrobiotische Vorgänge, die den normalen an die Seite gestellt werden können. Ehrlich nimmt einen vermittelnden Standpunkt ein. Er glaubt, daß beide Arten der Entkernung vorkommen. Der Modus der Ausstoßung soll speziell für die Erythroblasten von normaler Größe, die Normoblasten, der der Auflösung für die sog. Megaloblasten zutreffen. Doch scheinen mir die Tatsachen, die für die Kernausstoßung von Ehrlich, Arnold, Engel, Bloch angeführt werden, nicht völlig überzeugend. Diese Frage ist also noch in der Schwebe, während eine intrazelluläre Karyolyse als sichergestellt angesehen werden kann.

Über die chemischen Vorgänge bei der Entkernung ist noch gar nichts bekannt. Wahrscheinlich liegt dabei eine fermentative Zerstörung vor. Ob Nukleasen in den roten Blutkörperchen vorkommen, scheint noch nicht untersucht zu sein.

Neben den Erythroblasten, die die Größe eines roten Blutkörperchens besitzen, den **Normoblasten,** kennt man seit Ehrlich noch eine andere Stammform der roten Blutscheiben, die sog. **Megaloblasten.** Es sind das Zellen, die doppelt so groß oder größer sind als Normoblasten, wie diese Hämoglobin enthalten, sich aber auch in der Kernstruktur von den Normoblasten unterscheiden. Der Kern ist viel chromatinärmer und zeigt ein zartes Gerüst. Ganz große Exemplare werden als Gigantoblasten bezeichnet.

Die Megaloblasten finden sich nur selten und ganz vereinzelt im normalen Knochenmark, wie Grawitz, Engel, Pappenheim gezeigt haben. Ehrlich glaubte ursprünglich, daß sie unter normalen Verhältnissen beim Erwachsenen überhaupt vermißt werden. Er und viele Nachuntersucher fanden die Megaloblasten dagegen in großer Zahl in den blutbildenden Organen des Embryo und bei gewissen Formen schwerer hämolytischer Anämien, speziell der sog. progressiven perniziösen Anämie. Ehrlich faßte demgemäß die Art der Blutbildung bei der progressiven Biermerschen Anämie als einen Rückschlag in embryonale Verhältnisse auf.

Der Vergleich mit embryonalen Verhältnissen der Blutbildung, die nach Ehrlich bestimmten Anämien eigen ist, drängt sich dadurch noch mehr auf, als auch die Lokalisation der Blutbildungsherde bei vielen Anämien an die Verhältnisse beim Embryo erinnert.

Beim **Embryo** ist die **Erythropoese** nicht auf das Knochenmark beschränkt, ja in den früheren Perioden des embryonalen Lebens beteiligt sich das Knochenmark überhaupt nicht einmal an der Blutbildung. Die ersten Erythrozyten entstehen nach Kölliker, Gilbert, van der Stricht aus den Zellen der primitiven Gefäßanlagen. Die zentral gelegenen Zellen werden zu Erythrozyten, die zunächst noch kein Hämoglobin haben, die peripheren zu Endothelien. Die Bildung der ersten roten Blutzellen findet also intrakapillär statt und zu einer Zeit, in der von Leukozyten noch nichts nachzuweisen ist. Das ist übrigens einer der Gründe, die gegen die Abstammung der Erythrozyten von weißen Blutkörperchen sprechen. Im weiteren Verlauf der embryonalen Entwickelung lokalisiert sich die Hämatopoese hauptsächlich in der Leber. Daneben ist auch die Milz zeitweilig an der Bildung der Erythrozyten beteiligt. Erst in den späteren Embryonalmonaten tritt die Blutbildung in anderen Organen immer mehr in den Hintergrund und verschwindet ganz, während sich das Knochenmark zur alleinigen Bildungsstätte der Erythrozyten entwickelt.

Bei manchen schweren Anämien ist nun ein **Wiederaufleben der Erythropoese in verschiedenen Organen,** die sonst im postembryonalen Leben nicht mehr blutbildend tätig sind, beobachtet worden. Dadurch wird die Ähnlichkeit mit embryonalen Verhältnissen (Megaloblasten!) noch mehr vervollständigt.

Mit der größten Sicherheit lassen sich Blutbildungsherde, besonders in der Milz und Leber, gelegentlich aber auch in anderen Organen, z. B. Lymphdrüsen, hervorrufen, wenn man Kaninchen längere Zeit mit blutzerstörenden Giften, etwa Phenylhydrazin, behandelt. Das haben die Arbeiten von Heinz, E. Meyer und Heineke, v. Domarus, Itami u. a. bewiesen. Es genügt zur Diagnose der extramedullären Blutbildung allerdings nicht, daß man vereinzelte, in der Milzpulpa oder in den Leberkapillaren zerstreute Erythroblasten antrifft. Diese werden sich natürlich immer finden, wenn sie in der Blutbahn kreisen. Zur sicheren Diagnose ist vielmehr der Nachweis von echten Blutbildungsherden erforderlich. Es finden sich in diesen Herden neben Erythroblasten, die Kernteilungsfiguren aufweisen können, meist auch Myelozyten, so daß ihr Aussehen nicht zu verkennen ist.

Auch bei verschiedenen Formen schwerer menschlicher Anämien ist eine extramedulläre Bildung roter Blutzellen mit Sicherheit nachgewiesen worden: so z. B. bei der perniziösen Anämie von E. Meyer und Heineke, bei ausgedehnten Knochentumoren von Kurpjuweit u. a., bei kongenitaler Lues von Hecker. Es können hier nicht alle Beobachtungen aufgeführt werden.

Am leichtesten kommt es scheinbar in der Milz zur Blutbildung, etwas seltener in der Leber. Gelegentlich können auch auch die Lymphdrüsen, die Niere, das Netz Sitz dieser Herde sein, ein Ausdruck der ehemals, im embryonalen Leben ubiquitären Verbreitung des blutbildenden Gewebes.

Im allgemeinen neigt man dazu, die extramedullären Blutbildungsherde nicht als Ansiedelungen von Normoblasten aus dem Blute anzusehen, also keine Kolonisation anzunehmen, sondern sie aus schon vorher vorhandenen, indifferenten Zellen abzuleiten, deren blutbildende Fähigkeiten geschlummert haben. Erst auf gewisse Reize hin erwacht die Funktion wieder. Welche Zellen aber als Mutterzellen der Erythroblasten anzusehen sind, läßt sich zurzeit nicht sicher sagen. Wahrscheinlich sind es Gefäßwandzellen.

Es ist klar, daß die extramedulläre Blutbildung bei Anämien im teleologischen Sinne als ein zweckmäßiger Vorgang angesehen werden kann. Ob er aber jemals praktisch wesentlich ins Gewicht fällt, muß man mit Hirschfeld als zweifelhaft bezeichnen. Viel wichtiger ist hierfür offenbar die **Ausdehnung des erythroblastischen, roten Markes auf große Partien des Skelettsystems,** die normalerweise nur Fettmark enthalten. Beim Erwachsenen ist das rote Mark nämlich auf eine Anzahl Knochen beschränkt, die hauptsächlich dem Rumpfskelett angehören, z. B. die Wirbel, Rippen, die Skapula. Werden aber an die Blutregeneration erhöhte Anforderungen gestellt, so wandelt sich auch das

Fettmark der Extremitätenknochen meist wieder mehr oder weniger in rotes Mark um. Man findet dann zwischen den Fettzellen verstreut dichte Nester von Erythroblasten, die häufig zahlreiche Kernteilungsfiguren aufweisen. Besonders gut bekannt ist das himbeergeleeähnliche, rote Mark des Femur bei der perniziösen Anämie. Diese Veränderungen des Markes können wieder zurückgehen. Werden die Anforderungen an die Blutbildung wieder geringer, so zieht sich das erythroblastische Mark vor dem Fettmark wieder an seine alten Stellen zurück.

Durch Atrophie des Fettmarkes, z. B. bei schweren Inanitionszuständen, entsteht das sog. Gallertmark.

D. Zerstörung und Regeneration der roten Blutkörperchen.

Die Lebensdauer der roten Blutscheiben ist beschränkt. Quincke glaubt, daß sie im Durchschnitt etwa 30 Tage beträgt. Es geht also jeden Tag etwa $^1/_{30}$ der roten Blutkörperchen zugrunde und wird wieder ersetzt. Mehr als Annäherungswerte können diese Zahlen allerdings nicht sein; denn es stehen uns zur Berechnung nur gewisse Anhaltspunkte zur Verfügung, z. B. die Menge des gebildeten Gallenfarbstoffes, der ja aus dem Hämoglobin entsteht.

Die Zerstörung der roten Blutkörperchen erfolgt nicht durch Hämolyse in der Blutbahn; denn sonst müßte man eigentlich konstant etwas Hämoglobin im Plasma finden. Der Zerfall findet vielmehr in bestimmten Organen statt, besonders in der Milz, aber auch in Knochenmark und Leber, in denen man sehr häufig gewiße Zellen, meist große Mononukleäre vom Typus der Metschnikoffschen Makrophagen mit phagozytierten Trümmern roter Blutscheiben beladen antrifft.

Werden rote Blutkörperchen in der Blutbahn durch irgend welche Gifte geschädigt, so treten wiederum die oben erwähnten Organe in Funktion und fangen die erkrankten Blutscheiben ab. Es kann dabei zu erheblichen Anschwellungen mancher Organe, z. B. der Milz kommen, einer Erscheinung, die als spodogener Milztumor bekannt ist.

Der chemisch nachweisbare Ausdruck des Blutzerfalls in Milz und Leber ist der hohe Eisengehalt dieser Organe. Die grundlegenden Untersuchungen von Quincke sowie die Arbeiten von Hunter haben gezeigt, daß bei jedem beschleunigten Blutzerfall der Eisengehalt von Milz und Leber zunimmt. Das Eisen stammt natürlich aus dem Hämoglobin. Es findet sich zum Teil in einer Form, in der es durch die gewöhnlichen Eisenreagentien, z. B. Ferrozyankalium und Salzsäure, dargestellt werden kann. Die eisenhaltigen Komplexe, die sich hiermit blau färben, nennt man Hämosiderine. Unter Hämosiderin ist allerdings wohl kaum eine ganz bestimmte chemische Verbindung zu verstehen. Bei allen Blutungen nach außen fehlt natürlich eine Vermehrung des Eisengehaltes in Milz und Leber.

Was geschieht mit den Resten der Erythrozyten? Ein Teil dient sicher zur Bereitung der Gallenfarbstoffe in der Leber, ein anderer Teil, und zwar wahrscheinlich gerade der eisenhaltige Komplex, wird von den blutbildenden Organen zur Neubildung roter Blutzellen verwandt.

Man weiß nicht sicher, welche Reize das Knochenmark zur Neubildung roter Blutkörperchen anregen und es zuwege bringen, daß zwischen Verbrauch und Regeneration stets ein sehr fein regulierter Gleichgewichtszustand besteht. Jeder Aderlaß, jeder Blutverlust wird in der Regel mit beschleunigter Blutbildung beantwortet und das Defizit in kurzer Zeit wieder ausgeglichen. Wodurch aber in letzter Linie die vermehrte Neubildung ausgelöst wird, läßt sich kaum sicher sagen.

Man hat zunächst an eine Wirkung des Sauerstoffmangels gedacht. In der Tat gibt es eine große Zahl verschiedener Zustände, bei denen sich vermehrte Blutbildung nachweisen läßt und zugleich auch lokaler oder allgemeiner Sauerstoffmangel besteht. Hier wäre z. B. die beschleunigte Bildung roter Blutkörperchen bei vielen kongenitalen Herzfehlern zu nennen, bei denen eine vollständige Arterialisierung des Blutes nicht erfolgen kann. Hierher gehört wahrscheinlich die verstärkte Blutbildung im Höhenklima, ferner die Blutkörperchenvermehrung während Gebrauch der Kuhnschen Lungensaugmaske. Gestützt wird diese Auffassung besonders durch ein Experiment von F. Müller. Er fand nach Unterbindung der Knochenmarkarterie im Knochenmarkvenenblut reichlich kernhaltige rote Blutkörperchen als Zeichen einer Reizung dieses Organs. Immerhin ist auch dieser Versuch nicht ganz eindeutig.

Carnot glaubt hingegen, daß nicht ein etwa vorhandener Sauerstoffmangel die blutbildenden Organe zu vermehrter Tätigkeit veranlaßt, sondern daß es sich dabei um den Ausdruck der Wirkung komplementähnlicher Substanzen handelt, die sich im Serum finden sollen und die er Hämopoetine nennt. Er sucht diese Körper dadurch nachzuweisen, daß er Serum eines anämisch gemachten Tieres einem gesunden einspritzt. Das gesunde soll im Verlaufe der nächsten Tage eine Vermehrung der Blutscheiben zeigen, die auf den Reiz der sog. Hämopoetine aus dem anämischen Serum zurückzuführen ist. Ich habe mich indessen in mehreren Versuchsreihen von der Existenz dieser Hämopoetine nicht überzeugen können, ebensowenig mehrere andere Autoren.

Dagegen konnten Ritz und Itami zeigen, daß der Blutersatz sich in der Regel schneller vollzieht, wenn die roten Blutscheiben im Organismus selbst zum Zerfall und zur Resorption kommen, als wenn sie ihm durch Aderlässe entzogen werden. Ob die zerfallenen Blutmassen oder Teile von ihnen als Reiz auf das Knochenmark wirken oder ob sie nur das Material zur Neubildung abgeben, läßt sich nicht sicher sagen. Die Wirkungen sind aber meist recht deutlich.

Immerhin sind unsere Kenntnisse über den Mechanismus der Zerstörung und Regeneration des Blutes noch ganz ungenügend. Es ist daher wenig empfehlenswert, schon jetzt den Versuch zu machen, alles von einem Punkte aus zu erklären, etwa durch Sauerstoffmangel. Eine derartige Auffassung würde übrigens auch den Anschauungen über die Regenerationsprobleme an anderen Geweben gar keine Rechnung tragen.

Auch über die Entstehung des Hämoglobins in der roten Zelle ist man ganz unzureichend orientiert. Die primären Erythroblasten haben im frühembryonalen Zustande nach Schridde ein homogenes, basophiles Protoplasma, das im Laufe der Entwickelung immer mehr und mehr den Farbenton des Hämoglobins annimmt. Daß der Kern des Erythroblasten an der Hämoglobinbildung irgendwie beteiligt, ist sehr wahrscheinlich. Macallum will mittelst mikrochemischer Methoden gesehen haben, wie in den roten Blutzellen der Amphibien eisenhaltige Verbindungen aus dem Kern in das Protoplasma diffundieren und dort das Hämoglobin bilden. Andere, wie z. B. Carracido, sind wieder geneigt, den eisenfreien, histonähnlichen Anteil des Hämoglobins, das Globin, aus Kernsubstanzen abzuleiten. Indessen muß die Lösung aller dieser Fragen der Zukunft überlassen werden.

E. Rote Zellen in der Blutbahn unter pathologischen Verhältnissen.

1. Kernhaltige rote Blutkörperchen.

Normoblasten sowohl wie Megaloblasten werden häufig bei allen Zuständen in der Blutbahn angetroffen, bei denen eine beschleunigte Blutbildung besteht. Sie zeigen alle Eigentümlichkeiten, die den sessilen Zellen des Knochenmarkes eigen sind. Sehr häufig sind in ihnen karyorrhektische Figuren zu sehen, Abschnürungen vom pyknotischen, geschrumpften Kern, Zerbröckelungen etc. Zuweilen findet man auch Kernteilungsfiguren. Die Zahl kernhaltiger roter Blutzellen ist meist gering, selbst bei schweren Anämien, vielleicht 2—300 im cmm. Man muß eine Zeitlang suchen, bis man einen Erythroblasten findet. Nur selten übersteigt ihre Zahl die der Leukozyten. Am ehesten ist das noch der Fall bei den Zuständen, die man als Blutkrisen bezeichnet. Es handelt sich dabei um schnell einsetzende und oft auch schnell wieder verschwindende Mehrleistungen des Knochenmarkes, die häufig mit einer

Besserung der anämischen Beschaffenheit des Blutes einhergehen. (Tafel I, Fig. 2.)

Manche Tiere, z. B. der Hund, haben schon unter normalen Verhältnissen vereinzelte Normoblasten im zirkulierenden Blute. Beim Menschen dürfte ihre Anwesenheit stets ein Zeichen beschleunigter Blutbildung sein. Aber man darf diesen Satz nicht umkehren; nicht jede beschleunigte Blutbildung verrät sich durch die Anwesenheit kernhaltiger Roter in der Blutbahn. So werden sie z. B. nach einem einmaligen Aderlaß im menschlichen Blut in der Regel vermißt, obwohl niemand daran zweifeln kann, daß danach eine vermehrte Blutbildung einsetzt.

Bei allen schwereren Anämien hat man aber in ihnen einen recht guten Anhaltspunkt für die Leistungsfähigkeit des Knochenmarkes.

Nach Versuchen von Rehn und mir scheinen die kernhaltigen Roten leicht in verschiedenen Kapillaren, z. B. den Milzkapillaren, stecken zu bleiben. Auch das kann ihre Abwesenheit im zirkulierenden Blute trotz lebhafter Regeneration bei gewissen Anämien erklären.

Megaloblasten können immer dann auftreten, wenn sie sich im Knochenmark finden, z. B. während des Embryonallebens, bei perniziöser Anämie, bei vielen Kinderanämien. Bei Kindern kommt es besonders leicht zum sog. Rückschlag in den embryonalen Typus der Blutbildung.

Bei der myeloischen Leukämie und ausgedehnten Knochentumoren finden sich fast regelmäßig Erythroblasten im Blute, offenbar als Ausdruck der Reizung des erythroblastischen Markgewebes durch Wucherung anderer Zellen.

2. Poikilozytose und Anisozytose.

Unter **Poikilozytose** versteht man seit Quincke Änderungen der äußeren Gestalt der Erythrozyten. Statt der runden, bikonkaven Scheiben sieht man da ganz unregelmäßig, oft bizarr gestaltete Gebilde, längliche Birnenformen, Scheiben mit mehreren Ausläufern etc. Diesen Poikilozyten wird die Fähigkeit spontaner Bewegung zugeschrieben. (?) Hayem hat sie daher auch als Pseudoparasiten bezeichnet. Die Poikilozytose hat keine große diagnostische Bedeutung, speziell ist sie nicht, wie man früher vermutet hatte, für perniziöse Anämie charakteristisch. Sie kommt auch bei anderen Anämien, ja sogar bei der Chlorose vor. Im allgemeinen kann man sagen: Je schwerer eine Anämie ist, um so ausgeprägter ist auch die Poikilozytose. Der Satz erleidet aber zahlreiche Ausnahmen. Daß die Poikilozytose durch Veränderung der Isotonie des Blutserums entsteht, wie seit Ehrlich gelehrt wird, halte ich nicht für sicher gestellt. Dort, wo wirkliche Isotonieveränderungen sich finden, z. B. bei der Urämie, fehlt die Poikilozytose meist ganz. Wahrscheinlich wird es wohl sehr wesentlich auch auf die Beschaffenheit der roten Blutscheiben ankommen.

Während unter normalen Verhältnissen die roten Blutscheiben nur geringe Größenunterschiede aufweisen, kommen bei manchen Krankheiten große Differenzen vor. Man bezeichnet diesen Zustand als **Anisozytose**. Besonders große Blutscheiben werden häufig bei der perniziösen Anämie gefunden. Sie stammen von den Megaloblasten ab und entstehen aus ihnen nach Auflösung des Kerns. Ob es auch Megalozytenbildung durch Quellung resp. Plasmaaufnahme gibt, wie Grawitz vermutet, muß dahingestellt bleiben. Mikrozyten, besonders kleine Blutscheiben, trifft man bei verschiedenen Anämien. Sie dürften wohl in der Regel aus abnorm kleinen Erythroblasten hervorgehen. Außerdem wird für sie auch noch ein Entstehungsmodus durch Zerfall größerer Blutzellen angenommen. (Tafel I, Fig. 3.)

3. Polychromasie und basophile Körnelung der Erythrozyten.

a) Ehrlich fand bei zahlreichen anämischen Zuständen Erythrozyten im strömenden Blute, die sich durch ihre Neigung, basische Farbstoffe aufzunehmen, von normalen unterscheiden. Die Zellen nehmen bei Färbung mit Eosin-Methylenblau beide Farbstoffe an und werden deswegen polychromatisch genannt. Sie stechen bei dieser Färbung von den anderen, rot gefärbten Erythrozyten durch ihren grauvioletten Ton ab Am besten eignet sich zu ihrer Darstellung die einfache Methylenblaufärbung. Die normalen Erythrozyten erscheinen leicht grünlich, die polychromatischen mehr oder weniger blau gefärbt. (Vgl. Tafel I, Fig. 2.)

Der **Polychromasie** begegnet man sehr häufig in den roten Zellen des Knochenmarks. Die kernhaltigen und auch die kernlosen Zellen des Knochenmarks sind häufig polychromatisch. Nach Pappenheim muß man indessen zwischen der primären Polychromasie kernhaltiger und der sekundären kernloser Erythrozyten unterscheiden. Die reifen Normoblasten sind meist nicht mehr polychromatisch, können es aber während der Entkernung wahrscheinlich wieder werden. Alles deutet darauf hin, daß auch die sekundäre Polychromasie der kernlosen Zellen ein Zeichen der Jugend sein kann. Diese Anschauung, die zuerst von Askanazy, Gabritschewski u. a. vertreten wurde, ist heute allgemein angenommen. Dafür spricht neben ihrem reichlichen Vorkommen im Knochenmark auch die Tatsache, daß manche Tiere schon normalerweise stets polychromatische Blutkörperchen in der Blutbahn führen. Ferner konnten Warburg und ich feststellen, daß lebhafte Atemvorgänge im Blute (s. bei Biologie der Erythrozyten) fast regelmäßig mit ausgedehnter Polychromasie einhergehen. Die Atemvorgänge müssen aber auf den Gaswechsel junger kernloser roter Zellen bezogen werden. Wahrscheinlich ist die Polychromasie der jungen Zellen nicht auf die Anwesenheit einer anderen, weniger oxyphilen Art von Hämoglobin, sondern auf die Beziehungen zwischen dem basophilen Stroma und dem oxyphilen Hämoglobin zurückzuführen. Diese sind in jungen Scheiben vermutlich andere, als in älteren.

Die Polychromasie braucht aber nicht immer ein Zeichen der Jugend zu sein. Wie Ehrlich zuerst gelehrt hatte und wie auch neuere Forscher, z. B. Pappenheim und Nägeli betonen, gibt es auch eine sog. Alterspolychromasie. Sie tritt als Zeichen degenerativer Veränderungen in absterbenden roten Blutkörperchen auf, z. B. in extravaskulären Blutergüssen.

Die differentialdiagnostische Bedeutung der Polychromasie ist gering. Sie kann bei den verschiedensten Zuständen auftreten. Stärkere Polychromasie darf für die Annahme einer beschleunigten Blutbildung verwendet werden.

b) Viel seltener sieht man innerhalb der sonst homogenen roten Blutkörperchen kleinere oder größere, scharf begrenzte Gebilde, die bei Methylenblaufärbung begierig den Farbstoff aufnehmen. Die betreffende Zelle sieht dann getüpfelt aus. Bald handelt es sich um gröbere, spärlichere Körnchen von ungleicher Größe, die von allen Autoren als Kernreste gedeutet werden, bald wieder um ungemein zahlreiche, sehr feine Körnchen von gleicher Größe. Man bezeichnet diese zweite Art der Veränderung als **basophile Körnelung** oder **Punktierung der roten Blutscheiben**. Auch sie läßt sich leicht mit Methylenblaufärbung nachweisen. (Tafel I, Fig. 3.)

Die Körnelung wurde zuerst von Ehrlich und v. Noorden gesehen, später von Schaumann, Grawitz u. a. genauer studiert.

Die basophile Körnelung wird heute von den meisten Autoren nach dem Vorgange von Nägeli als eine regeneratorische Erscheinung, nicht als Zeichen der Degeneration aufgefaßt. Es handelt sich dabei vermutlich um eine Form pathologischer Regeneration, die besonders unter der Einwirkung gewisser Blutgifte zustande kommt. Obwohl die Granula sich färberisch nicht durchaus wie Kernsubstanzen verhalten (sie färben sich mit Pyronin rot), neigen doch eine Reihe von Beobachtern, z. B. Sabrazès, E. Meyer und Speroni u. a. dazu, die Körnchen vom Kern abzuleiten. Sie lassen sich experimentell nur bei solchen Tieren erzeugen, die normalerweise kernlose Erythrozyten haben.

In neuerer Zeit ist von verschiedenen Seiten darauf hingewiesen worden, daß Polychromasie und basophile Körnelung wahrscheinlich in sehr naher Beziehung zueinander stehen. Vielleicht ist die basophile Körnelung nur eine besondere Abart der Polychromasie. Jedenfalls scheint man niemals basophil gekörnte Erythrozyten zu finden, ohne daß daneben auch polychromatische vorhanden sind.

Die praktische Bedeutung der basophilen Körnelung liegt in ihrem häufigen Auftreten bei gewissen gewerblichen Vergiftungen, besonders der Bleivergiftung. Wie die umfassenden Untersuchungen von P. Schmidt gezeigt haben, kann der Nachweis basophil gekörnter roter Blutkörperchen für die Frühdiagnose der Bleivergiftung von der größten Bedeutung sein. Diese Erscheinung kann allen anderen lange vorhergehen. In manchen Betrieben, in denen die Arbeiter mit Blei zu tun haben, sind neuerdings regelmäßige Blutuntersuchungen eingeführt worden. Dadurch läßt sich gewiß der Eintritt mancher Bleiintoxikation verhüten. Auch experimentell kann man, wie Grawitz, O. Moritz, Sabrazès fanden, durch Bleisalze die basophile Körnelung bei vielen Tieren mit großer Konstanz hervorrufen. Kleinere Dosen führen zum Auftreten solcher Zellen im Blute, größere bringen sie zum Verschwinden, eine Tatsache, die von Nägeli zur weiteren Begründung seiner Auffassung vom regenerativen Charakter der Granulation, besonders gegen Grawitz angeführt wird. Neuerdings ist man allerdings wieder geneigt, die Bedeutung der basophilen Körnelung für die Frühdiagnose der Bleivergiftung geringer einzuschätzen.

Zuweilen findet sich die basophile Körnelung auch in kernhaltigen Blutkörperchen. Auch im Knochenmark wurde sie, wenn auch nicht eben häufig, von Pappenheim, Nägeli u. a. gefunden, und zwar auch in Fällen, in denen sie im peripheren Blute ganz oder fast ganz vermißt wurde.

Übrigens kommt die basophile Körnelung keineswegs allein bei der Bleivergiftung vor, sondern wird bei allen möglichen Anämien gefunden, am häufigsten, aber nicht regelmäßig, bei der progressiven perniziösen Anämie. Bei Blutungen nach außen ist sie nur ganz selten beobachtet worden.

Eine ähnliche Punktierung der roten Blutscheiben haben Ruge und Maurer bei Malaria gefunden; sie ist aber wahrscheinlich nicht völlig identisch mit der gewöhnlichen basophilen Körnelung.

c) Im Anschluß hieran mögen noch kurz die ringförmigen Einschlüsse erwähnt werden, die besonders von Cabot und Schleip in roten Blutkörperchen bei verschiedenen Anämien mit Giemsafärbung dargestellt worden sind. Es handelt sich dabei um zarte Ringe oder Schleifen, die nach Schleip vielleicht als Kernreste gedeutet werden dürfen. Mehrere andere Autoren haben in neuester Zeit ähnliche Befunde mitgeteilt.

d) Eine besondere Farbreaktion im Blute der Diabetiker ist von Bremer beschrieben worden. Färbt man diabetisches Blut, das in dicker Schicht auf dem Objektträger aufgestrichen ist, mit Methylenblau, so erscheint es gelblich, während normales Blut eine blaugrünliche Färbung annimmt. Die Reaktion beruht offenbar auf der Anwesenheit von Traubenzucker im Blute. Denn auch normale Blutkörperchen geben die Reaktion, wenn sie mit traubenzuckerhaltigen Lösungen behandelt werden. Praktische Bedeutung kommt der Bremerschen Reaktion nicht zu.

F. Die Resistenz der roten Blutkörperchen.

Die roten Blutscheiben sind für Wasser und für eine Reihe von elektronegativen Ionen wie Cl, NO_3 etc. durchgängig. Undurchgängig sind sie für Salze. In hypotonischen Salzlösungen nehmen die Erythrozyten Wasser auf, sie quellen. Erreicht die Quellung höhere Grade, so tritt Hämoglobin aus ihnen in die umgebende Flüssigkeit, es erfolgt also Hämolyse. Dabei muß hervorgehoben werden, daß nicht jede Veränderung des osmotischen Druckes der umgebenden Flüssigkeit zu Hämolyse führt. Die für die roten Blutkörperchen isotone Kochsalzlösung ist die 0,9%-ige, sog. physiologische Lösung. In ihr bleibt das Volumen der roten Blutscheiben unverändert. In Lösungen von 0,7 oder 0,6 % NaCl quellen sie zwar auf, geben aber doch noch kein Hämoglobin ab. Sie besitzen also eine gewisse Resistenz gegenüber Schwankungen des osmotischen Druckes. Erst wenn die Konzentration der Salzlösung auf weniger als 0,5% sinkt, beginnt ein Teil, aber auch noch nicht die Gesamtheit der Erythrozyten ihr Hämoglobin zu verlieren. Bei einer Konzentration von 0,32% werden beim Menschen in der Regel alle aufgelöst. Die einzelnen Blutkörperchen verhalten sich also gegen Schwankungen des osmotischen Druckes verschieden. Die Konzentration, bei der eben Hämolyse eintritt, wird als minimale, die, bei der alle Blutkörperchen eben aufgelöst werden, als maximale Resistenz bezeichnet. Dazwischen liegt die Resistenzbreite.

Man ermittelt in der Regel diese Werte nach einer von Hamburger angegebenen Methode. Brauchbare Modifikationen dieser Methode sind von Vaquez und Ribièrre und Viola mitgeteilt worden. Nach Hamburger stellt man sich eine größere Anzahl Kochsalzlösungen dar, deren Konzentrationen um 0,01% auseinanderliegen. In der Regel dürfte es für menschliches Blut genügen, nur die Lösungen von 0,5—0,3% herzustellen. Je 2 ccm der verschiedenen Kochsalzlösungen kommen in kleine Reagenz- oder Zentrifugengläser. In jedes Gläschen gibt man dann 0,05 ccm Blut, läßt die Röhrchen ¼ Stunde ruhig stehen, zentrifugiert und sieht nach, bei welcher Konzentration die Hämolyse beginnt und bei welcher sie komplett ist. Man hat dann die maximale und minimale Resistenz sowie die Resistenzbreite. Besser ist es vielleicht nicht mit Blut, sondern mit gewaschenen roten Blutkörperchen zu arbeiten.

Malassez und Chanel empfahlen die Erythrozyten zu zählen und nicht einfach makroskopisch den Eintritt der Hämolyse zu konstatieren. Dadurch bekommt man einen genaueren, zahlenmäßigen Eindruck von dem Mengenverhältnis zwischen resistenten und weniger resistenten Erythrozyten. Doch wird die zweite Methode nur wenig geübt, nachdem sich Vaquez gegen sie ausgesprochen hatte.

Die Resistenzbreite der normalen Erythrozyten des Menschen liegt etwa zwischen 0,44 und 0,34—0,32%iger NaCl-Lösung. Bei Neugeborenen fand Viola die Resistenz besonders hoch. Er glaubt, daß junge Erythrozyten im allgemeinen einen stärkeren Grad von Resistenz haben als ältere, die schon dem Untergange verfallen sind. Demgemäß soll sich die Resistenz im höheren Alter vermindern.

Sehr wichtig sind die Resultate der besonders in Frankreich viel geübten Resistenzuntersuchungen für die Pathologie bisher nicht geworden. Es herrscht vielfach auch noch keine rechte Übereinstimmung über die Befunde (vgl. das Sammelreferat von Ribièrre).

Allgemein wird eine Steigerung der Resistenz im Ikterus zugegeben. Die Resistenz kann sich, wie v. Limbeck, Maragliano, Lang gefunden haben, zwischen 0,3 und 0,24%, bewegen, während sie normal zwischen 0,44 und 0,32 liegt. Die Ursache dieser Resistenzsteigerung ist unklar. Einige Autoren hatten versucht, sie auf Zerstörung der weniger widerstandsfähigen Erythrozyten durch die hämolysierende Wirkung der Gallensalze zu beziehen. Das geht aber nicht an; denn auch die Grenze der maximalen Resistenz ist verschoben. Vaquez und Ribièrre wollen die Resistenzvermehrung auch in vitro bei Behandlung von Blut mit Galle erhalten haben. Das würde also für eine direkte Wirkung der Galle sprechen. Andere, wie z. B. Viola, denken mehr daran, daß unter dem Einfluß der ikterischen Veränderung aus noch unbekannten Gründen besonders resistente Erythrozyten entstehen.

Von gewisser Bedeutung ist vielleicht noch die Resistenzvermehrung der Erythrozyten bei Karzinomen. Ziemlich regelmäßig ist die Resistenzsteigerung nach Lang beim Magenkarzinom nachzuweisen und besitzt hier vielleicht eine gewisse diagnostische Bedeutung. Vaquez und Laubry geben zwar an, daß nur Ikterus und Karzinom zu nennenswerten Resistenzsteigerungen der Erythrozyten führen, finden aber die Erscheinung bei Karzinom so wenig konstant, daß sie ihr größeren diagnostischen Wert absprechen.

Viel untersucht ist natürlich die Resistenz bei Anämien verschiedener Art. Besonders bei hämolytischen Anämien sollte man — wenigstens vom teleologischen Standpunkte aus — eine Vermehrung der Resistenz erwarten. In der Tat haben Bard, Courmont u. a. bei perniziösen Anämien verschiedener Art eine Resistenzsteigerung gefunden. Dagegen berichten Maragliano und Castellino von einer Verminderung. Die Resultate sind also inkonstant. Nach Jakuschewsky liegt das daran, daß bei schweren Anämien Krankheitsperioden mit verstärkter und abgeschwächter Resistenz miteinander abwechseln. Die verstärkte Resistenz soll besonders in Zeiten stärkerer hämolytischer Wirkungen auf das Blut hervortreten.

Sonstige wichtigere Befunde aus der menschlichen Pathologie sind mir nicht bekannt. Alle diese Untersuchungen leiden an dem großen Mangel, daß man nur die Resistenz gegen Änderungen des osmotischen Druckes untersucht. Es ist aber sehr unwahrscheinlich, daß diese osmotische Resistenz immer ein sicheres Bild gibt von der Resistenz der Erythrozyten gegen die im Körper wirksamen, Blut destruierenden Kräfte. Das sind doch sicher ganz andere Vorgänge, als Änderungen des osmotischen Druckes. Man hat zwar auch die Resistenz der Erythrozyten gegen Hitze, Kompression, gegen den elektrischen Strom zu bestimmen gesucht, ebenso gegen Äther, Chloroform, hämolytisch wirkende Sera etc., ohne dadurch aber irgend etwas Neues erreicht zu haben.

Von Bedeutung scheinen mir dagegen die Versuche von Itami und Pratt. Pratt und ich haben ermittelt, daß es bei der experimentellen Anämie durch Blutgifte (Phenylhydrazin) beim Kaninchen zu einer oft enormen Steigerung der maximalen Resistenz kommt. Zuweilen kann man sogar mit destilliertem Wasser keine völlige Hämolyse bekommen. Die Ursache dieser Resistenzvermehrung ist vielleicht eine Vermehrung der Stromabestandteile. Die resistenten Erythrozyten haben nämlich oft mehr als 10 mal mehr Stroma als normale, wie Itami und Pratt fanden. Ich habe für diese Erscheinung die Bezeichnung **„Pachydermie der Erythrozyten"** vorgeschlagen. Wie sich andere experimentelle Blutgiftanämien in dieser Beziehung verhalten, ist wohl noch nicht untersucht. Jedenfalls tritt aber bei der Anämie durch Phenylhydrazin eine so erhebliche Steigerung der Resistenz ein, wie sie bisher überhaupt noch nicht beobachtet wurde, eine Veränderung, die mit einer enormen Vermehrung des Stromas einhergeht. Man sollte untersuchen, ob auch in den roten Blutscheiben des Ikterischen die Stromabestandteile vermehrt, ob sie also auch pachyderm sind. Auf so starke Differenzen gegenüber dem normalen, wie bei der Anämie durch Phenylhydrazin, wird man allerdings nicht rechnen dürfen.

Allerdings wird der Zusammenhang zwischen der Resistenzsteigerung und dem Stromaphänomen neuerdings bestritten. Weitere Untersuchungen sind daher notwendig.

G. Einige Beobachtungen über die Biologie der Erythrozyten.

Die roten Blutscheiben der Säuger haben keinen Kern mehr, sie sind also keine Zellen im strengen Sinne des Wortes. Man nimmt allgemein an, daß sie höchstens eine vita minima haben können und sich im Zustand einer langsam verlaufenden Nekrobiose befinden. Das ist sicher richtig; denn das beste Zeichen des Lebens, eine innere Atmung, läßt sich bei kernlosen roten Blutkörperchen nicht nachweisen. Überläßt man arterielles Blut in einem geschlossenen Gefäß bei Bruttemperatur und unter Luftabschluß sich selbst, so tritt selbst im Verlaufe vieler Stunden nur eine eben nachweisbare Abnahme des Sauerstoffgehaltes ein, die wohl vornehmlich auf den Gaswechsel der Leukozyten bezogen werden muß. Jedenfalls haben kernlose rote Blutscheiben normalerweise nur einen kaum meßbaren Gaswechsel, wie Warburg fand.

Ganz anders verhält sich das Blut bei gewissen Anämien, z. B. den experimentellen Blutgift- oder Aderlaßanämien. Hier wird es im Brutschrank oft schon nach kurzer Zeit, in $\frac{1}{4}$—$\frac{1}{2}$ Stunde, völlig dunkel. Es enthält keinen Sauerstoff mehr. Statt seiner findet man eine entsprechende Menge Kohlensäure. Meine Untersuchungen haben dann weiterhin gezeigt, daß diese Erscheinung, die man als Atmung bezeichnen muß, nicht auf den respiratorischen Gaswechsel der kernhaltigen Elemente (Leukozyten resp. kernhaltige Rote) bezogen werden darf. Man hat es hier mit der Atmung kernloser roter Blutkörperchen zu tun, und zwar sind es die jungen, kernlosen Erythrozyten, denen diese Fähigkeit zukommt. Je lebhafter die Regeneration des Blutes ist, je mehr junge Erythrozyten kreisen, um so lebhafter ist auch ceteris paribus (Leukozyten!) der Sauerstoffverbrauch und die Kohlensäurebildung im Blute.

Es ist klar, daß man eine Erscheinung vor sich hat, die uns einen quantitativen Einblick in die Intensität der Regenerationsvorgänge geben kann. Früher ist hervorgehoben worden, daß die morphologische Untersuchung des Blutes hier häufig versagt. Man begegnet recht oft Anämien mit guter Regeneration, denen man keine kernhaltigen Roten findet. Der Befund einer Polychromasie ist nicht eindeutig, da es ja Jugend- und Alterspolychromasien gibt. Hier könnte die „Methode der Sauerstoffzehrung" sichere Auskunft geben. Sie ist auch im menschlichen Blute recht genau. Nach einem Aderlaß von 300 resp. 400 ccm stieg die Sauerstoffzehrung meines Blutes bei gleicher Leukozytenzahl in den nächsten Tagen bis auf das Doppelte des normalen Wertes, kernhaltige Rote waren dabei nicht zu finden.

Zur Ausführung der Untersuchung auf Sauerstoffzehrung entnimmt man dem Patienten etwa 10 ccm Blut aus der gestauten Armvene. Das Blut wird steril defibriniert, Erythrozyten und kernhaltige Elemente gezählt. Dann sättigt man das kolierte Blut durch 10 Minuten langes Schütteln mit Sauerstoff, füllt eine kleine Menge in eine sterile, mit einer Glasperle und gut schließendem Deckel versehenes Gläschen ab und stellt es 5 Stunden in den Brutschrank. Mit dem Rest des Blutes wird sofort eine O_2-Bestimmung gemacht, mit dem im Brutschrank befindlichen nach 5 Stunden. Die Differenz des O_2-Gehaltes ergibt die Stärke der O_2-Zehrung. Normalerweise verschwinden hierbei aus dem menschlichen Blut etwa $0,8\% O_2$, also 4—5% des vorhandenen O_2. Bei manchen menschlichen Anämien können mehr als 60% verschwinden. (Vgl. Morawitz u. Itami, Arch. f. klin. Med. Bd. 100.)

Zur O_2-Bestimmung benutzte ich die Methode von Barcroft-Haldane. Es dürfte aber auch genügen, das Blut einfach 5 Stunden in den Brutschrank zu stellen. Ist es dann deutlich dunkler geworden, so liegt eine verstärkte Sauerstoffzehrung vor.

Bei sehr hohen Leukozytenzahlen (z. B. Leukämie) ist die Methode nicht anwendbar. Durch langsames Defibrinieren läßt sich ein Teil der Leukozyten mit dem Fibrinnetz entfernen.

Über den chemischen Vorgang, der dieser Atmung zugrunde liegt, weiß man nichts. Man könnte ja zunächst daran denken, daß es sich um die Oxydation von Kernresten handelt, die morphologisch nicht mehr nachweisbar in den Erythrozyten verteilt sind. Die Bemühungen von Warburg und mir, in solchen atmenden Erythrozyten sichere Kernbestandteile zu finden, haben indessen zu keinem Resultat geführt. Dieser negative Befund ist aber vielleicht deswegen von Interesse, weil nach manchen Autoren, z. B. Jaques Loeb, der Kern für den Atemvorgang unentbehrlich sein soll. Hier hat man nun kernlose Elemente, die die Fähigkeit des O_2-Verbrauches und der CO_2-Bildung noch einige Zeit bewahren.

Wie Abderhalden und seine Mitarbeiter zeigten, enthalten die roten Blutkörperchen Fermente, die Polypeptide spalten. Ferner können ihre Stromata Gerinnung hervorrufen, was man seit Naunyns Untersuchungen weiß.

Sonst ist über biologische Funktionen der Erythrozyten bisher noch nichts bekannt.

X. Die weißen Blutzellen.

A. Die weißen Zellen des Blutes. Ihre Zahl.

Die weißen Blutzellen sind im ungefärbten Präparat durch ihren Mangel an Hämoglobin, ihre meist etwas unregelmäßigere Begrenzung und ihr körniges Protoplasma von den roten Blutscheiben leicht zu unterscheiden. (Vgl. Tafel I, Fig. 1.)

Obwohl sie schon seit mehr als 100 Jahren (Hewson 1770) bekannt sind, hat man doch erst seit Entdeckung der Leukämie durch Virchow und seit den klassischen Untersuchungen Cohnheims über ihre Rolle bei der Entzündung sich eingehender mit ihnen beschäftigt. Virchow kannte bereits den Unterschied zwischen Leuko- und Lymphozyten. Immerhin war die Kenntnis der einzelnen Leukozytenformen noch sehr ungenügend, bis Ehrlich nach Einführung des gefärbten Trockenpräparates den Grundstein zu unseren heutigen Anschauungen legte.

Durch das Studium des gefärbten Trockenpräparates erkannte Ehrlich, daß schon im normalen Blute viel mehr verschiedene Leukozytenarten sich vorfinden, als man bis dahin vermutet hatte. Er fand in einem Teil der Leukozyten **Granulationen.** Diese Granula sind für die einzelnen Leukozytenarten spezifisch, d. h. ein Leukozyt kann nur eine Art von Granulation enthalten. Demgemäß schied Ehrlich die Leukozyten zum Teil auf Grund ihrer spezifischen Granulationen in verschiedene Klassen. Man hat später versucht, an dieser Einteilung zu rütteln, indem man z. B. anführte, daß in einer Zelle gleichzeitig zwei verschiedene Granulaarten vorkommen können. In der Tat kann man sich, wie vor allem Arnold zeigte, leicht davon überzeugen, daß zuweilen in eosinophilen Zellen neben den azidophilen auch mehr oder weniger reichlich basophile Granulationen vorhanden sind. Das spricht aber, worauf von verschiedenen Seiten, besonders auch von Ehrlich hingewiesen wurde, nicht entfernt gegen die Spezifität der Granula. Es läßt sich der Nachweis erbringen, daß es sich hierbei nicht um gleichzeitiges Vorkommen verschiedener Granula in einer Zelle, sondern um Reifungszustände der Granula handelt. Junge Granula haben meist basophile Affinitäten, die erst im Laufe der Zeit in oxyphile übergehen können.

Das zweite wichtige Kriterium, das zur Einteilung herangezogen werden muß, ist die Struktur und **Form des Kerns.** Man hat sich lange Zeit vielleicht zu ausschließlich mit den Granulationen beschäftigt. Erst neuerdings beginnt man auf Grund der Arbeiten von Nägeli, Pappenheim, Arneth, Grawitz auch dem Kern und dem Protoplama größere Aufmerksamkeit zuzuwenden.

Drittens kämen als Einteilungsprinzip Verschiedenheiten in der **chemischen Zusammensetzung** und der fermentativen Bedeutung der weißen Blutzellen in Betracht. Indessen weiß man darüber noch so wenig, unsere Kenntnisse befinden sich da noch so sehr in den Anfangsstadien, daß vorläufig noch große Zurückhaltung am Platze ist. Ich zweifle aber nicht daran, daß die chemische und biologische Forschung uns einmal noch über manche Streitfragen, z. B. über die Stellung der lymphozytenähnlichen Zellen des Knochenmarks, aufklären wird.

1. Die neutrophilen polymorphkernigen Leukozyten.

Diese Zellart dominiert im strömenden Blute. Beim Erwachsenen sind etwa 65—75% aller weichen Blutzellen neutrophile polymorphkernige Leukozyten. Es sind das dieselben Elemente, die schon früh als ,,Eiterkörperchen" bekannt geworden sind.

Es sind Zellen mit einem Durchmesser von etwa 10—12 μ, also etwas größer als rote Blutscheiben. Der Kern zeigt meist einen merkwürdigen komplizierten Bau: er besteht aus einem langen schmalen Kernstabe, der in eine größere Anzahl klumpiger Anschwellungen und Schleifen gegliedert ist. Diese stehen untereinander durch ganz feine, fadenartige Brücken von Chromatin in Verbindung. Früher hat man vielfach diese Verbindungen übersehen und die Zellen als ,,polynukleäre" Leukozyten bezeichnet. Der Kern ist ziemlich chromatinreich, läßt aber nach Grawitz das ultraviolette Licht viel besser hindurchtreten als der Kern der Erythroblasten oder Lymphozyten.

Abgesehen von der Kernform charakterisiert diese Zellen noch die Anwesenheit einer großen Zahl feiner, sog. neutrophiler Granulationen im Protoplasma. Die Granulationen nehmen also in Gemischen saurer und basischer Farbstoffe eine Mischfarbe an. Sie erscheinen z. B. bei Triazidfärbung rotviolett. Oft aber, besonders bei Färbung mit eosinsaurem Methylenblau oder Triazid nach stärkerer Hitzefixation sehen die Granula fast rein rot aus, verhalten sich also oxyphil. Dadurch erwächst dem Anfänger eine gewisse Schwierigkeit. Er spricht dann häufig die neutrophilen Zellen als eosinophile an. Die grobe Körnelung der eosinophilen Zellen kann aber bei einiger Vorsicht mit der zarten Granulation der neutrophilen kaum verwechselt werden. Das Protoplasma selbst ist zart und leicht oxyphil.

Neutrophile Granulationen finden sich nur beim Menschen, Hund und Affen. Beim Hund ist die Granulation aber häufig nur schlecht ausgebildet, man findet viele polymorphkernige Zellen, die überhaupt keine Granula führen. Bei anderen Tieren, z. B. dem Kaninchen, wird der neutrophil granulierte Leukozyt durch eine Form ersetzt, die gröbere, stärker azidophile, sog. pseudoeosinophile Granulationen hat. ,,Pseudo"eosinophil werden diese Granula genannt, weil die Kaninchen, ebenso wie alle Säugetiere, daneben noch Zellen mit echten, groben, eosinophilen Granulationen haben.

Die neutrophilen polymorphkernigen Leukozyten spielen im Leben des Organismus offenbar eine wichtige Rolle. Besonders haben sie durch ihre Eigenschaft, Bakterien aufzunehmen und abzutöten, große Bedeutung für den Verlauf und die Heilung von Infektionskrankheiten. Arneth hat versucht, die Veränderungen der neutrophilen Polymorphkernigen von diesen Gesichtspunkten aus unter pathologischen Verhältnissen, besonders bei Infektionen, näher zu studieren. Die wichtigsten Befunde dieser Untersuchungen sind folgende: Die Neutrophilen stammen, wie man seit Ehrlich weiß, von Zellen ab, die einen einfach gebauten, runden oder ovalen Kern haben. Im Laufe der Entwickelung differenziert sich der Kern mehr und mehr, es entstehen die komplizierten, aus mehreren Stücken bestehenden Kernfiguren, die bei Färbung mit Triazid, das die Kernbrücken schlecht oder gar nicht darstellt, sich unter der Erscheinung mehrerer Kernstücke präsentieren. Je mehr Kernfragmente eine Zelle hat, um so älter ist sie nach der Auffassung Arneths. Je einfacher gebaut der Kern erscheint, um so jünger ist die Zelle. Die polymorphkernigen Leukozyten zerfallen demnach wieder in mehrere Klassen nach ihrer Kernbeschaffenheit. Die erste und jüngste Klasse wird aus Zellen mit einem runden oder ovalen Kern gebildet, die zweite aus Zellen mit zwei Kernfragmenten etc. Arneth unterscheidet 5 Klassen, die erste enthält die jüngsten Zellen. Normalerweise fällt die Mehrzahl der Polymorphkernigen in die Klassen 2 und 3, mit zwei oder drei Kernfragmenten.

Bei vielen Krankheiten erleidet das „neutrophile Blutbild" Veränderungen. Häufig sieht man da nämlich eine Zunahme der Zellen mit einfach gebautem Kern, also junger Zellen nach Arneth. Die Veränderung wird als „Verschiebung des neutrophilen Blutbildes nach links" bezeichnet; ein Audruck, der von der schematischen Darstellung dieser Verhältnisse, wie sie Arneth gegeben hat, herrührt. Aus der Verschiebung des Blutbildes bei gleichzeitiger Berücksichtigung der Leukozytenzahl sucht Arneth Anhaltspunkte für Neubildung und Zerfall der Leukozyten bei Infektionskrankheiten zu gewinnen; z. B. würde ein Fehlen jugendlicher Formen der Klasse 1, verbunden mit Abnahme der Leukozytenzahl für mangelhafte Neubildung bei rascher Zerstörung sprechen usw. Hieraus könnten, falls alle Voraussetzungen richtig sind, auch prognostische Anhaltspunkte gewonnen werden.

Die ganze Arnethsche Lehre hat besonders in der letzten Zeit schwere Angriffe erfahren. Pollitzer, Brugsch, Grawitz u. a. haben sie einer scharfen Kritik unterworfen, die mir aber nur teilweise berechtigt zu sein scheint. Gewiß ist zuzugeben, daß Arneth in seinen prognostischen und therapeutischen Schlußfolgerungen viel zu weit gegangen ist und die Bedeutung seiner Befunde sicher überschätzt hat. Aber das kann noch kein Grund sein, die Lehre a limine zu verdammen. Speziell glaube ich auch, wie Pappenheim, Nägeli u. a., daß junge Polymorphkernige einen einfacher gebauten Kern haben als ältere. Es ist meines Erachtens kaum möglich, die Kernform als etwas ganz Variables anzusehen, als eine Erscheinung, die vom jeweiligen Bewegungszustand des Leukozyten abhängig und starken, schnellen Veränderungen unterworfen ist, wie Grawitz meint. Dagegen hat man natürlich keine sicheren Anhaltspunkte dafür, daß die Kernform mit dem Altern der Zelle ganz gesetzmäßige Veränderungen durchmacht und man jeder Zelle aus ihrer Kernform ihr Alter ansehen kann.

Der Wert der Leukozytenuntersuchung nach Arneth dürfte also wohl nicht so groß sein, als man im Anfang anzunehmen geneigt war. Für wertlos und prinzipiell falsch möchte ich aber die Arnethsche Theorie durchaus nicht halten. Es steckt sicher ein brauchbarer Kern darin.

In neuester Zeit hat Achard versucht, die osmotische Resistenz der Leukozyten, besonders des Kerns, zur Beurteilung ihrer Vitalität heranzuziehen. Die Resistenz soll beim Gesunden sehr konstant, bei manchen Infektionen, speziell solchen mit ungünstiger Prognose, aber deutlich vermindert sein. Doch hat Achard später selbst seine sehr weittragenden Schlüsse stark eingeschränkt. Es läßt sich z. Zt. nicht sagen, wieweit den Untersuchungen über osmotische Resistenz und Vitalität der Leukozyten ein brauchbarer Kern innewohnt.

Die neutrophilen polymorphkernigen Leukozyten entstehen unter normalen Verhältnissen ausschließlich im Knochenmark. Eine Entstehung aus Lymphozyten oder Bildung in Eiterherden, wie das heute noch von einzelnen Hämatologen angenommen wird, ist ganz unwahrscheinlich. Ihre Stammform ist der neutrophile Myelozyt, der unter normalen Verhältnissen nicht in die Blutbahn übertritt. Aus den Myelozyten entstehen die Polymorphkernigen durch Reifung.

2. Die eosinophilen polymorphkernigen Leukozyten.

An Zahl treten die eosinophilen Polymorphkernigen im Blute gegen die neutrophilen ganz in den Hintergrund. Sie machen unter normalen Verhältnissen nur 2—4% der Blutleukozyten aus, fallen aber trotz ihrer geringen Anzahl im ungefärbten Präparat durch ihre groben, stark lichtbrechenden Granula auf, die ausgesprochen oxyphil sind, sich also mit Triazid und Eosin leuchtend rot färben. Der Kern der Zelle ist plumper als der des neutrophilen Leukozyten, auch ärmer an Chromatin. Nach Ansicht von Weidenreich entstehen die eosinophilen Granulationen aus Hämoglobin, das von der Zelle aufgenommen worden ist. Jedoch kann man das, besonders auf Grund der Untersuchungen von E. Meyer über die Phagozytose roter Blutkörperchen, kaum als richtig ansehen.

Die Bedeutung des Nachweises und der Zahl der Eosinophilen im Blute liegt hauptsächlich darin, daß sie, ebenso wie die neutrophilen Polymorphkernigen, offenbar gewissen chemotaktischen Einflüssen gehorchen und bei manchen pathologischen Zuständen vermehrt sind. Dazu gehört besonders das Asthma bronchiale und die Helminthiasis, ferner manche Hautkrankheiten.

Bei den meisten fieberhaften Infektionskrankheiten verschwinden die Eosinophilen mehr oder weniger vollständig aus dem Blute, um in der Rekonvaleszenz häufig eine Vermehrung zu erfahren. Eine Ausnahme bildet hier die Scarlatina, die oft mit starker Eosinophilie einhergeht, was ev. differentialdiagnostisch zu verwerten ist.

Die Eosinophilen stammen nach Ehrlich ebenso wie die neutrophilen Zellen aus dem Knochenmark. Sie entstehen durch Reifung aus eosinophilen Myelozyten. Ob es eine lokale Entstehung eosinophiler Zellen, z. B. in der Darmschleimhaut oder in der Umgebung entzündlicher Herde gibt, wird verschieden beantwortet. Jedenfalls kann sie bisher noch nicht als gesichert angesehen werden (vgl. hierzu Pappenheim, Folia haematol. Bd. 8, S. 1, 1909).

3. Die Mastzellen.

Die sogenannten Mastzellen sind polymorphkernige Leukozyten mit basophilen Granulationen. Sie sind normalerweise im strömenden Blut nur in der Menge von etwa $\frac{1}{2}\%$ vorhanden. Eine Vermehrung beobachtet man besonders bei der myeloischen Leukämie. Die Mastzellen sind etwas kleiner als die anderen oben genannten Zellen. In Abstrichen werden sie daher häufig im kugeligen Zustande angetroffen und nicht ausgebreitet wie die anderen Leukozyten. Der Kern zeigt keine sehr bedeutende Polymorphie, ist mehr eingekerbt und ziemlich chromatinarm. Die Granula sind durch ihre Neigung basische Farbstoffe aufzunehmen, charakterisiert. Mit Methylenblau färben sie sich, falls etwas Methylenazur sich in der Lösung befindet, violett, (Metachromasie der Granula). Sie sind sehr wasserlöslich. Am besten eignet sich zu ihrer Darstellung die May-Grünwaldsche Färbung. In Triazid werden sie nicht gefärbt.

Auch die Mastzellen stammen aus dem Knochenmark. Daneben kennt man aber noch Zellen mit basophilen Granulationen, die vereinzelt im Bindegewebe, besonders in der Haut, verstreut vorkommen, sog. histioide Mastzellen. Vermutlich entstehen diese im Gewebe selbst. Aber es ist doch fraglich, ob die einkernigen histioiden Mastzellen mit den polymorphen Zellen des Blutes indentifiziert werden dürfen (vgl. hierzu Weidenreich, Fol. haematol. Bd. 5, 1908, S. 135).

4. Die Lymphozyten.

Neben den polymorphen Zellen mit ihren charakteristischen Granulationen kommen im strömenden Blut auch mononukläre Zellen vor, die einen Protoplasmaleib haben, in dem wenigstens mit den gewöhnlichen Färbemethoden Granula nicht zu finden sind.

Die Lymphozyten bilden etwa 20% aller Blutleukozyten. Sie sind Gebilde von der Größe eines Erythrozyten, haben einen relativ großen Kern und einen sehr schmalen Protoplasmaleib. Der Kern ist rund bis oval, ziemlich chromatinreich und besitzt einen leicht erkennbaren Nukleolus. Eine stärkere Polymorphie des Kerns, wie sie den Granulozyten eigen ist, kommt nicht vor. Selten sieht man, besonders bei der lymphadenoiden Leukämie, stärkere Einbuchtungen des Kerns. Solche Elemente, die also pathologische Lymphozyten darstellen, werden als Riedersche Zellen bezeichnet.

Das Protoplasma der Lymphozyten hat vielfach einen retikulären Bau, der nach Grawitz besonders schön im ultravioletten Licht zutage tritt. Lange Zeit nahm man an, daß die Lymphozyten ganz frei von Granulationen seien. Vor einigen Jahren sind aber mit der Giemsafärbung von Michaelis und Wolff auch in den Lymphozyten in der Umgebung des Kerns rötliche körnige Gebilde dargestellt worden, sog. Azurgranula. Sie finden sich nur in einem Teil der Lymphozyten und sind daher den anderen Granulationen nicht ohne weiteres an die Seite zu stellen.

Dagegen fand Schridde mit einer komplizierten Färbungsmethode (Altmann-Schriddesche Färbung) in allen Lymphozyten charakteristische, in der Umgebung des Kernes gelegene fuchsinophile Granulationen. Diese Schriddeschen Granula haben größere Bedeutung dadurch erlangt, daß sie als wichtiges Unterscheidungsmerkmal der lymphadenoiden Elemente gegenüber den myeloischen von Schridde, Nägeli u. a. angesehen werden. In den lymphozytenähnlichen Zellen des Knochenmarkes sollen sie fehlen. Demgemäß wären diese Zellen von den Lymphozyten auch morphologisch zu trennen. Pappenheim läßt dagegen die Schriddeschen Granula nicht gelten und sieht sie als Kunstprodukte an, Erich Meyer und seine Mitarbeiter behaupten, sie auch in den lymphoiden Zellen des Knochenmarks gefunden zu haben. Ich habe die Schriddeschen Granula in Lymphozyten gesehen, allerdings nicht regelmäßig, was vielleicht mit der schwierigen Färbetechnik zusammenhängt. In den lymphoiden Zellen des Knochenmarks konnte ich beim anämischen Kaninchen die Granula nicht darstellen. Jedenfalls scheint aber das letzte Wort über die Bedeutung der Schriddeschen Granula noch nicht gesprochen zu sein. Die meisten Autoren neigen jedenfalls dazu, ihnen größere differential-diagnostische Bedeutung abzusprechen.

Sehr charakteristisch ist die starke Basophilie des Lymphozytenprotoplasmas, die bei starker Hitzefixation die des Kerns noch übertreffen kann. Der helle Kern liegt dann in einem dunkleren Protoplasmahofe. Übrigens kommt das auch bei Fixation in Methylalkohol, z. B. bei der Färbung nach Jenner, oft vor. Besonders schön färbt sich das Lymphozytenprotoplasma mit Pyronin nach Pappenheim. Es erscheint leuchtend rot. Eine Zelle, die diese Plasmafärbung nicht gibt, kann kein Lymphozyt sein.

Die Größe der Lymphozyten ist gewissen Schwankungen unterworfen. Große Formen kommen in reichlicherer Menge nur in pathologischen Fällen vor.

Allgemeine Übereinstimmung herrscht wohl darüber, daß die Lmyphozyten aus dem lymphadenoiden Gewebe stammen, in erster Linie also wohl aus Lymphdrüsen und Milz. Möglicherweise gelangen sie durch ihre eigene Lokomotion in die Blutbahn. Die alte Ehrlichsche Anschauung von der Unfähigkeit der Lymphozyten, sich aktiv zu bewegen, ist widerlegt. Jolly, Schridde, Maximow u. a. haben gezeigt, daß auch den Lymphozyten eine, wenn auch nur beschränkte Fähigkeit der Lokomotion zukommt. Sie können, wie die polymorphkernigen Leukozyten, aktiv die Gefäßwand durchwandern.

Schwankungen der Zahl der Lymphozyten im strömenden Blute kommen viel seltener vor, als solche der Neutrophilen. Meist sind es nur relative Zu- und Abnahmen, bedingt durch Veränderungen der Zahl der Neutrophilen. Die Lymphozyten sind nicht in dem Maße chemotaktischen Einwirkungen zugänglich wie die granulierten Zellen. Bei Kindern werden schon normal ziemlich hohe Lymphozytenwerte angetroffen. Über lymphoide Zellformen vgl. besonders Pappenheim und Ferrata. (Fol. haematol. X. Arch. S. 78.)

5. Die großen Mononukleären und Übergangsformen.

Ehrlich fand im Blute große Zellen von 15 μ oder mehr, die sich durch einen großen, ovalen, chromatinarmen Kern und ein relativ voluminöses, retikuläres Protoplasma charakterisieren. Bei Jenner- oder Giemsa-Färbung nimmt es einen düsteren, grauvioletten Farbenton an. In vielen Zellen erkennt man zahlreiche, äußerst feine Granulationen, besonders bei Triazidfärbung. Die Übergangsformen unterscheiden sich von den großen Mononukleären nur durch die Kernform. Der Kern ist eingebuchtet, meistens länglich, aber doch plump und mit dem Kern der Polymorphkernigen nicht zu verwechseln. Diese beiden Zellarten machen etwa 5—7% aller Blutleukozyten aus.

Den Namen Übergangsformen hat Ehrlich den Zellen gegeben, weil er glaubte, daß es sich hier um eine Übergangsform zu polymorphkernigen, neutrophilen Leukozyten handle. Diese Ansicht ist heute von den meisten Hämatologen aufgegeben worden. Wohin aber diese Zellen genetisch gehören, ist unsicher. Pappenheim leitet sie von Lymphozyten ab, während Türk, Nägeli und Sternberg an eine besondere, gewissermaßen aberrierende Entwicklungsform myeloischer Elemente denken. Dafür würden die neutrophilen Granulationen sprechen. Nach Hirschfeld handelt es sich aber überhaupt nicht um neutrophile, sondern um azurophile Granula, wie sie die Lymphozyten besitzen. Er glaubt die großen Mononukleären, die den Makrophagen Metschnikoffs entsprechen, aus allen blutbildenden Organen ableiten zu müssen und sieht sie mit Pappenheim als ein weiteres Entwicklungsstadium der Lymphozyten an.

Die granulierten Zellen des normalen Blutes sind einer weiteren Entwicklung und Vermehrung unfähig. Teilungen von polymorphkernigen Neutrophilen kommen nicht vor. Dadurch nehmen die Blutleukozyten den fixen Gewebszellen gegenüber eine ganz eigenartige Stellung ein.

Unter pathologischen Verhältnissen treten nun aber Jugendformen der normalen Blutleukozyten auf, die vielleicht auch im strömenden Blute noch eine weitere Entwickelung durchmachen. Diese sind:

1. Die neutrophilen Myelozyten.

Sie finden sich normalerweise in großer Menge im roten Knochenmark. Es sind im allgemeinen große Zellen mit einem ziemlich chromatinarmen Kern, der meist oval, zuweilen aber auch deutlich eingebuchtet ist (Metamyelozyten). Am schärfsten sind sie durch die Anwesenheit neutrophiler Granula im Protoplasma charakterisiert, die sich von den Granulis der neutrophilen Polymorphkernigen nicht unterscheiden. Höchstens fällt in manchen Myelozyten eine gewisse Basophilie der Granulationen auf. Es handelt sich dabei, ähnlich wie bei den basophilen Granulationen der Eosinophilen, um Jugendstadien. Die neutrophilen Granula haben nach Blumenthal u. a. im unreifen Zustande ebenfalls basophile Eigenschaften. Das Protoplasma der Myelozyten ist häufig, aber nicht regelmäßig, stärker basophil als das der Polymorphkernigen. Auch diese Basophilie ist im jugendlichen Zustande am stärksten und verschwindet mit der Reifung mehr und mehr.

Ähnlich verhalten sich die eosinophilen und Mastzellenmyelozyten, die sich hauptsächlich durch ihre Granula von den neutrophilen Myelozyten unterscheiden.

Die Myelozyten sind, wie wohl allgemein zugegeben wird, die Jugendformen der entsprechend granulierten polymorphkernigen Leukozyten. Diese entstehen aus ihnen durch Reifung, wobei es zu einer Abnahme der Basophilie und zu einer Umformung des Kerns kommt. Im Knochenmark sind die Myelozyten, besonders die neutrophilen, oft das dominierende Element.

Nur unter besonderen Umständen gelangen Myelozyten in das strömende Blut, namentlich bei starker Hyperplasie des Markgewebes, z. B. bei der myeloischen Leukämie. Gelegentlich kommen sie, allerdings in etwas geringerer Zahl, auch bei schweren Anämien vor, also allgemein bei gesteigerter Knochenmarkstätigkeit. Ein stärkeres Auftreten eosinophiler und basophiler Myelozyten im Blute findet sich fast ausschließlich bei der myeloischen Leukämie.

2. Große Lymphozyten und Myeloblasten.

Bei der lymphadenoiden Leukämie, seltener bei anderen Lymphadenosen, kommen große, ungemein zarte Lymphozyten im Blute vor. Sie sind sehr hinfällig und werden im Abstrichpräparat vielfach gequetscht. Früher glaubte man diese gequetschten Lymphozyten als Degenerationsformen auffassen zu müssen. Es dürfte sich aber wohl um Kunstprodukte handeln.

Die Zellen haben durchaus die Eigenschaften der kleinen Lymphozyten, also das ungranulierte, stark basophile Protoplasma, das in Form eines schmalen Streifens den Kern umgibt, deutliche Nukleolen etc.

Zuweilen erscheint der Kern auch mehr oder weniger eingebuchtet, aber nicht etwa in der Weise polymorph, wie bei den neutrophilen Polymorphkernigen. (Riedersche Zelltypen.)

Sternberg hält die großen Lymphozyten für Tumorzellen und spricht in solchen Fällen von einer Leukosarkomatose. Man kann aber, wie besonders Türk hervorhebt, die lymphadenoide Leukämie mit großen Lymphozyten im Blute nicht von den anderen Formen dieser Krankheit abtrennen, da das Auftreten der großen Lymphozyten auch im einzelnen Falle recht wechselt.

Von den großen Lymphozyten ist vor einiger Zeit von Nägeli eine Zellform als **Myeloblasten** abgetrennt worden. Die Myeloblasten kommen besonders bei schnellem Verlaufe einer myeloischen Leukämie, z. B. bei akuten Leukämien, seltener bei anderen Zuständen in großer Menge im Blute vor. Es sind meist ziemlich große Zellen mit einem relativ breiten, stark basophilen, ungranulierten Protoplasma und einem ziemlich chromatinreichen ovalen Kern. Sie ähneln also ungemein den größeren Lymphozytenformen. Manche Autoren, z. B. Pappenheim, Maximow, Hirschfeld, bestreiten überhaupt die Möglichkeit, morphologisch diese Zellen von den Lymphozyten zu trennen. Demgegenüber machen Nägeli und Schridde geltend, daß die Myeloblasten stets mehrere, schlecht darstellbare Nukleolen haben. Ferner fehlt ihnen die Schriddesche fuchsinophile Lymphozyten-granulation. Treten Granula in Myeloblasten auf, so sind es regelmäßig neutrophile oder eosinophile Granulationen, mit deren Erscheinen der ungranulierte Myeloblast in das Myelozytenstadium übergeht. In der Tat kann man im Blut bei myeloischer Leukämie und in Knochenmarksabstrichen solche Übergangsformen in großer Zahl sehen. Die Myeloblasten sind also die ungranulierten Jugendstadien der Myelozyten. Sie sind schon normalerweise im Knochenmark anzutreffen. Zuweilen, z. B. bei manchen Anämien, schwinden die granulierten Elemente des Knochenmarkes immer mehr und mehr, es entsteht ein sog. myeloblastisches Mark.

Die Myeloblastenfrage steht heutzutage wohl so: Es herrscht Einigkeit darüber, daß granulierte Elemente, also Myelozyten, aus den lymphozytenähnlichen Zellen entstehen, die sich im Knochenmark finden. Ebenso ist allgemein anerkannt, daß diese Zellen unter gewissen Bedingungen in die Blutbahn treten. Uneinigkeit herrscht nur über den Punkt, ob die Zellen sich morphologisch von den Lymphozyten trennen lassen, ob sie also unbedingt zur myeloischen Reihe gehören, wie Nägeli, Schridde, K. Ziegler behaupten (dualistische Lehre), oder ob sie morphologisch Lymphozyten sind. Es würde zu weit führen, hier alle Punkte pro et contra aufzuführen. Die Frage ist zurzeit gerade besonders brennend. Weitere Einzelheiten, finden sich bei „Entwicklung und Abstammung der Leukozyten".

3. Plasmazellen. (Türksche Reizungsformen.)

Sie sind ein recht seltener Befund im strömenden Blute. Die Zellen fallen durch die starke Basophilie ihres massigen Protoplasmas auf, das sich z. B. mit Pyronin intensiv rot färbt. Der Kern ist ziemlich klein und liegt exzentrisch. Er zeigt häufig eine radspeichenartige Anordnung des Chromatins und 1—2 Kernkörperchen. Das Protoplasma enthält oft Vakuolen.

Wahrscheinlich gehört der größte Teil dieser Elemente, die sich nur in den ganz seltenen Fällen von Plasmazellenleukämie in größerer Zahl im Blute finden, zum lymphadenoiden System. Dafür spricht u. a. der durch Schridde geführte Nachweis fuchsinophiler Granulationen in diesen Zellen.

Eine andere Form der Plasmazellen, die besonders bei Anämien, entzündlichen Prozessen verschiedener Art vorkommt und ebenfalls den exzentrischen

Kern und die intensive Basophilie des Protoplasmas zeigt, wird neuerdings von Nägeli als pathologischer Myeloblast angesprochen. Doch dürfte eine Trennung beider Formen nur dem Geübten möglich sein.

Die **Zahl der Leukozyten** beträgt etwa 5—6000 im cmm (im nüchternen Zustande). Stärkere Schwankungen sind auch schon unter normalen Verhältnissen viel häufiger als bei den roten Blutscheiben. Doch darf man auch hier nicht aus jeder Vermehrung oder Verminderung der weißen Blutzellen im Kapillarblut auf reale Änderungen der Zahl schließen. Ebenso oder vielleicht noch mehr als bei den roten Blutscheiben ist an veränderte Verteilung zu denken. Die Leukozyten haben ja in ausgesprochenem Maße die Neigung, an den Wänden kleiner Gefäße haften zu bleiben. Die Untersuchungen von Goldscheider und Jakob haben gezeigt, daß besonders bei experimentellen Hyper- und Hypoleukozytosen ein konstantes Verhältnis zwischen der Leukozytenzahl in der Haut und in inneren Organen nicht besteht. Das ist von Schwenkenbecher und Siegel bestätigt worden. Unter normalen Verhältnissen scheint allerdings die Leukozytenverteilung ziemlich gleichmäßig zu sein. Dieser Inkonstanz der Verteilung, die sich in pathologischen Fällen bemerkbar macht, ist bei Beurteilung von Leukozytose und Leukopenie entschieden Rechnung zu tragen.

B. Entwickelung und Abstammung der weißen Blutzellen.

Wir betreten hier ein Gebiet, das auch heute noch nur unvollständig bekannt ist. Verschiedene Hypothesen der Leukopoese stehen sich unvermittelt gegenüber. Und gerade in neuester Zeit ist eher eine Verschärfung als eine Milderung der Differenzen zu bemerken. Diese Verschiedenheit der Anschauungen findet ihren Ausdruck in den Leukozytenstammbäumen, die fast in jedem Lehrbuche der Hämatologie verschieden sind. Es hat keinen Zweck, an diesem Orte ausführlicher auf strittige Fragen einzugehen. Ich werde eine Darstellung der Leukopoese geben, wie sie mir augenblicklich am wahrscheinlichsten ist. Abweichende Ansichten sollen kurz erwähnt werden. Mit Nachdruck möchte ich aber darauf hinweisen, daß sich bei jeder Art der Betrachtung viel Hypothetisches nicht vermeiden läßt.

1. Die blutbildenden Organe.

Zu den blutbildenden Organen rechnet man das rote Knochenmark, die Milz und das lymphadenoide Gewebe.

Das rote Knochenmark ist beim Erwachsenen, resp. überhaupt im postembryonalen Leben der einzige wichtige Entstehungsort der roten Blutkörperchen und der granulierten Zellen des Blutes. Letzteres ist seit Ehrlich bekannt. Sieht man sich einen gut gefärbten Knochenmarkschnitt an, so fallen in dem meist ziemlich lockeren und unregelmäßigen Zellgewirr zunächst die Stammformen der roten Blutkörperchen, die Normoblasten, auf, die in kleinen Herden beisammen liegen und durch ihren sehr chromatinreichen Radkern sowie den meist schon deutlichen Hämoglobingehalt ihres Protoplasmas zu erkennen sind.

Das dominierende Element des roten Knochenmarkes stellen aber gewöhnlich Jugendformen der weißen Blutzellen dar, besonders die neutrophilen Myelozyten Ehrlichs. Sie haben alle Eigenschaften dieser Zellen, die bei Besprechung der Blutleukozyten schon erwähnt wurden, nämlich einen großen, blassen, runden Kern, ein schwach basophiles oder azidophiles, kaum gefärbtes Protoplasma und mehr oder weniger reichlich neutrophile Granula. In ganz jungen Myelozyten haben die neutrophilen Granula häufig noch eine basophile Quote, ebenso auch die jungen eosinophilen Granulationen. Zuweilen, aber im normalen Marke nicht sehr reichlich, sieht man Kernteilungsfiguren in den Myelozyten. Hier und da trifft man auch schon Zellen mit eingebuchtetem Kern an, sog. Metamyelozyten, die ein Übergangsstadium der Myelozyten zu neutrophilen Polymorphkernigen bilden. Diese finden sich meist im Knochenmark nur spärlich. Offenbar wandern eben die fertigen Leukozyten sofort in die Blutbahn aus, während kernlose, also fertige rote Blutscheiben in großer Zahl angetroffen werden.

Neben neutrophilen Myelozyten sieht man in geringer Zahl auch eosinophile und basophile Zellen, die Stammformen der entsprechenden polymorphkerigen Zellen des Blutes.

Als weitere Elemente des Knochenmarks sind noch lymphozytenähnliche Zellen zu nennen, die bald kleinen, bald wieder größeren Lympozyten ähnlich sehen und sich durch ihre runde oder ovale Kernform und ihr oft ziemlich breites, intensiv basophiles Protoplasma charakterisieren. Granula fehlen. Es kann keinem Zweifel unterliegen, daß diese Zellen, wenigstens in pathologischen Fällen, zu Myelozyten werden. An Abstrichen des Kaninchenknochenmarkes bei experimentellen Anämien oder bei starken Leukozytosen kann man diese Übergänge in schönster Weise verfolgen. Es treten erst vereinzelte, dann zahlreiche Granulationen in der Zelle auf, während die Basophilie des Protoplasmas langsam abnimmt. Meist mag allerdings die Vermehrung der Myelozyten auf dem Wege der Teilung fertiger Myelozyten erfolgen, wie man das ja schon seit Ehrlich weiß. Sicher kommt aber auch eine Neubildung aus ursprünglich granulafreien Zellen von lymphozytenähnlichem Charakter vor.

Sind diese Zellen nun echte Lymphozyten? Nägeli, Schridde, K. Ziegler u. a. stellen es in Abrede. Nägeli bezeichnet die Zellen als Myeloblasten. Sie sollen sich, wie oben schon erwähnt wurde, von den Lymphozyten durch das Fehlen der fuchsinophilen Schriddeschen Lymphozytengranula morphologisch unterscheiden. Von anderen, z. B. von Pappenheim, E. Meyer, Hirschfeld werden aber diese Unterschiede nicht anerkannt und die Zellen direkt als Lymphozyten angesprochen.

Vereinzelt kommen im Knochenmark noch als charakteristische Elemente die sog. Knochenmarksriesenzellen oder Megakaryozyten vor. Sie fallen sofort durch ihre bedeutende Größe und durch ihren merkwürdigen, korbartig gestalteten Kern auf. Schridde hat in den Megakaryozyten typische Granula nachgewiesen. Sie geraten nur selten in die Blutbahn, fast ausschließlich dann, wenn größere Knochenmarkkomplexe sich in toto ablösen, z. B. nach intravenösen Injektionen von Parenchymbrei, Frakturen etc. In solchen Fällen fand Aschoff Knochenmarkgewebe mit Megakaryozyten in den Lungenkapillaren. Sonst weiß man von den Megakaryozyten wenig. Nach Untersuchungen von Wright entstehen die Blutplättchen durch Abschnürung aus dem Protoplasma der Megakaryozyten. Ferner haben sie die Eigenschaft der Phagozytose. Außerdem findet man im Knochenmark vereinzelt zwischen den anderen Zellen große, blasse, mononukleäre Elemente, sog. Makrophagen, die häufig mit Resten von Leukozyten und roten Blutkörperchen beladen sind. Diese Art des Unterganges scheint das normale Ende der meisten Leukozyten und roten Scheiben zu sein.

Nicht immer bietet das rote Knochenmark ein Bild, wie es eben beschrieben wurde. Die Zusammensetzung des Markes ist nämlich von den funktionellen Anforderungen abhängig. Gehen rote Blutscheiben abnorm schnell in der Zirkulation zugrunde, so reagiert das Mark durch Proliferation seiner erythroblastischen Elemente, in denen man zahlreiche Kernteilungsfiguren wahrnimmt, es entsteht das sog. erythroblastische Mark. Befinden sich toxische Substanzen im Organismus, die einen chemischen Reiz auf die weißen Blutzellen ausüben und eine vermehrte Auswanderung von Leukozyten in das strömende Blut, eine Leukozytose, veranlassen, so wuchern die Stammformen der granulierten Zellen, die Myelozyten, besonders intensiv. Man hat dann ein myelozytotisches Mark. Meist sind allein die neutrophischen Myelozyten vermehrt, da ja die meisten Leukozytosen neutrophiler Art sind; in den seltenen Fällen aber, in denen z. B. eine eosinophile Leukozytose besteht, sind die Stammformen der Eosinophilen des Blutes, die sonst im Mark recht spärlichen eosinophilen Myelozyten, stark vermehrt, ein schöner Beweis für die von manchen Seiten noch immer bezweifelten Bedeutung des Knochenmarkes in der Genese der Leukozytosen. Endlich kennt man auch ein lymphoides oder besser myeloblastisches Mark. In solchen Fällen prävalieren die ungranulierten lymphozytenähnlichen Zellen zuweilen so sehr, daß man bei Untersuchung von Knochenmarkabstrichen zunächst ein lymphadenoides Gewebe vor sich zu haben glaubt. Im Schnitt sieht man aber, daß von der typischen Follikelbildung des lymphadenoiden Gewebes nichts zu bemerken ist. Der Aufbau zeigt dieselbe lockere Beschaffenheit und dieselbe „Unordnung", wenn man diesen Ausdruck brauchen darf, wie sie auch sonst im Knochenmark besteht. Nur sind die lymphoiden Elemente auf Kosten der neutrophilen Myelozyten, zuweilen auch auf Kosten der Erythroblasten, stark vermehrt. Man findet ein myeloblastisches Mark physiologisch bei Kindern, ferner bei manchen Krankheiten, besonders schweren Anämien, kachektischen Zuständen, Infektionskrankheiten, die von Leukopenie begleitet sind, z. B. bei Typhus abdominalis usw. Wahrscheinlich entsteht das myeloblastische Mark durch Schädigungen des Knochenmarkes, die eine normale Ausreifung der Myeloblasten verhindern. Nägeli glaubt auch an eine Rückdifferenzierung schon fertiger Myelozyten, die durch Verlust der Granulationen wieder in Myeloblasten übergehen.

Während das Knochenmark in erster Linie rote Blutkörperchen und granulierte Leukozyten bildet, darf man den Entstehungsort der Lymphozyten in dem lymphadenoiden Gewebe der **Milz** und der **Lymphknoten** suchen. Wenigstens in der Hauptsache; denn möglicherweise können Lymphozyten auch überall im Bindegewebe entstehen, mindestens unter gewissen Bedingungen. Ob auch das normale rote Mark Lymphozyten bildet, wird zurzeit verschieden beantwortet. Sieht man die lymphoiden Zellen des Knochenmarkes mit Pappenheim u. a. als Lymphozyten an, so liegt wohl kaum ein Grund vor, eine Lymphozytenbildung im Knochenmark ganz abzulehnen. Faßt man diese Zellen aber mit Nägeli und Schridde als myeloische Elemente auf, so muß man eine Lymphozytenentstehung im Knochenmark ablehnen. Jedenfalls dürften aber darin alle Hämatologen einer Meinung sein, daß die Lymphozyten des Blutes in der Hauptsache aus Milz und lymphadenoidem Gewebe stammen.

Das lymphadenoide Gewebe bildet Knötchen, die aus dicht gedrängten Lymphozyten bestehen. Das Bild eines Lymphknotens ist eintönig, wenn man es mit der Mannigfaltigkeit vergleicht, die ein Präparat des Knochenmarkes zeigt. Fast alle Zellen eines Lymphknotens sehen gleich aus, nur im Zentrum sieht man häufig Gruppen größerer Zellen mit hellerem, bläschenförmigem Kern, die sich zuweilen im Zustande der Teilung befinden. Es sind das die Lymphoblasten der Keimzentren. Übrigens findet die Vermehrung der Lymphozyten wohl kaum ausschließlich in diesen Keimzentren statt. Sie treten nämlich erst bei höheren Graden der Lymphopoese deutlicher hervor.

Wie die Lymphozyten in die Blutbahn gelangen, ist nicht ganz sicher. Sie besitzen Eigenbewegungen, können sogar die Gefäßwand durchwandern. Es ist daher sehr wohl möglich, daß sie durch ihre Eigenbewegungen in Lymphe und Blut übertreten.

Über die Herkunft der großen Mononukleären und Übergangsformen weiß man nur wenig. Hirschfeld glaubt, daß sie aus allen Organen, die zur Blutbildung in Beziehung stehen, stammen können. Das Auftreten neutrophiler Granulationen in diesen Zellen würde allerdings für ihre Zugehörigkeit zum myeloischen System sprechen. Die Granula werden aber, wie früher schon erwähnt wurde, nicht von allen Hämatologen als neutrophile anerkannt. Vielfach wird eine Ableitung der Mononukleären von den sog. Milzpulpazellen angenommen. Die Milzpulpa enthält neben Endothelien hauptsächlich große, einkernige ungranulierte Zellen, die als Phagozyten tätig sind. Mit der Lymphozytenbildung hat die Milzpulpa normalerweise nichts zu tun. Lymphozyten entstehen nur in den Malpighischen Knötchen.

2. Über embryonale und pathologische Leukopoese.

Beim Erwachsenen findet, wie oben auseinandergesetzt ist, die Bildung granulierter Leukozyten nur im Knochenmarke statt. Denn das Knochenmark ist der einzige Ort, wo man konstant die Jugendformen der granulierten Leukozyten des Blutes, die Myelozyten, in großer Menge antrifft. Von Dominici, Sternberg u. a. wurden allerdings auch beim normalen Erwachsenen einzelne Myelozyten in der Milzpulpa gefunden. Die spärlichen Myelozytenbefunde in der Milz ändern aber, selbst wenn es sich dabei um eine regelmäßige Erscheinung handeln sollte, nichts an der Tatsache, daß die Bildung der Granulozyten normalerweise im postembryonalen Leben auf das Knochenmark beschränkt ist.

Im embryonalen Zustande aber, besonders in den früheren Stadien, ist die Bildung granulierter Zellen, ähnlich wie die der roten Blutscheiben, über zahlreiche Organe verbreitet und findet im perivaskulären Gewebe statt. Sie beginnt erst in einem späteren Stadium der embryonalen Entwickelung als die der roten Blutscheiben. Daher kann man, abgesehen von sonstigen Gründen, unmöglich die roten Blutscheiben von Leukozyten ableiten. Später tritt eine besonders intensive Myelopoese in der Leber auf, in geringerem Grade auch in der Milzpulpa, während in den Lymphdrüsen auch beim Embryo eine Myelopoese nicht gefunden wird. Erst vom dritten Monate der Entwickelung nimmt auch das Knochenmark an der Blutbildung teil und entwickelt sich immer mächtiger, während die Blutbildungsherde in Leber und Milz abnehmen und endlich ganz verschwinden. Es besteht also, wie man sieht, eine recht weitgehende Analogie in den topographischen Verhältnissen der Granulo- und Erythrozytenbildung während der Ontogenese. Überhaupt hängen diese beiden Systeme offenbar funktionell recht eng zusammen, wenn man auch freilich über die Einzelheiten ihrer gegenseitigen Beziehungen erst ungenügend unterrichtet ist.

Lymphozyten treten nach Nägeli während der embryonalen Entwickelung erst später auf als granulierte Elemente. Schridde weist nachdrücklich auf Beziehungen der primären Lymphozyten zum Lymphgefäßsystem hin, in dessen Umgebung sie sich bilden, ganz im Gegensatz zu den Granulozyten, die ja im Anschluß an das Blutgefäßsystem entstehen.

Man muß sich die embryonalen Verhältnisse vergegenwärtigen, wenn man die **extramedulläre Myelopoese** in pathologischen Fällen verstehen will. Es sind jetzt eine große Reihe krankhafter Zustände bekannt, in denen die Bildung granulierter Leukozyten außerhalb des Knochenmarkes vor sich geht. Zum großen Teile sind es dieselben Zustände, bei denen auch eine extramedulläre Erythropoese stattfindet. In der Regel verhalten sich die in Leber, Milz, Lymphdrüsen etc. auftretenden Blutbildungsherde histologisch durchaus wie Knochenmark, sie zeigen — meist allerdings in kleineren Verhältnissen — genau denselben Aufbau aus Myeloblasten, Myelozyten, kernhaltigen roten Blutkörperchen. Auch Megakaryozyten sind in ihnen häufig nachweisbar. Sie entwickeln sich immer im Anschluß und in der Umgebung von Blutgefäßen. Das kann nicht überraschen, seitdem man beim Embryo dasselbe Verhalten gefunden hat.

Am längsten bekannt ist wohl die extramedulläre Myelopoese bei der myeloischen Leukämie. Der oft enorme Milztumor ist nichts anderes als eine kolossale myeloische Umwandelung der Milz. Der neueren Zeit entstammen eine überreiche Zahl von Beobachtungen über myeloische Umwandlung bei verschiedenen Krankheiten. Am häufigsten kommt es scheinbar in der Milz dazu, z. B. bei verschiedenen Infektionskrankheiten, schweren Anämien, malignen Knochenmarkstumoren usw. Die reiche Literatur, die sich auf diesen Gegenstand bezieht, hat Nägeli zusammengestellt. K. Ziegler konnte durch Röntgenbestrahlung der Milz bei Tieren myeloische Umwandlung experimentell hervorrufen. Häufig hat man auch myeloische Herde in der Leber gefunden, seltener in Lymphdrüsen, Thymus und Niere. In diesen Organen sind sie von Schridde bei Lues, von Nauwerk und Moritz bei Osteosklerose, von Hirschfeld bei Anämien und verschiedenen Infektionen gesehen worden. (Vgl. Fischer, Myeloische Metaplasie und fötale Blutbildung, Berlin 1910.)

Das genauere histologische Studium der Blutbildungsherde in der Milz, wie es von E. Meyer und Heineke und K. Ziegler durchgeführt worden ist, hat folgendes ergeben: Die myeloischen Herde sitzen immer in der Milzpulpa, nie in den Malpighischen Lymphfollikeln. Niemals wandeln sich Lymphfollikel in myeloisches Gewebe um. Im Gegenteil, die Follikel werden zuweilen sogar von dem mächtig gewucherten Gewebe der Milzpulpa auseinandergedrängt und in gewisser Weise erdrückt. Diese Tatsache spricht für eine Art von Antagonismus zwischen beiden Geweben. Sie läßt sich nur schlecht mit der von vielen Autoren behaupteten Entstehung von Myelozyten aus Lymphozyten in Einklang bringen. Wenn etwas Derartiges überhaupt ohne weiteres möglich wäre, warum sollten dann nicht die Malpighischen Follikel sich in Markgewebe umwandeln können? Auch in den Lymphdrüsen sieht man, falls dort eine myeloische Umwandelung Platz greift, niemals Lymphfollikel zu Markgewebe werden. Auch dort treten die Blutbildungsherde immer perivaskulär auf.

Wie soll man sich die Entstehung dieser Herde denken? Natürlich kommen dieselben Erwägungen in Frage, wie bei der extramedullären Erythroblastenbildung. Manche Auoren, z. B. K. Ziegler, denken daran, daß sich Myelozyten aus dem Blute unter gewissen Bedingungen in anderen Organen ansiedeln. Man hätte es dann mit einer sog. Kolonisation zu tun. Die Mehrzahl nimmt aber autochthone Bildungen aus indifferenten Zellen an, die aus der Embryonalzeit die Fähigkeit der Blutbildung sich bewahrt haben. Es müssen das Zellen in der Umgebung der Gefäße sein. Nach Marchand kämen in erster Reihe Gefäßwandzellen hierfür in Betracht, die sich, ebenso wie alle Blutzellen, aus dem Mesenchym ableiten.

Extramedulläre Blutbildung tritt nur auf gewisse Reize ein. Sie ist jedenfalls keine regelmäßige Erscheinung, die etwa schon beim Normalen besteht. Vom teleologischen Gesichtspunkt erscheint sie in vielen Fällen ebensogut verständlich wie die extramedulläre Bildung roter Blutkörperchen. Sobald das Knochenmark aus irgend welchen Gründen zu vermehrter Tätigkeit veranlaßt wird, treten, besonders wenn die Anforderungen sehr hoch sind oder das Mark leistungsunfähig ist (Tumormetastasen im Knochenmarke) Blutbildungsherde in anderen Organen auf. Ihre Genese ist uns durch die embryologischen Forschungen verständlicher geworden.

3. Beziehungen der Leukozyten des Blutes zum Bindegewebe.

Dieses ungemein schwierige Gebiet ist in den letzten Jahren besonders von Maximow bearbeitet worden.

Wie schon mehrfach erwähnt wurde, treten unter verschiedenen Umständen polymorphkernige Leukozyten und Lymphozyten aus den Gefäßen in das Bindegewebe. Was geschieht dort mit ihnen, z. B. mit den Leukozyten, die bei entzündlichen Prozessen die Blutbahn verlassen? Daß bei den polymorphkernigen neutrophilen und eosinophilen Leukozyten eine weitere Entwickelung nicht möglich ist, darüber ist man wohl einig. Sie besitzen nicht mehr die Fähigkeit der Teilung. Die Veränderungen, denen sie noch weiterhin unterworfen sind, sind Degenerationsprozesse. Der Kern schrumpft und nimmt eine ovale Form an, es entstehen sog. Pseudolymphozyten, dann gehen die Zellen durch Zerfall oder Phagozytose zugrunde.

Anders steht es nach Maximow mit den Lymphozyten, die besonders bei chronischen Entzündungsprozessen ebenfalls in großer Zahl sich aus dem Blute ins Bindegewebe begeben. Ihr Schicksal hat sich mit der Auswanderung nicht erfüllt. Nach Maximow haben sie die Fähigkeit, in fixe Gewebezellen verschiedener Art überzugehen. Daher hat er die ausgewanderten Lymphozyten als Polyblasten bezeichnet. Der größte Teil der lymphozytenähnlichen Zellen in chronischen Entzündungsherden, z. B. in Granulationsgeschwülsten, soll aus Polyblasten bestehen, die aus dem Blute stammen. Ein kleiner Teil soll sich nach

Maximow allerdings auch im Gewebe selbst bilden. Als Mutterzellen dieser Polyblasten kämen in erster Linie die Adventitiazellen (Klasmatozyten) in Betracht. Andererseits können wiederum die aus dem Blute ausgewanderten Lymphozyten in Klasmatozyten, ja sogar in Fibroblasten übergehen. Die Polyblasten sind also Zellen mit einer großen und vielseitigen Entwickelungsfähigkeit. Auch die Plasmazellen, die man öfters im Bindegewebe findet, sollen aus ihnen hervorgehen.

Während das Bindegewebe einerseits also Zellen aus dem Blute empfängt, gibt es andererseits auch Zellen in das Blut ab, wie bei Besprechung der extramedullären Blutbildungsherde gezeigt wurde. Helly leitet sogar die großen Mononukleären des Blutes, deren Herkunft ja noch immer ziemlich dunkel ist, von fixen Bindegewebszellen ab. Offenbar sind die Beziehungen zwischen Leukozyten und Bindegewebe also recht verwickelt und mannigfaltig.

Es kommt noch hinzu, daß man im Bindegewebe, besonders in der Haut, sog. histioide Mastzellen findet, also Zellen mit basophilen Granulationen. Vielleicht sind indessen diese Zellen nicht identisch mit den Mastzellen des Blutes und der blutbildenden Organe. Sie haben einen einfachen runden Kern, zeigen nichts von Kernpolymorphie. Strittig ist auch die Herkunft der Lymphozyten, die man so häufig in serösen Exsudaten bei chronischen Entzündungen antrifft. Manche Autoren halten sie für ausgewanderte Blutleukozyten. Pappenheim glaubt dagegen, daß diese Zellen lokal im entzündeten Gewebe entstehen. In der Tat findet man keine allgemeine Lymphozytose im Blute bei Bestehen solcher Exsudate. Das will vielleicht nicht viel bedeuten. Aber die Lymphozyten sind nach Lossen auch sehr spärlich in den serösen Häuten im Stadium der Durchwanderung anzutreffen. Die lokale Entstehung ist auch mir wahrscheinlicher, besonders deswegen, weil man keine allgemeinen, fernwirkenden Proliferationsreize für das lymphadenoide Gewebe kennt.

4. Abstammung der Leukozyten.

Auf Grund der in den vorhergehenden Abschnitten gegebenen Tatsachen muß man nun versuchen, eine Vorstellung von den Beziehungen der weißen Blutzellen zueinander und zu den Zellen des erythroblastischen Gewebes zu entwickeln. Daß alle diese Zellen, inklusive der Gefäßwandzellen, aus dem embryonalen Mesenchym stammen, darüber sind sich wohl alle Autoren einig. Die Frage ist nur, wie die Beziehungen der einzelnen Gewebe durch die schon in früher embryonaler Entwickelung erfolgende Differenzierung der Mesenchymzellen beeinflußt wird. Kommen auch später noch Übergänge zwischen den einzelnen Gewebssystemen vor? Bleiben wenigstens indifferente Stammzellen aus der frühen Embryonalzeit zurück, die je nach den Reizen, denen sie ausgesetzt sind, bald Lymphozyten, bald granulierte Zellen oder gar Erythroblasten bilden können? Oder endlich: Ist die Differenzierung so weitgehend geworden, daß die Systeme scharf voneinander geschieden und Übergänge ausgeschlossen sind?

Alle Möglichkeiten, die es hier überhaupt gibt, werden auch heute noch vertreten. In den verschiedenen feindlichen Lagern finden sich die Namen der besten und erfahrensten Hämatologen, ein Zeichen dafür, wie schwer es offenbar ist, den Stammbaum der Leukozyten mit unseren jetzigen Mitteln klar zu erkennen.

Eines der wichtigsten Ergebnisse der Arbeiten Ehrlichs war die vollständige Trennung des lymphadenoiden und myeloischen Systems.

Nach Ehrlich ist der Entstehungsort der granulierten Leukozyten das Knochenmark. Dort entwickeln sich die polymorphkernigen Elemente des Blutes durch Reifung aus den granulierten Myelozyten, die sich durch Teilung vermehren. Die Lymphozyten entstehen im lymphadenoiden Gewebe, in den Lymphknoten, den Malpighischen Follikeln, wohl auch sonst im Gewebe. Niemals kann aus einem Lymphozyten etwa ein polymorphkerniger Leukozyt od. dgl. hervorgehen. Die Lehre Ehrlichs kann man als die Hypothese des Dualismus und der ausgesprochenen Spezifität der Leukozytenarten bezeichnen.

In der alten Form ist diese Lehre allerdings sicher nicht mehr haltbar. Zwar können die Versuche von Uskoff, Weidenreich u. a., die eine Entstehung granulierter Zellen aus den Lymphozyten des strömenden Blutes annehmen, nicht als geglückt angesehen werden. Dagegen hat sich eine andere Tatsache ergeben, die geeignet scheint, der Ehrlichschen Lehre einen schweren Stoß zu versetzen. Das ist nämlich folgendes: neutrophile Myelozyten entstehen sicher nicht ausschließlich durch Teilung gleichartiger Elemente, sondern auch durch Reifung aus den lymphozytenähnlichen Zellen des Knochenmarkes. Daran kann heute nicht mehr gezweifelt werden. Wenn diese Zellen aber Lymphozyten sind, dann fällt natürlich ohne weiteres die scharfe, von Ehrlich durchgeführte Trennung zwischen lymphadenoidem und myeloischem Gewebe. Man muß dann zu dem Standpunkte kommen, den Pappenheim, Maximow, Hirschfeld u. a. mit großer Energie vertreten. Nach ihrer Anschauung existiert die gemeinsame Stammzelle beider Systeme auch noch im postembryonalen Leben, es ist der primitive Lymphozyt des Knochenmarkes, der aber auch in anderen Organen vorkommt. Er läßt, je nach den besonderen Verhältnissen Lymphozyten, Myelozyten, vielleicht auch rote Blutkörperchen aus sich hervorgehen. Das ist die Lehre der Unitarier.

Man sieht, die ganze Frage spitzt sich darauf zu: Gehören die lymphoiden Zellen des Knochenmarkes zum myeloischen System oder stehen sie gewissermaßen, wie Pappenheim annimmt, an der Wurzel des lymphadenoiden und myeloischen Systems, vielleicht auch des erythroblastischen?

Wie schon erwähnt, halten Nägeli und Schridde, die hauptsächlichsten Vertreter der dualistischen Lehre Ehrlichs, an der myeloischen Natur dieser Zellen fest. Nägeli hat ja diese Zellen als Myeloblasten bezeichnet. Sie sollen sich auch morphologisch nach Schridde und Nägeli mit Sicherheit von den echten Lymphozyten unterscheiden (Fehlen der fuchsinophilen Granula). Pappenheim läßt allerdings diese Unterscheidungsmerkmale nicht gelten. Außer diesen morphologischen Kriterien sprechen nach Nägeli aber auch Unterschiede in der Gewebsorganisation, in der Entwickelung und Funktion gegen nähere Beziehungen dieser Zellen zum lymphadenoiden Gewebe. Da wäre z. B. folgendes anzuführen: Myeloische Elemente treten im Laufe der embryonalen Entwickelung früher auf als Lymphozyten. Wenn das richtig ist, können jene doch unmöglich von diesen abstammen. Die Zellen der lymphadenoiden Reihe entwickeln sich in der Umgebung und im Anschluß an Lymphgefäße, die Myelozyten dagegen in naher Beziehung zu den Blutgefäßen. Auch das nähere histologische Studium der myeloischen Umwandelungen in Milz oder Lymphknoten spricht nicht zu gunsten des engen Zusammenhanges beider Systeme. Niemals wandelt sich lymphadenoides Gewebe in myeloisches um, vielmehr tritt auch hier die Blutbildung in der Umgebung der Blutgefäße auf und drängt das lymphadenoide Gewebe zurück. Niemals sieht man ferner in einem Lymphozyten des Blutes oder der Follikel neutro- oder eosinophile Granula auftreten. Immerhin wird man wohl zugeben, daß diese beiden letzten Argumente nicht absolut schlagend sind; denn wir wissen ja nichts darüber, wie die Beziehungen der Zelle zum gesamten Gewebsverbande, also zum Mutterboden, in dem sie entstanden ist, ihre Funktion beeinflußt. Es wäre jedenfalls nicht undenkbar, daß eine junge, undifferenzierte lymphadenoide Zelle zwar nicht im Verbande des Lymphfollikels, wohl aber unter gewissen anderen Bedingungen zum Myelozyten heranreifen kann. Für diese Annahme, die ich übrigens nur als eine Möglichkeit ansehe, fehlt es freilich vorerst an Anhaltspunkten.

Das Studium pathologischer Fälle, z. B. der Leukämien, spricht wohl eher gegen als für den Zusammenhang beider Symsteme. Die scheinbaren Übergänge einer myeloischen in eine lymphadenoide Leukämie dürfen wohl als eine Überschwemmung des Blutes mit ungranulierten Abkömmlingen des Knochenmarkes aufgefaßt werden, als sog. Myeloblastenleukämien.

Sehr wertvoll wäre es natürlich, wenn sich sichere chemische Unterschiede zwischen Lymphozyten und Myeloblasten nachweisen ließen. Winkler und Schultze haben in diesen gewisse Oxydasen mit Hilfe der Indophenolreaktion aufgefunden, die den Lymphozyten fehlen sollen. Falls sich diese Beobachtung ganz allgemein bestätigen sollte, wäre sie meines Erachtens von großer Bedeutung für die Trennung beider Gewebssysteme. Die bisherigen Erfahrungen sprechen aber nicht durchweg dafür, daß wir in der Oxydasereaktion eine sichere Möglichkeit haben, beide Zellarten von einander zu trennen.

Indem ich alles noch einmal kurz zusammenfasse, möchte ich etwa folgende Hypothese über die Abstammung der weißen Blutzellen als die wahrscheinlichste bezeichnen:

Alle Zellen, die zur Blutbildung in Beziehung stehen, sind Abkömmlinge des Mesenchym. Die ursprünglich gleichartigen Mesenchymzellen differenzieren sich schon in früher Embryonalzeit in mehrere Stämme. Zuerst treten die Stammformen der roten Blutscheiben, die Megaloblasten, auf. Sie gehen durch Kernverlust in Megalozyten oder im Laufe der weiteren Entwickelung in Normoblasten und Erythrozyten über.

Die Stammform der myeloischen Elemente ist der ungranulierte Myeloblast, dessen Sitz das rote Mark ist. Durch Entwickelung von Granulationen geht er in die neutrophilen, eosinophilen und Mastzellenmyelozyten über. Dieser Übergang kommt sicher auch im postembryonalen Leben noch vor. Der gewöhnliche Modus der Vermehrung wird aber wohl die Teilung granulierter Myelozyten sein. Durch Reifung entstehen aus den Myelozyten die entsprechenden polymorphkernigen Zellen des Blutes. Unsicher sind die genetischen Beziehungen der großen Mononukleären und Übergangsformen, die vielleicht überhaupt nicht einheitlichen Ursprunges sind. Die Reizungsformen von Türk, die den lymphozytären Plasmazellen sehr ähnlich sehen und bei Entzündungen, Eiterungen etc. im Blute vorkommen, sind wahrscheinlich pathologische Abkömmlinge des myeloischen Systems.

Der Lymphoblast, die Stammform des Lymphozyten, geht entweder direkt oder über die größeren Lymphozyten der Keimzentren in den reifen, kleinen Blutlymphozyten über. Nach Maximow ist dieser noch einer weiteren Entwickelung fähig. Im Gewebe ausgewandert kann er als Polyblast zur freien Bindegewebszelle werden. Es bleibt aber abzuwarten, ob sich diese Ansicht bestätigt. Dagegen muß eine Weiterentwickelung der reifen Lymphozyten zur neutrophilen Zelle abgelehnt werden. Die echten Plasmazellen gehören auch in das lymphadenoide System und sind als aberrierende Entwickelungsformen aufzufassen.

Ungeklärt ist noch die Stellung der Gefäßwandzellen. Auch sie stammen aus dem Mesenchym. Nach Ansicht vieler Autoren haben sie die Fähigkeit — wenigstens unter gewissen Bedingungen (extramedulläre Blutbildung) — myeloisches Gewebe zu bilden. Andererseits sollen sie nach Maximow aus Blutlymphozyten entstehen können. Wenn letzteres richtig ist, dann hat die streng dualistische Hypothese ein Loch. Man wird dann — unter ganz besonderen Bedingungen freilich — den Übergang von Lymphozyten in Myelozyten annehmen müssen. (Vgl. die Darstellung von Pappenheim, Ergebn. d. wissensch. Med. I. 1910, sowie Pappenheim u. Ferrata, Fol. haematol. X. 1. p. 78, sowie Weidenreich. Die Leukozyten und verwandte Zellformen. Wiesbaden 1911.)

C. Biologie der weißen Blutzellen. Leukozytose und Leukopenie.

1. Die Bedeutung der weißen Blutzellen im Organismus.

Während die Funktion der roten Blutscheiben in der Hauptsache wenigstens einfach und einheitlich ist, ist die Tätigkeit der Leukozyten im Organismus weit vielseitiger und mannigfaltiger.

Auffallenderweise ist man aber über die Tätigkeit der Leukozyten unter normalen Verhältnissen viel unvollständiger unterrichtet, als über ihre Rolle unter besonderen pathologischen oder experimentellen Bedingungen. Ich wüßte wirklich nicht anzugeben, was die Leukozyten unter normalen Verhältnissen im strömenden Blute zu tun haben. In der Tat ist es auch, wie Helber und Linser gezeigt haben, möglich, für einige Zeit die Leukozyten völlig aus der Blutbahn zu verscheuchen (durch Röntgenbestrahlung), ohne daß das Leben dadurch gefährdet wird. Ob die Leukozyten für die Eiweißresorption aus dem Darm wichtig sind, wie das Hofmeister und Pohl vor Jahren gelehrt haben, und ob sie speziell den Eiweißtransport in die Gewebe übernehmen, ist unsicher.

Viel klarer tritt ihre Bedeutung für den Haushalt des Organismus in gewissen pathologischen Zuständen hervor, z. B. bei Infektionen, Entzündungen, bei der Verdauung und Aufsaugung fibrinöser Exsudate etc.

Hier spielen die Leukozyten, und zwar in erster Reihe die neutrophilen Polymorphkernigen, eine sehr wichtige Rolle, die verständlicher wird, wenn man sich die biologischen Eigenschaften der weißen Blutzellen vor Augen führt.

Eine sehr wichtige Eigenschaft ist die aktive Beweglichkeit der Leukozyten. In erster Linie kommt sie den Polymorphkernigen zu. Man braucht nur mit geheiztem Objekttisch ein frisches Blutpräparat zu untersuchen, um sich von den lebhaften und schnellen amöboiden Bewegungen dieser Zellen zu überzeugen. Aber auch die Lymphozyten besitzen eine wenn auch geringe Beweglichkeit, wie man jetzt durch Jolly, Schridde, Hirschfeld sicher weiß. Diese Eigenschaft befähigt die weißen Blutzellen, aktiv an Orte zu wandern, von denen ein chemotaktischer Reiz ausgeht, nach denen sie also gelockt werden.

Am häufigsten entstehen solche chemotaktischen Reize durch die Anwesenheit von Bakterien an irgend welchen Stellen des Organismus. Die Leukozyten durchwandern, wie man seit den klassischen Untersuchungen Cohnheims weiß, die Gefäßwände und kriechen in dichten Scharen in den Entzündungsherd. Bei akuten Entzündungen oder starken Reizen sind es vornehmlich Polymorphkernige, bei chronischen Entzündungen oder schwächeren Reizen (Lossen) Lymphozyten, die sich am Kampfe gegen die eingedrungenen Fremdlinge beteiligen. Von den Lymphozyten der chronischen Entzündungsherde weiß man allerdings nicht sicher, ob sie aus dem Blute ausgewandert oder histioid, also lokal entstanden sind.

Welche Waffen stehen nun den Leukozyten im Kampfe gegen die bakteriellen Krankheitserreger zu Gebote?

Schon seit langer Zeit weiß man durch die berühmten Untersuchungen von Metschnikoff, daß die weißen Blutzellen imstande sind, Fremdkörper aufzunehmen und unter Umständen zu vernichten. Die polymorphkernigen Neutrophilen, die Mikrophagen Metschnikoffs, treten hauptsächlich bei akuten bakteriellen Infektionen in Aktion, große Mononukläre, sog. Makrophagen, bei chronischen Infektionszuständen. Außerdem haben die Makrophagen noch die Aufgabe, totes Material wie Hämoglobin oder andere Zerfallprodukte und Fremdkörper aus dem Kreislaufe zu entfernen. Auch die Lymphozyten können, was noch vielfach bezweifelt wird, als Phagozyten tätig sein. W. Erb jun. sah das bei einer lymphadenoiden Leukämie.

Die Bedeutung der **Phagozytose** für den Verlauf von Infektionen ist längere Zeit sehr gering eingeschätzt worden, da man häufig sah, daß die Leukozyten mit den aufgenommenen Krankheitserregern nicht fertig werden, vielmehr selbst zugrunde gehen, während die Bakterien ihre Virulenz bewahren. Man hat daher die Bedeutung der Leukozyten weniger in der direkten Aufnahme und Abtötung der Bakterien, als vielmehr in der Sekretion antitoxischer und bakterizider Substanzen gesucht. Auch Metschnikoff neigte bereits zur Annahme einer antitoxischen Funktion der Leukozyten, ebenso Gautier, Courmont. Besonders weisen die Arbeiten von Wassermann und Takaki und Pfeiffer und Marx auf Knochenmark und blutbildende Organe als Stätten der Antitoxinproduktion hin. Aber auch die längere Zeit vernachlässigte Phagozytose ist seit den Untersuchungen von Wright wieder in den Vordergrund des Interesses getreten. Sie nimmt, wie jetzt wieder allgemein angenommen wird, eine bedeutungsvolle Stellung unter den Waffen ein, die der Organismus im Kampfe gegen Infektionserreger aufzubieten vermag.

Schon die Fähigkeit der Leukozyten, manche Bakterien aufzulösen, spricht dafür, daß ihnen **Fermente** zu Gebote stehen. Metschnikoff hatte auch schon durch Mazeration von Makrophagen die Makrozytase, aus Mikrophagen die Mikrozytase gewonnen, zwei eiweißverdauende Fermente. Diese Fermente können in der Zelle selbst zur Wirkung gelangen, aber auch nach außen sezerniert werden, wo sie heterolytische Wirkungen entfalten, d. h. fremdes Gewebe aufzulösen vermögen. Die glänzenden Beobachtungen Friedrich Müllers und seiner Schüler über die Lösung der fibrinösen Pneumonie haben ergeben, daß diese durch die fermentative Tätigkeit der neutrophilen Polymorphkernigen (Mikrophagen) geschieht. Die Fähigkeit der Heterolyse kommt den Lymphozyten gar nicht oder jedenfalls nicht entfernt in dem Maße zu wie den granulierten Zellen. Vielleicht muß man hierauf die Tatsache zurückführen, daß Pneumonien, in deren Verlauf sich Lymphozyten in den Alveolen ansammeln, oder wenig Neigung zur Resorption aufweisen, z. B. die Pneumonia caseosa. Vielfach werden den Lymphozyten überhaupt alle Fermente, auch die autolytischen, abgesprochen. Das ist aber unrichtig. Lymphozyten autolysieren in ähnlicher Weise wie andere Zellen auch, nur fehlt ihnen die Eigenschaft, fremdes Gewebe zu verdauen.

Die Leukoprotease, das eiweißlösende Ferment der neutrophilen Polymorphkernigen, ist neuerdings besonders von E. Müller und Jochmann studiert worden. Diese Autoren lassen Leukozyten resp. Eiter bei 55 ^{0} auf eine Nährplatte aus erstarrtem Blutserum (Löffler-Platte) einwirken. Findet Dellenbildung statt, so ist eine Verdauung anzunehmen. Frisches Blutserum hemmt resp. verhindert die Wirkung der Leukoprotease, wie in dem Kapitel „Chemie des Blutserums" ausgeführt wurde. E. Müller und Jochmann haben versucht, diese Tatsachen der Therapie nutzbar zu machen, indem sie empfehlen, bei heißen Abszessen, bei denen zahlreiche neutrophile Polymorphkernige sich finden und stärkere eiterige Schmelzung zu befürchten ist, antifermenthaltiges Blutserum oder Aszitesflüssigkeit in den Entzündungsherd zu injizieren. Bei kalten Abszessen sollen Injektionen der Leukoprotease resp. Trypsininjektionen am Platze sein. Die Leukoprotease ist nämlich mit dem Trypsin sehr nahe verwandt. Bisher liegen nur spärliche Resultate der Fermenttherapie bei Eiterungen vor. Weitere Beobachtungen sind abzuwarten. Auffallenderweise haben sich bisher proteolytische Eigenschaften nur an den Leukozyten des Menschen, Affen und Hundes nachweisen lassen, also bei den Spezies, die echte neutrophile Granula haben. Es kann aber wohl kaum daran gezweifelt werden, daß auch die Polymorphkernigen der Nagetiere etc. proteolytische Fermente haben. Nur ist der Nachweis bisher nicht erbracht worden. Die Leukoprotease ist ziemlich widerstandsfähig. Sie ist von Jochmann und Lockemann durch Alkoholfällung in haltbarem Zustande gewonnen worden.

Die Unterschiede in dem fermentativen Verhalten der granulierten Zellen und der Lymphozyten treten auch zutage, wenn man auf andere Fermente prüft.

Durch Potier, Brandenburg, Erich Meyer ist gezeigt worden, daß die granulierten Zellen Oxydasen enthalten. Sie oxydieren Salizylaldehyd und bläuen Guajaktinktur auch bei Abwesenheit von Peroxyden, d. h. ohne H_2O_2 oder altes Terpentinöl. Das Blut in toto gibt diese Reaktion, sobald mehr als 20 000 Leukozyten im cmm vorhanden sind, also bei starken Leukozytosen, bei myeloischer Leukämie etc. Lymphozyten und Myeloblasten geben die Reaktion nicht, die Granula scheinen die ausschlaggebende Rolle zu spielen. Schultze gibt übrigens neuerdings an, daß die von ihm angegebenen Indophenol-reaktion, die ja auch eine Oxydasenreaktion ist, zuweilen mit Myeloblasten gelingt, nicht aber mit Lymphozyten. Das myeloische Gewebe färbt sich bei dieser Reaktion blau, das lymphadenoide bleibt ungefärbt. Was die Oxydasen im Stoffwechsel für eine Bedeutung haben, ist schwer zu sagen. Mit der Atmung der Zellen hängen sie jedenfalls nicht zusammen, eher irgendwie mit der Tätigkeit der Granulationen. (Vgl. v. Gierke, Münchn. med. Wochenschr. 1911. Nr. 44.)

Die geringere fermentative und vitale Tätigkeit der Lymphozyten verrät sich auch in ihrem viel geringeren Sauerstoffverbrauch. Nach Untersuchungen von Herrn Dr. Grafe atmen myeloische Zellen viel intensiver als Lymphozyten. Vielleicht wäre es lohnend, in einem geeigneten Falle (Myeloblastenleukämie) die Atmungsgröße der Myeloblasten zu bestimmen.

Die übrigen fermentativen Eigenschaften der Leukozyten sind noch wenig bekannt. Polymorphkernige Leukozyten wie Lymphozyten enthalten einen fermentähnlichen Körper, Thrombokinase, der für die Gerinnung des Blutes von Bedeutung ist (s. Kapitel Blut-gerinnung). Ferner stammt nach Delezenne auch die Enterokinase, der Aktivator des Trypsins, aus Leukozyten.

Im ganzen sind jedoch die biologischen Funktionen der weißen Blutzellen wenig untersucht, speziell bedarf ihre Bedeutung im Haushalte des Organismus unter normalen Verhältnissen noch sehr der Klärung.

Setzt man ein noch feuchtes Blutpräparat in einer kleinen, mit einigen Jodkristallen beschickten Kammer Joddämpfen aus, so färben sich die Erythrozyten dunkelbraun. Auch in den polymorphkernigen Leukozyten treten regelmäßig viele braune Körnchen hervor. Sie werden meist als Glykogen angesehen. Richtiger ist es wohl, allgemein von **jodo-philen Substanzen** zu sprechen, da sie auch einige Farbreaktionen des Amyloids geben. Ganz sicher ist also die chemische Natur der jodophilen Substanzen nicht. Auch Blutplättchen und Zerfallprodukte von Leukozyten geben meist eine recht deutliche Jodreaktion (Zolli-kofer), doch ist es wahrscheinlich, daß nicht alle jodophilen Substanzen auch chemisch identisch sind. (Neukirch, Zeitschr. f. klin. Med. Bd. 70. 1910.)

Anders gestaltet sich der Befund, wenn man lufttrockene Präparate nach der zuerst von Ehrlich angegebenen Methode mit Jodgummilösung (Jodi puri 1,0, Kal. iodat. 3,0, Aq. dest. 100,0, Gummi arab. 9,0 bis zur Sirupkonsistenz) färbt oder trocken Joddämpfen aussetzt. Zur Einbettung solcher Präparate bedient man sich einer stark lichtbrechenden, konzentrierten Lävuloselösung. Bei dieser Methodik nehmen die polymorphkernigen Leuko-zyten normal einen ganz schwach braunen Ton an. Nur in pathologischen Zuständen — und darin liegt die klinische Bedeutung der Jodreaktion — lassen sich auch nach der Ehr-lichschen Methode in den Leukozyten iodophile Schollen und Körnchen nachweisen. Meist tritt die Jodreaktion bei neutrophilen Leukozyten ein, aber auch da nicht regelmäßig. Am häufigsten wird sie bei Eiterungen verschiedener Art beobachtet und besitzt da eine gewisse diagnostische und prognostische Bedeutung, wie Küttner und Reich gezeigt haben. Nimmt die Jodophilie bei Abszessen, ev. nach Eröffnung des Abszesses, ab, so kann man einen günstigen Verlauf erhoffen.

Im übrigen ist allerdings der Wert der Jodreaktion recht gering. Warum man in pathologischen Fällen auch im eingetrockneten Blute eine Jodreaktion beobachtet, unter normalen Verhältinssen aber nur im feuchten, also bei einer Art Vitalfärbung, läßt sich nicht sagen. Es existieren zahlreiche Vermutungen darüber, die aber nicht sicher begründet sind. Man nimmt z. B. Veränderung der Wasserlöslichkeit, Auftreten von Fermenten an etc.

Die rein chemische Untersuchung der Leukozyten hat bisher keine für den Arzt wichtigen Resultate gezeigt. Es sind in den Leuko- wie Lymphozyten Nuklein-säuren und ziemlich viel Purinbasen gefunden worden, was bei so kernreichen Elementen ja nicht wundernimmt. Reichlicher Zerfall von Leukozyten verrät sich im Harn oft durch vermehrte Harnsäureausscheidung (Horbaczewski). Über die chemische Natur der Gra-nula weiß man noch gar nichts. Wahrscheinlich stehen die Charcot-Leydenschen Kristalle in enger genetischer Beziehung zu den eosinophilen Zellen und ihren Granu-lationen. Leider ist aber auch die Natur dieser Kristalle vorerst noch unbekannt. Es ist fast unmöglich, sich genügende Mengen von ihnen rein zu verschaffen. Die mikrochemische Untersuchung der Kristalle (Gumprecht) hat zu ganz überzeugenden Befunden nicht geführt.

2. Leukozytose und Leukopenie.

Die Zahl der Leukozyten im strömenden Blute unterliegt großen Schwan-kungen. Eine Vermehrung der Leukozyten wird als **Leukozytose**, eine Ver-minderung als **Leukopenie** bezeichnet.

Eine Leukozytose kann zu sehr hohen Leukozytenwerten im Blute führen.

Hirschfeld gibt an, daß bis 190 000 Leukozyten gefunden worden sind. Das sind aber Ausnahmen. Gewöhnlich bewegen sich die Zahlen von 10 000 bis etwa 30 000.

Früher glaubte man die Leukämie auf Grund der Leukozytenzahl von der Leukozytose trennen zu können. Bei Leukämie sollten sich viel höhere Leukozytenwerte finden als bei den Leukozytosen. Das ist aber unrichtig. Es gibt Leukozytosen mit sehr hohen, Leukämien mit niedrigen Leukozytenzahlen.

Richtiger ist es schon, eine Trennung der beiden Zustände an der Hand der Leukozytenarten durchzuführen, die in dem einen oder anderen Falle vermehrt sind. Aber auch hier stößt man auf Schwierigkeiten. Auch bei Leukozytosen können Myelozyten in größerer Zahl in die Blutbahn übertreten, ebenso wie bei der myeloischen Leukämie. Allerdings ist das selten.

Wenn man weiterhin hervorhebt, daß die Leukozytose ein schnell vorübergehender, die leukämische Leukozytenvermehrung ein dauernder Zustand ist, so erweist sich auch diese, meist gültige Definition zuweilen als unrichtig. Ich erinnere nur an das Sinken der Leukozytenzahlen der Leukämie bei interkurrenten Infektionskrankheiten, bei Röntgenbestrahlung etc.

Im allgemeinen wird man aber wohl kaum jemals im Zweifel sein, was man als Leukämie, was als Leukozytose aufzufassen hat. Man darf eben nicht allein den Blutbefund, sondern diesen nur im Rahmen der übrigen Erscheinungen berücksichtigen. Dann wird man selbst in der Beurteilung eines ungewöhnlichen und unklaren Befundes kaum je fehlgehen.

Zum Verständnis der Leukozytosen muß man sich erinnern, daß die Leukozyten den Gesetzen der **Chemotaxis** gehorchen, die von Pfeffer entdeckt, von Leber auf die Betrachtung der Lebensvorgänge weißer Blutzellen übertragen worden sind. Es gibt zahlreiche Substanzen, welche Leukozyten anlocken. Dazu gehören Stoffwechselprodukte vieler Bakterien, ferner chemische Substanzen, wie Terpentinöl, Nukleinsäure usw.

Von Löwit war Nachdruck darauf gelegt worden, daß den experimentellen Leukozytosen, die man durch intravenöse Einführung von Pepton, Parenchymbrei und Toxinen erzeugen kann, stets eine Leukopenie vorhergeht. Er erklärte die darauf folgende Leukozytose als Reaktion der blutbildenden Organe auf den primär eintretenden Leukozytenzerfall. Nicht die chemischen Substanzen selbst, sondern Produkte der zerfallenen Leukozyten sollten die Leukozytose veranlassen. Es würde sich also hier nach Löwit eine Art von Selbststeuerung der Leukozytenproduktion ergeben. Die Literatur über diese primäre „Leukolyse", besonders nach Peptoninjektionen, ist ungemein angewachsen. Im ganzen darf man aber heute wohl sagen, daß eine ausgedehntere Leukolyse dem Phänomen wahrscheinlich überhaupt nicht zugrunde liegt, sondern nur eine veränderte Verteilung der Leukozyten. Goldscheider und Jakob haben gezeigt, daß nach solchen Injektionen die Kapillaren der inneren Organe, speziell der Lungen, besonders viele Leukozyten enthalten. Untersucht man nur die Hautkapillaren, so findet man infolgedessen eine Verminderung.

Außerdem ist gegen die Übertragung der Löwitschen Beobachtungen auf pathologische Verhältnisse einzuwenden, daß man bei den meisten Krankheiten die initiale Leukopenie vollständig vermißt. Man muß daher zur Erklärung der Leukozytosen wohl an eine direkte Wirkung der Toxine oder anderer chemotaktisch wirkender Stoffe denken.

Bei weitem die größte Mehrzahl aller Leukozytosen betrifft die granulierten Zellen des myeloischen Gewebes, in erster Linie die polymorphkernigen neutrophilen Leukozyten. Diese Zellen sind es, die bei fast allen Leukozytosen wesentlich vermehrt sind, oft so, daß 90% und mehr aller Blutleukozyten Neutrophile sind. Die anderen Zellen können vermindert sein, meist ist aber ihre Verminderung nur relativ und durch die Vermehrung der Polymorphkernigen vorgetäuscht. Nach dem, was über die antitoxischen, phagozytären und fermentativen Eigenschaften der Leukozyten gesagt ist, kann es wohl keinem Zweifel unterliegen, daß die Leukozytose in den meisten Fällen eine zweckmäßige Abwehrreaktion des Organismus ist.

Bei Besprechung der Abstammung der Leukozyten war durchaus der Standpunkt vertreten, daß die granulierten Leukozyten im Knochenmark entstehen, und zwar meist nur im Knochenmark. In seltenen Fällen entstehen zwar auch extramedulläre Blutbildungsherde, im allgemeinen muß man aber absolut an der Bildung der granulierten Zellen im Knochenmark festhalten.

Demgemäß ist die Leukozytose als Reaktion des Knochenmarks aufzufassen, wie besonders Nägeli scharf hervorhebt. Gelegentlich taucht immer wieder die Ansicht von der extramedullären Entstehung der Leukozyten bei Leukozytose auf, z. B. sollen die Leukozyten sich in den Entzündungsherden selbst bilden. Man stützt sich dabei auf Untersuchungen von Schur und Loewy u. a., die nicht immer einen Parallelismus zwischen Leukozytose und Knochenmarksreaktion histologisch haben feststellen können. Wenn man aber erwägt, wie ausgedehnt das Knochenmark ist und ein wie kleiner Teil meist untersucht wird, so kann man solchen vereinzelten Befunden keine überzeugende Kraft zuerkennen, um so weniger, als in der übergroßen Mehrzahl der Fälle der Knochenmarksbefund dem Blutbilde entspricht. Besonders überzeugend sind die Beobachtungen von Opie, der bei Trichinose, bei der bekanntlich starke Eosinophilie vorhanden ist, eine oft enorme Vermehrung eosinophiler Myelozyten im Mark fand. Auch das Auftreten neutrophiler Myelozyten im strömenden Blute bei Leukozytose spricht für die Bedeutung des Knochenmarkes. Myelozyten kommen sonst nirgends im Körper vor, abgesehen von vereinzelten Exemplaren in der Milz. Mir scheint, die medulläre Entstehung der neutrophilen und eosinophilen Leukozytose kann zu den gut gesicherten Tatsachen der Hämatologie gerechnet werden.

Die Chemotaxis, durch die man seit Leber die Leukozytose erklärt, ist dabei schwerlich das einzige ausschlaggebende Moment. Damit Leukozytose eintreten kann, müssen auch genügend Leukozyten im Knochenmark gebildet, es muß also ein Proliferationsreiz auf das Knochenmark ausgeübt werden. Es ist zum mindesten wahrscheinlich, daß dieselben Substanzen, welche die polymorphkernigen Leukozyten zur Auswanderung aus der Blutbahn und lokaler Ansammlung veranlassen, auch die vermehrte Neubildung aus Myelozyten im Knochenmark beherrschen. Mit Recht weist Nägeli darauf hin, daß die Erscheinungen der negativen und positiven Chemotaxis, wie sie an freien beweglichen Zellen, z. B. Schwärmsporen von Pflanzen beobachtet werden, nicht das Gesamtgebiet der Leukozytose erschöpfen. Die Leukozytose ist eben eine Organreaktion und setzt sich in den meisten Fällen aus zwei Faktoren zusammen: erstens der Anlockung polymorphkerniger Leukozyten durch Chemotactica und zweitens der Reizwirkung dieser Stoffe auf das Knochenmark. Das zweite Moment dürfte bei vielen Formen von Leukozytose, bei denen es nicht zu einer lokalen Anhäufung von Leukozyten kommt, weit wichtiger sein als die Chemotaxis, z. B. bei den Leukozytosen im Verlaufe vieler Infektionskrankheiten.

In demselben Sinne ist auch die Leukopenie nach Nägeli nicht allein vom Gesichtspunkte der Chemotaxis aus zu verstehen. Auch Krehl hebt diesen Punkt nachdrücklich hervor. Man müßte dabei eine negative Chemotaxis annehmen, die aber den ganzen Symptomenkomplex der Leukopenie nicht zu erklären vermag. Außerdem weiß man, daß Leukopenie sehr häufig mit anatomischen Veränderungen des Knochenmarks einhergeht. Bekannt ist z. B. das myeloblastische Mark bei Typhus abdominalis. Die bei dieser Krankheit so häufige Leukopenie ist also nicht der Ausdruck einer negativen Chemotaxis. Sonst müßte man doch irgendwo eine Anhäufung der aus dem Blute vertriebenen Leukozyten finden, speziell müßte dann das Knochenmark besonders reich an Myelozyten und polymorphkernigen Leukozyten sein. Gerade das Gegenteil trifft aber zu. Das spricht jedenfalls mit großer Wahrscheinlichkeit dafür, daß die Leukopenie Ausdruck einer primären Schädigung des Knochenmarkes ist, wie das Nägeli, Studer, Kast und Gütig betonen. Der gleiche Reiz kann bald Leukozytose, bald wieder Leukopenie auslösen, je nach seiner Intensität. Eine plötzliche, starke Überschwemmung des Blutes mit toxischen Substanzen, die in kleinen Dosen Leukozytose bewirken, ruft Leukopenie hervor. Das hat aber nichts Wunderbares, auch wenn man nicht geneigt ist, die Chemotaxis in den Vordergrund zu stellen. Denn es ist ja eine allgemein-biologische Erfahrung, daß starke Reize nicht Erregung, sondern Lähmung der Funktion im Gefolge haben.

Neuerdings haben Falta und seine Mitarbeiter (Zeitschr. f. klin. Med. Bd. 71) versucht, gewisse Beziehungen zwischen dem Nervensystem und bestimmten Arten von Leukozytose zu finden. Danach sollen z. B. Substanzen, die das sympathische Nervensystem reizen (Adrenalin), das Blutbild in anderer Weise beeinflussen als Körper, deren Angriffspunkt im autonomen Nervensystem gelegen sind. Jedenfalls scheint hiernach die Möglichkeit einer indirekten Wirkung der chemotaktischen Substanzen, scil. durch Vermittlung des Nervensystems, diskutabel. Immerhin sind hier weitere Beobachtungen erforderlich.

Ich möchte meine Auffassung der Leukozytose, die sich an die Ausführungen Nägelis anschließt, dahin zusammenfassen: Die Leukozytose ist eine Reaktion der blutbildenden Organe, in erster Linie des Knochenmarkes. Bei ihrer Entstehung spielen chemotaktische Einflüsse mit. Wichtiger dürfte aber noch der Proliferationsreiz sein, der von den in den Körper eingedrungenen Toxinen oder sonstigen chemischen Substanzen auf das Knochenmark ausgeübt wird. Die Leukopenie ist in erster Linie durch Insuffizienz der blutbildenden Organe zu erklären. Diese ist meist die Folge abnorm starker Reize, unter Umständen aber auch sonstiger anatomischer Veränderungen (Lymphombildung, Tumorbildung, Hypoplasie) des Knochenmarkes.

Die häufigste Form der Leukozytose ist die Vermehrung der neutrophilen polymorphkernigen Leukozyten. Es gibt aber auch Reize, die in ganz spezifischer Weise auf andere Elemente des Knochenmarks, z. B. auf die Eosinophilen wirken. Die eosinophile Leukozytose wird gesondert besprochen werden. Wesentliche Vermehrungen der Mastzellen sind außer bei der myeloischen Leukämie selten.

Eine eigentümliche Stellung nehmen die Lymphozyten ein. Sie sind offenbar nicht in derselben Weise allgemeinen Einflüssen unterworfen wie die Zellen des Knochenmarkes. Man kennt zwar wirkliche Vermehrungen der Lymphozyten im Blute, also Vermehrungen, die nicht nur relativ und durch Abnahme der granulierten Elemente vorgetäuscht sind. Dazu gehört, abgesehen von der lymphadenoiden Leukämie, die Vermehrung der Lymphozyten bei Sarkomen, bei Syphilis, bei Typhus abdominalis. Die Vermehrung ist fast nie sehr bedeutend. Sie beruht nicht auf einer Allgemeinwirkung irgend welcher Toxine auf das lymphadenoide Gewebe, sondern ist wohl durchweg lokalistisch zu erklären, also durch eine lokale Erkrankung irgend welcher Teile des lymphadenoiden Apparates. Dabei kommt es zu einer Reizung des erkrankten Gewebes und Überproduktion von Lymphozyten. Gerade hier kann man in der schönsten Weise erkennen, wie wenig man in der Lage ist, das gesamte Bild der Leukozytose ausschließlich durch Chemotaxis zu erklären. Man kann allerdings wohl kaum daran zweifeln, daß auch die Lymphozyten bis zu einem gewissen Grade chemotaktischen Einflüssen gehorchen. Sie besitzen ja Eigenbewegungen. Ihre Durchwanderung der Gefäßwände, ihre Auswanderung in Exsudate wären ohne chemotaktische Einwirkungen kaum zu erklären. Aber man kennt keine Proliferationsreize (abgesehen von den lymphadenoiden Leukämien), die in ähnlicher Weise wie bei der Knochenmarksleukozytose eine allgemeine Wucherung des lymphadenoiden Gewebes bewirken. Daher hält sich auch die Lymphozytose immer in ziemlich bescheidenen Grenzen.

Die neutrophile Leukozytose.

Vermehrungen der neutrophilen polymorphkernigen Leukozyten kommen bereits unter physiologischen Verhältnissen vor.

Zu diesen **physiologischen Leukozytosen** gehört 1. die Verdauungsleukozytose. Sie tritt besonders nach Aufnahme eiweißreicher Mahlzeiten ein und ist nie sehr bedeutend, selten beträgt die Vermehrung nach Ehrlich-Lazarus und Rieder mehr als 30%. Auffallenderweise besteht noch immer keine vollständige Übereinstimmung darüber, ob man es hier mit einer reinen neutrophilen Leukozytose zu tun hat (Japha, Rieder), oder ob gleichzeitig auch eine Vermehrung der Lymphozyten besteht. Nach den Untersuchungen von Hofmeister und Pohl wäre ja auch eine Lymphozytenvermehrung verständlich. Die Lymphozyten würden dabei aus dem während der Verdauung stark proliferierenden lymphadenoiden Apparat des Darmes stammen. Daß aber die neutrophilen Polymorphkernigen, soweit sie bei der Verdauungsleukozytose neu gebildet werden, nicht aus der Darmwand stammen, ist nach dem, was früher gesagt wurde, selbstverständlich. Die Nahrung scheint für den Grad und die Art der Verdauungsleukozytose von Bedeutung zu sein. Vielleicht spielen auch individuelle Momente mit. Dadurch ließe sich die mangelnde Übereinstimmung erklären.

Die Verdauungsleukozytose tritt in der Regel 1 Stunde nach der Nahrungsaufnahme ein und verschwindet wieder in einigen Stunden. Zuweilen scheint sie ganz auszubleiben. Praktisch wichtig ist sie nur deshalb, weil man Leukozytenzählungen etc. immer möglichst in nüchternem Zustande vornehmen soll, um den Fehler, der durch diese Form der Leukozytose entstehen kann, zu vermeiden. Schneyer hatte angegeben, daß die Verdauungsleukozytose bei Magenkarzinom ausbleibt. Er glaubte hierin ein diagnostisches Kriterium erblicken zu können. Das hat sich aber nicht bestätigt.

Die ganze Lehre von der Verdauungsleukozytose bedarf wohl einer neuen gründlichen Durcharbeitung. (Vgl. auch Salzberger. Verdauungsleukozytose im Säuglingsalter. I. D. Freiburg 1909.)

2. Wenig Bedeutung haben praktisch die anderen Formen der physiologischen Leukozytosen. Dazu gehört die Leukozytose der Neugeborenen. Nach Hayem u. a. haben neugeborene Kinder in den zwei ersten Tagen bis 18 000 Leukozyten. Die Zahl fängt vom dritten Tage an zu sinken. Aber auch noch in den späteren Monaten der frühen Kindheitsperiode findet man zuweilen ziemlich hohe Leukozytenwerte. Dabei ist zu bemerken, daß in den zwei bis drei ersten Lebensjahren fast regelmäßig eine relative Lymphozytose besteht. Nach Carstanjen überwiegen schon vom 12. Tage nach der Geburt die Lypmhozyten. Die anfängliche neutrophile Leukozytose ist dann ganz verschwunden.

Die Graviditätsleukozytose, die früher ziemlich viel von sich reden machte, ist durch die neueren genauen Untersuchungen von Arneth in sehr bescheidene Grenzen verwiesen. Bei Mehrgebärenden kommt es überhaupt nicht regelmäßig zu einer Vermehrung, bei Erstgebärenden finden sich meist Werte, die an der oberen Grenze der Norm liegen. Dagegen kommt während der Geburt nach Birnbaum, Zangemeister u. a. eine zuweilen erhebliche Leukozytose vor (bis 29 000). Nach Vollendung der normalen Geburt sinkt die Zahl der Leukozyten schnell auf die gewöhnlichen Werte.

Unsicher ist die Deutung der Leukozytose nach stärkeren körperlichen Anstrengungen, nach Massage, verschiedenen hydrotherapeutischen Prozeduren, thermischen Einwirkungen etc. Bei vielen dieser Befunde wird man geneigt sein, an ungleichmäßige Verteilung der Leukozyten zu denken.

Viel größere Bedeutung haben die **pathologischen Leukozytosen.** Unter ihnen nehmen wieder die erste Stelle ein die 1. Leukozytosen bei Infektionskrankheiten.

Die meisten Infektionskrankheiten rufen durch Vermittlung spezifischer bakterieller Toxine eine neutrophile polymorphkernige Leukozytose hervor. Am stärksten ist sie in der Regel bei Eiterungen verschiedener Art, septischen Zuständen und bei der Pneumonie. Aber auch bei diesen Krankheiten ist die polymorphkernige Leukozytose keine regelmäßige Erscheinung. Man weiß, daß manche krupöse Pneumonien, eitrige Appendizitiden etc. ohne Leukozytose, ja zuweilen sogar mit starker Leukopenie verlaufen. Das sind die schwersten, prognostisch ungünstigsten Infektionen. Die wenigen Pneumonien mit Leukopenie, die ich gesehen habe, sind sämtlich gestorben. Das Fehlen der Leukozytose in solchen Fällen hat nichts Befremdendes, nach dem, was über die Genese der Leukozytose und Leukopenie früher gesagt worden ist. Sehr starke Reize führen eben schnell zu einer Insuffizienz der blutbildenden

Organe. Häufig läßt sich aber auch in diesen Fällen, wie besonders Federmann gezeigt hat, eine anfängliche Leukozytose nachweisen, die sehr schnell in Leukopenie umschlägt.

Von Erkrankungen, die sonst mit neutrophiler Leukozytose verlaufen, wären noch Diphtherie, Polyarthritis rheumatica, Keuchhusten, zerebrospinale Meningitis, Variola, Varizellen, Scarlatina zu nennen, von selteneren Affektionen die Cholera.

Dagegen vermißt man in der Regel, wenn nicht besondere Komplikationen vorliegen, die Leukozytose beim Typhus abdominalis, Influenza, Tuberkulose, Masern und Rubeolen.

Man muß sich diese Dinge stets vor Augen halten, da sie differentialdiagnostisch von größter Bedeutung sind.

Betreffs aller Einzelheiten muß auf die Darstellung der Infektionskrankheiten in diesem Handbuche verwiesen werden.

Von sonstigen Formen der neutrophilen Leukozytose wäre noch zu nennen:

2. Die posthämorrhagische Leukozytose. Sie tritt fast regelmäßig sehr bald nach größeren Aderlässen ein, kann ziemlich hohe Werte erreichen und klingt meist in ein bis zwei Tagen wieder ab. Offenbar ist sie auf Knochenmarksreizung zurückzuführen, die nach Blutverlusten das erythroblastische und myeloische System in ähnlicher Weise betrifft. Demgemäß finden sich auch bei dieser Form der Leukozytose häufig Myelozyten im Blute.

3. Die agonale Leukozytose ist nach Arneth keine regelmäßige Erscheinung. Immerhin gibt auch Nägeli an, zuweilen in der Agone Leukozytose, auch Myelozyten und kernhaltige rote Blutkörperchen im Blute gefunden zu haben. Dieser Befund legt doch den Gedanken nahe, ob wir hier nicht dieselbe Erscheinung im Großen vor uns haben, die F. Müller bei Unterbindung der Knochenarterie beobachtet hat. Auch da treten kernhaltige Erythrozyten in der Knochenmarksvene auf. Man deutet den Befund als Wirkung von O_2-Mangel auf die blutbildenden Organe. Wie mir scheint, wäre es von Interesse, auch einmal von dieser Seite den agonalen Blutveränderungen näher zu treten.

4. Leukozytose bei malignen Tumoren ist keine regelmäßige Erscheinung, sondern in der Regel durch Komplikationen bedingt. Nach Kurpjuweit kann man ausgedehntere Metastasen eines Tumors im Knochenmark an der sog. „Reizungsmyelozytose" diagnostizieren. Der Befund größerer Mengen von Myelozyten im strömenden Blute kann in zweifelhaften Fällen die Diagnose Tumor des Knochenmarkes sichern.

5. Leukozytosen durch chemische Substanzen, die offenbar in ähnlicher Weise wirken wie die Toxine der Bakterien, sind allgemein bekannt. So z. B. durch Nukleinsäure, Terpentinöl, verschiedene Organextrakte, durch Blutgifte wie Phenylhydrazin, Pyrodin, Kali chloricum und mehrere Medikamente. Nukleinsäureinjektionen vermögen, wie nebenbei bemerkt werden mag, bei typhöser Leukopenie in der Regel auf der Höhe der Erkrankung keine Leukozyten hervorzurufen, ein Zeichen für die schwere Alteration des Knochenmarkes.

Die eosinophile Leukozytose.

Es gibt eine Reihe von Zuständen, die scheinbar in keinem engeren Zusammenhange miteinander stehen, die aber häufig oder regelmäßig zu einer Vermehrung der eosinophilen Zellen des Blutes führen. Normalerweise ist ja die Zahl der Eosinophilen gering, sie beträgt nur 2—4% aller Leukozyten, kann aber unter Umständen auf 20, 30% und mehr in die Höhe gehen. Allerdings führt die eosinophile Leukozytose wohl nie zu so hohen Gesamtleukozytenzahlen wie die neutrophile. Zuweilen ist die Gesamtzahl überhaupt nur wenig gesteigert.

1. Am bekanntesten ist seit den Untersuchungen von Friedrich Müller und Gollasch die Eosinophilie beim Asthma bronchiale. Nicht allein in den Wänden der Bronchiolen und im Sputum, sondern auch im Blute findet man bei Asthmatikern oft zahlreiche Eosinophilie, meist mehr als 10%, zuweilen auch in der anfallfreien Zeit. Nach dem Anfall beobachtet man nach Heineke und Deutschmann gewöhnlich ein Absinken der Leukozytenzahlen. Nach Falta und Eppinger wäre die Eosinophilie hier, wie auch

bei einigen anderen Zuständen, ein Symptom der „Vagotonie", der abnormen tonischen Erregung des autonomen Nervensystems.

2. H. F. Müller und Rieder haben zuerst auf die Häufigkeit der Bluteosinophilie bei Helminthiasis aufmerksam gemacht. Nach Leichtenstern kommt Eosinophilie bei allen Helminthen, auch bei den harmlosen Oxyuren und Askariden vor. Ich bin zuweilen bei Blutuntersuchungen, die zu anderen Zwecken ausgeführt wurden, durch eine sonst nicht erklärliche Eosinophilie auf die Anwesenheit von Darmparasiten aufmerksam geworden. Die diagnostische Bedeutung dieses Befundes ist also nicht zu unterschätzen. Besonders groß ist sie bei der Abgrenzung der Trichinosis von anderen Erkrankungen mit ähnlichen Symptomen, z. B. der infektiösen Polymyositis etc., wie die Untersuchungen von Schleip, Stäubli, Sick u. a. gezeigt haben.

3. Ferner ist Eosinophilie — allerdings nicht konstant — bei verschiedenen Haut- und Schleimhauterkrankungen gesehen worden, z. B. bei Pemphigus, Urtikaria, Prurigo, Psoriasis, Frühjahrskatarrh usw. In neuerer Zeit wird von den Kinderärzten auf die Eosinophilie bei der exsudativen Diathese Czernys Wert gelegt. Ich erwähne das hauptsächlich aus dem Grunde, weil dieser Befund vielleicht eine Brücke schlägt, die zum Verständnis verschiedener Arten der Eosinophilie dienen kann. Bei der exsudativen Diathese steht eine abnorme Funktion oder abnorme Labilität der Epithelien, und zwar sowohl der äußeren Haut, als auch der Schleimhäute im Vordergrunde der Erscheinungen. Asthma bronchiale wird häufig bei der exsudativen Diathese im weiteren Verlaufe beobachtet. Es gelingt vielleicht also auf diese Weise die Eosinophilie bei Asthma, bei verschiedenen Hautkrankheiten, beim eosinophilen Darmkatarrh, und die seltene Eosinophilie bei nervösen Menschen unter einen Gesichtspunkt zu bringen, wie das auch Nägeli in ähnlicher Weise betont. Entweder ist dann die Eosinophilie ein Symptom der Diathese selbst, oder sie ist sekundär durch bestimmte Epithelveränderungen od. dgl. ausgelöst. Diese Dinge müßten wohl auch noch genauer, besonders auch experimentell, untersucht werden.

4. Nach Injektionen artfremden Serums tritt nach Schlecht (Arch. f. klin. Med. 98) oft hochgradige Eosinophilie ein, event. mit Vermehrung der Mastzellen.

5. Endlich mag noch die postinfektiöse Eosinophilie Erwähnung finden, die vielfach im Sinne des Weigertschen Gesetzes der Überregeneration aufgefaßt wird. Auf der Höhe mancher Infektionskrankheiten, z. B. des Typhus abdominalis, verschwinden die Eosinophilen aus dem Blute, um dann während der Rekonvaleszenz längere Zeit hindurch übernormale Werte zu behaupten. Die einzige Infektionskrankheit, die häufig mit Eosinophilie einhergeht, ist die Scarlatina. Auch das kann vielleicht differentialdiagnostisch zuweilen von Bedeutung sein.

Ich sehe keinen ausreichenden Grund dafür, die eosinophile Leukozytose anders aufzufassen als die neutrophile, d. h. als Reaktion des Knochenmarkes auf spezifische Reize. Diese Annahme liegt um so näher, als man bei diesen Zuständen, z. B. bei Trichinose (Opie), eine sehr starke Vermehrung der Eosinophilen im Knochenmark nachweisen kann. Allerdings wird von manchen Autoren eine lokale Entstehung eosinophiler Zellen im Gewebe, z. B. in der Bronchialschleimhaut oder im Darm angenommen.

Über die biologische Bedeutung der Eosinophilie bei allen diesen Zuständen läßt sich nichts sagen, kaum etwas vermuten. Vorläufig müssen wir uns mit den Tatsachen zufrieden geben. (Zusammenfassende Übersicht bei Stäubli, Die klinische Bedeutung der Eosinophilie. Ergebn. d. inn. Med. u. Kinderheilk. Bd. VI. 1910. S. 192.)

An die Besprechung der Leukozytose mögen vielleicht noch einige Bemerkungen über die Art von **Leukopenie** angeschlossen werden, die man **durch Röntgenbestrahlungen** hervorrufen kann. Linser und Helber ist es dadurch sogar gelungen, das strömende Blut temporär ganz oder fast ganz leukozytenfrei zu machen, wenigstens bei kleinen Tieren. Wahrscheinlich ist diese Leukopenie nicht einheitlichen Ursprungs. Zum Teil dürfte es sich um direkte Zerstörung der Leukozyten in der Blutbahn handeln, zum Teil aber auch um Beeinflussung der blutbildenden Organe. Heineke hat die zerstörende Wirkung der Röntgenstrahlen auf das blutbildende Gewebe sichergestellt. Zuerst zerfallen bei längerer Bestrahlung der Milz die Lymphozyten der Malpighischen Follikel, während die Pulpaelemente widerstandsfähiger sind. Im Knochenmark unterliegen in erster Linie die jungen ungranulierten Elemente (Myeloblasten) den Strahlen. Später kommt es auch zu einer Zerstörung der granulierten Zellen. Das erythroblastische Gewebe erweist sich am resistentesten. Die Zerstörungen sind reparationsfähig, selbst wenn sie hohe Grade erreicht hatten.

Bei der Therapie der Leukämien ist die Wirkung der Röntgenstrahlen noch einmal von anderen Gesichtspunkten erwähnt.

3. Untergang der Leukozyten.

Die Lebensdauer der Leukozyten läßt sich auch nicht annäherungsweise bestimmen. Der einzige Anhaltspunkt ist wohl die Menge der endogenen Harnsäure, die aber auch nur zum Teil aus den Leukozyten stammt.

Sie zerfallen nicht in der Blutbahn, sondern werden von Phagozyten, besonders in den blutbildenden Organen, aufgenommen. Nach einer starken Leukozytose kann man z. B. große mononukleäre Zellen, sog. Milzpulpazellen, sehen, die vollgestopft sind mit aufgenommenen polymorphkernigen Leukozyten. Bei manchen dieser Leukozyten ist noch die ganze Zelle, inklusive Kern, deutlich erhalten, andere wieder finden sich in allen Stadien der fermentativen Auflösung. Die Granula scheinen, wenigstens beim Kaninchen, der Auflösung am längsten Widerstand entgegenzusetzen. Ähnliche Bilder kann man auch im Knochenmark sehen.

Durch verschiedene Sekrete, z. B. Speichel, Bronchialschleim etc. gehen dem Organismus auch eine Anzahl Leukozyten verloren, die durch die Schleimhaut, vornehmlich auch durch die Tonsillen, auswandern. Man findet sie in allen Stadien der Degeneration im Sputum. Besonders bekannt sind seit Ehrlich die sog. Pseudolymphozyten, neutrophile Zellen mit geschrumpftem polymorphem Kern, der dann dem Lymphozytenkern ähnlich ist. Diese Zellen sind einigen Forschern verhängnisvoll geworden; man hat sie zuweilen für Myelozyten oder gar für Übergänge zwischen Lymphozyten und polymorphkernigen Neutrophilen gehalten.

XI. Die Blutplättchen.

Die Blutplättchen, das dritte Formelement des Blutes, sind von Hayem und Bizzozero entdeckt worden.

Sie sind ca. 3 μ große, ovale Gebilde, die einen stärker lichtbrechenden Innenkörper und ein zartes Protoplasma erkennen lassen.

Die Blutplättchen besitzen, wie Deetjen gezeigt hat, amöboide Beweglichkeit. Es gelingt in sehr schöner Weise, bei ihnen lang ausgestreckte Pseudopodien nachzuweisen. Die ovale Form ist also offenbar nur der Ruhezustand.

Der Innenkörper färbt sich intensiv mit basischen Farbstoffen, z. B. mit Methylenblau. Ob dieser Innenkörper als Kern angesprochen werden kann, ist zweifelhaft. Darüber herrschen sehr verschiedene Ansichten, die im wesentlichen mit den Anschauungen der verschiedenen Autoren über die Genese der Blutplättchen zusammenhängen.

Die Genese der Blutplättchen muß auch heute noch als ungeklärt angesehen werden. Sicher kommen sie schon im zirkulierenden Blute vor und sind nicht etwa Erscheinungen eines extravaskulären Zerfalls der Erythrozyten und Leukozyten. Das hat Bizzozero durch direkte Beobachtung des strömenden Blutes im Fledermausflügel gezeigt. Ebenso darf man, wie ich meine, die Anschauung ablehnen, daß die Blutplättchen Zerfallsprodukte verschiedener Zellen oder sogar nur Eiweißniederschläge seien, wie das Loewit u. a. vermutet hatten. Dagegen spricht der komplizierte und gleichmäßige Bau dieser Elemente, ebenso manche physiologischen Erfahrungen, z. B. die Verminderung der Plättchen bei schweren Anämien, bei denen doch ein ausgedehnter Zerfall der verschiedensten Elemente des Blutes vorkommt.

Man darf also eine einheitliche Genese der Plättchen meines Erachtens sicher annehmen. Wo hat man aber den Ort der Entstehung zu suchen und von welchen Zellen stammen sie ab? Diese Fragen sind noch ungelöst.

1. Am meisten Anerkennung hat wohl die zuerst von Pappenheim vertretene Nukleoidtheorie gefunden. Danach wären die Blutplättchen Abkömmlinge von Nukleoiden, die in den roten Blutkörperchen als Reste der karyolytischen Vorgänge zurückbleiben sollen. Diese Nukleoide können unter gewissen Bedingungen ausgestoßen werden. Pappenheim hat in neuerer Zeit seine Anschauung auch durch Beobachtungen bei Dunkelfeldbeleuchtung gestützt. Auch Hirschfeld, Maximow u. a. geben an, den Austritt dieser Nukleoide aus roten Blutscheiben gesehen zu haben.

2. Die Entstehung von Blutplättchen aus Erythrozyten wird auch von Arnold und Schwalbe, freilich in etwas anderer Form, vertreten. Nach ihrer Ansicht sollen Abschnürungsvorgänge verschiedener Teile der Erythrozyten zur Entstehung der Plättchen Veranlassung geben. Auch Weidenreich faßt die Blutplättchen als Abschnürungsprodukte roter Blutscheiben auf. In erster Linie läßt sich für diese Ansicht ein Experiment Schwalbes anführen. Schwalbe beobachtete nämlich eine Vermehrung von Blutplättchen in doppelt unterbundenen Gefäßen. Dieser Befund würde mit absoluter Sicherheit die Entstehung von Blutplättchen in der Peripherie beweisen. Man kann dann in der Tat wohl nur an die roten Blutscheiben als Mutterzellen denken; denn die Leukozyten sind an Masse zu gering, um als Quelle einer größeren Menge Blutplättchen dienen zu können. Aschoff konnte aber auch neuerdings die Angaben Schwalbes nicht bestätigen. (Vgl. Derewenko, Zieglers Beitr. Bd. 48, H. 1.)

Im ganzen muß man wohl sagen, daß der komplizierte Bau der Blutplättchen, ihr Hämoglobinmangel und ihre gleichmäßige Beschaffenheit recht gewichtig gegen die Arnold-Schwalbesche Auffassung sprechen dürften.

3. Andere sehen in den Blutplättchen Zerfallsprodukte von Leukozyten. Heute hat diese Ansicht wohl kaum noch sehr viele Anhänger. Man hatte die Plättchen bald von den Kernen, bald wieder vom Protoplasma der Leukozyten hergeleitet. Schaut man sich aber, wenn man die Plättchen durch fraktionierte Zentrifugierung rein darstellt, die Masse der Plättchen und der Leukozyten an, so erkennt man sofort, daß schon ganz enorm viel Leukozyten dauernd zerfallen müßten, damit aus ihnen die Plättchen entstehen könnten. Die Plättchen sind zwar kleiner als die Leukozyten, ihre Zahl übertrifft aber die der weißen Blutzellen in so hohem Grade, daß diese an Masse gegen die Plättchen ganz zurücktreten.

4. Endlich wäre noch zu erwähnen, daß eine Reihe von Autoren die Blutplättchen als selbständige Elemente mit eigenem Entwickelungsgange ansieht. Dafür treten besonders Deetjen, Deckhuyzen und Kopsch ein. Allerdings wissen auch diese Autoren nicht anzugeben, woher die Blutplättchen stammen. Wright beschreibt eine Entstehung der Blutplättchen durch Abschnürung aus den Megakaryozyten des Knochenmarkes. Die Bilder, die Wright neuerdings gibt, sind recht überzeugend. (Publ. Mass. Gener. Hosp. III. 1910.)

Die Genese der Blutplättchen ist also noch nicht völlig geklärt, wenn auch Vieles für die Ausschaltung Wrights zu sprechen scheint. Eine ähnliche Ansicht vertritt in neuester Zeit auch Aynaud (Ann. inst. Pasteur. 1911. S. 56.)

Die Zahl der Plättchen beträgt nach Helber, Sahli u. a. etwa 250000 im cmm. Allerdings dürften alle Zählungen nicht besonders zuverlässig sein, da die Plättchen in hohem Grade die Eigenschaft haben, an Fremdkörpern haften zu bleiben und kleine Häufchen zu bilden. Helber zählt die Plättchen, nachdem er das Blut mit 10%iger Natriummetaphosphatlösung verdünnt hat, in einer niedrigen Zählkammer. Sahli stellt das Verhältnis zwischen Erythrozyten und Plättchen in einem frischen Präparat fest. Zur Isolierung und Färbung der Plättchen fängt er Blut in einer 14%igen Magnesiumsulfatlösung auf, der ein wenig Methylviolett zugesetzt ist.

Die Zahl der Plättchen unterliegt in Krankheiten gewissen Schwankungen. Bekannt ist ihre Abnahme bei manchen schweren Anämien, ebenso in einigen Fällen von Purpura haemorrhagica. Ehrlich konnte sogar in einem Falle dieser Krankheit überhaupt keine Blutplättchen finden. Die Gerinnbarkeit des Blutes war dabei stark vermindert. Andererseits findet man Vermehrungen bei Chlorosen, bei der Leukämie und bei posthämorrhagischen Anämien. Bei der Leukämie werden zuweilen sog. Riesenblutplättchen gebildet, die gelegentlich fast die Größe eines roten Blutkörperchens erreichen können. Sehr plättchenarm kann man ein Tier machen, wenn man ihm Blut entzieht und nach Defibrinierung wieder einspritzt. Mit dem Fibrin werden auch die Blutplättchen entfernt. Falls man das mehreremal wiederholt, kann man, wie Bizzozero gezeigt hat, die Plättchenzahl sehr reduzieren. In kurzer Zeit tritt aber wieder völlige Regeneration ein.

Zur Reindarstellung der Plättchen kann man sich der Methode der fraktionierten Zentrifugierung von Oxalatblut bedienen. Zuerst werden die roten Blutkörperchen abgeschleudert, dann die spezifisch leichteren Leukozyten. Unterbricht man das Zentrifugieren im richtigen Augenblick, dann kann man ein Plasma abheben, das sehr reich an Blutplättchen ist. Diese gewinnt man durch nochmaliges energisches Zentrifugieren rein. Bürker empfiehlt einen Blutstropfen auf einen Paraffinblock fallen zu lassen. Dieser Tropfen gerinnt nicht. Nach einiger Zeit haben sich die spezifisch leichten Blutplättchen in dem oberen Teil des Tropfens angesammelt und können durch Berühren der Kuppe des Tropfens mit einem Deckglase rein erhalten werden.

Die biologischen Eigenschaften der Plättchen sind besonders von Deetjen genauer erforscht worden: Die Plättchen besitzen amöboide Beweglichkeit, die man in schöner Weise auf einer von Deetjen angegebenen Agar-Mischung demonstrieren kann. Ferner sind sie, wie Deetjen neuerdings gezeigt hat, ungemein empfindlich gegen Änderungen der Alkaleszenz, ja sogar schon gegen Änderungen der CO_2-Spannung. Abderhalden und Deetjen konnten in den Blutplättchen peptidspaltende Fermente nachweisen. Auch geben sie regelmäßig eine deutliche Reaktion auf iodophile Substanzen. Ferner haben die Plättchen sicher einen meßbaren respiratorischen Stoffwechsel. (Loeber, Pflüg. Arch. Bd. 140.) Auch diese Tatsache spricht gegen ihre Entstehung aus den Erythrozyten des strömenden Blutes.

Zweifellos stehen die Blutplättchen in engster Beziehung zur Blutgerinnung und Thrombose. Es kann jetzt wohl als sicher angesehen werden, daß sie zur Entstehung des Fibrinferments beitragen. Die Thrombokinase leitet sich wahrscheinlich in erster Linie von den so labilen Blutplättchen ab. Weniger sicher ist das vom Thrombogen zu sagen, der anderen Vorstufe des Fibrinferments, das von mir, Schittenhelm, Nolf in den Blutplättchen gefunden worden ist.

Wenn gegen die Rolle der Blutplättchen bei der Gerinnung von Grawitz u. a. angeführt wird, daß zuweilen, wie bei der Leukämie, die Gerinnung trotz reichlicher Zahl von Plättchen verlangsamt ist, und wenn auch Pratt keine Beziehungen zwischen Zahl der Plättchen und Gerinnungszeit fand, so beweisen solche Beobachtungen nur, daß die Zahl der Blutplättchen nicht der einzige Faktor ist, der die Gerinnung beherrscht. Das behauptet aber auch niemand. Es gibt sogar Blutgerinnung ohne Blutplättchen, z. B. in der Lymphe. Dann stammen die gerinnungserzeugenden Substanzen aus anderen geformten Elementen.

Die Thrombose im strömenden Blute darf offenbar nicht ohne weiteres mit der Gerinnung identifiziert werden, worauf neuerdings besonders Aschoff und Schmorl hingewiesen haben. Bei der Thrombose handelt es sich primär zunächst nur um eine Agglutination der Blutplättchen, der „Kopf" des Thrombus ist häufig ganz frei von Fibrin. Erst sekundär kann sich eine Fibringerinnung anschließen. Allerdings tritt eine derartige Agglutination der Plättchen auch im extravaskulären Blute vor der Gerinnung ein. Man kann also vorerst noch nicht genau sagen, welcher Art die Beziehungen zwischen den beiden Vorgängen, der Thrombose und der Gerinnung sind.

Die Blutstäubchen oder Hämokonien sind von H. F. Müller regelmäßig im Blutplasma als kleine, meist runde Gebilde von wechselndem Aussehen beschrieben worden. Sie zeigen lebhafte Molekularbewegung. Wahrscheinlich sind die Hämokonien nicht einheitlicher Natur. Ein Teil von ihnen leitet sich nach Nägeli vielleicht von Kernsubstanz ab. Möglicherweise sind auch Leukozytengranula, Fettkörnchen etc. darunter.

XII. Die Anämien.

A. Begriff und Einteilung.

Unter Anämie verstehen die meisten Ärzte eine Verminderung des Hämoglobins, meist auch der roten Blutscheiben, in der Volumeinheit. Das Wort „Anämie", Blutlosigkeit, ist eigentlich für diesen Zustand nicht sehr bezeichnend. Es hat sich aber so allgemein eingebürgert, daß es vollkommen vergeblich wäre, dafür Ausdrücke wie „Oligochromämie" und „Oligozythämie" empfehlen zu wollen.

Ehrlich und Lazarus fassen den Begriff der Anämie in dem oben definierten, allgemein gebräuchlichen Sinne. Grawitz dagegen sucht ihn auch auf andere Zustände auszudehnen, so z. B. auf die Oligämie, wie sie bei vielen Fällen von Karzinom und Tuberkulose vorkommt, wobei die gesamte Blutmenge vermindert ist, ohne daß es jedoch zu wesentlichen Änderungen der Blutzusammensetzung kommt. Auch verschiedene Formen von Hydrämie, bei denen also der Eiweißgehalt des Plasmas vermindert, der Wassergehalt erhöht ist, sucht Grawitz unter der Bezeichnung „Anämien" zusammenzufassen, ebenso auch die Leukämie. Diese Art der Definition, die ja rein theoretisch betrachtet gewiß ihre Berechtigung hat, kann doch kaum empfohlen werden. Erstens widerspricht sie dem Sprachgebrauch des Praktikers. Das wäre ja vielleicht noch kein Grund sie abzulehnen. Dann aber verschwimmt, wie Nägeli mit Recht betont hat, bei einer zu weiten Ausdehnung des Begriffes Anämie jede Grenze gegen andere Veränderungen des Blutes. Daher möchte auch ich im folgenden den Begriff der Anämie im selben Sinne wie Ehrlich verstanden wissen: Anämie ist also eine Verminderung des Hämoglobins, meist auch der roten Blutkörperchen, in der Volumeneinheit Blut.

Die Oligämien sind in diesem Sinne also keine Anämien, ebensowenig die meisten Fälle von Hydrämie und die tropische und Polaranämie. Diese Zustände sind in den Kapiteln „Gesamtblutmenge" und „Wasserhaushalt des Blutes" besprochen worden. Ich will gern zugeben, daß dieser Begrenzung des Begriffes der Anämie etwas Künstliches und Schematisches anhaftet. Das läßt sich aber hier leider nicht umgehen, wenn man sich nicht ins Unbegrenzte verlieren will.

Noch schwerer als eine scharfe und reinliche Scheidung der Anämien von anderen Blutveränderungen ist die Klassifikation der Anämien selbst. Man befindet sich hier deswegen in einer so prekären Lage, weil man die Ätiologie mancher Anämieformen noch gar nicht oder doch nur höchst ungenügend kennt und sich noch nicht darüber klar geworden ist, was wesentliche und regelmäßige, was unregelmäßige Unterscheidungsmerkmale der verschiedenen Anämien sind. So kommt es denn, daß fast jeder Autor seine eigene Einteilung entwickelt, die sich von der Klassifikation anderer Hämatologen oft in sehr wesentlichen Punkten unterscheidet.

1. Malassez und Hayem haben ein scheinbar sehr einfaches Einteilungsprinzip durchgeführt, nämlich nach dem Grade der Verminderung der roten Blutscheiben. Sie unterscheiden vier Arten von Anämien mit geringer, mäßiger, starker und extremer „Aglobulie". Diese Einteilung kann aber schwerlich selbst die primitivsten Ansprüche befriedigen. Kein Mensch kann daran zweifeln, daß die Chlorose und die Biermersche Anämie absolut verschiedene Krankheiten sind. Trotzdem könnten sie nach dem Hayemschen Prinzip ganz gut gelegentlich einmal in eine Gruppe fallen. Ebenso könnte es vorkommen, daß eine wohl charakterisierte Form von Anämie, wie z. B. die Chlorose, bald in diese, bald in jene Gruppe untergebracht werden müßte. Die Einteilung von Hayem ist also für praktische Zwecke gänzlich ungeeignet.

2. Eine Zeitlang versuchte man die Anämien in primäre oder idiopathische und sekundäre einzuteilen. Die primären sollten wahre, echte Erkrankungen des Blutes sein. Bei den sekundären hätte man dagegen in den Blutveränderungen Folgen irgend welcher sonstigen Organerkrankungen oder bekannter ätiologischen Momente zu erblicken. So wären z. B. die Biermersche sog. perniziöse Anämie und die Chlorose in diesem Sinne primäre Anämien. Auch diese Art der Einteilung ist, wie Pappenheim nachdrücklich betont, nicht geeignet, weiter zu führen. Denn es gibt keine primären Anämien. Jede Anämie ist sekundär. Das ergibt sich schon ohne weiteres aus folgender Betrachtung: Das Blut ist kein Organ, sondern nur das Produkt vieler Organe, unter denen das myeloische und lymphadenoide System die erste Stelle einnehmen. Den meisten, vielleicht sogar allen Zellen des Blutes, fehlt die Fähigkeit der Vermehrung. Die Blutzellen sind daher den Organzellen nicht gleichwertig. Eine primäre Anämie — etwa in derselben Art wie eine primäre Lebererkrankung — ist also überhaupt nicht denkbar.

3. Ein anderes histologisches Einteilungsprinzip hat Ehrlich, später besonders Engel betont. Bei Besprechung der Erythropoese ist schon hervorgehoben worden, daß die Erythrozyten im postembryonalen Leben von den Normoblasten des Knochenmarks abstammen, kernhaltigen roten Blutkörperchen, die etwa die Größe gewöhnlicher roter Blutscheiben haben. Im embryonalen Leben finden sich dagegen meist viel größere, auch hämoglobinreichere Stammformen der roten Blutscheiben, die Megaloblasten, in großer Menge in

den blutbildenden Organen. Ganz ähnliche Zellen entdeckte nun Ehrlich bei gewissen schweren Anämien, in erster Linie bei der sog. perniziösen Anämie im Blut und im Knochenmark, oft in bedeutender Zahl. Man sprach und spricht auch heute noch mit Ehrlich von einem „Rückschlag der Blutbildung ins Embryonale", wenn sich diese Veränderung findet. Die meisten anderen Anämieformen, wie z. B. die posthämorrhagischen Anämien, die Chlorose etc., zeigen in der Regel nichts von Megaloblastenbildung. Es schien daher sehr verlockend, die Anämien nach dem Typus der Blutbildung einzuteilen. Man unterschied demgemäß Anämien mit embryonalem und postembryonalem Blutbildungstypus. In die erste Gruppe gehört dann besonders die Biermersche perniziöse Anämie, daneben noch einige seltenere Anämieformen, in die zweite die meisten anderen Anämien. Von manchen Autoren, z. B. Ehrlich-Lazarus, Nägeli, Flesch wird dieses Einteilungsprinzip auch heute in mehr oder weniger scharfer Form vertreten. Nach Ehrlich ist dabei der Rückschlag in embryonale Verhältnisse der Blutbildung als eine Art Degenerationsvorgang (megaloblastische Degeneration des Knochenmarkes) aufzufassen. Die Anämien mit Megaloblasten sind demnach prognostisch besonders ungünstig.

Ich kann indessen weder dieser Einteilung in Anämien mit embryonalem und postembryonalem Blutbildungstypus folgen, noch auch die beiden Typen der Blutbildung als prinzipiell verschiedene Erscheinungen ansehen. Ebensowenig kann meines Erachtens von einer megaloblastischen „Degeneration" die Rede sein. Die Megaloblasten und Megalozyten sind, wie auch Nägeli betont, „funktionelle Riesen". Reich an Hämoglobin, dienen sie den Funktionen des Organismus besser oder doch ebensogut wie die Normoblasten und Normozyten. Außerdem kann die megaloblastische Degeneration spontan oder unter geeigneten therapeutischen Maßregeln vollständig wieder zurückgehen. Man muß also von einer megaloblastischen „Reaktion", aber nicht Degeneration der blutbildenden Organe sprechen.

Kommt dieser megaloblastische Regenerationstypus nun nur durch die Wirkung spezifischer Gifte zustande? Erzeugt z. B. bei der Biermerschen Anämie ein bestimmtes Gift durch Zerstörung roter Blutscheiben peripher die Anämie und durch Beeinflußung der blutbildenden Organe die megaloblastische Reaktion?

Das ist nun äußerst unwahrscheinlich; denn erstens kommen Megaloblasten, wenn auch in geringer Zahl, bei allen möglichen Anämien vor, bei denen von einer Giftwirkung auf die blutbildenden Organe überhaupt nicht die Rede sein kann. Jolly sah Megaloblasten z. B. bei schweren posthämorrhagischen Anämien. Dann kommt aber noch etwas anderes hinzu: Es gibt nämlich, worauf zuerst Schaumann, später Pappenheim, Askanazy, neuerdings besonders Masing hingewiesen haben, zahlreiche fließende Übergänge zwischen Normoblasten und Megaloblasten. Bei Kaninchen, die man mit Blutgiften chronisch vergiftet, sieht man nach Masing, wie mit dem Fortschreiten der Anämie die Größe der Erythrozyten und Erythroblasten im Blute immer mehr zunimmt, ja wie sogar Zellen von dem doppelten Durchmesser gewöhnlicher Erythrozyten auftreten, während sich stets zahlreiche Zwischenstadien nachweisen lassen. Mit Abnahme der Intensität der Anämie schwinden auch mehr und mehr die Megaloblasten. Daher liegt in ihrem Auftreten auch nichts „Perniziöses", wie das von verschiedenen Seiten betont worden war. Und das gilt nicht nur für die experimentellen Anämien bei Tieren, die sich hierbei ja nicht genau so zu verhalten brauchen wie Menschen, sondern auch für viele menschliche megaloblastische Anämieformen, z. B. die Bothriozephalusanämie, die Anämie bei Lues, die Anämia pseudoleucaemica infantum usw. Trotz zahlreicher Megaloblasten im Knochenmark und Blut sind diese Anämien sicherlich der Heilung zugänglich.

Eine Einteilung der Anämien an der Hand des Regenerationstypus ist, wie mir scheint, also nicht angängig: erstens sind der embryonale und postembryonale Regenerationstypus nicht scharf voneinander zu trennen. Es gibt viele Übergänge. Zweitens ist der megaloblastische Typus nicht Ausdruck einer spezifischen Giftwirkung, sondern kommt in schärferer oder weniger prägnanter Ausprägung bei den verschiedensten Zuständen vor. Drittens endlich hat er nichts „Perniziöses" in sich. Im Gegenteil, es scheint mir, daß er eine besonders günstige Form der Reaktion der blutbildenden Organe darstellt.

Fragt man sich aber, welche Bedingungen das Eintreten des megaloblastischen Regenerationstypus begünstigen und ermöglichen, so kommen meines Erachtens offenbar mehrere Momente in Betracht: vor allem das Alter des betr. Individuums. Je jünger es ist, um so eher wird es ceteris paribus auf gewisse Einwirkungen mit Megaloblastenbildung reagieren. Ferner ist die Intensität der Reize von Bedeutung. Nur auf starke Reize, wenn also z. B. ein sehr intensiver Zerfall roter Blutscheiben besteht, das rote Mark also zur intensivsten Tätigkeit veranlaßt wird, kommt es zur Megaloblastenbildung. Es ist ja bekannt, daß diese häufig während der Remissionen der Biermerschen Anämie aus dem peripheren Blute und wahrscheinlich auch aus den Blutbildungsorganen verschwinden. Endlich käme noch ein Moment in Betracht, dem ich in der letzten Zeit meine Aufmerksamkeit besonders zugewandt habe: nämlich der Zerfall roter Blutkörperchen im Organismus. Es ist nicht gleichgültig, ob diese wie bei den posthämorrhagischen Anämien den Organismus verlassen, oder wie bei den hämolytischen Formen in den Organen selbst zugrunde gehen. Im zweiten Falle ist die Regeneration intensiver, wie Ritz, Itami und Kepinow (Biochem. Z. Bd. 30.) gezeigt haben. Ob es sich dabei nur um ein reichlicheres Angebot von Bildungsmaterial handelt oder ob daneben noch spezifische Reizwirkungen in Betracht kommen, läßt sich nicht entscheiden. Die Beobachtungen von Kepinow sprechen mehr für die zweite Deutung. Jedenfalls glaube ich, daß auch diese Erscheinung beachtet werden muß.

Ich möchte übrigens nicht falsch verstanden werden, etwa dahin, daß es überhaupt wertlos sei, im Blute nach Megalozyten und Megaloblasten zu suchen. Das ist es sicher nicht; denn diese Elemente kommen erfahrungsgemäß bei bestimmten Anämien, z. B. den hämolytischen, besonders häufig und zahlreich vor. Man darf aber dieses Symptom nur im Rahmen des ganzen Krankheitsbildes verwerten. Es darf nicht die alleinige Richtschnur bilden.

4. Nach welchen Gesichtspunkten soll man aber die Anämien gruppieren, wenn alle vorher erwähnten unzureichend sind? Ich meine nach **allgemeinen pathogenetischen Gesichtspunkten,** wie das früher schon von Pappenheim, neuerdings auch von Masing versucht worden ist.

Die Einteilung der Anämien nach pathogenetischen und ätiologischen Gesichtspunkten hat für die Autoren keine Schwierigkeit, die die Ursachen aller Anämieformen zu kennen glauben. Dazu gehört z. B. Hunter, der diese Einteilung in der schärfsten Weise durchführt. Für andere ist dagegen die Ätiologie mancher Anämieformen, speziell der Biermerschen Anämie, noch keineswegs genügend sichergestellt. Daher muß natürlich einer ätiologischen Einteilung der Anämien heute noch eine gewisse Unsicherheit anhaften. Man hat also auch den folgenden Versuch der Klassifizierung, der sich an die Ausführungen von Pappenheim und Masing anlehnt, nicht etwa als ein natürliches System der Anämien anzusehen, sondern als den Ausdruck des augenblicklichen Standes unserer Kenntnisse.

Fragt man sich ganz allgemein, wie eine Anämie entstehen kann, so ist das offenbar nur dadurch möglich, daß das normale Gleichgewicht zwischen Blutbildung und Blutverbrauch gestört wird. Entweder kann der Blutverbrauch vorübergehend oder dauernd erhöht, oder die Blutbildung vermindert sein. Ein sehr einfaches und klares Beispiel einer Anämie durch vermehrten Blutverbrauch ist die Anämie nach einem einfachen Aderlaß. Bei größeren Blutverlusten sind die blutbildenden Organe nicht imstande, sofort den Verlust zu ersetzen. Es dauert oft längere Zeit, bis die letzten Spuren der Anämie verschwunden sind, obwohl das Knochenmark nach einem Aderlaß eine gesteigerte Tätigkeit entfaltet. Die akute Aderlaßanämie ist also eine reine Anämie durch peripheren Mehrverbrauch. Leider liegen aber die Verhältnisse nicht immer so durchsichtig. Vielfach ist es, selbst für den Erfahrenen, schwer im einzelnen Falle zu sagen, ob man es mit einem vermehrten Untergang von Blut oder einer verminderten Neubildung zu tun hat. Auch eine Kombination beider Erscheinungen kommt sicher oft vor.

Unter Berücksichtigung dieser Verhältnisse kann man etwa zu folgender Einteilung der Anämien kommen, die am wenigsten den Tatsachen vorzugreifen scheint.

I. Anämien durch vermehrten Blutverbrauch.

1. Posthämorrhagische Anämien.

a) akute.

b) chronische.

2. Anämien durch vermehrten Blutzerfall im Körper. (Hämolytische Anämien.)

a) Anämien durch hämolytische oder methaemoglobin-bildende Gifte (Pyrodin, Phenylhydrazin, Nitrobenzol, Kali chloricum etc.).

b) Anämien bei Bothriocephalus latus, daneben seltene Fälle hämolytischer Anämien bei anderen Helminthen.

c) Anämien mit unbekannter Genese.

α) akute, meist mit Leukozytose (selten!).

β) chronische (Biermersche Anämien), sog. progressive perniziöse Anämien.

d) Hämolytische Anämien im Puerperium, bei Lues, Malaria, in seltenen Fällen von Karzinom.

II. Anämien durch verminderte Blutbildung.

1. Myelopathische, bei Zerstörung des Knochenmarkes durch Tumoren, Osteosklerose etc.

2. Hypoplastische, z. B.:

a) bei zehrenden Krankheiten, Inanition, ferner die meisten Fälle von Anämie bei Tumoren verschiedener Organe.

b) aplastische oder aregeneratorische Anämie (Ehrlich, Pappenheim) aus unbekannter Ursache.

III. Die Chlorose.

IV. Anämien im Kindesalter.

Die Anämien im Kindesalter gehören ja ohne Zweifel zu verschiedenen der unter I. und II. besprochenen Gruppen, nehmen aber wegen der eigenartigen Reaktionsfähigkeit des Knochenmarkes im frühen kindlichen Alter eine Stellung ein, die eine gesonderte Besprechung zweckmäßiger erscheinen läßt.

Zu dieser Einteilung, die natürlich auch sehr schematisch ist, sind noch einige Bemerkungen zu machen.

1. Die posthämorrhagischen Anämien der Gruppe 1 zeichnen sich im allgemeinen durch einen niedrigen Färbeindex aus, d. h. das einzelne Blutkörperchen enthält weniger Hämoglobin als unter normalen Verhältnissen. Offenbar ist also der Organismus nicht imstande, einen Hämoglobinverlust ebenso schnell auszugleichen, wie den Verlust an Blutscheiben. Ob es allein daran liegt, daß es nach einem Hämoglobinverlust zunächst an dem nötigen Baumaterial im Körper oder im Knochenmark mangelt, oder ob andere Faktoren dabei mitspielen, läßt sich nicht sicher entscheiden.

Bei den Anämien durch länger dauernde Blutverluste kann es wahrscheinlich im Laufe der Zeit auch zu einer verminderten Blutbildung durch Erschöpfung der blutbildenden Organe kommen. Dafür sprechen manche klinische Beobachtungen, ebenso auch experimentelle Untersuchungen von Blumenthal und mir. Es handelt sich dann also nicht mehr um eine reine Form von Anämie durch vermehrten Blutverbrauch.

2. Die in Gruppe 2 vereinigten Anämien sind als hämolytische Anämien charakterisiert. Dieser Ausdruck soll aber nicht etwa so verstanden werden, daß bei allen diesen Anämien nun eine echte Hämolyse im zirkulierenden Blute stattfindet, wie man sie etwa bei der paroxysmalen Hämoglobinurie findet. Das dürfte, wie auch Hirschfeld hervorhebt, bei den hämolytischen Anämien nur höchst selten der Fall sein; denn man sieht, selbst in den akut und subakut verlaufenden Fällen hämolytischer Anämien nur sehr selten Hämoglobinurie oder Hämoglobinämie. Der Vorgang des vermehrten Blutzerfalls spielt sich vielmehr wahrscheinlich — ebenso wie auch unter normalen Verhältnissen — vorwiegend in den blutzerstörenden Organen (Leber, Milz etc.) ab, nicht aber im strömenden Blute. Man muß sich vorstellen, daß irgend ein Gift die zirkulierenden roten Blutscheiben schädigt. Diese verfallen dann einer schnellen Zerstörung und Verarbeitung außerhalb

der Blutbahn. Es hat diese Vorstellung nichts Befremdendes; denn man weiß durch Tallqvist u. a., daß auch die blutzerstörenden Gifte, wie z. B. das Pyrodin und Phenylhydrazin,
nicht in erster Linie Hämolyse in der Blutbahn bewirken, sondern vor allem das Hämoglobin der roten Blutscheiben verändern. Der Zerfall findet dann vermutlich wohl in den
blutbildenden Organen statt. Ich habe sehr viele Kaninchen in ziemlich akuter Weise mit
Phenylhydrazin vergiftet und trotz schnellen Eintretens einer schweren Anämie bei ihnen
doch nur selten Hämoglobinurie oder starke Hämoglobinämie gesehen. Das kann offenbar
nur daran liegen, daß die geschädigten Erythrozyten sehr schnell aus der Blutbahn eliminiert
werden.

Kann man nun aber überhaupt mit Sicherheit annehmen, daß bei den Anämien,
die in der Übersicht als hämolytische bezeichnet worden sind, ein vermehrter Blutuntergang das Krankheitsbild beherrscht? Bekanntlich stehen nicht alle Forscher
auf diesem Standpunkte. So nehmen, wie schon erwähnt wurde, Ehrlich-Lazarus
und Bloch, neuerdings auch Ziegler (Arch. f. klin. Med. 99) eine verminderte
oder fehlerhafte Neubildung roter Blutscheiben an. Die Ausdrücke ,,megaloblastische
Degeneration'' oder ,,primäre asthenische Beschaffenheit des Knochenmarkes'' bezeichnen
diese Anschauung. Nun glaube ich auch, daß eine Erschöpfung der blutbildenden
Organe im Verlauf der Biermerschen (sog. progressiven perniziösen) Anämie vorkommen kann. In einem Falle typischer Biermerscher Anämie, den ich sah, war gegen
Ende des Lebens im peripheren Blute kein kernhaltiges rotes Blutkörperchen und kein
Megaloblast zu sehen. Bei der Autopsie fanden sich auch nur sehr spärliche Erythroblasten im Knochenmark. Aber das ist doch nur eine Ausnahme. Im großen Ganzen
darf man annehmen, daß die Blutbildung bei diesen Anämien meist lebhaft und
intensiv ist. Wenn es trotzdem zur Ausbildung einer Anämie kommt, so liegt das einfach daran, daß die Neubildung trotz ihrer Lebhaftigkeit mit dem Blutzerfall nicht
gleichen Schritt halten kann. Dafür lassen sich eine ganze Anzahl Beobachtungen anführen:
Erstens der anatomische Befund der weiten Ausdehnung des roten Knochenmarkes über
einen großen Teil des Skelettsystems und die Bildung extramedullärer Herde kernhaltiger
roter Blutkörperchen. Weiter spricht für eine besonders lebhafte Blutbildung das Auftreten
kernhaltiger roter Blutzellen sowie polychromatischer Erythrozyten im strömenden Blute.
Allerdings gestattet wohl die Anwesenheit dieser Elemente keinen streng quantitativen
Schluß auf die Lebhaftigkeit der Regenerationsvorgänge; aber so viel darf man meines
Erachtens doch wohl daraus folgern, daß die Blutbildung beschleunigt ist. Quantitativ
kann man die Intensität der Regeneration vielleicht mit der ,,Methode der Sauerstoffzehrung'' (s. bei Biologie der roten Blutkörperchen) messen. Ich habe in mehreren Fällen
schwerer hämolytischer Anämien solche Bestimmungen ausgeführt und einige Male sehr
starke Atemvorgänge nachweisen können, die sicher nicht auf die Leukozyten zu beziehen
waren, sondern für die reichliche Anwesenheit junger kernloser Erythrozyten im strömenden
Blute, also für eine intensive Blutbildung sprachen. Außerdem läßt sich für eine starke
Beschleunigung des Blutzerfalls noch die nicht seltene subikterische Verfärbung der Haut
bei diesen Formen von Anämie, sowie die Urobilinurie und Bilirubinurie, die dunkle Urin-
farbe, anführen, Symptome, auf die besonders Syllaba hingewiesen hat. Sie kommen allerdings nicht regelmäßig vor. Ich glaube, die beschleunigte Neubildung und der in noch
höherem Grade gesteigerte Blutzerfall können für die hämolytischen Anämien sicher angenommen werden. Wo sollten auch sonst die großen Eisenmengen herkommen, die nach
Quincke und Hunter bei diesen Anämien, besonders in der Leber, gefunden werden?
Sie können sich ja nur aus einem vermehrten Hämoglobinzerfall herleiten. Aber auf
eines möchte ich an dieser Stelle doch hinweisen: daß die Blutbildung bei der Biermerschen Anämie und anderen hämolytischen Formen lebhafter ist, als in der Norm, daran
kann ja kein Zweifel sein. Aber ist die Neubildung auch wirklich so lebhaft, wie sie
das bei einem gesunden Knochenmark unter gleichen Verhältnissen sein würde? Das
halte ich für wenig wahrscheinlich, besonders auf Grund der Beobachtungen über die
Atmung des Blutes. Diese ist nämlich selbst bei den schwersten hämolytischen Anämien
des Menschen doch nicht so stark gesteigert, als im Tierexperiment. Ich glaube daher
bei den meisten hämolytischen Anämien auch eine Schädigung der Knochenmarkstätigkeit annehmen zu dürfen. Das Wesentliche bleibt aber der Blutverbrauch in der
Peripherie.

Nun gibt es einige Autoren, die einen vermehrten Blutuntergang bei diesen Anämien
zwar zugeben, die Ursache der Anämie aber doch in die blutbildenden Organe verlegen. Sie
sehen nämlich das Wesen dieser Zustände in einer Bildung abnorm hinfälliger, wenig
resistenter roter Blutscheiben. Über diese Ansicht läßt sich meines Erachtens kaum
diskutieren; denn es liegt kein tatsächliches Material dafür vor. Die osmotische Resistenz
der Erythrozyten ist bei Anämien allerdings zuweilen verändert. Bei manchen experimentellen Blutgiftanämien ist sie stark erhöht (Pachydermie der Erythrozyten), bei menschlichen hämolytischen Anämien nach Jakuschewsky nicht einheitlich verändert, sondern
in Abhängigkeit von dem jeweiligen Stadium der Anämie bald erhöht, bald etwas herab-

gesetzt. Aber es ist doch höchst fraglich, ob solche Bestimmungen der osmotischen Resistenz uns einen Einblick in die Widerstandsfähigkeit der Erythrozyten gegen die blutzerstörenden Momente geben, die im Organismus selbst wirken. Es ist also nicht ganz ausgeschlossen, daß die Resistenz der neugebildeten Erythrozyten vielleicht herabgesetzt ist. Tatsachen lassen sich aber hierfür gar nicht anführen. Wohl aber sprechen einige Beobachtungen in dem Sinne, daß nicht eine veränderte Resistenz, sondern die Anwesenheit hämolytischer Gifte im Organismus den beschleunigten Blutzerfall veranlaßt. Hier wären vor allen Dingen die interessanten Beobachtungen von Tallqvist bei der Anämie durch Bothriocephalus latus zu nennen.

In dem Vorhergehenden habe ich mit Absicht den Ausdruck „progressive perniziöse Anämie" vermieden. Krehl, Pappenheim, Hunter sind bereits dafür eingetreten, daß diese Bezeichnung möglichst bald verschwinden möge. Denn wenn man mit Nägeli die progressive perniziöse Anämie als eine Form von Anämie mit hohem Färbeindex des Blutes und mit embryonalem Blutbildungstypus charakterisiert, so fallen in ihren Bereich ohne Zweifel auch die Bothriozephalusanämie, ein Teil der heilbaren Kinderanämien, die akuten hämolytischen Anämien, die Anämien auf dem Boden der Lues und endlich sogar fast alle experimentellen Blutgiftanämien. Alle diese Formen sind sicher heilbar. Es ist daher nicht einzusehen, warum man als progressive perniziöse Anämien bezeichnen soll. Besonders in unserer Zeit, in der auch der Laie sich eine oberflächliche Kenntnis medizinischer Dinge anzueignen sucht, kann eine derartige Bezeichnung unter Umständen sogar verhängnisvoll sein.

Aber abgesehen davon, daß man in der Fassung von Ehrlich und Nägeli unter dem Begriff der perniziösen Anämie viele Dinge vereinigt, die ihrem ganzen Wesen nach nicht dazu gehören, bedingt die Definition auch noch einen anderen Fehler. Manche Krankheitsfälle, die in die Gruppe der hämolytischen Anämien gehören, haben nicht zu allen Zeiten des Krankheitsverlaufes einen erhöhten Färbeindex oder gar Megaloblasten im Blute. Darauf hat besonders Hunter hingewiesen. Eine Einteilung, die allein auf diesen Kriterien beruht, kann also unmöglich allen Anforderungen entsprechen. Vielmehr muß man hier, wie bei allen anderen Krankheiten, deren Ätiologie man nicht kennt, das gesamte Krankheitsbild heranziehen. Der Blutbefund spielt dabei gewiß die wichtigste Rolle, darf aber meines Erachtens nicht auf Kosten der anderen Symptome zu einseitig in den Vordergrund gestellt werden. Ich möchte also vorschlagen, wie das andere auch schon früher getan haben, statt der Bezeichnung „progressive perniziöse Anämie" den neutralen Ausdruck „chronische hämolytische Anämie Typus Biermer" einzuführen. Hunter plädiert für die Bezeichnung Addisonsche Anämie, da nicht Biermer, sondern Addison das Krankheitsbild zuerst beschrieben hat (vgl. auch Laißle, Deutsch. Arch. klin. Med. Bd. 99). Gerade in neuerer Zeit mehren sich die Beobachtungen über schwere Anämien vom Charakter der Biermerschen ohne die charakteristischen Blutveränderungen. Wohin soll man diese Zustände stellen? Es wäre sicher falsch, sie von der Biermerschen Anämie zu trennen. Vielmehr ist hieraus der Schluß zu ziehen, daß der Blutbefund allein kein sicheres Einteilungsprinzip abgibt. Man darf nicht zu stark schematisieren.

Im allgemeinen zeichnen sich die hämolytischen Anämien vor allen anderen Formen durch einen hohen Färbeindex und das reichlichere Auftreten von Megaloblasten und Megalozyten aus. Ferner dürften wohl bei keiner anderen Form der Anämie so viele kernhaltige rote Blutzellen sich im strömenden Blute finden wie gerade hier. Man kann aber, wie schon hervorgehoben wurde, in diesen Merkmalen nicht die Folgen spezifischer Giftwirkungen sehen, sondern nur eine Reaktion auf besonders intensive Reize und auf einen Zerfall von Blutkörperchen im Organismus selbst.

3. Über die zweite große Gruppe, die Anämien durch verminderte Blutbildung, kann ich kürzer hinweggehen: wenn ein großer Teil des Knochenmarkes durch Neubildungen oder Osteosklerose außer Funktion gesetzt ist, muß die Erythropoese Not leiden. Es tritt eine Anämie ein, auch ohne daß dabei der Erythrozytenzerfall gesteigert zu sein braucht. Ganz ähnlich liegen die Verhältnisse auch bei den Atrophien des Knochenmarkes, die teils auf dem Boden chronischer konsumierender Infektionskrankheiten erwachsen, teils — das aber nur in seltenen Fällen — scheinbar ohne greifbare Ursache auftreten und zu dem Bilde der sog. aplastischen oder aregeneratorischen Anämie führen. Diese Erkrankung wurde früher ganz allgemein als Nebenform der Biermerschen Anämie angesehen, hauptsächlich wohl wegen ihres schweren Verlaufes und wegen des Fehlens greifbarer Ursachen. Da aber bei der Biermerschen Anämie die periphere Hämolyse, bei dieser Form die Aplasie oder Hypoplasie des Knochenmarkes die Erscheinungen in erster Reihe beherrscht, sind diese beiden Formen schwerer Anämie am besten völlig voneinander zu trennen. Allerdings ist zuzugeben, daß in gewissen Stadien der Biermerschen Anämie, besonders sub finem vitae, ein ähnliches Blutbild sich ergeben kann, wie bei den aplastischen Formen, die von vornherein den Charakterzug der fehlenden oder ungenügenden Regeneration zeigten.

4. Eine ganz gesonderte Stellung nimmt die Chlorose ein. Es ist weniger der Blutbefund, der eine völlige Trennung der Chlorose von allen anderen Anämien nötig macht, als vielmehr der gesamte klinische Symptomenkomplex. Der Blutbefund kann bei Chlorose ganz ähnlich sein wie bei einigen anderen Anämieformen. Aber das Auftreten der Chlorose beim weiblichen Geschlecht und in einem bestimmten Lebensalter, sowie die Vereinigung eines anämischen Blutbefundes mit zahlreichen anderen Symptomen, die wohl schwerlich allein von der Anämie abhängig sind, bestimmen die isolierte Stellung der Chlorose.

Da die Einteilung der Anämien hier nach Möglichkeit auf Grund ätiologischer Gesichtspunkte versucht worden ist, erübrigt sich eine Besprechung der allgemeinen Ätiologie. Ich möchte nur nochmals darauf hinweisen, daß blasses Aussehen und Anämie im strengeren Sinne des Wortes keineswegs identifiziert werden dürfen. Wie häufig die sog. „Pseudoanämien" sind, darauf ist im Kapitel „Gesamtblutmenge" nachdrücklich hingewiesen worden. Ohne Blutuntersuchung, ohne zum mindesten eine Hämoglobinbestimmung gemacht zu haben, sollte man die Diagnose Anämie nicht mehr stellen.

Endlich wäre noch zu besprechen, welche Blutveränderungen eine Trennung der Anämien in solche mit beschleunigtem Blutzerfall und solche mit verminderter Blutbildung klinisch ermöglichen: Vor allem das Auftreten junger roter Blutkörperchen im peripheren Blute bei allen Anämien, bei denen ein vermehrter Blutzerfall in der Peripherie zu einer beschleunigten Tätigkeit der blutbildenden Organe führt. Man findet dann kernhaltige rote Blutzellen, polychromatische Elemente, häufig auch Polikilo- und Anisozytose. Immerhin darf man, falls man bei einer Anämie im Blute diese Elemente nicht findet, nun nicht ohne weiteres auf eine verminderte Neubildung schließen. In größerer Zahl treten diese erst bei starken Reizen in das periphere Blut über, und es ist bekannt, daß man z. B. selbst nach starken Aderlässen häufig kernhaltige rote Blutzellen vermissen kann, weil sie entweder in so geringer Menge zirkulieren, daß sie sich dem Nachweis entziehen, oder von verschiedenen Organen, z. B. der Milz, schnell aus dem strömenden Blute abgefangen werden.

Bei den Anämien durch verminderte Blutbildung fehlen in der Regel alle Zeichen beschleunigter Blutregeneration, also kernhaltige und polychromatische Erythrozyten usw. Nur in seltenen Fällen kann es auch bei myelopathischen Anämien zum Auftreten von kernhaltigen roten Blutzellen kommen, z. B. dann, wenn ein Tumor große Teile des Knochenmarkes zerstört hat und das restierende rote Knochenmark durch vermehrte Tätigkeit den Anforderungen nachzukommen sucht. Dann ist die Blutbildung in toto ungenügend, obwohl einzelne Partien des Markes eine intensive Tätigkeit entfalten. Gewöhnlich ist es nicht schwer, in solchen Fällen die richtige Diagnose aus anderen Symptomen zu stellen.

Bei dem engen räumlichen, vielleicht auch funktionellen Zusammenhange, der zwischen dem erythropoetischen und myeloischen Gewebe im Knochenmark besteht, ist es verständlich, daß bei vielen Anämien auch die **Leukopoese** verändert ist. Ganz fehlen solche Störungen bei der Chlorose. Dagegen sieht man in der Regel bei den posthämorrhagischen und den akuteren Formen der hämolytischen Anämien eine mehr oder weniger starke Leukozytose, häufig auch eine ziemlich erhebliche Ausschwemmung von Myelozyten ins strömende Blut, so daß wenigstens vorübergehend Bilder entstehen können, die in mancher Hinsicht an eine Kombination von Anämie und Leukämie erinnern. Sehr stark kann diese „Reizungsmyelozytose" zuweilen bei Tumoren des Knochenmarkes sein. Die Biermersche, ebenso die aplastische oder aregeneratorische Anämie verläuft dagegen in der Regel mit einer mehr oder weniger ausgeprägten Reduktion der granulierten Leukozyten des Blutes. Es findet sich dabei gewöhnlich Leukopenie mit relativer Lymphozytose. Bei der aplastischen Anämie liegt sicher eine Atrophie des myeloischen Gewebes vor. Weniger klar ist die Entstehung der Leukopenie bei der Biermerschen Anämie. Doch spricht, wie ich meine, auch diese Erscheinung für Schädigungen der Knochenmarkstätigkeit. Die Veränderungen der Leukopoese können differentialdiagnostisch bei der Abgrenzung verschiedener Anämieformen von großer Bedeutung sein.

B. Die posthämorrhagischen Anämien.

Die Anämien, die durch Blutverluste entstehen, sind im allgemeinen charakterisiert durch eine Verminderung der Zahl roter Blutscheiben, eine noch stärkere Verminderung des Hämoglobins, also einen herabgesetzten Färbeindex, und in den meisten Fällen auch durch eine Verwässerung des Blutplasmas.

Im einzelnen bieten sie indessen doch sehr große Unterschiede. Man kann zweckmäßig eine akute und eine chronische Form der posthämorrhagischen Anämie unterscheiden.

1. Die akute posthämorrhagische Anämie.

Sie entsteht immer dann, wenn der betreffende Mensch eine größere Menge Blut verliert und nicht unmittelbar an dem Blutverluste stirbt. Man nimmt im allgemeinen an, daß ein erwachsener, gesunder Mensch etwa den Verlust der Hälfte seines Blutes überstehen kann. Ein Blutverlust von mehr als zwei Litern dürfte daher in der Regel prognostisch recht ungünstig anzusehen sein. Kinder sind auffallend wenig resistent und können schon nach relativ geringen Hämorrhagien zugrunde gehen.

Die klinischen Erscheinungen und der Tod nach schweren Blutverlusten sind wohl zum größten Teil auf Erstickung infolge Sauerstoffmangel zu beziehen. Als Folge des Sauerstoffmangels kann man die Dyspnoe, den Kopfschmerz, die Ohnmachten, das Herzklopfen ansehen. Freilich ist der Sauerstoffmangel wohl schwerlich allein aus der Verminderung der Sauerstoffträger, also der roten Blutscheiben, zu erklären. Sicherlich spielen die mangelhafte Füllung des Gefäßsystems und das Sinken des arteriellen Druckes ebenfalls eine wichtige Rolle. Das hat Goltz zuerst betont und zwischen einem funktionellen und mechanischen Verblutungstode unterschieden. Gegen die Gefahr der mechanischen Verblutungstodes, der durch Leergehen der Herzpumpe droht, kann man durch intravenöse Kochsalzinfusionen vorgehen, die natürlich dem durch Mangel an Hämoglobin bedingten Tode gegenüber machtlos sind. Klinische Beobachtungen sprechen dafür, daß beide Momente nach schweren Blutungen den Tod herbeiführen können; denn man hat in manchen Fällen durchaus den Eindruck der günstigen, ja zuweilen scheinbar lebensrettenden Wirkung einer Kochsalzinfusion. Demgegenüber will es meines Erachtens nicht so sehr viel bedeuten, wenn im Tierexperiment eine direkt lebensrettende Wirkung der Kochsalzinfusionen sich, wie besonders Küttner zeigte, nicht nachweisen läßt. Kaninchen, denen man mehr als 3% ihres Körpergewichts an Blut entzieht, gehen mit oder ohne Kochsalzinfusion zugrunde. Das stimmt mit den klinischen Beobachtungen nicht überein. Es ist wohl möglich, daß für den Menschen, dessen Vasomotoren auf Aderlässe und Infusionen vielleicht ganz anders reagieren als die der Tiere, doch die Lehre vom mechanischen Verblutungstode Gültigkeit hat. Jedenfalls wäre es durchaus falsch, auf Grund der im allgemeinen negativen Tierexperimente die Kochsalzinfusionen nach schweren Blutverlusten zu unterlassen.

Liegt die verlorene Blutmenge unterhalb der tödlichen Grenze, so treten in der Folgezeit bei dem betreffenden Menschen gewisse, ziemlich charakteristische Veränderungen im Blute auf, die wiederum bedingt sind durch die ungleichmäßige Regeneration der einzelnen Bestandteile des Gesamtblutes. Am schnellsten ersetzt sich das Wasser, dann die Eiweißkörper des Blutplasma. Langsamer geschieht die Neubildung roter Blutscheiben. Am längsten dauert es, bis das Hämoglobin wieder in normaler Menge im Blute kreist.

Sehr schnell, fast unmittelbar nach einem starken Blutverluste oder Aderlaß strömt Gewebsflüssigkeit in das Gefäßsystem. Sie ist eiweißärmer als das Blut. Infolgedessen tritt eine vorübergehende, meist nicht sehr erhebliche Hydrämie ein, die schon in den nächsten Tagen wieder verschwindet, da die Eiweißkörper des Blutes, die Albumine und Globuline, ziemlich bald in vermehrter Menge in die Blutbahn übertreten. In der ersten Zeit nach dem Aderlasse besteht eine Oligozythämie und Oligochromämie, die natürlich in ihrer Intensität von der Größe des vorhergegangenen Blutverlustes abhängig ist, bei einmaligen Blutverlusten aber kaum jemals extreme Grade erreicht.

Diese Oligozythämie und Oligochromämie wird in der Folge durch eine verstärkte Tätigkeit der blutbildenden Organe wieder ausgeglichen. Für sie sind Blutverluste einer der mächtigsten Reize. Von diesem Reize wird nicht allein das erythroblastische, sondern auch das myeloische Gewebe getroffen. Ein Ausdruck dafür ist die meist schnell vorübergehende posthämorrhagische Leukozytose, bei der es zu einer sehr starken Überschwemmung des Blutes mit neutrophilen Leukozyten kommt. Oft findet man nach starken Blutverlusten auch Myelozyten im strömenden Blute.

Das erythroblastische Gewebe, das überhaupt viel weniger reaktionsfähig ist als das myeloische, kommt dem durch die Hämorrhagie gesetzten Proliferationsreiz langsamer nach. Es ist nicht möglich eine bestimmte Zeit anzugeben, in der nach einem Blutverluste alle Folgen ausgeglichen sind; denn die Dauer der Regenerationsperiode ist erstens von der Größe der Hämorrhagie abhängig, dann aber von dem individuellen Regenerationsvermögen, das sehr stark wechseln kann. Hier ist das Alter des betreffenden Individuums, der Ernährungszustand, die Art der Ernährung während der Regenerationsperiode und manches andere von Bedeutung. Jedenfalls kann es, auch beim gesunden Menschen, nach einem schweren Blutverluste mehrere Wochen dauern, bis alle Erscheinungen der posthämorrhagischen Anämie verschwunden sind.

Die vermehrte Tätigkeit des erythroblastischen Gewebes äußert sich schon kurze Zeit nach der Hämorrhagie in dem Auftreten junger roter Blutscheiben im strömenden Blute. Normoblasten in größerer Zahl sind nach einem einmaligen Blutverlust entschieden nicht häufig; dagegen findet man oft polychromatische Erythrozyten. Auch die Zahl der Blutplättchen ist anfangs stark vermehrt. Die Gerinnungszeit ist nach Cohnheim u. a. unmittelbar nach einer starken Blutung deutlich verkürzt. Zuweilen soll das Blut fast momentan fest werden. Es würde sich hierbei um einen sehr wirksamen Selbstschutz des Organismus handeln. Doch scheint mir, daß nicht der Blutverlust als solcher diese Erscheinung veranlaßt, sondern andere Momente. Es sei auf das Kapitel „Blutgerinnung" verwiesen.

Im weiteren Verlauf der Regeneration nach einem einmaligen Blutverlust schwindet die posthämorrhagische Leukozytose schnell, ebenso die kernhaltigen roten Blutzellen, falls solche überhaupt vorhanden waren. Die Zahl der roten Blutscheiben nimmt anfänglich schnell, später langsamer zu. Das Hämoglobin hält damit nicht völlig gleichen Schritt. Der Färbeindex nimmt also zunächst ab, meist allerdings nicht in sehr hohem Grade. Zuweilen habe ich beim Kaninchen eine Erniedrigung des Färbeindex überhaupt vermißt. Immerhin ist die Bildung abnorm hämoglobinarmer Erythrozyten für posthämorrhagische Anämien, bei denen also ein Blutverlust nach außen stattfindet, den hämolytischen Anämien gegenüber recht charakteristisch.

2. Chronische posthämorrhagische Anämien (Ankylostoma duodenale).

Die Anämien durch länger dauernde, häufig sich wiederholende Blutverluste zeigen im ganzen kein so einheitliches und typisches Bild wie die akute posthämorrhagische Anämie.

Die Unterschiede in einzelnen Fällen sind bedingt durch Stärke und Häufigkeit der Blutungen, durch die Dauer des Krankheitszustandes, aber auch durch die Lokalisation der Hämorrhagien. Es ist z. B. nicht gleichgültig, ob die Blutungen einfach nach außen erfolgen, oder etwa in den Darmkanal. Bei intestinalen Blutungen wird ein Teil des Hämoglobins wieder resorbiert, der Färbeindex sinkt nicht in dem Maße wie bei Blutungen nach außen, man findet dabei zuweilen auch basophil punktierte rote Blutkörperchen, deren Auftreten bei sonstigen posthämorrhagischen Anämien jedenfalls zu den größten Seltenheiten gehört.

Die Ursachen der chronischen Anämien durch Blutverluste sind sehr mannigfaltig. Am häufigsten dürften wohl Intestinal- oder Schleimhautblutungen in Betracht kommen, z. B. Menorrhagien, Blutungen aus einem Ulcus ventriculi, aus Hämorrhoiden, Nasen- und Schleimhautblutungen bei hämorrhagischen Diathesen. In seltenen Fällen — wenigstens in unseren Breiten — können auch **Helminthen** die Ursache schwerer sekundärer Anämien sein. Neben der in Ägypten häufigen Bilharzia haematobia, die durch Hämaturie eine sekundäre Anämie mit Eosinophilie veranlaßt (s. Kap. XIX), ist das **Ankylostoma duodenale** — und zwar auch für unsere Gegenden — von Bedeutung.

Die Ankylostomenanämie wurde früher von einigen Autoren mit der Bothriozephalusanämie zusammengestellt. Das ist nicht angängig. Denn sie ist eine Anämie durch chronische Blutverluste, während die Bothriozephalusanämie sicher in die Gruppe der hämolytischen Anämien gehört. Demgemäß zeigt denn auch die Anämie bei Ankylostoma duodenale alle Merkmale der posthämorrhagischen Anämie, also einen Färbeindex unter 1, verminderten Eisengehalt der Leber, keine oder nur spärliche Megaloblasten. Kompliziert wird das Blutbild noch durch die Eosinophilie, die hier ebenso wie bei fast allen anderen Helminthenerkrankungen beobachtet wird. Nach Opie, Bloch u. a. können von allen Leukozyten bis 50% Eosinophile sein. Häufig, besonders in den sporadischen Fällen von Ankylostomiasis, führt gerade die Eosinophilie auf die richtige Diagnose.

Gemeinsam ist der Bothriozephalusanämie und der Anämie bei Ankylostoma, daß sie keineswegs in jedem Falle entstehen muß, sobald diese Parasiten in den Darm eingedrungen sind. Aber auch da zeigt sich gleich wieder ein wesentlicher Unterschied: Der Eintritt der Ankylostomenanämie ist in ausgesprochener Weise von der Menge dieser Parasiten abhängig, bei der Bothriozephalusanämie spielen aber ganz andere Umstände mit. Die Prognose einer schon weit vorgeschrittenen Ankylostomenanämie ist keineswegs sehr gut. Denn häufig gelingt es, selbst wenn die Diagnose rechtzeitig gestellt ist, nicht, die Würmer zu vertreiben.

Auf den Antillen kommt eine Form der Anämie vor, die durch einen Verwandten des Ankylostoma, den Necator americanus hervorgerufen wird. (Vgl. Quadri, Il Policlinico. 1910. Nr. 8.)

Im allgemeinen sind die Blutveränderungen bei chronischen Blutungsanämien ähnlich wie bei akuten, sie können aber viel höhere Grade erreichen. Ein Patient mit blutendem Ulcus ventriculi, den ich sah, hatte nur noch 12% Hb. Natürlich wird man beim ersten Anblick eines solchen Patienten an eine Biermersche Anämie denken können. Aber die Ätiologie des Leidens, die Blutuntersuchung, die blasse Farbe des Urins, das Fehlen des bei Biermerscher Anämie häufigen ganz leichten Ikterus wird wohl meist schnell auf den richtigen Weg leiten. Ich will aber gern zugeben, daß es unter Umständen, besonders bei intestinalen Blutungen, die vielleicht gar nicht bemerkt worden sind, recht schwer ist, eine richtige Diagnose zu stellen, besonders weil hierbei auch der Färbeindex normal sein kann.

Kernhaltige rote Blutzellen, polychromatische Erythrozyten, Poikilozyten, sowie Mikrozyten kommen auch bei chronischen Blutungsanämien vor. In einzelnen schweren Fällen hat man auch Megaloblasten und Megalozyten gefunden, ein Zeichen dafür, daß diese Elemente keineswegs allein unter der Einwirkung bestimmter Toxine entstehen.

Wird die Ursache der häufigen Blutverluste beseitigt, so tritt in der Regel eine vollständige Resitutio ad integrum ein. Aber es ist doch auffällig, wie langsam diese zuweilen erfolgt, besonders dann, wenn die Anämie vorher lange Zeit gedauert hatte. Es kann monatelang währen, bis der betreffende Patient wieder einen ganz normalen Blutbefund aufweist, selbst bei günstigen äußeren Bedingungen. Das spricht dafür, daß es sich in solchen Fällen schon nicht mehr um reine posthämorrhagische Anämien handelt, sondern daß die dauernden Blutverluste allmählich auch zu einer funktionellen Insuffizienz des Knochenmarkes geführt haben, so daß dieses nicht einmal mehr die normalen Anforderungen zu erfüllen vermag. Ein Ausdruck dieser Hypoplasie des Markes ist auch die in solchen Fällen oft sehr geringe Zahl polymorphkerniger Leukozyten im strömenden Blute. Es leiten diese Fälle unmerklich zu der sog. „aplastischen Anämie" über, die in der zweiten Hauptgruppe aufgeführt ist. In der Tat ist es auffallend, wie oft in der Anamnese von Kranken mit dieser hoffnungslosesten aller Anämien länger dauernde Blutungen angegeben werden. Man darf daher wohl vermuten, daß häufige, lang dauernde Hämorrhagien zu einer Erschöpfung der blutbildenden Organe führen können. Experimentell gestützt ist diese Vermutung durch Versuche von R. Blumenthal und mir. Wir konnten bei Kaninchen und Hunden, denen wir bei gleichzeitiger ungenügender Ernährung mehrere Wochen lang starke Aderlässe machten, mehrfach Veränderungen der blutbildenden Organe finden, die auf eine beginnende Erschöpfung der erythroblastischen Funktion hinwiesen. Gleichzeitig waren auch die Myeloblasten im Mark stark vermehrt — auf Kosten der granulierten Leukozyten.

Die Prognose der chronischen Blutungsanämien hängt natürlich vollständig von dem Grundleiden ab. Aber wenn es auch gelingen sollte, dieses zu beheben, so darf man aus den oben erörterten Gründen die Prognose nicht absolut günstig stellen, besonders dann nicht, wenn die Anämie schon sehr hochgradig war oder sehr lange gedauert und den Allgemeinzustand des Patienten stark reduziert hatte.

C. Die Biermersche Anämie.
(Chronische hämolytische Anämie unbekannter Ätiologie. Progressive perniziöse Anämie.)

Begriffsbestimmungen der Biermerschen Anämie. Die Biermersche Anämie trägt ihren Namen von dem Züricher Kliniker Biermer, durch den in den Jahren 1868 und 1871 zum ersten Male das Krankheitsbild dieser Anämie genau beschrieben und dem größeren ärztlichen Publikum bekannt wurde. Allerdings hatten schon vor Biermer mehrere Ärzte, besonders Addison und Lebert, ein mehr oder weniger vollständiges Bild der Erkrankung gegeben. Hunter spricht daher auch von Addisonscher Anämie. Da aber das Krankheitsbild, in Deutschland wenigstens, erst durch die Biermerschen Arbeiten Allgemeingut der Ärzte geworden ist, kann man gegen die Bezeichnung Biermersche Anämie nichts einwenden. Es kommt auf den Namen ja überhaupt nicht viel an, nur ist es wichtig, daß alle unter der Bezeichung Biermersche Anämie dasselbe verstehen. Den Ausdruck „progressive perniziöse Anämie" sollte man, wie schon früher hervorgehoben wurde, lieber ganz fallen lassen. Abgesehen von anderen, bei der allgemeinen Ätiologie der Anämien erwähnten Gründen, wird man dazu um so eher geneigt sein, als die einzelnen Autoren unter progressiver perniziöser Anämie ganz verschiedene Dinge verstehen. Nägeli charakterisiert die progressive perniziöse Anämie allein durch den Blutbefund. Er faßt unter diesem Namen alle chronischen Anämien mit erhöhtem Färbeindex des Blutes zusammen, also neben der eigentlichen Biermerschen auch die Bothriozephalusanämie, die Anämie, die sich zuweilen auf dem Boden der Lues entwickelt, und mehrere andere Formen. Grawitz dagegen hält den Blutbefund nicht für ausschlaggebend, sondern nur den Verlauf des Leidens. Bei solchen Differenzen ist die Basis für eine Verständigung natürlich schwer zu finden. Ich möchte es, wie gesagt, für das beste halten, mit Pappenheim den Begriff der progressiven perniziösen Anämie überhaupt fallen zu lassen und eine Einteilung durchzuführen, die möglichst auf ätiologischen Gesichtspunkten beruht, nicht aber allein auf einer Organreaktion. Denn die blutbildenden Organe können auf prinzipiell ganz ungleichwertige Reize in gleicher Weise reagieren; sie tun es sicher auch nicht selten.

Die Charakterisierung der Biermerschen Anämie durch Biermer und Eichhorst geschah weniger auf Grund histologischer als klinischer Gesichtspunkte. Man verstand darunter eine sehr schwere Anämie, die langsam und schleichend, meist ohne bestimmte äußere Ursache, eintrat und unaufhaltsam zum Tode führte. Charakterisiert war die Anämie noch durch Fieber, durch Erscheinungen von seiten des Magens und Darmes, des Zentralnervensystems und der Zirkulationsorgane. Diese Symptome waren wohl unmittelbar auf die Anämie zurückzuführen. Bei der Autopsie fanden sich, worauf besonders

Eichhorst hinwies, keinerlei Veränderungen, die als Ursache der Blutarmut angesehen werden konnten. Die so häufigen Verfettungen verschiedener Organe, die Blutungen etc. wurden als Folgen, nicht als Ursache der Anämie betrachtet.

Bei dieser Fassung des Begriffes „Biermersche Anämie" kann eigentlich jede einigermaßen schwere Anämie, deren Ursache gerade nicht auf der Hand liegt, als perniziöse Anämie gedeutet werden, wie das auch z. B. Birch-Hirschfeld vorgeschlagen hat. Längere Zeit hat denn auch ziemliche Verwirrung über das geherrscht, was man als Biermersche Anämie bezeichnen soll. Zum Teil ist das auch jetzt noch der Fall. Das liegt eben daran, daß wir die Ätiologie dieser Zustände nicht genauer kennen. So wird auch heute noch von vielen Autoren die Ankylostomenanämie, die sog. aplastische Anämie, die Anämien bei Karzinomen der verschiedensten Organe ohne weiteres der Biermerschen Anämie zugezählt, Krankheiten, die nicht allein ihrer Ätiologie, sondern auch ihrer Pathogenese nach sich von der Biermerschen Anämie weit unterscheiden.

Einen sehr wesentlichen Fortschritt in der Begrenzung der Biermerschen Anämie hat die genauere Untersuchung des Blutes gezeitigt. Man weiß jetzt durch die Arbeiten von Laache, Quincke, besonders aber durch die Untersuchungen Ehrlichs, daß gewisse Blutveränderungen besonders häufig und in besonderer Intensität sich bei hämolytischen Anämien finden. Dazu gehört der Befund von Megaloblasten und Megalozyten im Blute, ferner der erhöhte Färbeindex, das Auftreten von Poikilozyten in größerer Zahl, von basophil punktierten roten Blutscheiben, die Leukopenie bei relativer Lymphozytose. Diese histologischen Befunde sind sicher von der allergrößten Bedeutung. Aber man darf nicht auf sie allein die Diagnose der Biermerschen Anämie gründen. Denn dieselben oder doch sehr ähnliche Blutbefunde können auch bei anderen Anämien vorkommen, besonders bei den anderen Formen der hämolytischen Anämien, aber auch gelegentlich bei den posthämorrhagischen und myelopathischen Formen. Ferner gibt es sicher Fälle von Biermerscher Anämie, die wenigstens vorübergehend nichts von diesen typischen Veränderungen zeigen, auch nicht den erhöhten Färbeindex, den besonders Nägeli als differentialdiagnostisches Kriterium sehr hoch bewertet.

Man wird, um die **Diagnose** Biermersche Anämie zu stellen, zunächst den Nachweis zu liefern suchen, daß es sich um eine hämolytische Anämie handelt. Dieser Nachweis kann in vielen Fällen mit Sicherheit erbracht werden. Der Blutbefund mit seinen ziemlich charakteristischen Veränderungen steht dabei natürlich im Vordergrunde des Interesses. Daneben kommt aber auch die Anamnese, der bisherige Krankheitsverlauf und die sonstigen Symptome, wie Urobilinurie, schwacher Ikterus, dunkler Urin, Fieber, Blutungen, Magenerscheinungen, nervöse Symptome in Betracht, die dem Blutbefund gegenüber nicht gar zu sehr in den Hintergrund treten dürfen.

Hat man die Diagnose der chronischen hämolytischen Anämie gestellt, so handelt es sich darum, festzustellen, ob es sich um eine der Formen von hämolytischer Anämie handelt, deren Ursache man kennt. Die Krankheitsgruppe, die früher als Biermersche Anämie bezeichnet wurde, ist in den letzten Jahrzehnten recht verkleinert worden; denn man hat eine Reihe von ätiologischen Faktoren kennen gelernt, die genau dasselbe klinische und histologische Bild hervorbringen, wie es die echte Biermersche Anämie bietet. Dazu gehört z. B. die Anämie bei Bothriocephalus latus, bei Lues, im Puerperium usw. Diese bekannten ätiologischen Momente hat man auszuschließen, ehe man die Diagnose Biermersche Anämie stellt. Das ist absolut notwendig und nicht etwa eine diagnostische Finesse; denn die Prognose und die Therapie steht und fällt hier mit der richtigen Diagnose. Die chronischen hämolytischen Anämien mit bekannter Ätiologie sind heilbare Erkrankungen, wenn es gelingt, bei Zeiten gegen das Grundleiden vorzugehen. Dagegen bietet die Biermersche Anämie — bisher wenigstens — eine recht schlechte Prognose. Absolut sichere Dauerheilungen sind nicht bekannt geworden.

Vorkommen und Ätiologie. Die Biermersche Anämie ist entschieden eine ziemlich seltene Krankheit. Nach einer Zusammenstellung von Lazarus aus dem Material der Berliner Krankenhäuser in den Jahren 1887 bis 1898 hatten $2^0/_{00}$ aller aufgenommenen Patienten der medizinischen Abteilungen Biermersche Anämie. Etwas höher dürfte nach meinen Eindrücken dieser Prozentsatz in der Straßburger und Heidelberger Klinik sein. Besonders häufig scheint die Biermersche Anämie in der Schweiz aufzutreten. Vielleicht ist indessen diese größere Häufigkeit nur dadurch vorgetäuscht, daß in der Schweiz, der früheren Wirkungsstätte Biermers, die Krankheit den Ärzten besser bekannt ist. Denn so viel scheint mir sicher zu sein, daß die Diagnose bei uns oft nicht gestellt wird. Häufig wird Karzinom oder, wegen des leichten Ikterus, eine Lebererkrankung oder gar eine septische Endokarditis diagnostiziert. An die Biermersche Anämie wird noch viel zu wenig gedacht.

Jedenfalls gewinnt man durch das Studium der geographischen Verbreitung dieser Krankheit keine Anhaltspunkte für die noch unbekannte Ätiologie.

Frauen erkrankten entschieden häufiger als Männer, auch wenn man die seltene puerperale hämolytische Anämie ganz ausscheidet. Lazarus fand unter 274 Kranken 102 Männer und 172 Frauen.

Das mittlere Lebensalter scheint am häufigsten befallen zu werden, aber es sind vereinzelte Fälle auch im kindlichen und im Greisenalter gesehen worden. Grawitz beschreibt einen Fall bei einer 62jährigen Arbeiterfrau.

Über prädisponierende Momente weiß man sehr wenig. Die Biermersche Anämie scheint allerdings in den weniger bemittelten Kreisen häufiger zu sein als in den wohlhabenden. Indessen habe ich die Krankheit auch mehrfach bei Menschen gesehen, die sich in guten äußeren Verhältnissen befanden.

Daß langdauernde Blutverluste in der Pathogenese der Biermerschen Anämie irgend eine Rolle spielen, wird zwar oft behauptet, ist aber absolut unbewiesen, ja sogar unwahrscheinlich. Vielleicht können Blutverluste zur Entstehung einer aplastischen Anämie führen, nie aber zu einer hämolytischen.

Das gelegentlich, aber doch nur recht selten beobachtete familäre Auftreten der Erkrankung spricht vielleicht für eine gewisse Prädisposition [1]). Etwas Näheres ist über die Art der Prädisposition nicht bekannt.

Alles andere, was man sonst in ursächliche Beziehung zur Biermerschen Anämie gebracht hat, kann ruhig übergangen werden. Es sind das ganz unsichere, z. T. sogar unwahrscheinliche Vermutungen.

Pathogenese der Biermerschen Anämie. Es ist bei Besprechung der Ätiologie und der Einteilung der Anämien schon nachdrücklich hervorgehoben worden, daß das Wesen der Biermerschen Anämie in einer primären Hämolyse besteht, also in einer abnorm schnellen Zerstörung der roten Blutscheiben im strömenden Blute, resp. in den blutzerstörenden Organe. Alle Gründe für diese Ansicht sollen hier nicht nochmals aufgezählt werden. Ich verweise auf die Ausführungen im allgemeinen Teil (S. 179).

Wo entstehen und was sind nun die Hämolysine der Biermerschen Anämie? Ihre Existenz muß man wohl zugeben, wenn man der oben entwickelten Ansicht über die Pathogenese dieser Erkrankung zustimmt. Sie ist noch besonders dadurch gestützt, daß sicher hämolytisch wirkende, zum Teil wohlbekannte Gifte, wie z. B. Pyrodin oder das Gift des Bothriozephalus, genau dieselben klinischen Erscheinungen hervorrufen, denen man bei der Biermerschen Anämie begegnet. Im Blute nachgewiesen sind freilich die Hämolysine der

---

[1]) Vgl. Schaumann, Deutsch. med. Wochenschr. 1910.

Biermerschen Anämie nicht. Das spricht aber keineswegs gegen ihre Existenz; denn die Hämolyse kann ganz gut so langsam verlaufen, daß man sie im groben Reagenzglasversuch nicht sichtbar machen kann. Oder es handelt sich überhaupt nicht um eine Hämolyse im engeren Sinne, sondern um eine Schädigung der Erythrozyten, die dann einem schnellen Untergang in den blutzerstörenden Organen, besonders in Leber und Milz, verfallen.

Darüber, wo diese hypothetischen Gifte entstehen, ist man sich noch nicht klar. Von W. Hunter und Grawitz wird ihre Entstehung in den Magendarmkanal verlegt. Hunter vertritt schon seit vielen Jahren die Ansicht, daß eine spezifische chronische Entzündung der Schleimhäute des Intestinaltraktus zur Entstehung hämolytisch wirkender Körper Veranlassung gibt. Besonderen Wert legt er auf eine Stomatitis und Glossitis, die man häufig bei diesen Patienten finden soll. Die hämolytischen Toxine sollen dabei verschluckt werden und durch den Pfortaderkreislauf in den Körper gelangen. Ich muß nun allerdings sagen, daß ich in den Fällen von Biermerscher Anämie, die ich bisher zu sehen Gelegenheit hatte, von einer intensiven Glossitis oder Stomatitis nichts gefunden habe, solange sich die Kranken noch in einem leidlichen Zustande befanden. Auch Nägeli bezeichnet diese Veränderungen als selten. Nach Hunter sollen auch Entzündungen des Magens oder Darmes die Entstehung hämolytischer Substanzen veranlassen können. Allerdings sind deutliche anatomische Darmveränderungen bei vielen Biermerschen Anämien überhaupt nicht nachweisbar. Früher hat man vielfach kadaveröse Prozesse am Magen oder Darm für Atrophien oder chronisch entzündliche Veränderungen gehalten. Faber und Bloch haben aber nachgewiesen, daß Darm und Magen anatomisch vollständig intakt sein können, wenn man die Organe unmittelbar nach Eintritt des Todes fixiert. Das Fehlen anatomischer Veränderungen würde aber keineswegs unbedingt gegen die Entstehung der hämolytischen Toxine im Darmkanal sprechen.

Hunter zieht zur Stütze seiner Theorie noch eine merkwürdige Erscheinung heran, die er regelmäßig bei Biermerscher Anämie gefunden haben will. In 18 Fällen dieser Krankheit fand er nämlich eine enorme Vermehrung des Eisens in der Leber. Der Eisengehalt kann von 80 auf gegen 300 mg steigen. In der Milz findet man dagegen keine Vermehrung des Eisens, die nie vermißt wird, wenn man im großen Kreislauf durch irgend welche Blutgifte einen stärkeren Blutzerfall veranlaßt. Das soll ein weiterer Beweis dafür sein, daß der Blutzerfall bei der Biermerschen Anämie vornehmlich im Pfortaderkreislauf sich abspielt und die Gifte aus dem Darm stammen. Diese Tatsachen sind entschieden der Beachtung wert, wenn sie auch keinen vollen Beweis für die Entstehung der Gifte im Darmkanal enthalten.

Grawitz glaubt dem Fehlen der Salzsäuresekretion des Magens eine große ätiologische Bedeutung zumessen zu dürfen. In der Tat fehlt, worauf schon früher Martius hingewiesen hatte, bei den meisten schweren Anämien die freie HCl. Oft besteht eine Achylia gastrica. Grawitz denkt sich den Zusammenhang so, daß bei fehlender Salzsäuresekretion abnorme Zersetzungsvorgänge im Magen oder Darm ablaufen. Es könnte sich dabei um bakterielle Wirkungen handeln oder um einen abnormen Abbau des Eiweißes, wobei es zur Entstehung und Resorption toxischer Substanzen kommen soll. Für die Berechtigung der Grawitzschen Ansicht sprechen scheinbar die glänzenden Erfolge, die er mit seiner Therapie erreicht hat. Er empfiehlt systematische Magen- und Darmspülungen. Andere haben aber bei dieser Behandlung überhaupt keine Resultate gesehen. Die Erfolge von Grawitz liegen meines Erachtens wohl daran, daß er den Begriff der Biermerschen oder perniziösen Anämie so weit faßt, daß eine Menge Anämien dazu gehören, die prognostisch viel günstiger zu bewerten sind als die Biermersche. Man kann also diese therapeutischen Beobachtungen kaum zur Stütze der Grawitzschen Theorie heranziehen. Besonders dürfte aber gegen sie der Umstand sprechen, daß Fehlen freier Salzsäure oder sogar Achylia gastrica ungemein häufig bei sonst ganz gesunden Menschen vorkommen, die niemals an einer Anämie erkranken. Man müßte also für die wenigen Menschen, die eine Biermersche Anämie bekommen, eine weitgehende Prädisposition annehmen. Außerdem ist es gar nicht sichergestellt, daß die Achylia gastrica der Anämie voraufgeht.

Vor kurzem haben Berger und Tsuchiya gefunden, daß Extrakte der Magen- und Darmschleimhaut bei Kranken mit Biermerscher Anämie viel stärker hämolytisch wirksam sind als Extrakte normaler Schleimhäute. Diese Untersuchungen lehnen sich an Beobachtungen von Korschun und Morgenroth über Organhämolysine an. Sie stehen ferner im Zusammenhang mit den Versuchen von Tallqvist und Faust über die hämolytischen Substanzen des Bothriocephalus latus. Aus allen Organen kann man Hämolysine gewinnen. Sie gehören zu den Lipoiden. Ölsäure und ähnliche Lipoide spielen dabei sicher eine große Rolle. Daß diese Körper sich im Darmkanal bei Biermerscher Anämie in großer Menge finden, ist gewiß recht interessant. Ob dieser Befund, der übrigens in neuester Zeit wieder bestritten wird, aber irgend eine biologische Bedeutung hat, muß fraglich erscheinen; denn zunächst ist es ja gar nicht bewiesen, daß diese Substanzen auch im

Leben aus den Zellen in die Blutbahn übertreten. Dann weiß man auch, daß Blutserum die hämolytische Wirkung der Lipoide hemmt, selbst wenn diese (z. B. Ölsäure) in großer Menge vorhanden sind. Allerdings ist M o h r (Verhandl. d. 83. Vers. Deutscher Naturforscher u. Ärzte 1910) neuerdings auch geneigt, die Infiltration der Leber oder anderer Organe mit hämolytisch wirksamen Lipoiden als das Primäre bei B i e r m e r scher Anämie anzusehen. Ich sehe bisher noch keinen ausreichenden Beweis für diese Vorstellung.

Es ist wohl möglich, daß die Gifte, die zum Bilde der B i e r m e r schen Anämie führen, im Intestinaltraktus entstehen. Bewiesen ist das aber bisher keineswegs. Unsere Kenntnisse sind also noch ganz unbefriedigend. Weder die Natur, noch der Entstehungsort der toxischen Substanzen ist bekannt. Das einzige, was einigermaßen sicher steht, ist die Existenz solcher Gifte. Daß mit der beschleunigten peripheren Hämolyse wahrscheinlich auch noch eine Schädigung der Knochenmarkstätigkeit verbunden ist, habe ich oben bereits hervorgehoben. Ob diese durch dieselben Gifte veranlaßt wird, wie die Hämolyse in der Peripherie, ist ganz unbekannt.

Symptomatologie und Krankheitsverlauf. Die B e s c h w e r d e n der Patienten mit B i e r m e r scher Anämie haben nichts Typisches. Sie sind allen Formen schwerer Anämie gemeinsam.

Die Krankheit beginnt ganz allmählich, schleichend, ohne äußere veranlassende Ursache. Häufig geben zwar die Kranken anamnestisch irgend ein Moment an, auf das sie ihr Leiden zurückführen. Alle diese Dinge können aber der Kritik nicht standhalten.

Die ersten Klagen beziehen sich hauptsächlich auf langsam zunehmende Mattigkeit, besonders leichte Ermüdbarkeit bei körperlichen Anstrengungen; Treppensteigen oder kleine Spaziergänge führen schon zu Herzklopfen oder Atembeschwerden.

Der Appetit nimmt ab. Die Kranken müssen sich zum Essen zwingen. Sie haben einen besonderen Widerwillen gegen Fleisch. Auch Fett wird nur ungern genommen. Am leichtesten entschließen sie sich noch zur Aufnahme von Kohlehydraten.

Der Stuhlgang wird häufig abnorm. Obstipation und Durchfälle können miteinander abwechseln. Flatulenz und Aufstoßen belästigen den Kranken.

Der Umgebung oder dem Patienten selbst fällt sein blasses, blutloses Aussehen auf. Er sucht deswegen den Arzt auf, der zuweilen bei diesen Kranken mit „ambulanter B i e r m e r - Anämie", die zum Teil ihrer Beschäftigung noch nachgehen, eine schon ganz enorme Verminderung der roten Blutkörperchen findet.

Schreitet die Krankheit weiter fort, so wird der Patient so hinfällig, daß er sein Bett nicht mehr verlassen kann. Herzklopfen und Atembeschwerden belästigen ihn schon in der Ruhe. Jede geringe körperliche Anstrengung führt zu Zuständen schwerer Dyspnoe. Der Appetit liegt ganz darnieder. Nur mit Mühe ist der Kranke dazu zu bringen, etwas flüssige Nahrung zu sich zu nehmen.

Dann treten auch Erscheinungen seitens des Nervensystems immer drohender hervor. Schwindel, heftige Kopfschmerzen, Ohrensausen, Ohnmachtsanfälle können schon in einem früheren Stadium gelegentlich sich bemerkbar machen. Alle diese Erscheinungen verstärken sich aber, je schwerer sich der Krankheitsverlauf gestaltet.

Plötzlich klagt dann der Patient darüber, daß er mit einem oder beiden Augen nicht mehr deutlich sehen kann oder Schatten und schwarze Flecke erblickt. Meist beruhen diese Sehstörungen auf Hämorrhagien in der Retina.

Oder er gibt an, nicht mehr ordentlich gehen zu können. Die Beine versagen ihm den Dienst, er fällt hin, wenn er aus dem Bette sich erheben will.

Das kann einfach an der allgemeinen, hochgradigen Muskelschwäche liegen. Zuweilen besteht aber auch echte Ataxie wie bei Tabes dorsalis.

Das psychische Verhalten des Kranken kann sich völlig ändern. Häufig wird er immer mehr und mehr apathisch, schließlich reagiert er kaum mehr auf Anrufe und verfällt allmählich in Koma. In seltenen Fällen können schon in einem früheren Stadium der Biermerschen Anämie Psychosen eintreten, die das Krankheitsbild völlig verschleiern.

Die subjektiven Erscheinungen sind in fast allen Fällen Biermerscher Anämie sehr ähnlich. Gelegentlich kommt es aber doch vor, daß gewisse Symptome sich besonders hervordrängen und das Krankheitsbild beherrschen, z. B. die Intestinalsymptome. In solchen Fällen kann man sehr leicht zur Diagnose eines Magenkarzinoms veranlaßt werden. Dieser Irrtum kommt oft vor und passiert selbst den erfahrendsten Ärzten.

Die Verminderung der Sauerstoffträger des Blutes erklärt wohl die meisten Beschwerden. Auffallend ist es aber, wie schwere Grade von Anämie bestehen können, ohne gerade sehr erhebliche subjektive Störungen zu machen. In dieser Hinsicht ist die Biermersche Anämie das Gegenstück zur Chlorose, bei der oft schon starke Klagen geäußert werden, bevor überhaupt nennenswerte Blutveränderungen vorhanden sind.

Objektiv fällt dem Arzt zunächst die hochgradige Blässe auf, die Haut und Schleimhäute betrifft. Die Blässe der Schleimhäute ist besonders wichtig und spricht dafür, daß man es mit einer echten Anämie, nicht einer Pseudoanämie zu tun hat. Viele Patienten mit Biermerscher Anämie zeigen neben der Blässe noch eine leicht gelbliche Färbung, die zuweilen auf ganz leichtem Ikterus beruhen dürfte. Häufig fehlt aber jede ikterische Verfärbung der Scleren. Die gelbliche Blässe ist für Biermersche Anämie ziemlich typisch. Hat man viele solcher Fälle gesehen, so wird man diese Art des Aussehens nicht mit der wächsernen Blässe der Chlorose oder der grauen Blässe bei Tumorenkachexie verwechseln.

Eigentlich kachektisch sehen die Kranken mit Biermerscher Anämie überhaupt nicht aus. Das Fettpolster ist häufig, wie auch bei anderen Anämien, sehr gut erhalten, manche dieser Kranken sind sogar direkt fett. An der Haut sieht man zuweilen stecknadelkopfgroße Petechien, besonders an den Streckseiten der Extremitäten, die den nicht seltenen Retinalblutungen entsprechen. Die Blutungen sind aber nicht etwa charakteristisch für Biermersche Anämie, sondern kommen auch bei allen möglichen anderen Anämien schwerer Art vor. Zuweilen bestehen Ödeme, vornehmlich an den Unterschenkeln. Sehr selten treten Pigmentationen auf, die an Addisonsche Krankheit denken lassen.

Die Dyspnose, die bei diesen Kranken oft schon in der Ruhe sich findet, kann sehr hohe Grade erreichen und zu einer schweren Qual für den Patienten werden.

Am Herzen findet man häufig mäßige Verbreiterungen der Herzdämpfung nach beiden Seiten. Die Herzaktion ist in der Regel ziemlich stark beschleunigt und erregt, die Töne können selbst in schweren Fällen rein bleiben. Meist hört man aber ziemlich laute systolische Geräusche, am lautesten über der Herzspitze und der Pulmonalis. Es handelt sich dabei um sog. anämische Geräusche, die durch Beschleunigung des Blutstroms oder durch eine muskuläre Insuffizienz der betreffenden Klappen, vor allem der Mitralis, entstehen. Zuweilen kann es sehr schwer sein, die Differentialdiagnose gegenüber der malignen Endokarditis zu stellen, wie schon erwähnt wurde. Das ist besonders dann der Fall, wenn auch diastolische Geräusche vorhanden sind, was allerdings nur in seltenen Fällen vorkommt. Der Puls ist meist frequent, ziemlich gut gefüllt, wenig gespannt, dikrot. Die Arterien pulsieren stark. Venengeräusche sind im allgemeinen seltener zu hören als bei der Chlorose, am häufigsten hört man sie am Bulbus der Vena jugularis.

Auch der Intestinaltraktus bietet fast regelmäßig Veränderungen. Der häufigste Befund, der in schwereren Fällen von Anämie kaum je vermißt werden dürfte, ist das Fehlen freier Salzsäure im Mageninhalt. Meist besteht eine völlige Achylia gastrica, es sind also auch keine Profermente nachzuweisen. Dieser Befund erweckt häufig bei gleichzeitigem Bestehen der Anämie den Verdacht auf Magenkarzinom, zumal wenn auch Erbrechen, Aufstoßen und andere dyspeptische Erscheinungen stark hervortreten. Die Differentialdiagnose kann in der Regel durch Prüfung der Motilität des Magens gestellt werden. Diese ist bei der nicht karzinomatösen Achylie normal oder sogar vermehrt. Doch sollte man sich nicht gar zu sehr auf dieses Symptom verlassen. Es sind auch vereinzelte Fälle von Achylie bei Biermerscher Anämie bekannt, bei denen die Motilität gestört war.

Daß man nicht selten Diarrhöen und Obstipation beobachtet, ist schon erwähnt worden. Das Abdomen ist häufig durch Meteorismus aufgetrieben, die Leber kann vergrößert und hart sein. Man muß das wissen, um nicht durch die Lebervergrößerung und den Ikterus zur Diagnose einer Leberaffektion veranlaßt zu werden. Die Milz ist in den typischen Fällen Biermerscher Anämie nicht oder nur wenig vergrößert.

Die Nierentätigkeit ist meist nicht wesentlich gestört, zuweilen sieht man mäßige Albuminurie. Bemerkenswert ist die ziemlich hohe Eisenausscheidung durch den Urin (Jolles u. a.). Von den Autoren, die abnorme Vorgänge im Darm als Ursache der Biermerschen Anämie ansehen, wird großer Wert auf die Vermehrung des Indikans und das Auftreten von Kadaverin (Hunter) und ähnlicher Körper gelegt. Das sind aber alles nicht konstante Befunde. Die Urobilinausscheidung ist meist erheblich, die Farbe des Urins dunkel.

Der Gesamtstoffwechsel ist bei Biermerscher Anämie nicht so stark gestört, wie man bei der starken Herabsetzung der Sauerstoffträger vermuten sollte. Der O_2-Verbrauch und die CO_2-Ausscheidung enstprechen in ihrer Größenordnung durchaus den Verhältnissen beim Normalen. Zuweilen kann der Gaswechsel, wie Kraus zeigte, sogar an der oberen Grenze der Norm liegen. Offenbar muß also der Organismus des Anämischen die Möglichkeit haben, sich trotz starker Herabsetzung des Hämoglobins eine genügende Sauerstoffmenge zu verschaffen. Man weiß, daß die Kompensationsvorrichtungen nicht in Änderungen der Eigenschaften des Hämoglobins bestehen, etwa derart, daß bei Anämischen ein Hämoglobin zirkuliert, das besonders viel Sauerstoff binden kann. Das ist sicher nicht der Fall. Vermutlich kompensieren die Anämischen den Hämoglobinmangel ihres Blutes durch bessere Ausnutzung des vorhandenen Sauerstoffs in den Kapillaren und durch eine beschleunigte Blutzirkulation.

Die toxische Natur der Biermerschen und der ihr so nahestehenden Bothriozephalusanämie ist durch die Stoffwechseluntersuchungen von Rosenqvist wesentlich gestützt worden. Es ergab sich dabei, daß bei Anämischen Zeiten von N-Ansatz und N-Verlust (trotz reichlicher N-Zufuhr) miteinander abwechseln. Der N-Verlust ist auf einen toxogenen Eiweißzerfall zurückzuführen und steht in Abhängigkeit von den jeweiligen Blutveränderungen. Es kann z. B. eine Verschlechterung des Blutbefundes mit gleichzeitiger N-Retention einhergehen und umgekehrt. Tritt eine Remission der Anämie ein, so nähert sich der N-Stoffwechsel allmählich wieder normalen Verhältnissen.

Ganz ohne Fieber verläuft nur die Minderzahl der Fälle von Biermerscher Anämie. Der Fieberverlauf zeigt nichts Typisches, ist ganz unregelmäßig; selten sind Temperatursteigerungen auf über 38,5—39°. Es liegt am nächsten, dieses Fieber mit der Zerstörung roter Blutzellen in Zusammenhang zu bringen, da man ja weiß, daß die Stromata der Erythrozyten pyrogene Stoffe enthalten. Bakterielle Infektionen darf man wohl in den meisten Fällen ausschließen. Tritt Fieber im Krankheitsbilde stark hervor und sind gleichzeitig Geräusche am Herzen vorhanden, so kann man wohl veranlaßt werden, an eine maligne Endokarditis zu denken.

Zuweilen treten auch Veränderungen des Nervensystems bei der Biermerschen Anämie so sehr in den Vordergrund, daß man eine Tabes od. dgl. anzunehmen geneigt ist. Abgesehen von allgemeinen zerebralen Störungen, z. B. Apathie, Delirien, psychischen Veränderungen, die nicht gerade selten bei Biermerscher Anämie sich entwickeln, haben besonders Symptome, die auf eine organische Erkrankung des Zentralnervensystems hinweisen, Aufmerksamkeit erregt. Lichtheim und Minnich haben gezeigt, wie häufig bei Biermerscher Anämie leichte Sensibilitätsstörungen und Paresen, besonders der Unterextremitäten vorkommen. Seltener sind die Störungen so ausgesprochen, daß scheinbar das typische Bild der Tabes dorsalis entsteht mit deutlicher Ataxie Sensibilitätsstörungen, Parese der Blase und des Mastdarms, Erlöschen des Patellarreflexes usw. Früher hat man zuweilen in solchen Fällen die Anämie ganz übersehen. Einmal sah ich ausgesprochene bulbäre Erscheinungen.

Die **Prognose** der echten Biermerschen Anämie ist schlecht. Während die hämolytischen Anämien, deren Ätiologie man kennt, wohl alle heilbar sind, ist bisher noch kein ganz sicherer Fall von dauernd geheilter Biermerscher Anämie bekannt. Alle Autoren, die über ein großes Material verfügen, Nägeli, Cabot, Lazarus heben das übereinstimmend hervor. Die geheilten Fälle von Grawitz sind eben keine echten Biermerschen Anämien. Wenn auch Dauerheilungen bisher nicht bekannt geworden sind, so neigt die Biermersche Anämie doch in hohem Maße zu **Remissionen,** die unter Umständen mehrere Jahre, meist aber wohl kürzere Zeit dauern. Man denkt dann natürlich an eine Dauerheilung, bis der Patient mit einem Rezidiv seiner Anämie sich wieder einstellt. Es scheint, daß die Remissionen zur Zeit, als Biermer die Erkrankung beschrieb, seltener gewesen sind als jetzt. Möglicherweise ist die jetzt wohl fast allgemein eingeführte Arsentherapie die Ursache der Änderung des Krankheitsverlaufes. Während der Remissionen fühlen sich die Kranken meistens völlig wohl und arbeitsfähig. Es ist dabei auffallend, wie schnell die schwersten subjektiven Symptome schwinden und völligem Wohlbefinden Platz machen, zu einer Zeit wo noch eine starke Herabsetzung des Hämoglobingehaltes und der roten Blutkörperchen sich findet. Der Appetit hebt sich bei Eintreten einer Remission oft überraschend schnell.

Über die **Krankheitsdauer** der Biermerschen Anämie läßt sich generell nichts sagen. Meist kommt der Patient schon mit dem völlig ausgeprägten Bilde der Krankheit zum Arzt. Die Zeit des Beginns kann man dann überhaupt nicht feststellen. Aber auch der weitere Verlauf gestaltet sich verschieden: Es gibt Fälle, die unaufhaltsam in wenigen Wochen oder Monaten zum Tode führen. Das sind aber entschieden Ausnahmen. Das Gewöhnliche ist der schubweise Verlauf mit Remissionen, der sich über mehrere Jahre hinziehen kann.

Der Tod erfolgt meist im Koma, ohne daß nennenswerte Komplikationen ihn veranlassen. Lungenödem, bronchopneumonische Erscheinungen treten nicht so selten sub finem vitae auf.

Blutbefunde bei Biermerscher Anämie. Die gesamte Blutmenge ist wahrscheinlich in den meisten Fällen vermindert. Hautwunden bluten nur schwach, wegen der oft verminderten Gerinnbarkeit des Blutes aber lange Zeit. Auch die neueren Methoden der Blutmengenbestimmung ergeben teilweise niedrige Werte für die Gesamtblutmenge.

In schwereren Fällen fällt dem Erfahrenen schon bei makroskopischer Betrachtung die blasse, fleischwasserähnliche Farbe des Blutes auf, seine Wässerigkeit und geringe Viskosität. Das spezifische Gewicht ist meist niedrig, es kann bis unter 1040 sinken, der Wassergehalt des Blutes ist meist stark erhöht. Es liegt das alles an der hochgradigen Verminderung der Zellen, denn der Eiweißgehalt des Blutplasmas kann ganz normal sein.

Die Gerinnbarkeit des Blutes ist herabgesetzt. Vielleicht hängt das mit der meist verminderten Blutplättchenzahl zusammen. Auch die Menge des ausgeschiedenen Fibrins ist nur gering.

Viel charakteristischer sind die Veränderungen der geformten Elemente. Die Zahl der roten Blutkörperchen kann so tief sinken, daß man sich fragt, wie bei dieser geringen Blutkörperchenzahl das Leben noch bestehen kann. Als niedrigste Zahl finde ich bei Nägeli 138 000 Erythrozyten angeführt. Quincke beschrieb vor Jahren einen Fall mit 143 000, der sich sogar noch erholte. K. Ziegler (Deutsch. Arch. f. klin. Med. Bd. 99) sah neuerdings einen Fall von aplastischer Anämie mit nur 110 000 Erythrozyten.

Der Hämoglobingehalt ist, wie bei allen hämolytischen Anämien, in der überwiegenden Mehrzahl der Fälle nicht in demselben Maße vermindert wie die Zahl der roten Blutscheiben, der Färbeindex ist also über 1 oder das einzelne rote Blutkörperchen enthält mehr Hämoglobin als unter normalen Verhältnissen. Seitdem Ehrlich und Laache auf diese Erscheinung hingewiesen haben, ist ihre Bedeutung für die Diagnose hämolytischer Anämien immer mehr erkannt worden. Indessen glaube ich doch Fälle echter Biermerscher Anämie gesehen zu haben, die wenigstens zur Zeit der Untersuchung die Erhöhung des Färbeindex vermissen ließen. Im übrigen ist auch ein Teil der älteren Untersuchungen, bei denen die Hämoglobinbestimmung sicher sehr fehlerhaft war, nur mit Vorsicht zu verwerten. Im großen Ganzen muß man aber doch zugeben, daß die Erhöhung des Färbeindex eines der wichtigsten Symptome hämolytischer Anämien ist.

Ein Blutpräparat kann in schweren Fällen von Anämie ein ziemlich buntes Bild bieten. Die Erythrozyten zeigen zum Teil normale Größe und Gestalt. Daneben tritt in sehr wechselnder Stärke Poikilozytose und Anisozytose hervor. Die Poikilozyten, die zwar auch bei anderen schweren Anämien vorkommen, besonders reichlich aber gerade bei den hämolytischen, zeigen die bekannten Birnen- und Amboßfiguren. Ihnen kommt eine gewisse Kontraktilität zu. (Pseudoparasiten von Hayem.) Zwischen ihnen liegen in wechselnder Zahl Mikrozyten aller Größen, zuweilen von ganz unregelmäßiger Gestalt. Besonders charakteristisch für die Biermersche Anämie sind aber Megalozyten, abnorm große, dabei ziemlich hämoglobinreiche Erythrozyten. Ihr Durchmesser kann mehr als das Doppelte des Durchmessers normaler Erythrozyten betragen. Im gefärbten Präparat erkennt man außerdem noch, daß ein Teil der Erythrozyten Polychromasie aufweist. Sehr häufig findet man auch basophil punktierte rote Scheiben in größerer oder geringerer Zahl. (Vgl. Tafel I, Fig. 3.)

Noch bunter gestaltet sich das Bild, wenn außerdem noch kernhaltige rote Blutzellen sich reichlich im strömenden Blut zeigen. Entweder handelt es sich dabei um Normoblasten mit dunklem, pyknotischem Kern oder es treten Megaloblasten auf, die sehr verschiedene Größe erreichen. Zuweilen sieht man direkt riesenhafte Exemplare. Auch sog. freie Kerne vermißt man bei reichlicher Anwesenheit kernhaltiger Elemente nur selten im gefärbten Präparat. Sie dürften aber wohl Kunstprodukte sein.

Das ist das klassische Blutbild der Biermer-Anämie. In dieser Prägnanz ist es aber keineswegs bei allen Fällen und in allen Stadien vorhanden. So können z. B. kernhaltige Elemente vorübergehend sehr spärlich sein oder überhaupt fehlen. Ähnlich steht es mit den basophil gekörnten Erythrozyten, während polychromatische wohl fast regelmäßig bei beschleunigter Regeneration vorkommen. Auch Megaloblasten und Megalozyten sind kein konstanter

Befund. Oft sind sie ungemein spärlich, gelegentlich scheinen sie sogar ganz fehlen zu können, obwohl man sie bei der Autopsie im Knochenmark in großer Zahl antrifft. Die ringförmigen Einschlüsse, die man bei schweren Anämien bisweilen in den roten Blutkörperchen findet, sind in Kapitel IX erwähnt.

Größere Mengen kernhaltiger roter Blutkörperchen findet man in der Regel in der Zeit einer sog. Blutkrise (v. Noorden). Als Blutkrisen bezeichnet man ziemlich akut einsetzende Besserungen des Krankheitszustandes, die offenbar durch eine intensivere Tätigkeit der blutbildenden Organe entstehen. Neben einer großen Zahl kernhaltiger Blutkörperchen tritt in solchen Fällen häufig eine Leukozytose hervor. Wie mir scheint, spricht auch die Existenz dieser „Blutkrisen" dafür, daß die Knochenmarkstätigkeit bei Biermersche Anämie zeitweise geschädigt ist.

Im allgemeinen besteht bei der Biermerschen Anämie Leukopenie. Dabei handelt es sich in erster Linie um Verminderung der granulierten Leukozyten. Die Reduktion betrifft besonders die neutrophilen polymorphkernigen Elemente, aber auch die Eosinophilen und großen Mononukleären. Die Lymphozyten sind infolgedessen relativ vermehrt und können mehr als die Hälfte aller Leukozyten ausmachen. Die Leukopenie ist offenbar der Ausdruck einer Schädigung des myeloischen Gewebes, wie sie ja auch bei anderen schweren Anämien, z. B. langdauernden posthämorrhagischen Anämien, beobachtet wird.

Zur Zeit der Remissionen kann sich das charakteristische Blutbild vollständig verwischen. Kernhaltige Elemente, Megaloblasten etc. sind dann überhaupt nicht mehr zu finden. Doch kann man gelegentlich noch ziemlich lange Zeit nach eingetretener Besserung einen erhöhten Färbeindex beobachten.

Auch gegen Ende des Lebens kann der charakteristische Befund der Biermerschen Anämie schwinden. So sah ich kürzlich einen Patienten, der 3 oder 4 Tage ante exitum die Klinik aufsuchte. Bei 650 000 Erythrozyten hatte er keine kernhaltigen Elemente im Blute, auch keine basophil gekörnten oder polychromatischen Erythrozyten und nur 13% Hämoglobin, also einen etwa normalen Färbeindex. Die Autopsie ergab Biermersche Anämie. Offenbar war hier schon eine Erschöpfung der erythropoetischen Funktion des Knochenmarkes eingetreten, die übrigens auch histologisch nachgewiesen werden konnte.

Sektionsbefunde bei Biermerscher Anämie. Die Autopsie deckt die Ursachen der Biermer-Anämie nicht auf. Es finden sich zwar fast regelmäßig eine Reihe von Veränderungen, die aber mit Einschluß des Knochenmarkbefundes wohl sämtlich als Folgen, nicht als Ursachen der Erkrankung anzusehen sind.

Meist sind alle Organe extrem blaß, das Blut in den Gefäßen unvollständig geronnen, die Gerinnsel von blaßrötlicher Farbe. Die Gesamtblutmenge scheint vermindert zu sein. In den serösen Höhlen finden sich zum Teil kleine Ergüsse. Die serösen Häute selbst zeigen häufig Ekchymosen.

Besonders typisch ist die fast regelmäßig vorhandene fettige Degeneration zahlreicher parenchymatöser Organe. Sehr stark ist sie am Herzen und den Organen der Bauchhöhle wie Leber und Niere. In der Leber finden sich außerdem, wie zuerst Quincke gezeigt hat, bei allen hämolytischen Anämien bedeutende Eisenmengen, die durch die Hämosiderinreaktion sichtbar gemacht werden. Auch der Eisengehalt der Milz soll vermehrt sein. Das steht allerdings mit den Angaben Hunters im Widerspruch.

Über die Befunde in Mundhöhle und Intestinaltraktus ist bereits bei Besprechung der Ätiologie der Biermer-Anämie das Nötige gesagt worden.

Kleinere Blutungen werden im Zentralnervensystem selten ganz vermißt. Entweder sitzen sie in der Substanz der Zentralorgane selbst, oder sie betreffen die Pachymeninx. Erreichen sie größere Ausdehnung oder treten sie in größerer Zahl auf, so kann, falls sie — wie es häufig der Fall ist — die Hinterstränge des Rückenmarkes betreffen, das Bild der anämischen Tabes entstehen. Dann findet man auch Strangdegenerationen im Bereich der Hinterstränge. (Lichtheim.)

Seitdem Cohnheim auf die Veränderung des Knochenmarkes bei Biermerscher Anämie hingewiesen hat, ist sie in fast allen typischen Fällen gefunden worden. Das rote, erythroblastische Mark dehnt sich dabei über große Teile des Skelettsystems aus. Besonders häufig ist das Fettmark der langen Röhrenknochen in rotes Mark umgewandelt. Aber die Erythropoese beschränkt sich nicht auf das Knochenmark. Sehr häufig treten auch extramedulläre Blutbildungsherde in der Leber, Milz, seltener in den Lymphdrüsen auf. Nach den Beobachtungen von E. Meyer und Heineke finden sich solche Herde bei Biermerscher Anämie fast konstant in der Milzpulpa. Die Häufigkeit myeloischer Umwandlungen bei schweren Anämien wird allerdings durch einige neue Beobachtungen wieder in Frage gestellt.

Histologisch wiegen im Knochenmark Erythrozyten und Erythroblasten vor. Daher auch die intensiv rote Farbe. Megaloblasten und Megalozyten finden sich in wechselnder Zahl, zuweilen können sie fast völlig vermißt werden. Gelegentlich findet man sie aber auch dann, wenn sie im strömenden Blute fehlten. Die weißen Blutzellen treten ziemlich in den Hintergrund. Granulierte Myelozyten sind spärlich. Insofern ist das Knochenmark in der Mehrzahl der Fälle, aber nicht immer, das getreue Abbild des Blutes. Die meisten weißen Elemente sind Myeloblasten im Sinne Nägelis.

Differentialdiagnose der Biermerschen Anämie. Die Biermersche Anämie ist charakterisiert 1. durch den Blutbefund, 2. durch die sonstigen klinischen Symptome und den Krankheitsverlauf und 3. durch ihre unbekannte Ätiologie. Auf Grund dieser Merkmale ist es in der Regel, aber nicht immer möglich, sie von allen übrigen Anämien abzugrenzen. Doch muß hier bemerkt werden, daß kein einziges dieser Symptome allein für sich zur Diagnose ausreicht. So würde ich z. B. keinen Anstand nehmen, im gegebenen Falle, eine Biermersche Anämie selbst bei Fehlen der charakteristischen Blutveränderungen zu diagnostizieren, wenn die anderen Erscheinungen passen. Die Abgrenzung gegen andere Anämien würde gewiß viel schärfer und leichter sein, wenn man, wie das Nägeli tut, den Blutbefund allein für ausschlaggebend erklärt. Man darf aber doch m. E. einem bequemeren Schema zu Liebe nicht über wichtige Tatsachen hinwegsehen.

Die chronischen hämolytischen Anämien mit bekannter Ätiologie (Bothriozephalus, Lues, Puerperium) können in den klinischen Symptomen und im Blutbefund vollständig mit der Biermer-Anämie übereinstimmen. Durch Feststellung des ätiologischen Momentes gelingt es, diese Erkrankungen von der Biermerschen Anämie zu trennen.

Die sehr seltenen akuten hämolytischen Anämien unterscheiden sich durch den Krankheitsverlauf, meist auch durch den Blutbefund von der Biermerschen Anämie. Bei den akuten besteht Leukozytose, ferner ist die Zahl der kernhaltigen Erythrozyten viel höher als bei den meisten Fällen der Biermerschen Erkrankung. Ganz ähnlich wie die akuten Anämien verhält sich auch die Anaemia pseudoleucaemica infantum, bei der neben dem Lebensalter außerdem noch der Milztumor als differentialdiagnostisches Moment hinzukommt.

Auch Tumoren des Knochenmarkes können unter Umständen das Bestehen einer Biermerschen Anämie vortäuschen. In der Regel wird die Unterscheidung aber aus den sonstigen klinischen Symptomen möglich sein. Außerdem führen auch die Knochentumoren meist zu einer erheblichen Leukozytose. Die Zahl der kernhaltigen Erythrozyten ist bei ihnen ebenfalls sehr bedeutend.

Verwechslungen der Biermerschen Anämie mit Chlorose, mit posthämorrhagischen Anämien, mit der Anämie bei Krebskachexie würden wohl auch seltener vorkommen, wenn man stets an die Biermersche Anämie denken und die Möglichkeit haben würde, eine exakte Blutuntersuchung auszuführen. Von besonderem Werte, aber auch nicht immer ausschlaggebend, dürfte neben der sonstigen klinischen Untersuchung die Bestimmung des Färbeindex sein.

D. Andere vorwiegend hämolytische Anämien.

1. Die Bothriocephalusanämie.

Durch Hofmann und Runeberg weiß man, daß die Ansiedlung des Bothriocephalus latus im Darm unter Umständen eine schwere Anämie nach sich ziehen kann. Die klinischen Symptome sind absolut die der Biermerschen Anämie. Auch der Blutbefund ist bis in alle Einzelheiten derselbe. Es mag auf die früheren Ausführungen verwiesen werden. Falls die Diagnose nicht rechtzeitig gestellt wird, kann auch der Verlauf sich verhängnisvoll gestalten. Heilung scheint nur nach Abtreiben des Wurmes einzutreten. Bei schweren Anämien ist Eosinophilie meist nicht nachweisbar.

In Finnland, wie auch in anderen Ländern, in denen Süßwasserfische viel gegessen werden, ist der Bothriozephalus häufig. Die wichtigsten Aufklärungen über diese eigentümliche hämolytische Anämie verdanken wir finnländischen Forschern, besonders Schapiro, Schauman und vor allem Tallqvist.

Zunächst ist die Tatsache eigentümlich, daß nur ein kleiner Teil der Wurmträger an Anämie erkrankt. Man hat verschiedene Erklärungen dafür zu geben gesucht. Heute nimmt man auf Grund der ausgedehnten und sorgfältigen Studien von Tallqvist an, daß die Anämie erst eintritt, wenn eine partielle Auflösung des abgestorbenen Wurmes im Darmkanal beginnt. Die Leibessubstanz des Bothriozephalus enthält, wie schon Schapiro gezeigt hat, hämolytisch wirkende Substanzen. Nach Ansicht von Tallqvist werden diese aber erst frei, wenn der Körper des Wurmes selbst einer Zerstörung anheimfällt. Spontanes Absterben des Bothriozephalus scheint nicht selten zu sein. Dieser Teil der Untersuchungen von Tallqvist erscheint recht überzeugend. Es muß aber doch bemerkt werden, daß von Schauman (Deutsche med. Wochenschrift 1910) mit guten Gründen das Moment der individuellen Prädisposition für die Entstehung der Bothriozephalusanämie geltend gemacht wird. Neben der Resorption hämolytischer Gifte scheint also auch die Reaktion der blutbildenden Organe des Wurmträgers bedeutungsvoll zu sein. Denn auch nach völliger Abtreibung des Wurmes tritt nicht immer Heilung ein.

Tallqvist und Faust haben nun auch versucht, die Hämolysine des Bothriozephalus chemisch zu identifizieren. Sie sind dabei zu dem Schlusse gekommen, daß es sich nicht etwa um ein echtes Toxin, sondern um ein Lipoid handelt, nämlich um den Cholesterinester der Ölsäure. Bei Verfütterung dieser Substanz an Versuchstiere (Tallqvist hat auch einen Selbstversuch ausgeführt), haben die Autoren Herabsetzung der Zahl der roten Blutscheiben gesehen. Aber die Werte sind nicht sehr beweisend, außerdem haben die Autoren auch nie das echte Bild der Bothriozephalusanämie hervorrufen können. Bedenklich stimmt auch die Tatsache, daß Blutserum die hämolytische Wirkung der Ölsäure und ähnlicher Lipoide stark hemmt. Ich glaube daher, man darf die sehr wichtigen und interessanten Untersuchungen von Tallqvist und Faust noch nicht als den Abschluß unserer Kenntnisse auf diesem Gebiete ansehen. (Vgl. auch die Verhandl. d. 27. Kongr. f. inn. Med. 1910.)

Sicher ist die Bothriozephalusanämie eine vorwiegend hämolytische Anämie. Die Hämolysine stammen aus der Leibessubstanz des Wurmes selbst oder entstehen wenigstens nur bei Anwesenheit von zerfallenden Proglottiden im Darme. Die Anämie entwickelt sich aber wahrscheinlich nur bei Bestehen einer individuellen Prädisposition.

In sehr seltenen Fällen können auch andere Helminthen das Bild der Biermerschen Anämie hervorrufen. Reckzeh, Nägeli beschrieben je einen Fall bei Taenia saginata, der nach Abtreibung des Wurmes in Heilung überging.

2. Seltenere hämolytische Anämien.

a) Die Graviditäts- und puerperale Anämie. Diese Form der hämolytischen Anämie ist sehr selten. Gusserow hat zuerst schon vor vielen

Jahren auf das Vorkommen schwerer Anämien in der Schwangerschaft hingewiesen. Später wurde der ätiologische Zusammenhang vielfach angezweifelt. Nach den Beobachtungen von Nauer, Hirschfeld, Nägeli dürfte er aber als erwiesen gelten. Nägeli sah sechs Fälle, die sämtlich das klassische Bild der Biermerschen Anämie boten und von denen ein Teil nach Eintritt der Geburt dauernd rezidivfrei blieb. Bei der Seltenheit der Erkrankung weiß man über ihre Pathogenese natürlich gar nichts. Man darf nur vermuten, daß auch hier Hämolysine im Spiel sind (vgl. die Graviditätshämoglobinurie in Kap. XVIII).

b) Die Syphilis scheint, allerdings nur in sehr seltenen Fällen, eine hämolytische Anämie veranlassen zu können. Friedrich Müller hat schon vor längerer Zeit das Zusammentreffen schwerer Anämie mit alten syphilitischen Prozessen beobachtet. Bei der großen Verbreitung der Syphilis kann aber ein kausaler Zusammenhang erst dann als erwiesen angesehen werden, wenn es gelingt durch Behandlung der Syphilis auch die Anämie zum Schwinden zu bringen. Einen solchen Fall, der scheinbar durch eine antiluetische Therapie vollständig geheilt wurde, teilt Nägeli mit.

c) Auch im Anschluß an Malaria soll sich eine Anämie vom Biermerschen Typus entwickeln können. Ich verfüge über keine einschlägigen Beobachtungen. In einem Falle schwerer Anämie nach Schwarzwasserfieber, den ich vor einigen Jahren sah, bestand das Bild der sog. aplastischen, nicht das der Biermerschen Anämie. Sektion wurde leider nicht gestattet.

d) Strittig ist noch die Frage, ob maligne Tumoren verschiedener Organe das Krankheitsbild der chronischen hämolytischen Anämie hervorrufen können, besonders Magenkarzinome. Für die große Mehrzahl der Krebsanämien ist das sicher abzulehnen. Sie zeigen entweder die Erscheinungen der chronischen posthämorrhagischen Anämie oder die der Inanitionsanämie, also niedrigen oder normalen Färbeindex, wenig oder keine Megaloblasten, spärliche kernhaltige Erythrozyten. Häufig besteht bei ihnen auch Leukozytose. Indessen sind doch einige Fälle durch v. Noorden, Lazarus, Cabot u. a. bekannt, bei denen sich das klassische Bild der Biermerschen Anämie bot und zugleich ein kleines Magenkarzinom bestand. Es ist möglich, wenn auch nicht sehr wahrscheinlich, daß es sich hierbei, wie Nägeli meint, um ein zufälliges Zusammentreffen von Biermerscher Anämie und malignem Neoplasma gehandelt hat. Da aber neuerdings von Crile im Serum Karzinomatöser Hämolysine gefunden sind, so läßt sich ein ätiologischer Zusammenhang doch wohl noch nicht sicher ablehnen. Man muß die Frage offen lassen.

Daß Knochenmarktumoren ein Blutbild hervorrufen können, das der Biermerschen Anämie in vielen Punkten gleicht, ist bei Besprechung der Differentialdiagnose dieser Anämie schon betont worden.

e) Gewisse, wohl charakterisierte hämolytische oder methämoglobinbildende Gifte können ebenfalls das Bild der hämolytischen Anämie mit all ihren charakteristischen Symptomen bedingen. Allerdings handelt es sich hier vornehmlich um experimentelle Untersuchungen an Tieren, während Beobachtungen solcher Anämien beim Menschen sehr selten sind. Heinz, Stadelmann, Tallqvist, v. Domarus, Masing u. a. haben diese Blutgiftanämien genauer erforscht. Besonders leicht gelingt es mit Pyrodin, Phenylhydrazin, Toluylendiamin solche Veränderungen hervorzurufen. Bei längerer Dauer kann das klassische Blutbild der Biermerschen Anämie entstehen. Auch die anfängliche Leukozytose geht später in Leukopenie über.

Erfahrungen am Menschen über chronische Giftanämien sind spärlich. Ehlich hat einen Fall von gewerblicher Nitrobenzolvergiftung beschrieben. Möglicherweise gehört auch die Bleianämie in diese Gruppe. Allerdings erreicht diese wohl kaum jemals so hohe Grade, daß Krankheitsbilder entstehen,

die an Biermersche Anämie erinnern. Besonders charakteristsich sind für
Bleianämie die schon früher erwähnten basophilen Körnelungen der roten Blutscheiben. Die übrigen hämolytischen und methämoglobinbildenden Gifte, wie
Anilin und seine Derivate, chlorsaures Kali usw., geben wohl kaum je Gelegenheit
zur Entstehung einer chronischen Anämie.

f) Akute hämolytische Anämien unbekannter Ätiologie (Leukanämie von Leube). Es handelt sich hier um sehr seltene Anämien, die wahrscheinlich auf infektiöser Basis entstehen. Der erste hierher gehörige Fall ist
von Leube und Arneth unter dem Namen „Leukanämie" beschrieben worden.
Dem Blutbefunde nach schien nämlich eine Kombination von Leukämie mit
Biermerscher Anämie vorzuliegen. Neben allen Erscheinungen des embryonalen Blutbildungstypus der roten Blutkörperchen fand sich auch eine erhebliche Leukozytose mit vielen neutrophilen Myelozyten. Die Affektion verlief
wie eine akute Infektionskrankheit und führte zum Tode. Bei der Autopsie
wurden aber keine typisch leukämischen Knochenmarkveränderungen gefunden. Der Ausdruck „Leukanämie" ist also nicht gerechtfertigt und sollte
um so mehr vermieden werden, als andere Autoren später unter dieser Bezeichnung alle möglichen Krankheitszustände beschrieben haben, die teils in das
Gebiet der Leukämie, teils in das verschiedener Anämien gehören. Wenigstens
sollte man, wenn man den Ausdruck bestehen lassen will, nur gleichartige
Dinge so bezeichnen.

Einen Fall, der dem Leubeschen sehr ähnlich war, aber mit Genesung endete, habe
auch ich gesehen. Auch bei diesem Kranken handelte es sich wie bei Leube um einen
jungen Mann. Der Blutbefund entsprach völlig dem im Leubeschen Falle: 800000 Erythrozyten, zahlreiche Megaloblasten und Megalozyten, hoher Färbeindex, Leukozytose mit
vielen (bis 20 %) neutrophilen Myelozyten. Daneben bestand noch Milz- und Leberschwellung sowie Ikterus. Der ganze Zustand, der mit ziemlich hohem Fieber einherging, hatte
sich im Verlaufe weniger Tage entwickelt und erinnerte durchaus an eine akute Infektionskrankheit. Es mag hierzu bemerkt werden, daß auch septische Infektionen zuweilen zu
Anämien führen, die wohl auch durch abnormen Zerfall roter Blutzellen zustande kommen.

Es ist vielleicht kein Zufall, daß die beiden Krankheitsfälle, von denen eben die Rede
war, junge Menschen betrafen. Im kindlichen Alter ist, wie man weiß, die Reaktionsfähigkeit des Knochenmarkes eine ganz andere wie später. So berühren sich denn auch diese
„leukanämischen" Zustände, soweit wenigstens das Blutbild in Betracht kommt, mit der
Anaemia pseudoleucaemica infantum.

E. Die Anämien durch verminderte Blutbildung.

1. Die aplastische Anämie von Ehrlich, aregeneratorische Anämie von Pappenheim.

Diese bietet in der vollkommensten Weise das Bild der schweren Anämie
durch verminderte Blutbildung. Sie ist entschieden erheblich seltener als die
echte Biermer-Anämie, mit der sie nur den schweren Verlauf und die schlechte
Prognose gemeinsam hat. Trotzdem wird sie in der Regel zusammen mit der
Biermerschen Anämie, etwa als eine Unterart, aufgeführt. Allerdings kann
die Biermersche Anämie, wie früher schon erwähnt wurde, zuletzt die Eigenschaften der aplastischen Anämie annehmen. (Vgl. K. Ziegler, Arch. f. klin.
Med. Bd. 99.) Die Pathogenese beider Zustände ist aber verschieden. Ob
bei der aplastischen Form ein vermehrter Untergang roter Blutkörperchen
überhaupt eine Rolle spielt, ist unsicher. Jedenfalls beherrscht die ungenügende Regenerationsfähigkeit des Knochenmarkes durchaus das Krankheitsbild und drückt sich auch im Blutbefunde aus. Ehrlich hat im
Jahre 1888 den ersten Fall aplastischer Anämie richtig aus dem Blutbefunde
diagnostiziert. Später sind eine größere Anzahl analoger Beobachtungen von
Engel, Bloch, Vaquez-Aubertin, Hirschfeld, Blumenthal, Herz u. a.
beschrieben worden.

Das Krankheitsbild ist ziemlich typisch: es findet sich eine hochgradige Anämie, die klinisch der Biermerschen ähneln kann, nur fehlt in der Regel die strohgelbe Gesichtsfarbe, auch ist der Urin hell. In allen Fällen beobachtet man eine sehr intensive hämorrhagische Diathese, die mehr als bei der Biermerschen Anämie in den Vordergrund tritt. Bei einer Kranken sah ich ziemlich starke Blutungen aus der unverletzten Conjunctiva bulbi. Entscheidend für die Diagnose ist aber der Blutbefund: trotz der oft enormen Verminderung der Erythrozyten sind keinerlei Erscheinungen beschleunigter Blutregeneration nachweisbar. Es fehlen kernhaltige Rote, ferner Megaloblasten und Megalozyten. Die Erythrozyten haben ziemlich normale Größe, der Färbeindex liegt meist in der Nähe von 1, zeigt also nicht oder nur in sehr geringem Grade die für die Biermersche Anämie so charakteristische Erhöhung. In der Regel besteht in ausgesprochenen Fällen sehr starke Leukopenie bei relativer Lymphozytose, also ähnlich wie bei der Biermerschen Anämie. Nur sind hier diese Veränderungen meist noch erheblich stärker ausgesprochen. Die Zahl der granulierten Leukozyten des Blutes kann bis auf minimale Werte sinken. Die übrigen klinischen Erscheinungen entsprechen denen einer schweren Anämie. Heilungen ausgesprochener Fälle sind mir nicht bekannt, auch scheinen Remissionen in den späteren Stadien des Leidens viel seltener zu sein als bei der Biermerschen Anämie.

Die Autopsie deckt als Ursache der Erkrankung eine Hypoplasie des Knochenmarkes auf. Die langen Röhrenknochen sind von Fettmark erfüllt. Es fehlt jede Spur von Umwandlung in rotes Zellmark. Auf das ja schon normalerweise rote Mark der kurzen Knochen ist leider nicht in allen Fällen geachtet worden. Wo das geschehen ist, wie in den Fällen von Hirschfeld, Kurpjuweit, Engel u. a., war das Rippenmark sehr arm an Erythroblasten und enthielt vorwiegend lymphozytenähnliche Elemente, also Myeloblasten. Daraus geht hervor, daß meist nicht nur jede Reaktion des Knochenmarkes, wie man sie bei beschleunigtem Blutzerfall zu sehen pflegt, völlig ausbleibt, sondern daß dieses wirklich atrophiert. Auch granulierte Elemente sind in diesem aplastischen Mark sehr spärlich. Auffallenderweise beobachtet man bisweilen neben einer allgemeinen Atrophie des Knochenmarkes extramedulläre myeloische Herde, z. B. in den Lymphdrüsen, wie in einem Falle von Herz.

Die Ätiologie der aplastischen Anämie ist unbekannt, alle ätiologischen Momente, die bisher angeführt wurden, zum mindesten unsicher. Es ist möglich, daß die mehrfach in der Anamnese erwähnten Blutungen eine Rolle spielen. Vielleicht sind sie aber auch nur Ausdruck der sich entwickelnden Anämie, die ja fast immer mit ausgesprochener hämorrhagischer Diathese einhergeht. Andere Erkrankungen, bei denen es zu einer langdauernden Resorption toxischer Produkte kommt, spielen vielleicht auch mit. Aber man wird bei alledem wohl schwerlich ohne die Annahme einer schon von Anfang an bestehenden abnormen Schwäche des blutbildenden Gewebes auskommen können. (Über aplastische Anämie vgl. ferner: Hirschfeld, Fol. haematol. XII, S. 347 und Accolas, L'anémie pernicieuse aplastique, Thèse de Lyon, 1910/11.)

2. „Sekundäre" Anämien bei kachektischen Zuständen, chronischen Infektionen, malignen Tumoren.

Sehr viele chronische Erkrankungen sind von anämischen Zuständen begleitet. Bei Tuberkulose, Nephritis, Krebskachexie, bei lange dauernder Unterernährung, zuweilen auch bei Typhus abdominalis sehen die Patienten meist mehr oder weniger blaß aus.

Dieses blasse Aussehen kann verschiedene Ursachen haben. Ich habe schon mehrfach betont, daß man hierbei nicht immer Verminderungen des

Hämoglobins und der roten Blutkörperchen findet. Man muß dann entschieden an echte Oligämie denken.

Häufig entspricht dem blassen Aussehen aber auch ein veränderter Blutbefund. Meist sind diese Anämien zwar nicht sehr hochgradig, gelegentlich können sie aber doch auch erhebliche Grade erreichen, besonders beim Karzinom.

Die Differentialdiagnose gegenüber der Biermerschen Anämie ist nicht immer leicht zu stellen, besonders wenn man, wie z. B. bei latenten Karzinomen, das Grundleiden nicht erkannt hat. Zur Unterscheidung dienen folgende Merkmale: Die Zahl der Normoblasten ist bei diesen Anämien meist gering, ebenso fehlen in der Regel Megaloblasten und Megalozyten. Der Färbeindex ist niedrig, meist unter 1 oder um 1 herum. Sehr häufig besteht im Gegensatz zur Biermer - Anämie eine erhebliche Leukozytose, besonders bei der Krebsanämie. Diese Leukozytose ermöglicht in der Regel auch die Abgrenzung gegenüber der aplastischen Anämie, die sonst aus dem Blutbefunde unter Umständen nicht sicher möglich wäre. In seltenen Fällen kann allerdings die Krebsanämie mehr oder weniger die Züge der Biermerschen Anämie annehmen. Das ist besonders dann der Fall, wenn Tumormetastasen im Knochenmark sich ausdehnen. Darauf ist schon früher hingewiesen worden. Aber auch dann gelingt es auf Grund der oft hochgradigen Leukozytose (Myelozyten!) und der sonstigen klinischen Symptome beide Zustände zu trennen.

Die hier besprochenen Anämien dürften wohl hauptsächlich durch eine Hypoplasie der blutbildenden Organe entstehen. Es ist ja nicht ganz auszuschließen, daß daneben gelegentlich auch ein vermehrter Zerfall mitspielt, z. B. bei fieberhaften Erkrankungen, Tuberkulose, vielleicht auch bei Karzinomen. In der Hauptsache ist die Blutveränderung aber doch wohl Ausdruck einer ungenügenden Funktion des Knochenmarkes. Die hypoplastischen Vorgänge haben ihre Ursache in dem schlechten Ernährungszustande des Gesamtorganismus und vermutlich auch in toxischen Wirkungen, die die blutbildenden Organe treffen, besonders bei Infektionskrankheiten, auch wohl bei Tumoren. Blutverluste nach außen spielen sicher nur selten mit, vielleicht bei manchen ulzerierten Intestinalkarzinomen.

3. Myelopathische Anämien.

Die charakteristischen Erscheinungen dieser Anämien, die sich bei ausgedehnter Tumorentwickelung, Lymphombildung, bei leukämischen oder pseudoleukämischen Prozessen, ferner bei Osteosklerose entwickeln, sind schon mehrfach gestreift worden.

In der Hauptsache sind sie wohl als Anämien durch „Platzmangel" aufzufassen. Das erythroblastische Gewebe wird auf Kosten der wuchernden Tumoren immer mehr in den Hintergrund gedrängt. Es sucht zwar durch verstärkte Proliferation den normalen Anforderungen nachzukommen. Aber vergebens, es entsteht eine Anämie, die um so schwerer ist, je mehr das Gebiet des erythroblastischen und myeloischen Gewebes beschränkt wird. Auch die myeloischen Herde in anderen Organen, die öfters bei diesen Anämien auftreten, können an dem Verlaufe nicht viel ändern. Sie kommen wegen ihrer Kleinheit praktisch wohl kaum in Betracht.

Wahrscheinlich übt das Tumorgewebe auch einen Reiz auf die Stammformen der Erythro- und Leukozyten aus, der diese zu einer frühzeitigen Auswanderung veranlaßt. Bei jeder myeloischen Leukämie z. B. findet man, auch ohne daß eine eigentliche Anämie besteht, viele kernhaltige Erythrozyten im Blute. Ebenso weiß man, daß Knochenmarktumoren meist mit erheblicher Leukozytose und Myelozytose einhergehen. Gerade dieser Befund ist es, der

die Unterscheidung der Knochenmarktumoren von der Biermerschen Anämie
sehr erleichtert, während der Färbeindex allerdings auch hier ziemlich hoch
zu sein pflegt und Megaloblasten reichlich vorkommen können.

F. Therapie der Anämien.

1. Ätiologische Therapie.

Bei jeder Anämie wird man sich selbstverständlich zunächst zu fragen
haben, ob man in der Lage ist, die Ursache der Erkrankung zu beseitigen. Es
wäre durchaus falsch und kann sogar direkt verhängnisvoll sein, wenn man sein
Augenmerk ausschließlich auf eine sofortige Besserung des Blutbefundes richten
wollte. Schon mancher Kranke mit Bothriozephalus- oder Ankylostomenanämie ist gestorben, weil der Arzt die Ursache der Krankheit nicht erkannt
hatte.

Der Indicatio causalis kann man in vielen Fällen nachkommen. Bei
jeder akuten Anämie durch Blutverluste wird man natürlich zunächst die
Blutung zu stillen suchen. Auf die Maßnahmen, die bei äußeren Blutungen
zu treffen sind, braucht wohl nicht ausführlicher eingegangen zu werden. Bei
inneren Blutungen hat die Therapie bekanntlich oft nur recht ungenügende Erfolge zu verzeichnen, z. B. bei Hämoptysen und Intestinalblutungen. Hier
kommen die subkutanen Gelatineinfusionen, ev. auch die intravenöse Injektion
einiger ccm 10%iger NaCl-Lösung nach v. d. Velden in Betracht. Doch darf man
sich auf die blutstillende Wirkung dieser Medikationen nicht gar zu sehr verlassen.
Besser steht es schon, wenn man der blutenden Stelle lokal beikommen kann,
z. B. bei Magenblutungen. Eisenchlorid per os halte ich dabei allerdings für
zwecklos. Man könnte aber versuchen, durch Magenspülungen mit kaltem
Wasser die Blutung zum Stehen zu bringen. Theoretisch gut begründet ist es
auch, in solchen Fällen rohes Fleisch zu verabreichen, das bekanntlich reich
an gerinnungsbeschleunigenden Substanzen ist.

Nach Stillung der Blutung wird man die unmittelbaren Folgen der
Anämie zu bekämpfen haben. Hält man den Blutverlust auch nur möglicherweise für lebensgefährlich, so hat man sofort Sorge zu tragen, daß dem Gehirn des
Kranken genügend Blut zuströmt durch Tieflagerung des Kopfes, ev. Auto-
transfusion durch Einwickelung der Extremitäten, Darreichung von Herz-
analepticis und durch eine intravenöse oder subkutane ausgiebige Kochsalzinfusion, die ev. nach kurzer Zeit zu wiederholen ist. Natürlich wäre eine Bluttransfusion auch sehr rationell. Man wird aber bei der Kürze der Zeit, die den
Arzt in solchen Fällen zu schnellem Handeln veranlaßt, kaum je die dazu
nötigen Vorbereitungen treffen können.

Auch bei einigen anderen Anämieformen wird man die Indicatio causalis
erfüllen können oder es wenigstens anstreben müssen.

Die Bothriozephalusanämie kann vollständig heilen, sobald man durch
eine gewöhnliche Bandwurmkur den Wurm entfernt. Das ist in jedem Falle
zu versuchen, auch bei Kranken in scheinbar desolatem Zustande. Denn das
Krankheitsbild bessert sich erfahrungsgemäß erst nach Abtreibung des Wurmes.
Man versäumt also nur kostbare Zeit und bringt das Leben des Kranken in
Gefahr, wenn man zuwartet. Ganz ebenso steht es mit den anderen Anämien
bei Helminthiasis. Leider ist es aber viel schwerer, die Ankylostomen vollständig
aus dem Darm zu vertreiben.

Auch bei der auf dem Boden der Lues entstandenen Anämie kann man
durch zweckmäßige Behandlung Dauererfolge erzielen. Nägeli empfiehlt, zunächst durch eine Arsenikkur, den Gesamtzustand des Kranken zu bessern
und dann erst die spezifische antiluetische Behandlung einzuleiten. Natürlich

fehlt es aber bei der Seltenheit der Krankheit an ausreichenden Erfahrungen. Heute wäre ein Versuch mit Salvarsan gerechtfertigt.

Strittig ist es, ob man bei der Graviditätsanämie die künstliche Frühgeburt einleiten oder abwarten soll. Zuweilen schreitet die Anämie auch im Puerperium noch fort.

Natürlich wird man bei Anämien, die sich auf dem Boden einer anderen Krankheit entwickeln, z. B. bei Inanition, Karzinom, Tuberkulose etc., versuchen müssen, die Grundkrankheit zu bessern. Die dazu geeigneten therapeutischen Maßnahmen fallen nicht in den Bereich dieser Darstellung.

Es bleiben nun aber noch viele Fälle von Anämie übrig, bei denen man der Indicatio causalis nicht nachkommen kann. Hauptsächlich kann man das deswegen nicht, weil man die Ursachen dieser Anämien überhaupt nicht kennt. In erster Linie gehören alle Biermerschen Anämien in diese Gruppe. Immerhin hat man im Laufe der Zeit doch eine Anzahl von Maßnahmen kennen gelernt, die den Verlauf solcher Anämien günstig beeinflussen. Sie sind auch bei den Anämien von Nutzen und imstande, die Rekonvaleszenz abzukürzen, die sich einer kausalen Therapie zugänglich zeigen.

2. Symptomatische Therapie.

a) Allgemeine Maßnahmen.

Der Arzt hat vor allem den Allgemeinzustand des Patienten zu heben. In erster Linie steht hier die Ernährung. Eine besondere „Ernährungstherapie" gibt es bei Anämien ebensowenig wie bei zahlreichen anderen Zuständen, bei denen das Wort Ernährungstherapie heutzutage eine so große Rolle spielt. Da der Stoffwechsel des Anämischen nicht vermindert, zuweilen sogar deutlich erhöht ist (toxogener N-Zerfall!), so hat man dafür zu sorgen, daß der Anämische ungefähr ebensoviel Nahrung zu sich nimmt wie ein gesunder, ruhender Mensch. Zuweilen scheiterte dieser Wunsch an äußeren Momenten, noch häufiger aber an der hartnäckigen Appetitlosigkeit, an der so viele Anämische leiden. Besonders besteht bei schweren Anämien ein starker Widerwillen gegen Fleisch in jeder Form. Man muß in solchen Fällen durch passende Zusammenstellung des Speisezettels dem Kranken auch ohne Fleisch eine genügende Nahrungsmenge zuführen können. Milch, Eier, besonders aber die Nährpräparate (Sanatogen, Roborat, Nutrose etc.) stehen hier an erster Stelle. Man kann diese so beibringen, daß die Kranken davon überhaupt nichts merken, z. B. in der Suppe. Auch Fett wird häufig nicht gern genommen. Es wäre verfehlt, die Patienten in solchem Falle zu Lebertran zu zwingen, der zuweilen den letzten Rest von Appetit nehmen kann. Man sollte vielmehr versuchen, das Fett in weniger aufdringlicher Form dem Kranken zuzuführen, z. B. als Rahm oder in einem Haferbrei, in den man sehr große Mengen Butter unterbringen kann.

Im ganzen wird die Diät vorwiegend vegetabilisch sein, da Kohlehydrate noch am ehesten ertragen werden.

Von Stomachicis (Orexin, Kondurango, Chinatinktur) sieht man nur höchst selten Erfolge. Eventuell wäre ein Versuch mit Pepsinsalzsäure oder Azidol zu machen, obwohl man sich auch davon nicht viel versprechen darf. In der Hauptsache wird man sich bestreben müssen, durch psychische Einwirkung den Kranken zu einer genügenden Nahrungsaufnahme zu veranlassen.

Die rektale Ernährung habe ich bei Anämien nie versucht, sie ist aber auch mehrfach empfohlen worden.

Kranke mit schwerer Anämie gehören unbedingt ins Bett. Bei leichteren Erkrankungen kann es zweckmäßig sein und die Blutbildung günstig beeinflussen, wenn man mäßige körperliche Bewegungen und Aufenthalt im Freien gestattet. In geeigneten Fällen kann man auch einen Klimawechsel versuchen, z. B. einen Aufenthalt im Hochgebirge. Bekanntlich nimmt man eine besondere Einwirkung des Hochgebirgsklimas resp. der Verminderung des Luftdruckes auf die blutbildenden Organe an. Die roten Blutscheiben nehmen bei Aufenthalt im Hochgebirge zu (s. Kap. XIII). Es ist deshalb vielleicht rationell, Anämische ins Hochgebirge, z. B. nach St. Moritz zu schicken. Es kommt noch hinzu, daß St. Moritz zugleich eine Eisenquelle hat. Ich möchte aber raten, einen Versuch dieser Art nur bei leichten Anämien zu machen.

b) Behandlung der enterogenen Anämien nach Grawitz.

Grawitz und Hunter sind der Ansicht, daß ein Teil der Biermerschen Anämien durch Intoxikation vom Darme aus zustande kommt. Grawitz empfiehlt demgemäß in solchen Fällen eine Therapie, die im wesentlichen auf vegetabilische Ernährung (nicht ganz streng) und Desinfektion des Darmes hinauskommt. Die Darmdesinfektion soll durch tägliche Magen- und Darmspülungen und durch Darreichung von Salol, Menthol, Kreosot erreicht werden. Frische Zitronenlimonade wird ebenfalls empfohlen. Ich habe keine eigenen Erfahrungen über diese Art der Therapie. Grawitz rühmt sie sehr, andere haben keine Erfolge gesehen. Bei Schwerkranken verbietet sie sich wohl von selbst, da die Magenspülungen zu angreifend sind.

c) Bluttransfusion, Aderlaß und Organtherapie.

Die Bluttransfusion, die früher bei schweren Anämien häufiger ausgeführt wurde (Quincke, v. Ziembßen), dann ganz verlassen war, beginnt jetzt wieder Anhänger zu finden. Sie ist sicher kein ganz gleichgültiger Eingriff. Ich möchte sie für Fälle reserviert sehen, bei denen entweder Lebensgefahr besteht oder eine länger dauernde Arsenbehandlung ohne Erfolg war. Die sog. Transfusionserscheinungen sind zuweilen sehr stürmisch und bedrohlich. Allerdings treten sie nicht bei jeder Transfusion auf. Sie sind meist auf Hämolyse zurückzuführen, also auf eine Auflösung der infundierten roten Blutkörperchen durch das Serum des Kranken. Das ganze Bild ähnelt sehr einem Anfall von paroxysmaler Hämoglobinurie.

Ich habe die Transfusion stets mit defibriniertem Blute eines gesunden Menschen ausgeführt. Das Blut wurde nach der Defibrinierung koliert und ½ Stunde stehen gelassen, wobei ein Teil des Fibrinfermentes unwirksam wird. Dann wird eine Armvene des Kranken durch einen kleinen Schnitt freigelegt, eine Kanüle eingebunden und die Transfusion mit Gummischlauch und Trichter langsam ausgeführt. Selbstverständlich hat man das Eindringen von Luftblasen in das Gefäßsystem sorgfältig zu verhüten.

Meine Resultate waren wechselnd. In einigen Fällen hatte ich den Eindruck, daß die Besserung Folge der Transfusion war. Ähnliches wird auch von vielen Seiten berichtet.

Man nimmt etwa 150—200 ccm Blut zur Transfusion. Neuerdings empfiehlt Weber ganz kleine (5 ccm), häufiger wiederholte intravenöse Blutinjektionen. Leisten diese dasselbe, so sind sie wegen ihrer Einfachheit entschieden vorzuziehen.

Wie die Transfusion wirkt, ist unsicher. Ich möchte am ehesten an eine Reizung des Knochenmarkes denken. Jedenfalls ist die Wirkung eine indirekte, daher auch der Versuch, kleine Mengen zu infundieren, durchaus rationell. (Vgl. die Diskussion auf dem 27. Kongr. f. innere Med. 1910, sowie das Referat von D. Gerhardt, ebendaselbst.)

Auch intramuskuläre Injektionen kleinerer Blutmengen (10—20 ccm in die Glutäen) scheinen oft gute Dienste zn leisten. Sie sind immer dort anzuwenden, wo eine intravenöse Infusion aus irgend welchen Gründen nicht ausführbar ist.

Kleine Aderlässe spielen mehr in der Therapie der Chlorose eine Rolle. Bei schweren hämolytischen Anämien haben sie sicher keinen Wert. Eventuell könnte man sie bei leichteren „sekundären" Anämien versuchen, bei denen die Knochenmarktätigkeit darniederliegt und keine kernhaltigen Erythrozyten sich finden.

Von der Therapie mit hämolytischen Seris (Cantacuzène) und der Organotherapie mit Knochenmarkpräparaten (Menétrierer, Aubertin und Bloch) kann ich nichts sagen, da ich nur wenige Fälle gesehen habe, die — ohne Erfolg — mit Knochenmarkpräparaten behandelt worden sind. Aus Frankreich werden aber günstige Erfolge berichtet. Ebenso dürfte ein abschließendes Urteil über die von Morgenroth und Reicher empfohlene Cholesterintherapie noch nicht möglich sein. Cholesterin hebt die hämolytische Wirkung des Kobragiftes auf. Diese Beobachtung bildet den Ausgangspunkt der Behandlung hämolytischer Anämien mit 3 % Cholesterinöl per os. Klemperer äußert sich auf Grund eigener Erfahrungen sehr skeptisch.

Auch über die von Vetlesen (Norsk Magazin for laegeridenskal 1909, S. 1041) empfohlene Glyzerintherapie der Biermerschen Anämie, die auf ähnliche theoretische Erwägungen sich gründet, läßt sich z. Zt. noch nichts Abschließendes sagen. Man gibt täglich mehrere Kaffeelöffel und steigt langsam mit der Dosis.

d) Medikamentöse Therapie.

Die wichtigste Rolle bei der Behandlung aller Anämien, die nicht in das Gebiet der Chlorose gehören, spielt der **Arsenik.** Es gibt zwar auch heute noch Autoren, welche die Wirksamkeit des Arsens durchaus in Abrede stellen, wenigstens bei der Biermerschen Anämie. Aber man muß doch erwägen, daß sich das Krankheitsbild der Biermer-Anämie erheblich geändert hat, seitdem man auf die Empfehlung von Byrom Bramwell allgemein solche Fälle mit Arsenik behandelt. Remissionen sind jetzt viel häufiger wie früher. Die Wirkung des Arsens beruht wahrscheinlich auf einer Schädigung der roten Blutkörperchen und einer dadurch hervorgerufenen Anregung der Erythropoese. Ist das Knochenmark aplastisch, so nützt natürlich auch die Arsentherapie nichts.

Das Arsen gibt man entweder per os oder subkutan. Ich glaube, man sollte sich zur subkutanen Applikation erst entschließen, wenn Arsen per os nicht vertragen wird. Für die Arsentherapie gilt die Regel, das Mittel stets auf vollen Magen zu geben und mit den Dosen langsam alle paar Tage zu steigen. Hat man das Maximum erreicht, so geht man ebenso wieder zurück. Zuweilen ruft Arsen schon in relativ kleinen Dosen Magen-Darmstörungen hervor. Man muß dann aussetzen und es mit der subkutanen Injektion versuchen. Bei langem Arsengebrauch kommt es nicht selten zu einer dunklen Verfärbung der Haut (Arsenmelanose), die langsam nach Aussetzen des Mittels verschwindet, aber auch dauernd bestehen bleiben kann. Wird Arsen per os schlecht vertragen, wenigstens in der gewöhnlichen Form, ruft es Appetitlosigkeit oder Obstipation hervor, so kann man noch einen Versuch mit den arsenhaltigen Mineralwässern machen, bevor man zur subkutanen Behandlung übergeht. Zwar können diese auch den Magen schädigen, sie sind im allgemeinen aber doch leichter verträglich als die übrigen Präparate.

Folgende Formen der Medikation haben sich bewährt:

Stomachale Arsentherapie.

a) Die asiatischen Pillen.   Rp. Acid. arsenic.. . . . 0,3
                                             Piper nigr.   5,0
                                             mucil. Gummi arab. 9,0
                                             M. f. pilul. Nr. 100.
           D. S. Morgens und abends 1 Pille z. n., alle paar Tage um 1—2
Pillen zu steigen bis 10 p. d.

b) Die Fowlersche Lösung.   Rp. Lq. Kal. arsenicos.
                                             Aq. foeniculi āā . 10,0
           M. D. in Tropfflasche. S. 3 mal tägl. 2 Tropfen z. n., langsam
bis 20 Tropfen steigend.

c) Die arsenhaltigen Mineralwässer von Levico, Roncegno, Guberquelle, Val sinestra. Am meisten Verwendung findet das Levicowasser, das in zwei Formen in den Handel kommt. Das sog. Starkwasser (rote Etikette) enthält in 10000 Gewichtsteilen Wasser 0,06 g Arsenigsäureanhydrit und 46 g Eisenoxydul neben anderen, weniger wichtigen Bestandteilen. Das Schwachwasser (blaue Etikette) ist eine Mischung aus $\frac{1}{3}$ Starkwasser und $\frac{2}{3}$ Schwachquelle, die nur Spuren von Arsen und wenig Eisen enthält. In 10000 Teilen hat es nur 0,02 g Arsen.

Man führt die Kur in der Weise durch, daß man zunächst mit 2—3 Eßlöffeln Schwachwasser anfängt, langsam steigt und die Kur dann steigend mit Starkwasser weiterführt bis zu etwa 6 Eßlöffeln. Nach 4—6 Wochen geht man in gleicher Weise langsam wieder herunter.

Roncegnowasser enthält mehr Arsen und ist in kleineren Dosen, ebenfalls langsam steigend, zu verordnen. In neuester Zeit ist auch die Dürkheimer Maxquelle (0,017 Arsentrioxyd im Liter) empfohlen worden.

Parenterale Arsentherapie.

Zur subkutanen Injektion dienen mehrere Präparate, von denen einige der neueren Zeit entstammen, wie das Atoxyl und Natrium cacodylicum. Im ganzen ist aber doch anzuraten, bei den alten bewährten Verordnungen zu bleiben. Atoxyl und kakodylsaures Natron werden im Körper gespalten, es wird aus ihnen Arsen frei. Diese Abspaltung des allein wirksamen Arsens vollzieht sich offenbar nicht immer gleich schnell. Man hat mehrere Male Intoxikationen, zuweilen sogar Neuritis optica mit Erblindung, im Anschluß an Atoxylkuren gesehen. Allerdings sind solche Fälle sehr selten. Ich sehe aber nicht ein, warum man seine Patienten und sich selbst solchen Unglücksfällen aussetzen soll, zumal die Bedingungen, unter denen diese Intoxikationen auftreten, noch gar nicht genauer bekannt sind. Auch das Ehrlichsche Salvarsan ist in neuerer Zeit mehrfach.versucht worden. Es scheint vor den anderen Arsenpräparaten hier keinen wesentlichen Vorzug zu haben. Bei der parenteralen Arsentherapie scheint eine Gewöhnung nicht einzutreten. Man muß das wissen, und mit den Dosen nie über 1 bis 2 mgr Acid. arsenic. hinausgehen.

Folgende Medikationen sind zu empfehlen:

a) nach v. Ziemßen. Acid. arsenicos. 1,0 wird in 5 ccm Normalnatronlauge unter Kochen gelöst, mit destilliertem Wasser auf 100 verdünnt, mit Salzsäure neutralisiert.
             Davon $\frac{1}{10}$ ccm subkutan.

b) Acidum arsenicos. 1,0 in 100 Wasser 1 Stunde gekocht, dazu 5 ccm $\frac{1}{2}$ %ige Phenollösung. Dosierung wie bei der vorigen Medikation.

Daß die Arsentherapie nicht bei allen Anämien eklatante Erfolge hat, speziell bei der Biermerschen Anämie oft völlig im Stiche läßt, ist schon erwähnt worden. Bevor wir aber ein besseres Mittel haben, ist jeder Fall Biermerscher Anämie einer energischen Arsentherapie zu unterziehen, ev. unterstützt durch die übrigen Maßnahmen, die oben dargestellt worden sind.

Neben dem Arsen wäre noch das Eisen zu nennen. Bei den hämolytischen Anämien nützt Eisen nichts. Das ist fast selbstverständlich, da sich Eisen dort ja im Überschuß in Leber, Milz etc. findet. Dagegen kann es ganz rationell sein, bei posthämorrhagischen oder anderen sekundären Anämien Eisen zu geben. Experimentelle Untersuchungen (Literatur bei E. Meyer) haben erwiesen, daß die Regeneration dann schneller verlaufen kann. Im übrigen sei betr. der Eisentherapie auf die Behandlung der Chlorose verwiesen (S. 220).

Neben dem Arsen und Eisen ist noch dem Chinin und Phosphor ein gewisser Einfluß auf die Blutbildung zugeschrieben worden. Sie werden nur noch selten verordnet, dürften sich also kaum sonderlich bewährt haben.

G. Anämien im Kindesalter.

Im frühen kindlichen Alter wird das Bild vieler Anämien durch das besondere biologische Verhalten der blutbildenden Organe beim Kinde verändert. Es enstehen häufig Krankheitsbilder, die wesentliche Abweichungen von den Zuständen zeigen, die man bei Erwachsenen zu sehen gewohnt ist.

Der besondere Verlauf mancher kindlicher Anämien wird bestimmt:

1. durch die hochgradige Reaktionsfähigkeit der blutbildenden Organe des Kindes, die sowohl das myeloische, wie auch das erythroblasti:che Gewebe betrifft. Demgemäß zeichnen sich viele Anämien im Kindesalter durch die große Zahl der Erythroblasten im strömenden Blute aus, sowie durch Leukozytose. Auch unreife Leukozyten, Myelozyten werden sehr leicht und in großer Zahl aus dem Knochenmarke ausgeschwemmt. Man findet daher häufig Bilder, die an Leukämie erinnern;

2. durch das häufige Auftreten des embryonalen Blutbildungstypus (Megaloblasten, Megalozyten), auch auf Reize hin, die beim Erwachsenen in der Regel nur eine einfache Anämie hervorrufen;

3. durch schnelle Ausbildung und große Mächtigkeit extramedullärer Blutbildungsherde, z. B. in der Milz. Kindliche Anämien verlaufen häufig mit Milztumor;

4. durch den im Ganzen günstigen Verlauf. Selbst bei Blutveränderungen, die beim Erwachsenen unbedingt als zur Biermerschen Anämie gehörig angesprochen werden müßten, kommen bei Kindern oft völlige Heilungen vor.

Um die Kinderanämien richtig beurteilen zu könen, ist es erforderlich, mit einigen Worten auf die normale Zusammensetzung des kindlichen Blutes einzugehen. Da ich auf diesem Gebiete, wie auch auf dem der Kinderanämien, keine eigene Erfahrung habe, lehne ich mich an die ausführliche Zusammenstellung von Flesch an.

Der Neugeborene hat meist eine sehr hohe Erythrozytenzahl und zeigt in den ersten Tagen eine neutrophile Leukozytose. Kernhaltige Rote und Myelozyten gehören in dieser Zeit ebenfalls zu den normalen Blutbestandteilen, kommen auch später noch vereinzelt vor. Vom elften Tage an beginnt die Zahl der Erythrozyten zu sinken und hält sich dann bis zur Pubertät in der Regel unter 5 Millionen. Auch die neutrophile Leukozytose der Neugeborenen schwindet schnell. Die Zahl der Leukozyten sinkt auf etwa 8000. Unter ihnen überwiegen bis zum 5. Lebensjahre die Lymphozyten, ganz im Gegensatze zum Verhalten beim Erwachsenen. Die Zahl der Übergangsformen ist anfangs hoch (10%).

Eine Einteilung der Kinderanämien auf Grund pathogenetischer Gesichtspunkte ist heutzutage ganz unmöglich. Man ist auf die Unterscheidung nach dem klinischen Bilde und dem Blutbefunde angewiesen. Immerhin heben sich doch einige Formen unter den Anämien hervor, denen eine Anzahl Eigentümlichkeiten gemeinsam ist. Wahrscheinlich wird aber die heutige Einteilung der Kinderanämien bald noch viel größere Wandlungen erfahren, als die der Anämien bei Erwachsenen.

1. Die Anaemia pseudoleucaemica infantum.

Dieses von v. Jaksch und Hayem aufgestellte Krankheitsbild erinnert in vieler Hinsicht sehr an die Biermersche Anämie. Es handelt sich um eine meist recht hochgradige Anämie, die allmählich eintritt und lange Zeit bestehen kann. Die klinischen Symptome hängen von der Intensität der Blutveränderung ab. Ist der Hämoglobingehalt sehr stark herabgesetzt, so treten genau dieselben Erscheinungen zutage wie bei den Anämien der Erwachsenen. Auch hämorrhagische Diathese kommt in schweren Fällen vor. Bis zu einem gewissen Grade typisch ist die Vergrößerung von Milz und Leber. Die Milz ist derb und kann sehr groß werden. Daneben gibt es aber auch Fälle, in denen sie nur eben palpabel ist.

Das Blutbild ist nicht einheitlich. Häufig findet man alle charakteristischen Erscheinungen des embryonalen Blutbildungstypus, also Megaloblasten und Megalozyten, Erhöhung des Färbeindex über 1 und eine oft enorme Zahl kernhaltiger Erythrozyten aller Art, viel mehr als bei der gewöhnlichen Biermerschen Anämie. Die Zahl der Erythrozyten ist sehr stark herabgesetzt und bewegt sich meist zwischen 1 und 2 Millionen. Daneben gibt es aber auch Fälle, die klinisch durchaus in das Gebiet der Anaemia pseudoleucaemica gehören, aber, soweit die roten Blutkörperchen in Betracht kommen, jede Andeutung des embryonalen Blutbildungstypus vermissen lassen. Der Färbeindex ist dann unter 1, Megaloblasten fehlen, während gewöhnliche kernhaltige Erythrozyten sich meist in sehr großer Menge finden. Außerdem begegnet man einer mehr oder weniger starken Anisozytose, Polychromasie ist sehr häufig. Auch basophil punktierte Erythrozyten können bei allen Formen der Anaemia pseudoleucaemica vorkommen.

Das Verhalten der weißen Blutkörperchen zeigt in den einzelnen Fällen erhebliche Unterschiede. Regelmäßig oder doch nahezu regelmäßig besteht Leukozytose, oft sehr erheblichen Grades. Dadurch unterscheidet sich die Anaemia pseudoleucaemica in charakteristischer Weise von der Biermerschen Anämie der Erwachsenen. Das Bild nähert sich im Ganzen dem der sog. Leukanämie oder auch dem Blutbefunde, dem man zuweilen bei Knochenmarktumoren begegnet. Die Leukozytose ist auf der Höhe der Krankheit am meisten ausgesprochen. 20 000 Leukozyten oder mehr kommen oft vor. Häufig handelt es sich um eine neutrophile Leukozytose. In diesen Fällen ist auch die Zahl der Myelozyten hoch. Viele Autoren haben daher die Erkrankung dann als myeloische Leukämie aufgefaßt. Der ganze Verlauf und der Sektionsbefund sprechen aber durchaus gegen die Annahme einer Leukämie. Nicht selten sind auch Beobachtungen, bei denen es sich um eine Vermehrung von Lymphozyten handelte.

Ohne Zweifel ist die Anaemia pseudoleucaemica infantum keine ätiologisch einheitliche Krankheit, nicht einmal in dem beschränkten Sinne wie die Biermersche Anämie. Man kann bisher nicht sagen, ob alle Fälle dieses Zustandes in das Gebiet der hämolytischen Anämien gehören. Manches spricht dagegen, z. B. der Umstand, daß nur ein Teil der Fälle zu Megaloblastenbildung

führt. Auch die Krankheitszustände, in deren Gefolge die Anaemia pseudoleucaemica auftritt, sind keineswegs einheitlich. Da werden Rachitis, hereditäre Lues, chronische Ernährungsstörungen, Tuberkulose usw. genannt. Endlich
gestaltet sich der Verlauf sehr variabel. Manchesmal erweist sich jede Therapie
als machtlos, nach monatelangem oder längerem Verlaufe tritt der Tod ein. In
anderen Fällen wird dagegen völlige Heilung erreicht, besonders dann, wenn es
gelingt, das Grundleiden selbst zu heilen oder zu bessern.

Die bisher allerdings ziemlich spärlichen Sektionsbefunde ergeben übereinstimmend ausgedehnte Hyperplasien des erythroblastischen und myeloischen
Gewebes. Die myeloischen Metaplasien in anderen Organen sind oft sehr bedeutend und stehen mehr im Vordergrunde, als bei der Biermerschen Anämie
der Erwachsenen. Sie finden sich — wie auch dort — meist in Milz, Leber
und Lymphdrüsen. Rotes erythroblastisches Mark erfüllt die langen Röhrenknochen. Leukämische Veränderungen fehlen.

So bildet die Anaemia pseudoleucaemica infantum heute sicher nur einen
Sammelbegriff für verschiedene, ätiologisch und pathogenetisch nicht einheitliche Anämien. Es ist möglich, daß sich unter ihnen auch Formen verbergen,
die der Biermerschen Anämie des Erwachsenen entsprechen und nur durch
die eigentümliche Reaktionsfähigkeit des kindlichen Knochenmarkes (Leukozytose, massenhafte Ausschwemmung von Erythroblasten) den Charakter der
Anaemia pseudoleucaemica infantum annehmen.

Die Literatur ist sehr ausführlich bei Flesch besprochen. Deswegen kann hier
darauf verzichtet werden.

2. Einfache Anämien im Kindesalter.

Auch einfache „sekundäre" Anämien spielen im Kindesalter eine bedeutende Rolle. Ihre Trennung von der Anaemia pseudoleucaemica infantum,
besonders der Form dieser Krankheit, die ohne Megaloblastenbildung verläuft, ist offenbar eine künstliche. Man spricht von einfachen Anämien dann,
wenn ihre Ursachen klar zutage liegen und erheblich genug sind, den ganzen
Befund zu erklären.

Auch bei diesen einfachen Anämien äußert sich die eigenartige Reaktionsfähigkeit des kindlichen Organismus durch häufiges Auftreten einer großen
Zahl von Erythroblasten, durch Leukozytose und Myelozytose im strömenden
Blute. Auch myeloische Umwandlungen, besonders in der Milz, kommen oft
vor. Milztumoren finden sich bei kindlichen Anämien so häufig, daß man sie
zur Differential-Diagnose nach den Erfahrungen von Flesch und Nägeli
nur mit größter Vorsicht heranziehen soll. Die Aufstellung des Begriffes „Anaemia splenica" ist durchaus ungerechtfertigt.

Die Ursachen, die im kindlichen Alter Anämien hervorrufen, sind sehr
mannigfaltig. Bekannt ist, daß Kinder mit Ernährungsstörungen oder
Pädatrophien oft sehr blaß aussehen. Es braucht sich dabei aber nicht immer
um eine echte Anämie sensu strictiori zu handeln. Zuweilen findet man keine
Abnahme der roten Blutkörperchen und des Hämoglobins. Entweder handelt
es sich dann um veränderte Blutverteilung oder — und das wird in den meisten
Fällen wohl das Richtige sein — es liegt eine echte Oligämie vor.

In anderen Fällen wird das blasse Aussehen der Kinder doch hinreichend
durch den Blutbefund erklärt, so z. B. bei der Mehrzahl anämischer Zustände,
die sich im Anschluß an Tuberkulose, Rachitis, hereditäre Lues entwickeln.
Auf das Blutbild ist nicht näher einzugehen. Es zeigt die durch die Reaktionsfähigkeit des kindlichen Knochenmarkes modifizierten Verhältnisse der „sekundären" Anämien in allen Abstufungen der Intensität. Die Prognose hängt
selbstverständlich durchaus von dem Grundleiden ab.

3. Therapie der kindlichen Anämien.

In der Therapie kindlicher Anämien spielen vielfach natürlich dieselben Maßnahmen mit, wie bei den Anämien der Erwachsenen.

Es muß aber doch kurz darauf hingewiesen werden, daß hier die Ernährung in der Prophylaxe sowohl, wie in der Therapie eine viel größere Bedeutung hat. Brustkinder erkranken viel seltener als künstlich genährte Säuglinge. Zu der Zeit, in der die größten Fehler in der Kinderernährung begangen werden, nämlich nach der Abstillung, entwickeln sich auch die meisten anämischen Zustände. Czerny warnt besonders vor einer lange fortgesetzten einseitigen Milchzufuhr, die oft zur Überernährung und Anämie führt. Auf die zahlreichen Maßnahmen, die bei der Ernährung anämischer Kinder beachtet werden müssen und die je nach der Lage des Falles, besonders der Vorgeschichte des kleinen Patienten, streng individuell anzuwenden sind, kann hier nicht eingegangen werden. Es sei auf die Lehrbücher der Pädiatrie verwiesen, besonders auf die Darstellung von Japha.

Selbstverständlich hat man auch bei den Kinderanämien — wie überall — der ätiologischen Therapie Rechnung zu tragen, also im gegebenen Falle die Rachitis, Tuberkulose, Lues zu behandeln.

Die medikamentöse Therapie ist in ihren Erfolgen ebenso unsicher wie beim Erwachsenen. Bei der Anaemia pseudoleucaemica wird man Arsen in kleinen Gaben verordnen, z. B. in Form der Fowlerschen Lösung. Bei sekundären Anämien ist vielleicht Eisen mehr am Platze. Heubner verordnet Säuglingen Ferrum pyrophosphoricum c. ammonio citrico. (2 g auf 80 Wasser + 20 Sirup, 3 × 10 g p. d.). Auch andere Eisenpräparate, z. B. der Liquor ferri albuminati (3 × 10 Tropfen) werden auch von kleinen Kindern genommen.

In neuerer Zeit scheint man auch die Bluttransfusion (subkutan) wieder anzuwenden (Schelble).

H. Die Chlorose.

Krankheitsbegriff. Die Chlorose wird von allen Autoren zu den Anämien gestellt und mit diesen besprochen. Das erscheint mir gleichzeitig richtig und nicht zutreffend. Zwar ist die anämische Blutbeschaffenheit das am meisten charakteristische Symptom des Krankheitsbegriffes, den man als Chlorose bezeichnet. Aber je mehr Kranke mit chlorotischen Beschwerden mir unter dem poliklinischen Material in Freiburg zu Gesicht kommen, um so mehr gelange ich zu der Überzeugung, daß ein großer Teil der typischen chlorotischen Klagen überhaupt nicht von der Blutveränderung abhängig ist und daß man eine echte Chlorose auch diagnostizieren darf, wenn die Hämoglobinuntersuchung noch keine anämische Beschaffenheit des Blutes ergibt. Die Anämie ist also, wie mir scheint, nicht das Kardinalsymptom der Chlorose, der Punkt, von dem aus sich das ganze Krankheitsbild erklären läßt, sondern eines, und zwar wohl ein sehr wichtiges Symptom, unter anderen.

Die **anämische** Blutbeschaffenheit, wie man sie bei Chlorose findet, kommt auch bei anderen Zuständen vor, bietet also nichts absolut Typisches. Trotzdem ist man meist in der Lage, die Diagnose Chlorose mit Sicherheit zu stellen. Die Krankheit ist nämlich ferner charakterisiert durch ihr Vorkommen beim weiblichen Geschlecht in der Zeit nach eingetretener Pubertät bis etwa zum 20. oder 25. Lebensjahre. Von 242 Kranken v. Noordens waren nur 2 bei Eintritt der Krankheitserscheinungen älter als 24 Jahre. Dagegen kommen Rezidive der Chlorose auch jenseits der 30er Jahre, allerdings nicht gerade häufig, zur Beobachtung. Chlorosen vor Eintritt der Pubertät scheinen nicht bekannt zu sein. Ebensowenig weiß man etwas Sicheres über Chlorose beim männlichen Geschlecht. Die erfahrensten Autoren, wie Niemeyer, Liebermeister, v. Noorden, haben niemals bei jungen Männern Anämien gesehen, die als Chlorosen hätten gedeutet werden müssen.

Außer der Blutbeschaffenheit und dem Alter der betreffenden Patienten kommen für die Diagnose noch eine Reihe subjektiver Klagen und Beschwerden in Betracht, die zwar in ähnlicher Weise auch bei anderen schweren Anämien vorkommen, hier aber — im Gegensatz z. B. zur Biermerschen Anämie — von der Intensität der Blutveränderung ziemlich unabhängig sind. Endlich ist die Diagnose der Chlorose durch den evidenten Nutzen der Eisentherapie zu stützen. Es gibt keine andere Form von Anämie, bei der das Eisen so glänzende Wirkungen entfaltet wie gerade bei der Chlorose. Freilich fehlt es nicht an Beobachtungen — allerdings sind sie selten —, bei denen Eisen bei zweifellos chlorotischen Zuständen keinen Erfolg hatte.

Ätiologie. Die Ursache der Chlorose ist unbekannt. Bei Besprechung der verschiedenen Theorien der Krankheit wird weiter darauf einzugehen sein. Was man von auslösenden Momenten weiß, ist ebenfalls bisher nicht völlig befriedigend. Die Chlorose ist zwar eine sehr häufige Krankheit, aber es erkrankt immerhin doch nur der kleinere Teil der Frauen im Verlaufe ihrer Entwickelungsjahre, während die Schädigungen, die man als auslösende Momente ansieht, in ähnlicher Weise die Mehrzahl treffen. Man wird daher wohl nicht umhin können, eine Prädisposition zur Erkrankung an Chlorose anzunehmen. Ob diese Prädisposition in einer abnormen Reizbarkeit und Schwäche der blutbildenden Organe gesucht werden muß, wie v. Noorden meint, scheint mir unsicher. Das Wort Prädisposition verbirgt nur unsere völlige Unkenntnis. Allerdings scheint das hereditäre Moment eine gewisse Rolle zu spielen. Häufig erkranken mehrere Mitglieder einer Familie. Es gibt aber auch genug ganz sporadische Fälle.

Unter den auslösenden Momenten spielt eine Änderung der äußeren Lebensbedingungen sicher eine gewisse Rolle. Man kann das, wie Grawitz sehr richtig betont, besonders bei Dienstmädchen sehen. Diese, die bisher auf dem Lande bei einer oft sehr schweren Haus- oder Feldarbeit ganz gesund waren, erkranken vielfach schon wenige Wochen nach Eintritt in ihre städtische Stellung an typischer Chlorose. Dabei lassen sich keineswegs immer oder auch nur in der Mehrzahl der Fälle gröbere hygienische Schädigungen nachweisen. Allerdings ist es möglich, daß schlechte Wohnungsverhältnisse, ungenügende Ernährung, Mangel an frischer Luft ebenfalls mitwirken. Daß aber alle diese Dinge nicht etwa unumgänglich nötig sind, damit Chlorose entsteht, geht schon daraus hervor, daß die Krankheit auch nicht so selten in den wohlhabendsten Klassen der Bevölkerung sich findet. Für diese Fälle hat man an andere Ursachen gedacht: ich nenne z. B. sexuelle Vorgänge (unbefriedigter Geschlechtstrieb) oder — ein Punkt, den besonders Meinert hervorgehoben hat — das Tragen des Korsetts und die Gastroptose, die sich in diesen Jahren zuweilen entwickelt. Daß irgend eine Beziehung zwischen der Chlorose und sexuellen Vorgängen besteht, ist sehr wohl möglich (s. bei Theorie der Chlorose). Diese Beziehung dürfte aber schwerlich im Bereiche bewußter Vorstellungen gesucht werden. Das von Meinert betonte Moment der Gastroptose spielt aber, wie zahlreiche Nachuntersuchungen gezeigt haben, sicher keine nennenswerte Rolle.

Symptomatologie. 1. Die subjektiven Klagen Chlorotischer erinnern vielfach an die Erscheinungen bei anderen Anämien, bieten andererseits aber auch manches Eigenartige.

Gewöhnlich treten die Beschwerden ziemlich schnell ein und erreichen in wenigen Wochen ihren Höhepunkt. Oft läßt sich irgend ein schädigendes Moment

mit einiger Wahrscheinlichkeit als Ursache nachweisen, z. B. Eintritt in den
Dienst, ungenügende Nachtruhe, Überanstrengungen aller Art, Heimweh,
psychische Traumen usw. Gerade die Dienstmädchen, die frisch vom Lande
kommen, stellen ein großes Kontingent. Das kann wohl kaum Zufall sein.
Man hat die Chlorose daher direkt als ,,Großstadtkrankheit'' bezeichnet.

Im Anfang bieten die Klagen noch wenig Charakteristisches. Im Vordergrunde steht allgemeine Mattigkeit und abnorme Ermüdbarkeit. Die
Mädchen können nur mit Mühe ihre Arbeit vollenden, bald sind sie aber dazu
auch bei gutem Willen nicht mehr imstande.

Dabei ist der Schlaf meist recht gut. Aber die Kranken fühlen sich am
Morgen nicht erquickt, sie haben oft Kopfschmerzen, sind unlustig zur Arbeit.
Den ganzen Vormittag lastet die Mattigkeit auf ihnen. Erst gegen Abend beginnen sie aufzuleben, zuweilen sogar mehr, als dem Arzt lieb ist. Sie wollen
nicht ins Bett gehen, besuchen Vergnügungen aller Art, tanzen sogar tüchtig,
kurz man erkennt die Patientinnen, die am Morgen einen kranken Eindruck
machten, kaum wieder und ist geneigt, an Hysterie oder mindestens an Über-
treibung zu denken. Dieser Gedanke liegt um so näher, als auch sonst Züge im
Verhalten auftauchen, die man oft bei Hysterischen beobachtet. Die Bleich-
süchtigen sind oft reizbar, leicht verstimmt, zum Weinen geneigt. Ihr Appetit
schlägt oft ganz merkwürdige Bahnen ein: bekannt ist die Vorliebe vieler für
saure Speisen, z. B. Salat, Essig usw. Andere haben Verlangen nach Kreide.
Es finden sich also Symptome, denen man in ganz ähnlicher Weise bei manchen
Graviden begegnet. Dabei ist dieser perverse Appetit sicher in den meisten
Fällen nicht etwa Ausdruck einer Sekretionsanomalie des Magens.

Allmählich verschlimmert sich das Befinden. Das Aussehen der Patientinnen ist jetzt meist blaß, während im Anfange die Gesichtsfarbe ganz normal
sein kann. Sehr lästige und hartnäckige Kopfschmerzen können auftreten,
außerdem Schwindel, Ohrensausen. In schwereren Fällen kommt es auch häufig
zu Ohnmachten oder wenigstens leichteren Kollapszuständen mit Schwarzwerden vor den Augen.

Auch Symptome seitens des Magendarmkanals treten mehr hervor. Der
Appetit läßt nach, zuweilen klagen die Kranken über Druck und Völle nach
Nahrungsaufnahme oder gar über heftigere Schmerzen. Dann soll man vorsichtig sein und sich zunächst davon überzeugen, ob es sich nur um dyspeptische
Erscheinungen handelt, oder ob ein Ulcus ventriculi dahinter steckt. Auch
hartnäckige Stuhlverstopfung kann sich zu einer lästigen Krankheitserscheinung
entwickeln.

Endlich wird das voll ausgeprägte Bild der Bleichsucht noch durch
Störungen von seiten des Respirations- und Zirkulationsapparates vervoll-
ständigt. Atembeschwerden treten allerdings meist nur bei Bewegungen auf,
Herzklopfen besteht aber auch oft genug in der Ruhe. Übrigens kann das
Herzklopfen auch schon in einem früheren Krankheitsstadium auftreten, bevor
stärkere Blutveränderungen nachzuweisen sind.

Die Chlorotischen frieren leicht. Sehr oft hört man Klagen über kalte
Hände und Füße, seltener über Kongestionen nach dem Kopfe.

Alle hier aufgeführten Symptome finden sich nicht immer bei jedem ausgeprägten Fall von Bleichsucht. Bald stehen diese, bald jene Erscheinungen
mehr im Vordergrunde, auch spielt die Intensität der Erkrankung eine große
Rolle. Manche Bleichsüchtige machen die ganze Krankheit ambulant durch,
andere wieder sind schon sehr bald zu jeder Arbeit unfähig und müssen Bettruhe einhalten.

2. **Objektiv** fällt bei den meisten Chlorotischen ein gewisses pastöses
Aussehen auf. Häufig sind sie ziemlich fett und gedunsen. An den ab-

hängigen Körperteilen finden sich Ödeme, besonders an Füßen und Unterschenkeln.

Bei leichteren Fällen vermißt man oft das blasse Aussehen. Sobald aber die Blutveränderung höhere Grade erreicht, sehen die Kranken meist recht blaß aus. Allerdings kann diese Blässe durch vasomotorische Phänomene öfters mehr oder weniger verdeckt werden. Z. B. haben manche Chlorotische gerötete Wangen. Der Erfahrene läßt sich aber durch diese Form „blühender Bleichsucht" nicht irreführen. Die Blässe der Schleimhäute ist auch in solchen Fällen ein recht guter Indikator der Anämie. Meist ist aber auch die Haut selbst blaß und von merkwürdig wachsartigem Aussehen. Es fehlt in der Regel dabei die leicht gelbliche Farbe, die man bei Patienten mit hämolytischen Anämien findet. Grünliches Aussehen ist entschieden selten und kommt wohl nur in schweren Fällen vor, so daß der Ausdruck Chlorose ($\chi\lambda o\varrho\acute{o}\varsigma$ = grün) eigentlich nicht sehr bezeichnend ist. Die Augen sind oft von dunklen Ringen umgeben. Am ehesten erinnert der Gesamteindruck der Chlorotischen an den mancher Nephritiker. Sonst findet man an der Haut nichts Besonderes. Purpuraflecken kommen bei unkomplizierter Chlorose wohl kaum je vor, ebensowenig übrigens Netzhautblutungen.

Am Herzen findet man bei fast allen schwereren Fällen Dilatationen nach beiden Seiten und Geräusche. Die Geräusche sind fast immer systolisch, am lautesten an der Mitralis und Pulmonalis. Diastolische Geräusche sind, ebenso wie bei der Biermerschen Anämie, entschieden sehr selten. Vielleicht sind die Geräusche Ausdruck einer muskulären Insuffizienz der Mitralklappe. Man könnte auch daran denken, daß sie durch Vermehrung der Stromgeschwindigkeit entstehen. Ihr völliges Schwinden während der Rekonvaleszenz zeigt, daß es sich nicht um organische Klappenveränderungen handelt. Die Herzaktion ist oft sehr frequent. Aber auch in den Fällen, in denen die Pulsfrequenz nicht besonders hoch ist, besteht eine auffallende Labilität des Pulses, der bei geringen Anlässen erheblich in die Höhe zu schnellen pflegt. Echte Arythmien gehören nicht zu dem Bilde der Chlorose. Dagegen tritt die iuvenile oder respiratorische Arhythmie oft deutlich hervor.

Von Erscheinungen seitens der Gefäße ist besonders das Nonnensausen (bruit du diable) zu nennen, das man am besten über dem Bulbus der Vena jugularis hinter der Articulatio sternoclavicularis hört. Man darf dabei mit dem Stethoskop nicht zu stark drücken, auch den Kopf der Patientin nicht zur Seite wenden lassen, da ähnliche Geräusche unter diesen Bedingungen auch beim Normalen zustande kommen. Eine ganz befriedigende Erklärung dafür, warum dieses Geräusch besonders bei Chlorosen so häufig auftritt, läßt sich zurzeit nicht geben. Manche Autoren bringen es mit einer Beschleunigung des Blutstromes in den Venen in Zusammenhang. Diese Erklärung will mir aber nicht recht einleuchten.

Schon seit langer Zeit ist die Neigung der Chlorotischen zu Venenthrombosen bekannt. Allerdings treten diese nur in einem geringen Prozentsatz der Fälle auf. Besonders häufig sind die Unterschenkel befallen, zuweilen kommt es auch zu einer Thrombose der venösen Hirnsinus. Die Ursache der Venenthrombosen ist noch ebenso unklar wie die der Thromboembolien im Puerperium oder bei kachektischen Zuständen. v. Noorden weist darauf hin, daß zugleich mit der Thrombose oft Fieber auftritt. Man könnte also an eine Phlebitis denken. Immerhin ist es auch möglich, daß die veränderte Blutbeschaffenheit mitspielt.

Die objektiven Erscheinungen, die man am Intestinaltraktus findet, stehen in der Regel in ziemlich starkem Gegensatze zu den so häufigen und mannigfachen subjektiven Klagen. Gastroptose kommt wohl kaum öfter vor, als auch sonst bei jungen Mädchen. Die sekretorische Tätigkeit des Magens, ebenso seine Motilität wird meist ziemlich normal gefunden. Bestehen aber Hyperazidität und gleichzeitig stärkere Beschwerden seitens des Magens, so muß man entschieden an Ulcus ventriculi denken.

Obstipation kommt häufig vor. Von einigen Autoren wurde diese Beobachtung sogar zu einer Theorie der Chlorose verwandt. Nach Bouchard, Nothnagel u. a. sollte die Chlorose durch intestinale Autointoxikation entstehen. v. Noorden macht aber mit Recht darauf aufmerksam, daß ebenso hartnäckige Obstipationen auch oft genug bei jungen Mädchen vorkommen, die keine Spur chlorotischer Erscheinungen bieten. Auch sprechen die von Rethers ausgeführten Urinuntersuchungen (Ätherschwefelsäuren) nicht gerade für eine vermehrte Darmfäulnis bei Bleichsucht.

Die Milz ist zuweilen, aber keineswegs regelmäßig, palpabel, ohne daß dabei sonstige Komplikationen zu bestehen brauchen.

Störungen seitens der Genitalfunktionen sind sehr häufig. In fast allen schwereren Fällen tritt im Verlaufe der Krankheit eine Cessatio mensium ein. Zweimal habe ich in letzter Zeit diese Erscheinung auch bei noch fast völlig normalem Blutbefunde und bei Bestehen sonstiger chlorotischer Beschwerden gesehen. Menorrhagien, dysmenorrhoische Beschwerden und Fluor albus sind ebenfalls häufige Erscheinungen.

Der Gesamtstoffwechsel Chlorotischer ist nicht nennenswert gestört. Speziell fehlt nach den Untersuchungen v. Noordens jeder Anhaltspunkt für die Annahme eines toxogenen Eiweißzerfalles, wie er bei der Biermerschen Anämie vorkommt. Fieber fehlt bei unkomplizierten Fällen von Chlorose. Nur selten sind Temperatursteigerungen beobachtet worden, deren Ursache man nicht kennt.

Der Urin ist hell, seine Menge meist etwas vermehrt. Indikan und Urobilin sind normal oder vermindert. Alle Anhaltspunkte für einen vermehrten Blutzerfall fehlen. Sonstige pathologische Bestandteile (Eiweiß, Zucker) werden vermißt.

Veränderungen seitens des Nervensystems sind in der Regel in höherem oder geringerem Grade nachzuweisen. Das psychische Verhalten vieler Patientinnen weist zahlreiche Züge auf, die der Hysterie eigentümlich sind. Besonders ist das bei Kranken aus besser situierten Kreisen der Fall. Es kann sich dabei ganz gut um eine zufällige Kombination handeln. Ein anderer Teil der nervösen Beschwerden gehört aber entschieden zum Krankheitsbilde der Chlorose selbst, z. B. Mattigkeit, Schwindel, Ohnmachten, Kopfschmerz etc. Ich glaube nicht, daß man diese Erscheinungen einfach als Folgen der veränderten Blutbeschaffenheit ansehen darf; denn sie sind zuweilen schon in der deutlichsten Weise ausgesprochen, wenn die Herabsetzung des Hämoglobins kaum erst nachweisbar ist. Nun haben ophthalmoskopische Untersuchungen Chlorotischer, wie sie von Hirschberg und Romberg in größerem Umfange durchgeführt sind, ergeben, daß eine leichte Neuritis optica und eine seröse Durchtränkung der Retina bei Chlorose oft vorkommt. Möglicherweise sind also ähnliche Veränderungen im Zerebrum selbst (Ödem, seröse Durchtränkung?) Ursache mancher nervöser Klagen chlorotischer Individuen.

Blutbefunde bei Chlorose. Die Veränderung des Blutes ist wohl das am meisten charakteristische klinische Symptom der Chlorose, wenn ich auch keineswegs geneigt bin, es in den Mittelpunkt aller Erscheinungen zu stellen.

a) Die Gesamtblutmenge ist bei der Chlorose wahrscheinlich erhöht. Wenigstens sprechen alle Untersuchungen mit der CO-Methode in diesem Sinne. Es steht diese Tatsache auch in guter Übereinstimmung mit der Wasserretention, die zweifellos bei vielen Chlorotischen besteht und zuweilen in dem Auftreten von Ödemen sich ausdrückt. Auffallenderweise ist aber eine Verwässerung des Blutserums — abgesehen von ganz schweren Fällen — bei der Chlorose nicht nachweisbar. Die Gesamtmenge der Plasmaeiweißkörper muß also, falls die Blutmenge wirklich vermehrt ist, ebenfalls eine Steigerung erfahren haben (Polyplasmie).

b) Die Gerinnbarkeit des chlorotischen Blutes ist zum mindesten normal, manche Autoren geben sogar eine Beschleunigung an. Vermehrung der Blutplättchen scheint ein häufiger Befund zu sein, beides ganz im Gegensatz zur Biermerschen Anämie (Muir).

c) Die am meisten typische Erscheinung ist aber ohne Zweifel die Erniedrigung des Färbeindex bei der großen Mehrzahl aller ausgesprochenen Fälle von Chlorose. Darin stimmen wohl fast alle Autoren wie Laache, Gräber u. a. überein. Der Farbstoffgehalt des einzelen roten Blutkörperchens kann bis auf die Hälfte des normalen Wertes sinken, so daß also ein Färbeindex von 0,5 entsteht. Ist diese Veränderung hochgradig, so tritt die Armut der einzelnen Erythrozyten an Hämoglobin schon im Nativpräparat deutlich hervor. Man findet dann häufig die sog. Pessarformen der Erythrozyten. Die Herabsetzung des Hämoglobingehaltes bewegt sich meist in mäßigen Grenzen. Fälle, bei denen weniger als 20% Hämoglobin gefunden werden, kommen nicht oft vor.

d) Die Zahl der Erythrozyten ist in der Regel auch herabgesetzt, wenigstens in den schwereren Fällen. Häufig genug begegnet man aber auch ziemlich normalen Werten, wie Duncan und Gräber gezeigt haben. Meist ist aber nach Laache, Reinert, v. Limbeck doch eine deutliche Oligozythämie vorhanden. Allerdings werden wohl nie die extrem niedrigen Werte erreicht, wie sie sich so häufig bei hämolytischen Anämien finden. In der Regel bewegen sich die roten Blutkörperchen zwischen 3 und 4 Millionen, während die Hämoglobinwerte, wie ja schon erwähnt wurde, viel tiefer sind.

Allerdings muß man sich bei Beurteilung der chlorotischen Anämie eine Tatsache vor Augen halten, auf die besonders Oerum hinweist: Die Verminderung der Blutzellen in der Volumeneinheit entspricht vielleicht nicht einer wirklichen, realen Verminderung der roten Scheiben. Es ist durch klinische Untersuchungen, besonders der letzten Zeit, recht wahrscheinlich gemacht, daß bei der Chlorose die gesamte Blutmenge, also die Menge des Plasmas, vermehrt ist. Die Gesamtzahl roter Blutkörperchen kann also ganz gut normal sein, wenn man auch in der Volumeneinheit eine Herabsetzung findet.

Die Form der roten Blutkörperchen zeigt nach Laache und Gräber bei der Chlorose keine einheitlichen Veränderungen. Allerdings kommen Größenunterschiede erheblichen Grades auch in leichten Fällen häufiger zur Beobachtung als im normalen Blut. In schwereren Fällen ist Mikrozytenbildung und Poikilozytose häufig. Aber auch Makrozyten gehören nicht gerade zu den Seltenheiten. Sie unterscheiden sich von den Makrozyten der Biermerschen Anämie in der Regel durch ihre Hämoglobinarmut. Daß sich diese Makrozyten durch Plasmaaufnahme bilden, also gewissermaßen gequollene Erythrozyten sind, ist unbewiesen und wenig wahrscheinlich. Polychromasie ist ein gewöhnlicher Befund. Seltener sieht man basophil gekörnte und kernhaltige Erythrozyten. Fast immer handelt es sich dabei um Normoblasten, die in größerer Zahl aber nur in schweren Fällen von Chlorose angetroffen werden.

e) Im Gegensatz zu vielen anderen Formen von Anämie bietet die Leukopoese bei der Chlorose meist keine nennenswerten Veränderungen. Das kann unter Umständen diagnostisch bedeutsam sein. Die Zahl der Leukozyten ist in der Regel durchaus normal. Leukopenie mit Lymphozytose kommt nach Gräber u. a. vor, aber entschieden viel seltener, als bei anderen Anämien. Strauß und Rohnstein sahen auch Verminderungen der Lymphozyten.

Im ganzen darf man aber wohl daran festhalten, daß eine Störung der Leukopoese nicht zu dem Bilde der chlorotischen Blutveränderung gehört, und es sich in der Regel bei der Chlorose um eine isolierte Schädigung oder Veränderung des erythroblastischen Gewebes (und der Blutplättchen?) handeln dürfte.

Mit wenigen Worten kann man die typische Art der Blutveränderung dahin zusammenfassen: Normale oder meist mäßig verminderte Zahl roter Blutscheiben, stärkere Herabsetzung des Hämoglobingehaltes, also verminderter Färbeindex. Zeichen beschleunigter Blutbildung meist fehlend, jedenfalls nicht sehr ausgesprochen. Leukopoese ungestört. Seröse Plethora ohne Hydrämie (Polyplasmie). Vermehrung der Blutplättchen.

Dieser recht typische Blutbefund wird natürlich im gegebenen Falle die Diagnose sichern helfen. Ich glaube indessen, daß man unter Umständen auch bei Fehlen dieses Befundes die Diagnose stellen muß. Schon Laache hat darauf hingewiesen, daß in manchen Fällen das typische Krankheitsbild der Chlorose mit all seinen subjektiven Beschwerden bestehen kann, ohne daß man eine Herabsetzung des Hämoglobingehaltes findet. Auch ich habe mehrfach dieselbe Erfahrung gemacht. Man kann dem gegenüber schwerlich behaupten, daß es sich in solchen Fällen eben nicht um Chlorosen, sondern um Erschöpfungszustände anderen Ursprunges handelt; denn es kann sich späterhin das klassische Blutbild der Bleichsucht entwickeln. Auch pflegen solche Kranke auf Eisen häufig ebenso gut zu reagieren, wie Chlorotische mit ausgesprochener Anämie. Meines Erachtens sprechen solche Beobachtungen mit Sicherheit dafür, daß der größte Teil der subjektiven Beschwerden Chlorotischer überhaupt mit der Anämie nichts zu tun hat. In demselben Sinne läßt sich auch der auffallende Gegensatz im Krankheitsbilde der Biermerschen Anämie und Chlorose deuten: bei der Biermer-Anämie trotz hochgradig veränderter Blutbeschaffenheit nur relativ geringe Beschwerden, bei der Chlorose ein Heer subjektiver Klagen, die mit dem objektiven Blutbefunde durchaus nicht in Einklang stehen.

Geht die Chlorose in Heilung über, so beginnt das Hämoglobin langsam zuzunehmen, der Färbeindex steigt, da die roten Scheiben sich nicht in demselben Maße vermehren. Allerdings sind auch vereinzelte Fälle bekannt, in denen es während der Remission oder Heilung zu einer vorübergehenden, sehr starken Vermehrung roter Blutscheiben über das normale Maß hinaus (bis etwa 7 Millionen) kam, während das Hämoglobin nicht in gleichem Grade zunahm. In solchen Fällen muß man sich allerdings fragen, ob die schnelle Änderung der Zahl roter Blutkörperchen nicht vom Wasserwechsel abhängig ist. Zweifellos wird ja bei Chlorose meist Wasser retiniert und in der Rekonvaleszenz wieder ausgeschieden. Auch dieser Punkt muß berücksichtigt werden.

Prognose und Verlauf. Die Chlorose gehört nicht zu den Krankheiten mit typischem Decursus morbi. Allerdings ist fast allen Fällen der günstige **Verlauf** gemeinsam. Die **Prognose** ist quoad vitam entschieden günstig zu stellen. Todesfälle gehören zu den allergrößten Seltenheiten. Meist dürften sie auf Komplikationen beruhen. Vor allem wäre da die Pulmonalembolie im Anschluß an Venenthrombose zu nennen, die aber ebenfalls eine recht seltene Erscheinung darstellt. Ich habe noch keinen Fall gesehen.

Wenn also die Prognose im allgemeinen auch günstig zu stellen ist, so verläuft die Krankheit doch ungemein wechselvoll. Schon der Beginn kann sich sehr verschieden gestalten: Bisweilen treten die chlorotischen Beschwerden langsam und unmerklich auf, in anderen Fällen — und diese dürften wohl die Mehrzahl darstellen — entwickelt sich das typische Krankheitsbild im Verlauf einer oder weniger Wochen. Besonders bei Dienstmädchen, die seit kurzer

Zeit erst in der Stadt sind, kann man diese schnelle Entwickelung des chlorotischen
Zustandes nicht selten beobachten. Darauf macht besonders Grawitz aufmerksam. Setzt gleich die richtige Therapie ein, sind auch die äußeren Umstände
nicht gar zu ungünstig, so können im Verlauf von einigen Wochen die hauptsächlichsten Beschwerden verschwinden.

Die Bleichsucht neigt aber in ausgesprochener Weise zu **Rezidiven**. Viele
Mädchen bekommen alljährlich einen Rückfall ihrer Chlorose, der in der Regel
in derselben Weise sich der Heilung zugänglich zeigt wie der erste Anfall.
Rezidive können sich mit großer Regelmäßigkeit viele Jahre hindurch wiederholen. Graviditäten wirken in der Regel günstig, indem meist nach Eintritt
der Gravidität weitere Rezidive ausbleiben.

Neben dieser im ganzen günstigen typischen Art der Chlorose erwähnt
v. Noorden noch eine **chronische Form**. Sie befällt in der Regel ganz
jugendliche Individuen, zuweilen lassen sich die ersten Anfänge der Krankheit
bis in das frühe Kindesalter zurück verfolgen. Gewöhnlich handelt es sich dabei
um von Hause aus schwächliche Frauen. Der Verlauf dieser Abart der Chlorose
zeigt nichts Typisches. Zwar kommen auch hier anfallsweise Verschlimmerungen
vor, aber lange nicht in der Intensität wie bei der anderen Form. Zuweilen
werden solche Menschen später wieder ganz gesund, z. B. nach Verheiratung
und Eintritt einer Gravidität. Ebensooft kommt es aber vor, daß die Patientinnen ihre Anämie das ganze Leben hindurch nicht verlieren und stets bald
diese, bald jene Beschwerden haben, wie sie auch sonst bei Anämischen und
Chlorotischen vorkommen. Häufig mag ein Teil dieser Klagen allerdings rein
nervöser resp. hysterischer Natur sein, besonders bei Frauen der besseren
Stände.

Nägeli wirft mit Recht die Frage auf, ob diese Fälle sog. chronischer Chlorose überhaupt zur Chlorose zu rechnen sind. Zuweilen dürfte es sich dabei wohl um chronische
Hypoplasien der blutbildenden Organe handeln, die man prinzipiell von der Bleichsucht
trennen muß. Leider läßt sich aber über diese ganze Frage nichts Abschließendes sagen.
Dazu müßten erst eine größere Reihe genauer Blutuntersuchungen ausgeführt werden,
die sich nicht allein auf die roten Blutscheiben und das Hämoglobin, sondern auch
auf die Leukopoese, den Wasser- und Eiweißgehalt des Plasmas und die Gesamtblutmenge
zu erstrecken hätten. Nägeli fand in einem Falle eine schwere Schädigung der Leukopoese, wie sie jedenfalls nicht zu dem gewöhnlichen Krankheitsbilde der Chlorose gehört.
Hinter die Zugehörigkeit der Mehrzahl dieser chronisch anämischen Zustände zur Chorose
ist jedenfalls ein Fragezeichen zu machen.

Unter den **Komplikationen** der Chlorose spielt das Ulcus ventriculi
sicher die wichtigste Rolle. Das Zusammentreffen von Chlorose mit Ulcus
ventriculi ist entschieden ziemlich häufig. Allerdings ist das nicht in allen Gegenden so. Nach Luzet soll Ulcus ventriculi als Komplikation der Chlorose in
Frankreich selten sein. Ebenso hat v. Noorden, dem ich diese Angabe entnehme, während seiner Tätigkeit in verschiedenen Gegenden Deutschlands
große Unterschiede gefunden. Auch ist es sicher zutreffend, daß man vielfach
die Diagnose Ulcus ventriculi — besonders früher — zu häufig gestellt hat.
Jetzt scheint mir allerdings eher das Gegenteil der Fall zu sein. Immerhin
kann man wohl schwerlich das Zusammentreffen von Ulcus ventriculi mit Chlorose allein auf Zufälligkeiten beziehen. Über die Ursachen dieser Erscheinung
weiß man noch nichts Sicheres, was ja nicht gerade wunderbar ist: Die Pathogenese des Ulcus ist ja auch sonst noch durchaus ungeklärt. Daß die anämische
Blutbeschaffenheit von ausschlaggebender Bedeutung sein sollte, halte ich nicht
für erwiesen. Allerdings hat das Tierexperiment gezeigt, daß Schleimhautdefekte
des Magens langsamer ausheilen, wenn das Tier anämisch ist. Man darf diese
Beobachtung aber nicht sofort auf die Pathologie der Chlorose übertragen; denn
bei posthämorrhagischen Anämien, bei denen die Salzsäuresekretion des Magens
doch durchaus nicht immer versiegt, weiß man nichts von einem häufigen Auf-

treten von Magengeschwüren. Es muß also doch wohl bei der Chlorose etwas Besonderes hinzukommen.

Eine andere Komplikation, die aber sicherlich seltener vorkommt, ist die mit Morbus Basedowii. Darauf hatte schon Wunderlich hingewiesen. Meist ist nicht das typisch Bild dere Basedowschen Krankheit völlig ausgeprägt, sondern nur einzelne Symptome, oder man findet nur Anschwellungen der Schilddrüse. Ich habe über die Häufigkeit dieser Komplikation keine eigene Erfahrung, die man sich in Freiburg auch nicht erwerben kann, da Strumen hier auch sonst bei jungen Mädchen ungemein häufig sind. Vom theoretischen Standpunkte aus ist das Zusammentreffen der Basedowschen Krankheit mit Chlorose von Interesse, worauf später einzugehen ist.

Die **Diagnose der Chlorose** ist nicht immer ganz leicht. Im allgemeinen darf man wohl vermuten, daß sie zu häufig gestellt wird und manche Krankheiten längere Zeit als Chlorosen gehen, die sich später als etwas ganz Anderes entpuppen. Man muß sich immer an die charakteristischen Erscheinungen des Symptomkomplexes Chlorose erinnern: das weibliche Geschlecht und das Alter der Kranken, den Blutbefund und die große Zahl der anderen Beschwerden, die in dieser charakteristischen Zusammenstellung doch nur selten sich bei anderen Krankheiten finden.

Am häufigsten kommt sicherlich die Verwechslung einer beginnenden Lungentuberkulose mit Chlorose vor. Der Blutbefund bei beginnender Tuberkulose kann — wie ich glaube aber nicht eben häufig — sehr an den bei Chlorose erinnern. Am besten dürfte man sich gegen diese recht verhängnisvolle Verwechslung dadurch schützen, daß man sich in der Praxis nicht wie gewöhnlich auf eine Hämoglobinbestimmung beschränkt, sondern durch Zählung der Erythrozyten auch den Färbeindex bestimmt.

Ein stark herabgesetzter Färbeindex kommt jedenfalls bei der Chlorose viel häufiger vor als bei einer beginnenden Phthise. Noch wichtiger ist es in jedem zweifelhaften Falle die Lungen genau zu untersuchen, event. auch die modernen diagnostischen Methoden heranzuziehen.

In zweiter Linie — was Häufigkeit anlangt — käme wohl eine Verwechslung von Chlorose und beginnender Gravidität in Betracht. Auch bei der Chlorose zessieren ja die Menses häufig schon in einem relativ frühen Stadium. Der Blutbefund und die lokale Untersuchung wird hier wohl meist auf den richtigen Weg führen.

Weniger verhängnisvoll, aber auch nicht selten, ist die Verwechslung von Chlorose mit neurasthenischen und hysterischen Beschwerden. Ich glaube nun allerdings, daß ein Teil der Krankheitszustände, die man so häufig bei Dienstmädchen findet und in der Regel als „Defatigatio" bezeichnet, in das Gebiet der Chlorose gehören. Der Blutbefund kann dabei zunächst normal oder nahezu normal sein. Daneben gibt es aber sicherlich genug hysterische Mädchen, die lange Zeit hindurch von ihren Ärzten als Chlorosen angesehen und ohne Erfolg mit Eisen behandelt werden. Die Tatsache, daß sich in den meisten dieser Fälle die subjektiven Symptome der Chlorose nicht in der typischen Gruppierung finden, wird neben dem negativen Ausfall der Blutuntersuchung und dem Mißerfolg der Behandlung Aufklärung bringen.

Endlich wäre noch die Abgrenzung der Chlorose von anderen Anämien zu erwähnen. Natürlich kommen nur die Formen von Anämie in Betracht, die ein ähnliches Blutbild bieten können, also besonders solche mit niedrigem Färbeindex, z. B. Blutungsanämien, Anämien bei manchen Inanitionszuständen usw. Eine Verwechslung mit irgend einer hämolytischen Anämie dürfte wohl kaum je einem erfahreneren Arzte vorkommen. Aus dem Blutbefunde allein wird man bei Chlorose gewiß nicht immer die Differential-Diagnose gegen andere

Anämien stellen können. Es ist absolut erforderlich, dabei auch das gesamte Krankheitsbild zu berücksichtigen und nach der Ätiologie der Anämie zu forschen. In der Regel wird dann eine sichere Unterscheidung möglich sein.

Wesen und Theorien der Chlorose. Das Wesen der Chlorose kann meines Erachtens nicht durch die chlorotische Anämie allein definiert werden. Wie schon mehrfach betont wurde, ist die Anämie nur ein Symptom der Krankheit, allerdings eines der konstantesten und diagnostisch sicher das wichtigste. Die übrigen Symptome sind aber wahrscheinlich nicht oder doch nur zum geringsten Teil von der Blutveränderung abhängig. Die nervösen Erscheinungen, das Aufhören der Menses, die allgemeine Mattigkeit können schon dasein, bevor nennenswerte Blutveränderungen gefunden werden. Das ist bei keiner anderen Anämie so. Man muß den Schluß ziehen, daß das Wesen der Chlorose in einer Veränderung und Erkrankung mehrerer Organe des Körpers, vielleicht des gesamten Organismus besteht. Dafür würde unter anderem auch die Änderung des Wasserwechsels sprechen, die ja sicher nicht einfach von der Anämie abhängt. (Vgl. Morawitz, Münch. med. Wochenschr. 1910.)

Die Pathogenese der chlorotischen Anämie ist noch nicht völlig geklärt. Es fehlt eben an Sektionsbefunden. Bei dem günstigen Verlauf des Leidens kommen Todesfälle ja nur durch Komplikationen vor. Bisher haben die sehr spärlichen autoptischen Befunde noch gar nichts zur Aufklärung der Chlorose beigetragen. Es mag nur erwähnt werden, daß sich zuweilen — auch schon intra vitam — eine Hypoplasie der Genitalien fand. Konstant ist auch dieser Befund nicht.

Im allgemeinen dürfte es wohl ziemlich sicher sein, daß die chlorotische Anämie durch eine — ich will nicht einmal sagen verminderte — aber fehlerhafte Blutbildung entsteht. Sie ist also eine myelopathische Anämie. Jedenfalls hat man absolut keinen Anhaltspunkt für einen vermehrten Zerfall von Erythrozyten. Die helle Farbe des Urins, die Herabsetzung des Färbeindex, alles ist gerade umgekehrt wie bei hämolytischen Anämien.

Die Ursache anderer myelopathischer Anämien ist meist eine quantitative Veränderung, eine zahlenmäßige Verminderung der Regeneration. Bei der Chlorose steht die qualitative Abweichung vom Normalen im Vordergrunde. Es werden in vielen Fällen wahrscheinlich genug Erythrozyten gebildet (infolge der Plethora ist die Zahl in der Volumeneinheit allerdings meist herabgesetzt), aber sie haben in der Regel viel zu wenig Hämoglobin. Worauf das zurückzuführen ist, läßt sich zurzeit überhaupt nicht diskutieren. Man weiß ja, wie früher erwähnt wurde, wenig über Synthese und Entstehung des Hämoglobins. Soviel ist jedenfalls sicher, daß nicht Eisenmangel allein diese Erscheinung veranlaßt. Das geht schon daraus hervor, daß auch Arsen die Chlorose heilen kann. Wahrscheinlich ist der Zusammenhang sehr verwickelt; es hat keinen Wert, jetzt schon Hypothesen aufzustellen.

An **Theorien**, die den Anspruch machen, das Wesen der Chlorose aufzuklären, hat es nie gemangelt. Die meisten besitzen nur noch historische Bedeutung. Am bekanntesten dürfte die Theorie Virchows sein. Er glaubte in einer Hypoplasie der Gefäße, speziell der Aorta, die Ursache der Chlorose sehen zu müssen. Heute glaubt wohl niemand mehr daran; denn eine Hypoplasie der Gefäße macht ganz andere Erscheinungen und ist ein unheilbarer Zustand. Außerdem scheinen die Fälle, deren Obduktionen Virchow zur Aufstellung seiner Ansicht bestimmten, überhaupt keine Chlorosen gewesen zu sein. Unrichtig sind sicher auch alle Hypothesen, die die Chlorose als eine Folge chronischer Blutverluste, der Obstipation, einer Gastroptose und einer chronischen Infektion ansehen. Es braucht auf alle diese Dinge kaum ausführlicher eingegangen zu werden.

Grawitz sieht die Chlorose als eine Neurose an. Er macht, entschieden mit Recht, auf die zahlreichen nervösen Züge aufmerksam, die das Krankheitsbild der Chlorose bietet. Wenn diese Hypothese aber so verstanden sein soll, daß die Chlorose etwa nur eine besondere Abart der Hysterie darstellt, so ist sie durchaus abzulehnen. Eine einfache Hysterie oder Neurasthenie kann niemals die objektiven Veränderungen veranlassen, die zum mindesten doch die am meisten charakteristischen Symptome der Chlorose sind.

Die einzige Hypothese, die das gesamte Wesen der Chlorose berücksichtigt und ihm gerecht wird, hat v. Noorden aufgestellt. v. Noorden sucht die Ursache der Chlorose in einer abnormen Tätigkeit der Drüsen mit innerer Sekretion. Speziell denkt er an die Ovarien. Das liegt in der Tat am nächsten, da sich hierdurch das Auftreten der Chlorose bei Frauen nach der Pubertät und ev. auch das Fehlen der Menses erklären ließe. Ich bin davon überzeugt, daß der Grundgedanke v. Noordens richtig ist, daß man es bei der Chlorose mit einer Störung der chemischen oder nervösen Korrelationen im Organismus zu tun hat und daß wahrscheinlich die Drüsen mit innerer Sekretion, deren Ineinandergreifen bei vielen normalen Vorgängen man jetzt immer mehr kennen lernt, irgendwie an der Entstehung des Krankheitsbildes beteiligt sind. Ich erinnere nur an die Basedow-Symptome bei Chlorose! Weiter kann man heute die Hypothese allerdings nicht ausführen, da es an tatsächlichen Unterlagen fehlt. Es ist übrigens durchaus nicht nötig, daß etwa nur die Ovarien erkrankt sind. Es kann sich ganz gut um eine viel weiter verbreitete Störung innerhalb des feinen Mechanismus handeln, der die Drüsen mit innerer Sekretion verbindet und den wir noch so wenig kennen. Man denke nur an das Aufhören der Menses bei Hypophysenerkrankungen!

Mir scheint, die weitere Forschung wird hier einzusetzen haben, ohne sich aber gar zu sehr auf die Ovarien festzulegen. Sie wird dabei berücksichtigen müssen, daß die Anämie nicht das Kardinalsymptom der Chlorose ist, sondern eines unter anderen. Scheinbar spricht ja die günstige Wirkung des Eisens dafür, daß die Anämie doch das ganze Krankheitsbild beherrscht und alles andere sekundär ist. Aber wer weiß denn, wo das Eisen angreift und was es macht? Allgemein wird als selbstverständlich angesehen, daß das therapeutisch gereichte Eisen auf das Knochenmark wirkt. Früher glaubte man, es fehle an Eisen; deswegen sei die Hämoglobinbildung ungenügend. Das zugeführte Eisen sollte dem Mangel abhelfen und in das Hämoglobinmolekül eintreten. Das kann unter gewissen Bedingungen und bei manchen Tierexperimenten allerdings der Fall sein. So fand Franz Müller bei Hunden, denen er eine eisenarme Kost gab und gleichzeitig Blut entzog, wenig Erythroblasten im Knochenmark, bei Eisendarreichung mehr. Aber das sind Bedingungen, die bei der Chlorose ja nie eintreten. Die Chlorotischen nehmen mit der Nahrung ebensoviel Eisen auf wie Normale und resorbieren es auch. Man kann jene Tierversuche hier also gar nicht heranziehen. Jetzt vermutet man nach dem Vorgange v. Noordens, das Eisen wirke als Reiz auf die blutbildenden Organe. Beweise liegen aber auch für diese Hypothese nicht vor, wie E. Meyer hervorhebt. Jedenfalls kann man mit demselben Recht behaupten, daß die Angriffspunkte des Eisens im Organismus ganz wo anders liegen. Das halte ich sogar für wahrscheinlicher, da unter der Eisenmedikation ja nicht allein die Anämie, sondern auch das Heer der anderen Erscheinungen schwindet, z. B. die nervösen Symptome, die Wasserretention usw. Ich erwähne das nur, um zu zeigen, wie wenig sichere Tatsachen man bisher kennt und wie schlecht begründet auch die bekanntesten und scheinbar bestfundierten unter ihnen sind (vgl. Zahn, D. Arch. f. klin. Med. Bd. 104).

Zusammenfassend läßt sich also sagen: Die Chlorose beruht wahrscheinlich auf einer Störung chemischer oder nervöser Korrelationen im Organismus. Die Drüsen mit innerer Sekretion spielen wohl in ihrer Pathogenese eine Rolle. Die Störung äußert sich in einer veränderten Blutbildung, Wasserretentionen, nervösen Symptomen, die sämtlich Parallelerscheinungen sein dürften, nicht aber von der Anämie abhängig.

Es ist nicht viel, was man über die Entstehung der Chlorose weiß oder vermuten kann; und auch dieses Wenige enthält schon Hypothesen. Fast alles bleibt also zu erforschen.

Therapie der Chlorose. Eine ätiologische Therapie der Chlorose kennt man nicht. Man hat zwar schon mehrfach den Versuch gemacht, Chlorosen mit Organpräparaten zu behandeln, z. B. mit Knochenmark- oder Ovarintabletten. Allerdings sind vereinzelte Erfolge gemeldet worden, im ganzen überwiegen aber die negativen Resultate. Das kann bei unserer völligen Unkenntnis des Wesens der Chlorose nicht wundernehmen.

1. Prophylaxe. Es ist recht wahrscheinlich, daß sich der Eintritt der Chlorose durch eine zweckmäßige geistige Erziehung und körperliche Ausbildung der Kinder verhindern oder doch wenigstens hintanhalten läßt. In der Einleitung wurde schon erwähnt, wie häufig äußere Momente den Ausbruch der Chlorose veranlassen. Es ist Aufgabe des Hausarztes, diese äußeren Momente auszuscheiden, jedenfalls dahin zu wirken, daß sie nicht zu früh sich geltend machen.

Vor allem ist für eine gesunde körperliche Ausbildung der Kinder zu sorgen. In unserer Zeit wird dafür, wie mir scheint, in den wohlhabenderen Klassen genug getan (gymastische Übungen, Aufenthalt im Freien, Spaziergänge etc.). Auch in der Schule wird neuerdings auf alle diese Momente viel mehr Wert gelegt wie früher. Im gegebenen Falle müssen die Schulärzte auf diesen Punkt hinweisen. In den ärmeren Ständen sieht es freilich damit noch schlecht genug aus. Gerade hier kann die Schule zum Teil das ersetzen, was die häusliche Erziehung vermissen läßt (Schulausflüge, Freiübungen).

Weiterhin ist dahin zu wirken, daß die Kinder nicht zu früh ihre kindliche Natur ablegen. Zum Glück sind ja die Kinderbälle und ähnliche Veranstaltungen selten geworden. Auch die Lektüre und der Verkehr der Kinder müssen von den Eltern nach dieser Richtung hin überwacht werden.

Kleidung und Ernährung dürften ebenfalls nicht ohne Bedeutung sein. Das Korsett ist erst dann zu gestatten, wenn die körperliche Ausbildung und das Wachstum der jungen Mädchen beendet ist, also möglichst nicht vor dem 18. Lebensjahre. Auch da hat man darauf zu achten, daß Form und Anwendung des Korsettes nicht unvernünftig sind. Allerdings wird vielfach die ärztliche Mahnung an der weiblichen Eitelkeit abprallen. Aber etwas besser scheint es doch in den letzten Jahren geworden zu sein. Über die Ernährung ist nicht viel zu sagen. Sie muß dem vermehrten Stoffverbrauch während der Wachstumsperiode Rechnung tragen. Jeder Obstipation trete man beizeiten durch zweckmäßige Veränderung der Kost entgegen, speziell durch reichliche Zufuhr von Obst und grünen Gemüsen.

Ob man durch eine prophylaktische Eisenbehandlung den Eintritt der Chlorose verhindern kann, ist unsicher. v. Noorden sah unter diesen Bedingungen doch Chlorose ausbrechen. Abgesehen davon ist es aber auch aus anderen Gründen unzweckmäßig, Eisen zu verordnen, wenn es nicht absolut nötig ist. Zuweilen treten dabei dyspeptische Erscheinungen und Obstipation ein. Ferner wird der Organismus möglicherweise an das Eisen gewöhnt. Das Eisen bleibt dann später, wenn es wirklich nötig ist, unwirksam. Im ganzen muß der Arzt also der heute weit verbreiteten Unsitte, jedem etwas schwächlichen jungen Mädchen Eisen zu geben, entgegentreten.

Zuweilen wird aber die Chlorose doch zum Ausbruche kommen, auch wenn man alle diese prophylaktischen Regeln berücksichtigt. Meist dürfte allerdings infolge ungünstiger äußerer Verhältnisse auch nicht Alles durchführbar sein. Ist Chlorose eingetreten, so spielt — viel mehr wie bei den anderen Anämien — die medikamentöse Therapie die wichtigste Rolle.

2. Medikamentöse Therapie. In der Therapie der Chlorose nimmt das Eisen seit der Empfehlung Niemeyers die erste Stelle ein. Es gibt zwar immer noch Ärzte, die an der Wirkung des Eisens zweifeln, und es ist sicher richtig, daß viele Fälle von Bleichsucht auch ohne Eisentherapie geheilt werden. Aber kein Arzt, der unvoreingenommen an die praktische Prüfung der Frage herantritt, wird sich der Tatsache verschließen können, daß die meisten Chlorosen unter Einwirkung des Eisens viel schneller völlige Heilung finden, als wenn sie nur physikalischdiätetisch, mit Blutentziehungen etc. behandelt werden. Tausendfältige Erfahrung führt hier eine sehr beredte Sprache. Es fehlt auch nicht an exakten vergleichenden Studien. Wandel hat an der Quinckeschen Klinik eine größere Zahl chlorotischer Mädchen teils mit Eisen, teils nur hydrotheraperapeutisch behandelt. Die sonstigen äußeren Bedingungen waren dieselben. Fast immer heilten die mit Eisen behandelten Fälle erheblich schneller. Man wird daher wohl in jedem Falle von Chlorose zunächst die Eisentherapie versuchen müssen, die schneller zum Ziel führt und — nebenbei gesagt — auch viel billiger ist als die allgemeine Behandlung.

Allerdings gibt es eine Reihe von Kranken, bei denen das Eisen nichts nützt, obwohl die Krankheit zweifellos in das Gebiet der Chlorose gehört. Auch die chlorotischen Rezidive reagieren in der Regel schlechter auf Eisen als die frischen Fälle. Unter diesen Umständen wird man natürlich auch die anderen therapeutischen Maßnahmen ausgiebig berücksichtigen müssen.

Der Schaden, der durch die Eisentherapie angerichtet werden kann, ist im Vergleich zum Nutzen recht gering. Zuweilen kommt es zu dyspeptischen Erscheinungen, besonders wenn das Eisen mehrfach auf leeren Magen genommen wurde, z. B. Druck in der Magengegend, Aufstoßen, Übelkeit, Appetitlosigkeit. Noch lästiger ist die nicht seltene Obstipation, die mit stärkerem Meteorismus einhergeht und ebenfalls als eine Folge der Eisentherapie anzusehen ist. v. Noorden warnt in solchen Fällen davor, durch häufig wiederholte Einläufe die Obstipation zu beseitigen, da dadurch Trägheit des Mastdarms entstehen kann. Änderung der Diät wirkt am besten der Obstipation entgegen.

Die günstige Wirkung des Eisens ist, wie mir scheint, noch völlig unaufgeklärt. Daß in dem Organismus der Chlorotischen kein allgemeiner Eisenmangel herrscht, dürfte sicher sein. Sie nehmen ja ebensoviel Eisen mit der Nahrung auf wie der Gesunde und resorbieren es auch. Es ist nicht leicht, sich vorzustellen, wie da ein vermehrtes Angebot von Eisen nützen soll. v. Noorden denkt daran, daß die großen Eisenmengen, mit denen man den Organismus überschwemmt, als Reiz wirken, speziell auf die blutbildenden Organe. Dieser Ansicht stehen neue experimentelle Befunde von Zahn (D. Arch. f. klin. Med. Bd. 104) entgegen. Es ist schon bei der Theorie der Chlorose betont worden, daß v. Noordens Anschauung noch unbewiesen, auch nicht einmal sehr wahrscheinlich ist. Es ist besser, ein „Ignoramus" zu bekennen. Jedenfalls ist so viel sicher, daß die medikamentöse Eisenzufuhr nicht unbedingtes !Erfordernis für die Heilung der meisten Chlorosen darstellt.

Lange Zeit ist man im Zweifel gewesen, in welcher Form man das Eisen geben soll. Speziell wurden die alten anorganischen Eisenpräparate von manchen Seiten stark angefeindet. Die Möglichkeit der Resorption dieser Präparate im Darm wurde vielfach bestritten. Heute darf auf Grund der praktischen Erfahrung und der Tierexperimente von Kunkel u. a. mit Sicherheit angenommen werden, daß auch anorganisches Eisen im Darmkanal resorbiert wird und seine Wirkung prinzipiell die gleiche ist, wie die organischer Eisenpräparate. Die Literatur über die Fragen der Resorption und Assimilation des Eisens findet sich bei E. Meyer. Wenn heute die organischen Eisenpräparate im allgemeinen mehr verordnet werden als die alten anorganischen, so liegt das z. T. sicher an der geräuschvollen Reklame, die von Seite der Fabriken für jene Präparate gemacht wird. Dabei muß man allerdings zugeben, daß die organischen Eisenpräparate im ganzen weniger dyspeptische Erscheinungen machen und besser schmecken als die anorganischen.

Für die praktische Durchführung der Eisentherapie ist es erforderlich, nicht zu kleine Dosen zu geben. Nach dem Vorschlage von Quincke und v. Noorden betrachtet man jetzt 0,1 g metallisches Eisen als mittlere Tagesdosis. Nach Quincke sind 0,1 metallisches Eisen enthalten in:

Ferr. hydr. reduct. . . . . 0,1 g
Ferr. carb. oxydul. . . . . 0,2 „
Ferr. carb. sacchar. . . . . 1,0 „
Ferr. pepton. (Dietrich) . . . . 4,0 „
Tinct. ferri pomata. . . . . 7,0 „
Syrup. ferri iodat. . . . . 11,0 „
Liquor ferri album. . . . . 25,0 „
Tinct. ferri compos. (Athenstädt) 50,0 „
Pilul. aloetic. ferrat. . . . . 3—4 Stück
Pilul. ferri carbon. . . . . 5 Stück (Blaudsche Pillen).

Welches Eisenpräparat soll man wählen? Das ist mehr oder weniger Geschmackssache des einzelnen Arztes.

a) Von den anorganischen Präparaten werden die von Niemeyer so sehr empfohlenen Blaudschen Pillen viel verordnet.

Ferr. sulfur. pulv.
Kal. carbon. āā 15,0
Gummi Tragacant. q. s. ut f. pil. No. C.
S. 3mal 2 Stück n. d. Essen, langsam auf 3 mal 4 Pillen steigend.

Manche geben an, daß die offizinellen Blaudschen Pillen zu hart sind und im Magendarm schlecht gelöst werden. Arneth empfiehlt folgende Zusammenstellung, die sich auf der Leubeschen Klinik gut bewährte:

Ferr. reduct. 8,0.
Glycerin et Gelat. q. s. ut f. pilul. molles No. C.
S. 3 mal tägl. 1—3 Pillen z. n.

Das Ferrum reductum ist überhaupt ein recht gutes Präparat und auch in anderer Form zu empfehlen.

Besteht gleichzeitig Obstipation, so verordnet man häufig Eisen mit Aloe zusammen.

Ferr. lactic. 2,0
Extr. Aloës.
Rad. Rhei pulv. āā 4,0.
M. f. pilul. No. C. Consp. Lycopodii. DS. Früh und abends eine Pille z. n.

b) Die Zahl der organischen Eisenpräparate ist Legion. Alle Jahre tauchen wieder neue auf. Bei vielen Eisenalbuminaten und -peptonaten ist das Eisen nur locker an Eiweiß gebunden und wird leicht abgespalten. Andere Eisenpräparate enthalten dagegen das Metall in festerer Bildung und in ähnlicher Form, wie es auch in der Nahrung sich findet. Einige dieser Präparate sollen wenigstens erwähnt werden.

Der Liquor ferri albuminati der Pharmakopöe schmeckt gut und enthält 0,4 % Eisen. Er wird zu 1—3 Teelöffeln dreimal täglich gegeben.

Ein bewährtes Präparat ist auch das Ferratin von Schmiedeberg, eine Eiseneiweißverbindung mit 6—7% Eisen. Man gibt es in Dosen von 0,5—1,0 g, mehrmals täglich.

Außerdem spielen auch die Blutpräparate eine gewisse Rolle. Früher tranken Bleichsüchtige auf Veranlassung ihrer Ärzte größere Mengen frischen Rinderblutes. Heute stellt die Technik eine überreiche Zahl von Blutpräparaten zur Verfügung, so daß die unangenehme Prozedur des Bluttrinkens aufgehört hat. Hier wäre das Hämol von Kobert, die Hämoglobinpastillen von Pfeuffer, das Sanguinal - Krewel, das Hämatinalbumin von Finsen, das Hämatogen - Hommel zu nennen. Daß diese Präparate nützen können, soll nicht bezweifelt werden. Immerhin bin ich der Ansicht, daß man mindestens die gleichen Erfolge mit den Eisenpräparaten im engeren Sinne erreichen kann. Bunge hat nicht so unrecht, wenn er meint, daß eine Blutwurst dieselben Dienste leistet wie diese recht teueren Medikationen. Eine sehr ausführliche tabellarische Übersicht über eine große Zahl organischer Eisenpräparate gibt Litten.

c) Unter Umständen bringt, wenn die häusliche Eisentherapie versagen sollte, noch eine Trinkkur in einem der Stahlbäder Besserung. Merkwürdig ist es dabei, daß diese Stahlquellen, obwohl sie oft nur wenig Eisen enthalten, zuweilen wirksamer sind als die Eisentherapie zu Hause. Die sonst gebräuchliche Dosis von 0,1 g metallischen Eisens wird bei diesen Kuren nur selten erreicht. Erklären kann man heute die Wirksamkeit der Stahlwässer noch nicht; man hat aber keinen Grund sie zu bezweifeln, da die erfahrensten Ärzte sich in manchen Fällen von der Überlegenheit der Trinkkuren überzeugt haben. Diese müssen an Ort und Stelle stattfinden. Die Eisenwässer werden nicht verschickt, da das Eisen nur durch die CO_2 in Lösung gehalten wird. Diese entweicht schnell, es fällt dann Eisenoxydhydrat als gelber Bodensatz aus.

Einige von den wichtigsten Kurorten mögen hier aufgeführt werden.

1. Stahlquellen, die doppelkohlensaures Eisen und freie Kohlensäure enthalten.

	g Eisen im Liter
Cudowa (Eugenquelle)	0,065
Driburg (Hauptquelle)	0,074
Elster (Morizquelle)	0,086
Franzensbad (Stahlquelle).	0,078
Liebenstein (Neue Quelle)	0,081
Pyrmont (Hauptquelle)	0,077
Rippoldsau (Wenzelsquelle)	0,094
Schwalbach (Stahlbrunnen)	0,084
Spaa	0,047
St. Moritz.	0,028—0,029.

2. Stahlquellen, die schwefelsaures Eisen enthalten.

g Eisen im Liter

Alexisbad 0,056
Levico (Starkwasser) 3,869 (Arsen!)
Roncegno . . . . 3,037 (desgl.)

Die Eisenwässer sind im Gegensatz zu der sonstigen Praxis bei der Eisentherapie morgens nüchtern zu trinken.

Wie lange soll man die Eisentherapie durchführen? Das hängt natürlich von dem einzelnen Falle ab. Im allgemeinen kann man sich aber an die v. Noordensche Regel halten: mit Dosen von etwa 0,05 metallischen Eisens zu beginnen, in 8 Tagen auf 0,1 oder etwas höher zu steigen, etwa vier Wochen auf dieser Höhe zu bleiben und dann wieder langsam herunterzugehen.

Zu einer subkutanen Injektion von Eisen wird man wohl nie überzugehen brauchen. Auch diese Art der Therapie ist mit Erfolg von italienischen Autoren geübt worden.

d) Es gibt nun eine Anzahl von Fällen, in denen das Eisen nichts nützt. Da erweisen sich zuweilen andere Präparate noch wirksam, besonders das Arsen. Allerdings scheint das Arsen auch nicht regelmäßig zu wirken. Es bestehen auch heute noch Meinungsverschiedenheiten über den Nutzen der Arsentherapie bei Chlorose. Das Arsen ist im gegebenen Falle in derselben Weise zu ordinieren wie bei anderen Anämien (vgl. o. S. 205). Bei stomachaler Anwendung tritt leicht Obstipation ein (v. Noorden). In neuerer Zeit treten manche Autoren besonders für eine kombinierte Anwendung von Arsen und Eisen ein, die bessere Resultate geben soll, wie die beiden Mittel für sich allein (Seiler, Deutsche med. Wochenschr. 1911). Auch ich habe von Arsenferratose oder Arsenmetaferrose Gutes gesehen.

Ob Mangan das Eisen ersetzen kann, scheint noch nicht genau untersucht zu sein. In dem Helfenbergschen und Gudeschen Mangan-Eisenpräparaten ist nach Meinung von Litten Eisen die wirksame Komponente.

3. Physikalisch-diätetische Therapie. a) Von einer generell gültigen Art der Ernährung kann bei der Chlorose nicht die Rede sein. Es ist schon hervorgehoben, daß der Ernährungszustand Bleichsüchtiger sehr wechselt. Neben sehr fetten findet man auch magere Kranke. Dem ist natürlich Rechnung zu tragen, indem man z. B. bei Mageren eine Mastkur in milder Form durchführt, den Korpulenten aber nur so viel Nahrung gibt, als sie zur Erhaltung ihres Körperbestandes brauchen. Da ein toxogener Eiweißzerfall bei der Chlorose nicht vorliegt, braucht man nicht mehr N zuzuführen als bei Gesunden. Milch wird im allgemeinen bei Chlorotischen nicht gern gegeben, wenigstens nicht in größeren Mengen. Sie führt zuweilen zur Überernährung und kann außerdem die Obstipation, die sich ja so ungemein häufig findet, wesentlich begünstigen.

Ob man die Wasserzufuhr Chlorotischer beschränken soll, ist fraglich. Die meisten Chlorotischen trinken zweifellos auffallend viel. Ihre Urinmenge ist vermehrt. Außerdem besteht häufig eine Wasserretention in den Geweben. Es müßte wohl noch genauer untersucht werden, ob Beschränkung der Wasserzufuhr günstig wirkt. Vor Obst und grünen Gemüsen braucht man, wie v. Noorden bemerkt, selbst wenn sich dyspeptische Erscheinungen finden, keine so große Angst zu haben. Im Gegenteil, der Appetit hebt sich nicht selten, wenn man durch solche Zulagen die Kost etwas abwechslungsreicher gestaltet. Nur bei Magenulkus muß man vorsichtig sein.

Die Obstipation ist am besten durch geeignete diätetische Behandlung zu bekämpfen, speziell durch reichliche Zufuhr grüner Gemüse. Eventuell muß man diese Therapie durch Massage und Faradisation unterstützen. Nur ungern wird man sich zu Einläufen oder Abführmitteln (Aloe, Kaskara) entschließen.

b) Ebensowenig wie bei der Ernährung lassen sich allgemein gültige Ratschläge geben, wenn es sich darum handelt, ob man der Patientin Bettruhe oder mäßige körperliche Bewegung verordnen soll. Alle schweren Fälle gehören ins Bett. Ebenso wird man auch die mittelschweren, im Anfang wenigstens, ins Bett schicken. Bei leichter Kranken scheint dagegen mäßige körperliche Bewegung und Aufenthalt in frischer Luft besser zu sein. Immer muß der Arzt aber dafür eintreten, daß der Kranken eine ausreichende Nachtruhe gesichert ist, etwa neun Stunden im Minimum. Da die Chlorotischen oft erst gegen Abend aufleben und dann zuweilen recht unternehmend sind, hat es seine Schwierigkeiten, sie zum frühen Zubettegehen zu veranlassen. Auch nach dem Mittag ist 1—2stündige Ruhe anzuraten.

Ob das Höhenklima eine günstige Wirkung auf den Verlauf der Chlorose hat, weiß man noch nicht genau. Es fehlt an ausreichenden klinischen Beobachtungen. v. Noorden sah günstige Erfolge in St. Moritz, möchte aber kein definitives Urteil abgeben.

c) Die hydrotherapeutische Behandlung wird von manchen Ärzten für mindestens ebenso wirksam gehalten wie die Eisentherapie. Aber wohl schwerlich mit Recht. Es kommen hauptsächlich warme bis heiße Bäder und Schwitzbäder in Betracht. Kälte wird von vielen Chlorotischen schlecht vertragen. Eine vernünftige Hydrotherapie neben der Eisenbehandlung kann jedenfalls nichts schaden. Öfter als 2—3mal wöchentlich sollte man aber diese Prozeduren, besonders die ziemlich angreifenden Schwitzbäder, nicht verordnen.

d) Eine Zeitlang haben viele Ärzte auf die Empfehlung von Dyes hin die Chlorose mit häufig wiederholten kleinen Aderlässen behandelt. Manche berichten über glänzende Resultate, kritische Forscher haben sich aber von der Überlegenheit dieser Therapie nicht überzeugen können. In Fällen, in denen Eisen versagt, kann man entschieden zu einem Versuch mit Aderlässen von etwa 50 ccm oder etwas mehr raten. Man stellt sich vor, daß die Blutverluste einen Reiz für das torpide Knochenmark setzen. Andere führen die — übrigens noch etwas zweifelhafte — günstige Wirkung auf den reaktiven Schweißausbruch zurück, der dem Aderlaß folgen soll. Ich besitze keine eigenen Beobachtungen über die Wirkung des Aderlasses bei Chlorose. Gesunde Menschen zeigen jedenfalls meist nach großen und kleinen Aderlässen keine Spur eines Schweißausbruches.

e) Die Behandlung der Komplikationen, besonders des Ulcus ventriculi, hat nach den allgemein gültigen Regeln zu geschehen. Die Lenhartzsche Diät dürfte bei Chlorose wohl zweckmäßiger sein als die Kostform Leubes.

Gegen das quälende, oft recht hartnäckige Kopfweh der Chlorotischen ist von Lenhartz mit gutem Erfolg die Lumbalpunktion ausgeführt worden.

Es war ja schon früher bemerkt, daß das Kopfweh zum Teil wohl auf einer serösen Durchtränkung des Zentralnervensystems resp. Liquorvermehrung beruhen dürfte.

f) Eine praktische Frage ist noch zu erwähnen: darf man Chlorotischen die Heirat gestatten? Im allgemeinen wird der Arzt die Frage bejahen dürfen, abgesehen von schweren Fällen. Erfahrungsgemäß schwindet die Chlorose in der Ehe in der Regel rasch, besonders wenn Gravidität eintritt. Seltener bleibt sie allerdings auch dann bestehen oder rezidiviert, vornehmlich wenn die Ehe steril bleibt. Sterilität scheint nicht gar zu selten mit einer früher überstandenen Chlorose im Zusammenhange zu stehen.

XIII. Erythrozytose und Erythrämie (Polyzythämie).

Unter den Bezeichnungen Erythrozytose und Erythrämie versteht man nach dem Vorgange von Hirschfeld und Türk jede länger dauernde Vermehrung der roten Blutscheiben in der Volumeneinheit. Die Worte sind den Ausdrücken Leukozytose und Leukämie nachgebildet. Es läßt sich ja mancherlei gegen eine derartige Analogisierung einwenden. Immerhin haben sich die Ausdrücke eingeführt und sind leicht verständlich. Erythrozytose ist eine Vermehrung der roten Blutkörperchen, die in Begleitung anderer Krankheitszustände eintritt, also gewissermaßen sekundär ist, Erythrämie dagegen eine scheinbar selbständige Krankheit, deren Ätiologie unbekannt und deren Ursache eine Hyperplasie des erythroblastischen Gewebes in den blutbildenden Organen ist. Beide sind nicht gerade häufig. Die Kenntnis der Erythrämie verdankt man sogar erst der jüngsten Zeit. Praktisch ist die Bedeutung dieser Zustände gering gegenüber den Anämien.

A. Die Erythrozytosen.

1. Erythrozytosen bei chronischer Dyspnoe.

Die häufigste und wichtigste Ursache der Hyperglobulien sind **chronische dyspnoische Zustände,** mögen diese nun durch Änderungen des Zirkulations- oder Respirationsapparates bedingt sein. Allerdings dürften Zirkulationsstörungen praktisch eine wichtigere Rolle spielen. Die ersten Beobachtungen stammen von Naunyn. Später wurden, besonders bei kongenitalen Herzfehlern, Vermehrungen der roten Blutscheiben von Krehl, Penzoldt, Vaquez u. a. gefunden. Speziell beim Morbus coeruleus infolge Pulmonalstenose oder Mißbildung des Herzens wurden Werte bis 9,5 Millionen Erythrozyten festgestellt. Dabei muß hervorgehoben werden, daß die chronische Zyanose sich durchaus nicht regelmäßig mit Hyperglobulie verbindet. Es sind durch Vaquez auch Fälle bekannt, bei denen eine Vermehrung der roten Blutscheiben trotz Blausucht fehlte. Ein Ansteigen der Erythrozytenzahl im Verlauf des Leidens ist nach Vaquez bei diesen Krankheitszuständen ein Signum mali ominis.

Daß die Blutkörperchenvermehrung bei kongenitalen Herzfehlern auf einer wahren, echten Zunahme der Erythrozyten beruht, ist sehr wahrscheinlich. Man findet bei Autopsien eine Hyperplasie roten Markes. Weniger sicher, zum Teil direkt unwahrscheinlich, ist dagegen die Annahme einer vermehrten Neubildung roter Blutkörperchen bei den meisten Fällen von Dekompensation bei erworbenen Herzfehlern. Dort ist die Erythrozytose auch durchaus keine konstante Erscheinung. Ist sie aber vorhanden, so bewegt sie sich um niedrigere Werte als bei kongenitalen Herzfehlern. 7 Millionen dürfte dabei schon eine sehr hohe Zahl sein. Im ganzen findet man nach v. Limbeck,

Grawitz u. a. diese Hyperglobulie häufiger bei Mitral-, als bei Aortenfehlern. Für ihre Erklärung kommt veränderte Verteilung der roten Blutscheiben oder Eindickung des Blutes in Betracht (s. Kap. Wasserhaushalt des Blutes). Zuweilen mag auch eine vermehrte Neubildung mitspielen. Dieses ist aber nicht häufig der Fall. Wenigstens verschwindet die Hyperglobulie oft, wenn man durch Digitalis oder andere Mittel die Dekompensation beseitigt. Auch gibt Hirschfeld an, in solchen Fällen keine Hyperplasie des erythroblastischen Markes gesehen zu haben, die man bei kongenitalen Herzfehlern so häufig findet.

Selten scheinen auch anderweitige zirkulatorische Störungen eine Erythrozytose zu veranlassen. Lommel sah diese Erscheinung in zwei Fällen von Pfortaderthrombose.

In den letzten Jahren hat man auch die Form der Erythrozytose mehr beachtet, die sich im Anschluß an Atemhindernisse, speziell Stenosen der großen Luftwege, entwickelte. Soweit es sich dabei um klinische Beobachtungen bei Larynxstenosen handelt (Quiserne), sind die Vermehrungen der roten Blutscheiben nie sehr bedeutend. Höhere Zahlen erhielten Jolyet und Sellier bei experimentellen Trachealstenosen. Die Zahl der Erythrozyten stieg in ihren Versuchen beim Huhn nach 36 stündiger erschwerter Atmung um etwa eine halbe Million. Neuerdings hat man analoge Veränderungen bei Gebrauch der Kuhnschen Lungensaugmaske gesehen. Hierbei wird die Inspiration erschwert. Es bildet sich nach den Erfahrungen von Kuhn u. a. in ziemlich kurzer Zeit eine mäßige Hyperglobulie aus. Immerhin ist es noch nicht ganz sichergestellt, wie weit es sich in allen diesen Fällen um echte Neubildung, wie weit um veränderte Verteilung oder Eindickung des Blutes handelt.

2. Die Erythrozytose im Höhenklima.

Die Literatur über die Blutkörperchenvermehrung im Höhenklima ist sehr groß. Trotzdem herrscht auch heute noch über dieses Phänomen viel Unklarheit. Von einer definitiven Lösung aller Probleme, die damit im Zusammenhang stehen, ist man einstweilen noch weit entfernt.

Zunächst ist die Frage noch nicht eindeutig gelöst, ob die Polyglobulie im Höhenklima eine regelmäßige Erscheinung ist und in ihrer Intensität nur von der Verminderung des Luft- resp. Sauerstoffdruckes abhängt. Wenn man sich die Tabellen über die regelmäßige Zunahme der roten Blutscheiben von Christiania mit 4,9 Millionen Blutkörperchen als Normalwert bis zu den 8 Millionen ansieht, die Viault in 4400 m Höhe in den Anden Südamerikas fand, so scheint zunächst allerdings eine große Gesetzmäßigkeit zu herrschen. Es bewegen sich die normalen Blutkörperchenzahlen nicht allein in derselben steigenden Richtung mit der Erhebung über dem Meeresspiegel, sondern die Zunahme entspricht sogar auch fast quantitativ der Höhenlage des betreffenden Ortes. So sind in Görbersdorf (561 m, Schröder) 5,8 Millionen, in Reiboldsgrün (700 m, Wolff) 5,97, in Davos (1560 m, Kündig) 6,55 und in Arosa, (1800 m, Egger) 7 Millionen Erythrozyten im cmm gefunden worden. Diese außerordentliche Regelmäßigkeit der Zunahme würde, falls sie wirklich vorhanden wäre, gegen die biologische Auffassung des ganzen Phänomens sprechen. Denn es war schon bemerkt, wie ungemein verschieden die blutbildenden Organe verschiedener Individuen auf denselben Reiz reagieren. Ich glaube aber, diese Regelmäßigkeit ist überhaupt nur zufällig und in Wirklichkeit gar nicht in dem Maße vorhanden. Dafür sprechen die Beobachtungen von Zuntz und seinen Mitarbeitern am Brienzer Rothorn. Sie konnten bei sich selbst keineswegs regelmäßig eine Blutkörperchenvermehrung bei Aufenthalt auf dem Gipfel des

Rothorns (ca. 2200 m) feststellen. Bei einigen Versuchspersonen war die Blut-körperchenzahl sogar geringer als in Brienz. Dieselbe Erfahrung konnten auch Masing und ich bei einem 10 tägigen Aufenthalte im Laboratorium Angelo Mosso auf dem Col d'Olen (3000 m) machen. Die Blutkörperchenzahlen stiegen zwar ein wenig (um 2—300 000 im Durchschnitt), aber lange nicht in dem Maße, als man hätte erwarten sollen. Mithin bedarf also die so häufig unter-suchte Frage, ob im Höhenklima regelmäßig beim Menschen eine Blutkörper-chenvermehrung erfolgt, doch noch weiterer Untersuchung.

Eine auffallende Tatsache ist schon von den ersten Untersuchern mit-geteilt worden: Die Steigerung der Blutkörperchenzahl ist, falls sie überhaupt eintritt, schon sofort nach Eintreffen des betreffenden Menschen in der Höhe nachzuweisen. Kündig beobachtete eine Vermehrung roter Blutkörperchen an Patienten, die am selben Tage erst in Davos eingetroffen waren. Das Maximum wird allerdings erst nach 2 Wochen oder nach längerer Zeit erreicht. Ja sogar bei Luftballonfahrten, wobei es sich ja immer nur um einen recht kurzen Auf-enthalt in der Höhe handeln kann, fanden Gaule, Abderhalden, Zuntz-Schrötter, Jolly u. a. eine deutliche, in den einzelnen Versuchen aber recht schwankende Vermehrung der Erythrozyten bis etwa 26%.

Daß bei diesen Hyperglobulien die Verminderung des Luftdruckes resp. Sauerstoffpartiardruckes das ausschlaggebende Moment ist, scheint aus Ver-suchen in der pneumatischen Kammer hervorzugehen, wie sie von Grawitz, Schaumann-Rosenqvist u. a. ausgeführt worden sind.

Wie entsteht aber die Höhenpolyglobulie? Handelt es sich um eine wirk-liche Vermehrung roter Blutzellen durch Hyperfunktion des Knochenmarkes oder liegt vielleicht eine veränderte Verteilung, resp. eine Eindickung des Blutes dem ganzen Phänomen zugrunde?

Zunächst ist von Gottstein gegen die Deutung der Erythrozytose im Höhenklima eingewendet worden, daß die Zählungen unrichtig seien. Die Zähl-kammer sollte bei vermindertem Luftdruck größer werden. Dieser Einwand ist widerlegt. Die Höhenglobulie muß also wohl als etwas Reales angesehen werden.

Meines Erachtens muß man, wie das Zuntz und Grawitz bereits betont haben, zwischen der sofort eintretenden Vermehrung der Blutkörperchen, wie man sie etwa bei Ballonfahrten etc. beobachtete, und den Erythrozytosen unterscheiden, die bei längerem Aufenthalt im Höhenklima erworben werden. Die Vermehrung der roten Blutkörperchen, die schon ein paar Stunden nach Erhebung in die Höhe gefunden wird, beruht sicher nicht auf einer vermehrten Neubildung. Es fehlen alle Zeichen gesteigerter Blutregeneration, wie kernhaltige rote Blutkörperchen oder Polychromasie. Ferner ist die Hyperglobulie, z. B. nach Ballonfahrten, verschwunden, sobald man sich wieder am Boden befindet, ohne daß dabei irgend welche Zeichen eines vermehrten Blutzerfalles bemerkbar werden. Endlich ist auch die Sauerstoffzehrung des Blutes (s. bei Biologie der Erythrozyten) in den ersten Tagen eines Hochgebirgsaufenthaltes nicht größer als unter normalen Verhältnissen. Alles das spricht zwingend gegen die Neubildungstheorie. Die Luftverdünnung ist also sicher-lich kein so gewaltiger, schnell wirkender Reiz für die blutbildenden Organe, wie man einige Zeit vermutet hatte. Diese Form der Erythrozytose ist wohl sicher auf veränderte Blut-verteilung (Zuntz, A. Loewy) oder Eindickung des Blutes zurückzuführen (Grawitz). Welches von diesen beiden Momenten die größere Rolle spielt, ist schwer zu sagen. Die Trockensubstanzbestimmungen des Blutserums sprechen im ganzen nicht sehr zugunsten der Eindickungstheorie.

Dagegen ist es sehr wohl möglich, bis zu einem gewissen Grade sogar wahrscheinlich, daß sich bei längerem Aufenthalt im Höhenklima eine wirkliche, echte Vermehrung der roten Blutkörperchen infolge beschleunigter Neubildung entwickelt. Zuntz und seine Mitarbeiter fanden bei Hunden, die längere Zeit in 2000 m Höhe gehalten waren, eine Ausbreitung des erythroblastischen Markes. Jaquet und Abderhalden haben auch versucht, die Gesamtblutmenge solcher Tiere mit der normaler zu vergleichen. Im ganzen haben diese Untersuchungen, die mit der Welkerschen Methode ausgeführt wurden, eine Erhöhung des Hämoglobingehaltes bei den Höhentieren ergeben. Von manchen Autoren wurde auch eine Erniedrigung des Färbeindex der roten Blutkörperchen während der Akklimatisation an der Höhe gefunden. Wenn diese Beobachtung richtig ist — Abderhalden hat allerdings nichts davon gesehen — würde auch sie bis zu einem gewissen Grade für eine vermehrte Neubildung roter Blutscheiben sprechen.

Im ganzen läßt sich die Frage der Höhenerythrozytose heute wohl dahin zusammenfassen: Die Vermehrung roter Blutkörperchen unter vermindertem Luftdruck ist wahrscheinlich weder eine so regelmäßige Erscheinung — soweit wenigstens der Mensch in Frage kommt — als man früher vermutet hatte, noch ist sie so intensiv (vgl. hierzu auch Bürker, Kongreß f. innere Med. 1911). Falls eine Vermehrung der Blutkörperchen aber wirklich mit Sicherheit festgestellt ist, kann es sich offenbar um zwei verschiedene Dinge handeln: Erstens eine veränderte Verteilung. Sie kommt hauptsächlich wohl für die Erklärung der sofortigen Vermehrung bei vermindertem Luftdruck in Betracht. Zweitens kann es bei längerem Aufenthalt unter solchen Bedingungen wahrscheinlich auch zu einer vermehrten Neubildung roter Blutscheiben kommen.

Von Häberlin (Mediz. Klinik 1910. Nr. 20) wird auch dem Seeklima ein spezifisch-fördernder Reiz auf die Blutbildung zugeschrieben. Auch hierüber wären wohl erst noch weitere Erfahrungen zu sammeln.

3. Ätiologie der Erythrozytosen.

Die Erythrozyten werden heute ziemlich allgemein nach dem Vorgange von v. Koranyi, Bence u. a. rein teleologisch aufgefaßt. Es soll dabei die Vermehrung der Erythrozyten in der Volumeneinheit eine Reaktion des Organismus auf behinderte Sauerstoffzufuhr sein. Daß diese Reaktion recht zweckmäßig ist, leuchtet ein. Ist der Sauerstoffgehalt des arteriellen Blutes vermindert, so besteht die Gefahr, daß die Atmung der Gewebe durch Sauerstoffmangel ungenügend wird. Vermehrung des Hämoglobins, also auch der Bindungsfähigkeit des Blutes für Sauerstoff, kann geeignet sein, dieser Gefahr entgegenzuwirken. Es fragt sich indessen, ob diese Anschauung geeignet ist, alle Formen von Erythrozytose zu erklären. Daß in manchen Fällen wirklich Sauerstoffmangel besteht, ist sehr wahrscheinlich. Z. B. dürfte das gelegentlich bei kongenitalen Herzfehlern vorkommen, wenn ein Teil des Blutes, ohne in der Lunge arterialisiert zu werden, den Geweben zuströmt. Immerhin fand ich in einem Falle von Septumdefekt, bei dem mäßige Hyperglobulie bestand, noch sehr viel O_2 im venösen Blute des Armes.

Im ganzen glaube ich aber, daß mit dem Begriff des Sauerstoffmangels etwas zu viel operiert wird. Wie soll z. B. Sauerstoffmangel schon in einer Höhe von 2000 m oder gar in 700 m zustande kommen? Man weiß aus den Berechnungen von Zuntz, daß erst auf der Gipfelhöhe des Monte Rosa (über 4500 m) und auch da nur bei manchen Menschen ein erheblicher Teil des Hämoglobins die Lungen passiert, ohne sich mit O_2 zu beladen. Von einem Sauerstoffmangel in geringeren Höhen kann wohl kaum ernstlich die Rede sein, da die Sauerstoffabsorption des Hämoglobins von der Höhe des Sauerstoffpartiardruckes in ziemlich weiten Grenzen unabhängig ist.

Ebenso halte ich es für erwiesen, daß bei Anwendung der Kuhnschen Lungensaugmaske Sauerstoffmangel eintritt. Bei Versuchen an Kaninchen mit schweren Trachealstenosen blieb der O_2-Gehalt des arteriellen Blutes normal (Morawitz und Siebeck). Solange man nicht den Gasgehalt des arteriellen Blutes oder, da dieses beim Menschen nicht möglich ist, mindestens die Zusammensetzung der Alveolarluft kennt, darf man nicht mit Sicherheit von einem O_2-Mangel sprechen.

Ich will nun keineswegs die Bedeutung des O_2-Mangels ganz bestreiten. Es ist wohl möglich, daß er doch eine Rolle spielt. Dafür würde bis zu einem gewissen Grade auch die Erythrozytose bei Kohlenoxydvergiftungen sprechen, die von v. Limbeck, Reinhold u. a. beschrieben wurde. Allerdings war in diesen Beobachtungen der Hämoglobingehalt trotz gesteigerter Blutkörperchenzahl häufig vermindert.

Es lag mir nur daran, darauf hinzuweisen, wie wenig man berechtigt ist, alle Erscheinungen schon jetzt als restlos aufgeklärt anzusehen. Die teleologischen Betrachtungsweise hat bei unserer mangelhaften Kenntnis vieler Lebensvorgänge entschieden auch ihre

Schattenseiten. Auf wie wenig sicherer Basis die ganze Lehre von der Reizung des Knochenmarks durch O_2-Mangel steht, geht sehr deutlich aus einer jüngst erschienenen Arbeit von Fitzgerald (J. of Path. u. Bact. 1910. Vol. IV.) hervor. Bei schweren Anämien war die alveolare CO_2-Spannung normal. Falls in diesen Fällen wirklich O_2-Mangel bestanden hätte, wäre unbedingt als Folge eine Herabsetzung der alveolaren CO_2-Spannung zu erwarten gewesen, wie sie sich sonst bei O_2-Mangel regelmäßig einzustellen pflegt.

B. Die Erythrämie. (Polyglobulie, Polyzythämie, Erythrozytosis.)

Unter Erythrämie ist ein Krankheitszustand zu verstehen, bei dem eine Vermehrung der roten Blutkörperchen und der Gesamtblutmenge im Vordergrunde der Erscheinungen steht. Eine bestimmte Ursache läßt sich für die Vermehrung der roten Blutkörperchen nicht nachweisen. Es handelt sich dabei also um ein Krankheitsbild, das sich durch das Fehlen ätiologischer Momente, die zur Entstehung der Erythrozytosis in Beziehung stehen, von dieser unterscheidet.

Die Entdeckung der Erythrämie ist das Verdienst von Vaquez (1892). Allgemeiner bekannt wurde die Krankheit erst durch die Arbeiten von Osler, Türk, Geisböck u. a. Heute sind sicher weit mehr als 50 Fälle und zahlreiche Sektionsbefunde mitgeteilt, so daß man ein ziemlich vollständiges Bild der Krankheit entwerfen kann.

Die Erythrämie entwickelt sich meist langsam und schleichend. Das mittlere Lebensalter ist am häufigsten betroffen. Unter den Frühsymptomen sind besonders Kopfschmerz, Schwindel, Kongestionen, Schmerzen und Druck im Leibe, hauptsächlich in der Milz- und Lebergegend, hervorzuheben. Zuweilen können sich die Schmerzen zu kolikartigen Anfällen steigern.

Die auffallendste Erscheinung, die diese Kranken bieten, ist die eigentümliche Rötung des Gesichtes, der Ohren und aller Schleimhäute. Es ist häufig keine eigentliche Zyanose, sondern mehr eine tiefrote (kirschrote) Verfärbung. Nur in einem kleinen Teil der Fälle fehlte diese Erscheinung, besonders in den Anfangsstadien der Krankheit.

Die **objektive Untersuchung** ergibt bei den meisten Patienten einen Milztumor, der übrigens sehr verschiedene Größe erreichen kann. Die Milz fühlt sich derb an und ist glatt. In einem kleineren Teil der Fälle fehlt der Milztumor, besonders bei dem von Geisböck unter dem Namen „Polycythaemia hypertonica" beschriebenen Krankheitszustande, der gewisse Beziehungen zur Granularatrophie der Niere zu haben scheint. Es ist aber noch fraglich, ob man das Vorhandensein oder Fehlen des Milztumors als unterscheidendes Merkmal zweier verschiedener Formen von Polyzythämie ansehen darf.

Auch die Leber ist häufig vergrößert. Der Urin enthält oft etwas Eiweiß und Zylinder. Auch in einem von mir beobachteten Falle bestanden die Erscheinungen einer chronischen parenchymatösen Nephritis. Die Urobilinausscheidung ist zuweilen vermehrt.

Auffallend gering sind in vielen Fällen die Veränderungen am Zirkulationsapparat. Zuweilen findet man allerdings Dilatationen des Herzens, häufiger ist der Befund aber normal. Auch der Blutdruck ist oft nicht erhöht, abgesehen von den Fällen von Erythraemia hypertonica, die vielleicht eine Sonderstellung einnehmen. Das Fehlen regelmäßiger Veränderungen der Zirkulationsorgane ist, wie besonders Lommel bemerkt, auffallend; denn man sollte erwarten, daß die Viskositätszunahme des Blutes eine vermehrte Arbeitsleistung des Herzens bedingen müßte.

Am meisten charakteristisch ist der Blutbefund. Punktiert man bei diesen Kranken eine gut gestaute Armvene mit nicht zu dicker Nadel, so entleert sich das Blut nicht im Strahl wie beim Normalen, sondern tropfenweise. Es ist dickflüssig und dunkel. Die Zahl der roten Blutkörperchen ist stark vermehrt. Die höchste Zahl ist bisher von Köster mit 13,6 Millionen gefunden worden, also eine Vermehrung fast auf das Dreifache des normalen Wertes! Meist bewegen sich die Zahlen zwischen 7 und 10 Millionen. Die Viskositätszunahme ist ausschließlich von der Vermehrung der roten Blutkörperchen abhängig. Denn das spärliche Serum ist zuweilen, wie in einer Beobachtung Weintrauds, sogar abnorm wasserreich, in anderen Fällen (Bence) war der Eiweißgehalt normal. Größere Schwankungen der Zahl roter Blutkörperchen bei demselben Kranken sind häufig beobachtet worden.

Auch der Hämoglobingehalt ist natürlich vermehrt, aber oft nicht in demselben Maße, wie die roten Blutscheiben. Der Färbeindex ist also vermindert, zuweilen so stark, daß man schon im Nativpräparat die Hämoglobinarmut der roten Blutkörperchen erkennen kann. Die Hämoglobinwerte betragen meist 120—150% Hämoglobin nach Sahli. Der höchste Wert findet sich wiederum bei Köster mit 240%. Die Verminderung des Färbeindex ist also keine ganz regelmäßige Erscheinung.

Polychromasie, Normoblasten, Mikrozyten sind zwar nicht immer, aber doch oft genug im strömenden Blute nachgewiesen worden, mehrmals auch Megaloblasten. Alle diese Befunde weisen auf eine vermehrte Knochenmarktätigkeit hin.

In demselben Sinne spricht auch die nicht seltene neutrophile Leukozytose. Das Vorkommen von Myelozyten wird besonders von Türk erwähnt.

Wahrscheinlich ist bei der Erythrämie auch die gesamte Blutmenge vermehrt. Dafür sprechen Beobachtungen von Siebeck und mir mit der plethysmographischen, von Parkes-Weber und A. Loewy mit der Kohlenoxydmethode. Die Gerinnungsfähigkeit ist mindestens normal, zuweilen sogar entschieden erhöht.

Verlauf und **Dauer** der Krankheit sind sehr wechselnd. Völlige Heilungen kommen in ausgesprochenen Fällen nicht vor. Andererseits hat die Krankheit auch nicht den progredienten Charakter der Leukämie. Lange Zeiten verhältnismäßigen Wohlbefindens, ja sogar deutliche Remissionen, sind nicht selten. Eine sehr unangenehme Komplikation, die zuweilen den Tod herbeiführt, sind heftige Blutungen, die ohne äußere Ursache auch in Fällen entstehen, in denen keine Blutdrucksteigerung vorhanden ist. Wenn es sich dabei stets um Blutungen nach außen handeln würde, wäre diese Komplikation vielleicht sogar ganz zweckmäßig. Leider sind aber thrombotische Vorgänge und Blutungen im Zentralnervensytem nicht selten. Teils handelt es sich dabei um Meningealblutungen, teils um Erweichungen und Blutungen in der Substanz des Gehirns selbst. Auch Hämorrhagien im Intestinaltraktus kommen vor. Die heftigen, kolikartigen Schmerzen in der Milzgegend dürften, wie die Autopsie mehrerer Fälle gezeigt hat, auf Milzinfarkten beruhen.

Aber auch abgesehen von den Blutungen, ist der Kranke mit Erythrämie manchen Gefahren ausgesetzt. In einem Falle, den ich sah, trat im Verlauf einer ganz leichten fieberhaften Infektion ein schwerer Zustand von Dyspnoe und Herzschwäche ein. Der Kranke wurde stark zyanotisch. Erst nach einem ausgiebigen Aderlaß erholte er sich schnell.

Die **autoptischen Befunde**, die jetzt schon in einer Reihe von Fällen erhoben worden sind, weisen auf eine Hyperfunktion des erythroblastischen Gewebes hin. Weber und Watson, Lommel, R. Blumenthal u. a. fanden eine weite Verbreitung roten Knochenmarks in Gebieten, wo sonst nur Fettmark gefunden wird, z. B. in den langen Röhrenknochen. Das ist der wichtigste und für das Verständnis der Erythrämie ausschlaggebende Befund. Auch extramedulläre Blutbildungsherde fehlen nicht. Hirschfeld wies erythropoetische Herde in der Milz nach, die aber nie sehr große Ausdehnung erreichen. Jedenfalls beruht der in vielen Fällen vorhandene Milztumor nicht auf einer ausgedehnten myeloischen Umwandlung dieses Organs wie bei der Leukämie. Zum Teil mag es sich dabei um einfache Hyperämie der Milz handeln. Dafür würde die von Lommel u. a. gefundene Variabilität des Milztumors sprechen. Daneben kommen aber auch andere anatomische Veränderungen in Betracht, z. B. Cysten mit blutigem Inhalt, wahrscheinlich aus Hämorrhagien hervorgegangen, ferner anämische Infarkte. Auch Milztuberkulose soll sich nach Angabe französischer Autoren oftmals finden. Doch hält es Lommel für möglich, daß hier Verwechslung mit anämischen Infarkten vorliegt. Im ganzen scheint die Ursache der Milzschwellung bei Erythrämie auch pathologischanatomisch nicht in allen Fällen genügend geklärt zu sein. Welche Rolle sie funktionell in der Ätiologie der Krankheit spielt, ist ganz unsicher. Im übrigen sind die Sektionsbefunde ohne wesentliche Bedeutung für das Verständnis der Krankheit. Es kann vielleicht noch erwähnt werden, daß auch das myeloische Gewebe hyperplastisch ist. Der kolossale Blutreichtum der Leichen steht mit dem klinischen Befunde einer Vermehrung der Gesamtblutmenge gut in Einklang.

Das **Wesen** der merkwürdigen Erkrankung liegt ohne Zweifel in einer vermehrten Bildung roter Blutkörperchen. Daß ihre Zerstörung verlangsamt, ihre Lebensdauer also länger ist als normal, wurde anfangs ebenfalls vermutet. Indessen fehlen doch genügende Anhaltspunkte dafür. Dann könnte man die Hyperplasie des roten Markes und das häufige Auftreten junger Erythrozyten in der Blutbahn gar nicht erklären. Auch die vermehrte Urobilinausscheidung spricht direkt gegen den verlangsamten Untergang.

Die eigentliche Ursache der Erythrämie ist völlig ungeklärt. Manche Autoren (v. Koranyi, Bence, Lommel, Mohr) sehen in der Vermehrung der roten Blutscheiben und des Hämoglobins auch hier, ähnlich wie bei den Erythrozytosen, eine zweckmäßige Schutzmaßregel des Organismus. Man glaubte gefunden zu haben, daß das Sauerstoffbindungsvermögen des Hämoglobins bei diesen Kranken erheblich geringer ist als beim Normalen. Dieser Verschlechterung des Hämoglobins und der dadurch drohenden Sauerstoffarmut sollte der Organismus durch vermehrte Bildung roter Blutzellen begegnen. Das ist aber sicher zum mindesten nicht generell richtig. In mehreren Fällen typischer Erythrämie (Morawitz und Röhmer, Butterfield, v.Bergmann u.Plesch) wurde neuerdings ein absolut normales Sauerstoffbindungsvermögen gefunden. Das Hämoglobin dieser Patienten ist also durchaus nicht funktionell minderwertig.

Eine andere merkwürdige Erscheinung an diesen Kranken hat Senator festgestellt, nämlich eine Steigerung des Gaswechsels. Der Sauerstoffverbrauch überstieg die höchsten, beim normalen ruhenden Menschen bekannten Zahlen. Das weist auf eine Erhöhung des Stoffwechsels hin, ähnlich wie sie etwa beim Morbus Basedowii besteht. Aber auch diese Beobachtung trifft zum mindesten nicht bei allen Kranken mit Erythrämie zu. Herr Dr. Grafe hat in länger dauernden Respirationsversuchen bei einem klassischen Fall von Erythrämie vollständig normale Werte gefunden, ebenso auch Senator selbst in Versuchen aus jüngster Zeit.

Man kann daraus nur den Schluß ziehen, daß wir den Reiz, der die vermehrte Blutbildung veranlaßt, noch absolut nicht kennen. Das erythroblastische Gewebe neigt ja im allgemeinen durchaus nicht zu „primären" Hyperplasien. Nur in einem von Ribbert mitgeteilten Falle ist von einer tumorartigen Bildung die Rede, die hauptsächlich aus Erythroblasten bestand (Erythroblastom). Offenbar gibt es aber doch gewisse unbekannte Reize, die eine Wucherung erythroblastischen Gewebes veranlassen, ohne daß es dabei zur Tumorbildung kommt. Daß auch die Erythrämie, ähnlich wie die Erythrozytosen, durch Stauungszustände (lokaler Natur) entstehen soll, wie mehrfach vermutet wurde, ist nicht wahrscheinlich.

Die **Therapie** der Erythrämie ist zurzeit wenig wirksam. Es ist bisher nicht gelungen, die Krankheit zu heilen. Türk hat Remissionen nach Arsenkuren mit hohen Dosen gesehen. Koranyi und Bence wollen durch Sauerstoffinhalationen Besserungen erreicht haben. Theoretisch wäre das nach dem oben Gesagten allerdings recht schwer verständlich. Am nächsten liegt es natürlich, mit ausgiebigen Venaesektionen vorzugehen. Die Erfolge sind wechselnd. Zuweilen kann man damit aber sicher symptomatisch für kurze Zeit sehr Befriedigendes leisten.

Senator hat in seiner kürzlich erschienenen Monographie eine ausführliche Darstellung der Erythrämie gegeben. (Polyzythrämie und Plethora. Berlin. 1911.)

XIV. Die Leukämien.
A. Begriff. Vorkommen und Ätiologie.

Begriff und Wesen der Leukämien. Virchow stellte im Jahre 1845 die Leukämie als eine besondere Krankheitsform auf. Allmählich wurde der Begriff der Leukämie Allgemeingut der Ärzte. Schon wenige Jahre nach der Definition der Krankheit durch Virchow gelang Vogel die Diagnose am Lebenden.

Begriff und Einteilung der Leukämien haben nun im Laufe der Zeit mancherlei Wandlungen durchgemacht. Früher erblickte man ihr wichtigstes und einzig charakteristisches Symptom in einer exzessiven Vermehrung der Leukozyten im strömenden Blute. Man versuchte Leukämie und Leukozytose einfach nach dem Grade der Leukozytenvermehrung zu unterscheiden: Krankheitsfälle mit mehr als 50 000 Leukozyten im Blute gehörten in das Gebiet der Leukämie, was darunter blieb in das der Leukozytose. Aber es hat sich bald gezeigt, daß eine Trennung beider Zustände einzig auf Grund der quantitativen Unterschiede der Leukozyten nicht möglich ist. Es gibt Leukozytosen mit mehr als 100 000 und Leukämien mit weniger als 50 000 Leukozyten. Seit man vollends die Leukämie mit Röntgenstrahlen behandelt, kann man häufig bei behandelten Fällen niedrige Leukozytenzahlen sehen. Trotzdem ist deren Zugehörigkeit zur Leukämie oft noch zu erkennen!

Eine sichere und allgemein gültige Begrenzung des Krankheitsbildes der Leukämie ist also auf Grund der Leukozytenzahl nicht immer möglich. Aber man soll die Bedeutung dieses Symptoms für die Diagnose auch nicht unterschätzen, wie das heute oft geschieht. Denn bei der überwiegenden Mehrzahl der Fälle finden sich eben doch enorm hohe Leukozytenzahlen. Man muß sich nur darüber klar sein, daß es auch Ausnahmen gibt.

Noch wichtiger als die quantitative Änderung des leukozytären Blutbildes bei Leukämie ist dessen qualitatives Abweichen vom Normalen. Statt der normalen Zusammensetzung der Leukozyten findet man oft ein einseitiges Vorherrschen gewisser Formen, die im normalen Blute fehlen oder doch nur in geringer Menge vorkommen. Auf die Bedeutung der qualitativen Änderung des Blutbildes hat Ehrlich zuerst mit aller Energie hingewiesen. Bei manchen Fällen von Leukämie beherrschen Lymphozyten vollständig das Blutbild. Die Zahl der granulierten Elemente ist bis auf wenige Prozent gesunken. Dagegen treten bei anderen Leukämien Jugendstadien der granulierten Leukozyten, unreife Zellen also, in großer Menge in das strömende Blut über. Die qualitativen Änderungen sind für das Erkennen der Leukämie von der allergrößten Bedeutung. Nur sie ermöglichen eine sichere Diagnose, um welche Form der Krankheit es sich im einzelnen Falle handelt.

Allerdings ist auch die qualitative Verschiebung des leukozytären Blutbildes kein absolut sicheres Kriterium für die Diagnose Leukämie. Myelozytosen erheblichen Grades kommen auch im Verlaufe von Krankheiten vor, die sicher nichts mit Leukämie zu tun haben, z. B. bei der Anaemia pseudoleucaemica infantum, bei Knochentumoren usw. Seltener beobachtet man absolute Vermehrungen der Lymphozyten bei Zuständen, die nicht in das Gebiet der Leukämie gehören. Aber auch solche Fälle sind bekannt. So beschreibt Türk zwei Krankheitsfälle, bei denen die Lymphozyten ziemlich stark vermehrt waren. Er stellte die Diagnose einer lymphadenoiden Leukämie mit sublymphämischen Blutbefunde. Der weitere Verlauf zeigte indessen, daß es sich um etwas ganz anderes, nämlich einen Schwund der granulierten Elemente im Knochenmark gehandelt hat, deren Plätze durch Lymphozyten besetzt wurden, ohne daß man den Zustand als Leukämie bezeichnen konnte.

Die Untersuchung des Blutes allein ermöglicht also zwar in der übergroßen Mehrzahl der Fälle, aber doch nicht immer die Diagnose Leukämie. Es muß daher dringend geraten werden, diese Diagnose nicht allein am Mikroskop zu stellen. Die Blutuntersuchung ist eben auch hier nur ein Teil der gesamten Untersuchung des kranken Menschen. Nur im Rahmen des gesamten übrigen Krankheitsbildes soll die Blutuntersuchung ihren Platz finden. Wenn man sich daran hält, wird man wohl kaum jemals ernstlich im Zweifel sein, ob man es mit einer Leukämie oder anderen Zuständen zu tun hat.

Schon sehr früh fand Virchow, daß die Leukämie keine einheitliche Erkrankung ist. Die ersten Einteilungsversuche wurden von Virchow, Neumann u. a. hauptsächlich auf Grund der am meisten hervortretenden Organveränderungen vorgenommen. Man unterschied zuerst eine **lymphatische** und eine **lienale** Form der Leukämie. Später wurde man durch Neumann auf die Bedeutung des Knochenmarks aufmerksam. Es kam dann als dritte Form die **myelogene Leukämie** hinzu. Diese Einteilung nach den hauptsächlich beteiligten Organen entspricht nicht mehr dem heutigen Stande unserer Kenntnisse. Es wäre wirkliche Zeit, daß sie endlich überhaupt aus dem ärztlichen Vorstellungskreise verschwände! Der Ausdruck „lienale Leukämie" scheint aber unausrottbar zu sein.

Bei den Leukämien handelt es sich nämlich, wie Ehrlich zuerst betonte, überhaupt nicht um die Erkrankung eines oder mehrerer Organe, sondern um eine Krankheit des myeloischen oder lymphatischen Gewebssystems. Besonders nachdrücklich haben Pappenheim und Schridde in neuerer Zeit darauf hingewiesen, daß man es mit Hyperplasien von Gewebssystemen zu tun hat, die sich über den ganzen Körper erstrecken. Manche Organe, wie z. B. Milz, Knochenmark, Lymphdrüsen werden von dieser Hyperplasie besonders stark betroffen. Deswegen tritt ihre Beteiligung im klinischen Bilde prägnant hervor. Es läßt sich aber leicht zeigen, daß bei der Leukämie fast niemals hyperplastische Wucherungen in anderen Organen, z. B. der Leber, fehlen. Das hat nichts Befremdendes, wenn man erwägt, wie ubiquitär verbreitet das blutbildende Gewebe im embryonalen Zustande ist und wie leicht und schnell auch im späteren Leben unter besonderen Bedingungen (extramedulläre Blutbildung bei Anämien!) in vielen Organen Blutbildungsherde entstehen. Prinzipiell handelt es sich also bei der Leukämie um ähnliche Veränderungen des blutbildenden Gewebes, wie man ihnen auch sonst, z. B. bei schweren Anämien, begegnet. Hier wie dort finden sich myeloische Herde in Leber, Milz, ev. auch in Nieren und Lymphdrüsen. Es besteht aber doch ein gewaltiger Unterschied: Bei der Leukämie wird das Wesen der Krankheit bestimmt durch die unbeschränkte, schrankenlose Wucherung dieses Gewebes, während man bei den histologisch ganz ähnlichen Blutbildungsherden bei schweren Anämien oder Infektionskrankheiten nichts davon wahrnehmen kann. Daher erreichen auch die heterotopen Wucherungen bei der Leukämie eine viel bedeutendere Mächtigkeit als bei allen anderen Zuständen. Man denke nur an den riesigen Milztumor vieler Leukämiker!

Wie wenig man berechtigt ist, Erkrankungen eines Organs — und sei es auch das Knochenmark bei myeolischer Leukämie — in den Vordergrund der Erscheinungen zu stellen, geht aus einigen klinischen Beobachtungen genügend hervor. Lehndorf und Zack (Berl. klin. Wochenschr. 1908, Nr. 10) beschreiben z. B. einen Fall myeloischer Leukämie, bei dem das Knochenmark nicht hyperplastisch, sondern sogar fibrös umgewandelt war, sich an dem leukämischen Prozeß also überhaupt nicht beteiligte.

Zwei Gewebssysteme stehen zur Bildung der weißen Blutzellen in Beziehung, das **lymphadenoide** (oder lymphatische) und das **myeloische.** Jedes von ihnen kann erkranken. In dem einen Fall findet man dann weit verbreitete Wucherungen myeloischen Gewebes in Knochenmark, Milz und in zahlreichen anderen Organen. Im anderen Falle sind hauptsächlich die Lymphdrüsen vergrößert, daneben kann es aber auch zur Vergrößerung der Milz und zu lymphadenoiden Herden selbst im Knochenmarke kommen. Den Ausschlag für die Diagnose, mit welcher Art von Leukämie man es zu tun hat, gibt also nicht die Feststellung, welches Organ am stärksten verändert ist, sondern welches Gewebssystem sich als erkrankt erweist. Man erkennt das am sichersten aus der Blutveränderung. Finden sich im Blute zahlreiche Lymphozyten und bestehen sonst die klinischen Erscheinungen der Leukämie, so wird man eine **lymphadenoide** Form diagnostizieren. Sind dagegen zahlreiche junge Zellen der myeloischen Reihe im strömenden Blute nachweisbar, so gehört der Fall zur **myeloischen Leukämie.**

Die Blutveränderung ist, wie man jetzt sicher sagen kann, etwas Sekundäres. Das Primäre ist die hyperplastische Wucherung des blutbildenden Gewebes. Es geht das schon daraus hervor, daß die Vermehrung der Leukozyten im Blute in manchen Fällen von Leukämie erst in einem ziemlich späten Stadium der Krankheit erfolgt. Besonders trifft man das bei den akuten Leukämien. Natürlich kann dann die Erkennung der Frühstadien des Leidens sehr schwer oder sogar unmöglich sein.

An welcher Stelle das blutbildende Gewebe zuerst in eine hyperplastische Wucherung gerät, läßt sich nicht sagen. Es ist sehr wahrscheinlich, daß man bei der Leukämie überhaupt keinen primären zirkumskripten Krankheitsherd anzunehmen hat. Unter der Einwirkung der noch unbekannten Noxe gerät das ganze Gewebssystem gleichzeitig in schrankenlose Proliferation, die sich je nach den anatomischen Verhältnissen oder sonstigen, noch unbekannten Momenten, bald in diesem, bald in jenem Organ stärker manifestiert.

Man kann demnach das Wesen der Leukämie im Anschluß an v. Domarus etwa folgendermaßen definieren: Die Leukämie ist eine generalisierte Systemerkrankung, die entweder das myeloische oder das lymphadenoide Gewebssystem betreffen kann. Der Erkrankung liegt eine unbegrenzt hyperplastische Wucherung der betr. unreifen Gewebszellen zugrunde. Diese Wucherung führt dazu, daß die jungen Zellen in großen Mengen in die Blutbahn übertreten.

Das myeloische und das lymphadenoide Gewebe haben im postembryonalen Leben sicher recht wenig miteinander zu tun (näheres s. Kap. X). Diese Trennung der beiden Gewebssysteme dokumentiert sich auch unter pathologischen Verhältnissen. Man kennt keine sicheren Übergänge zwischen myeloischer und lymphadenoider Leukämie. Allerdings finden sich in der Literatur mehrfach Angaben, die besonders auf einen Umschlag der myeloischen Leukämie in eine lymphadenoide, z. B. nach Röntgenbestrahlungen hinweisen. Auch Türk hält diesen Vorgang für möglich. Indessen sprechen doch manche neueren Erfahrungen dafür, daß man es, wie auch Nägeli hervorhebt, bei diesen sog. Übergängen, wenn also das myeloische Blutbild mehr oder weniger plötzlich, zuweilen unter starker Verschlechterung des Allgemeinbefindens durch ein scheinbar lymphoides ersetzt wird, nur mit dem Auftreten von Myeloblasten, also ungranulierten Elementen der myeloische Reihe zu tun hat. Das ergibt die histologische Untersuchung, zuweilen auch der weitere Krankheitsverlauf. Es können z. B. nach einiger Zeit, wenn der Gesamtzustand sich bessert, die lymphozytenähnlichen Myeloblasten wieder mehr oder weniger typischen granulierten Myelozyten Platz machen (Warburg). Mit der Aufstellung der Myeloblastenleukämien, zu denen sicher auch viele Fälle der sog. akuten Leukämie gehören, hat Nägeli manche Schwierigkeiten aus dem Wege geräumt, die ein Verständnis dieser Krankheitszustände erschwerten. Das Auftreten lymphozytenähnlicher Zellen bei myeloischer Leukämie spricht also noch durchaus nicht für den Übergang der einen Krankheit in die andere.

Man muß vielmehr annehmen, daß die Reize, die beide Formen der Leukämie hervorrufen, verschieden sind. In dem einen Falle wirkt der Reiz nur auf das myeloische, in dem anderen Falle auf das lymphadenoide Gewebe.

Manche Autoren — am weitesten geht hierin wohl Banti — fassen die Leukämien oder wenigstens gewisse Formen der Krankheit als Tumorbildungen auf. Praktisch ist die Frage, ob man die Leukämien mit den malignen Neoplasmen in Parallele setzen darf, nur von geringer Bedeutung. Zuweilen ist, wenigstens histologisch, die Ähnlichkeit allerdings recht frappant, besonders bei den Chloroleukämien, die vielfach als echte Tumoren angesehen werden, ebenso bei manchen Formen lymphadenoider Leukämie (Sternberg). Bei dieser kommen Durchwucherungen der Kapsel des Lymphknotens durch Lymphozyten sicher viel häufiger vor, als man früher annahm. Es ist also zuzugeben, daß es Fälle gibt, bei denen man zweifelhaft sein kann. (Vgl. hierzu Pappenheim, Fol. haematol. IX. H. 1.) Aber im großen Ganzen empfiehlt es sich nicht, diese Parallele zu weit durchzuführen. Denn es entspricht doch nicht dem allgemeinen Sprachgebrauch, von einem malignen Neoplasma zu reden, wenn es sich nicht um eine primär lokale, sondern um die gleichzeitige Erkrankung eines ganzen Gewebssystems handelt. Außerdem fehlt bei der Leukämie, in der Regel wenigstens, das destruierende, infiltrierende Wachstum.

Die Analogien zwischen Leukämie und Tumoren sind also meist nur oberflächlich. Jene erinnert in ihrem ganzen Verhalten mehr an die infektiösen Granulome, über die im Kap. Pseudoleukämie sich das Notwendige findet.

Vorkommen der Leukämien. Die Leukämien sind entschieden seltene Krankheiten. Zwar sind sie wahrscheinlich erheblich häufiger als man früher, bevor die Kenntnis der Erkrankung in weite ärztliche Kreise gedrungen war, angenommen hatte. Immerhin gehört aber die Leukämie, selbst in großen Krankenhäusern, nicht gerade zu den gewöhnlichsten Erscheinungen. v. Limbeck fand unter 10000 Kranken aus verschiedenen Wiener Hospitälern nur rund 3,5 Patienten mit Leukämie. Erheblich höhere Zahlen, etwa 1 $^0/_{00}$, fanden Eichhorst in Zürich und Dock in Amerika. Auch ich habe den Eindruck gewonnen, daß die Leukämie unter den Patienten der Heidelberger und Straßburger Klinik häufiger vorkam als den Zahlen v. Limbecks entspricht. Auf 1000 Patienten kamen etwa 1—2 Leukämiker.

Am häufigsten beobachtet man die Krankheit im mittleren Lebensalter, also zwischen dem 20. und 40. Lebensjahre. Chronische Leukämien kommen im frühen Kindesalter selten vor. Einige ältere Beobachtungen sind nicht einwandfrei. Dagegen hat man akute Leukämien auch schon in den ersten Lebensjahren gesehen.

Nach den Statistiken sollen Männer häufiger erkranken als Frauen. Bei der geringen Zahl von Fällen, die den meisten dieser Statistiken zugrunde liegen, ist auf diese Angabe wohl kein sehr großer Wert zu legen.

Die Leukämie scheint über die ganze Erde verbreitet vorzukommen. Meist finden sich die Fälle ganz sporadisch. Selten sind Beobachtungen, die dazu veranlassen könnten, kleine Endemien von Leukämie anzunehmen. Arnsperger beschreibt sechs Fälle von Leukämie in zwei kleinen Ortschaften in der Umgebung von Pforzheim. Eine hereditäre Disposition läßt sich in der Regel nicht nachweisen.

Sogar bei Tieren kommen Krankheitszustände vor, die der menschlichen Leukämie zu entsprechen scheinen. Nocard und andere französische Tierärzte berichten über Leukämie bei Pferden, Kühen und Hunden. Bei Meerschweinchen und Kaninchen ist dagegen bisher nichts von leukämischen Erkrankungen bekannt. Eine gewisse Bedeutung hat in neuerer Zeit die von Ellermann und Bang beschriebene Hühnerleukämie erlangt. Davon wird bei der Ätiologie der Leukämien noch kurz gesprochen werden.

Welche Form der Leukämie die häufigere ist, läßt sich schwer sagen. Ich habe entschieden erheblich mehr myeloische als lymphadenoide Leukämien gesehen. Doch scheint das nicht überall so zu sein. Die akuten Leukämien stellen aber eine recht seltene Erkrankung dar.

Ätiologie der Leukämien. Obwohl die Ätiologie der Leukämien bisher noch unbekannt ist, erscheint es vielleicht doch nicht ganz überflüssig, mit einigen Worten wenigstens auf das einzugehen, was man bisher weiß oder vermuten kann.

Früher wurden als prädisponierende Momente schlechte Wohnung und Ernährung mit allen ihren somatischen und psychischen Folgezuständen, ferner Lues, Malaria usw. angeführt. Es sind so ungefähr die gleichen Dinge, die als prädisponierende Momente bei fast jeder ätiologisch unklaren Krankheit beschuldigt werden. Natürlich existiert absolut kein Beweis dafür, daß diese Zustände nun wirklich Leukämie auslösen können.

Praktisch wichtig, speziell für die gutachtliche Tätigkeit, ist der Zusammenhang zwischen Leukämie und Trauma. Es handelt sich dabei besonders um Traumen, welche die Milzgegend betreffen. Mosler, Ebstein u. a. haben schon früh auf die Beziehungen der Leukämie zu einem vorhergegangenen Trauma hingewiesen. Ich muß sagen, daß man diese Frage nicht skeptisch genug betrachten darf. Hat man ein Gutachten abzugeben, so wird man zunächst genau nachzuforschen haben, ob die Leukämie nicht vielleicht schon vor dem Trauma vorhanden war. Falls ein Kranker, der kurz zuvor ein Trauma erlitt, mit einer chronischen myeloischen Leukämie und kolossalem Milztumor den Arzt aufsucht, so wird man wohl berechtigt sein, zu vermuten, daß die Leukämie schon früher bestanden hatte. Schwieriger kann es sein, die Frage zu entscheiden, wenn zwischen Untersuchung und Trauma eine längere Zeit liegt und man keine zuverlässigen anamnestischen Angaben bekommen kann. Unter Umständen wird man, wie ich glaube, den Zusammenhang nicht sicher ablehnen dürfen, besonders wenn das Trauma die Milz oder die Knochen betraf. Wir wissen ja noch so wenig über die Bedingungen, unter denen Leukämie entsteht, daß es kaum möglich ist, die traumatische Entstehung oder Verschlimmerung der Leukämie a priori zurückzuweisen. Sehr wahrscheinlich ist mir allerdings der Zusammenhang nicht.

Viel mehr Anhänger besitzt heute die Hypothese der infektiösen Ätiologie der Leukämien. Es braucht wohl kaum bemerkt zu werden, daß besonders in früheren Jahren zahlreiche bakterielle Mikroorganismen im Blute Leukämischer gefunden worfen sind. Alle diese Bakterienbefunde haben zur Aufklärung der Ätiologie nichts beigetragen. Denn entweder handelte es sich dabei um sekundäre Verunreinigungen, oder um Kombinationen von Leukämie mit septischen Erkrankungen. Das letztere kommt besonders häufig bei der akuten Leukämie vor.

Eine Zeitlang erregten die Untersuchungen von Loewit Aufsehen. Er glaubte in dem Blute Leukämischer Amöben (Hämamöben) gefunden zu haben. Indessen dürfte es sich nach Türk bei den Hämamöben Loewits doch wohl um Täuschungen (durch Mastzellengranula) gehandelt haben. In neuerer Zeit hat Pappenheim in dem Protoplasma der weißen Blutkörperchen bei einer akuten Leukämie stäbchenartige Einschlüsse gesehen, die sich stark mit Arzur färbten. Pappenheim selbst spricht sich aber über die möglicherweise parasitäre Natur dieser Gebilde nur mit der größten Zurückhaltung aus.

Etwas hoffnungsvoller darf man wohl den Resultaten der kürzlich begonnenen experimentellen Untersuchungen entgegensehen. Tierleukämien sind ja schon lange bekannt. Man hatte aber früher nur selten Übertragungsversuche bei diesen Leukämien gemacht und sich einfach darauf beschränkt, Tieren menschliches leukämisches Material zu injizieren. Alle diese Versuche (Mosler, Bollinger) sind resultatlos geblieben. Auch auf Affen hat man die menschliche Leukämie nicht übertragen können. Dagegen erzielten Ellermann und Bang durch Übertragung der Hühnerleukämie auf Hühner mehrfach positive Resultate. Das ist durch Hirschfeld und Jakoby neuerdings bestätigt worden. Die Leukämie geht bei den Versuchstieren an, wenn man ihnen leukämisches Hühnerblut intravenös injiziert. Es könnte sich dabei allerdings einfach um eine Transplantation handeln, ähnlich wie bei der Krebsübertragung. Die Zellen des leukämischen Blutes würden dann also im fremden Organismus weiterwuchern. Aber Ellermann und Bang geben ferner an, daß ihnen die Übertragung der Leukämie auch durch zellfreies Serum gelungen sei. Wenn sich auch dieser

Teil ihrer Untersuchungen bestätigt, dann wäre damit ein wichtiger Anhaltspunkt für die infektiöse Ätiologie der Leukämie gewonnen. Zunächst allerdings
nur der Hühnerleukämie! Es wäre daher sehr erwünscht, wenn ähnliche Versuche in größerem Umfange auch an Säugetieren ausgeführt würden. Die bisherigen Untersuchungen (Weil und Clerc, Compt. rend. Soc. biol., Vol. 56, 1904,
p. 21), die sich mit der Übertragung der Hundeleukämie beschäftigen, scheinen
resultatlos geblieben zu sein.

Es mag noch bemerkt werden, daß nicht alle Autoren sich der infektiösen Ätiologie
der Leukämien zuneigen. Vor einigen Jahren hat K. Ziegler eine Hypothese über das Wesen
der Leukämie aufgestellt, deren Hauptpunkte etwa folgende sind: Zwischen dem myeloischen und lymphadenoiden Gewebe besteht ein Zustand des funktionellen Gleichgewichtes,
die beiden Gewebe hemmen sich also gegenseitig in ihrer Entwickelung. Schädigung des
einen der beiden Gewebssysteme führt zur Hyperplasie des anderen. Demnach hätte man die
Ursache der myeloischen Leukämie in einer primären Erkrankung des lymphadenoiden
Gewebes zu erblicken. Ziegler denkt dabei in erster Linie an eine Erkrankung der Malpighischen Follikel der Milz. Schädigte er nämlich diese im Tierversuch durch Röntgenbestrahlung, so trat Myelozytose und myeloische Umwandelung der Milzpulpa ein, ein Zustand, den Ziegler zur Leukämie in Parallele zu setzen sucht. Indessen ist das noch lange
keine Leukämie; auch können, wie Gruber zeigte, bei Röntgenbestrahlung Wucherungen myeloischer Gewebes bei Tieren vorkommen, denen die Milz exstirpiert ist. Endlich spricht auch
eine Anzahl sonstiger klinischer Beobachtungen gegen den von Ziegler verfochtenen
Antagonismus der beiden Gewebssysteme. Die Versuche von Ziegler können also —
wenigstens soweit sie die Ätiologie der Leukämie aufzuklären suchen — schwerlich herangezogen werden.

Am wahrscheinlichsten dürfte es nach dem heutigen Stande der Kenntnisse sein, daß die Leukämien oder wenigstens gewisse Formen (Hühnerleukämie)
infektiösen Ursprunges sind.

B. Die chronische myeloische Leukämie. (Leukämische Myelose.)

Symptomatologie. Subjektive Symptome treten bei der chronischen
myeloischen Leukämie in stärkerem Grade meist erst auf, wenn die Krankheit
bereits ziemlich weit vorgeschritten ist. Gewöhnlich suchen die Patienten den
Arzt auf, weil sie Schmerzen oder auch nur einen dumpfen Druck und ein Gefühl
von Schwere im Leibe verspüren, besonders auf der linken Seite. Appetitlosigkeit, Aufstoßen gesellen sich häufig hinzu, Erscheinungen, die wohl zum
größten Teil auf den Druck der stark vergrößerten Milz oder der Leber
auf die übrigen Abdominalorgane zu beziehen sind. Gelegentlich kann wohl
auch die Spannung der serösen Überzüge von Milz und Leber, ev. auch entzündliche Veränderungen (Perisplenitis) die Schmerzen bedingen.

Das Allgemeinbefinden bleibt häufig lange ungestört oder ist nur
wenig verändert. Im späteren Verlaufe fehlen aber doch fast nie Klagen
über allgemeine Mattigkeit und Hinfälligkeit, über Herzklopfen und Dyspnoe
bei leichten körperlichen Anstrengungen. Als Folge des verminderten Appetites
stellt sich zuweilen stärkere Abmagerung ein. In den Angaben der Patienten
kontrastiert dann in seltsamer Weise die allgemeine Abmagerung mit der Zunahme des Abdominalumfanges.

Seltener kommt es vor, daß die Leukämiker scheinbar in vollster Gesundheit von heftigem, fast unstillbarem Nasenbluten befallen werden. In solchen
Fällen soll man nie vergessen, eine Blutuntersuchung vorzunehmen!

Je nach Lokalisation der leukämischen Prozesse kann nun noch eine
große Reihe anderer Beschwerden auftreten: Spontane Schmerzhaftigkeit
der Knochen ist nicht gerade besonders häufig. Sehr quälend können dagegen
für den Kranken Störungen seitens der Sinnesorgane werden: Das Sehen wird
plötzlich oder allmählich schlechter, auch das Gehör ist häufig gestört. Ich sah
bisher nur einfache hochgradige Schwerhörigkeit, die durch Erkrankung des

inneren Ohres bedingt war. Von anderen Seiten wird aber auch das Vorkommen des Menièreschen Symptomenkomplexes und zahlreicher, oft sehr lästiger subjektiver Gehörsempfindungen beschrieben.

Alle diese subjektiven Beschwerden können aber auch völlig fehlen; oder nur dieses oder jenes Symptom, das an sich nichts Charakteristisches bietet, führt den Kranken zum Arzt. Auf eine typische Anamnese kann man also beim Leukämiker nicht rechnen und ist mehr als bei vielen anderen Krankheiten auf die objektive Untersuchung angewiesen.

Es kann vielleicht noch erwähnt werden, daß auch das reichliche Uratsediment des Harnes gelegentlich den Patienten auffällt und sie veranlaßt, sich untersuchen zu lassen.

Die objektive Untersuchung läßt in der Regel — schon bevor man den Blutbefund kennt — die Krankheit wenigstens vermuten.

Das Aussehen bietet häufig nichts Besonderes. Haut und Schleimhäute können normal gefärbt sein. In den höheren Stadien des Leidens ist der Kranke allerdings fast regelmäßig sehr blaß. Auch der allgemeine Ernährungszustand hat dann gelitten, das Unterhautfettgewebe ist schlaff und spärlich, die Haut häufig trocken. Seltener besteht eine abnorme starke Schweißsekretion.

An der Haut selbst sieht man in den meisten Fällen keine Veränderungen. Gelegentlich findet man an einzelnen Stellen, namentlich den Streckseiten der Extremitäten, kleine, bis stecknadelkopfgroße Petechien. Es können solche Petechien als einziges Zeichen einer hämorrhagischen Diathese bestehen. In stärkerem Grade kommt diese bei der myeloischen Leukämie wohl weniger häufig vor, als bei den anderen Formen dieser Erkrankung. In vorgerückten Stadien sieht man aber doch bisweilen schwere Erscheinungen hämorrhagischer Diathese: Es kommt dann zu ausgedehnten Hämorrhagien im Unterhautgewebe, zu schweren, fast unstillbaren Schleimhautblutungen. Besonders gefürchtet ist die Epistaxis der Leukämiker, sowie die zuweilen höchst gefährlichen Blutungen, die sich nach einer Zahnextraktion einstellen. Mir ist ein Fall bekannt, in dem sich ein Leukämiker nach einer einfachen Zahnextraktion fast verblutet hätte, obwohl er im Krankenhause war. Auch das Zahnfleisch kann sich dann beteiligen. Es lockert sich in ähnlicher Weise wie beim Skorbut, schwillt an, blutet bei jeder kleinsten Berührung oder auch spontan. Endlich vervollständigen Hämorrhagien der Intestinalschleimhaut das schwere Krankheitsbild. Zum Glück treten die Erscheinungen der hämorrhagischen Diathese in dieser schweren Ausprägung nur bei der Minderzahl der Kranken auf. Besonders häufig scheinen sie sich dann einzustellen, wenn die chronische Leukämie nach kurzer Besserung, z. B. durch Röntgenbestrahlung, einen akuten Nachschub erfährt. Dieser führt dann meist zum tödlichen Ausgange. Der einzige Fall schwerer hämorrhagischer Diathese bei chronischer myeloischer Leukämie, der mir bisher vorgekommen ist, betraf einen Kranken, der durch Röntgenbestrahlung so weit gebessert war, daß objektiv und subjektiv kaum noch irgend welche leukämischen Veränderungen sich fanden. Aus heiterem Himmel trat bei ihm eine schwere hämorrhagische Diathese ein, die in kurzer Zeit zum Tode führte.

Sonst ist von Hautveränderungen bei Leukämie nicht viel zu erwähnen. Zuweilen besteht Neigung zu Ekzemen. Selten sind myeloische Infiltrationen der Haut, wie sie z. B. von Schleip und Hildebrandt beschrieben wurden. Die Ödeme, die in fortgeschrittenen Stadien an den Unterschenkeln nachzuweisen sind, dürften wohl mit der allgemeinen Kachexie der Patienten zusammenhängen.

Vergrößerungen der palpablen Lymphdrüsen werden bei dieser Form der Leukämie häufig ganz oder fast ganz vermißt. Erst im späteren Verlauf der Krankheit treten mäßig große, schmerzlose Lymphdrüsenschwellungen hervor. Nur selten erreichen diese eine so beträchtliche Größe, daß sie zu erheblichen Störungen führen. Das ist z. B. der Fall, wenn sich größere mediastinale Lymphdrüsenpakete ausbilden.

Klinisch am wichtigsten unter allen Symptomen — wenn wir von der Blutveränderung absehen — ist ohne Zweifel der Milztumor. Er kann eine enorme Größe erreichen, so daß er die ganze linke Hälfte des Abdomens komprimiert und sich auch nach rechts weit über die Mittellinie vorschiebt, häufig bis in die rechte Fossa iliaca. Das Zwerchfell wird links zuweilen durch den riesigen Tumor in die Höhe gedrängt. Es entsteht dann ein Dämpfungsbezirk über der Gegend des linken Unterlappens, der ev. zu Täuschungen Veranlassung geben kann.

Der riesige Tumor fühlt sich hart und in der Regel glatt an. Durch den Nachweis des schärferen und eingekerbten oberen Randes läßt er sich sicher als Milz erkennen. Spontan und auf Druck ist er meist nicht besonders schmerzhaft. Nur wenn stärkere perisplenitische Erscheinungen oder frische Infarkte vorhanden sind, erreichen die Schmerzen höhere Grade. Ist der peritoneale Überzug der Milz stark gereizt, so können die Erscheinungen der akuten Peritonitis in der deutlichsten Weise sich geltend machen und zu einer Fehldiagnose verführen. Das ist schon oft vorgekommen, besonders wenn der Arzt den Kranken in einem derartigen Zustande zum ersten Male sah. Nägeli teilt einen lehrreichen Fall dieser Art mit.

Die Perisplenitis läßt sich leicht durch das Auftreten von Reibegeräuschen bei der Atmung nachweisen. Oft kann man diese knackenden, schabenden Geräusche durch Auflegen der Hand auf die Milzgegend fühlen.

Auch die Leber ist in den meisten Fällen erheblich vergrößert. Sie überragt in der Regel den Rippenbogen um mehrere Finger und kann bis zum Darmbeinkamm reichen. Ihre Oberfläche ist glatt, die Konsistenz des Organes erheblich vermehrt. Ikterus kommt vor, dürfte aber recht selten sein.

Die Lokalisation der hyperplastischen Wucherung des Markgewebes in den Knochen macht auch gewisse Erscheinungen, wenn diese allerdings auch nicht sehr aufdringlich sind und nur bei einer darauf gerichteten Untersuchung erkannt werden. Bekannt ist der auf Beklopfen eintretende Sternalschmerz der Leukämiker, oft sind auch andere Knochen, besonders die Rippen, empfindlich, weniger die langen Röhrenknochen der Extremitäten. Spontanfrakturen, wie man sie bei Knochentumoren so oft sieht, kommen bei der Leukämie nicht vor.

Die Organe der Brusthöhle bieten keine charakteristischen Veränderungen. Ist der Kranke sehr anämisch, so können, ebenso wie auch bei anderen Anämien, systolische Geräusche am Herzen zu hören sein. Auch Bronchitiden sind häufig. Wenn der Patient außerdem noch Temperatursteigerungen hat und unter Nachtschweißen leidet, kann man leicht zur Annahme einer Lungentuberkulose veranlaßt werden.

Seröse und hämorrhagische pleuritische und peritonitische Exsudate treten nur selten auf. Unter den zelligen Elementen, die solche Exsudate enthalten, finden sich häufig Myelozyten, zuweilen auch Mastzellen (Mosse) in größerer Zahl. Wahrscheinlich entstehen diese Ergüsse durch Entwickelung leukämischer Infiltrate in den serösen Bekleidungen des Pleural- und Peritonealraumes.

Charakteristsiche Veränderungen am Magendarmkanal fehlen. In späteren Stadien der Erkrankung kommen, wie oben erwähnt, allerdings zuweilen Stomatitiden vor. Auch der Appetit liegt häufig darnieder, die Darmtätigkeit ist ganz ungeregelt. Durchfälle wechseln mit Obstipation ab. In einem Falle von Leukämie, den ich vor einigen Jahren sah, bestanden sub finem vitae sehr heftige Durchfälle, veranlaßt durch eine ausgedehnte diphtherische Erkrankung der Dickdarmschleimhaut.

Die Harnsäuremenge im Urin ist meist vermehrt. Sie kann sehr hohe Werte erreichen. Zuweilen bemerken die Kranken selbst das reichliche Ausfallen von Uraten im abgekühlten Harn. Ziemlich häufig kommt es auch zur Bildung von Harnsäuresteinen, während echte Gicht bei der Leukämie bisher selten beobachtet worden ist. Vorübergehende oder länger dauernde Albuminurie ohne sonstige Zeichen einer schwereren Nierenerkrankung ist gewöhnlich. Mehrfach ist Priapismus durch Thrombose der Corpora cavernosa gesehen worden.

Wichtiger sind Veränderungen seitens des Nervensystems und der Sinnesorgane.

Die Sehstörungen der Leukämischen beruhen meist auf Retinalblutungen, die in streifenförmiger oder fleckenweiser Anordnung vornehmlich die Umgebung der Makula betreffen. Daneben kennt man noch eine Retinitis leucaemica. In der Umgebung der Retinalgefäße können sich kleine myeloische Herde bilden.

Auch die so häufigen Gehörstörungen, die sich besonders in Schwerhörigkeit und Schwindelanfällen äußern, sind auf leukämische Infiltrationen und Blutungen im inneren Ohr zurückzuführen.

Gelegentlich kommen auch noch andere leukämische Veränderungen im Zentralnervensystem vor, z. B. Blutungen, die dann hemiplegische Erscheinungen im Gefolge haben. Seltener sind bulbäre Erscheinungen (Eisenlohr und Müller) und Degenerationen im Gebiet der Hinterstränge, ähnlich wie bei der Biermerschen Anämie (Nonne). Leukämische, perivaskulär gelegene Wucherungen im Rückenmark sind mehrfach beschrieben worden. Sie können je nach ihrer Lokalisation sehr verschiedenartige Störungen bedingen.

Der Gesamtstoffwechsel der Leukämischen, der O_2-Verbrauch und die CO_2-Ausscheidung, weicht nicht wesentlich von dem des Normalen ab. Das haben schon Pettenkofer und Voit festgestellt. Eine gewisse Steigerung der Energieproduktion, der man zuweilen begegnet, ist durch den starken Stoffwechsel des myeloischen Gewebes erklärbar. (Grafe, Arch. f. klin. Med. Bd. 102.) Bis zu einem gewissen Grade charakteristisch für Leukämie — und zwar in höherem oder geringerem Maße für alle Formen dieser Krankheit — ist der gesteigerte Zerfall von Nukleinsubstanzen. Offenbar handelt es sich dabei hauptsächlich um beschleunigte Bildung und beschleunigten Untergang von Leukozyten. Als Ausdruck dieser Stoffwechselanomalie ist die Vermehrung der endogenen Harnsäure anzusehen. Außerdem treten auch andere, unvollständig oxydierte Purinkörper in großer Menge auf, z. B. Xanthin und Hxpoxanthin. Ihr reichliches Vorkommen bei der Leukämie ist schon seit langer Zeit durch Mosler, Salkowski u. a. bekannt. Auch die oft erhebliche Vermehrung der Phosphorsäure im Urin ist wohl als Ausdruck des vermehrten Zerfalls von Kernsubstanzen anzusehen.

Unregelmäßige Fiebersteigerungen kommen oft vor. Offenbar handelt es sich dabei zuweilen um ein nicht infektiöses Fieber, ähnlich wie bei Anämien.

Es wäre nun ein Irrtum, zu glauben, daß man alle oben geschilderten Symptome bei jeder myeloischen Leukämie treffen müßte. Das ist nicht der Fall. Sehr oft kann man nämlich aus dem Blutbefunde bereits die Diagnose in einem Stadium stellen, in dem bei der sonstigen klinischen Untersuchung noch recht wenig zu finden ist. Am meisten fällt für die Diagnose der Milztumor ins Gewicht. Aber auch dieser erlaubt nicht mehr als eine Vermutungsdiagnose, da Milztumoren von ähnlicher Konsistenz und Größe auch bei anderen Zuständen vorkommen. Den Ausschlag muß immer die Blutuntersuchung geben.

Blutveränderungen bei myeloischer Leukämie. Die gesamte Blutmenge dürfte kaum vermindert sein. Doch liegen bisher keine genaueren Untersuchungen darüber vor.

Der hervorquellende Blutstropfen kann ganz normal aussehen. Oft verknüpft sich aber mit der Leukämie eine mehr oder weniger schwere Anämie, besonders in den vorgerückteren Stadien. Dann sieht das Blut blaß aus, aber es ist doch nicht so wässerig wie bei schweren Anämien, wenigstens wenn die Leukozytenzahl hoch ist. Die Leukozyten verleihen dem Blute eine klebrige Konsistenz, die besonders dann bemerkt wird, wenn man Ausstriche anfertigt.

Die Gerinnungsfähigkeit ist vermindert, obwohl die Zahl der Blutplättchen hoch ist. Nicht immer gehen also Blutplättchenzahl und Gerinnungsfähigkeit Hand in Hand. Auch die Fibrinmenge ist nach Pfeiffer herabgesetzt, während sie bei Leukozytosen die Norm zu überschreiten pflegt.

Der Hämoglobingehalt und die Zahl der Erythrozyten können ungemein wechseln. In den Anfangsstadien findet man meist annähernd normale Werte, später ist eine mäßige Verminderung am häufigsten. Ganz schwere Grade von Anämie sind ebenfalls gelegentlich gesehen worden.

Fast regelmäßig kann man Normoblasten im Blute finden, zuweilen in Teilung begriffen. Das Auftreten von Normoblasten ist unabhängig von dem Bestehen einer Anämie und hier also offenbar nicht durch beschleunigte Blutregeneration bedingt, sondern wohl Folge der allgemeinen Hyperplasie des myeloischen und erythroblastischen Gewebes. Auch Polychromasie und basophile Körnelung sind ein häufiger Befund, während Megaloblasten seltener sind und hauptsächlich dann vorkommen, wenn gleichzeitig ein schwererer Grad von Anämie besteht.

Ungemein bunt gestaltet sich der Anblick eines gefärbten Blutpräparates durch die Veränderung des Leukozytenbildes. Das Verhalten der Leukozyten ist für die Diagnose ausschlaggebend. Es kommen nämlich im Blute bei myeloischer Leukämie alle Leukozytenformen und -reifungszustände vor, denen man im Knochenmark begegnet, mit Ausnahme der Knochenmarkriesenzellen.

Die Zahl der Leukozyten ist meist hoch. Der Anfänger hat auf Grund des gefärbten Präparates oft sogar den Eindruck, daß mehr Leukozyten als Erythrozyten da sind. Das ist aber eine Täuschung. Meist übersteigt die Leukozytenzahl nicht 500000. Am häufigsten findet man in voll ausgeprägten Fällen 100000—200000. Selten werden dauernd Werte gefunden, die nur wenig die normale Zahl übersteigen. Aber auch dann gelingt es durch gleichzeitige Berücksichtigung des klinischen Bildes und des Blutbefundes, eine sichere Diagnose zu stellen. Die qualitative Änderung des leukozytären Blutbildes nämlich wird fast nie vermißt.

Diese ist charakterisiert durch die große Zahl von Myelozyten und die Vermehrung der Eosinophilen und Mastzellen, meist auch durch Auftreten von eosinophilen und Mastzellenmyelozyten.

An Zahl überwiegen allerdings auch bei der myeloischen Leukämie in der Regel die polymorphkernigen Leukozyten. Trotz der enormen absoluten Steigerung ihrer Zahl bleibt das Prozentverhältnis dieser Zellen ungefähr dasselbe wie im normalen Blute, also im Durchschnitt 60—75%, doch verhalten sich die einzelnen Fälle sehr verschieden. Man sieht häufig polymorphkernige Leukozyten mit nur wenig eingebuchtetem Kern (Metamyelozyten), die den Übergang von Myelozyten zu polymorphkernigen neutrophilen Zellen bilden. Neben den neutrophilen sind auch die eosinophilen polymorphkernigen Zellen stark vermehrt, ebenso die Mastzellen, die zusammen 10 und mehr Prozent aller Leukozyten umfassen können. Zuweilen beherrschen die Mastzellen das Blutbild in einem Grade, daß man von Mastzellenleukämie sprechen kann (Joachim). Neben den ausgereiften Formen der myeloischen Reihe finden sich als charakteristische Elemente in sehr wechselnder, aber fast immer recht großer

Zahl ihre Stammformen. Neutrophile Myelozyten machen gewöhnlich einen erheblichen Prozentsatz aller Zellen aus. Sie zeigen enorme Größenunterschiede. Neben Exemplaren von der 3—4 fachen Größe eines polymorphkernigen Leukozyten kommen auch sehr kleine Formen vor. Selten sieht man in ihnen Kernteilungsfiguren. Die Granulationen sind zum Teil schlecht oder ungleichmäßig ausgebildet. In einer oder der anderen Zelle kann man neben neutrophilen auch unausgereifte basophile Granulationen sehen. Noch deutlicher tritt diese Erscheinung bei den eosinophilen Myelozyten hervor. Falls man einige Zeit sucht, kann man fast regelmäßig eosinophile Myelozyten finden, die neben prachtvoll mit Eosin gefärbten noch mehr oder weniger reichlich basophile Granula in ihrem Protoplasma führen.

Endlich findet man sehr oft ziemlich große Zellen von lymphoidem Charakter mit großem Kern und basophilem Protoplasma, das zuweilen pseudopodienähnliche Fortsätze aufweist. Offenbar handelt es sich auch hier um Elemente der myeloischen Reihe (Myeloblasten), eine Annahme, die dadurch noch mehr Wahrscheinlichkeit gewinnt, als man oft in einer oder der anderen Zelle spärliche Granula wahrnimmt. Unter Umständen kann die Zahl dieser Zellen erheblich zunehmen und die der Myelozyten übertreffen. Das ist besonders bei rapiden Verschlechterungen des Allgemeinzustandes der Fall.

Echte Lymphozyten treten im Blutbilde ganz in den Hintergrund. Ihre Zahl ist relativ enorm vermindert, absolut normal oder sogar ein wenig vermehrt. Auch die großen Mononukleären und Übergangsformen sind nur in geringer Zahl zu finden (vgl. Tafel I, Fig. 4 u. Tafel II, Fig. 1).

Das Blutbild, wie es oben geschildert wurde, kann bis zu einem gewissen Grade als typisch für die meisten Fälle myeloischer Leukämie gelten. Es braucht wohl kaum hinzugefügt zu werden, daß es allerdings bei verschiedenen Kranken oder auch bei demselben Patienten zu verschiedenen Zeiten erhebliche quantitative Unterschiede zeigen kann. Bald treten die Myelozyten mehr in den Vordergrund, bald die polymorphkernigen Neutrophilen.

Aber man beobachtet nicht gar zu selten auch größere Abweichungen von diesem Blutbilde und spricht dann von „**atypischen myeloischen Leukämien**." Eine ausführliche Besprechung dieser Zustände gibt Hirschfeld. Die Atypie kann sich in verschiedener Weise äußern.

a) Zunächst gibt es Fälle mit normaler oder hochnormaler Leukozytenzahl. Das kommt besonders in den Anfangsstadien der Krankheit vor, später nur selten spontan. Öfters begegnet man dagegen auch im weiteren Verlauf vorübergehend normalen Leukozytenzahlen, wenn irgend eine Infektionskrankheit den Verlauf der Leukämie kompliziert. Auch die modernen therapeutischen Eingriffe kommen in Betracht. Am bekanntesten ist die Wirkung der Röntgenbestrahlung auf das myeloische Blutbild. Kaum mehr zu zählen sind die Beobachtungen, in denen unter länger fortgesetzter Radiotherapie Remissionen der Leukämie eintraten. Diese äußern sich ebensosehr im Allgemeinbefinden wie im Blutbilde. Die Zahl der Leukozyten kann bis auf normale, ja sogar subnormale Werte sinken, die pathologischen Jugendformen schwinden mehr und mehr. Schließlich erinnert nur noch das Vorkommen ganz vereinzelter Myelozyten daran, daß man es nicht mit einer vollständigen Heilung, sondern nur mit einer Remission der Leukämie zu tun hat.

Zuweilen gelingt es auch, durch eine länger fortgesetzte Arsenkur die Zahl der Leukozyten herabzusetzen. Aber hierbei stellt sich wohl kaum jemals ein halbwegs normaler Blutbefund ein. Ich habe sehr ausgesprochene Wirkungen des Arsens noch nicht beobachtet.

Viel häufiger führen vorübergehende Infektionskrankheiten zu starken Reduktionen der Leukozytenzahl, z. B. septische Infektionen, Erysipel, akutere Formen der Tuberkulose. Ähnlich wirken auch Tuberkulininjektionen. Quincke hat sogar versucht, diese Wirkung des Tuberkulins therapeutisch nutzbar zu machen. Die Behandlungsmethode hat sich aber nicht eingebürgert. Die Erfolge entsprachen doch schließlich nicht den Erwartungen.

b) Bei anderen Fällen liegt das Atypische darin, daß die Vermehrung der Eosinophilen und Mastzellen fehlt. Deren Bedeutung war von Ehrlich-Lazarus für die Diagnose der myeloischen Leukämie sehr hoch bewertet worden. Jetzt weiß man, daß diese Vermehrung nicht absolut zur Diagnose gehört, daß also offenbar gewisse Unterschiede der Leukopoese vorkommen, deren Genese uns noch nicht klar ist. Man braucht darum solche Fälle ohne Eosinophile und Mastzellen nicht von der myeloischen Leukämie abzutrennen.

c) Daß auch im Verlaufe chronischer Leukämien unter Umständen Myeloblasten das Blutbild vollständig beherrschen, ist schon erwähnt, worden. Besonders ist das der Fall während einer Verschlimmerung des Leidens, also kurz vor dem Tode oder bei den so plötzlich eintretenden und gefährlichen Rückfällen der Krankheit, nachdem durch Röntgenbestrahlung eine erhebliche Besserung erreicht worden war.

Krankheitsverlauf. Die myeloische Leukämie ist, so viel man bisher weiß, ein unheilbares Leiden. Vereinzelte Fälle von Heilung dürfen wohl nur entweder als länger dauernde Remissionen angesehen werden, oder es handelte sich dabei überhaupt nicht um Leukämie, sondern um Myelozytosen aus anderen Gründen (Anaemia pseudoleucaemica, Leukanämie).

Die Dauer der Krankheit beträgt meist 2—4 Jahre. Da die Diagnose wegen der geringen Beschwerden in den Frühstadien des Leidens gewöhnlich nicht gestellt wird, ist es möglich, daß die Gesamtdauer eine viel längere ist.

Der Krankheitsverlauf ist charakterisiert durch eine allmählich fortschreitende Vergrößerung der Milz, durch zunehmende Kachexie und Steigerung der Leukozytenzahlen; oft tritt später auch noch eine mehr oder weniger schwere Anämie hinzu.

Der Tod erfolgt entweder an allgemeiner Entkräftung oder an einer der plötzlich eintretenden Hämorrhagien. Aber es kommt auch oft genug vor, daß die Leukämiker an irgend einer Komplikation zugrunde gehen. Relativ häufig scheint sich eine Tuberkulose akuter oder chronischer Art hinzuzugesellen.

Die im ganzen progressive Tendenz ist wohl allen Leukämien gemeinsam. Bei den chronischen Formen der Krankheit handelt es sich aber vielfach nicht um einen stetig und unaufhaltsam fortschreitenden Verlauf, sondern um schubweise Verschlimmerungen der Krankheit. Dazwischen treten dann spontan entstandene, häufiger aber therapeutisch veranlaßte Remissionen auf. Die Dauer solcher Remissionen kann sehr wechselnd sein, oft viele Wochen betragen. Der Milztumor geht dabei zurück, die Zahl der Leukozyten nimmt ab, der Appetit bessert sich, kurz der ganze Zustand verändert sich allmählich von Grund aus. Die Kranken beginnen wieder zu hoffen. Mehrmals habe ich während solcher Remissionen ganz enorme Gewichtszunahmen gesehen. Ein Kranker wurde direkt fett und sah blühend aus.

Leider sind alle Hoffnungen auf definitive Heilung bisher trügerisch gewesen. Man hat zwar Kranke mit Leukämie 10 und mehr Jahre hindurch am Leben erhalten können, es gibt also sicher Fälle mit nur wenig ausgesprochener progressiver Tendenz; aber früher oder später erliegen sie doch alle der Grundkrankheit oder irgend einer Komplikation.

Auch die Besserungen der Leukämie, die man im Verlaufe interkurrenter Infektionskrankheiten, z. B. Erysipel, Typhus, Pneumonie, Influenza, gesehen hat, sind nur vorübergehender Natur. Eisenlohr, A. Fränkel, H. F. Müller haben die ersten Beobachtungen gemacht, an die sich dann eine große Zahl neuerer Mitteilungen anschlossen. Offenbar kommt es dabei zu einer Beeinflussung der blutbildenden Organe. Im wesentlichen handelt es sich wohl um eine absolute Verminderung der hyperplastischen Vorgänge und um Annäherung des Blutbildes an normale Verhältnisse. Die Zahl der Leukozyten nimmt ab, die unreifen Jugendformen schwinden mehr und mehr, statt ihrer beherrschen dann wieder die polymorphkernigen Neutrophilen das Leukozytenbild, die Milz kann schnell kleiner werden. Leider macht die scheinbare Besserung sehr schnell wieder einer Verschlimmerung Platz.

Diese Verschlechterungen nach Remissionen treten — allerdings nicht gerade oft — in eigenartiger, prognostisch höchst ungünstiger Art und Weise ein: Die chronische Leukämie geht dann scheinbar in eine akute über. In wenigen Tagen kann der Kranke unter den Erscheinungen einer schweren Infektion oder dem Bilde der hämorrhagischen Diathese zugrunde gehen. Im Blut hat sich inzwischen auch eine Veränderung abgespielt: Statt der polymorphkernigen Zellen und der neutrophil granulierten Myelozyten treten nun ungranulierte Myeloblasten von lymphozytenähnlichem Charakter in den Vordergrund. Meist hat die Entsendung der unreifsten myeloischen Formen in die Blutbahn eine verhängnisvolle Bedeutung. Das sind die Fälle, bei denen man früher einen Übergang der myeloischen in eine lymphadenoide Leukämie vermutet hatte. Ein solcher liegt hier aber sicher nicht vor.

Die **Prognose** der myeloischen Leukämie ist quoad sanationem ungünstig. Aber man kann heutzutage doch durch eine zweckmäßig durchgeführte Therapie das ungünstige Ende hinausschieben und dem Kranken längere Perioden leidlichen Wohlbefindens verschaffen.

Der Blutbefund resp. die Zahl der Leukozyten fällt für die Prognose kaum wesentlich ins Gewicht. Es gibt viele Fälle, die trotz sehr hoher Leukozytenwerte noch besserungsfähig sind. Andererseits ist es allerdings richtig, daß im späteren Verlaufe der Krankheit im allgemeinen höhere Zahlen gefunden werden als in den Anfangsstadien.

Für die Prognose wichtiger ist der allgemeine Kräfte- und Ernährungszustand. Bei einem sehr dekrepiden Patienten wird uns auch eine niedrige Leukozytenzahl nicht zu einem günstigen Urteil veranlassen können. Zuweilen sinken sogar die Leukozyten in den letzten Tagen des Lebens auf sehr niedrige Werte. Ungünstig wird unsere Auffassung sich auch gestalten müssen, wenn stärkere Blutungen, Nephritis oder Tuberkulose den Krankheitszustand komplizieren.

Bei der **Autopsie** von Kranken mit myeloischer Leukämie interessiert natürlich am meisten das Verhalten des Blutes und der blutbildenden Organe.

In den Blutgefäßen findet man viel speckhäutiges Gerinnsel von eiterähnlichem Aussehen. Die enorm vergrößerte Milz zeigt perisplenitische Verwachsungen mit anderen Abdominalorganen oder Verdickungen ihrer Kapsel. Häufig finden sich in ihr große Infarkte, die durch ihre gelblichweiße Färbung von der übrigen dunkelroten oder rotgrauen Schnittfläche abstechen. Malpighische Follikel kann man meist nicht erkennen. Wie die mikroskopische Untersuchung zeigt, besteht die Milz zum überwiegenden Teil aus myeloischem Gewebe von derselben Zusammensetzung und Anordnung wie das Knochenmark. Es entwickelt sich — wie immer bei myeloischen Umwandlungen — im Bereiche der Milzpulpa. Die Follikel sind weit auseinandergedrängt, oft verkleinert. Es macht zuweilen den Eindruck, als wenn sie durch die übermäßig gewucherten Pulpaelemente mechanisch beeinträchtigt würden (Ziegler, Meyer und Heineke). Das Trabekulargerüst der Milz ist stark verdickt.

Das Knochenmark hat eine „pyoide“ Beschaffenheit. In Knochen, die normalerweise Fettmark enthalten, wie den langen Röhrenknochen, findet sich zelliges Mark. Seine Farbe hängt von dem Verhältnis zwischen roten und weißen Elementen ab. Bald ist das Mark mehr rötlich, bald erinnert es an bluthaltigen Eiter. Mikroskopisch erweist es sich meist als sehr zellreich. Neutrophile Myelozyten wiegen vor. Groß ist auch die Zahl der Eosinophilen und Mastzellen. Diesen ist es wohl zuzuschreiben, daß sich beim Stehen und bei beginnender Zersetzung in Blut, Milz und Knochenmark sehr häufig Charcot-Leydensche Kristalle in großer Zahl bilden. Bekanntlich stehen diese Kristalle in genetischer Beziehung zu den eosinophilen Zellen. Wahrscheinlich können sie indessen auch aus Mastzellen entstehen (Joachim).

Veränderungen an den anderen Organen sind weniger konstant. Die meist sehr bedeutende Vergroßerung der Leber beruht in der Hauptsache auf einer ausgedehnten perivaskulären Wucherung myeloischen Gewebes. Auch in den vergrößerten Lymphdrüsen können myeloische Wucherungen von großem Umfange auftreten und die Lymphfollikel mehr oder weniger komprimieren.

Von den übrigen Organen dürfte wohl am häufigsten noch die Niere Sitz myeloischer Herde sein, die aber nur selten größere Mächtigkeit erreichen.

Alle anderen Veränderungen wie Aszites, pleuritische Esxudate und ausgedehntere Verfettungen der parenchymatösen Organe finden sich nur gelegentlich. Sie gehören nicht zum charakteristischen autoptischen Befunde bei myleoischer Leukämie.

C. Die chronische lymphadenoide Leukämie. (Leukämische Lymph-adenose.)

Die chronische lymphadenoide Leukämie muß nach dem, was früher gesagt wurde, absolut von der myeloischen Form abgetrennt werden. Hier liegt eine Erkrankung vor, die ausschließlich das lymphadenoide System betrifft. Dieses gerät in Wucherung, wahrscheinlich an vielen Stellen zu gleicher Zeit und breitet sich aus, zum Teil sogar auf Kosten des myeloischen Gewebes.

Symptomatologie und Blutbefund. Die subjektiven Symptome entsprechen zum Teil denen der myeloischen Leukämie. Gewöhnlich suchen die Kranken den Arzt auf, weil sie sich durch Verdickung und Anschwellung des Halses belästigt fühlen. Zuweilen kommen sie aber auch, bevor sie die Lymphdrüsenschwellungen bemerkt haben. Sie klagen dann über schlechtes, blasses Aussehen, über allgemeine Mattigkeit, leichte Ermüdung, selten über Atembeschwerden.

Bei der Untersuchung des Patienten fällt häufig eine gewisse Blässe auf. Der Ernährungszustand ist, besonders in den späteren Stadien, reduziert. Schon bei der Inspektion erkennt man oft Lymphombildungen am Halse. Von der weiten Verbreitung solcher Lymphdrüsenschwellungen bekommt man aber erst durch eine sorgfältige Palpation einen richtigen Eindruck.

Meist sind fast alle palpablen Lymphdrüsen mehr oder weniger vergrößert, am stärksten die Zervikaldrüsen, aber auch die axillaren, inguinalen, nuchalen Lymphdrüsen. Überall, wo normalerweise kleine Lymphknoten liegen, kann es zur Bildung großer Pakete kommen.

Die Lymphdrüsen erreichen sehr verschiedene Größe. Gewöhnlich sind sie nur bohnengroß oder wenig größer, seltener ist die eine oder andere über pflaumengroß. Ihre Konsistenz ist ziemlich hart. Sie sind auf Druck zuweilen etwas empfindlich, im Unterhautgewebe gut verschieblich, mit der Haut selbst nicht verwachsen. Vereiterung der Drüsen kommt wohl kaum vor, jedenfalls nur durch zufällige Infektionen septischer Art, denen diese Patienten ziemlich stark ausgesetzt sind.

Auch die lymphadenoiden Organe des Rachenrings, besonders die Tonsillen, sind oft vergrößert.

An der Haut selbst sieht man meist nichts Besonderes. Immerhin sind leukämische Hauterkrankungen hier häufiger als bei der myeloischen Leukämie. Zum Teil handelt es sich dabei direkt um kleine Lymphombildungen in der Haut. Es kann so ein Krankheitsbild zustande kommen, das an die Mycosis fungoides erinnert. Auch andere Formen der Beteiligung der Haut bei lymphadenoider Leukämie sind beschrieben worden, z. B. größere Tumorbildungen Pruritus etc. Die Literatur darüber findet sich bei Pinkus und Nägeli.

Weiterhin ergibt die Untersuchung auch bei dieser Form der Leukämie Vergrößerungen von Milz und Leber. Aber die Milztumoren halten sich in der Regel in bescheideneren Grenzen als bei der myeloischen Leukämie. Die Milz überragt nur um einen oder wenige Finger den Rippenbogen. Sie fühlt sich hart an, ihre Oberfläche ist glatt.

Die Leber verhält sich sehr verschieden. Bald ist sie stark vergrößert, bald nur wenig. Auch ihre Konsistenz ist vermehrt.

Im Urin ist auch hier eine bedeutende Harnsäurevermehrung als Zeichen des beschleunigten Leukozytenzerfalls nachzuweisen. Auch Albuminurie findet man bisweilen. In einem Falle fand Askanazy den Bence-Jonesschen Eiweißkörper, der sonst vornehmlich bei multiplen Myelomen vorkommt.

Auch dieses typische Krankheitsbild kommt nicht in allen Fällen lymphadenoider Leukämie in gleicher Weise zur Beobachtung. Häufig fehlt dieses oder jenes Symptom. Es gibt z. B. Fälle, bei denen palpable Lymphdrüsenschwellungen überhaupt vermißt werden und die Hyperplasie vornehmlich die retroperitonealen oder bronchialen Lymphdrüsen betrifft. Man darf also nicht aus dem Fehlen der Lymphome ohne weiteres schließen, daß keine Leukämie vorliegt. Ist die lymphadenoide Wucherung sehr weit im Knochenmarke verbreitet, so tritt auch hier beim Beklopfen der Sternalschmerz auf.

Unregelmäßige Temperatursteigerungen, die nicht auf irgend welche Infektionen zurückgeführt werden können, sind bei der lymphadenoiden Leukämie nicht selten.

Ausschlaggebend für die Diagnose ist der **Blutbefund.**

Die Zahl der Leukozyten ist hoch. Die meisten Werte bewegen sich wohl zwischen 100 000 und 500 000.

Hinter den Lymphozyten, die das Blutbild absolut beherrschen, treten alle anderen Elemente zurück. Alle Zellen der myeloischen Reihe zusammen machen nur ein paar Prozent der Leukozyten aus. Meist ist ihre Zahl absolut genommen etwa normal, zuweilen sogar vermindert. Eosinophile und Mastzellen sind sehr spärlich.

Die Lymphozyten gehören in den meisten Fällen überwiegend der kleinen Form an. Sie zeigen aber häufig gewisse Abweichungen vom normalen Typus. Daß ihnen die Azurgranula regelmäßig fehlen, wie Nägeli behauptete, wird neuerdings bestritten. Relativ oft trifft man aber außer kleinen in geringerer oder größerer Zahl auch große Lymphozyten. Diese sind außerordentlich zart und sehr leicht lädierbar. In nicht ganz tadellosen Abstrichen sind sie oft gequetscht. Zuweilen, allerdings nur in seltenen Fällen, besteht die Mehrzahl der Lymphozyten aus solchen großen Elementen. Sternberg hat gerade diese Fälle von der kleinzelligen lymphadenoiden Leukämie als Sarkomatosen abzutrennen gesucht. Indessen gibt es auch Leukämien, bei denen beide Zelltypen nebeneinander vorkommen. Die großen Lymphozyten können im Verlauf der Krankheit wieder völlig verschwinden. Andere atypische Lymphozytenformen sind die Riederschen Zellen mit eingebuchtetem Kern; sie dürften bei der chronischen lymphadenoiden Leukämie allerdings selten sein.

Im ganzen ist das Bild eines gefärbten Blutpräparates bei dieser Form der Leukämie „eintönig". Das betonen alle Autoren, indem sie den Gegensatz zu der Mannigfaltigkeit der Zellformen hervorheben, durch die das Blut bei der myeloischen Leukämie gekennzeichnet ist.

Die roten Blutkörperchen zeigen keine regelmäßigen Veränderungen. Oft ist der Hämoglobingehalt ganz oder fast normal, man sieht an den roten Blutscheiben nichts Pathologisches. Normoblasten sind entschieden seltener als bei der Myelämie. Gelegentlich kommen allerdings auch bei der lymphadenoiden Form schwerere Grade von Anämie vor. Dann fehlen auch nie die bekannten Veränderungen der roten Blutkörperchen.

Bei Besprechung des **Verlaufes** und der **Prognose** ist vielfach auf das zu verweisen, was bei der chronischen myeloischen Leukämie gesagt wurde. Beide Krankheiten zeigen nämlich ihre nahe Verwandtschaft auch in ihrem klinischen Charakter. Auch die lymphadenoide Leukämie führt zu einer stetigen oder schubweise verlaufenden Verschlechterung des Allgemeinbefindens unter Zunahme des lymphadenoidhyperplastischen Wucherungen. Dazwischen schieben sich auch hier Stillstände oder Remissionen des Leidens. Die Kachexie ist gegen Ende sehr hochgradig, wenn der Kranke nicht schon vorher der hämorrhagischen Diathese oder einer septischen Infektion zum Opfer fällt.

Im allgemeinen scheint mir die **Prognose** der lymphadenoiden Leukämie noch schlechter zu sein, als die der myeloischen Form. Heilungen sind auch hier ausgeschlossen. Remissionen von längerer Dauer kommen, besonders durch

Röntgentherapie, allerdings vor. Aber die Wirkung der Röntgenstrahlen ist doch noch unsicherer als bei der myeloischen Leukämie.

Die **anatomischen Befunde** lassen eine mehr oder weniger generalisierte Hyperplasie des lymphadenoiden Gewebes erkennen. Diese beschränkt sich nicht allein auf Lymphknoten und Milz. Auch das Knochenmark wird meist in größerem oder geringerem Umfange betroffen, ebenso zahlreiche andere parenchymatöse Organe. Überall erkennt man, zum Teil schon makroskopisch, größere oder kleinere Lymphombildungen, z. B. in der Leber, der Niere, in der Haut, im Gebiet der Schleimhäute des Respirations- und Intestinaltraktus.

Im großen und ganzen sind die Wucherungen allgemeiner verbreitet und erreichen auch eine größere Mächtigkeit als bei der myeloischen Leukämie.

Mikroskopisch bestehen sie aus dichtgedrängten Haufen von Lymphozyten. In den Lymphdrüsen ist die normale Struktur mehr oder weniger verwischt. Follikel, Markstränge, Keimzentren sind nicht mehr zu erkennen. Alles bildet einen dichten Haufen von Lymphozyten. Die Lymphozytenwucherung respektiert meist die fibröse Kapsel des Lymphknotens. Immerhin ist aber, worauf Nägeli neuerdings besonders hinweist, eine Durchwucherung der Kapsel und Eindringen der Lymphozyten in die Umgebung viel häufiger, als man bisher annahm. Es entstehen dann Bilder, die an Lymphosarkome erinnern.

Auch die Milz besteht im wesentlichen aus großen Anhäufungen von Lymphozyten. Ihre typische Struktur ist in der Regel mehr oder weniger verwischt, die Malpighischen Follikel zuweilen eben noch erkennbar. Oft gehen sie aber ohne scharfe Grenze in das Pulpagewebe über, das sein charakteristisches Aussehen durch Einlagerung von Lymphozyten ganz verloren hat.

Das Knochenmark ist in sehr verschiedener Ausdehnung an der Krankheit beteiligt. Ganz verschont bleibt es in ausgesprochenen Fällen wohl nur selten. Das myeloische Gewebe tritt mehr oder weniger in den Hintergrund. Dichte Lymphozytenhaufen herrschen vor. Zuweilen geht das soweit, daß man lange suchen muß, um überhaupt noch erhaltenes myeloisches und erythroblastisches Gewebe zu finden. Selten kommt es zu einer ausgedehnten Resorption des Knochens selbst.

Auch andere Organe erweisen sich häufig mehr oder weniger mit Lymphozytenhaufen durchsetzt, z B. Thymus, Leber, Niere. In der Leber bilden sich in der Umgebung der Gallengänge und der großen Gefäße ausgedehnte Lymphome. Die Peyerschen Plaques des Darmes und die Solitärfollikel sind meist ebenfalls in derselben Weise verändert wie die anderen Lymphknoten.

Die hier gegebene Darstellung des anatomischen Befundes bei chronischer lymphadenoider Leukämie stützt sich zum größten Teil nicht auf eigene Beobachtungen und lehnt sich an die Ausführungen Nägelis an.

D. Die akuten Leukämien.

Ich bin mir wohl bewußt, daß die akuten Leukämien keine einheitliche Gruppe bilden, sondern daß ein Teil von ihnen in das Gebiet der myeloischen, ein Teil in das der lymphadenoiden Leukämie gehört. Wenn ich trotzdem die verschiedenen Formen der Erkrankung gemeinsam bespreche, so tue ich das hauptsächlich aus praktischen Gründen. Für den Arzt ist das Krankheitsbild der akuten Leukämien so fest umschrieben und so scharf charakterisiert, die myeloischen und lymphadenoiden Fälle verlaufen klinisch so ähnlich, daß es unpraktisch wäre, die akute Leukämie nach ihrem histologischen Charakter in mehrere Gruppen zu trennen.

Die akute Leukämie ist meines Erachtens eine seltene Krankheit. Nägeli hält sie allerdings für die häufigste aller Leukämieformen. Ich habe aber bei einer siebenjährigen Assistententätigkeit an größeren Krankenhäusern bisher nur wenige Fälle gesehen.

Die Krankheit wurde wohl zum ersten Male von Friedreich 1857 richtig diagnostiziert. Später ist sie durch die Arbeiten von Ebstein, A. Fränkel, Benda, Gilbert und Weil allgemein bekannt geworden. Eine ausführliche zusammenfassende Darstellung gibt neuerdings A. Hertz. (Die akute Leukämie. Wien 1911.)

Wann soll man eine Leukämie zur akuten und wann zur chronischen Form zählen? Im allgemeinen rechnet man zur akuten Leukämie die Fälle, die vom Beginn der Erkrankung an in längstens 3—4 Monaten zum Tode führen. Viel charakteristischer als die Dauer der Krankheit ist aber ihr Beginn. Die chronische Leukämie beginnt langsam, schleichend, die akute — in der Regel wenigstens — plötzlich, wie eine Infektionskrankheit. Man kann oft den Beginn der Krankheit, wenn sie einen ganz gesunden Menschen befällt, auf den Tag genau bestimmen.

Irgendwelche prädisponierende Momente sind ebensowenig bekannt wie bei den anderen Formen der Leukämie. Man hat auch hier Traumen, überstandene Infektionskrankheiten etc. als auslösende Faktoren angesehen. Indessen ist hierfür kein hinreichender Beweis vorhanden. Die Ursache ist unbekannt, am nächsten liegt es sicher an eine Infektion zu denken; der ganze Krankheitsverlauf legt diesen Gedanken hier noch viel näher als bei den anderen Formen der Leukämie. Sternberg vermutet, daß bakterielle, septische Infektionen verschiedener Art bei besonders disponierten Menschen eine akute Leukämie auslösen können.

Wenn auch das höhere Alter nicht verschont bleibt, so tritt die Krankheit doch besonders oft bei Kindern auf. Chronische lymphadenoide Leukämien kommen im frühen Kindesalter nicht vor.

Symptomatologie. Die akute Leukämie beginnt in der Regel plötzlich. Jedoch sind die ersten Symptome nicht immer gleich. Zuweilen leitet ein Schüttelfrost die Krankheit ein, die Temperatur geht in die Höhe, es treten Kopfweh, Gliederschmerzen, Erbrechen auf, kurzum in ganz kurzer Zeit entwickelt sich das Bild einer schweren Infektionskrankheit.

Am häufigsten lokalisieren sich aber die ersten Symptome in der Mundhöhle und im Rachen. Die Kranken haben Fieber, klagen über Schluckbeschwerden, über Schmerzen beim Kauen. Sehr bald kommt es auch zu Blutungen aus dem Zahnfleich. Die Blutungen beschränken sich im weiteren Verlaufe nicht auf das Zahnfleisch allein. Fast immer tritt eine schwerere oder leichtere hämorrhagische Diathese auf, die oft an die schwersten Fälle von Purpura erinnert.

Gerade die Kombination von Fieber, Erkrankung der Mundhöhle und Blutungen ist für die akute Leukämie besonders typisch.

Bei der Untersuchung erkennt man sogleich, daß es sich um einen schweren Zustand handelt. Der Kranke hat unregelmäßiges, zuweilen ziemlich hohes Fieber. Sein Sensorium ist nicht ganz frei. Der Appetit liegt ganz darnieder.

Die Haut und die sichtbaren Schleimhäute sind in der Regel sehr blaß. Hat sich bereits eine hämorrhagische Diathese entwickelt, so findet man zahlreiche mehr oder weniger ausgedehnte Blutungen, von kleinen, kaum stecknadelkopfgroßen Petechien bis zu den ausgedehntesten blutigen Suffusionen.

Von den Schleimhautveränderungen sind am konstantesten Angina und schwere Stomatitis. Man hat demgemäß auch eine anginöse und pseudoskorbutische Form der akuten Leukämie beschrieben. Diese Trennung scheint mir aber überflüssig zu sein. Die gesamte Mundschleimhaut ist stark geschwollen. Bei jeder Berührung fängt sie an zu bluten, oder sie blutet auch spontan. Oft ist sie von schmutzigen, stinkenden Blutborken oder weißlichen Membranen bedeckt. Löst man diese ab, so kommen darunter Geschwüre zum Vorschein. Dabei besteht starke Salivation.

Oder es sind die Tonsillen vornehmlich beteiligt und die Stomatitis tritt zurück. Es handelt sich dann meist um sehr schwere nekrotisierende Anginen. Die Tonsillen und auch die übrigen Teile des lymphatischen Rachenrings sind geschwollen, gerötet, zum Teil mit stinkenden, weißfarben Belägen bedeckt, unter denen Ulzerationen zum Vorschein kommen.

Sehr häufig sind die am Halse gelegenen Lymphdrüsen vergrößert. Zum Teil sind es wohl entzündliche Schwellungen, die als Folgen der Angina anzusehen sind. Es kommen aber auch oft Lymphdrüsenschwellungen vor, ohne daß eine ausgedehntere stomachale Affektion besteht. Auch die anderen palpablen Lymphknoten können vergrößert sein, ähnlich wie bei der chronischen lymphadenoiden Leukämie. Doch werden diese Veränderungen bei akut verlaufenden Fällen auch ganz oder fast ganz vermißt. Die Milzvergrößerung hält sich in der Regel in engen Grenzen. Jedenfalls erreicht sie nicht die Grade, wie bei den chronischen Formen. Bei Kindern ist die vergrößerte Thymus oft perkutorisch nachweisbar. Knochenschmerzen können ebenfalls vorkommen.

Herz und Lunge bieten keine charakteristischen Veränderungen. Natürlich hört man, falls die Anämie nennenswerte Grade erreicht, anämische Geräusche. Hämorrhagische Pleuritiden hat man öfters gesehen.

Der Urin enthält meist Eiweiß und Zylinder, außerdem oft große Mengen von Harnsäure. Der N-Gehalt ist nach Magnus-Levy bisweilen auffallend hoch. Das spricht für eine Störung des Stoffwechsels im Sinne eines beschleunigten Eiweißzerfalles.

Diagnose und Blutbefund. Alle diese Symptome sind nun nicht ausreichend, um die Diagnose akute Leukämie zu ermöglichen. Es könnte sich ebensogut um eine Sepsis od. dgl. handeln. Aber man muß wenigstens in solchen Fällen an akute Leukämie denken und eine Blutuntersuchung vornehmen. Viele Fälle akuter Leukämie werden sicher falsch gedeutet. Das Krankheitsbild ist offenbar so wenig bekannt, daß man gar nicht auf die Idee kommt, durch eine Blutuntersuchung die Diagnose zu entscheiden. Wenn also bei einem Menschen ziemlich schnell unter schweren fieberhaften Erscheinungen eine nekrotisierende Angina, eine schwere Stomatitis oder besonders eine hämorrhagische Diathese sich entwickeln, sollte man nie die Anfertigung eines Blutpräparates versäumen.

Die **Blutuntersuchung** gibt in den meisten Fällen sofort Klarheit. Aber es darf nicht verschwiegen werden, daß Ausnahmen vorkommen.

Vor einigen Jahren sah ich eine ältere Frau. die ziemlich akut unter hohem Fieber an einer schweren Angina erkrankt war. Mehrere Tage nach Beginn der Erkrankung kam sie ins Spital. Die Zählung der Leukozyten — ein Abstrichpräparat wurde leider nicht angefertigt — ergab hochnormale Werte. Im Verlauf von 6—8 Tagen verschlimmerte sich der Zustand. 24 Stunden vor dem Tode wurden die Leukozyten nochmals gezählt. Ihre Zahl betrug mehr als 200 000!

Daraus ergibt sich, daß in den Anfangsstadien der akuten Leukämie ein aleukämischer oder subleukämischer Blutbefund bestehen kann. Das geht übrigens auch aus zahlreichen Angaben der Literatur hervor.

Zuweilen führt in solchen Fällen noch die Untersuchung des gefärbten Blutpräparates zum Ziele. Man findet trotz annähernd normaler Leukozytenzahl eine Verschiebung zugunsten der mononukleären Zellen, speziell können auch atypische lymphoide Elemente' vorhanden sein. Davon weiter unten. Gelegentlich versagt aber auch das gefärbte Präparat in den Frühstadien. Die lymphoiden Zellen brauchen nicht notwendigerweise vermehrt zu sein. Meist wird dann wohl eine Fehldiagnose gestellt werden. Falls der Verdacht auf akute Leukämie aber weiter bestehen bleibt, ist nach einigen Tagen das Blut von neuem zu untersuchen. Man wird dann vielleicht überrascht sein, wie im Verlaufe eines oder weniger Tage eine Überschwemmung mit Leukozyten eingetreten ist. Meist ist deren Zahl allerdings nicht so hoch wie bei chronischen Leukämien, aber man sieht doch bisweilen Werte von 500 000, selten noch mehr.

Bei allen Formen der akuten Leukämie herrschen mononukleäre Zellen mit lymphoidem Habitus vor. Man hat daher alle akuten Leukämien früher zur lymphadenoiden Form gerechnet. Das ist sicher nicht richtig. Es gibt, wie man jetzt weiß, auch akute Leukämien des myeloischen Typus

(Aubertin). Ja, Sternberg meint neuerdings, daß die meisten Fälle von akuter Leukämie Myeloblastenleukämien sind (Naturf.-Vers. 1911). Klinisch ergeben sich allerdings kaum irgend welche Unterschiede. Auch die histologische Differenzierung ist allein auf Grund des Blutbefundes schwer, für nicht ganz geübte Beobachter unmöglich. Zum Glück ist es für die Prognose und die Therapie ohne Belang, was für eine Form akuter Leukämie vorliegt.

Die lymphadenoide akute Leukämie ist charakterisiert durch das Überwiegen von Lymphozyten, ganz ähnlich wie bei der chronischen Form. Aber häufiger als bei dieser treten atypische oder abnorme Lymphozytenformen auf, z. B. große Lymphozyten, ferner die sog. Riederschen Zellen. Offenbar bezeichnet das Auftreten dieser Elemente eine besonders perniziöse Form der Erkrankung. Allerdings nicht immer; denn sie können auch im Verlaufe der chronischen lymphadenoiden Leukämie erscheinen und wieder verschwinden. Der Befund vereinzelter Myelozyten spricht nicht gegen die Zugehörigkeit des Falles zur lymphadenoiden Leukämie. Es handelt sich dabei eben um eine Reizungsmyelozytose durch lymphadenoide Wucherungen in den blutbildenden Organen. (Vgl. Tafel II. Fig. 4.)

Die akute myeloische Leukämie, von der von Jahr zu Jahr mehr Fälle bekannt werden, verläuft meist unter dem Bilde der Myeloblastenleukämie. Da die Nägelischen Myeloblasten größeren Lymphozyten sehr ähnlich sehen, kann die Erkennung solcher Fälle natürlich die größten Schwierigkeiten machen. Ohne genauem Sektionsbefund dürfte eine Unterscheidung wohl nur durch besondere Methoden (Winkler-Schultzesche Oxydasenreaktion) oder dann möglich sein, wenn sich viele Zwischenstadien zwischen granulafreien Myeloblasten und Myelozyten finden lassen. Wahrscheinlich gehört ein gar nicht unerheblicher Teil der in früheren Jahren als „lymphatische akute Leukämie" beschriebenen Fälle der myeloischen Form an.

Die Zahl der roten Blutscheiben ist bei akuter Leukämie meist herabgesetzt. Gegen Ende des Lebens besteht sogar oft eine schwere Anämie. Kernhaltige Erythrozyten kommen vor, besonders bei der myeloischen Form.

Verlauf und **Prognose.** Die akute Leukämie führt immer zum Tode. Entweder sterben die Kranken an Entkräftung oder eine der heftigen Blutungen führt den Tod herbei. Auffallend häufig tritt gegen Ende des Lebens eine allgemeine Sepsis hinzu, die ihrerseits noch den Verlauf beschleunigt. Meist handelt es sich um Streptokokken. Mir ist es wahrscheinlich, daß die septische Infektion etwas Sekundäres ist. Zwei von W. Erb jun. mitgeteilte Fälle, die ich auch beobachten konnte, sprechen in diesem Sinne, ebenso zahlreiche andere Angaben der Literatur. In dem einen der Erbschen Fälle wurden erst kurz vor dem Tode Streptokokken aus dem Blute gezüchtet, während frühere Züchtungsversuche kein Resultat ergeben hatten. Vermutlich ist der Organismus durch die Krankheit, vielleicht auch durch die Abnahme der polymorphkernigen Neutrophilen, der Mikrophagen Metschnikoffs, in seiner Resistenz gegen septische Infektionen geschwächt. Eintrittspforten für die Infektionserreger finden sich ja in großer Zahl. Ich erinnere nur an die Ulzerationen im Munde und an den Tonsillen. Allerdings vertreten einige Autoren, z. B. Ziegler und Jochmann sowie Sternberg, die Ansicht, daß zwischen der akuten Leukämie und Sepsis doch ein näherer kausaler Zusammenhang besteht und daß es sich nicht immer um sekundäre septische Infektionen handelt.

Im übrigen gestaltet sich der Verlauf der Krankheit sehr wechselnd. In manchen Fällen erfolgt der Tod schon nach einer oder wenigen Wochen unter den schwersten Erscheinungen der hämorrhagischen Diathese, in anderen nimmt die Erkrankung des Zahnfleisches und der Tonsillen bedrohliche Dimensionen an und kann zu ausgedehnten Gangräneszierungen und zu Noma führen. Das kommt besonders bei Kindern vor.

Dann gibt es wiederum Kranke, die im Verlaufe weniger Wochen immer hinfälliger und anämischer werden, ohne daß Fieber oder Blutungen stärker in den Vordergrund treten. Kurz, die Verlaufsweise ist recht verschieden, das Ende aber in allen Fällen dasselbe. Geheilte Fälle von akuter Leukämie gibt es nicht. Ebensowenig kommen länger dauernde Remissionen vor. Man kennt zwar einige Beobachtungen sog. Leukanämien, in denen unter akuten Erscheinungen neben der Anämie eine stärkere Myelozytose sich entwickelte und trotzdem Heilung eintrat (s. bei Anämien). Diese, übrigens sehr seltenen Fälle, sind aber sicher nicht als Leukämien, sondern als akute hämolytische Anämien mit Reizungsmyelozytose aufzufassen.

Die **Sektionsbefunde** der akuten Leukämie zeigen häufig weitgehende Analogien mit der chronischen lymphadenoiden Form. Neben Blutungen, denen man oft auf den serösen Häuten begegnet, findet man eine mehr oder weniger generalisierte Wucherung des lymphadenoiden Gewebes in den verschiedensten Organen. Histologisch erinnern die Verhältnisse durchaus an die chronische Form, nur sind die Wucherungen oft nicht so ausgedehnt. Sie bestehen entweder aus kleinen Lymphozyten oder aus größeren, vielfach auch atypischen (Riederschen) Formen. Hervorzuheben ist vielleicht noch die Neigung zur Bildung tumorähnlicher Lymphozytenknoten. Solche tumorähnliche Bildungen sind von Askanazy, Türk, Hirschfeld, Sternberg u. a. beschrieben worden. Am häufigsten handelt es sich dabei um Thymus- und Mediastinaltumoren. Aber auch verschiedene andere Organe, z. B. Leber, Nieren etc. können betroffen sein, ebenso die serösen Häute. Die Unterscheidung solcher Bildungen von echten Lymphosarkomen ist sehr schwer, oft nur bei Berücksichtigung des Gesamtbefundes möglich. Bisweilen werden solche Lymphome auch partiell nekrotisch.

Die Fälle akuter myeloischer Leukämie, die erst in neuerer Zeit genauer bekannt geworden sind, zeigen im Gegensatze zu der ersten Gruppe im wesentlichen die gleichen Veränderungen, denen man auch bei der chronischen myeloischen Leukämie begegnet. Genaue Sektionsbefunde sind besonders von Hirschfeld-Alexander, Lazarus-Fleischmann, E. Meyer-Heineke, Nägeli, Ziegler und Jochmann mitgeteilt worden. In vielen Organen fanden sich typische perivaskuläre Wucherungen myeloischen Gewebes. Häufig bestand dabei eine mehr oder weniger ausgedehnte myeloblastische Veränderung des Knochenmarkes. Daß es sich in solchen Fällen trotz des Überwiegens lymphozytenähnlicher Zellen im Blute (zuweilen auch im Knochenmark), in der Tat um myeloische Leukämien handelte, dafür sprechen die ausgedehnten myeloischen Umwandlungen in verschiedenen Organen, die mit einer Verdrängung des lymphadenoiden Gewebes, z. B. in der Milz, einhergehen.

E. Allgemeine Diagnostik der Leukämien.

Obgleich die allgemeine Diagnostik der Leukämien sich schon ungezwungen aus dem ergibt, was oben über die klinischen Bilder und die Blutbefunde gesagt worden ist, dürfte es vielleicht doch nicht überflüssig sein, mit wenigen Worten einige wichtige Punkte hervorzuheben, insbesondere auf die Krankheitszustände hinzuweisen, mit denen die Leukämie ev. verwechselt werden können.

Sobald man an die Krankheit denkt und eine Blutuntersuchung vornimmt, ist die Diagnose natürlich sofort klar, wenigstens in den meisten Fällen. Zweifelhaft kann sie auch dann noch in dem sog. aleukämischen Vorstadium der Leukämie bleiben, wenn also keine Vermehrung der Leukozyten im strömenden Blute sich findet. Das ist aber selten, am häufigsten kommt ein Irrtum aus diesem Grunde noch bei der akuten Leukämie vor. Sonst entscheidet die Blutuntersuchung sofort. Sie allein vermag auch die Frage zu klären, ob eine echte Leukämie oder eine sog. Pseudoleukämie (Aleukämie) vorliegt. Übrigens sind diese beiden Zustände wahrscheinlich so nahe miteinander verwandt, verhalten sich auch prognostisch und therapeutisch so ähnlich, daß eine strikte

Trennung in allen Fällen keinen großen Wert hat, zuweilen sogar ganz unmöglich ist, z. B. im aleukämischen Vorstadium.

Sehr häufig kommt man aber aus Unkenntnis des Krankheitsbildes
überhaupt nicht darauf, das Blut zu untersuchen. Das ist bei einer so seltenen
Krankheit ja nicht wunderbar. Viele Ärzte sehen sicher jahrelang keinen einzigen Fall von Leukämie. Dann können Fehldiagnosen vorkommen, die unter
Umständen für den Kranken verhängnisvoll sind. Einige von den Zuständen
die am häufigsten fälschlich bei Leukämikern diagnostiert werden, mögen hier
Erwähnung finden:

1. Verwechslung des leukämischen Milztumors mit anderen
Abdominalerkrankungen. Der leukämische Milztumor wird, wenn er nicht
schon sehr groß ist, zuweilen für ein Magenkarzinom gehalten. Vor dieser
Verwechslung schützt die Lage des fraglichen Tumors. Er kommt nämlich
unter dem linken Rippenbogen hervor, liegt nicht in der Mitte des Epigastriums
wie die meisten Karzinome der kleinen Kurvatur, läßt sich perkutorisch von
der Milzdämpfung nicht abgrenzen, verschiebt sich ausgiebig bei der Atmung.
Ferner ist er glatt und hat einen scharfen vorderen Rand.

Seltener kommen Verwechslungen mit Nierentumoren vor. Man denke
daran, den oberen Rand des Tumor genau abzuspalpieren und sich davon zu
überzeugen, ob der Rand ziemlich scharf ist und ob die charakteristischen
Milzinzisuren sich finden. Ein maligner Nierentumor dürfte auch kaum je eine
so glatte Oberfläche haben. Bei einem hydronephrotischen Sack wäre das schon
eher möglich. Auch der Verlauf des Colon descendens über dem Nierentumor
kann in zweifelhaften Fällen die Diagnose stützen. Fast immer gelingt es allein
schon durch die Palpation, einen Nierentumor auszuschließen.

Selten können Irrtümer auch dadurch entstehen, daß in der Milz selbst
oder in deren Umgebung sich Prozesse abspielen, die mit heftigen Schmerzen
einhergehen, z. B. Infarkte oder akutere plerisplenitische Erscheinungen. Dann
kann man eine Peritonitis denken und den harten Milztumor für die gespannten
Bauchdecken oder ein peritonitisches Exsudat halten. Solch eine Verwechslung ist aber wohl nur dann möglich, wenn die Bauchdecken wirklich stark
gespannt und die Palpation erschwert ist. Der perkutorische Befund, eine genaue Anamnese, wird wohl fast immer sehr schnell den richtigen Weg weisen.
Auch ist eine Bauchdeckenspannung von der Intensität, daß man einen
großen leukämischen Milztumor nicht abtasten kann, sicher sehr selten.

Falls der Milztumor als solcher richtig erkannt ist, käme wohl höchstens
noch ein Irrtum durch Annahme einer Leberzirrhose oder ähnlicher Veränderungen in Frage; besonders wenn die Leber auch groß und hart ist. Aber
die Leber ist bei der Leukämie glatt. Außerdem fehlen alle anderen Folgeerscheinungen der Leberzirrhose — es könnte sich ja wohl nur um die Hanotsche
Form handeln — wie z. B. Ikterus. Eine ganz sichere Entscheidung gibt aber
immer erst der Blutbefund. Gewöhnlich steht allerdings der Milztumor der
Leberschwellung gegenüber so sehr im Vordergrunde, daß man schon von vorn
herein gar nicht auf den Gedanken kommt, es könne sich um eine Lebererkrankung handeln. Höchstens käme die Bantische Krankheit in Frage, die man
aber durch eine Blutuntersuchung sofort ausschließen kann.

2. Sonstige Fehldiagnosen bei Leukämie. Die größte Bedeutung
hat hier wohl die unrichtige Annahme einer Tuberkulose beim Leukämiker.
Diese magern ab, haben zuweilen unregelmäßiges Fieber, Bronchitis, auch
Nachtschweiße, so daß man sehr leicht auf den Gedanken kommen kann, es
läge eine Lungentuberkulose vor. In der Tat kommt ja auch Tuberkulose gelegentlich als Komplikation der Leukämie zur Beobachtung. Die vollständige
Untersuchung des Patienten, besonders der Nachweis des Milztumors oder

der Drüsenschwellungen, die in dieser allgemeinen Verbreitung bei Tuberkulose nur selten vorkommen, wird das Richtige erkennen lassen. Andere Irrtümer kommen wohl bei den chronischen Leukämien nur selten in Betracht.

3. Fehldiagnosen bei akuter Leukämie. Hier kommen vor allem differentialdiagnostisch, septische Erkrankungen, hämorrhagische Diathesen der schwersten Art und nekrotisierende Anginen in Frage.

Die Differentialdiagnose kann ganz unmöglich sein, selbst wenn man das Blut untersucht, da die Leukozytenvermehrung bisweilen erst in einem späten Stadium der Krankheit auftritt. Der Symptomenkomplex Angina resp. schwere Stomatitis, Fieber und Blutungen sollte einem aber stets gegenwärtig sein und veranlassen, an akute Leukämie zu denken.

F. Therapie der Leukämien.

Die Therapie der Leukämien bot bis vor nicht langer Zeit ein wenig erfreuliches Bild. Man kannte mit Ausnahme des Arseniks kein Medikament, durch das man die Krankheit mit einiger Wahrscheinlichkeit günstig beeinflussen konnte. Auch die Wirkung des Arseniks muß als sehr unsicher bezeichnet werden. Seitdem man den Einfluß der Röntgenstrahlen auf den leukämischen Krankheitsprozeß kennen gelernt hat, steht man der Leukämie nicht mehr ganz wehrlos gegenüber.

1. Allgemeine Behandlung. Für die allgemeine Behandlung kommen in der Hauptsache dieselben Gesichtspunkte in Betracht, die schon bei der Therapie der Anämien erwähnt worden sind. Vor allem reichliche Ernährung! Nur sie allein kann der Kachexie, die sich früher oder später entwickelt, entgegenwirken. Eine besondere Form der Ernährungstherapie ist nicht am Platze. Man gebe dem Leukämiker eine Kalorienzahl, die den normalen Bedarf ein wenig übersteigt. Die Nahrung muß etwa dieselbe qualitative Zusammensetzung aus Eiweiß, Fett und Kohlehydraten haben wie beim Gesunden. Litten empfiehlt Beschränkung der Kohlehydrate. Ich kann dafür keinen Grund sehen. Ev. kann man, falls der Appetit gering ist, durch Zufuhr verschiedener Nährpräparate (Sanatogen, Roborat u. dgl., ferner Malzextrakt) die genügende Kalorienzahl zu erreichen suchen.

Neben reichlicher Ernährung ist für körperliche Ruhe zu sorgen. Man kann allerdings nicht jeden Leukämiker während des ganzen, oft jahrelangen Verlaufes seiner Krankheit ins Bett stecken. Aber man wird immerhin dafür zu sorgen haben, daß er sich nicht gar zu starken körperlichen Anstrengungen unterwirft, die den Stoffverbrauch steigern und ev. zu einer der so schwer stillbaren Blutungen führen können. Also Ruhe oder mäßige körperliche Bewegung. Leukämische Arbeiter müssen invalidisiert werden. Bei Patienten aus höheren Ständen, die eine reiche Tätigkeit ausüben, besonders geistig viel arbeiten, muß man sich, wie ich glaube, hüten, diese Tätigkeit gar zu sehr zu beschneiden. Sonst verfallen die Kranken zu leicht einer verzweifelten Gemütsstimmung.

Bei Menschen, die an Alkohol gewöhnt sind, kann man meines Erachtens etwas leichten Wein (1—2 Glas) ruhig gestatten, ebenso 1—2 leichte Zigarren.

Bäder kommen wohl nur als Reinigungsbäder in Betracht. Man gibt 1—2 mal wöchentlich ein Bad von 33° ohne medikamentöse Zusätze.

Will man einen Leukämischen in einen Badeort schicken, so dürfte sich wohl eine mittlere Höhenlage (ca. 500 m) am meisten empfehlen. Es kommt in erster Linie darauf an, daß der Kranke dort Ruhe, gute Ernährung, gute Luft findet. Vom Gebrauch irgend welcher Quellen, speziell auch der Stahlquellen, darf man sich keinen Erfolg versprechen und dem Kranken höchstens aus suggestiven Gründen zureden, den Brunnen in kleinen Quantitäten zu nehmen.

2. Medikamentöse Behandlung. Unter allen Medikamenten verdient eigentlich nur das Arsen ein gewisses Vertrauen. Vielfach versagt es allerdings vollständig. Immerhin kann man bisweilen unter Arsengebrauch Remissionen der Leukämie, ev. auch Verkleinerungen des Milztumors beobachten, die mit einiger Wahrscheinlichkeit auf die Medikation zurückgeführt werden dürfen. Jedenfalls muß man nach dem heutigen Stande der Kenntnisse jede Leukämie einer Arsenkur unterwerfen, durch die man ev. die anderen therapeutischen Maßnahmen unterstützen kann.

Über die Art der Darreichung des Arsen braucht nicht ausführlicher gesprochen zu werden. Ich verweise auf das, was bei der Therapie der Anämien gesagt worden ist. Auch hier soll man das Arsen bei stomachaler Darreichung in langsam steigender und später fallender Dosis geben, mehrere Wochen lang. Per os gibt man am besten den Liquor Kalii arsenicosi, subkutan kommt wohl Acidum arsenicosum in erster Linie in Betracht. Auch das Levicowasser kann ganz zweckmäßig sein.

Chinin, Eisen und Phosphor, Präparate, die man früher bei Leukämie gern gab, sind verlassen worden. Unter Phosphorölbehandlung (0,001—0,005 Phosphor) haben englische Ärzte Verkleinerung der Drüsen und Abnahme der Leukozyten gesehen. Ich habe keine Erfahrung darüber.

Das Tuberkulin, von Quincke empfohlen, ist ebenfalls ohne wesentlichen Nutzen. Manche Autoren führen sogar Verschlimmerungen der Krankheit auf eine Tuberkulinkur zurück. Ich kann mich nur auf einen Fall besinnen, der mit Tuberkulin behandelt worden war, ohne Erfolg. Man kann das Tuberkulin also im ganzen nicht empfehlen.

3. Organotherapie und ähnliche Maßnahmen. Natürlich hat es nicht an Versuchen gefehlt, die Leukämie organotherapeutisch oder durch Transfusionen, Milzexstirpation oder Injektionen in den leukämischen Milztumor zu bessern.

Alle diese Versuche müssen als gescheitert angesehen werden.

Vor der Milzexstirpation ist dringend zu warnen. Fast alle Patienten sind kurz danach gestorben, entweder an einer Blutung aus den enorm erweiterten Milzgefäßen oder an einer Peritonitis. Es sind aber auch Todesfälle beschrieben worden, deren Genese ganz unklar ist. Es scheint also die Entfernung der erkrankten Milz für den Leukämischen nichts Gleichgültiges zu sein. Die Warnung vor der Milzexstirpation ist heute um so mehr geboten, als K. Ziegler vor einigen Jahren die schon verlassene Milzexstirpation wieder empfohlen hat. Auf Grund der Vorstellungen, die im Abschnitt A. über das Wesen der Leukämie entwickelt worden sind, kann man niemals von der Milzexstirpation eine Heilung der Krankheit erwarten (Literatur über Milzexstirpation bei Leukämie s. Lindner).

Ebensowenig kann man heute noch zu den früher von Mosler u. a. viel angewandten intraparenchymatösen Arseninjektionen in den Milztumor raten. Mosler injizierte $1/10$ ccm der Fowlerschen Lösung in die Milz und sah Schrumpfungen und Verkleinerungen des Tumors. Selbstverständlich ist auch hierdurch eine Heilung der Leukämie nicht zu erreichen. Da außerdem bei diesen Injektionen die Gefahren der Blutung, der Infektion und der Thrombosierung von Milzgefäßen gegeben sind, sollte man lieber davon absehen.

Bluttransfusionen, die früher öfters geübt wurden, sind ganz nutzlos, ebenso die verschiedenen Organpräparate, wie Knochenmark- oder Milztabletten etc.

Sauerstoffinhalationen bei Leukämie, die von ganz falschen theoretischen Voraussetzungen aus empfohlen wurden, werden ebenfalls nicht mehr angewendet.

4. Radiotherapie der Leukämien. Unzweifelhaft ist die seit Senn (1903) allgemein geübte Behandlung der Leukämie mit Röntgenstrahlen zur Zeit die wirksamste Form der Therapie. Mit keiner anderen Methode, auch nicht mit Arsenik, kann man so sicher eine Remission der Krankheit bewirken. Diese Remissionen können soweit gehen, daß der Milztumor bei der myeloischen Leukämie allmählich immer mehr zurückgeht und schließlich bis auf fast normale Maße reduziert wird. Ebenso kann der Blutbefund sich nahezu dem normalen nähern. Die Zahl der Leukozyten nimmt ab, die unreifen Formen verschwinden, kurzum, es erinnert dann nur noch der eine oder der andere Myelozyt oder eine leichte Vermehrung der Mastzellen und Eosinophilen daran, daß die Leukämie nicht ganz verschwunden ist. Auch das Allgemeinbefinden der Kranken nimmt einen höchst erfreulichen Aufschwung, der Appetit hebt sich, das Körpergewicht steigt. Falls eine Anämie bestand, kann auch der Hämoglobingehalt zunehmen. Der vorher schlaffe und müde Patient ist wieder wie früher stärkerer körperlicher Anstrengungen fähig.

Eine kunstgerecht durchgeführte Bestrahlungstherapie führt diesen erfreulichen Umschwung in der Mehrzahl der Fälle chronischer Leukämie herbei. Allerdings ist die Zahl der dazu erforderlichen Sitzungen bei den einzelnen Kranken sehr verschieden. Schließlich tritt aber der günstige Erfolg in mehr oder weniger vollständiger Weise ein. Nach v. Decastello und Kienböck und Joachim, die eine Zusammenstellung einer größeren Zahl behandelter Leukämien geben, soll ein gutes Resultat in etwa 90% der Fälle bei myeloischer und in 70% bei lymphadenoider Leukämie eintreten. Vielleicht sind die Zahlen etwas zu günstig.

Die Einwirkungen der Röntgenstrahlen auf das blutbildende Gewebe sind besonders durch Heineke, Linser und Helber, Arneth u. a. aufgeklärt worden. Die Röntgenstrahlen zerstören die Zellen der blutbildenden Organe. Diese Störungen sind reparabel. Sehr schön konnte Heineke die Veränderungen an den Malpighischen Follikeln der Milz demonstrieren. Im allgemeinen kann man sagen: je jünger die Zellen sind, um so eher werden sie auch durch die Strahlen vernichtet.

Neben der Schädigung der Zellen in den blutbildenden Organen ist nach Helber und Linser auch eine Vernichtung der Leukozyten in der Blutbahn anzunehmen. Dieser Zerfall der Leukozyten soll zur Entstehung eines Leukotoxins Veranlassung geben, das nun seinerseits die Zerstörung der Leukozyten in den blutbildenden Organen bewirkt. In der Tat kann der ganze Wirkungsmechanismus der Röntgenstrahlen nicht ausschließlich in der direkten Zerstörung der Leukozyten durch die Strahlen erschöpft sein; denn, wenn man auch nur die Milz des Leukämikers bestrahlt, bessert sich der gesamte Zustand und nähert sich dem normalen, obwohl die leukämischen Wucherungen natürlich auch im Knochenmark und auch sonst im Organismus verbreitet sind. Man muß also doch wohl neben der direkten auch an eine indirekte Wirkung der Strahlen denken. Wenigstens bei der myeloischen Form.

Neben beschleunigtem Untergang von Leukozyten kommt es unter dem Einflusse der Röntgenstrahlen sicher auch zu einer verminderten Neubildung dieser Zellen. Der ganze Typus der Leukopoese nähert sich, worauf besonders Arneth hingewiesen hat, wieder mehr oder weniger dem Normalen. Das ergibt sich einmal aus der Annäherung des Blutbildes an normale Verhältnisse, aus dem Verschwinden der unreifen Zellformen, dann aber auch aus der allmählich eintretenden Abnahme der Harnsäureausscheidung. Die Harnsäurewerte können sich im Verlaufe der Bestrahlung den normalen nähern. (Ich verweise auf die Verhandlungen des 22. Kongresses für innere Medizin 1905.) Das ist ein sicheres Zeichen dafür, daß der Zerfall nukleinhaltigen Materials im Organismus — und dieses Material stammt in der Hauptsache von den Leukozyten — sich vermindert, also auch die Bildung dieser Zellen verringert ist.

Die **Technik der Therapie** gestaltet sich nach Levy-Dorn (zit. nach Grawitz) folgendermaßen: Man wählt mittelharte Röhren. Die Entfernung der Röhre von der Haut beträgt etwa 25—50 cm. Die Bestrahlungsfläche soll möglichst groß sein, der Durchmesser des Feldes betrage etwa 30 cm. An den Extremitäten ist das Bestrahlungsfeld länger als breit. Die in jeder Sitzung verabfolgte Dosis soll $1/_7$ des zulässigen Maximums betragen, d. h. erst die 7fache

Menge würde eine Dermatitis hervorrufen. Nach dem Holzknechtschen Chromoradiometer wären das etwa $\frac{4—5}{7}$ Holzknechtsche Einheiten.

Die Sitzungen sollen einen Tag um den anderen stattfinden und 10 Minuten dauern. Die Zahl der Sitzungen für jede bestrahlte Fläche soll sechs nicht übersteigen.

Immerhin darf man sich, wie ich meine, nicht streng schematisch an diese Vorschriften halten, sondern muß zweierlei berücksichtigen: erstens die individuell verschiedene Empfindlichkeit der Haut des Kranken gegen die Strahlen und zweitens den Blutbefund und den allgemeinen Krankheitsverlauf. Sinkt die Leukozytenzahl schnell, dann soll man lieber aufhören oder die Sitzungen in größeren Intervallen stattfinden lassen. Bei der myeloischen Leukämie ist die Bestrahlung der Milz allein ausreichend, Besserung herbeizuführen. Immerhin dürfte es gut sein, zwischendurch auch die Extremitäten zu behandeln, da sonst leicht eine Dermatitis in der Milzgegend entsteht.

Die Remissionen, die man durch Röntgenbestrahlung erreicht, halten nur eine gewisse Zeit an. Dann erfolgt allmählich wieder eine Verschlimmerung. Bisweilen ist man noch imstande, diese Rezidive durch Wiederaufnahme der Behandlung zu beseitigen. Aber schließlich kommt die Zeit, wo das nicht mehr möglich ist. Die Röntgenstrahlen sind dann unwirksam, die Krankheit nimmt unbeeinflußt ihren Verlauf[1]).

Heilungen echter Leukämien sind bisher nicht bekannt geworden. Immer handelt es sich nur um vorübergehende Besserungen. Aber das kann für uns natürlich kein Grund sein, auf die Behandlung mit Röntgenstrahlen zu verzichten; denn so viel darf man wohl sicher sagen, daß dadurch oft der Verlauf der Krankheit gehemmt und dem Kranken bisweilen eine längere Zeit leidlichen Wohlbefindens verschafft wird.

Soll man nun jede Leukämie sofort der Röntgenbehandlung unterziehen? Ich möchte nicht unbedingt dazu raten. Denn man sieht doch nicht gar zu selten — auch ich habe eine derartige Beobachtung machen müssen — daß der scheinbar wesentlich gebesserte Patient einem plötzlichen Rezidiv erliegt. Die akuten Rezidive der myeloischen Leukämie verlaufen unter dem Bilde der Myeloblastenleukämie, oft mit starker hämorrhagischer Diathese. Da diese Gefahr zweifellos besteht, wird man vielleicht gut tun, die Leukämie erst dann zu bestrahlen, wenn das Allgemeinbefinden sich zu verschlechtern beginnt oder der Milztumor anfängt, Beschwerden zu machen. Eine Heilung kann man ja auch im frühen Stadium durch die Radiotherapie nicht erreichen. Auch soll man mit der Bestrahlung sehr langsam vorgehen und das Resultat stets durch Messung der Milz und durch den Blutbefund kontrollieren. Dann wird man wohl am ehesten schwere Schädigungen vermeiden können. Die Therapie der chronischen Leukämie wird sich also im wesentlichen folgendermaßen gestalten: Im Frühstadium eine oder mehrere Arsenkuren, von mehrwöchigen Pausen unterbrochen, daneben allgemein roborierende Behandlung. Später eine sehr vorsichtig durchgeführte Röntgentherapie. Kontrolle des Erfolges durch den Blutbefund. Während der Remission ev. wieder eine Arsenkur.

Bei der akuten Leukämie muß man sich auf eine rein symptomatische Behandlung der Stomatitis und der Blutungen beschränken. Im übrigen verfährt man so wie bei jeder akuten Infektionskrankheit.

---

[1]) Über die neuesten therapeutischen Versuche mit Thorium X vgl. Kongreß f. inn. Med. 1912.

XV. Die Pseudoleukämien und andere leukämoide Krankheitszustände. (Myelom, Chlorom etc.)

A. Begriff und Einteilung der Pseudoleukämien.

Es gibt wohl kein Gebiet der Hämatologie, dessen Darstellung so schwierig ist und so wenig befriedigend erscheint, wie das der Pseudoleukämien. Bis vor kurzem herrschte hier die allergrößte Verwirrung. Alle möglichen Lymphdrüsenhyperplasien und Milzvergrößerungen, mochten sie ätiologisch, histologisch und klinisch auch die weitgehendsten Verschiedenheiten darbieten, wurden unter dem bequemen Sammelbegriff der Pseudoleukämie vereinigt. Erst neuerdings beginnen sich diese Dinge ein wenig zu klären, besonders dank den Arbeiten von Kundrat, Benda, Sternberg, Askanazy, Pappenheim, K. Ziegler u. a. Leider kommt der Fortschritt unserer Kenntnisse vorläufig in der Hauptsache der Histologie und der anatomischen Auffassung der pseudoleukämischen Erkrankungen zugute; die Klinik hat bisher von diesen Fortschritten noch keinen sehr großen Vorteil gehabt. Der klinische Begriff der Pseudoleukämie ist noch immer ein Sammelplatz verschiedener, ätiologisch und histologisch absolut ungleichwertiger Krankheitszustände. Das läßt sich auch vorerst nicht ändern. Denn unsere heutigen Hilfsmittel ermöglichen uns nicht in allen Fällen schon am Krankenbett eine detaillierte Diagnose zu stellen.

Ursprünglich ist der Begriff der Pseudoleukämie ein anatomischer gewesen. Cohnheim verstand darunter eine Krankheit, die anatomisch und histologisch durchaus der lymphadenoiden Leukämie entspricht. Nur fehlt ihr das klinisch wichtigste Kriterium der Leukämie, die Vermehrung der weißen Zellen im Blute.

Das Wesen dieser Art der Pseudoleukämie berührt sich, wie man jetzt wohl allgemein zugibt, auf das allerengste mit dem der lymphadenoiden Leukämie. Pappenheim hat dem durch die Bezeichnung „Aleukämie" Rechnung getragen, Pinkus nennt diese Zustände „echte Pseudoleukämien", Schridde neuerdings „aleukämische Lymphadenosen". Wie bei der lymphadenoiden Leukämie, handelt es sich auch hier nach den Angaben der Literatur um eine diffuse, generalisierte Hyperplasie des lymphadenoiden Systems. Auch die Pseudoleukämie ist also keine Erkrankung der Lymphdrüsen und der Milz allein. Allerdings sind diese Organe am häufigsten betroffen und machen in den meisten Fällen auch die deutlichsten klinischen Erscheinungen. Aber die lymphadenoiden Wucherungen können sich auch im Knochenmark, in der Leber, der Haut, auf Schleimhäuten entwickeln, kurz kein Organ muß verschont bleiben. Die Pseudoleukämie ist eben wie die Leukämie eine Systemerkrankung, die das ganze lymphadenoide Gewebssystem befällt. Bei dessen ubiquitärer Verbreitung erscheint es verständlich, daß sich auch überall Lymphome entwickeln können.

Die nahe Verwandtschaft dieser Lymphadenosen mit der lymphadenoiden Leukämie ergibt sich nun nicht allein aus anatomischen Befunden. Sie geht auch aus manchen klinischen Beobachtungen unzweideutig hervor. Da wäre etwa an folgendes zu erinnern: Manche Leukämien haben ein sog. aleukämisches Vorstadium. In diesem sind die klinischen Erscheinungen der Leukämie schon mehr oder weniger deutlich vorhanden, es fehlt aber noch die Vermehrung der Leukozyten im Blute. Es besteht also, wenn auch nur für kurze Zeit, ein Zustand, den man als Pseudoleukämie oder Aleukämie bezeichnen kann. Besonders häufig kann man dieses aleukämische Vorstadium bei akuten Leukämien sehen.

Außerdem kennt man aber nicht wenige Krankheitsfälle, in denen eine längere Zeit bestehende Pseudoleukämie mehr oder weniger plötzlich in eine lymphadenoide Leukämie übergeht, es erfolgt also schließlich doch noch ein Eindringen der Lymphozyten ins Blut (vgl. St. Klein).

Die engen Beziehungen zwischen Pseudoleukämie und Leukämie illustriert ferner in schönster Weise auch eine experimentelle·Beobachtung von Ellermann und Bang. Bei der Übertragung der Hühnerleukämie auf gesunde Tiere konnten diese Forscher nämlich zuweilen eine Leukämie erzeugen. In anderen Fällen blieb die Blutveränderung aus. Aber man fand dann bei der Autopsie dieser scheinbar gesund gebliebenen Hühner starke Hyperplasien der blutbildenden Gewebe, wie sie für Hühnerleukämie charakteristisch sind. Diese Tiere hatten also durch Übertragung leukämischen Blutes eine Pseudoleukämie akquiriert.

Es geht wohl aus diesen Tatsachen genügend hervor, daß sich die Grenzen zwischen Pseudoleukämie und Leukämie immer mehr verwischen, je tiefer man in das Wesen dieser Erkrankungen eindringt. Aus praktischen Gründen ist es aber gut, die klinische Trennung beizubehalten; denn gewöhnlich verläuft doch die Pseudoleukämie für sich, ohne in Leukämie überzugehen. Eine prinzipielle. Scheidung beider Krankheiten ist aber nicht durchführbar. Das Wesentliche in der Pathogenese der Leukämie wie der Pseudoleukämie ist die generalisierte Hyperplasie dieses oder jenes Gewebssystems. Die Leukozytenvermehrung im Blute, so wichtig sie auch für die Diagnose bleiben wird, muß als etwas Sekundäres angesehen werden.

Woher kommt es nun, daß die Hyperplasie des lymphadenoiden Gewebes in dem einen Falle zu einer Überschwemmung des Blutes mit Lymphozyten führt, in dem anderen aber nicht? Man hat verschiedene Hypothesen zur Erklärung dieser Unterschiede aufgestellt. Grawitz und Pappenheim dachten ursprünglich daran, daß Lymphozyten nur dann in das Blut übertreten, wenn das Knochenmark miterkrankt ist. Falls sich die Krankheit nur auf Lymphdrüsen und Milz erstreckt, sollte Pseudoleukämie, bei gleichzeitiger Beteiligung des Knochenmarkes aber lymphadenoide Leukämie entstehen. Pappenheim hat indessen diese Ansicht selbst fallen lassen. Denn es sind jetzt doch eine recht große Zahl von Beobachtungen bekannt geworden, in denen lymphadenoide Wucherungen sich im Knochenmark fanden, ohne daß es zu einer leukämischen Blutveränderung gekommen war. Es gibt also auch Pseudoleukämien mit Beteiligung des Knochenmarkes. Die Lokalisation der hyperplastischen Wucherung erklärt die Unterschiede im Blutbefund nicht. Marchand (Dissert. von Claus) teilt einen Fall mit, in dem man anatomisch die Einbruchstelle der hyperplastischen Wucherung in das Gefäßsystem direkt nachweisen konnte. Indessen dürfte ein derartiger Nachweis nur selten gelingen. Wahrscheinlich wird der reichliche oder weniger ausgedehnte Übertritt von Lymphozyten aus den gewucherten Geweben ins Blut von viel feineren biologischen Vorgängen beherrscht, die man einstweilen noch nicht kennt. Mit kurzen Worten also: Man weiß noch absolut nicht, warum die Lymphozyten nur bei der lymphadenoiden Leukämie, nicht aber bei der Pseudoleukämie in die Blutbahn eindringen.

Die große Mehrzahl der echten Pseudoleukämien sind Erkrankungen des lymphadenoiden Systems. Nun hat man aber neuerdings auch vereinzelte Fälle kennen gelernt, die gewissermaßen das Pendant zur myeloischen Leukämie bilden, so wie die gewöhnliche Pseudoleukämie zur lymphadenoiden. Hirschfeld teilt eine derartige Beobachtung von myeloischer Pseudoleukämie mit. Offenbar ist diese sehr selten. Das erscheint verständlich; denn das myeloische Gewebe hat so innige Beziehungen zum Gefäßsystem, daß seine Wucherung sehr schnell zu einem Einbruch in die Blutbahn führen muß.

Die echte Pseudoleukämie im Sinne Cohnheims ist also eine Krankheit, die der lymphadenoiden Leukämie in jeder Hinsicht entspricht und sich von dieser nur durch Fehlen der Lymphozytenvermehrung im Blute unterscheidet. Die Übereinstimmung mit der Leukämie geht sogar so weit, daß man auch eine „akute Pseudoleukämie" kennt, eine Krankheit also, die in ihrem Verlauf ungemein an die akute Leukämie erinnert. Nur fehlt die Lymphozytenvermehrung im Blute. In einem von O. Moritz beschriebenen Falle verlief die akute Pseudoleukämie unter dem Bilde einer schweren hämorrhagischen Diathese. Eine richtige Diagnose in vivo ist natürlich ausgeschlossen, falls die allgemeine lymphadenoide Hyperplasie nicht sehr hochgradig ist. Im Kindesalter soll die echte Pseudoleukämie nur in der akuten Form auftreten. (Benjamin, Ergebn. d. inneren Med. VI. S. 531.)

Wenn man es allein mit der „echten Pseudoleukämie" zu tun hätte, wäre eine Besprechung dieses Gebietes nicht schwierig. Nun haben die Kliniker aber den ursprünglich anatomischen Begriff der Pseudoleukämie nicht nur für die eigentlichen Lymphadenosen eingeführt, sondern auch auf eine Reihe anderer Zustände ausgedehnt, die ätiologisch und histologisch sicher keine nähere Verwandtschaft mit der echten Pseudoleukämie haben. Das sind die **Granulome.** Auch bei den Granulomen handelt es sich um generalisierte Erkrankungen im Bereich des lymphadenoiden Systems. Aber die hyperplastischen Wucherungen bestehen nicht ausschließlich aus Lymphozyten. Sie entsprechen in ihrer Zusammensetzung vielmehr einem entzündlichen Granulationsgewebe und enthalten neben Lymphozyten epitheloide Zellen, ferner Fibroblasten und Riesenzellen. Die zelluläre Zusammensetzung ist also eine viel mannigfaltigere als die der echten lymphadenoiden Wucherungen.

Die Granulome haben ätiologisch mit der lymphadenoiden Leukämie und Pseudoleukämie nichts zu tun. Zum Teil ist ihre Ätiologie bekannt. Der **Tuberkelbazillus** scheint eine wichtige Rolle zu spielen. Er kann, wie Askanazy zuerst zeigte, also nicht allein zur Verkäsung oder Vereiterung einer Gruppe von Lymphdrüsen führen, sondern auch eine generalisierte Erkrankung des lymphadenoiden Systems hervorrufen. Die tuberkulösen Granulome zeigen sehr oft keine Spur von Nekrose oder Verkäsung. Makroskopisch sind sie dann von den Lymphomen der echten Pseudoleukämie schwer zu unterscheiden. Erst die mikroskopische Untersuchung läßt erkennen, daß keine Lymphadenose, sondern eine entzündliche Granulationsgeschwulst vorliegt. Mikroskopisch oder durch den Tierversuch sind dann auch oft Tuberkelbazillen zu finden. Sternberg konnte in der Mehrzahl seiner 18 Fälle sog. „Pseudoleukämie" Tuberkelbazillen nachweisen. Andere Autoren halten die tuberkulöse Ätiologie für seltener. Auch die **Syphilis** führt, allerdings nicht gerade häufig, zu generalisierten Erkrankungen des lymphadenoiden Gewebes, die klinisch durchaus an Pseudoleukämie erinnern. Anatomisch findet man ein ähnliches Granulationsgewebe wie bei Tuberkulose.

Endlich bleiben noch eine Anzahl generalisierter Granulome unbekannter Ätiologie übrig. Sie scheinen viel häufiger zu sein, als die echten aleukämischen Lymphadenosen und spielen daher praktisch eine sehr wichtige Rolle. Für diese haben die pathologischen Anatomen den Namen **Hodgkinsche Krankheit** reserviert. Früher verstand man darunter vielfach alle pseudoleukämischen Erkrankungen. Will man den Ausdruck überhaupt noch anwenden, so sollte man ihn auf diese Art der Granulome beschränken. Die Hodgkinsche Krankheit führt zu allgemein verbreiteten Granulationsbildungen, z. B. auch in der Leber. Gelegentlich treten im Zentrum der Geschwülste kleine Verkäsungen auf. Außer den schon oben erwähnten zelligen Elementen treten hier große Epitheloidzellen, eigenartige Riesenzellen und eosinophile Leukozyten in den Vordergrund.

Ein vollständiges, sorgfältig ausgeführtes Bild der Hodgkinschen Krankheit gibt die Monographie von K. Ziegler (Die Hodgkinsche Krankheit, Jena 1911). Für viele, so auch für mich, ist besonders die durch Ziegler festgestellte relative Häufigkeit des Hodgkinschen Granuloms überraschend gewesen. Daher ist das Hodgkinsche Granulom wert, vom Arzte gekannt zu werden.

Die Ätiologie des Granuloms ist, wie gesagt, noch nicht ganz sichergestellt. Das histologische Bild spricht sehr gegen die ätiologische Bedeutung des Tuberkelbazillus, der zuweilen in den Knoten gefunden wird und offenbar durch Sekundärinfektion hineingelangte. Die von Fränkel und Much (Münch. med. Wochenschr. 1910) nachgewiesenen gramfesten Stäbchen sind von einem Teil der Nachuntersucher vermißt worden.

So verschieden nun diese infektiösen Granulome ätiologisch und anatomisch von der echten Pseudoleukämie, zum Teil auch untereinander sind, so sehr können sie doch klinisch an die echte Pseudoleukämie im Sinne Cohn-heims erinnern. Es kann selbst für den Erfahrenen sehr schwer, ja fast un-möglich sein, am Krankenbette zu sagen: Das ist eine echte Lymphadenose, dieses eine Lymphdrüsentuberkulose, das dagegen ein Granulom. Probe-exzisionen kann man doch nicht in jedem Falle machen und die übrigen unter-scheidenden Merkmale lassen oft im Stich. Daher empfiehlt es sich vorerst noch, den Ausdruck „Pseudoleukämie" als klinischen Begriff bestehen zu lassen (vgl. den gleichlautenden Vorschlag der Berliner hämatol. Gesellschaft. Folia haematol. Vol. 7, 1909). Diese Zeilen sind vor 2 Jahren geschrieben. Wie mir scheint, geht die Tendenz jetzt immer mehr und mehr dahin, den Be-griff der Pseudoleukämie· nun auch aus der Klinik ganz auszumerzen. Das wäre entschieden als Fortschritt zu begrüßen (vgl. auch Hirschfeld, Die Pseudoleukämie. Ergebn. d. inneren Med. u. Kinderheilkunde. 1911. VII).

Unter Pseudoleukämie wird man also einstweilen eine generalisierte Hyperplasie im Bereich des lymphadenoiden Ge-webes zu verstehen haben, die nicht mit einer wesentlichen Zunahme der Lymphozyten im Blute einhergeht. Man muß sich aber darüber völlig klar sein: In diesem klinischen Begriff der Pseudoleukämie stecken mehrere, völlig verschiedene Krankheiten. Ein allerdings wohl nur kleiner Teil der Pseudoleukämien ist auf das engste mit der lymphadenoiden Leukämie verwandt, ein anderer beruht auf Tuberkulose oder anderweitigen chronischen Infektionen. In jedem einzelnen Falle muß man wenigstens den Versuch machen, diagnostisch etwas weiter zu kommen und sich nicht mit der Diagnose „Pseudoleukämie" zufrieden geben. Denn die Therapie, bis zu einem gewissen Grade auch die Prognose, hängen von einer exakten Diagnosestellung ab. Es sei nur an die luetische Pseudoleukämie erinnert! Daher ist es — auch vom Stand-punkte des Praktikers — nicht als eine müßige Spielerei anzusehen, wenn man eine genauere Diagnose anstrebt, als sie der Begriff der Pseudoleukämie uns gibt.

Leider wird die Differentialdiagnose dadurch weiter erschwert, daß es noch eine andere Krankheit gibt, die zu Verwechslungen mit Pseudoleukämie Ver-anlassung geben kann. Ich meine die **Lymphosarkomatose von Kundrat.** Bei ihr handelt es sich ja wohl nicht um eine generalisierte Systemerkrankung, sondern um eine Affektion, die an einer lokal begrenzten Stelle entsteht, sich aber durch Metastasierung im Bereich des lymphadenoiden Gewebes schnell weit verbreiten kann. Die Diagnose, besonders die Abgrenzung gegen Pseudo-leukämien, kann unter Umständen nicht ganz leicht sein. Im allgemeinen muß man aber daran festhalten, daß der Lymphosarkomatose, die im Gegensatz zur eigentlichen Pseudoleukämie nicht selten zu größeren Tumorbildungen (im Mediastinum!) führt, das Moment der Generalisation des Prozesses auf das ganze lymphadenoide Gewebe fehlt. Allerdings wird auch das von einigen Autoren bestritten. Übrigens ist die Lymphosarkomatose eine recht seltene Krankheit.

Es ergibt sich aus der vorhergehenden Besprechung, daß die unter dem klinischen Bilde der Pseudoleukämie verlaufenden Prozesse etwa in folgender Weise zu trennen sind:

1. Aleukämische Lymphadenose. (Echte Pseudoleukämie, Aleuk-ämie.) Selten dauernd aleukämisch.
2. Granulome.
   a) Tuberkulöses Granulom.
   b) Syphilitisches Granulom.
   c) Infektiöses Granulom unbekannter Ätiologie. (Hodgkinsche Krankheit.) Relativ häufig.

Das klinische Bild dieser Zustände ist gemeinsam besprochen. Bei der Differentialdiagnose werden die Unterschiede hervorgehoben werden.

B. Die Pseudoleukämie.

Vorkommen und Ätiologie. Die Pseudoleukämie gehört zu den selteneren Krankheiten. Sie dürfte an Häufigkeit gegen die Leukämie zurückstehen. Das wird allerdings von K. Ziegler bezweifelt. Nach den Statistiken von Mayer und Falkenthal tritt sie in jedem Lebensalter auf, auch bei Kindern. Wahrscheinlich wiegt im kindlichen Alter die granulomatöse Form der Pseudoleukämie vor. Männer scheinen fast doppelt so häufig zu erkranken als Frauen. Im mittleren Lebensalter, zwischen 20 und 40 Jahren, kommt die Krankheit am häufigsten zum Ausbruche.

Über Ätiologie und prädisponierende Momente ist wenig zu sagen. Ein Teil der Fälle ist sicher auf eine tuberkulöse Infektion zurückzuführen, in anderen spielt, wie schon erwähnt wurde, die Syphilis eine Rolle.

Die Ursache der echten Pseudoleukämie im Sinne Cohnheims, der Lymphadenose, ist dagegen ebensowenig bekannt, wie die der lymphadenoiden Leukämie. Irgendwelche Infektionserreger konnten in diesen Fällen echter Pseudoleukämie nicht gefunden werden.

Mehrfach hat man pseudoleukämische Drüsen auf Tiere verimpft. Die zuverlässigsten Beobachter haben bei echten Lymphadenosen nichts gefunden (Grawitz), speziell kann man wohl mit Sicherheit behaupten, daß die diffuse Lymphadenose nicht auf eine tuberkulöse Infektion zurückgeführt werden darf.

Ebenso muß es als ganz unsicher angesehen werden, ob gewisse Infektionskrankheiten, z. B. Malaria, Anginen u. dgl., zur Entwickelung der Lymphadenose disponieren. Man kann mit diesen Angaben, soweit sie aus früheren Jahren stammen, schon deswegen so wenig anfangen, weil damals — auch histologisch — die echten Lymphadenosen von den Granulomen nicht getrennt wurden.

Es ist zu hoffen, daß die experimentellen Untersuchungen der neuesten Zeit, die eine Aufklärung der Ätiologie der Leukämie zu geben versuchen, auch unserer Auffassung vom Wesen der echten Pseudoleukämie zugute kommen werden.

Symptomatologie. Die Pseudoleukämie beginnt in der Regel langsam und schleichend, so daß der Kranke erst dann den Arzt aufsucht, wenn alle subjektiven und objektiven Symptome so deutlich sind, daß man über die Diagnose nicht im Zweifel sein kann.

Die subjektiven Erscheinungen ähneln durchaus denen der lymphadenoiden Leukämie. Die Patienten bemerken ein langsames Nachlassen ihrer körperlichen und geistigen Leistungsfähigkeit. Sie ermüden rasch. Treppen- und Bergsteigen macht ihnen leicht Atembeschwerden und Herzklopfen. Ihr Appetit läßt nach, sie magern ab.

Ohne bestimmten Grund fühlen sie sich bisweilen abends fiebrig und schwitzen nachts ziemlich stark.

In anderen Fällen treten die allgemeinen Symptome mehr in den Hintergrund. Das erste, was dem Kranken auffällt, ist eine Schwellung des Halses unter dem Unterkieferwinkel oder weiter abwärts. Die Schwellung ist nicht besonders schmerzhaft, aber sie beunruhigt den Kranken doch und führt ihn zum Arzt. Dieser ist dann zuweilen in der Lage, bei sorgfältiger Untersuchung eine mehr oder weniger allgemein verbreitete Lymphdrüsenhyperplasie nachzuweisen.

Bisweilen äußert sich aber die Pseudoleukämie auch in einer Weise, die den weniger Erfahrenen zunächst auch nicht entfernt an dieses Leiden denken läßt. Der Kranke klagt z. B. über starken Juckreiz. Er muß sich heftig kratzen, ohne daß an der Haut etwas Besonderes wahrzunehmen wäre. Oder ein hartnäckiger Ausschlag, der gar nicht weichen will, führt ihn zum Hautspezialisten.

Dieser erkennt dann oft sofort, daß die Hauterkrankung nur eine Manifestation eines ganz anderen Leidens ist. Als Frühsymptom des malignen Granuloms treten nach K. Ziegler auch bisweilen starke Durchfälle auf.

Endlich gibt es, besonders in der ärmeren Bevölkerung, Patienten, die dann erst ärztliche Hilfe suchen, wenn das Leiden schon zu schweren Störungen geführt hat, z. B. zu starker Abmagerung und hochgradiger Schwäche oder zu heftigen Blutungen. In seltenen Fällen können auch Erscheinungen seitens der mediastinalen Lymphdrüsen besonders in den Vordergrund treten.

So ist das Bild der subjektiven Erscheinungen bei Pseudoleukämie recht bunt und mannigfaltig. Am häufigsten dürften wohl zunehmende Schwäche und die Entwickelung von Lymphomen den Patienten in die Sprechstunde führen.

Akut beginnende und verlaufende Pseudoleukämien sind selten. Nägeli, O. Moritz, Mosse haben solche Fälle beschrieben. Die Krankheit verläuft dann unter dem Bilde einer hämorrhagischen Diathese. Die Diagnose kann erst durch die anatomische Untersuchung mit Sicherheit gestellt werden. Bei Kindern soll die echte Pseudoleukämie nur in der akuten Form auftreten. (Benjamin, Ergebn. d. inneren Med. u. Kinderheilkunde VI. 1910.)

Kommt der Kranke bereits in einem frühen Stadium zur Untersuchung, so sind gesamter Ernährungszustand und Aussehen nicht wesentlich verändert. Im weiteren Verlauf entwickelt sich allerdings meist doch auffallende Blässe und starke Abmagerung. Später geht diese in ausgesprochene Kachexie über. Man hat daher von einer „Période cachectique" der Pseudoleukämie gesprochen.

Die Haut zeigt häufig nichts Auffallendes. Zuweilen sieht sie streckenweise graubräunlich aus, ähnlich wie beim Bronzediabetes. Meist darf diese Verfärbung wohl mit einer vorhergegangenen Arsenbehandlung in Verbindung gebracht werden.

Aber auch andere Hautaffektionen gehören nicht zu den Seltenheiten, z. B. lymphomatöse Infiltrate der Haut, die bisweilen in ähnlicher Form wie bei der Mycosis fungoides auftreten, ferner urtikariaähnliche Eruptionen, Pruritus u. dgl. Ziegler nimmt nahe Beziehungen zwischen der Mycosis fungoides und dem malignen Granulom an. Pinkus hat einige der wichtigsten Hautveränderungen ausführlich beschrieben. Grawitz beobachtete hartnäckige Akne, die zu kleinen Geschwüren führte.

Am meisten charakteristisch ist aber die allgemeine Hyperplasie der Lymphknoten. Schon bevor man zu einer systematischen Palpation übergeht, fallen oft die Lymphdrüsenpakete am Hals auf. Sie geben ihm ein unförmliches Aussehen.

Die Halslymphknoten sind nun nicht allein am stärksten ergriffen, sondern sie scheinen auch am frühesten zu erkranken. Wenigstens geben manche Autoren (v. Winiwarter) an, daß eine Anschwellung der zervikalen Drüsen der allgemeinen Hyperplasie des lymphadenoiden Gewebes einige Zeit vorausgehen kann.

Durch eine sorgfältige Untersuchung überzeugt man sich dann, daß die Schwellung nicht allein die Halsdrüsen betrifft. Überall, wo normalerweise Lymphknoten vorhanden sind, fühlt man mehr oder weniger große, verschiebliche Tumoren. Die axillaren, inguinalen, kubitalen Lymphknoten sind vergrößert. Durch Perkussion und Durchleuchtung kann man in vielen Fällen auch die Teilnahme mediastinaler und bronchialer Lymphknoten feststellen. Zuweilen weisen auch andere klinische Symptome, z. B. Erscheinungen von Trachealstenose oder Stenose eines Bronchus, auf raumbeengende Prozesse im Thorax hin.

Die Hyperplasie der retroperitonealen Drüsen entzieht sich, wenn die Tumoren nicht sehr bedeutende Größe erreichen, meist der klinischen Feststellung, so daß gerade bei dieser Form der Erkrankung am häufigsten Fehldiagnosen vorkommen.

Auf das Moment der Generalisation der lymphadenoiden Wucherung, der Beteiligung des gesamten oder wenigstens eines großen Teiles des lymphadenoiden Apparates, ist für die Diagnose der größte Wert zu legen. Anschwellungen eines beschränkten Drüsengebietes, z. B. der zervikalen Lymphdrüsen, kommen ja auch bei anderen Zuständen oft genug vor, z. B. bei der Lymphosarkomatose, der eigentlichen Drüsentuberkulose usw. Bei der Pseudoleukämie handelt es sich aber nicht allein um regionäre Hyperplasien.

Die pseudoleukämischen Lymphdrüsentumoren erreichen nur eine mäßige Größe; meist werden sie nur bohnen- bis taubeneigroß. Auch in ihrem sonstigen Verhalten entsprechen sie den Lymphomen der lymphadenoiden Leukämie: Sie sind nicht besonders schmerzhaft, weder spontan noch auf Druck. Vereiterung und Durchbruch nach außen oder in innere Organe kommt vor, ist aber selten. Sie bleiben fast immer verschieblich. Die alte Anschauung, die dahin ging, daß die lymphadenoide Wucherung bei Leukämie und Pseudoleukämie stets die Drüsenkapsel respektiert, ist in dieser Allgemeinheit freilich nicht gültig. Durchbrüche der Kapsel sind beobachtet worden. Es fehlt den Wucherungen aber das infiltrierende, destruierende Wachstum der Tumoren.

Die Konsistenz der Drüsen ist sehr verschieden, kann auch im Verlaufe der Krankheit beim einzelnen sehr wechseln. Mit ihrer Verkleinerung durch irgend welche therapeutische Eingriffe geht meist auch zunächst ein Weich-, dann ein Hartwerden einher. Die Granulome zeigen eine härtere Konsistenz; doch glaube ich nicht, daß man mit dem Palpationsbefunde differentialdiagnostisch sehr weit kommt. Denn es gibt auch recht harte Lymphadenome.

Es mag vielleicht noch erwähnt werden, daß die pseudoleukämischen Drüsenpakete stets aus einer großen Zahl gesonderter einzelner Drüsen bestehen. Jedenfalls haben sie nur eine sehr geringe Tendenz, miteinander zu konfluieren, am ehesten noch beim Granulom.

Bei der echten Lymphadenose und beim malignen Granulom beschränkt sich nun die hyperplastische Wucherung nicht allein auf die Lymphknoten. An allen möglichen Stellen des Körpers kann es zur Bildung von Infiltraten kommen. So sah Axenfeld Lymphome in den Augenlidern, andere in der Mamma. Daß die Haut bisweilen mitergriffen sein kann, wurde schon erwähnt. Auch die Schleimhäute des Mundes, des Intestinaltraktus, die Organe der Bauchhöhle, z. B. die Leber können in den Prozeß mit hineingezogen werden. Hier kommt es hauptsächlich zu ausgedehnten flächenhaften Wucherungen oder auch zu tumorartigen Bildungen. Manche Fälle der Mikuliczschen Krankheit, der symmetrischen Schwellung der Thränendrüse und Parotis, sind wahrscheinlich ebenfalls mit dem Hodgkinschen Granulom nahe verwandt.

Die Untersuchung des Mundes läßt zuweilen eine deutliche Hyperplasie des lymphatischen Rachenrings erkennen.

Die Brustorgane zeigen keine konstanten Veränderungen, wenn nicht gerade größere Mediastinaltumoren Kompressionserscheinungen machen. Die Pleura kann an dem Prozeß beteiligt sein.

In einem Falle von Pseudoleukämie, den ich sah, stellte sich links neben dem Sternum eine intensive Dämpfung ein, die sich von der zweiten Rippe ab nach abwärts und ziemlich weit nach außen erstreckte. Diese massive Dämpfung verschwand innerhalb weniger Wochen unter einer energischen Arsenkur spurlos. Offenbar hatte es sich um ein Infiltrat der Pleura gehandelt, das aber nicht zu einem pleuritischen Erguß geführt hatte. Der Patient hatte dabei gar keine Schmerzen. Auch Grawitz macht darauf aufmerksam, wie selten selbst ausgedehnte und in der Nachbarschaft von Nervenstämmen gelegene Lymphome bei Pseudoleukämie neuralgische Schmerzen machen.

Im Abdomen fällt vor allem eine Vergrößerung der Milz auf. Gewöhnlich erreicht sie nicht so hohe Grade, wie etwa bei der myeloischen Leukämie oder dem Morbus Banti. Sie überragt um einige Finger den Rippenbogen, ist hart und glatt, der Rand meist ziemlich scharf. Auch die Leber ist oft groß und hart. Aszites kommt vor, ist aber selten, häufiger wohl erst in den Endstadien.

Der Urin zeigt im wesentlichen dieselben Veränderungen, denen man auch bei der Leukämie begegnet. Also Steigerung der Harnsäuremenge und der Purinbasen, zuweilen Albuminurie mäßigen Grades, die mit Verschlimmerung des Leidens sich verstärkt, während der Remissionen aber wieder ganz vorübergehen kann. Die Ehrlichscher Diazoreaktion soll bei der echten Lymphadenose nicht vorkommen, wohl aber zuweilen beim Granulom (Nägeli).

Das Skelettsystem bietet meist nichts Nennenswertes. Schmerzhaftigkeit der Knochen kommt wohl nur in den ziemlich seltenen Fällen vor, in denen die lymphadenoide Wucherung besonders das Knochenmark betrifft.

Der Gesamtstoffwechsel ist offenbar erheblich gestört. Denn die Kranken werden bisweilen auffallend schnell kachektisch, trotz leidlicher Nahrungsaufnahme. Wahrscheinlich liegt dann eine toxogene Schädigung des Protoplasma vor, wie man sie ja von der Biermerschen Anämie her kennt. Immerhin ergeben die bisher vorliegenden Stoffwechseluntersuchungen, daß ein vermehrter Eiweißzerfall jedenfalls nicht in allen Stadien und zu allen Zeiten zu finden ist.

Interessant und wichtig ist der Verlauf der Temperaturkurve. Manche Fälle bleiben während des ganzen Verlaufes der Krankheit fieberfrei. Bei anderen zeigen sich geringe, ganz unregelmäßige Temperatursteigerungen. Endlich kennt man noch einen dritten Verlaufstypus, bei dem Perioden hohen remittierenden Fiebers geradezu ein wesentliches Charakteristikum der Krankheit darstellen. Solche Fieberperioden folgen sich, worauf besonders Ebstein und Pel aufmerksam gemacht haben, zuweilen in schneller Wiederholung. Ebstein hat gemeint, diese Form der Pseudoleukämie, „das chronische Rückfallfieber", durch den Temperaturverlauf von den übrigen Fällen als besonderen Typus abtrennen zu können. Wenn das nun auch nicht angängig zu sein scheint, so behält dieses Symptom doch eine gewisse diagnostische Bedeutung. Das chronische Rückfallfieber kommt nämlich hauptsächlich bei Granulomen vor. Allerdings werden geringere Temperatursteigerungen auch bei den Lymphadenosen nicht ganz vermißt. Aber hohes oder länger dauerndes Fieber ist selten. Gerade bei den Formen des malignen Granuloms, die mit vorwiegender Beteiligung der retroperitonealen Drüsen einhergehen, kann sonst unerklärliches Rückfallfieber einen wertvollen diagnostischen Anhalt geben.

Das Fieber der Pseudoleukämiker ist vielleicht toxischer, nicht infektiöser Natur. Dafür spricht u. a. auch die Tatsache, daß die Lymphome sich während der fieberhaften Perioden verkleinern und erweichen. Offenbar gelangen pyrogene Stoffe aus ihnen in die Blutbahn. Dafür, daß die lymphadenoiden Hyperplasien toxische Wirkungen auf den Gesamtorganismus auszuüben vermögen, fehlt es auch sonst nicht an Anhaltspunkten. Wahrscheinlich hängt die fortschreitende Kachexie der Pseudoleukämiker hiermit zusammen. Grawitz weist auf die Möglichkeit einer „inneren Sekretion" der Lymphome hin.

Die Untersuchung des Blutes, welche die Diagnose der Leukämie so spielend leicht erscheinen läßt, ergibt hier keinen einheitlichen Befund. Anämien, die oft sehr hochgradig sind, vermißt man im späteren Verlauf des Leidens wohl nur selten. Immerhin kann, selbst bei einer klinisch voll entwickelten Pseudoleukämie, Hämoglobingehalt und Zahl der roten Blutkörperchen nahezu normal sein.

Die Zahl der Leukozyten ist meist nicht wesentlich vermehrt. Dieses Symptom ist es gerade, das die Pseudoleukämie der Leukämie gegenüber charakterisiert. Niemals findet man die enormen Zahlen von 100000 und mehr, die bei der Leukämie meist sofort die Diagnose ermöglichen.

Im einzelnen bestehen nun aber bei der Pseudoleukämie die größten Verschiedenheiten im leukozytären Blutbilde, auch in der Zahl der Leukozyten. Zuweilen ist diese normal oder ein wenig erhöht; in anderen Fällen besteht aber eine recht erhebliche Leukozytose, bis 30—40000 und mehr, besonders während der Fieberperioden.

Auch die qualitative Zusammensetzung ist sehr verschieden. Häufig findet man eine mehr oder weniger ausgesprochene Lymphozytose, während die granulierten Elemente an Zahl reduziert sind. Die Lymphozyten können mehr als die Hälfte oder $3/4$ aller weißen Zellen umfassen. Auch ihre absolute Zahl ist meist erhöht. Häufig finden sich unter ihnen große Lymphozyten wie bei der lymphadenoiden Leukämie. Pinkus hatte sogar die relative Lymphozytose als typischen Blutbefund bei echter Pseudoleukämie angesehen. Das scheint nach neueren Erfahrungen aber nicht immer zuzutreffen.

Immerhin ist das Symptom der Lymphozytenvermehrung unter Umständen von großem Wert, besonders wenn es sich darum handelt, die Lymphadenosen von den Granulomen zu trennen. Davon mehr bei der Differentialdiagnose.

Bei anderen Kranken mit Pseudoleukämie findet man gerade das Entgegengesetzte. Die Zahl der Lymphozyten ist vermindert, oft auf wenige Prozente. Nägeli und Bäumler beschrieben solche Fälle. Daneben besteht dann eine erhebliche neutrophile Leukozytose mit bedeutender Vermehrung der Eosinophilen und Mastzellen. In anderen Fällen ist die Zahl der Neutrophilen normal, das einzig Abnorme ist die starke Verminderung der Lymphozyten. Dieses Blutbild kommt besonders den infektiösen Granulomen zu.

Über die Bewertung dieser Befunde ist weiter unten das Nötige gesagt.

Verlauf und Prognose. Der Verlauf der Pseudoleukämie ist fast immer chronisch. Nur wenige Fälle erinnern im ganzen Decursus an die akuten Leukämien. Meist erstreckt sich die Krankheit über mehrere Jahre von dem Zeitpunkte an gerechnet, in dem die ersten Erscheinungen manifest wurden.

Im ganzen erinnert die Pseudoleukämie in ihrem klinischen Verlaufe sehr an die lymphadenoide Leukämie. Wie bei dieser wechseln schnell fortschreitende Verschlimmerungen, stationäre Zustände und deutliche, oft lange anhaltende Remissionen miteinander ab. Während dieser Remissionen verkleinern sich die Drüsentumoren oft in rapider Weise. Das Allgemeinbefinden, das zuweilen bei Beginn einer Remission noch mehr leidet, hebt sich später wieder, der Patient fühlt sich wohl, er geht wieder seiner Arbeit nach. Die lästige Müdigkeit verschwindet. Das günstige Bild erhält sich oft lange Zeit, bis endlich doch wieder ein Rezidiv einsetzt.

Die Prognose der Pseudoleukämie ist insofern ungünstig, als sichere Heilungen bisher nicht bekannt geworden sind. Aber der Verlauf ist oft sehr protrahiert, die echte Pseudoleukämie führt in der Regel nicht so schnell zum Tode wie die lymphadenoide Leukämie. Manche Fälle haben nur eine geringe progressive Tendenz und sind therapeutisch sehr dankbar. Die Prognose der Granulome scheint nach den Erfahrungen Zieglers ebenfalls nicht so schlecht zu sein, wie man bisher annahm, Es gibt Fälle, die sich über mehr als ein Dezennium hinziehen.

Trousseau unterschied drei Stadien der Pseudoleukämie: Die „Période latente", die „Période progressive" und die „Période cachectique". Damit ist eigentlich der Verlauf der Pseudoleukämie in großen Umrissen gezeichnet. Meist werden die Kranken immer anämischer und kachektischer, ihr Appetit leidet, sie bekommen schließlich Ödeme und gehen dann langsam an Herzschwäche zugrunde.

Dieser Verlauf kann als typisch angesehen werden. Zuweilen treten aber andere Momente hervor, die das Ende beschleunigen, vor allen Dingen die hämorrhagische Diathese, der diese Kranken ebenso ausgesetzt sind, wie die Leukämiker. Vermutlich handelt es sich auch hier um toxische Einflüsse auf Blut und Gefäßwände. Einige Male sah man eine schon lange Zeit bestehende chronische Pseudoleukämie plötzlich in eine akute Leukämie übergehen, die dann unter enormer Überschwemmung des Blutes mit Lymphozyten schnell tödlich endete. Seltener entwickelt sich aus einer Pseudoleukämie eine chronische Leukämie. Aber auch solche Fälle sind von Naunyn u. a. beschrieben worden und würden sich gewiß häufiger finden, wenn man die Leukämiker in einem ganz frühen Stadium der Krankheit untersuchen würde.

Atembeschwerden treten bei bei der Pseudoleukämie zuweilen durch Entwickelung mediastinaler Geschwülste auf. Aber es kommt nicht häufig vor, daß diese mediastinalen Tumoren durch Druck auf Herz oder Gefäße zum Tode führen.

Gelegentlich kann wohl auch eine hinzutretende Tuberkulose oder Sepsis den Verlauf abkürzen. Oder es kommt zur Perforation eines lymphatischen Infiltrates der Darmschleimhaut in das Peritoneum. Auch das ist nur ganz selten gesehen worden.

Heilbar sind wohl nur die generalisierten Granulome, die auf dem Boden der Syphilis entstehen.

Die **Diagnose** der Pseudoleukämie wird durch folgende Momente gesichert: 1. die generalisierte Hyperplasie des lymphadenoiden Systems und 2. das Fehlen der leukämischen Blutveränderung.

Eine Blutuntersuchung ist also absolut notwendig. Ohne eine solche kann selbst der erfahrenste Kliniker die Pseudoleukämie nicht von der lymphadenoiden Leukämie trennen.

Hält man sich daran, daß die Pseudoleukämie eine generalisierte Systemerkrankung ist, so wird man auch Verwechslungen mit lokalisierten Lymphdrüsenschwellungen vermeiden, z. B. mit tuberkulösen und neoplasmatischen Lymphomen, wie sie besonders am Halse so ungemein häufig vorkommen. In solchen Fällen fehlen eben Lymphdrüsenschwellungen an anderen Stellen, z. B. der Axilla, der Inguinalgegend. Es fehlt dann meist auch der Milztumor.

Immerhin kann man, besonders in den Anfangsstadien der Pseudoleukämie doch im Zweifel sein, ob wirklich eine generalisierte Systemerkrankung vorliegt. Die ersten Manifestationen zeigen sich ja meist an den Zervikaldrüsen. Dann ist die Diagnose zunächst unmöglich, speziell die Trennung von der allerdings sehr seltenen Lymphosarkomatose Kundrats, die auch häufig an den Zervikaldrüsen beginnt, aber keine Systemerkrankung darstellt, sondern mehr in das Gebiet der Tumoren überleitet. Im weiteren Verlauf klärt sich aber die Diagnose bald. Bei der Pseudoleukämie kommt es zu einer Schwellung aller oder wenigstens sehr zahlreicher Lymphdrüsengruppen, die örtlich weit voneinander entfernt sind, ferner wird eine Vergrößerung der Milz nur selten ganz vermißt. Bei der Lymphosarkomatose schwellen dagegen nur die regionären Lymphdrüsen an, verschmelzen miteinander, infiltrieren die Umgebung. Meist kommt es auch zur Entstehung größerer Tumoren, z. B. im Mediastinum. Eine Vergrößerung der Milz tritt nicht ein. In der Regel werden diese Unterschiede eine Differentialdiagnose ermöglichen. Allerdings muß bemerkt werden, daß auch die verschiedenen Formen der Pseudoleukämie bisweilen mit größeren Tumorbildungen einhergehen. Der Blutbefund ermöglicht die Trennung beider Krankheiten nicht; denn auch bei der Lymphosarkomatose kann man eine starke Verminderung der Lymphozyten im strömenden Blute finden, ähnlich wie bei manchen Formen von Pseudoleukämie.

In allen einigermaßen ausgesprochenen Fällen dürfte aber die Abgrenzung der Pseudoleukämie von anderen Erkrankungen des lymphadenoiden Systems gelingen.

Es wurde oben bereits betont, daß der Ausdruck Pseudoleukämie, wie ich ihn hier durchweg verwandt habe, ein klinischer Sammelbegriff ist. Unter dem Bilde der Pseudoleukämie verlaufen zwei voneinander durchaus verschiedene Krankheiten, die Lymphadenose und das Granulom. Jene ist mit der lymphadenoiden Leukämie nahe verwandt, dieses ist ein chronisch entzündlicher Prozeß. Es ist wünschenswert, beide Gruppen möglichst schon am Krankenbett zu unterscheiden und die Differentialdiagnose nicht ausschließlich dem pathologischen Anatomen zu überlassen; denn die Unterscheidung ist auch praktisch-therapeutisch bedeutungsvoll. Lymphadenosen reagieren meist gut auf Röntgenbestrahlung, Granulome weniger. Bei den Granulomen kommt ev. eine antiluetische Behandlung in Betracht usw.

Der **Differentialdiagnose** dienen folgende Momente (Nägeli), die allerdings nicht in jedem einzelnen Falle eine Trennung ermöglichen:

a) Lymphadenosen verlaufen meist ohne oder mit nur geringen Temperatursteigerungen. Höheres Fieber (über 39°), besonders wenn es in Form des chronischen Rückfallfiebers von Ebstein auftritt, spricht mehr für Granulom.

b) Die Lymphdrüsenhyperplasien haben beim Granulom im allgemeinen eine härtere Konsistenz, als bei den Lymphadenosen.

c) Infiltrate der Haut, der Schleimhäute, des Unterhautgewebes sprechen mehr für Lymphadenose und gegen Granulom.

d) Starke Remissionen, die zuweilen mit einem fast völligen Schwinden der Lymphome einhergehen, finden sich häufiger bei Lymphadenosen.

e) Eine Vermehrung der Lymphozyten im Blute kommt sehr häufig bei Lymphadenosen vor. Bei den Granulomen ist, wahrscheinlich infolge Zerstörung des lymphadenoiden Gewebes (Nägeli), die Zahl der Lymphozyten herabgesetzt. Dagegen besteht oft neutrophile Leukozytose mit Mastzellen und Eosinophilen.

Alle diese unterscheidenden Merkmale haben keine absolute Gültigkeit. Ausnahmen kommen vor. Aber wenn man die Unterschiede beachtet, wird man häufig auch ohne Probeexzision die Diagnose weiter sichern können, was um so eher gelingen wird, als echte aleukämische Lymphadenosen recht selten zu sein scheinen. Die Mehrzahl der Fälle, die früher unter der Bezeichnung Pseudoleukämie gingen, gehört in das Gebiet des Hodgkinschen oder des tuberkulösen Granuloms.

Anatomische Befunde. a) Die anatomischen Befunde bei echter Lymphadenose entsprechen bis in alle Einzelheiten denen der lymphadenoiden Leukämie. Es sei auf die dort gegebene Besprechung verwiesen. Die lymphadenoiden Wucherungen beschränken sich nicht auf die lymphatischen Organe sensu strictiori, sondern sie betreffen auch alle möglichen anderen Organe, besonders Leber, Haut, Schleimhäute.

Auch das rote Knochenmark kann mehr oder weniger durch lymphadenoides Gewebe verdrängt sein. In manchen Fällen steht die Beteiligung des Knochenmarkes so sehr im Vordergrunde. daß man von einer medullären Pseudoleukämie sprechen kann. Klinisch kann diese Form ein ganz ähnliches Bild machen wie die sog. Leukanämie (s. bei Anämien). Durch die Verdrängung großer Partien myeloischen Gewebes entsteht eine mehr oder weniger schwere Anämie mit Reizungsmyelozytose und vielen kernhaltigen roten Blutkörperchen. Ja es kann sogar, obwohl es sich hier um eine Hyperplasie des lymphadenoiden Gewebes handelt, zu myeloischen Umwandelungen von Milz und Leber kommen. Man kann diese als reaktive Erscheinungen, entstanden durch Ausfall großer Teile des Knochenmarkparenchyms, erklären. Immerhin ist die Deutung mancher dieser Fälle auch an der Hand des anatomischen Befundes schwierig. Ich verweise auf die Ausführungen von Pappenheim und Masing.

b) Etwas anders gestaltet sich der anatomische Befund bei generalisierten Granulomen. Makroskopisch können die Veränderungen denen der echten Lymphadenose ähnlich sehen. Die Lymphknoten selbst zeigen zuweilen kleine Nekrosen oder beginnende Verkäsungen. Ferner ist die Wucherung nicht so ausschließlich innerhalb der Kapsel des Lymphknotens lokalisiert, es kommt häufiger zu Kapseldurchbrüchen. So entstehen größere, miteinander verbackene Drüsenpakete. Auch sonst haben die Granulome mehr Neigung zur Bildung größerer Tumoren, z. B. im Mediastinum. Diese Tumoren zeigen aber kein destruierendes Wachstum, sondern verbreiten sich vorwiegend im Bindegewebe zwischen den Organen.

Sicheren Aufschluß über die Natur der Pseudoleukämie gibt erst die histologische Untersuchung. Statt aus Lymphozyten allein bestehen die granulomatösen Lymphome aus sehr verschiedenen Zellen und bieten das typische Bild einer infektiösen Granulationsgeschwulst. Epitheloide Zellen, Fibroblasten, Riesenzellen und Lymphozyten setzen die Tumoren zusammen. Dazwischen finden sich ziemlich viel polymorphkernige neutrophile und besonders eosinophile Leukozyten, auch Mastzellen. Der Reichtum der Hodgkinschen Lymphome an eosinophilen Leukozyten ist besonders auffallend und erleichtert die Diagnose gegenüber den tuberkulösen Lymphdrüsentumoren.

Der Nachweis von Tuberkelbazillen in nicht verkäsenden Granulomen ist häufig geglückt (Askanazy, Sabrazès, besonders Sternberg). Die Tuberkelbazillen können aber keine echte Lympadenose, sondern nur Granulome erzeugen. Falls sich bei echten Lymphadenosen auch einmal durch den Tierversuch Tuberkelbazillen finden sollten — bisher scheint das allerdings noch nicht sicher beobachtet zu sein — wird man wohl eher an eine sekundäre Infektion der lymphomatösen Drüse zu denken haben. Daß in sicher leukämischen Wucherungen Tuberkel vorkommen, die erst bei der mikroskopischen Untersuchung erkannt werden, habe ich selbst gesehen.

Die anatomischen Befunde bei Pseudoleukämie, besonders bei Granulomen, sind nicht auf Grund eigener Untersuchungen, sondern an der Hand der Literatur, besonders der Ausführungen von Sternberg, Grawitz, Nägeli geschildert.

Die **Therapie** deckt sich im wesentlichen mit der Behandlung der Leukämien. Arsenkuren und neuerdings auch Bestrahlungen mit Röntgenstrahlen nehmen die erste Stelle ein. Es kann daher vielfach auf die Behandlung der Leukämien verwiesen werden. Immerhin möchte ich auf einige Punkte ausführlicher eingehen.

a) Chirurgische Therapie. Von manchen Autoren wird empfohlen, verdächtige Lymphome, die sich besonders in der Halsgegend finden, tunlichst zu entfernen, wenn noch keine generalisierte Lymphdrüsenschwellung vorhanden ist. Denn man könne, wie Billroth sagt, nie wissen, was sich aus solchen Lymphomen später entwickelt.

Ob die möglichst frühzeitige Exstirpation indessen bei der Pseudoleukämie viel nützt, muß sehr zweifelhaft erscheinen. Bei den echten Lymphadenosen kann man sicherlich davon nichts erwarten. Nach unseren heutigen Anschauungen handelt es sich ja dabei überhaupt nicht um primär lokale Affektionen, sondern um Systemerkrankungen, die schon von Anfang an generalisiert auftreten. Daß eine frühzeitige Drüsenexstirpation bei den Granulomen mehr Erfolg hat, ist möglich; ich möchte es dahingestellt lassen.

Wenn man also auch bei der Pseudoleukämie nicht viel von chirurgischen Eingriffen hoffen darf, so muß man doch der frühzeitigen Exstirpation zweifelhafter Drüsentumoren entschieden das Wort reden. Denn es braucht sich ja dabei durchaus nicht um eine Pseudoleukämie zu handeln; es kann ja auch irgend eine andere, lokalisierte Lymphdrüsenerkrankung vorliegen, die einer radikalen Heilung auf chirurgischem Wege zugänglich ist. In den frühen Stadien ist eine Differentialdiagnose ja kaum möglich.

b) Medikamentöse Therapie. Neben einer allgemein roborierenden Behandlung, die nach denselben Prinzipien zu leiten ist wie bei Leukämien, kommt besonders eine Arsenkur in Betracht. Seit der Empfehlung des Arsens

durch Billroth, v. Winiwarter u. a. wird es ganz allgemein angewandt, und
zwar nicht allein in der Therapie der Pseudoleukämie, sondern auch bei anderen
Erkrankungen des lymphatischen Apparates, z. B. der Lymphosarkomatose
Kundrats. Es kann wohl keinem Zweifel unterliegen, daß Arsen in vielen
Fällen einen starken Einfluß auf die Drüsentumoren ausübt. Man sieht oft
im Verlaufe der Kur, besonders in der ersten Woche, rapide Verkleinerung
und gleichzeitige Erweichung der Lymphome. Später macht die Verkleinerung
weitere Fortschritte, allerdings in langsamerem Tempo. Die Drüsen schrumpfen
zusammen und werden härter. Auch Milz- und Lebertumoren können zurückgehen. Offenbar wirkt das Arsen dadurch, daß es einen beschleunigten Zerfall
und eine gleichzeitige Resorption der neugebildeten Lymphozyten veranlaßt.
Junge, neugebildete Zellen sind gegen Arsen, wie auch z. B. gegen Röntgenstrahlen, Radium etc. am wenigsten widerstandsfähig. Im Beginn einer Arsenkur beobachtet man häufig Temperatursteigerungen; diese sind wahrscheinlich
Folge der Resorption von Substanzen aus den zerfallenden Lymphomen.

Von schädlichen Nebenwirkungen des Arsens kommen neben der Melanose
vornehmlich dyspeptische Erscheinungen und Durchfälle in Betracht. Zuweilen
zwingen diese Magendarmsymptome zur subkutanen Applikation des Mittels.

Erfolge, wie sie oben geschildert wurden, kommen bei den echten Lymphadenosen zwar nicht regelmäßig, aber doch oft vor. Allerdings sind sie nie
dauernd. Nach einiger Zeit fangen die Drüsen wieder an sich zu vergrößern,
und es stellt sich das alte Krankheitsbild wieder her. Zuweilen bleibt das Arsen
aber auch ganz unwirksam, besonders bei den Granulomen, die weder auf Arsen,
noch auf Bestrahlung so gut reagieren wie die echten Pseudoleukämien.

Man wendet den Arsenik in derselben Form an wie bei schweren Anämien,
also entweder per os oder subkutan. Ich würde dazu raten, stets erst einen
Versuch mit stomachaler Darreichung des Arsens zu machen und zur subkutanen Applikation erst überzugehen, wenn dyspeptische Erscheinungen auftreten sollten oder die Fortführung der Medikation aus anderen Gründen
untunlich erscheint.

Stets hat man bei jeder Arsenkur darauf zu achten, daß das Mittel,
bei Darreichung per os, in steigender Dosis mehrere Wochen hindurch gegeben wird.

Die Form der Medikation ist dieselbe, wie bei Anämien. Zur inner-
lichen Darreichung empfiehlt sich besonders die Solutio Fowleri zu gleichen
Teilen mit Aqua Cinnamomi oder Aqua menthae piper., 3 mal täglich 5—10
Tropfen nach dem Essen, alle 2 Tage um 2 Tropfen steigend bis 20 oder 30
Tropfen, dann wieder in derselben Weise herabgehen. Oder man gibt die asia-
tischen Pillen. Auch das Levicowasser ist von guter Wirkung.

Subkutan gibt man dieselben Arsenpräparate wie bei Anämien. Um
Wiederholungen zu vermeiden, verweise ich auf das dort Gesagte. Intraparenchy-
matöse Arseninjektionen in die Tumoren, die früher viel geübt wurden, sind
besser zu unterlassen. Man erreicht dasselbe durch subkutane Injektionen.

Von sonstigen Medikamenten ist eigentlich nur noch das Jodkali zu
nennen. Zauberhaft ist die Wirkung des Jods in den Fällen von Granulom, die
auf Lues beruhen. Hier kann die Diagnose ex iuvantibus gestellt werden. Wenig
oder gar nichts nützt es in den anderen Fällen. Die äußere Applikation von
Jodtinktur oder Jodvasogen auf pseudoleukämische Drüsentumoren ist nicht
zweckmäßig.

Phosphor, Antimon, Eisen und andere Medikamente besitzen keine größere
Bedeutung. Unter Umständen kann man vielleicht einmal einen Versuch mit
Phosphorlebertran machen, etwa 3 mal täglich 1 mg.

c) Röntgentherapie. Die Radiotherapie ist bei manchen Formen der Pseudoleukämie sehr wirksam, besonders bei den Lymphadenosen, aber auch beim echten Hodgkin, weniger bei den tuberkulösen Granulomen. Bei diesen hat man nach den Erfahrungen von P. Krause u. a. öfters sogar den Eindruck, daß die Röntgenbehandlung eher schädlich wirkt, jedenfalls ohne Erfolg ist.

Die Lymphadenosen werden aber in der Regel durch Bestrahlungen in überraschend kurzer Zeit gebessert. Auch die Rezidive scheinen auf Bestrahlung besser zu reagieren, als bei der lymphadenoiden Leukämie. So gelingt es denn durch eine von Zeit zu Zeit wiederholte Röntgenbehandlung, die Krankheit lange Zeit in Schranken zu halten. Mir ist z. B. eine Patientin bekannt, die schon mehrere Jahre an Pseudoleukämie leidet. Stets gehen bei ihr die Drüsentumoren durch Bestrahlung prompt zurück. Das Allgemeinbefinden ist im ganzen recht gut geblieben. Und das ist die zweite günstige Wirkung der Röntgenstrahlen: Der Eintritt des kachektischen Stadiums wird entschieden hinausgeschoben, der Appetit bleibt gut oder hebt sich wieder. Auch eine etwa eingetretene Anämie kann sich wieder bessern.

Über die Technik der Bestrahlung braucht hier nicht weiter gesprochen zu werden. Ich verweise auf das, was über die Behandlung bei Leukämie gesagt wurde. Man wird in erster Reihe die am meisten vergrößerten Lymphdrüsengruppen bestrahlen. Häufig verkleinern sich dann, ähnlich wie bei der Leukämie, auch die nicht bestrahlten Lymphome. Selbstverständlich hat man durch vorsichtige Dosierung und durch abwechselnde Bestrahlung verschiedener Partien der Haut jede Dermatitis zu vermeiden.

Auch bei der Pseudoleukämie soll man sehr langsam vorgehen. Eine gar zu schnelle Verkleinerung der Lymphome ist nicht einmal erstrebenswert. Zwei bis höchstens drei Sitzungen in der Woche von 10 Minuten Dauer dürften genügen.

Heilungen der pseudoleukämischen Erkrankungen durch Bestrahlung kommen offenbar nicht vor. Schließlich tritt doch der Zeitpunkt ein, in dem man weder durch Bestrahlung, noch durch Arsen eine Besserung erreichen kann.

d) Sonstige therapeutische Maßnahmen. Solbäder kann man zur Unterstützung der übrigen therapeutischen Maßnahmen heranziehen. Sie scheinen auch für sich allein günstig zu wirken. Wohlhabendere Kranke schickt man ev. zur Kur nach Kreuznach, Münster a. St., Nauheim oder Oeynhausen.

Mit einigen Worten wäre noch auf die Therapie der Komplikationen einzugehen. Gegen die hämorrhagische Diathese ist man ziemlich machtlos. Versuche mit Calcium lacticum oder Gelatine sind kaum lohnend. Am meisten darf man sich nach neueren Erfahrungen wohl von Seruminjektionen versprechen. Man injiziert, ebenso wie bei der Hämophilie, mehrere ccm frischen Menschenserums oder irgend ein Heilserum, z. B. Streptokokken- oder Diphtherieheilserum.

Im Notfalle wäre nach den Erfahrungen von v. d. Velden auch ein Versuch mit intravenöser Injektion von 5 ccm steriler 10%iger Kochsalzlösung zu machen. Doch glaube ich, daß meist alle Maßnahmen im Stiche lassen werden.

Die gelegentlich auftretenden Temperatursteigerungen können durch Antipyretica bekämpft werden, falls sie dem Kranken lästig sind.

C. Leukämoide Erkrankungen.

Lymphosarkomatose (Kundrat), Myelom und Chlorom.

Die Stellung der Lymphosarkomatose und der anderen oben erwähnten Erkrankungen ist heute wohl kaum ganz scharf zu präzisieren. Vielfach erinnern sie ungemein an die leukämischen oder pseudoleukämischen Zustände. Die Chlorome sind z. B. sicher genera-lisierte Systemerkrankungen. Nägeli rechnet sie daher zu den Leukämien. Auch die Myelome treten fast immer multipel auf und man hat nicht den Eindruck, daß es sich hierbei ausschließlich um Metastasen handelt, sondern es scheint das Knochenmarkgewebe gleich-zeitig an vielen Stellen zu erkranken. So entstehen multiple Knoten im Mark. Die Ähnlich-keit mit den pseudoleukämischen Erkrankungen, mit den echten Systemerkrankungen der blutbildenden Gewebe, tritt noch mehr in den Fällen von Myelom zutage, in denen eine ganz diffuse Verbreitung myelomatöser Wucherungen besteht, wo also zirkusmkripte Knoten überhaupt nicht zu erkennen sind. Abrikossof beschreibt einen derartigen Fall. Auch ich habe vor längerer Zeit ein diffuses Myelom histologisch untersucht. Die lymph-adenoide Wucherung hatte überall, besonders an Rippen und Wirbelsäule, die Knochen soweit usuriert, daß nur eine ganz dünne Kortikallamelle stehen geblieben war. Die Wucherung war in der Mehrzahl der Wirbel und Rippen ganz diffus verbreitet. Andere Knochen konnten nicht untersucht werden. In solchen Fällen verwischen sich natürlich die Grenzen zwischen Systemaffektionen und lokalisierten Tumoren. Das hebt auch Pappenheim (Fol. hae-matol. Vol. 7, p. 439) hervor. Man könnte diese Zustände sicher unbedenklich zu den Leukämien und Pseudoleukämien stellen, wenn sich nicht gleichzeitig viele Anklänge an das Verhalten maligner Tumoren aufdrängen würden. Das ist besonders die ausgesprochene Neigung zur Tumorbildung und das aggressive, bösartige Wachstum. Die Knochen werden zerstört und durchlöchert, unter Umständen findet man echte Metastasen, kurzum, viel-fach wird man durchaus an maligne Neoplasmen erinnert.

Übrigens verhalten sich die einzelnen Fälle sehr verschieden. Das eine Mal erinnert ein Chlorom oder Myelom mehr an eine generalisierte Myelose oder Lymphadenose, das andere Mal an einen Tumor. Es kann also kaum mehr als didaktischen Wert haben, wenn man heute schon, bei unserer gänzlichen Unkenntnis der Ätiologie, Scheidewände zwischen diesen fließend ineinandergehenden Krankheiten errichten wollte. Soweit das erforderlich ist, soll es im Folgenden geschehen.

1. Die Lymphosarkomatose.

Die Lymphosarkomatose ist von Kundrat als eine besondere Form der Erkrankung des lymphadenoiden Systems erkannt worden. Sie steht gewissermaßen in der Mitte zwischen den generalisierten Lymphadenosen vom Typus der Pseudoleukämie und den echten malignen Tumoren. Von beiden vereinigt sie manche Züge in sich.

Sie scheint nach dem, was man bisher weiß, keine Systemerkrankung des ganzen lymphadenoiden Apparates zu sein, sondern ein Leiden, das lokal beginnt, sich dann aber schnell über eine ganze Lyphdrüsenregion ausbreitet, so daß man bei oberflächlicher Untersuchung den Eindruck einer Generalisation haben kann. In Wirklichkeit handelt es sich bei dieser scheinbaren Generalisation aber nur um echte Metastasen, die auf dem Lymphwege zustande kommen, nicht aber um eine Wucherung der infizierten Drüsen in toto wie bei der Pseudoleukämie. Darauf weisen besonders Ribbert und Nägeli hin, während Pappenheim allerdings für die Auffassung der Lymphosarkomatose als Systemerkrankung eintritt. Also auch hier zeigen sich mehr Beziehungen zum malignen Tumor. Außerdem durchbrechen die lymphomatösen Wucherungen meist die Drüsen-kapsel und verbreiten sich mehr oder weniger im umgebenden Gewebe, ohne aber destruktiv die Organe anzugreifen, wie das die echten Sarkome tun. Die Organe werden nun durch die Druckwirkung der lymphatischen Tumoren in Mitleidenschaft gezogen. Kon-fluenz der einzelnen Lymphome ist im Gegensatz zur Pseudoleukämie ganz gewöhnlich.

Das Krankheitsbild gestaltet sich verschieden, je nachdem, wo die Lymphosarko-matose beginnt. Sie kann von den verschiedensten Teilen des lymphadenoiden Apparates ihren Ausgang nehmen. Relativ häufig scheinen die zervikalen und mediastinalen Lymph-drüsen den primären Krankheitsherd zu bilden. Man kennt aber auch Fälle, in denen die Tonsillen oder die adenoiden Apparate des Intestinaltraktus zuerst erkrankten. In viel höherem Maße, als das bei der Pseudoleukämie der Fall ist, zeigt die Lymphosarkomatose Neigung zur Bildung größerer Tumoren, z. B. im Mediastinum, auf den Schleimhäuten, auf dem Sternum. Diese Tumoren breiten ihre Ausläufer längs der Gefäße und Nerven ungemein weit aus. In einem Falle, den ich vor längerer Zeit sah, lag die ganze Vena ano-nyma fast bis zur Axillaris in einer Scheide, die aus Tumorgewebe gebildet war. Dabei war es aber nicht zu einem Durchbruch des Tumors in das Gefäß gekommen, nicht einmal zur Thrombenbildung.

Metastasen können in vielen Organen, z. B. in der Haut, auftreten.

Die Beschwerden der Kranken sind von der Lokalisation der Tumoren und deren Druck auf lebenswichtige Organe abhängig. Fieber ist meist nicht vorhanden oder doch nur geringfügig. Milz und Leber sind in der Regel nicht vergrößert. Die Unterscheidung der Lymphokomatose ven der Pseudoleukämie kann hierdurch erleichtert werden.

Der Blutbefund ist verschieden. Eine Anämie mäßigen Grades ist oft beobachtet worden, besonders gegen Ende des Lebens. Das leukozytäre Blutbild bietet in einzelnen

Fällen große Differenzen. Ist die Erkrankung über große Teile des lymphadenoiden Systems ausgebreitet, so kann die Zahl der Lymphozyten im Blute abnehmen. Einige Fälle von Nägeli zeigen diese Lymphopenie sehr deutlich. Daneben besteht zuweilen eine erhebliche neutrophile Leukozytose, so in mehreren Beobachtungen von Grawitz. Offenbar kommt die neutrophile Leukozytose besonders dann vor, wenn Knochenmarkmetastasen bestehen. In vereinzelten Fällen scheint die Zahl der Lymphozyten aber auch vermehrt zu sein. Viel kann man also aus dem Blutbefunde für die Diagnose nicht entnehmen.

Die Prognose der Krankheit ist schlecht. Heilungen sind nicht bekannt. Die meisten Fälle verlaufen in ein bis zwei Jahren tödlich. Seltener sind ganz akute oder sehr langsame Verlaufsarten. Remissionen kommen unter Arsen und Röntgentherapie bisweilen vor. Häufig ist aber jede Bemühung umsonst, das Fortschreiten der Erkrankung läßt sich nicht aufhalten. Der Tod kann in verschiedener Weise erfolgen: Manche Kranke sterben an Kachexie, andere an den Folgen einer Paraplegie, die durch Eindringen der lymphatischen Wucherung in den Wirbelkanal zustande kommt. Mein Patient, von dem ich oben sprach, starb ganz plötzlich, offenbar an akuter Herzlähmung, bedingt durch den dem Herzen benachbarten Tumor.

Von einem operativen Vorgehen rät Kundrat dringend ab. Er hat nur schlechte Resultate gesehen. Es gelingt doch nie, alles Kranke zu entfernen. Versuche mit Arsen und Bestrahlung bieten einige Hoffnung auf temporären Erfolg.

2. Das Myelom oder die multiplen Myelome. (Kahlersche Krankheit.)

Unter Myelomen versteht man zirkumskripte Hyperplasien im Knochenmark, die aus den zelligen Elementen der blutbildenden Gewebe bestehen. Sie treten meist multipel auf und zeigen destruierendes Wachstum. Die Zerstörung betrifft hauptsächlich die Knochen.

Seltener sind diffuse Myelome. Davon ist oben schon gesprochen. Dann verschwimmt die scharfe Trennung von der medullären Pseudoleukämie fast völlig. Nur das destruierende Wachstum, ev. auch das Auftreten von Metastasen läßt erkennen, daß man es nicht mit einer einfachen Pseudoleukämie zu tun hat.

Die ersten pathologisch-anatomischen Beobachtungen über Myelome stammen von Rustizky. Ihr klinisches Bild ist besonders von Kahler so weit ausgebaut worden, daß die Diagnose typischer Fälle heute nicht mehr schwer ist. Allerdings war der Kahlersche Fall kein eigentliches Myelom, sondern ein Endotheliom. Darauf macht Hirschfeld in einem soeben erschienenen, ausführlichen Sammelreferat aufmerksam. Betreffs vieler Einzelheiten möchte ich auf dieses Referat verweisen, wo sich auch die Kasuistik in seltener Vollständigkeit findet.

Histologisch zeigen nicht alle Myelome gleichartigen Bau. Am häufigsten sind wohl Lymphozytenmyelome, seltener Tumoren aus Myelozyten oder Plasmazellen. Plasmome sind von Aschoff, Gluzinski und Reichenstein u. a. beschrieben worden. In einigen dieser Beobachtungen fanden sich Plasmazellen im Blute, so daß hier Anklänge an die Leukämie bestehen. Ein Erythroblastom hat Ribbert beobachtet.

Das Myelom oder — wie es gewöhnlich genannt wird — das multiple Myelom ist entschieden eine sehr seltene Krankheit. Sie kommt fast nur bei alten Leuten vor. Männer erkranken häufiger als Frauen.

Die ersten Symptome sind gewöhnlich neuralgische Schmerzen, die den Wurzelschmerzen bei verschiedenen Nervenkrankheiten völlig gleichen. Außer einer gewissen Empfindlichkeit der Knochen findet man im Anfang nichts Besonderes. Zuweilen gelingt es jedoch schon in einem relativ frühen Stadium, die Diagnose durch die Urinuntersuchung zu sichern. Im Urin findet sich bei multiplen Myelomen häufig der sog. Bence-Jonessche Eiweißkörper. Er ist dadurch charakterisiert, daß er — ähnlich wie manche Albumosen — bei etwa 50^0 ausfällt und sich beim Kochen wieder löst. Ist dieser Eiweißkörper, der meist in großen Mengen auftritt, nachgewiesen, so steht die Diagnose fast völlig fest. Denn der Bence-Jonessche Körper ist sonst nur in seltenen Fällen von Leukämie gefunden worden. Allerdings kommt er beim Myelom nicht in allen Fällen vor und kann auch zeitweilig aus dem Urin verschwinden. Man nimmt an, daß er in den Myelomen selbst entsteht.

Im späteren Verlauf des Leidens läßt sich die Diagnose dann auch zuweilen ohne Kenntnis des Urinbefundes stellen. An verschiedenen Knochen, besonders den Rippen, dem knöchernen Schädeldach etc., findet man zahlreiche, sehr schmerzhafte Knochenauftreibungen. Besonders charakteristisch sind aber die Spontanfrakturen, die in solcher Zahl wohl bei kaum einer anderen Krankheit wieder auftreten. Ich habe vor Jahren eine ältere Frau mit multiplen Myelomen gesehen, die mir noch heute lebhaft in Erinnerung ist. Kaum einer der langen Extremitätenknochen war verschont geblieben, die Humeri waren sogar mehrfach frakturiert. Außerdem bestanden noch zahlreiche Infraktionen der Rippen und starke Deformitäten der Wirbelsäule. Vollständig hilflos und deformiert lag die Kranke in ihrem Bett, sie konnte nicht mehr gehen und überhaupt keine ausgiebigeren Bewegungen mehr ausführen. In solchen Fällen ist die Diagnose natürlich sehr leicht.

Der Blutbefund bietet, wie es scheint, nichts Charakteristisches. Allerdings liegen bisher nur wenige Beobachtungen vor. Arneth sah eine mäßige neutrophile Leukozytose. Myelozyten sind auch vereinzelt gefunden worden.

Die Therapie muß sich allein auf symptomatische Linderung der Beschwerden beschränken.

3. Das Chlorom.

Das Chlorom faßt man jetzt wohl allgemein als eine generalisierte Systemerkrankung auf und unterscheidet myeloische und lymphadenoide Chlorome, oder Chloroleukämien. Besonders Nägeli, Fabian, Weinberger, Jakobäus betonen die nahe Verwandtschaft der Chlorome mit der Leukämie. Auch der Blutbefund kann ganz ähnlich sein und der klinische Verlauf sehr an den der akuten Leukämie erinnern.

Wenn den Chloromen trotzdem noch eine Sonderstellung zugewiesen wird, so geschieht das hauptsächlich aus zwei Gründen: erstens sehen die chloromatösen Wucherungen grün aus. Bestehen zugleich leukämische Blutveränderungen, so kann man die grüne Farbe auch an der Leukozytenschicht des zentrifugierten Blutes sehen (Jakobäus). Die Natur der grünen Farbe ist nicht näher bekannt. Jedenfalls gehört der Farbstoff den Zellen selbst an. Die grüne Färbung der Wucherungen wäre nun an sich kein genügender Grund, den Chloromen eine Sonderstellung zuzuweisen; denn sie ist nicht in allen Knoten zu finden und oft ist die Grünfärbung auch nur eben angedeutet. Wichtiger fällt für die Trennung von der Leukämie das aggressive Wachstum der chloromatösen Tumoren in die Wagschale. Die Chlorome zerstören zuweilen die Knochen genau so wie bösartige Geschwülste. Sie vereinigen also die Erscheinungen einer generalisierten Systemerkrankung mit denen eines malignen Neoplasma. Bald tritt die eine, bald die andere Eigenschaft stärker hervor. Ja, es gibt sogar Chlorome ohne aggressives Wachstum und ohne Tumorbildung. (Lehndorff, Jahrb. f. Kinderheilk. Bd. 72. 3. F. Bd. 22. H. 1.) Damit fallen allerdings alle wesentlichen unterscheidenden Merkmale gegenüber anderen generalisierten Systemerkrankungen fort.

Die Chlorome sind sehr selten. Der Verlauf der Krankheit, der sich meist subakut gestaltet, läßt zunächst an akute Leukämie denken. Fieber und Blutungen beherrschen das Bild. Dann kommt es zu Lymphdrüsenschwellungen, Vergrößerungen der Milz, Knochenschmerzen. Heilungen kommen nicht vor, ebensowenig länger dauernde Remissionen. Der Blutbefund entspricht häufig dem der akuten Leukämie. Beim lymphatischen Chlorom findet man also Vermehrung der Lymphozyten, unter denen sich besonders viel atypische Formen finden (Riedersche Zellen, große Lymphozyten), bei der myeloischen Form vorwiegend Myeloblasten. Außerdem besteht meist schwere Anämie.

Die Diagnose intra vitam kann unmöglich sein, speziell die Trennung von der akuten Leukämie. Zuweilen gelingt sie aber doch, besonders dann, wenn sich multiple subperiostale Tumoren palpieren lassen. Diese sitzen vornehmlich an den Schädelknochen, Wirbeln und Rippen. Ein wichtiger Prädilektionsort ist die Orbita. Dort führen sie oft zu Exophthalmus. Ist also Exophthalmus da, bestehen noch sonstige periostale Tumoren bei gleichzeitigen Erscheinungen einer akuten Leukämie, so ist an Chlorom zu denken. Praktisch ist es ziemlich gleichgültig, ob die Differentialdiagnose gegen akute Leukämie gelingt. Beide Krankheiten sind gleich hoffnungslos.

Bei der Autopsie findet man im wesentlichen dieselben Veränderungen wie bei akuten Leukämien. Nur ist das tumorartige Wachstum noch stärker ausgesprochen. Fast nie fehlen grüne Tumoren, die um die Schädelknochen und im prävertebralen Raum besondere Ausdehnung erreichen. Oft sind die Knochen durchlöchert und usuriert.

Die ältere Literatur über Chlorome findet sich bei Nägeli, eine sehr ausführliche Übersicht hat Lehndorff vor kurzem gegeben. (Ergebn. d. inneren Med. u. Kinderheilk. Bd. VI. 1910. S. 221.)

XVI. Erkrankungen der Milz und der Lymphdrüsen.

Die Beteiligung von Milz und Lymphdrüsen bei Erkrankungen des Blutes ist in den vorhergehenden Kapiteln schon mehrfach berührt worden. Ebenso hat ihr histologischer Aufbau dort bereits Berücksichtigung gefunden. Hier beschränke ich mich darauf, in knapper Form die Tatsachen zusammenzustellen, die sonst noch über Veränderungen der lymphadenoiden Organe in Krankheiten bekannt sind. Soweit die Milz in Frage kommt, handelt es sich vielfach um seltene Zustände ohne größere klinische Bedeutung. Unter den Lymphdrüsenaffektionen wird vornehmlich die nicht generalisierte Lymphdrüsentuberkulose Erwähnung finden. (Über generalisierte Lymphdrüsentuberkulose s. Kap. XV.)

A. Erkrankungen der Milz.

1. Untersuchung der Milz.

Die Milz liegt im linken Hypochondrum. Ihre Längsachse ist schräg gestellt und entspricht etwa dem Verlaufe der 10. Rippe, mit der sie entweder ungefähr parallel läuft oder einen spitzen Winkel bildet. Der hintere und obere Milzpol ist zwei bis drei Finger breit von der Wirbelsäule entfernt, der vordere bei ruhiger Respiration ebensoweit vom Rippenbogen. Meist überragt der vordere Milzrand die Sternokostallinie nicht, d. h. die Linie, die vom Sternoklavikulargelenk zur Spitze der 11. Rippe gezogen wird. Das Organ liegt mit seiner vorderen, stärker gewölbten Fläche dem Zwerchfell an. Von oben schiebt sich die Lunge über den Milzrand. Vorn stößt die Milz an Magen resp. Flexura coli lienalis, ihr hinterer oberer Pol ruht der linken Niere auf.

Die Nachbarschaft dieser Organe, deren Luftfüllungszustand großem Wechsel unterworfen ist (Magen, Kolon, Lunge), bringt es mit sich, daß die **perkutorische Abgrenzung der Milz** auf große Schwierigkeiten stößt. Eine vollständige perkutorische Projektion ist überhaupt nicht möglich. Speziell gelingt es nicht, das hintere Drittel der Milz von der Umgebung abzugrenzen. Nach hinten verliert sich die Milzdämpfung nämlich in den großen Bezirk gedämpften Schalles, der durch die Niere und die dicken Lagen der Rückenmuskeln bedingt ist. Nur ihre vorderen zwei Drittel sind der perkutorischen Bestimmung zugänglich. Man perkutiert am besten in rechter Seitenlage, indem man in der mittleren Axillarlinie abwärts geht, bei ruhiger Respiration. Leise Perkussion ist vorzuziehen. Gewöhnlich findet man den vorderen oberen Milzrand etwa an der 8. Rippe. Der vordere Milzpol ist dann vom tympanitischen Schall des Traubeschen Raumes gut abzugrenzen (leise Perkussion), wenn Magen und Kolon nur mäßig gefüllt sind resp. vornehmlich Gase enthalten. Finden sich dagegen viele Ingesta, so ist eine scharfe Abgrenzung nicht möglich. Die Perkussion liefert dann nur unsichere Resultate.

Überhaupt wird man, wie auch Litten hervorhebt, gut tun, sich nicht gar zu sehr auf die Perkussion der Milz zu verlassen und alle Befunde, die nur auf diesem Wege gewonnen sind, skeptisch zu beurteilen. Speziell kann der wechselnde Füllungszustand des Kolon zu den größten Irrtümern führen. Läßt sich die Milz nicht sicher palpieren, so sei man in seinem Urteil vorsichtig.

Die **Palpation** ist weitaus die wichtigste Untersuchungsmethode, Allerdings gibt sie nur dann Resultate, wenn die Milz vergrößert ist. Eine Milz von normaler Größe läßt sich palpatorisch nicht nachweisen, es sei denn, daß sie aus ihrer Lage gewichen ist. Meist bestehen in diesem Falle auch noch andere Erscheinungen einer Enteroptose. Bisweilen kann aber die Milz auch als einziges Abdominalorgan eine Verlagerung erfahren haben (s. bei Wandermilz S. 288).

Man führt die Palpation am besten bimanuell in halber rechter Seitenlage des Kranken aus. Der Untersucher tritt auf die rechte Seite des Lagers und liegt die Fingerspitzen seiner rechten Hand ohne zu starken Druck unter den linken Rippenbogen des Patienten, während er mit der linken sich vom Rücken des Kranken her die Milzgegend entgegenzudrücken sucht. Nun läßt man tief respirieren und fühlt dann, falls die Milz vergrößert ist, während der Inspiration den vorderen Milzpol gegen die Fingerspitzen anschlagen. Häufig kann man ihn auch unter den Fingern fortschnellen lassen. Auch in Rückenlage läßt sich die bimanuelle Untersuchung ausführen; allerdings habe ich den Eindruck, daß man in der Diagonallage (halben Seitenlage) am besten fühlt.

Manche Ärzte bevorzugen eine andere Methode der Palpation: sie umgreifen von der Rückenseite her mit der linken Hand den Rippenbogen des Kranken und lassen dann tief atmen. Ich halte das zuerst erwähnte Verfahren für besser.

Die Palpation gibt nicht allein Auskunft über die Größenverhältnisse der Milz. Man gewinnt gleichzeitig auch einen deutlichen Eindruck ihrer Konsistenz, was praktisch sehr wichtig ist. Übrigens macht man sehr häufig die Erfahrung, daß Milztumoren intra vitam viel fester erscheinen als auf dem Sektionstische. Wahrscheinlich wird die Konsistenz sehr wesentlich durch die Blutfüllung bestimmt. Daß sich post mortem, wie Litten meint, in der Milz sehr schnell umfangreiche autolytische Vorgänge abspielen, die zur Erweichung führen, ist mir nicht sehr wahrscheinlich.

Ist der Milztumor sehr bedeutend, so kann unter Umständen allein schon die **Inspektion** eine Vergrößerung vermuten lassen. Die ganze linke Seite des Abdomens ist dann aufgetrieben, gelegentlich findet man auch eine Erweiterung der linken unteren Thoraxapertur. Man fühlt einen meist sehr harten Tumor, der der vorderen Bauchwand unmittelbar anliegt und unter dem linken Rippenbogen hervorkommt. Abgesehen von dieser recht typischen Lage ist der Tumor in der Regel noch durch folgende charakteristische Erscheinungen mit Sicherheit von anderen Abdominalgeschwülsten, besonders von Nieren- und Nebennierentumoren abgrenzbar: der vordere obere Rand zeigt gewöhnlich in schönster Weise die typischen Milzinzisuren (Margo crenatus) und ist ziemlich scharf. Ferner verläuft das Kolon im Gegensatze zu den topographischen Verhältnissen bei Nierentumoren nicht über den Tumor weg, wovon man sich durch Aufblähung vom Rektum aus überzeugt. Hier und da kann man auch wohl im Zweifel sein, ob die Geschwulst der Milz oder dem linken Leberlappen angehört. Das kann durch Aufblähung des Magens leicht entschieden werden. Milz und Leber weichen dann auseinander.

Bei großen Milztumoren, die weit unter dem Rippenbogen hervorkommen, ist es notwendig, sich auch über die Konfiguration der palpablen Oberfläche zu unterrichten, speziell darüber, ob sie überall glatt ist oder ob zirkumskripte Hervorwölbungen bestehen, weiter wie diese dann gestaltet sind, ob glatt, zystenartig oder unregelmäßig, ob sie Fluktuation zeigen usw.

Über großen Milztumoren empfindet die palpierende Hand nicht selten während der Atemphasen kratzende, schabende Geräusche, wie Lederknarren. Diese Geräusche, die man natürlich auch auskultatorisch wahrnehmen kann, sind durch perisplenitische Prozesse bedingt.

Die diagnostische **Probepunktion der Milz** ist früher vielfach geübt worden. In gewissen seltenen Fällen wird man auch heute nur ungern auf diesen Eingriff verzichten. Sluka und Zarfl beschreiben einen Fall von Kala-Azar, bei dem im strömenden Blute zunächst keine Parasiten gefunden wurden. Erst die Untersuchung des Milzpunktates klärte mit einem Schlage das Krankheitsbild auf.

Immerhin bin ich der Ansicht, daß man die Milzpunktion nur im Notfalle heranziehen soll. Bei Litten ist ein Fall von Verblutung nach Punktion der vergrößerten Milz beschrieben. Falls man sich trotz der stets vorliegenden Gefahren doch zu einer Milzpunktion entschließt, soll man dafür sorgen, daß die Möglichkeit eines sofortigen chirurgischen Eingriffes gegeben ist. Akute infektiöse Milztumoren (z. B. bei Typhus) lasse man lieber überhaupt in Ruhe. Man hat heute eine so große Zahl anderer diagnostischer Hilfsmittel, daß man meist auf die Milzpunktion verzichten kann.

Sollte man aber doch den Eingriff für nötig halten, so nehme man eine dünne Nadel und lege sofort nach der Punktion einen Kompressionsverband an. Ferner ist das Befinden des Kranken sorgfältig zu kontrollieren.

Die Untersuchung der Milz mit **Röntgenstrahlen** spielt keine sehr wichtige Rolle, da man gewöhnlich in der Lage ist, auch ohne dieses Hilfsmittel eine richtige Diagnose zu stellen. Indessen können die Röntgenstrahlen speziell zur Aufklärung pathologischer Vorgänge am oberen hinteren Milzpole Bedeutendes leisten, z. B. bei Echinokokken, die in diesem Teile der Milz ihren Sitz haben.

2. Die physiologischen Funktionen der Milz.

Die Bedeutung der Milz im Haushalte des Organismus ist wahrscheinlich noch nicht hinreichend aufgeklärt. Das Wenige, was man bisher weiß, soll hier kurz erwähnt werden.

Sicher ist die Milz kein absolut lebenswichtiges Organ. Vollständige Milzexstirpationen werden, wie schon seit langem bekannt ist und worauf Jordan neuerdings wieder hingewiesen hat, im allgemeinen gut vertragen und hinterlassen keine schädlichen Folgen. Dringend warnen muß man allerdings vor der Milzexstirpation bei myeloischer Leukämie (s. Kap. XIV). Sie hat bisher meist zum Tode geführt und dürfte außerdem auch durchaus zwecklos sein. Bei den Leukämien handelt es sich ja um generalisierte Systemerkrankungen, die keineswegs allein auf die Milz oder irgend ein anderes Organ beschränkt sind.

Wenn auch die Folgen der Milzexstirpation für den Menschen im allgemeinen nur unbedeutend sind, so hat man doch gelegentlich nach diesem Eingriff gewisse Veränderungen beobachtet. Allerdings gehen die Angaben der einzelnen Autoren, die der Frage klinisch oder experimentell näher getreten sind, sehr weit auseinander. Vielleicht liegen diese Differenzen daran, daß die Entwicklung der sog. Nebenmilzen, die nach der Milzexstirpation oft in hypertrophischem Zustande gefunden werden, individuell sehr verschieden ist. Sind von vornherein viele Nebenmilzen da, so ist die Milzexstirpation eben keine totale Ausschaltung des Milzparenchyms. Die Nebenmilzen übernehmen die Funktion des entfernten Hauptorganes. Hierdurch erklären sich wohl die so stark differierenden Angaben in ungezwungener Weise.

Zuweilen hat man nach Milzexstirpation eine deutliche **Hyperglobulie** gesehen. Küttner teilt einen derartigen Fall mit. Da nun die Milz eines von den blutzerstörenden Organen ist und vielfach Zerfallprodukte roter Blutkörperchen enthält, so liegt es natürlich nahe, die — übrigens durchaus nicht regelmäßig nachgewiesene — Vermehrung der roten Blutscheiben durch verlangsamten Verbrauch infolge Ausfalls der Milzfunktion zu erklären. Ich erinnere in diesem Zusammenhange an die noch gänzlich undurchsichtige Rolle der Milzveränderung bei der Erythrämie.

Indessen haben Versuche von Noël Paton und Goodall, sowie Meinertz doch ergeben, daß die Wirkung blutkörperchenzerstörender Gifte stets gleich ist, mögen die mit hämolytischen Substanzen behandelten Tiere normal oder milzlos sein. Man weiß aber doch noch nicht, ob diese Versuchsanordnung zur definitiven Entscheidung der Frage ausreicht. Jedenfalls ist so viel sicher: Die Milz ist ein blutkörperchenzerstörendes Organ. Vielleicht ist sie nur das Grab unbrauchbar gewordener Erythrozyten. Möglich ist es aber auch, daß Produkte der Milzfunktion das physiologische Ende roter Blutscheiben beschleunigen. Dafür würde vielleicht die Blutkörperchenvermehrung nach Milzexstirpation sprechen.

Auch Leukozyten gehen vielfach in der Milzpulpa zugrunde. Nach stärkeren experimentellen Leukozytosen sieht man oft Milzpulpazellen, die mit phagozytierten Leukozyten vollgestopft sind. Diese bieten sich in allen Stadien der fermentativen Zertörung dar.

Die Milz kann als eine in den Blutkreislauf eingeschaltete, kompliziert gebaute Lymphdrüse angesehen werden, der, wie besonders Helly neuerdings ausgeführt hat, eine **blutreinigende Wirkung** zukommt. Sie teilt diese freilich mit anderen Organen, z. B. der Leber und dem Knochenmarke. Korpuskuläre Bestandteile, die in der Blutbahn nicht mehr nötig sind, werden dem Blute durch die Milz entzogen. Das zeigen besonders schön experimentelle Untersuchungen von Ponfick, Birch-Hirschfeld u. a. über den Verbleib intravenös beigebrachter feiner korpuskulärer Bestandteile.

Im adenoiden Gewebe der Milz findet ferner **Bildung von Lymphozyten** statt. Nach Milzexstirpation beobachtet man bisweilen, aber keineswegs regelmäßig, eine Anschwellung vieler Lymphdrüsen; die als kompensatorische Erscheinung gedeutet wird. Stähelin sah auch längere Zeit nach der Milzexstirpation eine Vermehrung von Lymphozyten im strömenden Blute. Was diese zu bedeuten hat und wie sie entsteht, ist wohl noch völlig ungeklärt.

Endlich darf man nach Beobachtungen von Asher und Großenbacher vermuten, daß die Milz auch **Beziehungen zum Eisenstoffwechsel** hat. Die Eisenausscheidung entmilzter Hunde soll längere Zeit hindurch erheblich höher sein, als die gleich ernährter, gesunder Kontrolltiere.

Ob hiermit die Bedeutung der Milz für den Stoffwechsel erschöpft ist, scheint mir zweifelhaft. Wahrscheinlich walten zwischen Milz und anderen Drüsen gewisse Korrelationen, die man einstweilen noch nicht übersieht. Ich erinnere nur an die bei Leberzirrhose und Morbus Banti so deutlich hervortretenden Beziehungen zwischen Milz und Leber. Der Milztumor bei Leberzirrhose ist gewiß nicht in allen Fällen als Stauungstumor zu deuten. Auch sonst liegen in der Literatur einzelne ältere Beobachtungen über Beziehung der Milz zu anderen Drüsen, z. B. zur Schilddrüse vor. Nach Litten soll die Thyreoidea bisweilen nach Milzexstirpation hypertrophieren.

Unsere Kenntnisse der normalen Milzfunktionen sind also noch sehr lückenhaft und der Erweiterung bedürftig.

3. Vergrößerungen der Milz. (Milztumoren.)

a) Der akute Milztumor.

Der akute Milztumor findet sich vorwiegend bei Infektionskrankheiten. Allerdings kann sich eine akute, oft recht bedeutende Vergrößerung der Milz auch im Gefolge eines schnellen, umfangreichen Zerfalls roter Blutkörperchen entwickeln (spodogener Milztumor), z. B. bei Vergiftungen, nach Verbrennungen usw. Die Mehrzahl der akuten Milztumoren entsteht aber auf dem Boden infektiöser Prozesse.

Die erste Ursache der oft sehr schnell einsetzenden Milzvergrößerung dürfte wohl eine **Hyperämie** sein (Grober). Wie diese zustande kommt, ist nicht ganz klar. Es liegt wohl am nächsten, an ein Nachlassen des Tonus der Milzgefäße zu denken. Wahrscheinlich spielen toxische Momente dabei die wichtigste Rolle, mögen sie nun zentral oder peripher bedingt sein. Häufig enthält ja die vergrößerte Milz selbst die Krankheitserreger in großer Zahl.

Bei länger dauernden Infektionskrankheiten bleibt es nicht bei der Hyperämie. Es tritt nach Litten eine **Hyperplasie** durch Wucherung der Milzpulpazellen hinzu. Zuweilen spielen sich aber in der vergrößerten Milz auch noch andere, sekundäre Veränderungen ab. Es kommt z. B. zur Infarkt- oder Abszeßbildung, zu Vorgängen, die z. B. beim Febris recurrens nicht selten sind.

Bei manchen Infektionskrankheiten tritt der Milztumor ziemlich regelmäßig bereits in einem frühen Stadium der Krankheit deutlich hervor und hat daher eine große diagnostische Bedeutung. Häufig bildet er sich erst in der Rekonvaleszenz wieder völlig zurück. Unverändertes Fortbestehen des Milztumors nach der Entfieberung kann prognostisch bedeutungsvoll sein, z. B. beim Abdominaltyphus. Bleibt er dort noch längere Zeit hindurch in der Rekonvaleszenz unverändert bestehen, zeigt er keine Neigung, sich zu verkleinern, so muß man mit dem Eintritt eines Rezidivs rechnen.

Die Milztumoren bei akuten Infektionskrankheiten zeichnen sich im ganzen durch ihre **weiche Konsistenz** aus. Immerhin gilt das nicht durchweg. Bisweilen kann man im Zweifel sein, ob es sich um einen akuten oder um einen chronischen, härteren Milztumor handelt, der als zufälliger Nebenbefund erst während einer Infektionskrankheit entdeckt wird. Tägliche Untersuchungen der Milz, besonders mit Rücksicht darauf, ob sie an Größe zunimmt, werden am ehesten Klarheit schaffen.

Subjektive Erscheinungen macht der infektiöse Milztumor nur selten. Allerdings treten bei gewissen Krankheiten, die mit sehr starker Milzschwellung einhergehen, z. B. beim Febris recurrens und der Malaria, Schmerzen im linken Hypochondrium auf, besonders bei stärkeren respiratorischen Anstrengungen. Mäßig große Milztumoren verlaufen aber in der Regel symptomlos.

Bei Patienten, die an Aorteninsuffizienz leiden, kann sich während einer Infektionskrankheit ein pulsierender Milztumor entwickeln. C. Gerhardt hat einen der ersten Fälle dieser Art beschrieben.

Zuweilen kommt es in der vergrößerten Milz zu weiteren Veränderungen. Von Ponfick, Litten u. a. sind besonders in der Rekurrensmilz nekrotische Herde beobachtet worden. Sie führen oft zu perisplenitischen Erscheinungen und können auch in eitrige Schmelzung übergehen. Selten schließen sich an den Milzabszeß eitrige Pleuritiden und Peritonitiden an. Auch im Anschlusse an Abdominaltyphus, septische Erkrankungen und andere infektiöse Zustände können Milzabszesse entstehen.

Es kann hier nicht beabsichtigt werden, auf das Verhalten der Milz und die diagnostische Bedeutung der Milzvergrößerung bei jeder einzelnen Infektionskrankheit einzugehen. Ich verweise auf das Kapitel „Infektionskrankheiten" in diesem Handbuche. Nur einige wichtigere Punkte mögen hervorgehoben werden: Am konstantesten scheint sich eine Milzvergrößerung keim **Rekurrens** einzustellen und zwar schon n einem relativ frühen Stadium. Diese ist meist erheblich und macht starke subjektive Erscheinungen. Litten fand während der Breslauer Rekurrensepidemie von 1872/73 in 96 % aller Fälle Milzvergrößerungen. Die Abschwellung geht sehr langsam vor sich. Mit Eintritt des Relapses vergrößert sich das Organ von neuem.

Allgemein bekannt ist die hohe diagnostische Bedeutung des Milztumors bei **Typhus abdominalis.** Da der typhöse Milztumor in der Regel nicht besonders groß ist und sich gelegentlich — auch durch den gleichzeitig bestehenden Meteorismus — der Palpation entzieht, darf man nach Curschmann nur auf Grund autoptischer Befunde ein Urteil über die Häufigkeit des typhösen Milztumors abgeben. Und da ergibt sich nun, daß er nur selten vermißt wird, wenn nicht besondere Verhältnisse, z. B. starke Blutverluste, die zu einer Abschwellung der Milz führen, oder frühere perisplenitische Veränderungen, Infarkte u. dgl. mit hineinspielen. Unter 577 Autopsien vermißte Curschmann nur neunmal einen Milztumor, also in 1,6% der Fälle. Bei 300 Sektionen fand er 127mal sehr große und 173 mal mittlere und mäßige Tumoren. Selten ist der typhöse Milztumor schon in den allerersten Fiebertagen oder gar im Inkubationsstadium deutlich palpabel. Aber auch auf der Höhe der Krankheit stellen sich bisweilen dem palpatorischen Nachweise gewisse Schwierigkeiten in den Weg: der anfänglich ziemlich feste Milztumor wird im Verlaufe der Krankheit immer weicher und ist dann schwer zu fühlen. Oder der zunehmende Meteorismus erschwert den Nachweis.

Meist überdauert der typhöse Milztumor die Fieberperiode nur kurze Zeit und schwillt langsam ab. „Solange er noch nachweisbar ist, darf man die Krankheit nicht als beendet betrachten" (Curschmann).

Gewöhnlich ist die Milzschwellung beim Abdominaltyphus etwa von der zweiten Krankheitswoche ab deutlich nachweisbar. Der Grad der Milzvergrößerung steht übrigens in keiner Beziehung zur Intensität der Krankheit.

Bei anderen infektiösen Krankheiten findet sich der akute Milztumor nicht mit derselben Konstanz wie beim Rückfallfieber und Abdominaltyphus. Über die Milz bei Malaria s. später. Sonst kommt dem Milztumor noch eine gewisse diagnostische Be·

deutung bei septischen Erkrankungen verschiedener Art zu. In den ganz akut verlaufenden Fällen foudroyanter Sepsis ist die Milz nach Lenhartz häufig nicht zu fühlen. Die
größten Milztumoren fand er bei langsamer sich entwickelnden ulzerösen Endokarditiden.

Andere akute Infektionskrankheiten, wie die akuten Exantheme, Diphtherie, Pneumonie etc. können mit Milzvergrößerungen einhergehen. Diese sind vielfach, z. B. bei
Scarlatina, Fleckfieber, Diphtherie fast konstante Befunde. Indessen erreicht die Milz
hier doch nur selten eine so erhebliche Größe, daß man in der Lage wäre, das Symptom
differentialdiagnostisch verwerten zu können. Speziell bei der Diphtherie gelingt der
palpatorische Nachweis einer Milzvergrößerung intra vitam oft nicht mit Sicherheit, auch
wenn sich bei der Autopsie mäßige Milztumoren finden.

Ganz inkonstant scheint das Verhalten der Milz bei der krupösen Pneumonie zu
sein. Manche Autoren, z. B. Liebermeister, haben in der Mehrzahl aller Fälle einen
Milztumor nachgewiesen, andere wiederum bezeichnen das als einen ungewöhnlichen Befund.

Eine gewisse Mittelstellung zwischen akuten und chronischen Milztumoren nimmt die
Malariamilz ein. In den frühen Stadien der Krankheit schwillt die Milz während des Anfalles an und kann in der anfallfreien Zeit scheinbar wieder bis auf annähernd normale
Maße zurückgehen. Späterhin besteht auch in der anfallfreien Zeit ein ziemlich harter,
oft sehr großer Milztumor, der gelegentlich keine Beschwerden macht, häufig aber doch
Seitenstechen sowie ein dumpfes Druckgefühl verursacht. Zuweilen kommt es in der vergrößerten Milz zu Infarktbildungen.

Als besonders charakteristisch für einen Milztumor, der auf dem Boden der Malaria
entstanden ist, betrachtet man das schwarze, in den Gefäßwänden und Pulpazellen abgelagerte Pigment, das offenbar aus dem durch die Parasiten zerstörten Hämoglobin entsteht.

Fälle tropischer Malaria verhalten sich sehr verschieden. Meist findet man auch
dort — schon während der ersten Anfälle — Anschwellung der Milz. Doch kann sie nach
Scheube beim intermittierenden Fieber wie auch beim Schwarzwasserfieber gänzlich
vermißt werden, wenigstens während früher Perioden der Krankheit. Fehlen der Milzschwellung spricht also noch keineswegs sicher gegen die Zugehörigkeit eines Falles zur
Malaria.

Im Anschluß an die Malaria möchte ich hier noch eine andere Form der Milzschwellung
erwähnen, die ebenfalls einer Infektion mit Protozoen ihren Ursprung verdankt und erst
in neuerer Zeit bei uns bekannt geworden ist. Es ist das die **Kala-Azar**. Bei ihr handelt
es sich allerdings um einen chronischen Milztumor, der oft ganz enorme Grade erreicht.
Anfangs denkt man an myeloische Leukämie oder Morbus Banti. Nach Rogers reicht die
Milz in mehr als 50% der Fälle bis zum Nabel. Auch die Leber zeigt regelmäßig erhebliche
Vergrößerung. Ich will hier nicht eingehender auf das Bild der ursprünglich in Indien
endemischen Erkrankung eingehen. Es sei auf die ausführliche Darstellung von Sluka
und Zarfl sowie Rach und Zarfl verwiesen. Charakterisiert ist die Erkrankung — abgesehen von dem harten Milz- und Lebertumor — durch ihr Auftreten in tropischen Gegenden,
die mit Leukopenie verbundene Anämie und den sehr protrahierten Verlauf, wobei gewöhnlich ein unregelmäßig-remittierendes Fieber besteht. Differentialdiagnostisch kommen
hauptsächlich hereditäre Lues, gewisse Formen der Malaria und die Bantische Krankheit
in Frage. Sicher entschieden wird die Diagnose erst durch den Nachweis der Leishman-
Donovanschen Parasiten im Blute, wo sie sich allerdings meist nur spärlich — in Leukozytosen eingeschlossen — finden. In größerer Zahl trifft man sie im Milzpunktat an. Die
Prognose der Krankheit ist bisher ungünstig. In dem Wiener Falle war auch Atoxyl
ohne Wirkung. Es wird sich empfehlen, auch bei uns dieser Krankheit einige Aufmerk-
keit zuzuwenden, da in neuester Zeit auch in Südeuropa, speziell Sizilien und Rom, Fälle
gefunden sind, die zum mindesten einer der Kala-Azar sehr ähnlichen Erkrankung zugehören (Pianese, Att. d. Acad. de Napoli 1909. Nr. 1 und Concetti, Il Policlinico
1911. S. 337.

b) Chronische Milztumoren.

Chronische Milztumoren sind ungemein häufig. Wenn man sich daran
gewöhnt, bei allen Kranken nach der Milz zu fühlen, wird man vielfach auch
dann geringe Vergrößerungen nachweisen können, wenn absolut keine Erscheinungen bestehen, die den Befund zu erklären vermögen. Oft ist man berechtigt, die chronischen Milztumoren als Folgen früherer Infektionskrankheiten
aufzufassen. Zuweilen fehlt aber jede Möglichkeit der Erklärung. Der Milztumor bleibt ätiologisch unklar. Wie häufig solche Milztumoren sind, geht
aus der Tatsache hervor, daß Litten unter dem Berliner poliklinischen Material,
für das die Malaria so gut wie gar nicht in Betracht kommt, in mehr als 20%
der Fälle Milzvergrößerungen fand.

Meist sind diese ätiologisch unklaren Milztumoren nicht sehr groß. Indessen gilt das nicht durchweg. Ich erinnere mich z. B. eines 50jährigen Herrn, der wegen unbedeutender Herzbeschwerden untersucht wurde und einen harten, zwei bis drei Finger über den Rippenbogen ragenden Milztumor aufwies. Ein halbes Jahr später hatte der Milztumor noch genau die gleiche Größe, war also nicht gewachsen. Eine Ursache konnte nicht eruiert werden.

Wenn also auch die Ätiologie mancher chronischer Milztumoren noch nicht feststeht, so gelingt es doch wohl in den meisten Fällen, zu einem sicheren Urteil zu gelangen, in welche Gruppe der Megalosplenien der betreffende Krankheitsfall gehört.

α) Die Bantische Krankheit und ähnliche Megalosplenien.

Jedem beschäftigten Arzte kommen wohl im Verlaufe seiner Tätigkeit Kranke zu Gesicht, die anämisch aussehen und bei denen man außer der Anämie nur einen mehr oder weniger großen, derben und glatten Milztumor findet. Früher begnügte man sich in solchen Fällen einfach mit der Diagnose ,,Anaemia splenica". Heute sollte man diesen Ausdruck, der allerdings sehr bequem ist, in Wahrheit aber nur höchst dürftig unsere Unkenntnis verbirgt, ganz fallen lassen. In jedem dieser Fälle soll man versuchen, die Diagnose näher zu präzisieren.

Die letzten Jahre haben auf diesem Gebiet einige Fortschritte gebracht. Die Gruppe der Anaemia splenica schmilzt zum Glück immer mehr zusammen. Ob manche dieser Fälle durch Rachitis bedingt sind, wie besonders Benjamin (Ergebn. d. inneren Med. VI. S. 531) annimmt, steht noch dahin. Ein Teil der Megalosplenien wird erst durch die anatomische Untersuchung aufgeklärt. Vielfach ist man aber auch schon am Krankenbette in der Lage, eine detaillierte Diagnose zu stellen (vgl. im übrigen bei Anämien des Kindesalters S. 206).

Die leukämischen Milztumoren scheiden natürlich aus dieser Besprechung aus. Durch die Untersuchung des Blutes erkennt man meist mit Leichtigkeit, daß man es da nicht mit einer Anaemica splenica zu tun hat. Auch die Pseudoleukämie dürfte wohl nur selten zu Verwechselungen Anlaß geben. Es gibt zwar auch Pseudoleukämien mit vornehmlicher Beteiligung der Milz, sog. lienale Formen. Der Milztumor kann hier eine recht bedeutende Größe erreichen. Aber man findet doch außerdem in diesen seltenen Fällen lienaler Lokalisation der Lymphadenose auch sonst Zeichen der Pseudoleukämie, also in erster Linie vergrößerte Lymphdrüsen.

Leukämische und pseudoleukämische Milztumoren werden daher in der Regel richtig erkannt. Allerdings beschreibt Hirschfeld einen Fall myeloischer Pseudoleukämie mit großem Milztumor, der für eine Bantische Krankheit gehalten worden war. Das wäre ja an sich kein großes Unglück. Da aber die einzig richtige Therapie der Bantischen Krankheit die Milzexstirpation ist, muß man sich vor Empfehlung dieses Eingriffes in jedem Falle die Diagnose noch recht genau überlegen; denn liegt eine Pseudoleukämie vor, so läuft die Operation gewöhnlich ungünstig aus. Das war auch bei Hirschfelds Patienten der Fall. Meist wird aber die Unterscheidung keine Schwierigkeiten machen, umso mehr, als echte Lymphadenosen und Myelosen ohne Blutveränderungen recht selten sein dürften.

1. Die Bantische Krankheit.

Aus der großen Gruppe der Splenomegalien trennte Banti in einer Reihe von Arbeiten, die hauptsächlich den 90er Jahren entstammen, einen besonderen Symptomenkomplex ab und suchte ihn klinisch und pathologisch-anatomisch als ein einheitliches Krankheitsbild — den übrigen Megalosplenien gegenüber — zu charakterisieren. Auf Vorschlag italienischer Autoren wurde die Krankheit dem Entdecker zu Ehren ,,Bantische Krankheit" genannt. Der Name hat die frühere Bezeichnung ,,Splenomegalie mit Leberzirrhose" verdrängt. In Deutschland ist das Krankheitsbild besonders durch Senator allgemein bekannt geworden.

Banti schildert den **Verlauf** der Krankheit etwa folgendermaßen: Im jugendlichen oder reiferen Alter entwickelt sich ohne greifbare Ursache ein Milztumor, der im Verlaufe vieler Jahre allmählich immer mehr heranwächst.

Schließlich kann der harte, glatte Tumor so groß werden wie bei der myeloischen Leukämie. Meist bildet sich zu gleicher Zeit ein gewisser Grad von Anämie aus. Das ist das erste anämische Stadium der Bantischen Krankheit. Gewöhnlich kommen die Patienten gegen Ende dieses Stadiums zum ersten Male zum Arzt. Dieser konstatiert neben der Anämie einen sehr großen, harten, nicht schmerzhaften Milztumor. Die Leber kann etwas vergrößert und induriert sein. Die Blutuntersuchung, die man in jedem Falle ausführen muß, um einer Verwechslung mit myeloischer Leukämie vorzubeugen, ergibt neben Herabsetzung des Hämoglobingehalts häufig eine Leukopenie mit relativer Lymphozytose (Senator). Doch ist diese Veränderung nicht konstant, bisweilen bietet das leukozytäre Blutbild nichts Besonderes. Ikterus besteht zunächst nicht, auch sonst fehlen Veränderungen an Lymphdrüsen, am Skelett etc.

Greift man in diesem ersten Stadium nicht ein, so tritt die Krankheit in das zweite, das sog. Übergangsstadium. Es entsteht Ikterus, zugleich machen sich lebhafte dyspeptische Erscheinungen geltend. Das Übergangsstadium dauert nur wenige Monate. Nun geht es mit dem Kranken schnell bergab. Anämie und Kachexie nehmen rapide zu, Aszites stellt sich ein, die Patienten verfallen im Verlauf einiger Wochen immer mehr und gehen schließlich an allgemeiner Kachexie oder an Magen- und Darmblutungen zugrunde. Das dritte Stadium wird von Banti das aszitische Stadium genannt.

Nach neueren Erfahrungen Bantis (Fol. hämatol. X. H. 1) scheint der Verlauf der Krankheit nicht immer so typisch zu sein.

Die **Autopsie** ergibt nach den Untersuchungen Bantis eine fibröse Induration der Milzpulpa (Fibroadenie) mit Atrophie der Malpighischen Follikel, außerdem starke Sklerose der Milzvenen, worauf Banti besonderen Wert legt. Ferner findet sich eine atrophische Leberzirrhose, die in der Regel allerdings nicht sehr hochgradig ist.

Wesen der Krankheit. Die Selbständigkeit des von Banti beschriebenen Symptomenkomplexes ist nun ebenso heftig bestritten wie verteidigt worden. Banti selbst sah in ihm eine primäre Milzkrankheit. Es sollten sich unter der Einwirkung irgend welcher, noch unbekannter Schädigungen in der erkrankten und vergrößerten Milz toxische Substanzen bilden, die mit der Pfortader der Leber zuströmen und schließlich in den Kreislauf übergehen. Die Leberzirrhose ist demnach etwas Sekundäres, sie ist ebenso wie die Anämie und allgemeine Kachexie von einer primären Milzkrankheit abhängig.

Viele Kliniker und pathologische Anatomen haben diese Deutung abgelehnt. Ich nenne hier nur Marchand, Chiari, Minkowski. Sie zogen die Existenz einer besonderen Form der Megalosplenie, die der Beschreibung Bantis entspricht, in Frage. Ein Teil der Fälle sollte in das Gebiet der Leberzirrhose mit stark entwickeltem präzirrhotischem Milztumor (Hedenius)[1], ein anderer in das der kongenitalen Syphilis gehören. Auch die von Banti gegebene Erklärung des Krankheitsbildes, die Annahme einer toxischen Erkrankung, deren Ausgangspunkt die Milz bildet, wurde bezweifelt. So schien das Bild der Bantischen Krankheit wieder in nichts zusammenzusinken. Manche Autoren lassen zwar einen echten „Banti" nicht mehr gelten, wohl aber einen „Pseudobanti", d. h. Leberzirrhosen, die unter dem Bilde der Bantischen Krankheit verlaufen. Gegen die von Banti gegebene Deutung spricht übrigens ein Befund, auf den Lossen aufmerksam macht. Dieser fand nämlich sklerotische Veränderungen nicht allein an der Vena lienalis, sondern mehr oder weniger in allen Verzweigungen der Pfortader. Für die Erklärung dieser Prozesse kann ein von der Milz produziertes Toxin nicht wohl verantwortlich gemacht werden, da das Milzvenenblut ja nur die Vena lienalis passiert.

Nun scheint ja aus allem, was für und wider die Bantische Krankheit gesagt worden ist, in der Tat hervorzugehen, daß sicher vielfach einfache Leberzirrhosen oder luetische Erkrankungen mit der Bantischen Krankheit ver-

---

[1] Die Vergrößerung der Milz bei Leberzirrhose ist in dem Kapitel Leberkrankheiten besprochen.

wechselt worden sind und daß die Gefahr sehr nahe liegt, die bequeme Diagnose Bantische Krankheit zu häufig zu stellen. Das geschieht auch ohne Zweifel. Doch kann diese Tatsache noch kein Grund sein, die Existenz der Krankheit überhaupt zu bestreiten. Die Anschauung Bantis wird besonders durch die Erfolge der Milzexstirpation gestützt.

Da die Therapie bei Bantischer Krankheit völlige Heilung in Aussicht stellt, ist die **Diagnose** in jedem zweifelhaften Falle zu erwägen. Vorausgesetzt, daß man keine Leukämie oder Pseudoleukämie vor sich hat und der Patient nicht schon gar zu schwach ist, soll man sich lieber einmal zu häufig als zu selten zu einer Milzexstirpation entschließen; denn auch bei anderen Milztumoren schadet die Exstirpation in der Regel nichts, bei Bantischer Krankheit aber soll sie zuweilen direkt lebensrettend sein.

Die Hauptsymptome der Bantischen Krankheit mögen kurz rekapituliert werden: Großer, harter und glatter Milztumor, mäßige Anämie, häufig Leukopenie mit relativer Lymphozytose. Die Kranken stehen meist in mittlerem Lebensalter. Differentialdiagnostisch kommen in Betracht: Leukämie und Pseudoleukämie, Lues, Milztuberkulose oder Lymphosarkom der Milz, ferner besonders Leberzirrhose, in südlichen Gegenden verschiedene Protozoenkrankheiten (z. B. Kala-Azar); Milztuberkulose und maligne Geschwülste der Milz machen wohl nur selten so große und glatte Tumoren. Die Abgrenzung der Bantischen Krankheit gegen die anderen, eben genannten Affektionen ergibt sich aus dem früher Gesagten, soweit eine Trennung auf Grund unserer jetzigen Kenntnisse überhaupt möglich ist.

Therapie. Im ersten Stadium kann die Milzexstirpation nach Angaben verschiedener Autoren völlige Heilung bringen. Arsen und Röntgenstrahlen kann man vielleicht vorher anwenden, um den Milztumor möglichst zu verkleinern. Allerdings reagiert der harte, fibröse Tumor darauf nur wenig. In einem Falle Umbers verschwand der vor der Exstirpation nachgewiesene vermehrte Eiweißzerfall vollständig. Der Kranke wurde gesund. Das spricht doch entschieden dafür, daß die Anschauungen Bantis einen richtigen Kern haben, wenn auch manche Einzelheiten noch ungeklärt sind. Ein toxischer Eiweißzerfall scheint übrigens keineswegs in allen Fällen Bantischer Krankheit vorzuliegen.

2. Splenomegalie Typ Gaucher.

Unter dem Namen Splenomegalie Typ Gaucher versteht man einen Zustand, der sich klinisch durch großen Milztumor, Vergrößerung der Leber, mäßige Anämie und eine eigentümliche Verfärbung der Haut charakterisiert. In den meisten der bisher beschriebenen Fälle war die Hautfarbe bräunlich oder grau, ähnlich wie bei Addisonscher Krankheit. Das Leiden zeigt einen sehr stationären Charakter. Es tritt zuweilen familiär auf. Das kann die Diagnose erleichtern. Im ganzen scheint die Krankheit sehr selten zu sein. Ich habe bisher noch keinen Fall gesehen, der als Splenomegalie Typ Gaucher hätte gedeutet werden müssen.

Klinisch ähnelt der Typ Gaucher ja in gewisser Hinsicht der Bantischen Krankheit. Aber es ist wohl richtig, dieser Art der Splenomegalie eine Sonderstellung zuzuweisen. Die Hautpigmentation und das hereditäre Auftreten unterscheidet sie ziemlich scharf vom Morbus Banti, ebenso auch die geringe Neigung zur Progredienz. Dann spricht aber auch der anatomische Befund für die Sonderstellung des Typ Gaucher.

Schon Gaucher fand in seinem ersten Falle, den er 1882 beschrieb, als anatomisches Substrat der Milzschwellung Anhäufungen sehr großer Zellen (bis 40 μ) von endothelartigem Typus. Ähnliche Herde fanden sich — wenn auch in geringerem Umfange — in Leber, Lymphdrüsen, Knochenmark. Die meisten neueren Autoren, z. B. Schlagenhaufer, Risel, Rettig, fassen demgemäß auch die Krankheit als eine eigentümliche Systemerkrankung der blutbildenden Apparate auf. Die merkwürdigen großen Zellen werden von Risel vom Bindegewebe, nicht von Endothelien hergeleitet. Risel macht es wahrscheinlich, daß die Zellen einen eigenartigen, mit dem Hyalin oder Amyloid entfernt verwandten Eiweißkörper enthalten.

Mehrere der bisher beschriebenen Beobachtungen wiesen Komplikationen mit Tuberkulose auf. Doch scheint, soweit man sagen kann, weder Tuberkulose noch Syphilis ätiologisch in Betracht zu kommen.

Die Splenomegalie Typ Gaucher ist wohl die einzige Systemerkrankung des hämatopoetischen Apparates, bei der das hereditäre Moment eine wesentliche Rolle spielt.

Der Blutbefund bietet kein einheitliches Bild. Mehrfach fand sich eine schwere Anämie mit zahlreichen kernhaltigen Roten, auch Megaloblasten und mäßiger Myelozytose, ein Bild, das ungemein an den Befund bei Knochentumoren erinnert. In anderen Fällen bestand Leukopenie ohne sonstige charakteristische Veränderungen.

3. Der Milztumor bei chronischem familiärem Ikterus.

Der chronische familiäre Ikterus ist eine besonders in den letzten Jahren von Chauffard, Minkowski, Benjamin und Sluka, Krannhals, Vaquez und Aubertin u. a. studierte, sehr seltene Erkrankung, deren Hauptsymptome Ikterus, ein ziemlich großer, harter Milztumor, eine geringe Lebervergrößerung, Urobilinurie und Urobilinogenurie, sowie eine mäßige Anämie sind. Ausschlaggebend für die Diagnose ist der Nachweis des hereditären Momentes. Es sind bereits mehrere Fälle mitgeteilt worden, in denen die Erkrankung bei drei Generationen gefunden wurde, so daß sich Anklänge an die Splenomegalie Typ Gaucher ergeben. Immerhin ist die Trennung nicht schwer, da es sich hier um einen echten Ikterus, nicht aber um eine bräunliche Pigmentation der Haut, wie beim Typ Gaucher handelt. Die histologische Untersuchung ergibt beim hereditären Ikterus nur eine einfache Hyperplasie der Milz, es fehlen die für den Typ Gaucher so charakteristischen großen endothelähnlichen Elemente. Bisher liegen allerdings nur zwei Sektionsbefunde vor (Minkowski und Vaquez).

Die Ursache der Erkrankung ist wahrscheinlich in einem vermehrten Zerfall roter Blutkörperchen zu suchen. Es handelt sich also um einen hämolytischen Ikterus. In mehreren Fällen wurde eine abnorm geringe osmotische Resistenz der roten Blutkörperchen festgestellt. Möglicherweise liegt also eine hereditäre Veränderung der Erythropoese vor. Man kann aber keineswegs behaupten, daß hierin die einzige Ursache der Erkrankung zu suchen sei. Für eine primäre Affektion der Milz, die von mehreren Autoren angenommen wurde, scheinen die bisherigen Beobachtungen nicht zu sprechen. In leichteren Fällen kann der Milztumor auch völlig fehlen.

β) Milztumoren bei Syphilis.

Die im Verlaufe der Syphilis auftretenden Milztumoren kann man zweckmäßig in akute und chronische einteilen, von denen die letzteren wiederum in mehrere Gruppen zerfallen.

Der akute syphilitische Milztumor findet sich sehr häufig in einem recht frühen Stadium des Leidens, bisweilen schon vor Ausbruch der sekundären Erscheinungen oder während der sekundären Periode. Er ist offenbar mit dem Milztumor bei akuten Infektionskrankheiten in Parallele zu stellen, kann sich aber ziemlich lange Zeit behaupten, falls keine spezifische Therapie einsetzt. Subjektive Beschwerden macht er nicht, dagegen ist er diagnostisch in zweifelhaften Fällen nicht ohne Bedeutung.

Die Erkrankungen der Milz bei konstitutioneller Syphilis zerfallen, wie die der Leber, in zwei Hauptgruppen: Die sehr seltenen gummösen Erkrankungen und die praktisch viel wichtigeren interstitiellen diffusen luetischen Prozesse. Die Diagnose der Gummigeschwülste kann wohl nur dann mit einiger Wahrscheinlichkeit gestellt werden, wenn in der vergrößerten Milz umschriebene Tumoren palpabel sind und gleichzeitig sonstige Erscheinungen tertiärer Syphilis bestehen. Vernarbte und geschrumpfte Gummata können auch in der Milz — wie in der Leber — narbige Einziehungen bewirken.

Die diffuse interstitelle Splenitis bei chronischer Syphilis führt zu großen, derben, zuweilen ganz glatten Milztumoren, die sich auch mikroskopisch von dem Milztumor bei Leberzirrhose und Bantischer Krankheit kaum unterscheiden. Es handelt sich in der Hauptsache um eine diffuse Vermehrung des Bindegewebes, an der sich sowohl das Trabekulargerüst, als auch die adventitiellen Gefäßscheiden beteiligen. Viel häufiger als bei erworbener Syphilis finden sich Milztumoren bei heridärluetischen Kindern. Diese Milztumoren bieten ana-

tomisch ein ähnliches Bild, wie die zuerst erwähnten, erreichen oft eine enorme
Größe, so daß die ganze linke Seite des Abdomens von der riesig vergrößerten
Milz ausgefüllt ist, sind aber nach Litten oft weicher als die Milztumoren bei
erworbener Lues.

Da der syphilitische Milztumor keine besonderen Erscheinungen bietet, die
seine Unterscheidung von Milztumoren anderen Ursprungs klinisch ermöglichen,
so ist man auf den Nachweis sonstiger syphilitischer Veränderungen angewiesen.
Kaum jemals ist die syphilitische Milzerkrankung das einzige Zeichen der viszeralen Lues. Meist wird man gleichzeitig Veränderungen an anderen Organen
finden, z. B. Vergrößerungen und zirrhotische Prozesse in der Leber. Natürlich
kann auch dann noch die Trennung von gewissen Formen nicht syphilitischer
Leberzirrhose und vollends von der Bantischen Krankheit sehr schwer oder
nahezu unmöglich sein. Zuweilen wird die Hinzuziehung der modernen sero-
diagnostischen Methoden Klarheit bringen, falls die Anamnese keine Anhaltspunkte bietet.

Die Therapie hat auf die Existenz des Milztumors insofern keine Rücksicht zu nehmen, als eine Lokalbehandlung nicht erforderlich ist. Man wird
eine energische antiluetische Behandlung durchführen, wenn es der Zustand
des Patienten erlaubt. Bei diffuser Splenitis ist eine Rückbildung allerdings
nicht zu erwarten.

γ) Die Tuberkulose der Milz.

Klinisch haben die tuberkulösen Erkrankungen der Milz nur geringe Bedeutung. Allerdings nimmt das Organ bei akuter Miliartuberkulose sehr
häufig an der Krankheit teil. Aber die Lokalisation miliarer Tuberkel in der
Milz tritt klinisch nicht hervor und hat nur sekundäres Interesse. Die miliaren
Knötchen sitzen mehr oder weniger zahlreich im Parenchym oder auf der Milz-
kapsel. Übrigens ist auch die Milz in toto häufig vergrößert wie bei akuten Infektionskrankheiten, und dieser Milztumor kann auch bestehen, ohne daß sich
auch nur ein einziger miliarer Tuberkel in der Milz findet.

Auch bei chronischer Tuberkulose anderer Organe kann die Milz
ergriffen werden. Immerhin ist das selten. Am ehesten kommt es nach Litten
noch im Kindesalter zu einer Teilnahme der Milz, wenn gleichzeitig ausgedehnte
Drüsentuberkulose besteht. Es treten dann in der Milz käsige Herde auf, die
später zu Höhlenbildungen führen können. Ich sah einmal tuberkulöse Herde
in einer leukämischen Milz. Die Angaben französischer Autoren über Häufigkeit der Milztuberkulose bei der Erythrämie beruhen wahrscheinlich auf Verwechslungen mit Infarktbildungen (s. Kap. XIII).

Außerordentlich selten ist die isolierte Milztuberkulose, bei der also die Erkrankung dieses Organs die einzige klinisch nachweisbare Manifestation der Tuberkulose
darstellt. Man findet eine erhebliche Vergrößerung der Milz. Sie ist hart und uneben.
An ihrer Oberfläche fühlt man zuweilen knollige Tumoren. Öfters besteht hektisches
Fieber wie z. B. in einem Falle Nägelis, in dem außer einer tuberkulösen Erkrankung
der Milz autoptisch nur ganz vereinzelt Herde in einigen Lymphdrüsen gefunden wurden.

Die Diagnose der Milztuberkulose kann wohl nur dann mit einiger Sicherheit gestellt
werden, wenn man einen unebenen Milztumor fühlt und gleichzeitig sonstige Erscheinungen
von Tuberkulose, besonders Drüsentuberkulose, nachweisbar sind. Die isolierte Milztuberkulose ist kaum zu diagnostizieren. Allenfalls kann man bei Nachweis eines unebenen, höckerigen Milztumors und Bestehen hektischen Fiebers daran denken.

δ) Amyloid der Milz.

Die amyloide Degeneration tritt in der Milz im wesentlichen in zwei
Hauptformen auf: Einmal kann die Veränderung vornehmlich die Malpighischen Körperchen betreffen. Hierbei entsteht das Amyloid zunächst im Binde-

gewebe der Lymphfollikel und wandelt diese allmählich in hyaline Körner um. Die Pulpa wird erst sekundär ergriffen. Es resultiert das Bild der Sago- milz Virchows. Diese Form des Milzamyloids führt in der Regel nur zu einer unwesentlichen Vergrößerung und zu einer nicht sehr erheblichen Konsistenz- zunahme des Organs.

Seltener scheint eine mehr diffuse Amyloidentartung Platz zu greifen, die vornehmlich in der Pulpa ihren Sitz hat. Erreicht die diffuse Degeneration höhere Grade, dann kann die Milz groß und derb werden. Sie ist deutlich pal- pabel, glatt, die Ränder erscheinen abgestumpft.

In der Regel macht die Amyloidentartung der Milz an sich keine Krank- heitserscheinungen. Die Erkennung ist dann möglich, wenn sich ein derber, glatter Milztumor findet und der Kranke sonstige Erscheinungen bietet, die den Verdacht auf Amyloid nahe legen.

Vor allem muß der Nachweis einer Grundkrankheit erbracht werden, die erfahrungs- gemäß häufig zu amyloider Degenration führt. Gewöhnlich handelt es sich um herunter- gekommene, kachektische Patienten, die durch lange Krankheiten in ihrem Ernährungs- zustande stark geschädigt sind und meist sehr blaß aussehen. Jedenfalls muß man Bedenken tragen, bei einem Kranken, der sich noch in guter Verfassung befindet, Amyloid zu diagnosti- zieren.

Nach Litten spielt die Lungenphthise unter den Erkrankungen, die Amyloid im Ge- folge haben, praktisch die wichtigste Rolle. Unter allen von ihm beobachteten Fällen von Amyloid ließ sich in 70% die Entstehung des Leidens auf dem Boden der Tuberkulose erweisen. Auffallend häufig handelt es sich um Phthisiker, die gleichzeitig Darmgeschwüre haben. Außer der Tuberkulose schaffen auch anderweitige chronische, langdauernde Eiterungen eine Prädisposition. Bedeutungsvoll für das Auftreten von Amyloid scheint die Entleerung des Eiters nach außen resp. die Kommunikation mit der Außenluft zu sein.

Seltener entsteht Milzamyloid auch im Anschlusse an langsam verlaufende Karzinome, an Leukämie, Syphilis, chronische Magen-Darmkrankheiten, besonders solche dysenterischer Natur, kurz, die amyloide Degeneration erwächst nicht auf dem Boden irgend welcher spezifisch-toxischer Schädigungen, sondern kann sich bei allen möglichen Krankheitszu- ständen entwickeln, vorausgesetzt, daß diese zu einer langdauernden Kachexie führen. Allerdings soll nicht bestritten werden, daß gerade Eiterungen besonders häufig Amyloid im Gefolge haben.

Nun darf man aber eine amyloide Entartung der Milz keineswegs in allen Fällen diagnostizieren, in denen man z. B. bei einer vorgeschrittenen Tuberkulose einen mäßig großen, harten Milztumor fühlt; denn es kommen bei der Tuber- kulose sowohl, als auch bei anderen chronischen Erkrankungen harte Milz- tumoren oft genug vor, auch ohne daß bei der Autopsie irgend eine Spur amy- loider Entartung in der hyperplastischen Milz nachgewiesen werden kann. Zur Diagnose gehört also noch mehr, nämlich Symptome seitens anderer Viszeral- organe, die als Ausdruck einer weiter verbreiteten amyloiden Degeneration gedeutet werden können. Am häufigsten sind Leber und Niere, dann der Darm beteiligt.

Findet man also bei einem Patienten, der die entsprechende Anamnese aufweist, einen harten, großen Milztumor, eine ebenso veränderte Leber und außerdem eine sehr hochgradige Albuminurie bei spärlichen morphologischen Elementen, so wird man mit großer Wahrscheinlichkeit eine amyloide Degene- ration annehmen können. Bisweilen treten als Ausdruck ausgedehnter amy- loider Darmveränderungen auch ungemein hartnäckige Durchfälle in den Vordergrund.

Die Prognose der amyloiden Degeneration ist von der des Grundleidens abhängig, also im allgemeinen ungünstig. Immerhin sind doch Fälle bekannt, in denen z. B. die auf dem Boden der Syphilis erwachsene Amyloiderkrankung durch Behandlung des Grundleidens gebessert wurde. Man muß also dieses zu erkennen und zu behandeln suchen.

ε) Geschwülste und Cysten der Milz.

a) **Tumoren und Cysten der Milz** gehören zu den Seltenheiten. Ich bin bei ihrer Besprechung völlig auf Angaben der Literatur angewiesen und will mich daher auf einige kurze Bemerkungen beschränken, zumal die klinische Bedeutung dieser Zustände recht gering ist. Eine ausführliche Besprechung einzelner, kasuistisch interessanter Fälle gibt Litten. Vorläufig haben diese Prozesse, wenigstens die Milzgeschwülste, fast ausschließlich pathologisch-anatomisches Interesse.

Ein Krankheitsbild der **primären Karzinome und Sarkome der Milz** zu zeichnen, dürfte kaum möglich sein und nur auf eine künstliche Konstruktion herauskommen. Bisher ist die Diagnose einer primären Milzgeschwulst wohl kaum jemals in vivo mit Sicherheit gestellt worden, vermutungsweise noch am häufigsten beim Milzsarkom. Aber man wird schwerlich oft in der Lage sein, die primäre Natur einer Milzgeschwulst schon am Lebenden mit Wahrscheinlichkeit annehmen zu können.

Viel häufiger sind **sekundäre Milztumoren,** die im Anschlusse an Karzinome der umliegenden Organe, speziell des Magens, sich entwickeln. Es handelt sich meist um Metastasen, die auf dem Wege der Gefäßbahnen entstehen. Nur sehr selten wird die Milz durch benachbarte Tumoren direkt, per continuitatem, in den Krankheitsprozeß mit hineingezogen.

An eine Milzgeschwulst wird man zu denken haben, wenn sich ein größerer und unebener Milztumor entwickelt und besonders dann, wenn knollige, harte Knoten auf der Oberfläche dieses Tumors palpabel sind. Immerhin sind auch in solchen Fällen noch Verwechselungen leicht möglich, z. B. mit tuberkulösen Veränderungen, mit Echinokokken, mit dem Milzabszeß. Einigermaßen sicher wird die Diagnose erst durch Nachweis der primären Geschwulst oder dann, wenn das Allgemeinbefinden auf ein malignes Neoplasma hinweist. Besteht dagegen Fieber, finden sich Erscheinungen von Tuberkulose, so wird man in der Regel den Milztumor nicht als bösartige Geschwulst deuten dürfen, auch wenn er bei der Palpation zunächst den Gedanken hieran wachrufen sollte. Etwas unsicher bleibt die Diagnose wohl immer.

Die **Therapie** kann natürlich nur chirurgisch sein. Da ausgedehnte Verwachsungen mit anderen Organen beim primären Milzsarkom nicht gerade häufig sind, macht die Exstirpation nur insofern Schwierigkeiten, als die enorm erweiterten Gefäße des Milzhilus sehr genau versorgt werden müssen. Litten erwähnt eine tödliche Nachblutung nach sonst gelungener Milzexstirpation.

b) Die ebenfalls nicht häufigen **Milzcysten** kann man in solche **parasitärer** und **nicht parasitärer Natur** einteilen.

Der **Milzechinokokkus** ist selten. Nach einer statistischen Zusammenstellung Finsens, die auf 235 Fälle von Echinokokken der Abdominalorgane bezieht, war die Milz nur zweimal Sitz des Parasiten. Nach den Angaben der Literatur soll es sich beim Milzechinokokkus stets um die cystische Form handeln. Allerdings ist die Zahl der Cysten bisweilen sehr groß. Die Echinokokkusblasen sind in allen Einzelheiten ebenso gebaut, wie in anderen Organen. Das zwischen ihnen gelegene Milzgewebe ist normal oder zeigt die Erscheinungen der Druckatrophie in verschiedener Ausprägung.

Wenig typisch sind die klinischen **Symptome.** Subjektive Erscheinungen werden zuweilen ganz vermißt, besonders dann, wenn der Tumor nicht gar zu groß ist und seinen Sitz in der Tiefe des Gewebes hat. Große Cysten können ein Gefühl von Druck und Spannung in der linken Seite bedingen. Ferner treten mannigfaltige, an sich wenig charakteristische Symptome hinzu, die mit dem Druck der Cyste auf Magen, Kolon, Plexus lumbalis zusammenhängen. Dazu gehört z. B. Aufstoßen, Übelkeit, Erbrechen, Obstipation, Schmerzen im Bereiche der Lumbalnerven. Wenn es sich um kleinere Cysten handelt, ist die **Diagnose** schwer oder unmöglich. Ist die Blase dagegen groß und der Palpation leicht zugänglich, so gelingt es oft, einen Milzechinokokkus wahrscheinlich zu machen.

Zunächst hat man nach den früher angegebenen Gesichtspunkten festzustellen, ob der Tumor auch wirklich der Milz angehört resp. von ihr ausgeht. Fluktuation läßt sich häufig mit aller Sicherheit nachweisen. Seltener wird sie vermißt, besonders bei sehr dicker Cystenwand. Über die Häufigkeit des sog. „Hydatidenschwirrens" bei Milzechinokokkus sind die Ansichten geteilt. Litten hat es mehrfach beobachtet.

Meist ist die Oberfläche der Cyste glatt und prall. Man darf sich aber auch durch den Nachweis einiger Unebenheiten in der Diagnose nicht irre machen lassen, da Reste des Milzgewebes in unregelmäßiger Anordnung der Cystenwand aufliegen können.

Bevor man sich zur Punktion entschließt, wird man durch Untersuchung des Blutes (Eosinophilie und Komplementablenkung, vgl. Jianu, Kreiter. Weinberg) die Natur der Cyste festzustellen suchen. Bei der Punktion selbst ist Vorsicht geboten. Man hat danach mehrfach Intoxikationserscheinungen gesehen, offenbar durch Resorption des Inhaltes der Cyste veranlaßt, z. B. Urtikaria. Außerdem besteht die Gefahr der Aussaat von Echinokokkenbrut über das Peritoneum. Im ganzen ist überhaupt vor der Punktion zu warnen, falls man nicht in der Lage ist, sofort eine Laparotomie anschließen zu können.

Ich glaube, die Punktion ist heutzutage entbehrlich: Liegt eine große Milzcyste vor, so muß die Behandlung eine chirurgische sein, mag es sich nun um einen Echinokokkus oder eine Zyste anderer Natur handeln. Außerdem ist man ja meist doch in der Lage, auch ohne Punktion die Diagnose der parasitären Natur einer Cyste zu sichern.

Die Prognose des Milzechinokokkus ist durchaus nicht schlecht, falls sie nicht durch anderweitige Lokalisationen des Parasiten beeinflußt wird. Ein chirurgischer Eingriff bringt meist Heilung. Aber die Cyste kann auch spontan absterben und sich mit einer Kalkmembran umgeben. Auf diesen günstigen Ausgang soll man indessen ja nicht rechnen, sondern jeden Fall dem Chirurgen zuführen; denn man kennt auch Todesfälle, die durch Vereiterung und Berstung eines Echinokokkussackes veranlaßt worden sind.

Größere **Milzcysten nicht parasitärer Natur** scheinen sich zuweilen im Anschlusse an Traumen zu entwickeln. Es handelt sich dann meist um Cysten mit hämorrhagischem oder wenigstens durch verändertes Hämoglobin dunkel gefärbtem Inhalte. Andere Cysten entstehen wahrscheinlich durch Erweiterung von Lymphgefäßen und tragen einen Endothelbelag. Unter diesen unterscheidet man wieder Lymphcysten und seröse Cysten. Der Inhalt der ersteren ist klar, aber eiweißreich, die serösen Cysten enthalten weniger Eiweiß.

Die Symptome sind denen des Milzechinokokkus ähnlich. Es kann daher auf die vorhergehende Besprechung verwiesen werden. Falls sich die Cyste — dasselbe gilt auch für den Milzechinokokkus — vornehmlich im hinteren, oberen Milzpole entwickelt und sich der Palpation unzugänglich zeigt, wird man gewiß mit Vorteil das Röntgenverfahren heranziehen können. Bei den mehr vorn gelegenen Cysten kommt differentialdiagnostisch hauptsächlich eine linksseitige Hydronephrose in Betracht. Die chemische Untersuchung des durch Punktion gewonnenen Inhaltes entscheidet nicht in jedem Falle, da ja auch in hydronephrotischen Säcken im Laufe der Zeit alle spezifischen Harnbestandteile verschwinden können. Wichtiger ist schon die Feststellung, daß der cystische Tumor in die Milzdämpfung übergeht und nicht von Darm überlagert ist. Er kann dann schwerlich der Niere angehören.

Die Punktion der nichtparasitären Cysten ergibt eine meist eiweißreiche, zuweilen rotbräunlich gefärbte Flüssigkeit, während sich in den Echinokokkusblasen ein eiweißarmer, kochsalzreicher Inhalt findet, in dem sich häufig Skolizes, Membranfetzen, Haken nachweisen lassen, aber keine sonstigen morphologischen Bestandteile.

Nur selten dürfte eine im Schwanzteile des Pankreas entstandene Cyste zu Verwechselungen Anlaß geben. Meist liegen die Pankreascysten mehr in der Medianlinie. Falls die Entscheidung, ob es sich um eine Milz- oder Pankreascyste handelt, zweifelhaft sein sollte, wird man den Inhalt auf Pankreasfermente zu prüfen haben. Allerdings finden diese sich nicht in allen Pankreascysten. Noch wichtiger kann die Feststellung der topographischen Beziehungen der Cyste zu Magen und Kolon sein. Am besten bedient man sich hierzu der Magen- und Darmaufblähung.

Die Therapie größerer Milzcysten sei stets eine operative. Kleinere entziehen sich ja gewöhnlich überhaupt der Diagnose.

ζ) Die Stauungsmilz.

Stauungen im großen Kreislaufe, besonders aber im Gebiete der Pfortader führen in der Regel zu Milzvergrößerungen. Diese Tumoren beruhen zunächst ausschließlich auf einer venösen Hyperämie. Mit Beseitigung der Stauung schwillt die Milz wieder ab und geht auf normale Maße zurück. Chronische Stauung führt dagegen in der Regel zu dauernden Veränderungen, die sich hauptsächlich in einer Induration der Milz durch Zunahme des trabekularen Bindegewebsgerüstes und der adventitiellen Gefäßscheiden äußern. Die Milz ist dann dauernd mäßig vergrößert, hart, glatt und hat meist etwas abgestumpfte Ränder.

Es mag hier vielleicht bemerkt werden, daß es nicht angäng ist, alle Vergrößerungen der Milz, die man bei Stauungszuständen im Pfortadergebiete trifft, einfach als Folgen der Stauung als solcher aufzufassen. Der Milztumor bei Leberzirrhose ist sicher nicht allein hierauf zu beziehen, da er oft schon in einem Stadium nachweisbar ist, in dem eine nennenswerte Behinderung des venösen Abflusses überhaupt noch nicht besteht. Es liegen da wahrscheinlich bisher noch ungeklärte Wechselbeziehungen zwischen Milz und Leber vor.

Zum Nachweise einer Stauungsmilz gehört natürlich die Feststellung eines zur Zeit der Untersuchung oder früher vorhandenen Zustandes veränderter Blutverteilung im großen Kreislaufe oder im Pfortadergebiet. Im ersten Falle findet man fast regelmäßig neben dem Milztumor auch Zeichen der Stauung in anderen Organen, z. B. der Niere, Leber, ev. Ödeme.

Bei Stauungen im Gebiete der Pfortader wird man auf das Vorhandensein von Aszites, Stauungskatarrhen im Intestinaltraktus etc. zu achten haben.

Die Stauungsmilz macht gewöhnlich überhaupt keine Erscheinungen und erheischt keine spezielle Behandlung. Man muß das Grundleiden zu beheben suchen.

4. Milzinfarkt und Milzabszeß.

Milzinfarkte entstehen fast durchweg durch Embolien. Nur selten sind sie als Folgen einer autochthon entstandenen Thrombose der Milzarterie anzusehen. Meist handelt es sich um anämische Infarkte von keilförmiger Gestalt, die ihren Sitz vornehmlich in den peripheren Partien der Milz haben und sich auf dem Querschnitte scharf gegen das übrige rote Milzgewebe abheben. Häufig sind die anämischen Infarkte von einer Zone hyperämischen Gewebes umgeben. Gelegentlich können sie so ausgedehnt sein, daß ein großer Teil der Milz infarziert ist. Seltener sind hämorrhagische Infarkte.

Trotz des großen Blutreichtumes der Milz sind die meisten Infarkte, wie oben schon bemerkt wurde, von hellgelblicher Färbung. Es ist das natürlich nur so zu erklären, daß die roten Blutkörperchen, die in dem infarzierten Gebiete liegen, allmählich ihr Hämoglobin verlieren.

Die meisten Milzinfarkte werden nicht diagnostiziert und stellen zufällige Sektionsbefunde dar. In vivo machen sie recht geringe oder gar keine Erscheinungen. Nur bei Entstehung größerer Infarkte, die den peritonealen Überzug des Organs stärker in Mitleidenschaft ziehen, treten oft plötzlich starke Stiche in der Milzgegend auf, besonders bei tiefen Atemzügen. Ist dann gleichzeitig eine Grundkrankheit nachweisbar, die erfahrungsgemäß häufiger zu Embolien führt, z. B. eine Endokarditis, sind vielleicht sogar Embolien anderer Organe, etwa der Nieren, vorhergegangen, so wird man berechtigt sein, an einen Milzinfarkt zu denken, vornehmlich dann, wenn die früher nicht vergrößerte Milz palpabel wird und schmerzt. In einem Falle fand ich eine recht typische Headsche Zone, die auf eine Erkrankung der Milz hindeutete. Im allgemeinen trüben die nicht infektiösen Milzinfarkte als solche die Prognose des Grundleidens nicht. Höchstens muß der Umstand bedenklich stimmen, daß überhaupt embolische Erscheinungen nachweisbar sind. Sie gelten als signum mali ominis.

Meist heilen die Milzinfarkte, wie man das oft genug bei Autopsien sehen kann, unter Narbenbildung, ohne weitere schädliche Folgen zu hinterlassen.

Die Therapie wird natürlich zunächst das Grundleiden zu berücksichtigen haben. Der Milzinfarkt selbst — wie auch andere Infarkte — erfordert nur absolute Ruhe. Die Loslösung weiterer thrombotischen Materials soll dadurch möglichst verhindert werden. Ruhe und flaches Atmen kann auch schon der Schmerzen wegen indiziert sein.

Auch die meisten **Abszesse der Milz** entwickeln sich auf dem Boden embolischer Vorgänge. Selten findet man scheinbar primäre Eiterherde, gewöhnlich läßt sich die Infektionsquelle nachweisen. Durch Eiterungen, die sich in der Umgebung der Milz abspielen, wird diese nur selten in den Prozeß hineingezogen. Fast immer erfolgt also die Infektion auf dem Blutwege. Oft handelt es sich um Vereiterung eines Infarktes; oder der Milzabszeß entsteht im Anschlusse an Infektionskrankheiten, ohne daß man in der Lage ist, eine eigentliche Infarktbildung nachzuweisen.

Unter den Infektionskrankheiten scheint das Rückfallfieber am häufigsten zu Abszedierungen im Milzparenchym zu führen. Doch verhalten sich einzelne Rekurrensepidemien hierin ganz verschieden. Dann kommt der Milzabszeß noch relativ oft bei septischen Erkrankungen, besonders septischen Endokarditiden vor. Ziemlich selten ist er bei Typhus abdominalis.

Die Möglichkeit der Diagnose eines Milzabszesses hängt vor allen Dingen von dem Nachweise einer Grundkrankheit ab, die erfahrungsgemäß häufig dazu führt. Die scheinbar primären Milzabszesse sind kaum sicher zu erkennen. Ferner ist die Diagnose abhängig von der Größe der Eiterhöhle, sowie von ihrer Lokalisation. Abszesse im hinteren oberen Milzpole wird man kaum sicher erkennen können.

Treten dagegen beispielsweise bei einem Typhusrekonvaleszenten Schmerzen in der Milzgegend auf, gesellt sich hektisches Fieber hinzu und nimmt die Milz schnell zu, so wird man entschieden an einen Milzabszeß denken müssen. Dieselben Gesichtspunkte sind auch sonst für die Diagnose eines Milzabszesses maßgebend.

Die Behandlung muß stets eine chirurgische sein, falls überhaupt ein Eingriff indiziert scheint. Häufig entstehen ja die Milzabszesse in ganz hoffnungslosen Fällen generalisierter Sepsis, in denen man von der Eröffnung dieser einen Eiterhöhle keine Besserung des gesamten Zustandes erwarten kann. Im anderen Falle ist stets eine Eröffnung des Abszesses und Entleerung des Eiters erforderlich; denn wenn man das versäumt, bahnt sich der Eiter häufig selbst einen Weg in Pleura oder Peritoneum. Langwierige Empyeme oder tödliche Peritonitiden können die Folge sein.

5. Lageveränderungen und Mißbildungen der Milz.

Die Milz ist in ihrer Lage durch mehrere Bänder fixiert: das Ligamentum phrenicolienale, gastrolienale und gastrocolicum. Lageveränderungen kommen, soweit sie nicht angeboren sind oder durch pathologische Prozesse in der Umgebung der Milz (große linksseitige pleuritische Exsudate) hervorgerufen werden, vornehmlich durch Lockerung dieser Aufhängebänder zustande. Entweder sind sie schlaff und nicht imstande, die normal große Milz in ihrer Lage zu halten, oder die Milz ist vergrößert und ihr Gewicht für den Aufhängeapparat zu groß. Hyperplastische Milzen sind oft ein wenig nach unten verlagert.

Häufiger ist aber wohl die ersterwähnte Form der **Milzsenkung**, die sich besonders bei Individuen findet, bei denen auch sonst Erscheinungen einer allgemeinen Enteroptose bestehen. Der untere Pol der nur sehr wenig vergrößerten oder normalen Milz überragt um einige Finger den Rippenbogen, die große Kurvatur des Magens steht unterhalb des Nabels, die Nieren sind palpabel.

Seltener handelt es sich nicht um einen nur mäßigen Tiefstand der Milz, sondern um eine **Wandermilz** im wahrsten Sinne des Wortes. Dort, wo man normalerweise die Milzdämpfung findet, also im linken Hypochondrium zwischen der 9. und 11. Rippe, besteht tympanitischer Schall, während an irgend einer anderen Stelle des Abdomens ein Tumor von der Form der Milz nachweisbar ist. Allerdings ist die verlagerte Milz nur selten ganz unverändert. Meist ist sie härter und größer als normal, häufig auch um ihre eigene Achse gedreht, so daß der obere, eingekerbte Rand nach unten gerichtet ist. Nicht immer dürfte es also ganz leicht sein, die verlagerte Milz als solche zu identifizieren.

Keineswegs in allen Fällen macht die Wandermilz subjektive Beschwerden. Häufig klagen aber die Kranken doch über Schwere und Fremdkörpergefühl im Leibe, seltener treten Drucksymptome seitens des Plexus lumbalis hervor, besonders bei Verlagerung der Milz ins kleine Becken. Da aber die Wandermilz gewöhnlich mit anderen Erscheinungen der Enteroptose einhergeht, wird man oft genug kaum in der Lage sein zu sagen, wieviel von den subjektiven Symptomen auf die Verlagerung der Milz bezogen werden darf, wieviel auf die übrigen Organe kommt. Außerdem zeigen ja die Patienten mit Enteroptose auch häufig genug Symptome funktionellen Ursprungs.

Die Therapie leichter Fälle von Milzsenkung deckt sich mit unseren sonstigen, gegen die Enteroptose gerichteten Bestrebungen. Vornehmlich kommt also die Verordnung einer passenden Leibbinde und einer Mastkur in Frage. Mehrfach sind auch sehr weit dislozierte Wandermilzen, die Beschwerden verursachten, exstirpiert worden.

Mißbildungen der Milz haben nur anatomisches, kein klinisches Interesse. Vollständiges Fehlen des Organs scheint sehr selten zu sein und findet sich meist gemeinsam mit schweren Mißbildungen anderer Art. Häufiger beschrieben ist eine abnorme Lappung der Milz, ja es können sogar zwei voneinander ganz getrennte Organe sich bei sonst normal gebildeten Menschen finden. Reichliches Auftreten von Nebenmilzen, die besonders am Hilus der Hauptmilz, aber auch im großen Netz, in der Umgebung des Pankreas etc. liegen, ist kaum als Mißbildung anzusehen.

B. Erkrankungen der Lymphdrüsen.

1. Lokalisierte und regionäre Tuberkulose.

Die Bedeutung der meisten pathologischen Vorgänge in den Lymph-drüsen ist vom klinischen Standpunkte aus eine sekundäre. Erkrankungen von Lymphdrüsen sind meist Folgen anderer Prozesse, besonders Folgen von In-fektionskrankheiten. Selten tritt die Beteiligung des lymphadenoiden Gewebes im Krankheitsbilde stärker hervor, gewöhnlich ist sie nur eine — meist sogar klinisch nicht sehr markante — Teilerscheinung. Das ist z. B. der Fall bei Typhus abdominalis, Diphtherie, Syphilis, Pest usw. Von einer Besprechung dieser Formen der Lymphadenitis möchte ich hier absehen. Ich verweise auf die betreffenden Abschnitte dieses Handbuches.

Ebensowenig scheint es mir erforderlich, auf die akute, durch Eiter-erreger veranlaßte Lymphadenitis an dieser Stelle einzugehen. Sie gehört in das Gebiet der Chirurgie.

Falls man diese Zustände ausscheidet, stehen fast nur noch die regionären oder lokalisierten tuberkulösen Affektionen des lymphadenoiden Apparates zur Diskussion. Hier handelt es sich in der Tat häufig um Erkrankungen, bei denen die Veränderung der Lymphdrüsen auch klinisch dem Bilde seinen Stempel aufdrückt.

Über generalisierte Systemerkrankungen des lymphadenoiden Apparates vgl. Kap. XV. Dort ist bereits darauf hingewiesen, daß es eine Form der Lymphdrüsentuberkulose gibt, die klinisch unter dem Bilde der echten, generalisierten Lymphadenose, der Pseudoleukämie Cohnheims, verläuft. Auf diese Form ist hier nicht näher einzugehen.

Auch eine andere Form der generalisierten Veränderung des lymphadenoiden Systems, die noch manche wenig geklärte Erscheinungen aufweist, den **Status thymicolymphaticus** Paltaufs, möchte ich nur kurz erwähnen. Das Kapitel „Erkrankungen der Drüsen mit innerer Sekretion" dieses Handbuches unterrichtet hierüber, ebenso die Ausführungen Pfaundlers. Immerhin möchte ich auch hier nicht völlig an diesem eigentümlichen Zu-stande vorübergehen, da er wahrscheinlich nahe Beziehungen zur sog. exsudativen Diathese Czernys hat. Nun sind manche Pädiater der Ansicht, exsudative Diathese oder Status lymphaticus stellten gewissermaßen den Boden dar, auf dem später die tuberkulöse Skrofulose erwächst, in deren Krankheitsbild die Beteiligung der Lymphdrüsen eine so wichtige Stellung einnimmt. Nach Escherich und Moro ist die Skrofulose die typische Erscheinungsform der tuberkulösen Infektion bei Kindern mit exsudativer Dia-these. Man darf das allerdings nicht in dem Sinne verstehen, daß nun diese Kinder be-sonders zur Tuberkulose disponiert sind. Im Gegenteil! Der Verlauf einer tuberkulösen Infektion unter dem Bilde der Drüsentuberkulose weist nur auf eine anders geartete Reaktion des infizierten Organismus hin. Manches deutet sogar auf eine besonders hohe Widerstandskraft. Die Skrofulose ist ja im allgemeinen eine relativ benigne Form der Tuberkulose. Es ist vornehmlich der lymphatische Apparat, der den Kampf gegen die parasitären Eindringlinge führt. Lebenswichtige Organe erkranken nur unbedeutend oder bleiben verschont. Diese Anschauung über das Wesen der Skrofulose ist allerdings noch nicht fest begründet und mag hier mit aller Reserve wiedergegeben werden. Soviel darf man aber wohl als sicher ansehen, daß lymphatisches Gewebe zum Kampfe gegen den Tu-berkelbazillus befähigt ist. Bartel und seine Mitarbeiter konnten die Virulenz der Ba-zillen durch Digestion mit Lymphdrüsenextrakten abschwächen. Diese Eigenschaft kommt dem lymphatischen Gewebe in höherem Grade zu, als manchen anderen Organen, z. B. den Lungen.

Aus diesen Bemerkungen ergibt sich wohl schon die Verschiebung, die der alte Begriff der **Skrofulose** im Laufe der letzten Jahre erfahren hat. In seiner Monographie unterscheidet Cornet noch eine tuberkulöse und eine pyogene Form der Skrofulose. Heute wird die pyogene Form, bei der also der Tuberkelbazillus nicht mit im Spiele ist, von der echten Skrofulose getrennt und zur lymphatischen Konstitution resp. exsudativen Diathese gestellt. Die eigentliche Skrofulose gehört aber in das Gebiet der Tuberkulose. Näheres hierüber findet sich bei Pfaundler und Salge.

Eine scharfe Trennung beider Zustände am Krankenbette kann natürlich in gewissen Fällen sehr schwierig sein. Meist läßt sie sich doch ermöglichen. Zuweilen entscheiden die modernen diagnostischen Tuberkulinreaktionen.

Die Infektion der Lymphdrüsen stellt nun, besonders im Kindesalter, eine ungemein häufige Lokalisation der Tuberkulose dar und beherrscht oft das gesamte Krankheitsbild. Das ist nicht wunderbar, wenn man an die Häufigkeit der exsudativen Diathese im Kindesalter denkt. Sie soll nach Pfaundler die der Rachitis erreichen.

Verständlich wird die Tatsache der fast konstanten Beteiligung irgend welcher lymphadenoiden Organe bei der tuberkulösen Infektion weiterhin durch das Cornetsche Lokalisationsgesetz. Dieses besagt: Bei jedem Eindringen von Tuberkelbazillen in den Organismus erkranken stets die regionären Lymphdrüsen, die also die Lymphe des infizierten Gebietes aufnehmen. Soweit die Bazillen nicht an der Stelle der Infektion liegen bleiben, werden sie in den nächsten Lymphdrüsen abgefangen und zurückgehalten. Allerdings sind die Lymphdrüsen durchaus nicht bakteriendichte Filter im strengen Sinne des Wortes. Nach zahlreichen Beobachtungen lassen sie einen Teil der Krankheitserreger passieren. Diese gelangen schnell in den Blutkreislauf. Viele Mikroorganismen werden aber doch in den Lymphdrüsen zurückgehalten und können dort zu weiteren Veränderungen führen.

Das Lokalisationsgesetz ist auch insofern von großer Bedeutung, als es unter Umständen die Eintrittspforte der Tuberkelbazillen weist. In der Region des Körpers, von der den erkrankten Drüsen die Lymphe zuströmt, hat man in der Regel die Eintrittspforte zu suchen.

Immerhin kommt dem Lokalisationsgesetz keine absolute Geltung zu. Bei wenig virulenter Infektion oder starker Resistenz des infizierten Organismus brauchen die regionären Drüsen nicht notwendig zu erkranken, wie Bartel und seine Mitarbeiter gezeigt haben. Unter diesen Bedingungen trifft die Erkrankung oft ausschließlich nicht etwa die zunächst gelegenen, sondern die am meisten disponierten Organe. Das sind, wenigstens nach Bartels Ansicht, Lungen und Bronchialdrüsen. Allerdings sind andere Autoren, besonders Cornet, der Meinung, die Häufigkeit der Beteiligung von Lungen und Bronchialdrüsen erkläre sich nicht auf Grund einer besonderen Prädisposition, sondern durch die einfache Tatsache des Vorwiegens der primären Inhalationstuberkulose.

Beim Erwachsenen tritt eine primäre Lymphdrüsentuberkulose seltener so klar zutage wie beim Kinde. Bei Lew sind einschlägige Literaturangaben aufgeführt.

Was hat nun das Eindringen von Tuberkelbazillen in Lymphdrüsen für Folgen? Zunächst ist jetzt wohl absolut sichergestellt, daß die Invasion keineswegs sofort von typischer Tuberkelbildung gefolgt sein muß. Weichselbaum, Bartel, ferner Decourt haben uns mit der Latenz des Tuberkelbazillus in Lymphdrüsen bekannt gemacht. Es heißt das also, daß die Bazillen längere Zeit hindurch wie reizlose Fremdkörper in den Drüsen verweilen können, ohne zunächst eine Reaktion auszulösen. In den meisten Fällen kommt es aber doch recht bald zu Veränderungen. Gleichzeitig tritt dann die diagnostisch so ungemein wichtige Überempfindlichkeit des gesamten Organismus gegen die spezifischen Produkte der Tuberkelbazillen ein. Die Reaktion der Drüse braucht nun aber im Anfange noch nicht unter dem Bilde typischer Tuberkelbildung zu verlaufen. Schon die Untersuchungen Sternbergs über generalisierte Tuberkulose (s. Kap. XV) haben gezeigt, daß lymphadenoide Granulome, die durch Invasion von Tuberkelbazillen entstehen, mit echter Tuberkelbildung sehr wenig gemein haben. Dasselbe fand auch Bartel in dem „lymphoiden Stadium" der Drüsentuberkulose im Experiment. Man sieht dort nichts von Tuberkeln, sondern nur eine mehr oder weniger deutliche Hyperplasie der Lymphdrüsen, die auf einer Vermehrung von Lymphozyten beruht. Die Wucherung kann so umfangreich werden, daß die normale Struktur der Lymphdrüse völlig verwischt wird. Diese Beobachtungen beziehen sich allerdings durchweg auf Tiere. Nach allem, was man bisher weiß, scheint es aber zum mindesten gut begründet, dem lymphoiden Stadium der Tuberkulose auch für die Infektion des Menschen eine große Häufigkeit und Bedeutung zuzuschreiben. Obwohl solche Lymphome sicher auf dem Eindringen von Tuberkelbazillen beruhen, sind sie doch einer völligen Rückbildung zugänglich. Die Literatur über diesen Gegenstand findet sich bei Hamburger, Bartel und Fürst (vgl. ferner Salge in Pfaundler-Schloßmanns Handb. der Kinderkrankheiten. 2. Aufl., 1910).

Meist dürfte allerdings das Eindringen von Tuberkelbazillen in Lymphdrüsen echte Tuberkelbildung im Gefolge haben. In der Regel entwickelt sich die Tuberkulose der Lymphdrüsen ziemlich langsam. Histologisch zeigen die Knötchen denselben Aufbau wie die Tuberkel anderer Organe, bestehen also vornehmlich aus epitheloiden Zellen und Riesenzellen. Im Zentrum fallen sie allmählich der Nekrose und Verkäsung anheim. Sie sind in den Lymphknoten selbst oder in den Marksträngen gelegen. Auch die nicht direkt von der Tuberkelbildung betroffenen Drüsenpartien weisen meist reaktiventzündliche Erscheinungen auf: Die Drüse ist oft in toto vergrößert, die Menge der Lymphozyten auch in den nicht direkt ergriffenen Gewebspartien häufig stark vermehrt.

Die Tuberkel können unter Narbenbildung ausheilen. Oft vergrößern sie sich aber, konfluieren und verkäsen. Die ganze Drüse oder auch eine Drüsengruppe kann dann in einen Käseherd umgewandelt werden, der mit benachbarten Paketen zu einem unförmlichen Tumor verwächst, auch mit verschiedenen nahe gelegenen Organen, z. B. den Gefäßscheiden, verlötet. Bisweilen sind die Verwachsungen so fest, daß eine Isolierung kaum möglich ist. Darin liegt die Hauptgefahr der Operation tuberkulöser Halslymphdrüsen.

Die verkästen Drüsenpakete verharren oft lange in diesem Zustande. Schließlich kann es zur Verkalkung kommen, nachdem der größte Teil der Bazillen schon früher in den Käseherden zugrunde gegangen ist. Das ist der günstigste Ausgang, wenn es schon einmal so weit gekommen ist. Oft erweichen und vereitern aber die verkästen Drüsen. Greift man dann nicht bald ein, so bahnt sich der Eiter selbst einen Weg in benachbarte Organe oder durch die Haut: Die weichen, fluktuierenden Tumoren verwachsen mit der Haut. Diese rötet sich und es entstehen Fisteln, durch die sich längere Zeit hindurch Eiter und käsige Brocken nach außen entleeren. Gewöhnlich schließen sich die Fisteln erst nach totaler Abstoßung der gesamten verkästen und vereiterten Drüsenmasse. Es bleibt dann eine strahlige, eingezogene, oft sehr mißgestaltete Narbe zurück.

Durchbruch nach außen ist noch die günstigste Möglichkeit. Zuweilen senken sich nämlich tuberkulöse Drüsenabszesse auch in den Muskelinterstitien abwärts, ummauern z. B. die Halsorgane oder — und das gilt besonders für tuberkulöse Bronchialdrüsen — brechen in benachbarte Hohlräume, Bronchien, Perikard oder Pleura durch.

Erweichung und Vereiterung betrifft am häufigsten tuberkulöse Halsdrüsen. Vielleicht liegt das daran, daß diese einer sekundären Infektion durch Eitererreger viel mehr ausgesetzt sind als andere Lymphdrüsen. In der Tat dürfte eine Mischinfektion in vielen, wenn auch nicht in allen Fällen, die Vereiterung tuberkulöser Lymphdrüsen veranlassen. Mit einiger Wahrscheinlichkeit ergibt es sich schon aus dem meist akuten Eintreten der Erweichung: Ein Paket tuberkulöser Drüsen, das lange Zeit hindurch seine Größe und harte Konsistenz bewahrt hatte, schwillt plötzlich an und vereitert. Es kann aber auch der Tuberkelbazillus allein Vereiterung bewirken.

Unter allen Drüsengruppen des menschlichen Körpers werden sicher die Bronchialdrüsen am häufigsten von tuberkulösen Veränderungen betroffen. Klinisch kommt das allerdings nicht prägnant zum Ausdruck. Die Beobachtung am Krankenbette scheint ein ganz wesentliches Überwiegen der Halsdrüsentuberkulose zu ergeben. Hier entscheiden Sektionsbefunde; diese zeigen, wie viel häufiger die Tuberkulose der Bronchialdrüsen ist.

2. Bronchialdrüsentuberkulose.

Die **Häufigkeit** der Bronchialdrüsentuberkulose wird durch folgende Angabe Hamburgers illustriert: Unter 100 tuberkulösen Kinderleichen findet man in Wien 98 mal Tuberkulose der Bronchialdrüsen. „Die Phthisis incipiens", sagt Heubner, „sitzt beim Kinde in den Bronchialdrüsen". Beim Erwachsenen werden die Verhältnisse kaum viel anders liegen, nur tritt dort die klinische Bedeutung dieser Lokalisation ganz in den Hintergrund.

Die eigentümliche Bevorzugung gerade dieser Drüsengruppe hat zu mannigfachen Erklärungsversuchen herausgefordert. Weleminsky nahm an, die Bronchialdrüsen wären gewissermaßen das Zentrum des gesamten Lymphgefäßsystems, ihnen sollte von allen Teilen des Organismus Lymphe zuströmen. Indessen ist diese Ansicht nach Beitzke, Kitamura u. a. nicht zutreffend. Die Quellgebete der Bronchialdrüsen sind in der Hauptsache nur Lunge und Bronchien. Die Ursache für die Häufigkeit, mit der diese Drüsengruppe ergriffen wird, ist also nicht in besonderen anatomischen Verhältnissen zu suchen, sondern zum Teil wohl einfach darin, daß die primär erkrankte Lunge ihre regionären Lymphdrüsen, scil. die Bronchialdrüsen, infiziert. Hamburger u. a. glauben in der Tuberkulose der Bronchialdrüsen stets eine sekundäre Erscheinung und Folge einer aerogen entstandenen Lungentuberkulose sehen zu müssen. Schloßmann teilt diese Anschauung nicht. Er nimmt auch eine primäre Bronchialdrüsentuberkulose an.

Zum Verständnis der Tatsache, daß so versteckt und geschützt gelagerte Lymphdrüsen häufig scheinbar primär an Tuberkulose erkranken, muß man wohl eine besondere Prädisposition dieser Drüsengruppe annehmen (Bartel). Das prädisponierende Moment ist vielleicht in der Anthrakose zu suchen, der die Bronchialdrüsen bei Kulturvölkern meist schon in früher Jugend unterliegen. Daß sich in anthrakotischen Drüsen oft gleichzeitig tuberkulöse Veränderungen finden, ist sicher, der nähere Zusammenhang beider Vorgänge aber noch wenig geklärt (vgl. Adolf Schmidt).

Schloßmann teilt die Bronchialdrüsen in folgende Gruppen:

1. Glandulae tracheo-bronchiales, liegen um die Bifurkationsstelle der Trachea.
2. Glandulae bronchiales, in der Umgebung der großen Bronchien.
3. Glandulae pulmonales, umgeben den Lungenhilus.
4. Glandulae mediastinales anteriores und posteriores, in der Umgebung der großen Gefäße und des Ösophagus.

Diese Gruppen stehen einerseits mit den zervikalen und jugularen, andererseits auch mit den paramamillaren Drüsen in Verbindung.

Genauere anatomische Untersuchungen über das Lymphgefäßsystem, speziell auch mit Rücksicht auf die tuberkulöse Infektion, finden sich bei Most.

Die **Diagnose der Bronchialdrüsentuberkulose** ist im allgemeinen schwer. Sie wird in der weitaus überwiegenden Mehrzahl der Fälle schon aus dem einfachen Grunde nicht gestellt, weil die erkrankten Bronchialdrüsen überhaupt keine subjektiven Erscheinungen machen. Am häufigsten tritt ihre Beteiligung klinisch im Säuglings- resp. im frühen Kindesalter hervor. Späterhin beherrschen meist anderweitige Lokalisationen der Tuberkulose das Krankheitsbild.

Nach Schloßmann muß der Verdacht auf Bronchialdrüsentuberkulose dann rege werden, wenn ein bis dahin gesundes Kind allmählich matt, anämisch wird, wenig Appetit entwickelt, an Gewicht nicht mehr zunimmt und wenn sich bei ihm Temperatursteigerungen unregelmäßiger Art einstellen, ohne daß man zunächst in der Lage wäre, selbst bei sorgfältigster Untersuchung der Organe den Ausgangspunkt der Erkrankung zu finden. In anderen Fällen tritt das Fieber mehr in den Vordergrund und die Krankheit beginnt in akuter Weise.

Durch zwei Symptome kann die Diagnose wesentlich gestützt werden. Von Schick, Hamburger, Schloßmann wird auf diese Erscheinungen neuerdings viel Wert gelegt: Das ist erstens eine eigentümliche Art des Hustens und zweitens die exspiratorische Dyspnoe, auch exstirpatorisches Keuchen oder Rasseln genannt. Der Husten soll in gewisser Beziehung an Pertussis erinnern, wie dort in Anfällen auftreten und einen eigentümlich hohen, fast metallischen Beiklang haben, der dem erfahrenen Kinderarzt die Diagnose ohne weiteres gestattet. Das exspiratorische Keuchen entsteht durch Kompression größerer Bronchien.

Von sonstigen Symptomen seien noch folgende erwähnt: Tachykardie, wahrscheinlich durch Druck der Drüsen auf die kardialen Vagusäste bedingt. Ferner Paresen des Nervus recurrens mit ihren Folgeerscheinungen, sowie einseitige Pupillenerweiterung als Ausdruck einer Affektion des Sympathicus.

Größere Drüsenkomplexe können auch andere schwere Kompressionserscheinungen im Gefolge haben, z. B. Trachealstenosen oder Kompression der Vena anonyma.

Eine ausführliche Darstellung der klinischen Symptome gibt Brecke.

Die physikalische Diagnostik der Bronchialdrüsentuberkulose ist in den letzten Jahren besonders durch de la Camp ausgebaut worden. Betreffs vieler Einzelheiten verweise ich auf seine zusammenfassende Darstellung, an die ich mich hier vorwiegend anlehne. Die Palpation liefert im ganzen nur selten wichtige Befunde. Zu erwähnen ist nur die Schwellung paramamillarer oder thorakaler Lymphdrüsen und Spinalgien, die beim Beklopfen des 2.—7. Brustwirbels in Erscheinung treten. Seltener — besonders bei akuterem Verlaufe der Erkrankung — besteht auch Druckschmerz im Interskapularraum oder auf dem Sternum.

Besonderen Wert legt de la Camp auf die Perkussion der Brustwirbelsäure: Normalerweise besteht etwa vom 6. bis zum 9. Brustwirbel Lungenschall, der nach der Halswirbelsäule zu allmählich in tympanitischen übergeht. Findet sich über dem 5. und 6. Brustwirbel eine deutliche relative Dämpfung, so spricht sie mit einiger Wahrscheinlichkeit für Drüsenpakete an der Bifurkationsstelle der Trachea. Nach experimentellen Untersuchungen de la Camps lassen sich bereits Drüsentumoren von 3:2:2 cm Ausdehnung durch Spinalperkussion nachweisen. Immerhin scheint nach Pfaundler und Feer auch die Methode der Spinalperkussion öfters zu versagen.

Die Auskultation ergibt meist keinen sehr typischen Befund. Für Bronchialdrüsentuberkulose ist vielleicht bronchiales Atemgeräusch über der Wirbelsäule vom fünften bis sechsten Brustwirbel abwärts zu verwerten. Dort findet sich normalerweise vesikuläres resp. bronchovesikuläres Atmen. Selten hört man bei Drüsentuberkulose im Interskapularraum oder über der Wirbelsäule typisches Stenosenatmen.

Nur geringe diagnostische Bedeutung kommt scheinbar dem Venensausen bei zurückgebogenem Kopfe zu. Am deutlichsten hört man es über dem Manubrium sterni. Das Geräusch ist nicht charakteristisch und man hört es oft auch bei kurzhalsigen Kindern, die sonst gesund sind.

Die Röntgenstrahlen sind natürlich eine sehr wichtige Vervollständigung des diagnostischen Rüstzeuges gerade bei der Tuberkulose der Bronchialdrüsen. Doch stößt die Deutung der Röntgenbefunde vielfach doch auf größere Schwierigkeiten, als man erwarten sollte. Gut sind in der Regel verkalkte und verkäste Drüsen zu erkennen, weniger sicher markig geschwellte. Speziell kann die Unterscheidung von anderen pathologischen Prozessen, besonders einer stark ausgeprägten Hiluszeichnung, rachitischen Thoraxveränderungen usw. nicht immer ganz leicht sein.

Wesentlich gestützt wird die Diagnose durch den Nachweis sonstiger Erscheinungen von Drüsentuberkulose, besonders im Gebiete der Jugular- und Supraklavikulardrüsen. Endlich wird man in jedem Falle eine der Allergiereaktionen, z. B. die v. Pirquetsche Probe, vorzunehmen haben.

Die Bronchialdrüsentuberkulose an sich bietet im Kindesalter nach Schloßmann keine ganz ungünstige **Prognose**. Sicher kann klinisch völlige Heilung eintreten. Wie häufig das geschieht, davon kann man sich jederzeit bei Autopsien überzeugen. Dafür spricht auch der röntgologische Nachweis verkalkter Lymphdrüsen am Lungenhilus Erwachsener, die sonst ganz gesund erscheinen.

Andererseits kann man auf diesen günstigen Ausgang nie bestimmt rechnen. Entweder kommt der Prozeß überhaupt nicht mehr zum Stehen und das Kind geht unter andauerndem Fieber zugrunde. Oder es kommt zwar zunächst zu einem Stillstande; aber nach einer Infektionskrankheit (Keuchhusten, Masern) oder auch spontan flackert die schlummernde Krankheit wieder auf und führt in kurzer Zeit durch Infektion der Lunge den Tod herbei. Endlich kann die erkrankte Bronchialdrüse auch Ausgangspunkt einer tuberkulösen Meningitis resp. einer miliaren Tuberkulose werden. Seltener erfolgen Durchbrüche verkäster Bronchialdrüsen in die Umgebung, z. B. in Trachea, Bronchien, Perikard, Pleura.

Die **Therapie** der Bronchialdrüsentuberkulose deckt sich mit den sonstigen gegen die Skrofulose gerichteten Maßnahmen. Abgesehen von einem allgemein roborierenden, diätetisch-physikalischem Regime kommen vor allem Solbadekuren in Betracht. Vielleicht können auch Einreibungen mit Schmierseife versucht werden. Schloßmann hält eine vorsichtige Tuberkulinbehandlung gerade in manchen dieser Fälle für angezeigt.

3. Die Tuberkulose der Halslymphdrüsen.

Während die klinische Bedeutung der Bronchialdrüsentuberkulose vornehmlich auf das Säuglings- und frühe Kindesalter beschränkt ist, tritt die tuberkulöse Erkrankung der Halslymphdrüsen auch noch späterhin stark in den Vordergrund, um erst nach der Pubertät allmählich seltener zu werden.

Die Halslymphdrüsen werden sehr häufig von Tuberkulose ergriffen. Auf Grund des Lokalisationsgesetzes ist das ohne weiteres verständlich, da die Eintrittspforte der Tuberkulose sicher ziemlich oft in der Mundhöhle und ihren Nebenräumen, speziell dem adenoiden Schlundring, zu suchen ist.

Symptome. Demgemäß sind auch die kopfwärts gelegenen Drüsengruppen meist zuerst erkrankt, z. B. die Drüsen am Kieferwinkel und im oberen Bereiche des Sternokleidomastoideus. Von da greift die Erkrankung immer weiter auf neue, thoraxwärts gelegene Drüsengruppen über, und es entstehen die bekannten Drüsenketten, die bei der Palpation einen perlschnurartigen Eindruck machen. Besonders häufig ist diese Art der Anordnung skrofulöser Drüsen am Rande des Trapezius, also im Bereiche der hinteren Zervikaldrüsen.

Echte tuberkulöse Lymphome entstehen fast immer langsam und ziemlich symptomlos. Oft werden sie zufällig bei einer Untersuchung entdeckt, wenn sie schon eine erhebliche Größe erreicht haben. Doch darf man keineswegs alle Drüsentumoren, die sich in dieser Weise am Halse entwickeln, ohne weiteres als tuberkulöse Lymphome ansprechen. Besonders dann sei man mit der Diagnose zurückhaltend, wenn sich am Kopf Ekzeme oder sonstige wunde Stellen finden. Fast regelmäßig schwillt nämlich dann diese oder jene Gruppe an, ohne daß Tuberkulose vorliegt. Die Schwellung ist entzündlicher Natur. Erweichung braucht auch bei diesen Lymphomen durchaus nicht immer schnell einzutreten. Als besonders typisch für Tuberkulose werden von Hamburger supraklavikulare Lymphdrüsenschwellungen angesehen, die bei einfach entzündlichen Prozessen im Bereiche des Kopfes nicht vorkommen sollen.

Diagnose. Auch die Unterscheidung von chronischen Lymphomen anderer Natur kann sehr schwer, bisweilen sogar unmöglich sein, z. B. von pseudoleukämischen Tumoren oder Lymphosarkomen. Diese beginnen auch häufig im Gebiete der Halsdrüsen oder manifestieren sich dort wenigstens am ehesten. Deshalb hat Billroth recht, wenn er empfiehlt, jede langsam und schmerzlos entstehende, harte Schwellung der Halslymphdrüsen sehr kritisch zu betrachten und ev. dem Chirurgen zuzuführen; denn man könne nie wissen, was aus diesen Lymphomen wird.

Die Diagnose „tuberkulöses Lymphom" läßt sich trotz aller Schwierigkeiten zuweilen schon in den Anfangsstadien mit ziemlicher Wahrscheinlichkeit stellen; zwar nicht aus dem lokalen Palpationsbefunde, wohl aber bei Berücksichtigung des ganzen kranken Menschen. Betrifft die Lymphdrüsenschwellung ein jugendliches Individuum, finden sich gleichzeitig sonstige Manifestationen der Skrofulose (besonders Knochenerkrankungen), bestehen außerdem noch Erscheinungen der exsudativen Diathese, so liegt der Verdacht auf Lymphdrüsentuberkulose sehr nahe. Zudem ist sie viel häufiger als die anderen, oben erwähnten Arten chronischer Lymphome.

Verwechslungen können endlich auch mit Drüsenschwellungen vorkommen, die sich im Anschlusse an akute Krankheiten entwickeln, besonders dann, wenn der Arzt nur das fertige Bild zu sehen bekommt und keine Gelegenheit hatte, die Entwickelung der Tumoren zu verfolgen. Zu erwähnen wären hier das Pfeiffersche Drüsenfieber, die Lymphadenitis postscarlatinosa und die Halsdrüsenschwellung vor und während der Rubeolen. Auch an Syphilis ist zu denken. Im allgemeinen besteht nach Hamburger die Neigung, Tuberkulose der Halslymphdrüsen zu oft zu diagnostizieren, während sonst eher zu selten an Tuberkulose gedacht wird.

In den späteren Stadien macht die Diagnose meist keine Schwierigkeiten mehr: Die Lymphdrüsen vergrößern sich und verkleben miteinander, die einzelnen Drüsen sind palpatorisch nicht mehr abgrenzbar. Es entstehen große Pakete, die dem Halse ein unförmliches Aussehen verleihen. Dieser Entstehung hat die Skrofulose wahrscheinlich auch ihren Namen zu verdanken. (Scropha= junges Schwein, bei dem sich der Hals gegen Kopf und Brust nicht scharf absetzt.) Lymphdrüsen, die längere Zeit hart waren, erweichen oft sehr schnell, wahrscheinlich zum Teil durch sekundäre Infektion mit Eitererregern. Ausgedehnte Fluktuation läßt sich dann leicht nachweisen. Die Haut verklebt mit den erweichten Drüsentumoren. Sie rötet sich, bricht an mehreren Stellen durch und es kommt zur Bildung sezernierender Fisteln, aus denen sich Eiter, seröse Flüssigkeit und nekrotische Drüsenpartikel entleeren. Die Fisteln heilen nur langsam und können jahrelang bestehen. Oder sie schließen sich temporär, um nach einiger Zeit wieder aufzubrechen. Das wiederholt sich so lange, bis alles nekrotische Material abgestoßen ist. Seltener bilden sich Senkungsabszesse, die längs der Gefäßscheiden und in den Muskelinterstitien nach abwärts kriechen, um im Jugulum oder der Supraklavikulargrube unter die Haut zu gelangen.

Dieser Verlauf dürfte bei Halsdrüsentuberkulose wohl der gewöhnliche sein. Es gibt aber auch Fälle, in denen tuberkulöse Drüsen lange Zeit, viele Jahre hindurch, stationär bleiben, ohne die geringste Neigung zur Vereiterung oder Verklebung zu zeigen. Auch können sich tuberkulöse Lymphome, solange sie noch im Zustande rein lymphoider Schwellung sind, wahrscheinlich wieder völlig zurückbilden.

Die **Prognose** hängt von dem Umfange der Drüsenveränderung ab. Sind nur einzelne Drüsengruppen erkrankt, so gelingt es oft, durch einen chirurgischen Eingriff radikale Heilung zu bringen. Oder die Drüsen brechen nach außen durch und es erfolgt Heilung, nachdem sich alles Kranke abgestoßen hat. Die strahligen Narben am Halse vieler, scheinbar ganz gesunder Erwachsener, sind ein beredtes Zeugnis für die große Häufigkeit der Halsdrüsentuberkulose im kindlichen Alter und ihre relativ guten Heilungsaussichten. Schlimmer gestaltet sich der Verlauf, wenn zahlreiche Drüsengruppen in den Prozeß hineingezogen sind oder wenn sich Senkungsabszesse nach dem Mediastinum hin entwickeln. Dann bleibt die Erkrankung häufig nicht bei den Halslymphdrüsen stehen, sondern es kommt in der Regel zur Beteiligung der Lungen oder anderer Organe. Die Entwickelung tuberkulöser Drüsen im Supraklavikularraum soll meist schon ein Zeichen für Erkrankung der Pleuren oder Lungen sein.

Die **Therapie** der Halsdrüsentuberkulose hat zunächst auf eine allgemeine Kräftigung des Organismus durch reichliche Ernährung, Solbäder, Freiluftkuren und ähnliche Maßnahmen Rücksicht zu nehmen. Daneben tritt — gerade bei den tuberkulösen Lymphdrüsen — die Frage eines chirurgischen Eingriffes sehr oft an den Arzt heran. Man kann schwerlich generell entscheiden, wann bei tuberkulösen Lymphomen des Halses ein chirurgischer Eingriff indiziert ist. Auch die Chirurgen nehmen hierin keinen einheitlichen Stand-

punkt ein. Ein relativ konservatives Vorgehen empfiehlt v. Bergmann. Nach
seinen Erfahrungen ist die Exstirpation nur dann indiziert, wenn eine oder
nur wenige Drüsen der allgemeinen Therapie widerstehen und zu erheblicher
Größe heranwachsen. Sind die Drüsen durch periglanduläre Veränderungen
mit der Umgebung bereits stark verwachsen, so soll man wegen der Blutungs-
gefahr von einer Totalexstirpation lieber absehen. Cornet rät ein etwas aktiveres
Vorgehen an. Er empfiehlt die Totalexstirpation auch dann zu versuchen,
wenn sich die eiterige Erweichung bereits zu manifestieren beginnt. Ebenso ist
Inzision und Auskratzung erforderlich, falls Fluktuation besteht und ein Abszeß
die Haut vorwölbt. Bei Most findet sich eine Besprechung der neueren
therapeutischen Gesichtspunkte.

4. Tuberkulose anderer Lymphdrüsen.

Die Axillar-, Inguinal- und Kubitaldrüsen erkranken im allgemeinen nicht gerade
häufig. Tuberkulose der Kubitaldrüsen findet sich fast nur bei gleichzeitiger Tuberkulose
des Vorderarmes, besonders der Knochen. Ähnlich steht es mit der Tuberkulose der Inguinal-
drüsen. Übrigens sind Inguinal- und Axillardrüsen bei Kindern häufig vergrößert und hart,
ohne tuberkulös zu sein. Aber auch wenn sie tuberkulös sind, erweichen und vereitern sie
viel seltener als die Lymphome des Halses. Vermutlich hängt das mit der erheblich geringeren Gefahr sekundärer Infektionen zusammen.

Für die Diagnose pleuraler oder pulmonaler Tuberkulose hält Hochsinger den
Nachweis vergrößerter seitlicher Thoraxdrüsen für wichtig, besonders wenn die Axillardrüsen gleichzeitig nicht vergrößert sind.

Eine etwas größere klinische Bedeutung kommt der Tuberkulose der Mesenterialdrüsen zu, wenigstens im Kindesalter. Mesenterialdrüsen können den primären Herd
der Tuberkulose bilden. Sie erkranken durch Infektion vom Darm her. Er braucht hierbei
nach Fürst (dort weitere Literatur) keineswegs immer zu tuberkulösen Veränderungen
des Darmes selbst, also der Eintrittspforte, zu kommen. Shennan vermißte in der Hälfte
aller Fälle von Tabes mesaraica Darmveränderungen. Immerhin dürfte das an dem rein
isolierte
Mesenterialdrüsentuberkulose nicht sehr häufig sein. Oft tritt sie dagegen in Kombination
mit anderen Erscheinungen der Tuberkulose des Unterleibes auf, z. B. mit tuberkulöser
Peritonitis.

Das Krankheitsbild, das eine ausgedehnte Tuberkulose der Mesenterialdrüsen hervorruft, war schon den alten Ärzten unter der Bezeichnung „Tabes mesaraica" bekannt.
Die Krankheit kommt in typischer Ausprägung hauptsächlich bei Kindern vor. Es handelt
sich um eine langsam zunehmende Kachexie, die oft mit unregelmäßigem Fieber und Durchfällen einhergeht.

Der Palpation sind die Lymphdrüsenpakete in der Regel nur schwer zugänglich,
selbst wenn sie eine sehr beträchtliche Größe erreichen. Zum Teil liegt das an dem sehr
hochgradigen Meteorismus. Nach Cornet u. a. kontrastiert der stark aufgetriebene Unter-
leib in eigentümlicher Weise mit der sonstigen Abmagerung. In den späteren Stadien
kann eine tuberkulöse Peritonitis oder Amyloidentartung der Abdominalorgane das Krankheitsbild komplizieren. Oft verläuft die Tuberkulose der Mesenterialdrüsen auch ganz
symptomlos, wovon man sich durch den zufälligen autoptischen Befund verkäster und verkalkter Drüsen überzeugen kann.

5. Das Drüsenfieber. (E. Pfeiffer.)

Im Jahre 1889 beschrieb E. Pfeiffer unter dem Namen Drüsenfieber eine akute
fieberhafte Erkrankung, die vorwiegend, aber nicht ausschließlich dem Kindesalter eigen ist.

Die Krankheit beginnt plötzlich mit ziemlich hohem Fieber und allgemeiner Abgeschlagenheit. Die Zunge ist häufig belegt, im Rachen sieht man außer einer geringfügigen
Rötung der Fauces nichts Besonderes, speziell fehlen alle Zeichen von Angina. Bei der
Palpation des Halses, die zuweilen schon spontan schmerzhaft ist und steif gehalten wird,
findet man hinter dem Kopfnicker bis etwa zur Schlüsselbeingrube herab eine lange Kette
schmerzhafter Lymphome, die im allgemeinen nicht sehr groß sind. Weitere Krankheitserscheinungen fehlen meist ganz. Das Fieber kann schon nach einigen Tagen schwinden.
In anderen Fällen tritt nur eine Remission ein und unter neuem Temperaturanstieg erfolgt
eine Anschwellung weiterer Drüsengruppen am Halse. Zuweilen findet man Milz- und Leber-
vergrößerungen, die sich in der Rekonvaleszenz schnell zurückbilden.

Das Drüsenfieber ist prognostisch günstig zu beurteilen. Als Komplikation resp.
Nachkrankheit hat man aber öfters eine akute Nephritis entstehen sehen.

Pfeiffer hält das Drüsenfieber, das eine ziemlich häufige Krankheit sein soll, für eine wohl umschriebene, gegen Anginen, Influenza etc. gut abgrenzbare Affektion. Er macht besonders darauf aufmerksam, daß sich wahrscheinlich auch Bronchial- und Mesenterialdrüsen beteiligen können. Darauf weisen Schmerzen hinter dem Sternum und in der Nabelgegend hin.

Manche Autoren, z. B. Neurath, Finkelstein, Alerand bezweifeln aber die Selbständigkeit der Pfeifferschen Erkrankung. Sie weisen darauf hin, daß es sich dabei vielleicht nur um die Folgeerscheinungen einer retronasalen Angina handeln könne. Es läßt sich zurzeit nicht sicher entscheiden, wie weit dem Drüsenfieber ein selbständiger Charakter zukommt. Die Frage ist im Fluß. Die Literatur ist von Korsakoff ausführlich besprochen.

XVII. Die hämorrhagischen Diathesen.

A. Wesen und Pathogenese.

Unter der Bezeichnung „hämorrhagische Diathesen" wird eine Gruppe verschiedener Krankheiten zusammengefaßt, deren wesentlichstes charakteristisches Merkmal in der Neigung zu Blutungen und in dem Auftreten multipler Blutungen besteht.

Der Ausdruck „Diathese" entspricht hier durchaus seiner früheren Bedeutung. Die Alten verstanden, wie Krehl ausführt, darunter sowohl eine Disposition, als einen latenten pathologischen Allgemeinzustand, eine „Krankheitsbereitschaft", wie auch die Manifestationen dieser Disposition, hier also die Blutungen. Diese können überall auftreten, Haut, Schleimhäute, innere Organe betreffen. Auch hierin dokumentiert sich der allgemeine Charakter der Diathese.

Wie gut das Wort Diathese gerade für diese Zustände paßt, geht aus folgender Betrachtung hervor: Ein Hämophiler, der gerade keine Blutung hat, ist nicht eigentlich krank. Aber es besteht bei ihm dauernd eine Prädisposition zu Blutungen. Das wird mit dem Ausdruck Diathese treffend gekennzeichnet.

Die hämorrhagischen Diathesen sind nun durchaus keine ätiologisch einheitliche Krankheitsgruppe. Es ergibt sich das schon aus der Tatsache, daß multiple Blutungen als untergeordnetes Symptom bei zahlreichen, ganz verschiedenartigen Krankheiten auftreten können. Die Diathese ist eben nichts weiter als eine Gewebsreaktion. Und da die Gewebe, wie bei Besprechung der Anämien schon betont wurde, auf verschiedene Reize häufig in gleicher Weise reagieren, ist es gar nicht wunderbar, daß mannigfaltige Krankheiten mit einer Neigung zu Blutungen einhergehen. So findet man diese Neigung bei schweren Anämien und Leukämien, besonders der akuten Form, ferner bei zahlreichen Infektionskrankheiten. Am häufigsten kommt eine hämorrhagische Diathese hier wohl bei septischen Erkrankungen vor. Aber man begegnet ihr auch beim Fleckfieber, seltener bei Typhus abdominalis und Variola. Auch in den Endstadien schwerer Leberkrankheiten sind Blutungen sehr häufig. Fast in allen diesen Fällen bezeichnet das Hinzutreten der hämorrhagischen Diathese einen außerordentlich schweren Zustand. Der Erfahrene, der diese Erscheinung zu deuten weiß, wird dann die Prognose weniger günstig stellen.

Außerdem gibt es nun aber mehrere Krankheiten, bei denen die hämorrhagische Diathese nicht als etwas Nebensächliches und nur als inkonstantes Symptom auftritt, sondern im Mittelpunkte des gesamten Krankheitsbildes steht, diesem gewissermaßen völlig seinen Stempel aufdrückt. Das sind die hämorrhagischen Diathesen im strengeren Sinne des Wortes. Von ihnen soll hier gesprochen werden. Klinisch lassen sich vier Krankheiten gut voneinander trennen, nämlich 1. der Skorbut, 2. die Barlowsche Krankheit, 3. der Morbus maculosus und 4. die Hämophilie. Es ist aber sehr wahrscheinlich, daß in der Gruppe des Morbus maculosus mehrere, ätiologisch verschiedene Krankheiten stecken.

Bei allen diesen Krankheiten können Blutaustritte aus den Gefäßen erfolgen. Besonders leicht kommen sie durch Traumen zustande, geringe Stöße, Kontusionen, die beim Normalen spurlos vorübergehen. Hier führen sie zu Blutaustritten, am häufigsten im Unterhautgewebe. Aber auch spontane Blutungen sind ganz gewöhnlich. Daraus geht wohl ziemlich sicher hervor, daß die Gefäße erkrankt, in ihrer Funktion verändert sein müssen. Anatomisch sind diese Gefäßveränderungen bisher nicht faßbar. Bei mikroskopischer Untersuchung findet man nichts. Trotzdem kommt man meines Erachtens um die Annahme einer sehr weit verbreiteten, vielleicht **generalisierten Gefäßwandschädigung** nicht herum. Diese Annahme hat übrigens ihre Analogien. Ich erinnere an die Cohnheim-Lichtheimsche Theorie der nephritischen Ödeme, in der ja auch die generalisierte Gefäßschädigung eine Rolle spielt. Diese genügt nun aber nicht, den ganzen Symptomkomplex der hämorrhagischen Diathesen zu erklären. Speziell kann die Hartnäckigkeit der Blutungen, die dem Arzt bei der Hämophilie, aber auch bei den sekundären Diathesen (Leukämie z. B.) so viel zu schaffen macht, nicht allein mit einer abnormen Beschaffenheit der Gefäßwände in Zusammenhang gebracht werden. Denn das Blut müßte doch trotz übermäßiger Brüchigkeit der Gefäße schnell gerinnen und die Blutung dadurch zum Stehen kommen. Das ist aber oft genug nicht der Fall. Ganz kleine Wunden bluten überraschend lange. Daher hat man von jeher auch an gewisse Blutveränderungen gedacht, speziell an eine **mangelhafte Gerinnbarkeit,** die zusammen mit der abnormen Beschaffenheit der Gefäße dem Krankheitsbilde der hämorrhagischen Diathesen seine spezifischen Züge verleiht. Daß eine veränderte Gerinnbarkeit des Blutes bei vielen hämorrhagischen Diathesen besteht, daran kann meines Erachtens nicht mehr gezweifelt werden. Bei der Hämophilie wird ausführlicher davon die Rede sein. Auch bei der hämorrhagischen Diathese Ikterischer oder besser Leberkranker haben Bierich und ich eine verlangsamte Gerinnung festgestellt.

In welchem Zusammenhang stehen nun Gefäßveränderung und Gerinnungshemmung? oder handelt es sich vielleicht nur um ein zufälliges Nebeneinander zweier voneinander ganz unabhängiger Erscheinungen? Diese Frage kann heute noch nicht befriedigend beantwortet werden. Verlangsamte Gerinnung kann sicher schon längere Zeit vor Eintritt der Blutungen vorhanden sein. Dafür sprechen meine Beobachtungen an Leberkranken. Erst wenn noch etwas anderes, nämlich die Gefäßschädigung hinzutritt, kommt es zu Blutungen. Auch hier wieder überraschende Anklänge an die Pathogenese der Ödeme, besonders an die Versuche von Magnus. Magnus konnte nämlich bei Tieren durch künstlich erzeugte Hydrämie allein keine Ödeme hervorrufen. Erst als er gleichzeitig die Gefäße durch verschiedene Gifte schädigte, trat Ödembildung ein. So spielen wohl auch bei den meisten hämorrhagischen Diathesen zwei Vorgänge ineinander.

Ich bin nun überzeugt, daß irgend eine Beziehung zwischen Gefäßschädigung und Blutveränderung besteht. Aber man weiß noch nicht, wo man diese suchen soll. Nur bei der Hämophilie kann man den Zusammenhang vermuten. Davon später mehr. Man muß also daran festhalten, daß hämorrhagische Diathesen durch Gefäßschädigungen unbekannter Art zustande kommen. Die Gefäße werden wahrscheinlich durchlässig, vielleicht auch brüchiger als unter normalen Verhältnissen Meist findet sich gleichzeitig eine abnorme Beschaffenheit des Blutes, die für die Hartnäckigkeit der Hämorrhagien von Bedeutung sein kann.

Übrigens dürften Gefäßveränderung und Gerinnungshemmung nicht bei allen hämorrhagischen Diathesen in einem konstanten Verhältnis zueinander stehen. Bei der Hämophilie scheint die Störung der Gerinnbarkeit zu überwiegen. Unstillbare Blutungen aus einem einzigen Gefäßgebiet sind häufig. Andererseits tritt bei vielen Fällen von Purpura und Skorbut mehr die Generalisation der Hämorrhagien hervor, während langdauernde, schwer stillbare Blutungen seltener sind Hier überwiegt vermutlich die Schädigung der Gefäße.

Ich möchte übrigens gleich hier noch einen Punkt hervorheben, der auch vielleicht neben der verminderten Gerinnbarkeit in Betracht kommt. Er ist auch geeignet, manche

Widersprüche zu erklären. Diese Widersprüche bestehen darin, daß man zuweilen trotz annähernd normaler oder ganz normaler Gerinnungszeit unstillbare Blutungen aus ganz kleinen Gefäßen gesehen hat. Das ist nur scheinbar paradox. Denn ich habe schon bei Besprechung der Blutgerinnung (s. Kap. VII) hervorgehoben, daß Thrombose und Fibringerinnung nicht identisch sind. Bei der Thrombose und ebenso wahrscheinlich auch beim Verschluß kleiner blutender Gefäße spielt die Agglutination der Blutplättchen (und Leukozyten) die wesentlichste Rolle. Es ist bisher aber nie untersucht worden, wie sich diese bei hämorrhagischen Diathesen verhält. Man müßte entschieden bei Hämophilen nachsehen, ob die Agglutination nicht auch in solchen Fällen vermindert ist, in denen die eigentliche Fibringerinnung normal erscheint. Falls dieser Gedanke richtig ist, könnte man leicht verstehen, warum bei hämophilen Blutungen unter den locker aufliegenden Fibringerinnseln immer wieder flüssiges Blut hervorquillt. Die experimentelle Lösung dieser hier nur als Möglichkeit diskutierten Frage dürfte nicht schwer sein.

B. Der Skorbut.

Krankheitsbegriff. Als Skorbut bezeichnet man eine Form der hämorrhagischen Diathese, die sich durch ihr epidemisches Auftreten und durch die vorwiegende Beteiligung des Zahnfleisches von dem Morbus maculosus unterscheidet. Im Gegensatz zur Hämophilie ist der Skorbut kein angeborener Zustand, sondern eine erworbene Krankheit. Nach kürzerem oder längerem Verlauf geht er in Heilung über, kann aber auch zum Tode führen.

Verbreitung. Heutzutage sieht man in Deutschland nur noch selten vereinzelte Fälle von Skorbut. In früheren Jahrhunderten ist das anders gewesen. Damals durchzog die Krankheit als gefürchtete Seuche große Teile des Landes, dezimierte die Heere und heftete sich besonders an überseeische Expeditionen. Manche Schiffsexpeditionen im 17. und 18. Jahrhundert sind buchstäblich durch Ausbruch des Skorbuts vernichtet worden. Litten erwähnt die Expedition des Lord Anson (1740—1744), auf der von den 500 Mann der Schiffsbesatzung 380 an Skorbut starben. Ähnliche Berichte gehören auch sonst nicht zu den Seltenheiten.

In den Kulturstaaten Westeuropas ist der Skorbut in dieser furchtbaren Form nicht mehr zu finden. Die letzten, übrigens nicht sehr umfangreichen Epidemien, hat man unter den französischen Gefangenen im Jahre 1870 beobachtet, später noch in einigen Strafanstalten. Auch der Schiffsskorbut gehört jetzt zu den Seltenheiten, seitdem durch Einführung der Dampfschiffe die Dauer der Seereisen kürzer geworden ist und seitdem man auch mehr Verständnis für zweckmäßige Ernährung der Bemannung zeigt. Aber der Skorbut als Endemie und Epidemie ist nicht etwa ausgestorben. Das klassische Land seiner Herrschaft ist heute Rußland. Dort lebt ein großer Teil des Volkes noch unter höchst ungünstigen Lebensbedingungen: Die Ernährung ist eintönig und vielfach ungenügend, die hygienischen Verhältnisse liegen sehr im Argen. Dazu kommt noch im Frühjahr die lange, sehr streng eingehaltene Fastenzeit. Alle diese Umstände scheinen die Entstehung und Ausbreitung des Skorbuts zu begünstigen. Dieser gehört dort in manchen Gegenden zu den am meisten verbreiteten Volksseuchen. Ich besuchte vor einer Reihe von Jahren im Süden Rußlands ein kleines Arbeiterlazarett. Von den ca. 15 Patienten litten fast alle an Skorbut. Das sind Verhältnisse, von denen man sich bei uns keine rechte Vorstellung mehr machen kann. Auch in tropischen Ländern, z. B. Indien, kommt die Krankheit noch vor.

Eine genaue Beschreibung und Geschichte der Epidemiologie des Skorbuts findet sich bei Litten.

Die **Ätiologie** ist unbekannt. Man weiß nicht einmal, ob der Skorbut zu den Infektionskrankheiten oder den Intoxikationen zu rechnen ist. Ebensowenig läßt sich heute die Frage entscheiden, ob die sporadischen Fälle, die ja gelegentlich auch bei uns noch auftreten, mit der epidemischen Form identisch sind.

Epidemiologische und therapeutische Betrachtungen ergeben ganz unzweideutig, daß die Art der Ernährung für die Entstehung des Skorbuts von allergrößter Bedeutung ist. Speziell soll nach einer weit verbreiteten Ansicht das Fehlen frischer Vegetabilien, vor Allem grüner Gemüse und Kartoffeln, den Ausbruch der Krankheit begünstigen. Für besonders schädlich hält man ein-

seitige Fleischnahrung und hier wieder in erster Reihe eingesalzenes oder ge-
pökeltes Fleisch. In der Tat läßt sich nicht in Abrede stellen, daß Zufuhr pflanzen-
saurer Alkalien bei Skorbut einen überraschend günstigen Einfluß hat. Nicht
umsonst gehörte Zitronensaft (lemon juice) zu dem eisernen Bestande der
Speisekammern bei der englischen Marine.

Garrod hat auf Grund dieser Tatsachen eine Theorie der Skorbutentstehung aufgestellt: Er führte den Skorbut auf eine Kaliverarmung des Organismus zurück. Diese
soll sich besonders leicht bei Abwesenheit der kalireichen Vegetabilien und Genuß des
Na-reichen eingesalzenen Fleisches entwickeln. Indessen läßt sich eine Kaliverarmung
des Organismus nicht nachweisen. Auch tritt Skorbut oft bei einseitiger, rein vegetabi-
lischer Nahrung auf. Die Fälle, die ich sah, hatten sich unter einseitiger Ernährung mit
Maisbrot entwickelt. Die Kalitheorie kann wohl kaum als sichergestellt bezeichnet werden,
wenigstens soweit man in der Kaliverarmung die einzige Ursache des Skorbuts erblicken
soll. Noch weniger überzeugend sind mehrere andere Hypothesen: Jackson und Harley
glauben in dem Skorbut eine Ptomainvergiftung durch verdorbenes Fleisch sehen zu müssen,
Home nimmt eine primäre infektiöse Erkrankung des Zahnfleisches an, Turner hält den
Skorbut für eine Infektionskrankheit. Es ist wohl besser, offen einzugestehen, daß man die
Ursache des Skorbuts noch nicht kennt. Es kann sich sehr wohl um eine Infektionskrankheit handeln; dann muß man aber eine weitgehende Prädisposition durch unzweckmäßige
Ernährung annehmen. Denn selbst bei ausgedehnten Skorbutepidemien erkranken in
der Regel doch nur Menschen; die unter ungünstigen hygienischen und diätetischen Verhältnissen leben. Turner behauptet allerdings, daß auch wohlhabende Leute aus den
besten Verhältnissen zur Zeit einer Skorbutepidemie gefährdet sind. Indessen kann die
Kontagiosität nicht erheblich sein.

Kein Alter schützt vor Ausbruch des Skorbuts. Auch bei Kindern hat
man ihn neben der Barlowschen Krankheit, die gewöhnlich als kindlicher
Skorbut bezeichnet wird, gesehen. Rekonvaleszenten sowie schwächliche
Menschen erkranken besonders oft.

Vielleicht ist die Ätiologie des Skorbuts überhaupt nicht einheitlich.
Wahrscheinlich gibt es Formen, die durch Intoxikation ohne Mikroorganismen
entstehen. Dafür spricht die günstige Wirkung der Zufuhr von Pflanzensäuren,
sowie auch die Erfahrungen der Kinderärzte. Diese führen ja heute die
Barlowsche Krankheit vornehmlich auf Ernährung mit abgekochter Milch
zurück. Besonders wird dieses Moment von Heubner betont. Ob es außerdem
noch eine infektiöse Form des Skorbuts gibt, muß man unentschieden lassen.

Als Beispiel dafür, daß man trotz langer, ganz einseitiger Ernährung nicht
an Skorbut erkranken muß, wird gewöhnlich die Nansensche Polarexpedition
angeführt. Nansen und Johannsen lebten monatelang fast nur von Fleisch
und Fett und blieben doch von Skorbut verschont.

Symptomatologie. Der Skorbut tritt in ungemein verschiedener Intensität
auf und bietet daher recht wechselnde Krankheitsbilder.

Meist geht der Erkrankung ein Prodromalstadium voraus. Die
Kranken fühlen sich mehrere Wochen lang nicht ganz wohl, klagen über Mattigkeit, Schlafsucht, Frösteln und rheumatische Beschwerden. Eine sehr merkwürdige Erscheinung, die man in den Prodromalstadien nicht gar so selten zu
sehen bekommt, ist die Hemeralopie (Nachtblindheit). In Rußland kommen,
wie ich gehört habe, Hemeralope während der Fastenzeit sehr oft zum Augen-
arzt. Übrigens braucht die Hemeralopie keineswegs immer ein Frühsymptom
des Skorbuts zu sein. Sie kann auch bei schlecht ernährten, kachektischen
Individuen vorkommen, die später nicht an Skorbut erkranken.

Die Krankheit selbst beginnt — zuweilen auch ohne Prodromalstadium —
mit Veränderungen des Zahnfleisches. Diese Gingivitis hat viel Ähnlichkeit
mit der Zahnfleischerkrankung bei akuter Leukämie. Sie beschränkt sich hier
aber auf die Umgebung der Zähne. Dort, wo keine Zähne oder Zahnstümpfe
sitzen, bleibt das Zahnfleisch, anfangs wenigstens, ganz gesund. Eine ausgesprochene skorbutische Gingivitis sieht etwa folgendermaßen aus: Schon bevor

man dem Patienten in den Mund sieht, nimmt man zuweilen den aashaften Geruch wahr, den die erkrankte, zum Teil auch nekrotische Schleimhaut verbreitet. Meist besteht zugleich starke Salivation. Mit Blut untermischter Speichel läuft dem Kranken aus den Mundwinkeln, oder der Patient muß alle Augenblicke ausspeien. Schaut man in den Mund hinein, so erblickt man das intensiv rotblau verfärbte, stark gewulstete und gelockerte Zahnfleisch, das die Zähne hoch hinaufquellend umgibt. An vielen Stellen haben unter der Schleimhaut kleinere oder größere Blutungen stattgefunden. Kaubewegungen oder Druck führt ebenfalls sofort zu reichlicher Blutung. Besteht die Erkrankung schon längere Zeit oder ist sie besonders intensiv, so bleibt es nicht bei der sukkulenten Schwellung. Dann werden oft größere oder kleinere Partien nekrotisch und liegen als mißfarbene, von Blut durchsetzte Fetzen zwischen den Zähnen. Zieht man diese Fetzen ab, so kommen darunter flache, leicht blutende Ulzerationen zum Vorschein. Die Zähne werden schließlich locker und können ausfallen, ebenso hat man auch schon Nekrosen der vom Zahnfleisch entblößten Alveolarfortsätze gesehen.

Die Stomatitis allein ermöglicht zwar bei Epidemien, nicht aber in sporadischen Fällen die Diagnose. Dazu gehören noch sonstige Erscheinungen der hämorrhagischen Diathese, also Blutungen. Diese treten in allen einigermaßen schweren Fällen schon in einem frühen Stadium der Krankheit auf: An der Haut der unteren oder oberen Extremitäten, aber auch am Rumpf entstehen schnell zahlreiche kleine subkutane Hämorrhagien, die anfangs um einen Haarfollikel lokalisiert sind, sich aber bald vergrößern. Sie werden oft flachhandgroß und können miteinander konfluieren. Die anfangs roten Stellen werden später dunkelblau und machen dann den bekannten Farbenwechsel älterer subkutaner Blutergüsse durch. Schließlich können sie, falls Heilung eintritt, ganz verschwinden. Sehr große subkutane Hämatome vereitern zuweilen. Dann entstehen tiefgreifende Ulzerationen.

Die hämorrhagische Diathese äußert sich nun nicht allein in subkutanen Blutungen. Auch andere Lokalisationen kommen oft vor, wenigstens in schweren Fällen: Plötzlich oder allmählich entwickelt sich z. B. ein faustgroßer intramuskulärer Tumor an der Wade, zuweilen unter Fiebererscheinungen. Die Haut darüber fühlt sich warm an. Der Tumor ist auf Druck empfindlich. Ebenso kommen — wie auch bei der Hämophilie — Gelenkblutungen vor, die sich übrigens wieder vollständig resorbieren können, ohne daß die Funktion des Gelenkes dauernd leidet. Auch schmerzhafte periostale Blutungen sind gesehen worden. Diese entstehen spontan oder nach leichten Traumen.

Hartnäckige Schleimhautblutungen sind scheinbar nicht so gewöhnlich wie bei anderen hämorrhagischen Diathesen. Immerhin hat man heftige, zuweilen fast unstillbare Blutungen aus der Nase, dem Uterus, ja auch Intestinalblutungen beobachtet.

Sonst zeigt die klinische Beobachtung nichts Charakteristisches. Die Blutuntersuchung ergibt meist eine mehr oder weniger ausgesprochene Anämie vom Charakter der sekundären Anämien. Neutrophile Leukozytose (bis 60000) ist mehrfach gesehen worden, z. B. von Senator.

Herz und Lungen sind ohne typischen Befund, falls nicht besondere Komplikationen, etwa Entzündungen der serösen Häute, hinzutreten. Anämische Geräusche am Herzen finden sich häufig. Die Milz ist nicht immer vergrößert. Die Temperaturkurve verhält sich verschieden. Fieber kann da sein, hat aber keinen typischen Verlauf und hängt meistens wohl von sekundären Infektionen, z. B. von der Stomatitis ab. Manche Fälle, besonders die leichten, bleiben dauernd fieberfrei. Albuminurie und Hämaturie sind selten.

Das Allgemeinbefinden ist meist stark gestört. Auch Leichtkranke magern oft ab, hauptsächlich wohl infolge Behinderung der Nahrungsaufnahme. In allen schweren Fällen ist die allgemeine Kachexie, die übrigens schon vor Ausbruch der Krankheit vorhanden sein kann, sehr ausgesprochen.

Krankheitsdauer und **Verlauf** zeigen beim Skorbut ungemeine Variationen. Die wirklich schweren Fälle kommen bei uns überhaupt kaum mehr vor. Sobald die Diagnose gesichert ist, greift sofort die Behandlung ein, die bei günstigen äußeren Bedingungen fast immer einen Umschwung zum Besseren bewirkt, ehe das schwere Krankheitsbild, wie es oben geschildert wurde, zur Ausbildung gekommen ist. In diesen leichten Fällen findet man nur eine mehr oder weniger ausgeprägte Stomatitis und einige Suffusionen im subkutanen Gewebe. Der Allgemeinzustand ist nicht sehr stark alteriert, Fieber besteht nicht. Anders steht es jedoch, wenn der Kranke unter ungünstigen äußeren Bedingungen lebt und ärztliche Hilfe nicht zur Stelle ist. Dann entwickelt sich der Skorbut schnell zu einer lebensbedrohenden Krankheit. Im Verlaufe einiger Tage oder Wochen kommt der Patient durch mangelhafte Nahrungsaufnahme, durch die schwere Stomatitis, die besonders quälend ist, und die doch immerhin starken Blutverluste immer mehr herunter, es entwickelt sich eine schwere Anämie. Schließlich geht der Kranke nach wochenlangem Verlauf an Erschöpfung zugrunde. In diesen schweren Fällen entwickeln sich bisweilen pleuritische und perikardiale Ergüsse. Seltener führen schwere Blutverluste den Tod herbei; oder es tritt irgend eine Komplikation, etwa eine Bronchopneumonie oder septische Infektion hinzu.

Die **Prognose** richtet sich durchaus nach dem Kräftezustand des Patienten und den äußeren Bedingungen, unter denen er seinen Skorbut durchmacht. Kommt er bald nach seiner Erkrankung in ein Krankenhaus, wie das ja in Deutschland meist der Fall sein dürfte, setzt dann sofort die richtige Behandlung ein, so ist eine vollständige Restitutio ad integrum bestimmt zu erwarten. Auch viele schwere Fälle sind noch der Heilung zugänglich. Allerdings dauert die Rekonvaleszenz, besonders die Resorption der Blutergüsse, die Heilung der Zahnfleischerkrankung sowie auch die Regeneration des Blutes auffallend lange. Es geht meist nur langsam vorwärts und es kommt auch nicht immer zur völligen Heilung. Denn es können Narben, Verdickungen usw. am Zahnfleisch zurückbleiben. Oder ein von Zahnfleisch entblößter Teil des Alveolarfortsatzes wird schließlich nekrotisch und stößt sich ab. Kurzum, verschiedene Nachkrankheiten ziehen den Heilungsverlauf in die Länge.

Viel schlechter gestaltet sich die Prognose bei den großen Skorbutepidemien, die unter ungünstigen hygienischen Verhältnissen zum Ausbruch kommen, bei denen infolge schlechter äußerer Bedingungen auch der Arzt nicht viel helfen kann. Dann entwickelt sich das furchtbare Bild, dem wir in der Beschreibung mittelalterlicher Skorbutepidemien oder des früheren Schiffsskorbuts begegnen. Die Mortalität des Skorbuts war damals erschreckend hoch. Auch heute noch verlaufen manche Epidemien in Rußland unter diesem Bilde. Allgemeine Kachexie, Blutungen, septische Infektionen, seltener perikarditische Ergüsse führen den Tod herbei. Wenn bei uns die Prognose des Skorbuts im allgemeinen günstig genannt werden kann, so liegt das also nicht daran, daß die Krankheit im Laufe der Jahrhunderte ihren Charakter geändert hat, sondern an der Tatsache, daß wir die Mittel kennen gelernt haben, sie schon in einem frühen Stadium wirksam zu bekämpfen.

Die **Diagnose** ist leicht, falls es sich um epidemisches Auftreten des Skorbuts handelt. Dann kann man sie zuweilen schon im Prodromalstadium stellen, wenn der Kranke also außer allgemeiner Schwäche, rheumatischen Beschwerden und ev. Hemeralopie noch nichts zu klagen hat. In solchen Fällen wird man spätestens beim Auftreten der ersten Blutungen die Krankheit erkennen.

Etwas schwieriger liegen die Dinge beim sporadischen Skorbut. Hier wird man die Diagnose stellen, wenn eine Kombination von Stomatitis mit anderen Erscheinungen hämorrhagischer Diathese besteht. Bei Hämophilie kann ja unter Umständen auch beides vorkommen. Aber man erfährt bald, daß es sich da um eine angeborene, hereditäre Anomalie handelt, während beim Skorbut die Heredität keine Rolle spielt und die Diathese erworben ist. Von den anderen Formen der Purpura wird der Skorbut durch die vorwiegende Beteiligung des Zahnfleisches unterschieden, da eine Trennung nach ätiologischen Gesichtspunkten einstweilen nicht möglich ist. Endlich kämen differential-diagnostisch noch die sog. sekundären hämorrhagischen Diathesen in Frage, d. h. also die Formen, die sich bei anderen Krankheiten entwickeln. Handelt es sich um Hämorrhagien bei Infektionskrankheiten, z. B. Sepsis, so wird wohl kein Mensch auf die Diagnose Skorbut verfallen. Denn erstens tritt bei diesen sekundären Diathesen die Beteiligung des Zahnfleisches ganz in den Hinter-grund. Zweitens verläuft der Skorbut in der Regel ohne höheres Fieber und kann mit schweren Infektionskrankheiten nicht leicht verwechselt werden. Auch die hämorrhagische Diathese bei Icterus gravis resp. Cholämie wird wohl kaum je Schwierigkeiten machen. Dagegen kann ev. die leukämische oder pseudoleukämische hämorrhagische Diathese sowohl das Bild des Skorbut, als das des Morbus maculosus machen (O. Moritz). Eine genaue Blutunter-suchung, besonders aber auch eine sorgfältige und systematische Palpation von Lymphdrüsen und Milz, werden die Diagnose sichern. Größere Milztumoren und generalisierte Drüsenschwellungen gehören nicht zum Bilde des Skorbuts. Bei der akuten Leukämie, die wohl von allen Erkrankungen in ihren sichtbaren Manifestationen dem Skorbut am nächsten kommen kann, ist der klinische Verlauf meist anders und erinnert mehr an den einer akuten Infektionskrankheit. Außerdem lokalisiert sich da die Zahnfleischerkrankung nicht ausschließlich in der Umgebung der Zähne, sondern betrifft auch die übrigen Teile der Mund-schleimhaut, speziell die Tonsillen.

Mit einigen kurzen Worten nur möchte ich noch die **anatomischen Befunde** bei Skorbut streifen. Viel Überraschendes ergeben die Autopsien in der Regel nicht. Gewöhnlich findet man überall im Körper zerstreut frischere oder ältere Hämatome. Besonders reichlich finden sich diese im Unterhautgewebe, dann aber auch in der Muskulatur, im Periost, seltener in den parenchymatösen Organen der Bauchhöhle. Auch meningeale Blutungen hat man gesehen. Die Leber ist zuweilen verfettet, die Milz wenig vergrößert. Senator beschreibt eine lymphoide (myeloblastische) Veränderung des Knochenmarks. Die mikroskopische Untersuchung kleinerer Hämorrhagien des Unterhautgewebes läßt deren Beziehungen zu den Haarbälgen deutlich erkennen. An den Kapillaren selbst findet man nichts Bemerkens-wertes. Die Mundschleimhaut weist mikroskopisch Veränderungen auf, die den schon in vivo sichtbaren, schwer entzündlichen Erscheinungen entsprechen.

Eine ausführliche Darstellung der anatomischen Befunde gibt Litten, an den sich auch die hier gegebene Darstellung mangels eigener Beobachtungen anlehnt.

Die **Prophylaxe** des Skorbuts ist bei geordneten sanitären Verhält-nissen leicht. Im wesentlichen kommen diätetische und hygienische Maß-nahmen in Betracht. Hier wäre etwa folgendes zu sagen: Bei der Ernährung von Menschen, die besonders dem Skorbut ausgesetzt sind, z. B. Gefangenen und Matrosen, ferner Reisenden in menschenleeren Gegenden, hat man für reichliche und abwechselnde Ernährung zu sorgen, bei der auch vegetabilische Nahrungsmittel genügend Berücksichtigung finden. Speziell gelten kalireiche grüne Gemüse, Salat, Spinat, Kohl, ferner die Kartoffel und alle Obstarten als Antiscorbutica. Nötigenfalls sind sie in konserviertem Zustande als Marme-laden oder Konserven mitzuführen. Eines besonderen Ansehens erfreut sich der Zitronensaft. Außerdem muß man möglichst bestrebt sein, nicht n u r eingesalzenes Fleisch zu verabfolgen. Die heutige Technik bietet ja vielfache und nicht zu kostspielige Möglichkeiten, sich auch für lange während Seereisen und Expeditionen mit Fleischkonserven, die nicht gesalzen sind, zu verproviantieren. Der Liebigsche Fleischextrakt und ähnliche Präparate können vielleicht auch von Nutzen sein.

Die Ernährungsfrage spielt sicher die wichtigste Rolle in der Prophylaxe des Skorbuts. Daneben kommen vielleicht noch mancherlei hygienische Maßnahmen in Betracht, z. B. sorgfältige Hautpflege, frische Luft, reinliche Wohnung, Bäder, sowie Pflege der Mundhöhle. Daß letzteres nicht ganz irrelevant ist, ergibt sich aus einigen Beobachtungen, nach denen Menschen, die gerade eine Quecksilberkur durchmachen, besonders gefährdet sind.

Die **Behandlung** des Skorbuts ist in der Hauptsache eine diätetische. Auch hier kommen genau die gleichen Maßnahmen in Betracht, wie sie bei der Prophylaxe besprochen wurden, also reichliche Darreichung grüner Gemüse, in erster Linie von Kartoffeln, Salat, Kraut. Außerdem läßt man mehrfach täglich eine Limonade aus frisch ausgepreßten Zitronen trinken. Im übrigen ist Milch das Hauptgetränk. Fleisch braucht man keineswegs völlig zu verbannen, nur muß die Nahrung in der Hauptsache vegetabilisch sein.

Besondere Medikamente sind in der Regel nicht erforderlich. Intern wird vielfach Herba cochleariae verordnet. Ich gebe nach Litten eine Formel wieder:

Rp. Herb. cochlear. rec. conc.   50,0
　　Sem. Sinap. cont.   12,5
　　Vinim Gall. alb.   300,0
　　Macera per biduum, colat.
　　　　adde Spir. aeth. Chlor.   6,0
MDS. Dreimal tägl. ½ Weinglas.

Außerdem kann man dieses oder jenes Tonikum und Stomachicum geben. Im Stadium der Rekonvaleszenz ist vielleicht das Arsen ganz zweckmäßig.

Eine besondere Behandlung erfordert die Erkrankung des Zahnfleisches. Man achte darauf, daß Patient nach jeder Nahrungsaufnahme seinen Mund mit Wasser, dem 30—40 Tropfen Ratanhiatinktur zugesetzt sind, oder mit dünner, eben rot gefärbter Kaliumpermanganatlösung ausspült. Die Zahnbürste ist besser ganz zu vermeiden. Das Bürsten führt leicht zu Verletzungen. Dagegen kann es gut sein, das Zahnfleisch mit adstringierenden Lösungen zu pinseln, z. B. mit Tcta. myrrhae und Ratanhiae āā.

Treten stärkere Schleimhautblutungen auf, so kann man außer lokalen Maßnahmen (Tamponade mit Eisenchlorid- oder Adrenalinwatte etc.) auch versuchen, die hämorrhagische Diathese, speziell die verzögerte Gerinnung des Blutes zu bekämpfen. Das ist nun allerdings leichter gesagt wie getan. Praktische Erfahrungen über Erfolge der Serumtherapie und der Darreichung von Kalkpräparaten scheinen für Skorbut noch nicht in größerer Zahl vorzuliegen. Immerhin dürfte ein Versuch nach dieser Richtung lohnend sein, wenn die Neigung zu Blutungen stärker hervortritt. Über Einzelheiten dieser therapeutischen Maßnahmen vgl. den Abschnitt Hämophilie.

C. Die Barlowsche Krankheit.

(Möller-Barlowsche Krankheit, kindlicher Skorbut.)

Im Anschluß an den Skorbut mag eine kurze Besprechung der Barlowschen Krankheit Platz finden, obwohl diese wahrscheinlich nur eine äußerliche Ähnlichkeit mit dem Skorbut hat.

Die Barlowsche Krankheit kommt nur bei Kindern vor. Nach den Erfahrungen Heubners ist sie am häufigsten im letzten Viertel des ersten und ersten des zweiten Lebensjahres. Sie ist im Jahre 1857 zuerst von Möller als „akute Rachitis" beschrieben worden. Erst Barlow erkannte mehr als 20 Jahre später ihre nahen Beziehungen zu den hämorrhagischen Diathesen.

In der **Pathogenese** der Barlowschen Krankheit spielt die Ernährungsfrage ebenso wie beim Skorbut die allergrößte Rolle. Brustkinder erkranken nach den Erfahrungen Heubners niemals. Eine besondere Bedeutung kommt der abgekochten Milch zu. Es ist gewiß kein Zufall, daß fast alle Kinder, die an Barlow erkranken, mit abgekochter, besonders nach Soxhlet sterilisierter Milch ernährt waren. Auch ein einmaliges Aufkochen scheint schon ausreichend zu sein, den Ausbruch der Krankheit zu ermöglichen. Dieser ursächliche Zusammenhang wird durch die glänzenden Erfolge der Therapie bewiesen. Fast nirgends in der Pädiatrie sind die Resultate einer richtigen diätetischen Behandlung so schlagend wie gerade bei der Barlowschen Krankheit. So erscheint es auch verständlich, daß keineswegs in erster Linie die Kinder aus ärmeren Gesellschaftsklassen erkranken, in denen auf eine sorgfältige Art der Ernährung keine Rücksicht genommen wird, sondern besonders Kinder aus sozial besser situierten Kreisen. Diese Kinder bekommen eben nur sorgfältig sterilisierte Milch. Und das ist gerade das Verhängnis. Allerdings erkranken nun keineswegs alle Kinder, die mit abgekochter Kuhmilch ernährt werden, sondern immer nur ein kleiner Teil. Man muß nach Heubner daher noch eine besondere individuelle Krankheitsdisposition annehmen. Bisweilen scheint auch eine längere einseitige Mehlnahrung den Ausbruch der Krankheit zu veranlassen.

Das **klinische Bild** der Krankheit, die sich langsam entwickelt, ist ziemlich charakteristisch. Der Erfahrene oder jeder, der die Symptome auch nur einigermaßen kennt, kann die Diagnose schon in einem frühen Stadium stellen. Im Anfang sind Schmerzen im unteren Teil der Oberschenkel das typische Symptom. Die Schmerzen äußern sich besonders bei Bewegungen der Beine und dann, wenn man einen leichten Druck auf die unteren Teile der Femurdiaphyse ausübt. Die Kinder fangen laut an zu schreien, ziehen die Beine gegen das Abdomen und geben in jeder Weise zu verstehen, daß ihnen die Berührung äußerst unangenehm ist. Zuweilen kann der Arzt schon früh eine Anschwellung im unteren Bereich der Diaphyse des Femur bemerken. Wird in diesem Stadium nicht gleich die richtige Therapie eingeleitet, so ergreift die Erkrankung auch andere Knochen, die Tibien, Vorderarmknochen usw. Die Gelenke bleiben frei. In seltenen Fällen kann es sogar zur Epiphysenlösung am Oberschenkel kommen.

Bis hierher hat die Krankheit allerdings nur sehr wenig Ähnlichkeit mit dem Skorbut. Diese tritt aber dann hervor, wenn sich im weiteren Verlaufe auch das Zahnfleisch beteiligt. Die Stomatitis betrifft besonders die Umgebung der Zähne. Sind die Kinder noch zahnlos, so kann sie ganz fehlen. Gewöhnlich erreicht sie nicht so hohe Grade wie beim Skorbut. Endlich kommt es auch zu Blutaustritten unter die Haut, parenchymatösen und Schleimhautblutungen. Kurz, das ganze Bild ähnelt dann durchaus dem einer hämorrhagischen Diathese. Nur das starke Hervortreten der Knochenaffektion gibt der Erkrankung ihr eigenartiges Gepräge. Auch Nierenblutungen sind in 10% der Fälle beobachtet worden.

Die Blutuntersuchung ergibt keine charakteristischen Befunde. In schweren Fällen hat man das Bild einer intensiven sekundären Anämie.

Der **Verlauf** kann sehr langwierig sein, wenn die richtige Behandlung nicht beizeiten eingreift. Die periostalen Anschwellungen, die durch Blutungen bedingt sind, dehnen sich immer weiter aus, auch die Kopfknochen werden be troffen. Henoch macht auf orbitale Blutungen aufmerksam, die eine starke Protrusio bulbi im Gefolge haben. Das Blut läuft schließlich bis unter die Haut der Augenlider. Die extreme Blässe, verbunden mit dieser dunkelblauen Umrahmung der Augen, erschreckt die Angehörigen des Kindes oft in hohem Grade.

Die **Prognose** ist meist günstig, wenn man beizeiten die richtige, schon von Barlow selbst empfohlene Behandlung durchführt. Im anderen Falle kann allerdings unter Zunahme der Blutungen und allgemeiner Kachexie der Tod erfolgen.

Anatomische Untersuchungen, besonders Arbeiten von Schmorl, Nauwerck und Schoedel, Nägeli ergeben, daß es sich beim Morbus Barlow nicht um eine einfache hämorrhagische Diathese handelt. Vielmehr liegen Blutungen in den verschiedensten Organen, besonders subperiostale Blutungen an den langen Röhrenknochen, in Verbindung mit einer eigentümlichen Erkrankung des wachsenden Knochens vor. Das Knochenmark ist zum Teil in embryonales Bindegewebe umgewandelt, die enchondrale und perichondrale Ossifikation steht still, es kommt auch nicht zur Knorpelbildung. Infolgedessen wird der Knochen brüchig. Die hinzutretenden Blutungen komplizieren weiterhin das histologische Bild. Die Knochenerkrankung scheint das Primäre, die hämorrhagische Diathese etwas Sekundäres zu sein.

Die **Therapie** ist sehr dankbar. Gibt man dem Kinde ungekochte, gute Milch, so wird es in der Regel in einigen Wochen wieder gesund. Eventuell kann man bei etwas älteren Kindern nach Heubner schon etwas Fruchtsaft oder zarte grüne Gemüse reichen. Medikamente sind überflüssig. Gegen die Schmerzhaftigkeit der unteren Extremitäten tuen Prießnitzsche Umschläge gute Dienste.

(Vgl. die ausführliche Darstellung durch v. Starck, Pfaundler - Schloßmanns Handbuch d. Kinderkrankh. Bd. 2, 2. Aufl., S. 70.)

D. Der Morbus maculosus Werlhofii.

(Purpura, Purpura haemorrhagica, Peliosis rheumatica.)

Definition. Die unter dem Namen der Purpura oder des Morbus maculosus zusammengefaßten Krankheitszustände sind Formen der hämorrhagischen Diathese, die durch **Auftreten von Blutflecken im subkutanen Gewebe und durch gelegentliche Beteiligung der Schleimhäute, Gelenke und inneren Organe charakterisiert sind.** Die Trennung von der Hämophilie ist leicht. Bei dieser handelt es sich um einen dauernden Zustand. Auch tritt das hereditäre Moment stark in den Vordergrund. Nichts davon findet man bei der Purpura. Sie ist eine erworbene Krankheit, die zwar auch längere Zeit bestehen, sich in seltenen Fällen sogar über Jahre hinziehen kann, schließlich aber doch völlig schwindet. Von Vererbung ist vollends nicht die Rede. Es ist zwar ein Fall bekannt, bei dem eine an Purpura leidende Mutter ein Kind mit Blutflecken zur Welt brachte (Dohrn zit. n. Litten). Diese Beobachtung steht aber vereinzelt da, außerdem hat es sich dabei möglicherweise um eine septische Erkrankung mit sekundärer Diathese gehandelt. Auch mit dem Skorbut dürfte die Blutfleckenkrankheit nicht leicht verwechselt werden. Sie tritt nicht oder doch nur selten epidemisch oder endemisch auf wie jener. Die Ernährung oder sonstige äußere Verhältnisse, die in der Ätiologie des Skorbut eine so dominierende Stellung einnehmen, spielen bei der Purpura überhaupt keine nennenswerte Rolle. Auch das klinische Bild gestattet — in der Regel wenigstens — die Unterscheidung. Zwar kommt auch bei der Purpura gelegentlich wohl eine hämorrhagische Stomatitis vor. Sie tritt aber lange nicht in dem Maße in den Vordergrund wie beim Skorbut. Es fehlt bei der Purpura die fungöse Schwellung der Schleimhaut, die Zähne werden nicht locker, es kommt nicht zu Nekrosen des Zahnfleicshes, alles hält sich in viel bescheideneren Grenzen. In den meisten Fällen von Purpura ist das Zahnfleisch sogar überhaupt nicht nennenswert beteiligt.

Schwieriger ist die Differentialdiagnose des Morbus maculosus den Formen hämorrhagischer Diathese gegenüber, die man als sekundäre Erscheinungen bei anderen Krankheiten, besonders der Sepsis, findet. Mir scheint fast, daß diese Trennung klinisch überhaupt kaum in allen Fällen durchgeführt werden kann. Denn die Resultate der bakteriologischen Erforschung des Morbus maculosus, von denen später kurz die Rede sein wird, zeigen jedenfalls, daß viele unter dem Bilde dieser Diathese verlaufenden Fälle überhaupt in das Gebiet der septischen Erkrankungen gehören. Oder man muß die Annahme machen, die positiven Bakterienbefunde bei Purpura seien Ausdruck einer sekundären Infektion, ähnlich etwa wie bei akuter Leukämie. Es läßt sich heute noch nicht sagen, was hier richtig ist. Auch die Abgrenzung der Werlhofschen Krankheit von der akuten Leukämie und Pseudoleukämie kann sehr schwer, zuweilen sogar unmöglich sein.

Trotzdem also die Scheidung der Purpura von anderen hämorraghischen Diathesen nicht immer ganz scharf durchgeführt werden kann — bei unserer Unkenntnis der Ätiologie des echten Morbus maculosus ist das ja nicht wunderbar — ist es doch ein großes Verdienst Werlhofs (1775) gewesen, aus der Fülle verschiedener hämorrhagischer Diathesen die Purpura oder den Morbus maculosus als selbständiges Krankheitsbild hervorgehoben zu haben. Denn es gibt eben doch eine ganze Reihe von Fällen, in denen die Blutflecken als scheinbar selbständige Krankheit auftreten, in denen von einer septischen Infektion nicht die Rede sein kann.

Im vorigen Jahrhundert hat man den Morbus maculosus oder die Purpura noch weiter in verschiedene Krankheiten zu trennen gesucht. Schönlein stellte den Krankheitsbegriff der **Peliosis rheumatica** auf: Es bilden sich plötzlich kleine, nicht konfluierende Petechien an den Unterschenkeln. Gleichzeitig schwellen die Gelenke, besonders die der unteren Extremitäten an und sind schmerzhaft. Die Krankheit kann sich in einer Attacke erschöpfen oder rezidiviert mehrere Male. Natürlich darf man aber, wie Přibram hervorhebt, von einer Peliosis rheumatica nur dann reden, wenn Hämorrhagien und Gelenkschmerzen gleichzeitig auftreten. Denn auch im Verlaufe einer akuten Polyarthritis kann es zu Hautblutungen kommen. Abgesehen davon scheint aber die Aufstellung der Peliosis rheumatica und ihre strenge Scheidung von der gewöhnlichen Purpura auch sonst nicht gerechtfertigt. Litten macht darauf aufmerksam, wie häufig bei allen möglichen hämorrhagischen Diathesen Gelenkschmerzen, unter Umständen auch Ergüsse in die Gelenke auftreten. Das rheumatoide Vorstadium des Skorbut illustriert das ja zur Genüge. Es hat daher entschieden etwas Gekünsteltes, aus der großen Gruppe der Purpura nun eine Form mit vorwiegender Gelenkbeteiligung als besondere Krankheit streng abzugrenzen, die de facto doch durch zahlreiche Übergänge mit den anderen Arten des Morbus maculosus verknüpft ist.

Eine andere Form, die von vielen ebenfalls als besondere Krankheit angesehen wird, ist die sog. **Henochsche Purpura,** die von Henoch im Jahre 1874 in klassischer Weise beschrieben worden ist. Sie tritt nach den Erfahrungen von Henoch, v. Dusch u. a. hauptsächlich bei Kindern auf und ist charakterisiert durch Hinzutreten abdominaler Erscheinungen zu dem Krankheitsbilde der Peliosis rheumatica. Die Krankheit kann sich über ziemlich lange Zeit erstrecken, rezidiviert gern, hat aber im allgemeinen eine gute Prognose. Getrübt wird diese nur dadurch, daß sich in seltenen Fällen eine Nephritis anschließen kann. Die Diagnose ist leicht: Außer der Purpura und rheumatischen Beschwerden treten besonders kolikartige, oft sehr heftige Abdominalschmerzen hervor. Im Stuhl findet man nach solchen Anfällen Blut, häufig sind die Darmblutungen sogar recht intensiv. Auch Erbrechen kann sich hinzugesellen. Die Darmblutungen beruhen sicher nicht auf Thrombosen oder Embolien der mesenterischen Gefäße. Dagegen spricht schon ihr günstiger Verlauf. Übrigens können auch bei den Fällen von Purpura, die ohne abdominale Schmerzattacken einhergehen, Darmblutungen vorkommen. Ich kann mich selbst eines solchen Falles beim Erwachsenen erinnern. Die chemische Stuhluntersuchung ergab mehrfach eine sehr starke Blutreaktion. Im übrigen bot der Patient nur die Erscheinungen einer mäßig intensiven Purpura. Soll man nun diesen Fall zur Henochschen Purpura rechnen? Hier sieht man wieder das Schematische solcher Trennungen, die sich nur auf einige mehr oder weniger wichtige klinische Symptome stützen.

Endlich hat Henoch noch eine dritte Gruppe unter der Bezeichnung **Purpura fulminans** abgetrennt. Diese ist durch Fehlen von Schleimhautblutungen und durch ihren rapiden, perniziösen Verlauf gekennzeichnet. 24 Stunden nach Entstehung der ersten subkutanen Blutflecken kann bereits der Tod erfolgen. Litten beschreibt sehr anschaulich, wie unter seinen Augen in einem solchen Falle Blutflecken entstanden, sich vergrößerten, miteinander konfluierten, um schließlich der Haut auf weite Strecken hin ein dunkelblaues Aussehen zu verleihen. Waren die Flecke noch nicht ganz zusammengelaufen, so sah das Zentrum des Kreises mehr rot, die Peripherie infolge Reduktion des Blutfarbstoffs blau oder bräunlich aus. Der Tod erfolgt bei dieser Form oft überraschend schnell. Zum Glück ist diese furchtbare Abart der Purpura selten. Ich habe übrigens den Verdacht, daß sich unter dem Bilde der Purpura fulminans oft septische Infektionen verbergen. In Littens Fall fanden sich in der Niere massenhaft Streptokokken. Vor einiger Zeit hat Risel einen Fall von Purpura fulminans genau beschrieben.

Im großen ganzen möchte ich auf die Trennung des Begriffes Morbus maculosus in mehrere Abteilungen keinen sehr großen Wert legen. Es fehlen einstweilen dafür noch alle Unterlagen, welche die ätiologische Erforschung dieser Zustände erst bieten muß. Die klinischen Symptome sind zu wenig charakteristisch, die einzelnen Typen der Krankheit durch soviele Übergänge miteinander verbunden, daß eine scharfe Schematisierung nicht angängig ist. Vorläufig kann man, wenn man durchaus will, folgende Gruppen unterscheiden:

1. **Purpura simplex.** Nur Hautblutungen.
2. **Purpura haemorrhagica oder Morbus maculosus.** Haut- und Schleimhautblutungen.
3. **Peliosis rheumatica.** Hautblutungen und Gelenkerkrankungen.
4. **Purpura abdominalis (Henoch).** Haut- und Intestinalblutungen, Gelenkschmerzen.
5. **Purpura fulminans (Henoch).** Nur Hautblutungen, schnell letaler Verlauf.

Die Purpura senilis, die Unna, Lesser u. a. an den Vorderarmen alter Frauen gesehen haben, gehört wahrscheinlich nicht in das Gebiet der hämorrhagischen Diathesen, sondern entsteht wohl durch lange dauernde Einwirkung lokaler Schädigungen.

Über das **Vorkommen** des Morbus maculosus ist nicht viel zu sagen. Er ist eine ziemlich seltene Krankheit, die in jedem Lebensalter auftreten kann; meist findet er sich im mittleren Alter. Frauen werden scheinbar häufiger befallen. Irgend welche prädisponierenden Momente sind nicht genügend sichergestellt. Speziell spielen Art der Ernährung und äußere Lebensbedingungen nicht dieselbe Rolle wie beim Skorbut. Größere Epidemien sind unbekannt, kleinere sind mehrfach beobachtet worden. Die Blutfleckenkrankheit tritt meist ganz sporadisch auf, sie ist vielleicht in den ärmeren Klassen der Bevölkerung etwas häufiger, betrifft aber auch Menschen in den besten sozialen Verhältnissen. Vielfach begegnet man der Angabe, daß Rekonvaleszenten von Scharlach, Malaria, Pneumonie, Typhus besonders oft erkranken. Ob es sich hierbei nicht um septische Erkrankungen handelt? Es liegen auch einige Angaben in der Literatur vor, aus denen die Bedeutung starker psychischer Traumen für die Entwickelung der Purpura hervorgehen soll (Lebreton und Bobrizki, zit. bei Litten).

Die **Pathogenese** des Morbus maculosus dürfte sich wohl im wesentlichen mit der der übrigen hämorrhagischen Diathesen decken. Auch hier spielt wahrscheinlich eine generalisierte, noch unbekannte Gefäßschädigung die wichtigste Rolle. In diesem Zusammenhange ist die Tatsache von Interesse, daß sich außer Blutungen bei Purpura zuweilen auch Ödeme finden. Wahrscheinlich ist beides Ausdruck einer Gefäßschädigung. Ob die Blutungen durch Rhexis oder Diapedese erfolgen, läßt sich einstweilen nicht sicher entscheiden. Experimentelle Versuche, ein der Purpura ähnliches Krankheitsbild hervorzurufen (Silbermann, v. Kogerer), haben nicht zu sehr überzeugenden Befunden geführt. Speziell scheint man die Bedeutung kleinster kapillärer Thrombosen und anatomisch greifbarer Gefäßveränderungen (hyaline Degeneration) früher sehr überschätzt zu haben. Thrombosen spielen wohl nur bei Hämorrhagien auf septischer Basis eine nennenswerte Rolle. Anatomisch nachweisbare Gefäßveränderungen werden von Litten völlig vermißt.

Die Gerinnung des Blutes ist von Weil u. a. mehrfach untersucht worden. Sie ist oft verzögert. Auch hier scheint es sich, ähnlich wie bei der Hämophilie, um eine abnorm langsame Bildung von Fibrinferment zu handeln.

Die **Ätiologie** der Purpura ist unbekannt. Es gibt wohl nur wenige Erkrankungen, bei denen so viele, ganz verschiedene Bakterienarten aus dem Blute oder den Organen gezüchtet worden sind wie gerade hier. Kolb, Letzerich u. a. fanden Bazillen, Widal und Litten Streptokokken, Lebreton Staphylokokken. In anderen Fällen waren Blut und Organe steril (Denys, Rommel u. a.). Man darf sich über diese so variierenden Resultate nicht wundern. Die Fälle, in denen Bakterien gefunden wurden, sind wahrscheinlich sekundäre Diathesen auf septischer Grundlage. Daher dürfen jene Befunde keinesfalls generalisiert werden. Ich möchte den negativen Angaben größere Bedeutung zusprechen. Sie zeigen jedenfalls, daß man die Ursache oder die Ursachen der echten Purpura noch nicht kennt. Ebensowenig wie beim Skorbut weiß man, ob es sich dabei überhaupt um eine Infektion handelt. Manche Autoren, z. B. Ajello, nehmen eine intestinale Autointoxikation an. Es ist heutzutage ganz unmöglich, hier irgend etwas Bestimmtes zu sagen. Das ganze Gebiet des Morbus maculosus, besonders auch seine Beziehungen zu septischen Infektionen, bedarf dringend weiterer Klärung. Grenet betont den Einfluß des vasomotorischen Nervensystems. Auch sonst finden sich in der französischen Literatur Hinweise auf Beziehungen der Purpura zu Neuralgien, zum Herpes zoster usw. (Vgl. Gougenot und Salin. Arch. des mal. du coeur. 1911. S. 86.)

Symptomatologie. Das Krankheitsbild der Purpura ist recht verschieden, je nach Intensität und Lokalisation der Blutungen. In den leichten Fällen treten plötzlich bei vollem Wohlbefinden subkutane Blutungen in größerer Zahl auf. Sie sind am dichtesten an den Streckseiten der Extremitäten und betreffen besonders die Unterschenkel. Zuweilen sind sie ausschließlich dort lokalisiert, in anderen Fällen findet man sie auch an Rumpf und Vorderarm.

Das Gesicht bleibt frei. Die Blutungen finden sich vorwiegend in der Umgebung von Haarfollikeln. Sie erreichen nur etwa Linsengröße. Anfangs heller rot, nehmen sie bald einen blauen, dann bräunlichen Farbenton an und werden im Verlaufe einiger Tage bis Wochen resorbiert. Sind sie sehr zahlreich, so hat man den Eindruck, daß die Haut mit einem in Blut getauchten Pinsel bespritzt worden ist.

Bisweilen hat es bei einem einmaligen Schube der Krankheit sein Bewenden. In anderen Fällen tritt nach einigen Tagen oder Wochen eine neue Aussaat von Petechien auf. Das kann sich mehrfach wiederholen. Das Allgemeinbefinden braucht in diesen leichten Fällen (Purpura simplex) überhaupt nicht nennenswert gestört zu sein. Prodromalsymptome, die sich in Müdigkeit, rheumatischen Beschwerden, dyspeptischen Erscheinungen äußern, kommen vor, sind aber nicht regelmäßig vorhanden. Sie können auch nach Ausbruch der Krankheit bestehen bleiben; besonders häufig klagen die Kranken dann über diffuse rheumatische Schmerzen. Fieber fehlt meist ganz. Die Untersuchung der inneren Organe ergibt nichts Pathologisches. Es kann vielleicht noch bemerkt werden, daß man gelegentlich auch als erstes Zeichen der Krankheit eine Urtikariaeruption gesehen hat. Die Quaddeln verwandeln sich langsam in Hämorrhagien. Diese Fälle bilden einen fließenden Übergang zum Erythema nodosum.

Vielfach verläuft die Krankheit aber nicht in dieser milden Form. Die Hautblutungen sind zahlreicher, größer, konfluieren vielfach miteinander. Es bleibt auch nicht allein bei Hautblutungen. In den Muskeln, unter dem Periost der Tibia und der Schädelknochen treten mehr oder weniger umfangreiche blutige Extravasate auf, die zu großen Tumoren heranwachsen. Häufig sind die Gelenke betroffen, besonders die Fuß- und Kniegelenke. Entweder äußert sich die Gelenkaffektion nur in Schmerzen, oder es läßt sich auch ein Erguß nachweisen. Er braucht übrigens keineswegs immer hämorrhagisch zu sein und ist häufig serös. Diese Tatsache spricht ebenso wie auch das Vorkommen von Ödemen entschieden dafür, daß bei der Purpura auch Gefäßschädigungen vorkommen, die nur zu einem Austritt von Serum führen und nicht immer gleich zu Blutungen. In der Regel resorbieren sich die Ergüsse schnell. Nur selten, besonders bei häufiger Wiederholung der Gelenkerkrankung, bleiben dauernde Veränderungen zurück.

Die Beteiligung der Schleimhäute dokumentiert sich selten in einer stärkeren Stomatitis. So schwere Veränderungen der Mundschleimhaut, wie man sie bei Skorbut zu sehen gewohnt ist, kommen nicht vor. Stärkere Magen- und Darmblutungen, denen oft sehr schmerzhafte Darmkoliken vorausgehen, findet man besonders bei der Henochsche Purpura. Wenn man aber in jedem Falle den Stuhl genau auf Blut untersuchen würde, wäre man wohl in der Lage, sehr oft kleinere, symptomlos verlaufende Darmblutungen nachzuweisen.

Subkonjunktivale Blutungen sind nicht sehr häufig, ebenso Blutungen am Augenhintergrunde, die man bei schweren Fällen mehrfach gesehen hat. Auch hartnäckige Epistaxis kommt vor. Im großen ganzen scheinen aber unstillbare Blutungen nach außen hier weit seltener zu sein als bei der Hämophilie.

Die Veränderungen des Blutes bieten nichts Charakteristisches. Sie sind von der Intensität der Erkrankung abhängig. Bei starken Blutverlusten findet man natürlich mehr oder weniger schwere Anämien. Ajello, Spietschka beschrieben Fälle mit 2—3 Millionen Erythrozyten, Normoblasten und Polychromasie. Der Hämoglobingehalt ist, wie bei allen Blutungsanämien, stärker herabgesetzt als die Zahl der Erythrozyten. Silbermann fand in einem Falle

verminderte osmotische Resistenz der roten Blutscheiben. Ein großer Teil der
Erythrozyten verlor sein Hämoglobin schon in 0,6% NaCl-Lösung. In anderen
Fällen bieten die Erythrozyten nach Litten nichts Besonderes. Auch das
leukozytäre Blutbild kann in leichten Fällen seine normale Zusammensetzung
bewahren. Bei schwereren Erkrankungen scheint es bisweilen zu einer neutrophilen Leukozytose bei gleichzeitigem Schwunde der Eosinophilen zu kommen.
Nägeli macht auf die prognostische Bedeutung dieser Erscheinung aufmerksam. Das Allgemeinbefinden kann nämlich über die Schwere der Erkrankung
hier sehr täuschen. Auf das Verhalten der Blutplättchen und der Gerinnung
ist besonders in Frankreich geachtet worden. Hayem, Denys, Bensaude,
Lenoble legen großen Wert auf die Retraktion des Fibringerinnsels, die besonders bei schwereren Fällen von Purpura ausbleibt. Auch die Zahl der Blutplättchen kann vermindert sein. Ich habe selbst einen Fall von Purpura gesehen, bei dem ihre Zahl stark reduziert war, um während der Rekonvaleszenz
wieder etwa normale Werte zu erreichen. Aber das findet man sicher nicht
regelmäßig.

Albuminurie ist gewöhnlich. Sie kann auch als Nachkrankheit auftreten, worauf besonders Henoch hinweist. Nierenblutungen kommen nicht
häufig vor. Sie sind zuweilen als Ausdruck einer hämorrhagischen Nephritis
anzusehen.

Die übrigen Organe bieten in der Regel nichts Nennenswertes. Ein Milztumor fehlt meist, nur selten läßt sich eine Vergrößerung feststellen.

Das Allgemeinbefinden leidet natürlich ebenfalls in den schwereren
Fällen von Purpura, besonders wenn Gelenkschmerzen, Darmkoliken, stärkere
periostale Blutungen oder eine schwerere Anämie hinzutreten. Indessen machen
doch die erfahrensten Kenner der Purpura darauf aufmerksam, wie wenig oft
der Gesamtzustand des Patienten mit dem Ernst der Krankheit harmoniert.
Der Arzt soll daher bei der Prognosestellung in schweren Fällen von Purpura
vorsichtig sein. Es kommt gar nicht so selten vor, daß ein Patient, der einen
guten Puls hat und ganz bei Bewußtsein ist, schon am nächsten Tage stirbt.

Fieber findet sich auch in den schweren Fällen des Morbus maculosus
nicht immer. Ist es aber da, so erreicht es meist nicht sehr hohe Grade und hat
einen unregelmäßig intermittierenden Typus. Hohes Fieber spricht in der Regel
für Komplikationen oder septische Erkrankungen.

Verlauf. Die Purpura ist im großen ganzen eine gutartige Krankheit.
Vollständige Heilungen sind die Regel. Immerhin bietet der Verlauf doch
mancherlei unangenehme Überraschungen, auch in den leichten Fällen. Da
sind vor allen Dingen Rezidive zu erwähnen. Wenn man schon glaubt, daß
alles überstanden ist, wenn die alten Hämorrhagien bereits bis auf einige pig-
mentierte Stellen verschwunden sind, treten auf einmal wieder neue Eruptionen
auf. Das kann sich nun mehrfach wiederholen, ja es sind sogar Fälle bekannt,
in denen bis 20 Rezidive auftraten und die Krankheit sich über viele Monate
erstreckte. Diese Beobachtungen bilden bereits den Übergang zur chronischen
Purpura. In diesen, wie mir übrigens scheint, recht seltenen Fällen wiederholen sich Haut- oder Intestinalblutungen in unregelmäßigen Intervallen viele
Jahre hindurch (Bensaude und Rivet, Gilbert und Weil). Das Bild erinnert hier fast an das der Hämophilie. Nur ist die Krankheit nicht auf hereditärer Basis entstanden, kommt auch nicht angeboren vor und verschwindet
schließlich doch noch, wenn nicht bei irgend einem Anfall durch heftige Blutungen der Tod erfolgt. Jedenfalls ist die Prognose bei chronischer Purpura
mit Vorsicht zu stellen.

Andererseits kommen auch ganz akute Verlaufstypen vor, in denen unter
rapider Verbreitung ausgedehnter Hämorrhagien im Unterhautgewebe der Tod

schon in 24 Stunden erfolgen kann (Purpura fulminans). Litten vergleicht die Haut eines solchen Kranken mit einem Leopardenfell. Die Purpura fulminans dürfte ebenfalls sehr selten sein. Außerdem beruht sie mindestens in einem Teil der Fälle auf septischen Infektionen.

Die Verschiedenheiten des Verlaufes sind, wie man sieht, sehr groß. In den meisten Fällen ist die Erkrankung indessen nur so leicht, daß der Patient nicht einmal dauernd das Bett hüten mag, sondern seiner Arbeit nachgehen will.

Die **anatomischen Befunde** haben bisher nichts ergeben, was für die Ätiologie und das Verständnis der Krankheit von Bedeutung wäre. Man findet überall zerstreut mehr oder weniger ausgedehnte Blutextravasate. In der Haut sind sie am reichlichsten und haben ihren Hauptsitz in den obersten Schichten der Lederhaut. Aber auch periostale Blutungen, Hämorrhagien in den verschiedensten inneren Organen, z. B. in Leber, Niere, Knochenmark, ebenso intramuskuläre Hämatome hat man öfters gesehen. Die Synovialhaut der Gelenke fand man bei Peliosis in gerötetem Zustande; sie war geschwollen, die Synovia selbst von zäher Konsistenz. Es ist schon früher bemerkt worden, daß die mikroskopische Untersuchung der Gefäße bis jetzt kein nennenswertes Resultat ergeben hat.

Die **Diagnose** des Morbus maculosus, speziell die Abgrenzung von anderen Formen hämorrhagischer Diathese braucht wohl kaum nochmals ausführlicher diskutiert zu werden. Ich verweise auf das, was bei Besprechung der Definition dieser Krankheit gesagt worden ist. Schwer, in manchen Fällen fast unmöglich ist nur die Trennung von verschiedenen Formen hämorrhagischer Diathese bei Sepsis, akuten Infektionskrankheiten, akuter Pseudoleukämie. Diese Schwierigkeit liegt immerhin nur in einem sehr kleinem Teil der Fälle vor.

Therapie. Die Therapie der leichten Fälle von Purpura kann sich auf Bettruhe und blande Ernährung beschränken. Je früher der Patient aufsteht, um so eher hat er das Eintreten von Rezidiven zu gewärtigen.

Früher war die Therapie bei der schweren Form ziemlich machtlos. Man gab den Kranken Secale cornutum (Extr. secal. cornut. 1:150,0, 3 mal täglich 1 Eßlöffel) oder Hydrastis canadensis (Extr. Hydr. canad., 4 mal täglich 20—30 Tropfen). Ob diese Mittel viel Wert haben, ist zu bezweifeln. Heute müßte man entschieden in jedem bedrohlichen Falle einen Versuch mit den von E. Weil empfohlenen Seruminjektionen machen. Französische Autoren haben davon gute Wirkungen gesehen. Über die Technik siehe Therapie der Hämophilie. Weil gibt an, bei Purpura Dauerheilungen erzielt zu haben.

Einmal sah ich auch ganz gute Erfolge von Calcium lacticum (gesättigte Lösung, mehrmals täglich 1 Kaffeelöffel). Nach den neueren Erfahrungen über die „gefäßdichtende" Rolle des Calciums wäre ein Versuch in geeigneten Fällen geboten.

Die Behandlung von Blutungen nach außen, die beim Morbus maculosus ja nur selten wirklich bedrohliche Dimensionen annehmen, gestaltet sich ebenso wie bei der Hämophilie. Ich verweise auf das dort Gesagte.

E. Die Hämophilie.

Krankheitsbegriff. Mit dem schlechten Ausdruck Hämophilie bezeichnet man eine Form der hämorrhagischen Diathese, bei der die Neigung zu Blutungen kein vorübergehender Zustand ist wie beim Skorbut oder dem Morbus maculosus, sondern angeboren vorkommt und dauernd besteht. Außerdem ist die Hämophilie noch ausgezeichnet durch die merkwürdigen hereditären Verhältnisse, die sie beherrschen. Diese haben schon von jeher die Aufmerksamkeit der Ärzte und Pathologen auf die seltene, aber interessante Anomalie gelenkt.

Vorkommen und Ätiologie. Die Hämophilie im strengen Sinne des Wortes — in Frankreich werden auch manche Fälle vorübergehender Purpura als

Hämophilie bezeichnet — ist eine exquisit hereditäre Erkrankung. Daher kommt sie in bestimmten Familien gehäuft vor. Manche dieser Bluterfamilien haben in der Literatur eine gewisse Berühmtheit erlangt und sind viele Jahrzehnte hindurch beobachtet worden, z. B. die Bluterfamilie Mampel in Kirchheim bei Heidelberg, die seit dem Jahre 1827 unter dauernder ärztlicher Beobachtung steht.

Durch diese sich über viele Jahre erstreckenden Beobachtungen hat man nun gewisse Gesetze kennen gelernt, denen die Vererbung der eigentümlichen Konstitutionsanomalie in Bluterfamilien gehorcht: Die Hämophilie zeigt sich zuerst in der männlichen Nachkommenschaft gesunder Eltern. Wodurch sie primär in solchen Familien entsteht, entzieht sich völlig unserer Kenntnis. Inzucht soll dabei eine Rolle spielen. Ist aber die Hämophilie einmal aufgetreten, so vererbt sie sich in eigentümlicher Weise: Die Nachkommenschaft der Männer, die zum Teil ja selbst hämophil sind, bleibt in der Regel verschont. Dagegen er-

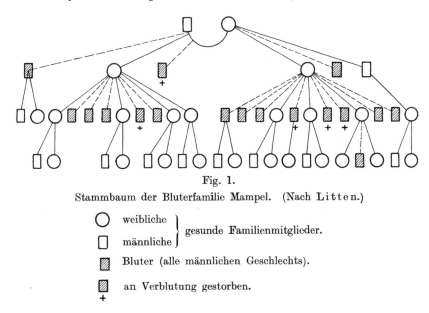

Fig. 1.

Stammbaum der Bluterfamilie Mampel. (Nach Litten.)

○ weibliche ⎫
⎬ gesunde Familienmitglieder.
□ männliche ⎭

▨ Bluter (alle männlichen Geschlechts).

▨ an Verblutung gestorben.
+

krankt die männliche Nachkommenschaft von Frauen aus hämophilen Familien. Die Frauen selbst bleiben frei. Sie werden schon seit langer Zeit als Konduktoren bezeichnet. Der beistehende Stammbaum der Familie Mampel illustriert dieses Verhalten. Übrigens ist das nicht ausnahmslos so. Es scheint auch Hämophilie bei Frauen zu geben; allerdings wird das von verschiedenen Seiten bezweifelt. Außerdem kann sich die Anomalie auch direkt durch den Mann auf die männliche Deszendenz vererben. Beispiele hierfür finden sich in den größeren Monographien von Grandidier und Litten. Die gesamte Literatur über die Vererbung bei der Hämophilie ist kürzlich von Bulloch und Fildes (Eugenics Laboratory Memoirs XII, London, 1911) einer erschöpfenden kritischen Besprechung unterzogen worden.

Ganz ähnliche Vererbungsgesetze walten übrigens auch in Hemeralopen- und Daltonistenfamilien.

Die Hämophilie scheint nach der Statistik von Grandidier universell verbreitet zu sein. Allerdings ist sie nirgends häufig. Ob die relativ große Zahl von Bluterfamilien, die Deutschland aufweist, auf einer besonderen Rassen-

disposition beruht, möchte ich bezweifeln. Vielleicht liegt das einfach daran,
daß man bei uns diesen Zuständen schon seit langer Zeit seine Aufmerksamkeit
schenkt. Im ganzen berechnet Grandidier für Deutschland 93 Bluterfamilien
mit 258 Blutern. Von diesen waren nur 22 weiblichen Geschlechts.

    Pathogenese. Die eigentümlichen Vererbungsverhältnisse bei Hämophilie,
der Umstand ferner, daß man es hier mit einer wahren, echten Diathese zu tun
hat, lassen es verständlich erscheinen daß Versuche und spekulative Erwä-
gungen über ihr Wesen schon seit langer Zeit sehr beliebt waren. Bis vor wenigen
Jahren konnte indessen keine aller aufgestellten Hypothesen das Wesen der
Hämophilie auch nur notdürftig erklären. Virchow schrieb einer angeborenen
Enge des Gefäßsystems, speziell der Aorta, größere Bedeutung zu. Immer-
manns Vorstellung knüpfte hieran an: Er erklärte die Blutungen durch ein
Mißverhältnis zwischen den zu engen Gefäßen und der zu großen Blutmenge.
Es sollte also bei Hämophilen eine Plethora bestehen. Nun braucht man sich
die meisten Hämophilen aber nur anzusehen, um zu erkennen, daß von einer
Plethora gar keine Rede sein kann; im Gegenteil, die Patienten machen häufig
sogar einen anämischen Eindruck. Außerdem macht eine Plethora (bei Erythrämie!) ganz andere klinische Erscheinungen. Grandidier plädierte für eine
abnorme Zerreißlichkeit der Gefäße. Um gleichzeitig aber auch die Hartnäckigkeit und lange Dauer der Blutungen zu erklären, nahm er außerdem noch eine
Erhöhung des arteriellen Druckes an, die aber de facto nicht besteht. Andere
Theorien waren noch weniger befriedigend: so sah man in der Hämophilie den
Ausdruck einer Vasomotorenerkrankung, ja ein Autor hat sogar den Versuch
gemacht, diese so exquisit hereditäre Krankheit als Infektionskrankheit zu
deuten. Sahli gibt einen ausführlichen Überblick über die älteren Ansichten.

    Natürlich hatte man auch daran gedacht, die Ursache der Hämophilie in
einer Blutveränderung zu suchen. Nasse, Meckel, Gavoy vertraten schon
vor langer Zeit diese Ansicht. Indessen konnten sie damit nicht durchdringen,
da von anderer Seite Blutveränderungen strikte bestritten wurden. Speziell
behaupteten mehrere Autoren eine ganz normale Gerinnungszeit gefunden zu
haben. Auch die bei der Gerinnung abgeschiedene Fibrinmenge war nicht
kleiner als beim Gesunden.

    Erst die Arbeiten von Sahli, Weil, Nolf und Herry, Lossen und mir
haben einige neue Tatsachen ergeben, die für die Auffassung der Hämophilie nicht
ohne Bedeutung sein dürften: Zunächst besteht sicher bei vielen dieser Patienten
eine sehr erhebliche Verlangsamung der Gerinnung. Nur nach sehr großen
Blutverlusten kann sich, wie Sahli zeigte, diese Erscheinung verwischen. Hierauf hat man wohl auch im wesentlichen die negativen Resultate früherer Beobachter zurückzuführen. Die verlangsamte Gerinnung beruht nicht auf Mangel
an Fibrinogen; denn es bildet sich schließlich doch ein ziemlich fester Blutkuchen. Es sind vielmehr Eigentümlichkeiten der Fermentbildung, die an
der Gerinnungsverzögerung schuld sind. Von den drei zur Fermentbildung
nötigen Körpern (s. Kap. Blutgerinnung) sind zwei, nämlich Kalksalze und
Thrombogen, wie es scheint, in genügender Menge vorhanden. Es fehlt aber
an Thrombokinase, die offenbar langsamer als beim Normalen von den zelligen
Elementen abgegeben wird. Wenig wahrscheinlich ist es, daß gerinnungshemmende Körper, sog. Antithrombine, bei der Hämophilie eine Rolle spielen.

    Die Thrombokinase ist nun ein allgemeines Protoplasmaprodukt und
findet sich auch in den Zellen der Gefäße. Es liegt daher nahe, die ungenügende
Blutstillung zum Teil auch darauf zu beziehen, daß die Gefäßwände ebenfalls
von der Anomalie betroffen sind. Sahli ist sogar noch weiter gegangen: Er
äußert die hypothetische Vorstellung, man habe es bei der Hämophilie mit
einer fermentativen Minderwertigkeit des gesamten Protoplasmas zu

tun. Das wäre eine Diathese im wahrsten Sinne des Wortes. Die Hämophilie würde im Lichte dieser Vorstellung aus dem engen Rahmen einer Blutkrankheit heraustreten. Es wäre also der ererbte Mangel einer genügenden Bildung und Abgabe von Thrombokinase die Ursache der Erkrankung. Nach Nolf (Revue de méd. 1909) ist allerdings die Thrombokinase (= Thrombozym) nur den Blut- und Gefäßzellen eigen, nicht aber den Zellen der Gewebe. Falls diese Anschauung zutreffen sollte, würde sich die theoretische Anschauung über das Wesen der Hämophilie ein wenig verschieden. In den tatsächlichen Befunden herrscht jetzt aber allgemeine Übereinstimmung. Nur Addis (Journ. of Pathol. and Bact. Vol. XV 1911) gibt seinen Beobachtungen eine abweichende Deutung.

Indessen glaube ich doch, daß auch hierdurch nicht der ganze Symptomkomplex der Hämophilie befriedigend erklärt wird. Denn man muß daneben immer noch eine abnorme Brüchigkeit oder Durchlässigkeit der Gefäße annehmen, deren Zusammenhang mit den anderen Erscheinungen zunächst noch ungeklärt bleibt. Weil meint zwar, auch ohne Annahme einer Gefäßalteration das gesamte Krankheitsbild der Hämophilie deuten zu können. Mir ist das nicht plausibel, schon deswegen nicht, weil bei manchen Lebererkrankungen das Blut schon lange Zeit vor Beginn der Hämorrhagien dieselben Veränderungen zeigen kann, die es bei Hämophilen hat. Offenbar muß also erst noch eine Gefäßveränderung eintreten, damit die äußeren Manifestationen der Diathese sich bemerkbar machen.

Über die Rolle, die möglicherweise eine fehlende oder ungenügende Blutplättchenagglutination bei der Hämophilie spielt, habe ich schon im allgemeinen Teil gesprochen. Dieser Punkt muß noch aufgeklärt werden.

Symptomatologie und Verlauf. Die ersten Merkmale der hämophilen Diathese äußern sich meist bereits im frühen Kindesalter. Wenn in der Familie schon mehrere Verwandte an Verblutung gestorben sind oder Bluter waren, werden die Eltern zuweilen schon die erste Blutung beim Kinde richtig deuten. In einem Falle, den ich später untersuchte, war es sofort nach der Geburt zu einer zwei Stunden dauernden heftigen Nabelschnurblutung gekommen. In anderen Fällen machen sich die ersten Erscheinungen beim Durchbruch der Zähne, bei der rituellen Zirkumzision oder beim Einziehen von Ohrringen geltend. Seltener ist es wohl, daß die Hämophilie erst im Verlaufe des späteren Kindesalters manifest wird. Das kann dann zuweilen recht unangenehme und verhängnisvolle Folgen haben, besonders dann, wenn die erste Blutung nach einer Zahnextraktion oder einer Operation eintritt. Vielfach ist dann die erste Blutung zugleich auch die letzte gewesen. Oder die Blutung tritt im Anschluß an einen Schlag oder Stoß auf, den das Kind in der Schule erhält. Auch das hat für alle Beteiligten sehr peinliche Konsequenzen.

Nicht alle Hämophilen gehen an ihrer Diathese zugrunde Es gibt verschiedene Intensitätsgrade der Krankheit. Die leichteren Fälle können trotz häufiger Blutungen ganz gut ein hohes Alter erreichen. Sind sie glücklich über Jugend und Mannesalter hinweg, dann sind sie in der Regel auch gerettet; denn im Alter nimmt die Neigung zu Blutungen ab. Die schweren Fälle sterben aber in der Regel an Verblutung, oft schon im Kindesalter. Weibliche Hämophile sind besonders durch die Menstruation und ev. eintretende Geburten gefährdet. Die Frage, ob echte Hämophilie beim Weibe vorkommt, scheint allerdings noch nicht ganz spruchreif zu sein. Ein von mir kürzlich untersuchter Fall, der mir mit dieser Diagnose zuging, ließ die typische Veränderung der Blutgerinnung vermissen.

Untersucht man einen Hämophilen zu einer Zeit, wo er von Blutungen verschont ist, so findet man an ihm in der Regel nichts Besonderes. Höchstens wäre zu erwähnen, daß Hämophile oft eine sehr zarte Konstitution haben: grazilen Körperbau, zarte weiße Haut, geringes Fettpolster, blasses Aussehen. Der Blutbefund bietet morphologisch keine Abweichung von der Norm, wenn nicht gerade infolge vorhergegangener Blutungen Anämie besteht. Hämophile ersetzen Blutverluste übrigens auffallend rasch. Das leukozytäre Blutbild kann ganz normal sein. Häufig findet man allerdings eine relative Lymphozytose. Die Blutplättchen lassen morphologisch nichts Abnormes erkennen. Daß chemische Anomalien des Blutes gerade in der anfallfreien Zeit bestehen, wurde schon bemerkt.

Die charakteristischen Manifestationen der Hämophilie sind hartnäckige, zuweilen unstillbare Blutungen. Man unterscheidet traumatische und spontane Hämorrhagien. Erstere stellen sich schon auf Reize hin ein, die beim Normalen gar keine Folgen hinterlassen würden. Den spontanen Blutungen sollen bisweilen Prodromalerscheinungen in Form vasomotorischer Störungen, Kongestionen und Herzpalpitationen vorangehen. Die Hämorrhagien treten in ganz unregelmäßigen Intervallen auf, häufig bleiben die Kranken jahrelang ganz verschont.

Die Blutungen können nun nahezu alle Organe betreffen. Besonders häufig und gefährlich sind Schleimhautblutungen. Hier spielen Mund- und Nasenhöhle die wichtigste Rolle. Wenn der Arzt wegen einer solchen Blutung zu einem Hämophilen geholt wird, kann er sich auf schwere Stunden gefaßt machen. Er tamponiert zunächst die Nase. Aber nach einiger Zeit bemerkt er, wie der Tampon durchblutet wird; oder der Kranke macht ihn darauf aufmerksam, daß das Blut in den Rachen läuft. Endlich, nach vieler Mühe gelingt es ihm vielleicht, die Blutung für einige Zeit zum Stehen zu bringen. Es bildet sich ein voluminöses Gerinnsel. Schon hofft man, alles sei vorbei. Da beginnt auf einmal unter dem locker aufliegenden Gerinnsel wieder flüssiges Blut hervorzusickern, ein Zeichen dafür, daß das Gerinnsel sich offenbar nicht bis in die kleinen blutenden Gefäße ausgedehnt hatte. Zahnfleischblutungen, die oft in der Umgebung kariöser Zähne auftreten, sind deswegen so unangenehm, weil Sprechen, Kauen etc. sehr leicht wieder von neuem eine Blutung veranlassen kann, auch wenn schon viele Stunden seit Sistieren der ersten verflossen sind. So zieht sich der Kampf mit der Blutung tagelang hin, wobei der Kranke immer anämischer wird.

Hautwunden bluten auffallenderweise meist nicht so stark. Es gelingt hier in der Regel leichter, die Blutung zu kupieren. Bisweilen hat man spontane Hämorrhagien aus den Konjunktiven beobachtet. Man kennt auch Blutungen aus den weiblichen Genitalien, den Harnorganen, den Bronchien und der Intestinalschleimhaut. Doch sind sie nicht besonders häufig.

Ganz gewöhnlich sind beim Hämophilen dagegen subkutane und intramuskuläre Blutungen, die auf Traumen oder spontan sich einstellen. Sie bieten dieselben Erscheinungen wie bei anderen hämorrhagischen Diathesen, nur finden sie sich nie auf einmal in so großer Zahl wie bei der Purpura.

Von großer klinischer Bedeutung sind die hämophilen Gelenkerkrankungen. Sie treten in den verschiedensten Gelenken auf und haben schon mehr wie einmal Veranlassung zu operativen Eingriffen gegeben, wenn sie als erstes und einziges Symptom der Diathese sich entwickeln. Wider Erwarten stieß man bei der Operation nicht auf ein seröser Exsudat oder eine Gelenktuberkulose, sondern auf einen Hämarthros. Am häufigsten wird das Knie befallen. Plötzlich oder im Verlaufe weniger Tage schwillt es unter Schmerz und Fieber stark an. Oft vergrößert sich die Schwellung schubweise. Die Prognose der hämophilen Gelenkerkrankungen ist nach den Erfahrungen von König und Gocht nicht gerade schlecht. Vielfach resorbiert sich der Bluterguß vollständig, es erfolgt Heilung ohne Defekt. Diese kann sogar noch eintreten, wenn das betreffende Gelenk mehrfach von solchen Attacken betroffen war. In anderen Fällen bleiben freilich dauernde Veränderungen zurück.

Es entstehen mehr oder weniger fixierte Kontrakturen, es kommt zur Knorpelusur und Knochenwucherung, schließlich zu völliger Ankylose. Die Gelenkbeteiligung ist sicher eine recht häufige Manifestation der hämophilen Diathese.

Die **Prognose** der Hämophilie ergibt sich aus dem, was oben gesagt wurde. Treten schon im frühen Kindesalter heftige Blutungen auf, sind früher schon Mitglieder der Familie an Verblutung zugrunde gegangen, so muß man in der Prognosestellung vorsichtig ein. Andererseits gibt es aber auch Hämophile, bei denen die Neigung zu Blutungen nicht so verhängnisvolle Dimensionen annimmt. Solche Patienten können ein höheres Alter erreichen, in dem die Diathese allmählich von selbst nachläßt.

Renale Blutungen auf hämophiler Grundlage (lokale Hämophilie). Die Hämophilie ist in der Mehrzahl der Fälle eine Diathese, die den ganzen Körper betrifft. Die Blutungen sind nicht an bestimmte Organe gebunden, sondern können sich überall einstellen. Nun gibt es aber, wie es scheint, seltene Beobachtungen, in denen lokale Blutungen — in erster Linie handelt es sich dabei um Nierenblutungen — als einziger Ausdruck der Hämophilie auftreten. Der erste genau untersuchte Fall einer isolierten Nierenblutung ist von Senator mitgeteilt worden, später haben Klemperer, Grosglick u. a. Fälle lokaler Hämophilie beschrieben. Bei der Beobachtung Senators handelte es sich um ein junges Mädchen, das ohne ersichtlichen Grund im Alter von 19 Jahren an ungemein hartnäckiger Hämaturie der rechten Niere erkrankte. Da das Mädchen aus einer Familie stammte, in der Hämophilie vorkam, wurde auch an die Möglichkeit einer Blutung auf hämophiler Grundlage gedacht, um so mehr als Tuberkulose, Tumor, Nephritis ausgeschlossen werden konnten. Sonstige Manifestationen der Hämophilie fehlten allerdings völlig. Als die Anämie infolge der dauernden Blutverluste einen bedrohlichen Grad angenommen hatte, entschloß sich Senator zur Nierenexstirpation. Die exstirpierte Niere war in der Hauptsache normal.

Daß lokale, auf ein Organ beschränkte Blutungen auf hämophiler Grundlage vorkommen, kann heute wohl nicht mehr bestritten werden. Aber man sollte mit dieser Diagnose möglichst sparsam umgehen und erst alle anderen Möglichkeiten sorgfältig erwägen. Denn gewöhnlich handelt es sich dabei doch um gröbere Veränderungen. Nephrolithiasis, Tumoren und Tuberkulose der Niere können mit heftigen Blutungen einsetzen. Besonders häufig scheint aber nach den Beobachtungen Naunyns und J. Israels die interstitielle Nephritis eine hämophile Nierenblutung vortäuschen zu können. Ferner gehört zur Diagnose einer hämophilen Nierenblutung der Nachweis der Heredität. Läßt sich aus der Anamnese kein Anhaltspunkt für familiäres Vorkommen der Hämophilie gewinnen, so kann man die Diagnose nicht stellen. Man begnügt sich dann mit dem Ausdruck „essentielle Nierenblutung" (Albarran, J. Israel, Senator). Mit diesem Ausdruck wird eigentlich nur gesagt, daß die Ursache der Blutung unbekannt ist.

Das Vorkommen lokaler Blutungen auf hämophiler Grundlage widerspricht nicht unserer Auffassung vom Wesen der Hämophilie, wie sie oben entwickelt wurde. Denn es ist ganz wohl möglich, daß in diesen Fällen neben einer verminderten Gerinnbarkeit des Blutes nur in bestimmten Organen die Gefäßveränderungen ausgebildet sind, die eine der Vorbedingungen für das Eintreten der Hämorrhagien darstellen. Aber das ist nur eine Erklärungsmöglichkeit. Blutuntersuchungen (Gerinnbarkeit) bei lokaler Hämophilie sind sehr erwünscht. Bei der Seltenheit solcher Fälle wird es freilich lange dauern, bis man eine bessere Vorstellung vom Wesen dieser merkwürdigen Veränderungen gewinnt.

Seltener kommen bei Hämophilen Blutungen aus anderen Organen, z. B. der Magen- und Darmschleimhaut, als einziges Zeichen der Diathese vor.

Die **Prophylaxe** hat bei der Hämophilie zwei Dinge im Auge zu behalten: Erstens muß der Arzt dafür sorgen, daß die Hämophilie erlischt. Frauen aus Familien, in denen viele Bluter vorkommen, sollten ledig bleiben. Männern aus solchen Familien ist die Ehe nur dann zu widerraten, wie Grandidier ausführt, wenn man weiß, daß die Diathese in der betreffenden Familie auch durch Männer vererbt wird. Gewöhnlich wird der Arzt aber wohl kaum um einen Ehekonsens gefragt werden. Seine prophylaktische Tätigkeit wird sich meist allein darauf erstrecken, den Hämophilen während dessen Kindheit und im späteren Lebensalter vor all den Schädigungen zu bewahren, die erfahrungsgemäß eine Blutung auslösen können. Folgendes kommt da besonders in Betracht: Operationen aller Art sind tunlichst zu vermeiden, besonders Zahnextraktionen. Auf die Zahnpflege ist daher der größte Wert zu legen und jede, auch noch so kleine kariöse Stelle beizeiten zu behandeln. Besucht ein Bluter die Schule, so müssen Lehrer und Mitschüler entsprechend instruiert werden. Am Turnunterricht darf der Patient nicht teilnehmen. Ferner darf er keinen Beruf ergreifen, in dem er größeren körperlichen Anstrengungen und Schädigungen ausgesetzt ist. Bei der Musterung zum Militärdienst ist dem untersuchenden Arzte entsprechende Mitteilung zu machen. Im übrigen muß die Lebensweise des Hämophilen so geregelt werden, daß alle Dinge möglichst fortfallen, die starke Änderungen der Blutverteilung bedingen: Alcoholica verbietet man am besten völlig, ebenso kalte Bäder und Schwitzprozeduren.

Die **Therapie** der Hämophilie hat sich etwa nach folgenden Gesichtspunkten zu richten:

Man kennt bisher kein Mittel, das geeignet wäre, die Diathese selbst dauernd zu heilen oder zu bessern. Dagegen stehen wir den hämophilen Blutungen nicht ganz machtlos gegenüber. Diese können erstens durch lokale Maßnahmen bekämpft werden. Zweitens kann man aber auch versuchen, die Gerinnungsfähigkeit des Blutes in toto zu erhöhen.

Eine lokale Blutstillung kommt natürlich nur bei Haut- oder solchen Schleimhautblutungen in Betracht, die uns zugänglich sind. Am wichtigsten sind hier die Zahnfleisch- und Nasenblutungen. Applikation von Kälte, Hochlagerung des blutenden Körperteiles tun oft gute Dienste. Dazu kommt eine möglichst sorgfältige Tamponade mit Eisenchloridwatte oder Gaze, die mit 1⁰/₀₀iger Adrenalinlösung getränkt ist. Sahli empfiehlt besonders die lokale Gelatineanwendung. Die Nase oder der betreffende Teil der Mundhöhle werden fest mit Tampons ausgestopft, die sich reichlich mit flüssiger Gelatine vollgesogen haben. Nützt das alles nichts, so kann man die blutende Stelle verätzen oder mit dem Ferrum candens verschorfen. Endlich mag noch erwähnt werden, daß Alexander Schmidt in einem Falle durch Applikation zymoplastischer Substanzen (Gewebsextrakt) auf das blutende Zahnfleisch einen sehr günstigen Erfolg hatte.

Vom theoretischen Standpunkt wäre die lokale Anwendung normalen menschlichen Serums gewiß ganz zweckmäßig. Noch praktischer erscheint mir die Applikation normalen menschlichen Blutes kurz bevor dieses gerinnt. Denn dann enthält es mehr Fibrinferment als das Serum. Im Notfalle würde ich das jedenfalls versuchen. Endlich könnte man auch Extrakte aus tierischen Geweben, die bekanntlich sehr viel Thrombokinase enthalten, zur Tränkung der Gazetampons benutzen. Man kann sich solche Extrakte schnell durch Schütteln von etwas fein zerhackter Kalbsleber mit Kochsalzlösung herstellen. Das Extrakt darf nur koliert, nicht filtriert werden und muß trübe aussehen. Klare Extrakte sind weniger wirksam. Die zuletzt erwähnten Methoden sind nur Vorschläge, die mir gut begründet scheinen, aber praktisch noch nicht erprobt sind.

Die lokale Behandlung würde wesentlich erleichtert werden, wenn es gelänge, dem Blute wenigstens vorübergehend eine erhöhte Gerinnungsfähigkeit zu verleihen. Die Darreichung von Kalksalzen ist meist unwirksam; die verzögerte Gerinnung liegt nicht an Kalkmangel. Ebensowenig darf man, wie ich glaube, von subkutanen Gelatineinjektionen erwarten. Allenfalls kann man diese versuchen, aber ohne zu große Hoffnungen! Man injiziert eine oder zwei Ampullen gut erwärmter Merckscher Gelatine subkutan in die Bauchgegend und verteilt sie dann durch vorsichtige Massage.

Viel größeren Beifall haben in neuerer Zeit die von E. Weil empfohlenen Seruminjektionen gefunden. Weil behauptet, man könne durch subkutane oder intravenöse Seruminjektionen die Gerinnungsfähigkeit des Blutes bei Hämophilie vorübergehend erhöhen. Man nimmt frisches menschliches Serum und injiziert etwa 10 ccm subkutan. Im Notfalle, falls kein menschliches Serum zur Verfügung steht, kann man auch irgend ein Heilserum, also tierisches Serum dazu verwenden. Da die Wirkung nach Weil nur vorübergehend ist, kann

Wiederholung der Injektion nötig werden. Die bisher vorliegenden Beobachtungen über diese Art der Therapie sind noch nicht sehr zahlreich. Manche Autoren haben sehr gute Erfolge gesehen, andere äußern sich skeptisch oder ablehnend. Immerhin ist ein Versuch entschieden berechtigt. Eine ausreichende theoretische Erklärung der günstigen Wirkung, falls eine solche überhaupt besteht, läßt sich zurzeit nicht geben.

Neuerdings empfiehlt Nolf (Revue de méd. 1909) statt der Seruminjektionen 10—20 ccm einer sterilen, 5% Wittepeptonlösung subkutan zu injizieren. Er hält diese Therapie für wirksamer, als die Weilsche. Auf die theoretische Deutung der Wirksamkeit von Peptoninjektionen kann hier nicht näher eingegangen werden. Falls sich die Therapie Nolfs bewähren sollte, wäre sie wohl der Serumtherapie vorzuziehen, da hier bei öfterer Wiederholung anaphylaktische Erscheinungen zu befürchten sind.

Die Behandlung der hämophilen Gelenkerkrankungen gehört mehr in das Gebiet der Chirurge. Ich will nur kurz folgendes erwähnen: Bei frischen Gelenkblutungen sind Hochlagerung und Kälteapplikation am Platze, später Kompressionsverband. Vom dritten bis vierten Tage nach der Blutung kann man mit ganz vorsichtiger Massage und leichten passiven und aktiven Bewegungen beginnen. Kontrakturen sind nach orthopädischen Regeln zu behandeln. Natürlich darf man das Bestehen der Diathese dabei nie außer acht lassen.

XVIII. Hämolyse und Hämoglobinurie.

A. Allgemeines über Hämolyse.

Man kennt eine große Zahl verschiedener Substanzen, die Schädigung und damit beschleunigten Untergang roter Blutkörperchen veranlassen. Sie werden als Blutgifte bezeichnet. Die Biermersche Anämie entsteht z. B. wahrscheinlich durch Blutgifte, deren Natur allerdings noch unbekannt ist.

Der Wirkungsmodus der Blutgifte ist nicht immer derselbe. Es gibt unter ihnen hämolytische Gifte im strengen Sinne des Wortes, d. h. also solche, die eine Auflösung roter Blutkörperchen im strömenden Blute veranlassen. Die Folgen der Hämolyse sind Hämoglobinämie und Hämoglobinurie.

Man erkennt die Hämoglobinämie am besten an der rubinroten Farbe des Serums, das bei der spontanen Gerinnung abgepreßt wird. Das gerinnende Blut darf dabei natürlich keinen stärkeren Insulten ausgesetzt sein. Sonst können rote Blutkörperchen zugrunde gehen und es kann so eine Hämoglobinämie vorgetäuscht werden, die de facto nicht besteht.

Hämoglobin im Plasma wirkt als Fremdkörper und wird sehr schnell aus der Zirkulation entfernt. Dabei brauchen die Nieren gar nicht in Funktion zu treten. Nicht jede Hämoglobinämie führt auch zur Hämoglobinurie. Diese tritt nur ein, wenn die Hämoglobinämie erheblich ist, wenn also eine große Menge roter Blutscheiben im strömenden Blute schnell der Auflösung verfällt. Dann entleeren die Patienten einen roten oder braunen Urin, der Oxy- oder Methämoglobin, häufig auch beides enthält. Im Urin finden sich keine oder spärliche rote Blutscheiben, die Hauptmenge des Hämoglobins ist immer gelöst.

Bei geringen Graden der Hämolyse treten die Nieren nicht in Tätigkeit. Leber und Milz reißen das Hämoglobin aus der Blutbahn an sich, ebenso auch die ausgelaugten Stromata. Die Milz schwillt an. Man bezeichnet das als spodogenen Milztumor (σποδός = die Schlacke). In der Leber findet man viel eisenhaltiges Pigment. Häufig tritt im Anschluß an hämolytische Vorgänge Ikterus ein. Auch Urobilinurie ist ein gewöhnlicher Befund.

Die hämolytischen Blutgifte sind zum Teil chemisch gut bekannte Substanzen. Von vielen kennt man aber die chemische Zusammensetzung noch nicht. Zu diesen gehören auch die sog. **Serumhämolysine.** Zum Verständnis des Folgenden ist es nötig, wenigstens mit ein paar Worten auf diese einzugehen. Zur näheren Orientierung sei auf die zusammenfassenden Arbeiten von Aschoff, Sachs und Landsteiner verwiesen.

Es ist schon seit langer Zeit bekannt, daß artfremdes Serum Blutkörperchen auflöst Bringt man z B. Kaninchenblutkörperchen in Hundeserum, so werden sie in kurzer Zeit zerstört, d. h. das Hämoglobin trennt sich von dem Stroma. Diese Hämolyse durch fremdes Serum ist ein sehr verwickelter Vorgang. Bordet, Ehrlich u. a. haben ihn zum Teil aufgeklärt. Die hämolytische Wirkung ist an zwei Substanzen gebunden, die beide für sich allein unwirksam sind. Erst durch gemeinsame Aktion der beiden Körper auf rote Blutscheiben kommt Hämolyse zustande. Einer dieser Körper, deren chemische Natur übrigens noch völlig unbekannt ist, kommt in jedem frischen Serum vor. Er ist sehr hinfällig. Durch Erwärmen des Serum auf 60°, aber auch durch längeres Stehen der Serumprobe wird seine Wirkung vernichtet. Ehrlich hat ihn Komplement genannt. Der andere Körper wird als Ambozeptor oder Immunkörper bezeichnet. Er ist streng spezifisch und kann immunisatorisch erzeugt werden. So kann ein Kaninchen durch Vorbehandlung mit Hammelblutkörperchen einen Ambozeptor bilden, der nur mit diesen, nicht aber etwa mit Rinderblutkörperchen reagiert. Artfremde Sera enthalten auch ohne Immunisieren Ambozeptoren gegen die Blutkörperchen, die sie aufzulösen vermögen. Die Ambozeptoren sind im allgemeinen widerstandsfähiger als die Komplemente. Sie vertragen höhere Temperaturen, bei denen das Komplement schon zerstört wird. Daher ist auch die Erwärmung des Serums auf 56 oder 60° eine der am meisten verwandten Methoden, um den Ambozeptor vom Komplement zu trennen. Den Mechanismus der Hämolyse durch das komplexe Hämolysin (Ambozeptor + Komplement) kann man sich etwa folgendermaßen vorstellen: Die Erythrozyten fixieren in irgend einer Weise den Ambozeptor. Erst in diesem Zustande sind sie der Einwirkung des Komplements zugänglich. Dieses verändert wahrscheinlich die Stromahülle des roten Blutkörperchens und macht sie für Hämoglobin durchlässig.

Man kennt nun nicht allein Serumhämolysine, die artfremde Blutkörperchen auflösen, sondern auch Isolysine, d. h. Hämolysine, die artgleiche, aber körperfremde Blutkörperchen zerstören. Sie kommen zuweilen auch beim Menschen vor (Landsteiner und Leiner), aber keineswegs regelmäßig. Warum nur gewisse Menschen solche Isolysine haben, die Mehrzahl aber nicht, entzieht sich unserer Kenntnis. Endlich gibt es auch Autolysine. Das sind Substanzen vom Bau der Serumhämolysine, die sogar die eigenen Blutkörperchen angreifen.

Außer den hämolytischen Giften im engeren Sinne gibt es nun noch eine zweite große Gruppe von Blutgiften, die man schwer mit einem einzigen kurzen Ausdruck definieren kann. Auch sie veranlassen einen beschleunigten Zerfall roter Blutkörperchen. Aber ihr Wirkungsmodus ist doch ein ganz anderer. Prüft man diese Gifte im Reagenzglase, so tritt keine oder doch nur eine sehr geringe Hämolyse auf. Trotzdem können sie nach Aufnahme in den lebenden Organismus die schwersten Anämien hervorrufen. Sie verändern nämlich — ohne Hämolyse zu machen — die Blutkörperchen in einer Weise, die deren schnellen Untergang in Milz und Leber zur Folge hat. Der Angriffspunkt dieser Gifte ist nicht immer gleich. Man kennt unter ihnen **methämoglobinbildende Gifte.** Blutkörperchen, in denen ein großer Teil des Hämoglobins in Methämoglobin übergeführt ist, sind funktionsunfähig und werden meist schnell aus der Blutbahn entfernt. Andere Gifte, wie z. B. das Phenylhydrazin, verändern ebenfalls den roten Blutfarbstoff. Es entstehen dabei Hämoglobinderivate, deren Natur einstweilen noch unsicher ist. Ob alle nicht hämolysierenden Blutgifte vornehmlich am Hämoglobin angreifen, weiß man noch nicht sicher. Vielleicht kommen auch noch andere Schädigungen in Betracht. Das ist z. B. für das Blei zu vermuten.

Natürlich ist es nicht beabsichtigt, im folgenden die ganze Pharmakologie der Blutgifte zu besprechen. Ich beschränke mich darauf, einige der klinisch und hämatologisch wichtigsten Gifte kurz anzuführen. Im übrigen verweise ich auf die Toxikologie von Kunkel.

B. Hämolytische Gifte.

1. Tierische Gifte. Manche Insekten, Fische, Amphibien und Reptilien produzieren hämolytische Gifte (Skorpionen, Bienen). Am genauesten untersucht ist die hämolytische Eigenschaft des Schlangengiftes. Klinisch äußert sich diese durch ausgedehnte blutige Imbibitionen der Gewebe in der Umgebung der Bißstelle. Weir-Mitchell und Reichert, Stephens und Meyers, Flexner und Noguchi und Kyes haben die Hämolyse durch Schlangengift aufgeklärt. Am besten bekannt ist das Gift der Naja tripudians (Brillenschlange, Kobra). Es haben sich nun beim Studium der Hämolyse durch Kobragift recht eigentümliche und theoretisch interessante Beziehungen herausgestellt. Das Kobragift löst nämlich die roten Blutkörperchen mancher Tiere nicht mehr auf, wenn sie durch vorheriges Waschen mit Kochsalzlösung von ihrem Serum befreit worden sind. Erst auf Zusatz von Serum tritt Hämolyse ein. Kyes hat dann weiter gefunden, daß vornehmlich das im Serum enthaltene Lezithin der Aktivator des Schlangengiftes ist. Es nimmt die Bildung eines hämolytisch wirkenden Kobragiftlezithids an. Wenn auch in der Deutung mancher Versuchsergebnisse durch die einzelnen Autoren noch mannigfache Differenzen bestehen, so scheint doch soviel sicher zu sein, daß die Hämolyse durch Schlangengift von den Beziehungen des Giftes zu gewissen Lipoiden des Serums und auch der Blutkörperchen selbst abhängig ist. Nach Albrecht und Hedinger und Köppe nimmt man ja an, daß die Außenschicht des Erythrozyten zum Teil aus Lipoiden besteht.

2. Einige pflanzliche Hämolysine. Die Prototype der pflanzlichen Hämolysine sind die Saponine, hämolytische Gifte, die nach Kobert in verschiedenen Pflanzen, besonders der Quillaja Saponaria vorkommen und von denen manche schon in enorm geringer Konzentration Hämolyse bewirken. Kobert fand, daß eine 1%ige Aufschwemmung von Rinderblut von einigen Saponinen schon in einer Konzentration von 1 : 125000 gelöst wird. Die Saponine haben nun, wie Kobert und Ransom zeigten, ähnlich wie das Kobragift gewisse Beziehungen zu den Lipoiden des Blutkörperchenstromas. Sie greifen scheinbar in erster Linie das Lezithin des Stromas an und bewirken dadurch Hämolyse. Cholesterin wirkt als Gegengift, es hemmt die hämolytische Fähigkeit der Saponine. Besonders schön werden diese Verhältnisse durch Versuche von Pascucci beleuchtet. Dieser verschloß Röhrchen durch Seidenmembranen, die mit Cholesterin-Lezithinmischungen imprägniert waren. Je mehr Lezithin und je weniger Cholesterin die Membran enthielt, um so eher wurde sie durch Saponin durchlässig gemacht. Der in den Röhrchen enthaltene Farbstoff diffundierte dann nach außen.

Bei experimentellen Untersuchungen, bei denen man aus irgend welchen Gründen eine vollständige Auflösung roter Blutkörperchen braucht, kann man sich die hämolytischen Eigenschaften der Saponine zunutze machen. Sehr kleine Mengen genügen schon zur kompletten Hämolyse.

Faust ist der Ansicht, daß das hämolytische Gift der Brillenschlange und die Saponine miteinander sehr nahe verwandt sind.

Von sonstigen pflanzlichen Hämolysinen wäre noch besonders das von Bostroem und Ponfick näher studierte Gift der Morchel, die Helvellasäure, zu nennen. Früher sind Vergiftungen mit Morchelgift öfters vorgenommen, in neuerer Zeit hört man wenig mehr davon, offenbar wohl deswegen, weil die Kenntnis der Giftigkeit dieses Pilzes in weitere Kreise gedrungen ist und man sich sehr leicht vor einer Intoxikation schützen kann. Die Morchel- (richtiger Lorchel-) vergiftung äußert sich in Fieber, Hämoglobinämie und Hämoglobinurie, Ikterus. In schweren Fällen kann unter Erscheinungen von Anurie der Tod eintreten. Brüht man die Morcheln mit kochendem Wasser ab, so geht das Gift in das Wasser über. Die Pilze selbst sind dann nicht mehr giftig.

In seltenen Fällen sah man auch Hämoglobinurie durch andere Arzneimittel, z. B. das Extractum filicis maris (Grawitz).

3. Sonstige Hämolysine. a) Durch Arsenwasserstoff (AsH₃) sind mehrfach schwere Vergiftungen entstanden. Dieses Gift ruft schon in kleinen Mengen inhaliert Hämoglobinurie und Ikterus hervor. Experimentell ist die Arsenwasserstoffvergiftung von Stadelmann studiert worden. Joachim hat jüngst mehrere Fälle mitgeteilt. (Arch. f. klin. Med. Bd. 100.)

b) Bei manchen Infektionskrankheiten, besonders Malaria, septischen Erkrankungen, Typhus, Scharlach, haben viele Autoren Hämoglobinurie gesehen. Meist handelte es sich um besonders schwere Infektionen. Warum der Untergang roter Blutkörperchen bei diesen Zuständen nur in gewissen Fällen hohe Grade erreicht, sich aber meistens klinisch nicht deutlich bemerkbar macht, entzieht sich vorerst noch unserer Einsicht. Bei der Malaria wird die Hämoglobinurie als Schwarzwasserfieber bezeichnet.

c) Gallensäuren wirken stark hämolytisch. Immerhin glaube ich nicht, daß bei Ikterischen eine nennenswerte Hämolyse durch Gallensäuren vorkommt. Die Konzentration dieser Substanzen im zirkulierenden Blut ist dafür in der Regel zu gering, außerdem hemmt das Plasmaeiweiß die Hämolyse.

d) Durch Erwärmung roter Blutscheiben auf mehr als 50⁰ kann man meist einen ziemlich weitgehenden Zerfall dieser Elemente hervorrufen. Teils handelt es sich dabei um echte Hämolyse, teils werden die Erythrozyten fragmentiert, es entstehen kleine, rundliche, häufig noch hämoglobinhaltige Trümmer. Ähnliche Veränderungen kommen nach den Erfahrungen von Ponfick, Lesser, Silbermann und Wilms auch bei Verbrennungen in vivo zustande. Geschädigte Erythrozyten und gelöstes Hämoglobin werden hierbei sehr schnell von Leber und Milz aus der Zirkulation abgefangen. In der Regel ist aber die Blutschädigung nicht so umfangreich, daß man sie zur Erklärung der eigentümlichen Todesfälle nach ausgedehnten Hautverbrennungen heranziehen kann. Hämoglobinurie kommt vor, scheint aber nicht gerade häufig zu sein.

e) Nach Injektion artfremden Blutes sieht man schwere Anfälle von Hämoglobinurie, die direkt das Leben bedrohen können. Man muß also von dieser früher viel benutzten therapeutischen Maßnahme durchaus absehen. Die fremden Blutkörperchen werden in der menschlichen Blutbahn meist sofort aufgelöst. Eine Wiederholung der Transfusion mit artfremdem Blute ist besonders gefährlich, da sich inzwischen bei dem betreffenden Menschen nach der ersten Transfusion eine Überempfindlichkeit entwickelt haben kann.

Daß gelegentlich auch nach Transfusion arteigenen, aber körperfremden Blutes ähnliche Erscheinungen beobachtet werden, wurde bereits erwähnt.

f) In seltenen Fällen tritt während der Schwangerschaft Hämoglobinurie auf (Brauer u. a.). Zuweilen ist sie mit Ikterus verbunden. Was für Gifte dabei in Betracht kommen, läßt sich vorläufig nicht sagen. Jedenfalls ist die Gravidität das auslösende Moment. Während des Wochenbettes schwindet die Hämoglobinurie. In Brauers Fall trat sie bei einer erneuten Schwangerschaft wieder auf.

C. Die paroxysmale Hämoglobinruie.

Diese eigentümliche und seltene Erkrankung hat schon seit langer Zeit die Aufmerksamkeit der Ärzte erregt. Nach Grawitz ist die paroxysmale Hämoglobinurie in England schon vor mehr als 100 Jahren bekannt gewesen. Der Ausdruck „paroxysmale Hämoglobinurie" stammt von Popper.

Die paroxysmale Hämoglobinurie macht ungemein typische **klinische Erscheinungen.** In der Regel kann der Arzt schon aus den anamnestischen Angaben allein die Diagnose stellen.

Die Patienten — gewöhnlich handelt es sich um Menschen im mittleren Lebensalter — klagen darüber, daß sich bei ihnen von Zeit zu Zeit Anfälle von Schüttelfrost, Fieber, von Schmerzen im Kreuz und Parästhesien einstellen. Kurze Zeit darauf entleeren sie einen dunkelroten oder mehr bräunlichen Urin. Die Anfälle treten nur selten spontan auf. Viel häufiger lassen sich bestimmte auslösende Momente nachweisen. Falls die Kranken schon mehrere Anfälle durchgemacht haben, wissen sie in der Regel selbst genau, wodurch bei ihnen der Anfall veranlaßt wird. Am häufigsten tritt er im Anschluß an Kälteeinwirkungen auf, ja bei manchen kann man durch ein kaltes Hand- oder Fußbad oder eine allgemeine Kälteapplikation mit fast mathematischer Regelmäßigkeit einen Anfall hervorrufen, dessen Intensität von der Temperatur des Wassers und der Größe der abgekühlten Hautfläche abhängig ist. Der Verlauf gestaltet sich etwa folgendermaßen:

Schon kurze Zeit, etwa $\frac{1}{2}$–1 Stunde nach einem kühlen (10⁰) Fußbade fängt der Kranke an zu frösteln und sich unbehaglich zu fühlen. Bald stellt sich ein mehr oder weniger intensiver Schüttelfrost ein. Die Temperatur geht rapide in die Höhe. Zugleich werden Klagen über Schmerzen in der Lendengegend und im Rücken, über Angstgefühl und Beklemmungen geäußert. Oft treten auch noch mannigfache Parästhesien hinzu. Einige Zeit nach Beginn der ersten Erscheinungen entleert der Patient einen roten oder rotbräunlich gefärbten Urin, in dem sich reichlich Oxy- und Methämoglobin, zuweilen auch vereinzelte rote Blutkörperchen befinden. In der Regel schwinden die Anfälle fast ebenso schnell, wie sie gekommen sind. Am nächsten Tage ist die Temperatur meist wieder normal, der Urin frei von Hämoglobin. Er enthält aber bisweilen noch viel Urobilin (E. Meyer und Emmerich). Auch leichter Ikterus sowie eine Vergrößerung von Milz und Leber sind häufig noch in den nächsten Tagen nachweisbar. Im ganzen erfolgt die Erholung — selbst nach ziemlich schweren Anfällen — auffallend rasch.

Durch die Zerstörung roter Blutkörperchen entsteht natürlich eine Anämie. Abnahmen der Blutkörperchenzahlen um 1 Million oder mehr während eines einzigen Anfalls gehören nicht zu den Seltenheiten. Indessen gibt die Zählung der Blutkörperchen im Anfall selbst nach Grawitz kein klares Bild von dem Umfange der Zerstörung; denn es scheint dabei durch vasomotorische Reizzustände zu einer bedeutenden Eindickung des Blutes zu kommen. Man soll daher erst nach Ablauf des Anfalles die Blutuntersuchung ausführen. Bei mikroskopischer Untersuchung findet man auf der Höhe des Paroxysmus im frischen Präparat mäßige Poikilozytose und sog. Blutkörperchenschatten. Kurz nach einem Anfall sah ich einmal Normoblasten und Myelozyten. Es scheint also die Zerstörung roter Blutkörperchen nicht allein auf das erythroblastische, sondern auch auf das myeloische Gewebe als kräftiger Reiz zu wirken. Das Blut gerinnt im Anfall schnell. Nach Hayem löst sich aber das Fibringerinnsel häufig wieder auf, es tritt also Fibrinolyse ein. Möglicherweise bestehen zwischen Zerstörung roter Blutscheiben und Fibrinolyse gewisse Beziehungen.

Häufen sich die Anfälle, so kann natürlich eine erhebliche Anämie die Folge sein. Gewöhnlich zeigen aber die Hämoglobinuriker nur eine mäßige Herabsetzung des Hämoglobingehaltes. Die Regeneration erfolgt eben ungemein schnell. Wahrscheinlich liegt das zu einem erheblichen Teil daran, daß der Blutkörperchenzerfall hier im Organismus selbst erfolgt und das Material der zerfallenen Blutscheiben, soweit es nicht durch den Urin ausgeschieden wird, diesem wieder zugute kommen kann. Außerdem wirkt die Zerstörung von Erythrozyten wohl auch als Reiz auf die blutbildenden Gewebe. In diesem Zusammenhang ist eine Beobachtung von Pel vielleicht von Interesse. Er beschreibt Anfälle von paroxysmaler Hämogobinurie bei einem Polyzythämiker und diskutiert die Möglichkeiten des Zusammenhanges beider Erscheinungen.

Das leukozytäre Blutbid bietet außerhalb der Anfälle keine charakteristischen Erscheinungen. Im Anfall selbst tritt nach E. Meyer und Emmerich ein Lymphozytensturz bei gleichzeitiger Abnahme der Eosinophilen ein, ähnlich wie bei akuten Infektionskrankheiten.

Das im Anfall gewonnene Serum ist häufig mehr oder weniger rot gefärbt, es besteht also Hämoglobinämie. Damit fällt eine früher weit verbreitete Vorstellung, die eine lokale Zerstörung roter Blutkörperchen in der Niere als Ursache der Anfälle ansah.

Auffallend oft, allerdings nicht regelmäßig, beobachtet man bei den Hämoglobinurikern in der anfallfreien Zeit Albuminurie ohne Blutdrucksteigerung.

Die Erklärung der Anfälle hat von jeher große Schwierigkeiten gemacht. Auch heute ist das Problem wohl noch nicht völlig gelöst. Die Anamnese der Kranken gibt einige Anhaltspunkte: in den meisten Fällen von Hämoglobinurie läßt sich nämlich eine vorhergegangene syphilitische Infektion nachweisen. Die Syphilis ist eine Protozoenkrankheit. E. Meyer macht nun mit Recht darauf aufmerksam, daß auch im Anschlusse an andere Protozoeninfektionen ähnliche Zustände beobachtet werden. Da wäre z. B. die Hämoglobinurie bei der Piroplasmenkrankheit der Pferde und das Schwarzwasserfieber bei Malaria zu erwähnen. Es ist daher sehr wahrscheinlich, daß die Anfälle mit der früher überstandenen Lues zusammenhängen.

Wie erklären sich aber die Paroxysmen selbst, wie der eigentümliche Einfluß der Abkühlung? Warum bekommen nur ganz wenige aller Menschen, die früher syphilitisch waren, solche Anfälle? Lichtheim, Ehrlich, Chvostek haben sich um die Klarstellung des Entstehungsmodus der Hämoglobinurie bemüht, ohne indessen zu ganz befriedigenden Resultaten zu kommen. Erst die Untersuchungen von Donath und Landsteiner haben uns das Verständnis der Anfalle erleichtert. Allerdings lösen auch diese Forschungen, so wertvoll sie sind, nicht alle Widersprüche.

Nach Donath und Landsteiner entstehen die Anfälle durch ein Hämolysin, das die eigenen Blutkörperchen aufzulösen vermag. Es ist also ein Autolysin. Dieses Hämolysin hat, wie auch andere, ähnlich wirkende Körper, einen komplexen Bau, es besteht aus Ambozeptor und Komplement. Der Ambozeptor wird nun von den roten Blutkörperchen, wie Landsteiner und Donath durch Reagenzglasversuche zeigten, nur in der Kälte gebunden. Bringt man das Blut dann wieder in den Brutschrank zurück, so erfolgt Hämolyse, falls gleichzeitig Komplement da ist. Durch diese eigentümlichen Verhältnisse erklärt sich auch die bisher völlig ungeklärte Rolle der Kälte in der Genese der Anfälle. Grafe und Müller, Moro und Noda (Münch. med. Wochenschr. 1909) und E. Meyer und Emmerich haben diese Versuche bestätigt. Oft gelingt aber der Kälteversuch nicht. Das kann daran liegen, daß das Komplement im Anfall aufgebraucht worden ist. Nach Zusatz von frischem Serum eines normalen Menschen, das ja auch komplementhaltig ist, wird der Kälteversuch in vitro wieder positiv. Übrigens scheint der Komplementschwund im Anfall bis zu einem gewissen Grade die Bedeutung eines Selbstschutzes für den Organismus zu haben. Allerdings ersetzt es sich sehr schnell wieder. Auch der Ambozeptor ist weniger haltbar als andere hämolytische Ambozeptoren. Er ist auch weniger hitzebeständig. Diese Dinge erklären wohl die Resultate mancher Autoren, die die Donath-Landsteinerschen Versuche nicht bestätigen konnten.

Ganz befriedigend ist nun aber auch diese Auffassung der Anfälle nicht; denn erstens haben Donath-Landsteiner selbst das Autolysin auch im Blute von Menschen gefunden, die früher Lues gehabt hatten, bei denen aber nie Anfälle von Hämoglobinurie beobachtet wurden. Zweitens gibt es aber auch Hämoglobinuriker, bei denen die Anfälle nicht durch Kälte, sondern durch starke Muskelbewegungen, vasomotorische Störungen, psychische Affekte ausgelöst werden. Es läßt sich also wohl kaum das ganze Krankheitsbild durch den in der Kälte gebundenen Ambozeptor erklären. Vielleicht spielt auch die Beschaffenheit der roten Blutkörperchen eine Rolle. E. Meyer und Emmerich fanden eine verminderte Resistenz gegen Saponin, verdünnte Säuren und wechselnde Temperatureinflüsse. Nach Hymans v. d. Bergh (Berl. klin. Wochenschr. 1909) scheint auch die CO_2-Spannung des Blutes bedeutungsvoll zu sein, eine Angabe, die neuerdings bestätigt wurde. (Krokiewicz, Wiener klin. Wochenschr. 1911. S. 487.)

In welcher Beziehung der Ambozeptor zu der vorangegangenen Lues steht, läßt sich nicht sicher sagen. Es wäre möglich, daß man es dabei mit einem syphilitischen Immunkörper zu tun hat.

Der Entstehungsmodus der hämoglobinurischen Anfälle ist also nur zum Teil aufgeklärt. Viele wichtige Fragen harren noch der Entscheidung.

Nolf (Soc. méd. des hôpit. 26. Nov. 1909) empfiehlt die paroxysmale Hämoglobinurie in derselben Weise mit Wittepeptoninjektionen zu behandeln, wie die Hämophilie. Ob diese Therapie wirksam ist, läßt sich noch nicht sagen. Ein Versuch wäre aber gewiß gerechtfertigt.

D. Gifte, die vorwiegend Methämoglobin bilden.

1. Von den Blutgiften dieser Gruppe ist das chlorsaure Kalium ($KClO_3$) klinisch am wichtigsten. Vergiftungen mit chlorsaurem Kali kommen besonders dadurch zustande, daß Patienten die als Gurgelwasser verschriebene Lösung irrtümlicherweise herunterschlucken. Ist die Menge des Salzes sehr groß gewesen, so kann die Vergiftung in wenigen Stunden zum Tode führen, ohne daß es zur Ausbildung charakteristischer Veränderungen kommt. Die Menschen sterben einfach im schwersten Kollaps. Bei langsamerem Verlauf tritt sehr schnell eine dunkelblaue Verfärbung der Haut und der Schleimhäute in den Vordergrund. Später kann sich Ikterus, Milzschwellung, zuweilen auch Hämoglobinurie hinzugesellen. Außerdem bestehen heftige Schmerzen in der Nierengegend. Der Tod erfolgt oft unter urämischen Erscheinungen nach mehrtägiger Anurie, gewöhnlich am 10. oder 11. Tage nach der Intoxikation.

Die Wirkung des chlorsauren Kali auf das Blut ist besonders von Marchand, Rieß, v. Mering und v. Limbeck erforscht worden. Im wesentlichen handelt es sich um eine Methämoglobinbildung. Daher auch die dunkelblaue Färbung der Haut und der Schleimhäute. Außerdem sieht man aber nach Marchand im Blute nach Kalichlorikumvergiftung zahlreiche Erscheinungen von Fragmentation, Schrumpfung und Zerfall roter Blutscheiben. In manchen Erythrozyten ist das Hämoglobin nicht mehr gleichmäßig in der ganzen Zelle verteilt, sondern in Form einzelner Körnchen in dem sonst farblos erscheinenden Stroma angeordnet. Die geschädigten Blutkörperchen werden schnell aus der Zirkulation entfernt. Das Blut nimmt eine eigentümlich zähe Konsistenz an.

Auffallenderweise tritt nach Marchand die Blutveränderung erst dann deutlich zutage, wenn der größte Teil des Giftes bereits im Urin ausgeschieden ist. Es ist daher möglich, daß die Methämoglobinbildung keine direkte Wirkung des Giftes ist, sondern auch noch von anderen Momenten mit abhängt.

Der Harn enthält in schweren Fällen von Kalichlorikumvergiftung ein auffallend dunkles, fast schwarzes Sediment. Es besteht zum größten Teil aus Hämatin.

Hämoglobinurie kommt vor, ohne daß nennenswerte Hämoglobinämie besteht. Wahrscheinlich tritt also hier erst in den Nieren selbst eine Trennung von Stroma und Farbstoff ein.

Die Prognose der Vergiftung ist im wesentlichen von dem Umfange der Blutzerstörung abhängig. Die Gefahr liegt wohl weniger in der Verarmung des Organismus an Sauerstoffträgern, scil. roten Blutkörperchen, obwohl diese auch hohe Grade erreichen kann, als in der Beteiligung der Nieren. Die Henleschen Schleifen können in einem so großen Umfange durch Hämoglobin verstopft werden, daß vollständige Anurie die Folge ist.

2. Das Anilin und einige seiner Derivate, z. B. das Azetanilid (Antifebrin), führen gelegentlich zu Intoxikationen. Bei dem Anilin handelt es sich meist um gewerbliche Vergiftungen, beim Azetanilid, das ja auch heute noch als Antineuralgicum und Fiebermittel oft verordnet wird, entweder um unvorsichtige Dosierung oder um Suizidversuche. Die auffallendste Erscheinung bei diesen Vergiftungen ist die intensive Zyanose der Haut und Schleimhäute. Das heben Friedrich Müller, Frank und Beier, Langgard u. a. nachdrücklich hervor. Auch in dem einzigen Falle von Antifebrinvergiftung, den ich bisher zu sehen Gelegenheit hatte, war diese extreme Blaufärbung sehr deutlich. Dabei bestand gar keine nennenswerte Dyspnoe. Die völlig zyanotischen Patienten können sich sogar scheinbar recht wohl befinden. Worauf die Zyanose zu beziehen ist, scheint noch nicht ganz sicher zu sein. Daß die Bildung von Methämoglobin dabei mitspielt, ist sehr wahrscheinlich. Allein reicht sie aber wohl schwerlich zur Erklärung aus.

Die Blutveränderungen bei Anilinvergiftung entsprechen nach den Erfahrungen von Friedrich Müller u. a. durchaus den Befunden bei der Vergiftung durch chlorsaures Kali. Methämoglobinbildung ist schon nachweisbar, bevor morphologische Veränderungen (Abschnürungen, Zerfall) der Blutscheiben bemerkt werden. Im weiteren Verlaufe der Vergiftung nimmt die Zahl der Erythrozyten stark ab, es tritt Leukozytose ein, die Blutalkaleszenz ist vermindert.

3. Von sonstige Blutgiften möge noch das Nitrobenzol, das Phenazetin und das Phenylhydrazin erwähnt werden. Das Phenylhydrazin und seine Derivate, besonders das salzsaure Phenylhydrazin und das Pyrodin sind deswegen von besonderem Interesse, weil sie die besten Mittel zur Erzeugung experimenteller Anämien sind (Heinz, Tallqvist u. a.). Bei richtiger Dosierung kann man bei Hunden und Kaninchen die schwersten akuten und chronischen Anämien hervorrufen, die in mancher Hinsicht viel Ähnlichkeit mit der Biermerschen Anämie des Menschen haben. Die Tiere gewöhnen sich, wie Tallqvist fand, sehr bald an das Gift. Schließlich sind immer größere und größere Dosen erforderlich, die Anämie zu unterhalten. Das liegt wohl zum Teil daran, daß bei diesen Giftanämien eigentümliche pachyderme rote Blutkörperchen gebildet werden, die viel reicher an Stroma sind als die normalen Erythrozyten und wahrscheinlich der schädigenden Wirkung des Giftes weniger unterliegen. Wie bei der Biermerschen Anämie kommt es auch hier zur Bildung besonders großer, hämoglobinreicher Erythrozyten. Auch myeloische Umwandlungen in Milz und Leber werden bei längerer Dauer der Anämie selten vermißt (v. Domarus, Itami). Kurz, es bieten sich so zahlreiche Analogien mit der Biermerschen oder perniziösen Anämie des Menschen, daß gerade das Studium dieser experimentellen Blutgiftanämien die Auffassung der Biermerschen Form als einer Anämie durch beschleunigten Blutzerfall zu stützen geeignet ist.

4. Praktisch nicht ganz unwichtig ist die Vergiftung durch Sesamöl (Buttersack). Das billige Sesamöl wird zuweilen als Ersatz des Olivenöls zu Öleinläufen benutzt. In einigen Fällen hat man danach Methämoglobin und schwere Intoxikationserscheinungen gesehen. Die Erscheinungen sind vermutlich Folge der Resorption giftiger, dem Sesamöl beigemischter Substanzen. Man verwendet dieses also am besten überhaupt nicht zu Einläufen.

E. Das Blei.

Wenn das Blei hier bei den Blutgiften kurz erwähnt wird, so geschieht das nicht etwa deshalb, weil die Blutveränderungen bei der chronischen Bleivergiftung besonders schwer wären. Sie spielen ja nur eine recht bescheidene Rolle in der Symptomatologie dieser Intoxikation. Aber ihre diagnostische Bedeutung ist groß. Blutveränderungen sind oft das erste objektive Zeichen des chronischen Saturnismus. Praktisch hat man sich diese Tatsache in den gewerblichen Betrieben bereits zunutze gemacht. Die Bleiarbeiter werden nämlich an manchen Orten von Zeit zu Zeit einer Blutuntersuchung unterzogen. Falls sich bei ihnen Blutveränderungen finden, die den übrigen Erscheinungen der Intoxikation längere Zeit vorausgehen können, tut man gut, sie temporär aus dem Betrieb zu entfernen.

Schwere Anämien sind bei chronischer Bleiintoxikation allerdings selten. Die blasse Farbe vieler Bleiarbeiter ist nach Nägeli als Pseudoanämie zu deuten. Immerhin kommt aber doch bisweilen Herabsetzung des Hämoglobingehaltes vor. Das Blei schädigt wahrscheinlich in noch unbekannter Weise die Erythrozyten, kürzt deren Lebensdauer ab. So kann eine Anämie mit den Charakteren der sekundären Anämien entstehen.

Viel wichtiger und häufiger ist aber eine andere Veränderung, die bei der Bleiintoxikation selten ganz vermißt wird, nämlich die basophile Körnelung vieler Erythrozyten. Über die Auffassung dieser besonders von Grawitz, Nägeli, O. Moritz, P. Schmidt studierten Erscheinung ist im Kapitel „Rote Blutkörperchen" das Nötige gesagt. Hier kommt allein ihre diagnostische Bedeutung in Betracht. In der Tat scheint nun die basophile Körnelung, die in der Regel gleichzeitig mit Polychromasie der Erythrozyten auftritt, ein wichtiges Symptom für die Frühdiagnose der Bleivergiftung zu sein. P. Schmidt empfiehlt. die Bleiarbeiter in regelmäßigen Intervallen darauf untersuchen zu lassen. Vereinzelte basophil gekörnte Erythrozyten können auch beim Normalen vorkommen. Finden sich aber mehr als 1⁰/₀₀ dieser Elemente, so ist der Arbeiter gefährdet und soll wenigstens aus den Räumen entfernt werden, in denen er der Intoxikation am meisten ausgesetzt ist.

XIX. Blutparasiten.

(Schistosomum [Distomum] und Filaria.)

Dem Plane des Werkes entsprechend, beschränke ich mich hier auf die Helminthen, die vorwiegend im Blute leben und daher als Blutparasiten im strengeren Sinne des Wortes gelten dürfen. Es sind das einige Repräsentanten aus den Familien der Schistosomiden, die zu den Trematoden, und der Filariiden, die zu den Nematoden gehören.

Über parasitäre Protozoen vgl. das Kapitel Infektionskrankheiten dieses Handbuches.

Auch andere Helminthen, die nicht Blutparasiten sind, können, wie bereits S. 183 und S. 195 erwähnt wurde, Blutveränderungen im Gefolge haben. Fast stets geht nämlich Helminthiasis mit **Eosinophilie** einher. Sogar die relativ harmlosen Askariden, Trichozephalen und Oxyuren bedingen eine Vermehrung eosinophiler Zellen im Blute. Gerade der Nachweis einer sonst nicht erklärbaren Eosinophilie muß zu sorgfältiger Untersuchung der Faeces auf Parasiteneier veranlassen. Sporadische Fälle von Ankylostomiasis sind häufig genug erst erkannt worden, nachdem man durch Kombination einer Anämie mit Vermehrung der Eosinophilen stutzig gemacht worden war.

Noch wichtiger ist die Eosinophilie für die Erkennung der Trichinose. Nach Schleip, Opie, Stäubli ist Eosinophilie ein fast konstanter Befund, sobald Trichinellen im Blute kreisen. Das geschieht gewöhnlich am achten Tage post infectionem. Fehlen oder schnelles Verschwinden der Eosinophilen ist schweren, letal verlaufenden Fällen eigentümlich. Für die Erkennung der Trichinosis und ihre Unterscheidung von anderen, nicht parasitären Formen von Polymyositis, die auch bisweilen endemisch auftreten, ist der Nachweis der Eosinophilie von um so größerer Bedeutung, als die Untersuchung der Darmentleerungen auf Eier oder Parasiten bei Trichinose keinen Aufschluß gibt. Nach Stäubli läßt sich die Diagnose weiterhin noch durch Nachweis der im Blute zirkulierenden Trichinellen sichern: Das Blut wird durch Säurezusatz lackfarben gemacht und scharf zentrifugiert. Die Trichinellen finden sich im Sediment.

Auch für die Diagnose des Echinokokkus ist eine Eosinophilie bedeutungsvoll. Bisher wurde sie nur in wenigen Fällen dieser Krankheit ganz vermißt. Allerdings erreicht sie hier nur selten so hohe Grade wie bei der Trichinose, bei der bisweilen mehr als die Hälfte aller Leukozyten Eosinophile sind. Man hat bei Trichinose bis 86 % Eosinophile beobachtet.

Wie früher schon bemerkt wurde (S. 195), ruft die Anwesenheit mancher Darmparasiten neben der Eosinophilie noch weitere Blutveränderungen hervor, nämlich **Anämien**. Am häufigsten dürfte wohl die Bothriozephalus- und Ankylostomenanämie sein. Die erstere ist sicher eine toxischhämolytische Anämie. Die Ankylostomenanämie entsteht dagegen vornehmlich oder ausschließlich durch Blutverluste. Die Würmer wechseln sehr häufig ihren Anheftungsort an der Darmschleimhaut. Dadurch kommt es zu häufigen Blutungen aus kleinen Wunden. Die Nachblutungen scheinen zuweilen sehr hartnäckig zu sein. Wahrscheinlich hängt es mit der Tatsache zusammen, daß das Ankylostoma, ähnlich wie der Blutegel, nach Loeb und Smith eine gerinnungshemmende Substanz enthält. Die Anämie bei Ankylostomiasis zeigt — im Gegensatze zur Bothriozephalusanämie — meist die Erscheinungen „sekundärer" Anämien (niedriger Färbeindex, keine Megaloblasten) kompliziert mit Eosinophilie. Diese letztere schwindet mit Beginn einer vollständigen Erschöpfung der blutbildenden Organe. Daß die Parasiten außerdem noch in spezifischtoxischer Weise, ähnlich etwa wie der breite Bandwurm, eine Anämie hervorrufen, ist bisher nicht erwiesen (Löbker und Bruns). Nach v. Jaksch, Alessandrini u. a. sollen sie zwar ein hämolytisches Gift absondern; jedoch spricht der ganze Charakter der Ankylostomenanämie nicht in diesem Sinne (Lit. s. bei Seifert).

Auch bei Trägern der Taenia saginata und des Trichocephalus dispar hat man in seltenen Fällen Anämien sich entwickeln sehen. Diese trugen die Charaktere hämolytischer Anämien, waren also der Bothriozephalusanämie ähnlich (Becker, Sandler).

Während die bisher erwähnten Helminthen zwar Blutveränderungen hervorrufen, dagegen gar nicht oder doch nur sehr vorübergehend sich im Blute aufhalten, können die folgenden Arten eher als Parasiten des Blut- und Lymphgefäßsystems gelten.

1. Schistosomum haematobium. (Bilharzia, Distoma haematobium.)

Vorkommen. Die Bilharziose ist eine Erkrankung tropischer und subtropischer Länder. In Afrika ist sie weit verbreitet, namentlich in Unterägypten. Dort war zur Zeit, als Bilharz die Krankheit studierte, ein sehr erheblicher Prozentsatz der männlichen Bevölkerung, besonders aus dem Bauernstande, durchseucht. Kauffmann (zit. bei Glaesel) fand den Wurm bei 40—45% der zur Autopsie gelangten Männer und bei 13% der Frauen. In letzter Zeit soll die Erkrankung etwas abgenommen haben. Ägypten ist das klassische Land der Bilharziose. Diese findet sich aber auch sonst über Afrika verbreitet. Englische Soldaten akquirierten die Krankheit während des Transvaalfeldzuges. Auch in Westafrika ist sie ziemlich häufig und von dort nach den Antillen eingeschleppt. Möglicherweise ist indessen die westafrikanische Bilharzia als besondere Varietät anzusehen (Schistosomum mansoni). In Westafrika soll der Wurm viel häufiger intestinale Erscheinung machen. Auch zeigen die Eier gewisse Differenzen. Immerhin wird das Schistosomum mansoni nicht von allen Autoren als besondere Art anerkannt. In Asien, speziell Britisch-Indien, scheinen nur eingeschleppte Fälle vorzukommen.

Der Parasit ist getrenntgeschlechtig. Die Männchen sind in erwachsenem Zustande 12—14 mm lang und 0,5—1 mm dick. Ihr Vorderende ist mit zwei Saugnäpfen, dem Mund- und Bauchsaugnapf, ausgestattet. Hinter dem Bauchsaugnapf beginnt eine fast bis zum After verlaufende tiefe Längsfurche, die durch Einrollung der seitlichen Bauchpartien entsteht. Es bildet sich auf diese Weise ein Kanal, der Canalis gynaecophorus, der zur Aufnahme des fadenförmig gestalteten Weibchens dient. Der Darm beginnt am Mundsaugnapf mit dem Ösophagus und gabelt sich in der Gegend des Bauchsaugnapfes in zwei Äste. Diese vereinigen sich später wieder zu einem gemeinsamen Stamme und verlaufen zu der am Ende des Körpers und etwas dorsal gelegenen Exkretionsöffnung. Der Genitalporus liegt etwas hinter dem Bauchsaugnapf.

Das Weibchen übertrifft das Männchen an Länge; es ist ca. 20 mm lang, aber nur 0,25 mm dick. Auch das Weibchen besitzt zwei Saugnäpfe, einen ventralen und Mundsaugnapf, von denen letzterer etwas größer ist, umgekehrt wie beim Männchen. Der Darmkanal verläuft meist im Zickzack zum Analporus. Der unpaare Keimstock und die Dotterstöcke liegen im hinteren Teile des Körpers. Ihre Ausführungsgänge vereinigen sich und ziehen dann als einfacher, als Uterus bezeichneter Gang zum Genitalporus, der nur wenig hinter dem Bauchsaugnapf gelegen ist. Häufig trifft man Weibchen, die im Canalis gynaecophorus des Männchens liegen.

Ausführlicheres über die Anatomie des Schistosomum findet sich bei Braun. Die Eier, die sich in den meisten Fällen von Bilharziose in großer Zahl im Urin finden, sind spindelförmig, etwa 0,1—0,2 mm lang, 0,05 mm breit. Sie besitzen eine Kutikularhülle, die in einen kleinen endständigen Stachel ausläuft. In den Faeces werden Eier mit seitlich sitzendem Stachel ausgeschieden.

Art der Infektion. Ganz sicher geklärt ist der Infektionsmodus bis jetzt noch nicht. Nach Looß, Letulle, Glaesel u. a. ist wahrscheinlich das von Bilharziakranken verunreinigte Wasser, in dem die Landbauern Ägyptens vielfach zu arbeiten gezwungen sind, die wichtigste Infektionsquelle. Es ist gewiß kein Zufall, daß gerade die Fellahbevölkerung und unter dieser besonders der männliche Teil so weitem am häufigsten erkrankt. Die Wurmeier gelangen mit Faezes oder Urin ins Wasser. Dort platzt die Kutikula, dem Ei entschlüpft eine bewimperte, Mirazidium genannte Larve. Diese ist von zylindrischer Gestalt und bewegt sich lebhaft. Der vordere Teil der Larve enthält einen Magensack, der hintere ist von blassen Zellen erfüllt, die als Keimzellen gedeutet werden. Bisher ist es nicht gelungen, einen Zwischenwirt zu finden, noch sich das Mirazidium zum reifen Wurm entwickelt, wie überhaupt der ganze Entwickelungsgang bis zum Auftreten geschlechtsreifer Parasiten im Pfortadergebiet des Menschen noch wenig geklärt ist. Möglicherweise dringen die Mirazidien direkt durch die Haut in den menschlichen Organismus ein und wandern in die Leber. Eine intestinale Infektion durch Verfütterung von Larven ist Looß beim Affen nicht gelungen.

Die Mirazidien wachsen im Menschen nach Looß nicht direkt zu Würmchen aus, sondern bilden zunächst eine Sporozyste, aus der dann Zerkarien auskriechen und in die Verzweigungen der Pfortader ausschwärmen. Für diese Art der Entwickelung spricht das gleiche Alter der Helminthenschwärme, die man bei Autopsien in den Ästen der Pfortader antrifft. Außerdem weisen die Keimzellen der Mirazidien auf diesen Entwickelungszyklus hin.

Die ausgeschlüpften Würmer verteilen sich in den Verzweigungen des Pfortadergebietes und wandern speziell in die kleinen und kleinsten Gefäße ein, also gegen die Richtung des Blutstromes. Dort legen die Weibchen ihre Eier ab. Lieblingssitze sind die vesikalen, in zweiter Linie die hämorrhoidalen Venenplexus. Wie die in den Gefäßen abgelegten Eier in das perivaskuläre Gewebe und weiterhin an die Oberfläche der Schleimhäute gelangen, ist nicht ganz sicher zu entscheiden. Bei Glaesel sind verschiedene Hypothesen aufgeführt. Viele nehmen eine Thrombosierung der von Eiern verstopften Kapillaren an. Weiterhin spielen sich in ihnen entzündliche Vorgänge ab. Schließlich finden sich die Eier in großen Massen in der Submukosa der Blase und des Darmes, speziell des Mastdarmes. Dort geben sie Anlaß zu einer mehr oder weniger heftigen Entzündung und Wucherung des Bindegewebes. Ein Teil der Eier stirbt ab und verkalkt. Er liegt dann in einem ungemein festen, schwartigen Gewebe. Ein anderer Teil gelangt in die obersten Schleimhautpartien und wird durch Urin oder Fäzes entleert.

Die klinischen Symptome richten sich nach der Zahl der Parasiten. Sind nur wenig Würmer vorhanden, so kann die Invasion symptomlos verlaufen und spontan heilen. Höchstens bemerken die Patienten ein leichtes Brennen nach der Miktion. Bisweilen sind die zuletzt entleerten Harnportionen auch mehr oder weniger blutig tingiert. Gerade in ihnen finden sich Eier besonders häufig.

Die seltenere intestinale oder rektale Form der Bilharziosis äußert sich zunächst in leichten Blutungen und schleimigen Entleerungen. Man kann sie mit gewöhnlichen Hämorrhoidalbeschwerden verwechseln. Das sind die leichteren Verlaufsarten.

Nun vermag aber die Bilharziose, sobald häufigere und massenhafte Invasionen erfolgen, zu sehr schweren Erscheinungen, ja sogar zum Tode führen: Im Dickdarm entwickelt sich ein heftiger Katarrh. Geschwüre bilden sich aus. Auf der Schleimhaut erheben sich papillomatöse, sehr leicht blutende Wucherungen, die massenhaft verkalkte und abgestorbene, zum Teil auch noch lebende Parasiteneier enthalten. Die Lieberkühnschen Drüsen sind hyperplastisch. Schwere dysenterische Erscheinungen beherrschen das Bild. Oft tritt Rektalprolaps auf, der den Ausgangsort septischer Infektionen bilden kann. Die Diagnose ist nur durch Nachweis der Eier in den Fäzes sicher zu stellen (seitlich sitzender Kutikularstachel!).

Am Urogenitalapparat beherrscht zunächst Hämaturie das Krankheitsbild. Bisweilen gesellt sich Lipurie hinzu. Schließlich entwickeln sich zystitische Erscheinungen. Die Blasenwand zeigt starke Veränderungen der Mukosa und Submukosa: entzündliche Verdickungen, papillomatöse Wucherungen, Ulzerationen. Eingebettet in das entzündete, oft sehr harte Gewebe finden sich Massen von Bilharziaeieren. Zum Teil sind sie verkalkt; es kann auf diese Weise zur Bildung förmlicher Kalkplatten in der Blasenwand kommen.

Auch die Ureteren sind bisweilen sklerosiert und verengt. Als Folge entwickelt sich eine Hydronephrose. Besteht gleichzeitig Cystitis, so wird die Hydronephrose bald infiziert.

Sehr oft ist die Bilharziose ferner Ursache von Blasensteinen. Nach Angabe von Colloridi sollen 80% der in Ägypten so häufigen Blasensteine auf dem Boden jener Krankheit entstehen. Gewöhnlich handelt es sich um Oxalatsteine. Ob verkalkte Eier immer den Ausgangspunkt für die Steinbildung abgeben, weiß man nicht. Mehrfach, allerdings nicht regelmäßig, sind Eier im Zentrum von Steinen gefunden worden. Nieren- und Uretersteine sind selten.

Eine Komplikation der vesikalen Bilharziose, die in fast der Hälfte aller Fälle beobachtet wird, sind Urethralfisteln. Sie entstehen wohl aus Phlegmonen und sonstigen entzündlichen Prozessen in der Umgebung der Urethra. Häufig münden sie am Perineum aus.

Auch Prostata und Samenbläschen nehmen an der Erkrankung teil. Die Prostata ist groß und hart. Die Beschwerden sind die gleichen wie bei einer Prostatahypertrophie anderen Ursprunges. Beteiligung der Samenbläschen äußert sich vorwiegend in Spermatorrhöe.

Der Verlauf der Bilharziose bei Frauen, die ja überhaupt seltener erkranken, ist im ganzen milder. Außer der Hämaturie treten bisweilen als Ausdruck einer Beteiligung der Genitalien Metrorrhagien und katarrhalische Affektionen der Vagina und des Cavum uteri hervor.

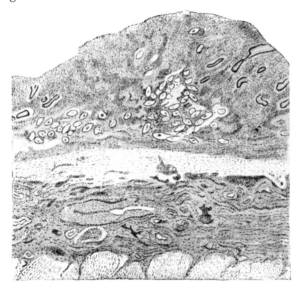

Abb. 2.
Intestinale Bilharziose (nach Glaesel). Eier in der Mucosa u. Submucosa.

Verlauf, Prophylaxe, Therapie. Die starken, sich häufig wiederholenden Blutverluste, und Eiterungen wirken im Laufe der Zeit auf den Allgemeinzustand. Anämie und Kachexie stellt sich ein. Die Anämie erinnert an die Ankylostomenanämie, d. h. der Färbeindex ist niedrig. Außerdem findet sich Eosinophilie. Kautsky beobachtete in einem Falle 50% Eosinophilie, meist liegen die Werte tiefer.

Die Bilharziosis ist eine exquisit chronische Krankheit. In leichteren Fällen werden jahrelang Parasiteneier ausgeschieden, ohne daß die Patienten wesentliche Beschwerden haben. Schließlich kann durch Absterben der Würmer völlige Heilung erfolgen. Bei schwereren Erkrankungen ist die Prognose zweifelhaft. Besonders ungünstig wird sie dann lauten müssen, wenn keine Möglichkeit besteht, den Kranken vor neuen Infektionen zu schützen. In Ägypten sollen schwere Fälle häufiger sein als z. B. im Kaplande.

Die Prophylaxe wird besonders die Infektion stagnierender Gewässer durch Exkremente kranker Menschen zu verhindern suchen, z. B. durch Anlage von Latrinen, wie Looß vorschlägt. Wie weit das in tropischen Gegenden durchgeführt werden kann, entzieht sich meinem Urteil. Doch scheint man in Ägypten durch Besserung der hygienischen Verhältnisse schon einige Erfolge erreicht zu haben. Die Verbreitung der Krankheit ist geringer geworden. Die persönliche Prophylaxe besteht darin, daß man verdächtiges Trinkwasser vor dem Genusse kocht und es vermeidet, in suspekten Gewässern zu baden, resp. barfuß im Wasser stehend zu arbeiten.

Die Therapie vermag gegen die Parasiten nicht viel auszurichten. Anthelminthica per os gegeben oder lokal, z. B. in die Blase eingeführt, scheinen nutzlos zu sein. Gegen den Blasenkatarrh geht man mit den auch sonst bei Cystitis gebräuchlichen Mitteln vor, z. B. mit Urotropin oder Salol (2—3 mal 1,0), ferner Methylenblau (jeden 5. Tag 0,25 3mal täglich). Mit Blasenausspülungen sei man vorsichtig, da die Blase sehr empfindlich zu sein pflegt.

Die Komplikationen (Blasensteine, Urethralfisteln, Proctitis) sind nach den sonst üblichen Regeln zu behandeln.

Bei Scheube und Glaesel findet sich eine eingehende Darstellung der Bilharziose mit vollständigen Literaturnachweisen.

2. Schistosomum japonicum.

In gewissen Gegenden Japans ist eine Erkrankung (Katayama-Krankheit) endemisch, die auf Infektion mit einem der Bilharzia sehr ähnlichen Trematoden beruht. Das von Katsurada, Ogawa und Catto beschriebene Schistosomum japonicum ist etwas kleiner als die Bilharzia. Der ventrale Saugnapf ist größer als der Mundsaugnapf. Den Eiern fehlt der Stachel. Sonst erinnert der Bau der Tiere fast in allen Einzelheiten an den der Bilharzia.

Auch das Schistosomum japonicum hat seinen Hauptsitz in der Pfortader und ihren Verzweigungen, besonders den Mesenterialvenen. Die klinischen Erscheinungen ähneln denen der intestinalen Bilharziosis. Es kommt also zu blutigschleimigen Durchfällen unter starken Tenesmen. In den Faezes findet man Eier in großen Mengen. Ferner treten hier viel häufiger als bei der Bilharziose Veränderungen von Leber und serösen Häuten hervor: Milz- und Lebervergrößerung, Aszites, kachektische Erscheinungen. Die Diagnose wird durch Nachweis der Eier in den Faezes ermöglicht.

Die Autopsie ergibt einen ähnlichen Befund wie bei Bilharziosis, doch ist der uropoetische Apparat meist frei oder doch nur wenig beteiligt. Die entzündete und geschwellte Submukosa des Darmes ist dicht mit Eiern infiltriert. Außerdem findet man bisweilen eigentümliche, über Pleura und Peritoneum verstreute tuberkelähnliche Bildungen (Tsuchya, Tsunoda). Diese Knötchen sind Fremdkörpertuberkel. Sie sind den echten Tuberkeln recht ähnlich und bestehen aus epitheloiden Zellen und Riesenzellen. Nach Tsunoda gehen die Knötchen aus einer Wucherung der Gefäßendothelien hervor. Die Eier werden innerhalb dieser Bildungen langsam resorbiert.

Das Schistosomum japonicum scheint auch in China und auf den Philippinen vorzukommen.

3. Die Filariosis.

Die Filariosis ist eine in den Tropen weit verbreitete Krankheit, die unter verschiedenen klinischen Bildern auftritt. Erreger sind mehrere zu den Nematoden gehörige Filariaarten. Am weitesten verbreitet unter ihnen ist die Filaria Bancrofti s. sanguinis hominum. Die wichtigsten Fortschritte unserer Kenntnis der Filariosis sind an die Namen Demarquay, Lewis, Bancroft, Manson geknüpft.

a) Filaria Bancrofti s. sanguinis hominum.

Vorkommen. Die Filaria Bancrofti ist in tropischen und subtropischen Gegenden weit verbreitet. Auf manchen Südseeinseln soll mehr als 20% der Bevölkerung durchsucht sein. Aber auch auf dem asiatischen Kontinent, in Australien, Südamerika, Afrika, den Antillen ist die Krankheit häufig. Sie greift nach Norden bis in die Südstaaten der nordamerikanischen Union über.

Klinisch äußert sich die Filariosis unter sehr verschiedenen Formen. Erst seit man den Parasiten kennt, weiß man, daß die Hämatochylurie und die Elephantiasis arabum, zwei so verschiedenartige Erkrankungen, Folgen der Invasion ein- und desselben Helminthen sind.

Der **Parasit.** Die Filaria Bancrofti (1876 von Bancroft entdeckt) ist getrennt geschlechtig. Das anfänglich allein bekannte Weibchen ist ca. 80 mm lang, hat etwa die Dicke eines Kopfhaares und weiße Farbe. Der Körper ist der Länge nach vom Darm durchzogen und von den Uteri eingenommen. Die Filaria gebiert lebende Junge. Nur unter besonderen Bedingungen scheint sie auch Eier abzulegen. Das Männchen ist etwa 40 mm lang, dabei etwas dünner als das Weibchen, und an seinem gekrümmten Schwanzende mit zwei ungleich gestalteten Spiculis ausgerüstet.

Die Embryonen der Filaria Bancrofti sind schon im Jahre 1873 durch Demarquay entdeckt worden. Es sind zarte, etwa 0,3 mm lange, wurmförmige Gebilde, deren Leib von dem etwas dunkler gefärbten Darm durchzogen wird. Häufig liegen die Embryonen in einer sehr zarten, strukturlosen Scheide. Das ist z. B. bei den im Blute schwärmenden Larven der Fall.

Der Sitz der geschlechtsreifen Parasiten scheint vorwiegend das Lymphgefäßsystem verschiedener Partien des Körpers zu sein. Doch sind geschlechtsreife Tiere gelegentlich auch im Blute gefunden worden. Die Embryonen der Filaria schwärmen dagegen oft in der Zahl vieler Millionen im Blute und sind dort zu gewissen Zeiten leicht nachweisbar. Auffallenderweise findet man sie, wie Manson zuerst zeigte, in der Regel nur zur Nachtzeit im Blute der oberflächlichen Gefäße. Man hat daher diese Filaria auch als Filaria nocturna bezeichnet im Gegensatze zu anderen Arten, bei denen die Embryonen am Tage oder jederzeit zu finden sind. Eine befriedigende Erklärung für dieses eigentümliche Verhalten der Larven steht noch aus. Wahrscheinlich beruht ihr nächtliches Erscheinen nicht auf periodischer Produktion seitens der Muttertiere, sondern auf veränderter Verteilung im Blutstrome. Man kann nämlich die Erscheinung umkehren, wenn man den Kranken am Tage schlafen, nachts umhergehen läßt. Was für Momente die Verteilung der Embryonen in der Blutbahn beherrschen, weiß man nicht. Manson denkt an chemotaktische Vorgänge, v. Linstow an eine Erweiterung der oberflächlichen Gefäße während des Schlafes. Nach Scheube spielen wahrscheinlich die motorischen und digestiven Funktionen des Wirtes eine Rolle. Das Licht kommt nicht in Betracht.

Eine besondere Bedeutung gewinnt das nächtliche Auftreten der Larven, wenn man ihren Entwickelungsgang verfolgt. Die Embryonen reifen nicht im Körper des Menschen zu fertigen Würmern heran, sondern vollenden ihre Entwickelung in gewissen Mücken. Neben Anopheles- kommen auch Kulexarten in Betracht; doch scheint die Infektion bei letzteren schwerer zu gelingen. Die Moskitos stechen nun vorwiegend nachts und nehmen, wie Manson und Low gezeigt haben, mit dem Blute Embryonen auf. Diese verlassen den Mückendarm und wachsen in den Thoraxmuskeln im Laufe von 2—3 Wochen zu etwa 1,5 mm langen Würmchen heran, die in Kopf resp. Hypopharynx der Mücke einwandern und mit dem Stich übertragen werden.

Es gibt noch einen anderen Weg, auf dem die Larven der Filaria den menschlichen Körper oft in großer Menge verlassen, nämlich mit dem Urin, durch Lymphorrhagien, dann mit dem Sekrete mancher Drüsen. Doch gehen die auf diese Weise ausgeschiedenen Embryonen wahrscheinlich schnell zugrunde. Nach dem heutigen Stande der Kenntnisse geschieht eine Infektion nur durch Vermittelung von Mosquitos. So erklärt sich auch die Tatsache der großen Häufigkeit von Filariaerkrankungen in mosquitoreichen Gegenden.

Symptome. Die Filariosis macht verschiedenartige Krankheitsbilder. Relativ häufig ist anfallsweise auftretende **Hämoto-Chylurie.** Die Kranken entleeren einen blutig gefärbten Urin. Läßt man die Blutkörperchen absitzen, so erscheint der Urin trübe, milchig gefärbt. Er enthält Fett in Form feinster Tröpfchen, oft auch Lezithin und Cholesterin. Außerdem ist er eiweißhaltig. Der Fettgehalt kann mehr als 2% betragen. Zuweilen gerinnt der Urin nach der Miktion in toto, seltener kommt es schon in der Blase zu Gerinnselbildungen. Dann tritt bisweilen Retentio urinae ein oder die Patienten haben starke Tenesmen, bis das Gerinnsel die Urethra passiert hat. Im Harnsediment finden sich meist zahlreiche Filariaembryonen, die eine Unterscheidung dieser Fälle von der nicht parasitären Chylurie gestatten. Sitz der Filarien bei dieser Form ist wahrscheinlich der Ductus thoracicus oder einzelne seiner Zweige. Ihre Anwesenheit bedingt entzündliche und thrombotische Vorgänge, der Abfluß der vesikalen Lymphgefäße ist gehemmt, sie erweitern sich, falls keine genügenden Kollateralbahnen verfügbar sind. Von Zeit zu Zeit kommt es zur Ruptur und zum Lympherguß in die Blase oder andere Teile des uropoetischen Apparates. Wie die Hämaturie entsteht, die so häufig mit der Chylurie vergesellschaftet ist, scheint noch nicht hinreichend geklärt zu sein.

Die Hämato-Chylurie macht den Trägern oft lange Zeit keine wesentlichen Beschwerden, falls die Anfälle sich nicht gar zu häufig wiederholen. Sonst können freilich die Blut- und Chylusverluste zu schweren anämischen und marantischen Zuständen führen, ja sogar direkt den tödlichen Ausgang veranlassen. Wie bei anderen parasitären Infektionen, so findet man auch hier eine Vermehrung der Eosinophilen im Blute, besonders während der Nachtzeit.

Lokalisieren sich die Parasiten in anderen größeren Lymphstämmen, besonders in den Lymphstämmen der Extremitäten, so entsteht die zweite Hauptform der Filariose, die **Elephantiasis arabum.** Prädilektionsstellen sind Beine und Skrotum, resp. äußere weibliche Genitalien. Aber auch an den Armen und in der Brustdrüse kann es zur Bildung elephantiastischer Verdickungen kommen. Die parasitäre Form der Elephantiasis ist in der Regel dadurch ziemlich leicht von den nicht parasitären Formen der Krankheit zu trennen, als sie mit ausgesprochenen lymphangitischen Schüben einhergeht. Unter hohem Fieber entstehen an der erkrankten Extremität rote Streifen, die regionären Lymphdrüsen schwellen an, zuweilen treten auch erysipelatöse Entzündungen der Haut hinzu. Gewöhnlich geht die Attacke nach einigen Tagen zurück, seltener entstehen schwere Phlegmonen und Abszedierungen. Nach jedem Anfall bleibt eine gewisse Schwellung zurück, allmählich nimmt diese auch außerhalb der Anfälle zu. Schließlich entstehen die bekannten Verunstaltungen, denen die Elephantiasis ihren Namen verdankt: Die Beine sind zu dicken, unförmlichen Säulen geworden, das Skrotum zu einem enormen Tumor, der bis zum Knie oder noch tiefer herabhängt. Es ist ein Fall bekannt, bei dem das Skrotum ein Gewicht von 110 Pfd. erreichte! Auch die Brüste können sich enorm vergrößern. Die Volumzunahme beruht z. T. auf einer Erweiterung der Lymphgefäße. Außerdem ist aber auch das subkutane und perivaskuläre Bindegewebe enorm gewuchert. Ebenso ist die Epidermis vielfach verdickt, exkoriiert und mit Ulzerationen bedeckt. Die Belästigung des Patienten ist — abgesehen von den lymphangitischen Attacken — meist recht gering und nur durch das Gewicht der Tumoren bedingt. Die Entwickelung großer Geschwülste vollzieht sich im Verlaufe vieler Jahre.

Als seltenere Erscheinungsformen der Filariose führt Scheube noch die varikösen Leistendrüsen an. Sie bilden zuweilen große Geschwülste. Ferner sind Orchitis, Chylocele und chylöser Aszites zu nennen. Vielleicht beruhen auch manche tropische Diarrhöen, die mit Entleerung blutigchylöser Stühle einhergehen, auf Filariosis.

Diagnose. Die Diagnose ist in der Regel nicht schwer. Bei der Hämato-Chylurie findet man Embryonen im Urin. Dadurch ist die Unterscheidung von der Bilharziose möglich. Dort lassen sich ja die charakteristischen Eier nachweisen. Bei der parasitären Elephantiasis fehlen häufig Embryonen im Blute. Daher hat man längere Zeit gezögert, diese Zustände in die Gruppe der durch Filarien bedingten Erkrankungen einzureihen. Nach Scheube verhindern wahrscheinlich mechanische Verhältnisse (Thrombosen der betreffenden Lymphgefäße) das Eindringen der Larven in die Blutbahn. Von großem diagnostischen Werte sind hier die der Filariosis eigentümlichen akutentzündlichen Schübe, die bei anderen Formen der Elephantiasis vermißt werden oder doch nicht so häufig sind.

Die Prognose ist insofern ungünstig, als Heilungen selten vorkommen. Die oft sehr schweren anatomischen Veränderungen (Ektasien der Lymphgefäße) sind einer Rückbildung meist nicht zugänglich. Dagegen kann das Leiden jahrelang, ja jahrzehntelang bestehen, ohne dem Träger gar zu große Beschwerden zu verursachen oder sein Leben in Gefahr zu bringen.

Prophylaktisch kommt vor allem Schutz gegen Moskitos und Vernichtung ihrer Brutstätten in Frage. Es deckt sich also die Prophylaxe mit den gegen die Malaria eingeleiteten Maßnahmen.

Therapie. Eine Vernichtung der Parasiten im menschlichen Körper ist nicht möglich. Die bisher empfohlenen Mittel (Benzoesäure, Thymol, Glyzerin) sind wenig oder gar nicht wirksam. Dagegen lassen sich die Beschwerden symptomatisch erheblich lindern. Bei Hämato-Chylurie wird Bettruhe empfohlen. Die Lymphangitis erfordert Hochlagerung der betreffenden Extremität, Kälteapplikationen, antiseptische Umschläge. Die Elephantiasis ist nur einer chirurgischen Therapie zugänglich.

b) Andere Filiarien.

Filaria loa s. diurna ist der vorigen ähnlich, aber kleiner. Der geschlechtsreife Wurm lebt vornehmlich im Unterhautgewebe, besonders unter der Konjunktiva. Die Embryonen treten nur am Tage (daher diurna) im Blute der Peripherie auf. Manson ist der Ansicht, daß eine während des Tages stechende Diptere der Zwischenwirt ist. Die Filaria loa ist auf Westafrika beschränkt.

Filaria perstans, von Manson so genannt, weil die Larven jederzeit im peripheren Blute anzutreffen sind. Die geschlechtsreifen Würmer sitzen im Bindegewebe, das Aorta abdominalis und Pankreas umgibt. Sie haben ungefähr dieselbe Größe, wie die Filaria Bancrofti. Krankheitserscheinungen sind nicht bekannt.

Filaria medinensis (der Medinawurm) kommt hauptsächlich an der Westküste Afrikas und im westlichen und inneren Asien vor. Das Weibchen wird 60—80 cm lang, dabei etwa 1 mm dick. Es erinnert in seinem Aussehen an eine Violinsaite. Das Männchen ist nur 4 cm lang, bisher nur selten beobachtet. Offenbar geht es bald nach vollzogener Begattung zugrunde. Der Medinawurm ist vorwiegend ein Parasit des Unterhautgewebes. Er ruft dort — besonders an den unteren Extremitäten — eine Geschwulst hervor, die nach einiger Zeit aufbricht. In der Tiefe des Geschwürs zeigt sich das Vorderende des Wurmes. Es kommt dann, falls der Parasit nicht mechanisch entfernt wird, zur Entleerung der in ungeheurer Zahl im Körper des Weibchens enthaltenen Embryonen. Auch der Medinawurm macht einen Wirtswechsel durch. Zwischenwirt ist nach Fedschenko und Manson ein kleiner Süßwasserkrebs (Cyclops quadricornis). Wahrscheinlich geschieht die Infektion durch Genuß von Wasser, in dem infizierte Exemplare von Zyklops sich finden.

Die Prognose ist günstig. Im allgemeinen heilt die Ulzeration bald nach Extraktion des Wurmes. Abszesse bilden sich fast nur dann, wenn der Parasit bei ungeschickten Extraktionsversuchen abreißt.

Die Therapie besteht in langsamer Entfernung der Parasiten, die sich gewöhnlich über mehrere Tage erstrecken muß. Die Prozedur kann durch kalte Bäder oder Massage der Umgebung des Wurmes abgekürzt werden.

Näheres s. bei Scheube.

Literatur.

I. Einleitung.

Zusammenfassende Werke und Lehrbücher:

P. A. Piorry, Hämopathologie. Aus dem Französischen von G. Krupp. Leipzig 1839. — Andral, Gavarret und Delafond, Recherches sur la composition du sang. Paris 1844. — Hayem, Du sang et de ses altérations anatomiques. Paris 1889, Masson. — Ehrlich und Lazarus, Die Anämie in Nothnagels Handb. d. spez. Path. u. Therap. Wien 1898. — Bezançon und Labbé, Traité d'Hématologie. Paris 1904. — Türk, Vorlesungen über klinische Hämatologie. Bd. 1. Wien u. Leipzig 1904. Bd. 2, 1. Teil, 1912. — Grawitz, Klinische Pathologie des Blutes. 4. Aufl., Leipzig 1911. — Nägeli, Blutkrankheiten und Blutdiagnostik. 2. Aufl. Leipzig 1912. — Krehl, Pathologische Physiologie. 5. Aufl., 1910.

II. Das Blut als ein Gemenge von Plasma und Blutkörperchen.

Biernacki, Zentralbl. f. innere Med. 1891, Nr. 31. — Bleibtreu, M. u. L., Pflügers Arch., Bd. 51, S. 151. — Bugarszky und Tangl, Zentralbl. f. Phys. Bd. 11, S. 97 (1897). — Fränckel, Zeitschr. f. klin. Med. Bd. 52, Heft 5. — Grawitz, Klinische Pathologie des

Blutes 3. Aufl., 1906. — Hammerschlag, Wiener klin. Wochenschr. 1890, S. 1018. —
Hedin, Skandin. Arch. f. Physiol. 1899, Bd. 2, S. 134. — Inagaki, Zeitschr. f. Biol. Bd. 50.
— Koeppe, Arch. f. (Anat. u.) Physiol. 1895, S. 145 u. Pflügers Arch. Bd. 107, S. 187. —
Marcano, Journ. de physiol. et de pathol. génér. 15 mars 1901. — O. Müller, Beobach-
tung über spontane Sedimentierung. Berlin 1898. — Schmaltz, Arch. f. klin. Med. Bd. 47,
S. 145.

III. Die Methoden der klinischen Blutuntersuchung.

Plesch, Deutsch. Arch. f. klin. Med. Bd. 99. — Autenrieth und Koenigsberger,
Münch. med. Wochenschr. 1910, Nr. 19.
Vgl. ferner die Darstellung der Methoden in den in Kapitel I. erwähnten hämato-
logischen Lehrbüchern.
Aßmann, Münch. med. Wochenschr. 1906, S. 1350. — L. Michaelis, Oppen-
heimers Handb. d. Biochem. Bd. 2, S. 193, 1909. — Pappenheim, Grundriß der Farb-
chemie. Berlin 1901. — Derselbe, Virchows Arch. Bd. 143, 157, 169. — Rosin und
Bibergeil, Zeitschr. f. klin. Med. 1904, Bd. 54. — Schridde, Münch. med. Wochenschr.
1905, S. 1233 u. 1906, S. 160.—Zieler, Zentralbl. f. Path. Bd. 17, Nr. 11, 1906.—Schridde-
Nägeli, Die hämatologische Technik. 1910.

IV. Die Gesamtblutmenge.

v. Bollinger, Münch. med. Wochenschr. 1886, Nr. 5. — Boycott und Douglas,
Journ. of Path. and Bacteriol. Tom. 13 (1909) und Guys Hosp. Rep. Vol. 62, p. 157. —
Cohnheim, Allg. Path. 1877, Bd. 1, Kap. 7. — Eykmann, Virchows Arch. Bd. 140,
1895. — Gréhant u. Quinquaud, Compt. rend. de l'Acad. des Sciences 1883, Nr. 22. —
Grawitz, Berliner klin. Wochenschr. 1895, Nr. 48. — Haldane und Smith, Journ.
of physiol. Tom. 25, p. 334. — Kottmann, Arch. f. exper. Path. u. Pharm. 1906, Bd. 54,
S. 356. — Lazarus in Ehrlich-Lazarus, Die Anämie. Bd. 1, S. 1, 1909. — Lesser,
Verhandl. d. Sächs. Gesellsch. d. Wissensch. 1874, S. 153. — Malassez, Arch. de physiol.
norm. et path. 1874, série 2, p. 797. — Morawitz und Siebeck, Arch. f. exper. Path.
u. Pharm. Bd. 59, S. 364. — Oerum, Deutsch. Arch. f. klin. Med. Bd. 93, S. 356. — Plehn,
Deutsche med. Wochenschr. 1899, Nr. 28/30. — Plesch, Hämodynamische Studien. Berlin
1909. — Quincke, Deutsch. Arch. f. klin. Med. 1878, Bd. 20, S. 27. — v. Recklinghausen, Allgemeine Pathologie S. 176. — Sahli, Korrespondenzbl. f. Schweiz. Ärzte
1886. — Scheube, Tropenklima. Eulenburgs Realenzyklopädie III. Aufl. — L. Smith,
Transact. of the path. Soc. of London 1900, Tom. 2, p. 311. — Stintzing und Gumprecht,
Deutsch. Arch. f. klin. Med. Bd. 53. — Strauß, Berliner klin. Wochenschr. 1907. —
Valentin, Repert. f. Anat. u. Physiol. 1838, Bd. 3, S. 281. — Vermehren, Hospital-
titende 1902, Nr. 43—45 u. Deutsche med. Wochenschr. 1903, Nr. 16. — Welker,
Zeitschr. f. rationelle Med. 1858, (3) Bd. 4, 145. — Worm-Müller, Verhandl. d. Sächs. Ge-
sellsch. d. Wissensch. 1873, S. 573. — Zuntz und Plesch, Biochem. Zeitschr. Bd. 11, S. 48.

V. Der Wasserhaushalt des Blutes. Die Salze.

Eine sehr eingehende Besprechung gibt E. Grawitz, Klinische Pathologie des
Blutes (4. Aufl.) 1911.
Abderhalden, Lehrb. d. physiol. Chem. 1906. — Askanazy, Deutsch. Arch.
f. klin. Med. Bd. 59, S. 385. — Bartels, Nierenerkrankungen in v. Ziemßens Handb.
d. spez. Path. u. Therap. — Becquerel und Rodier, Untersuchungen über die Zusammensetzung des Blutes im gesunden und kranken Zustand. Erlangen 1845. — Benczur und
Csatáry, Deutsch. Arch. f. klin. Med. Bd. 46, S. 478. — Biernacki, Zeitschr. f. klin.
Med. Bd. 24, S. 460. — Cohnstein und Zuntz, Pflügers Arch. Bd. 42, 1888. — W. Erb
jun., Deutsch. Arch. f. klin. Med. Bd. 88, S. 36. — Erben, Zeitschr. f. klin. Med. Bd. 40,
S. 266. — Derselbe, Zeitschr. f. klin. Med. Bd. 47, Heft 3 u. 4. — Derselbe, Über die
chemische Zusammensetzung des Blutes bei Tuberc. pulm. etc. Wien u. Leipzig 1905. —
Forster, Zeitschr. f. Biol. Bd. 9, 1873, S. 298. — Frerichs, Die Brightsche Nierenkrankheit.
Braunschweig 1851. — D. Gerhardt, Diabetes insipidus. Nothnagels Handb. 1899. —
Grawitz, Zusammenfassende Darstellung seiner Arbeiten in klinischer Pathologie des
Blutes. 4. Aufl., 1911. — Hammerschlag, Zeitschr. f. klin. Med. Bd. 21, S. 475. —
O. Heß, Deutsch. Arch. f. klin. Med. Bd. 79, S. 128. — R. Heß, Deutsch. Arch. f. klin. Med.
Bd. 95, S. 483. — Inagaki, Zeitschr. f. Biol. Bd. 49, S. 77. — v. Jaksch, Zeitschr. f.
klin. Med. Bd. 23, S. 187. — Jolles und Winkler, Arch. f. exper. Path. u. Pharm.
Bd. 44, 1900. — Jolles, Wiener med. Presse 1898, Nr. 5. — Klein und Verson,
Wiener Akad. 1867, Bd. 55, Heft 2, S. 627. zit. n. Magnus-Levy, Physiologie des
Stoffwechsels in v. Noordens Handb., 2. Aufl. — Koßler, Zentralbl. f. inn. Med.
1897, Nr. 26 ff. — Krebs und Meyer, Zeitschr. f. phys. u. diät. Therap. Bd. 6,
1903, Heft 7. — Lichtheim, Verhandl. d. VII. Kongr. f. inn. Med. 1888. — Loewy,

Berliner klin. Wochenschr. 1896, Nr. 41. — Matthes, Erkrankungen der Atmungs- und Kreislaufsorgane in v. Noorden, Pathologie des Stoffwechsels, 2. Aufl. — Mitulescu, Zentralbl. f. inn. Med. 1904, S. 161, Nr. 6. — v. Moraczewski, Virchows Arch. 1896, Bd. 146, S. 426. — Joh. Müller, Münch. med. Wochenschr. 1904, Nr. 38. — v. Noorden, Pathologie des Stoffwechsels. 2. Aufl., 1906. — Oertel, Allgemeine Therapie der Kreislaufstörungen. Leipzig 1884 und Deutsch. Arch. f. klin. Med. Bd. 50, 1892, S. 293. — Panum Virchows Arch. Bd. 29, S. 290, 1864. — Rumpf und Dennstedt, Zeitschr. f. klin. Med. Bd. 58, S. 84, 1905. — Schlesinger, Arch. f. Kinderheilk. Bd. 37, Heft 5 u. 6. — Schmaltz, Deutsch. Arch. f. klin. Med. Bd. 47, 1891. — Carl Schmidt, Charakteristik der epidemischen Cholera etc. Leipzig u. Mitau 1850. — Schwenkenbecher, Med. Klin. 1907, Nr. 28 u. 29. — Sedlmair, Zeitschr. f. Biol. Bd. 37, S. 25, 1898. — Senator, Die Erkrankungen der Niere. S. 73, Wien 1902. — v. Steijskal, Zeitschr. f. klin. Med. 1901, Bd. 42, S. 309 u. 310. — Stintzing und Gumprecht, Deutsch. Arch. f. klin. Med. Bd. 53, 1894, S. 465. — Strauer, Systematische Blutuntersuchungen bei Schwindsüchtigen und Krebskranken. Inaug.-Diss. Greifswald 1893. — H. Strauß, Die chronischen Nierenentzündungen in ihrer Einwirkung auf die Blutflüssigkeit. 1902. — Derselbe, Zeitschr. f. exper. Path. u. Therap. Bd. 1, S. 408, 1905. — Derselbe und Rohnstein, Die Blutzusammensetzung bei den verschiedenen Anämien. Berlin 1901. — Strubell, Deutsch. Arch. f. klin. Med. Bd. 62, S. 89, 1899. — v. Tarchanoff, zit. nach Kottmann, Arch. f. exper. Path. Bd. 54. — E. Voit, Zeitschr. f. Biol. Bd. 46, S. 167, 1904. — Wendelstadt und Bleibtreu, Zeitschr. f. klin. Med. Bd. 25, S. 204.

VI. Übersicht über die physikalischen Chemie des Blutes, besonders unter pathologischen Verhältnissen.

Adler, Amer. Journ. of Physiol. Tom. 19, p. 1, 1907. — Aggazzotti, Arch. ital. de biol. Vol. 47, p. 55, 1907. — Albanese, Arch. f. exper. Pathol. u. Pharm. Bd. 29, S. 51, 1892. — Asher in Tigerstedts Handb. der physiol. Methodik Bd. 1, 2. Abt., S. 188 ff. — Barcroft und Haldane, Journ. of physiol. Tom. 28, 1902. — Derselbe und Morawitz, Deutsch. Arch. f. klin. Med. Bd. 93, 1908. — v. Behring, Zeitschr. f. Hygiene 1890, Bd. 9, S. 395. — Bence, Zeitschr. f. klin. Med. Bd. 58, Heft 3, 1905. — Benedict, Pflügers Arch. Bd. 115, S. 106, 1906. — Bezançon und Labbé, Traité d'Hématologie 1904. — Bickel, Deutsche med. Wochenschr. 1902, Nr. 28, S. 501. — Bohr in Nagels Handb. d. Physiol., 1. Hälfte, 1905. — Derselbe, Hasselbalch, Krogh, Zentralb. f. Physiol. Bd. 22, S. 661, 1903. — du Bois-Reymond, Brodie und Müller, Arch. f. (Anat. u.) Physiol. 1907, Suppl. — Bottazzi, Ergebn. d. Physiol. Bd. 7, 1908, S. 161. (Literatur über Osmose!) — Brandenburg, Zeitschr. f. klin. Med. Bd. 36, 1899 und Bd. 45, 1902. — Bugarszky und Tangl, Pflügers Arch. Bd. 72, S. 531, 1898. — Determann, Zeitschr. f. klin. Med. Bd. 59, S. 283, 1906. — Dreser, Arch. f. exper. Pathol. u. Pharm. Bd. 29, 1892, S. 305. — Engel (Alkalimeter), zit. n. Grawitz, Klin. Pathol. d. Blutes, 3. Aufl., S. 62. — Derselbe, Berl. klin. Wochenschrift 1904, S. 828. — Ewald, Arch. f. (Anat. u.) Physiol. 1877, S. 208 und 1878, S. 536. — Fano und Bottazzi, Arch. ital. de biol. Vol. 26, p. 45, 1896. — Farkas und Scipiades, Pflügers Arch. Bd. 98, S. 577, 1903. — v. Fodor, Zentralbl. f. Bakteriol. Bd. 17, 1895, S. 225. — Fränckel, Zeitschr. f. klin. Med. Bd. 52, Heft 5, 1904. — Derselbe, zit. n. Kraus, Fieber u. Infektion in v. Noordens Handb. d. Pathol. d. Stoffwechsels, 2. Aufl. — Friedberger in Kolle-Wassermanns Handb. d. pathog. Mikroorg. Bd. 4, Heft 1, S. 560. — Friedenthal, Zeitschr. f. allgem. Physiol. Bd. 1, S. 56, 1901 und Bd. 4, S. 44, 1904. — Geppert und Zuntz, Pflügers Arch. Bd. 42, S. 189. — Derselbe, Das Wesen der Blausäurevergiftung. Berlin 1889. — Hamburger, Osmotischer Druck und Ionenlehre. Bd. 1, 1902. — Haro, Compt. rend. Tom. 83, 1876. — R. Heß, Deutsch. Arch. f. klin. Med. Bd. 95, S. 483. — W. Heß, Münch. med. Wochenschr. 1907, Nr. 32 u. 45 (Viskosimeter). — Derselbe, Vierteljahrsschr. d. Naturf.-Gesellsch. Zürich 1906. Med. Klinik 1909, Nr. 37. — Heubner, Arch. f. exper. Pathol. u. Pharm. Bd. 53, S. 280. — Hirsch und Beck, Deutsch. Arch. f. klin. Med. Bd. 69, S. 503, 1901 u. Bd. 72, S. 560, 1902. — Hoeber in Oppenheimers Handb. d. Biochemie Bd. 2, Heft 2, 1908. — v. Jaksch, Zeitschr. f. klin. Med. Bd. 13, S. 350. — Jappelli, Zeitschr. f. Biol. N. F. Bd. 30, S. 398, 1906. — A. Kanitz in Oppenheimers Handb. d. Biochemie Bd. 1, 1909, S. 25 ff. — Koeppe, Physik. Chemie in der Medizin. 1900. — Kövesi und Roth-Schulz, Berl. klin. Wochenschr. 1904, Nr. 24/26, ferner Dieselben, Pathol. u. Ther. der Niereninsuffizienz. Leipzig 1904. — v. Koranyi, Zeitschr. f. klin. Med. Bd. 33, 1897 u. Bd. 34, 1898. — Derselbe und Richter, Physikalische Chemie und Medizin. Leipzig 1907 u. 1908. — Derselbe und Bence, Pflügers Arch. Bd. 110, S. 513. 1905. — Koßler bei Kraus, Zeitschr. f. klin. Med. Bd. 22, S. 588, 1893. — Kovacz, Berl. klin. Wochenschr. 1902, S. 263. — Kraus, Die Ermüdung als ein Maß der Konstitution (Blutgasanalysen). Bibl. med. D. Bd. 1, Heft 3. — Derselbe, Fieber und Infektion in v. Noordens Handb der Pathol. des Stoffwechsels. — Derselbe, Prager med. Wochenschr. 1899, Nr. 14 (Methode der Alkaleszenzbestimmung). — Kroenig und Fueth, Monatsschr. f. Geburtshilfe Bd. 13, Heft 2, 1902. — Kümmell, Münch. med. Wochenschr. 1900, S. 1525. — Landois, Lehrb. d. Physiol. — Lépine, zit. n. Loewy, „Die Gase des Körpers" in Oppenheimers Handb. d. Biochemie 1908, Bd. 4, S. 41. — Lindemann, Deutsch. Arch. f. klin. Med. Bd. 65, S. 1, 1899. — Loewy, „Die Gase des Blutes" in Oppenheimers Handb. der Biochemie Bd. 4, 1908. — Derselbe, Pflügers Arch. Bd. 58, S. 462, 1898 und Zentralbl. f. d. med. Wissensch. 1895, Nr. 45 (Alkaleszenz des Blutes). — Derselbe und v. Schrötter, Zeitschr. f. exper. Pathol. u. Ther. Bd. 1, S. 197, 1905. — Lommel, Verhandl. d. 23. Kongr. f. innere Med. 1906, Diskussionsbemerkung, S. 459. — Magnus-Levy, Physiol. d. Stoffwechsels (Alkaleszenz des Blutes) in v. Noordens Handb. d. Pathol. d. Stoffwechsels, 2. Aufl., S. 192 ff. — Hans Meyer, Arch. f. exper. Pathol. u. Pharm. Bd. 17, S. 304, 1885. — Minkowski, Mitteil. a. d. med. Klinik Königsberg 1888, S. 174. — Nägeli, Blutkrankheiten und Blutdiagnostik. S. 56. — Nolf, Arch. de Biol. Tom. 20, p. 1, 1904. — Oker-Blom, Das Blut in physik.-chem. Beziehung in Koranyi-Richter, Physikal. Chemie u. Medizin Bd. 1, 1907, S. 265. — Ostwald, zit. n. A. Kanitz. — Pfaundler, Arch. f. Kinderheilk. Bd. 41, S. 174. 1905. — Richter, Char.-Ann. 1903. — Derselbe, Koranyi-Richter Bd. 2, S. 191. — Rosemann, Deutsche med. Wochenschr. 1904, S. 446. — Rumpf, Zentralbl. f. klin. Med. 1891. — Sabanejew und Alexandrow, Zeitschr. f. physik. Chemie Bd. 9, 1892, S. 88. — Sackur, Zeitschr. f. klin. Med. Bd. 29, S. 25, 1896. — Salm, Zeitschr. f. physik. Chemie Bd. 57, S. 471, 1906. — Senator, Deutsche med. Wochenschr. 1900, Nr. 3, S. 48. — Setschenow, Wien. akad. Ber. Bd. 36, S. 1859, zit. n. A. Loewy, Die Gase des Körpers. — Spiro und Pemsel, Zeitschr. f. physiol. Chemie Bd. 26, S. 233, 1898. — Stewart, Journ. of Physiol. Tom. 24, 1899. — H. Strauß, Die chron. Nierenentzündungen in ihrer Einwirkung auf die Blutflüssigkeit. 1902. — Szili, Pflügers Arch. Bd. 115, S. 82, 1906. — Tamman, Zeitschr. f. physik. Chemie Bd. 20, 1896, S. 180. — Viola, Ref. Zentralbl. f. innere Med. 1901. — Walther, Arch. f. exper. Path. u. Pharm. Bd. 7, 1877, S. 148. — v. Westenrijk, Arch. f. exper. Path. u. Pharm. 1908, Festschr. f. O. Schmiedeberg. — Zuntz, Loewy, Müller, Caspari, Höhenklima und Bergwanderungen etc. 1905.

VII. Chemie des Blutplasma und Blutserum.

Abderhalden, Lehrb. d. physiol. Chem. 1906, S. 571. — Andral, Gavarret und Delafond, Recherches sur la composition du sang. Paris 1844. — Araki, Zeitschr. f. physiol. Chem. Bd. 19, S. 422. — Bach und Chodat, Biochem. Zentralbl. Bd. 1, Nr. 11 ff. (Zusammenfassende Übersicht der Oxydasen.) — v. Bergmann, Med. Klin. 1909, Nr. 2. — Bingel, Zeitschr. f. physiol. Chem. Bd. 57. S. 382. — Boggs und Morris, Ref. Biochem. Zentralbl. 1909, Bd. 8, S. 843. — Brieger und Trebing, Berliner klin. Wochenschr. 1908, Nr. 22, 29, 51. — Camus und Gley, Compt. rend. Soc. biol. Tom. 47, p. 825, 1897. — Connstein und Michaelis, Pflügers Arch. Bd. 69, S. 76, 1897. — Csatáry, Arch. f. klin. Med. Bd. 48, S. 358. — v. Dalmady und v. Torday, Wiener klin. Wochenschr. 1907, Bd. 16. — Delezenne, Arch de physiol. 1897, p 333. — Ellinger, Arch. f. klin. Med. Bd. 62, S. 255, 1898. — Erben, Zeitschr. f. klin. Med. Bd. 40, S. 266, 1900 (Eiweißquotient). — Derselbe, Zeitschr. f. Heilk. Inn. Med. Bd. 24, S. 70. (Albumosen bei Leukämie) — B. Fischer, Virchows Arch. Bd. 172, S. 30. — Freund und Joachim, Zeitschr. f. physiol. Chem. Bd. 36, S. 407. — Fuld und Spiro, Zeitschr. f. physiol. Chem. Bd. 31. — Garrod, Med. Chir. transactions. Vol. 31, p. 92, 1848. Zit. n. v. Noorden, Pathologie des Stoffwechsels. — Gläßner, Zeitschr. f. exper. Path. u. Therap. Bd. 2, Heft 1 (Globulin bei Immunisierung). — Derselbe, Hofmeisters Beitr. Bd. 4, S. 79. (Antitrypsin des Blutes). — Gräfenberg, Münch. med. Wochenschr. 1909, Nr. 14. — E. Grawitz, Deutsche med. Wochenschr. 1892, Nr. 51. — O. Groß, Arch. f. exp. Pathol. Bd. 58, S. 157, 1907 u. Berliner klin. Wochenschr. 1908, S. 643. — Hammarsten, Pflügers Arch. Bd. 17 u. 18 (Über Globuline), ferner Ergebn. d. Physiol. Bd. 1, S. 330, 1902. — Derselbe, zit. n. Gläßner, Hofmeisters Beitr. Bd. 4 (Labhemmende Wirkung des Blutserums). — Hedin, Zeitschr. f. physiol. Chem. Bd. 52, S. 412, 1907. — Henriques, Zeitschr. f. physiol. Chem. Bd. 23, S. 244, 897. — Irisawa, Zeitschr. f. physiol. Chem. Bd. 17, S. 340. — van Itallie, Compt. rend. Soc. biol. Tom. 60, p. 148, 1906. — Jolles, Münch. med. Wochenschr. 1904, S. 2083. — Jochmann, Deutsche med. Wochenschr. 1909, S. 1869. — Derselbe und Müller, Münch. med. Wochenschr. 1906, S. 2002. — Klemperer und Umber, Zeitschr. f. klin. Med. Bd. 61, S. 145, 1907. — Kyes, Berl. klin. Wochenschr. 1902, S. 886. — Derselbe, Biochem. Zeitschr. Bd. 4, S. 99, 1907, u. Bd 8, S. 42, 1908. — Landsteiner, „Hämolyse" in Oppenheimers Handb. d. Biochem. 1909, S. 395. — Derselbe, Zentralbl. f. Bakteriol. Bd. 27, 1900, S. 357 (Antitrypsin). — Langstein und Mayer, Hofmeisters Beitr. Bd. 5, S. 68, 1904. — Lépine, Deutsche med. Wochenschr. 1902, S. 363. — Lesser, Zeitschr. f. Biol. Bd. 49, S. 571, 1907. — Letsche, Zeitschr. f. physiol. Chem. Bd. 53, S. 31, 1907. — Liebermeister, Hofmeisters Beitr. Bd. 8, S. 439, 1906. — v. Limbeck und Pick, Prager med. Wochenschr. 1893,

Nr. 12 bis 14. — Loewi, Marburger Sitzungsber. Nov. 1905. — Magnus-Levy, Virchows Arch. Bd. 152 (Harnsäure bei Leukämie). — Derselbe und L. F. Meyer, Die Fette im Stoffwechsel in Oppenheimers Handb. d. Biochem. Bd. 4, S. 445. — Mansfeldt, Zentralbl. f. Physiol. 1907, S. 1666. — Michaelis und Rona, Biochem. Zeitschr. Bd. 7 u. folg. — Moll, Hofmeisters Beitr. Bd. 4, S. 563. — Morgenroth, Zentralbl. f. Bakteriol. Bd. 27, S. 721, 1900. — P. Th. Müller, Hofmeisters Beitr. Bd. 6, S. 454. — Naunyn, Der Diabetes mellitus. 2. Aufl. — Neuberg und Richter, Deutsche med. Wochenschr. 1904, S. 499. — v. Noorden, Pathologie des Stoffwechsels. 2. Aufl., 1906/07. — Oppenheimer, Die Fermente und ihre Wirkungen. 3. Aufl., 1909. — Derselbe und Aron, Hofmeisters Beitr. Bd. 4, S. 179. — Pekelharing, Zentralbl. f. Physiol. 1895, Nr. 3. — Pfeiffer, Zeitschr. f. klin. Med. Bd. 33, S. 215, 1897. — Porges und Spiro, Hofmeisters Beitr. Bd. 3, S. 277. — Reiß, Hofmeisters Beitr. Bd. 4, S. 150, 1903. — Reicher, Berliner Verein f. inn. Med. 6. Juli 1908. — Reye, Nachweis und Bestimmung des Fibrinogens. Inaug.-Diss. Straßburg 1898. — Schenck, Pflügers Arch. Bd. 55, S. 203. — Schumm, Hofmeisters Beitr. Bd. 4, S. 453. — Stoklasa, Pflügers Arch. Bd. 101, S. 311. — H. Strauß und Chajes, Zeitschr. f. klin. Med. Bd 52,. Heft 5 u. 6. — H. Strauß, Zeitschr. f. klin. Med. Bd. 60, Heft 5 u. 6. — Derselbe, Die chronischen Nierenentzündungen in ihrer Einwirkung auf die Blutflüssigkeit. 1902. — Zuntz, Loewy, Müller und Caspari, Höhenklima und Bergwanderungen etc. 1905.

Vgl. ferner die zusammenfassenden Darstellungen bei Oswald, Chemische Pathologie und Morawitz in Oppenheimers Handb. d. Biochem. Bd. 2, 1908.

VIII. Blutgerinnung.

Zusammenfassende Darstellungen: Leo Loeb, Biochem. Zentralbl. 1907, Bd. 6, Nr. 21 u. 22. — Morawitz in Oppenheimer, Handb. d. Biochemie Bd. 2, 1908, S. 40.

Arthus und Pagès, Journ. de physiol. Tom. 22, p. 739, 1890. — Baß, Zentralbl. f. d. Grenzgeb. d. Med. u. Chir. 1900, S. 209 u. 246. — Baumgarten, Die sog. Organisation des Thrombus. Leipzig 1877. — Bezançon und Labbé, Traité d'Hématologie 1904, p. 52. — Boggs, Deutsch. Arch. f. klin. Med. Bd. 79, S. 539. — v. Boltenstern, Würzburger Abhandl. Bd. 3, Heft 5, 1903. — Bordet und Gengou, Ann. de l'Instit. Pasteur Bd. 18, 1904. — Brodie und Russel, Journ. of. physiol. Vol. 21, p. 413. — Buchanan, Phil. Soc. Glasgow. Tom. 2, 1844—48. — Bürker, Pflügers Arch. Bd. 102, S. 36. — Cohnheim, Allgem. Path. 1877. — Dastre und Floresco, Compt. rend. soc. Biol. Tom. 48, p. 243 u. 358. — Deetjen, Verhandl. d. naturh.-med. Vereins Heidelberg 1909. — Ducceschi, Arch. ital. de biol. 1903, Vol. 39. — Edelberg, Arch. f. exper. Path. u. Pharm. Bd. 11, S. 283. 1880. — Freund, Wien. med. Jahrb. 1888, S. 259. — Fuld, Zentralbl. f. Physiol. Bd. 17, S. 529, 1903. — Hammarsten, Zeitschr. f. physiol. Chemie Bd. 22, S. 333 und Bd. 28, S. 98. — Hartmann, Münch. med. Wochenschr. 1909, Nr. 16. — Hayem, Du sang et de ses altérations anatomiques. Paris 1889. — Derselbe und Bensaude, Compt. rend. soc. biol. 17 janv. 1901. — Derselbe, Gaz. des hôpitaux, 24 jouillet, 1895. — Heubner, Arch. f. exper. Path. Bd. 49, S. 229. — Hinman und Sladen, Johns Hopkins Hosp. Bulletin Tom. 18, 1907. — Lancereaux und Paulesco, Journ. de méd. int. Tom. 231, 1898. — Landau, Berl. klin. Wochenschr. 1904, Nr. 22. — Lenoble, zit. n. Bezançon und Labbé. — Leo Loeb, Zahlreiche Arbeiten, Zusammenfassung in Biochem. Zentralbl. 1907, Nr. 21 u. 22. — Mendel, Münch. med. Wochenschr. 1909, Nr. 42. — Morawitz, und Bierich, Arch. f. exper. Path. Bd. 56, 1906. — Moll, Wien. klin. Wochenschr. Bd. 16, S. 1215. — Nolf, Arch. internat. d. Physiol. Tom. 4, 1906. — Pratt, Arch. f. exper. Path. Bd. 49, S. 299. — Sabrazès, Fol. haematol. Tom. 1, p. 394. — Sackur, Mitteil. a. d. Grenzgeb. Bd. 8, S. 188. — Alex. Schmidt, Zur Blutlehre. Leipzig 1892 und Weitere Beiträge zur Blutlehre. Wiesbaden 1895. — Schmiedeberg, Arch. f. exper. Path. Bd. 39, S. 1. — Sorgo, Zentralbl. f. d. Grenzgeb. d. Med. u. Chir. 1899, S. 10. — v. d. Velden, Deutsche med. Wochenschr. 1909, Nr. 5 und Zeitschr. f. exper. Path. u. Therap. Bd. 7, Heft 1. — Wright, Brit. med. Journ. 1891, Tom. 2, p. 1306, 1893, Tom. 2, p. 223, 1894, Tom. 2, p. 57. — Derselbe und Paramore, Lancet 1905, Tom. 2, p. 1096.

IX. Die roten Blutkörperchen.

I. Albrecht und Hedinger, Zentralbl. f. Path. 1904. — Arnold, Virchows Arch. Bd. 145. — Bang und Forßmann, Zentralbl. f. Bakteriol. Bd. 40, S. 151, 1905. — Bettmann, Zieglers Beiträge Bd. 23. — Bizzozero, Virchows Arch. Bd. 95. — Bloch, Zeitschr. f. klin. Med. 1901. — Blumenthal und Morawitz, Deutsch. Arch. f. klin. Med. Bd. 92. — Bohr, Die Gase des Körpers in Nagels Handb. d. Physiol. Bd. 1, 1905. — Bornstein und Müller, Arch. f. (Anat. u.) Physiol. 1907, S. 470. — Butterfield, Zeitschr. f. physiol. Chem. Bd. 62, 1909. — v. Domarus, Arch. f. exper. Path. u. Pharm. Bd. 58, S. 319. — Ehrlich-Lazarus, Die Anämie etc. in Nothnagels Handb. der spez.

Path. u. Therap. 1898. — Engel, Vichows Arch. Bd. 153. — Grawitz, Klin. Path. des Blutes, 3. Aufl., 1906. — Grawitz und Grüneberg, Die Zellen des menschlichen Blutes im ultravioletten Lichte. Leipzig 1906. — Hecker, Deutsch. Arch. f. klin. Med. Bd. 61. — Heidenhain, Folia haematol. Vol. 1, 1904. — Heinz, Virchows Arch. Bd. 168. — Derselbe, Zieglers Beiträge Bd. 29. — Hénocque, Compt. rend. Soc. biol., 23 Nov. 1903. — Hirschfeld, Fortschritte auf dem Gebiete der Blutkrankheiten. Deutsche Klinik Bd. 12, 1909. — Hüfner, Zeitschr. f. physiol. Chem. Bd. 1. — Israel und Pappenheim, Virchows Arch. Bd. 143, 1896. — Itami, Arch. f. exper. Path. u. Pharm. Bd. 60, S. 76. — Köppe, Pflügers Arch. Bd. 107. — Kurpjuweit, Deutsch. Arch. f. klin. Med. Bd. 77 u. Bd. 80. — Landsteiner, Hämolyse, in Oppenheimers Handb. d. Biochemie Bd. 2, 1909. — Lommel, Deutsch. Arch. f. klin. Med. Bd. 87. — Masing und Siebeck, Deutsch. Arch. f. klin. Med. Bd. 99. — Masing, St. Petersb. med. Wochenschr. 1909. — Maximow, Arch. f. Anat. (u. Physiol.) 1899. — E. Meyer und Heineke, Deutsch. Arch. f. klin. Med. Bd. 88. — Mohr, Zeitschr. f. exper. Path. u. Therap. Bd. 2, 1905.—Morawitz und Röhmer, Deutsch. Arch. f. klin. Med. Bd. 94, 1908. — Nägeli, Blutkrankheiten und Blutdiagnostik. 2. Aufl. 1912. — Neumann, Arch. d. Heilk. 1874, Bd. 4, S. 470. — Derselbe, Zeitschr. f. klin. Med. Bd. 3, 1881, Heft 3. — Pappenheim, Die Bildung der roten Blutscheiben. Inaug.-Diss. Berlin 1895. — Derselbe, Virchows Arch. Bd. 160, S. 1. — Derselbe, Münch. med. Wochenschr. 1901, Nr. 24. — Derselbe, Folia haematol. Vol. 2, p. 809 u. Vol. 3, p. 357. — Pascucci, Hofm. Beitr. z. chem. Physiol. u. Path. Bd. 6, S. 543. — Quincke, Deutsch. Arch. f. klin. Med. Bd. 20, S. 1 u. Bd. 25, S. 567. — Rindfleisch, Arch. f. mikr. Anat. Bd. 17, 1879, S. 1. — Schaumann, Zur Kenntnis der sog. Bothriozephalusanämie. Helsingfors 1893. — v. d. Stricht, Arch. de biol. 1892, Tom. 12. — Weidenreich, Ergebn. d. Anat. u. Entwickelungsgesch. Bd. 13, 1903. Zahlr. Abhandl. in den Folia haematol. 1905 u. 1906. — Wooldridge, Arch. f. (Anat. u.) Physiol. 1881, S. 387.

II. Abderhalden und Deetjen, Zeitschr. f. physiol. Chem. Bd. 51, S. 334 u. Bd. 53, S. 280, 1907. — Abderhalden und Manwaring, Zeitschr. f. physiol. Chem. Bd. 55, S. 377, 1908. — Askanazy, Zeitschr. f. klin. Med. Bd. 23, 1893. — Bard, zit. n. Bezançon und Labbé, Traité d'Hématologie. 1904, p. 312. — Bremer, Zentralbl. f. d. med. Wissensch. 1894, Nr. 49 u. Zentralbl. f. inn. Med. 1897, Nr. 22. — Carnot, Compt. rend. Soc. biol. 1906. (Zahlreiche Mitteilungen.) — Carracido, Ref. Biochem. Zentralbl. Bd. 5, S. 1533, 1906. — Chanel, Thèse de Lyon 1880. Ref. n. Bezançon-Labbé. — Courmont und André, zit. n. Bezançon-Labbé. — Ehrlich-Lazarus, Die Anämie. Wien 1898, I. Teil. — Gabritschewsky, Arch. f. exper. Path. u. Pharm. Bd. 28, S. 83. — Grawitz, Klinische Pathologie des Blutes. 3. Aufl., 1906. — Hamburger, Osmotischer Druck und Ionenlehre. — Hunter, Severest Anaemias. London 1909, Vol. 1. — Jakuschewsky, z. Fol. haematol. II. S. 21. — Itami, Arch. f. exper. Path. u. Pharm. Bd. 60, 1908. — Itami und Pratt, Biochem. Ztschrft. Bd. 18. S. 302. 1909. — Lang. Ztschrft. klin. Med. Bd. 47. S. 153. — v. Limbeck, Prager med. Wchschr. 1890. Nr. 38 u. 29. — Macallum, Transact. Canad. Instit. II. 221. (1893) cit. n. A. Kanitz in Oppenheimer, Handb. d. Biochemie Bd. II. 1. S. 259. — Malassez, C. r. Soc. biol. 1896. S. 504 u. 511. — Maragliano, Acad. de Genova 1885, 1886, 1887, zit. n. Bezançon-Labbé. — E. Meyer und Speroni, Münch. med. Wochenschr. 1906. — Morawitz, Arch. f. exper. Path. u. Pharm. Bd. 60. 1909. — Morawitz und Rehn, Arch. f. klin. Med. Bd. 92. — O. Moritz, Deutsche med. Wochenschr. 1901. — Müller, zit. n. Zuntz, Loewy, Müller, Caspary, Bergwanderungen und Höhenklima. 1905. — Nägeli, Blutkrankheiten und Blutdiagnostik. 1912, (viel Literatur!). — Naunyn, Arch. f. exper. Path. u. Pharm. Bd. 1, 1873. — v. Noorden Charité-Annalen 1892. — Pappenheim, Fol. haematol. Vol. 2, p. 809 u. Vol. 3, p. 357. — Quincke, Deutsch. Arch. f. klin. Med. Bd. 20 u. 25. — Ribièrre, Fol. haematol. Tom. 2, p. 153, 1905. — Ritz, Folia haematol. Vol. 8, August 1909. — Ruge, Deutsch. Arch. f. klin. Med. Bd. 72. — Sabrazès, Bourret und Léger, Journ. de physiol. et de path. génér. 1900. — Schaumann, Zur Kenntnis der sog. Bothriozephalisanämie. Berlin 1894. — Schleip, Deutsch. Arch. f. klin. Med. Bd. 91. — P. Schmidt, Deutsche med. Wochenschr. 1909. — Schridde, Fol. haematol. Suppl.-Bd. 4, S. 157. — Vaquez und Laubry, Presse médicale 1903. — Vaquez und Ribièrre, Compt. rend. So. biol. Juli 1902. — Viola, Arch. de physiol. 1895, p. 37. — Warburg, Zeitschr. f. physiol. Chem. Bd. 59.

X. Die weißen Blutzellen.

A. Die weißen Zellen des Blutes.

Achard, Semaine médicale 1909. — Arneth, Die neutrophilen Leukozyten etc., Monographie. Jena 1904. — Arnold, Virchows Arch. Bd. 140. — R. Blumenthal, Recherches expér. sur la genèse des Cellules sanguines. Bruxelles 1904. — Brugsch und

Bourmoff, Zeitschr. f. klin. Med. Bd. 63, Heft 5 u. 6, 1908; vgl. dagegen Arneth, Ebenda Bd. 64, Heft 1 u. 2. — Butterfield Zeitschr. f. physiol. Chem. Bd. 62. — Ehrlich, Zusammenfassung seiner Arbeiten in Ehrlich-Lazarus, Die Anämie. Wien 1898. — Goldscheider und Jakob Zeitschr. f. klin. Med. Bd. 25, 1894. — Grawitz, Klinische Pathologie des Blutes. 3. Aufl., 1906. — Grawitz und Grüneberg, Die Blutzellen im ultravioletten Licht. Leipzig 1906. — Grawitz-Hiller, Fol. haematol. Vol. 2, p. 85 (gegen Arneth). — Hirschfeld, Fortschritte auf dem Gebiete der Blutkrankheiten. Deutsche Klinik v. Leyden und Klemperer Bd. 12, 1909. — Jolly, Compt. rend. Soc. biol. Paris 1898. — Maximow, Zieglers Beiträge Bd. 38, 1905. — E. Meyer, Kölner Naturforscherversammlung 1908. — Michaelis und Wolff, Deutsch. med. Wochenschr. 1901, Nr. 38. — Nägeli, Blutkrankheiten und Blutdiagnostik. Leipzig 1908. — Derselbe in Ehrlich-Lazarus, Die Anämie. 2. Aufl. Wien 1909. — Pappenheim, Zahlreiche Aufsätze in den Folia haematol. 1904 bis 1909. — Derselbe, Zeitschrift f. klin. Med. 1902, Bd. 47. — Derselbe, Virchows Arch. Bd, 159 u. 160. — Derselbe, Atlas der menschl. Blutzellen. Jena 1905. — Pollitzer, Wien. klin. Wochenschr. 1906, Nr. 4. — Schridde, Münch. med. Wochenschr. 1905. — Derselbe, Zieglers Beitr. Bd. 41, 1907. — Derselbe, Verhandl. d. deutsch. path. Gesellsch. 1907. — Schwenkenbecher und Siegel, Deutsch. Arch. f. klin. Med. Bd. 92, S. 303. — Sternberg, Wien. klin. Wochenschr. 1903, Nr. 48. — Türk, Vorlesungen über klin. Hämatologie. Wien u. Leipzig 1904. — Weidenreich, Arch. f. mikroskop. Anatom. Bd. 65, 1904. — K. Ziegler, Exper. u. klin. Untersuchungen über die Histogenese der myeloischen Leukämie. Jena, Fischer, 1906.

B. Entwickelung und Abstammung der weißen Blutzellen.

Aschoff, Virchows Arch. Bd. 134. — Dominici, Arch. de méd. expér. Tom. 7, 1900. — Derselbe, Arch. génér. de méd. 1906. — Helly, Die hämatopoetischen Organe. Wien 1906. — Hirschfeld, Fortschritte auf dem Gebiete der Blutkrankheiten. Deutsche Klinik Bd. 12, 1909. — Derselbe, Med. Klinik 1906. Fol. haematol. 1905 u. 1906. — Lossen, Deutsch. Arch. f. klin. Med. Bd. 86. — E. Meyer und Heineke, Verhandl. d. deutsch. pathol. Gesellsch. 1905 und Arch. f. klin. Med. Bd. 88. — Nauwerk und Moritz, Deutsch. Arch. f. klin. Med. Bd. 84. — Pappenheim, Folia haematol. Vol. 4, p. 1. — Schridde, Kongr. f. innere Med. 1906. — Derselbe, Anatom. Hefte (Megakaryozyten) Bd. 33, Heft 1. — Schultze, Zieglers Beitr. Bd. 45, 1909. — Sternberg, Pathologie der Primärerkrankungen der lymphatischen und hämopoetischen Apparates. Wiesbaden 1905. — Uskoff, Arch. des sciences biol. de St. Pétersbourg, zit. n. Nägeli, — Weidenreich, Anatom. Anzeiger Bd. 27, Erg., 1905. — Wright, Virchows Arch. Bd. 186, 1906. Die übrigen zitierten Arbeiten s. das vorhergehende Literaturverzeichnis.

C. Biologie der weißen Blutzellen.

Brandenburg, Münch. med. Wochenschr. 1900. — Courmont, Traité de pathol. génér. Tom. 3, art. Inflammation. — Delezenne, Compt. rend. Soc. biol. Tom. 54, p. 693, 1902. — W. Erb jun., Deutsch. med. Wochenschr. 1907. — Gautier, Toxines microbiennes et animales, zit. n. Bezançon-Labbé, Traité d'Hématologie p. 475. — Gumprecht, Deutsch. Arch. f. klin. Med. Bd. 57. — Helber und Linser, Deutsch. Arch. f. klin. Med. Bd. 83, 1905. — Hirschfeld, Berl. klin. Wochenschr. 1905, Nr. 40. — Hofmeister, Arch. f. exper. Path. u. Pharm. Bd. 22, 1887. — Horbaczewski, Sitzungsber. d. kaiserl. Akad. d. Wissensch. Wien. Bd. 100, 1890, Abt. 3. — Jochmann und Lockemann, Hofmeisters Beitr. Bd. 11, S. 450, 1908. — Löwit, Studien zur Physiol. u. Path. d. Blutes. Jena 1892. — Lossen, Deutsch. Arch. f. klin. Med. Bd. 86. — Metschnikoff, Immunität bei Infektionskrankheiten. Jena 1902. — E. Meyer, Münch. med. Wochenschr. 1903 u. 1904. — E. Müller, Deutsch. Arch. f. klin. Med. Bd. 91, 1907, Heft 3/4. — F. Müller, Verhandl. d. naturf. Gesellsch. in Basel Bd. 13, Heft 2, 1902. — Pohl, Arch. f. exper. Path. u. Pharm. Bd. 25, 1889. — Potier, Thèse. Paris 1897. — Reich, Beitr. zur klin. Chir. Bd. 42, 1904. — Schultze, Zieglers Beitr. 1909, Bd. 45. — Wassermann und Takaki, Berl. klin. Wochenschr. 1898, Nr. 1. — Zollikofer, Inaug.-Diss. Bern 1899.

D. Leukozytose und Leukopenie.

Arneth, Arch. f. Gynäkol. Bd. 74, Heft 1, 1904. — Derselbe, Münch. med. Wochenschr. 1904, Nr. 25 und 45. — Derselbe, Ebenda Nr. 27. — Birnbaum, Arch. f. Gyn. Bd. 74, 1904. — Carstanjen, Jahrb. f. Kinderheilk. Bd. 52, 1900. — Ehrlich-Lazarus, Die Anämie. Wien. 1898. — Federmann, Mitteil. a. d. Grenzgeb. d. Med. u. Chir. Bd. 12, 1903 u. Bd. 13, 1904, Heft 3. — Goldscheider und Jakob, Zeitschr. f. klin. Med. Bd. 25, 1894. — Gollasch, Forstschritte der Medizin. 1889, Bd. 7. — Heineke Mitteil. a. d. Grenzgeb. d. Med. u. Chir. Bd. 14, 1904 und Deutsche Zeitschr. f. Chir. Bd. 78, 1905. — Heineke und Deutschmann, Münch. med. Wochenschr. 1907, Nr. 17. — Japha, Jahrb. f. Kinderheilk. Bd. 52, 1900 und Bd. 53, 1901. — Kast und Gütig, Deutsch.

Arch. f. klin. Med. Bd. 80. — Krehl, Path. Physiol., 7. Aufl., 1912. — Kurpjuweit, Deutsch. Arch. f. klin. Med. Bd. 80, 1904, S. 168. — Leber, Die Entstehung der Entzündung. Leipzig 1891. — Leichtenstern, Deutsch. med. Wochenschr. 1899. — Linser und Helber, Münch. med. Wochenschr. 1905, Nr. 15 und Deutsch. Arch. f. klin. Med. Bd. 83, 1905. — Loewit, Studien zur Physiol. u. Path. des Blutes. Jena 1892. — Müller und Rieder, Deutsch. Arch. f. klin. Med. Bd. 48. — Nägeli, Blutkrankheiten und Blutdiagnostik, 1912. — Derselbe, in Ehrlich-Lazarus, Die Anämie, 2. Aufl., 1909. — Opie, Amer. Journ. 1904, S. 217, 477 u. 988. — Rieder, Beitr. z. Kenntnis d. Leukozytose. Leipzig 1892. — Schleip, Deutsch. Arch. f. klin. Med. Bd. 80, 1904. — Schneyer, Zeitschr. f. klin. Med. Bd. 27, S. 475. — Schur und Loewy, Zeitschr. f. klin. Med. 1900, Bd. 40. — Sick, Münch. med. Wochenschr. 1905. — Stäubli, Deutsch. Arch. f. klin. Med. Bd. 85, 1905. — Studer, Über das Verhalten der weißen Blutzellen unter der Einwirkung von Typhus und Kolitoxinen. Inaug.-Diss. Zürich 1903. — Zangemeister und Wagner, Deutsch. med. Wochenschr. 1902, Nr. 31.

XI. Die Blutplättchen.

Abderhalden und Deetjen, Zeitschr. f. physiol. Chem. Bd. 53, S. 280. — Arnold, Zentralbl. f. allgem. Path. und path. Anat. Bd. 10, 1899. — Derselbe, Virchows Arch. Bd, 145, 1896. — Aschoff, Med. Klinik 1909. — Bizzozero, Virchows Arch. Bd. 90, 1882. — Bürker, Münch med. Wochenschr. 1904, Nr. 27. — Deckhuyzen, Anat. Anzeiger 1901, Bd. 19. — Deetjen, Virchows Arch. Bd. 164, 1901. — Derselbe, Zeitschr. f. physiol. Chem. Bd. 63, Heft 1, 1909. — Ehrlich-Lazarus, Die Anämie. 2. Aufl., 1909, S. 159. — Grawitz, Klin. Pathologie des Blutes. 3. Aufl., 1906. — Hayem, Gaz. méd. de Paris 1881. — Helber, Deutsch. Arch. f. klin. Med. Bd. 82, 1905. — Hirschfeld, Virchows Arch. Bd. 166, 1901. — Kopsch, Anat. Anzeiger Bd. 19, 1901. — Löwit in Lubarsch-Ostertag, Ergebnisse der allgem. Path. u. path. Anat. 1897, Bd. 2. — Maximow, Arch. f. Anat. u. Entwickelungsgesch. 1899. — Morawitz, Deutsch. Arch. f. klin. Med. Bd. 79, 1904. — H. F. Müller, Zentralbl. f. allgem. Path. u. path. Anat. 1896, S. 929. — Nägeli, Blutkrankheiten und Blutdiagnostik. 1908, S. 214. — Nolf, Arch. internat. de Physiol. 1908 et 1909. — Pappenheim, Münch. med. Wochenschr. 1901, Nr. 24, S. 989 und Berl. klin. Wochenschr. 1902, Nr. 47. — Derselbe, Fol. haematol. Vol. 6, 1908, p. 190. — Pratt, Arch. f. exper. Path. u. Pharm. Bd. 49, 1903. — Sahli, Klinische Untersuchungsmethoden. 1909. — Schittenhelm und Bodong, Arch. f. exper. Path. u. Pharm. Bd. 54, 1905/6. — Schmorl, Diskussion zu dem Vortrage Kellings. Ref. Münch. med. Wochenschr. 1909. — Schwalbe, Untersuchungen zur Blut. gerinnung. Braunschweig 1900. — Derselbe, Thrombose, Gerinnung, Blutplättchen-Lubarsch-Ostertags Ergebnisse 1907. — Weidenreich, Ergebnisse der Anatomie u. Entwickelungsgesch. 1904. — Wright, Virchows Arch. Bd. 186, 1906.

XII. Die Anämien.

Begriff und Einteilung.

Addison, London. med. Gaz., March 1849. — Derselbe, Idiopathic anaemia; on the Constitutional and Local Effects of Disease of the Suprarenal Capsules. London 1855, zit. n. Hunter. — Askanazy, Zeitschr. f. klin. Med. Bd. 27, S. 492. — Biermer, 42. Versamml. deutsch. Naturf. u. Ärzte. Dresden 1868. — Derselbe, Korrespondenzbl. f. schweiz. Ärzte Bd. 2, 1872, Nr. 1. — Bloch, Fol. haematol. Vol. 1, 1904, Nr. 5. — Blumenthal und Morawitz, Deutsch. Arch. f. klin. Med. Bd. 92. — Ehrlich Lazarus, Die Anämie. Wien 1898. — Engel, Münch. med. Wochenschr. 1901, Nr. 4. — Flesch, Ergebnisse der inneren Medizin Bd. 3, 1909, S. 186. — Grawitz, Klinische Pathologie des Blutes. 3. Aufl., 1906. — Hayem, Du sang etc. 1889. — Hirschfeld, Deutsche Klinik v. Leyden und Klemperer Bd. 12, 1909. — Hunter, Severest Anaemias Vol. 1. London 1909. — Jakuschewsky, Russ. med. Rundschau 1904, S. 345, zit. n. Fol. haematol. Bd. 2, S. 21 — Jolly, zit. n. Bezançon-Labbé, Traité d'Hématologie 1904, S. 421. — Itami, Arch. f. exper. Path. u. Pharm. 1909. — Krehl, Path. Physiol., 5. Aufl. — Masing, St. Petersburger med. Wochenschr. 1909, Nr. 37. — Nägeli, Blutkrankheiten und Blutdiagnostik. Leipzig 1908. — Pappenheim, Folia haematol. April 1909, p. 414. — Derselbe, Zeitschr. f. klin. Med. Bd. 47, S. 216. — Quincke, Deutsch. Arch. f. klin. Med. Bd. 20, 25 u. 27. — Ritz, Folia haematol. Vol. 8, August 1909. — Schaumann, Zur Kenntnis der sog. Bothriozephalusanämie. Helsingfors 1894, S. 145. — Derselbe, Die perniz. Anämie im Lichte der modernen Gifthypothese. Samml. klin. Vorträge, 1900, Nr. 287. — Syllaba, Arch. génér. de médic. 1904. — Tallqvist, Über experimentelle Blutgiftanämien. Berlin 1900. — Derselbe, Zeitschr. f. klin. Med. 1907.

Posthämorrhagische und Biermersche Anämie.

Addison, London. med. Gaz., March 1849, zit. n. Hunter. — Berger und Tsuchiya, Arch. f. klin. Med. Bd. 96. — Biermer, 42. Versamml. deutsch. Naturf. u. Ärzte.

Dresden 1868. — Birch-Hirschfeld, Verhandl. d. 11. Kongr. f. innere Med. 1892. —
Bloch, Deutsch. med. Wochenschr. 1903, Nr. 29. — Cabot, Boston. med. Journ. 1896,
zit. n. Nägeli. — Cohnheim, Virchows Arch. Bd. 68, 1876 und Allgem. Pathologie. —
Eichhorst, Die progressive perniziöse Anämie. Leipzig 1876. — Faber und Bloch,
Zeitschr. f. klin. Med. Bd. 40, S. 98 und Arch. f. Verdauungskrankh. Bd. 10, S. 1. — Faust
und Tallqvist, Arch. f. exper. Path. u. Pharm. Bd. 57, H. 5 u. 6. — Goltz, Virchows
Arch. Bd. 29, 1864. — Grawitz, Klinische Pathologie des Blutes. 3. Aufl., 1906. —
Hunter, Severest Anaemias. 1909, Vol. 1. London. — Jolles, Arch. f. exper. Path. u.
Pharm. Bd. 44, 1900. — Kautsky, Zeitschr. f. klin. Med. 1904, S. 192. — Korschun
und Morgenroth, Berl. klin. Wochenschr. 1902, Nr. 37. — Kraus, Berl. klin.
Wochenschr. 1905, Nr. 44. — Küttner, Beitr. z. klin. Chir. Bd. 40, S. 609. — Laache,
Die Anämie. Christiania 1883. — Lazarus, Deutsch. med. Wochenschr. 1896, Nr. 23. —
Lebert, Handb. d. allgem. Path. u. Therap. Tübingen 1876, zit. n. Grawitz. — Licht-
heim, Verhandl. d. Kongr. f. innere Med. 1887. — Martius, Achylia gastrica, ihre Ur-
sachen und ihre Folgen. Leipzig u. Wien 1897. — E. Meyer und Heineke, Arch. f. klin.
Med. Bd. 88. — Minnich, Zeitschr. f. klin. Med. Bd 21 u. 22. — Nägeli, Blutkrank-
heiten und Blutdiagnostik. 1908. — Opie, Amer. Journ. 1904, p. 477. — Pappenheim,
Fol. haematol. 1909, p. 414. — Quincke, Deutsch. Arch. f. klin. Med. Bd. 20, 25 u. 27.
— Rosenqvist, Zeitschr. f. klin. Med. Bd. 49, 1903.

Andere Anämien.

Bloch, Zieglers Beitr. Bd. 34. — Blumenthal, Deutsch. Arch. f. klin. Med. Bd. 90.
— Byrom-Bramwell, Anaemia and diseases of the ductless glands. Edinburg 1899,
zit. n. Grawitz. — Cabot, zit. n. Nägeli. — Cantacuzène, Ann. de l'institut Pasteur.
Tom. 14, 1900. — Crile, Ref. Zentralbl. f. innere Med. 1909, Nr. 26. — v. Domarus,
Arch. f. exper. Path. u. Pharm. Bd. 58. — Ehrlich, Char.-Ann. 1888, Bd. 13. — Engel,
Zeitschr. f. klin. Med. Bd. 40. — Faust und Tallqvist, Arch. f. exper. Path. u. Pharm.
Bd. 57, H. 5 u. 6. — Grawitz, Blutkrankheiten und Blutdiagnostik. 3. Aufl., 1906.
— Gusserow, Arch. f. Gyn. Bd. 2, 1871. — Heinz, Virchows Arch. Bd. 122, 1890,
S. 112. — Herz, Wien. klin. Wochenschr. 1908, Nr. 39. — Hirschfeld, Berl. klin.
Wochenschr. 1906, S. 545. — Hofmann, Vorles. über allgem. Therapie. 1885. — Kurpju-
weit, Arch. f. klin. Med. Bd. 82, S. 423. — v. Leube-Arneth, Deutsche Klinik 1902,
Bd. 3 und Deutsch. Arch. f. klin. Med. Bd. 69. — Masing, St. Petersb. med. Wochenschr.
1909, Nr. 37. — Menétrier, Aubertin und Bloch, Soc. méd. des Hôpit., 7 u. 13 Avril
1905. — Morgenroth und Reicher, Berl. klin. Wochenschr. 1907, Nr. 38. — Morawitz,
Deutsch. Arch. f. klin. Med. Bd. 88. — Fr. Müller, Char.-Ann. Bd. 14, 1889. — Nauer,
Inaug.-Diss. Zürich 1897. — v. Noorden, Char.-Ann. Bd. 16 u. 19, 1891 u. 1894. —
Quincke, Deutsch. Arch. f. klin. Med. Bd. 20 u. Bd. 25. — Reckzeh, Berl. klin. Wochenschrift 1902. — Runeberg, Deutsch. Arch. f. klin. Med. Bd. 41. — Schapiro, Zeitschr.
f. klin. Med. 1888. — Schauman, Die Bothriozephalusanämie. Berlin 1894. — Stadelmann, Der Ikterus und seine verschiedenen Formen. Stuttgart 1891. — Tallqvist, Über
experimentelle Blutgiftanämien. Berlin 1900. — Derselbe, Deutsch. Arch. f. klin. Med. Bd. 61.
— Vaquez-Aubertin, Soc. méd. des Hôpit. 1904. Mars 18. — v. d. Velden, Zeitschr.
f. exper. Path. u. Pharm. 1909. — Weber, Deutsch. Arch. f. klin, Med. 1909. —
v. Ziemßen, Münch. med. Wochenschr. 1892, Nr. 19, 1894, Nr. 18. 1895, Nr. 14.
Ausführliche Zsammenstellung der Literatur über kindliche Anämien bei Flesch,
Ergebn. der inneren Med. Bd. 3, 1909 und Japha, Erkrankungen des Blutes etc. in
Pfaundler-Schloßmann, Handb. d. Kinderheilk. Bd. 2, S. 1, 1910.

Chlorose.

Arneth, Diagnose u. Therapie der Anämien. Würzburg 1907. — Bouchard,
Leçons sur les autointoxications dans les maladies p. 12, 1887 zit. n. v. Noorden.
Duncan, Sitzungsber. d. Wiener Akad. Bd. 55, 1867. — Dyes, Allgem. med. Zentralztg.
1883. — Graeber, Zur klinischen Diagnostik der Blutkrankheiten. Leipzig 1890. —
Grawitz, Klinische Pathologie des Blutes. 3. Aufl., 1906. — Hirschberg, zit. n.Grawitz.
— Kunkel, Pflügers Arch. Bd. 50, S. 1 u. Bd. 61, S. 595. — Laache, Die Anämie. 1883.
— Lenhartz, Verhandl. d. Kongr. f. innere Med. 1896, S. 274. — Liebermeister,
Spezielle Pathologie u. Therapie. Leipzig 1886. — v. Limbeck, Klinische Pathologie
des Blutes. Jena 1896. — Litten in Penzoldt-Stintzings Handb. d. Therapie. 3. Aufl.,
Bd. 2. — Luzet, La Chlorose. Paris 1892, zit. n. v. Noorden. — Meinert, Volkmanns.
klin. Vortr. N. F., Nr. 115—116. — E. Meyer in Ergebn. d. Physiol. Bd. 5, 1906. —
Muir, Journ. of Anat. and Phys. Vol. 25, u. Franz Müller, Virchows Arch. Bd. 164.
S. 436, 1901. — Nägeli, Blutkrankheiten und Blutdiagnostik. 1912. — Niemeyer,
Spezielle Pathologie u. Therapie. 9. Aufl., Berlin 1879. — v. Noorden Die Bleichsucht.
Wien, Hölder, 1897. — Nothnagel, Wien. med. Presse 1891, Nr. 51. — Oerum, Deutsch.
Arch. f. klin. Med. Bd. 93, S. 356. — Quincke, Volkmanns klin. Vortr., N. F., S. 129,

1895. — Reinert, Die Zählung der Blutkörperchen. Leipzig 1891, S. 140. — Rethers Beitr. zur Pathologie der Chlorose. Dissert. Berlin 1891, zit. n. v. Noorden. — Romberg, Berl. klin. Wochenschr. 1897. Nr. 25. — Strauß-Rohnstein, Blutzusammensetzung bei Anämien. Berlin 1901. — Virchow, Über die Chlorose usw. Berlin 1872 (Hirschwald). — Wandel, Deutsch. Arch. f. klin. Med. Bd. 90, S. 53, 1907. — Wunderlich, Spezielle Pathologie u. Therapie Bd. 4, 1856, zit. n. v. Noorden.

XIII. Erythrozytose und Erythrämie.

Abderhalden, Zeitschr. f. Biol. Bd. 43. — Derselbe, Pflügers Arch. Bd. 82. — Bence, Deutsch. med. Wochenschr. 1906, Nr. 36 u. 37. — R. Blumenthal, Bull. de l'acad. Royale de méd. Belgique. 1905. — Butterfield, Zeitschr. f. physiol. Chem. Bd. 62, 1909. — Egger, Verhandl. d. 12. Kongr. f. inn. Med. 1893. — Gaule, Pflügers Arch. Bd. 89, 1902. — Geisböck, Deutsch. Arch. f. klin. Med. Bd. 83, 1905. — Gottstein, Berl. klin. Wochenschr. 1900, Nr. 27. — Grawitz, Klinische Pathologie des Blutes. 3. Aufl., 1906 — Hirschfeld, Med. Klinik 1906, Nr. 23. — Jaquet, Über die physiologischen Wirkungen des Höhenklimas. Basel 1907. — Jolly, Compt. rend. Soc. biol. Nov. 1901. — Jollyet und Sellier, Compt. rend. Soc. biol. 28 mars 1895. — Köster, Münch. med. Wochenschr. 1906, S. 1056. — v. Koranyi, zit. n. Fol. haematol. Bd. 3, 1906, S. 677. — Krehl, Deutsch. Arch. f. klin. Med. Bd. 44, 1889. — Kündig, Korrespondenzbl. f. Schweiz. Ärzte 1897, Nr. 1. — Kuhn, Münch. med. Wochenschr. Nr. 16 u. Nr. 35, 1907. — v. Limbeck, Pathologie des Blutes. 1892. — A. Löwy, J. Loewy und L. Zuntz, Pflügers Arch. Bd. 66. — A. Loewy, Berl. klin. Wochenschr. 1909, Nr. 30. — Lommel, Deutsch. Arch. f. klin. Med. Bd. 87, 1906 u. Bd. 92, 1907. — Derselbe, Münch. med. Wochenschr. 1908, Nr. 6. — Masing und Morawitz, Deutsch. Arch. f. klin. Med. Bd. 98, 1910. — Mohr, Verhandl. d. Kongr. f. inn. Med. 1905. — Morawitz und Röhmer, Deutsch. Arch. f. klin. Med. Bd. 94, 1908. — Naunyn, Korrespondenzbl. f. Schweiz. Ärzte 1872, S. 300. — Osler, Americ. Journ. 1903. — Parkes Weber, Folia haematol. Vol. 5, 1908, p. 701. — Penzoldt und Tönissen, Berl. klin. Wochenschr. 1881, S. 457. — Quiserne, Les polyglobulies. Thèse Paris 1902. — Reinholdt, Münch. med. Wochenschr. 1904, S. 739. — Schaumann und Rosenqvist, Zeitschr. f. klin. Med. Bd. 35, 1898. — Schröder, Veränderungen des Blutes in Görbersdorf. Halle 1894, zit. n. Zuntz. — v. Schrötter und Zuntz, Pflügers Arch. 1903, Bd. 92. — Senator, Zeitschr. f. klin. Med. Bd. 60, 1907 u. Bd. 68, 1909. — Türk, Wien. klin. Wochenschr. 1902 u. 1904. — Vaquez, Semaine médic. 1892, p. 192. — Derselbe, Bulletin médic., Mai 1892. — Viault, Compt. rend. Acad. des sciences 1890, p. 917 und 1891, p. 295. — Weber und Watson, Internat. Clinics Vol. 4, zit. n. Lommel. — Weintraud, Zeitschr. f. klin. Med. Bd. 55, 1904. — Wolff und Koeppe, Verhandl. d. 12. Kongr. f. inn. Med. 1893, S. 277. — Zuntz, Loewy, Müller, Caspari, Höhenklima und Bergwanderungen. Berlin 1905.

XIV. Die Leukämien.

Arneth, Deutsche med. Wochenschr. 1905, Nr. 32. — Arnsperger, Münch. med. Wochenschr. 1905, Nr. 1. — Askanazy, Virchows Arch. Bd. 137. — Derselbe, Deutsch. Arch. f. klin. Med. Bd. 68, 1900 (Bence-Jonesscher Eiweißkörper). — Aubertin, Sem. médic. 1905, 14 Juin. — Banti, Zentralbl. f. allg. Path. u. path. Anat. 1904, Nr. 1. — Bollinger, Virchows Arch. Bd. 59, S. 341. — v. Decastello und Kienböck, Fortschritte auf dem Gebiete der Röntgenstrahlen. 1907, S. 377. — Dock, Philad. med. Journ. 1900, March 31 (zit. n. Grawitz). — v. Domarus, Folia haematol. Vol. 6, 1908, p. 337. — Ebstein, Deutsch. Arch. f. klin. Med. Bd. 44, S. 343. — Derselbe, Die Pathologie und Therapie der Leukämien. Stuttgart 1909. — Ehrlich-Lazarus-Pinkus, Leukämie. 1901. Nothnagels Handb. — Eichhorst, Deutsch. Arch. f. klin. Med. Bd. 61, 1898, S. 519. — Eisenlohr, Virchows Arch. Bd. 73, S. 56. — Ellermann und Bang, Zentralbl. f. Bakteriol. Bd. 46, 1908. — W. Erb jun., Deutsche med. Wochenschr. 1907, S. 833. — A. Fränkel, Deutsche med. Wochenschr. 1895, Nr. 39—43. — A. Fränkel und C. Benda, 15. Kongr. f. inn. Med. 1897, S. 359. — Friedreich, Virchows Arch. Bd. 12, S. 37. — Gilbert und Weil, Arch. de méd. expér. Tom. 11, p. 157, 1899 u. Tom. 16, p. 163, 1904. — Gruber, Arch. f. exper. Path. u. Pharm. Bd. 58, 1908, S. 289. — Heineke, Mitteil. a. d. Grenzgeb. d. Med. u. Chir. Bd. 14, 1904 und Deutsche Zeitschr. f. Chir. Bd. 78, 1905. — Hirschfeld, Berl. klin. Wochenschr. 1906, Nr. 32. — Derselbe, Folia haematol. 1904, p. 150 (Atypische Leukämien). — Hirschfeld und Alexander, Berl. klin. Wochenschr. 1902, Nr. 11. — Hirschfeld und Jakoby, Berl. klin. Wochenschr. 1909, S. 314, Nr. 7. — Joachim, Deutsch. Arch. f. klin. Med. Bd. 87, S. 437. — Derselbe, Zeitschr. f. klin. Med. Bd. 60, Heft 1 u. 2. — Lazarus und Fleischmann, Deutsche med. Wochenschr. 1905, Nr. 30. — v. Limbeck, Klinische Pathologie des Blutes. 1896, 2. Aufl. — Lindner, Deutsch. Arch. f. klin. Med. Bd. 85, S. 211. — Linser und Helber, Deutsch. Arch. f. klin. Med. Bd. 83. — Loewit, Über Leukämie und Leukozytose. 17. Kongr. f. inn. Med.

1899. — Derselbe, Die Leukämie als Protozoeninfektion. Wiesbaden 1900. — Magnus-Levy, Virchows Arch. Bd. 152, 1898, Heft 1. — Meyer und Heineke, Deutsch. Arch. f. klin. Med. Bd. 88. — Mosler, Die Pathologie und Therapie der Leukämie. Berlin 1872. — H. F. Müller, Deutsch. Arch. f. klin. Med. Bd. 48, S. 51. — Derselbe, Zentralbl. f. allg. Path. u. path. Anat. 1894. — Nägeli, Blutkrankheiten und Blutdiagnostik. Leipzig 1908. — Neumann, Berl. klin. Wochenschr. 1878, Nr. 6. — Nocard, De la leucocythémie chez les animaux domestiques. Paris 1880 (zit. n. Ebstein, Pathologie und Therapie der Leukämie. 1909). — Nonne, Zeitschr. f. Nervenheilk. Bd. 10, 1897, S. 165. — Pappenheim, Zeitschr. f. klin. Med. Bd. 39, Heft 3/4. — Derselbe, Ebenda Bd. 52. — Derselbe, Folia haematol. Vol. 4, p. 301, 1907. — Derselbe, Berl. klin. Wochenschr. 1908, Nr. 2, S. 60 (Zelleinschlüsse bei Leukämie). — Pettenkofer und Voit, Zeitschr. f. Biol. Bd. 5, S. 319. — Pfeiffer, Zeitschr. f. klin. Med. Bd. 33. — Pinkus, Arch. f. Dermatol. u. Syph. Bd. 50. — Quincke, Deutsch. Arch. f. klin. Med. Bd 74, 1902. S. 445 (vgl. auch Weitz, Ebenda Bd. 92, 1908, S. 551). — Salkowski, zit. n. Grawitz, klin. Path. des Blutes. 3. Aufl., 1906. — Schleip und Hildebrandt, Münch. med. Wochenschr. 1905, Nr. 9. — Schridde, Münch. med. Wochenschr. 1908, Nr. 20. — Senn, Newyork. med. Journ. 18. April 1903. — Sternberg, Pathologie der Primärerkrankungen des lymphatischen und hämopoëtischen Apparates. Wiesbaden 1905. — Türk, Diskussion z. Vortrage Loewits. 17. Kongr. f. inn. Med. — Derselbe, Wien, klin. Wochenschr. 1907, S. 157, Nr. 6 (Sepsis und Granulozytenschwund). — Derselbe, Kongr. f. inn. Med. 1906 (Beziehungen zwischen myeloischer und lymphadenoider Leukämie). — Virchow, Frorieps neue Notizen auf dem Gebiet der Natur- u. Heilkunde. Nov. 1845, s. in Gesammelte Abhandl. z. wissensch. Med. 1856, S. 147. — Vogel, Virchows Arch. Bd. 3, 1851, S. 570. — Warburg, Ref. Münch. med. Wochenschr. 1906, S. 1493. — K. Ziegler, Histogenese der myeloischen Leukämie. Jena 1906. — Ziegler und Jochmann, Deutsche med. Wochenschr. 1907, S. 749, Nr. 19.

XV. Die Pseudoleukämie und andere leukämoide Krankheitszustände.

Abrikossof, Virchows Arch. Bd. 173, Heft 2. — Arneth, Diagnose und Therapie der Anämien. Würzburg 1907. — Aschoff, Münch. med. Wochenschr. 1906, S. 337. — Askanazy, Zieglers Beitr. Bd. 3, 1888, S. 411. — Axenfeld, Münch. med. Wochenschr. 1904, S. 1128. — Bäumler, Münch. med. Wochenschr. 1904, S. 40. — Benda, Verhandl. d. deutsch. path. Gesellsch. 1904. — Billroth, Virchows Arch. Bd. 23. — Claus, Über die maligne Lymphom. Marburg 1888. — Cohnheim, Virchows Arch. Bd. 33, S. 451. — Ebstein, Berl. klin. Wochenschr. 1887, Nr. 31. — Ellermann und Bang, Zentralbl. f. Bakteriol. Bd. 46, 1908. — Fabian, Zieglers Beitr. 1908, Bd. 63. — Falkenthal, Über Pseudoleukämie. Inaug.-Diss. Halle 1884 (zit. n. Grawitz). — Gluzinski und Reichenstein, Wien. klin. Wochenschr. 1906, S 336. — Grawitz, Klin. Path. des Blutes. 3. Aufl., 1906. — Hirschfeld, Fortschritte auf dem Gebiete der Blutkrankheiten. Deutsche Klinik Bd. 12, 1909. — Derselbe, Folia haematol. Vol. 9, p. 1, 1910 (Multiple Myelome). — Hodgkin, On some morbid of the absorbent glands and spleen. Medicochirurg. transactions. 1832, Vol. 17 (zit. n. Grawitz). — Jakobäus, Deutsch. Arch. f. klin. Med. Bd. 96. — Kahler, Prager med. Wochenschr. 1889. — St. Klein, Zentralbl. f. inn. Med. 1903. — Krannhals, Deutsch. Arch. f. klin. Med. Bd. 81, S. 596. — P. Krause, Fortschritte auf dem Gebiete der Röntgenstrahlen Bd. 9, 1905. — Kundrat, Wien. klin. Wochenschr. 1893, Nr. 12 u. 13. — Masing, Deutsch. Arch. f. klin. Med. Bd. 94, S. 377. — Mayer, zit. n. Grawitz. — O. Moritz, Petersb. med. Wochenschr. 1906, Nr 36. — Nägeli, Blutkrankheiten und Blutdiagnostik. Leipzig 1908. — Naunyn, Deutsche med. Wochenschr. 1898, Bd. 5, S. 47. — Pappenheim, Arch. f. klin. Chir. Bd. 71, Heft 2. — Derselbe, Zeitschr. f. klin. Med. Bd. 39, Heft 3/4. — Derselbe, Folia haematol. Vol. 7, S. 439 (Chlorome und Myelome). — Pel, Berl. klin. Wochenschr. 1885, Nr. 1 u. 1887, Nr. 35. — Pinkus, Die Pseudoleukämie. Nothnagels Handb. Bd. 8. — Ribbert, zit. n. Nägeli. — v. Rustizky, Deutsche Zeitschr. f. Chir. Bd. 3, 1873, S. 162. — Sabrazès, Hématologie clinique. Paris 1900 (zit. n. Grawitz). — Schridde in Aschoffs Path. Anat. 1909, Bd. 2. — Sternberg, Pathologie der Primärerkrankungen des lymphatischen und hämatopoetischen Apparates. Wiesbaden 1905. — Trousseau, Med. Klinik des Hotel Dieu in Paris. 1868, Bd. 3, S. 2 (zit. n. Grawitz). — v. d. Velden, Zeitschr. f. exper. Path. u. Therap. Bd. 7, 1909/10. — Warnecke, Mitteil. a. d. Grenzgeb. Bd. 14, Heft 3. — Weinberger, Zeitschr. f. Heilk. Bd. 28, 1907, Heft 2. — v. Winiwarter, Österr. med. Jahrb. Bd. 2, 1877, zit. n. Grawitz.

XVI. Erkrankungen der Milz und der Lymphdrüsen.

Alerand, La tubercul. infant. 1905, Nr. 4. — Asher und Großenbacher, Biochem. Zeitschr. Bd. 17, S. 78. — Banti, Zieglers Beitr. Bd. 24, 1898, S. 21. — Bartel, Probleme der Tuberkulosefrage. Leipzig u. Wien 1909 (Literatur!). — Beitzke, Virchows

Arch. Bd. 184, 1906. — Benjamin und Sluka, Berl. klin. Wochenschr. 1907, S. 1065. —
v. Bergmann, Erkrankungen der Lymphdrüsen. Gerhardts Handb. d. Kinderkrankh.
Bd. 6, S. 1, 1887. — Billroth, Virchows Arch. Bd. 23. — Birch-Hirschfeld, Lehrb.
d. path. Anat. Leipzig 1882 u. 1885. — Brecke, Brauers Beitr. z. Tuberkulose Bd. 9,
S. 309. — de la Camp, Die klinische Diagnose der Bronchialdrüsentuberkulose. Ergebn.
d. inn. Med. Bd. 1, 1908, S. 556 (Literatur!). — Chauffard, Semaine médic. 1907, p. 52
u. 1908, p. 48. — Chiari, Prager med. Wochenschr. 1902, S. 285. — Cornet, Skrofulose,
in Nothnagels Handb. d. inn. Med. Bd. 14, 4. Teil. Wien 1900 (Literatur!). — Cursch-
mann, Der Unterleibstyphus. Nothnagels Handb. Bd. 3, 1. Teil. Wien, Hölder. —
Czerny, Monatsschr. f. Kinderheilk. Bd. 2, 1903, Bd. 6, 1907, Bd. 7, 1908. — Decourt,
De l'infection tuberculeuse latente. Thèse des Lyon 1907. — Escherich, Wiener klin.
Wochenschr. 1909, Nr. 7. — Feer, Verh. d. Gesellsch. f. Kinderheilk. 1909, S. 144 ff. —
Finkelstein, Handb. d. Kinderkrankh. Bd. 3, S. 2. — Finsen, zit. bei Litten. — Fürst,
Die intestinale Tuberkuloseinfektion. Stuttgart, Enke, 1905 (Literatur!). — Gaucher,
Thèse de Paris 1882. — C. Gerhardt, zit. bei Litten. — Grober, Deutsch. Arch. f.
klin. Med. Bd. 76, S. 413. — Groß, 27. Kongr. f. inn. Med. 1910. — Hamburger, Allg.
Pathologie u. Diagnostik der Kindertuberkulose. Leipzig u. Wien 1910. — Hedenius,
Zeitschr. f. klin. Med. Bd. 63, Heft 1—4. — Helly, Zieglers Beitr. Bd. 34, Heft 3. —
Heubner, zit. n. Schloßmann. — Hirschfeld, Fortschritte der Blutkrankheiten.
Deutsche Klinik am Eingange des 20. Jahrhunderts, Bd. 12, 1909. — Jianu, Wien. klin.
Wochenschr. 1909, S. 1439. — Jordan, Berl. klin. Wochenschr. 1903, Nr. 52. — Kita-
mura, Zeitschr. f. Hygiene Bd. 58, Heft 2. — Korsakoff, Arch. f. Kinderheilk. Bd. 41
u. 42. — Kraiter, Münch. med. Wochenschr. 1909, S. 1828. — Krannhals, Arch.
f. klin. Med. Bd. 81, S. 596. — Küttner, Verhandl. d. 36. Chirurgenkongr. 1907. —
Lenhartz, Die septischen Erkrankungen. Nothnagels Handb. Bd. 3, 1903. — Lew,
Primäre Lymphdrüsentuberkulose bei Erwachsenen. Inaug.-Diss. München 1907. —
Liebermeister, zit. bei Litten. — Litten, Die Krankheiten der Milz. Nothnagels
Handb. Bd. 8. (Dort ausführliche Darstellung, auch interessante Kasuistik.) — Lossen,
Mitteil. a. d. Grenzgeb. d. Med. u. Chir. Bd. 13, S. 753, 1904. — Marchand, Münch. med.
Wochenschr. 1903, S. 463. — Meinertz, Zeitschr. f. exper. Path. u. Therap. Bd. 2, S. 602.
— Minkowski, Verhandl. d. Kongr. f. inn. Med. 1900. — Moro, Münch. med. Wochenschr.
1909, Nr. 5 und Deutsche med. Wochenschr. 1909, Nr. 18. — Most, Arch. f. Anat. u.
Physiol. 1908 (Lymphgefäßsystem!). — Derselbe, Berl. klin. Wochenschr. 1909, Nr. 3
(Therapie der Halsdrüsentuberkulose). — Nägeli, Blutkrankheiten und Blutdiagnostik.
1908. — Neurath, 25. Kongr. f. inn. Med. 1908, S. 543. — Noël Paton und Goodall,
Journ. of physiol. Vol. 29, p. 411. — Osler and others, Discussion on splenic enlargment.
Brit med. Journ. 1908, Oct. 17. — Paltauf und Kundrat, Über Vegetationsstörungen.
Wien. klin. Wochenschr. 1893, Nr. 28. — Pfaundler, Lymphat. Konstitution etc. in
Pfaundler-Schloßmann, Handb. d. Kinderkrankh. Bd. 2, 2. Aufl. — Derselbe,
Verhandl. d. Gesellsch. f. Kinderheilk. 1909, S. 144 ff. (Spinalperkussion). — Pfeiffer,
Kongr. f. inn. Med. 1908, S. 539. — Ponfick, zit. n. Litten l. c. — Rach und Zarfl,
Arch. f. klin. Med. Bd. 96, S. 387. — Rettig, Berl. klin. Wochenschr. 1909, Nr. 46. —
Risel, Zieglers Beitr. Bd. 46, 1909, S. 241. — Rogers Brit. med. Journ. 1904 u. 1905
(mehrere Artikel). — Derselbe, Lancet. Jan.—März. 1907. — Salge, Skrofulose,
in Pfaundler-Schloßmann, Handb. d. Kinderkrankh. 2. Aufl., Bd. 2, 1910. — Scheube,
Krankheiten der warmen Länder. 3. Aufl. Jena 1903. — Schick, Verhandl. d. Gesellsch.
f. Kinderheilk. 1909. — Schlagenhaufer, Virchows Arch. Bd. 187, S. 125. — Schloß-
mann, Tuberkulose, in Pfaundler-Schloßmann, Handb. d Kinderkrankh. 2. Aufl.,
Bd. 2, 1910. (Literatur!). — Ad. Schmidt, Arch. f. klin. Med. Bd. 90. — Senator,
Berl. klin. Wochenschr. 1901, Nr. 46. — Shennan, Lancet. 30 Jan. 1909. — Sluka und
Zarfl, Arch. f. klin. Med. Bd. 96, S. 356. — Stähelin, Arch. f. klin. Med. Bd. 76, Heft 4
u. 5. — Sternberg, Primärerkrankungen des lymphatischen. und hämatopoetischen
Apparates. Wiesbaden 1905. — Umber, Zeitschr. f. klin. Med. Bd. 55, 1904. — Vaquez
und Aubertin, Arch. des mal. du coeur, des vaisseaux et du sang Tom. 1, Nov. 1908. —
Weichselbaum und Bartel, Zur Frage der Latenz der Tuberkulose. Wien. klin. Wochen-
schrift 1905, Nr. 10. — Weinberg, Ann. de l'Institut Pasteur Tom. 23, 1909, p. 472. —
Weleminsky, Berl. klin. Wochenschr. 1905, Nr. 24. — Derselbe, Ebendas. 1907, Nr. 10.

XVII. Die hämorrhagischen Diathesen.

Ajello, Riforma medica. 1894, p. 103. (Ref. Zentralbl. f. inn. Med. 1894, S. 573
u. 1206.) — Albarran, Ann. des maladies des organes génitauurinaires. 1898 et 1899. —
Barlow, Med. chir. Transact. London 1883 (zit. n. Henoch) und Zentralbl. f. inn. Med.
1895, Nr. 12 u. 22. — Bensaude und Rivet, Arch. génér. de méd. 24 Janv. 1905. —
Denys, Zentralbl. f. allg. Path. u. path. Anat. 1893, S. 174 (Kulturversuche). — Derselbe, Un nouveau cas de Purpura etc. La cellule Tom. 5, p. 1. — v. Dusch, Deutsche med.
Wochenschr. 1889, S. 918. — Garrod, Monthly Journal 1848, January (zit. n. Litten). —

Gavoy, L'hémophilie ou diathèse hémorrhagique. Thèse de Straßb. 1861, zit. n. Grandidier. — Gilbert und Weil, Soc. méd. des Hôpitaux. 1898. — Gocht, zit. n. Litten. — Grandidier. Die Hämophilie. Leipzig 1877. — Grenet, Pathogénie du Purpura. Thèse Paris 1904. — Grosglick, Sammlung klin. Vortr. N. F. 1898, Nr. 203. — Hayem und Bensaude, Compt. rend. Soc. de biol. 7 Janv. 1901. — Henoch, Vorlesungen über Kinderheilkunde. 10. Aufl., S. 839. — Derselbe, Berl. klin. Wochenschr. 1887, S. 8 (Purpura fulminans). — Derselbe, Berl. klin. Wochenschr. 1874, Nr. 51 (Purpura abdominalis). — Heubner, Lehrb. d. Kinderheilk. Bd. 1, S. 697 ff. — Home, Lancet 1900, August 4. — Jackson und Harley, Ebendort 27. Januar. — Immermann, Hämophilie in Ziemßens Handb. d. spez. Path. u. Therap. Bd. 13, Heft 2, 1879. — Israel, Chirurgische Klinik der Nierenkrankheiten. Berlin 1901. — Klemperer, Deutsche med. Wochenschr. 1897, Nr. 9 u. 10. — König, zit. n. Litten. — v. Kogerer, Zeitschr. f. klin. Med. Bd. 10, Heft 3. — Kolb, Arb. a. d. Kais. Gesundheitsamt Bd. 7, 1891. — Krehl, Path. Physiologie. 6. Aufl., 1910, S. 502 ff. — Lenoble, Semaine médical 1904. — Lesser, Hautkrankheiten. 10. Aufl., Leipzig 1900, S. 157. — Letzerich Zeitschr. f. klin. Med. Bd. 18, 1891, S. 517. — Litten, Die hämorrhagischen Diathesen. Nothnagels Handb. Bd. 8. Wien 1898. — Derselbe, Dasselbe. Deutsche Klinik von v. Leyden und Klemperer Bd. 3, S. 391 ff. — Magnus, Arch. f. exper. Path. u. Pharm. Bd. 42, S. 250. — Meckel, zit. n. Grandidier. — Morawitz und Bierich, Arch. f. exper. Path. u. Pharm. Bd. 56, S. 115. — Morawitz und Lossen, Deutsch. Arch. f. klin. Med. Bd. 94, S. 110. — O. Moritz, St. Petersb. med. Wochenschr. 1906. — Nägeli, Blutkrankheiten und Blutdiagnostik. 1908. — Derselbe, Schweiz. Korrespondenzbl. 1897, Nr. 19. — Nasse, Korrespondenzbl. rhein.-westphäl. Ärzte 1845, Nr. 14 (zit. n. Grandidier). — Naunyn, zit. n. Litten. — Nauwerck, zit. n. Heubner. — Pŕibram, Der akute Gelenkrheumatismus. Nothnagels Handb. Bd. 5, Heft 1, 1899, S. 91 ff. — Resel, Zeitschr. f. klin. Med. Bd. 58, S. 163. — Rommel, Berl. klin. Wochenschr. 1903, Nr. 33. — Schmidt, Alexander, nach Zoege v. Manteuffel, Deutsche med. Wochenschr. 1893, S. 665. — Schmorl, Verhandl. d. Naturforscher-Vers. München 1899. — Schönlein, J. L., Pathologie und Therapie 1841, 5. Aufl. — Senator, Berl. klin. Wochenschr. 1906, S. 501 (Skorbut). — Derselbe, Berl. klin. Wochenschr. 1891, Nr. 1 (Lokale Hämophilie). — Derselbe, Deutsche med. Wochenschr. 1902, Nr. 8. — Silbermann, Pädiatrische Arbeiten. Festschrift. Berlin 1890. — Spietschka. Arch. f. Dermat. u. Syph. Bd. 23, 1891, S. 265. — Turner, zit. n. Litten. — Virchow, Deutsche Klinik 1856, Heft 23. — Weil, Soc. méd. des Hôpitaux. Paris. 26 Oct. 1906 et 18 Janv. 1907. — Widal und Thérèse, Zentralbl. f. allg. Path. 1894, S. 835.

XVIII. Hämolyse und Hämoglobinurie.

Albrecht und Hedinger, Zentralbl. f. allg Path. 1904. — Aschoff, Ehrlichs Seitenkettentheorie etc. Zeitschr. f. allg. Physiol. Bd. 1, S. 389. — Bostroem, Deutsch. Arch. f. klin. Med. Bd. 32, S. 209. — Brauer, Münch. med. Wochenschr. 1902, Nr. 20. — Buttersack, Deutsche med. Wochenschr. 1907, Nr. 45. — Chvostek, Über das Wesen der paroxysmalen Hämoglobinurie. Leipzig 1894. — Ehrlich, Deutsche med. Wochenschr. 1881, Nr. 16. — v. Domarus, Arch. f. exper. Path. Bd. 58. — Donath und Landsteiner, Zeitschr. f. klin. Med. Bd. 58, S. 173. — Faust, Arch. f. exper. Path. u Pharm. Bd. 56, S. 236. — Flexner und Noguchi, Journ. of exper. Medic. Vol. 6, p. 277, 1902. — Frank und Beier, Münch med. Wochenschr. 1897, Nr. 3. — Grafe und Müller, Arch. f. exper. Path. u. Pharm. Bd. 59. — Grawitz, Klinische Pathologie des Blutes. 3. Aufl., 1906. — Hayem, Gazette hebdom. 1889, Nr. 11, zit. n. Landsteiner. — Heinz, Virchows Arch. Bd. 122, S. 112. — Itami, Arch. f. exper. Path. u. Pharm. Bd. 60, S. 76. — Kobert, Beitr. zur Kenntnis der Saponinsubstanzen. Stuttgart 1904, zit. n. Landsteiner. — Köppe, Pflügers Arch. Bd. 99, S. 33. — Kunkel, Handb. der Toxikologie. Jena 1901. — Kyes, Biochem. Zeitschr. Bd. 4, S. 99 und Bd. 8, S. 42. — Landsteiner, Hämagglutination und Hämolyse. Oppenheimers Handb. d. Biochemie Bd. 2, Heft 1, S. 395. — Landsteiner und Leiner, Zentralbl. f. Bakteriol. Bd. 38, S. 458. — Langgard, Therap. Monatshft. 1887, S. 21. — v. Lesser, Virchows Arch. Bd. 79, 1880, S. 248. — Lichtheim, Volkmanns Samml. klin. Vortr. 1878, Nr. 134. — v. Limbeck, Arch. f. exper. Path. u. Pharm. Bd. 26, S. 39. — Marchand, Virchows Arch. Bd. 77, S. 455. — Derselbe, Arch. f. exper. Path. u. Pharm. Bd. 22, S. 201 und Bd. 23, S. 273 und S. 347. — v. Mering, Das chlorsaure Kali. Berlin 1885. — E. Meyer und Emmerich, Deutsch. Arch. f. klin. Med. Bd. 96, S. 287. — O. Moritz, St. Petersb. med. Wochenschr. 1903, Nr. 50. — Friedrich Müller, Deutsche med. Wochenschr. 1888, Nr. 2. — Nägeli, Blutkrankheiten und Blutdiagnostik 1908. — Pascucci, Hofmeisters Beitr. Bd. 6, S. 543 u. 552. — Pel, Nederl. Tijdschr. f. Geneesk. Vol. 5, p. 593, 1907. — Ponfick, Virchows Arch. Bd. 62, S. 273 u. Bd. 88, S. 445. — Popper, Österr. Zeitschr. f. prakt Heilk. 1868, S. 657. — Ransom, Deutsche med. Wochenschr. 1901, S. 194. — Rieß, Berl. klin. Wochenschr. 1882, N. 52. — Sachs, Ergebn. d. allg. Path. Bd. 7 u. 11 (1900, 1901, 1906).

— P. Schmidt, Deutsche med. Wochenschr. 1902. Münch. med. Wochenschr. 1903. — Derselbe, Deutsch. Arch. f. klin. Med. Bd. 96, Heft 5 u. 6. — Silbermann, Virchows Arch. Bd. 119, S. 488. — Stadelmann, Der Ikterus. Stuttgart 1891. — Stephens und Myers, Journ. of Path. u. Bakteriol. Vol. 5, p. 279, 1898. — Tallqvist, Über exper. Blutgiftanämien. Helsingfors 1899. — Weir-Mitchell und Reichert, Smithson. Contrib. to Knowl. Vol. 12, 1880 u. Vol. 26, 1886, zit. n. Landsteiner. — Wilms, Mitteil. a. d. Grenzgeb. Bd. 8, S. 393.

XIX. Blutparasiten.

Alessandrini, Policlinico 1904, zit. n. Seifert l. c. — Bancroft, Proc. Roy. Soc. N. S. Wales. Vol. 23, 1898, p. 48. Vol. 35, 1901, zit. n. Braun l. c. — Derselbe, Lancet 1877, Vol. 2, p. 70, 1878, Vol. 1, p. 69, 1879, Vol. 1, S. 698. — Becker, Deutsche med. Wochenschr. 1902, Nr. 26. — Bilharz, Wien. med. Wochenschr. 1856, Nr. 4 u. 5. — Braun, Die tierischen Parasiten des Menschen. 4. Aufl., Würzburg 1908. — Catto, Brit. med. Journ. 1905, Jan. 7. — Colloridi, Giorn. internaz. delle scienze med. Neapel 1891, 30. Nov., zit. n. Scheube l. c. — Demarquay, Gaz. méd. de Paris Tom. 18, 1863. p. 665. — Fedschenko, Ber. d. K. Gesellsch. d. Frd. d. Nat. etc. Bd. 8 (1), 1879 (russisch), zit. n. Braun l. c. — Glaesel, Contribution à l'étude de la Bilharziose. Thèse de Paris 1909 (Literatur!). — v. Jaksch, Münch. med. Wochenschr. 1902. — Katsurada, Anat. Zool. japon. Vol. 5, 1904, p. 147, zit. n. Braun. — Kautsky, Zeitschr. f. klin. Med. 1904. S. 192. — Letulle, Presse médic. Mai 1908. — Lewis, Lancet 1873, Jan. 11, 1877, Sept. 29. — v. Linstow, Zentralbl. f. Bakteriol. u. Parasitenk. Bd. 12, 1892, S. 88. — Loeb und Smith, Zentralbl. f. Bakteriol. Bd. 37. — Loebker und Bruns, Arb. a. d. Kais. Gesundheitsamt Bd. 23, 1906. — Looß, Bilharziosis, Handb. d. Tropenkrankh. Bd. 1, 1905, S. 93. — Low, Brit. med. Journ. 1900, p. 1456, 1901, p. 1336, 1902, p. 196. — Manson, Tropical diseases. London 1898. — Ogawa, Beitr. z. Kenntnis der Katayama-krankh., zit. n. Braun l. c. — Opie, Amerc. Journ. 1904. — Sandler, Deutsche med. Wochenschr. 1905, S. 95. — Scheube, Die Krankheiten der warmen Länder. 3. Aufl., 173 (ausführl. Besprechung mit Literaturnachweisen). — Schleip, Deutsch. Arch. f. klin. Med. Bd. 80. — Seifert, Klinischtherap. Teil zu Braun, Tierische Parasiten. — Stäubli, Deutsch. Arch. f. klin. Med. Bd. 85. — Tsuchiya, Virchows Arch. Bd. 193, 1907. — Tsunoda, Virchows Arch. Bd. 197, S. 425.

Abb. 1.

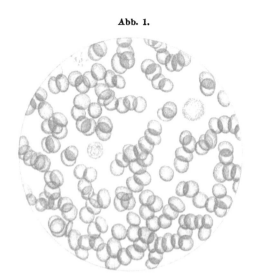

Normales Blut (dünne Schicht).

Abb. 2.

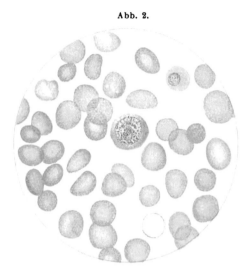

Embryonales Blut. 5. Monat.

Abb. 3.

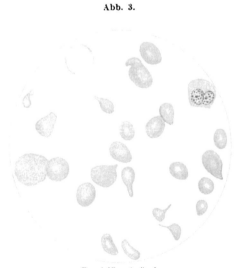

Perniziöse Anämie.

Abb. 4.

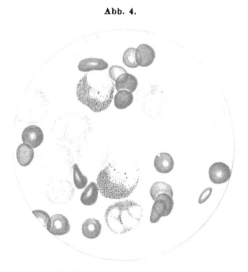

Blut bei myeloider Leukämie.

(Nach Meyer-Rieder, Atlas der klinischen Mikroskopie des Blutes.)

Abb. 1.

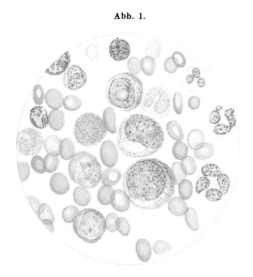

Myeloische Leukämie.

Abb. 2.

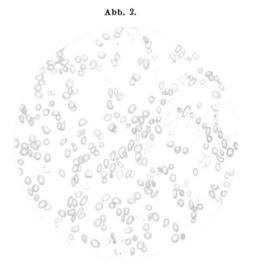

Lymphadenoide Leukämie. Übersichtsbild.

Abb. 3.

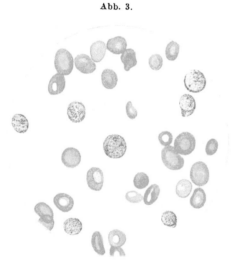

Lymphadenoide Leukämie mit Anämie.

Abb. 4.

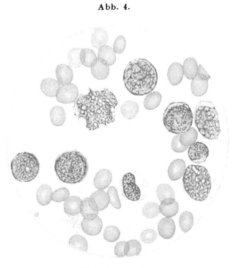

Akute Leukämie.

(Nach Meyer-Rieder, Atlas der klinischen Mikroskopie des Blutes.)

Erklärung der Tafeln.

(Die Tafeln sind mit gütiger Erlaubnis der Herren Verfasser dem „Atlas der klinischen Mikroskopie des Blutes" von E. Meyer und H. Rieder, Leipzig 1907 entnommen.)

Tafel I.

Figur 1. Nativpräparat normalen Blutes bei mittlerer Vergrößerung. Die roten Blutscheiben zeigen gleiche Größe. Ihr Hämoglobingehalt ist normal, die zentrale Delle deutlich erkennbar. Im rechten oberen Quadranten liegt ein grobgekörnter, eosinophiler Leukozyt, links von der Mitte ein feingekörnter, polymorphkörniger neutrophiler Leukozyt. Kernformen nicht deutlich erkennbar.

Figur 2. Embryonales Blut aus dem fünften Fötalmonat. (Eosin-Methylenblaufärbung.) Die Größe der einzelnen Erythrozyten ist verschieden, ihr Farbstoffgehalt hoch. Man sieht mehrere polychromatische rote Blutkörperchen. Im rechten oberen Quadranten zwei kernhaltige Erythrozyten, rechts oben einen Normoblasten, mehr nach der Mitte hin einen Megaloblasten mit polychromatischem Zelleib. Im unteren Teile des Gesichtsfeldes ein Lymphozyt.

Figur 3. Blutbild bei perniziöser Anämie (Eosin-Methylenblaufärbung). Sehr wenig Zellen im Gesichtsfelde. Starke Poikilozytose. Links oben ein polychromatischer Makrozyt, links unten ein Makrozyt mit ganz feiner basophiler Körnelung. Im rechten oberen Quadranten ein kernhaltiger Erythrozyt mit zwei Kernen.

Figur 4. Blutbild bei myeloischer Leukämie (Triazidfärbung). Man erkennt die große Leukozytenzahl. Die weißen Blutkörperchen mit groben Granulationen sind eosinophile Leukozyten, von denen sich drei im Gesichtsfelde finden. Die beiden oberen sind eosinophile Myelozyten, die untere Zelle ein reifer eosinophiler Leukozyt. Die fein granulierten Zellen sind neutrophile, polymorphkernige Leukozyten und neutrophile Myelozyten (im linken oberen Quadranten, nur zum Teil gezeichnet). Die blasse große Zelle rechts oben ist ein großer mononukleärer Leukozyt, daneben ein kleiner Lymphozyt.

Tafel II.

Figur 1. Myeloische Leukämie (Eosinmethylenblaufärbung). Die verschiedenen Arten reifer und unreifer weißer Blutzellen treten deutlich hervor. Im rechten Teil des Gesichtsfeldes mehrere polymorphkernige neutrophile Leukozyten, in der Mitte eine Anzahl Myelozyten, zum Teil mit eingebuchtetem Kern und mit mehr oder weniger entwickelten neutrophilen Granulationen. Links von der Mitte ein eosinophiler Myelozyt, noch weiter links eine eosinophile, polymorphkernige Zelle. Oben drei Mastzellen.

Figur 2. Lymphadenoide Leukämie (Eosin-Methylenblaufärbung). Übersichtsbild bei schwacher Vergrößerung.

Figur 3. Lymphadenoide Leukämie (Eosin-Methylenblaufärbung). Stärkere Vergrößerung. Kleine Lymphozyten. Gleichzeitig besteht starke Anämie. Es sind nur wenig Erythrozyten im Gesichtsfelde.

Figur 4. Akute Leukämie (Eosin-Methylenblaufärbung). Große, lymphozytenähnliche Zellen, deren Stellung umstritten ist (Myeloblasten?). Im unteren Teile des Gesichtsfeldes eine Zelle mit sich einbuchtendem Kern (Lymphozyt vom Riederschen Typus).

Erkrankungen
der Muskeln, Gelenke und Knochen.

Von

F. Lommel-Jena.

Mit 16 Abbildungen.

A. Muskelerkrankungen.

1. Polymyositis.

Neben Muskelentzündungen lokaler Art gibt es Entzündungen, die das ganze Muskelsystem oder wenigstens Strecken der Muskulatur befallen. Sie sind selten und hinsichtlich ihrer Ätiologie großenteils noch ganz unklar. Die wichtigsten klinischen Erscheinungsformen ausgebreiteter Muskelentzündung sind die Dermatomyositis und die hämorrhagische Polymyositis, die mit multiformen Erythem verbundene Polymyositis und die Neuromyositis.

a) Die Dermatomyositis.

Die Dermatomyositis beginnt mit Fieber, verschiedenartigen Hautentzündungen und führt unter Ödemen, heftigen Muskelschmerzen in mehr als der Hälfte der Fälle zum Tode. Die Krankheit war bis 1887, wo Wagner, Hepp und Unverricht sie zuerst genauer beschrieben, so gut wie unbekannt. Ihre Seltenheit ergibt sich daraus, daß 1898 Lorenz nur 15 sichere Fälle aus der Literatur aufführen kann.

Ätiologie. Die Ursache ist unbekannt. In mehreren Fällen mit genauem Sektionsbefund waren Tuberkuloseherde vorhanden; ob dies eine Beziehung zur Tuberkulose bedeuten kann, muß unentschieden bleiben. Die Ähnlichkeit mit Infektionskrankheiten (Milztumor) führte zu Versuchen, spezifische Krankheitserreger aufzufinden. Die Ähnlichkeit mit Trichinose und Analogien in der Tierpathologie ließen an Gregarineninvasion denken; Lorenz will sporozoenähnliche Gebilde in den Muskeln gefunden haben. Auch verschiedene organische und anorganische Gifte wurden als Ursache angeschuldigt, ohne Beweis.

Symptome: Die Erkrankung kann akut, subakut oder auch ganz schleichend einsetzen, mit einem Vorläuferstadium von allgemeinem Unwohlsein, Gliedersteifigkeit, rheumatoiden Schmerzen. Unter Steigerung der Temperatur und Zunahme der jetzt in den Muskeln lokalisierten, oft sehr quälenden Schmerzen entwickeln sich Hautödeme, die zuerst gewöhnlich das Gesicht, dann die

Gliedmassen befallen. Stellenweise zeigt das Ödem entzündlichen Charakter, es kann der Urtikaria oder dem Erythema nodosum, auch dem Erysipel ähneln, seltener sind Hauthämorrhagien. Das Ödem ist meist schon mit Beginn der Krankheit sichtbar, in anderen Fällen erscheint es nach 8—10 Tagen, ja noch später. Meist ist es unregelmäßig am ganzen Körper verbreitet, oft mit Bevorzugung der Gliedmassen. Von nephritischen und kardialen Ödemen unterscheidet sich die Schwellung dadurch, daß sie an den Gelenken geringer ist und hauptsächlich über den großen Muskelzügen sich entwickelt. Das Ödem erscheint in einzelnen Schüben, mit der Muskelaffektion gleichen Schritt haltend. Es ist sehr hart und derb, läßt sich nicht mit dem Finger eindrücken und bildet durch diese Starrheit ein wesentliches Hindernis für alle Bewegungen. Daher werden die Kranken bald bettlägerig, zumal auch aktive Bewegung starke Muskelschmerzen erzeugt, ebenso Druck auf die Muskeln. Selten sind wirk-

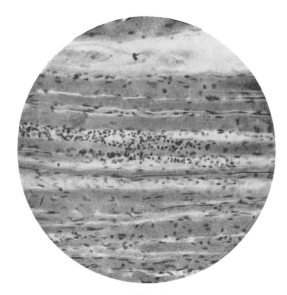

Abb. 1.
Degeneration der Muskelfasern und Leukocyteninfiltration bei Polymyositis
(nach Dietschy).]

liche Paresen vorhanden. Das Leiden breitet sich in einzelnen Schüben mit neuen Fiebersteigerungen auf neue Muskelgruppen aus. Dadurch kann es eine lange Dauer erreichen. Eine Krankheitsdauer von 1—8 Wochen kann als akuter Verlauf bezeichnet werden, viele Fälle dauern Monate, bis gefährliche Komplikationen sich aus der Beteiligung der Schling-, Atem- und Kehlkopfmuskeln entwickeln. Mangelnde Atmung und Fehlschlucken begünstigen die Entwicklung von Pneumonien. Beteiligung des Zwerchfelles wirkt in derselben Richtung. Auch die äußeren Augenmuskeln können erkranken. Die elektrische Erregbarkeit der Muskeln war wiederholt herabgesetzt oder aufgehoben, öfter war wegen der starken Schmerzhaftigkeit der Muskeln eine Prüfung nicht möglich.

Die Allgemeinerkrankungen sind die einer schweren Infektionskrankheit. Das Fieber ist meist mäßig, von remittierendem Verlauf. Milztumor findet sich häufig. Oft besteht Schlaflosigkeit, Kopfschmerz, Neigung zu

Schweißen. Von den inneren Organen können sich die Nieren mit Albuminurie oder wirklicher Nephritis beteiligen.

Pathologisch-anatomischer Befund: Das Ödem des subkutanen Gewebes ist auch nach dem Tod noch vorhanden. Die Farbe des erkrankten Muskelgewebes ist eigentümlich hell, ähnlich wie Kaninchenfleisch, dabei ist es serös durchtränkt, starr oder mürbe und brüchig. Histologisch liegt das Bild der Muskelentzündung vor, Degeneration der Muskelfasern und Zellwucherungen im interstitiellen Bindegewebe (s. Abb. 1). Die stärkste Wucherung, verbunden mit Leukozyteninfiltration, findet sich in der Umgebung der Gefässe. Diese entzündliche Infiltration herrscht vor bei den frischen Fällen, während in späteren Zeiten des Krankheitsverlaufes hauptsächlich degenerative Prozesse an den Muskelfasern vorliegen. Man findet an ihnen trübe Schwellung, fettige und wachsartige Degeneration.

Diagnose. Die Diagnose kann sehr schwierig sein. In typischen Fällen ist das über den kranken Muskeln lokalisierte derbe Ödem und das Freibleiben der Gelenke, namentlich der Hand- und Fußgelenke, sehr kennzeichnend. Auch das sprungweise Übergreifen des Prozesses von einer auf die andere Muskelgruppe ist zur Erkennung brauchbar. Sehr ähnlich der Dermatomyositis ist

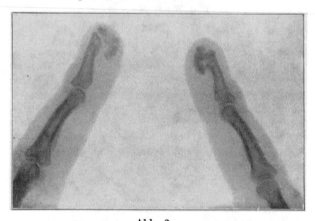

Abb. 2.
„Kalkgicht"; Ablagerung von phosphorsaurem Kalk unter der Haut, auch in den Muskeln und Sehnen (nach Wichmann).

die Trichinose. Bei dieser führt das Vorausgehen von Magendarmerscheinungen, der Nachweis von Eosinophilie und von Trichinenembryonen im Blut zur richtigen Beurteilung. Bei septischer (metastatischer) Myositis können die Erscheinungen, einschließlich des Exanthems, denen der Dermatomyositis sehr ähnlich sein; doch pflegen die Symptome der allgemeinen Septikopyämie zu überwiegen.

Prognose. Die Prognose ist ziemlich ungünstig. Am gefährlichsten ist die Beteiligung der Schling- und Atemmuskulatur. Von 15 Fällen endeten 11 tödlich, von diesen 6 an Bronchopneumonie. Wenn Heilung eintritt, kann Atrophie der erkrankt gewesenen Muskeln zurückbleiben.

Behandlung: Die meisten Autoren schweigen hierüber. Die Unkenntnis über das Wesen der Krankheit macht eine rationelle Therapie unmöglich. Öfter wurden Salizylate gegeben, ohne deutlichen Erfolg. Milde Hydrotherapie (Prießnitzsche Umschläge) werden wohltätig empfunden.

Chronische Dermatomyositis. Auch chronischer Beginn und Verlauf einer Dermatomyositis wurde beschrieben. Fr. Schultze fand bei einem dreijährigen Knaben zunehmende Schwäche und Atrophie fast aller Muskeln, Ödeme und trockenes Ekzem der Haut. Ein durch Probeexzision gewonnenes Stückchen des Musculus gastrocnemius zeigte schwache Verdünnung der Muskelfasern, interstitielle Zellwucherungen besonders um die Gefäße und zwischen Muskelbündeln und Muskelfasern. Die Erkrankung verlief nicht tödlich, hinterließ aber dauernden Muskelschwund. Eine von Dietschy beschriebene Allgemeinerkrankung mit vorwiegender Beteiligung von Muskulatur und Integument zeigt viele Ähnlichkeit: im Laufe mehrerer Jahre entwickelte sich eine allgemeine Atrophie der Skelettmuskulatur mit schmerzlosen sklerodermatischen Veränderungen an Händen und Gesicht. Während des Fortschreitens der Krankheit brechen Geschwüre und Fisteln auf, uas denen sich kohlensaurer Kalk entleert, herstammend aus Depots, die sich vorzugsweise an Sehneninsertionen und um diese herum gebildet haben. Zuletzt erfolgt unter hochgradiger Kachexie der Tod. Anatomisch findet sich in der Haut mässige Atrophie und Rundzelleninfiltration um einzelne Gefäße, Bindegewebsvermehrung und Rundzellenanhäufung in der quergestreiften Muskulatur, in geringerem Maße auch in der Muskulatur des Herzens, der Harnblase, des Uterus. Die Pathogenese des Leidens, besonders auch die Bedeutung der Kalkablagerungen blieb völlig unklar. Die Bildung und Entleerung kalkhaltiger Detritusmassen erinnert an gleichartige Beobachtungen bei „Kalkgicht" mit Bildung von Kalkablagerungen im subkutanen Bindegewebe (s. Abb. 2) und bei Myositis ossificans progressiva (s. u. Krause und Trappe), von der sich jedoch der vorliegende Fall durch die Verbindung mit Sklerodermie unterscheidet. Die Verbindung von Sklerodermie mit Muskelveränderungen scheint übrigens häufig zu sein und zwar nicht nur in der Weise, daß die unter den sklerotischen Hautpartien gelegene, oft der Inaktivität verfallene Muskulatur erkrankt, sondern auch in der Form ausgedehnter Systemerkrankungen oder derart, daß Muskelatrophien der Hautveränderung vorangehen.

b) Andere Formen akuter Polymyositis.

Als **Polymyositis haemorrhagica** wurde eine der Dermatomyositis ähnliche seltene Krankheitsform beschrieben, die vor allem durch Beteiligung des Herzens und durch Bildung hämorrhagischer Herde in den Muskeln gekennzeichnet ist. Das Krankheitsbild und das wiederholt beobachtete Vorhergehen von Anginen legten die Annahme einer infektiösen Krankheitsursache nahe; J. Bauer konnte deren Berechtigung durch Reinzüchtung von Staphylokokken aus den Muskeln bei einem Fall nachweisen.

Die Krankheit beginnt mit mäßigem Fieber, auch fieberlos, und mit Schmerzen in den Muskeln, die sich von kleineren Gebieten aus mehr und mehr ausbreiten. Die erkrankten Stellen zeigen eine teigige, sehr druckempfindliche Schwellung; die Schwellung kann vergehen, um nach kurzer Zeit an anderer Körperstelle sich neu zu entwickeln. Sie gehört den erkrankten Muskeln an. Über diesen kann die Haut, d. h. das Unterhautzellgewebe ödematös geschwollen sein, doch kann dies Ödem auch fehlen. Es pflegt weicher zu sein als das harte Ödem bei Dermatomyositis. Die Haut kann auch ein masernähnliches Exanthem aufweisen, sowie verschiedenartige Hämorrhagien. Während der akuten Muskelentzündung besteht Fieber, das hohe Grade erreichen kann und gewöhnlich remittierenden Verlauf zeigt. Die ergriffenen Muskeln fühlen sich derb an und sind im akuten Stadium stark druckempfindlich, auch spontan so schmerzhaft, daß Allgemeinbefinden und Schlaf sehr gestört werden. Später nimmt der Schmerz ab, die Derbheit des Muskels wird weniger auffallend, der Muskel verfällt der Atrophie. Bei dem sprunghaften Verlauf der Krankheit können einzelne Muskeln schon atrophieren, während in anderen noch die akute Entzündung und Schwellung herrscht. Am häufigsten und gewöhnlich auch am frühesten erkranken die Muskeln der Extremitäten; außerdem können jedoch auch die Rumpf-, Hals-, Kaumuskeln befallen werden; auch die Schluck-, Kehlkopf- und Augenmuskulatur kann beteiligt sein. Die Beteiligung des Herzens äußert sich in Tachykardie, Arhythmie, muskulärer Insuffizienz mit Stauungserscheinungen. Die elektrische Erregbarkeit der Muskeln ist normal oder etwas herabgesetzt, die Reflexe sind normal oder ebenfalls etwas abgeschwächt. Die Dauer des akuten Stadiums beträgt gewöhnlich 1 bis 2 Monate; bis das zweite Stadium, das der regressiven Metamorphose in der Muskulatur, zum Abschluß gelangt, dauert es gewöhnlich einige weitere Monate.

Die Prognose ist ungünstig, die Mehrzahl der Fälle endet tödlich, meist durch Herzschwäche.

Die Sektion ergibt als charakteristischen Befund eine gelbliche bis bräunliche, auch blassrote Verfärbung der serös durchtränkten Muskulatur und in dieser verstreut kleinere oder größere Blutungsherde. In älteren bereits der Atrophie anheimfallenden Muskelherden findet sich auch graues faseriges Gewebe. Bei mikroskopischer Betrachtung akuter Herde finden sich im Beginn (Probeexzision in vivo [Lorenz]) die Muskelfasern durch Blutungen auseinandergedrängt, die Muskelfasern selbst nur teilweise in Zerfall. Später finden sich neben zahlreicheren degenerierten Fasern lange Reihen von großen Zellkernen, daneben auch Leukozyteninfiltration. Im atrophischen Stadium wird das untergegangene Muskelgewebe durch lockeres Bindegewebe ersetzt. Ähnliche Befunde werden am Herzfleisch beobachtet.

Der Dermatomyositis und hämorrhagischen Polymyositis vielfach ähnlich sind Fälle von **Polymyositis mit gleichzeitigem Erythema multiforme.**

Die Ätiologie ist ebenso unklar wie die des Erythema multiforme.

Bei leichteren Fällen steht die Hautaffektion im Vordergrund, begleitet durch eine stets in den Extremitäten lokalisierte schmerzhafte oft knotenförmig begrenzte starre Verdichtung der Muskulatur. Die Beweglichkeit der befallenen Glieder ist stark beeinträchtigt. Oft gesellen sich Gelenkentzündungen hinzu. Der Verlauf ist gutartig; nur bei schwereren Fällen können die befallenen Muskeln der Atrophie anheimfallen.

Als anatomisches Substrat fand Lorenz durch Probeexzision interstitielle Myositis mit Ödem und Degeneration der kontraktilen Substanz.

Eine ganz akute, mit **Hämoglobinurie einhergehende allgemeine Muskelerkrankung** mit äußerster Schwäche der Muskulatur, und folgenden Kontrakturen beschrieb neuerdings Meyer-Betz. Nach Wochen tritt Heilung ein. Aus ähnlichen wohlbekannten Zuständen beim Pferd kann man folgern, daß dabei ein toxischer Muskelzerfall mit Blutungen in die Muskulatur besteht. Die Ursache ist unbekannt.

Als **Neuromyositis** wurde zuerst von Senator eine seltene Erkrankung beschrieben, bei der sich mit einer schweren akut entzündlichen Myositis eine echte Polyneuritis verbindet. Es handelt sich anscheinend um einen koordinierten Entzündungsprozeß in Muskeln und Nerven, dessen offenbar infektiöse Ursache unbekannt ist.

Zu den bekannten Symptomen der Polyneuritis gesellen sich Muskelsymptome, bzw. gehen ihnen in manchen Fällen schon voraus, die in sehr heftigem Druckschmerz und Schwellung einzelner Muskelgruppen und oft sehr frühzeitiger völliger Entartungsreaktion bestehen. Der Verlauf ist sehr chronisch, oft bleiben dauernde Atrophien zurück.

Die wesentliche Beteiligung der Muskulatur an den entzündlichen Vorgängen wurde mehrfach histologisch sichergestellt.

Die Behandlung unterscheidet sich nicht von der bei Polyneuritis üblichen.

2. Myositis ossificans progressiva.
(Calcinosis multiplex progressiva interstitialis ossificans.)

Unter diesem Namen versteht man eine seltene Erkrankung, bei der die Rumpf- und Extremitätenmuskulatur oft in großer Ausdehnung einer fortschreitenden Verknöcherung verfällt.

Beginn und klinische Erscheinungen. Die Erkrankung verläuft sehr langsam, oft in einzelnen Schüben, befällt hauptsächlich jugendliche Individuen und ist ziemlich selten. Sie unterscheidet sich durch ihre weite Verbreitung in vielen Muskeln von der bekannten umschriebenen zu Verknöcherung führenden Myositis, die namentlich zur Bildung von „Reit- und Exerzierknochen" führt und ihre Entwicklung traumatischen Einflüssen verdankt (s. u.).

Der Beginn der Krankheit macht sich meistens an der Nacken-, Schulter- und Rückenmuskulatur bemerkbar; oft als mehr diffuse, mehrere Muskeln einbeziehende Anschwellung, oft auch als umschriebene Auftreibung, die auch das Gefühl der Fluktuation geben kann. Sind die begleitenden Schmerzen, die auch fehlen können, beträchtlicher, tritt leichtes Fieber hinzu, so wird gewöhnlich Muskelrheumatismus angenommen. Nach Abklingen des Anfalls bleibt eine gewisse Steifheit zurück, allmählich, namentlich nach Einwirkung neuer Schübe, werden die Muskeln derb, die früher weichen fast fluktuierenden Stellen nehmen knochenharte Beschaffenheit an. Diese Veränderungen greifen allmählich auf andere Rücken-, Rumpf- und Halsmuskeln über, namentlich die Sternocleidomastoidei und die Masseteren beteiligen sich fast immer; am Oberarm sind Deltoideus und Biceps, an den Beinen die Adduktoren und die Hüftmuskulatur besonders gefährdet. Auch alle anderen Skelettmuskeln können befallen werden. Krause und Trappe zeigten mittelst Röntgenstrahlen, daß auch die Haut, d. h. die Subcutis mitergriffen und an den Stellen kalkiger Einlagerungen an den unterliegenden Weichteilen fixiert werden kann. („Kalkgicht" s. S. 351).

In schweren Fällen werden die Kranken allmählich völlig steif. Sie können sich nicht setzen und nicht hinlegen. Die Arme sind meist in den Schultergelenken fixiert. Die Verknöcherung der Kaumuskeln hebt die Fähigkeit zu kauen völlig auf; bei Kieferklemme kann Ernährung durch eine Zahnlücke nötig werden.

Betastet man die erkrankten Muskeln, so findet man sie durchsetzt mit harten Knoten oder Knötchen, die anfangs sich vorwiegend an den Enden der Muskeln, in der Nähe der Sehnen lokalisieren; doch kann auch der ganze Muskel in eine derbe Masse verwandelt sein. Gewöhnlich breitet sich die Verhärtung in den breiten Rückenmuskeln in vielfältigen korallenartigen Verzweigungen aus, während die langen Muskeln von langgestreckten Verhärtungen durchsetzt werden, die zuletzt spangenartig die Ansatzpunkte der Sehnen verbinden.

Pathologische Anatomie und Pathogenese. Die Histologie der ossifizierenden Myositis gab zu verschiedenartigen Anschauungen über die Pathogenese Anlaß. Jedenfalls handelt es sich nicht nur um Verkalkungsprozesse, sondern um Bildung echten Knochengewebes, das also in Lamellen angeordnet, von Haversschen Kanälchen durchsetzt ist, Knochenkörperchen, Osteoblasten und Hawshipsche Lakunen aufweist. Der Übergang in das umgebende Muskelgewebe wird nach einigen Beobachtungen von faserigem Bindegewebe gebildet, andere fanden einen knorpeligen Überzug. Während Virchow die multiple ossifizierende Myositis in enge Verbindung mit den multiplen Osteomen bringt und ein Hineinwachsen von Knochensträngen in die Muskeln von den Skelettknochen aus annimmt, verlegen andere (Münchmeyer) die Knochenbildung in das vorher entzündlich gewucherte intramuskuläre und tendinöse Bindegewebe. Der Untergang der Muskelfasern gilt dabei als sekundäre Erscheinung.

Besser als die autoptischen Befunde an vorgeschrittenen Fällen kann die histologische Untersuchung von Muskelstücken, die in vivo aus früheren Infiltraten exzidiert wurden, für das Verständnis des Krankheitsbildes verwertet werden. Stempel fand von der Fascie ausgehend wucherndes gefäßreiches Bindegewebe, das die Muskulatur verdrängt. Ähnliches sahen Krause und Trappe bei einem durch Probeexzision gewonnenen Muskelstück. Vermöge mangelhafter Differenzierung des Mesenchyms kommt die Entwicklung dieses Gewebes mit der Stufe des Bindegewebes nicht zum Abschluß, sondern behält pathologischerweise die Fähigkeit, Knochen zu bilden. Die Tatsache, daß die progressive Myositis ossificans vorwiegend im jugendlichen Alter in Erscheinung tritt, kann nach Krause und Trappe als Bekräftigung dieser Auffassung dienen. Hier wird also eine wahre Geschwulstbildung angenommen, im Gegensatz zu Münchmeyer, der entzündliche Vorgänge als Ursprung ansieht. Als Trophoneurose wurde die Erkrankung erklärt auf Grund gewisser Analogien mit Muskelatrophien, z. B. mit der Atrophia musculorum lipomatosa, bei der das Bindegewebe statt in Knochen in Fettgewebe sich verwandelt. Die Bildung verkalkten Gewebes ist aber, wie die Fälle von Wichmann und Dietschy (s. S. 350 und 351) zeigen, nicht ausschließlich an die Muskulatur gebunden. Krause und Trappe fanden in einem typischen Fall Einlagerungen im Unterhautzellgewebe, die im Röntgenbild Schatten ergaben, also wohl Kalk enthielten, außerdem konnten sie aus einer allmählich wachsenden später fluktuierenden Vorwölbung über dem Kreuzbein eine Emulsion von kohlensaurem und phosphorsaurem Kalk durch Punktion entleeren. Die Röntgenuntersuchung ergab an sämtlichen Skelettknochen eine Verarmung an Kalk, kenntlich an einer hochgradigen Aufhellung des Knochenschattens. Mays Beobachtung, daß bei einer Sektion von ossifizierender Myositis die Epiphysen der Röhrenknochen auffallend morsch waren, stimmt damit überein. Erklärungen für diese abnorme Verteilung des Kalkes im Körper sind nicht vorhanden. Auch ist keineswegs immer ein abnorm grosser Kalkgehalt der Körperflüssigkeiten, der ja bei Einschmelzung von Knochengewebe angenommen werden darf, bei Verkalkungsprozessen vorhanden. Es handelt sich vielmehr um Fällung des in normaler Menge gelösten Kalkes durch Verringerung des Kolloidschutzes: Entmischung kolloidaler Lösungen durch verschiedenste regressive Vorgänge, Koagulationsnekrose, tuberkulöse Verkäsung, mangelhafte Blutversorgung, Herabsetzung der Vitalität durch das Alter (Lichtwitz). Daß eine alimentär oder anderweitig verursachte Kalküberladung der Gewebsäfte den Vorgang leichter zustande kommen läßt, ist a priori wahrscheinlich und auch experimentell nachgewiesen dadurch, daß beim Kaninchen, dessen Blut weit mehr Kalk enthält, viel leichter Verkalkungen zustande kommen, als bei gleichartigen Schädigungen beim Menschen und beim Hund (nach Aschoff und W. H. Schultze).

Verlauf und Grad des Leidens sind sehr verschieden. Es kann jahrelang dauern, bis sich aus den anfänglichen, anfallsweise sich verstärkenden Knoten in der Muskulatur nachweisbare Kalkeinlagerungen bilden. Es können sich auch bereits entstandene Verhärtungen allmählich wieder zurückbilden. Die Verkleinerung entwickelt sich oft in Anfällen, die mit leichtem Fieber, Schmerzen, entzündlicher Rötung einhergehen können, und, wenn die Anschwellung fluktuiert, den Eindruck von Abszeßbildung wachrufen können. Doch kann sich auch ohne akute Schübe, unter unmerklichem Wachstum der Muskelinfiltrate allmählich eine schwere Calcinosis entwickeln. Stärkere Beschwerden werden zumeist nur durch die Bewegungsstörungen hervorgebracht, die allerdings die höchsten Grade erreichen können. Die elektrische Erregbarkeit der Muskulatur scheint, mit ganz seltenen Ausnahmen, intakt zu bleiben. Eigentümlich ist die Angabe, daß die Geschlechtsdrüsen öfter in ihrer Entwicklung gehemmt schienen. Häufig werden Mikrodaktylie, abnorme Kürze der großen Zehen und Daumen gefunden. Als Todesursache wird besonders die Lungentuberkulose genannt, deren Entstehung sich aus der Behinderung der Atmung durch die Verkalkung der Atemmuskeln erklären mag. In vielen Fällen, wo die Ausdehnung und Weiterentwicklung der Verknöcherungsherde keine so hohen Grade erreichen, wird eine deutliche Einwirkung auf die Lebensdauer nicht wahrgenommen. — Die progressive Myositis ossificans wurde in vereinzelten Fällen auch im frühen Kindesalter (zweites Lebensjahr) beobachtet.

Diagnose. Die Diagnose bietet in typischen Fällen keine besondere Schwierigkeit. Typische Knocheneinlagerungen in den bevorzugten Muskelgruppen, namentlich in der Rückenmuskulatur, sind der Erkennung leicht zugänglich. Im Beginn des Leidens, bei geringer Ausdehnung oder weniger typischer Lokalisation können allerdings leicht Zweifel entstehen. Als wertvolle Kennzeichen sind daher nochmals zu nennen: Beginn meist im Anfang des zweiten Lebensdezenniums, anfallsweise Verschlimmerung des Leidens, zeitweiliges Auftreten fieberhafter „rheumatoider" Gelenkschwellungen, langsames Fortschreiten der Bewegungsbeschränkung. Höchst wertvoll und unentbehrlich ist die Untersuchung mit Röntgenstrahlen, die es ermöglicht, die Ausdehnung verkalkter Herde in der Muskulatur festzustellen und in zweifelhaften Fällen entscheidet, ob verhärtete Stellen in den Weichteilen wirklich durch Kalkeinlagerungen erzeugt sind.

Therapie. Die Therapie scheint dem Verknöcherungsprozeß ziemlich machtlos gegenüber zu stehen. Gebrauch von Bädern, Arsen, Jod, Quecksilber vermochte niemals einen Einfluß auf den langsam fortschreitenden Verlauf auszuüben, ebensowenig innerlicher Gebrauch von Milchsäure. Von Fibrolysin (Thiosinamineinspritzungen), die von Großkurth gegen traumatische ossifizierende

Myositis (Exerzierknochen) erfolgreich verwendet wurde, sah Bosek auch bei der progressiven Form des Leidens sehr gute Wirkung. Krause und Trappe lehnen die Zugehörigkeit des von Bosek beschriebenen Falles zur echten Calcinosis ab; sie sahen selbst keinen Erfolg von Thiosinamin, das auch in einem Fall Lexers erfolglos blieb.

3. Lokale Myositis.

Neben den verschiedenen Formen von Polymyositis, bei denen also das ganze Muskelsystem Sitz der Erkrankung ist, gibt es zahlreiche entzündliche Prozesse in der Muskulatur, die herdförmig beschränkt sind. Ihre nicht allzugroße klinische Bedeutung rechtfertigt es, wenn sie hier nur kurz erwähnt werden.

Beim akuten Gelenkrheumatismus, diesem unmittelbar folgend oder auch vorangehend, kann sich eine **rheumatische Myositis** einstellen, indem sich in verschiedenen Muskeln Druckschmerz und Kontraktur entwickelt. Die Erscheinung kann der des sogenannten ,,Muskelrheumatismus'' (= Myalgie) so sehr ähneln, daß es sehr begreiflich scheint, wenn eine Unterscheidung von diesem meistens nicht stattfindet. Wir bezeichnen ja allerdings an dieser Stelle als ,,Muskelrheumatismus'', besser als ,,Myalgie'' (s. u.) nur jene flüchtigen Muskelaffektionen, die vielleicht ganz ohne anatomische Muskelveränderungen, wahrscheinlich aber ohne Entzündungsprozesse einhergehen. Streng genommen dürfte Muskelrheumatismus nur die Form der Myositis genannt werden, die ihre Natur durch ihre direkte Verbindung mit der rheumatischen Polyarthritis offenbart.

Die entzündliche Infiltration des Muskelgewebes kann so stark werden, daß ein harter Tumor fühlbar werden kann. Bildet sich die Infiltration zurück, so kann eine holzartig derbe, noch lange Zeit schmerzhafte Verdickung zurückbleiben, aus der allmählich die Muskelschwiele (s. u.) entsteht. Auch kann sich eine Atrophie des Muskels entwickeln. In der Behandlung spielt die Salizylsäure dieselbe Rolle wie beim Gelenkrheumatismus.

Sehr ähnlich verläuft die **gonorrhoische Myositis,** die noch häufiger als die rheumatische zu sein scheint. Sie entwickelt sich meistens in der Nähe gonorrhoisch erkrankter Gelenke, z. B. im M. gastrocnemius bei Gonitis. Gleichzeitig mit oder kurz nach der Gelenkaffektion bildet sich die sehr schmerzhafte, zunächst oft unter starkem Hautödem sich verbergende Muskelanschwellung. Die derbe Infiltration ist oft etwas weniger schmerzhaft als bei der rheumatischen Myositis (Lorenz). Sie wird allmählich, in 2 bis 3 Monaten, resorbiert, in der Regel entwickelt sich in dieser Zeit eine ziemlich beträchtliche Atrophie des befallenen Muskels. Zur Behandlung werden Umschläge, warme Bäder, später heiße Sandbäder empfohlen.

Außer der schon beschriebenen hämorrhagischen Polymyositis wird auch eine **lokalisierte hämorrhagische Myositis** beobachtet. Ob es sich dabei freilich um einen wesentlich anderen Vorgang handelt als bei der Polymyositis haemorrhagica, erscheint zweifelhaft. Die Erkrankung könnte sehr wohl eine leichte Abortivform dieses Leidens darstellen. Schlesinger fand bei anderthalbjähriger Beobachtung nur einen Fortschritt auf einen nahe benachbarten Muskel. Die Probeexzision eines Muskelstückchens ergab ungefähr dieselben histologischen Veränderungen, die bei Polymyositis haemorrhagica beschrieben wurden. Die Weichteile über den befallenen Muskeln waren ödematös, heiß, druckempfindlich.

Die **Syphilis** befällt den Muskel, wenn auch nicht allzu häufig, in sehr verschiedener Form.

Man findet im Frühstadium Zustände von dumpfem Muskelschmerz, die klinisch der Myalgie sehr ähnlich sind. Doch ist die Entwicklung nicht so plötzlich wie bei dieser, es finden sich oft nächtliche Schmerzsteigerungen, die Schmerzen halten oft hartnäckig an, bis eine antiluetische Kur ihnen ein Ende macht. Die anatomische Grundlage scheint ebenso unbekannt zu sein, wie bei den am häufigsten im Biceps lokalisierten, ebenfalls dem Frühstadium der Syphilis angehörigen Kontrakturen, bei denen sich der erkrankte Muskel derb anfühlt und deutlich atrophiert. Primäre Nervenerkrankungen (Neuritis) sind hier nicht auszuschließen.

Zu allen Zeiten der Syphilis finden sich diffuse Myositiden, mit oft derber Muskelschwellung, Bewegungsbehinderung, stärkeren oder auch geringen Schmerzen. Der Verlauf ist langsam. Der Mangel elektrischer Entartungsreaktion spricht für die rein myogene Natur. Bei frischen Fällen ist die Heilung oft vollständig, bei veralteten Fällen bleiben Atrophie und ausgedehnte Muskelschwielen (Muskelzirrhose) oft zurück.

Auch Polymyositis, dem Bild der Polymyositis haemorrhagica und der Dermatomyositis sehr ähnlich, kann auf syphilitischer Grundlage entstehen.

Das Muskelgumma pflegt eine sehr späte luetische Manifestation zu sein. Oft wird es nur zufällig entdeckt; manchmal im Anschluß an Verletzungen. Ob solche die Bildung anregen, mag dahingestellt bleiben. Es findet sich am häufigsten im Sternocleidomastoideus, ferner in den langen Oberschenkel- und Oberarmmuskeln. Die subjektiven Erscheinungen und Funktionsstörungen sind gering. Der Verlauf ist langsam. Es kann völlige Resorption erfolgen, öfter tritt Erweichung und Durchbruch nach außen ein, wobei große Hautmuskelgeschwüre und umfangreiche Nekrosen von Muskelgewebe entstehen können. Verwechslungen mit Karzinomen, Sarkomen und anderen Tumoren liegen nahe. Hier kann die Diagnose ex juvantibus (antiluetische Kur) oft in Frage kommen.

Die hier beschriebenen und andere, z. B. traumatisch entstandene Muskelherde hinterlassen vielfach **Muskelschwielen** (Myositis fibrosa), Stellen, an denen das Muskelgewebe durch mehr oder weniger derbes Bindegewebe ersetzt ist. Auch durch dauernden Reiz von Fremdkörpern (Trichinen) kann eine Wucherung des perimysialen Bindegewebes mit Schwielenbildung zustandekommen.

Aber auch in selbständigerer Weise kann die Muskelschwiele entstehen, auf Grund einer Anomalie, die als konstitutionell angesehen wird und in einer dem betreffenden Individuum „eigentümlichen Tendenz zur Bindegewebsneubildung" besteht. Die Ursache dieser selbständigen Form ist unbekannt.

Die klinischen Symptome beginnen gewöhnlich mit ziehenden Schmerzen, die von Steifheit der erkrankten Körperteile gefolgt werden. Vorzugsweise erkranken die unteren Gliedmassen. Die befallenen Muskelstrecken zeigen Schwellung und derbe Konsistenz, ohne die lebhafte Druckempfindlichkeit der akuten Muskelentzündungen. Nach monatelanger Dauer tritt gewöhnlich Besserung ein, nicht ohne daß Störungen und Minderwertigkeiten durch die bindegewebige Wucherung im kranken Muskelgebiet zurückbleiben.

Histologisch findet man schwere Veränderungen an den Muskeln, die weißlich gefärbte oder gefleckte, derbe, unter dem Messer knirschende Gebilde darstellen.

Medikamentöse Behandlung erwies sich als unwirksam, dagegen bewährten sich Massage, Hydro- und Thermotherapie, sowie Elektrizität.

Neben der fibrösen Muskelschwiele ist noch die **lokale Verknöcherung** der Muskulatur zu erwähnen. Wir unterscheiden sie von der oben beschriebenen progressiven Myositis ossificans, die sich annähernd auf das ganze Muskelsystem erstreckt. Lokale Verknöcherung entsteht zunächst durch

Hineinwuchern eines knöchernen Callus in die benachbarte Muskulatur nach Knochenbrüchen, Abreißen eines Periostläppchens bei starker Kontraktion eines Muskels. Namentlich bei Spontanfrakturen der Tabiker hat man das dem Callus benachbarte Muskelgewebe in großem Umfang verknöchert gefunden. Abgesehen davon ist die Bildung von Knochen in der Muskulatur meistens auf traumatische Einwirkungen zurückzuführen.

Entzündliche Reizungen können auf dem Umweg über Schwielenbildung zur Knochenbildung führen. Es zeigt sich dann histologisch 1. zunächst eine Entzündung mit Infiltration des inter- und intramuskulären Bindegewebes. 2. Bindegewebige Induration mit bedeutender Wucherung und nachfolgender Schrumpfung des interstitiellen Bindegewebes, welches die eingeschlossene Muskulatur zur Degeneration und Atrophie bringt. 3. Knochenbildung mit Entwicklung einzelner Knochenkerne mitten in der Bindegewebsschwiele (Salman, Lorenz). „Die Knochenbildung beginnt in der Form von mikroskopisch kleinen Planchen oder Nadeln, welche allmählich zu einem vielfach verzweigten Netzwerke verschmelzen und schließlich einen zusammenhängenden Knochen von spongiösem Bau bilden" (Lorenz).

Die Knochenbildung erfolgt entweder direkt aus dem Bindegewebe oder aus einem knorpeligen Zwischenstadium. Die neugebildeten Knorpelzellen liegen einzeln in faserigem Bindegewebe, seltener konfluieren sie zu kleinen Stücken von Faserknorpel. Bald wandeln sie sich im echten Knochen um. Wenn direkt aus dem Bindegewebe Knochen entsteht, so wandeln sich die Bindegewebszellen in Osteoblasten, die sich an neugebildeten Knochen anlagernd, ihn nach den periostalem Typus durch Apposition vergrößern. Auch wird eine „direkte Transformation des fibrösen Gewebes in Knochensubstanz" beschrieben (Lorenz).

Die bekanntesten Formen verknöcherter Muskeln sind die namentlich beim Militär beobachteten Exerzier- und Reitknochen. Die traumatische Entstehung ist klar. Der Exerzierknochen findet sich am häufigsten im M. deltoideus durch häufiges Anschlagen des Gewehres; der Reitknochen im M. adductor durch Voltigierübungen, Springen mit dem Pferde u. ähnl. Muskelrupturen nach Überanstrengungen sind ebenfalls häufig der Ausgangspunkt für Knochenbildung.

Muskelknochen können Schmerzen und erhebliche Bewegungsbehinderungen machen, namentlich bei Sitz im M. adductor; in anderen Fällen sind sie ziemlich symptomlos. Bei stärkeren Beschwerden ist chirurgische Entfernung angezeigt und erfolgreich. Massage, Gebrauch von Jod u. dgl. erweisen sich nutzlos.

Eitrige Muskelentzündungen würden hier nicht zu erwähnen sein, wenn es sich nur um die häufigen bei Pyämie auf hämatogenem Wege entstehenden Eiterherde oder um fortgeleitete (phlegmonöse) Myositiden handelte. Doch wird eine seltene „idiopathische" eitrige Myositis beschrieben, bei der unter den Erscheinungen einer schweren Allgemeinerkrankung eine umschriebene Muskelpartie, meist an den Extremitäten stark anschwillt, holzartig hart wird und nach mehreren Tagen unter Fluktuation erweicht. Der Einschnitt fördert Eiter und Fetzen abgestorbenen Muskelgewebes zutage. Die Erkrankung kann unter schwersten Symptomen allgemeiner Infektion zum Tode führen, oder nach Entleerung des Eiters unter Bildung einer großen Muskelnarbe mit verschieden großem Funktionsdefekt heilen. Die Ätiologie des Leidens ist nicht bekannt. Die Behandlung wird mit Ruhestellung und antiphlogistischen Maßnahmen die Begrenzung des Prozesses zu begünstigen suchen; bei Fluktuation muß Spaltung des Herdes erfolgen.

4. Myalgie
(sogen. Muskelrheumatismus).

Begriffsbestimmung, Ätiologie und Pathogenese. Der Muskelrheumatismus ist, nach Senator, „eine ganz undefinierbare Rubrik, welche alle in den Muskeln und deren Nachbarschaft sitzenden schmerzhaften Leiden, die sich anderweitig nicht unterbringen lassen, aufzunehmen hat". Es wird, wenn diese kritische Sentenz zu Recht besteht, zu versuchen sein, ob nach möglichst sorgfältiger Abtrennung aller Krankheitsbilder, die anderweitig untergebracht werden können, ein einigermaßen einheitlicher Rest zurückbleibt, auf den man die Bezeichnung „Muskelrheumatismus" anwenden kann.

Lorenz läßt als Muskelrheumatismus nur Erkrankungen gelten, die sich vorwiegend durch Muskelschmerz kennzeichnen, infolge der Schmerzen zwar zu funktionellen Störungen, ja selbst zu hartnäckigen Kontrakturen führen können, aber weder anatomische Läsionen, noch bei Lebzeiten außer den Kontrakturen palpable objektive Symptome darbieten und überdies einer Erkältung ihren Ursprung verdanken. Ausgeschlossen erscheint damit die Myositis, die palpable Verhärtungen erzeugt, ferner alle traumatisch entstandenen Muskelschmerzen, sowie die durch Vergiftungen (Blei, Gicht) entstandenen. Unerledigt bleibt die Frage, wie weit andererseits Faszien, Sehnen, Gefäßscheiden, Nerven eigentlicher Sitz des krankhaften Geschehens sind.

Die scharfe Trennung von entzündlichen Muskelerkrankungen, die hier durchgeführt ist und auch von anderen Autoren, namentlich von Internisten, betont wird, ist keineswegs allgemein anerkannt. Besonders, aber durchaus nicht allein, von Chirurgen und von Ärzten, die die Massage ausüben, werden gröbere Veränderungen des Muskelgewebes angenommen. Anatomische Kenntnisse über den akuten Muskelrheumatismus sind, wie es in der Natur der Sache liegt, schwer zu erhalten. Die Möglichkeit, daß einzelne anatomische Beobachtungen von entzündlichen Vorgängen in der Muskulatur nicht allgemeinere Bedeutung beanspruchen dürfen, sondern eine echte Myalgie nur vortäuschten, kann nicht ausgeschaltet werden.

Bevor eine feste Begriffsbestimmung versucht wird, empfiehlt es sich, die verschiedenartigen Vorstellungen über die Ätiologie und Pathogenese des Leidens kurz aufzuführen.

Nach althergebrachter Anschauung wird die Erkältung als maßgebende Ursache für den akuten Muskelschmerz angesehen. Tatsächlich tritt nach plötzlicher Kälteeinwirkung, namentlich bei erhitztem oder ermüdetem Körper, sehr häufig eine schmerzhafte Muskelaffektion ein. Aber es wird heute kaum bestritten, daß hierbei die Kälteeinwirkung doch wohl nur die Rolle einer Hilfsursache spielt, die sich zu einer anderen tiefer liegenden Ursache hinzugesellt. Französische Autoren denken hierbei vorwiegend an eine rheumatische „Diathese". A. Müller glaubt, daß der rheumatisch erkrankte und damit abnorm reizbare Muskel durch Kälte in erhöhte Spannung versetzt wird, danach wäre also die Kälteeinwirkung nur der auslösende Reiz bei schon vorhandener Krankheit.

Vielfach erörtert wurde die Möglichkeit einer bakteriellen Infektion. Die Ansicht, daß dabei die Erkältung lokale Hyperämie oder andersartige Störungen der normalen Blutzirkulation hervorbringe, durch die die Ansiedlung von Bakterien begünstigt werde, sucht eine Verbindung zwischen Kältewirkung und Krankheit herzustellen, kann aber kaum einen höheren Wert als den einer Hypothese beanspruchen. Strümpell bezeichnet demnach die Annahme bakterieller Entstehung der Myalgien als gänzlich unbestimmt, Schreiber lehnt sie völlig ab. Dagegen spricht sich Leube sehr entschieden für eine solche Annahme aus und erörtert die Möglichkeit, daß derselbe Infektionsstoff wie beim Gelenkrheumatismus, nur in abgeschwächter Form, im Spiele sei. Rostoskis Beobachtungen an demselben Material ergaben wiederholt Endocarditis, auch Pleuritis und Pericarditis bei Muskelrheumatismus, woraus allerdings eine Verwandtschaft mit der rheumatischen Polyarthritis hergeleitet werden könnte. Damit würden derartige Erkrankungen nur eine leichte Form der Myositis rheumatica darstellen; die Aufstellung eines besonderen Krankheitsbegriffes wäre überflüssig.

Ältere Autoren wurden durch die ganz auffallende Flüchtigkeit der Affektion veranlaßt, vor allem Hyperämie und seröse Durchtränkung des Muskelgewebes als Ursache des Schmerzes anzusehen. Auch Senator verweist auf wechselnde Blutfülle und auf geringfügige, leicht wieder resorbierbare Exsudationen, ferner auf die Möglichkeit von Störungen an den intramuskulären sensiblen Nervenendigungen. Den sensiblen Nervenapparat der Muskulatur macht auch Ad. Schmidt für die Muskelschmerzen verantwortlich.

Nach A. Schmidt bestent eine eigenartige Verwandtschaft mit den echten Neuralgien. Die Feststellung, daß in 46% aller Ischiasfälle eine Lumbago vorhanden oder vorausgegangen war, führte ihn zu der Annahme, daß es sich bei Myalgie um eine Neuralgie der sensiblen Muskelfasern handle. Der Weg dieser Fasern geht nach Sherrington von den Endorganen in den Muskeln in die Spinalganglien und durch die hinteren Wurzeln in das Rückenmark. Diese Fasern sind größtenteils die Träger der sog. Tiefensensibilität. Pathologische Herabsetzungen oder Steigerungen (Schmerz) dieser Tiefensensibilität ohne Änderung der Hautsensibilität sind uns namentlich durch Heads Untersuchungen geläufig geworden. Das klinische Bild der Myalgie ist mit dem einer „Neuralgie" der sensiblen Muskelfasern durchaus vereinbar. Sitz der Affektion können natürlich nicht die peripheren Nervenstämme sein, wenn man nicht eine elektive Schädigung einzelner Fasern unter Schonung der übrigen annehmen will. Dagegen spricht vieles für eine Erkrankung der hinteren Wurzeln. Daß eine solche nicht zu einer Störung der Hautsensibilität, wohl aber zu Muskel-(Tiefen-)Schmerz führt, stimmt überein mit der Erfahrung, daß anscheinend nur durch ausgedehntere und intensivere Schädigung die „epikritische" (Head) Sensibilität der Oberfläche gestört werden kann. Weiterwandern des krankhaften Vorganges von der Wurzel auf die Plexus und peripheren Nerven könnte dann von Neuralgie bzw. Myalgie zu Neuritis mit Atrophien, Störungen der Reflexe u. dgl. führen. Anatomische Beweise für einen derartigen Sachverhalt konnte Schmidt nicht beibringen — die mikroskopische Untersuchung der mutmaßlich erkrankten Plexus war ergebnislos —; auch Spinalpunktionen, die schon Lépine angewendet hatte, förderten nichts zutage. Die Möglichkeit von Zirkulationsstörungen und leichtesten anatomischen Störungen an den hinteren Wurzeln bleibt dabei unberührt. Toxische Einflüsse sind nicht von der Hand zu weisen (vgl. die myalgischen Schmerzen bei Infektionen, Darmkatarrhen). Die Erkältung erkennt Schmidt nicht als Ursache an; nur scheinbar erzeugt Kälte, die von allen Myalgikern und Neuralgikern sehr unangenehm empfunden wird, neue Myalgien, indem sie bei chronischen Affektionen immer neue Schmerzen hervorruft.

Während hier, in Übereinstimmung mit zahlreichen klinischen Beobachtern, greifbare Veränderungen des erkrankten Muskelgebietes nicht angenommen, vielmehr ihr Fehlen ausdrücklich betont wird, wird von anderen vielfach über palpable Gebilde, über myositisch (myitisch) entstandene Infiltrate, Knoten, Verhärtungen und Schwielen, berichtet. Nach A. Müller kommen sie dem chronischen Stadium des Muskelrheumatismus regelmäßig zu. Er unterscheidet zwei verschiedene Arten von Veränderungen. Sobald der Muskel, der im akuten Anfangsstadium durch erhöhte Spannung (Hypertonus) hart ist und nicht durchknetet werden kann, mit dem Abklingen der akuten Erscheinungen weicher wird, findet man mehr oder weniger deutliche und abgegrenzte Verhärtungen, die nicht als Schwielen, sondern als abnorm gespannte Muskelfaserbündel („Faserverhärtungen") erklärt werden. Als weiteres Kennzeichen nennt er kleine harte Ablagerungen, „Insertionsknötchen", in der Tiefe der Muskelinsertionen.

Um hinreichend genaue Gefühlseindrücke zu gewinnen, empfiehlt Müller reichliche Einfettung der Haut über dem zu untersuchenden Muskel. Hierzu eignen sich flüssige Fette, Paraffinum liquidum, milde Seifen; und verlangt außerdem genaue Vergleichung mit dem Palpationsbefund an demselben Muskel der gesunden Seite.

Die genannten Befunde sind offenbar dieselben, die von Masseuren so vielfach erwähnt werden. Seltsamerweise werden sie von vielen Klinikern gar nicht erwähnt, als äußerst selten bezeichnet oder direkt abgelehnt, z. B. mit dem Hinweis auf die naheliegende Möglichkeit der Verwechslung mit Trichinose oder anderen ähnlichen Muskelveränderungen. Die durch Faserverhärtungen entstandenen Knoten bezeichnet Müller als häufig sehr empfindlich, jedenfalls ist der Druckschmerz seiner Anschauung nach in weiten Grenzen von der Art (Größe, Härte) der Knoten abhängig. Dies widerspricht der Meinung anderer Autoren, die von gleichen anatomischen Veränderungen sprechen. Offenbar ist der Nachweis und die genauere Beurteilung dieser Verhärtungen sehr schwierig, vielleicht auch der Fälschung durch allzu subjektive Vorstellungen sehr ausgesetzt; wenigstens erklärt sich dadurch einigermaßen der unvereinbare Gegensatz der Meinungen. Für die klinische Beurteilung wird dadurch freilich der Wert dieser Symptome wesentlich beeinträchtigt.

Daß die Tastung der Insertionsknötchen, die als sandkorn- bis erbsengroß in der Tiefe des Muskels liegend geschildert werden, sehr schwierig, „bei der ersten Untersuchung nur höchst selten möglich" ist, betont A. Müller selbst. Die Beschwerden des Rheumatikers „gehen dem Vorhandensein von Knötchen durchaus nicht parallel". Die Knötchen bleiben bestehen, auch wenn alle Beschwerden des Rheumatismus zurückgehen. Typischer Muskelrheumatismus kommt vor, ohne dass Faserverhärtungen gefunden werden, während Knötchen zum regelmäßigen Befund bei dieser Erkrankung gehören. Beide Veränderungen finden sich außerordentlich häufig auch in Muskeln, die niemals von rheumatischen Schmerzen befallen waren. Die Entwicklung der Knötchen konnte nie beobachtet werden; auch bei ganz jungen Kindern waren sie schon auffindbar.

Dem Einwand, daß die Knötchen niemals anatomisch nachgewiesen wurden, stellt A. Müller das Axiom gegenüber, daß sie als Sinneswahrnehmungen des anatomischen Beweises nicht bedürftig, sondern selbst die letzte Instanz des Beweises seien. Auffindbar müßten sie bei speziell darauf gerichteter Untersuchung allerdings sein. Eine solche Untersuchung wurde neuerdings von Bing mitgeteilt. Er konnte an „Knötchen", die von Auerbach in vivo exzidiert wurden, keinerlei pathologisch-anatomische Veränderungen, etwa Schwielen, Infiltrate u. dergl. feststellen. Dies spricht zweifellos für bloße Spannungszustände.

Suchen wir aus den widerstreitenden Ansichten der Autoren Unterlagen für die bisher zurückgestellte Begriffsbestimmung der Myalgie zu entnehmen, so ergibt sich zunächst die überwiegend vertretene Anschauung, daß es sich nicht um eine entzündliche Muskelerkrankung handelt. Einzelfälle, die unter dem klinischen Bild der Myalgie verlaufend, durch anatomisch erkennbare Entzündungen bedingt — oder begleitet — waren, können als andersartige Erkrankungen trotz der weitgehenden Verwechslungsmöglichkeit ausgeschieden werden. Will man die „Insertionsknötchen" und „Faserverhärtungen" als sichere Kennzeichen anerkennen, so dürfte in vielen Fällen die Verwechslung mit myositischen Prozessen, die ähnliche Rückstände hinterlassen können, schwer vermeidbar sein. So ergeben sich die wesentlichen positiven wie negativen Merkmale aus der Symptomatologie.

Symptomatologie. Das wichtigste Merkmal der Myalgie ist, wie die Namengebung erkennen läßt, der Schmerz. Er wird in bestimmte Muskeln verlegt oder kann ohne genauere Lokalisierung in ganzen oft sehr umfangreichen Muskelgruppen seinen Sitz haben. Nicht selten ist der Sitz wechselnd, der Schmerz wandert. Die Intensität ist sehr verschieden, oft besteht eine außerordentlich große Empfindlichkeit, namentlich bei akut einsetzendem Schmerz. Eigentliche Schmerzanfälle, wie sie die echte Neuralgie auszeichnen, pflegen nicht vorhanden zu sein, wenn auch starke Schwankungen der Schmerzhaftigkeit bestehen.

Die Myalgie kann akut und chronisch auftreten; die chronischen Erscheinungen entwickeln sich häufig, manchmal unter Zwischenschaltung subakuter Anfälle, aus einem akuten Anfall. Chronische Fälle können jederzeit durch neue akute Anfälle unterbrochen werden. Rezidive, auch nach längeren völlig beschwerdefreien Intervallen, sind so häufig und so regelmäßig, daß die Einzelanfälle als Ausdruck eines zusammenhängenden Vorganges, die Pausen daher als Latenzstadien aufgefaßt werden müssen. A. Müller bezweifelt geradezu, daß ein bisher absolut gesunder Muskel rheumatisch erkrankt, ist vielmehr überzeugt, daß ein akuter Rheumatismus nur Muskeln befällt, die schon chronisch-rheumatische Veränderungen aufweisen. Das Vorhandensein solcher latenter chronischer Veränderungen (Faserverhärtungen, Insertionsknötchen) ergibt die „Disposition" zu chronischem Muskelrheumatismus.

Akut erkrankte Muskelgebiete sind druckempfindlich. Schmerzhafter Druck erzeugt eine starke reflektorische Kontraktur. Aber auch ohne solche zeigt sich, am deutlichsten bei sorgfältigster Betastung durch eingefettete Haut, eine vermehrte Spannung. Ob nun der gespannte Muskel selber Sitz der Krankheit ist, oder ob nur die dem kranken Muskel benachbarten Muskelgebiete eine vermehrte Spannung annehmen, darüber herrschen verschiedene Ansichten.

Nach Hayems Vorgang wird die Spannung meist als Furchtkontraktur (contracture par appréhension) betrachtet, auf Grund der Vorstellung, daß durch eine reflektorische Zusammenziehung der benachbarten Muskeln der eigentlich erkrankte entlastet, durch Annäherung seiner Insertionspunkte einer schmerzhaften, sei es aktiven oder passiven Anspannung entzogen werde. Diese Furchtkontraktur kann zu dauerndem Innehalten der unnatürlichsten Stellungen führen. Bei Lumbago kann sie z. B. langdauernde Skoliosen bewirken (s. u.). Echte Kontrakturen mit wirklicher Schrumpfung und Verkürzung der Muskeln werden jedoch nicht gefunden. Der Auffassung, daß die gespannten Muskeln nicht selbst erkrankt, nur zum Schutz eines benachbarten Synergisten bereit seien, spricht A. Müller jede Berechtigung ab. Nach seiner Auffassung ist vermehrte Spannung, „Hypertonus" das wesentlichste Symptom seitens des erkrankten Muskels, ist sie durchaus idiopathisch, keineswegs reflektorisch. Diese naheliegende Erklärung ist um so annehmbarer, als nach dem Eingeständnis von Autoren (Lorenz, Damsch), die das Gegenteil verteidigen, die klinische Unterscheidung zwischen erkrankten und reflektorisch gespannten Muskeln sehr schwierig, ja unmöglich ist. Die übermäßige Spannung ist im akuten Anfall am stärksten, vermindert sich beim Rückgang der Beschwerden, bleibt aber nach A. Müller auch im chronischen Stadium und sogar im Stadium der Latenz bemerkbar. Ihre Intensität entspricht bei demselben Fall dem jeweiligen Grad der Beschwerden.

Dieser „Hypertonus" ist nach demselben Autor die unmittelbare Ursache aller anderen Erscheinungen. Durch eine dem hypertonischen Muskel zukommende abnorme Reizbarkeit ist er gegen Reize, gegen Betastung, namentlich aber gegen passive Dehnung besonders empfindlich; er reagiert, wie bei

Zerrung durch ungewöhnliche Bewegung der Wadenkrampf entsteht, mit tetanischer Kontraktion auch auf geringfügige Dehnungsreize. Und in demselben abnormen Grade scheint Temperaturwechsel und starke motorische Innervation den Hypertonus und damit die Schmerzempfindlichkeit zu steigern. Für diese rheumatische Reaktionsform des Muskels, die sich auch gegenüber Witterungseinflüssen (Gewitter) und anderen Reizen (Alkohol) geltend macht, sucht A. Müller eine Erklärung in der physiologischen Beobachtung, daß Schädigungen eines Muskels besonders seine Fähigkeit, nach der Kontraktion wieder zu erschlaffen, schädige.

Mit der Spannungszunahme ist häufig eine gewisse Schwellung des Muskels verbunden. Geringere Grade sind nur durch sorgfältige Vergleichung mit den entsprechenden Muskelgruppen der gesunden Körperteile erkennbar.

Mehrfach wird auch eine Zunahme der Hauttemperatur über den erkrankten Muskeln erwähnt. Bei akuten Fällen am deutlichsten, soll sie auch bei subakuten oder chronischen Fällen oft erkennbar sein. A. Müller bezieht das Phänomen auf die vermehrte Wärmebildung in dem tetanisch kontrahierten Muskel und will die allgemeine Temperatursteigerung, die etwa in einem Viertel der Fälle von akuter Myalgie (nach Lorenz) zu finden ist, auf denselben Vorgang bei Beteiligung vieler Muskeln beziehen. Leube, der bei einem Drittel von 200 beobachteten Fällen Fieber fand, entnimmt daraus eine Stütze für seine Anschauung, daß der Muskelrheumatismus auf infektiöser Basis beruhe. Wenn an demselben Material Rostoski schwerere Komplikationen, wie Endocarditis und Pericarditis beobachtete, so läßt sich, wie schon erwähnt, hieraus vermuten, daß manche Fälle von echter Myositis hier der Myalgie eingereiht wurden.

Geht der akut begonnene myalgische Anfall in das subakute und chronische Stadium über, so nehmen mit den Schmerzen gleichzeitig auch die objektiven Veränderungen ab. Die Spannung vermindert sich, oft nicht in allen Teilen der befallenen Muskulatur gleichmäßig, so daß ein stärker gespannter, auch etwas geschwollener und umschrieben druckempfindlicher Strang zurückbleibt, nach A. Müller ein Beweis gegen die Richtigkeit der Annahme einer reflektorischen Kontraktur, da es nicht verständlich wäre, daß der offenbar stärker erkrankte Muskel in der Rekonvaleszenz stärker gespannt sei als die übrigen. Das Nachlassen der Kontraktur ermöglicht es nun, nach den „Faserverhärtungen" und „Insertionsknötchen" mit Aussicht auf Erfolg zu suchen. Wie sehr geteilt die Ansichten über das tatsächliche Vorkommen dieser Gebilde sind, wurde schon erwähnt. Lorenz schildert öfters vorkommende „im Muskel selbst sitzende knotenförmige Anschwellungen, besonders der Rückenmuskulatur, welche in partiellen Muskelkontrakturen ihren Grund haben. Charakteristisch für ihre Herkunft ist die rasche Folge ihres Auftretens und Verschwindens, sowie Ortswechsel. Sie werden gewöhnlich unter dem Fingerdruck deutlicher (besonders bei der Massage) und verschwinden unter längerer Massage wieder, möglicherweise infolge von Ermüdung der kontrahierten Muskulatur. Oft tritt gleichzeitig mit dem Verschwinden eines Knotens ein anderer in der Umgebung auf." Demgegenüber behauptet A. Müller, daß die „Faserverhärtungen" in jedem Muskel eine durch dessen anatomischen Bau festgelegte Lokalisation und Gestaltung haben. Die Konsistenz wie die Schmerzhaftigkeit der Faserverhärtung ist außerordentlich verschieden.

Nach der Lokalisation unterscheidet man eine Reihe verschiedener Formen. Am häufigsten sind die Myalgia lumbalis und cervicalis.

Die Cervikalmyalgie erzeugt das Caput obstipum, eine Folge von Entspannung befallener Hals- und Nackenmuskeln durch Schutzkontraktur benachbarter Muskeln (? s. o.). Bei geringem Grade des Leidens besteht nur eine leichte Hemmung der Kopfdrehung und -haltung. Die Druckempfindlichkeit der Muskulatur schützt vor der naheliegenden Verwechslung mit Halswirbelerkrankungen.

Die Lumbalmyalgie, Lumbago, betrifft in mehr oder weniger großer Ausdehnung die Muskeln bzw. die sonstigen Weichteile der Lendengegend. Besonders der M. quadratus lumborum, psoas, sacrolumbalis und longissimus dorsi sind Sitz der Schmerzen. Dreh- und Beugebewegungen des Rumpfes sind höchst schmerzhaft. Die Druckempfindlichkeit der Muskeln dient zur Unterscheidung gegenüber Rückenmarks- und Wirbelsäulenerkrankungen. Doch kann auch der ganze Bereich der unteren Lendenwirbel schmerzhaft erscheinen. Die große Häufigkeit des Leidens, sowie die oft schwierige Unterscheidung von anderen in derselben Gegend lokalisierten Affektionen erfordern einige diagnostische Erwägungen.

Der Schmerz bei Lumbago beginnt plötzlich, blitzartig, während anderweitige Rücken- und Kreuzschmerzen, z. B. die sogen. Rachialgie der Neurastheniker langsam sich entwickeln, auch durch psychische Einwirkungen stark beeinflußt werden. Während bei Erkrankungen der Wirbelkörper öfter umschriebene Lageveränderungen an diesen erkennbar sind, trifft man bei Lumbago nicht selten eine ziemlich scharfe seitliche Abknickung der Lendenwirbelsäule. Erben glaubt angesichts dieser Haltungsanomalie eine Erkrankung der Lendenwirbelgelenke annehmen zu sollen, während die meisten Autoren eine Affektion der Muskeln annehmen. Doch findet man nach diesem Autor selten eine homologe Skoliose, d. h. eine Neigung des Rumpfes nach der schmerzhaften Seite. Hierbei wird allerdings die Muskulatur der kranken Seite entspannt, also eine einleuchtende „Schutzhaltung" herbeigeführt. Nach A. Müller würde die homologe Skoliose durch Hypertonus der erkrankten Lendenmuskulatur zu erklären sein. Nach Erben handelt es sich dann um Nervenentzündung (Nerv. cutaneus clunium superior posterior) oder eiternde Prozesse. Derselbe Autor glaubt die nach seiner Erfahrung häufigere heterologe Skoliose in folgender Weise erklären zu sollen: Wie die Rumpfbeugung nach vorwärts, so wird auch die seitliche Neigung des Rumpfes durch den Zug der Gravitation ausgeführt und nach Schnelligkeit und Ausmaß von den Antagonisten, den Streckmuskeln der anderen Seite, reguliert. Erfolgt bei rechtssitzendem Schmerz Linksneigung, wobei der linke Erector trunci entspannt wird, der rechte in maximaler Ausdehnung und Spannung sich befindet, so entnimmt Erben daraus einen Beweis, daß das Primäre eine abnorme Einstellung der Lendenwirbel, das Sekundäre die Fixierung der Haltung durch die Rückenmuskulatur sei. Die Lendenwirbelgelenke rücken, um sich vor Schmerz zu schützen, auf der kranken Seite auseinander und lassen sich weder aktiv noch passiv nähern, solange der Schmerz anhält.

Nicht selten wird allerdings diese „Schutzhaltung" beeinflußt durch habituelle (rachitische) Skoliose, z. B. durch die kompensatorische Krümmung der Lendenwirbelsäule bei Verkrümmungen im Bereich der Brustwirbelsäule. Diese kompensatorische Skoliose unterscheidet sich von der Schutzhaltung durch das gewöhnliche Vorhandensein einer Torsion, ferner durch die Ausgleichbarkeit durch passive Bewegungen.

Gibt man einem an Lumbago Leidenden auf, den Rumpf nach vorne zu beugen, so erfolgt nach Erben keine kyphotische (normale) Biegung der Lendenwirbelsäule, sondern deren anfängliche Lordose bleibt, fixiert durch die wulstförmig hervorspringenden straff kontrahierten Erectores dorsi, deutlich bestehen. Oder es bleiben wenigstens die beiden untersten Wirbel so fixiert, daß ihre Dornfortsätze nicht merklich hervorspringen, oder es kommt zwar eine Geradestreckung, aber keine kyphotische Beugung zustande. Dasselbe Fixiertbleiben oder Zurückbleiben der Lendenwirbel, vor allem der beiden untersten, findet sich auch beim Versuch seitlicher Rumpfbeugung.

Die Myalgia capitis lokalisiert sich vor allem in der Galea aponeurotica, ferner in Temporal-, Frontal- und Occipitalmuskeln. Der Schädel kann dabei höchst druckempfindlich sein. Kauen, Stirnrunzeln erzeugt Schmerz. Starker Schmerz im Temporalmuskel kann sogar Trismus erzeugen und ausnahmsweise Tetanus vortäuschen (Oppolzer, zit. nach Lorenz). Verwechslung mit Trigeminusneuralgie liegt nahe, kann jedoch vermieden werden durch Beachtung der paroxystischen Schmerzen der Trigeminusneuralgie und der verschiedenen Lokalisation der Druckpunkte. Doch werden diese Schmerzen leicht als „nervöse" Kopfschmerzen bei Neurasthenischen gedeutet.

Etwas seltener sind die Myalgia scapularis, pectoralis, intercostalis, abdominalis.

Diagnose. Sehr häufig ist man bei der Diagnose der Myalgien darauf angewiesen, per exclusionem andersartige Krankheitsprozesse auszuschließen. Immer wird genaue Untersuchung der Knochen (Osteomyelitis) und Gelenke deren Erkrankung ausschließen müssen. Neuralgien kennzeichnen sich oft durch Lokalisation der Schmerzen an den typischen Druckpunkten. Doch ist, wie aus dem oben Gesagten sich ergibt, die ätiologische und klinische Verbindung von Neuralgie und Myalgie oft eine so enge, daß eine klinische Trennung beider Vorgänge vielfach von vornherein aufgegeben werden muß. Wo die Muskelaffektion im Anschluß an infektiöse Schädigungen auftritt, wird man meistens berechtigt sein, eine echte Myositis anzunehmen. Toxische Einwirkungen sind als mögliche Ursachen neuralgischer und myalgischer Beschwerden nicht außer acht zu lassen. Daß die Gicht zu myalgischen Schmerzen häufig Anlaß gibt, wird immer mehr betont. Dieser Zusammenhang dürfte manchmal durch Harnsäurebestimmungen im Blute feststellbar sein.

Therapie. Bei der Mehrzahl der leichteren akuten Myalgien wird die Hilfe des Arztes nicht in Anspruch genommen; der Kranke behandelt sich erfolgreich selbst mit trockener oder feuchter Wärme, Schwitzprozeduren. Von den Hilfsmitteln der Hydro- und Thermotherapie ist das elektrische Glühlichtbad, sei es als Ganz- oder als Teilbad, sehr brauchbar. Empfehlenswert ist ferner die Heißluftbehandlung, im Bierschen Kasten oder in Form der neuerdings beliebten Heißluftduschen. Auch Wasserduschen sind oft nützlich; man kann warme oder wechselwarme Strahlduschen auf das befallene Gebiet richten oder durch die kalte Strahldusche kräftige Hautrötung erzielen. Lenhartz empfiehlt, bei mangelndem Erfolg der Wärmebehandlung, das befallene Gebiet kalt zu waschen und danach zu frottieren.

Von elektrischen Einwirkungen verdient die Faradisation den Vorrang. Man behandelt die ergriffenen Muskeln mit Strömen, die zur Erzeugung von Muskeltetanus hinreichen. Die dabei erzielten Zusammenziehungen des Muskels stellen die aktive Mechanotherapie dar, während deren passive Form als Massage geübt wird. Auch in frischen und sehr schmerzhaften Fällen ist Massage angebracht. Findet die Massage als solche keinen Anklang bei den Kranken, so ist dieser meist geneigt, reizende oder „schmerzlindernde" Einreibungen anzuwenden, die als milde Massage mit gleichzeitigem Hautreiz gelten können. Oft wird man die sog. antineuralgischen Medikamente: Salizylpräparate, Phenazetin u. dgl. nicht entbehren können. Einen spezifischen Erfolg wird die Salizyltherapie, sei sie innerlich oder perkutan (Spirosal und andere Salizylester) nur bei jenen infektiösen Myositiden erzielen, die fälschlich unter der Flagge „Myalgie" segeln. Die Therapie mit Radiumemanation, die bei chronischen Fällen eher als bei akuten in Frage kommt, ist noch nicht hinreichend gesichert. Möglicherweise ist sie auch bei echten Myalgien gerechtfertigt, vielleicht handelt es sich bei den mitgeteilten günstigen Erfahrungen um gichtische Affektionen, für die ja eine rationelle Begründung der Emanationsbehandlung versucht wird. Hier sei bemerkt, daß v. Hoeßlin und Kato (zit. nach A. Schmidt) bei echter Myalgie keine Anomalie des Harnsäurestoffwechsels fanden. Peritz, nach ihm A. Schmidt, versuchten die bei der Neuralgiebehandlung bewährte Injektionstherapie auch bei den Myalgien. Schmidt fand Einspritzungen, ein- oder mehrmals, von 5 bis 10 ccm physiologischer Kochsalzlösung direkt in die schmerzhaften Stellen erfolgreich. Auch Lumbalpunktionen erwiesen sich ihm als nützlich und erscheinen damit für die Therapie chronischer Myalgiker gerechtfertigt. Bei den chronischen Kranken wird man auf Badekuren, namentlich in den Akratothermen, nicht verzichten.

5. Muskelatrophie.

Während die degenerative Atrophie der Muskeln bei Verletzung des peripheren Neurons, die Systemerkrankungen des neuromuskulären Apparates, auch die Formen der Muskelatrophie, die sich vorwiegend und primär in der Muskulatur selbst entwickeln (Dystrophie) an anderer Stelle dieses Handbuches behandelt werden, muß hier der Muskelschwund erwähnt werden, der durch peripher bedingte Funktionsstörungen entsteht.

Diese Muskelatrophie kann entstehen als Folgezustand von parenchymatösen Muskelerkrankungen (Myositis und Muskelabszesse bei Infektionskrankheiten), durch Ischämie (Absperrung der arteriellen Blutzufuhr bei Operationen), durch Inaktivität, Knochenbrüche, Gelenkerkrankungen. Die Muskelatrophie bei Funktionsstörungen der Gelenke kann, da in ihr die Gesetze des trophischen Einflusses der Funktion am deutlichsten zum Ausdruck kommen, in dieser Reihe am meisten klinisches Interesse beanspruchen.

Arthrogene Muskelatrophie.

Bei allen schweren und längerdauernden Bewegungsstörungen durch Gelenkerkrankungen zeigt sich eine oft außerordentlich starke Atrophie der Muskeln, die an der Gelenkbewegung beteiligt sind: arthrogene Muskelatrophie. Genau derselbe Muskelschwund läßt sich bekanntlich bei den durch Frakturen, Kontusionen und Luxationen verursachten Störungen der Gelenkbewegung beobachten.

Als anatomische Grundlage des Schwundes wurde in einigen wenigen Fällen größere Schlaffheit, Gewichtsabnahme und weniger rotes Aussehen der Muskeln, undeutliche Querstreifung, im Vergleich zur gesunden Seite gefunden; im Tierexperiment zeigten diese Muskeln geschädigter Gelenke Blässe und Verschmälerung der Primitivbündel (Raymond).

Die Erklärung wurde anfänglich aus der völligen Inaktivität der Muskeln entnommen. Doch genügt diese Ursache keineswegs, um das rasche Auftreten des Schwundes, der sich nach Gelenkerkrankungen oft in 8—14 Tagen entwickelt, begreiflich zu machen. Außerdem stellt sich auch vor der Atrophie oft eine an Lähmung erinnernde Muskelschwäche ein, die ebenso wie der bald folgende Schwund wohl besser auf reflektorische Nerveneinflüsse bezogen werden kann. Außerdem spricht gegen einen entscheidenden Einfluß der Inaktivität noch die Tatsache, daß bei der durch Hemiplegie erzeugten Muskelausschaltung keine Atrophie auftritt, daß eine solche dagegen rasch bei Gelenkerkrankungen erscheint, auch dann, wenn diese nur teilweise Muskelruhe herbeiführt.

Die Theorie einer nervös-reflektorischen Entstehung des Muskelschwundes wurde zuerst von Vulpian klinisch und experimentell zu begründen versucht. Seine Auffassung, daß die Nervenendigungen in der Nähe der geschädigten Gelenke entzündlich gereizt werden und diesen Reiz auf das Rückenmark übertragen, von wo aus wiederum abnorme Innervationsvorgänge den Muskeln zufliessen, wurde auch von anderen Autoren aufgenommen, z. B. von Charcot, der eine „dynamische" Störung der Zellen des Rückenmarksgraus annahm. Dagegen lehnt Strümpell die Reflextheorie als unwahrscheinlich und unbewiesen ab. Wahrscheinlicher ist ihm eine direkt von dem erkrankten Gelenk fortgepflanzte Muskelerkrankung (Myositis). An diese Ansicht lehnen sich Experimente an, in denen gefärbte Flüssigkeit in die Gelenkkapsel eingespritzt und deren Fortschreiten in die umgebenden Muskeln beobachtet wurde. Nur in ganz umschriebene Muskelpartien wanderte die Gelenkflüssigkeit ein, so daß toxische Einflüsse durch Fortpflanzung von Gelenkexsudaten kaum wahrscheinlich sind. Auch der anerkannt günstige Erfolg der Massage spricht gegen eine lokale Myositis oder degenerative Muskelaffektion anderer Art. — Die Reflextheorie war einer experimentellen Prüfung zugänglich mittelst Durchschneidung des Reflexbogens, der hinteren Wurzeln. Raymond fand nach diesem Eingriff die durch Gelenkentzündung (nach Terpentininjektion) erzeugte Muskelatrophie auf der neurotomierten Seite geringer. Hoffa, ebenso Deroche erhielten bei ähnlichen Versuchen gleiche Ergebnisse.

Hierbei wie bei den klinischen Beobachtungen zeigte sich, daß eine rasche Atrophie nicht alle Muskeln in gleicher Weise befällt; daß vor allem die Muskeln der Streckseite befallen werden. Es bewahrheitet sich die Bemerkung Müllers, daß „sämtliche Muskel, die schnell atrophieren, zugleich auch Spanner der betreffenden Gelenkkapseln sind". Dasselbe sah Fischer: bei einer Oberschenkelamputation, die nach langdauernder Narbenfixation des Kniegelenkes wegen Karzinom erfolgte, erwiesen sich die Adduktoren und Flexoren als fast normal, während der Quadriceps fettige Entartung zeigte. Zahlreiche ähnliche Feststellungen (Lücke u. a.) bestätigten diesen Sachverhalt, ohne ihn zu erklären. Doch fehlt es nicht an Widersprüchen. Sulzer verwirft die allgemein gehaltene Lehre von der höheren Gefährdung der Extensoren, die für andere Muskelregionen nicht, für den Quadriceps nur teilweise (nur für die Vasti, nicht für den Rectus) Geltung habe. Er greift zurück auf die ausschlaggebende Wirkung der Inaktivität und erklärt scheinbare Ausnahmen damit, daß manche Muskeln oder Muskelteile dadurch verschont bleiben, daß sie über das versteifte Gelenk hinwegziehend, noch andere Funktionen versehen. Flatau gibt der Reflextheorie den Vorzug, gibt aber zu, daß sie allein nicht ausreicht zur Erklärung aller Vorgänge. Es scheinen neben den Reflexwirkungen noch andere Einflüsse im Spiel zu sein. Die Untätigkeit dürfte stets einen gewissen Anteil haben, vermag aber nur die leichte und langsam einsetzende Atrophie zu erklären.

Die **Prognose** und **Therapie** derartiger Muskelatrophien ist selbstverständlich ganz abhängig von der Möglichkeit, das primäre Gelenkleiden zu bessern, d. h. die Gelenkfunktion wieder herzustellen. Außerdem wird man durch alle Hilfsmittel der Mechanotherapie, der Massage, der Hydro- und Thermotherapie eine bessere Ernährung des Muskelgewebes und Verhütung vorzeitiger Kontrakturen anstreben.

Traumatische Muskelatrophien und Muskelatrophien nach Überanstrengung.

Muskelatrophien, die denen bei behinderten Gelenkbewegungen sehr ähneln, ergeben sich manchmal nach verhältnismäßig geringfügigen Gewalteinwirkungen, die weder eine Gelenkschädigung noch nachweisbare Verletzungen der Nerven herbeigeführt haben. Die Gewaltwirkung kann den Muskel selber treffen oder die benachbarten Teile, Periost, Sehnen. Auch starke Dehnung (z. B. des Quadriceps durch stärkste Kniebeugung) kann Ursache sein. Diese Atrophie, die besonders oft den Quadriceps femoris trifft, führt meist in wenigen Tagen zu merkbarer Schwäche und Ermüdbarkeit. Der Muskel ist auffallend schlaff, die Atrophie kann in kurzer Zeit einen hohen Grad erreichen, die elektrische Erregbarkeit ist herabgesetzt. Daß es sich hier nicht selten doch um eine Erkrankung des peripheren neuromuskulären Apparates handelt, geht hervor aus ganz gleichartigen Fällen, bei denen, offenbar durch Vermittlung des Rückenmarks, auch die symmetrischen Muskeln der anderen Körperseite atrophieren. Dasselbe gilt von den Atrophien, die bei den sogenannten Beschäftigungsneurosen in den überanstrengten Muskelgebieten sich einstellen.

6. Parasitäre Muskelerkrankungen.

Die häufigste und wichtigste parasitäre Muskelerkrankung ist die Trichinose der Muskeln. Ihre Erörterung kann hier jedoch unter Hinweis auf das Kapitel „Trichinose" im 1. Band dieses Handbuches unterbleiben. Auch die manchmal nicht ganz leichte Unterscheidung von manchen Formen „primärer" Polymyositis ist dort besprochen. Nach der Heilung der Trichinose bleiben häufig Residuen zurück, die zur Verwechslung mit chronischem „Muskelrheumatismus" und myalgischen Schwielen Anlaß geben (s. o.).

Echinokokken und Cysticerken kommen in der Muskulatur selten vor, erstere in 5—8 % aller Fälle von Echinokokkenkrankheit, letztere noch weit seltener. Das Eindringen der Echinokokkenembryonen vom Darm in die Blutbahn führt meist zur Ablagerung in Leber und Lunge; in den großen Kreislauf und von hier aus in die Muskeln können die Embryonen auf diesem Wege kaum gelangen. Wahrscheinlicher ist für die in den Muskeln ansässig gewordenen Embryonen aktive Durchbohrung der Darmwand, Einwanderung in das retroperitoneale Bindegewebe und von hier aus in den Gefäßscheiden zu den Muskeln. Am häufigsten erkranken die Muskeln des Rumpfes, dann die der Oberschenkel. Die Echinokokken wachsen im intramuskulären Gewebe langsam und ganz symptomlos heran zu mehr oder weniger deutlich fluktuierenden elastischen Blasen, die meist nur durch bedeutende Größe (straußeneigroß) beschwerlich werden, doch auch durch Druck auf benachbarte Nervenstämme sehr qualvoll werden können. Druck auf Venen kann lokales Ödem erzeugen. Vereiterung scheint seltener zu sein, als bei Echinokokkus innerer Organe. Platzen einer Echinokokkusblase kann von allgemein toxischen Erscheinungen (infolge Anaphylaxie gegen die Echinokokkenflüssigkeit) mit Urticaria gefolgt sein; dabei kann die umgebende Muskulatur atrophieren. Auch kommt spontane Verödung mit chronischer Entzündung der Umgebung und Schwielenbildung vor.

Bei der Diagnose wird namentlich eine Verwechslung mit Lipomen, Fibromen, Sarkomen, auch mit Abszessen möglich sein. Im Gegensatz zu soliden Tumoren wird der durch Echinokokkus bedingte Tumor oft weicher bei Erschlaffung, härter bei Anspannung des Muskels. Die anamnestische Angabe eines langen anfänglichen Indolenzstadiums und späteren raschen, oft ruckweisen Wachstums fällt für Echinokokkus ins Gewicht. Im Zweifelsfall kann die Punktion Aufschluß geben: das klare Punktat erweist sich durch geringen Eiweißgehalt, großen Kochsalzgehalt, noch sicherer durch Anwesenheit von mikroskopisch nachweisbaren Haken und lamellös geschichteten Membranstücken als Echinokokkusflüssigkeit. Allerdings gibt dabei nur positiver Befund, d. h. Anwesenheit dieser Merkmale sichere Entscheidung. Beweisend sind auch die, nach Punktion vorkommenden obengenannten Anaphylaxieerscheinungen, die recht unangenehm werden können, aber im Gegensatz zu gleichen Erscheinungen bei viszeralen Echinokokken keinen gefährlichen Grad zu erreichen scheinen. Die bei anderweitigen Echinokokkuslokalisationen mehrfach bewährten Hilfsmittel der Präzipitinreaktion und der noch leistungsfähigeren Komplementbindungsreaktion dürften in zweifelhaften Fällen auch beim Muskelechinokokkus wertvolle Dienste leisten. Eine Hauptsache ist wohl, überhaupt an die Möglichkeit eines Echinokokkus zu denken. Weit über die Hälfte der publizierten Fälle von Muskelechinokokkus wurden nicht einmal vermutungsweise diagnostiziert (nach Lorenz).

Die Therapie des Muskelechinokokkus besteht in Exstirpation.

Die weit selteneren Cysticerken der Muskulatur gelangen ebenfalls durch aktive Wanderung in die Muskulatur, wenn Tänieneier in den Magen aufgenommen wurden, wo ihre dicke Schale aufgelöst wird. Häufig treten sie multipel auf; man bemerkt dann harte, elastische Geschwülste, die sich aus einzelnen erbsen- bis haselnußgroßen Knoten zusammensetzen. Nach dem Heranwachsen pflegen die Cysticerken jahrelang reaktionslos im Gewebe zu liegen, später tritt eine teilweise Resorption und Verkalkung ein. Die Verkalkung kann die Röntgendiagnose ermöglichen (Pichler). Die Diagnose wird ferner durch das häufig gleichzeitige Vorkommen von Hautfinnen erleichtert. Entzündliche Vorgänge in der Umgebung der Cysticerken können zur Verwechslung mit Atherom, auch mit Gumma führen. Eine Therapie (Operation) ist, wo keine Nachteile (Druck auf Nervenäste) bestehen, unnötig, bei ausgedehnter Durchsetzung eines Muskels mit Finnen auch unmöglich.

Sporozoen verschiedener Art, namentlich Gregarinen, sind ganz selten in der menschlichen Muskulatur gefunden worden. Vielleicht hat die Sporozoenerkrankung der Muskeln des Menschen aber doch eine größere Bedeutung, als es hiernach scheinen möchte. Es hat nämlich Unverricht bei einem von ihm beschriebenen Fall von Dermatomyositis zwar nicht bewiesen, aber mit gutem Grund vermutet, daß es sich um eine Sporozoeninvasion handelte; später konnte bei einem ähnlichen Fall Lorenz im Muskelprotoplasma Gebilde finden, die als Sporozoen gedeutet werden dürfen.

7. Muskeldefekte.

Das angeborene Fehlen einzelner Muskeln ist kein seltenes Vorkommnis. Am häufigsten ist der Mangel des Musc. pectoralis. Er findet sich fast stets einseitig, vorwiegend rechts. Oft sind nur einzelne Teile des Pectoralis (Clavicula, Sternokostalportion, Pectoralis major oder minor) betroffen. Nächst diesem Muskel werden weit seltener der Cucullaris, der Serratus anterior, der Quadratus femoris oder andere Muskeln vermißt. Manchmal kombinieren sich Defekte verschiedener Muskeln.

Ätiologie. Intrauterine Schädigungen verschiedener Art — amniotische Verwachsungen, Stoß gegen den Uterus, Druck, der die oberen Gliedmassen gegen die Brust des Fötus preßt — werden zur Erklärung herbeigezogen. Unwahrscheinlich ist, daß intrauterine Nervenerkrankungen die Defekte verschulden, da so gut wie niemals der Defekt mit dem Ausbreitungsgebiet der motorischen Nerven übereinstimmt. Für manche Fälle mag die Annahme einer frühzeitig abgelaufenen nicht progressiven Dystrophie zutreffen. Vielfach läßt bei der Rückverfolgung der Defekte die Anamnese im Stich. Erworbene Defekte kommen durch lokal beschränkte echte Muskeldystrophie, auch durch operative Durchtrennung einzelner motorischer Nerven zustande.

Klinische Symptome. Bei Mangel eines Pectoralis ist die Brust abgeflacht, die Achselhöhle durch Fehlen des sie vorne begrenzenden Muskelwulstes nach vorne offen. Die Arteria axillaris ist unter der dünnen Hautdecke deutlich sichtbar, das Spiel der Intercostalmuskeln dem Auge zugänglich. Die entsprechende Thoraxseite hebt sich bei der Einatmung in geringerem Maße, was verringerte Lungenlüftung und angeblich eine Disposition für Erkrankungen der gleichen Lungenseite verursacht. Haut, Unterhautgewebe, Brustdrüse und Mamilla lassen im Bereich des Defektes trophische Störungen bzw. Entwicklungshemmung erkennen. Der Funktionsausfall ist meist sehr gering, so sehr, daß schwere Arbeit verrichtet werden kann und der Mangel dem Träger vielfach unbekannt bleibt. Die Kasuistik weist auf gute Fechter und Turner unter den mit Pectoralisdefekten Behafteten hin. Der Ausgleich der Funktionsbehinderung findet statt durch das Eintreten hypertrophischer Nachbarmuskeln (Deltoidus, Cucullaris, Subclavius etc.).

Cucullarisdefekte können ganz symptomlos verlaufen, aber andererseits mit „angeborenem Schulterblatthochstand" verbunden sein. Dabei mag, wie verschiedene Autoren (Kausch u. a.) annehmen, der höhere Stand der Schulter Folge des Defektes sein, oder Muskeldefekt und Hochstand des Schulterblattes als Parallelsymptome einer angeborenen Entwicklungsstörung aufzufassen sein.

B. Chronische Gelenkerkrankungen.

1. Die chronische Arthritis und Polyarthritis.

Einteilung. Chronische mit Entzündung und anatomischer Verunstaltung einhergehende Gelenkerkrankungen sind sehr häufig. In ihrer klinischen und anatomischen Erscheinungsform wie in ihrer Ätiologie und ihren Folgezuständen sind sie sehr verschieden. Es ist oft nicht leicht, den einzelnen Fall in eine der verschiedenen Rubriken einzuordnen, nach denen diese Erkrankungen eingeteilt werden, um so weniger, als schon dieses Einteilungssystem in der Literatur kein festes und übereinstimmendes ist.

Eine rationelle Einteilung der chronischen Gelenkerkrankungen muß klinisch brauchbar sein und es ermöglichen, Gleichartiges gemeinsam zu behandeln, Ungleichartiges streng zu trennen. Eine Sonderung des Materials nach rein anatomischen Gesichtspunkten gewährleistet diesen rationellen Gebrauch nicht hinreichend, da die Gelenke auf ganz verschiedene Noxen gleichartig reagieren können, und da je nach Alter der Erkrankten und Krankheitsdauer verschiedene anatomische Befunde bei demselben Krankheitsfall zustande kommen. Pathologisch-anatomisch begründete Einteilungen decken sich daher nur zum Teil mit solchen, die auf klinischer und namentlich auf ätiologischer Betrachtungsweise beruhen.

Wir unterscheiden:

1. Sekundäre, durch vorausgegangene infektiöse Schädigungen entstandene chronische Arthritiden. Sie können entstehen nach Typhus, Scharlach, Sepsis, Gonorrhöe, Polyarthritis rheumatica usw.

2. Die primäre chronische Arthritis und Polyarthritis, eine Krankheit sui generis, die chronisch oder subakut entsteht und bei nicht geringer Ähnlichkeit sich doch in manchen Punkten von jenen sekundären Arthritiden unterscheidet. Diese Erkrankung wird vielfach auch als rheumatoide Arthritis bezeichnet, ferner als Arthritis chronica deformans progressiva, weil sie zu schweren Verunstaltungen der Gelenke fortschreitet.

3. Da aber schwere Verunstaltungen von Gelenken, namentlich einzelner großer Gelenke auch ohne vorausgegangene infektiöse Noxen traumatisch oder durch abnorme Gelenkbelastung entstehen können, so muß dieser Vorgang

noch für sich unter der herkömmlichen Bezeichnung Arthritis deformans (Osteoarthritis deformans) behandelt werden.

Anhangsweise wird, unbeschadet ihres Zusammenhanges mit den unter 1. und 2. genannten Gruppen, die chronisch-deformierende Ankylose der Wirbelsäule zu behandeln sein; ferner die Arthritiden bei schweren Nervenerkrankungen und der sog. tuberkulöse Gelenkrheumatismus.

a) Sekundäre chronische Arthritis.

Beim Abklingen einer akuten Polyarthritis rheumatica und anderer akut-infektiöser Gelenkerkrankungen bleiben nicht selten Rückstände zurück, sei es in Gestalt von Schmerzen, für die eine Erklärung aus objektiv nachweisbaren Veränderungen fehlt, sei es in Form leichter mit Steifigkeit verbundener Gelenkschwellungen oder als schwere, langsam progrediente Veränderungen einzelner Gelenke.

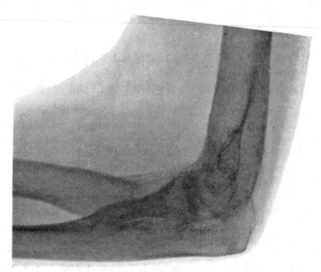

Abb. 3.
Verknöchertes Ellenbogengelenk bei chronischer Arthritis.

Pathologische Anatomie. Anatomische Entwicklungsstufen dieser chronisch-rheumatischen Arthritis sind nach Ziegler anfängliche Lockerung und Injektion der Synovialmembran, Rauhwerden und Auffaserung des Knorpels, der sich weiterhin mit Bindegewebe überzieht; das Bindegewebe verwächst mit dem die gegenüberliegenden Gelenkfläche überziehenden, wodurch der Anfang schwerer Ankylosen gebildet ist. Hierdurch kann das Gelenk weiterhin gänzlich veröden, so daß sein Sitz nicht mehr erkennbar ist, Knorpel und Bindegewebe sind von Markräumen, von osteoiden und von Knochengewebe anfangs durchsetzt, später vollkommen ersetzt. Diese Vorgänge haben nichts für die postrheumatische chronische Arthritis bzw. Polyarthritis streng spezifisches an sich. Ebenso oder sehr ähnlich kann bei den chronischen Gelenksveränderungen, die nach Gonorrhöe, Sepsis und anderen primären Infektionskrankheiten zurückbleiben, der anatomische und funktionelle Verlauf sich gestalten.

Es ist deshalb wohl kein zwingender Grund vorhanden, etwa mit Janssen eine „Arthritis ankylopoetica" als Krankheitsform sui generis anzuerkennen. Nach Janssen kommen bei den so zu bezeichnenden Fällen keine deformierenden und hyperplastischen Prozesse an Knorpeln und Knochen zur Beobachtung, vielmehr handelt es sich vorwiegend um atrophische und porotische Veränderungen an Knochenmark und Kortikalis. Wenn diese Form sich auch an akut-infektiöse Gelenkaffektionen anschließen kann, so soll sie in der Mehrzahl der Fälle doch ganz allmählich entstehen. Von anderen Autoren wird aber gerade von der hier zu besprechenden postrheumatischen Arthritis chronica eine besondere Neigung zu Gelenkverödungen angegeben. **Pribram** betont, daß im Gegensatz zu den Exsudationen, hyperplastischen Prozessen und dgl., die bei (ätiologisch) anderen Arthritiden häufiger zustande kommen, die postrheumatische Gelenkschädigung „in einer fibrösen Veränderung der Kapsel, ihrer Seitenbänder und der benachbarten Sehnen" beruhe, während die Gelenkknorpel ihrerseits bindegewebig und pannös werden und unter Schwund des größten Teiles der Gelenkhöhle bindegewebig miteinander verwachsen. Auf solche Fälle, die von **Jaccoud** mit dem Namen „Rhumatisme fibreux" belegt werden, bezieht **Pribram** die erwähnte anatomische Beschreibung **Zieglers**, die auch die Verknöcherung dieser fibrösen Ankylosen ausdrücklich betont. Abb. 3 zeigt das Röntgenbild eines so veränderten Gelenkes, in dem eine knöcherne Verwachsung der anfangs wohl fibrösen Ankylose eben in Entwicklung begriffen sein dürfte. Der Fall, von dem das Bild gewonnen ist, dürfte jedoch nach dem klinischen Gesamtverlauf zu der unten zu beschreibenden primären Polyarthritis chronica gehören. So zeigt das Bild nicht nur die Art der bei postrheumatischer Arthritis besonders häufigen Gelenksveränderung, sondern auch die Tatsache, daß rein anatomische Gesichtspunkte mit der klinisch brauchbaren ätiologischen Einteilung nicht übereinstimmen, daß die Linien anatomischen Geschehens sich mit denen ätiologischer Zusammenhänge vielfach kreuzen.

Pathogenese. Inwieweit es sich bei den sekundären Arthritiden um ein Fortwirken des akut begonnenen Prozesses handelt, ob es nicht nur eine einmalige Schädigung der Gewebe ist, die zu sekundären Rückbildungsprozessen führt, darüber sind verschiedene Auffassungen laut geworden. **Sacharjin** nennt es falsch, die chronische Veränderung als eine Fortsetzung des akuten Beginns zu bezeichnen, wie es falsch wäre, etwa einen nach Masern zurückbleibenden Bronchialkatarrh als chronische Masern zu betrachten. Doch kann man, wie **Predteschensky** bemerkt, auch ebensogut eine Analogie mit der Malaria heranziehen, um eine Latenz der krankmachenden Ursache im Körper zu veranschaulichen, also die chronisch fortschreitende Gelenkdegeneration, die nie ganz vergehenden Schmerzen, Gelenkschwellungen und Rezidive auf ein Fortwirken ein und desselben Infektionsprozesses beziehen. Vielleicht ist bei manchem Falle der erstgenannte, bei anderen der letztere Vorgang anzunehmen.

Symptomatologie. Eine ausführlichere Schilderung des Krankheitsbildes, der klinischen und anatomischen Veränderungen der Gelenke kann deshalb unterbleiben, weil die große Ähnlichkeit mit den Erscheinungen der unten zu beschreibenden primären Arthritis zu unnötigen Wiederholungen führen würde. Nur einige Besonderheiten seien erwähnt.

Bei akuter **rheumatischer** Polyarthritis, die später einen chronischen Verlauf nimmt, findet man nicht selten von vornherein gewisse Abweichungen vom normalen Verlauf, wie z. B. Erkrankung der Halswirbelsäule, der Kiefergelenke, der Sterno-Claviculargelenke. Es folgen immer neue Anfälle, die von der ersten Attacke nicht wesentlich verschieden sind: Temperaturerhöhungen, Schmerzen und Schwellungen können eintreten, wobei wiederum der der Polyarthritis eigene rasche sprunghafte Wechsel in der Erkrankung der einzelnen Gelenke sich geltend macht. In anderen Fällen entwickeln sich ohne solche heftigere Anfälle allmählich die auch anderen chronischen Gelenkaffektionen zukommenden Band- und Kapselverdickungen, Ankylosen, Muskelatrophien, die noch bestehen bleiben, wenn jede chronische Entzündung längst abgeklungen ist.

Es dürfte schwer fallen, aus dem Umfange und der Art der anatomischen Knorpel-, Knochen- und Kapselveränderungen einen deutlichen Unterschied gegenüber andersartigen chronischen Gelenkerkrankungen zu entnehmen. Diese Veränderungen sind so wenig spezifisch, wie etwa die nach einer akuten Pleuritis oft dauernd zurückbleibenden Pleuraschwarten spezifisch und für die Ätiologie der vorausgegangenen Pleuritis kennzeichnend sind.

Auch die schweren **Wachstumsstörungen**, die nach schwerem, in der Kindheit durchgemachtem Gelenkrheumatismus zurückbleiben können, dadurch, daß das Knochenwachstum infolge des der Epiphysenlinie nahegerückten Gelenkprozesses geschädigt wird, sind nicht für den Gelenkrheumatismus charakteristisch. Die hierüber vorliegenden Beobachtungen, die nicht selten ganz außerordentliche Mißbildungen des Skeletts betreffen, scheinen sich eben sowohl auf wirklich rheumatische als auf rheumatoide (primärarthritische) Gelenkaffektionen zu beziehen. Hoppe-Seyler beschreibt eine solche Störung im Anschluß an eine im siebenten Lebensjahr überstandene Polyarthritis rheumatica. Bei dem im 23. Lebensjahr erfolgten Tod befanden sich die Extremitätenknochen auf der Stufe des 12.—15. Jahres. Johannessen konnte bei chronischen Arthritiden im Kindesalter feststellen, daß die Epiphysenlinien unregelmäßig gebuchtet, in ihnen Knorpelzellen und Knochenbalken durcheinander gemischt, daneben osteoporotische Prozesse vorhanden waren.

Der chronisch-rheumatischen Polyarthritis — der wir allein den Namen chronischer Gelenkrheumatismus zuerkennen dürfen —, ähneln im klinischen Verlauf und im anatomischen Befund jene chronisch werdenden Fälle von

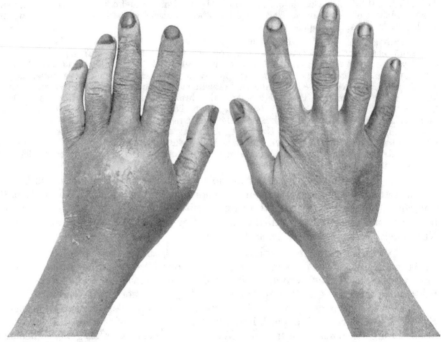

Abb. 4.
Gonorrhoische Arthritis der Hand- und Fingergelenke.

Polyarthritis, die sich anschließen an Gonorrhöe und die selteneren Arthritiden nach Erysipel, Abdominaltyphus, Scharlach und anderen Infektionskrankheiten. Die tuberkulöse Polyarthritis, die klinisch ähnliche Bilder darbieten kann, ist weiter unten gesondert beschrieben.

Die gonorrhoische Arthritis, für die wir den vielgebräuchlichen Ausdruck „Tripperrheumatismus" nicht anwenden dürfen, wenn wir mit Rheumatismus den spezifisch rheumatischen Ursprung einer Arthritis kennzeichnen wollen, entwickelt sich oft in einer Reihe subakuter Schübe, die oft gleichzeitig mit neu auftretender Sekretion der Urethra in Erscheinung treten. Sie befällt am häufigsten die Kniegelenke. Nächstdem beteiligen sich ziemlich häufig die Handgelenke (s. Abb. 4). Es kann ein einziges Gelenk erkranken, aber auch mehrere, manchmal auch eine ganz multiple Gelenkerkrankung auftreten, wie bei der rheumatischen Polyarthritis.

Die Gelenkerkrankung beginnt meist akut, oft nach kurzen unbestimmten Prodromalerscheinungen, namentlich mit allgemeiner Abgeschlagenheit. In der Mehrzahl der Fälle entsteht bald ein mehr subakuter Zustand, mit geringem Fieber und weniger starker Schmerzhaftigkeit. Nicht selten bleiben nur chronische Zustände zurück. Die Erkrankung, die in 2 bis 3 % aller Fälle von Harnröhrengonorrhöe sich entwickelt, kann sich an frische Prozesse anschließen, in der Mehrzahl der Fälle entsteht sie aber auf dem Boden älterer Gonorrhöen. Manchmal sind die Symptome der Harnröhrenerkrankung schon so geringfügig geworden, daß nur genaue Untersuchung (Tripperfäden, Harnsediment) zur Aufklärung der Ätiologie verhilft. Gar mancher Fall von hartnäckigem Gelenkrheumatismus mag auf verkannter Gonorrhöe beruhen. Konnte doch Gerhardt in 87 Fällen von 1122 an „Gelenkrheumatismus" Leidenden Gonokokken feststellen. Die Tripperarthritis kommt bei Männern weitaus häufiger als bei Frauen vor; möglicherweise steht dies in Beziehung zu der lebhafteren körperlichen Anstrengung der Männer.

Die Gelenkerkrankung ergibt — ebenso wie die gonorrhoische Myositis — den Beweis, daß die Lokalerkrankung auf dem Blut- und Lymphweg den ganzen Körper in Mitleidenschaft gezogen hat. Denn, wie die bakteriologische Untersuchung dargetan hat, handelt es sich um metastatische Einwanderung von Gonokokken in die Gelenke. Nicht nur von der Harnröhre, sondern auch von der Conjunctiva aus kann die metastatische Arthritis zustande kommen.

Da, wo keine völlige Ausheilung der Arthritis zustande kommt, bleibt oft nur ein geringfügiger Hydrops zurück, der freilich recht hartnäckig sein kann und zu Vermehrung bei Einwirkung von Überanstrengungen sehr geneigt ist. Nicht selten wird die Heilung auch durch Beteiligung der Sehnenscheiden und Schleimbeutel beeinträchtigt. Ein sehr ungünstiges Resultat ist die Bildung einer festen, zu späterer Verknöcherung neigenden Ankylose, die durch die Neigung des Gonokokkus, rasch und ausgiebig die Bildung von Granulationsgewebe hervorzurufen, begünstigt wird. Aus dem akuten Stadium entwickelt sich manchmal eine Gelenkphlegmone, die nur unter starker Schädigung, meist mit Ankylose, ausheilt, nicht selten aber zu tödlicher Pyämie führt. Ziemlich selten wird die gonorrhoische Arthritis durch die prognostisch ungünstige Endocarditis, durch Pleuritis, Pericarditis kompliziert.

Diagnose. Der Zusammenhang einer chronischen Gelenkaffektion mit vorausgegangener akut-infektiöser Arthritis ist natürlich leicht ersichtlich, wenn anamnestisch oder klinisch ein solcher akuter Prozeß feststellbar ist. Wo dies nicht der Fall ist, bleibt es, wie aus der Beschreibung der primären Arthritis chronica hervorgehen wird, oft schwierig, die Grundlage der Gelenkerkrankung klarzustellen.

Über die **Therapie** der sekundären chronischen Arthritis s. u.

b) Die primäre chronische Arthritis.

(Arthritis chronica deformans progressiva, Rheumatoide Arthritis, Rhumatisme nodeux.)

Nomenklatur. Diese Krankheit, ein Leiden sui generis, von den erwähnten Folgezuständen anderer infektiöser Gelenkerkrankungen unterschieden, führt außer den oben genannten noch mehrere andere Bezeichnungen. Hierher gehören die Fälle, die von den Franzosen als Rhumatisme chronique d'emblée bezeichnet werden. Namen wie perniziöse Arthritis, Arthritis deformans (Virchow) weisen auf die so kennzeichnende unerbittlich fortschreitende Schädigung der Gelenke hin. Die veraltete Bezeichnung goutte asthénique primitive kennzeichnet den langsamen, im allgemeinen fieberlosen

Verlauf. Wenn wir diese und viele andere Bezeichnungen als verwirrend und überflüssig verwerfen, so soll dies mit besonderem Nachdruck geschehen für den leider am weitesten verbreiteten Ausdruck „chronischer Gelenkrheumatismus". Mit Rheumatismus, d. h. mit Polyarthritis rheumatica hat das in Rede stehende Leiden nichts zu tun; als chronischer Gelenkrheumatismus sollte nur jene chronische Arthritis bezeichnet werden, die sich aus akuter Polyarthritis rheumatica entwickelt. Sehr treffend bezeichnet die Benennung „rheumatoide Arthritis" (Garrod) die klinische Ähnlichkeit und doch die wesentliche Verschiedenheit beider Krankheiten.

Allgemeiner Verlauf. Die rheumatoide Arthritis befällt gewöhnlich mehrere Gelenke. Sie beginnt meist allmählich mit Schmerzen und Schwellungen in den kleinen Fingergelenken und im Handgelenk, auch die Füße beteiligen sich ziemlich frühzeitig. Dabei herrscht eine auffallende Symmetrie in der Beteiligung der beiden Körperseiten. Ein akuterer Beginn, bei dem das klinische Bild dem der akuten rheumatischen Polyarthritis sehr ähnlich werden kann, ist namentlich im kindlichen und jugendlichen Alter nicht selten. Man findet dann fieberhafte Schübe mit Schweißausbrüchen. Von der rheumatischen Polyarthritis unterscheidet sich aber auch in solchen Fällen das Leiden durch die mangelnde Tendenz zur Rückbildung, durch die Wirkungslosigkeit von Salicylpräparaten. Weitere Merkmale der rheumatoiden Arthritis sind die schon früh einsetzenden Verunstaltungen durch Formveränderung der Gelenkflächen und Schrumpfung der Gelenkkapsel und -bänder und die früh, auch ohne lange bestehende Muskelinaktivität einsetzenden Muskelatrophien.

Die **anatomische Grundlage** der Gelenkveränderungen ist sehr verschieden je nach dem Entwicklungsstadium der so außerordentlich langsam fortschreitenden Erkrankung. Zuerst finden sich als Grundlage der anfänglichen weichen spindelförmigen Auftreibungen der Gelenke Veränderungen der Synovialis: Die Gelenkkapsel wird verdickt, es entsteht eine starke Wucherung der Zotten und ein geringfügiges Exsudat. Weiterhin atrophieren allmählich die Gelenkknorpel, deren Flächen rauh und uneben werden und unter Knacken und Knirschen aufeinander gleiten. In mehr oder weniger weiter Ausdehnung schwindet allmählich der Knorpel gänzlich. Der hierbei freigelegte Knochen kann besonders kompakt sein und dann eine elfenbeinartige Schlifffläche aufweisen. Auch bei rheumatoider Arthritis scheint jene von der Synovialis, von Knorpelzellen und sogar vom freigelegtem Knochenmark ausgehende Bindegewebswucherung vorzukommen, die zu fibröser, später auch knorpliger oder knöcherner Ankylose der gegenüberliegenden Gelenkflächen führen kann. Am Rande der erkrankten Gelenkflächen, d. h. an den Stellen, wo keine stärkere Belastung einwirkt, bilden sich häufig Ekchondrosen, die später verknöchern, sich nach der Diaphyse hin umbiegen und zu starken Verunstaltungen und Bewegungshindernissen führen können. Dadurch können Gelenkflächen ihre Form derart verlieren, daß sie pilzförmige oder, wie His treffend bemerkt, der Krone des Hirschgeweihs ähnliche Gestalt annehmen. Auch durch Änderung der Gelenkstellung und -funktion, namentlich durch abnorme Belastung, wird die Struktur des Knochens beeinflußt in der Weise, daß hier Anbildung, dort Einschmelzung von Knochenbälkchen erfolgt. Die Gelenkkapsel wird anfangs unter dem Druck des Exsudates ausgedehnt, zeigt Entzündung und seröse Durchtränkung. Die Exsudatbildung ist bei der rheumatoiden meist beträchtlicher als bei anderen Formen. Später erfolgt narbige Schrumpfung und Verdickung, die die Bewegungsfähigkeit bedeutend beschränkt.

Versuche, aus der verschieden starken Entwicklung der erwähnten anatomischen Befunde eine Klassifikation der chronischen Arthritiden abzuleiten, werden jedenfalls den klinischen Bedürfnissen nicht gerecht. So z. B. die Einteilung Kaufmanns, der eine Arthritis deformans (Neigung aller Gelenke zu entzündlicher Neoplasie mit regressiven Veränderungen in Knorpel- und Knochensubstanz), eine Arthritis chronica ulcerosa sicca und eine Arthritis chronica adhaesiva (=Rheumatismus fibrosus) unterscheidet.

Bei der Verwertung anatomischer Befunde darf nicht übersehen werden, daß sehr häufig Gelenkveränderungen, namentlich Knorpeldefekte Folgen normaler Abnutzung sind. Bei beiden Geschlechtern finden sie sich nach Beitzke in 60% aller Fälle zwischen dem 20. und 40. Jahre, nach dem 40. Lebensjahre in 95%, nach 50 Jahren in 100%. Die Knorpelveränderungen bestehen teils in kaum wahrnehmbaren Verdünnungen, teils in Defekten bis zu Markstückgröße. Mikroskopisch findet sich Auffaserung des Knorpels, Wucherung der Knorpelzellen, bindegewebsartige Umwandlung, also degenerative und proliferative Vorgänge. Bei diesen durch Abnutzung entstandenen Veränderungen handelt es sich nur um umschriebene Bezirke, während bei Arthritis chronica deformans das ganze Gelenk befallen ist.

Ätiologie. Leider ist die Ätiologie der akuten bzw. chronischen Polyarthritis rheumatica einerseits, der rheumatoiden Arthritis andererseits so wenig geklärt, daß ätiologische Gesichtspunkte weder bei der prinzipiellen Scheidung beider Krankheitsbilder, noch bei der Differentialdiagnose einzelner Fälle mit einiger Sicherheit brauchbar sind. Bei sekundärer chronischer Arthritis nach Typhus, Gonorrhöe, Scharlach, Influenza und ähnlichen ätiologisch geklärten Infektionskrankheiten stehen wir auf sicherem Boden, da hier die spezifischen Krankheitserreger oder durch sie begünstigte Mischinfektionen im Spiele sind. Über eine bakterielle Entstehung der chronischen rheumatoiden Arthritis ist jedoch nichts Sicheres bekannt, wenn auch eine nicht geringe Zahl bakteriologischer Funde mitgeteilt wurde.

So fanden Bannatyne und Wohlmann bei fast allen Fällen im Punktat der geschwollenen Gelenke ein kurzes Stäbchen; Blaxall bestätigte diesen Befund. Er fand das Stäbchen, das sich in der Mitte schwach, an den Enden stark färbt und damit einem Diplokokkus sehr ähnlich wird, in allen Fällen von rheumatoider Arthritis und vermißte es bei andern Arthritisformen (z. B. Gonorrhöe). Sogar im Blute konnte er es bei Schwerkranken mehrmals finden. Andere fanden Staphylokokken, wieder andere (v. Dungern und Schneider) Diplokokken. Im Tierexperiment verursachten die Reinkulturen der verschiedenen Mikroben keine Erkrankung, nur bei direkter Einführung in die Gelenke erfolgte begreiflicherweise Entzündung. — Müller fand bei chronischer Arthritis häufig einen hantelförmigen Bazillus und trennt diese Fälle als besondere Gruppe unter dem Namen Polyarthritis (Synovitis) chronica villosa bacillaris streng von der Arthritis deformans ab.

Trotz der Unvollständigkeit der Untersuchungen wird man die Infektion für eine nicht unwahrscheinliche Ursache halten dürfen bei einer Erkrankung, die mit Fiebersteigerungen, Exsudationen, im Beginn auch mit Lymphdrüsenanschwellungen, später mit Endo- und Pericarditis verbunden sein kann. Immerhin bleibt noch für anderweitige Hypothesen Raum genug.

Als Hypothese ist zu bezeichnen die Vorstellung, daß Störungen des Stoffwechsels, speziell der inneren Sekretion pathogenetisch wichtig seien.

Das häufige Zusammenfallen des Krankheitsbeginnes mit dem Klimakterium, im Verein mit der bedeutenden Überzahl der Erkrankungen beim weiblichen Geschlecht (Curschmann fand unter 167 Fällen 107 Frauen, 60 Männer) führte dazu, einen pathologischen Ausfall der Ovarialsekretion anzunehmen und das Leiden mit Ovarialtabletten zu behandeln. Aber die Erkrankungen bei jugendlichen Frauen und Kindern und die (nach manchen Autoren doch nur wenig selteneren) Erkrankungen der Männer lassen die Unzulänglichkeit der Theorie erkennen, schon bevor wir an eine Prüfung der ganz hypothetischen Ovarialfunktion herantreten. In diesem Zusammenhang ist auch der sog. Arthritismus der Franzosen zu erwähnen. So bezeichnen französische Autoren eine „Diathese", die sich in Kongestionen und Exsudationen auf Haut und Schleimhäuten äußert. Bei Kindern, die häufig diese Diathese ererbt mitbringen, ist der Zustand als exsudative Diathese vielfach erörtert worden. Bei Erwachsenen soll der „Arthritismus" neben einer ungeheuren Zahl anderer Krankheitsformen auch chronische Gelenkerkrankungen begünstigen. Pribram läßt, „um den Kern aus dieser Sache auszulösen", soviel gelten, „daß manche Individuen zur rheumatischen Arthritis veranlagt sind und wieder andere unter der Einwirkung derselben Ursachen der Krankheit freibleiben". „Vorgänge, die man als Ausdruck einer arthritischen Diathese annehmen möchte", fehlen häufig in der Vorgeschichte der rheumatoiden

Arthritiker. Auch ist nur bei einem sehr geringen Prozentsatz Heredität anamnestisch nachweisbar.

Hier ist auch die neuropathische Theorie der chronisch deformierenden Gelenkerkrankungen zu erwähnen, die namentlich von Charcot vertreten wurde und vielfachen Anklang gefunden hat. Tatsächlich sind die anatomischen Veränderungen bei rheumatoider Arthritis und bei neuropathischen Gelenkaffektionen, wie sie bei Tabes, bei Syringomyelie, auch bei progressiver Paralyse beobachtet werden, oft außerordentlich ähnlich. Unterstützt wird die neuropathische Auffassung durch das Vorkommen von Muskelatrophien, Kontrakturen, Ernährungsstörungen der Haut (s. u.), ferner durch
die Symmetrie der beiden Körperseiten bei der Entstehung der Arthritis. Aber
es erweist sich, daß diese Symmetrie zwar häufig, aber durchaus nicht die Regel
ist, daß Symmetrie auch bei sicher infektiöser (rheumatischer) Arthritis häufig
vorkommt. Die Muskelatrophie, bei der Entartungsreaktion stets vermißt
wird, kommt auch bei traumatischen und infektiösen Gelenkleiden vor (s. u.).
Ferner sind anatomische Veränderungen im Rückenmark nicht nachzuweisen.
Endlich ist, wie Pribram betont, die Ähnlichkeit mit den anatomischen Befunden der neurotischen Gelenkerkrankungen nur bei den extremsten Fällen
von rheumatoider Arthritis, ferner bei der monoartikulären Osteoarthritis
deformans deutlich ausgebildet.

Weniger anatomische, bakteriologische oder anderweitige pathogenetische
Merkmale sind es also, die die Abgrenzung des Krankheitsbegriffes der rheumatoiden Arthritis möglich und notwendig machen, sondern vor allem das
klinische Gesamtbild.

Vorkommen. Die rheumatoide Arthritis ist nicht, wie vielfach angenommen
wird, eine Alterskrankheit. Ihr schleichend progressiver Verlauf bringt es
allerdings mit sich, daß viele und namentlich die auffälligsten Einzelfälle unter
älteren Leuten beobachtet werden. Curschmann zählte unter 167 Fällen 82,
die zwischen dem 12. und 33. Lebensjahr die Krankheitszeichen wahrgenommen
hatten. Diamantberger fand 7,9 % seiner Fälle im Alter von zwei Jahren
und jünger, von zwei bis sieben Jahren zählte das Alter bei 29,7 %. Häufiger als
bei Erwachsenen beginnt bei Kindern das Leiden subakut. Auch bei Kindern
scheint das weibliche Geschlecht häufiger zu erkranken (70 %, Diamantberger)
was gegen die schon erwähnte Theorie des Einflusses der Sexualdrüsen sprechen
dürfte, die in so jugendlichem Alter wohl kaum spezifische Einflüsse ausüben.

Symptomatologie. Wenn die Erkrankung erst in späteren Jahre auftritt, so treten die subakut entzündlichen Erscheinungen (Exsudate, Schwellung, Schmerzen, Fieber geringen Grades) in den Hintergrund, von vornherein
herrschen Kapsel- und Bänderverdickungen und Schrumpfungen, Subluxationen
und Deformationen vor. Wenn ganz atypische längere Zeit sich ausdehnende
Fieberperioden den Krankheitsbeginn begleiten, so kann es zweifelhaft werden,
ob nicht irgend eine der schon erwähnten, zu sekundären, postinfektiösen
Polyarthritiden führenden Infektionskrankheiten im Spiele ist. Den objektiv
nachweisbaren Erscheinungen können längere Zeit verschiedenartige „rheumatische" Beschwerden, ziehende oder reißende Schmerzen im Rücken, Steifheit, Prickeln oder Taubheitsgefühl in den Gliedmaßen vorangehen. Nach
Pribram ist es sogar in der Mehrzahl der Erkrankungen der Fall. Auch die
Fiebersteigerungen können den Gelenkaffektionen vorhergehen. Bei jugendlichen Personen ist die Neigung zu Temperatursteigerung größer als bei
älteren. Im Gegensatz zur fieberhaften Polyarthritis rheumatica pflegt Salicyl-
säuredarreichung unwirksam zu bleiben.

Die Gelenke erkranken am frühesten und am häufigsten an den Fingern, und zwar sowohl die Metacarpophalangealgelenke als die Interphalangealgelenke; demnächst die Handwurzelgelenke, seltener Schulter-, Knie- und Fußgelenke. Garrod fand in 86 % die Hand ergriffen; es erkrankten ferner bei 60 % das Knie, bei 34 % die Füße, bei 25 % die Schulter. Dabei zeigt sich eine verschieden starke Anschwellung der Gelenkgegend, die sich häufig auch auf benachbarte Sehnenscheiden und Schleimbeutel erstreckt. Die Finger erhalten dabei die bekannte spindelförmige Gestalt. An der Schwellung beteiligt sich neben dem Exsudat in der Gelenkhöhle auch die ödematöse Durchtränkung der Gelenkkapsel und der benachbarten Weichteile. Die Gelenkgegend kann leicht gerötet und etwas wärmer als die Umgebung sein. Bald stellen sich Störungen der Gelenkmechanik und -funktion ein. Gewucherte Gelenkzotten können gezerrt und geklemmt werden und plötzlich das Gelenk außer Gebrauch setzen. Nicht lange, so kann durch Substanzverluste der Knorpel Krepitation fühlbar werden, die Gelenkflächen werden verunstaltet und dadurch die richtige Stellung des Gelenkes verlassen. Wichtiger als Verunstaltungen der Gelenkflächen scheinen Schrumpfungsvorgänge in der erkrankten Kapsel und dem Bandapparat zu sein. Die Art der Deviation ist verschieden. Gewisse Gruppierungen, die nach Charcots Vorgang je nach der Art der Abweichung versucht wurden, haben keinen wesentlichen Wert. An den Metacarpophalangealgelenken ist die Deviation nach der ulnaren Seite besonders häufig. Man hat sie auf eine Präponderanz der Schrumpfungsvorgänge der Bänder auf der ulnaren Seite bezogen. Nicht selten sind an demselben Individuum verschiedene Typen der Deviation erkennbar, z. B. an der einen Hand der ulnare Typus, an der anderen eine Hyperextension der Grundphalangen. Auch kann sich eine Hyperextension in den proximalen mit einer Flexion in den distalen Interphalangealgelenken verbinden (Abb. 5). Verhältnismäßig oft bleibt der Daumen frei. Bei Beteiligung des Handgelenkes erkranken sehr häufig auch die benachbarten Sehnenscheiden, wodurch die freie Bewegung der Sehnen sehr behindert werden kann. Die Fußgelenke sind nicht selten fast gleichzeitig mit den Handgelenken erkrankt, die größeren Gelenke der Gliedmaßen erkranken dagegen meist erst allmählich und viel später. Die große Zehe wird, in Flexions- oder Hyperextensionsstellung, häufig nach außen abgelenkt. Sie ist also unter oder über den übrigen Zehen gelegen. Diese stehen häufig in Hyperextensionsstellung im Grundgelenk, während die Interphalangealgelenke stark flektiert sind. Das Fußgelenk zeigt oft sehr bedeutende Schwellung, die Stellung des Fußes wird abnorm, zumeist tritt Valgusstellung ein. Am Knie wird Flexionsstellung bevorzugt, die Schwellung ist meist beträchtlich besonders bei Jugendlichen, die Patella wird nach außen verschoben. Die Beteiligung der Knie tritt sehr frühzeitig und sehr regelmäßig ein. Die Knorpel erleiden oft außerordentliche Zerstörungen.

Die allgemeine Erkrankung des ganzen Organismus zeigt sich in der sehr häufigen Beteiligung anderer Organsysteme. Zwar bleibt der Kreislaufapparat im Gegensatz zur rheumatischen Arthritis gewöhnlich verschont. Diese Tatsache wurde als wichtiges Unterscheidungsmerkmal zwischen rheumatoider Arthritis und chronischem Gelenkrheumatismus schon oben erwähnt.

Ältere Autoren halten Endo- und Pericarditis bei rheumatischer Arthritis überhaupt für ausgeschlossen, spätere stellen ihre relative Seltenheit fest. Allerdings blieb diese nicht unbestritten: Barjon stellte eine Reihe akut begonnener und eine Reihe allmählich entwickelter chronischer Polyarthritiden einander gegenüber. Die eine Reihe zeigte in 21%, die andere in 20,5% der Fälle Herzfehler. Daraus entnimmt Barjon Gründe für die Identität beider Gruppen. Predtetschensky verwirft diese Beweisführung, indem er darauf hinweist, daß die Trennung verschiedener Gruppen nach der größeren oder geringeren

Akuität des Beginns zu scharfer Unterscheidung untauglich sei. Nicht allein die Art des Beginnes, der namentlich bei der rheumatoiden Arthritis der Jugendlichen ziemlich plötzlich unter Fieber erfolgt (s. o.), sondern das klinische Gesamtbild muß dabei berücksichtigt werden. Zu bemerkenswerten Ergebnissen gelangte Pribram unter Zugrundelegung klinischer und anatomischer Beobachtungen. Er unterschied Fälle, die chronisch begonnen

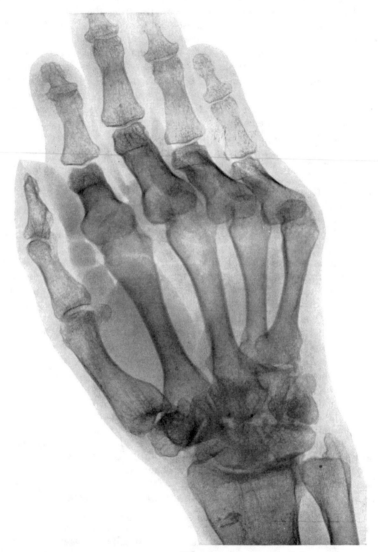

Abb. 5.
Primäre chronische Arthritis. Deviation der Metacarpophalangeal- und der Interphalangealgelenke.

haben und progressiv verlaufen sind und solche, die nach akuter Polyarthritis sich entwickelt haben. Ferner wurden die minder schweren Fälle chronischer rheumatoider Arthritis von den mit schweren osseären Veränderungen einhergehenden Fällen von Osteoarthritis deformans gesondert. Bei chronisch beginnender progressiver Polyarthritis konnte selten, in 4% sichere Klappenfehler beobachtet werden, bei akuter Polyarthritis mit subakuten Nachschüben bedeutend häufiger, in 18%. Bei den schweren polyartikulären deformierenden Osteoarthritiden waren 4% sichere Klappenfehler zu finden. Bei mono-artikulärer Arthritis deformans fehlten diese ganz.

Berücksichtigt man die Art der Herzfehler, so findet man bei der rheumatoiden Form mehr untergeordnete Störungen, dagegen bei der post-rheumatischen viel mehr schwere Klappenfehler mit Kreislaufinsuffizienz. Peri-carditis und Pleuritis begleitet die rheumatoide Arthritis wohl nie.

Auffallend häufig finden sich Komplikationen an der Haut und zwar sowohl im Frühstadium als später. Zunächst zeigen sich urticariaähnliche Ausschläge und Erytheme namentlich an den befallenen Körperteilen, also an Händen und Füßen, Vorderarmen und Unterschenkel. Unmittelbar über den geschwollenen Gelenken ist die Haut anfangs meist blaß, auch etwas zyano-tisch; später atrophiert sie hier oft und wird auffallend dünn, atrophisch, fleisch-rot, glänzend wie lackiert und verliert die Behaarung und kleinen Fältchen gänzlich (Glossy skin). Auch sklerodermartig derbe umschriebene Hautstellen werden beobachtet. Ferner werden als nicht seltene Komplikationen fleckige Pigmentierungen, Ekzem, Herpes, Psoriasis, Vitiligo und andere Hautverände-rungen beschrieben.

Curschmann, der die namentlich von französischen Autoren betonte Häufigkeit der Hauteruptionen bestätigt, will keinen oder nur einen losen Zusammenhang mit der Grundkrankheit anerkennen, während die Franzosen Haut- und Gelenkveränderungen vielfach unter dem zusammenfassenden Begriff „arthritisme" oder „herpétisme", den sie als Konstitutionsanomalie verstehen, vereinigen. Pribram konnte sich dagegen von einer auffallenden Häufigkeit chronischer Dermatosen bei chronischer rheumatoider Arthritis nicht überzeugen. Eher fand er eine Häufung beim sekundären chronisch-fibrösen Rheu-matismus. Recht häufig zeigen sich Ernährungsstörungen an den Nägeln der Finger und der Zehen. Die Nägel werden brüchig, zeigen Risse und Längsfurchen, trübe Verfärbung, verdünnen sich und können sich gänzlich abstoßen. Auch die Haare verfallen nach Lan-cereaux manchmal einer Atrophie, indem sie spröde und trocken werden und leicht ausfallen.

Mit größerer Regelmäßigkeit und schon ziemlich früh pflegen sich Muskel-atrophien einzustellen. Über Muskelschwund bei Gelenkerkrankungen im allgemeinen ist weiter oben zusammenfassend berichtet worden, jedoch sei das für die rheumatoide Arthritis besonders kennzeichnende hier erwähnt. Schon im Anfangsstadium, wenn die Gelenke die teigige Infiltration, ohne erhebliche Bewegungsstörung zeigen, entwickelt sich ein unverkennbarer Schwund der Handmuskulatur, der langsam aber sicher fortschreitet. Am frühesten, fast immer völlig symmetrisch, ergreift die Atrophie die Musc. inter-ossei und die Muskeln des Daumenballens. Bei meist rasch fortschreitendem Schwund kann man bald die in schlaffe Haut und spärliche Muskelreste ein-gehüllte Grundphalanx des Daumens umgreifen. Die Lumbricales nehmen oft nicht in gleichem Maße an der Atrophie der kurzen Handmuskeln teil, wohl aber die Muskeln des Kleinfingerballens, so daß bald die magere Mittelhand einen eigentümlichen Gegensatz zu den verdickten Fingergelenken und dem aufgetriebenen Handgelenk darbietet.

Curschmann betont diese Atrophie — die sich auch an den kurzen Fuß-muskeln, wenn auch nicht so leicht bemerkbar, ausbildet — als außerordent-lich wichtig für die frühe Entscheidung, ob bei wenig ausgesprochenen Gelenk-veränderungen beginnende Arthritis deformans oder ein anderer Prozeß vor-liegt. Sie gehört unbedingt zur Arthritis deformans. Die Tatsache, daß sie schon recht frühzeitig sich entwickelt, wenn von Gelenkversteifung und Muskel-inaktivität noch keine Rede sein kann, weist zunächst auf spinale Ursachen der Atrophie und des gesamten Leidens hin, doch spricht das Fehlen von Ent-artungsreaktion bestimmt gegen eine derartige Auffassung. Curschmann betrachtet die chronische Gelenkaffektion und die Muskelaffektion als ätio-logisch zusammengehörig, als rein periphere und durch periphere Schädlichkeiten ausgelöste Veränderungen des gesamten Bewegungsapparates, die mit gewissen Formen der juvenilen Muskelatrophie in Analogie zu setzen sind, bei denen ebenfalls das Zentralnervensystem unbeteiligt bleibt.

In den ziemlich häufigen Fällen von primärer chronischer Arthritis im frühen Kindesalter können sich schwere Wachstumsstörungen einstellen dadurch, daß die Entwicklung der Knochen, vermutlich durch Übergreifen des Prozesses auf die Epiphysenlinien, gehemmt wird. So fand Algyogyi bei einer 20jährigen Patientin, deren Gelenkerkrankung im 6. Lebensjahr subakut begonnen hatte, eine starke Hemmung des Skelettwachstums, die sich namentlich an den Armen in erheblicher Verkürzung und Verdünnung äußerte. Auch die oberen sechs Halswirbelkörper zeigten sich im Röntgenbild synostotisch verwachsen und hypoplastisch. Ähnliches wurde schon beschrieben bei dem Krankheitsbild der chronischen sekundären Polyarthritis des Kindes- und Pubertätsalters. Aus den dort angeführten Arbeiten geht mehrfach nicht genügend deutlich hervor, ob es sich um Folgezustände primärer oder sekundärer (rheumatoider oder rheumatischer) Arthritis handelt. Bei der Ähnlichkeit der Krankheitsbilder und der relativen Häufigkeit der primären Form im Kindesalter darf wohl gefolgert werden, daß nicht wenige der dort erwähnten Fälle zur primären Arthritis gehören.

c) Osteoarthritis deformans.

Obwohl wir einer großen schon beschriebenen Gruppe chronischer Arthritiden als charakteristisches Merkmal das der fortschreitenden Gelenkverunstaltung zuerkannten und ihr daher, neben dem Namen rheumatoide Arthritis auch die Bezeichnung „Arthritis chronica deformans progressiva" zuerkannten, soll hier noch eine Gruppe von Arthritis deformans Erwähnung finden, die im Gegensatz zu jener nicht zuerst eine Anzahl peripherer Gelenke, dann die mehr proximalen befällt, sondern vielmehr hauptsächlich einzelne große Gelenke befällt. Die Krankheit macht mehr den Eindruck einer streng lokalen Affektion. Wenigstens in einem Teil der Fälle finden sich Anhaltspunkte zur Erklärung ihrer Entstehung durch rein lokale, nicht selten mechanische Schädlichkeiten. Der starke Anteil, der den regressiven Vorgängen am Knochen zukommt, hat dieser Art der Gelenkerkrankung auch den Namen „Osteoarthritis deformans" zugebracht.

Symptomatologie. Am häufigsten in der Schulter und im Hüftgelenk, auch im Knie, entwickelt sich mit leisen Schmerzen eine Bewegungsstörung, die namentlich bei extremen und ungewohnten Gelenkbewegungen deutlich wird. Legt man die Hand auf das Gelenk, so fühlt man während der Bewegung schon frühzeitig ein leises Knirschen und Krachen. Die Beschwerden und Störungen nehmen allmählich zu und können zu fast völliger Bewegungsbehinderung führen.

Pathologische Anatomie. Eröffnet man derart erkrankte Gelenke, so kann man umfangreiche Veränderungen an Knorpel- und Knochengewebe finden. Ziegler wies zuerst auf das Vorwiegen regressiver Vorgänge am Knochen hin. Knochenatrophie erzeugt Deformationen des Knorpelüberzugs und auch weiterhin Umgestaltungen des Knochengewebes infolge veränderter Statik und Mechanik des Gelenkes, die ja im Sinne Julius Wolffs die Textur des Knochengewebes bestimmend beeinflußt. Soweit Neubildung von Knochensubstanz vorkommt, handelt es sich um eine Reaktion auf vorausgegangene Traumen oder eben auf den stellenweise vermehrten Funktionsreiz infolge veränderter Mechanik des Gelenkes. So Ziegler und sein Schüler Kimura. Walkhoff gelangt bei genauer Vergleichung der Knorpel- und Knochenveränderungen zu der Feststellung, daß die letzteren sich sehr genau an die Knorpeldefekte anschließen. Er fand Proliferation von Knochengewebe und Bildung einer festen sklerotischen Knochenschale in der subchondralen Schicht, wo der Knorpel geschädigt war und dadurch die dynamischen Kräfte, von Gelenkfläche zu Gelenkfläche mit voller Energie, ungehemmt durch die Elastizität des Knorpels, sich fortpflanzend, eine Gewebsreizung ausüben konnten. Sekundär stellen sich nun Wucherungsprozesse ein. In seinen tieferen Schichten verkalkt der Knorpel oder wandelt sich in echtes Knochengewebe um. So können kleine, knopfförmige Herde von Knochen oder verkalktem Knorpelgewebe entstehen, die zunächst noch von degeneriertem Knorpel überzogen sind. Auch von seiten des Endostes wird in Zapfenform osteoides Gewebe gegen den Knorpelüberzug vorgeschickt. So wird die ursprünglich scharfe Grenzlinie zwischen Knorpel und Knochen völlig verwischt. Die Ungleichheit dieser in Wucherung und regressiver Entwicklung befindlichen Flächen führt bald zur Bildung von Schliffknochen. Die verschiedene Beanspruchung der Gelenkenden bedingt die große Härte, an anderen Stellen die mehr porotische Beschaffenheit der abgeschliffenen Flächen. Porotische Stellen mit lebhaft wuchernden Knorpelinseln und faserigem Markgewebe finden sich namentlich an den Stellen, ,,wo infolge der Lage eine nur sehr geringe Kraftdurchfließung von Knochen zu Knochen statthat" (Walkhoff). Die geringe Widerstandsfähigkeit dieser Stellen begünstigt die Entwicklung tiefgreifender regressiver Veränderungen, Blutungen, Erweichungen. Am Rande der Gelenkflächen führt die stärkere Belastung zu einer Reizung des Periostes, die zu Apposition von Knochengewebe, den sog. Randwülsten Anlaß gibt.

Diese für die Entwicklung der schweren Gelenkveränderung sehr lehrreichen Beobachtungen enthüllen nicht die **Ursachen** des Prozesses. Sie machen es aber verständlich, daß geringfügige Anstöße genügen, um aus kleinen Anfängen allmählich die tiefgreifenden Veränderungen des ganzen Gelenkes entstehen zu lassen. Als primäre Ursachen der Osteoarthritis deformans können gelten das Senium mit der Neigung zu regressiven Gewebsveränderungen, ferner Infektionen der Gelenke, Traumen, ferner alle außerhalb des Gelenkes gelegenen Einwirkungen, die seine Statik und Mechanik verändern können. Die neuropathischen Gelenkerkrankungen bei Tabes und Syringomyelie sind so ähnlich der Osteoarthritis deformans, daß eine strenge Scheidung zwischen beiden Formen kaum durchführbar ist. Möglicherweise sind ja auch bei ihnen wiederholte geringfügige Traumen wesentliche Bedingungen für die Entstehung. Ebenso sind auch zwischen der deformierenden rheumatoiden Arthritis und der monartikulären Osteoarthritis deformans völlig scharfe Grenzen nicht zu ziehen; beide können ja die Reaktion der Gelenke auf infektiöse Einwirkungen sein. Für die senilen Verunstaltungen der Gelenke mögen Ernährungsstörungen durch arteriosklerotische Veränderungen der Gefäße von Bedeutung sein (Wollenberg). Die von Beitzke erhobenen Befunde fast physiologischer, mit dem Alter zunehmender Knorpeldefekte wurden schon oben erwähnt (S. 374). Sehr einleuchtend ist die Auffassung, daß häufig die monoartikuläre Osteoarthritis durch abnorme Gelenkbelastung zustande kommt (Preiser). Man kann beobachten, daß durch Regulierung von Stellungsanomalien des Fußes (Plattfußeinlage) schmerzhafte deformierende Arthritis im Knie- oder Hüftgelenk beseitigt wird. Es bewahrheitet sich dabei der physiologische Satz: was gebraucht wird, hypertrophiert, was außer Funktion gesetzt wird, degeneriert. Infolgedessen verunstalten sich Gelenkflächen entfernter Gelenke bei Störungen, die die Mechanik eines Gliedes verändern.

Wie bei der rheumatoiden Arthritis, so wird auch hier den allgemeinen Lebensverhältnissen, schlechter Ernährung, Feuchtigkeit, Kälte viel Einfluß auf die Pathogenese zugeschrieben. Doch treten diese Umstände gegen die oben genannten an Bedeutung sehr zurück.

Verlauf. Das Leiden findet sich am häufigsten im vorgerückteren Alter, entsprechend der größeren Häufigkeit der Ursachen in höheren Jahren. Oft aber findet man es auch in jungen Jahren, dann besonders oft in deutlichem Zusammenhang mit Traumen, Belastungsanomalien oder Infektionen. Am häufigsten werden die dem Rumpfe nahen Gelenke befallen. Es findet sich oft einseitig, bei beiderseitiger Entwicklung findet sich oft eine Seite früher erkrankt als die andere. Schmerzen können frühzeitig auftreten. Häufig aber entwickelt sich eine bedeutende Gelenksverunstaltung lange Zeit ohne wesentliche Schmerzen; erst mit dem Beginn von Synovitis, die mit Erguß, Kapselverdickung, Zottenentwicklung (Lipoma arborescens) einhergeht, stellen sich Schmerzen ein. Synovitis und Schmerzen können sehr leicht durch Überanstrengungen, Kontusionen, Distorsionen und ähnliche Verletzungen zustande kommen (Ewald).

Heberden'sche Knoten.

Heberden lenkte die Aufmerksamkeit auf die häufigen kleinen, namentlich im Gebiet der zweiten und dritten Phalangealgelenke der Hände gelegenen Knötchen hin, die

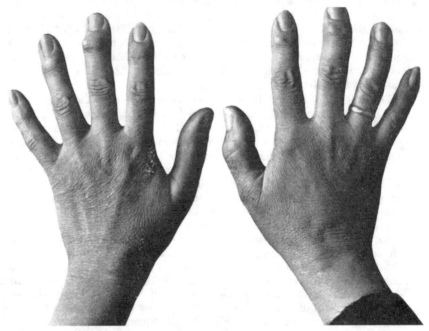

Abb. 6.
Heberden'sche Knoten.

sehr hart und unbeweglich sind und sich nur sehr langsam oder gar nicht vergrößern (s. Abb. 6). Sie stören, wenn sie einigermaßen groß sind, die Beweglichkeit der Gelenke. Anfangs sind sie oft weich oder elastisch, später ganz hart. Sie können auf Druck schmerzhaft oder unempfindlich sein. Man findet sie nicht selten bei deformierender Arthritis. Andere Autoren betrachten sie als eine gichtische Erscheinung. Anatomische Befunde scheinen nicht vorzuliegen. Dagegen versuchte man mit Röntgenstrahlen die Natur der Verunstaltung festzustellen. Das Vorhandensein stärker durchscheinender Stellen veranlaßte dazu, anzunehmen, daß es sich um Einlagerung von harnsaurem Calcium in das phosphorsaure Calcium der Knochen handle. Andere Autoren fanden einfache Knochenwucherungen, die der Arthritis deformans entsprachen (Abb. 7). Es scheint sich um ein Symptom zu handeln, das sich bei deformierender und bei uratischer Arthritis entwickeln kann.

Diagnose der chronischen Arthritiden.

Die Diagnose der chronischen Arthritiden ist in manchen Fällen nicht leicht, wie aus den Erörterungen über die Abgrenzung und Selbständigkeit der einzelnen Krankheitsformen hervorgeht. Die Polyarthritis rheumatica kann in subakuten Nachschüben und in ihren chronischen Folgeerscheinungen zu Verwechslungen manchen Anlaß geben. Zur Unterscheidung dienen, um bereits Gesagtes nur ganz kurz zu wiederholen, die möglichst genaue Erhebung der Anamnese, wobei doch eine echte rheumatische Polyarthritis und ein subakuter fieberhafter Beginn der rheumatoiden Form meistens feststellbar sein werden; ferner die Verwertung der bei rheumatischer Form im Gegensatz zur rheumatoiden ziemlich häufigen Herzklappenfehler, die Beachtung der für die primäre Form so kennzeichnenden Muskelatrophien, der progressiven, zu charakteristischen Deformationen führenden Gelenkveränderung.

Als recht wertvoll für die Diagnose kann die Röntgenaufnahme gelten. Zwar wird sie im allgemeinen über die Art und Entstehung der Krankheit nichts mitteilen können. Aber die In-

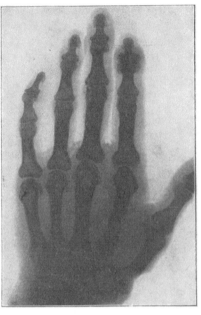

Abb. 7.
Heberden'sche Knoten.

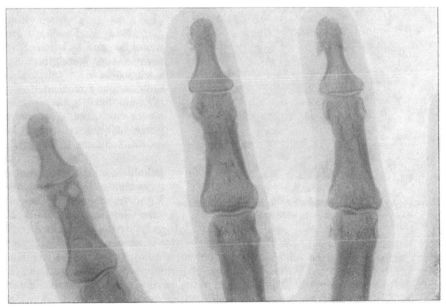

Abb. 8.
Primäre chronische Arthritis.　Umschriebener Kalkschwund.

tensität des Prozesses und die Verbreitung über die einzelnen Gelenke kann auf guten Röntgenbildern so deutlich werden, daß geradezu eine Autopsie in vivo möglich ist. Im Beginn der Krankheit erscheint manchmal die Gelenkspalte durch einen Erguß verbreitert. Sehr starke Infiltration der Gelenkkapsel und starke Zottenwucherung (Arthritis villosa) kann bei Anwendung weicher Röhren als ein die Gelenkenden umgebender Schatten sichtbar werden. Der Kalkgehalt des Knochens in der Nähe des Gelenkes kann verringert, dadurch der Knochenschatten aufgehellt sein (s. Abb. 8). Schon im akuten Stadium der Polyarthritis rheumatica kann eine Aufhellung des Knochenschattens als Ausdruck einer Resorption von Kalksalzen sichtbar werden (Haim). Namentlich an den Knochenenden findet sich eine Verwischung der Strukturzeichnung, deren anatomische Grundlage wohl entzündliche Hyperämie ist. Auch bei klinischer Ausheilung der Gelenkentzündung zeigt sich häufig eine dauernde geringe Atrophie, die sich durch leichte Aufhellung und scharfe grobmaschige und spärliche Strukturzeichnung kundgibt. Auch nach Scarlatina, Typhus, Sepsis entstandene Arthritiden zeigen oft schon im Beginn auffallend starke Entkalkung, ebenso die gonorrhoische Arthritis (Kienböck). Später nach völliger Ausheilung pflegt der Kalkgehalt wieder der Norm zu entsprechen. Bei schwerer Verunstaltung und Ankylose aller Gelenke, wie die Abb. 9 zeigt, tritt eine starke Atrophie

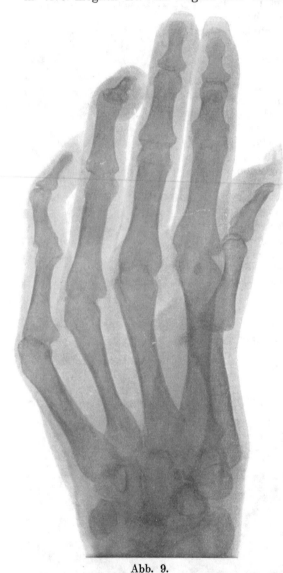

Abb. 9.

Gelenkankylose bei chronischer Arthritis. Knochen und Weichteile atrophisch.

wie der Muskeln und der Haut, so auch der Knochen ein. Sehr genau kann man Deviationen und Deformierungen schon in den ersten Anfängen beurteilen. Einerseits Verunstaltungen, Schwunderscheinungen an den Gelenkflächen, andererseits Dislokationen ohne solche, die nur durch Kapsel- und Bandschrumpfungen entstehen, sind deutlich zu unterscheiden. Am Rand der Gelenkflächen können schon frühzeitig kleine knöcherne Exkreszenzen sichtbar werden (s. Abb. 10). Sie können wertvolle Aufschlüsse über die Ursache von Bewegungshemmungen und Schmerzen geben und in späteren Stadien bedeutende Größe erlangen. Jedoch sind sie nicht spezifisch für chronische Arthritis, können vielmehr auch, wie Abb. 10 zeigt, bei echter Gicht sich zeigen. Überhaupt ist eine strenge Unterscheidung zwischen beiden Krankheiten auf Grund der Röntgenbilder nicht durchführbar, wie Abb. 8 und 10 erkennen lassen. Die erstere, von rheumatischer Arthritis gewonnen, könnte leicht für Gicht angesehen werden. Weiterhin können die umfangreichen Abbauprozesse, Abschleifungen von starken Knorpel-Knochenschichten und die dadurch entstehenden Verunstaltungen der Gelenkflächen deutlich sichtbar werden. Ebenso sind Synostosen deutlich erkennbar (s. Abb. 9 und 10). In den Gelenkbändern und der

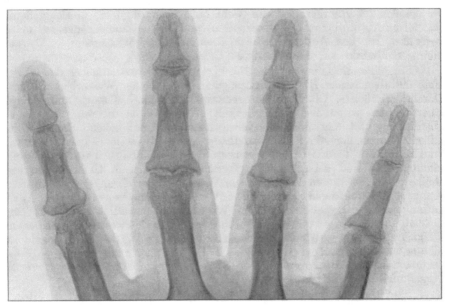

Abb. 10.
Arthritis urica. Verunstaltung der Gelenkflächen; Exostosen, Synostosen. Das Bild entspricht mehr der Arthritis deformans als der Gicht.

Kapsel eingelagerte Verkalkungsherde sind ebenso sichtbar, wie freie Gelenkkörper, wenn dieselben aus abgestoßenen Knochenstücken hervorgegangen sind.

Die trophischen Arthropathien (s. d.) bei Rückenmarkskrankheiten sind von der chronischen Arthritis nur durch den höheren Grad und die raschere Entwicklung der Veränderungen unterschieden. Außerdem wird die Untersuchung des Nervensystems wohl meistens anderweitige Störungen (tabische, syringomyelische) ergeben, die eine richtige Diagnose erleichtern.

Therapie der chronischen Arthritiden.

Für die meisten Formen und Stadien chronischer Gelenkerkrankungen sind die verschiedenartigen Wärmeprozeduren wertvolle und unentbehrliche Heilmittel. Man wird sie vermeiden nur bei den akuten und subakuten Initialerscheinungen bzw. bei den subakuten Nachschüben. Besonders erfreuen sich seit Biers nachdrücklicher Empfehlung die lokalen Heißluftbäder großer Beliebtheit. Vielfache Konstruktionsformen der Apparate, die aus Holz, Asbest, Pappe u. dgl. bestehen, mit Stoff gegen die eingebrachten Gliedmaßen abgedichtet und mit Zu- und Abflußrohr für heiße Luft versehen sind, dienen dazu, nach Bedarf nicht nur die Hände und Füße, sondern auch Knie, Hüfte, Schulter isoliert zu behandeln. Besonders verbreitet sind die nicht kostspieligen, von Bier empfohlenen, mit Wasserglas feuersicher gemachten Holzkisten, die mit Spiritus- oder Gasbrenner geheizt werden. Bei guter Konstruktion wird die Lufttemperatur sehr hoch (120° C und mehr), ohne daß Hautverbrennungen entstehen. Man läßt das zu behandelnde Gelenk bis zu einer Stunde im Apparat. In diesem steigt die Hauttemperatur beträchtlich, die Tiefentemperatur merkbar, die Haut wird hyperämisch und verdunstet reichlich sich entwickelnden Schweiß. Ganz ähnlich ist die Anwendung und die Wirkungsweise der elektrischen Lichtbäder, die wie die Heißluftbäder, in geeigneten Apparaten ihre Eigentümlichkeit, durch strahlende Wärme Erhitzung, Hyperämie und Schweißbildung zu erzeugen, auch lokal entfalten können. Zu den üblichen Methoden der lokalen Thermotherapie wird wohl bald auch die jetzt umsichgreifende sog. Thermopenetration (Diathermie) gehören. Einfacher und viel weiter verbreitet ist das Auflegen heißer Breiumschläge, Wasserbeutel, Thermophore, Sandsäcke auf die erkrankten Gelenke.

Für Fälle mit ganz multipler Gelenkerkrankung werden neben den lokalen auch die allgemeinen Hitzeeinwirkungen in Form heißer Wasserbäder, Moor-, Dampf-, Heißluft-, Glühlichtbäder anzuwenden sein. Wasser- und Dampfbäder werden wegen der Unmöglichkeit der Schweißverdunstung leichter zu Überhitzung und unerwünschten Nebenwirkungen Anlaß geben. Sehr bewährt haben sich dem Verf. die heißen Sandbäder, deren klassische Stätte in Deutschland Köstritz i. Thür. ist. Sie bewirken eine außerordentlich starke Schweißbildung. Sie sind bei geeigneten Vorrichtungen auch in Heilanstalten herstellbar. Ob bei diesen Verfahren die Wärme, die erfahrungsgemäß von den Kranken sehr wohltuend empfunden wird, oder die wenigstens bei lokaler Applikation erzeugte Hyperämie größere Wirksamkeit entfalten, mag unerörtert bleiben. Jedenfalls ist für Bier die Blutüberfüllung das wesentliche Ziel seiner Methoden gewesen. In noch wirksamerer Weise als bei der durch lokale Erhitzung erzeugten arteriellen Hyperämie kommt sie zur Geltung in Form der ebenfalls von Bier empfohlenen Stauungshyperämie (passive, venöse Hyperämie).

Um diese herzustellen, wird bis etwas unterhalb des erkrankten Gelenkes der periphere Teil des Gliedes doppelt oder dreifach mit einer Binde eingewickelt. Oberhalb des Gelenkes wird eine Gummibinde in mehreren Gängen so fest umgelegt, daß sie eine bedeutende Stauung bewirkt. Um keinen nachteiligen Druck auszuüben, wird diese Binde mittelst einer Mullbinde unterpolstert, auch ihre Lage in zweimal 24 Stunden verändert. Der Kranke kann bei dieser Behandlung außer Bett sein und sich frei bewegen.

Bier verwendete diese Stauungsmethode anfangs vorwiegend bei tuberkulösen Gelenkerkrankungen, bald aber auch bei chronischen und subakuten Gelenkaffektionen verschiedener Art. Zunächst bei gonorrhoischer Arthritis; und zwar handelte es sich um schwerere Fälle, bei denen Ankylose drohte. Fast stets wurden die Schmerzen und entzündlichen Symptome rasch besser, die Beweglichkeit nahm zu, so daß bald Bewegungsübungen bei verringerten Schmerzen vorgenommen werden konnten. Je jünger der Prozeß ist und je stärkere Hyperämie sich erzeugen läßt, um so besser sind die Erfolge (Laspeyres). Bewegungsversuche müssen möglichst früh unternommen werden; wegen der schmerzstillenden Wirkung ist dies ja meist bald ermöglicht. Weniger sicher, aber immerhin recht vorteilhaft wirkt die Stauungshyperämie bei den Folgezuständen der rheumatischen Polyarthritis. Bei akuter rheumatischer Polyarthritis läßt sich nur eine schmerzstillende Wirkung erzielen; auch diese tritt nicht regelmäßig ein (Huth, Klemperer). Besser sind die Erfolge bei Arthritis deformans und chronischem Gelenkrheumatismus. Bei schweren anatomischen Veränderungen muß man sich freilich mit dem Nachlaß der

Schmerzen bescheiden, bei weniger desolaten Fällen aber können bedeutende Besserungen der Beweglichkeit und Korrekturen von Stellungsanomalien erreicht werden. Namentlich dadurch, daß mechanische Behandlung chronisch erkrankter Gelenke durch Stauungsbehandlung häufig erst ermöglicht wird, kommt der Methode eine nicht geringe klinische Bedeutung zu. Den günstigen Äußerungen Biers pflichtet Bäumler bei, der ebenfalls chronischen Gelenkrheumatismus erfolgreich behandeln konnte.

Während bei Tuberkulose nach Bier die Stauung mehr zu leisten vermag als die aktive (Wärme-)Hyperämie, ist der Unterschied bei den chronischen Arthritiden weniger deutlich. Immerhin scheint auch hier die Stauungshyperämie mehr auf die Krankheit selbst einzuwirken, während die aktive Blutfülle nur die Beschwerden beseitigt. Übrigens kann nach Bier eine strenge Unterscheidung zwischen aktiver und passiver Hyperämie kaum durchgeführt werden. Bei langdauernder Wärmehyperämie verschwinden in den Pausen, wo die Gelenke nicht gewärmt werden, Hyperämie und Ödeme nicht. Bei starker Stauung wiederum kann die Blutfülle mit Hitze und heller, fleckförmiger Rötung einhergehen. Diese „heiße" Stauung, die sich nicht an allen Gelenken herbeiführen läßt, fand Bier weitaus wirksamer als die „kalte" Stauung oder als die ganz unwirksame „weiße" Stauung, bei der wohl mehr eine Lymph-, als eine Blutstauung herrscht.

Die medikamentöse Therapie der chronischen Arthritis besteht vor allem in dem Gebrauch der Salicylverbindungen. Aber mehr die Analogie mit der akuten Polyarthritis, als einwandfreie und sichere Heilwirkungen haben die Verbreitung dieser Medikation bei den chronischen Gelenkveränderungen herbeizuführen vermocht. Günstige Wirkungen üben die einschlägigen Präparate (Natrium salicylicum, Acid. acetylo-salicylicum, Salol u. dgl.) am ehesten bei jenen akuten und subakuten Exazerbationen des chronischen Gelenkrheumatismus aus. Bei progressiv-deformierender Arthritis (rheumatoider Arthritis) hat Salicylsäure, außer etwaiger Schmerzstillung, nur eine unsichere und geringfügige Wirkung. Dasselbe gilt von Antipyrin, Phenacetin, Lactophenin und ähnlichen Mitteln.

Noch unsicherer, aber in der Praxis angesichts der langen Dauer des Prozesses doch unentbehrlich ist die äußerliche oder perkutane Anwendung der Salicylsäure in Form ihrer verschiedenen Ester (Wintergrünöl, Methylsalicylat, Mesotan, Spirosal usw.). Bei anderen Salben ist wohl die hyperämisierende Wirkung die wesentliche Ursache für den manchmal wohltätigen Erfolg. Man verwendet Guajacol („Monotal"), Jodsalben (z. B. in Form des leichter resorbierbaren Jothion). Innerlicher Gebrauch von Jodalkalien wird von altersher, schon von Garrod sen. empfohlen, nach Pribram leisten sie vorzügliche Dienste bei chronischer Arthritis auf gonorrhoischer Basis. Wiederholt will man von Schilddrüsenpräparaten gute Wirkungen gesehen haben.

Günstige Erfolge mit Injektionen von „Fibrolysin" wurden von Salfeld, Gara, Schawlow u. a. bei verschiedenartigen chronischen Gelenkaffektionen, besonders bei chronisch-deformierender Polyarthritis und bei Arthritis deformans beobachtet. Die Wirkung des etwas problematischen Mittels soll auf lymphagogen, hyperämisierenden und chemotaktischen Eigenschaften beruhen, die namentlich in Narbengewebe sich geltend machen. Das Fibrolysin (= wasserlösliche Verbindung des Thiosinamins, Merck) wird intramuskulär in die Glutäen injiziert. Man soll 20—30 Einspritzungen machen, an jedem zweiten bis dritten Tage eine. Die Ampullen der Firma Merck enthalten Einzeldosen, die 0,2 Thiosinamin entsprechen. Mit der Injektionskur soll sich die Anwendung von Massage, Mechanotherapie u. dgl. verbinden.

Durch antiluetische Behandlung will Heckmann in einem großen Prozentsatz seiner Fälle, sowohl bei rheumatoider Polyarthritis als bei monoartikulärer Osteoarthritis deformans sehr günstige Erfolge erzielt haben. Diese Erfolge und das von ihm sehr häufig beobachtete Vorkommen der Wassermannschen Reaktion veranlaßten ihn, der Lues eine große Bedeutung für die Ätiologie des Leidens einzuräumen.

Trinkkuren mit mancherlei Mineralwässern sind namentlich in den Badeorten üblich. Ein Teil, vielleicht der größte Teil des Erfolges dieser Kuren mag der in den Wässern vieler Badeorte enthaltenen Radiumemanation zuzuschreiben sein.

Die Radiumtherapie der chronischen Arthritiden, wie auch anderer „chronisch rheumatischer", gichtischer, neuralgischer und ähnlicher Leiden, entstand empirisch aus der Erfahrung, daß vielfach die an Emanation besonders reichen Quellen, namentlich die sog. Akratothermen sich bei der Behandlung dieser Zustände besonders bewähren.

Bei den großen Schwierigkeiten, die der klinischen Beurteilung der Erfolge entgegenstehen, angesichts des atypischen, durch Spontanremissionen unterbrochenen Krankheitsverlaufes, muß die zusammengefaßte Beobachtung vieler einzelner Autoren zur richtigen Würdigung des Verfahrens dienen. Tatsächlich werden eine größere Anzahl von Fällen mitgeteilt, wo Zufuhr von Radiumemanation auffallende Wirkungen erzielte. Neben anderen Zuständen fand Löwenthal chronische Gelenkaffektionen, auch solche nicht gichtischer Natur, günstig beeinflußt. Wenn stark emanationshaltiges Wasser, ohne sonstige Beimischungen, getrunken wird, so pflegte bei „chronischen Gelenksrheumatismus" zunächst die sog. „Reaktion" in Form gesteigerter Schmerzen in den befallenen, auch in längst abgeheilten und schmerzlosen Gelenken aufzutreten. Diese Reaktion wird keineswegs immer beobachtet; wo sie eintritt, darf mit einiger Wahrscheinlichkeit auf eine folgende günstige, schmerzstillende Wirkung gehofft werden. Neben andersartigen Erkrankungen beobachteten Fürstenberg, Nagelschmidt, Riedel, Laska u. a. Besserungen nach Gebrauch von Emanation, sowohl bei primärer, als bei sekundärer chronischer Arthritis. Auch Verfasser kann über ziemlich umfangreiche Beobachtungen berichten, denen vielfach das von der „Radiogengesellschaft" in Charlottenburg hergestellte mit Emanation beschickte Wasser verwendet wurde.

Bei einem schweren, vielfach vergeblich behandelten Fall von primärer rheumatoider Arthritis, bei dem die Kranke gänzlich ans Bett gefesselt war, war der Erfolg besonders auffallend; ohne Anwendung anderer Therapie konnte die Kranke nach ca. drei Wochen aufstehen und wurde völlig gehfähig. Die Wirkung der Emanation ist zurzeit nicht erklärbar, um nicht zu sagen, völlig unerklärlich. Auch an anderer Stelle finden wir ja bei chronischen Arthritiden und bei anderen rheumatischen Erkrankungen geradezu mystische Vorgänge, z. B. die an die beschriebene Reaktion erinnernde Exazerbation der Schmerzen bei Witterungsumschlägen, die es den Patienten möglich macht, solche schon vorauszusagen. Wer sich die Mühe nimmt, die Übereinstimmung dieser Empfindungen mit Witterungsschwankungen genau zu prüfen, wird mit Miller zu einem zustimmenden Ergebnis kommen. Millers Beobachtungen ergaben bei einer Anzahl von Patienten des Augsburger Krankenhauses, namentlich bei solchen, die an chronisch-rheumatischen Affektionen und an Tabes litten, daß lebhafte Schmerzen und Beschwerden durch die atmosphärischen Veränderungen entstehen, die Witterungsstürzen vorhergehen. Nach Steffens ist dabei der wechselnde Gehalt der Ionen in der Atmosphäre ausschlaggebend.

Selbstverständlich wird bei Erkrankungen, deren Äußerungen großenteils in rein subjektiven Empfindungen und Schmerzen bestehen, die Suggestion bei der Beurteilung therapeutischer Maßnahmen sehr zu beachten sein. Es liegt nahe, gerade bei der Emanationstherapie diese Fehlerquelle recht hoch einzuschätzen. Dennoch kann nach dem Gesagten wohl nicht die Rede davon sein, daß die Wirkungen lediglich durch Suggestion erzeugt seien.

Die Einverleibung der Emanation kann auf verschiedene Weise erfolgen. Durch die Haut dringt sie nicht ein. Daher wirken Bäder in radioaktiven Wässern nur als Wärmeprozeduren, soweit nicht die abdunstende Emanation eingeatmet wird. Am besten wird die Emanation dem Körper einverleibt durch Trinken von Wasser, das sie absorbiert enthält. Hierzu sind stark aktive natürliche Wässer (Gastein) oder die noch stärkeren künstlichen Präparate brauchbar. Die Inhalation kann mittelst kleiner Inhalierapparate oder in Inhalatorien erfolgen, in denen aufgestellte Apparate dauernd reichlich Emanation abgeben. Am einfachsten läßt sich dies ermöglichen an Quellen, die radioaktiv sind.

Nach Päßlers Angaben wurden in Teplitz kleine Inhalationskabinen eingerichtet, deren Luftraum infolge dauernder Berieselung mit dem aktiven Thermalwasser große Mengen Emanation enthält. Die Kranken, die vorher vergeblich mit andersartigen Verfahren behandelt worden waren, wurden zweimal täglich ½—¾ Stunden in die Kammern gebracht. Von sieben Kranken mit chronischer Polyarthritis waren sechs bei der Entlassung völlig frei von rheumatischen Schmerzen und Schwellungen. Übrigens ist diese Therapie nicht neu; die Empirie alter Zeiten hatte schon zur Errichtung jetzt obsolet gewordener Gasbäder an manchen Badeorten geführt.

Eine Vereinigung von Emanationstherapie mit Thermotherapie stellt die Behandlung mit Fango-Umschlägen dar. Allerdings ist bei diesem mäßig stark radioaktiven Präparat wie bei anderen Sorten vulkanischen Schlammes die Menge inhalierter Emanation auch im günstigsten Fall nur eine äußerst geringe. Die Röntgenbestrahlung wurde in Fällen von ,,chronischem Gelenkrheumatismus" und Arthritis deformans mehrfach mit Erfolg verwendet. Steubers fand 80% gebessert; ,,in manchen Fällen" war die Besserung nicht nur eine subjektive, sondern auch objektiv nachweisbar. ,,Ab und zu" fand auch Grunmach einen günstigen Einfluss (zit. nach Wetterer). Die Bestrahlung wirkt analgesierend, vermag die Schwellung zu vermindern und nach Moser sogar Wucherungen an Knorpel und Gelenkkapsel zu beseitigen(?), so dass auch Ankylosen wesentlich gebessert werden (Jaugeas).

Sehr bedeutungsvoll für die Behandlung chronischer Gelenkentzündungen sind die mechanischen Einwirkungen der aktiven und passiven Heilgymnastik. Gegen die prognostisch oft sehr wichtige Muskelatrophie wird mit Massage oft erfolgreich vorgegangen. Wo durch unzweckmäßige Belastung Osteoarthritis deformans entstanden ist, wird orthopädisch einzugreifen sein (Plattfußeinlagen u. dgl.). Die Extensionsbehandlung schmerzhaft geschwollener Gelenke wird von Hochhaus nicht nur für akute Erkrankungen, sondern auch für akute Nachschübe bei chronischem Gelenkrheumatismus, namentlich auch für gonorrhoische Arthritis empfohlen. Die chirurgische Therapie kann hier nicht besprochen werden.

2. Die chronische Wirbelsäulenversteifung.

Begriff und Einteilung. Die chronische Versteifung der Wirbelsäule, Spondylitis deformans (Spondylose rhizomélique) wurde zuerst von Senator einer genaueren klinischen Erörterung unterzogen, später von verschiedenen Autoren ausführlich beschrieben, unter denen namentlich Bechterew (1892) das allgemeinere Interesse auf das Krankheitsbild hinzulenken vermochte, das später geradezu mit dem Namen dieses Autors in die medizinische Nomenklatur einzog. Andere Autoren, wie namentlich Strümpell und Pierre Marie, hatten ähnliche Krankheitsbilder beschrieben, die aber in einigen Punkten von den Fällen Bechterews verschieden zu sein schienen; in der Folge wurde daher namentlich von Bechterew versucht, einen eigenen Typus, die sog. ,,Bechterewsche Form" und eine ,,Pierre-Marie-Strümpellsche Form" auseinanderzuhalten. In weiteren kasuistischen Mitteilungen wurde teils eine Einreihung der Beobachtungen unter eine dieser beiden ,,Typen" mit mehr oder weniger Erfolg versucht, teils wurde eine solche Trennung als unberechtigt verworfen.

Bechterew gab als Kennzeichen der von ihm beschriebenen Krankheitsform folgende Symptome an:

1. Größere oder geringere Unbeweglichkeit oder wenigstens ungenügende Beweglichkeit der ganzen Wirbelsäule oder nur eines Teiles, wobei eine aus-

gesprochene Schmerzhaftigkeit gegen Perkussion oder Beugung nicht vorhanden ist.

2. Die bogenförmige starke Kyphose besonders im oberen Brust- und im Halsteil, die zu einer stark gebeugten Haltung führt;

3. der paretische Zustand der Muskulatur des Rumpfes, des Halses und der Extremitäten meist mit geringer Atrophie der Rücken- und Schulterblattmuskeln.

4. Abnahme der Empfindlichkeit hauptsächlich im Verbreitungsgebiet der Hauptzweige der Rücken- und unteren Cervikalnerven, zuweilen auch der Lendennerven.

5. Verschiedenartige Reizerscheinungen derselben Nerven in Form von Parästhesien, lokalen Hyperästhesien und Schmerzen in der Rücken- und Halsgegend, desgleichen an den Extremitäten und der Wirbelsäule, in der letzteren besonders nach andauerndem Sitzen. Auch Reizerscheinungen, krankhafte Zuckungen, Kontrakturen der motorischen Nerven kommen vor.

Die großen Gelenke der Extremitäten bleiben frei von Entzündungen und das Leiden entwickelt sich langsam, von oben nach unten herabsteigend. Die Ankylose der Wirbelsäule ist nach Bechterew nicht das Primäre, sondern eine Erkrankung der Pia und daraus folgende Kompression der hinteren Wurzeln soll zu Muskelparesen, damit zu veränderter Haltung und infolge veränderter Statik zu deformierender Arthritis der Wirbelsäule führen.

Für die von Strümpell und Pierre-Marie beschriebene Form werden als unterscheidende Merkmale angegeben das von unten nach oben aszendierende Fortschreiten der Ankylose, die gewöhnlich nicht zu Kyphose, sondern zu Fixation der Wirbelsäule in gestreckter Stellung führt; ferner das Fehlen von Nervenerscheinungen; die begleitende Ankylose auch der großen, teilweise auch der kleineren Extremitätengelenke. Die Atrophie der Muskeln ist stärker als bei der vorbeschriebenen Form. Als primäre Ursache werden ossifizierende Vorgänge an der Wirbelsäule angenommen. Während Bechterew Heredität, Trauma und Lues als hauptsächliche Krankheitsursachen bezeichnet, sollen für die andere Form vor allem Rheumatismus und andere Infektionen in Betracht kommen.

Neben diesen Unterscheidungsmerkmalen bestehen zwischen den beiden „Typen" so weitgehende, im klinischen Bild überwiegende Ähnlichkeiten, sind Übergangs- und Mischformen so häufig, daß wenigstens für die klinische Betrachtung in vielen Fällen eine Einreihung in eine der beiden Gruppen nicht möglich ist. Eine Reihe von Autoren lehnt demnach die zwischen den Bechterewschen Typus und der Marie-Strümpellschen Form gezogene Grenze prinzipiell ab. So konnten schon Senator, Kirchgäßner, Heiligenthal weder vom klinischen, noch vom anatomischen Standpunkt eine völlige Trennung aufrecht erhalten. Von neueren Autoren sprechen sich Anschütz, Magnus-Levy, A. Fränkel ebenfalls gegen diese künstliche Unterscheidung aus.

Seitdem **anatomische Befunde** in größerer Zahl gesammelt sind, ist es leichter möglich, anatomische Einzelheiten auf ihre typische Bedeutung zu prüfen und ihre vorschnelle Verallgemeinerung zu vermeiden.

Älteres autoptisches Material wurde von Bechterew selbst beigebracht. Bechterew fand im Thoraxteil der Wirbelsäule Verwachsungen einzelner Wirbelkörper, Atrophie der Zwischenwirbelscheiben, ferner die schon erwähnte Veränderung an den Meningen: die Dura war an den Austrittstellen mit den Spinalganglien verwachsen, entzündliche Affektionen der Pia hatten anscheinend die — grau verfärbten — Nervenwurzeln zur Degeneration gebracht und damit die nervösen Reizungs- und Lähmungserscheinungen verschuldet. Die Wirbelkörperveränderungen sollten durch die dabei veränderte Statik erklärbar sein. Schlesinger fand anatomisch sehr verschiedenartige Vorgänge. Es kann Steifheit der Wirbelsäule durch Verknöcherung des Bandapparates bei intakten Bandscheiben und Wirbelgelenken gefunden werden; ferner durch Knochenwucherung an den Seiten der Wirbelkörper und durch knöcherne Verwachsung der Dornfortsätze bei wenig verändertem Bandapparat. Ferner können (traumatisch) durch Verknöcherung der Bandscheiben einzelne Wirbelkörper miteinander verwachsen. Diese Vorgänge, teilweise auch kombiniert, bringen den „Bechterewschen Typus" zustande, bei dem größere Körpergelenke nicht befallen sind. Andererseits kommen nun generalisierte Ankylosen vor, mit knöcherner Verbindung der Wirbelkörper und ihrer Fortsätze und mit Verödung der Wirbelgelenke, bei denen der Marie-Strümpellsche Typus durch die Mitbeteiligung größerer Gelenke gekennzeichnet ist. Auch hier sind an der Wirbelsäule knöcherne Brücken, Verknöcherung des Bandapparates, meist unter Freibleiben der Bandscheibe zu beobachten. Durchgreifende Unterschiede, etwa in der Weise, daß Gruppen mit deutlich verschiedenartigen Veränderungen der Wirbelsäule abgrenzbar wären, können jedenfalls aus den anatomischen Untersuchungen nicht entnommen werden. Auch scheint sich hier wie bei der chronischen Arthritis der Umstand geltend zu machen, daß verschiedenartige Schädigungen von den Gelenken mit recht gleichartigen Veränderungen beantwortet werden, die mindestens in den späteren Stadien einen Schluß auf die Ätiologie nicht mehr zulassen.

Neuere anatomische Beobachtungen von Simmonds, A. Fränkel, von Siven und von Schlayer ermöglichen es, eine „Spondylarthritis ankylo poetica" (Fränkel) von „chronischer Spondylitis deformans" zu unterscheiden. Bei Spondylitis deformans sollen vor allem die Wirbelkörper Sitz von Knochenwucherungen sein, während bei der „Spondylarthritis ankylopoetica" vor allem die Intervertebralgelenke befallen sind. Die größere Mehrzahl der Fälle gehört der letztgenannten Form an. Die von Bechterew und von Marie-Strümpell aufgestellten Typen gehören teils in diese, teils in jene Gruppe, beide Unterscheidungen decken sich also durchaus nicht. Bei der Spondylarthritis zeigt sich nach A. Fränkel zuerst an den Gelenkknorpeln der Intervertebralgelenke (oft auch der Wirbelrippengelenke) eine Usurierung, die später durch bindegewebige und knöcherne Ankylose zur echten Synostose sich entwickelt. Später können auch die Bänder der Wirbelsäule verknöchern.

Plesch, der dieser Unterscheidung beitritt, entnimmt aus der Literatur eine Reihe von Unterscheidungsmerkmalen, die er in folgender Weise gegenüberstellt.

Osteoarthritis deformans (= chronischer Spondylitis deformans).

1. Der Knorpel wird aufgefasert und teilweise erweicht. Ins erweichte Knorpelgewebe wächst Markgewebe hinein, der Knorpel wuchert und ossifiziert. Der Knochen sklerotisiert, es entstehen Exostosen, die sich am Rande des Gelenkes mit Vorliebe etablieren. Wenn der Gelenkkopf durch Atrophie und Abschleifen (Schlifffurchen) sich verändert hat, kommt es zu einer Subluxation, zumal die Gelenkpfanne zu breit geworden ist. Die Synovialbänder und die Gelenkkapsel werden verdickt.

Es gibt zwei Formen: Die hypertrophische Form (Adams), die durch periartikuläres Ödem und Hydrops des Gelenkes gekennzeichnet ist und die atrophische Form mit der charakteristischen Deformation von Osteophyten und Exostosen.

2. Tritt nie symmetrisch auf.

3. Sehr große Exostosen und Knochenatrophie.

Wirbelversteifung (= Spondylarthritis ankylopoetica).

1. Bei der reinen Bechterewschen Form zeigt die Wirbelsäule weder entzündliche noch zerstörende Prozesse, die Bandscheiben bieten das Bild einer einfachen Atrophie. Jede als primär aufzufassende Veränderung des Knochens fehlt.

Der Typus von Strümpell ist der Osteoarthritis ähnlicher, aber auch nicht dieser entsprechend. Man findet deformierende Prozesse am Knochensystem, Exostosen an den Wirbeln, hochgradige Verdickungen und Zerstörungen an den größeren Gelenken der Extremitäten.

2. Tritt symmetrisch in den Rippengelenken auf.

3. Gar zu große Exostosen kommen kaum vor, die Atrophie ist auch mäßig.

4. Tritt vorwiegend in den distalen kleinen Gelenken auf und verschont den Rumpf.

4. Befällt den Rumpf und die Nachbargelenke.

5. Knorpel gehen zugrunde.

5. Zwischenwirbelknorpel sind zwar atrophisch, aber meistens erhalten.

6. Beweglichkeit des Gelenkes ist meistens erhalten.

6. Starre der befallenen Gelenke ist unvermeidlich.

7. Ätiologisch kommt in Betracht: senile Veränderung der Gelenke, Abnutzung der Gelenke, Trauma, schlechte Lebensverhältnisse. Kommt nur im Greisenalter vor.

7. Ätiologie: Trauma oft nachweisbar, keine Abnutzungserkrankung, meist in jugendlichem Alter.

8. Fast gleich häufig bei Männern und Frauen.

8. Fast nur eine Erkrankung des männlichen Geschlechtes.

Aus dieser Gegenüberstellung scheint hervorzugehen, daß zwar die Linie zwischen Bechterewschen und Strümpell-Marieschen Typus nicht hinreichend scharf gezogen werden kann, um die Annahme klinisch verschiedenartiger Krankheiten zu rechtfertigen, daß aber nach Ansicht vieler Autoren eine Besonderheit der Wirbelversteifung gegenüber gemeiner Arthritis deformans aufrecht erhalten werden muß.

Noch eine weitere Form der Wirbelsäulenversteifung verlangt Berücksichtigung, die von Cassirer beschriebene myogene Wirbelsteifigkeit (chronischer Rheumatismus der Rücken-, Hüft- und Schultermuskulatur). Die charakteristische steife Haltung der Wirbelsäule unter Ausgleichung der physiologischen Krümmungen kann zustande kommen ohne Zeichen einer Gelenkerkrankung durch rheumatische Muskelkontrakturen. Dabei zeigen sich die Rückenmuskulatur, vor allem die Extensores trunci, einschließlich der Nackenmuskeln, ferner die Hüft- (und Oberschenkel-) Muskeln stark druckempfindlich und kontrakturiert.

Bei vorsichtiger passiver Bewegung ergibt sich, daß die Wirbelsteifigkeit nicht dauernd gleichmäßig, sondern reflektorisch ist, eine instinktiv eingehaltene Schutzstellung gegen Schmerzen. Der Vorgang entspricht durchaus dem bei der Lumbago (S. 363) Geschilderten. Das Vorhandensein von fibrillären Muskelzuckungen und erhöhter mechanischer Muskelerregbarkeit deutet außerdem noch auf die primäre Rolle der Muskulatur hin.

Eine strenge Trennung der myogenen Form von den arthritischen Wirbelversteifungen wird sich in vielen Fällen wohl nicht durchführen lassen. Muskelatrophien mit Ersatz des Muskelgewebes durch derbe fibröse Stränge scheinen nicht selten zu arthrogener Wirbelsteifigkeit als parallel wirkender Faktor hinzuzutreten, sei es, daß eine chronisch-rheumatische Erkrankung, wie das Skelett, so auch die Muskulatur befallen hat, sei es, daß es sich um eine sog. arthrogene (Inaktivitäts-?, Reflex-?) Atrophie handelt.

Auch durch Verknöcherung der Rückenmuskulatur bei Calcinosis musculorum progressiva kann Versteifung erfolgen.

Schon vor Cassirer und Oppenheim ist von manchen Autoren wenigstens beiläufig der Mitwirkung myopathischer Vorgänge gedacht worden. Strümpell weist ausdrücklich auf eine Rigiditätszunahme der Rückenmuskeln hin, Dorendorf stellte bei echter Wirbelversteifung mit radiographisch nachweisbaren Spangen zwischen den Halswirbeln chronische fibröse Myositis durch Probeexzision aus dem Musc. trapezius fest. Hoffa zeigte, daß starke Muskelkontrakturen in der Narkose verschwinden können.

Die **Ätiologie** der (arthrogenen) chronischen Wirbelsäulenversteifung ist weder durch die anatomische Forschung noch durch klinische Beobachtungen völlig geklärt, wenn auch, wie die obige Schilderung ergibt, manche Anhaltspunkte gefunden werden. Ebensowenig wie gleichartige Vorgänge an anderen Gelenken lassen die hier beobachteten Knochen- und Gelenkveränderungen eine sichere Beziehung zu bestimmten Schädlichkeiten erkennen.

Fränkel bewertet das Trauma sehr hoch. Auch R. Benecke bezog Schwund der Bandscheiben und Osteophytenbildung an den Wirbeln auf vorausgegangene häufige, wenn auch geringfügige Traumen. Namentlich die dauernde Erschütterung, der z. B. Lokomotivführer ausgesetzt sind, wurde als Ursache beschuldigt. Wenn sich an ein einmaliges schweres Trauma eine chronische progrediente Wirbelsäulenversteifung anschließt, so muß immer an die Mitwirkung von Frakturen, Verschiebungen und spondylitische Erweichungen der betroffenen Wirbel gedacht werden. Grawitz sah an der Stelle, wo ein Trauma eingewirkt hatte, eine rarefizierende Ostitis. Außerdem können Bänder- und Knochenveränderungen Folge der reduzierten Bewegungsmöglichkeit und erzwungener langer Ruhelage sein, die auch Muskelatrophie und Kontrakturen herbeiführen kann.

Ferner kann, wie schon Bechterew betont hat, die Erkrankung Folge abnormer Haltung der Wirbelsäule sein. Wir sehen bei Osteoarthritis deformans eine wichtige Ursache in der abnormen Gelenkbelastung. Korrektur einer krankhaften Stellung eines Gelenkes vermag namentlich an den unteren Gliedmaßen einen sehr günstigen Einfluß auf osteoarthritische Beschwerden und Veränderungen auszuüben. Es ist klar, daß traumatische Veränderungen an umschriebenen Stellen der Wirbelsäule in dieser Weise Fernwirkungen auf andere Teile der Wirbelsäule ausüben können. Auch nichttraumatische Stellungsanomalien der Wirbelsäule erzeugen durch abnorme statische Einflüsse Veränderungen an höher und tiefer gelegenen Stellen, ebenso wie die Dauerwirkung der unrichtigen Belastung in sich die Notwendigkeit, mindestens die Möglichkeit der Progredienz trägt. Man findet häufig Leute, die durch ihren Beruf zu bestimmter unzweckmäßiger Körperhaltung gezwungen sind, an Wirbelsäulenversteifung erkrankt. (Schreiber, Landleute, die in gebückter Haltung schwer arbeiten, Lastträger.) Damit ist es auch erklärlich, wenn bei Ankylose der Hüftgelenke sich eine Spondylarthritis bildet.

Bechterew hatte neben dem Trauma auch Heredität als Ursache beschuldigt. Tatsächlich sieht man mitunter mehrere Glieder einer Familie mehr oder weniger stark erkrankt. Doch spielt dies nur eine ganz untergeordnete Rolle.

Mehr Bedeutung besitzen infektiös-toxische Einflüsse. Bäumler verlangt ihre Mitwirkung, wenn Belastungsanomalien zu Gelenk- und Knochenveränderungen führen.

Besonders häufig schließt sich die Spondylarthritis ankylopoetica an eine akute Polyarthritis rheumatica an. Daß diese die Gelenk- und Bandapparate der Wirbelsäule befallen kann, ist eine geläufige Tatsache. Mit oder ohne chronisch-rheumatische Veränderungen der peripheren Gelenke kann sich an die erste Attacke die chronische Versteifung der Wirbelsäule anschließen. Auch die gonorrhoische Arthritis ist hier zu nennen; sie soll besonders in der Halswirbelsäule beginnen. Ebenso wird die Lues unter die infektiösen Ursachen eingereiht.

Recht oft ist die Erkrankung der Wirbelsäule eine Teilerscheinung einer rheumatoiden Arthritis. Da die anatomischen Merkmale dieser Krankheit keine eindeutigen sind, so muß die Beobachtung des klinischen Gesamtverlaufes, auch das Fehlen anderer ätiologischer Faktoren die Aufdeckung dieses Zusammenhanges ermöglichen. Die Multiplizität der Gelenkerkrankungen bei deformierender progressiver (= rheumatoider) Arthritis bedingt es, daß hier meist die sog. „Marie-Strümpellsche Form", d. h. der mit Arthritis der größeren und kleineren Extremitätengelenke verbundene „Typus" auftritt.

Krankheitsbild und Verlauf. Am häufigsten beginnt die Versteifung in den unteren Teilen der Wirbelsäule, von hier greift sie allmählich auf die höheren Teile über, bleibt aber doch häufig auf die Lendenwirbelsäule beschränkt. Es kann auch bei hochgradiger Ankylose des Lendenteils die übrige Wirbelsäule völlig beweglich bleiben. Neben diesem Verlauf kommt aber, wie erwähnt,

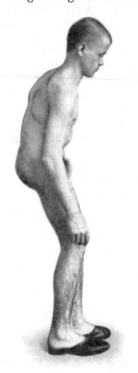

auch eine absteigende Fixation vor. Wenn kyphotische Ankylose auch häufiger ist, so wird doch auch eine Versteifung der ganzen Wirbelsäule oder nur des Lendenteils in Streckstellung berichtet. Der Verlauf ist meist ein sehr allmählicher, fast unmerklich eingeleitet durch ein Gefühl der Schwere des Kopfes und durch Unfähigkeit gerader Körperhaltung. Eine rasche Entwicklung wird nur ausnahmsweise, vor allem im Anschluß an Trauma gefunden.

Bei der starken graduellen Verschiedenheit der Wirbelsäulenveränderung, die völlig unbeweglich oder nur wenig versteift sein kann, sei es im ganzen oder nur in einzelnen Abschnitten, sind die Funktionsbehinderungen sehr verschieden ausgeprägt. Das Fehlen der normalen Lendenlordose wird oft ausgeglichen durch Beugung in den Kniegelenken (s. Abb. 11). Zum Vorwärtsbeugen wird die Bewegung in den Hüft- und Kniegelenken stark in Anspruch genommen. Zum Aufstehen aus dem Sitzen ist kräftige Mitwirkung der Arme erforderlich. Beim Liegen auf wagrechter Unterlage wird diese vom Kopf nicht berührt. Vermehrt werden die Störungen der Haltung und Bewegung durch die Atrophie der Rumpfmuskulatur, die namentlich in den Interkostalräumen, am Hals, Rücken und am Schultergürtel bemerkbar ist. Auch Reizzustände (Zuckungen, Kontrakturen) in diesen Muskelgebieten, sei es sekundär durch Druck auf die Nerven-

Abb. 11.

venwurzeln, sei es primär entstanden, wurden schon beschrieben. Häufiger scheinen sensible Reizerscheinungen zu sein (Parästhesien, Hyper- und Hypästhesie). Eine eigentümliche Störung zeigt die Atmung: nicht nur infolge Atrophie der Atemmuskulatur, sondern auch infolge Verödung der Rippenwirbelgelenke ist die kostale Atmung aufgehoben, der Brustkorb abgeflacht, bei stark ausgebildeter abdominaler Atmung.

Diese neuerdings von Plesch wieder betonte, von ihm sowohl beim Bechterewschen wie beim Strümpellschen Typus beobachtete Beteiligung der Rippenwirbelgelenke ist von großer klinischer Bedeutung, indem sie vermittelst der oft hochgradigen Thoraxstarre eine Insuffizienz der Atmung herbeiführt. Die völlige Unbeweglichkeit der Rippen, bei der „der ganze Thorax wie eingemauert in tiefer Exspirationsstellung stillsteht", ist nur hierdurch, nicht in gleichem Maße durch Versteifung der mittleren Brustwirbel-

säule oder durch die oft beobachtete Annäherung des Kinns an die Brust erklärbar.

Über Art, Grad und Folgen der Ateminsuffizienz stellte Plesch genauere Beobachtungen an. Bei seinen Kranken förderte die auffallend langsame und durch das Zwerchfell besorgte Atmung ein sehr kleines Minutenatemvolumen, die Mittelkapazität ist bis auf
die Hälfte der Normalwerte eingeschränkt. Ebenso bleiben Vitalkapazität und Total-
kapazität der Lungen weit hinter den normalen Werten zurück. Die Kranken können nicht
genug Sauerstoff aufnehmen, um größeren körperlichen Anstrengungen gewachsen zu sein.
In der Ruhe war übrigens der Sauerstoffverbrauch sehr gering, was sich aus dem Schwund
der Thoraxmuskulatur und aus der starken Einschränkung der Atmungsarbeit zwanglos
erklärt.

Aus den bekannten Beziehungen zwischen Atmung und Kreislauf geht hervor, daß
die Thoraxstarre auch ungünstig auf die Herzarbeit und Zirkulation des Kranken einwirken muß. In der Tat konnte Plesch eine Verringerung der Herzarbeit feststellen.

Zu der Atrophie der Atmungsmuskulatur pflegt sich eine Muskelatrophie auch in anderen Regionen hinzuzugesellen und zwar überall da, wo
die Veröddung der Gelenke die normale Muskeltätigkeit ausschaltet. Daher
schwinden die Rückenmuskeln, namentlich die langen Strecker des Rückens;
sie werden derb und hart durch bindegewebige Umwandlung. In solchen
Fällen kann es zweifelhaft sein, ob eine primär myogene oder eine arthrogene
Versteifung vorliegt. Reichmann beobachtete gleichzeitige Entwicklung von
Spondylarthritis ankylopoetica und Pseudohypertrophie der Extremitätenmuskeln, F. Schultze sah bei dem einen von zwei Geschwistern Wirbelsäulenversteifung und Knochenatrophie, bei dem anderen Pseudohypertrophie der
Muskeln, ebenfalls mit Knochenatrophie verbunden.

Sehr verschieden sind die Angaben der Autoren über Schmerzen oder
Druckempfindlichkeit an der Wirbelsäule selbst. Doch scheint es die
Regel zu sein, daß schon im Beginn der Krankheit Kreuzschmerzen bestehen,
zu denen sich später auch eine Druckempfindlichkeit der befallenen Teile gesellt. Oft aber verläuft die ganze Krankheit ohne Schmerzen. Sind sie vorhanden, so sind sie doch nur bei einer Minderzahl von Fällen dauernd und
heftig, so namentlich bei postgonorrhoischen Versteifungen.

Diagnose. Die Versteifung der ganzen Wirbelsäule ist ein so typischer
Befund, daß eine Verkennung bei Prüfung der Funktionen (aktive und passive
Rumpfbeugung, Lagerung auf ebener Unterlage, Versuch des Aufrichtens an
einem Stab oder dem Türpfosten) nicht gut möglich ist. Leichtere Fälle können
allerdings, solange die Bewegungsbehinderung gering ist, der Feststellung entgehen. Wirbelsäulenerkrankungen bei Syringomyelie sind durch Untersuchung
des Nervensystems auszuschließen. Senile Kyphose ist nicht schwer auszuschließen. Myositis ossificans als Ursache der Wirbelversteifung ist der Palpation und der Röntgenaufnahme leicht zugänglich. Dagegen ist es nicht
immer leicht, eine myogene Entstehung der fixierten Haltung festzustellen, wenn
es sich um die von Cassirer beschriebene Affektion handelt. Dieser Autor
weist selbst darauf hin, wie schwer es oft ist, myogene und artikuläre Natur
des Leidens auseinander zu halten. Nicht immer wird es möglich sein, durch
Narkose, die nach Hoffa Muskelkontrakturen beseitigt, eine klare Entscheidung zu erzielen, zumal da die Natur der Sache, nämlich die häufige Kombination myopathischer und artikulärer Vorgänge, oft jede Unterscheidung
ausschließt. Wichtige Aufschlüsse kann die Röntgenuntersuchung geben.
Sie kann Spangenbildung zwischen den Wirbeln, suprakartilaginäre Exostosen,
Verschwinden der hellen Zwischenräume zwischen den Wirbeln infolge Ver-
knöcherung der Bandscheiben erkennen lassen (s. Abb. 12). Doch ist das
Ergebnis der Röntgenaufnahme, die durch die Steifheit und Krümmung der
Wirbelsäule oft technisch schwierig ist, oft ein sehr geringes, auch dann, wenn

die Beschwerden schon hochgradig sind. Man wird gut tun, nur positive Röntgenbefunde diagnostisch zu verwerten.

Prognose. Die Prognose des Leidens ist nicht günstig. Man darf bestenfalls längerdauernde Stillstände erwarten. Häufiger ist eine, wenn auch sehr allmähliche Verschlimmerung zu beobachten. Eine Störung lebenswichtiger Funktionen besteht wohl nur dann, wenn die Hemmung der kostalen Atmung

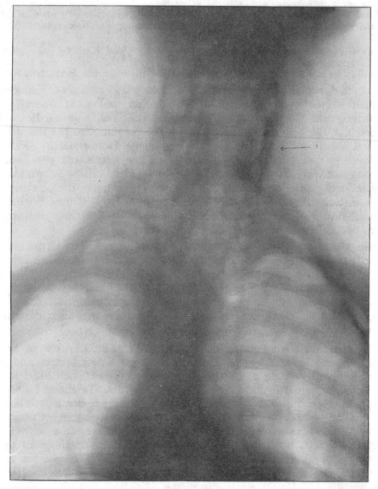

Abb. 12.
Versteifung der Halswirbelsäule; Bildung von Knochenspangen zwischen den Proc. transversi.

zu erschwerter Lungenlüftung führt und damit Erkrankung der Atmungsorgane begünstigt.

Therapie. Die Therapie bietet sehr wenig Aussicht auf Erfolg. Medikamentös hat man Jodalkalien und Salicylate verwendet, wohl ohne befriedigende Wirkungen. Ohne Massage und Hydrotherapie wird man nicht auskommen können, jedenfalls können Rückenschmerzen durch diese und andere physikalische Heilmethoden wohltätig beeinflußt werden. Ob die Therapie mit Radiumemanation auf diesem Gebiete sich empfehlenswert erweisen wird, steht noch dahin. Gewaltsame Richtigstellung und Fixierung der Wirbelsäule wurde mehrfach ausgeführt, nicht ohne daß schwere Lähmungen dabei entstanden (Oran Abdi). Die Injektion von Thiosinamin („Fibrolysin") scheint sich in einem von Georg Müller beschriebenen Fall sehr bewährt zu haben. Auch dieses Mittel wird bei vorgeschrittenen Fällen mit stärkeren Knochenveränderungen versagen müssen. — Da die Insuffizienz der Atmung und des Kreislaufes der schlimmste und progredienteste Folgezustand der Erkrankung ist, so muß ihm von vorneherein nach Möglichkeit entgegengewirkt werden. Leider ist es nicht aussichtsreich, durch frühzeitige und ausdauernde Atmungsgymnastik die Fixation der Rippenwirbelgelenke zu verhüten. Ob die Mobilisierung der Rippen durch Resektion der hinteren Rippenenden hier nützlich werden kann, muß noch dahingestellt bleiben.

3. Neuropathische Gelenkerkrankungen.

Namentlich bei Tabes und Syringomyelie, aber auch bei anderen Erkrankungen des Rückenmarks, manchmal auch der peripheren Nerven kommen eigentümliche Gelenkveränderungen zustande, die seit Charcots Vorgang als neuropathisch mit der Nervenerkrankung in ursächlichen Zusammenhang gebracht werden.

Krankheitsbild und Verlauf. Der Beginn der Gelenkerkrankung erfolgt gewöhnlich akut und ohne alle Vorboten. Doch können auch schon längere Zeit vorher Parästhesien in der Gegend des Gelenkes bemerkbar werden. Zunächst pflegt sich ein hartes Ödem zu entwickeln, das sich weit über die Gelenkgegend hinaus erstrecken kann. Rötung und Temperaturerhöhung der Haut fehlen meist. Schmerzen fehlen fast immer vollständig; doch kommen Schmerzkrisen unmittelbar vor dem Anfall vor. Die Exsudation in und um das Gelenk kann in wenigen Stunden zur Erweiterung der Gelenkhöhle führen. Es sind Fälle von Kapselzerreißung beschrieben, wobei sich das Exsudat weithin in die umgebenden Weichteile ergoß. Der Erguß kann nur tage- oder auch wochenlang bestehen bleiben, saugt sich aber gewöhnlich langsam auf. Rezidivierende Exsudation kann zu neuer schubweiser Anschwellung führen. Die hierbei rasch erfolgende Dehnung der Kapsel und der Bänder kann schon ihrerseits zu Schlottergelenkbildung führen. Mehr noch wird durch Knorpel- und Knochenzerstörungen die Artikulation beeinträchtigt. Es entwickeln sich hypertrophische und atrophische Zustände. Die knöchernen Gelenkenden zeigen bald unregelmäßige Auftreibungen, an den Knorpeln entstehen Usuren, an den Bändern kann es zu Zerreißungen kommen, namentlich da, wo die mit schwieligem Bindegewebe durchsetzten Kapseln und Bandapparate geschrumpft sind.

Zahlreiche Einzelbefunde, die bei anatomischer Untersuchung gewonnen wurden, werden wirksam vervollständigt durch die Röntgenuntersuchung.

Man findet bei der hypertrophischen Form unförmliche Auftreibung der Gelenkenden, die von Verdickung der Kortikalis unter verhältnismäßig geringer Ausbreitung der Spongiosa herrührt. Der Knorpel ist am Rand der Gelenkfläche oft wulstig aufgetrieben und mit Zotten besetzt; in der Mitte ist er oft völlig geschwunden. Neugebildetes Bindegewebe durchsetzt die der Schrumpfung verfallende, anfangs oft ausgedehnte Gelenkkapsel und erstreckt sich pannusartig über die Knorpelflächen. Die Synovialmembran ist auffallend sukkulent und oft mit massenhaften Zottenauswüchsen besetzt. Die Synovialflüssigkeit kann blutig, oder durch reines Blut ersetzt sein. In der Gelenkkapsel können sich außer narbigen Schwielen auch Knochen und Kalkablagerungen bilden. In der Nähe des Gelenkes finden sich manchmal ossifizierende Sehnenscheiden- und Muskelentzündungen. Bei der atrophischen Form schwindet zuerst der Knorpelüberzug der Gelenkflächen; die Wölbung des Gelenkkopfes geht mehr und mehr verloren, schließlich kann der ganze Gelenkkörper fehlen. So entwickeln sich bei syringomyelischer Arthropathie des Schultergelenks am Humeruskopf schwach gewölbte in Kanten zusammenstoßende Schliffflächen; durch allmähliches Abschleifen kann es soweit kommen, daß an Stelle des Gelenkkopfes das gerade oder schräg abgeschliffene Ende des Humerusschaftes tritt. Ähnliches geschieht an der Gelenkpfanne, deren Konkavität mehr und mehr verloren geht, sogar in Konvexität sich verwandeln kann.

Oft mischen sich in einem Gelenk hypertrophische und atrophische Vorgänge. Abgesprengte Knorpel und Knochenstücke, die sich mit Bindegewebe überziehen, knöcherne Auswüchse, die auch an der Diaphyse sich zeigen können, machen das anatomische und klinische Bild noch vielgestaltiger.

Weiterhin können noch Vereiterungen und Fistelbildung hinzukommen. Es können Fisteln durchbrechen, die nur Gelenkflüssigkeit entleeren. Auch sah man Abstoßung von Synovialzotten aus Fisteln. Die Vereiterung kann „primär", d. h. ohne bekannte Ursachen erfolgen, oder durch Infektion, sei es metastatisch von den bei Syringomyelie, auch bei Tabes nicht seltenen trophischen Geschwüren, auch von anderen Körperstellen aus; sei es per contiguitatem von benachbarten Geweben (Phlegmone, Bursitis u. dgl.). Der Verlauf der Gelenkvereiterung ist im großen und ganzen ähnlich wie bei Nichtnervenkranken. Doch glauben Sokoloff, ebenso Schlesinger die Prognose bei Syringomyelie als bedeutend günstiger betrachten zu können im Vergleich mit nicht neuropathischen Suppurationen der größeren Gelenke. Vereiterung kann auch durch die sog. Spontannekrosen verursacht oder wenigstens begünstigt werden. „Spontan" nekrotisierte Knochenteile werden abgestoßen und üben einen zur Eiterung führenden Reiz aus; oder es wird das Gelenk durch Nekrose der darüber liegenden Haut und der Weichteile eröffnet. Vereiternde Gelenke können erheblich schmerzhaft sein, doch kann auch bei heftiger und ausgedehnter Arbeit der Schmerz so völlig fehlen, daß schwere körperliche Arbeit geleistet wird. Doch ist nicht die ganze Sensibilität aufgehoben. Schlesinger stellte bei Syringomyelie in den Gelenken dieselben dissoziierten Sensibilitätsstörungen fest, wie sie an der Haut bestehen: bei Operationen ohne Narkose fühlen die Kranken Berührungen und Manipulationen, empfinden Knochenabtragungen als nicht schmerzhaft und können oft auch nicht unterscheiden, ob kalte oder warme Flüssigkeit in das Gelenk eingeführt wird.

Bei tabischer Arthropathie betrifft weitaus die Mehrzahl die unteren Gliedmaßen (80 % nach Büdinger), bei der Syringomyelie ist das Verhältnis gerade umgekehrt, indem ca. 83 % die oberen Extremitäten betreffen (Schlesinger). Am häufigsten erkrankt bei Tabes das Kniegelenk, dann das Hüftgelenk; das Schultergelenk ist bei Syringomyelie das häufigste befallene. Selten sind tabische Arthropathien an der Wirbelsäule mit Subluxation eines Wirbelkörpers. Männer erkranken weit öfter als Frauen. Bei Syringomyelie will Schlesinger in 20—25 % aller Fälle Arthropathien finden, bei Tabes fand Leimbach 7 Gelenkaffektionen unter 400 Fällen. Arthropathien bei Tabes entwickeln sich oft bilateral symmetrisch, bei Syringomyelie dagegen selten.

Klinisch wichtig ist der Umstand, daß sowohl bei Tabes, als namentlich bei Syringomyelie die Gelenkaffektion ein Frühsymptom sein kann, von dem ausgehend man andere weniger auffallende Initialerscheinungen finden kann.

In solchen Fällen kann die sonst nicht schwierige **Diagnose** des neuropathischen Charakters einer Gelenkdeformierung einigen Zweifeln unterworfen sein. Hier wird die Röntgenuntersuchung den Wert eines wichtigen diagnostischen Hilfsmittels erreichen können, während sie sonst mehr zur Vervollständigung und Bestätigung der Diagnose dient. Man kann mit ihrer Hilfe den vorwiegend hypertrophischen oder atrophischen Charakter und das Maß der Destruktion mit großer Deutlichkeit zur Anschauung bringen. Man findet deutlich Knochenabsprengungen, Verknöcherung der Gelenkbänder, Spontanfrakturen des Knochens, Verunstaltungen und völlige Verschmelzung der

Fuß- und Handwurzelknochen und andere Veränderungen, die in so hohem Grad kaum bei anderen Gelenkdeformierungen sichtbar werden. Die Verknöcherungen an der Gelenkkapsel, an den Sehnen- und Muskelansätzen in der Nähe des Gelenkes können so sehr hervortreten, daß man den Vorschlag, die Bezeichnung „Periarthropathie" aufzunehmen, beistimmen könnte.

Levy und Ludloff, die der Röntgendiagnose der neuropathischen Gelenkerkrankungen eine eingehende Bearbeitung widmeten, erklären diese periartikulären Verknöcherungen für höchst charakteristisch. Sudeck fand eine auffallende Knochenatrophie, deren trophoneurotische Entstehung daran ersichtlich ist, daß sie zu rasch entsteht, als daß ihre Erklärung durch Inaktivität möglich wäre. Nonne prüfte diesen Zusammenhang durch Röntgenuntersuchungen bei spinalen und zerebralen Erkrankungen, die nicht zu sichtbaren Knochenverunstaltungen führen (Poliomyelitis anterior acuta, Myelitis, Polioencephalitis). Er fand auch bei diesen Erkrankungen eine radiographisch nachweisbare Knochenresorption, die analog den trophischen Störungen an den Weichteilen verläuft. Kienböck vermißte diese Knochenresorption, die bei Entzündungen an den Extremitäten, auch bei rheumatischer Polyarthritis gewöhnlich gefunden wird und auf Kalkschwund zu beziehen ist, gerade bei den neuropathischen Arthropathien. Doch hält auch Kienböck die Radiographie arthropathischer Prozesse für sehr wertvoll und glaubt allein aus dem Röntgenbild den tabischen Charakter einer Gelenkerkrankung entnehmen zu können. Auch er fand als besonders kennzeichnende Merkmale außer den Abschleifungen und Wucherungen der Gelenkenden, Eburneation, der Rarefaktion der Knochenbälkchen die umfangreichen Verknöcherungen des Bandapparates, der Sehnen und der Muskeln.

Pathogenese. Die trotz all dieser Besonderheiten nicht zu leugnende Ähnlichkeit mit schwerer Osteoarthritis deformans einerseits, der unverkennbare Zusammenhang mit der Nervenerkrankung andererseits sind in der Lehre von der Pathogenese der Arthropathien schon früher hervorgetreten, als Charcot den trophoneurotischen Charakter darlegte, Volkmann dagegen nur eine Arthritis deformans sehen wollte, die allerdings unter dem Einfluß häufiger Traumen, die infolge der Analgesie sich ereignen können und müssen, einen besonders schweren Verlauf nimmt. Auch Wilms glaubt auf Grund radiographischer Untersuchungen lediglich eine mechanisch verschlimmerte Osteoarthritis deformans annehmen zu sollen und weist darauf hin, daß Knochenneubildung und Knochenzerstörung genau mit dem Druck- und Belastungsbzw. Entlastungsverhältnissen korrespondieren. Experimentell erzeugte Knochenerkrankungen und Nervendurchschneidungen bringen insofern keine stichhaltige Entscheidung, als auch hierbei die Gelenkmechanik und -Belastung selten ungestört erhalten werden kann.

Die Mehrzahl der Autoren hält jedoch an der Lehre von der trophischen Schädigung der Gelenke fest. Nonne entnimmt einen Beweis für sie aus der schon erwähnten Tatsache, daß die Lokalisation der Gelenkerkrankung der Ausbreitung der Nervenläsion entspricht: Bei Tabes werden vorwiegend die Gelenke der unteren, bei Syringomyelie die der oberen Gliedmaßen befallen. Chipault sah Arthropathien auch bei anderen Erkrankungen des Rückenmarks (Wirbelfrakturen). Andere fanden bei Halbseitenlähmung durch Stich ins Rückenmark auf der Seite der motorischen Lähmung Gelenkergüsse. Chipault will, ebenso wie andere Autoren, vasomotorische Störungen als vermittelndes Glied zwischen Nervenläsion und Gelenkdegeneration einschalten.

4. Die tuberkulöse Polyarthritis.

Wenn die Gelenktuberkulose meistens in der klassischen Form des Tumor albus sich entwickelt, so gibt es doch Fälle, in denen multiple, teils akut und subakut, teils chronisch auftretende Gelenkschwellungen, die der rheumatischen Polyarthritis sehr ähnlich sein können, ebenfalls auf tuberkulöser Basis beruhen. Schon Kußmaul und Griesinger wiesen auf die Tatsache hin, die später von Grocco, dem Pribram beitrat, bestätigt wurde. Die umfangreichsten Veröffentlichungen über diesen „Rhumatisme tuberculeux" rühren von Poncet her.

Die der akuten rheumatischen Polyarthritis sehr ähnliche akute Form stellt nur eine vorwiegend in der Synovialmembran lokalisierte Miliartuberkulose dar. Klinisch bedeutsamer sind subakute Formen, die im Beginn einem akuten Gelenkrheumatismus sehr ähnlich sind und deren Träger meistens auch anderweitige Manifestationen einer Tuberkulose aufweisen. Auffallend ist die schwere Schädigung des Allgemeinbefindens. Salicylate bleiben wirkungslos. Nach Wochen oder Monaten bildet sich der Prozeß zurück, oft unter Ankylosierung einzelner der befallenen Gelenke; manchmal entwickelt sich, meist nur in einem Gelenk, ein echter Tumor albus. Dies gab wohl mehrfach Anlaß zu Mitteilungen über Anschluß von Tuberkulose an akute Polyarthritis rheumatica.

Die Frage, welcher Vorgang in dem entzündeten, später ausheilenden Gelenken anzunehmen ist, fordert zum Nachweis von Tuberkelbazillen im Gelenkexsudat auf. Die spärlichen Untersuchungen hierüber genügen kaum, um das Vorkommen von solchen bei „tuberkulösen" Polyarthritiden als bewiesen zu erachten. In der Mehrzahl der Fälle gelingt der Bazillennachweis (Tierversuch) nicht. Die französischen Autoren rechnen daher mit der Wirksamkeit spezifischer tuberkulöser Toxine. Man wird dieser Annahme starke Zweifel entgegenstellen dürfen, in einer Zeit, in der man in anderen Gebieten der Pathologie dazu gelangt ist, mittelst verfeinerter Methoden auch da Tuberkelbazillen nachzuweisen, wo bisher nur Toxinwirkung angenommen war. Möglicherweise ist eine allzu geringe Virulenz der in den Gelenken vorhandenen Bazillen Ursache der Mißerfolge in den genannten Tierimpfungsversuchen. Durch den Nachweis von Tuberkelbazillen im strömenden Blut konnte Liebermeister in mehreren Fällen die tuberkulöse Natur anscheinend rheumatoider Arthritis wahrscheinlich machen. Es ist sehr möglich, daß diese letztere Gelenkaffektion weit häufiger als angenommen wird, der Tuberkulose ihren Ursprung verdankt. Einen durch anatomische Untersuchung sicher gestellten Fall teilte Elbe mit. Es fanden sich bei multiplen Gelenkergüssen in einem Kniegelenk nur einfache entzündliche Veränderungen, im anderen zahlreiche Tuberkel und Riesenzellen. Es scheint in der teilweisen Heilung der erkrankten Synovialmembranen, in denen sich allmählich Narben, oft unter Entwicklung von Ankylosen bilden, eine Analogie zu dem ebenfalls oft narbig ausheilenden tuberkulösen Affektionen größerer Membranen (Pleura, Peritoneum) vorzuliegen.

Einen anderen Fall konnte Melchior durch anatomische Untersuchung sicher stellen. Die tuberkulöse, schwer erblich belastete Patientin erkrankte mit multiplen Gelenkschwellungen unter mäßigem Fieber zwölf Tage nach Operation tuberkulöser Knochenkaries. Geringfügigkeit des Fiebers und der Schmerzen und torpider Charakter der Gelenkprozesse sprachen gegen rheumatische Polyarthritis. Das Punktat enthielt keine nachweisbaren Tuberkelbazillen, war auch nicht infektiös für Meerschweinchen, doch fanden sich im Blut Tuberkelbazillen. Die Gelenkschwellungen verschwanden nahezu völlig innen drei Monaten; nach dem durch Amyloidosis verursachten Tode fanden sich in den erkrankten Gelenken derbe Gerinnsel von Fibrin, die in dicker Schicht die Synovialis bedeckten. In der Synovialis fanden sich Tuberkelknötchen vor.

Auch die cytologische Untersuchung des Gelenkexsudates diente dazu, die tuberkulöse Natur einschlägiger Fälle genauer darzutun. Wie bei tuberkulösen Exsudaten der Pleura, des Peritoneums, der Meningen, zeigt sich auch in dem Exsudat der tuberkulösen Synovialis (im Krankheitsbeginn!) eine überwiegende Mononukleose (Lymphocytose) im Gegensatz zu der Polynukleose bei gonorrhoischer, rheumatischer und akut infektiöser Polyarthritis.

Positive Tuberkulinreaktionen bei Krankheitsbildern, die dem tuberkulösen Gelenkrheumatismus ähneln, bringen natürlich keine direkte Entscheidung über die Art des Gelenkprozesses, sondern zeigen nur das Vorhandensein irgend eines tuberkulösen Herdes an. Nur in den seltenen Fällen, wo eine Lokalreaktion an dem erkrankten Gelenk deutlich wird, gibt die Tuberkulindiagnostik eine unzweideutige Antwort. Auch ohne Tuberkulinanwendung kann sich eine Erhöhung der Hauttemperatur über den erkrankten Gelenken finden, während angeblich über chronisch rheumatischen oder gonorrhoischen Arthritiden herabgesetzte Hauttemperatur besteht (Kothe, Esau, Melchior). Oft lenken gleichzeitige tuberkulöse Pleuraexsudate, Hauttuberkulide und andere Tuberkuloselokalisationen auf die Diagnose hin. Sehr eigenartig offenbarte sich ein Zusammenhang von multipler Gelenkexsudation und Tuberkulininjektion in einem von Diem mitgeteilten Fall. Nach probatorischer Injektion von 0,5 Tuberkulin entstanden unter heftigen Schmerzen Schwellungen an Haut-, Finger- und Schultergelenken, die sich im Verlauf von ca. 10 Tagen zurückbildeten. Es ist wohl erlaubt, hier eine Lokalreaktion eines latenten „Rheumatismus tuberculosus" anzunehmen.

Das sehr strittige, namentlich von Poncet bearbeitete Gebiet einer chronischen Form des tuberkulösen Rheumatismus umschließt eine Reihe von Fällen, bei denen chronisch deformierende Arthritiden aus mehr oder weniger einleuchtenden Gründen als tuberkulöse Vorgänge gedeutet wurden. Hinreichende anatomische Stützen dieser Deutung fehlen anscheinend. Am ehesten wären tuberkulöse Einflüsse bei jugendlichen, an Arthritis leidenden Patienten anzuerkennen. So sah Froelich (zit. nach Melchior) bei multiplen Gelenkkontrakturen eines 18jährigen Mädchens nach Tuberkulininjektion eine ausgesprochene lokale Reaktion an sämtlichen kontrakten Gelenken unter gleichzeitiger schmerzhafter Schwellung, die mit Fieber mehrere Tage anhielt. Pribram verhält sich gegenüber dem chronischen tuberkulösen Rheumatismus zweifelnd, wenn er auch anerkennt, daß sich Tuberkulose manchmal in einem chronisch arthritischen Gelenk als Mischinfektion etablieren kann. Liebermeisters Untersuchungen (s. o.) werden vielleicht eine Korrektur dieser Auffassung herbeiführen.

5. Gelenkneuralgie.

Schmerzhafte Erkrankungen der Gelenke ohne jede anatomisch nachweisbare Grundlage bezeichnet man als Gelenkneuralgie, weniger zutreffend als Gelenkneurose. Diese rein negative Kennzeichnung macht es notwendig, in jedem hierher zu rechnenden Fall das Vorhandensein anatomischer Störungen sicher auszuschließen. Dies gelingt oft nicht mit hinreichender Sicherheit und so ist es im Einzelfall oft nicht leicht, sichere Unterscheidungen zwischen neuralgischen und anderweitigen mit Schmerzen einhergehenden Gelenkleiden zu treffen. Im allgemeinen wird man um so seltener Gelenkneuralgien antreffen, je eingehender man nach palpablen Veränderungen am Gelenk sucht.

Ätiologie. Die Gelenkneuralgie pflegt auf dem Boden einer allgemeinen nervösen Disposition zu entstehen, ja bei den meisten ausgebildeten Fällen ist kein Zweifel an dem Vorhandensein ausgesprochener Hysterie möglich. Entsprechend der beim weiblichen Geschlecht viel häufigeren hysterischen Grundlage erkranken Frauen viel häufiger als Männer; in den höheren Ständen ist die „Krankheit" häufiger als bei weniger Bemittelten. Alles, was die nervöse Disposition zu steigern vermag: Infektionskrankheiten, Menstruationsanomalien, anämisierende Einflüsse, übt eine begünstigende Wirkung auf die Gelenkstörungen aus. Als veranlassende Ursache findet sich im Beginn der Krankheit häufig die Einwirkung heftiger psychischer Erregung, wie Schreck oder Ärger, oft ein Trauma. Genaue Erforschung der Wirkungsweise des Traumas und Vergleichung mit den Störungen am Gelenk lassen meist ein krasses Mißverhältnis zwischen Ursache und Wirkung erkennen. Daß dabei alles auf die abnorme Reaktion der Psyche ankommt, wie dies bei Hysterie selbstverständlich ist, wird besonders deutlich da, wo Nachahmungstrieb und andere rein psychische Vorgänge das Leiden zum Ausbruch bringen.

Symptomatologie. Die Schmerzen beginnen meist plötzlich, können aber auch allmählich sich steigern. Sie zeigen oft anfallsweise auftretende Steigerungen und können sehr heftig sein. Ablenkung der Aufmerksamkeit kann — wie bei allen Schmerzen — Erleichterung herbeiführen. Nachts pflegen die Schmerzen nachzulassen. Am häufigsten ist das Kniegelenk Sitz der Schmerzen. Seltener wird das Hüftgelenk befallen, noch seltener die Gelenke des Armes. Die Heftigkeit der Schmerzen führt den Kranken manchmal dazu, operative Eingriffe vom Arzt zu verlangen.

Die Schmerzen sind bei aktiven und bei passiven Bewegungen vorhanden. Sie überschreiten oft den Bezirk des Gelenkes, strahlen z. B. bei Hüftgelenksneuralgie in Bauch- und Beckengegend aus. Oft finden sich besonders schmerzhafte Stellen, die an Valleixsche Schmerzpunkte erinnern, so am inneren Kniescheibenrand, am Condylus internus des Femur bei Kniegelenkneuralgie, am äußeren oder inneren Knöchel bei Fußgelenkschmerzen. Bei genauer Untersuchung unter vorsichtiger passiver Bewegung des Gelenkes kann man manchmal finden, daß weniger das Gelenk selbst, als die Weichteile der Gelenkregion hyperästhetisch sind. Besonders kann die Haut und das Unterhautgewebe empfindlich sein, während Belastung und Bewegung der Gelenkenden der Knochen verhältnismäßig wenig empfindlich sind. Objektive Veränderungen sind an den Gelenken nicht wahrzunehmen. Jedoch kann selbstverständlich zu palpablen objektiv sichtbaren Gelenkveränderungen eine „Neuralgie" hinzutreten und dadurch eine schwerer zu beurteilende Mischung der Symptome zustande kommen. Auch können verborgene anatomische Veränderungen ganz ähnliche Erscheinungen wie funktionelle Störungen machen und Irrtümer verursachen, die sich auch bei genauesten Untersuchungen kaum vermeiden lassen.

So schildert Garré Fälle, die dem klinischen Bild der Gelenkneuralgie sehr gut entsprachen, bei denen aber durch Röntgenaufnahmen osteomyelitische Herde in der Nachbarschaft der Gelenke gefunden und teilweise durch operativen Eingriff erfolgreich beseitigt werden konnten. Es ist möglich, daß sehr kleine Herde dieser Art, so geringfügig, daß auch genaueste Aufnahmen mit weichen Röntgenröhren ihre Darstellung nicht ermöglichen, funktionelle Gelenkleiden öfter als wir es annehmen, vortäuschen.

Diagnose. Die Feststellung, ob eine allgemeine Neurose vorliegt, ob eine Einwirkung psychischer Ablenkung auf die Intensität der Schmerzen deutlich ist, die Beachtung der Entstehungsweise (akut, aus psychischen Traumen) werden neben Ausschluß organischer Erkrankung durch minutiöse Untersuchung am ehesten die Diagnose „Gelenkneuralgie" sichern können. Zu bemerken ist noch, daß bei Gelenkneuralgien meist Streckkontrakturen, bei organisch bedingten Gelenkstörungen gewöhnlich Beugekontrakturen bestehen.

Therapie. Bei der Behandlung der Gelenkneuralgien spielt die psychische Therapie der zugrunde liegenden Neurose die erste Rolle. Mittel zur lokalen Behandlung des schmerzhaften Gelenkes wirken mindestens zum Teil suggestiv. Als solche dienen Einreibungen, Bäder, Duschen, namentlich auch Elektrisieren mit faradischem Strom, der jedoch nicht stark sein darf, auch Röntgenbestrahlungen. Ruhelagerung ist durchaus zu vermeiden, Fixationsverbände wirken durchaus schädlich. Dagegen muß durch passive und aktive Gymnastik die Tätigkeit des Gelenkes in steigendem Maße in Anspruch genommen werden. Schmerzen, die dem entgegenstehen, müssen durch Energie des Arztes und des Kranken überwunden werden. Die Aufmerksamkeit des Kranken muß von dem schmerzhaften Leiden möglichst abgelenkt werden. Hierzu erweist sich oft die Entfernung aus der gewohnten Umgebung und die Aufnahme in eine Heilanstalt vorteilhaft.

6. Gelenksyphilis und „syphilitischer Gelenkrheumatismus".

Syphilitische Gelenkerkrankungen sind nicht häufig. Am häufigsten ist chronische syphilitische Arthritis der tertiären Periode, die der Gelenktuberkulose („Pseudotumor albus") außerordentlich ähnelt. Seltener nimmt die Gelenksyphilis die Form des akuten Gelenkrheumatismus an. Man findet dann in der sekundären oder tertiären Periode bald an zahlreichen, bald in einzelnen Gelenken schmerzhafte, von unregelmäßigem Fieber begleitete Schwellungen. Am häufigsten erkrankt, meistens unter beträchtlichem Erguß das Kniegelenk. Die Schmerzen sind meistens geringer als bei der rheumatischen Polyarthritis. Bei geringfügiger Erkrankung größerer Gelenke können objektive Erscheinungen völlig fehlen; es bestehen dann nur in der Ruhe heftige Schmerzen, die bei Bewegung verschwinden. Verhältnismäßig häufig nächst dem Kniegelenk wird das Sternoklavikulargelenk befallen. Oft verbinden sich mit den Gelenkergüssen Entzündungen der Sehnenscheiden.

Die Diagnose wird nahegelegt durch den gänzlichen Mißerfolg der Salizyltherapie und das Vorhandensein anderer syphilitischer Erscheinungen. Im Zweifelsfall tut die Wassermannsche Reaktion gute Dienste. Der Erfolg antiluetischer Behandlung sichert häufig noch nachträglich die Diagnose.

Die Wirkung antiluetischer Behandlung ist meist eine rasche und vollständige. Man gibt mittlere Dosen (2—3 g) Jodkali und reibt die Gelenke mit Quecksilbersalbe ein. Genügt dies nicht, so führt eine energischere Behandlung der Syphilis zum Ziel.

C. Knochenerkrankungen.

1. Toxigene Osteoperiostitis ossificans (Sternberg).

[Ostéoarthropathie hypertrophiante pneumique (Marie),
sekundäre hyperplastische Ostitis (I. Arnold)].

Trommelschlägelfinger.

Dieses häufig als „Mariesche Krankheit" bezeichnete Leiden ist eine Erkrankung des Skeletts, bei der die Röhrenknochen in der Nähe der Gelenke verdickt und die Finger- (auch Zehen-)enden keulenförmig aufgetrieben werden. Sie wurde gleichzeitig von Marie (1890) und von Bamberger (1889 und 1891) eingehend beschrieben.

Symptomatologie. Die Verdickung der Knochen besteht in einer langsam ossifizierenden Periostitis und Ostitis. Der Prozeß kann sich diffus auf den ganzen Knochen erstrecken, der abgesehen von plumperer Gestaltung, doch im wesentlichen seine Form beibehält; in anderen Fällen finden sich umschriebene Auflagerungen von Knochengewebe, die blumenkohlähnliche Osteophyten darstellen und den Knochen stark verunstalten können. Der Grad der Veränderungen ist sehr verschieden, in leichten Fällen findet sich nur eine ganz zarte, periostale Auflagerung an eng umschriebenen Stellen. Manchmal ist die Erkrankung über das ganze Skelett ausgebreitet. Am stärksten und häufigsten ergriffen, auch am häufigsten von den genannten größeren Osteophyten befallen sind die Ulna, der Radius, Tibia und Fibula, die proximalen Knochen beteiligen sich viel weniger. Stärker als die Diaphysen werden die Gelenkenden der Röhrenknochen verunstaltet, jedoch ohne daß die Epiphysengrenze bei der Verteilung der Auflagerungen eine Rolle spielt. Die Gelenke selbst sind frei, so daß der Name Osteoarthropathie eigentlich die Sache nicht ganz richtig bezeichnet. Die Metacarpal-, Metatarsalknochen und die Phalangen sind weniger verändert als die genannten Extremitätenknochen. An der Wirbelsäule findet sich manchmal eine kyphotische oder skoliotische Verbiegung.

Histologisch zeigt sich an dem Periost des erkrankten Knochen stellenweise zellige Infiltration und Verdickung der Gefäße (Sternberg).

An der Formveränderung der erkrankten Extremitäten beteiligt sich außer der Knochenaffektion auch eine Weichteilverdickung. Sie führt zu der auffallenden, für die Osteoperiostitis kennzeichnenden Erscheinung der „Trommelschlägelfinger". Man findet die Endphalangen der Finger keulenförmig aufgetrieben, die Nägel stark gewölbt („uhrglasförmig"). Auf Röntgenphotographien kann man sich leicht überzeugen, daß die auffallende Verunstaltung nur auf Weichteilverdickung ohne jede Knochenwucherung bezogen werden muß.

Freytag wies die Nichtbeteiligung der Knochen histologisch nach und zeigte, daß starke Kapillarhyperämie und Verdickung der Kutis und Subkutis, ohne qualitative Abweichung vorliegt.

Die Trommelschlägelfinger sind die häufigsten und wohl leichtesten Kennzeichen des Leidens. Die Veränderung betrifft ziemlich gleichmäßig alle Finger. Die Zehen sind ebenfalls oft befallen, doch meist in weniger deutlicher Form. Schmerzen fehlen bei dieser initialen Form fast immer. Beteiligt sich Periost und Knochen der Extremitäten, des Mittelfußes und der Mittelhand, so werden gewöhnlich spontan oder bei Druck auf die Knochen Schmerzen angegeben.

Diesem von Bamberger genauer geschilderten Zustand wird als höherer Grad des Leidens der Mariesche Typus angereiht, bei dem die Erscheinungen stark gesteigert, die Trommelschlägelfinger im höchsten Grad entwickelt, die Knochen, neben den schon genannten bevorzugten Stellen auch Rippen, Sternum, Becken, Schlüsselbein stark verunstaltet sind. Hier erweckt die starke Auftreibung der Gelenkenden der Knochen leicht die meistens irrige Vorstellung von Gelenkerkrankungen.

Die Trommelschlägelform kann sehr rasch entstehen. Saundby sah sie an den Fingern binnen einer Woche entstehen. Auch rasches Verschwinden des Symptoms, besonders bei Kindern, wurde mehrfach berichtet. Die stärkeren Veränderungen an den Knochen entstehen natürlich nur in längeren Zeiträumen.

Ätiologie und Pathogenese. Die Bezeichnung „sekundäre hyperplastische Ostitis" bezeichnet schon die Unselbständigkeit des Symptomenbildes. Die vorliegende umfangreiche Kasuistik zeigt, daß es sich an die verschiedensten Krankheiten anschließen kann. Auffallend häufig handelt es sich dabei um Lungenerkrankungen. Die von Marie gewählte Bezeichnung „pneumique" soll diese Beziehung deutlich hervorheben. Da aber vor allem eitrige und jauchige Prozesse, nicht nur der Lunge, sondern auch in anderen Körperteilen (Cystitis, Pyelitis) die Entwicklung des Krankheitsbildes begünstigen, so suchte man durch die Annahme einer „toxigenen" Grundlage eine einheitliche Betrachtung zu gewinnen. Die schon von Bamberger und Marie aufgestellte Hypothese, daß Giftstoffe, die aus den Krankheitsprodukten des primären Leidens aufgesaugt werden, die Veränderungen hervorbringen, bezeichnet auch Sternberg als die wahrscheinlichste. Freilich zeigt die von Teleky aufgestellte Liste von primären Krankheiten sehr verschiedenartige Grundleiden, die sich nur schwer unter einheitlichem Gesichtspunkt beurteilen lassen. Teleky nennt: Lungentuberkulose, besonders mit Kavernenbildung, Bronchiektasien, Empyem, Neubildungen in der Lunge; ferner Pyelonephritis, Cystitis, Dysenterie, chronischen Ikterus, Alkoholismus, verschiedene akute Infektionskrankheiten, Lues; außerdem namentlich Herzfehler, vor allem angeborene. Abb. 13, in der die massigen periostalen Knochenauflagerungen an den ursprünglich schlanken Metakarpal- und Phalangealknochen deutlich erkennbar sind, stammt von einer Patientin mit chronischer Lungentuberkulose und parenchymatöser Nephritis.

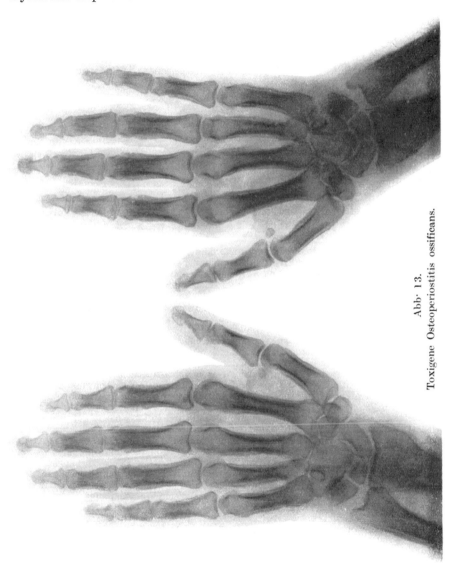

Abb. 13.

Toxigene Osteoperiostitis ossificans.

Beinahe noch größer erscheint die Reihe der ätiologischen Beziehungen, wenn wir nur das Symptom der Trommelschlägelfinger ins Auge fassen. Die Autoren sind nicht einig darüber, ob diese Erscheinung mit den periostitischen Veränderungen in eine Reihe zu stellen sei. Nach Lefèvre, haben Trommelschlägelfinger und toxigene Osteoperiostitis nichts miteinander zu tun. Nach Sternberg würde die Fingerveränderung als geringerer Grad der Skeletterkrankung gelten müssen, als eine Initialerscheinung, die häufig auf ihrer unausgebildeten Stufe beharrt. E. Ebstein, der in einer ausgezeichneten Arbeit das Thema erschöpfend behandelt, weist zwar auf den wichtigen Zusammenhang der Fingerverunstaltung mit der Osteoarthropathie hin, kommt aber angesichts der außerordentlichen Verbreitung der Erscheinung auf vielen und ungleichartigen Gebieten der Pathologie zu dem Schluß, daß eine einheitliche Auffassung zurzeit nicht möglich sei, daß vermutlich mehrere zusammenwirkende Umstände zur Bildung der Difformität nötig seien.

Diagnose. Die Diagnose der Osteoarthropathien macht kaum Schwierigkeiten. Gewisse Ähnlichkeiten mit der Akromegalie, die auch zu der Bezeichnung „Pseudoakromegalie" Anlaß gegeben haben, können kaum irreführen, wenn man die bekannten Weichteilveränderungen des Gesichtes bei Akromegalie, die Stoffwechselstörungen (Glykosurie), die gleichmäßige Vergrößerung der ganzen Hände einerseits, die charakteristische Trommelschlägelform der Finger, die im Röntgenbild deutlichen periostitischen Auflagerungen andererseits berücksichtigt.

2. Pagetsche Knochenerkrankung.
(Ostitis deformans).

Die Pagetsche Knochenerkrankung (Osteomalacia chronica deformans hypertrophica, Osteitis deformans) 1876 von Paget zuerst genauer beschrieben, beginnt im mittleren oder späten Lebensalter, schreitet sehr langsam fort und besteht in starken Verunstaltungen, die sich an den Knochen des Schädels, der Arme, der Beine, auch des Rumpfes entwickeln. Die Knochen werden weicher, verändern ihre Form, meist durch starke Verkrümmung und Verdickung. Dabei bestehen in den befallenen Körperteilen mehr oder weniger heftiger Schmerzen.

Die Kenntnis der **pathologischen Anatomie** der Krankheit wurde schon von Paget angebahnt, später von v. Recklingshausen und Stilling vervollständigt. v. Recklinghausen betrachtet den Vorgang als eine Ostitis bzw. Osteomyelitis fibrosa, bei der ein streifiges, blutgefäßreiches Bindegewebe das Knochenmark ersetzt. Histologisch ist eine beträchtliche Erweiterung der Haversschen Kanäle und eine Verminderung der Lamellensysteme zu finden. Anbildung neuer Knochensubstanz geht neben Knochenresorption einher; dabei überwiegt die letztere. So entstehen fleckförmige Stellen mit verminderten oder erhöhtem Kalkgehalt. Ähnlich schildert Ziegler den Vorgang. Nach seiner Darstellung findet sich, beschränkt auf einzelne Knochen (monoosteotische Form) oder über einen großen Teil des Skeletts verbreitet „eine progressive Atrophie, verursacht durch lakunären Knochenschwund; doch gesellen sich dazu, wohl als Folge von örtlichen Defekten, Einknickungen, Verbiegungen und Knochenverschiebungen, auch Neubildungsvorgänge, und zwar sowohl im Inneren des Knochens als auch im Periost. Der Schwund kann sowohl an der Oberfläche als auch im Innern des Knochens auftreten und führt an letzter Stelle sehr oft örtlich zu totalem Untergang des Spongiosabalken". An den Stellen des Knochenabbaues fand Askanazy in dem reichlich neugebildeten, gefäßreichen Bindegewebe zahlreiche Osteoklasten. Sehr häufig wurde sowohl bei anatomischer als bei Röntgenuntersuchung eine starke Arteriosklerose der Knochenarterien festgestellt. Wegen mangelhafter Verkalkung der neugebildeten Knochensubstanz kommt eine abnorme Weichheit des Knochens zustande, was die Entwicklung der starken Knochenverbiegungen begünstigt. Dazu kommt, daß auch die feinere Anordnung der Knochenbälkchen, die ja den den Knochen durchfließenden Kraftlinien angepaßt ist, teilweise verloren geht und damit die Festigkeit erheblich verringert wird. Die stärksten Verkrümmungen sind an den langen Röhrenknochen der Beine zu finden.

Manchmal entwickeln sich im Knochen Cysten, die mit gelatinöser Masse sich füllen. Doch wird dieser Befund von manchen Autoren als nicht häufig bezeichnet, im Gegensatz zu der von v. Recklinghausen eingehend geschilderten „tumorbildenden Ostitis deformans". Hier gesellt sich zu Verkrümmungen und Hyperostosen die Entwicklung zahlreicher Cysten und Geschwülste; namentlich von Sarkomen. Die Berechtigung der Trennung dieser Form von der Pagetschen Krankheit wird bestritten. Sternberg hält eine histologische Differenzierung nicht für möglich. Wir stellen angesichts dieser Unklarheit nur fest, daß deformierende (fibröse) Ostitis mit und ohne Neigung zu Knochentumoren vorkommt.

Die **chemische Untersuchung** der erkrankten Knochen ergab eine Herabsetzung der anorganischen Masse, einen Mindergehalt an Phosphorsäure und Magnesiumsalzen.

Die **Ätiologie** des Leidens ist nicht geklärt. Mehrmals wurde familiäres Auftreten, sei es bei Geschwistern, sei es bei der Deszendenz krank gewesener

Personen beobachtet. Die hereditäre Veranlagung zu Pagetscher Krankheit erscheint in einem anderen Licht, wenn man der hereditären Syphilis die ausschlaggebende Rolle in der Ätiologie einräumt, wie dies namentlich von Lannelongue geschah. Dieser Autor fand bei zwei hereditär-syphilitischen Brüdern den einen anscheinend mit Knochenlues, den anderen mit typischer Osteitis deformans erkrankt. Auch andere derartige Beobachtungen (A. Fournier u. a.) wurden mitgeteilt; ferner wurde die syphilitische Natur der Pagetschen Krankheit mehrfach mit dem Hinweis auf Besserung durch antisyphilitische Behandlung gestützt. Andere verhalten sich ganz ablehnend; die meisten der Befallenen sind nach Lancereaux sicher nicht syphilitisch; ähnliche syphilitische Prozesse sind von der Pagetschen Ostitis deformans streng zu trennen, was nach Parkes Weber gelingt durch Berücksichtigung des jugendlichen Alters der hereditär-syphilitischen Kranken, durch ihre im Vergleich zur Pagetschen Krankheit geringeren Schmerzen, durch gleichzeitiges Vorkommen anderer syphilitischer Erscheinungen, durch günstige Erfolge mit antiluetischer Behandlung. ,,Nicht darum handelt es sich, ob die hereditäre Syphilis gelegentlich der Ostitis deformans ähnliche Knochenveränderungen hervorrufen kann, sondern ob die Fälle von Ostitis deformans bei Erwachsenen, die den unverkennbaren, von Paget scharf umschriebenen Typus aufweisen, der mit der hereditären Knochensyphilis wenig oder gar keine Ähnlichkeit zeigt, wirklich durch Syphilis bedingt sind" (Schirmer). Auch die noch zu besprechenden Röntgenbilder sind, ebenso wie das noch genauer zu schildernde klinische Bild, bei beiden Erkrankungen zu verschieden, als daß eine Vermischung gerechtfertigt wäre. Versuche, die Ostitis deformans auf Traumen zurückzuführen, finden eine Stütze in nicht wenigen kasuistischen Mitteilungen, wonach verhältnismäßig oft Verletzungen, namentlich des Beckens und der Wirbelsäule, in der Anamnese der Kranken sich findet.

Gichtische Grundlagen vermuten eine Reihe englischer Beobachter, während französische, wie so viele andere Leiden auch die Pagetsche Erkrankung auf den Boden des ,,Arthritisme" bzw. ,,Herpétisme" entstehen lassen. Beziehungen zwischen der Knochenerkrankung und trophischer Störung durch Erkrankung des Nervensystems wurden vielfach vermutet, aber nicht nachgewiesen. Auch für die Annahme von Störungen der inneren Sekretion, die ja bei anderen Systemerkrankungen des Skeletts eine große Bedeutung haben, liegen keinerlei Gründe vor. Dor verweist auf eine ganz ähnliche bei Pferden vorkommende Skeletterkrankung, die durch übermäßige Fütterung mit Kleie hervorgerufen wird (Kleienkrankheit, maladie de son).

Symptome. Die Erkrankung befällt vorwiegend das spätere Lebensalter, daher auch die von Pozzi gewählte Bezeichnung ,,Pseudorachitisme sénile". Fälle, die im jugendlichen Alter auftreten, müssen Zweifel erregen. Die schon erwähnte Verwechslung mit hereditärluetischen Knochenaffektionen liegt hier zu nahe. Es können zahlreiche Knochen nacheinander befallen werden, oder die Verunstaltung dauernd auf einen einzelnen Knochen beschränkt bleiben. Am häufigsten erkrankt der Schädel, nächst ihm die Tibia, dann Oberschenkel, Becken, Wirbelsäule, Schlüsselbein, Rippen, Radius. Eine bilaterale Symmetrie ist entgegen Pagets Annahme nicht festzustellen. Die unteren Gliedmaßen werden gewöhnlich am frühesten und am stärksten betroffen. Trotz starker Verunstaltung bleibt die Gehfähigkeit fast ausnahmslos auffallend gut. Der Gegensatz zwischen anatomischer Störung und guter Funktion wird geradezu als pathognomonisch bezeichnet. Die Verkrümmung der Knochen wird meistens als eine Wirkung der Belastung angesehen. Demgegenüber wollen v. Kutscha und Holzknecht hierfür ein pathologisches Längswachstum des Knochens auf der konvexen Seite verantwortlich machen. Durch die Knochendifformität

wird manchmal Gang und Haltung stark beeinflußt. Verkrümmung der langen
Knochen der Beine und der Wirbelsäule bewirken eine beträchtliche Abnahme
der Körpergröße. Wiederholt wird angegeben, daß die Körperhöhe um einen
Kopf abnahm. Durch Verunstaltung an den Rippen und am Brustbein kann
die Atmung Störungen erleiden, so daß z. B. eine wesentlich diaphragmatische
Atmung zustande kommt (Paget-Wilks). Damit mag die Häufigkeit von
Bronchitis und von Herzleiden zusammenhängen. Die Schädelvergrößerung
kann so enorm werden, daß sie das auffallendste Krankheitssymptom darstellt.
Paget beobachtete 71 cm Schädelumfang, Stilling 64 cm.

Der Beginn ist ganz allmählich. Schmerzen sind häufige, aber durchaus nicht regelmäßige Begleiterscheinungen. Sie können jahrelang den sichtbaren Knochenveränderungen vorausgehen. Sie können die Verunstaltung
eines Knochens dauernd begleiten, während sie bei Erkrankung anderer Knochen
desselben Kranken völlig fehlen. Der Charakter der Schmerzen wird als durch-
bohrend oder gleichmäßig dumpf, auch anfallsweise sich steigernd geschildert.

Die zahlreichen, in der Literatur geschilderten **Komplikationen** stehen
teilweise insoferne in einem sehr lockeren Zusammenhang mit dem Leiden,
als es sich um Altersveränderungen handelt, die bei einer Erkrankung
des vorgerückten Lebensalters naturgemäß häufig sind. In dieser Weise ist
vor allem die häufig begleitende Arteriosklerose zu beurteilen, vielleicht die
mehrfach beschriebene Faserdegeneration im Rückenmark, namentlich in den
Hintersträngen und in den peripheren Nerven. Gilles de la Tourette und
Marinesco weisen angesichts dieses Befundes auf die Analogie mit trophischen Knochenveränderungen bei Tabes hin. Als wichtige Komplikation
wurde die Entwicklung von gewöhnlich multiplen malignen Tumoren in den
Knochen bereits erwähnt. Meistens handelt es sich um Sarkome. Damit
wäre eine weitgehende Ähnlichkeit mit der durch v. Recklinghausen beschriebenen Ostitis deformans festgestellt. Es muß, wie schon oben erwähnt
wurde, dahingestellt bleiben, wie weit es sich dabei um eine Verwechslung
der beiden, nach manchen Autoren kaum zu trennenden Krankheitsformen
handelt. Spontanfrakturen, die ein sehr häufiges Ereignis bei der Ostitis deformans sind, werden bei der Pagetschen Krankheit wegen der starken Verdickung der Knochensubstanz als selten bezeichnet.

Für die Kenntnis und Erkennung der Erkrankung sind die Röntgenbefunde von großer Bedeutung. Man findet die Rindensubstanz der Röhrenknochen stark verdickt, die Markhöhlen gleichmäßig verengt, teilweise ganz
geschwunden. Die verdickte Corticalis ist deutlich verändert. „Wenn man
sonst die scharfrandigen, helleuchtenden Streifen der kompakten Knochensubstanz erblickt, erscheint hier ein grauweißes lockeres Gewebe, das dem
Aussehen eines Schwammes ähnelt und ohne deutliche Abgrenzung in den
Schatten der bedeckenden Weichteile übergeht. An manchen Stellen sieht
man sogar dunklere Inseln darin, nämlich dort, wo vorher Fluktuation nachweisbar war" (Hochheimer). Eine streifen- oder fleckförmige transparente
Aufhellung, die auf Verminderung des Kalkgehalts, speziell wohl auf Anhäufung
osteoiden Gewebes hinweist, wird auch von anderen Autoren beschrieben.
Teilweise scheinen solche Aufhellungen auch durch Entwicklung von Cysten
verursacht zu sein. Die an Stelle der normalen Corticalis getretene verdickte
Spongiosa ist unregelmäßig gebaut, im ganzen sind ihre Bälkchen aber doch
in die Belastungsrichtung eingestellt (Schlesinger-Holzknecht). Die Gelenke sind gewöhnlich unbeteiligt. Neben den feineren Strukturveränderungen
sind radiographisch noch fleckförmige Herde sklerosierter Knochensubstanz,
sowie hyperostotische Auflagerungen und natürlich die Verkrümmung des
ganzen Knochens sichtbar.

Die **Diagnose** der Pagetschen Erkrankung ist leicht bei ausgeprägten Fällen. Im Beginn des Leidens und bei atypischen Fällen kann sie unmöglich sein. Die Schmerzen werden vielfach als „rheumatisch" beurteilt. Gegenüber der Osteomalacie ist die Osteitis deformans durch Bevorzugung der Extremitäten und des Schädels, sowie durch die Hypertrophie der Knochen hinreichend deutlich gekennzeichnet. Die Knochenverkrümmung ist ein Unterscheidungsmerkmal gegenüber der manchmal differential-diagnostisch in Betracht kommenden Arthritis deformans. Die akromegalischen Hypertrophien betreffen in typischer Weise auch die Weichteile und befallen die Gesichtsknochen, die bei Osteitis gewöhnlich verschont bleiben. Berücksichtigung des Gesamtbildes und des Röntgenbefundes wird auch die Abgrenzung gegen die toxigene Osteoperiostitis ossificans ermöglichen. Die Unterscheidung von syphilitischen, speziell hereditär-syphilitischen Knochenerkrankungen hat nicht nur prinzipiell, sondern auch im Einzelfall vielfache Schwierigkeiten gemacht. Vor allem ist das Vorhandensein anderweitiger syphilitischer Erscheinungen zu beachten. Die Syphilis führt nicht zu einer Systemerkrankung des Skeletts, die von unten aufsteigend, jeden Knochen befallen kann. Syphilitische Knochenerkrankungen pflegen gut auf antiluetische Therapie zu reagieren, während sich die Osteitis völlig unbeeinflußt zeigt. Das Radiogramm der Osteitis unterscheidet sich durchaus von dem bei Knochenlues. Die Verdickung der Corticalis, das Nebeneinander von sklerosierenden und aufgehellten kalkarmen Stellen sind für erstere äußerst charakteristisch.

Die **Therapie** ist gegenüber der Osteitis deformans machtlos. Neben medikamentöser Behandlung wurden die verschiedensten physikalischen Heilmittel versucht. Antisyphilitische Behandlung ist nutzlos, ebenso Organtherapie (Ovarien, Thyreoidin). Schlesinger empfiehlt Röntgenbestrahlung. Versuche orthopädischer Hilfe schlugen wiederholt fehl.

3. Knochenatrophie.

Geringgradige, lokale und rasch wieder verschwindende atrophische Prozesse am Skelett sind bei entzündlichen Vorgängen in der Nähe der Knochen, namentlich bei akuten Gelenkentzündungen nicht selten. Sie machen klinisch keine Erscheinungen und sind nur mit Röntgenstrahlen erkennbar dadurch, daß eine Entkalkung den Knochen durchscheinender macht.

Stärkere Grade von Knochenatrophien mit Verringerung der gesamten Knochenmasse an den befallenen Stellen sind ebenfalls häufige Begleiterscheinungen anderer Krankheiten. Namentlich bei verschiedenen Nervenerkrankungen kommen sie zur Beobachtung. Bei Nervenleiden nicht nur, sondern auch bei anderen primären Affektionen (Gelenkleiden) hat man die Ernährungsstörung des Knochens auf den Ausfall trophischer Nerveneinflüsse zurückgeführt und daher die Knochenerkrankung als neuropathische (nervöse, neurotische, neuritische) Knochenatrophie bezeichnet. Die Natur der hierbei angenommenen Nerveneinflüsse ist nicht völlig klargestellt.

Der Innervation der Knochen dienen zahlreiche, mit den Gefäßen durch die Formina nutritia eindringende Fasern, die aus Gehirn und Rückenmark und aus dem Sympathikus abstammen. Die Endigung der Fasern, die sich großenteils im Knochenmark verlieren, ist nicht bekannt.

Die trophischen Funktionen dieser Nerven suchte zuerst Schiff experimentell klarzustellen, indem er an wachsenden Tieren die Knochenentwicklung nach Durchschneidung bzw. Ausschneidung der Nerven beobachtet. Mehrmals zeigte sich (bei Hunden, Neurotomie des N. ischiadicus und cruralis) Atrophie, auch weiche und biegsame Beschaffenheit der Knochen. Schiff selbst und andere Autoren vermißten jedoch in anderen Versuchen derartige Vorgänge, ja es gelang durch Erwärmung und Elektrisation der neurotomierten Gliedmaßen sogar eine Hypertrophie des Knochens zu erzielen. Kapsammer fand nur geringe Veränderungen, die nach seiner Ansicht innerhalb der physiologischen

Variationsbreiten liegen. Andere aber (Milne Edwards) stellten fest, daß auch die chemische Struktur, mit gleichzeitiger Verminderung des Gewichtes eine Umwälzung erfahre, so daß sich das Verhältnis der organischen zu den anorganischen Bestandteilen umkehrte. Dies scheint die Ursache zu sein, daß die Knochen bei diesen Versuchen auffallend brüchig gefunden wurden (Magni, Goltz). Eine Verarmung an organischer Masse scheint auch aus der von Fasce und Amato nach experimentell erzeugter Knochenatrophie beobachteten leichteren Säurelöslichkeit der Knochensubstanz hervorzugehen. Auch die Kallusbildung bei Knochenfrakturen scheint durch Nervenläsion beeinflußt zu werden; und zwar wird der Kallus größer und härter. Trotzdem erfordert die endgültige Konsolidierung der Fraktur längere Zeit, als bei ungestörter Innervation. Vielleicht ist die Kallusbildung deshalb üppiger, weil der mechanische Reiz durch die stärkere, durch Anästhesie begünstigte Reibung der Knochenenden vermehrt wird. Daß klinisch die atrophischen Knochen nach Brüchen eine gute Heilungstendenz zeigen, ist bekannt.

Was die trophische Störung bei Neurotomie verursacht, ist mit diesen Experimenten nicht völlig entschieden. Man kann sie einfach mit der Inaktivität der Gliedmaßen erklären. Doch konnte man an eingegipsten Extremitäten nach längerer Zeit keine stärkere Atrophie wahrnehmen. Daß Änderungen des Kreislaufes in den innervierten Knochen die Ergebnisse wesentlich beeinflussen können, ist aus dem bei Hyperämie beobachteten Vorkommen von Knochenhypertrophie und aus dem zu Atrophie führenden Einfluß längerdauernder Anämie zu entnehmen. Hypertrophierende Einwirkungen störender Art entstehen auch aus entzündlichen Vorgängen, die von den anästhetischen Weichteilen ausgehen und bis zum Periost vordringen können. Am häufigsten wird das Knochenwachstum im Sinne der Atrophie beeinflußt; Hypertrophie kommt, abgesehen von der Akromegalie, fast nur unter dem soeben erwähnten Einfluß benachbarter Entzündungsvorgänge, namentlich in der Nähe osteoarthritischer Gelenke vor.

Das anatomische Bild der Atrophie ist nach M. B. Schmidt gekennzeichnet durch starke Erweiterung der Gefäßkanäle in der Rinde, deren Dicke dabei auch abnimmt, ferner durch Verdünnung und Einschmelzung zahlreicher Knochenbälkchen in der Spongiosa. Die Atrophie kann exzentrisch, durch Einschmelzung vorwiegend von der Markhöhle aus, oder auch konzentrisch, durch subperiostale Resorption verlaufen. Häufig ist auch Halisterese, Anlagerung von osteoider Substanz, an Stelle resorbierter Knochensubstanz im Spiele.

Eine reiche Kasuistik über neurotische Knochenatrophien läßt erkennen, daß sowohl cerebrale als spinale und peripher-nervöse Formen vorkommen. Ziemlich häufig ist bei progressiver Paralyse, bei Idiotie und Manie ausgedehnte und hochgradige Knochenatrophie mit Brüchigkeit beobachtet worden. Wenn hier nicht selten ein bedeutender Marasmus die Knochenatrophie begleitete, und als ihre Ursache oder Hilfsursache herangezogen werden konnte, so scheidet eine derartige Erklärung aus bei schweren regressiven Vorgängen an gelähmten Gliedern Hemiplegischer. Auch da, wo die Einflüsse jahrelanger Atrophie fehlten, wenige Wochen nach apoplektischem Insult, konnte Nonne schon deutlich fleckförmige Atrophien in den Phalangen und Metacarpalknochen nachweisen. Sehr bedeutend ist die Atrophie in den Gliedmaßen von Kranken, die in den Jahren des Wachstums von Hemiplegien getroffen werden. Am häufigsten ist das Symptom der Knochenatrophie bei Tabes, bei der Spontanfrakturen bekanntlich keine seltenen Ereignisse sind. Eine eigentümliche tabische Knochenerkrankung ist die Atrophie und Spontannekrose der Kieferknochen, die in jedem Stadium des Leidens langsam oder akut auftreten kann und unter Zahnausfall, Absterben und Sequestrierung umfangreicher Kieferteile, Anästhesie des Zahnfleisches, Zerstörung der benachbarten Weichteile, im übrigen aber ziemlich gutartig, ohne Neigung zu Phlegmone verläuft.

Eine unmittelbare Verbindung mit trophischen Störungen der Weichteile ergibt sich beim Malum perforans der Tabiker, bei den in der ganzen Umgebung des Geschwürs eine Rarefikation des Knochengewebes besteht. Diffuse Knochenatrophien begleiten auch die Muskel- und Weichteilatrophien bei Syringomyelie. Ähnliches wurde bei Lepra, Poliomyelitis anterior, progressiver Muskelatrophie beobachtet (vgl. Tedesco). Auch Nachahmungen der oben erwähnten Durchschneidungsversuche an peripheren Nerven wurden klinisch beobachtet, indem namentlich bei jugendlichen Individuen nach traumatischer oder neuritischer Ausschaltung der peripheren Nerven Knochenschwund eintrat bzw. das Wachstum des Knochens stark zurückblieb.

Eine therapeutische Einwirkung auf die trophischen Störungen der Knochen ist nicht möglich. Durch Vermeidung starker Bewegungen und Belastungen wird man der Neigung zu Spontanfrakturen bei vorgeschrittener Atrophie Rechnung zu tragen haben.

4. Syphilitische Knochenerkrankungen.

Das Knochensystem beteiligt sich an der syphilitischen Allgemeinerkrankung sehr häufig und zwar sowohl im sekundären als im tertiären Stadium, sowohl bei erworbener, als bei hereditärer Syphilis.

Bei erworbener Syphilis können Knochenaffektionen schon als frühzeitige Sekundärerscheinungen auftreten. Diese frühen Sekundärerscheinungen bestehen in flüchtigen Entzündungsprozessen, die sich vorwiegend durch Schmerzen äußern. Die Schmerzen haben oft die Form der bekannten „dolores osteocopi", sind hartnäckig, von bohrender Art, tagsüber erträglicher, nachts zu unerträglicher Höhe gesteigert. Oft aber sind die Schmerzen nur geringfügig, herumziehend, können nicht genauer lokalisiert werden und werden von ihrem Träger mit Vorliebe als rheumatisch bezeichnet. Manchmal aber ermöglicht ein streng lokalisierter Druckschmerz die örtliche Feststellung des Krankheitsitzes. Das gelingt am häufigsten am Periost der oberflächlich gelegenen Knochen. Das Periost ist schon im Sekundärstadium der Prädilektionsort syphilitischer Prozesse.

Entwickeln sich aus den frühesten syphilitischen Manifestationen größere Entzündungsherde, so zeigen sich druckempfindliche flache Schwellungen am Periost, auch Infiltration und Rötung der darüberliegenden Haut. Denn meistens sind die periostitischen Anschwellungen lokalisiert an oberflächlich liegenden Knochenteilchen, so besonders an der Tibiavorderfläche und am Schädel. Sind solche Herde in großer Zahl vorhanden, so wird häufig Fieber gefunden. Die meisten periostitischen Auftreibungen bilden sich im weiteren Krankheitsverlauf zurück.

Andere zeigen größere Beständigkeit; namentlich die ganz ähnlichen periostitischen Auftreibungen, die in späteren Stadien der Lues sich einstellen. Die flachen oder auch stärker erhabenen Auftreibungen werden hart, verfallen vielfach einer Eburneation. In der elfenbeinartigen Knochenmasse finden sich nur wenige und stark verengte Kanälchen. Die Eburneation ist aber nicht immer umschrieben, einer lokalen Auftreibung entsprechend, sondern kann sich auch über breite Strecken ausdehnen, ja eine ganze Diaphyse eines großen Röhrenknochens oder die ganze Schädelkapsel befallen. Vielfach umfaßt der Prozeß die Diaphyse zirkulär. Nicht selten bilden sich auch ringförmige Auflagerungsmassen aus, in deren Mitte die geschwollenen Periostitismassen einer gummösen Nekrose verfallen. Dann zeigt sich Fluktuation und es können sich nach außen auftretende Fisteln bilden, durch die man mit der Sonde rauhe Knochen palpieren kann. Diese gummöse Periostitis ist fast immer ziemlich umschrieben, im Gegensatz zu der einfachen irritativen Periostitis, die weite Strecken in Mitleidenschaft zieht. An der Nekrotisierung haben oft

Traumen und Sekundärinfektionen wesentlichen Anteil. Auch Senkungsabszesse können von solchen Einschmelzungsherden ausgehen. Am Grunde
solcher Nekroseherde, oder falls nicht Nekrose eintritt, im ganzen Bereich der
Auflagerung stellt sich allmählich Hyperostose und Osteophytenbildung ein
und es entwickelt sich die hypertrophische Ostitis, die mit Eburneation
einhergehende Volums- und Gewichtszunahme des Knochens. Andererseits
kann Entleerung oder Aufsaugung eingeschmolzener Massen zu Einsenkungen
der Knochenoberfläche führen.

Die späteren Stadien der Lues äußern sich am Skelett vorwiegend
in Bildung gummöser Knoten. Die klinischen Erscheinungen sind denen
bei umschriebener Periostitis sehr ähnlich. Entwickelt sich der Gummiknoten
in einiger Tiefe, so entsteht eine sicht- und fühlbare runde Fläche und druckempfindliche Auftreibung. Oberflächliche, im Periost gelegene Gummata
stellen sich als runde, anfangs sehr empfindliche, später mehr indolente Knoten
dar. Größere Gummiknoten nekrotisieren meistens in der Mitte, was als Erweichung des Zentrums fühlbar ist und deutliche Fluktuation hervorbringen
kann. Die nekrotischen (verkästen) Massen können allmählich aufgesogen
werden, so daß eine, namentlich am Schienbein oft sehr deutliche Einsenkung
entsteht, die von einem Ring hypertrophischer Knochensubstanz umgeben
bleibt. Der Prozeß der Aufsaugung kann sehr lange Zeit, sogar Jahre in Anspruch nehmen, wenn nicht spezifische Behandlung zu Hilfe kommt. Sind
die nekrotischen Massen zu umfangreich, so erfolgt nicht selten der Durchbruch nach außen, es bilden sich Fisteln, auf deren Grund zunächst die nekrotische Granulationsmasse, dann die rauhe Knochenfläche fühlbar oder sichtbar
wird. — Syphilitische Herdbildungen und Nekrosen an den flachen Knochen
des Schädels und des Gesichtes durchsetzen oft die ganze Dicke des Knochens.
In der Umgebung des Herdes pflegt die Knochendicke durch Auflagerung
infolge luetischer Periostitis zuzunehmen, womit häufig Eburneation verbunden
ist. Verfällt die einen Knochenbezirk durchsetzende Gummimasse einer Nekrose,
so wird das ganze, meistens kreisrunde Knochenstück durch einen oft sehr
langsamen Demarkationsprozeß zur Ablösung gebracht. Die darüberliegenden
Weichteile und Haut-(Schleimhaut-)bezirke pflegen dann ebenfalls zu nekrotisieren. Tritt keine ärztliche Hilfe ein, so kann sich die Abstoßung des Abgestorbenen von der torpiden Umgebung sehr lange hinziehen.

Seltener sind primäre gummöse Herde in der Knochenmarksub-
stanz und Spongiosa der Röhrenknochen. Vorzugsweise finden sie sich
an den Phalangen, wo sie Krankheitsbilder ähnlich der tuberkulösen Spina
ventosa erzeugen. Umschriebene Gummiknoten, erbsen- bis nußgroß, einzeln
oder multipel, können vollkommen symptomlos sich entwickeln. In manchen
Fällen bestehen unklare Knochenschmerzen, in anderen können Spontanfrakturen ohne alle anderen Erscheinungen durch Rarefizierung der Stützsubstanz entstehen. Über der gummös erkrankten Stelle kann durch Reizung
des Periosts eine hyperostotische Verdickung der Corticalis sich einstellen.
Gummöse Infiltration der Spongiosa der Epiphysen kann Gelenkerkrankungen
zur Folge haben. Verwechslungen mit Sarkomen sind in solchen Fällen sehr
leicht. Nicht einmal die Freilegung des Herdes, auch nicht die histologische
Untersuchung exzidierten Gewebes kann sicher vor Verwechslungen schützen.

Bei der Diagnose der Knochensyphilis ist das Röntgenverfahren
von hervorragender Bedeutung.

Das Röntgenbild der einfachen Periostitis bleibt meist hinter den
Erwartungen, die sich aus den äußeren Veränderungen ergeben, wesentlich
zurück. Der Knochen erscheint intakt, der Periostschatten ist sehr deutlich

und kann eine deutlich erkennbare Schichtung aufweisen, die der Corticaliswand parallel läuft. Das zirkuläre Umgreifen des Knochens ist bei der einfachen Periostitis oft erkennbar.

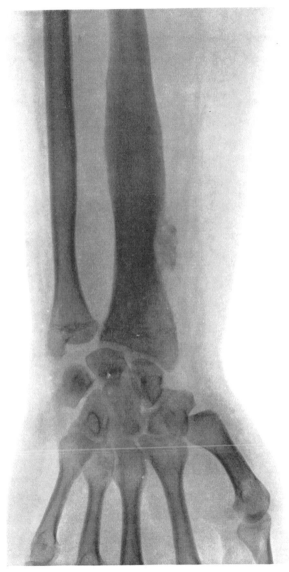

Abb. 14.
Gummöse Periostitis am Radius mit Auftreibung und Eburneation der |benachbarten Knochensubstanz.

Das Knochengumma macht sich kenntlich dadurch, daß die Infiltration größere oder kleinere Strecken völlig strukturlos erscheinen läßt. Dabei wird der Knochen auch durchsichtiger infolge Einschmelzung kalkhaltigen Materials. Gleichzeitig macht sich aber um den eigentlichen Erkrankungsherd herum die reaktive Entzündung und Verdichtung des Gewebes geltend, sowie die Beteiligung des Periosts. Das verdichtete Gewebe ergibt im Röntgenbild intensivere Schatten, die später, wenn sich einerseits Osteosklerose, andererseits daneben Porose einstellt, stark fleckig erscheint. Parallel der Corticalis zeigen sich in der Nähe gummöser Prozesse manchmal abwechselnd helle und

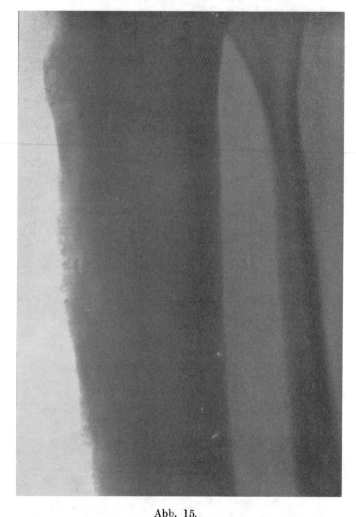

Abb. 15.
Luetische Periostitis und Ostitis der Tibia. Verwischung der Knochenstruktur. Moosähnliche Knochenwucherngen am Periost.

dunkle Streifen, die von Hahn und Deycke als Exsudate in den Haversschen Kanälen gedeutet werden. Die ganze von gummöser Ostitis und Osteomyelitis befallene Knochengegend läßt oft eine Volumsvermehrung durch Auftreibung erkennen (s. Abb. 14 u. 15). Bei antiluetischen Kuren nimmt das Knochenvolumen wieder ab, das Gefüge wird dichter, der Schatten dunkler.

Für die Diagnose sind weiterhin die heftigen, namentlich nachts sich steigernden Knochenschmerzen (Dolores osteocopi) verwertbar. Besonders die

Gummata der Spongiosa und des Markes zeichnen sich durch Schmerzen aus. Außerdem ist vor allem die Anamnese und die klinische Feststellung (Wassermannsche Reaktion) der luetischen Infektion diagnostisch maßgebend. Die Unterscheidung von dem oft sehr ähnlichen Knochensarkomen und -tuberkulosen kann durch Vergleichung der Röntgenbilder mit typischen Bildern (wie sie z. B. von Hahn und Deycke in größerer Anzahl veröffentlicht wurden), erleichtert werden.

Die Therapie ist die allgemein-antiluetische. Wo umfangreiche Nekrosen und Sequestrierungen vorliegen, hat die chirurgische Behandlung einzugreifen.

5. Multiple Knochenneubildungen.

Knochenneubildungen, die das Skelett in großer Ausdehnung befallen, können sekundärer oder primärer Art sein. Ziemlich häufig finden sich zahlreiche Karzinommetastasen in den Knochen, auch Sarkome, Endotheliome, Hypernephrome erzeugen multiple Aussaaten. Eigentümlicherweise bleiben oft die Metastasen fast ausschließlich auf das Skelett beschränkt, während die gewöhnlich befallenen Organe (Leber) freibleiben. Bevorzugt in der Ansiedlung der Metastasen sind die Wirbel, nächstdem die Becken- und Oberschenkelknochen, Rippen, Brustbein, Oberarm- und platte Schädelknochen.

In der Umgebung der Neubildungsknoten wird das Knochengewebe eingeschmolzen, infolge dessen der Knochen weich und brüchig. Daneben kann auch Neubildung von (kalklosem) osteoidem Gewebe, manchmal auch von mehr oder weniger umfangreichem wirklichen Knochen erfolgen. Der Knochen kann dabei seine äußere Gestalt behalten oder vielfache Krümmungen, Knickungen und Frakturen erleiden, auch können Durchbrüche an die Knochenoberfläche oder auch durch die Haut eintreten. Die Skelettverunstaltungen können das Bild der Osteomalacie vortäuschen.

Multiple primäre Neubildungen des Skelettsystems sind histologisch sehr vielgestaltig. Relativ selten sind primäre Periostsarkome. Sarkome mit grüner Farbe scheinen die Chlorome (Chlorosarkome) zu sein, die besonders am Periost der Schädelknochen entlang wandern und die Knochen durchwachsen. Der Struktur nach scheinen sie den Lymphosarkomen nahezustehen. Auch kann es sich dabei uur einfache Hyperplasie des myeloiden Gewebes mit entsprechendem Blutbefund der myeloiden Leukämie handeln (näheres s. diesen Band, S. 273). Primäre Karzinome des Knochenmarks verlaufen ähnlich wie die

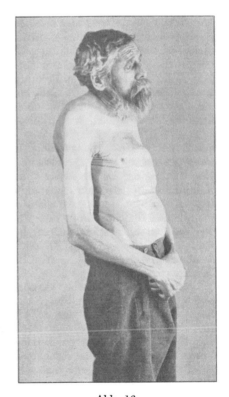

Abb. 16
Multiples Myelom. Wirbelsäule, Rippen und Brustbein durch Geschwülste verunstaltet.

multiplen Karzinommetastasen. Bei karzinomatöser Knochenmarkserkrankung pflegt das Blut das Bild schwerer Anämie aufzuweisen. Außerdem treten aber reichlich Myelocyten im Blut auf. Dieser Befund ist so charakteristisch, daß auch ohne anderweitige Symptome die Diagnose „malinger Tumor mit Knochenmarkmetastase" gestellt werden kann.

Ebenfalls durch Anomalien der Blutzusammensetzung, wenn auch weniger eindeutig, sind jene Geschwülste gekennzeichnet, die als multiples Myelom oder „Kahlerscher Symptomenkomplex" benannt werden. Histologisch sind diese Tumoren des Knochenmarks nicht einheitlich. Bei einem Teil der hierhergehörigen Markgeschwülste wird ein eigentümlicher Eiweißkörper, der „Bence-Jonessche Körper" im Harn gefunden. Er zeigt das eigentümliche Verhalten, bei Erwärmung des Harns zwischen 40 und 60° auszufallen und sich bei weiterem Erhitzen wieder zu lösen. Die Fällungsverhältnisse sind je nach Salz- und Säuregehalt des Harns wechselnd. (Weiteres s. diesen Band, S. 272.)

Außer durch (nicht regelmäßiges) Vorkommen des Bence-Jonesschen Eiweißkörpers machen sich diese multiplen Knochenmarkstumoren klinisch bemerkbar durch starke, fast ausschließlich das Rumpfskelett betreffende Knochenverkrümmungen (siehe Abb. 16) und durch sehr starke, intermittierende Schmerzen an den befallenen Knochen. Die Knochenverunstaltungen können verschiedene sekundäre Störungen (Raumbeengung im Brustkorb, Kompressionsmyelitis) zur Folge haben.

6. Achondroplasie (Chondrodystrophia foetalis, Mikromelie).

Riesenwuchs und Zwergwuchs kann durch eine Reaktion des Skeletts auf Störungen innerer Sekretion entstehen. Diese deutlich sekundären Skeletterkrankungen sind bei der Akromegalie und bei der Athyreosis beschrieben (s. diesen Bd. Abschn. Falta). Doch gibt es auch anscheinend idiopathische Entwicklungsstörungen des Skeletts. Zu diesen gehört die achondroplastische Skelettveränderung. Sie hat mit Schilddrüsenerkrankungen und Kretinismus nichts zu tun; die Bezeichnung „fötaler Kretinismus" ist daher abzulehnen, ebenso die irrtümliche Benennung als „kongenitale Rachitis".

Vorkommen. Die Mißbildung ist angeboren, daher handelt die Literatur, aus der Schirmer 1907 71 Fälle zusammenstellte, vielfach von jungen Kindern, die oft tot oder als Frühgeburten zur Welt kamen. Doch bleibt eine beträchtliche Zahl am Leben, wiederholt wurden die Patienten 50, ja 80 Jahre alt.

Die **Symptomatologie** haben Rankin und Mackay in 15 Punkte folgendermaßen zusammengefaßt: 1. kongenitaler Ursprung, 2. abnorme Wölbung des Schädels, 3. Depression der Nasenwurzel, 4. Prognathie, 5. gestörte Entwicklung der langen Extremitätenknochen mit Verstärkung ihrer normalen Krümmung, 6. normale Entwicklung des Rumpfes, 7. verdickte Enden der Rippen und der langen Knochen der Gliedmaßen, 8. Verlagerung des Mittelpunktes des Körpers über den Nabel, 9. Radspeichenform der Hände (d. h. die verdickten, gleichlangen Finger gehen in radiärer Anordnung von den Handwurzelknochen aus), 10. reichliches Fettgewebe, 11. vorgetriebenes Abdomen, 12. Lordose, 13. glatte Haut mit normaler Behaarung, 14. normale Intelligenz, 15. Neigung zu anderen kongenitalen Mißbildungen.

Die charakteristische Verunstaltung des Schädels: starke an Hydrocephalus erinnernde Wölbung, Einsenkung der Nasenwurzel, Prognathie ist Folge einer Verkürzung der Schädelbasis durch verfrühte Verknöcherung des Os tribasilare (Virchow). Es besteht aus dem Processus basilaris des Hinterhauptbeines und den angrenzenden Partien des Körpers des Os sphenoidale. Normalerweise bleibt die Synchondrosis sphenooccipitalis bis zum 13. Lebensjahr offen, vollständige Synostose tritt nicht vor dem 18.—20. Lebensjahr ein. Die frühzeitige Verknöcherung konnte Kaufmann in 6 von 13 untersuchten Fällen feststellen. Die Verkürzung der Schädelbasis macht die abnorme Wölbung des Schädeldaches und die Einziehung der Nasenwurzel leicht verständlich.

Die im Vergleich zum Rumpf auffallende Kürze der Gliedmaßen ist so bedeutend, daß sie dem Zustand den sehr passenden Namen „Mikromelie" zugebracht hat (Kassowitz). Nicht selten findet man den Vorderarm länger als den Oberarm.

Die Verkürzung der Körperlänge ist so ausschließlich durch die Kürze der Beine verursacht, daß der Zwergwuchs nur im Stehen, nicht beim Sitzen deutlich wird. Die kleinsten erwachsenen Mikromelen waren 97 und 100 cm lang.

Die Genitalien sind normal entwickelt und funktionsfähig. Die Intelligenz ist oft auffallend gut entwickelt. In früheren Jahrhunderten erprobten die Träger dieser Anomalie vielfach ihren Witz als Hofnarren, heute suchen sie durch Schaustellungen ihren Unterhalt zu verdienen.

Die Röntgenbefunde achondroplastischer Röhrenknochen sind folgende: die Diaphysen sind in der Mitte verschmälert, an den Enden verbreitert, am meisten am Humerus. Die epiphysären Enden der Diaphysen laufen in ihren seitlichen Partien zum Teile auffällig spitz zu. Die Knochenkerne der Epiphysen verhalten sich normal, die Epiphysen sind unförmlich plump.

Die **anatomische Untersuchung** erlaubt nach Kaufmann die Unterscheidung von drei Typen. 1. Chondrodystrophia foetalis hypoplastica, mit Behinderung in der Proliferation von Knorpelzellen bei normaler Gestalt und Konsistenz der Epiphysen. 2. Chondrodystrophia foetalis hyperplastica mit Verlängerung und wechselnder Konsistenz der Epiphysen und vermehrter Bildung von Knorpelzellen. 3. Chondrodystrophia foetalis malacica mit Erweichung der Knorpel, gefäßreicher, gelatinöser Interzellularsubstanz. Alle drei Typen können sich bei demselben Individuum vermischen; am häufigsten ist die hypoplastische Form, am seltensten die hyperplastische. An der Epiphysen-Diaphysengrenze ist Anordnung, Form und Größe der Knorpelzellen abnorm. Infolge einer Zunahme des Periosts zwischen Epiphyse und Diaphyse bleiben gelegentlich beide unvereinigt.

Die **Ursachen** der Chondrodystrophia foetalis sind unbekannt. Hereditäre Einflüsse spielen sicher eine große Rolle. Porter sah in drei Generationen einer Familie nur das männliche Geschlecht erkrankt. Meistens sind aber die Eltern mikromeler Kinder normal. Mehrfach sind Geschwister erkrankt gefunden worden, Verf. sah zwei männliche Zwillinge erkrankt.

Syphilis hat mit der Achondroplasie nichts zu tun.

Bei der **Diagnose** der Achondroplasie ist zunächst die Rachitis zu berücksichtigen. Der klinische Verlauf der Rachitis, die Schwankungen und vor allem Besserungen erkennen läßt, ist durchaus verschieden von dem einer Besserung ganz unzugänglichen Verhalten der Achondroplasie. Bei dieser findet sich prämature Synostose, bei jener verzögerte Verknöcherung. Wie hier, so wird auch gegenüber der Osteogenesis imperfecta die Röntgenuntersuchung ein gutes diagnostisches Hilfsmittel sein. Von Athyreosis unterscheidet sich die Chondrodystrophie durch den Mangel echter Kretinismussymptome, auch durch die gänzliche Erfolglosigkeit therapeutischer Versuche mit Schilddrüsenpräparaten.

Osteogenesis imperfecta (Stilling) kommt nur bei neugeborenen (oft frühgeborenen) Kindern in Frage. Sie besteht in ganz spärlicher Knochenbildung von Periost und Markgewebe aus. Die Extremitätenknochen haben einen sehr großen Markraum, das Schädeldach ist ganz unvollkommen verknöchert. Intrauterin und bei der Geburt erfolgen vielfache Knochenbrüche. Die Kinder sterben gewöhnlich nach wenigen Tagen.

7 Multiple kartilaginäre Exostosen und Enchondrome.

In die Gruppe der angeborenen Systemerkrankungen des Skeletts sind auch die multiplen kartilaginären Exostosen und Enchondrome zu zählen.

Es finden sich zahlreiche Knorpel- und Knochengeschwülste von verschiedenster Größe und Gestalt, im allgemeinen auf beide Körperhälften symmetrisch verteilt, häufiger an Hand und Fuß, seltener am Schädel und Wirbelsäule. Bevorzugt werden die Stellen, an denen die Ossifikation spät und unregelmäßig eintritt, an den Extremitäten, die Umgebung der Intermediärknorpel, also der Gelenkenden. Oft zeigt sich eine Beeinträchtigung des Längenwachstums, bei schweren Fällen besteht schwerer Zwergwuchs. Durch Zusammenwachsen von Exostosen zweier Knochen — z. B. zwischen Radius und Ulna — können schwere Bewegungsstörungen entstehen. Auch an anderen Stellen können die Tumoren durch ihren Sitz lästig oder gefährlich werden. (Druck auf Nerven, Gefäße, Rückenmark.) Die Exostosen können mit Beendigung des Körperwachstums ihr Wachstum einstellen, sogar sich zurückbilden, während die Enchondrome, den Knochen breitbasig oder gestielt aufsitzen können, oder in seinem Innern unter spindelförmiger Auftreibung sich entwickeln, eine ernste Prognose geben. Ihr Wachstum neigt nicht zum Stillstand, nicht selten bilden sich aus ihnen bösartige Tumoren, in anderen Fällen durchsetzen sie den Knochen so stark, daß eine Chondromatose des Knochens vorliegt.

Das Leiden kann angeboren sein und ist in ausgesprochener Weise erblich, pflanzt sich durch mehrere Generationen hindurch fort.

Die Behandlung beschränkt sich auf chirurgische Entfernung besonders störender Tumoren.

Literatur.

Polymyositis.

Aschoff, Verkalkung. Lubarsch und Ostertag, Ergebnisse der allgem. Path. u. path. Anatomie. 1902, Bd. 8. — Bauer, Jos., Ein Fall von akuter hämorrhagischer Polymyositis. Deutsch. Arch. f. klin. Med. Bd. 66. — Bosek, Myositis ossificans progressiva geheilt durch Thiosinamin. Münch. med. Wochenschr. 1906, Nr. 48. — Dietschy, Über eine eigentümliche Allgemeinerkrankung mit vorwiegender Beteiligung von Muskulatur und Integument. Zeitschr. f. klin. Med. Bd. 64. — Großkurth, Fibrolysin bei Myositis ossificans. Deutsche militärärztl. Zeitschr. 1908, Nr. 18. — Hepp, Über Pseudotrichinose, eine besondere Form von akuter parenchymatöser Polymyositis. Berl. klin. Wochenschr. 1887. — Jersen und Edens, Polymyositis und Polyneuritis bei Morbillen. Berl. klin. Wochenschr. 1904. — Kienböck, Die gonorrhoische Neuritis und ihre Beziehungen zur gonorrhoischen Myositis und Arthritis. Samml. klin. Vortr. N. F. Nr. 315. Leipzig 1901. — Krause und Trappe, Ein Beitrag zur Kenntnis der Myositis ossificans progressiva. Fortschritte auf dem Gebiete der Röntgenstrahlen. Bd. 12 u. 14. — Lexer, Das Studium der bindegewebigen Induration bei Myositis progressiva ossificans. Arch. f. klin. Chir. 1895. — Lorenz, Die Muskelerkrankungen. Nothnagels Handb. der spez. Path. u. Therap. 1898, Bd. 11. — Matthes, Sammelreferat über multiple Myositiden. Zentralbl. f. d. Grenzgeb. d. Med. u. Chir. 1898, Bd. 1. — Münchmeyer, Über Myositis ossificans progressiva. Zeitschr. f. rationelle Med. 1869. — Salman, Über die Myositis ossificans. Inaug.-Diss. Berlin 1893. — Schlesinger, Zur Lehre von der hämorrhagischen Myositis. Wien. klin. Rundschau. 1899. — Schultze, Fr., Ein Fall von Dermatomyositis chronica mit Ausgang in Muskelatrophie bei einem dreijährigen Knaben. Deutsche Zeitschr. f. Nervenheilk. 1895. — Schultze, W. H., Verkalkung. Ergebn. d. allg. Path. u. path. Anat. Bd. 14, 1910. — Senator, Über akute Polymyositis und Neuromyositis. Deutsche med. Wochenschr. 1893. — Stempel, Die sogen. Myositis ossificans progressiva. Mitteil. a. d. Grenzgebieten d. Med. u. Chir. 1898. Thiele, Z., Zur Ätiologie der Polymyositis acuta. Wien. klin. Rundschau. 1899. — Unverricht, Über eine eigentümliche Form von akuter Muskelentzündung mit einem der Trichinose ähnlichem Krankheitsbilde. Münch. med. Wochenschr. 1887. — Derselbe, Polymyositis acuta progressiva. Zeitschr. f. klin. Med. 1887, Bd. 12. — Derselbe, Dermatomyositis acuta. Deutsche med. Wochenschr. 1891. — Derselbe, Polymyositis. Eulenburgs Realencyklopädie. 1895. — Wagner, E., Ein Fall von akuter Polymyositis. Deutsch. Arch. f. klin. Med. 1887.

Myalgie.

Bechtold, Über zeitweises gehäuftes Vorkommen von Endokarditis bei Muskelrheumatismus. Münch. med. Wochenschr. 1906, Nr. 45. — Bing, Mediz. Klinik. 1912. Nr. 1, S. 31. — Damsch, Krankheiten der Muskeln, Knochen, Gelenke. Ebstein-Schwalbe, Handb. d. prakt. Med. 1901, 3. Bd. — Erben, Diagnose des Kreuz- und Rückenschmerzes. Med. Klinik. 1911. Nr. 51. — Head, Brain. 1905, Bd. 110. — Lenhártz, Behandlung des akuten und chronischen Gelenkrheumatismus, der rheumatoiden und Muskelerkrankungen. Handb. d. Therap. von Penzoldt und Stintzing. 1910, 4. Aufl. — Lépine, Lyon médic. 1903, Bd. 2, S. 298. — Leube, Beitrag zur Pathologie des Muskelrheumatismus. Deutsche med. Wochenschr. 1894, S. 3. — Lorenz, Muskelerkrankungen. Spez. Path. u. Therap. v. Nothnagel. 1. Teil. Wien 1898. — Müller, A., Der Untersuchungsbefund am rheumatisch erkrankten Muskel. Zeitschr. f. klin. Med. 1911, Bd. 74. — Peritz, Verhandlungen des Kongresses für innere Medizin. Wiesb. 1907 u. Berl. klin. Wochenschr. 1907, Nr. 30. — Rostoski, Zur Pathologie des Muskelrheumatismus. Festschr. z. Feier d. 50jähr. Bestehens der physikal.-med. Gesellsch. Würzburg 1899. — Schmidt, Adolf, Das Problem des Muskelrheumatismus. Med. Klin. 1910, Nr. 19. — Senator, Ziemssens Handb. d. spez. Path. u. Therap. 1875. — Sherrington, Journ. of Physiol. 1894, Nr. 14.

Muskelatrophie.

Charcot, Amyotrophies réflexes d'origine abarticulaire. Progrès méd. 1893. — Déroche, Thèse de Paris 1890. — Fischer, E., Über die Ursachen der verschiedenen Grade der Atrophie bei den Extensoren der Extremitäten gegenüber den Flexoren. Deutsche Zeitschr. f. Chir. 1887, Bd. 8. — Flatau, Muskelatrophie nach Frakturen, Luxationen und arthritischen Gelenkerkrankungen. (Sammelreferat.) Zentralbl. f. d. Grenzgeb. d. Med. u. Chir. 1902, Bd. 5. — Hoffa, Zur Pathogenese arthritischer Muskelatrophie. Volkmanns Samml. klin. Vortr. 1892, N. F. 50. — Lücke, Über traumatische Insuffizienz des Musc. quadriceps femoris etc. Deutsche Zeitschr. f. Chir. 1882, Bd. 18. — Müller, G., Nachbehandlung von Unfallverletzungen. Berlin 1898. — Raymond, Recherches expérimentales sur la pathogénie des atrophies musculaires etc. Rev. de méd. 1890. — Strümpell, Über Muskelatrophie bei Gelenkleiden. Münch. med. Wochenschr. 1888. — Sulzer, Anatomische Untersuchungen über Muskelatrophie artikulären Ursprungs. Festschr. f. Hagenbach-Burckhard, 1897. — Vulpian, zit. nach Flatau.

Parasitäre Muskelerkrankungen. Muskeldefekte.

Damsch, Krankheiten der Muskeln, Knochen, Gelenke. In Ebstein-Schwalbes Handb. d. prakt. Med. Bd. 3. Stuttgart 1901. — Kausch, Cucullarisdefekt als Ursache des kongenitalen Hochstandes der Skapula. Mitteil. a. d. Grenzgeb. d. Med. u. Chir. 1902. — Lorenz, Muskelerkrankungen. In Nothnagels Handb. d. spez. Path. u. Therap. Bd. 11, III, 2. Wien 1904. — Pichler, Klinische Beobachtungen über Muskel- und Hautfinnen. Wien. klin. Wochenschr. 1911. — Stintzing, Die angeborenen und erworbenen Defekte der Brustmuskeln, zugleich ein klinischer Beitrag zur progressiven Muskelatrophie. Deutsch. Arch. f. klin. Med. 1889, Bd. 45.

Chronische Arthritis und Polyarthritis.

Algyogyi, Infantile Polyarthritis chronica mit Hypoplasie an Röhrenknochen etc. Mitteil. d. Ges. f. i. Med. u. Kinderheilk. N. 6. Wien 1909. — Bäumler, Der chronische Gelenkrheumatismus und seine Behandlung. Verh. d. Kongr. f. i. Med. 1898. — Barjon, Du syndrome rheumatismal chronique déformant. Étude radiographique des arthropathies déformantes. Lyon 1897. — Beitzke, Über die sog. Arthritis deformans atrophica. Zeitschr. f. klin. Med. 74, 1912. — Blaseau, zit. nach Predtetschensky. — Bannatyne, Rheumatoid arthritis: its pathology morbid anatomy and treatment. 1908, II. Edition. — Bier, Die Hyperämie als Heilmittel. 5. Aufl. Leipzig 1907. — Charcot, Arthropathie syringomyelique et dissociation de la sensibilité. Revue neurol. 1894, Nr. 9. — Curschmann, Polyarthritis chronica deformans. Berl. klin. Wochenschr. 1906, Nr. 33. — Diamantberger, Rheumatisme noueuse chez les enfants. Thèse de Paris 1890. — v. Dungern und Schneider, Zur Kasuistik der chronisch. deform. Gelenksentzündung. Münch. med. Wochenschr. 1898, Nr. 43. — Ewald, Die Schmerzen bei der Arthritis deformans. Deutsch. med. Wochenschr. 1910, Nr. 19. — Fürstenberg, Über die Behandlung mit Radiumemanation. Deutsche med. Wochenschr. 1908. — Gara, Die Behandlung der schweren Ankylosen der Gelenke mit Fibrolysin. Wien. klin. Wochenschr. 1908. — Garrod, zit. nach Pribram. — Gerhardt, Über Rheumatoidkrankheiten. Verhandl. d. Kongr. f. inn. Med. 1896. — Grummach, Die Röntgenstrahlen bei Gelenk- und Muskelrheumatismus. Deutsche med. Wochenschr. 1899. — Hahn, Gerh., Über Tripperrheumatismus. Med. Klinik. 1910. — Haim, Über Knochenveränderungen bei akutem Gelenkrheumatismus im Röntgenbild. Zeitschr. f. Heilk. 1903. — Heckmann, Zur Ätiologie der Arthritis deformans. Münch. med. Wochensch. 1909. — His, Gicht und Rheumatismus. Deutsch. med. Wochenschr. 1909; und „Deutsch. Klin. am Eing. d. 20. Jahrhunderts". Berlin u. Wien. — Hochhaus, Über die Behandlung akuter und subakuter Gelenkentzündungen mittels Extension. Therap. d. Gegenw. 53, 1912. — Hoppe-Seyler, Über Entwicklungshemmung der Extremitäten nach Gelenkrheumatismus im Kindesalter. Deutsch. Arch. f. klin. Med. Bd. 78. — Huth, Über Biersche Stauungshyperämie. Diss. Bonn 1898. — Jaccoud, Sur une forme de rheumatisme chron. Chir. de la Char. 1874. — Jaugeas, La radiothérapie dans les rheumatismes chroniques. Arch. d'électr. méd. 20, 1912. — Johannessen, Über chronischen Gelenkrheumatismus und Arthritis deformans im Kindesalter. Zeitschr. f. klin. Med. Bd. 34. — Kaufmann, Lehrbuch der pathologischen Anatomie. 1896. — Kienböck, Über akute Knochenatrophie bei Entzündungsprozessen an den Extremitäten (fälschlich sog. Inaktivitätsatrophie der Knochen) und ihre Diagnose nach dem Röntgenbilde. Wien. med. Wochenschr. 1901. — Kimura, Über Knochenatrophie und deren Folgen, Coxa vara, Ostitis und Arthritis deformans. Zieglers Beitr. z. allg. Path. u. path. Anat. 1900, Bd. 27. — Klemperer, Zur Behandlung des akuten Gelenkrheumatismus. Therap. d. Gegenwart. NF. 9. — Lancereaux, Le Rheum. chron.; évolution; differents-modes de terminaison; lésions anatom. diagnostic; indications pronost. et therap. Union méd. 1889, Nr. 154. — Laspeyres, Die Behandlung der nichttuberkulösen Gelenkkrankheiten mit Bierscher Stauungshyperämie. Zentralbl. f. d. Grenzgeb. d. Med. u. Chir. 1902, Bd. 5. — Laska, A., Beiträge zur Radiumemanationstherapie. Inaug.-Diss. Berlin 1909. — Laufer, Die chronisch-rheumatischen Erkrankungen des Kindesalters.

(Sammelreferat.) Zentralbl. f. d. Grenzgeb. d. Med. u. Chir. 1904, Bd. 7. — Löwenthal, S., Grundriß der Radiumtherapie und der biologischen Radiumforschung. (Mit Gudzent, Sticker und Schiff.) Wiesbaden 1912. — Miller, Über das Auftreten von Schmerzen bei Witterungswechsel. Münch. med. Wochenschr. 1909, N. 16. — Nagelschmidt, Die therapeutische Verwendung von Radiumemanationen. Berl. klin. Wochenschr. 1908. — Päßler, Über den Ersatz der sog. indifferenten Thermalbäder durch Inhalation ihrer Radiumemanation bei rheumatischen Krankheiten. Münch. med. Wochenschr. 1910. — Predtetschensky, Akuter und chronischer Gelenkrheumatismus. (Sammelreferat.) Zentralbl. f. d. Grenzgeb. d. Med. u. Chir. 1912, Bd. 5. — Pribram, Chronischer Gelenkrheumatismus n. Osteoarthritis deformans. Nothnagels Handb. d. spez. Path. u. Therap. Wien 1902. — Preiser, Über die praktische Bedeutung einer anatomischen und habituell-funktionellen Gelenkflächeninkongruenz. Fortschr. a. d. Geb. d. Röntgenstrahlen. Bd. 12. — Riedel, Untersuchungen über die künstliche Radiumemanation. Med. Klinik. 1908. — Salfeld, Therap. Monatsh. 1906. Nr. 12. — Saccharjin, Klinische Vorlesungen. Heft 3. Moskau 1893. Zit. nach Predtetschensky. — Schüller, Polyarthritis chronica villosa und Arthritis deformans. Berlin 1900. — Steffens, Witterungswechsel und Rheumatismus. Zugleich ein Beitrag zur Erklärung der Wirkung radioaktiver Bäder. Leipzig 1910. — Walkhoff, Über Arthritis deformans. Zentralbl. f. allg. Path. u. path. Anat. 1906. Ergänzungsband. — Weiß, Gebührt der Arthritis deformans eine klinische Sonderstellung? Verhandl. d. Kongr. f. inn. Med. 1899. — Wetterer, Ein radiotherapeutischer Versuch bei einem Falle von Arthritis deformans. Arch. f. phys. Med. 1907. — Derselbe, Handbuch der Röntgentherapie. Leipzig 1898. — Wollenberg, Zeitschr. f. orthopädische Chirurgie. Bd. 24. — Ziegler, Lehrbuch der allgem. u. spez. path. Anatomie. 1898.

Chronische Wirbelsäulenversteifung.

Abdi, O., Über einen Fall von chronischer Arthritis ankylopoetica der Wirbelsäule usw. Jahrb. d. Hamburger Staatskrankenanstalten. 1904, Bd. 8, S. 57. — Anschütz, Über die Versteifung der Wirbelsäule. Grenzgeb. f. Med. u. Chir. Bd. 8, S. 461. — Bäumler, Über chronische und ankylosierende Entzündung der Wirbelsäule. Deutsche Zeitschr. f. Nervenheilk. Bd. 12, 1898. — Bechterew, W. v., Steifigkeit der Wirbelsäule und ihre Verkrümmung als besondere Erkrankungsform. Neurol. Zentralbl. 1893, Nr. 18. — Derselbe, Von der Verwachsung oder Steifigkeit der Wirbelsäule. Deutsche Zeitschr. f. Nervenheilk. 1897, Bd. 11. — Derselbe, Neue Beobachtungen und pathologisch-anatomische Untersuchungen über die Steifigkeit der Wirbelsäule. Ebenda 1899, Bd. 15. — Cassirer, Über myogene Wirbelsteifigkeit. Berl. klin. Wochenschr. 1902. — Dorendorf, Über die chronische ankylosierende Entzündung der Wirbelsäule. Char. Ann. Bd. 25. — Fränkel, Über chronische ankylosierende Wirbelsäulenversteifung. Fortschr. a. d. Geb. d. Röntgenstrahlen. Bd. 7, S. 62. — Derselbe, Ebenda. Bd. 11, S. 171. — Heiligenthal, Beitrag zur Kenntnis der chronischen ankylosierenden Entzündung der Wirbelsäule. Deutsche Zeitschr. f. Nervenheilk. 1899, Bd. 6. — Hoffa, Die chronische ankylosierende Entzündung der Wirbelsäule. Volkmanns Samml. klin. Vortr. Nr. 247. — Kirchgaeßner, Über chronische ankylosierende Entzündung der Wirbelsäule. Münch. med. Wochenschr. 1899, Nr. 41. — Magnus-Levy, Ad., Über die chronische Steifigkeit der Wirbelsäule. Mitteil. a. d. Grenzgeb. d. Med. u. Chir. 1902, Bd. 8. — Pierre, Marie, Sur la spondylose rhizomelique. Rev. d. méd. 1898. — Plesch, Die Wirbelversteifung mit thorakaler Starre. Erg. d. inn. Med. u. Kinderheilk. 1911, Bd. 7. — Müller, G., Ein Fall von schwerer Spondylarthritis deformans, gebessert durch Fibrolysinbehandlung. Med. Klinik. 1909, Nr. 3. — Reichmann, Über chronische Wirbelsäulenversteifung und über einen Fall von Wirbelsäulenversteifung, kompliziert durch Pseudohypertrophie der Extremitätenmuskulatur. Mitteil. a. d. Grenzgeb. d. Med. u. Chir. 1909, Bd. 20. — Senator, Steifigkeit der Wirbelsäule. Berl. klin. Wochenschr. 1899. — Strümpell, Bemerkungen über die chronisch-ankylosierende Entzündung der Wirbelsäule und der Hüftgelenke. Deutsche Zeitschr. f. Nervenheilk. 1897, Bd. 11. — Schlayer, Über chronische Wirbelsäulenversteifungen. Fortschr. a. d. Geb. d. Röntgenstrahlen. Bd. 10, Heft 5. — Schlesinger, Herm., Über die chronische Steifigkeit der Wirbelsäule. Mitteil. a. d. Grenzg. d. Med. u. Chir. Bd. 6, S. 252. — Schultze, Fr., Über Kombination von familiärer progressiver Pseudohypertrophie mit Knochen- und Muskelatrophie mit der Spondylose rhizomelique bei zwei Geschwistern. Zeitschr. f. Nervenheilk. Bd. 14.

Neuropathische Gelenkerkrankungen.

Büdinger, Über tabische Gelenkerkrankungen. Wien 1896. — Charcot, Arthropathies syringomyéliques. Le progrès médical. 1893. — Chipault, Zit. nach Schlesinger. — Kienböck, Die Untersuchung der trophischen Störungen bei Tabes und

Syringomyelie mit Röntgenlicht. Neurol. Zentralbl. 1901. — Levy und Ludloff, Die neuropathischen Gelenkerkrankungen und ihre Diagnose durch das Röntgenbild. Beitr. z. klin. Chir. 1909, Bd. 63. — Nonne, Über radiographisch nachweisbare akute und chronische Knochenatrophie (Sudeck) bei Nervenerkrankungen. Fortschr. a. d. Geb. d. Röntgenstrahlen. 1902. Bd. 5. — Sokoloff, Die Erkrankungen der Gelenke bei Gliomatose des Rückenmarks. Deutsche Zeitschr. f. Chir. Bd. 34. — Schlesinger, Die Erkrankungen der Knochen und Gelenke bei Syringomyelie. Zentralbl. f. d. Grenzgeb. d. Med. u. Chir. 1901, Nr. 16. — Sudeck, Zur Altersatrophie und Inaktivitätsatrophie der Knochen. Fortschr. a. d. Geb. der Röntgenstrahlen. 1899/1900. Bd. 3; und Über die akute (reflektorische) Knochenatrophie nach Entzündungen und Verletzungen an den Extremitäten und ihre klinischen Erscheinungen. Ebenda 1901/1902. Bd. 5. — Volk - mann, Zentralbl. f. Chir. 1886. — Wilms, Fortschr. a. d. Geb. d. Röntgenstrahlen. 1899, Bd. 3.

Tuberkulöse Polyarthritis.

Diem, Ein Fall von multipler Gelenkentzündung nach einer probatorischen Tuberkulininjektion. Münch. med. Wochenschr. 1911, Nr. 5. — Elbe, Rhumatisme tuberculeux. Rostocker Ärzteverein 14. März 1908. Münch. med. Wochenschr. 1908. — Esau, Rheumatismus tuberculosus Poncet. Münch. med. Wochenschr. 1908. — Kothe, Studien über die Temperatur erkrankter und hyperämisierter Gelenke. Münch. med. Wochenschr. 1904. — Kußmaul, Rheumatismus articulorum acutus mit Tuberculosis miliaris. Würzburger med. Zeitschr. 1864. — Liebermeister, Verhandlungen des Deutschen Kongresses für innere Medizin. Wiesbaden 1912. — Melchior, Der tuberkulöse Gelenkrheumatismus. (Sammelreferat.) Zentralbl. f. d. Grenzgeb. d. Med. 1909, Bd. 12. — Derselbe, Über einen autoptisch verifizierten Fall von tuberkulösem Gelenkrheumatismus. Mitteil. a. d. Grenzgeb. d. Med. u. Chir. 1910. Bd. 22. — Mohr, Der Gelenkrheumatismus tuberkulösen Ursprungs. Berl. Klinik. 1904. — Poncet, Rhumatisme tuberculeux. Gaz. hebdom. 1900. — Derselbe, Rhumatisme tuberculeux ou pseudo-rhumatisme d'origine bacillaire. Communication à l'académie de méd. 23, 1901; 7. — Derselbe, Rhumatisme tuberculeux. Bullet. méd. 1902, S. 1057. — Derselbe, et Leriche, Le rhumatisme tuberculeux. Paris 1909.

Gelenkneuralgie.

Bernhardt, Die Erkrankungen der peripheren Nerven. Nothnagels Handb. d. spez. Path. u. Therap. — Fuchs, Über Pathologie und Therapie der Gelenkneuralgien. Sammelreferat im Zentralbl. f. d. Grenzgeb. d. Med. u. Chir. 1899. — Garré, Zur Ätiologie des rezidivierenden Gelenkhydrops der Gelenkneuralgie. Münch. med. Wochenschr. 1910, S. 2451. Möhring, Gelenkneurosen und Gelenkneuralgien. Zeitschr. f. orthopäd. Chir. Bd. 11.

Toxigene Osteoperiostitis ossificans. Trommelschlägelfinger.

Arnold, J., Akromegalie, Pachyakrie oder Ostitis? Zieglers Beitr. z. path. Anat. u. allg. Path. 1891. — Bamberger, Über Knochenveränderungen bei chronischen Lungen- und Herzkrankheiten. Zeitschr. f. klin. Med. Bd. 18. — Ebstein, E., Zur klinischen Geschichte und Bedeutung der Trommelschlägelfinger. Deutsch. Arch. f. klin. Med. 1907, Bd. 89. — Freytag, Über die Trommelschlägelfinger und Knochenveränderungen bei chronischen Lungen- und Herzkrankheiten. Diss. Bonn 1891. — Lefebvre, Des déformations ostéo-articulaires consécutives à des maladies de l'appareil pleuropulmonaire (ostéo-arthropathic hypertrophiante de P. Marie). Thèse Paris 1891. — Marie, P., De l'ostéoarthropathie hypertrophiante pneumique. Revue de méd. 1890, Bd. 10. — Saundby, A Case of Acromegaly. Illustr. Med. News. 1889. (Zit. nach Sternberg). — Sternberg, Vegetationsstörungen und Systemerkrankungen der Knochen. Nothnagels Handb. d. spez. Path. u. Therap. Bd. 7, II, 2. Wien 1899. — Teleky, Beiträge zur Lehre von der Osteoarthropathie hypertrophiante pneumique. Wien. klin. Wochenschr. 1897.

Pagetsche Knochenerkrankung.

Askanazy, Über Ostitis deformans ohne osteoides Gewebe. Arbeit. a. d. path. Inst. Tübingen 1904, Bd. 4. — Dor, De l'existence chez le cheval d'une maladie orsanse analogue à la maladie de Paget. Revue de chir. 1902. — Gilles de la Tourette et Merinesco, La lésion médullaire de l'ostéite de Paget. Nouv. Iconogr. de la Salpetr. 1895, Bd. 8. — Hochheimer, Über Pagetsche Osteitis deformans. Charité-Annal. 1905. Bd. 29. — Kutscha, v., Wien. klin. Wochenschr. 1906, S. 14, 61. — Lannelongue, Syphilis osseuse héréditaire tardive, type Paget. Annal. de chir. et orthopéd. 1903. — Paget, On a form of chronic inflammation of bones (Osteisis deformans). Transact. Royal Med. and Chir. Society of London. 1877. — Derselbe, Additional cases of Osteitis deformans. Ebenda 1882.

Knochenatrophie.

Goltz, Über Beobachtungen an Tieren, denen umfangreiche Abschnitte des Rückenmarks entfernt waren. Neurolog. Zentralbl. 1892. — Kapsammer, Kallusbildung nach Ischiadikusdurchschneidung. Wien. klin. Wochenschr. 1897. — Magni, Arch. ital. de biol. 1905. Zit. nach Tedesko. — Milne, Edwards, Zit. nach Tedesko. — Nonne, Über radiographisch nachweisbare akute und chronische Knochenatrophie (Sudeck) bei Nervenerkrankungen. Fortschr. a. d. Geb. d. Röntgenstrahlen. Bd. 5. — Schiff, Recherches sur l'influence des nerfs sur la nutrition des os. Compt. rend. de l'académ. des sciences. 1854. — Schmidt, M. B., Allgemeine Pathologie und pathologische Anatomie der Knochen. Lubarsch-Ostertags Ergebn. d. allgem. Path. etc. Bd. 4 u. 5. — Sternberg, Vegetationsstörungen und Systemerkrankungen der Knochen. Nothnagels spez. Path. u. Therap. Bd. 7. Wien 1899. — Tedesko, Die neuropathischen Knochenaffektionen. (Sammelreferat.) Zentralbl. f. Grenzgeb. d. Med. u. Chir. 1907, Bd. 10. — Ziesché, Zur Lehre von den Knochenatrophien und ihrer Röntgendiagnose nebst Bemerkungen über Knochenatrophie bei chronischer Arthritis. Zeitschr. f. med. Elektrologie u. Röntgenkunde. Bd. 9. Leipzig 1907.   S. auch oben unter „Neuropathische Gelenkerkrankungen".

Syphilitische Knochenerkrankungen.

Haenisch, Beitrag zur Röntgendiagnostik der Knochensyphilis. Fortschr. a. d. Geb. d. Röntgenstrahlen. Bd. 11. — Hahn und Deycke, Knochensyphilis im Röntgenbild. Arch. u. Atlas der normalen und patholog. Anatom. in typischen Röntgenbildern. Bd. 14. Hamburg. — Rosenbach, Handbuch der praktischen Medizin von Ebstein-Schwalbe. Stuttgart 1901. — Spillmann, Louis, Syphilis osseuse (Syphilis acquise). Paris 1909.

Multiple Knochenneubildungen, Achondroplasie.

Frangenheim, Die angeborenen Systemerkrankungen des Skeletts. Ergebn. d. Chir. u. Orthop. 1912, Bd. 4. — Kassowitz, Rachitis congenita. K. k. Gesellsch. d. Ärzte in Wien. 1885. — Kaufmann, Untersuchungen über die sog. fötale Rachitis; Chondrodystrophia foetalis. Berlin 1892. — Derselbe, Die Chondrodystrophia hyperplastica. Zieglers Beitr. Bd. 13. — Porter, Achondroplasie; nota on 3 cases. Brit. med. journ. 1907. — Rankin und Mackay, Achondroplasie. Lancet 1906. — Schirmer, Achondroplasie. (Sammelreferat.) Zentralbl. f. d. Grenzgeb. d. Med. u. Chir. 1907, Bd. 10. — Stilling, Osteogenesis imperfecta. Virchows Arch. 1889. Bd. 115. — Virchow, Rachitis foetalis, Phokomelie und Chondrodystrophie. Virchows Archiv 1901, Bd. 166.

Erkrankungen der Drüsen mit innerer Sekretion, Stoffwechsel- und Konstitutionskrankheiten.

J. Baer-Straßburg, W. Falta-Wien, W. A. Freund-Berlin, A. Gigon-Basel, R. von den Velden-Düsseldorf und H. Vogt-Straßburg.

————

Die Forschungsergebnisse der letzten Zeit haben dazu geführt, nicht nur eine Reihe von Krankheiten, die früher   ngels eines anatomischen Substrates als „Nervenkrankheiten" oder „Konstitutionskrankheiten" bezeichnet wurden, als Folgen von Erkrankungen einiger Drüsen mit innerer Sekretion zu erkennen, sondern auch in diesen Drüsen wichtige Regulationsorgane des Stoffwechsels zu sehen. Die Krankheiten und Anomalien, bei denen das einzig erkennbare Symptom eine Störung im Ablauf bestimmter Stoffwechselvorgänge ist, müssen also im Zusammenhang mit den Funktionen dieser Organe betrachtet werden, auch wenn die Art der Abhängigkeit noch nicht klar ist. Daraus ergibt sich von selbst, daß diese beiden Krankheitsgruppen nicht mehr von einander getrennt werden dürfen.

Wir haben aber auch die engen Beziehungen der Drüsen mit innerer Sekretion zu Wachstum und Entwicklung kennen gelernt und dürfen deshalb auch die Entwicklungskrankheiten des Kindesalters, die Rachitis und die exsudative Diathese, nicht von ihnen trennen. Dasselbe gilt von der Osteomalazie, deren Zusammenhang mit den Ovarien ja schon lange betont worden ist.

Endlich gehören in diesen Zusammenhang auch die Störungen in der Entwicklung einzelner Teile des Organismus, von denen bisher der Infantilismus die größte Wichtigkeit für die innere Medizin gewonnen hat.

Daraus ergibt sich die Notwendigkeit, die Erkrankungen der Drüsen mit innerer Sekretion und die Anomalien und Krankheiten des Stoffwechsels und der Konstitution in einer Gruppe zu vereinigen. Sie zerfällt naturgemäß in drei Abschnitte: 1. die Krankheiten, die sich auf nachweisbare Veränderungen der Struktur und Funktion von Drüsen mit innerer Sekretion zurückführen lassen; 2. die Konstitutionsanomalien, bei denen die anatomischen Korrelationen des Organismus gestört sind, also speziell Infantilismus; 3. die Anomalien und Krankheiten, bei denen die Störungen der chemischen Korrelationen das einzig nachweisbare ist und bei denen der Zusammenhang mit den Organen, die für die chemischen Korrelationen die größte Bedeutung haben, bisher nur vermutet werden kann.

A. Erkrankungen der Drüsen mit innerer Sekretion.

Von

W. Falta-Wien.

Mit 21 Abbildungen.

I. Einleitung.

Im weitesten Sinne des Wortes kommt jedem Gewebe des Körpers eine innere Sekretion zu, insofern, als von jedem Gewebe Substanzen an die Blutbahn abgegeben werden, welche durch Fernwirkung regulierend in die komplizierten, das Leben erhaltenden Vorgänge eingreifen. Wir kennen aber eine Reihe von Organen, als deren eigentliche Funktion wir die Produktion besonders wichtiger, mit mächtigen physiologischen Eigenschaften begabter Hormone ansehen müssen. Diese Organe nennt man Drüsen mit innerer Sekretion oder Blutdrüsen, weil angenommen werden muß, daß sie ihr spezifisches Sekret direkt in die Blutbahn absondern. Sie interessieren den Kliniker zunächst, da Erkrankungen derselben zu bestimmten klinischen Krankheitsbildern führen. Es geht heute das Bestreben dahin, diese Krankheitsbilder in solche, welche durch Funktionssteigerung der Blutdrüsen und in solche, welche durch Funktionsherabsetzung resp. -ausfall hervorgerufen werden, zu trennen. Unterstützend für diese Richtung wirkten die experimentelle Erzeugung solcher oder ähnlicher Krankheitsbilder durch Exstirpation von Blutdrüsen resp. durch Einverleibung großer Mengen wirksamer Extrakte derselben und besonders die therapeutischen Erfolge, die bei gewissen Blutdrüsenerkrankungen (Morbus Basedowii, Akromegalie) durch teilweise Entfernung der betreffenden Drüsen erzielt wurden. Wenn auch heute in dieser Beziehung noch vielfach Unklarheiten bestehen, so scheint es mir doch schon gerechtfertigt, diese Anschauung als Basis für die Darstellung der Blutdrüsenerkrankungen zu benützen.

Einer besonderen Berücksichtigung bedarf ferner die Beziehung der Blutdrüsen zu den beiden großen Gruppen des vegetativen Nervensystems, zu den sympathischen und autonomen Nerven. Es ist bisher nur eine Blutdrüse — das chromaffine System — bekannt, dessen Hormon — das Adrenalin — eine spezifische Affinität nur zu einer dieser beiden Gruppen, nämlich zu den rein sympathischen Nerven, besitzt. Über die Beziehung des häufig miterkrankten Rindensystems zu den vegetativen Nerven wissen wir noch nichts Bestimmtes. Die anderen Blutdrüsensekrete resp. die aus diesen Blutdrüsen dargestellten wirksamen Extrakte scheinen zu beiden Gruppen der vegetativen Nerven bestimmte Affinitäten zu zeigen. Wir finden daher bei Steigerung resp. Herabsetzung der Funktion der Blutdrüsen meist Zeichen der gesteigerten resp. herabgesetzten Erregung oder Erregbarkeit in beiden Gruppen des vegetativen Nervensystems. Da die sympathischen wie autonomen Nerven sowohl fördernde wie hemmende Fasern führen, da die Wirkung jedes Hormons eine ungemein mannigfaltige ist und diese Wirkung bei verschiedenen Individuen dissoziiert, so sind die Stimmungsbilder des vegetativen Nervensystems bei den verschiedenen Blutdrüsenerkrankungen sehr verschiedenartig und selbst bei einer bestimmten Erkrankung und eventuell bei demselben Individuum im Laufe der Erkrankung wechselnd.

Ferner muß berücksichtigt werden, daß die Blutdrüsen teils direkt, teils durch Vermittlung des vegetativen Nervensystems einen wichtigen regulierenden Einfluß auf die Stoffwechselvorgänge im Organismus ausüben, welcher alle Faktoren des Stoffwechsels (Eiweiß-, Kohlehydrat-, Fett- und Salzstoffwechsel) umfaßt. Ferner ist der Einfluß der inneren Sekrete auf die chemotaktischen Vorgänge und die Hämatopoese zu beachten. Am sinnfälligsten sind endlich die regulatorischen Einflüsse der Hormone auf Körperwachstum und Körperform. Jede Darstellung der Blutdrüsenerkrankungen, auch wenn sie von rein klinischen Gesichtspunkten ausgeht, wird auf der Anschauung aufbauen müssen, daß die Blutdrüsen zu den mächtigsten Regulatoren des Wachstums, des Stoffwechsels und der Erregbarkeit des gesamten Nervensystems gehören.

Endlich möchte ich betonen, daß für das Verständnis der Blutdrüsenerkrankungen die Erkenntnis von großer Bedeutung war, daß die Blutdrüsen untereinander ein System bilden, welches ich in Analogie zum hämatopoetischen System als hormonopoetisches System bezeichnete. Diese Erkenntnis beruht nicht nur auf den Beobachtungen über die innigen physiologischen Wechselbeziehungen der Blutdrüsen, sondern auf zahlreichen klinischen Erfahrungen und pathologisch-anatomischen Befunden, welche zeigen, daß Krankheiten sehr häufig mehrere Blutdrüsen gleichzeitig ergreifen und sowohl zu gleichzeitiger Überfunktion als auch zu gleichzeitiger Funktionsverminderung oder zu einer Kombination von Überfunktion in den einen und Funktionsverminderung in den anderen führen können. Ich möchte die ersterwähnten als physiologische, die letzteren als pathologische Korrelationen bezeichnen.

Der Abschnitt, dessen Bearbeitung ich übernommen habe, umfaßt die Krankheiten der Schilddrüse, der Epithelkörperchen, des Thymus, des Hypophysenapparates, der Epiphyse, des Nebennierenapparates und der Keimdrüsen. Schilddrüse und Epithelkörperchen werden auch in der neueren Literatur häufig als Schilddrüsenapparat zusammengefaßt; die völlige funktionelle Selbständigkeit dieser beiden Organe und die große Selbständigkeit der auf sie zu beziehenden Erkrankungen rechtfertigt aber eine völlige Trennung.

Der kleine Raum, der mir zur Bearbeitung dieses bedeutenden Stoffes zur Verfügung steht, nötigt mich zu einer Konzentrierung, welche für die Behandlung so komplizierter und großenteils noch in Fluß befindlicher Fragen wenig geeignet ist. Der Leser wird daher an manchen Stellen Ansichten ausgesprochen finden, deren Begründung einer ausführlichen Darstellung dieses Gegenstandes vorbehalten bleiben muß.

II. Die Erkrankungen der Schilddrüse.

Die normale Schilddrüse. Die Schilddrüse des Menschen hat Schmetterlingsgestalt. Zwei den Seitenflächen der Trachea und des Kehlkopfes anliegende Lappen werden durch den Isthmus verbunden, welcher sich bisweilen nach oben in den sog. Processus pyramidalis verlängert.

Der Isthmus entwickelt sich aus einer unpaaren Ausstülpung an der ventralen Wand der Kopfdarmhöhle. Bei manchen niederen Tierklassen bleibt die Verbindung mit dem Kopfdarm — der Ductus thyreoglossus — erhalten. Hier ist die Thyreoidea eine Drüse mit äußerer Sekretion. Bei den höheren Tierklassen obliteriert der Ductus thyreoglossus frühzeitig. Über die Entwickelung der Seitenlappen sind die Ansichten heute noch geteilt. Sicher ist, daß ein Teil der seitlichen Schilddrüsenanlagen sich durch Ausstülpung aus der medianen entwickelt. Es ist ferner nach den Untersuchungen von

Erdheim und Schilder sicher, daß die sog. postbranchialen Körper, die von der ventralen Wand der 4. Kiementaschen ausgehen, Schilddrüsengewebe bilden können, da in den Fällen von Thyreoaplasie, bei welcher die mediane Schilddrüsenanlage rudimentär bleibt, den indifferenten Resten dieser Körper regelmäßig einige Schilddrüsenfollikel anliegen. Es ist daher nur ungewiß, in welchem Umfang sich unter normalen Verhältnissen die seitlichen Schilddrüsenanlagen an der Bildung der Seitenlappen beteiligen. Zum besseren Verständnis füge ich folgende der Arbeit Maurers entnommene Skizze bei, auf welche auch bei Besprechung der Entwickelung der Epithelkörperchen und des Thymus verwiesen werden wird.

Die Schilddrüsenanlage wandert mit dem Herzen nach abwärts. Längs des ganzen Weges, von der Zungenwurzel bis zur Aorta herab, können sich versprengte Schilddrüsenkeime, akzessorische Schilddrüsen, finden, die zur Bildung von abnorm gelagerten Kröpfen (Zungenkröpfe, retrosternale Kröpfe usw.) Veranlassung geben können.

Die Thyreoidea ist ausgezeichnet vaskularisiert. Sie besteht histologisch aus mit kubischem oder zylindrischem Epithel ausgekleideten Follikeln, die größtenteils mit Kolloid gefüllt sind; dieses enthält das spezifische Sekret, welches nach Bedarf, wahrscheinlich durch die Lymphbahnen, in die Zirkulation gelangt. Fr. Kraus bezeichnet daher die Thyreoidea als eine Vorratsdrüse. Die Schilddrüse zeichnet sich durch einen besonders hohen Jodgehalt aus; bei der Bildung des spezifischen Sekretes wird das Jod an einen Eiweißkörper, das Thyreoglobulin, gebunden.

Die **Krankheiten der Schilddrüse** können wir einteilen in solche, welche ihre Funktion nicht wesentlich beeinträchtigen, sondern hauptsächlich lokale Symptome erzeugen, und in solche, deren Hauptsymptome auf einer Änderung der innersekretorischen Funktion beruhen. Zu den ersteren gehören gewisse Formen der **Kröpfe**, der **Tumoren** und **Entzündungen.** Die Kröpfe werden im Kapitel der kretinischen Degeneration besprochen. Unter den Tumoren finden sich am häufigsten Karzinome, Sarkome und Adenome. Alle zeigen eine große Neigung zu Metastasenbildung. Selbst wenn sie das ganze Schilddrüsengewebe ersetzen, müssen sie nicht zu Ausfallserscheinungen führen, wenn das Tumorgewebe Schilddrüsensekret produziert. Es können sogar Erscheinungen der Überfunktion auftreten.

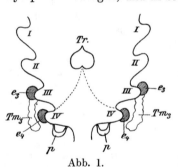

Abb. 1.

Entzündungen können sich sowohl in vorher normalen, wie in strumös entarteten Schilddrüsen etablieren (Thyreoiditis resp. Strumitis). Es gibt auch eine akute nicht eitrige Thyreoiditis (de Quervain), meist im Anschluß an oder bei Angina, Gelenkrheumatismus, Masern, Influenza usw. auf tretend. Sie kann zu Erscheinungen des Hyperthyreodismus führen, ja sogar in schweren Morbus Basedowii übergehen. Jodtherapie ist dabei meist schädlich (Dunger u. a.). Eine Thyreoiditis leichteren Grades ist sehr oft eine Teilerscheinung akuter Infektionen (Roger et Garnier). Chronisch entzündliche sklerosierende Prozesse führen sehr häufig zu Myxödem.

Die Lokalerscheinungen, welche Tumoren und entzündliche Schwellungen der Schilddrüse hervorrufen, sind infolge der Nachbarschaft der Schilddrüse zu vielen wichtigen Organen (Trachea, Ösophagus, Sympathikus, Vagus) sehr mannigfaltig.

Die zweite Gruppe von Krankheiten, bei welchen die Änderung der innersekretorischen Tätigkeit der Schilddrüse im Vordergrunde steht, läßt sich in Krankheiten mit Steigerung und solche mit Herabsetzung resp. Ausfall der Funktion einteilen. Ich beginne mit den ersteren, weil sie am besten geeignet sind, eine Vorstellung von der normalen Funktion der Schilddrüse zu geben.

a) Der Morbius Basedowii. — Die Hyperthyreose.

Synonyma: Graves' disease, Morbo di Flajano, Goître exophthalmique.

Historisches. Im Jahre 1840 hat v. Basedow zuerst drei Fälle der nach ihm benannten Krankheit ausführlich beschrieben. Von seinen Vorgängern ist besonders Graves zu erwähnen, der schon 1835 Fälle von der in Rede stehenden Erkrankung beschrieb, welche er zur Hysterie in nahe Beziehung brachte. Seit v. Basedow haben die Anschauungen über diese Krankheit große Wandlungen erfahren. Die französische Schule faßte sie als Neurose auf; erst Möbius hat 1886 eine krankhaft gesteigerte Tätigkeit der Schilddrüse als Ursache angenommen. Er und später Th. Kocher haben den Gegensatz, der zwischen dieser Krankheit und dem Myxödem besteht, hervorgehoben.

Begriffsbestimmung. Unter Morbus Basedowii versteht man heute eine Erkrankung, welche hauptsächlich durch die abnorm gesteigerte Tätigkeit der Schilddrüse hervorgerufen wird. Diese geht fast immer mit einer Vergrößerung und erhöhten Blutfülle der Schilddrüse einher und führt neben ev. durch die Vergrößerung bedingten Lokalsymptomen zu einer großen Anzahl sehr mannigfaltiger Erscheinungen, von denen die kardiovaskulären Symptome, besonders die Tachykardie, ferner die bekannten Augensymptome, der Tremor, die Steigerung der Stoffwechselvorgänge und die Veränderung des Leukozytenbildes am wichtigsten sind. Die meisten Erscheinungen sind durch einen erhöhten Erregungszustand der vegetativen Nerven zu erklären. Regelmäßig und sehr mannigfaltig ist die sekundäre Beteiligung anderer Blutdrüsen. Das Syndrom, welches entsteht, hängt daher nicht nur vom Grad der Überfunktion, sondern auch von der Konstitution des betreffenden Individuums resp. von der Reaktionsfähigkeit seines hormonopoetischen Apparates ab.

Symptomatologie. Die krankhafte Veränderung kann sich sowohl in einer vorher normalen, als auch in einer kropfig entarteten Schilddrüse entwickeln. Die Schilddrüse nimmt an Volumen zu; sie wird sehr blutreich, zeigt unter Umständen Expansivpulsation und häufig mit der Intensität der Basedowischen Erscheinungen parallel gehende Volumschwankungen. Meist hört man durch das aufgesetzte Stethoskop mit der Herzaktion synchrone Gefäßgeräusche. Bei längerem Bestand der Krankheit wird die Konsistenz der Drüse derber. Die mikroskopische Untersuchung zeigt neben reichlicher Vaskularisation reichliche Neubildung von epithelialen Zapfen und Drüsenschläuchen, welch letztere oft von massenhaft desquamierten Epithelzellen angefüllt sind, daneben findet sich Einlagerung lymphoider Zellen (Gipson, Greenfieldt, F. Müller, Lubarsch u. a.). Andere Autoren (Farner u. a.) fanden weniger typische Veränderungen, doch weist Askanazy mit Recht darauf hin, daß die abweichenden Befunde von Fällen aus Kropfgegenden stammen; es ist daher anzunehmen, daß sich in diesen Fällen die Basedowveränderungen in bereits kropfig degenerierten Schilddrüsen entwickelt haben. Kocher bezeichnet die typische Basedowstruma als eine Struma hyperplastica parenchymatosa teleangiectodes; sie enthält gewöhnlich kein Kolloid und ist meist jodarm. Entwickelt sich die basedowische Veränderung in einer vorher kropfig entarteten Schilddrüse, so entstehen natürlich die verschiedenartigsten Bilder. Immer finden sich in solchen Strumen aber Inseln von Gewebe, welches histologisch der echten Basedow-Struma sehr ähnlich ist.

Unter den kardiovaskulären Symptomen steht die Tachykardie im Vordergrund. Meist besteht daneben eine besondere Labilität des Pulses, ferner Verstärkung der Herzaktion und Herzklopfen. Die Patienten fühlen das Herz „bis in den Hals hinauf schlagen". Sehr oft besteht Verbreiterung der Herzdämpfung, welche häufiger auf Dilatation als auf Hypertrophie des Herzmuskels beruht. Häufig sind systolische akzidentelle Geräusche. Alle Erscheinungen am Herzen zeigen oft große, mit dem übrigen Krankheitsverlauf parallel gehende Schwankungen. Die Karotiden und die Schilddrüsenarterien pulsieren oft sehr stark. In besonderen Fällen kommt es zum penetrierenden Venenpuls an der Schilddrüse oder zu pulsatorischer Erschütterung des Kopfes (Mussetsches Zeichen), oder zum Netzhautpuls. Im Gegensatz zur gesteigerten Herzaktion und der stürmischen Pulsation am Hals, ist der Radialpuls oft nur klein und weich, und der Blutdruck nicht erhöht oder sogar leicht herabgesetzt. Es besteht daher ein abnormes Gefälle vom Zentrum zur Peripherie (Fr. Kraus), welches durch die abnorme Schlaffheit des Gefäßtonus in den peripheren Gefäßen erklärlich ist. Durch Thyreoideafütterung läßt sich ein ähnliches Ver-

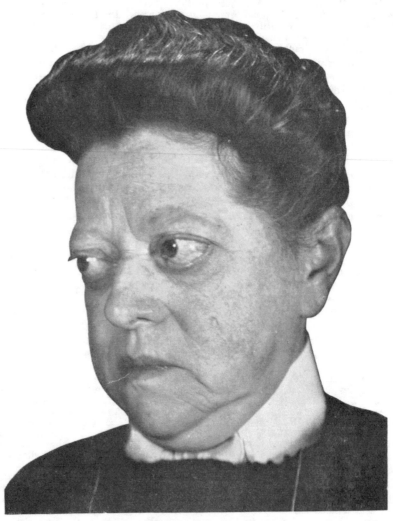

Abb. 2.
Morbus Basedowii. seit ca. 10 Jahren bestehend. Protrusio bulborum.

halten erzielen (Falta, Newburgh und Nobel), bei sehr großen Dosen kann der Blutdruck sogar stark absinken (Pilcz).

Die Tachykardie ist eine Folge der Akzeleransreizung; der geringe Tonus der peripheren Gefäße vielleicht eine Reizwirkung der Vasodilatatoren. Die Erweiterung der Schilddrüsenarterien begünstigt die Mehrausfuhr von Sekret, wodurch ein Circulus vitiosus entsteht. Vielleicht ist am Zustandekommen der kardiovaskulären Symptome (Tachykardie) auch die sekundär gesteigerte Tätigkeit des chromaffinen Systems mitbeteiligt. Tatsache ist, daß man durch gleichzeitige

Injektion von Schilddrüsensekret und Adrenalin auch beim Tier ähnliche Gefäßerscheinungen erzeugen kann, wie man sie beim Morb. Bas. beobachtet.

Die Augensymptome[1]) können in verschieden intensiver Weise ausgebildet sein. Oft ist nur ein leicht erhöhter Glanz des Auges da und erst eine genaue Untersuchung weist das Bestehen von Veränderungen nach, in anderen Fällen kommt es zu jenen schrecklichen Veränderungen, welche Möbius treffend mit dem durch höchstes Entsetzen hervorgerufenen Gesichtsausdruck vergleicht. Die Protrusio bulbi wurde von manchen Autoren durch eine vermehrte Füllung der Orbitalgefäße erklärt. Die wesentlichste Ursache ist aber ein abnormer Tonus des sympathisch innervierten Müller-Landströmschen Musculus palpebralis. Die Protrusio kann so hochgradig sein, daß es zur Luxatio bulbi kommt. Bei alten Basedowfällen wird sie definitiv und ist dann durch vermehrte Einlagerung retrobulbären Fettgewebes bedingt. Hingegen beruht das Klaffen der Lidspalten (Dalrymple - Stellwagsches Zeichen) auf einem abnormen Tonus des N. oculomotorius und ist daher nach Eppinger und Heß als ein Zeichen autonomer Reizung aufzufassen. Der Exophthalmus kann auch einseitig sein. Auf einem vermehrten Tonus des Musculus levator palpebrarum beruht das v. Graefesche Symptom, welches darin besteht, daß beim langsamen Senken des Blickes das obere Augenlid zurückbleibt und nur ruckweise folgt, wodurch die weiße Sklera am oberen Kornealrand sichtbar wird. Das v. Stellwagsche Symptom besteht in der Seltenheit und Unvollkommenheit des unwillkürlichen Lidschlags, das Möbiussche Symptom in einer Konvergenzschwäche; beim Fixieren des nahe gehaltenen Fingers weicht ein Auge ab, ohne daß Doppelbilder auftreten. Auch Augenmuskelparesen werden bisweilen beobachtet, ferner Tränenträufeln, bisweilen aber auch vermehrte Trockenheit des Auges; bei hochgradiger Protrusion kann es zu Verschwärung der Kornea mit Panophthalmie kommen. In seltenen Fällen wurde Atrophie der Sehnerven beobachtet (auch experimentell bei Hunden durch Schilddrüsenfütterung erzeugt). Endlich tritt bei Instillation von Adrenalin bisweilen Mydriasis auf (O. Loewi). Die Adrenalinmydriasis wurde von uns auch bei experimentellem Hyperthyreoidismus gefunden (Eppinger, Falta und Rudinger). Die erwähnten Augenzeichen sind nur schwer experimentell zu erzeugen, eine Tatsache, welche der Auffassung des Morbus Basedowii als Hyperthyreoidismus lange Zeit im Wege stand, es ist aber Kraus und Friedenthal und Hönicke endlich doch gelungen, durch sehr große Thyreoidinmengen Erweiterung der Lidspalten und Exophthalmus, wenn auch nicht in sehr hohem Grade, hervorzurufen[2]). Erwähnenswert ist der Fall von Nothafft, bei welchem nach unmäßigem Genuß von Schilddrüsentabletten sich eine ausgesprochene Protrusion entwickelte.

Von Veränderungen der Atmungsorgane wäre zu erwähnen: Klangloswerden der Stimme, ferner Kratzen im Hals und ein quälender Reizhusten (Pierre Marie), der oft als Frühsymptom einsetzen kann, ferner die oft anfallsweise auftretende Steigerung der Atemfrequenz, die oberflächliche Atmung und der Lufthunger. Die letzteren Symptome hängen wohl mit der gesteigerten Wärmeproduktion zusammen. Die Atemkurven zeigen periodischen Atemstillstand (erhöhter Vagustonus — Hofbauer).

Zu den nervösen Symptomen gehören eigentlich fast alle Basedowsymptome, da die meisten durch Reizzustände des vegetativen Nervensystems zustande kommen. Von nervösen Symptomen im engeren Sinn ist besonders zu

---

[1]) S. auch Bd. VI, Bach, Die Krankheiten des Auges im Zusammenhange mit der inneren Medizin.

[2]) Anmerkung bei der Korrektur: In neuester Zeit haben Lampé, Liesegang und Klose durch intravenöse Injektion von frischem Preßsaft aus Basedowstrumen bei Hunden ausgesprochenen Exophthalmus erzeugt (s. auch später).

erwähnen der Tremor der gespreizten Finger, von Pierre Marie zuerst als ein Haupt- und Initialsymptom des Morbus Basedowii beschrieben. In vollentwickelten Fällen befinden sich die Kranken in einem „état de vibration perpetuelle". Der Tremor kann auch die Zunge, Augenlider, Lippen, die unteren Extremitäten, Zwerchfell und Atemmuskeln ergreifen; die Zahl der Schwingungen beträgt ca. 8 bis 9,5 in der Sekunde ebenso wie bei Paralysis progressiva und Alkoholismus, während sie beim Tremor senilis und der Paralysis agitans geringer ist. Der Tremor läßt sich experimentell leicht durch Verfütterung von Schilddrüse erzeugen. Ein ferneres Symptom ist die Muskelschwäche; selbst Paraparese der Beine ist beobachtet worden. Nicht selten sind Schmerzen in den Extremitäten, im Rücken usw. Sie sind sicher ein Symptom des Thyreoidismus, da wir sie bei Verfütterung von Thyreoidin beobachten konnten. Sehr häufig sind Kopfschmerzen und Schlaflosigkeit, letztere oft initial.

Fast regelmäßig finden sich Veränderungen im Seelenleben. Abnorme Erregbarkeit, unmotivierte Heiterkeit, hastige Sprache, rascher Gedankenablauf, rascher Stimmungswechsel; der Charakter verändert sich, die Kranken werden mißtrauisch, jähzornig, launenhaft, auffallend euphorisch, oft tief deprimiert. Bisweilen kommt es terminal zu Delirien, Halluzinationen, Koma. Der Übergang dieser seelischen Veränderungen in echte Psychosen ist nicht selten. Hier ist der Thyreoidismus das auslösende Moment. Auch Fälle von Psychosen nach Thyreoidinfütterung sind bekannt (Boinet, Parhon et Marbe, Falta, Newburgh und Nobel).

Von Symptomen des Verdauungstraktus wären zu erwähnen: Speichelfluß, bisweilen aber auch Trockenheit im Mund. Besonders wichtige Symptome sind ferner Erbrechen und Diarrhöen (Pierre Marie), weil sie die Kranken stark herunterbringen. Das Erbrechen ist ein ziemlich häufiges Symptom, es erfolgt oft ohne jede Übelkeit, ist meist dünnflüssig und kann in manchen Fällen geradezu unstillbar sein. Das Erbrechen ist durch Medikamente meist nicht zu beeinflussen. Noch häufiger sind die profusen wässerigen Diarrhöen, die meist schmerzlos sind; 20—30 Entleerungen pro Tag können vorkommen. Erbrechen und Diarrhöen lassen sich auch im Tierexperiment durch Verfütterung oder Injektion von Schilddrüsensubstanz erzeugen. Möbius faßt sie als den Ausdruck des Bestrebens auf, das im Übermaß zirkulierende Schilddrüsensekret auszuscheiden. Bálint und Molnár haben gefunden, daß diese wässerigen Entleerungen abnorm viel Trypsin enthalten.

Von diesen profusen Diarrhöen sind die Störungen der Fettresorption, die sich bisweilen bei Basedow finden, scharf zu trennen. Adolf Schmidt und H. Salomon haben zuerst je einen Fall von Basedow mit Fettstühlen beschrieben. Ich habe dann sieben Fälle mitgeteilt, bei denen, wie im Falle Salomons, die Fettspaltung verhältnismäßig gut war, die Störung also hauptsächlich in der Resorption lag. In allen meinen Fällen bestanden gleichzeitig latente Störungen des Kohlehydratstoffwechsels, beide Störungen verschwanden mit dem Rückgang des Hyperthyreoidismus (spontan oder durch Röntgenbestrahlung). Es ist nicht unmöglich, daß beide durch eine Hemmung der innersekretorischen Tätigkeit des Pankreas zustande kommen. Fettstühle können unter Umständen bei einem Patienten auftreten, bei dem früher profuse Diarrhöen bestanden haben.

Die Untersuchung des Blutes bei Morbus Basedowii ergibt gewöhnlich normale Zahlen für die roten Blutkörperchen und das Hämoglobin. Die Gerinnungsfähigkeit des Blutes ist bei den meisten Fällen herabgesetzt (Kottmann und A. Lidsky), auch beim experimentellen Hyperthyreoidismus (Kostlivy), daraus erklärt sich, daß bei Operationen an Basedowkranken die Blutstillung oft schwierig ist. Von großer Bedeutung sind die von Th. Kocher zuerst beschriebene Veränderungen der Leukozytenformel; es besteht meist geringe Leukopenie und fast regelmäßig auch in den Frühstadien und bei den Formes frustes Mononukleose. Die Angaben Kochers sind von zahlreichen Autoren (Caro, Ciuffini, Gordon und v. Jagič, Kostlivy und vielen anderen) bestätigt worden.

Fälle mit fehlender Mononukleose gehören zu den großen Ausnahmen (Kostlivy, Roth, eigene noch nicht publizierte Beobachtungen). Die Mononukleose läßt sich auch leicht experimentell erzeugen. Sie kann nach den experimentellen Untersuchungen von Bertelli, Schweeger und mir als der Ausdruck der Erregung des autonomen Systems betrachtet worden. In gleicher Weise haben Eppinger und Heß die bisweilen bei Basedow zu beobachtende Hypereosinophilie gedeutet. Man darf überdies nicht nur die absolute oder oft nur relative Vermehrung der mononukleären Zellen berücksichtigen, sondern muß der relativen und stets absoluten Verminderung der neutrophilen Zellen in den peripheren Gefäßen wohl ebenso große Bedeutung zumessen. In den Anfangsstadien, besonders bei plötzlicher Überschüttung mit Schilddrüsensekret ist es wohl hauptsächlich eine abnorme Verteilung der Leukozyten im Gefäßbaum, welche die erwähnte Leukozytenformel erzeugt. Später kommt es zu einer dauernden Veränderung des hämatopoetischen Apparates, die besonders in einer Hyperplasie des lymphatischen Apparates besteht. Damit stehen in Einklang die bei Morbus Basedowii so oft zu beobachtende Schwellung der Lymphdrüsen (Gowers), besonders der perithyreoidalen Lymphdrüsen (Fr. Müller, Päßler, Kocher u. a.), ferner die perivaskulären Rundzelleninfiltrate der typischen Basedowstruma, die Hyperplasie des übrigen lymphatischen Apparates (F Müller u. v. a.), der Tonsillen, Zungengrundpapillen, Darmfollikel und die Milz- und Thymushyperplasie (Bonnet, Thorbecke, v. Hausemann u. v. a). Der Thymushyperplasie wurde in neuester Zeit große praktische Bedeutung zuerkannt. Nach der Statistik Capelles zeigen 44% der an interkurrenten Krankheiten gestorbenen Fälle von Morbus Basedowii Thymushyperplasie, von denen, die an Morbus Basedowii selbst starben, 82% und von denen, welche an der Schilddrüsenoperation zugrunde gingen, nahezu 100%.

Ob die Thymushyperplasie an diesen Todesfällen schuld ist, ist fraglich. Vielleicht ist es mehr der Status lymphaticus, vielleicht ein Versagen des chromaffinen Systems.

Von den Stoffwechselstörungen ist die Abmagerung die praktisch wichtigste; sie ist sehr häufig. A. Kocher fand sie z. B. in 88% seiner Fälle; sie kann gleichmäßig fortschreiten, sie kann sich in akuten Exazerbationen steigern, sie kann bei akuten Fällen zu einem Verlust von 15—20 kg in wenigen Monaten führen; bisweilen entwickelt sich ein schwerer Grad von Kachexie, bei anderen Kranken tritt allmählich ein Umschwung ein, durch den das Verlorene rasch ersetzt wird, in manchen Fällen entwickelt sich dann sogar Fettsucht. Der Appetit ist wenigstens im Anfang in der großen Mehrzahl der Fälle gesteigert, oft besteht Polyphagie, später leidet der Appetit oft; kommen noch Erbrechen oder Diarrhöen hinzu, so sinkt das Körpergewicht rapid.

Die Ursache der Abmagerung trotz gesteigerten Appetits beruht auf einer Steigerung der Zersetzungen durch das im Überschuß produzierte Schilddrüsensekret (Magnus-Levy, Thiele und Nehring, Stüve, H. Salomon, Steyrer u. a.).

Der Grundumsatz, d. h. die CO_2-Produktion und der O_2-Verbrauch im nüchternen Zustand bei Ausschaltung aller Muskeltätigkeit, kann in schweren akuten Fällen bis um 70% gesteigert sein. Auch experimentell läßt sich eine Steigerung des Umsatzes durch Schilddrüsenfütterung erzielen, doch ist sie nie sehr hochgradig und bleibt bei manchen Individuen ganz aus. Auch der Eiweißumsatz ist bei Morbus Basedowii gesteigert, d. h. solche Individuen brauchen mehr Eiweiß oder mehr stickstofffreie Energie, besonders eiweißsparende Kohlehydrate, um sich im N-Gleichgewichte zu erhalten. Man muß bei Aufstellung der N-Bilanz auch den N-Verlust durch die profusen Schweiße mitberücksichtigen.

Sehr schön zeigte sich die Steigerung des Eiweißumsatzes in den Versuchen Rudingers. Bei einer nahezu N-freien aber kohlehydrat- und fettreichen Kost (nach Landergreen) sinkt bei normalen Menschen der Harnstickstoff ziemlich rasch auf 4—5 g p. d. ab; bei Basedowkranken fand Rudinger am 4. Tag noch immer 7—8 g N. Auch im Tierexperiment beim künstlichen Hyperthyreoidismus ist der Eiweißumsatz gesteigert; am schönsten zeigt sich dies bei Untersuchung des Hungereiweißstoffwechsels (Eppinger, Falta und Rudinger). In leichten Graden des Hyperthyreoidismus haben wir wohl nur eine Steigerung der physiologischen Verhältnisse vor uns, in den höheren Graden eine Vergiftung.

Die Störungen des Kohlehydratstoffwechsels sind sehr mannigfaltiger Art. Es gibt eine Störung, die rein thyreogener Natur ist; sie kann manifest sein, d. h. es kann sich bei gemischter Kost Glykosurie zeigen, sie kann okkult sein, d. h. es kann Glykosurie nur bei Zufuhr größerer Mengen reinen Traubenzuckers auftreten. Die alimentäre Glykosurie bei Morbus Basedowii wurde zuerst von Kraus und Ludwig und Chvostek beschrieben. Fälle von spontaner Glykosurie sind nicht häufig (Lewin, v. Nothhafft, A. Kocher, Falta). Diese Art der Kohlehydrat-Störung möchte ich dadurch charakterisieren, daß sie mit der Entwickelung des Morbus Basedowii auftritt und mit der Besserung wieder verschwindet, und daß sich nachher auch bei Belastungsproben völlig normale Verhältnisse zeigen, wie dies in meinen Fällen zutraf. Sie hat ihr experimentelles Analogon in der Glykosurie nach Schilddrüsenfütterung. Beide treten durchaus nicht bei allen Individuen auf, wahrscheinlich hängt ihr Auftreten davon ab, bis zu welchem Grad die Funktion des Pankreas über die normale Breite hinaus belastet werden kann.

Daneben gibt es eine Kombination von Hyperthyreose mit echtem Diabetes (v. Noorden, Ewald, Grawitz, Hannemann u. v. a.). Dieser zeigt nur eine geringe Abhängigkeit vom Verlauf des Hyperthyreoidismus; in meinen Fällen ging der Diabetes mit profusen Diarrhöen einher, während die Fälle mit echt thyreogener Glykosurie bei der Belastungsprobe Störungen der Fettresorption zeigten.

Das Schilddrüsensekret hat auch einen mächtigen Einfluß auf den Salzstoffwechsel. Es steigert, wie W. Scholtz zuerst nachwies, die Phosphorausscheidung, besonders durch den Darm. Untersuchungen von Bolaffio, Tedesco und mir zeigten, daß die abnorme Verteilung des Phosphors auf Nieren und Darm durch eine Steigerung der Kalziumausscheidung durch den Darm hervorgerufen wird.

Zu erwähnen wäre noch, daß Forschbach bei Morbus Basedowii auffallend geringe Mengen von Kreatinin im Harn findet. Auch der exogene Faktor (Zusatz von Fleischextrakt) soll sehr klein sein. In manchen Fällen von Morbus Basedowii findet sich ausgesprochene Polyurie, die durch die infolge des gesteigerten Stoffwechsels vergrößerte Molenmenge des Harns allein nicht ihre Erklärung findet; es liegt hier wohl eine Erregung sympathischer Nerven in der Niere vor.

Nicht selten finden sich bei Morbus Basedowii ephemere Temperatursteigerungen. Wenn sie auch nicht so häufig sind, als Bertoye angab, so ist sicher, daß in vielen Fällen von Morbus Basedowii das Wärmegleichgewicht sehr labil ist, und bei geringen Anlässen die Regulation im Sinne einer Hyperthermie durchbrochen wird. Besonders häufig ist dies der Fall bei Strumaoperationen, wenn infolge der Manipulation an der Drüse viel Schilddrüsensekret resorbiert und die Halssympathici wohl auch mechanisch irritiert werden.

Die Haut ist bei Morbus Basedowii gewöhnlich zart, geschmeidig, feucht, leicht gerötet, das Spiel der Vasomotoren lebhaft. Ferner sind zu erwähnen die ödemartigen Schwellungen, die Pigmentierungen, Blutungen, die Schweiße und die Herabsetzung des elektrischen Leitungswiderstandes; letztere wurde von F. Chvostek und R. Vigouroux zuerst beschrieben und von O. Kahler genau studiert. Sie findet sich nur bei jenen Fällen, deren Haut infolge der Schweiße abnorm durchfeuchtet ist. Die Schweiße gehören zu den häufigsten Symptomen des Morbus Basedowii. Sie unterliegen, wie alle Basedowsymptome starken Schwankungen.

Pigmentierungen finden sich ca. in der Hälfte aller Fälle, an den Augenlidern, Lippen, Schnürfurchen, Brustwarzen, Genitalien und am Hals, in seltenen Fällen findet sich auch diffuse Braunfärbung, ja typische Bronzefärbung. Auch die Schleimhäute können beteiligt sein. Sehr interessant sind die nicht selten auftretenden ödemartigen Schwellungen, besonders an den Augenlidern, aber auch an den Extremitäten; sie sind derb, lassen keine Fingereindrücke bestehen, bisweilen finden sich auch über den Klavikeln Wülste, die denen beim Myxödem sehr ähnlich sind. In einzelnen Fällen finden sich auch Blutungen in Haut und Schleimhäuten. Ein häufiges Symptom des Morbus Basedowii ist der Haarausfall, der manchmal nahezu zur Kahlheit führen kann. Auch die Nägel werden bisweilen rissig.

Veränderungen des Knochensystems treten nur auf, wenn der Morbus Basedowii sich bei jugendlichen Individuen entwickelt. Holmgren hat darauf hingewiesen, daß jugendliche Basedowiker ein beschleunigtes Längenwachstum und einen etwas verfrühten Epiphysenschluß zeigen. Sehr instruktiv ist ein Fall von Schkarine bei einem $4\frac{1}{2}$ jährigen Mädchen, welches abnorm rasches Wachstum zeigte.

Die Veränderungen an den Genitalien sind beim Manne meist nicht besonders ausgesprochen, in schweren Fällen kommt es häufig zu Abnahme der Libido und zu Impotenz, bei den Frauen zeigen sich sehr häufig Veränderungen der Menstruation, allerdings sehr verschiedener Art. Bei den meisten kommt es zu Abnahme der menstruellen Blutung, bei anderen zu profuser Blutung. Nicht selten ist das Zessieren der Menses ein Frühsymptom. Bei längerer Dauer kommt es zu einer Atrophie des ganzen Genitalapparates (Cheadle, Askanazy u. a.). Die Beziehung zwischen Genitalsphäre und Schilddrüse zeigt sich bekanntlich auch in der Volumzunahme der Thyreoidea zur Zeit der Pubertätsentwickelung und während der Gravidität. Für den Morbus Basedowii ist dies insofern von Bedeutung, als der Morbus Basedowii bekanntlich das weibliche Geschlecht im hohen Grade bevorzugt.

Pathogenese. Bevor ich auf die einzelnen Formen des Morbus Basedowii eingehe, möchte ich einige Bemerkungen über die Theorie vorausschicken. Die Beobachtung von Filehne und von Dourdoufi und Bienfait, daß bei Tieren nach Durchschneidung der Corpora restiformia Tachykardie, Exophthalmus und Hyperämie der Schilddrüse auftritt, hat lange Zeit hindurch der bulbären Theorie, welche alle Basedowsymptome von Veränderungen im Hirnstamm ableiten wollte, viele Anhänger verschafft. Tatsächlich deuten ja viele Symptome auf einen bulbären Ursprung hin. Es wurden zwar in einzelnen Fällen Veränderungen in der Medulla oblongata gefunden (Mendel u. a.), in der Mehrzahl der Fälle war jedoch der Befund negativ. Die französische Schule, besonders Charcot und Trousseau, in Deutschland Gerhardt, Buschan haben daher den Morbus Basedowii als eine Neurose aufgefaßt, indem sie annahmen, daß das ganze vegetative Nervensystem erkrankt sei. Möbius hat dann, wie schon eingangs erwähnt, die Schilddrüse in den Mittelpunkt der Pathogenese des Morbus Basedowii gestellt, eine Vergiftung des Körpers durch zu reichliche Produktion eines schadhaften Sekretes angenommen und den Gedanken ausgesprochen, daß alle Formen der Basedowschen Krankheit (basedowifizierte Kröpfe, Formes frustes und voll entwickelter Morbus Basedowii) auf einer einheitlichen Grundlage beruhen. Die Möbiussche Lehre hat rasch Boden gewonnen, dadurch daß die prädominierende Stellung der Schilddrüse in der Pathogenese des Morbus Basedowii allgemeine Anerkennung fand, hingegen gingen die Anschauungen über die Art der Funktionsstörung weit auseinander. Die zuerst von Blum vertretene Anschauung, daß die Entgiftung von im Körper entstehenden Giften, die in der Schilddrüse vor sich gehen soll, beim Morbus Basedowii unvollständig sei, kann heute als unhaltbar angesehen werden. Sie wurde von der Sekretionstheorie verdrängt, der zufolge von der Schilddrüse ein spezifisch wirksames Sekret an die Blutbahn abgegeben wird, welches zur Erhaltung gewisser Körperfunktionen oder nach der Annahme anderer zur Paralysierung gewisser im Körper zirkulierender Gifte notwendig sei.

Oswald, Minnich u. a. nehmen nur an, daß beim Morbus Basedowii ein weniger wirksames Sekret von der Schilddrüse geliefert werde (Hypo- oder Dysthyreoidosis); Möbius denkt, wie schon erwähnt, an eine gesteigerte Sekretion eines aber qualitativ veränderten Sekretes, die meisten Autoren, besonders Fr. Kraus treten für eine bloße Steigerung der Schilddrüsenfunktion ohne qualitative Veränderung (Hyperthyreoidismus) ein. Für diese Annahme, die ich ebenfalls vertreten möchte, spricht

1. die Gegensätzlichkeit im Symptomenbilde des Morbus Basedowii und des Myxödems;

2. die Tatsache, daß die Basedowschilddrüse bei der Exothyreopexie (Ableitung des Schilddrüsensekretes nach außen) mehr Sekret liefert als gewöhnliche Strumen;

3. die Erfolge der chirurgischen Behandlung (Verkleinerung des sezernierenden Parenchyms);

4. die Verschlechterung des Morbus Basedowii durch Zufuhr von Schilddrüsensubstanz und endlich

5. der künstliche Thyreoidismus.

Gegen diese Punkte sind manche Einwände erhoben worden, von denen ich in Kürze nur die wichtigsten erwähnen will. Besonders ist hervorgehoben worden, daß durch Schilddrüsenzufuhr sich zwar alle Symptome des Morbus Basedowii erzeugen lassen, daß aber viele an Intensität hinter den Symptomen beim echten Morbus Basedowii zurückstehen. Dies gilt besonders von den Augensymptomen. Es darf aber nicht vergessen werden, daß wir über die Menge des beim Morbus Basedowii in die Zirkulation abgegebenen Schilddrüsensekretes nichts wissen und daß beim künstlichen Thyreoidismus der natürliche Vorgang nur in unvollkommener Weise nachgeahmt wird. Ferner hat man darauf hingewiesen, daß die große Mannigfaltigkeit der basedowischen Syndrome nicht gut durch die Funktionssteigerung der Schilddrüse allein erklärt werden kann, sondern daß in manchen Fällen auch eine qualitative Veränderung des Sekretes angenommen werden müsse. Dieser Einwand ist nicht zutreffend. Es lassen sich alle basedowischen Syndrome durch Verfütterung normaler Schilddrüse wenigstens in miniature erzeugen; es hängt nur von der Konstitution des betreffenden Individuums ab, welches Syndrom sich entwickelt (Falta, Newburgh und Nobel)[1]. Als ein besonders schwerwiegendes Gegenargument wurde aber angeführt, daß in manchen Fällen neben Basedowsymptomen gleichzeitig myxödematöse Symptome vorkommen. Es ist nun nicht uninteressant, daß sich in allen diesen Fällen auch Zeichen einer gleichzeitigen Erkrankung anderer Blutdrüsen finden.

Ich muß auf eine spätere ausführlichere Besprechung dieses Gegenstandes verweisen und möchte hier nur andeuten, daß eine gleichzeitige Er-

---

[1] In neuester Zeit haben Lampé, Liesegang und Klose sehr interessante Experimente veröffentlicht, welche den Dysthyreoidismus bei Morbus Basedowii beweisen sollen. Nach intravenöser Injektion frischer, aus Basedowstrumen gewonnener Preßsäfte, fanden sie bei gewissen Hunderassen hochgradige Temperatur- und Pulssteigerung, Exophthalmus, Glykosurie und Albuminurie. Der Tod trat unter Krämpfen auf. Preßsäfte, die aus normalen Schilddrüsen und gewöhnlichen Strumen gewonnen worden waren, hatten keine oder nur geringe Wirkung. Die Versuche sind sicher sehr bedeutungsvoll, doch scheint es mir nicht gerechtfertigt, daß die Autoren die Tatsache ganz unberücksichtigt lassen, daß, wie oben ausgeführt, auch durch Verfütterung normaler Schilddrüsensubstanz die basedowischen Symptome in mehr oder weniger ausgesprochener Weise erzeugt werden können.

krankung von Thyreoidea und Hypophyse sehr häufig ist und daß sich bei Hypophyseninsuffizienz sehr häufig ödemartige Veränderungen der Haut und trophische Störungen finden, die dem Myxödem ähnlich sind. Ich halte es für sehr wohl möglich, daß in Basedowfällen mit myxödemartigen Symptomen und in Fällen von Myxödem, welche auf Schilddrüsenbehandlung nur teilweise mit Besserung reagieren, manchmal sogar sehr rasch Zeichen von Hyperthyreoidismus zeigen, diese myxödemähnlichen Erscheinungen auf einer Insuffizienz der glandulären Hypophyse beruhen.

Noch einige Worte über die Stellung des Jods in der Physiologie und Pathologie der Schilddrüse. Die Wirksamkeit der Schilddrüsensubstanz ist an ihren Gehalt an Jod gebunden. Das aus der Schilddrüse dargestellte Jodthyreoglobulin scheint die volle Wirkung der getrockneten Schilddrüsensubstanz zu besitzen. Von dem durch Säurespaltung gewonnenen Jodothyrin wird neuerdings behauptet, daß es nicht alle Ausfallserscheinungen nach Exstirpation der Schilddrüse zu beseitigen vermag (Pick und Pineles). Künstlich jodiertes Eiweiß ist wenig wirksam. Sicher ist also soviel, daß die Schilddrüse das Jod in eine spezifische organische Bindung überführt. Durch Zufuhr anorganischen Jods läßt sich die Funktion der Schilddrüse bisweilen beeinflussen. Individuen mit normaler Schilddrüse scheiden den Jodüberschuß ziemlich prompt wieder aus, ohne daß das Jodgleichgewicht gestört wird. Strumöse Individuen verhalten sich nun nach den Untersuchungen von A. Kocher sehr verschieden; bei Strumen mit reichlich funktionierendem Parenchym wird mehr Jod ausgeschieden als eingeführt, es wird Schilddrüsengewebe eingeschmolzen und es können Symptome des Thyreoidismus auftreten. Bei Strumen mit viel relativ jodarmem Kolloid wird dieses zuerst jodiert, daher tritt Jodretention ein, bei fortgesetzter Jodbehandlung kann es dann doch zur Einschmelzung des Jods und zu Thyreoidismus kommen. Zufuhr von Phosphorsalzen soll die Anreicherung mit Jod begünstigen und die Einschmelzung des Gewebes hintanhalten. Diese Versuche lassen die alte Erfahrung verständlich erscheinen, daß bei gewissen Strumaformen Zufuhr selbst sehr geringer Mengen von Jod zu Erscheinungen von Thyreoidismus führt, ja es kann sich sogar bei disponierten Individuen ein echter Morbus Basedowii entwickeln (Breuer). Die Jodzufuhr ist in solchen Fällen nur als auslösendes Moment zu betrachten.

Ätiologie. Über die Ätiologie des Morbus Basedowii wissen wir nichts Sicheres. Die Kropfnoxe kann nur eine untergeordnete Rolle spielen, da gerade die vollentwickelten Formen des Morbus Basedowii in Kropfgegenden selten sind. Neuropathische Veranlagung ist höchstens als disponierendes Moment, psychische und körperliche Traumen sind als auslösende Momente anzusehen. Häufig entwickelt sich der Morbus Basedowii im Anschluß an akute Infektionskrankheiten (akuten Gelenkrheumatismus, Angina, Typhus, Scharlach usw.). In manchen Fällen geht eine sog. idiopathische Thyreoiditis voraus. Da ferner die echte Basedowstruma Lymphozytenanhäufungen zeigt und die perithyreoidalen Lymphdrüsen geschwollen sind, so haben manche Autoren an eine infektiöse Ätiologie des Morbus Basedowii gedacht. Diese Annahme befriedigt aber nicht, da viele Basedowfälle sich aus voller Gesundheit entwickeln und ganz fieberfrei verlaufen. Es ist die akute Infektion daher mit Möbius, de Quervain u. a. nur als Bindeglied anzusehen. Auch diejenigen, welche alle Symptome des Morbus Basedowii von der Funktionssteigerung der Schilddrüse ableiten, müssen bekennen, daß die eigentliche Ursache dieser Funktionssteigerung bisher unbekannt ist. Da die Sekretion der Schilddrüse vom Zentralnervensystem aus reguliert wird, so hat man neuerdings wiederum funktionelle Veränderungen der nervösen Zentren angenommen (Wiener), und sich so der bulbären Theorie Charcots genähert. Nach dieser Theorie sind manche der

Basedowsymptome, vor allem die durch künstlichen Thyreoidismus so schwer zu erzeugenden Augensymptome, der Schilddrüsenschwellung koordiniert.

Formen des Morbus Basedowii. Infolge der großen Mannigfaltigkeit, die der Morbus Basedowii in seinen Erscheinungen und im Verlaufe darbietet, bestand von jeher das Bestreben, einzelne Symptome als Kardinalsymptome hervorzuheben und gewissen anscheinend weiter abstehenden Syndromen eine größere nosologische Selbständigkeit zu verleihen. Ursprünglich wurden die Symptome der sog. Merseburger Trias — Exophthalmus, Struma und Tachykardie — als Kardinalsymptome angenommen. Der Exophthalmus fehlt aber in einem nicht geringen Teil der Fälle von Morbus Basedowii, ferner kam durch Pierre Marie ein neues Kardinalsymptom hinzu, der Tremor. Die Tatsache, daß der Exophthalmus oft fehlt, veranlaßte Charcot und Pierre Marie zur Aufstellung der Formes frustes. Gauthier und Buschan unterschieden den echten Morbus Basedowii und den pseudo- oder sekundären Morbus Basedowii, Möbius den primären und den sekundären Morbus Basedowii, je nachdem sich die Funktionsänderung in einer vorher normalen oder in einer kropfig entarteten Schilddrüse entwickelt. Der sekundäre Morbus Basedowii verlaufe gewöhnlich chronisch und sei oft unvollständig, der primäre oft akut und symptomenreich. Der sekundären Form entspricht die Goître basedowifié (Revilliod und Pierre Marie). Möbius mißt aber dieser Unterscheidung keine zu große Bedeutung bei, da er die Funktionsänderung der Schilddrüse in den Mittelpunkt stellt. „Das Kardinalsymptom schlechtweg sei die Tachykardie." Th. Kocher unterscheidet zwischen den vollentwickelten Formen und den sog. hyperthyreotoxischen Äquivalenten. Als eine besondere, selbständigere Form hat Fr. Kraus das sog. Kropfherz abgetrennt. Eppinger und Heß unterscheiden zwischen vagotonischen und sympathikotonischen Formen, je nachdem die Reizsymptome von seiten der autonomen oder sympathischen Nerven überwiegen. Charakteristisch für die vagotonischen Fälle sei ein relativ geringer Grad von Tachykardie, dabei aber subjektiv stark ausgesprochene Herzbeschwerden, deutlich ausgeprägter Graefe und weite Lidspalten, fehlender Möbius, geringe Protrusio bulbi, starke Tränensekretion, Schweißausbrüche, Diarrhöen, Beschwerden, die auf Hyperazidität zurückzuführen waren, eventuell Eosinophilie und Störungen der Atemrhythmik und -mechanik. fehlende alimentäre Glykosurie." Bei den sympathikotonischen Fällen finden Eppinger und Heß „starke Protrusio bulbi, keinen Graefe, eventuell Loewisches Phänomen, deutlichen Möbius, oft trockene Bulbi, sehr gesteigerte Herztätigkeit mit geringer Betonung subjektiver Störungen, fehlende Schweiße und Diarrhöen, starker Haarausfall, Neigung zu Fiebersteigerung, fehlende Eosinophilie, keinerlei Atmungsstörungen, alimentäre Glykosurie."[1]. In neuester Zeit ist besonders Stern für eine größere Selbständigkeit gewisser Basedowformen, die er als Basedowoid bezeichnet, eingetreten. Die klassische Form trennt Stern in den echten und degenerierten Morbus Basedowii, je nachdem sich die Krankheit in einem vorher normalen oder in einem neuropathischen Individuum entwickelt. Aus der großen Gruppe der Formes frustes trennt Stern das Kraussche Kropfherz ab, die übrigen Formen entstünden regelmäßig auf einer originär degenerativ-neuropathischen Anlage. Basedowoid und Basedow sollen sich wesentlich durch Beginn, Verlauf und Prognose unterscheiden; sie gehen nach Stern nie ineinander über. Chvostek schließt sich Stern im großen ganzen an, nur möchte er als Formes frustes die wirklich

---

[1] Der alimentäre Faktor der Glykosurie ist nach neueren Untersuchungen von Newburgh, Nobel und mir streng vom nervösen zu trennen. Für ihn ist die Funktionsbreite des Pankreas ausschlaggebend.

abortiv und leicht verlaufenden Fälle von echtem Morbus Basedowii bezeichnet wissen.

Die praktische Bedeutung einer klinischen Differenzierung der einzelnen Formen ist ohne weiteres verständlich, wenn durch dieselbe Aufschlüsse über Prognose und Therapie gegeben werden. Auf der anderen Seite möchte ich aber mit Nachdruck auf die Gefahr hinweisen, die darin besteht, daß durch die Betonung der unterscheidenden Merkmale die mühsam errungene Auffassung von der pathogenetischen Zusammengehörigkeit der hyperthyreoidalen Syndrome zu sehr in den Hintergrund gedrängt wird. Dasselbe gilt auch für die Frage, welche Symptome da sein müssen, wenn wir die Diagnose der Hyperthyreose, d. h. des Morbus Basedowii im weitesten Sinne stellen wollen. Es scheint mir zweckmäßig, zur Klärung dieser Fragen den umgekehrten Weg einzuschlagen und festzustellen, welches Symptom oder welche Symptome beim künstlichen Thyreoidismus konstant und am frühesten auftreten. Nach unseren darauf hingerichteten Untersuchungen scheint es zweifellos, daß die kardiovaskulären Symptome, besonders die Tachykardie, hier prädominieren. Zur Tachykardie können sich Schweiße oder Mononukleose oder psychische Erregbarkeit oder Kopfschmerzen usw. gesellen. Das am zweitnächsten auftretende Symptom ist nach unseren Beobachtungen die größere Feuchtigkeit der Haut, welche nur in seltenen Fällen fehlt. Gesellen sich dazu andere Symptome, so gelangen wir zu Syndromen, wie Tachykardie, Schweiße, Kopfschmerzen oder Tachykardie, Schweiße, Tremor oder Tachykardie, Schweiße, Mononukleose usw. Wir kommen also auf diesem Wege zu der Auffassung von Charcot und Möbius zurück, daß die Herz- resp. Gefäßstörung schlechtweg das Kardinalsymptom des Hyperthyreoidismus ist; bei etwas längerer Einwirkung des Hyperthyreoidismus sind wohl Tachykardie, Mononukleose und Tremor als Kardinalsymptome anzusehen, wozu sich dann in den meisten Fällen die Steigerung des Stoffwechsels gesellt. Von da bis zum ausgesprochenen Exophthalmus ist noch ein weiter Schritt, wahrscheinlich ist dazu eine enorme Überschwemmung des Blutes mit Schilddrüsensekret, vielleicht sind auch noch andere in ihrem Wesen unklare konstitutionelle Momente notwendig. In den vollentwickelten Fällen haben wir immer einen hochgradigen Erregungszustand nahezu des gesamten vegetativen Nervensystems vor uns. Diese Betrachtungsweise führt zu der Möbiusschen Anschauung zurück, daß allen Basedowischen Syndromen ein gemeinsamer Kern zukommt. Die klassische Form des Morbus Basedowii zeichnet sich nur durch eine stärkere Betonung der Augensymptome und meist gleichzeitig durch eine bedeutendere Steigerung der Stoffwechselvorgänge aus.

Von diesen beiden Formen — der klassischen Form und der Forme fruste — ist nur das Kraus-Minnichsche Kropfherz mit Sicherheit abzutrennen. Die neueren Untersuchungen weisen darauf hin, daß die Herzstörungen hier nicht rein hyperthyreoidalen Ursprungs sind, sondern daß die Kropfnoxe sich direkt an deren Zustandekommen beteiligt. Ich will daher diese Form bei der kretinischen Degeneration besprechen.

Verlauf. Sowohl die klassische Form des Morbus Basedowii, wie die Formes frustes zeigen die größte Mannigfaltigkeit in ihrem Verlauf. Die klassische Form kann sich aus voller Gesundheit entwickeln, oft in perakuter Weise; sie kann in kurzer Zeit wieder ausheilen, wobei die Augensymptome völlig verschwinden können, sie kann unter stürmischen Erscheinungen zum Tod führen oder in eine chronische Form mit Remissionen und erneuten Schüben übergehen. Sie kann auch nach vielen Jahren noch eine überraschende Wendung zum Besseren zeigen und ev. mit Hinterlassung des definitiv gewordenen Ex-

ophthalmus ausheilen, doch sind Rezidive dieser Form häufig; oder endlich
sie führt zu schwerer, irreparabler Kachexie. Die klassische Form kann auch
ganz allmählich beginnen, sowohl bei vorher normalen, als auch bei neuropathisch belasteten Individuen, ganz das Bild einer Forme fruste zeigen und
erst später durch irgend ein auslösendes Moment oder ohne erkennbare Ursache
sich voll entwickeln.

Unter den Formes frustes gibt es leichte, rasch beginnende, abortive Fälle,
bei der großen Mehrzahl ist aber ein ganz allmählicher Beginn die Regel; besonders bei jenen auf neuropathischer Grundlage bestehenden Formen, die
Stern als Basedowoid bezeichnet, reicht der Beginn oft bis in die Jugend zurück,
und es können Jahrzehnte vergehen, bis das Krankheitsbild einigermaßen deutlich wird. In solchen chronischen Fällen treten dann die trophischen Störungen
stark hervor. Es ist Sterns großes Verdienst, darauf hingewiesen zu haben,
daß diese Form quoad sanationem eine viel ungünstigere Prognose gibt.

Diagnose. Die Diagnose der klassischen Form ist leicht, differentialdiagnostische Schwierigkeit gibt es nur bei den Formes frustes. Alkoholismus,
Nikotinismus können Tachykardie und Tremor erzeugen; die Anamnese, ev.
der Nachweis eines zentralen Skotoms kann die Diagnose auf den richtigen
Weg leiten (Chvostek). Fr. Müller hat auf die Ähnlichkeit der chronischen
Bleiintoxikation mit den Formes frustes hingewiesen. Hier ist auf den Blei-
saum und auf die gekörnten Erythrozyten zu achten, doch habe ich auch
einenFall von Kombination beider Zustände gesehen. Am schwierigsten ist
die Differentialdiagnose gegenüber der kardiovaskulären Neurose, bei
welcher Tachykardie, Dermographismus, Neigung zu Schweißen und fein-
welliger Tremor vorkommen. Große Labilität der Herzerscheinungen spricht
für Neurose, Vergrößerung der Schilddrüse und leichte Augensymptome,
Steigerung des Umsatzes (v. Noorden) und besonders eine bestehende
Mononukleose sprechen für Hyperthyreoidismus. In manchen Fällen kann, wie
Chvostek hervorhebt, eine sichere Diagnose oft erst aus dem Dekursus gestellt werden. Bei Personen, welche mit Klagen über leichte Abmagerung,
Nervosität, Herzklopfen und psychische Erregbarkeit zum Arzt kommen,
wird oft die Feststellung, daß sie Jod gebraucht haben, die Diagnose auf
den richtigen Weg führen.

Prognose und Therapie. Seit dem Beginn der operativen Ära in der Behandlung des Morbus Basedowii steht die Frage, ob die chirurgische Behandlung der internen überlegen ist, im Vordergrund des Interesses. Bei der großen
Mannigfaltigkeit des Verlaufes des Morbus Basedowii ist es begreiflich, daß diese
Frage nur durch ein sehr großes statistisches Material gelöst werden kann. Wir
müssen daher zuerst die Frage aufwerfen, welche Prognose die rein intern behandelten Fälle von Morbus Basedowii geben. Die große Schwierigkeit liegt
darin, daß von internistischer Seite meist nur die schwereren, weil interessanteren
Fälle publiziert werden, ferner, daß dieses Material hauptsächlich aus Kliniken
und Ambulatorien, also aus den ärmeren Bevölkerungsklassen stammt, und
doch ist, wie v. Noorden betonte, der Verlauf des Morbus Basedowii in hohem
Grade davon abhängig, ob der Patient lange Zeit hindurch nur der Wiederherstellung seiner Gesundheit leben kann. Das Material der einzelnen Statistiken
ist also ein sehr ungleichartiges. In einem Punkt stimmen alle Angaben von
internistischer Seite überein, daß bei den milden Formen des Morbus Basedowii
die Heilung die Regel ist, wofern sich die Patienten genügend lange schonen
können (v. Noorden, Oppenheim, Přibram, Chvostek, Mackenzie,
Murray, Quine u. v. a.). Spezielle Angaben über die Heilbarkeit schwererer
Fälle liegen nicht vor. Die Angaben über die Heilbarkeit betreffen immer nur

die leichten und schweren Formen gleichzeitig. Ich erwähne A. Kochers Statistik (interne Fälle) mit 18 %, Syllabas mit 26 %, Sterns (von 19 Fällen 9 nahezu geheilt), Mackenzies mit 50 % (sehr guter Erfolg), Quines mit 60—79 %. Ebenso schwierig ist eine Vorstellung über die Mortalität (Tod an Morbus Basedowii selbst, nicht an interkurrenten Krankheiten) zu gewinnen. Sattler hat die Literatur unter Berücksichtigung der nicht zu einseitigen Statistiken zusammen gestellt und kommt zu ca. 11 %, Kocher gibt 22 % an, Leischner und Marburg 12—25 %, bei den akuten Fällen schätzt aber Mackenzie die Mortalität auf 30 %; bei Fällen, bei denen sich Ikterus entwickelt, ist die Progonse äußerst ernst. Zwischen diesen beiden Extremen — Heilung und Tod — liegen die chronischen und mehr oder weniger gebesserten Fälle, über deren Verhältnis zueinander die Angaben wieder weit auseinandergehen. So gibt Kocher an: 33 % ungeheilt, 27 % gebessert; Syllaba: 36 % gebessert; Stern: von 19 Fällen mit klassischem Morbus Basedowii 6 Fälle mit leichter Besserung, 3 ungeheilt; Stern betont, daß die Besserung oft nach vielen Jahren noch einsetzen könne. Von großer praktischer Wichtigkeit ist das Resultat der Sternschen Arbeit insofern, als sie zeigt, daß die Fälle mit degenerativ-neuropathischen Anlagen sich verhältnismäßig selten zu voller Höhe entwickeln, an Morbus Basedowii selbst kaum sterben, hingegen selten völlig ausheilen.

Bei der Ungleichartigkeit des Materials wird sich trotz der großen Zahlen, wie schon erwähnt, kein sicheres Resultat gewinnen lassen, bevor nicht nach dem Vorschlage v. Noordens getrennte Statistiken für die wohlsituierten und die ärmeren Bevölkerungsklassen vorliegen. Bevor ich auf die interne Behandlung eingehe, möchte ich gleich einige Angaben über den Erfolg der Operation anschließen[1]). Bezüglich der Operationsmethode sei kurz erwähnt, daß die Unterbindung der Schilddrüsenarterien, weil unsicher heute verlassen, und daß meist die Enukleationsresektion geübt wird; ev. wird Exzision und Ligatur kombiniert. Die von Jaboulay eingeführte, besonders von Jonnescu geübte und von Abadie gerühmte Resektion des Sympathikus hat keine Verbreitung gefunden. Die neueste Statistik Kochers umfaßt 376 eigene Fälle, davon sind 76 % geheilt (bei $1/4$ derselben blieb der Exophthalmus bestehen). Die Mortalität betrug 3,9 %, die übrigen sind gebessert oder ungeheilt; bei $1/3$ der Fälle wurde mehrmals operiert, bis das gewünschte Resultat erreicht war. Leischner und Marburg berichten über 45 Fälle (ohne Kompressionserscheinungen) aus der Klinik v. Eiselsbergs, davon sind 6 Todesfälle (3 davon allerdings unter den ersten 4 Operationen), 18 geheilt, 8 gebessert, Mayo hat unter 405 Fällen 4,75 % Mortalität und 70 % Heilung. Schultze (Riedel) unter 50 Fällen 72 % Heilung, 12 % Besserung, 2 % Mißerfolge, 12 % Todesfälle; Landström hatte unter 38 Fällen 52,6 % Heilung, 18,4 % Besserung, 29 % Mißerfolge, darunter 5,5 % Todesfälle. Unter 61 nachuntersuchten Fällen der Frankfurter Klinik (Rehn) waren 75,5 % geheilt und 9,8 % gebessert (Lampé, Liesegang und Klose). Auf die älteren Zusammenstellungen gehe ich nicht ein; sie sind weniger wertvoll, da die Operationsmethodik sich gebessert und sich wohl auch die Indikationsstellung etwas geändert hat.

Wenn wir bedenken, daß unter den operierten Fällen wohl gerade die milden Fälle aus besser situierten Kreisen selten sein dürften, daß also die chirurgischen Statistiken hauptsächlich schwerere Fälle enthalten, so unterliegt es keinem Zweifel, daß die chirurgische Behandlung schwerer Fälle im allgemeinen der internen überlegen ist. Dazu kommt noch, daß nach der Operation die Tachykardie meist in verhältnismäßig kurzer Zeit absinkt, das Körpergewicht auch ohne Spitalspflege rasch zunimmt und schnell Arbeitsfähigkeit erreicht wird. Der

---

[1]) s. a. Bd. VI, Chirurgische Therapie innerer Krankheiten.

Schwerpunkt der Frage ist daher heute auf eine möglichst genaue Indikationsstellung zu verlegen. Milden Fällen in gut situierten Kreisen dürfte
wohl die Operation nicht anzuraten sein, ebensowenig jenen chronischen Formes
frustes mit degenerativ-neuropathischer Veranlagung (Sterns Basedowoid).
Auch Kocher weist darauf hin, daß die Erfolge bei diesen Fällen wenig befriedigend sind. Auf jeden Fall indiziert ist die Operation bei Fällen mit
Kompressionserscheinungen. Für die Fälle mit reinem Morbus Basedowii kann
ferner die soziale Stellung entscheidend sein, da, wie erwähnt, die Operation
ohne Zweifel viel rascher und sicherer zur Arbeitsfähigkeit führt. Ein gewisses
Risiko ist mit der Operation immer verbunden, besonders dann, wenn ein
Status thymicolymphaticus vorhanden ist. Nach der bereits erwähnten Statistik
von Capelle hatten nahezu 100% der bei der Operation gestorbenen Fälle
von Morbus Basedowii einen hyperplastischen Thymus. Hotz hat daher vor-
vorgeschlagen, von der Operation abzusehen, wenn die Röntgendurchleuchtung
einen Thymusschatten ergibt. Der Nachweis eines vergrößerten Thymus mittelst
des Röntgenverfahrens ist aber sehr unsicher. Kostlivy meint, daß bei den
Fällen ohne Mononukleose die Operation besonders gefährlich sei. Diese Fragen
sind bisher noch nicht genügend durchgearbeitet.

Eine andere Frage ist, ob man frühzeitig operieren, oder ob man erst den
Erfolg der internen Therapie abwarten soll. Ein längeres Zuwarten ist jedenfalls unzweckmäßig, wenn die Herzerscheinungen stark ausgesprochen sind, da
die Operation um so weniger Erfolg verspricht, je weiter die Herzdilatation und
die degenerativen Veränderungen des Herzfleisches und anderer Organe vorgeschritten sind. Hingegen soll eine kürzere interne Vorbehandlung nach
Kocher vorteilhaft sein, wofern nicht eine Indicatio vitalis die sofortige Operation notwendig macht.

Eine lebhafte Diskussion wurde in neuester Zeit über die Zulässigkeit
resp. über den Wert der Bestrahlung der Schilddrüse mit Röntgenstrahlen als
Behandlungsmethode des Morbus Basedowii geführt. Diese Methode wurde von
Beck gefunden, in Deutschland zuerst von Görl geübt, in Wien von Holzknecht und G. Schwarz warm empfohlen. Schwarz hat über 40 Fälle berichtet, bei denen nach der Bestrahlung die nervösen Symptome stets, die
Tachykardie fast stets verschwand, in $^2/_3$ der Fälle erfolgte Gewichtszunahme, in ca. der Hälfte bildete sich der Exophthalmus zurück, nur in ca. $^1/_5$
wurde die Struma verkleinert. Auch die Fälle, welche Holzknecht später
veröffentlichte, zeigten ein gleich gutes Resultat. v. Eiselsberg wies aber
darauf hin, daß er in drei mit Röntgenstrahlen behandelten Fällen, die später
zur Operation kamen, Verwachsungen der Schilddrüse mit der Umgebung beobachtete, durch welche die Operation sich wesentlich schwerer gestaltete.
Auch Hochenegg berichtete über drei analoge Fälle. Es scheint mir vorderhand
noch nicht ganz sicher, ob solche Verwachsungen ausschließlich auf die Röntgentherapie zurückzuführen sind. Kocher betont ausdrücklich, daß die Operation
bei Basedowstrumen durch eine besondere Derbheit des peristrumösen Bindegewebes, durch Verwachsungen der äußeren Kropfkapsel mit der Struma, kurz
durch Veränderungen, welche denen bei einer chronischen Entzündung gleichen
und sich nach längerer Behandlung mit Jodsalbe oft bei Strumen finden, sehr
erschwert werde; andererseits ist ja von vornherein zu erwarten, daß auf die
Röntgenbestrahlung reaktive Erscheinungen folgen, und jedenfalls die Entwickelung solcher Verwachsungen begünstigt wird. In der Diskussion, welche der
Vorstellung Holzknechts in der Wiener Gesellschaft der Ärzte folgte, haben
v. Noorden und v. Strümpell bezüglich der Röntgentherapie einen abwarten-
den Standpunkt eingenommen, während v. Wagner und Chvostek sich ablehnend verhielten. Bei einer Anzahl von Fällen, die ich seither aus der Klinik

v. Noorden veröffentlichte, habe ich recht gute Erfolge von der Röntgenbehandlung gesehen.

Ich führe nur folgende Beispiele an: In einem Falle verschwand die spontane Glykosurie am Tage der ersten Bestrahlung, in einem anderen begann die Körpergewichtskurve, die trotz wochenlanger Spitalbehandlung dauernd absank, schon wenige Tage nach der ersten Bestrahlung anzusteigen, die Diarrhöen verschwanden und nach wenigen Wochen konnte der Patient wieder sein Studium als Techniker aufnehmen.

Was nun die interne Therapie des Morbus Basedowii anbelangt, so muß leider vorausgeschickt werden, daß alle Versuche, eine spezifische Behandlungsmethode zu finden, bisher zu keinem sicheren Resultate geführt haben. Ballet und Enriguez haben zuerst das Serum thyreoidektomierter Tiere, Burghart und Blumenthal das Serum von Myxödemkranken, Sorgo das Fleisch schilddrüsenloser Tiere zu therapeutischen Zwecken verwendet. Möbius verwandte das Serum schilddrüsenloser herbivorer Tiere [Antithyreoidin, (Mercksches Präparat), oder Thyreoidectin (Parke-Davis)]. Lanz verwandte die Milch schilddrüsenloser Tiere (Rodagen = Milchpulver schilddrüsenloser Ziegen + Milchzucker āā). Lépine stellte durch Verfütterung von Thyreoidin bei Ziegen ein „Immunserum" dar. Endlich sei noch das thyreotoxische Serum von Beebe erwähnt. v. Mikulicz hat die Fütterung von Thymussubstanz empfohlen. Alle diese therapeutischen Vorschläge wurden anfangs meist mit Enthusiasmus gerühmt, Besserungen hat man aber nur bei leichten Fällen gesehen, bei denen der Erfolg nicht mit Sicherheit auf das angewandte Mittel bezogen werden kann. In den letzten Jahren sind denn auch die Angaben über günstige Erfolge immer spärlicher geworden. Die Skepsis ist um so mehr berechtigt, als alle Autoren, welche den Einfluß von Thymus, Rodagen oder Antithyreoidinserum auf den Stoffwechsel untersuchten, nur negative Resultate zu verzeichnen hatten (Magnus-Levy, Stüve, Salomon). A. Kocher empfiehlt neutrales Natrium phosphoricum (bis 6 g p. d.), welches die Ausschwemmung jodhaltigen Sekretes aus der Schilddrüse hintanhalten soll. Auch über den Wert dieser Behandlungsmethode stimmen die Ansichten bisher nicht überein. Auch sonst versagt die medikamentöse Behandlung. Alle Autoren sind darüber einig, daß die Digitalis Herzbeschwerden eher verschlechtert. Auch die Diarrhöen und das Erbrechen werden durch Medikamente nur wenig beeinflußt. Die diätetisch-physikalische Behandlung steht also heute immer noch im Mittelpunkt der internen Therapie. Am wichtigsten ist Ruhe, in schwereren Fällen Bettruhe und Fernhaltung jeder Aufregung, vereint mit der diätetischen Behandlung; unterstützend wirken leichte hydrotherapeutische Prozeduren, wie sie Winternitz zuerst warm empfahl, ev. leichte Galvanisation und Faradisation des Sympathikus, besonders bei gefäßreichen Strumen, und Höhenluft (600—1000 m Höhe). Noch einige Worte über die diätetische Behandlung. Sie hat gegen weiteren Körpergewichtsverlust anzukämpfen, resp. eine Körpergewichtszunahme herbeizuführen. Da nun bei Morbus Basedowii ein gesteigerter Eiweißumsatz vorhanden ist, so hat man geglaubt, diesem durch reichliche Eiweißzufuhr steuern zu müssen. Auf Grund unserer Untersuchungen sind wir aber zu der Vorstellung gelangt, daß Eiweißzufuhr die Schilddrüsensekretion steigert. Damit steht im Einklang, daß man durch Fleischzufuhr im Experiment die Schilddrüse äußerst jodarm machen kann, also wohl durch den höheren Bedarf das gespeicherte Sekret in die Zirkulation bringt. Ich verweise nochmals auf die auf Grund dieser Überlegungen angestellten Versuche Rudingers, aus denen hervorgeht, daß man durch eine nahezu eiweißfreie, aber sehr kohlehydratreiche Kost den gesteigerten Eiweißumsatz auf die Norm herabdrücken kann. Wenn wir also reichlich stickstofffreie Energieträger geben, so brauchen wir einen Eiweißverlust nicht zu fürchten. Es wäre demnach von einer solchen Kost nicht nur eine günstige Beeinflussung des

Körpergewichtes, sondern auch ein gewisser mitigierender Einfluß auf die Hypersekretion der Schilddrüse zu erwarten. Dazu kommt noch, daß eine solche Kost den Magendarmkanal am wenigsten beschwert. So wichtig nun unser Bestreben ist, das Körpergewicht zu heben, so muß doch vor einer übertriebenen Mast der Basedowkranken ernstlich gewarnt werden (v. Noorden), da die Besserung der Herztätigkeit mit der Gewichtszunahme nicht gleichen Schritt zu halten pflegt und Fälle bekannt sind, bei denen die durch die Gewichtszunahme gesteigerten Anforderungen an das Herz zu einem plötzlichen Kollaps führten.

b) Die A- resp. Hypothyreose.

Die ersten Versuche über den Einfluß der Schilddrüsenexstirpation auf den tierischen Organismus stammen von Schiff. In diese Zeit fallen schon die ersten klinischen Beschreibungen des Myxödems von Gull, Ord und Charcot. Der Nachweis über den Zusammenhang dieser Krankheit mit dem Ausfall der Schilddrüsenfunktion wurde durch Th. Kocher und Reverdin gebracht. Festere Formen gewannen die klinischen Bilder des Athyreoidismus erst durch die Loslösung der auf den Ausfall der Epithelkörperchen zu beziehenden Symptome. Am schwierigsten und auch heute noch nicht völlig geklärt ist die Beziehung zur kretinischen Degeneration. Das Tierexperiment und das Studium der von Pineles zuerst in ihrer Bedeutung erkannten Thyreoaplasie zeigte zwar, daß der kongenitale Mangel der Schilddrüse ebenso wie eine schwere Erkrankung dieses Organs in frühester Jugend (infantiles Myxödem) zu Kretinismus führt, die sorgfältige Analyse der klinischen Erscheinungen ließ aber doch zwischen sporadischem und endemischem Kretinismus weitgehende Unterschiede erkennen; dazu kommt noch, daß die Schilddrüsentherapie in ersterem Falle immer wirksam ist, in letzterem aber bisweilen versagt. Wenn man daher auch viele wichtige Symptome des endemischen Kretinusmus auf die Schilddrüseninsuffizienz zurückführen muß, so spricht vieles für eine Sonderstellung dieser Krankheit.

Ich werde zuerst diejenigen Krankheitsbilder schildern, welche durch den Ausfall der Schilddrüsenfunktion im bereits vollentwickelten Organismus entstehen, weil hier die Verhältnisse viel leichter zu überblicken sind.

1. Myxoedema adultorum resp. Cachexia thyreopriva adultorum.

Begriffsbestimmung. Der durch den Ausfall resp. die Insuffizienz der Schilddrüsenfunktion im bereits erwachsenen Organismus resultierende Zustand ist charakterisiert durch die Herabsetzung aller vitalen Vorgänge und durch gewisse trophische Erscheinungen. Die Hemmung betrifft sowohl das Seelenleben, als auch die vegetativen Funktionen. Es findet sich Verlangsamung des gesamten Stoffwechsels und Herabsetzung der Erregbarkeit des gesamten vegetativen Nervensystems. Die trophischen Störungen betreffen besonders die ektodermalen Gebilde, Haut, Haare, Nägel und Zähne, doch können fast alle Organe Veränderungen regressiver Metamorphose zeigen, besonders das Gefäßsystem pflegt einer frühzeitigen Arteriosklerose anheimzufallen.

Symptomatologie. Ich beginne mit der Schilderung der Hautveränderungen, deren wichtigste der Krankheit den Namen des Myxödems verliehen haben. Die myxödematöse Schwellung kann die Haut des ganzen Körpers befallen, zeigt aber meist eine Prädilektion für gewisse Stellen, nämlich für Wangen, Lider, Nase, Supraklavikulargruben, Nacken, Hand- und

Fußrücken. Die Wangen nehmen eine gelbliche Farbe an, sind aber in der Mitte bläulichrot verfärbt. Auch Nase und Lippen sind oft von blauroter Farbe; durch die Schwellung der Augenlider kann die Lidspalte stark verkleinert werden, das fehlende Mienenspiel macht den Gesichtsausdruck starr und schläfrig. Die polsterförmige Schwellung des Hand- und Fußrückens

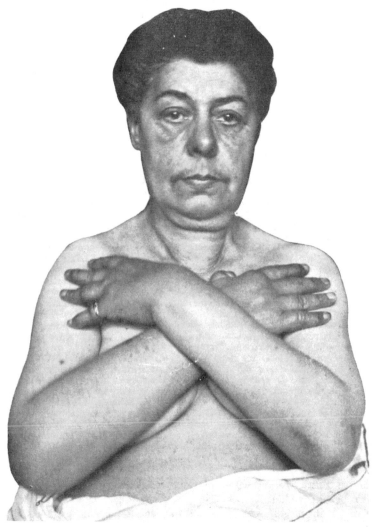

Abb. 3.
Myxödem nach Strumaoperation.

läßt die Extremitäten tatzenförmig erscheinen. Auch die Schleimhäute, besonders die des Mundes, der Zunge, der Uvula, des Kehlkopfes (Veränderung der Stimme) werden mit ergriffen. Die Zunge vergrößert sich und ragt über die Zahnreihen hervor, es entwickeln sich adenoide Vegetationen und Schwellung der Paukenhöhlenschleimhaut, wodurch eventuell das Hörvermögen herabgesetzt wird. Auch die Schleimhaut der weiblichen Geschlechtsorgane und des Anus kann anschwellen.

Die Haut ist prall (Fingerdruck erzeugt keine Delle), trocken und schuppt stark. In der Haut und anderen Organen (Parotis, Blut usw.) findet sich der durch Essigsäure fällbare Eiweißkörper vermehrt (Halliburton). Die histologische Untersuchung der Haut ergibt Kernwucherung und Neubildung von Bindegewebsfibrillen (englische Myxödemkommission), bei Färbung mit Hämatoxylineosin tritt eine blaue Substanz hervor (v. Wagner und Schlagenhaufer), bei längerem Bestand der Krankheit wird die Haut schlaff und welk. Pigmentierungen sind selten.

Die Haare des Kopfes, des Bartes, die Augenbrauen, die Achsel- und Schamhaare werden spröde und trocken. Am Schädel entwickeln sich große kahle Flecken. Die Nägel werden rissig, die Zähne werden kariös und fallen aus.

Die Zirkulation ist träge, die Temperatur ist herabgesetzt, die Kranken können sich nur schwer erwärmen. Der Puls ist klein und weich und wenig frequent. Bei körperlichen Bewegungen tritt leicht Dyspnoe auf.

Die Erregbarkeit des gesamten vegetativen Nervensystems und besonders die der herzregulierenden Nerven ist herabgesetzt.

v. Cyon fand beim schilddrüsenlosen Tier eine Herabsetzung der elektrischen Erregbarkeit der Nervi vagi. Die von ihm behauptete Übererregbarkeit der Nn. accelerantes konnte nicht bestätigt werden. Es ist vielmehr anzunehmen, daß die Erregbarkeit der sympathischen Nerven herabgesetzt ist. Dafür spricht das Ausbleiben der glykosurischen Wirkung des Adrenalins bei ektomierten Tieren und Myxödemkranken. Bezüglich der Herabsetzung der pressorischen Wirkung des Adrenalins kamen wir in unseren ersten Versuchen (Eppinger, Falta und Rudinger) zu keinem sicheren Resultat, hingegen zeigten spätere Versuche von Bertelli und mir sichere Veränderungen in der Reaktion des Gefäßsystems schilddrüsenloser Hunde gegen Adrenalin. Während nämlich normale Tiere nach Adrenalininjektion eine langdauernde hochgradige Hyperglobulie zeigen, an deren Zustandekommen neben Veränderungen der Permeabilität der Gefäßendothelien sicher auch die Auspressung von Plasma durch den langdauernden Kontraktionszustand der Gefäße mitbeteiligt ist, blieb diese Erscheinung bei den schilddrüsenlosen Hunden ganz aus oder war wesentlich schwächer. Die schilddrüsenlosen Individuen zeigen hierin Ähnlichkeit mit Kachektischen, welche bekanntlich auf den Gebrauch der Lungensaugmaske oder den raschen Übergang in große Höhen nicht mit Hyperglobulie reagieren. — Auch der Tonus und die Erregbarkeit der autonomen Nerven ist herabgesetzt. v. Cyon beobachtete, wie schon erwähnt, eine Herabsetzung der elektrischen Erregbarkeit der Vagi. Die myotische Wirkung des Pilokarpins dauert bei schilddrüsenlosen Hunden weniger lang an (Eppinger, Falta und Rudinger). Schon die Beobachtung von Asher hatte gezeigt, daß bei Hunden mit Schilddrüseninsuffizienz die mydriatische Wirkung des Atropins abnorm lange anhält. Die autonomen Nerven sind daher wohl leichter zu lähmen, als unter normalen Verhältnissen. Auch in Blutdruckversuchen an schilddrüsenlosen Hunden beobachteten Rudinger und ich, daß die Ausschaltung der Vagi durch Atropin ungewöhnlich lange anhält. Endlich konnte ich neuerdings bei einigen Fällen von Myxödem eine abnorm lange mydriatische Wirkung bei Instillation von Homatropin in das Auge feststellen. Fleischmann gibt an, daß das Blut normaler Tiere die Wirksamkeit zugesetzten Atropins rascher zerstört, als das Blut strumöser Tiere.

Die erwähnte Veränderung in der Reaktion der Gefäßendothelien auf Adrenalin beruht vielleicht auf Ernährungsstörungen, und diese könnte die Ursache der frühzeitigen Arteriosklerose schilddrüsenloser Tiere und Myxödemkranker sein (v. Eiselsberg, Pick und Pineles u. a.). Auf eine Herabsetzung des Tonus resp. der Erregbarkeit vegetativer Nerven deutet auch das Versiegen der Schweißsekretion bei Myxödemkranken hin. Schon Mann beobachtete, daß Jaborandiinfus bei Myxödemkranken keine Schweißsekretion hervorruft. In einigen Fällen von Myxödem beobachtete auch ich nach Pilokarpininjektion zwar deutliche Salivation, aber nur minimales Schwitzen.

Auf einen geringen Tonus autonomer Nerven deutet die hochgradige Atonie des Darms bei Myxödematösen, welche Ursache der bekannten Obstipation ist. In vollentwickelten Fällen kann die Defäkation, wofern nicht Abführmittel gebraucht werden, 2—3 Wochen aussetzen.

Im Zentralnervensystem äußert sich die Verlangsamung aller Funktionen vor allem durch die bekannte Veränderung des psychischen Verhaltens: Apathie, geistige und körperliche Trägkeit, Unfähigkeit zu raschen Entschlüssen, Verlangsamung und Monotonie der Sprache, in hochgradigen Fällen Abnahme des Gedächtnisses, Schlafsucht und ev. völlige geistige Stumpfheit. Dazu gesellen sich nicht selten psychotische Veränderungen, wie Halluzinationen, besonders aber melancholieähnliche Zustände. In manchen Fällen wird die bestehende Hemmung plötzlich durchbrochen, es kommt zu Exzitationen. Die Psychose kann mit Einleitung der Schilddrüsentherapie verschwinden, beim Aussetzen derselben wieder auftreten (Pilcz). Bei echten Psychosen ist der Schilddrüsenausfall wohl nur das auslösende Moment. Sonstige Veränderungen des Nervenstatus bestehen in Parästhesien, rheumatoiden Schmerzen, Herabsetzung der Reflexe und des Geruchs, Geschmacks usw. Die Prüfung ist durch die bestehende Apathie erschwert. Rudinger und ich fanden bei schilddrüsenlosen Hunden oft Herabsetzung der elektrischen Erregbarkeit. Die Ursache aller dieser Veränderungen liegt vielleicht in Ernährungsstörungen. Walter und Marinesco und Minea fanden die Degeneration und Regeneration der Nerven bei thyreopriven Tieren verlangsamt.

Die Untersuchung des Blutes ergibt Verminderung der roten Blutkörperchen und besonders des Hämoglobins, ferner Verminderung der Trockensubstanz und erhöhte Gerinnbarkeit (Bultschenko und Drinkmann, Kottmann). Die Leukozytenformel ist verändert, es besteht Mononukleose und meist Hypereosinophilie (Bence und Engel und eigene Beobachtungen). Bei Zufuhr von Schilddrüsensubstanz bessert sich die Anämie rasch und es tritt eine paradoxe Reaktion der Leukozyten auf, d. h. die Leukozytenformel nähert sich der Norm, während bei Gesunden Thyreoidin bekanntlich Mononukleose macht, bei Basedowikern dieselbe steigert (Falta, Newburgh und Nobel)[1].

Der Stoffwechsel Myxödematöser ist hochgradig herabgesetzt. Die Aufdeckung dieser Tatsache verdanken wir Magnus-Levy. Dieser fand eine Herabsetzung des Grundumsatzes bis auf 58% der Norm. Behandlung mit Thyreoidin läßt den Grundumsatz wieder zur Norm zurückkehren oder sogar die Norm übersteigen. Auch der 24 Stunden-Umsatz ist herabgesetzt, d. h. Myxödematöse setzen sich mit einer viel geringeren Kalorienmenge ins Gleichgewicht und setzen leichter Fett an wie Normale. Werden Myxödematöse reichlich ernährt, so braucht der 24 Stunden-Umsatz durchaus nicht unter der Norm zu liegen, Thyreoidinfütterung erzeugt dann aber eine enorme Steigerung der Kalorienproduktion (Steyrer). Auch der Eiweißumsatz liegt darnieder, der Eiweißbedarf ist geringer, es tritt leichter Eiweißansatz auf. Sehr klar liegen die Verhältnisse bei Untersuchung des Hungereiweißumsatzes. Bei schilddrüsenlosen Hunden fanden wir denselben deutlich erniedrigt. Bei Zufuhr von Thyreoidin tritt infolge der Einschmelzung myxödematösen Gewebes zuerst eine bedeutende Steigerung der Stickstoffausscheidung auf, später stellen sich normale Verhältnisse ein. Die Verhältnisse des Salzstoffwechsels bei Myxödematösen sind noch nicht völlig geklärt; es ist zu erwarten, daß der Salzbedarf geringer ist und daß weniger Kalk im Kot ausgeschieden wird, da Thyreoidinzufuhr mehr Kalk durch den Darm austreten läßt. Die Urinmengen sind bei Myxödematösen meist sehr klein. Oft findet sich leichte Albuminurie, die wahrscheinlich auf Ernährungsstörungen in den Nieren zurückzuführen ist.

Die Assimilationsgrenze für Traubenzucker ist beim Myxödem erhöht. Hirschl fand selbst bei Zufuhr von 500 g Dextrose keine Glykosurie. Die glykosurische Wirkung des Adrenalins ist bei schilddrüsenlosen Tieren herab-

---

[1] Anmerkung bei der Korrektur: Th. Kocher kam später zu dem gleichen Resultat (vgl. Chirurgenkongreß 1912).

gesetzt (Eppinger, Falta und Rudinger, Pick und Pineles). Myxödemkranke zeigen das gleiche Verhalten (Herz, eigene Beobachtungen). Nach Zufuhr von Thyreoidin werden die Verhältnisse wieder normal. Die Erhöhung der Assimilationsgrenze deutet auf eine Überfunktion des Pankreas hin. Wenn das Pankreas gleichzeitig erkrankt ist, kann es natürlich auch beim Myxödem zu spontaner Glykosurie resp. zu echtem Diabetes kommen. Solche Fälle sind sehr selten. Die Hypothermie beim Myxödem habe ich schon früher erwähnt.

Störungen der Genitalsphäre sind bei schweren Fällen von Myxödem fast regelmäßig vorhanden: bei Frauen Unregelmäßigkeiten der Menstruation, vorzeitiges Klimakterium, bei Männern Erlöschen der Libido. Thyreoidinmedikation kann völlige Restitutio ad integrum herbeiführen.

Die Hypophyse vergrößert sich bei jungen Tieren nach Schilddrüsenektomie, bei erwachsenen Tieren konnten wir dies nicht finden. Auch in zwei Fällen von Myxödem bei Menschen fand ich röntgenologisch normale Verhältnisse. Boyce und Beadles fanden Vergrößerung der Hypophyse. Meist finden sich wohl in solchen Fällen, wie auch in denen von Boyce und Beadles, degenerative Veränderungen in der Hypophyse. Solche Fälle können diagnostische Schwierigkeiten darbieten, da hier bei Schilddrüsenmedikation nur ein Teil der kachektischen Symptome verschwindet.

Ätiologie und Verlauf. Völlig geklärt ist heute die Ätiologie des Myxoedema operativum. Totale Exstirpation der Schiddrüse führt immer zu Myxödem, welches in ganz seltenen Fällen spontan ausheilen kann, wenn akzessorische Schilddrüsen kompensatorisch hypertrophieren (Fälle von Vollmann und Reverdin). Nach Strumaoperationen treten oft mitigierte Formen des Myxoedema operativum auf. Kocher sah unter 38 Fällen von Cachexia strumipriva 9 mal die mitigierte Form; hier hatten sich Rezidive des Kropfes entwickelt. Die Lebensdauer der ektomierten Individuen ist stark verkürzt, wenn nicht eine sorgfältige Dauerbehandlung mit Thyreoidin durchgeführt wird. Totale Ektomien werden heute höchstens noch bei maligner Entartung der Schilddrüse gemacht. Mitigierte operative Myxödemformen können auch heute noch vorkommen, wenn bei Strumaoperationen der zurückgelassene Teil stark degeneriert ist.

Der pathologisch-anatomische Befund beim sog. spontanen Myxödem ist der einer Sklerose mit Veröffnung des Parenchyms oder einer hochgradigen kropfigen Entartung. Die Ursache der entzündlichen Zirrhose ist nur in seltenen Fällen völlig klar (Syphilis, Aktinomykose usw.). Die Untersuchungen von Roger et Garnier, de Quervain, Sarbach, Bayon u. a. haben aber gezeigt, daß bei schweren Infektionskrankheiten regelmäßig entzündliche Veränderungen in der Schilddrüse zu finden sind und daß sich bei chronischen Intoxikationen häufig zirrhotische Prozesse entwickeln. Nicht selten geht auch die Basedowische Hyperplasie in Atrophie über.

Die Tatsache, daß das Myxödem bei Frauen so viel häufiger ist wie bei Männern, dürfte vielleicht darin ihren Grund haben, daß die normalen Geschlechtsvorgänge bei der Frau eine bedeutende Belastung der Schilddrüsenfunktion bedingen und daher bei Schädigungen des Parenchyms durch häufige Infekte oder Intoxikationen leichter eine Erschöpfung eintritt.

Differentialdiagnose. Die Differentialdiagnose hat vor allem die nephritischen Ödeme zu berücksichtigen. Geringer Eiweißgehalt kann sich auch beim Myxödem finden. Auf die Derbheit der Schwellungen, das Fehlen von Blutdrucksteigerung und das Vorhandensein psychischer Veränderungen ist besonders zu achten. Auch das stabile erysipeloide Ödem, das indurative syphilitische Ödem und die Pachydermie unterscheiden sich vom Myxödem durch normales psychisches Verhalten; sie reagieren auch nicht auf Thyreoidinzufuhr. Die Sklerodermie kann sich unter Thyreoidinbehandlung bessern, ebenso manche Fälle der Lipomatosis dolorosa (Dercum). In manchen solchen Fällen wurden Veränderungen der Schilddrüse gefunden, in anderen fanden sich solche der Hypophyse. Auch bei diesen Krankheiten fehlen die für das Myxödem charakteristischen psychischen Veränderungen.

Schwierig ist nur die Diagnose der **unvollkommenen Formen** des Myxödems. Hertoghe hat zuerst die Aufmerksamkeit auf diese gelenkt. Sie beginnen oft mit chronischen Muskelschmerzen, schlechtem Schlaf, großer Müdigkeit, hierzu gesellen sich Menstruationsstörungen, Kältegefühl, Verschleierung der Stimme, Obstipation, später ev. Haarausfall und leichte Grade der Apathie. Nach Gluzinski finden sich solche Formen besonders oft in den letzten Jahren vor dem Klimakterium. Kocher und Fr. Kraus stimmen betreffs der Häufigkeit solcher Formen Hertoghe bei, doch lehnen sie es ab, Myome, Retroflexio uteri, Emphysem, Leberstauung und Gallensteinbildung mit der Schilddrüseninsuffizienz in direkte Beziehung zu bringen. Besonders schwierig kann die Diagnose solcher benigner Formen werden, wenn sie sich zuerst nur in Verschleierung der Stimme oder leichter Schwerhörigkeit äußern. Hier kann die Diagnose oft nur ex juvantibus gestellt werden.

Eine besondere Form der mitigierten Schilddrüseninsuffizienz ist die thyreogene Fettsucht. Auch sie kann sich an Infektionskrankheiten anschließen. Oft entwickelt sie sich auf Grund einer ererbten Disposition. Leichtes Gedunsensein des Gesichts, Apathie, Obstipation kann den Verdacht auf Myxödem wecken. Kalorienbeschränkung kann in solchen Fällen zu Erschöpfung und Herzkollaps führen, ohne die Fettmenge zu verringern, während Schilddrüsenzufuhr unter Besserung des Allgemeinbefindens das Körpergewicht reduziert (v. Noorden).

Die Ursache der Mannigfaltigkeit der hypothyreoidalen Syndrome können wir, ebenso wie die der hyperthyreoidalen, in konstitutionellen Verschiedenheiten erblicken.

2. Der sporadische Kretinismus.

Wenn die Schilddrüsenfunktion in einem noch jugendlichen Organismus ausfällt oder ungenügend wird, so gesellen sich zu den eben geschilderten Erscheinungen noch tiefgreifende Entwickelungshemmungen hinzu. Die Erscheinungen sind die gleichen, wenn eine Bildungsanomalie der Schilddrüse vorliegt (Thyreoaplasie nach Pineles), oder wenn die Schilddrüse durch eine Operation oder sonstwie geschädigt wird (Myxoedema infantile operativum seu spontaneum). Pineles möchte nur diese Bezeichnungen gelten lassen und den Namen des sporadischen Kretinismus vermieden wissen, doch gibt es Fälle von Myxoedema infantile, in welchen die Störung schon kurz nach der Geburt einsetzt und daher eine Abgrenzung gegen die Thyreoaplasie in vivo kaum möglich ist; daher scheint mir ein alle Formen zusammenfassender Name praktisch wichtig.

In seiner ausgezeichneten Arbeit über die Thyreoaplasie stellt Pineles 12 Fälle aus der älteren Literatur zusammen, bei welchen die Schilddrüse makroskopisch fehlte und 7 Arbeiten jüngeren Datums, bei denen auch mikroskopisch eine Schilddrüsenanlage nicht nachgewiesen werden konnte. Von grundlegender Bedeutung war die Beobachtung von Maresch, daß in solchen Fällen von Thyreoplasie die Epithelkörperchen vorhanden sind. Diese Beobachtung wurde in allen späteren Fällen bestätigt. Neuere Mitteilungen stammen von Dieterle, Mac Callum und Fabyan, Ungermann und Schilder. Schilder gibt eine genaue Schilderung der zuerst von Aschoff beschriebenen, von Erdheim in ihrer entwickelungsgeschichtlichen Bedeutung studierten und von allen späteren Autoren gefundenen Bläschen, die sich in solchen Fällen an Stelle der lateralen Schilddrüsenanlage vorfinden. Sie stellen indifferente Reste der postbranchialen Körper dar, an welche unter Umständen einzelne Schilddrüsenfollikel angelagert sein können. Analoge indifferente Reste der medianen Schilddrüsenanlage mit Keimen von Schilddrüsengewebe finden sich auch an der Zungenwurzel.

Die Fälle mit Thyreoaplasie gehören natürlich zu den schwersten Formen des sporadischen Kretinismus. Ihre Lebensdauer ist meist nur eine kurze. Das infantile Myxödem setzt gewöhnlich erst später (vom 5. Lebensjahre an) ein.

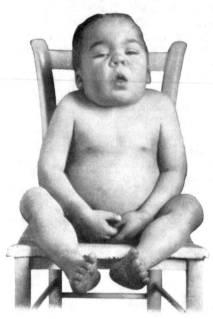

Abb. 4.
Sporadischer Kretinismus.

Hier finden sich oft unvollkommene Formen. Die Ätiologie desselben ist bisher ebensowenig geklärt wie die des spontanen Myxoedema adultorum.

Ich will nun das klinische Bild des sporadischen Kretinismus in seinen vollkommenen und unvollkommenen Formen schildern. Die am meisten in die Augen fallende Erscheinung ist die Wachstumsstörung. Bei vollentwickelten Formen bleibt die Körpergröße unter 1 m. Der Epiphysenschluß ist hochgradig verzögert; bei den stärker entwickelten Formen bleiben die Epiphysenfugen überhaupt offen. So beschreibt Bourneville einen 36 jähr. Cretin mit offenen Epiphysenfugen; im 20. Jahr war auch die große Fontanelle noch offen, im 36. Jahre fand sich an ihrer Stelle nur eine dünne durchscheinende Platte. Auch Kassowitz betont die hochgradige Verzögerung des Fontanellenschlusses. Die Ausbildung der Knochenkerne bleibt noch weiter zurück als der Epiphysenschluß. Das Skelett zeigt mehr oder weniger kindliche Proportionen, d. h. das Überwiegen der Unterlänge über die Oberlänge tritt mit zunehmendem Alter nicht so deutlich hervor, wie unter normalen Verhältnissen; nur der Umfang des Schädels nimmt verhältnismäßig stärker zu, dabei bleibt aber der Gesichtsschädel und besonders das Keilbein in der Entwickelung zurück; daraus resultiert eine Einziehung der Nasenwurzel, welche dem Gesicht den charakteristischen kretinischen Ausdruck verleiht.

Die histologische Untersuchung der Knochen ergibt nach Dieterle Verschmälerung der Knorpelwucherungszone und Einengung der Markhöhle, einen gewissen Grad von Sklerose des Knochens, den auch Kassowitz in Gegensatz zur Rhachitis stellt. Das Knochenmark zeigt reichlichen Fettgehalt und nach Aschoff abnorm reichen Gehalt an lymphoiden Elementen.

Die Dentition ist ebenso verzögert. Die Kinder können in den ersten Jahren völlig zahnlos bleiben, später finden sich oft neben in der Entwickelung zurückgebliebenen Milchzähnen rudimentäre Anlagen bleibender Zähne. Ein konstanter Befund bei höheren Graden des sporadischen Kretinismus ist die Nabelhernie, welche bis in das spätere Alter bestehen bleiben kann; die Bäuche sind aufgetrieben, es besteht hochgradige Obstipation; trophische Störungen der Nägel und Haare sind regelmäßig. Die myxödematöse Beschaffenheit der Haut ist meist deutlich ausgeprägt, doch kann in älteren Fällen die Atrophie überwiegen. Die Zunge ist vergrößert; es bestehen adenoide Wucherungen und hypertrophische Rhinitis. In zwei Fällen habe ich deutliche Vergrößerung der Leber gesehen. Die Atmung ist verlangsamt, die Entwickelung des Genitales und der sekundären Geschlechtscharaktere ist hochgradig gehemmt. Die Untersuchung des Blutes ergab bei drei Fällen, die mir Herr Hofrat v. Wagner

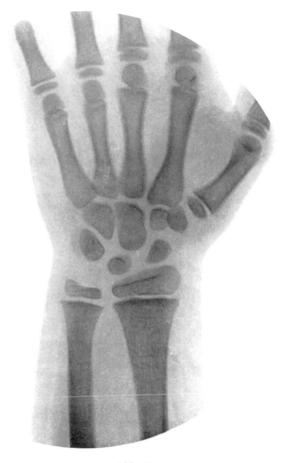

Abb. 5.

Sporadischer Kretinismus, 17jähriges Mädchen. Trotz länger dauernder Thyreodinbehandlung steht die Entwicklung des Handskelettes noch hinter der eines 10jährigen normalen Mädchens (siehe nächste Abbildung) etwas zurück.

gütigst zur Verfügung stellte, Anämie, Mononukleose und leichte Hypereosinophilie. Nach den Untersuchungen von Magnus-Levy und v. Bergmann ist der Grundumsatz resp. der 24 Stundenumsatz hochgradig herabgesetzt. In den erwähnten drei Fällen fand ich die Assimilationsgrenze für Kohlehydrate hoch. Die schweißtreibende Wirkung des Pilokarpins und die glykosurische des Adrenalins war herabgesetzt; die letztere jedoch nicht so stark wie beim Myxoedema adultorum Die Körpertemperatur war tiefer eingestellt.

In diesen Fällen ergab die röntgenologische Untersuchung des Schädels sicher keine Vergrößerung der Sella turcica. Die geschilderte hochgradige Hemmung in der Entwickelung des Knochen- und Blutapparates läßt schon erwarten,

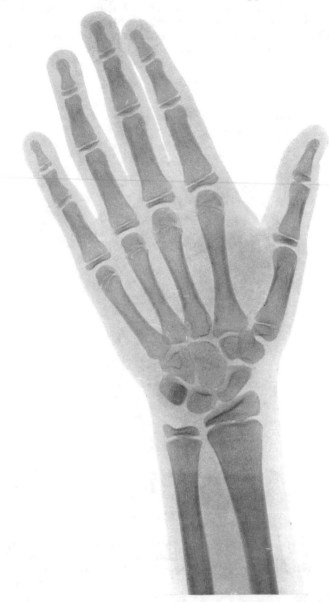

Abb. 6.
10 jähriges Mädchen, normal.

daß auch die Ausbildung des Zentralnervensystems eine sehr mangelhafte sein wird. Sie äußert sich in den hochgradigen Fällen nicht nur in dem Aus- resp. Zurückbleiben der geistigen und psychischen Entwickelung, sondern selbst in der Unfähigkeit, Bewegungen, die eine feinere Koordination verlangen, auszuführen. Die Kinder lernen, wie Kassowitz hervorhebt, erst spät den Kopf zu balancieren, zu sitzen und zu gehen. Der Gesichtssinn ist gewöhnlich gut ausgebildet. Das Gehörorgan kann auch in den Fällen von Thyreoaplasie völlig normal entwickelt sein (Siebenmann). Es besteht aber oft Schwerhörigkeit.

Einer unserer Fälle schien taubstumm zu sein; dies war auffällig, da sonst bei sporadischen Cretins völlige Taubstummheit nicht vorzukommen scheint. Nach mehrmonatlicher Behandlung mit großen Dosen von Thyreoidin (7 Tabl. p. d.) trat aber doch ein zwar geringer, aber deutlicher Grad von Hörvermögen auf.

3. Therapie der A- resp. Hypothyreose.

Leichtere Grade der Schilddrüseninsuffizienz können spontan oder unter dem Gebrauch von Schilddrüsentabletten, wahrscheinlich durch die die Schilddrüsenfunktion anregende Wirkung des in denselben enthaltenen Jods und durch die Hebung aller Stoffwechselvorgänge ausheilen. Bei den schwereren Fällen und besonders bei völligem Mangel der Schilddrüse wäre die ideale Therapie die Implantation einer neuen Schilddrüse. Die darauf hinzielenden Versuche von H. Bircher, v. Eiselsberg, Collins, Macpherson, Payr, Kocher u. v. a. schienen zu großen Hoffnungen zu berechtigen. In den meisten Fällen — die Schilddrüse wurde unter die Bauchhaut, in die Milz, oder ins Knochenmark implantiert — trat eine Besserung der myxödematösen Erscheinungen auf, bei allen kam es aber zu Rezidiven des Myxödems. Neue Hoffnungen wurden durch die bedeutungsvollen Experimente Carrels über die Gefäßnaht erweckt. Die neuesten Untersuchungen von Enderlen und Borst sind aber leider nicht geeignet, entscheidende Erfolge erwarten zu lassen. Nach diesen Untersuchungen verspricht nur die Autotransplantation d. h. die Übertragung der Schilddrüse an eine andere Körperstelle dauernden Erfolg; schon die Homoiotransplantation, die Übertragung der Schilddrüse eines Individuums auf ein anderes derselben Spezies, blieb ergebnislos; die Schilddrüse heilte zwar ein, verfiel aber allmählich der Resorption. Die souveräne Behandlungsmethode ist daher auch heute noch die Fütterung mit Schilddrüsensubstanz. Die gebräuchlichsten Präparate sind die Tabletten von Burroughs Welcome & Co. (0,1—0,3 g), Thyreoidinum siccatum Merck und Thyraden - Kocher. Das Jodothyrin Bayer ist weniger wirksam. Man beginnt zweckmäßig in jedem Falle mit kleinen Dosen (1—2 Tabletten p. d.) und steigt ev. allmählich auf 3—5 Tabletten an Bei Kindern empfiehlt Kassowitz das Thyreoidelixir (Allen Hanbury, London, ½—2 Kaffeelöffel p. d.).

Der Erfolg ist bei Myx. adult. meist ein völlig befriedigender. Die myxödematösen Schwellungen verschwinden, die Haut schuppt sich und wird feucht, die Haare wachsen wieder nach, der Grundumsatz steigt. Die Rückkehr des Blutbildes zur Norm braucht nach meinen Beobachtungen allerdings meist längere Zeit; die Apathie verschwindet, das Gedächtnis bessert sich; unter Umständen können sich auch Psychosen zurückbilden (Pilcz). Auch das Gehör bessert sich, die Sprache wird lebhaft, in manchen Fällen kommt es dabei vorübergehend zu Stottern, indem sich die Sprechlust rasch steigert, die Hemmung der peripheren Sprachwerkzeuge aber nicht so rasch verschwindet (Gutzmann). Die Dysmenorrhöe verschwindet, bei Männern kann die Potenz wiederkehren. Selbst nach jahrelangem Bestehen des Myxödems kann die Besserung noch bedeutend sein. Das Myxödem ist geradezu charakterisiert durch die hohe Toleranz für Thyreoidin. In einzelnen myxödemähnlichen Fällen kommt es allerdings bald zu Erscheinungen des Thyreoidismus. Ich habe schon früher erwähnt, daß in solchen Fällen ein Teil der kachektischen und myxödemähnlichen Symptome auf gleichzeitige Degeneration der Hypophyse zurückzuführen sein dürfte.

Beim sporadischen Kretinismus ist der Erfolg der Therapie nur in den ganz leichten Fällen ein gleich vollkommener. Da, wo bereits durch viele Jahre hindurch schwere Entwickelungshemmungen bestehen, kann höchstens eine wesentliche Besserung erreicht werden. Besonders überraschend kann die Anregung des Knochenwachstums sein. In leichteren Fällen kann in $1/2$—1 Jahr das in vielen Jahren Versäumte nachgeholt werden. Die Epiphysenfugen und die Fontanellen schließen sich dann dem Alter entsprechend. Selbst bei Individuen im 3. und 4. Dezennium kann ein erneutes Wachstum eintreten, da die Epiphysenfugen offen geblieben sind. Bei Kindern erfährt auch die Dentition eine plötzliche Beschleunigung, die Nabelhernien verschwinden, die Entwickelung der Genitalien und der sekundären Geschlechtscharaktere schreitet rasch vorwärts. Selbst bei bereits älteren Individuen kann in günstigen Fällen noch sexuelle Reife erzielt werden. Auch die geistige Entwickelung nimmt an diesem allgemeinen Aufschwung teil.

c) Die kretinische Degeneration.

Die ungeheure soziale Bedeutung der kretinischen Degeneration in den von ihr verseuchten Ländern wird durch folgende Zahlen veranschaulicht, welche ich größtenteils den Arbeiten von Ewald und E. Bircher entnehme. In der Schweiz müssen 7,2 % der Stellungspflichtigen wegen Kropf zurückgestellt und 2 % später wieder entlassen werden. In Cisleithanien kommen auf 100 000 Bewohner 71 Cretins, in manchen stark verseuchten Orten, z. B. in Murrau in der Steiermark aber mehr als 1000. In Frankreich kamen 1873 auf die Einwohnerzahl ca. 1 % Kropfige und 0,3 % Cretins und Idioten; in Piemont 1883 ca. 0,15 % Cretins, in der Lombardei 0,2 % usw. Die Ätiologie dieser Seuche ist noch nicht geklärt. Das Studium der geographischen Verbreitung ergibt nur soviel, daß Kropf, Kropfherz, endemischer Kretinismus und endemische Taubstummheit zusammengehören. Die kretinische Degeneration findet sich in Europa vor allem in den Zentralalpen; größere Kropfterritorien bestehen daneben noch in den Karpathen, den deutschen Mittelgebirgen und den Pyrenäen. Auch in den anderen Erdteilen liegen die Kropfterritorien in Gebirgsgegenden. Die Kropfterritorien wechseln; Gegenden, die früher verseucht waren, werden kropffrei und umgekehrt. Manchmal kommt es zu einem epidemieartigen Aufflackern. Personen, die aus kropffreien Gegenden in eine Kropfgegend verziehen, oder deren Nachkommen werden oft von Kropf befallen, Familien, die aus Kropfgegenden auswandern, können den Kropf rasch verlieren.

Die Kropfnoxe ist an das Trinkwasser gebunden. In den Kropfterritorien gibt es wieder besondere Kropfbrunnen; es existieren zahlreiche Beispiele in der Literatur dafür, daß verseuchte Ortschaften, welche sich Trinkwasserleitungen aus kropffreien Gegenden anlegten, kropffrei wurden.

Das Vorkommen der Kropfnoxe im Wasser ist an eine bestimmte geologische Beschaffenheit des Bodens gebunden. Diese Annahme ist besonders durch Bircher sen. auf Grund eingehender Studien und ausgezeichneter Beobachtungen verfochten worden. Nach Bircher findet sich die kretinische Degeneration nur auf den marinen Ablagerungen des paläozoischen Zeitalters, ferner der Dyas und der Tertiärzeit, während die Eruptivgesteine, die Sedimente des Jura und die Süßwasserablagerungen von Kropf verschont sind. Diese Anschauung wurde nicht allgemein geteilt, sie ist aber durch die Arbeiten von Johannesen und neuerdings durch Bircher jun. in wirksamer Weise gestützt worden. Die praktische Bedeutung der Forschungen Birchers sen. erhellt am besten daraus, daß die Gemeinde Rupperswil kropffrei wurde, seitdem sie auf den Rat Birchers ihr Trinkwasser aus im Jura gelegenen Quellen herleitet.

Durch Tränkung mit Kropfwasser können vorher gesunde Tiere kropfig gemacht werden. Die Kropfnoxe geht durch Berkefeltfilter, Erhitzen über 70⁰ C zerstört sie (Bircher E.). Die Kropfnoxe ist also wahrscheinlich, wie Wilms zuerst angenommen hat, nicht ein Miasma, sondern ein aus organischen Substanzen herrührendes Toxin oder Toxalbumin. Die erzeugten Strumen zeigten histologisch degenerative, bei Verwendung schwächerer Kropfwässer auch hyperplastische Veränderungen. Die Tiere bekamen Herzhypertrophie, manche blieben auch im Wachstum zurück.

1. Der Kropf.

Man versteht darunter eine meist mit Vergrößerung einhergehende nicht entzündliche krankhafte Veränderung der Schilddrüse, welche meist hyperplastische, immer aber auch degenerative Erscheinungen zeigt. An der Hyperplasie können sich sowohl Parenchym wie Gefäße beteiligen. Die degenerative Natur der Veränderung kommt schon darin zum Ausdruck, daß die Hyperplasie des Parenchyms meist ohne Funktionssteigerung einhergeht. Es muß daher das Parenchym entweder weniger funktionsfähig sein, oder es muß die Abfuhr des Sekretes durch sklerotische Prozesse gehindert sein. Meist findet sich daneben noch genügend funktionsfähiges Parenchym. Je nach der stärkeren oder geringeren Beteiligung der hyperplastischen oder degenerativen Prozesse unterscheidet man parenchymatöse, vaskuläre und fibröse, ferner diffuse und zirkumskripte Kröpfe; bei größerer Stauung des Sekretes kommt es zu Kolloid- oder Zystenkröpfen. In Kropfgegenden kommen auch hyperplastische kongenitale Strumen vor. Bezüglich der weiteren Unterscheidungen, der Differentialdiagnose und der chirurgischen Therapie verweise ich auf die bekannte Monographie v. Eiselbergs. Unter den nicht chirurgischen Behandlungsmethoden erwähne ich nur die Jodtherapie. Sie ist um so wirksamer, je mehr hyperplastische und je weniger degenerative Veränderungen vorhanden sind. Die von v. Bruns empfohlene Schilddrüsentherapie wird heute weniger geübt.

2. Das Kropfherz.

Die Koinzidenz von Kropf und Herzstörungen ist eine sehr häufige. Nach der Statistik von Schranz, welche sich auf die Untersuchung von 264 kropfigen Schulkindern, 117 kropfigen Erwachsenen und auf 720 Sektionsprotokolle des Innsbrucker pathologisch-anatomischen Institutes stützt, sind nach Abzug der Herzklappenfehler von den Kindern 23 %, von den Erwachsenen 49 % herzleidend. Von den obduzierten Fällen zeigten 188 degenerative Erscheinungen des Herzmuskels, teilweise mit Hypertrophie. Wenn auch diese Zahlen nur teilweise der Kritik standhalten können (Wölfler, Fr. Kraus, Minnich), so sind sie, selbst stark reduziert, immer noch geeignet, die häufige Koinzidenz von Kropf- und Herzstörungen zu demonstrieren. Rose hat vor Schranz darauf hingewiesen, daß die durch große Kröpfe hervorgerufene Stauung im kleinen Kreislauf zu Erweiterung und Insuffizienz des rechten Herzens führen kann (sog. Rosesches Kropfherz). Tritt dabei die Behinderung der Respiration durch den Kropf mehr in den Vordergrund, so bezeichnet man die Herzstörung nach dem Vorgange von Kocher als pneumisches Kropfherz. Umgekehrt kann primäre Stauung im kleinen Kreislauf zu Vergrößerung der Schilddrüse mit mehr oder weniger hyperthyreoidalen Erscheinungen führen (Revilliods Goître cardiaque).

Fr. Kraus hat zuerst betont, daß es zahlreiche Fälle von Herzstörungen bei Kropf gibt, bei welchen jede Stauung fehlt und daher das mechanische

Moment als Ursache derselben nicht in Betracht kommt. Bei den leichteren Formen derselben finden sich Tachykârdie, oft Dikrotie des Pulses, leichte Verstärkung des Spitzenstoßes, Klopfen der Karotiden, bisweilen Arrythmie, bisweilen Glanzauge oder sogar leichte Grade von Exophthalmus, Neigung zu Schweißen und ev. leichte Erhöhung des Grundumsatzes, kurz Erscheinungen eines leichten Hyperthyreoidismus. Bei den schwereren Formen sind außerdem Hypertrophie und Dilatation des Herzens und degenerative Erscheinungen des Herzmuskels vorhanden. Auch v. Mikulicz und Reinbach fanden in einem großen Prozentsatz der von ihnen beobachteten Kropfigen ähnliche Symptome.

Der Umstand, daß bei Kropfigen mit Herzstörungen so häufig Hypertrophie und frühzeitige Degeneration des Herzfleisches sich findet, weist darauf hin, daß wir es hier nicht mit gewöhnlichen Formen des Hyperthyreoidismus zu tun haben. Fr. Kraus ist zuerst für eine größere nosologische Selbständigkeit dieser Form eingetreten, die neueren Forschungsergebnisse von Minnich und E. Bircher scheinen diese Auffassung vollauf zu bestätigen. Soweit Minnich in seiner bedeutenden Monographie die erwähnten Basedowischen Erscheinungen als Ausdruck einer verminderten Schilddrüsenfunktion deutet, vermag ich ihm allerdings nicht zu folgen. Ganz neue Gesichtspunkte eröffnet Minnich aber in der Schilderung von Herzstörungen bei relativ jungen strumösen Individuen beiderlei Geschlechts, welche meist mit dem Einsetzen neuer Schübe im Kropfwachstum auftreten, objektiv zu Vergrößerung des Herzens, ev. mit allmählicher Ausbildung eines Herzbuckels, häufig zu akzidentellen Geräuschen, subjektiv zu Schmerzen in der Herzgegend, Stechen, Druck, schmerzhaften pektoralen Druckpunkten und Herzklopfen führen. Solche Fälle können lange stationär bleiben, ev. ausheilen, oft gehen sie in dauernde Tachykardie über. Letzteres war unter 20 Fällen 11 mal der Fall. Es liegt hier also eine Form des Kropfherzens vor, bei welcher wenigstens im Beginne hyperthyreoidale Symptome kaum vorhanden sind.

Durch die Experimente E. Birchers wird die grundlegende Bedeutung dieser Beobachtungen gestützt. Bircher sah bei seinen durch Tränkung mit Kropfwasser künstlich strumös gemachten Tieren fast regelmäßig Vergrößerung des Herzens. Das Gewicht derselben war durchschnittlich um $1/3$ größer, als das der Kontrolltiere. Mikroskopisch fanden sich meist degenerative Veränderungen des Herzmuskels. Bircher bezieht die Herzschädigung direkt auf die Kropfnoxe und erblickt darin in Übereinstimmung mit Minnich eine Krankheitsform sui generis.

Nach einer persönlichen Mitteilung Prof. Scholz' haben auch die endemischen Cretins meist schlechte Herzen, aber keine Hypertrophie; das kann mit der allmählichen und lange dauernden Einwirkung der Kropfnoxe, vielleicht auch mit den geringen Lebensäußerungen solcher Individuen zusammenhängen.

3. Der endemische Kretinismus.

Der Habitus der endemischen Cretins zeigt eine viel größere Mannigfaltigkeit als der des sporadischen Cretins. Dieterle stellt die Photographien von 7 jugendlichen Cretins aus Bern denen sporadischer Cretins gegenüber und zeigt, daß letztere große Ähnlichkeit unter einander besitzen, obwohl sie aus ganz verschiedenen Ländern stammen, während bei ersteren selbst Geschwister einander viel weniger ähneln. Auch der Schädel zeigt beim endemischen Cretin größere Verschiedenheiten; bei manchen ist er klein, abgeplattet, die Stirne niedrig, fliehend; bei anderen ist er abnorm groß. Die Nasenwurzel ist regelmäßig eingezogen, die Augen stehen meist weit voneinander, der Hals ist kurz und dick, die Lippen sind gewulstet, der Gesichtsausdruck moros. Das Skelett zeigt häufig Abnormitäten, Ankylosen, Skoliosen usw.

Scholz beschreibt Abplattung des Femurkopfes. Das Becken ist oft allseitig verengt, die Knochen sind oft mit Wülsten versehen. Auch der Grad des Zwergwuchses ist sehr verschieden. v. Wagner beobachtete Individuen unter 90 cm, doch gibt es Vollcretins über 150 cm Länge.

Die Lebensdauer ist meist verkürzt, doch erreichen manche Cretins ein sehr hohes Alter.

Die Gestalt ist plump, der Gang unelastisch, die Muskeln sind schlecht entwickelt; vollentwickelte Formen können überhaupt nicht gehen, sondern nur kriechen. Dies beruht jedoch nicht so sehr auf der Muskelschwäche als auf dem Mangel jeder feineren Koordination. Die Haut des Gesichts ist oft sehr schlaff, zahlreiche quere Runzeln durchziehen die Stirne und verleihen dem Gesicht einen greisenhaften Ausdruck. Die Ausbildung des Myxödems der Haut ist sehr verschieden. Magnus-Levy und v. Wagner fanden ganz ausgesprochene polsterartige Schwellung der Haut, Scholz fand die Haut nur atrophisch. Die Haare sind meist kurz und borstig, die Nägel rissig, die Zähne fehlerhaft. Nabelhernien bei Kindern und Obstipation sind ebenso gewöhnlich wie beim sporadischen Kretinismus. Oft finden sich Konjunktiviten und Ekzeme der Lidränder. Es besteht meist ein ziemlich hoher Grad von Anämie. Die Intelligenzstörung der Cretins kann von leichteren Graden des Schwachsinns alle Intensitätsstufen bis zum Fehlen jeder seelischen Äußerung beim sog. Pflanzenmenschen, zeigen. Meist findet sich allerdings noch eine gewisse psychische Entwickelung. Die Perzeption ist nur verlangsamt, das Gedächtnis sehr gering; von Affekten findet sich eine gewisse Anhänglichkeit gegen die Personen, welche sie nähren, oder Haß gegen die, welche sie als ihre Feinde betrachten.

Die an Kretinengehirnen erhobenen pathologisch-anatomischen Befunde sind sehr verschiedenartig. Scholz und Zingerle fanden bisweilen chronisch meningitische Veränderungen und leichte Grade von Hydrozephalus. Das Gehirn kann in toto oder in einzelnen Lappen verkleinert sein. Die Entwickelungsstörung kann die einzelnen Partien in sehr verschiedener Weise treffen. Die Entwickelungshemmung der Sinnesorgane ist zum Teil sicher auf die mangelhafte Ausbildung der zentralen Organe zurückzuführen.

Der Nervenstatus zeigt häufig Steigerung der Reflexe (nach Scholz in 52%), das Gesichtsfeld fand Ottolenghi hauptsächlich nach außen und oben eingeschränkt. Die Prüfung des Geschmackes und Geruchssinnes stößt natürlich auf große Schwierigkeiten. Sehr wichtig sind die Hörstörungen. In allen Ländern, in welchen der Kretinismus endemisch ist, findet sich auch eine große Anzahl von Taubstummen. Nach den älteren Angaben von St. Lager besitzt die Schweiz 5000 Cretins und nahezu 4000 Taubstumme. Von letzteren gehört allerdings ein Teil der sporadischen Taubstummheit an, d. h. beruht auf in frühester Jugend durchgemachter Meningitis oder Bildungsanomalien des Gehirns, die mit der Kropfnoxe nichts zu tun haben. Ein sehr großer Teil gehört aber zum endemischen Kretinismus. Bei einem Teil dieser Fälle kann die Taubstummheit das Hauptsymptom der kretinischen Degeneration sein (larvierte Form v. Eiselsbergs). Die Taubstummheit beruht wohl meistens auf Entwickelungshemmung der nervösen Zentren, dazu kommen noch unvollkommene Verknöcherung des Steigbügels, Entwickelungshemmung der Epithelien im Ductus cochlearis (Habermann und Alexander), oder Veränderungen des Trommelfelles, und Anomalien des Hammers (Nager). Wie schon früher erwähnt, wurde bei reiner Thyreoaplasie das Gehörorgan völlig normal entwickelt gefunden. Die Schwerhörigkeit kann wohl zum Teil auch auf myxödematöser Schwellung der Schleimhäute des Gehörorganes beruhen. Auch die Hemmung der Sprachentwickelung ist beim endemischen Kretinismus außerordentlich verschieden. Bei völliger Taubheit fehlt die

Sprachentwicklung natürlich ganz; in anderen Fällen kann trotz vorhandenen Gehörs die Sprachentwickelung minimal sein. Auch hier ist Entwickelungshemmung kortikaler Zentren anzunehmen.

Die Störung des Knochenwachstums besteht ebenso wie beim sporadischen Kretinismus in Verzögerung des Epiphysenschlusses und in verspätetem Auftreten der Knochenkerne (Langhans, v. Wyss u. a.). Sie unterscheidet sich aber doch in einigen wesentlichen Punkten. Vor allem macht die Verzögerung meist nur wenige Jahre aus; nach dem 25. Lebensjahre sind die Epiphysenfugen meist schon geschlossen (v. Wyss, Dieterle). Ferner betrifft die Hemmung nicht alle Epiphysenfugen gleichmäßig, es resultiert daraus ein unproportioniertes Skelett (Breus und Kolisko).

Die Angaben über die Schilddrüse beim endemischen Kretinismus variieren stark; auf negative palpatorische Befunde ist nicht viel zu geben. Meist findet sich schon äußerlich kropfige Entartung. Die mikroskopische Untersuchung zeigt in allen Fällen sklerotische und atrophische Prozesse (de Coulon, Hanau, Bayon und Getzova), doch liegen bestimmte Angaben vor, daß noch beträchtlich viel funktionierendes Parenchym vorhanden sein kann (Bircher).

Sehr bemerkenswert ist, daß nach den Untersuchungen von Schönemann in Gegenden, wo der Kropf endemisch ist, sehr häufig strumöse Veränderungen des glandulären Anteiles der Hypophyse sich finden. Unter 112 Fällen war die Hypophyse nur 27 mal normal. Diese Personen hatten auch keinen Kropf. Auch v. Cyon fand bei den Berner Hunden sehr häufig strumöse Veränderungen der Hypophyse. Das Kropfgift wirkt also auch auf die Hypophyse deletär.

Auch die Entwickelung des Genitales ist stark gehemmt, der Geschlechtstrieb fehlt meist, doch wurde in einzelnen Fällen Zeugungsfähigkeit resp. Konzeption beobachtet.

Der Stoffwechsel ist nach den Untersuchungen von Scholz träge. Das Darniederliegen des Eiweiß- und Salzstoffwechsels ähnelt dem des Myxödems, doch ist die Eiweißverbrennung durch Schilddrüsenzufuhr nicht so leicht, wie beim Myxödem anzufachen.

Sehr widersprechend sind die Angaben über den Erfolg der Schilddrüsentherapie beim endemischen Kretinismus. v. Wagner und Magnus-Levy haben zuerst über günstige Erfolge berichtet, v. Wagner auf Grund eines großen Materiales. Die Erfolge dieser Autoren entsprachen bei nicht allzu schweren Formen denen, wie sie vorhin beim sporadischen Kretinismus ausführlich geschildert wurden. Hingegen haben Bircher sen., Lombroso und besonders Scholz über Mißerfolge berichtet. In der letzten Zeit ist in Österreich auf Anregung v. Wagners die Behandlung des endemischen Kretinismus in großzügiger Weise auf Staatskosten durchgeführt worden. Die Angaben v. Eysselts und v. Kutscheras, welch letzterer über ein Material von 677 revidierten Fällen verfügt, lassen es zweifellos erscheinen, daß die Schilddrüsentherapie in einem großen Teile der Fälle wesentliche Erfolge zu erzielen vermag. Die Mißerfolge von Scholz wurden von v. Wagner durch Verwendung zu großer Dosen zu erklären versucht. Andererseits ist nicht zu verkennen, daß beim sporadischen Kretinismus Dosen, wie sie Scholz verwendete, meist nicht schaden, daß also beim endemischen Kretinismus oft eine auffallende Intoleranz besteht, daß ferner Individuen aus verschiedenen Kropfterritorien oft ganz verschieden beeinflußt werden und daß die schweren Formen, worunter hauptsächlich die von v. Wagner als angeborener Kretinismus bezeichneten gehören, sich meist refraktär verhalten.

Über die Rolle, welche die Schilddrüsenerkrankung beim endemischen Kretinismus spielt, sind die Ansichten geteilt. Kocher und v. Wagner identifizierten den sporadischen und endemischen Kretinismus, Bircher, Ewald und Scholz sehen hingegen in der Schädigung der Schilddrüse nur eine anderen Schädigungen koordinierte Manifestation der kretinischen Degeneration. Ich möchte die Momente, die gegen die Annahme einer alleinigen Schilddrüsenstörung sprechen, in folgender Weise zusammenfassen.

1. Die Wirkung der Schilddrüsentherapie ist nicht so konstant, wie beim sporadischen Kretinismus.

2. Die Erscheinungsformen des endemischen Kretinismus sind viel mannigfaltiger. Es kann Taubstummheit mit sonst nur geringen Zeichen kretinischer Degeneration bestehen; es kann hochgradige Wachstumsstörung bei ziemlich guter geistiger Entwickelung und andererseits hochgradige Idiotie bei geringer Wachstumsstörung vorkommen etc.

3. Es tritt auch bei starkem Zurückbleiben im Wachstum später doch Schluß der meisten Epiphysenfugen ein, die Wachstumsstörung ist auch qualitativ verschieden (disproportionierter Zwergwuchs), andererseits kann nicht geleugnet werden, daß die Athyreosekomponente im allgemeinen und besonders in manchen Territorien eine große Rolle spielt, hauptsächlich anscheinend dann, wenn die Verseuchung erst vor kurzer Zeit erfolgte.

4. Die Hypophyse ist meist kropfig entartet. Ferner finden sich (primäre?) Degenerationen im Zentralnervensystem.

Wie kompliziert die Frage ist, zeigt die interessante Mitteilung v. Wagners über marinen Kretinismus. v. Wagner beobachtete auf der den Guarnerischen Inseln zugehörigen Insel Veglia 15 Zwerge, welche sich bis zum 3., 5., ja 10. Lebensjahr ganz normal entwickelt hatten. Neben zweifellosen Zeichen der Schilddrüseninsuffizienz und verschieden starker Intelligenzstörung zeigten diese Individuen, wie aus den beigegebenen Photographien hervorgeht, einen ausgesprochenen Dysgenitalismus mit der für diesen Zustand charakteristischen Fettanhäufung am Mons veneris, an den Hüften und den Mammae. Strumismus fehlt in der Bevölkerung. Es dürfte hier eine endemische Noxe auf mehrere Blutdrüsen, besonders auch auf die Hypophyse schädigend gewirkt haben.

Zum Schluß sei noch erwähnt, daß in Kropfgegenden auch Hunde alle Zeichen der kretinischen Degeneration aufweisen können (v. Wagner, Dexler u. a.).

Differentialdiagnose der einzelnen Formen des Kretinismus. Wie schon bei der Besprechung des sporadischen Kretinismus erwähnt wurde, ist die Differentialdiagnose zwischen Thyreoaplasie und den ganz früh einsetzenden schweren Formen des infantilen Myxödems kaum möglich. Bei den leichteren oder später einsetzenden Formen ist die Thyreoaplasie ausgeschlossen. Auch die Unterscheidung zwischen sporadischem und endemischem Kretinismus wird oft kaum möglich sein. Die Abstammung aus einer verseuchten Gegend allein ist nicht beweisend, da sporadischer Kretinismus überall also auch in verseuchten Territorien vorkommen kann. Die Abstammung aus einer Gegend, wo nur Kropf, aber nicht Kretinismus endemisch ist, ist nur mit Vorsicht zu verwerten, da in solchen Gegenden mitunter plötzlich endemischer Kretinismus auftritt (Magnus-Levy, Eller). Das Schwergewicht ist auf jene, kurz vorher ausführlich geschilderten Punkte zu legen, welche gegen die Annahme einer alleinigen Schilddrüsenstörung beim endemischen Kretinismus sprechen.

Anhang.
(Chondrodystrophie, Zwergwuchs, Mongolismus.)

Anhangsweise seien hier noch einige Formen der Wachstumsstörung kurz geschildert, die bei der Differentialdiagnose des Kretinismus zu berücksichtigen sind.

1. Die Chondrodystrophie.

Die frühere Ansicht, daß diese Form der Wachstumsstörung auf einer gestörten Funktion der Schilddrüsen oder auf Rhachitis beruhe, ist durch die

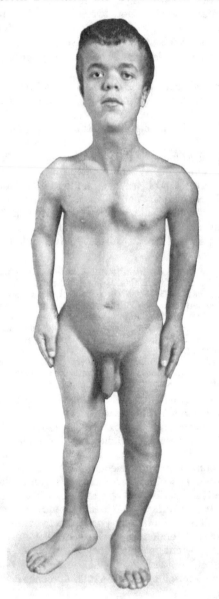

Abb. 7.
Chondrodystrophie.

Arbeiten von Kaufmann, Parrot, Porak, Dieterle, Breus und Kolisko und Kassowitz widerlegt worden. Die Chondrodystrophie ist durch eine in ihrem Wesen bisher noch unklare, schon im Fötalleben einsetzende Wachstumsstörung des Knorpels an der Ossifikationsgrenze charakterisiert. Besonders sind die langen Röhrenknochen betroffen; ferner die knorpelig präformierten Knochen des Schädels und der Wirbelsäule, während das Wachstum der häutig präformierten Knochen nicht gehemmt ist. Die Schädelbasis ist stark verkürzt, die Nasenwurzel so stark eingezogen, wie bei keiner anderen Wachstumsstörung. Der Wirbelkanal ist verengt (Breus und Kolisko). Der Gehirnschädel ist oft übernormal groß. Das Längenwachstum der Extremitäten ist oft so stark gehemmt, daß Oberlänge zur Unterlänge sich wie 2 : 1 verhalten können. Die Hände sind normal breit, aber hochgradig verkürzt; die Finger stehen voneinander ab (Radspeichenform). Alle chondrodystrophischen Zwerge zeigen eine große Familienähnlichkeit. Durch die geschilderten charakteristischen Merkmale des Skelettes und durch die völlig normale Entwickelung der Intelligenz und der Genitalsphäre ist die Unterscheidung vom kretinischen Zwergwuchs leicht.

2. Der echte Zwerg (A. Paltauf).

Diese seltene Wachstumsstörung ist dadurch charakterisiert, daß nach anfänglich normaler Entwickelung aus unbekannter Ursache die Verknöcherung des Skelettes und das Längenwachstum plötzlich stehen bleibt resp. daß, wie Joachimsthal zeigte, nur ein ganz langsames Weiterwachsen weit über die normale Wachstumsperiode hinaus eintritt. In einzelnen Fällen kann in einer späteren

Lebensperiode wiederum ein schnelleres Wachstum plötzlich einsetzen. Es resultiert durch diese Wachstumsstörung ein Skelett, welches kindliche Proportionen zeigt, nur der Gehirnschädel bildet sich normal aus; die Entwickelung des Gehirns und der Intelligenz geht normal vor sich. Die Epiphysenfugen und die Schädelnähte bleiben bis in das hohe Alter offen. Die Genitalentwickelung bleibt auf kindlicher Entwickelungsstufe stehen. Vor kurzem hat Ettore Levy darüber eine eingehende Studie veröffentlicht.

3. Der rhachitische Zwerg.

Bei hochgradiger Rhachitis im Kindesalter kann das Knochenwachstum stark gehemmt werden, die Epyphysenfugen können dabei abnorm lang offen bleiben, es kann aber auch eine prämature Synostose eintreten (Gulecke). Es fehlen niemals Verkrümmungen der Knochen als Zeichen der abgelaufenen Rhachitis; oft sind dieselben durch die Störung der periostalen Ossifikation weich und biegsam (Breuss und Kolisko); die Entwickelung der Intelligenz und der Genitalsphäre ist normal.

4. Der hypoplastische Zwerg.

Durch kongenitale oder früh erworbene Anomalien der Entwickelung des Gehirns oder des kardiovaskulären Apparates oder durch infektiöse oder toxische Einflüsse, oder durch besonders schlechte Lebensbedingungen kann die Entwickelung des Skelettes stark zurückbleiben. Die Proportionen der einzelnen Skelettteile sind aber nach Breuss und Kolisko nur zum Teil kindlich. Das Skelett stellt daher hauptsächlich ein Miniaturskelett normal erwachsener Individuen dar. Das Genitale bleibt manchmal infantil (Infantilismus dystrophicus). In solchen Fällen haben Schwarz und ich eine Verzögerung im Auftreten der Knochenkerne und des Epiphysenschlußes im Röntgenbilde gesehen, die mehrere Jahre betrug. (Siehe auch Keimdrüsen, Infantilismus und Zwergwuchs bei Hypophysen- und Nebennierenerkrankungen.)

5. Der Mongolismus.

Über diese zuerst von Langdon-Down beschriebene Krankheitsform liegen ausgezeichnete Schilderungen von Bourneville und Kassowitz vor. Die mongoloiden Kinder zeigen untereinander große Familienähnlichkeit. Der Schädel ist klein und rund, die Lidspalten sind schief gestellt, schlitzförmig, es besteht Epikantus, die Nasenwurzel ist breit, die Nase selbst knöpfchenförmig, der Mund geht beim Lachen stark in die Breite, die Haare sind weich und fein, die Ohrläppchen in Dreieckform angewachsen (oreille mongolienne), der Gesichtsausdruck heiter, imbezill. Der mongoloide Typus ist sofort bei der Geburt zu erkennen. Zu den geschilderten Symptomen gesellen sich Züge, welche der Hypothyreose zukommen. Das Auftreten der Knochenkerne, der Schluß der Fontanellen und die Dentition ist etwas verzögert, doch gleicht sich diese Verzögerung später wieder von selbst aus. Hierher gehören auch die Auftreibung des Leibes, die Obstipation, die Nabelhernien, die Anämie und das Zurückbleiben der geistigen Entwickelung. Nur in seltenen Fällen treten die myxödematösen Symptome deutlicher hervor (Neurath). Die Schilddrüsentherapie vermag nur die hypothyreoidalen Symptome günstig zu beeinflussen, sie antizipiert nur, wie Kassowitz sagt, die später spontan auftretende Besserung. Der mongoloide Typus wird dadurch nicht beeinflußt.

Zum Schluß noch einige Worte über die Bedeutung der Ossifikationsverzögerung für die Diagnose der einzelnen Formen des Zwergwuchses. Sie ist eine auch bei den leichteren Graden von Schilddrüseninsuffizienz im Kindesalter konstante Erscheinung.

v. Wyss beobachtete sie auch bei Kretinoiden, d. h. bei Individuen, welche körperliche Symptome des Kretinismus ohne eigentlichen geistigen Defekt aufweisen. Sie ist aber für die Schilddrüseninsuffizienz durchaus nicht charakteristisch. Sie findet sich konstant beim echten Zwerg, in leichteren Graden beim Mongolismus und beim hypoplastischen Zwerg. v. Wyss gab selbst an, daß unter 7 körperlich oder geistig zurückgebliebenen Individuen 4 mal eine Hemmung im Wachstum vorhanden war, die sich durch nichts von der kretinistischen unterschied. v. Wyss meint aber, daß in verseuchten Ländern die Unterscheidung von Kretinismus und Idiotismus überhaupt schwierig ist. In unseren Fällen war Kretinismus ausgeschlossen; hier hatte mehrmonatliche Behandlung mit Schilddrüsentabletten keinen deutlichen Einfluß. Daraus geht hervor, daß die Wachs-

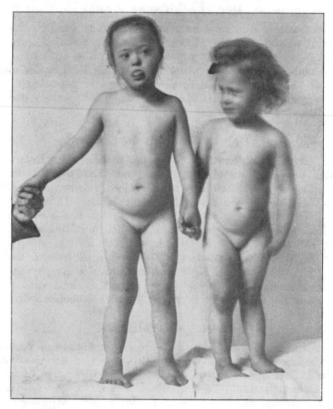

Abb. 8.
6½ jähriges Mädchen (Mongolismus) mit 3 jährigem gesunden Schwesterchen.

tumshemmung beim Kretinismus und Mongolismus von der röntgenologisch vollkommen identischen Hemmung beim echten und hypoplastischen Zwerg prinzipiell verschieden ist.

III. Die Erkrankungen der Epithelkörperchen.

Die Glandulae parathyreoideae (Epithelkörperchen) sind paarig angelegte Organe. Das obere Epithelkörperchenpaar liegt beim Menschen an der Hinterfläche der Schilddrüsenseitenlappen ungefähr in der Mitte derselben und kann teilweise in Schilddrüsengewebe eingebettet sein. Das untere Epithelkörperchenpaar liegt gegen den unteren Pol der Seitenlappen zu. Anomalien der Lage und der Zahl (akzessorische Epithelkörperchen) sind nicht selten. Die Blutversorgung erfolgt von der Arteria thyreoidea inferior aus. Die Epithelkörperchen zeichnen sich durch einen großen Reichtum großer polygonaler Hauptzellen und kleinerer oxyphiler Zellen aus. Die Epithelkörperchen (e_3 u. e_4 s. Abb. Nr. 1) stammen von der dorsalen Wand der 3. resp. 4. Kiementasche. Beim Herabrücken des paarig angelegten Thymus (Tm.) kann Epithelkörperchengewebe am Thymus haften bleiben und ev. von Thymusgewebe eingeschlossen werden.

Die innigen räumlichen Beziehungen zwischen Epithelkörperchen und Thyreoidea machen es verständlich, daß bei den ersten Versuchen, die Schilddrüse total zu exstirpieren, die Epithelkörperchen meistens mitentfernt wurden. Durch die Arbeiten von Gley, Moussu, Vassale und Generali, Pineles, Biedl, Erdheim u. a. wurde die funktionelle Selbständigkeit der Epithelkörperchen und ihre Bedeutung für die Pathogenese der experimentellen Tetanie

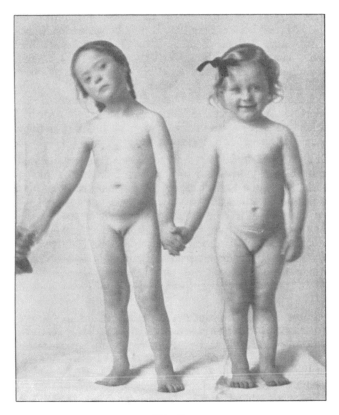

Abb. 9.
Derselbe Fall nach Schilddrüsenbehandlung.

sichergestellt. Von da war nur noch ein Schritt zu der Anschauung, daß die verschiedenen in der menschlichen Pathologie zu beobachtenden Formen der Tetanie (parathyreoprive, idiopathische, Kinder-, Maternitäts-, Magen-Tetanie etc.) auf einer einheitlichen pathogenetischen Grundlage beruhen, und daß ihnen allen eine absolute oder relative Insuffizienz der Epithelkörperchen zugrunde liegt (Jeandelize, Pineles, Escherich, Erdheim, Chvostek jun. u. a.).

a) Die A- resp. Hypoparathyreose. Die Tetanie.

Definition. Unter Tetanie versteht man einen abnormen Erregungszustand im gesamten Nervensystem, welcher durch eine erhöhte Erregbarkeit der motorischen, sensiblen, sensorischen und vegetativen Nerven nachweisbar ist, und unter Umständen durch Parästhesien und Krämpfe resp. durch Reizerscheinungen von seiten der vegetativen Nerven manifest wird.

Symptomatologie. Als wichtigstes Kardinalsymptom der Tetanie ist nebst den Krämpfen die Steigerung der elektrischen Erregbarkeit der Nerven durch den galvanischen Strom, seltener durch den faradischen Strom zu betrachten (Erbsches Phänomen). Zur Prüfung eignet sich bei Erwachsenen am besten der N. ulnaris. Die Übererregbarkeit äußert sich besonders in einer Herabsetzung der Reizschwelle gegenüber der Kathodenschließung. Diese tritt bei Prüfung des Ulnaris bei gesunden Menschen zwischen 0,9 und 3,3 M.A. auf. Bei der Tetanie kann die Reizschwelle bis auf 0,1 M. A. heruntergehen. Auch alle anderen Werte (An.S.Z., An.Ö.Z., K.S.Te.) können bedeutend absinken. Besonders wichtig ist ein frühzeitiges Auftreten von K.S.Te., ferner kann die An.Ö.Z. viel tiefer liegen, als die An.S.Z., und endlich tritt in ausgesprochenen Fällen auch K.Ö.Z., die sonst kaum zu erzielen ist, auf. Bei der Kindertetanie haben zuerst Escherich und v. Wagner die elektrische Übererregbarkeit nachgewiesen und v. Pirquet hat das häufige Vorkommen der anodischen Übererregbarkeit gezeigt.

Das Erbsche Phänomen kann in allen der Prüfung zugänglichen Nerven vorhanden sein, bisweilen aber nur in einzelnen Nerven und nur auf einer Seite. Es zeigt überhaupt große Schwankungen. Im anfallsfreien Intervall kann es fehlen. Im akuten Stadium wurde es bisher als konstant angenommen, doch haben Kahn und ich es in einem Falle trotz täglicher heftiger Krämpfe in den ersten Wochen der Beobachtung vermißt. Auch die sensiblen Nerven zeigen erhöhte Erregbarkeit durch den galvanischen Strom, indem hier bei abnorm niedrigen Werten Parästhesien auftreten (Hoffmannsches Phänomen). Auch die sensorischen Nerven können galvanisch übererregbar sein (Auslösung von Gehörsempfindungen, Chvostek jun., oder von Geschmacksempfindungen, v. Frankl-Hochwart).

Ein weiteres Hauptsymptom der Tetanie besteht in der mechanischen Übererregbarkeit der motorischen und sensiblen Nerven. Beklopfen des Fazialisstammes ruft blitzartige Zuckungen in den betreffenden Muskeln hervor (Chvosteksches Phänomen). v. Frankl-Hochwart unterscheidet 3 Grade desselben: Chvostek 1. Zuckungen im Fazialisgebiet beim Beklopfen, ev. schon beim Streichen (Schultze) der Gegend vor dem Ohr. Chvostek 2. Zuckungen des Nasenflügels und Mundwinkels bei Beklopfen der Gegend unterhalb des Arcus zygomaticus, Chvostek 3. nur Zucken des Mundwinkels. Chvostek 3. findet sich auch bei zahlreichen anderen Zuständen, wie Neurasthenie, Tuberkulose, Rhachitis tarda, Enteroptose, bei allen möglichen Arten der Kachexie, besonders wenn sie mit Wasserverlust des Körpers einhergehen. Darauf hat besonders Curschmann hingewiesen. Kahn und ich beobachteten es auch beim schweren Diabetes. Es ist wahrscheinlich, daß in einer großen Anzahl solcher Fälle dieses Phänomen nicht so sehr auf einer mechanischen Übererregbarkeit des Nerven, als auf einer solchen des Musculus levator oris beruht, da man dessen Ansätze mitbeklopft. Für diese Auffassung spricht, daß in den genannten Zuständen regelmäßig auch idiomuskuläre Wülste an verschiedenen Muskeln zu erzeugen waren. Chvostek 3 ist für die Tetanie nicht pathognomonisch, doch ist bemerkenswert, daß dieses Phänomen in den von Tetanie heimgesuchten Gegenden zur Tetaniezeit außerordentlich häufig ist. Das Chvosteksche Phänomen kann im akuten Stadium der Tetanie fehlen und zeigt, wie alle Tetaniesymptome, große Schwankungen. Die mechanische Übererregbarkeit der sensiblen Nerven äußert sich im Auftreten eines brennenden Gefühles bei Beklopfen oder Druck auf den Nervenstamm. In einem Falle beobachteten Kahn und ich auch mechanische Übererregbarkeit der sympathischen Gefäßnerven, da bei Anlegen der Aderlaßbinde ein Gefäßkrampf in den ulnarwärts gelegenen Partien der Hand auftrat.

Das Trousseausche Phänomen besteht darin, daß bei Druck auf einen Nervenstamm oder bei Umschnürung einer Extremität mit einer Gummibinde ein typischer tetanischer Krampf in derselben ausgelöst wird.

Das Symptom, welches die Tetanie zu einer der schrecklichsten Krankheiten machen kann, ist der Krampf. Bei Erwachsenen sind es gewöhnlich zuerst die oberen Extremitäten, die in der bekannten Geburtshelferstellung symmetrisch von Krämpfen befallen werden. Die unteren Extremitäten geraten in leichte Equinovarusstellung. Außerdem können alle quergestreiften Muskeln des Körpers mit Ausnahme der quergestreiften Sphinkteren sich am Krampfe beteiligen. Die Krämpfe sind schmerzhaft. Bei Kindern kann der Laryngospasmus ganz im Vordergrunde stehen; die Krämpfe können nur kurze Zeit, sie können aber auch tagelang andauern. Die mannigfaltigsten Momente (Erregung, Beklopfen, Infektionen, Tuberkulin-, Adrenalin- oder Pilocarpininjektionen etc.) können einen Krampf auslösen. Das Sensorium ist bei Erwachsenen meist frei, bei Kindern häufig getrübt, doch kommt auch bei Erwachsenen völliger Verlust des Bewußtseins vor. Auch können die Krämpfe ganz unter dem Bilde epileptiformer oder eklamptischer Anfälle auftreten. Sehr häufig sind fibrilläre Zuckungen, seltener Paresen, ganz selten spastische Kontrakturen.

In nicht zu seltenen Fällen werden Intentionskrämpfe beobachtet, dann kann auch mechanische Übererregbarkeit der Muskeln, Dellenbildung beim Beklopfen, ja sogar elektrische myotonische Reaktion vorhanden sein. Auch Komplikation mit Psychosen, besonders mit halluzinatorischer Verwirrtheit (v. Frankl-Hochwart) wurde beobachtet. Stauungspapille oder Neuroretinitis sind selten.

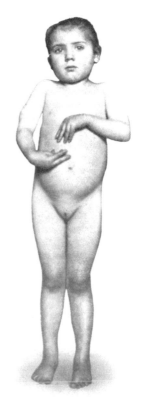

Abb. 10.
Typische Tetaniestellung der Hände.

Über das Verhalten des vegetativen Nervensystems liegen bisher nur wenige Angaben vor, ich kann aber über zahlreiche eigene mit Rudinger und neuerdings mit Kahn durchgeführte Untersuchungen berichten[1]). Im akuten Anfall ist die Pulsfrequenz und die Herzaktion in der Regel gesteigert, auch im anfallsfreien Intervall ist die Herzaktion oft sehr labil; Klagen über Herzklopfen sind häufig. In einigen Fällen sahen wir systolische Geräusche auftreten. Im akuten Stadium besteht meist eine außerordentliche Empfindlichkeit gegen sympathiko- und autonomotrope Reize. Adrenalin erzeugt meist enorm rasches Ansteigen von Puls und Blutdruck und große

---

[1]) Unterdessen erschien auch eine Arbeit von Ibrahim (D. Zeitschr. f. Nervenheilkunde Bd. 41, 1911) über diesen Gegenstand.

Blässe. Es treten Parästhesien und Krämpfe auf. Im akuten Stadium trat nach Adrenalininjektion niemals Glykosurie, im latenten Stadium fast regelmäßig auf. Die Atemfrequenz ist im Anfall meist erhöht; die Patienten schwitzen stark. Ferner wurden Akkommodationskrämpfe, abnorm enge Pupillen oder träge Reaktion (Kunn, Escherich, A. Fuchs) oder Mydriasis beobachtet. Auch Speichel- und Tränenfluß kommt vor. Pilocarpin zeigt im akuten Stadium fast durchwegs eine außergewöhnlich starke Wirkung. Es erzeugt starken Schweißausbruch und Speichelfluß und häufig einen typischen tetanischen Anfall, ferner starken Magensaftfluß (Röntgenschirm!), Übelkeit, Brechreiz und Urin- und Stuhldrang. Die Tetaniker zeigen alle große Erregbarkeit der vasomotorischen Nerven; nicht selten kommt es zu leichter Polyurie. Die Wärmeregulation ist im akuten Anfall oft sehr labil. Hyperthermie wird nicht selten beobachtet (v. Jaksch, eigene Beobachtungen). Bemerkenswert ist, daß Kahn und ich bei fast allen daraufhin untersuchten Fällen pathologische Verhältnisse am Magendarmkanal im akuten Stadium feststellen konnten. Bei vielen fand sich leichte Hyperazidität und leichte Hypersekretion. Vor dem Röntgenschirm zeigte sich bei einem Falle ein auffallend kleiner Magen mit Krampf der Längsmuskulatur und Offenstehen des Pylorus, in einem anderen Falle sahen wir längere Zeit dauernde Einschnürungen der Pars media des Magens; diese Befunde können vielleicht als tetanische Krampfzustände gedeutet werden.

Die geschilderten Erscheinungen am vegetativen Nervensystem sind nicht alle nebeneinander vorhanden. Sie dissoziieren wie alle anderen Tetaniesymptome und zeigen große Schwankungen. Sie berechtigen zu der Annahme, daß im akuten Stadium der Tetanie der abnorme Erregungszustand resp. die Übererregbarkeit sich durchaus nicht auf das Zentralnervensystem und die peripheren Nerven beschränkt, sondern daß auch die vegetativen Nerven sich in einem Zustand der Übererregbarkeit befinden. Darauf weisen auch Beobachtungen hin, welche das Blutbild und den Stoffwechsel betreffen.

Fr. Müller und Fleiner sahen in je einem Fall von Magentetanie Hyperglobulie. Kahn und ich haben sie in fünf Fällen gesehen. Sie wurde bisher durch den Wasserverlust infolge des Erbrechens erklärt. Diese Deutung trifft aber nicht für die Beobachtung zu, daß bei tetaniekranken Tieren und, wie Kahn und ich beobachteten, auch im akuten Stadium der menschlichen idiopathischen Tetanie Hyperglobulie auftritt, die mit Abklingen der Tetanie verschwindet. Bei ektomierten Tieren sahen wir ferner neutrophile Hyperleukozytose. Bei der menschlichen Tetanie fanden wir in der intervallären Phase immer Mononukleose, im akuten Stadium in zwei Fällen vorübergehend Hyperleukozytose und eine Verschiebung der Leukozytenformel nach der neutrophilen und hyp- resp. aneosinophilen Seite. Es dürften solche Veränderungen der Erythrozyten- und Leukozytenzahl auf Tonusschwankungen in den vegetativen Nerven beruhen; ich verweise auf die Untersuchungen von Bertelli, Schweeger und mir.

Auch der Stoffwechsel zeigt gewiße Veränderungen; bei ektomierten Tieren läßt sich oft alimentäre Glykosurie (R. Hirsch, Underhill und Saiki, Eppinger, Falta und Rudinger) und Adrenalinglykosurie erzeugen, allerdings meist nicht, wenn schwere Anfälle bestehen (wahrscheinlich infolge Steigerung des Zuckerverbrauches).

Bei einem mit leichtem Basedow komplizierten Fall von Tetanie sahen Kahn und ich die alimentäre Glykosurie negativ, nach einem tetanischen Anfall stark positiv.

Bei ektomierten Tieren ist der Hungereiweißumsatz gesteigert. Underhill und Saiki und Mac Callum und Voegtlin sahen den Quotienten $\frac{NH_3}{N}$ und die Kreatininausscheidung vermehrt. Kahn und ich fanden bei der menschlichen Tetanie im akuten Stadium regelmäßig Steigerung der relativen und absoluten NH₃-Ausscheidung, ferner bisweilen relativ erhöhte Werte für die Aminosäuren und immer hochgradige Steigerung der Polypeptide (Formoltitration nach Sösquist-Folin). Daß der Kalorienumsatz im Anfall gesteigert ist, bedarf keiner speziellen Untersuchung. In der intervallären Phase stehen Untersuchungen über den Gaswechsel noch aus; sie wären im Hinblick auf die häufig sich entwickelnden kachektischen Zustände, auf die v. Frankl-Hochwart hingewiesen hat, sehr wünschenswert. v. Frankl-Hochwart weist auch darauf hin, daß sich bei chronisch Tetaniekranken nicht selten strumöse Veränderungen der Schilddrüse und leichte myxödemartige Schwellungen ausbilden. In mehreren Fällen haben Kahn und ich unmittelbar im Anschluß an das akute Stadium der Tetanie Schwellung der Schilddrüse und deutliche Erscheinungen eines leichten Hyperthyreoidismus sich entwickeln sehen.

Viel studiert wurde das Verhalten des Kalziumstoffwechsels. Ich muß mich hier nur auf einige Angaben beschränken. Mac Callum und Voegtlin geben an, daß subkutane oder perorale Einverleibung von Kalk bei ektomierten Hunden die Krämpfe vorübergehend zum Schwinden bringe, Kaliumsalze sie steigere, ferner, daß der Kalkgehalt des Blutes und des Gehirns (Quest) erniedrigt, die Kalkausscheidung aber gesteigert sei (auch eigene Versuche). Neurath fand bei tetaniekranken Kindern den sog. aktiven Kalk im Blute mittelst der Wrightschen Methode abnorm tief. Auf einen Kalkverlust deuten auch die Beobachtungen von Schüller hin, daß die Knochen bei der chronischen Tetanie im Röntgenbild eine eigentümliche Rarifizierung der Bälkchen und Atrophie zeigen, eine Beobachtung, die wir in fast allen daraufhin untersuchten Fällen bestätigen konnten. Wir fanden dies allerdings auch in einigen Fällen, die nie Tetanie gehabt hatten.

Sehr zahlreich sind die Angaben über trophische Störungen bei der Tetanie. Diese betreffen die ektodermalen Gebilde: Haare, Nägel, Haut, Zahnschmelz und Ziliarepithel. Bei chronischer Tetanie ist der Haarwuchs oft sehr schütter. Bei ektomierten Tieren kann eine akute Exazerbation durch raschen Haarausfall eingeleitet werden (Adler und Thaler). Die Nägel sind oft brüchig, ja sie können mit Beginn des akuten Stadiums völlig nekrotisch werden. Die Haut ist oft leicht gedunsen. Sehr bemerkenswert ist die Kataraktbildung; sie zeichnet sich durch sehr rasche Entstehung aus und kann sowohl bei ektomierten Tieren (Erdheim), als auch bei allen Formen der menschlichen Tetanie, nicht selten sogar bei der Kindertetanie vorkommen (Peters, Pineles, Zirm, Sperber u. a.). Bei jugendlichen Individuen kommt es ferner zu Störungen der Zahnbildung. Erdheim beobachtete Schmelzdefekte bei jungen ektomierten Ratten. Nach den Untersuchungen von Fleischmann führt die Tetanie im Kindesalter bei den gerade in Entwickelung stehenden Zähnen zu Schmelzhypoplasien; dadurch kommt es zur Bildung einer horizontal verlaufenden Querfurche. Exazerbiert die Tetanie mehrmals, so finden sich mehrfache Furchen übereinander. Für den Zusammenhang von Schmelzhypoplasie und Tetanie spricht die Angabe von Fuchs, daß bei Kindern mit Schichtstar sich fast regelmäßig auch Schmelzhypoplasien finden.

Noch einige Worte über die Wachstumsstörung bei Tetanie. Bei jugendlichen ektomierten Tieren wird Zurückbleiben im Wachstum beobachtet. Individuen, welche in ihrer Kindheit lange Zeit an chronischer Tetanie gelitten haben, zeigen oft geringe Körpergröße. Ferner ist erwähnenswert, daß nach Escherich 80—90% aller kindlichen Tetanien gleichzeitig an Rhachitis leiden. Ein ursächlicher Zusammenhang, wie Kassowitz meint, besteht aber wohl nicht, da unter der ungeheuren Zahl von Rhachitikern die Kombination mit Tetanie nur einen geringen Prozentsatz bildet. Dasselbe gilt wohl auch von der Kombination von Tetanie mit Osteomalacie, die ziemlich selten ist. Eine Ausnahme macht hiervon nur die Mitteilung von Krajevska, welche in Bosnien unter 150 Fällen von Osteomalacie nicht weniger als 48 mal Tetanie fand. Endlich sei erwähnt, daß Individuen, die in frühester Jugend tetaniekrank waren, sehr häufig Störungen der Sprach- und Intelligenzentwickelung zeigen.

Pathogenese. Wie schon eingangs erwähnt, ist die experimentelle Tetanie auf den Verlust resp. die hochgradige Schädigung der Epithelkörperchen zurückzuführen. Es gilt dies für alle Tierarten. Bei gleichzeitiger Entfernung der Schilddrüse verläuft die Tetanie meist milder. Es beruht dies wohl darauf, daß durch den Schilddrüsenausfall der Stoffwechsel und die Erregbarkeit des vegetativen Nervensystems herabgesetzt wird. Fast allgemein akzeptiert war bisher die Annahme, daß im Körper tetaniekranker Tiere ein spezifisches Gift kreise, welches unter normalen Verhältnissen von den Epithelkörperchen entgiftet wird. Die Versuche, den Nachweis dieses Giftes zu erbringen (Pfeiffer und Meyer, Ceni und Besta und H. Wiener), scheinen mir jedoch nicht völlig beweisend. Rudinger und ich haben eine Ansicht über das Zustandekommen der Tetanie nach Epithelkörperchenektomie ausgesprochen, welche von der Entgiftungstheorie absieht, und die Kahn und ich auch heute noch mit einigen Modifikationen aufrecht erhalten möchten.

Nach Durchschneidung des Rückenmarks und gleichzeitiger Epithelkörperchenektomie entwickelt sich in den gelähmten Extremitäten ebenso elektrische Übererregbarkeit, wie in den nicht gelähmten, ja es kommt sogar in ersteren auch zu Krämpfen. Wird hingegen bei einem tetaniekranken Tiere der Nervus ischiadicus durchschnitten, so hören die Krämpfe in der gelähmten Extremität auf; der durchschnittene Nerv bleibt nach der Durschchneidung viel länger erregbar als bei nicht tetaniekranken Tieren. Diese Versuche zeigen, daß die Ursache der tetanischen Veränderungen der Extremitäten in den Ganglienzellen des Rückenmarks selbst und nicht, wie Mac Callum und Biedl meinen, in höheren Zentren ihren Sitz hat. Natürlich können auch die höheren Zentren bei der Tetanie übererregbar sein. Darauf weisen zahlreiche Symptome, vor allem die epileptiformen Konvulsionen, die in schweren Fällen nicht selten beobachtet werden, hin. Bei Kindern findet mit zunehmender Intensität meist sehr rasch ein Aufsteigen des Prozesses vom Rückenmark zum Zerebrum statt. Die Rückbildung geschieht in umgekehrter Reihenfolge (Escherich).

Die geschilderten Versuche führten uns zu dem Schluß, daß bei der Tetanie eine abnorme Erregung der Ganglienzellen besteht, welche sich von hier aus den motorischen, sensiblen, sensorischen und vegetativen Nerven mitteilt. Bei leichteren Fällen sind hauptsächlich die peripheren Neurone, bei schwereren auch die Neurone höherer Ordnung befallen. Diese gesteigerte Erregung wird nach unserer Hypothese dadurch hervorgerufen, daß die normalerweise von den Epithelkörperchen ausgehenden Hemmungen bei der Tetanie vermindert sind resp. wegfallen. Es käme so zu einer abnormen Ladung der Zelle mit Energie, bis sich die erhöhte Spannung von selbst oder durch irgend ein auslösendes Moment in einem tetanischen Anfall, fibrillären Zuckungen usw., ausgleicht oder vermindert. Es würde so verständlich erscheinen, daß bei Tetaniekranken der Erregungszustand in den einzelnen Nervengebieten so bedeutend und so rasch wechselt. Über die Natur dieser Hemmung wissen wir noch nichts Näheres, doch wäre in Anlehnung an die Hypothese von Mac Callum und Voegtlin denkbar, daß das Epithelkörperchenhormon die Kalkassimilation in der Ganglienzelle günstig beeinflußt und daß durch den Wegfall dieses Hormons Kalkverlust in den Ganglienzellen und damit abnorme Erregung auftritt.

Formen der Tetanie und pathologische Anatomie. 1. Die parathyreoprive Tetanie. Ausgezeichnete Schilderungen dieser Tetanieform beim Menschen finden sich in den Publikationen von v. Eiselsberg und von Kocher. Die Form der Tetanie beruht auf der Schädigung der Epithelkörperchen bei Strumaoperationen. Grundlegend für diese Anschauung waren die Untersuchungen von Erdheim. Er wies in drei zur Autopsie gelangten Fällen nach, daß die Epithelkörperchen mitentfernt worden waren resp. daß das zurückgelassene Epithelkörperchenmaterial

ungenügend war. Nach der Ansicht von Pineles und Erdheim genügt es
die beiden Unterlappen stehen zu lassen, um Tetanie zu vermeiden. Nur bei
Struma maligna, wo es darauf ankommt, die ganze Schilddrüse zu entfernen,
ist das Aufsuchen der Epithelkörperchen direkt indiziert. Heute gehören Fälle
von postoperativer Tetanie zu den Seltenheiten.

2. Tetanie bei Schilddrüsenerkrankungen. Es sind Fälle von Tetanie bei
Myxödem, bei Thyreoiditis, bei gewöhnlicher oder basedowischer strumöser Entartung der Schilddrüse beobachtet worden. Wahrscheinlich werden in manchen
solchen Fällen die Epithelkörperchen durch Schrumpfung oder Dehnung der
Schilddrüsenkapsel oder durch Übergreifen der Entzündung in Mitleidenschaft
gezogen.

3. Tetanie bei Infektionskrankheiten und Intoxikationen. Bei den verschiedensten Infektionskrankheiten (Typhus, akutem Gelenkrheumatismus,
Pneumonie usw.) wurde Tetanie beobachtet. Diese Beobachtungen stammen
größtenteils aus Tetanieorten und fallen in die Tetaniezeit. Die Infektionskrankheit stellt in der Mehrzahl dieser Fälle nur das auslösende Moment dar. Es
ist allerdings auch möglich, daß ein generalisierter infektiöser Prozeß sich auch
in den Epithelkörperchen lokalisiert und zu einer vorübergehenden Beeinträchtigung ihrer Funktion führt. Unter diese Gruppe gehören die zahlreichen Beobachtungen von Tuberkulose der Epithelkörperchen. Die Tetanie bei Vergiftungen mit Ergotin, Phosphor, Kohlenoxyd, Blei usw. ist noch weniger als
selbständige Gruppe aufzufassen. Auch hier dürfte, wie die Untersuchungen von
Rudinger gezeigt haben, die Intoxikation nur das auslösende Moment sein.

4. Die idiopathische Tetanie. (Arbeitertetanie). Bei der Besprechung dieser
Form folge ich hauptsächlich der Darstellung von v. Frankl-Hochwart. Diese Art
der Tektanie zeigt die Eigentümlichkeit, daß sie hauptsächlich bei gewissen Berufs-
klassen vorkommt, daß sie in gewissen Städten besonders häufig ist und daß in
gewissen Monaten ein epidemieartiges Anschwellen zu beobachten ist. Sie findet
sich besonders häufig in Wien und Heidelberg. Die Statistik von v. Frankl-
Hochwart aus den Jahren 1880—1905 umfaßt 528 Fälle von Arbeitertetanie,
darunter finden sich 223 Schuster, 117 Schneider, 38 Tischler, 30 Schlosser,
30 Drechsler usw. Auch Soldaten werden nicht selten von Tetanie befallen
(Mattauschek). In Budapest sind es hauptsächlich die Bleiarbeiter (Jakobi).
Beim weiblichen Geschlecht sind es hauptsächlich die Mägde. Aus der erwähnten
Statistik geht hervor, daß die Zahl der Fälle vom Dezember an zunimmt und im
März und April am größten ist, während der Sommermonate kommen nur wenig
Fälle zur Beobachtung. Auch in den Tetanieorten zeigen sich im Laufe der Jahre
große Schwankungen. In Heidelberg ist die Tetanie seltener geworden (Schön-
born), in Paris, wo sie früher sehr häufig war, ist sie fast ganz verschwunden.
Auch kleine Endemien wurden beobachtet.

Die idiopathische Tetanie zeigt große Neigung zu Rezidiven (akute rezidivierende Form, v. Jaksch); daneben gibt es eine chronische Form, bei welcher
auch in der anfallsfreien Zeit sich Zeichen latenter Tetanie finden. Über die
Ätiologie wissen wir nichts Sicheres. Vieles spricht dafür, daß es sich um eine
Infektionskrankheit handelt.

5. Die Kindertetanie. Die Kindertetanie zeichnet sich durch die große
Mannigfaltigkeit ihrer Erscheinungen aus. Die Ansicht, daß Laryngospasmus,
Eklampsie und Tetanie des Kindesalters in pathogenetischer Hinsicht zusammengehören, ist durch die Arbeiten von Escherich und seine Schule und von Gang-
hofner vertreten und durch die Untersuchungen über die elektrische Übererr-
regbarkeit und besonders durch die pathologisch-anatomischen Untersuchungen
Erdheims und Yanases gestützt worden. Yanase hat bei 50 Säuglings-

leichen die Epithelkörperchen systematisch untersucht und fand da, wo elektrische Übererregbarkeit und Tetanie in vivo bestanden hatte, Blutungen oder Reste derselben in den Epithelkörperchen. Die Blutungen sind wahrscheinlich auf das Geburtstrauma zurückzuführen. Nach neueren Untersuchungen von Haberfeld besteht der schädigende Einfluß der Blutung nicht so sehr in der Zerstörung von Epithelkörperchenparenchym, sondern in der dadurch bedingten Wachstumshemmung der Epithelkörperchen. Die Ansicht von Escherich wird in ihrer universellen Form heute noch nicht von allen Kinderklinikern geteilt. Heubner hat alle die erwähnten Krankheitsformen unter dem weniger präjudizierenden Namen der spasmophilen Diathese zusammengefaßt.

Die Tetanie des späteren Kindesalters (puerile Form) ist in ihren klinischen Erscheinungen der Tetanie der Erwachsenen wesentlich ähnlicher und dürfte hauptsächlich der idiopathischen Form zugehören.

6. Die Maternitätstetanie. Man versteht darunter die Tetanie bei schwangeren, gebärenden und stillenden Frauen. Die Maternitätstetanie dürfte heute kaum mehr den Anspruch auf eine Form sui generis machen. Ein Teil der Fälle gehört zur postoperativen Form, der Rest wohl größtenteils zur Gruppe der idiopathischen Tetanie. Diese Fälle stammen aus Tetanieorten und treten besonders in den Tetaniemonaten auf. Die Gravidität spielt nur die Rolle eines auslösenden Momentes. Es ließ sich im Tierexperiment sehr schön zeigen, daß bei partiell ektomierten Tieren, wenn sie gravid werden, die Tetanie manifest wird. Ähnlich wie die Gravidität, dürfte auch die Osteomalazie die Tätigkeit der Epithelkörperchen besonders in Anspruch nehmen. In einem solchen Falle von Osteomalazie und Tetanie fand Erdheim die Epithelkörperchen normal. Erdheim nimmt hier eine relative Insuffizienz der Epithelkörperchen an.

7. Die Tetanie bei Magendarmkrankheiten. Bei den verschiedensten gastrischen und intestinalen Störungen wurde Tetanie beobachtet. Ich erwähne nur akute Dyspepsie, akute und chronische Enteritiden, Helminthiasis und besonders die Magendilatation mit oder ohne Hypersekretion, hervorgerufen durch Ulkusnarben, Tumoren oder Pyloruskrampf. Bei der Tetanie mit leichteren gastrointestinalen Störungen können diese nur ein Symptom der Tetanie sein. Ich möchte Chvostek darin beipflichten, daß solche Symptome bei der Tetanie gar nicht selten sind. Kahn und ich haben zahlreiche hierher gehörigen Fälle mitgeteilt. Ferner kann die gastrointestinale Störung das auslösende Moment für den Ausbruch einer idiopathischen Tetanie abgeben. Ein besonderes Interesse verdient die von Kußmaul zuerst beschriebene Form der Tetanie, welche sich bisweilen zu Ektasien des Magens oder in seltenen Fällen auch des Darms hinzugesellt. Die Tetanie kann in solchen Fällen ganz leicht sein, es wurde aber auch die schwerste, mit universellen Krämpfen und Bewußtseinsverlust einhergehende Form beobachtet. Auch hier fällt ein Teil der Fälle auf die typischen Tetanieorte und in die Tetaniezeit. Rudinger und Jonas haben daher die Annahme vertreten, daß die Magendilatationstetanie nichts anderes sei als Tetanie, akquiriert bei Magendilatation. Ganz befriedigend scheint mir diese Annahme nicht, da gerade diese Tetanieform auch außerhalb der Tetanieterritorien häufig vorkommt. Kußmaul und später Fleiner haben die durch die mangelhafte Wasserresorption hervorgerufene Bluteindickung als Ursache angenommen. Gerhardt, Ewald, Albu glauben, daß bei der Störung im Magen oder Darm toxische Substanzen entstehen, welche die Tetanie erzeugen. In den Fällen, die bisher zur Autopsie gelangten, wurden die Epithelkörperchen makroskopisch und mikroskopisch normal (Erdheim, Kinnicutt), in einem Falle (Mac Callum) sogar hyperplastisch gefunden. Diese Autoren nehmen eine relative Insuffizienz der Epithelkörperchen gegen gesteigerte Anforderungen durch hypothetische Toxine an.

Die vorhin erwähnten Beobachtungen, daß die idiopathischen Fälle im akuten Stadium häufig Veränderungen im Chemismus und bisweilen Krampfzustände des Magens aufweisen, zeigt, daß g e g e n s e i t i g e Beziehungen zwischen Magenerkrankungen und Tetanie bestehen. Für die Pathogenese der Magentetanie ist dies vielleicht von Bedeutung.

Wenn wir das, was über die p a t h o l o g i s c h e A n a t o m i e der Epithelkörperchen gesagt wurde, überblicken, so ist nicht zu leugnen, daß die Anschauung, welche alle Formen der Tetanie unter dem Gesichtspunkt der absoluten oder relativen Epithelkörpercheninsuffizienz zusammenfaßt, durch die pathologische Anatomie noch nicht genügend gestützt ist. Immerhin sind Ansätze vorhanden, welche zusammen mit den Erfahrungen des Tierexperimentes diese Anschauung wahrscheinlich machen.

Differentialdiagnose. Wir unterschieden schon eine akut rezidivierende und eine chronische Form der Tetanie. Ferner unterscheidet man zweckmäßig zwischen manifester und ohne Krämpfe einhergehender latenter Tetanie und endlich zwischen den voll entwickelten Formen und den Formes frustes; letztere sind es hauptsächlich, welche differentialdiagnostische Schwierigkeiten bereiten können. Im allgemeinen ist die Diagnose der Tetanie leicht, da ihr wichtigstes Kriterium, die galvanische Übererregbarkeit, bisher bei keinem anderen Zustand beobachtet wurde. Wie wir schon erwähnt haben, kann aber das Erbsche Phänomen selbst in den akuten Stadien vorübergehend fehlen. In solchen Fällen wird man auf das Chvosteksche Phänomen nur dann großen Wert legen können, wenn es in ausgesprochener Weise vorhanden ist. Gesellen sich noch Parästhesien im Ulnarisgebiet und Klagen über Spannungsgefühl in den Händen oder Füßen hinzu, so wird die Diagnose schon sehr wahrscheinlich; oft werden sich dann in weiterem Verlauf fibrilläre Zuckungen oder das Trousseausche Phänomen oder doch vorübergehend ein leichter Grad der galvanischen Übererregbarkeit nachweisen lassen und damit die Diagnose völlig gesichert werden. Ganz rudimentäre Formen beobachteten wir nicht selten zur Tetaniezeit bei Reichmannscher Krankheit.

Von Krankheiten, die ev. mit Tetanie verwechselt werden können, erwähne ich nur folgende: Der Tetanus ist durch die Reflexsteigerung, durch das Freibleiben der Hände und durch das Fehlen der typischen Tetaniesymptome leicht zu unterscheiden. Auch die Abgrenzung gegen Meningitis, gegen Akroparästhesien bei chronischen Vergiftungen und gegen den Beschäftigungskrampf ist immer leicht, da bei diesen Erkrankungen die typischen Tetaniesymptome fehlen. Die Hysterie kann mit Tetanie kombiniert vorkommen und zwar so, daß tetanische und hysterische Krämpfe gleichzeitig vorhanden sind, oder daß mit Rückbildung der Tetanie die hysterischen Krämpfe hervortreten, oder es besteht nur Hysterie, welche die Tetanie nachahmt (Pseudotetanie). (E. Freund, H. Curschmann, F. Chvostek.) Bei der letzterwähnten Form fehlt natürlich das Erbsche Phänomen, hingegen finden sich hysterische Stigmata. Die pseudotetanischen Anfälle können den echt tetanischen in täuschender Weise gleichen. Auch das Trousseausche Phänomen wird oft in täuschender Weise nachgeahmt. Auf das Fehlen der den tetanischen Anfällen gewöhnlich vorausgehenden Parästhesien und besonders des Erbschen Phänomens, andererseits auf die Feststellung von fibrillären Zuckungen ist besonders zu achten. Ferner erwähne ich noch die Myotonie und die Epilepsie resp. Eklampsie. Das Vorkommen myotonieähnlicher Symptome bei der Tetanie, ist, wie schon erwähnt, nicht selten. Der Umstand, daß sie auch bei der experimentellen Tetanie beobachtet wurden, sichert ihre Zugehörigkeit zur Tetanie. Die Intentionskrämpfe kommen wohl häufig dadurch zustande, daß der Willensimpuls das auslösende Moment für einen tetanischen Krampf abgibt. Daneben kommt aber auch nicht selten Dellenbildung beim Beklopfen und die elektrische myotonische Reaktion vor. Andererseits gibt es Fälle von echter typischer Myotonia congenita, zu welcher sich Tetanie hinzugesellte.

In diesen Fällen sind die Tetaniesymptome, worauf v. Orzechowski hinwies, nur geringgradig; mit dem Abklingen der Tetanie bleibt die Myotonie bestehen. Diese Koinzidenz von Tetanie und Myotonie hat Lundborg u. a. veranlaßt, auch die Ursache der Myotonie in einer Insuffizienz der Epithelkörperchen zu sehen. Diese Annahme scheint mir völlig unbegründet, da bei der echten Myotonie alle Symptome, welche wir nach den experimentellen Erfahrungen als Kardinalsymptome der Epithelkörpercheninsuffizienz anzusehen haben, fehlen. Das Vorkommen myotonieähnlicher Symptome bei der Tetanie findet vielleicht in bestimmten Stoffwechseländerungen seine Erklärung. Es ist auffallend, daß gerade die thyreoparathyreopriven Tiere solche Erscheinungen oft zeigen. Bemerkenswert ist ferner ein Fall von Hoffmann, bei welchem die myotonischen Symptome durch Schilddrüsenzufuhr verschwanden und nach Aussetzen dieser Therapie wieder auftraten, während die tetanischen Symptome nicht wesentlich beeinflußt wurden. Vielleicht steht die hochgradige mechanische Übererregbarkeit der Muskeln, die man bei kachektischen Zuständen nicht selten beobachtet, hiezu in einer gewissen Beziehung.

Bei der Differentialdiagnose von Tetanie und Epilepsie ist zu berücksichtigen, daß schwere tetanische Anfälle ganz unter dem Bilde der epileptischen auftreten können; ferner, daß chronische Tetanie nicht selten mit echter Epilepsie kombiniert ist (v. Frankl-Hochwart, Freund, Hirschl, Fries eigene Beobachtungen u. a.). Eine Aura, Abgang von Harn und Stuhl und postepileptischer Stupor wird die Diagnose echter Epilepsie sichern. Auch die echte Epilepsie wurde infolge der häufigen Koinzidenz mit Tetanie auf Epithelkörpercheninsuffizienz zurückgeführt. Wie zu erwarten war, hat die pathologisch-anatomische Untersuchung diese Annahme nicht zu stützen vermocht (Erdheim, Claude und Schmiergeld). Dasselbe gilt von der Eklampsie der Erwachsenen Bei eklampsieähnlichen Anfällen der Kinder ist nach Escherich die elektrische Untersuchung für die Diagnose maßgebend.

Die **Prognose** ist für die einzelnen klinischen Formen der Tetanie nicht gleich. Bei der strumipriven Tetanie kann die Prognose quoad vitam ev. sehr ungünstig sein. Solche Fälle kommen heute kaum mehr in Betracht. Die Prognose der idiopathischen Tetanie galt früher quoad sanationem als günstig. Seit v. Frankl-Hochwart seine Fälle revidierte, muß die Ansicht über diesen Punkt wesentlich geändert werden. Von 55 Fällen waren nur 9 völlig gesund, 7 zeigten chronische Tetanie, allgemeine Nervosität und chronisches Siechtum, bei 19 fanden sich leicht tetanische Symptome und trophische Störungen, 6 zeigten chronisches Siechtum ohne Tetaniesymptome, 11 waren 4—11 Jahre nach Beginn der Tetanie verstorben. Ähnlich ungünstige Angaben stammen von Saiz. Bei der Maternitätstetanie sind einzelne Todesfälle bekannt. Besonders ungünstig ist die Prognose der Tetania gastrica; hier kommt dazu, daß das Magenleiden selbst häufig die Prognose in ungünstiger Weise beeinflußt. Auch bei der Kindertetanie haben die Revisionen der jüngsten Zeit recht ungünstige Resultate bezüglich der Lebensdauer und besonders bezüglich der weiteren Entwickelung ergeben (Escherich, Thiemich, Birk und Popetschnigg).

Die **Therapie** der Tetanie sollte in erster Linie bestrebt sein, die fehlende resp. insuffiziente Epithelkörperchenfunktion zu ersetzen. Leider sind alle Versuche bisher erfolglos geblieben. Die bei der Schilddrüseninsuffizienz so hervorragende Substitutionstherapie hat bisher noch zu keinem sicheren Resultat geführt. Begreiflich ist dies von der früher viel geübten Schilddrüsentherapie. Auffallenderweise konnte aber auch durch Verfütterung oder subkutane Einverleibung von getrockneter Epithelkörperchensubstanz resp. von

Extrakten derselben kein entscheidender Erfolg erzielt werden. Den günstigen Angaben weniger Autoren steht der negative Ausfall der exakten Versuche von Pineles und die Angaben vieler anderer Autoren gegenüber. Man wird an die negativen Resultate der Pankreasfütterung (Langerhanssche Inseln) bei Diabetes erinnert. Die Epithelkörperchen sind eben keine Vorratsdrüsen. Die Transplantationsversuche haben zuerst große Hoffnungen erweckt. v. Eiselsberg und später Payr haben die Schilddrüse in die Bauchwand resp. in die Milz transplantiert und (durch Mittransplantation der Epithelkörperchen) den Ausbruch der Tetanie verhindert. Enderlen hat zuerst mikroskopisch nachgewiesen, daß die mit der Schilddrüse transplantierten Epithelkörperchen funktionsfähig bleiben, indem sie sich zum Teil regenerieren. Seither wurden zahlreiche Transplantationen von Biedl, Pfeiffer und Meyer, Leischner u. a. ausgeführt; auch beim Menschen wurden günstige Erfolge (zuerst von v. Eiselsberg) berichtet. In späteren Fällen wurde auf der Klinik v. Eiselsberg aber ein befriedigender Erfolg vermißt. Leischner und Köhler haben deshalb die Frage nochmals studiert und kamen zu dem Schluß, daß die Epithelkörperchen sich ganz ähnlich verhalten wie die Schilddrüse, d. h. daß nur die Autotransplantation sicheren Erfolg verspricht, während bei der Homoiotransplantation die Epithelkörperchen zwar eine Zeitlang funktionieren, später aber doch der Resorption anheimfallen. Als kausale Therapie wurde von Mac Callum und Voegtlin die Zufuhr von Kalksalzen empfohlen. Bei ektomierten Tieren soll dadurch der Erregungszustand gedämpft werden. Curschmann berichtet über Besserungen in drei Fällen von Tetanie bei Menschen. Kahn und ich haben in einer Anzahl von Fällen die galvanische Erregbarkeit der Nerven in 2—3 stündlichen Intervallen untersucht und selbst bei Zufuhr sehr großer Mengen von Calc. lact. nie einen deutlichen Einfluß auf dieselbe beobachtet.

Es bleibt also vorderhand nur die symptomatische Therapie, die aber ebenfalls nahezu machtlos ist. Schwächere Sedativa, wie Brom, Valeriana wirken überhaupt nicht. In schweren Fällen kann man die Schmerzen manchmal durch Chloralhydrat oder leichte Chloroformierung vorübergehend lindern. Am besten erweisen sich noch Bettruhe, fleischarme Kost, protrahierte warme Bäder und Roborantien. Der Phosphorlebertran wird besonders bei den mit Osteomalazie komplizierten Fällen gerühmt. Bei der Säuglingstetanie empfiehlt Escherich Einschaltung von Tagen mit ganz knapper Kost, auch ist, wenn möglich, die Kuhmilch durch natürliche Ernährung zu ersetzen. Bei Frauen, die an Tetanie leiden, ist die Konzeption zu verhindern.

Einer besonderen Besprechung bedarf noch die Therapie der Tetania gastrica. Hier ist die Frage der Operation (Gastroenterostomie) lebhaft diskutiert worden. Während Albu rät, bei Komplikation mit Tetanie möglichst frühzeitig zu operieren, will Fleiner erst den ev. Erfolg der internen Behandlung abwarten. Auch Chvostek spricht der internen Behandlung das Wort. Die Erfolge der chirurgischen Behandlung scheinen nun sehr zur Operation zu ermutigen. Nach der neuesten Statistik von Wirth wurden von 21 operierten Fällen 17 dauernd geheilt, während nach einer älteren Statistik Albus die Mortalität der intern behandelten Fälle 77 % beträgt. Die Frage ist aber viel komplizierter, als man nach dieser Statistik glauben sollte. In Fällen von sicherer Pylorusstenose ist ja die Operation nicht zu umgehen, hier fragt es sich nur, ob man gleich operieren soll, oder ob man erst versuchen soll, den Zustand durch interne Behandlung zu bessern. Es wird hier sehr viel davon abhängen, ob die Magenwaschung vertragen wird. Die große Schwierigkeit liegt aber in der Diagnose der Pylorusstenose. Fälle von Reichmannscher Krankheit können alle Symptome der Pylorusstenose, verstärkte Peristaltik vor dem Röntgenschirm, ja selbst Antiperistaltik zeigen; auch in Fällen von echter „Magentetanie" sahen wir durch allabendliche Magenwaschung, fettreiche Trockendiät und Durstklysmen nicht nur die tetanischen Symptome verschwinden, sondern auch Verkleinerung des Magens und Aufhören des Pyloruskrampfes eintreten. In diesen Fällen wäre die Operation vielleicht unheilvoll gewesen.

b) Überfunktionszustände der Epithelkörperchen.

Es sind einzelne Fälle von Adenom der Epithelkörperchen bekannt, ohne daß sich Zustände gefunden hätten, die als Überfunktion gedeutet werden könnten (Erdheim). Auch die von Benjamins u. a. beschriebenen bis kindskopfgroßen Tumoren der Epithelkörperchen verursachten nur lokale Erscheinungen und verliefen sonst symptomlos. Bei Paralysis agitans, welche von Roussy und Clunet zu den Epithelkörperchen in Beziehung gebracht wurde, fand Erdheim in drei Fällen die Epithelkörperchen normal. Lundborg und Chvostek haben die Myasthenia pseudoparalytica auf Überfunktion der Epithelkörperchen bezogen. Chvostek versuchte darzulegen, daß die Krankheitsbilder der Myasthenie und Tetanie einander diametral entgegengesetzt seien. Der Befund von Anhäufungen von Zellinfiltraten und von diskontinuierlicher fettiger Degeneration der Muskelfasern, der nahezu konstant ist (Lit. siehe bei Marburg), weist aber darauf hin, daß die Myasthenie zu den Erkrankungen des Muskelsystems gehört; auch konnte neuerdings Haberfeld in zwei Fällen von Myasthenia gravis irgend eine Veränderung der Epithelkörperchen nicht finden.

IV. Die Erkrankungen des Thymus.

Es ist noch nicht lange her, daß der Thymus zum hormonopoetischen System gerechnet wird. Ursprünglich wurde er als ein Bestandteil des lymphtischen Apparates angesehen.

Anatomie und Entwickelungsgeschichte. Der Thymus entwickelt sich als paariges Organ vom ventralen Teil der 3. Kiemenspalte (s. Abb. 1, S. 426). Beide Teile vereinigen sich sehr früh; bei der Geburt liegt das Organ hinter dem Sternum nach abwärts bis zum Herzbeutel, nach oben etwas über die Incisura jugularis emporreichend. Der Thymus ist also entodermalen Ursprungs, doch besteht heute noch keine Einigkeit in den Anschauungen über die Herkunft der in dem fertigen Thymus und besonders in seiner Rinde befindlichen lymphozytenähnlichen Gebilde. Die entodermale Abstammung der hauptsächlich im Mark liegenden polymorphen fixen Elemente und der sog. Hasallschen Körperchen ist seit den Untersuchungen Hammars sicherstehend. Für die Thymuslymphozyten nimmt Stöhr eine Entstehung durch Teilung der epithelialen Gebilde an, während neuerdings Hammar und Maximow, der älteren Annahme von His und Stieda folgend, ein sekundäres Einwuchern mesodermaler Gebilde vertreten. Nach der letzteren Anschauung gehört also der Thymus teilweise zum lymphatischen Apparat; es findet sich in ihm eine „Symbiose von Zellen verschiedener Keimblätter"; er beteiligt sich mit an der Produktion von Lymphozyten. Nach Nägeli ist er sogar eine Hauptbildungsstätte der Lymphozyten im jugendlichen Alter. Dafür sprechen nach Nägeli auch phylogenetische Momente, da bei den Amphibien der Thymus die Quelle der Lymphozyten sein soll, wenn Lymphdrüsen noch fehlen. Die Angabe von Ivar Bang, daß der Thymus mindestens 5—6 mal mehr Nukleinate enthält als die Lymphdrüsen, spricht nicht unbedingt gegen diese Annahme, da ja auch die erwähnten epithelialen Elemente mit analysiert werden.

Das Gewicht des Thymus nimmt nach der Geburt noch weiter zu, erst mit dem Eintritt der Geschlechtsreife sistiert nach den Angaben Hammars, v. Surys u. a. das Wachstum; das Thymusgewebe atrophiert allmählich und wird zum Teil durch Fett ersetzt, doch erhalten sich auch bis in das späte Alter noch beträchtliche Reste von Thymusgewebe. Neben dieser Altersinvolution gibt es auch eine akzidentelle Involution. Hammar und Jonson haben gezeigt, daß sich bei hungernden Kaninchen das Gewicht der Thymus hauptsächlich durch Verlust der Lymphozyten sehr rasch vermindert.

Physiologie. Über die Frage, ob der Thymus für den Organismus ein lebenswichtiges Organ sei, hat bis in die neueste Zeit keine Einigkeit geherrscht. Friedleben, Langerhans u. a. sahen nach Exstirpation des Thymus die Versuchstiere sich ungestört weiter entwickeln, hingegen fanden andere Autoren, von denen ich nur Tarulli und Lo-Monaco, Ghika, Cozzolino, Basch, Sommer, Flörken, Ranzi und Tandler nenne, daß bei Hunden, Kaninchen, Katzen und anderen Tieren, vorübergehend schwere Wachstumsstörungen auftraten, welche sich später wieder ausglichen. Die neuesten Untersuchungen stammen von Klose und Vogt. Sie machen es höchst wahrscheinlich, daß jene erwähnten Störungen nicht mehr ausgeglichen werden können, wenn die Exstirpation des Thymus bereits bei ganz jungen, nur wenige Tage alten Tieren erfolgt.

Klose und Vogt operierten 25 Hunde. Die beobachteten Erscheinungen sind kurz folgende. Nach einem Latenzstadium von ca. 14 Tagen zeigen die Versuchstiere allmählich eine schwammige, weiche Haut, einen „pastösen Habitus". Sie beginnen durch ein geringeres Längenwachstum der Extremitäten im Wachstum zurückzubleiben, die Knochen werden deutlich biegsamer. Übereinstimmend mit Basch fanden Klose und Vogt, daß die Ossifikation verlangsamt ist und daß, wenn Frakturen gesetzt werden, die Kallusbildung sehr schlecht ist oder ausbleibt. Der Aschengehalt der Knochen ist wesentlich herabgesetzt. Basch fand auch, daß in diesem Stadium die Kalkausscheidung wesentlich gesteigert ist. Nach Ranzi und Tandler ist auch die Dentition verzögert. In diesem Stadium setzen die Hunde reichlich Fett an (Stadium adipositatis, nach Klose und Vogt). An dieses Stadium schließt sich endlich ein Stadium cachecticum. Trotz gesteigerter Freßlust nehmen die Tiere rasch ab, es tritt Muskelzittern auf, Hämoglobin- und Erythrozytengehalt des Blutes geht herunter, chemotaktische Reize, wie z. B. die Injektion von Nukleinsäure, bleiben wirkungslos, die Tiere werden träge und müde, es treten koordinatorische Störungen auf und endlich gehen sie in einem komaähnlichen Zustande zugrunde. Verfütterung oder Injektion von Thymussubstanz verschlechtert nur den Zustand.

Nach Thymektomie bei etwas älteren Tieren treten diese Erscheinungen nur vorübergehend auf, doch soll gleichzeitige Milzexstirpation auch jetzt noch meist den Tod der Versuchstiere herbeiführen. Dies soll darauf hindeuten, daß die Milz wenigstens einen Teil der Thymusfunktion übernimmt.

Erwähnenswert ist noch, daß Kastration bei jungen Tieren die Thymusinvolution wesentlich verzögert, und daß stärkere sexuelle Betätigung sie beschleunigt (Calzolari, Hendersson, N. Paton u. Goodall u. a.). Damit stimmt überein, daß Tandler und Groß bei Eunuchen den Thymus persistent fanden.

Die Versuche mit Hyperthymisation von Svehla haben zum Teil ihre Bedeutung verloren, seit sich herausstellte, daß die depressorische Wirkung intravenös eingeführter Thymusextrakte nicht spezifisch ist, sondern auf Gerinnungen in der Blutbahn beruht (Popper).

Pathologie. Unsere Kenntnisse über die Bedeutung des Thymus für die Klinik sind äusserst mangelhaft. Von Ausfallserscheinungen des Thymus beim Menschen wissen wir so gut wie nichts. In neuester Zeit sind einigemal Totalexstirpationen des Thymus wegen Trachealstenose ausgeführt worden, z. B. in dem Falle Rehns von Purrucker u. a. in dem Falle von König. Im ersteren Falle handelte es sich um ein 2¼jähriges, im letzteren um ein sieben Monate altes Kind. Angaben über den späteren Verlauf fehlen.

v. Sury berichtet über einen Fall von angeborenem gänzlichen Defekt des Thymus bei einem an Pneumonie verstorbenen drei Wochen alten Kind. Nach den bisherigen Erfahrungen am Tierexperiment ist jedenfalls eine totale Exstirpation des Thymus bei ganz kleinen Kindern zu widerraten.

Das ganze klinische Interesse hat sich bisher jenen Fällen zugewandt, welche eine **Hyperplasie** des Thymus und eine **Persistenz** resp. **Reviviszenz** aufweisen [1]). Kopp hat zuerst 1855 das Interesse der ärztlichen Welt auf jene plötzlichen Todesfälle im jugendlichen Alter gelenkt, welche unter Zyanose und Stridor eintreten und bei denen die Sektion nichts als einen hyperplastischen Thymus ergab. Die umfangreichen Untersuchungen Friedlebens, welche in dem Satze: „Es gibt kein Asthma thymicum" gipfelten, haben diese Lehre für lange Zeit unterdrückt. Erst Grawitz hat im Jahre 1888 an der Hand von zwei Fällen wieder auf die forensische Bedeutung der Thymushyperplasie hingewiesen. Bisher hatte man nur das rein mechanische Moment bei diesen Todesfällen im Auge gehabt. 1889 hat dann A. Paltauf auf die häufige Kombination von Thymushyperplasie mit Status lymphaticus und Verengerung des Gefäßsystems hingewiesen und die Todesursache nicht in einer mechanischen Ursache, sondern in einer vegetativen Störung, die er als lymphatisch-chlorotische Konstitution bezeichnete, gesehen. Ortner berichtete neben anderen über angeborene Enge des Aortensystems bei plötzlichen Todesfällen, v. Kundrat über Status lymphaticus mit mehr oder weniger grossem Thymus bei plötzlichen Todesfällen in Narkose, Schnitzler u. a. über Narkosetod bei Basedowfällen mit Thymuspersistenz und Status lymphaticus. Von Pott stammt eine ausgezeichnete Schilderung der plötzlichen Todesfälle im Kindesalter. Die meisten Autoren schlossen sich der Ansicht A. Paltaufs an, indem sie das mechanische Moment für bedeutungslos erklärten und eine durch toxische Momente bedingte Labilität des Organismus resp. des Herzgefäßsystems in den Vordergrund stellten. Besonders interessant sind Beobachtungen von familiärem Auftreten dieser plötzlichen Todesart (Perrin, Hedinger u. a.). Einzelne Autoren hielten jedoch immer an der mechanischen Ursache durch Kompression der Trachea durch den Thymus fest.

Die Frage ist auch heute noch nicht völlig geklärt, doch scheint wenigstens die Richtung, in welcher eine Klärung zu erwarten ist, gegeben. Besonders erschwerend wirkte der Umstand, daß Status lymphaticus und großer Thymus so häufig nebeneinander vorkommen. Beide stehen aber anscheinend nur in einem bedingten Verhältnis zueinander. Wie wir in einem späteren Kapitel sehen werden, ist der Befund von Schwellung des lymphatischen Apparates eventuell mit Mononukleose im Blute etwas ungemein Häufiges. Wir finden dies bei zahlreichen Blutdrüsenerkrankungen, bei chronischen Infektionskrankheiten, bei den Vagusneurosen etc. Diese Hypoplasien weichen histologisch weit voneinander ab. Es ist auch ohne weiteres klar, daß wohl jede chronische Schwellung des lymphatischen Apparates mit einer gesteigerten chemischen Funktion einhergehen wird. Ebenso finden wir auch die Thymushyperplasie und Thymuspersistenz resp. Reviviszenz gerade auch bei den Blutdrüsenerkrankungen außerordentlich häufig. Wenn wir uns der Ansicht anschließen, daß der Thymus zum Teil mesodermalen Ursprungs ist, also zum Teil dem lymphatischen Apparate angehört, so wäre die häufige Kombination von großem Thymus und Status lymphaticus nicht unerklärlich. Doch gibt es sicher auch einen abnorm großen Thymus ohne Status lymphaticus, also einen Status thymicus.

Die Untersuchungen der letzten Jahre scheinen hier ein bedeutsames unterscheidendes Merkmal gebracht zu haben.

Wiesel und Hedinger haben darauf hingewiesen, daß der Status lymphaticus mit einer Hypoplasie des chromaffinen Systems einhergehe. Hedinger fand dann in fünf Fällen von reiner Thymushyperplasie die Nebennieren und das ganze chromaffine System auch bei mikroskopischer Untersuchung vollständig normal entwickelt. Auch

---

[1]) Persistenz des Thymus ist eigentlich ein unrichtiger Ausdruck, da jeder Mensch einen Thymus zeitlebens behält: besser als „Persistenz" ist höherer Parenchymwert, als es dem betreffenden Alter zukommt; auch eine „Reviviszenz" ist noch schwer nachweisbar.

v. Sury weist darauf hin, daß bei der sog. Mors thymica der Neugeborenen das chromaffine System immer gut entwickelt sei und daß erst mit der Ausbildung des Status lymphaticus die Hypoplasie des chromaffinen Systems einsetze. Bei Fällen mit reiner Thymushyperplasie dürfte wohl auch die Lymphozytose fehlen [1]).

Wenden wir uns nun wieder der Frage der Mors thymica zu. v. Sury hat diesen Punkt in einer lichtvollen und durch ihre strenge Kritik wohltuenden Darstellung behandelt. Er stützt sich auf ein Material von 200 gerichtlichen Sektionen, bei welchen der Thymus berücksichtigt wurde. v. Sury weist zuerst darauf hin, daß die Größe des Thymus außerordentlich schwanke und daß daher die Diagnose einer Thymushyperplasie oft sehr willkürlich sei. Ferner betont er, daß bei plötzlichen Todesfällen von anscheinend bisher ganz gesunden Kindern kapilläre Bronchitiden sehr häufig seien und leicht übersehen werden können. Trotzdem werden wir bei den in jüngster Zeit veröffentlichten Fällen von ,,Asthma thymicum", die durch teilweise oder völlige Exstirpation des Thymus von ihren Beschwerden sofort geheilt wurden, die Bedeutung des mechanischen Momentes kaum in Abrede stellen können. Klose und Vogt stellen acht solche Fälle zusammen. Der erste Fall wurde von Rehn operiert. Die Anfälle von Dyspnoe, Zyanose, Stridor und eventuell Heiserkeit, die in allen diesen Fällen beobachtet wurden, sprechen wohl für ein rein mechanisches Moment. Ob in den reinen Fällen von Status thymicus neben oder außer diesem mechanischen Moment noch eine toxische Beeinflussung durch Hyperthymisation vorkommt, müssen wir vorderhand dahingestellt sein lassen, doch habe ich kaum einen Anhaltspunkt für diese Annahme entdecken können. Die bisher bekannten Basedowfälle, bei denen der Tod in der Narkose plötzlich erfolgte, zeigten neben der Thymushyperplasie regelmäßig auch einen ausgesprochenen Status lymphaticus und sind sonst durch mancherlei Momente kompliziert.

Endlich sei erwähnt, daß der Thymus auch der Ausgangspunkt bösartiger Geschwülste besonders von Sarkomen seltener von Karzinomen sein kann. Bemerkenswert ist v. Neußers Fall von Sarkom des Thymus. Der 25 jährige Patient war auffallend groß und zeigte Hypoplasie der Genitalien. Wir beobachteten vor kurzem einen Fall von Karzinom. Auch hier bestand Hochwuchs, die Entwickelung des Genitales war aber völlig normal. Endlich sei erwähnt, daß in zahlreichen, aber nicht allen Fällen von Myasthenia gravis Persistenz resp. Reviviszenz des Thymus und Veränderungen in den Muskeln gefunden wurden, die als Lymphosarkome angesprochen wurden. Diese Deutung ist allerdings nicht sicher, da in den Muskelmetastasen auch Hassalsche Körperchen vorkommen. Es handelt sich daher eher um Retikulumtumoren.

V. Die Krankheiten des Hypophysenapparates.

Anatomie und Entwickelungsgeschichte. Die normale Hypophyse des Menschen wiegt durchschnittlich etwas mehr als 0,5 g. Sie besteht aus dem drüsigen Vorderlappen und dem nervösen Hinterlappen mit der Pars intermedia. Beide liegen in der Sella turcica, in welche sich durch das Foramen sellae turcicae die Dura einsenkt und beide gemeinschaftlich umkleidet. Vom Vorderlappen ragt nur ein schmaler Fortsatz in den sog. Hypophysenstiel empor, der Hinterlappen steht durch das Infundibulum direkt mit dem Gehirn in Verbindung. Vom 3. Ventrikel dringt ein sich verschmälernder Spalt, Recessus infundibuli, tief in den Hypophysenstiel ein. Das folgende, Erdheim nachgebildete Schema veranschaulicht diese Verhältnisse: Ch. = Chiasma; V.L. = Vorderlappen; H.L. = Hinterlappen; Pl.eh. = Plattenepithelhaufen; R.C. = Rathkesche Cyste; F. =

---

[1]) Beim reinen Status thymicus sind oftmals der epitheliale Abschnitt i. e. das Retikulum und dessen Derivate hyperplastisch, während die kleinen Thymuszellen durchaus nicht wesentlich vermehrt sein müssen, im Gegensatz zum Status lymphaticus (Wiesel).

Fortsatz; E. = Endanschwellung des Fortsatzes; R.i. = Recessus infundibuli; I. = Infundibulum; D. = Dura; D₂ = Diaphragma sellae; A. = Arachnoidea.

Der Vorderlappen wird von Ästchen der Carotis interna, der Hinterlappen von der Pia mater aus versorgt. Der Vorderlappen besteht größtenteils aus Epithelschläuchen, welche die nicht granulierten sog. Hauptzellen enthalten, aus denen sich nach Erdheim und Stumme in der Schwangerschaft die sog. Schwangerschaftszellen entwickeln. Gegen die hintere Grenze des Vorderlappens liegen größere hohle kolloidgefüllte Schläuche mit chromophilen Zellen, in welchen Benda durch eine spezifische Färbung eosinophile und basophile Granula nachgewiesen hat; ferner liegt hier die sogen. Rathkesche Cyste.

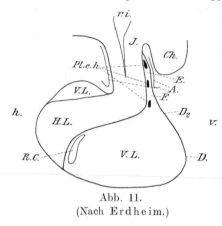

Abb. 11.
(Nach Erdheim.)

Der Vorderlappen entwickelt sich durch eine Ausstülpung der Mundhöhle dort, wo das Epithel der ektodermalen primären Mundbucht in das des entodermalen Kopfdarmes übergeht. Der Hypophysengang obliteriert später, kann aber bei Schädelmißbildungen und bei der Akromegalie persistent gefunden werden. Auf dem ganzen Wege können sich versprengte Epithelkeime finden, meist aus geschichtetem Pflasterepithel, aber auch aus typischem Drüsenepithel bestehend; erstere können zur Bildung von Plattenepithelkarzinomen, letztere zur Bildung von Adenomen Veranlassung geben. Die Entwickelung des Vorderlappens und des Hypophysenganges zeigt also vollkommen analoge Verhältnisse wie die der Schilddrüse und des Ductus thyreoglossus. Der Hinterlappen entwickelt sich durch eine Ausstülpung der unteren Wand des 3. Ventrikels. Wahrscheinlich ist die Abfuhr des Sekretes vom Vorder- und Hinterlappen eine völlig getrennte; das Hinterlappensekret ergießt sich in den 3. Ventrikel (Cushing und Götsch).

Der Umstand, daß Vorder- und Hinterlappen zusammen in eine enge Knochenhöhle eingeschlossen sind, läßt begreiflich erscheinen, daß Erkrankungen des einen Organs sehr häufig auch das andere alterieren. Wie wir später sehen werden, ist die Frage, welche Bedeutung den beiden Organen für die Pathogenese der Krankheitsbilder hypophysären Ursprungs zukommt, noch nicht völlig geklärt.

a) Überfunktionszustände des Hypophysenapparates. Die Akromegalie.

Begriffsbestimmung. Das Krankheitsbild der Akromegalie wurde zuerst von Pierre Marie umrissen. Man versteht heute darunter eine meist zwischen dem 20. und 30. Lebensjahre schleichend einsetzende Erkrankung, welche durch eine Funktionssteigerung des drüsigen Anteils der Hypophyse hervorgerufen wird. Die Adenombildung führt meist zu beträchtlicher Vergrößerung des Organs und dadurch zu der Lokalisation entsprechenden Hirndrucksymptomen. Das wichtigste Symptom der Akromegalie ist das Größerwerden der gipfelnden Teile (Nase, Lippen, Zunge, Unterkiefer, Hände und Füße) und hyperplastische Veränderungen am Knochensystem. Dazu gesellen sich fast regelmäßig Veränderungen der Schilddrüse hyperplastischer oder (meist später) regressiver Art, wodurch wahrscheinlich, ebenso wie durch die Hypophysenerkrankung selbst, der Erregungszustand des vegetativen Nervensystems in entsprechender Weise beeinflußt wird, und endlich meist schon sehr frühzeitig Störungen in der generativen Funktion der Keimdrüsen.

Symptomatologie. Ich beginne mit der Schilderung des Gesichtes in einem voll ausgebildeten Falle. Die Veränderung kann eine so hochgradige sein, daß die Individuen kaum wiederzuerkennen sind. Die Nase kann monströs verdickt sein. Die Arcus superciliares und Jochbogen springen stark vor.

Dies wird hauptsächlich durch eine Volumszunahme der pneumatischen Höhlen bedingt. Es kann dadurch sogar zu Verengerung der Gehörgänge und der Orbitae kommen. Sehr charakteristisch ist das Auseinanderrücken der Zähne

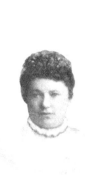

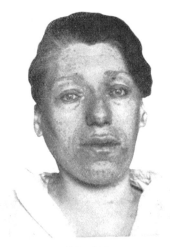

Abb. 12a.
Vor Beginn der Krankheit.

Abb. 12b.
Akromegalie.

infolge der Vergrößerung des Ober- und besonders des Unterkiefers; der Unterkiefer zeigt starke Prognathie und oft Schrägstellung des Alveolarfortsatzes. Die Zunge ist durch Vermehrung des interstitiellen Gewebes stark vergrössert,

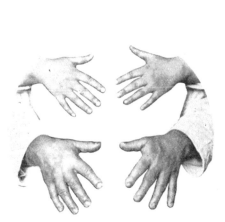

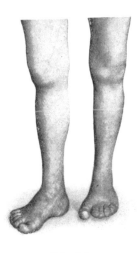

Abb. 13.
Normale Hände und Hände bei Akromegalie.
(Type en large).

Abb. 14.
Füße bei Akromegalie.

die Lippen sind stark gewulstet, die Schleimhaut der Mundhöhle ist verdickt. Der Larynx ist oft bedeutend vergrößert, die Stimme tief und abnorm laut. Besonders nehmen die Klavikeln an Umfang zu. Es besteht Kyphose der unteren Hals- und oberen Brustwirbelsäule. Auch die anderen Knochen sind mehr oder weniger vergrößert; die Muskelansätze sind gewaltig verdickt,

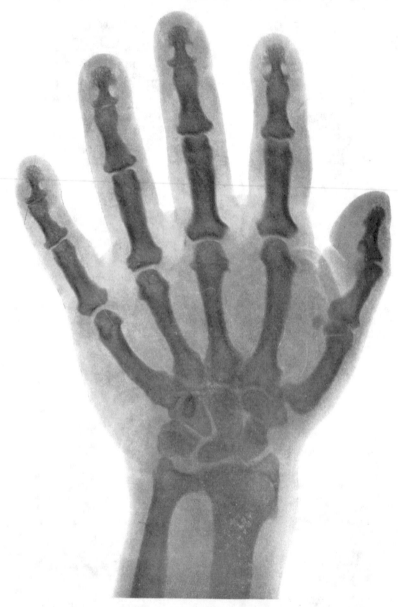

Abb. 15.
Röntgenbild einer Akromegaliehand.

die Gefäßlöcher erweitert, die Gefäßfurchen vertieft (Sternberg). An den Händen und Füßen kann die Vergrößerung hauptsächlich auf einer Verdickung der Weichteile beruhen, wodurch die Metakarpen resp. Metatarsalknochen auseinander gedrängt werden (type en large); oder die Knochen zeigen auch vermehrtes Längenwachstum (type en long). Die Muskelkraft ist meist schon im Beginne herabgesetzt. Überall in den Muskeln, in der Haut, in den Schleimhäuten, den Drüsen etc. findet sich mikroskopisch Vermehrung des Bindegewebes.

Der Haarwuchs nimmt meist auch an Stellen, die früher nur wenig behaart waren, z. B. an der Oberlippe, der Linea alba, an der Innenseite der Oberschenkel an Dichtigkeit zu. Die äußeren Genitalien sind oft hyperplastisch, während die inneren Genitalien regressive Veränderungen zeigen, welche zuerst die generativen Anteile (Epithelien der Samenkanälchen beim Manne, Primordialfollikel bei der Frau) betreffen. Diese Veränderungen äußern sich in Impotenz beim Manne, in Zessieren der Ovulation und Menstruation bei der Frau. Hier findet sich auch später meist ein kleiner atrophischer Uterus. In manchen Fällen kann sich aber auch die ungestörte Funktion der Genitalien lange erhalten. In einem solchen Falle sah ich bei einer Frau Sekretion von Kolostrum.

Das Gefäßsystem zeigt später fast immer arteriosklerotische Veränderungen, die mit Hyperplasie der Schilddrüse einhergehenden Fälle zeigen leichte Tachykardie. Nicht selten ist das Herz hypertrophisch; fast regelmäßig degeneriert der Herzmuskel frühzeitig und stellen sich Erscheinungen der Herzinsuffizienz ein.

Auch Leber, Milz, Magen und Darm sind nicht selten vergrössert; zum Teil handelt es sich da um Folgezustände anderer Erscheinungen, z. B. Leberschwellung bei Herzinsuffizienz, zum Teil aber auch um echte Splanchnomegalie. Auch die Nebennieren und das Pankreas wurden oft vergrößert gefunden; der Thymus vergrößert sich oft, nicht selten entwickelt sich ein ausgesprochener Status lymphaticus; die Blutuntersuchung ergibt meist Mononukleose und Hypereosinophilie (Sabrazès et Bonnes, Messedaglia, zahlreiche eigene Beobachtungen).

Wie schon erwähnt, wird die Schilddrüse fast nie normal gefunden; häufig zeigt sie das Bild der Basedowstruma, in anderen Fällen das einer atrophischen Sklerose.

Fettsucht ist sehr selten. Häufig besteht intermittierend Heißhunger und Polyphagie. In manchen Fällen fand sich Erhöhung des Grundumsatzes bis zu 30% (Magnus-Levy, H. Salomon, Beobachtungen von Bernstein und mir). Es sind dies meist Fälle, die mit basedowischen Erscheinungen einhergehen; in den mit Myxödem kombinierten dürfte der Grundumsatz erniedrigt sein. Sehr häufig finden sich Angaben über Perioden mit Polyurie und über Glykosurie resp. echten Diabetes mellitus. Ausführliche Literaturangaben über diesen Punkt finden sich bei Launois et Roy und Borchardt. Borchardt fand unter 176 Fällen der Literatur in 63 Fällen Diabetes, in acht Fällen alimentäre Glykosurie; v. Noorden wies darauf hin, daß die Glykosurie oft eine auffällige Unabhängigkeit vom Zuckerwert der Nahrung zeigt. Von zehn Fällen von Akromegalie, welche in den letzten Jahren auf der Klinik v. Noorden zur Beobachtung kamen, zeigten nur drei eine diabetische Stoffwechselstörung; einer davon starb im Koma, der zweite zeigte sehr starke, der dritte deutliche alimentäre Glykosurie. Adrenalin wirkte in diesem Falle nicht glykosurisch, aber stark diuretisch. Es sind Fälle von Akromegalie mitgeteilt worden (Schlesinger, Borchardt), bei denen nur im Anfang Zuckerausscheidung bestand, sich später aber eine völlig normale Toleranz für Kohlehydrate entwickelte, ein Verhalten, das ich bei den echten thyreogenen Glykosurien beschrieben habe.

Die diabetische Stoffwechselstörung bei der Akromegalie hat wohl sehr verschiedene Ursachen. In den mit schwerem Diabetes komplizierten Fällen ist eine Erkrankung des Pankreas anzunehmen (Pineles, Hansemann u. a.). In vielen Fällen ist die Störung wohl thyreogen, wie Lorand vermutete. Ob es eine echte hypophysäre Glykosurie gibt, ist noch nicht sicher.

Franchini gibt an, daß die N-Verteilung im Harn bei Akromegalie von der Norm abweiche; er fand besonders hohe Werte für den Peptid-N. Nowaczinski hat auf meine Veranlassung bei 3 Fällen von typischer schwerer Akromegalie den Purinstoffwechsel untersucht und bei allen sehr hohe Werte für den endogenen Harnsäurefaktor (durchschnittlich ca. 1 g) gefunden.

Der Erregungszustand des vegetativen Nervensystems zeigte in den wenigen Fällen, die ich bisher untersuchte, ein sehr verschiedenes Verhalten. Je nachdem basedowische oder myxödematöse Erscheinungen vorhanden waren, zeigten sich Symptome eines erhöhten oder verminderten Erregungszustandes. Es ist sehr wahrscheinlich, daß die Sekrete des Hypophysenapparates den Erregungszustand des vegetativen Nervensystems und den Stoffwechsel auch direkt beeinflussen.

Ich erwähne hier nur folgendes. Das Extrakt aus dem glandulären Anteil wirkt nach den Untersuchungen von Ivcovic und mir depressorisch (auch nach Atropinisierung). Ferner drückt es den Grundumsatz stark herab und steigert dabei anfangs den respiratorischen Quotienten, wohl durch Mobilisierung von Kohlehydraten. Er wirkt aber selbst in größeren Mengen injiziert nicht glykosurisch (Bernstein und Falta). Es ruft ferner bei hypophyseopriven Tieren starke Temperatursteigerung hervor (Cushing). Das Extrakt aus dem nervösen Teil wirkt blutdrucksteigernd und pulsverlangsamend, diese Wirkung ist durch Atropin nicht auszuschalten (Oliver und Schäfer). Es wirkt stark diuretisch (Magnus und Schäfer); ferner steigert es die Erregbarkeit der Harnblasen- und Uterusmuskulatur (v. Frankl-Hochwart und Fröhlich), diese Wirkung läßt sich nach Untersuchungen von Falta und Fleming durch Atropin ausschalten; ferner besitzt es nach unseren Untersuchungen chemotaktische Eigenschaften, indem es Mononukleose und Hypereosinophilie erzeugt, und endlich steigert es die Stickstoffausscheidung und die Kalkausscheidung durch den Darm.

Die pathologisch-anatomische Untersuchung ergibt in den vorgeschrittenen Fällen sehr häufig Vermehrung der bindegewebigen Elemente in den vegetativen Nerven und Ganglien (Marie und Marinesco).

Die Symptome von seiten des Nervensystems sind sehr mannigfaltig. Zu den Frühsymptomen gehören oft sehr lästige rheumatoide Schmerzen; die Reflexe können gesteigert oder herabgesetzt sein. Sehr häufig besteht Apathie, Mangel an Initiative und Verlangsamung der Sprache, in seltenen Fällen wurden auch Exaltationszustände beobachtet. Die pathologisch-anatomische Untersuchung ergibt keine konstanten Resultate.

Endlich ist noch eine Gruppe von wichtigen Symptomen zu erwähnen, welche durch die Vergrößerung der Hypophyse hervorgerufen werden. Die Sella turcica kann sich hauptsächlich nach unten erweitern, wodurch eventuell die Scheidewand zwischen Sella und Keilbeinhöhle durchbrechen kann. In anderen Fällen erweitert sich hauptsächlich der Sellaeingang unter Destruktion der Processus clinoidei. In anderen Fällen ist das Röntgenbild normal. In jüngster Zeit fand man trotzdem in mehreren solchen Fällen spezifisch adenomatöse Veränderungen des Vorderlappens oder man fand Hypophysenadenome in der Keilbeinhöhle oder am Rachendach (Erdheim). Zu den Drucksymptomen gehören Kopfschmerz, in seltenen Fällen Schwindel, Erbrechen und Paresen der Hirnnerven, häufiger Störungen von seiten der Nn. optici: bitemporale Hemianopsie und hemianopische Pupillenreaktion oder einfache Amblyopie, einseitige oder beiderseitige Neuritis oder Atrophie, selten Stauungspapille.

Pathologische Anatomie. Was die Hypophyse anlangt, so kann man heute mit großer Wahrscheinlichkeit annehmen, daß sich bei jeder typischen Akromegalie adenomatöse Veränderungen des Vorderlappens oder versprengte Hypophysenkeime finden. Durch die Auffindung einer spezifischen Färbung für die in den chromophilen Zellen vorkommenden Zellgranula durch Benda ist die Erkennung solcher Adenome

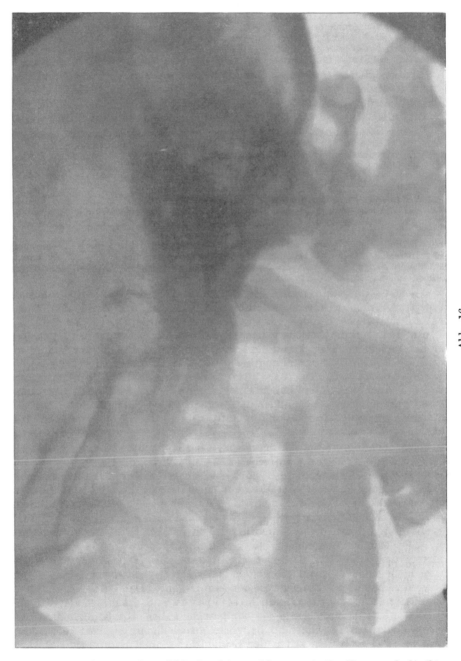

Abb. 16.

Erweiterte Sella turcica bei Akromegalie.

wesentlich erleichtert worden. Meist handelt es sich um gutartige Formen, doch gibt es auch maligne, rasch wachsende Adenome, deren Zellen sehr klein bleiben können. Sie sind früher meist für Sarkome angesehen worden. In solchen rasch wachsenden Tumoren können sich auch nur spärliche chromophile Zellen finden (Anaplasie). B. Fischer, der diese Fragen eingehend erörtert, sagt, daß andersartige Tumoren wie Karzinome, Sarkome, Endotheliome usw. niemals Akromegalie erzeugen. Eine Ausnahme machen die Adeno-karzinome. Cagnetto beschreibt einen solchen Fall. Es fanden sich Metastasen im Rückenmark, in welchen ebenfalls chromophile Zellen nachweisbar waren. Es besteht hier eine bemerkenswerte Analogie mit der Schilddrüse, da Adenokarzinome derselben basedowische Symptome erzeugen können. Nicht selten kommen auch strumöse Verände-rungen der glandulären Hypophyse vor, bei vorgeschrittenen Fällen von Akromegalie teil-weise mit Sklerose oder mit zystischer Degeneration einhergehend. In solchen Fällen finden sich aber meist noch Partien von ziemlich reichlichen chromophilen Zellen.

Pathologische Physiologie. Die Ähnlichkeit des pathologisch-anatomischen Befundes an der Hypophyse bei Akromegalie mit dem an der Schilddrüse bei Morbus Basedowii weist darauf hin, daß die Akromegalie durch eine Funktionssteigerung der glandulären Hypophyse zustande kommt.

Gegen diese Annahme ist eingewendet worden, daß sich in manchen Fällen, wie schon oben erwähnt, Strumen der glandulären Hypophyse fanden, bei denen die degenerativen Erscheinungen vorherrschten und daß andererseits Strumen oder kleine Adenome ohne Akromegalie vorkommen. Ich glaube, daß der Satz Kochers, daß Struma und Struma zweierlei ist, ebenso wie für die Schilddrüse auch für die glanduläre Hypo-physe Geltung hat. Es wird heute niemanden mehr wundern, daß besonders bei ver-alteten Basedowfällen auch degenerative Erscheinungen in der Schilddrüse vorhanden sind und daß andererseits kleine Adenome der Schilddrüse oft ohne alle basedowische Erscheinungen einhergehen. Der morphologische Befund zeigt uns den Funktionszustand nicht immer an. Endlich ist noch zu erwähnen, daß in seltenen Fällen von Akromegalie völlig normale Hypophysen gefunden wurden. In manchen dieser Fälle ist die Diagnose der Akromegalie zweifelhaft (Syringomyelie, angeborene abnorme Größe der Akra usw.). In anderen Fällen fand man dystopische Hypophysenadenome, die von versprengten Keimen ausgingen (Erdheim und Haberfeld).

Schon Pierre Marie hat den Zusammenhang der Akromegalie mit der Hypophyse erkannt, allerdings hat er angenommen, daß durch den Tumor das funktionierende Hypophysengewebe zerstört würde. v. Strümpell, Ar-nold u. a. haben die Ansicht vertreten, daß die Vergrößerung der Hypophyse der der gipfelnden Teile koordiniert, also nur eine Teilerscheinung einer all-gemeinen Stoffwechselerkrankung sei (endogene Theorie). Die Theorie der Überfunktion ist zuerst von Tamburini, Benda und Massalongo vertreten worden. Andere Autoren haben eine primäre Funktionsstörung der Keim-drüsen angenommen. Von anderen Autoren endlich (Claude, Delille etc.) wurde die endogene Theorie dahin modifiziert, daß die Akromegalie eine pluri-glanduläre Erkrankung sei.

Die Annahme eines Funktionsausfalles der Hypophyse bei der Akromegalie läßt sich heute nicht mehr aufrecht erhalten. Wir werden später sehen, daß Prozesse, welche die glanduläre Hypophyse destruieren, niemals zu akromegalen, sondern zu ganz andersartigen Erscheinungen führen; dasselbe lehrt auch die Hypophysenexstirpation bei Tieren. Die Annahme einer primären Funktions-störung der Keimdrüsen ist schon deshalb unhaltbar, weil es Fälle von Akro-megalie gibt, bei denen die Keimdrüsen noch funktionieren, wenn die Krank-heit schon ziemlich ausgebildet ist. Gegen die endogene Theorie spricht unter anderem der Erfolg der partiellen Exstirpation des Hypophysentumors, der später noch genauer geschildert werden soll. Dieser stellt die Hypophyse ganz in den Mittelpunkt der Pathogenese der Akromegalie. Daß bei der Akromegalie sehr häufig andere Blutdrüsen miterkrankt sind, ist schon von Pineles betont worden; dadurch wird, wie wir gesehen haben, das Krankheitsbild oft sehr mannigfaltig. Der Umstand, daß diese Mitbeteiligung eine sehr verschieden-artige ist, daß z. B. von seiten der Schilddrüse einmal Symptome der Über-funktion, ein andermal solche der Insuffizienz auftreten, weist wiederum der Hypophyse eine prädominierende Stellung zu. Als Kardinalsymptome der Akromegalie können daher nur jene Erscheinungen angesehen werden, welche direkt auf die Funktionsänderung der Hypophyse zu beziehen sind, daneben gibt es noch ein Heer sekundärer Symptome.

Differentialdiagnose. Diese Auffassung ist für die Differentialdiagnose von Wichtigkeit. Der Schwerpunkt der Diagnose liegt in dem unproportionierten Größerwerden der gipfelnden Teile, nicht in der Vergrößerung selbst, da diese auch angeboren sein kann. So findet sich z. B. ein Cranium progeneum bei vielen anderen Zuständen, die mit Akromegalie nichts zu tun haben. (Sternberg). Verwechslung mit der Osteitis deformans Paget ist bei genauerer Untersuchung kaum möglich. Bei dieser nimmt der Gehirnschädel hauptsächlich an Umfang zu, die langen Röhrenknochen zeigen sehr bald Verkrümmungen, die Veränderungen am Skelett sind sehr oft asymmetrisch. Bei der Ostéoarthropathie hypertrophiante pneumique bleibt der Schädel unverändert, nur die Nase kann größer werden. Es besteht hier dorsolumbale Kyphose, bei der Akromegalie zervikodorsale Kyphose; die Endphalangen zeigen die bekannte Trommelschlägelform, die Nägel Krümmung und Längsriefung; während die Knöchelgegend hauptsächlich aufgetrieben ist, zeigt, wie Souza Leithe hervorhebt, die Metarkarpal- resp. Metatarsalgegend nur geringe Volumszunahme. Kombination mit basedowischen resp. myxödematösen Symptomen kann die Akromegalie im Anfang übersehen lassen. Besonders aber können früh auftretende Genitalstörungen oder rheumatoide Schmerzen zuerst auf einen falschen Weg führen. Die Syringomyelie kann ebenfalls zu Volumszunahme der Extremitäten führen, doch finden sich daneben meist gleichzeitig Deformationen und die bekannte Dissoziation der Empfindungsqualitäten. Betrifft die Vergrößerung nur einzelne Akra, so ist die Diagnose Akromegalie sehr unwahrscheinlich, doch sind Fälle beschrieben, bei denen Hände und Füße enorm vergrößert waren, ohne daß der Gesichtsschädel wesentliche Veränderungen aufwies (Pel, Demmer). Endlich sei noch auf die Bedeutung des zuerst von Oppenheim geführten Nachweises der Sellavergrößerung mittelst Röntgendurchleuchtung hingewiesen.

Die **Therapie** war bis vor kurzem völlig machtlos. Erst die von Horsley und von v. Eiselsberg inaugurierte, von Hochenegg zuerst mit Glück ausgeführte Resektion des Hypophysentumors brachte eklatante Erfolge. In den beiden ersten Fällen Hocheneggs (mitgeteilt von Stumme und Exner) verschwanden nicht nur die Hirndrucksymptome, sondern es trat auch ein Rückgang der akromegalen Erscheinungen ein. Die Zähne des Oberkiefers rückten zusammen, die Akra wurden kleiner, die Haut weicher und runzelig, die Menses kehrten wieder und die abnorme Behaarung bildete sich zurück. Seither sind eine Anzahl weiterer Fälle zum Teil mit gutem Erfolg operiert worden (v. Eiselsberg, Kocher, Moskovitz, Lecène, Rose, Cushing u. a.). Hochenegg weist an der Hand eines dritten unglücklich verlaufenen Falles darauf hin, daß in Fällen von größtenteils extrasellärem Sitz des Tumors die Chancen der Operation voraussichtlich immer geringe bleiben werden. Bedeutende Destruktion der Processus clinoidei und geringe Vertiefung des Sellabodens werden daher bei der Indikationsstellung ebenso wie Myodegeneratio cordis und Status lymphaticus berücksichtigt werden müssen.

Von der Schilddrüsentherapie kann man nur bei komplizierendem Myxödem einen Erfolg erwarten. Betreffs der Behandlung stärker hervortretender basedowischer Symptome verweise ich auf das Kapitel über Morbus Basedowii. Die Therapie kann sonst höchstens bestehende Schmerzen durch Antineuralgica lindern, eine eventuelle Herzinsuffizienz bekämpfen und den Kräfteverfall durch allgemein roborierende Maßnahmen hinausschieben.

b) Unterfunktionszustände des Hypophysenapparates.

Die hypophysäre Dystrophia adiposogenitalis.

In der Deutung des hier zu beschreibenden Krankheitsbildes stehen wir ebenso wie bei der Akromegalie noch nicht auf sicherem Boden. Sie wird durch die ungenügende Kenntnis von der physiologischen Bedeutung der beiden in der Sella eingeschlossenen Hypophysenlappen erschwert. Ich will mich daher auf die Schilderung des Krankheitsbildes beschränken und nur zum Schluß einige Bemerkungen hinzufügen, welche die noch hypothetischen Anschauungen über seine Pathogenese betreffen.

Das Vorkommen von zerebraler Adipositas resp. von Verfettung der Hypophysentumoren wurde schon von Babinski, Anderson, Schuster u. a. erwähnt. Im Jahre 1901 wies dann A. Fröhlich bei der Vorstellung eines der Ambulanz von v. Frankl-Hochwart stammenden Falles zuerst darauf hin, daß sich rasch entwickelnde Fettsucht, Infantilismus der Genitalien und myxödemartige Hautveränderungen an einen Hypophysentumor denken lassen. Seither sind zahlreiche Fälle durch v. Frankl-Hochwart, Berger, Erdheim, Zak, Fuchs u. v. a. veröffentlicht worden. Es handelte sich bei den meisten Fällen, wie ich gleich vorwegnehmen will, entweder um Tumoren des Hypophysenapparates oder um Erkrankungen, welche eine Beeinträchtigung der Hypophysenfunktion wahrscheinlich machen. Ich will nun zuerst die klinischen Erscheinungen schildern.

Symptomatologie. Eines der wichtigsten Symptome ist die Verfettung mit einem ganz bestimmten Typus der Fettverteilung, wie er sich auch bei primärer Entwickelungshemmung der Genitalien findet (v. Noorden). Die Fettanhäufung ist hauptsächlich an den Hüften, den Nates, am Mons veneris und den Mammae lokalisiert. In der Bauchwand, am Hals und oberhalb der Malleolen kann es bei höheren Graden zur Bildung enormer Fettschwarten kommen. Selbst wenn später Abmagerung eintritt, wie ich dies in einem Falle infolge sehr häufigen Erbrechens sah, bleibt doch der Typus unverkennbar. Die Haut ist dabei alabasterartig, kühl, trocken, bisweilen schilfernd, in manchen Fällen myxödemartig gedunsen. Neben dieser Verfettung findet sich eine Entwickelungshemmung des Genitales und der sekundären Geschlechtscharaktere: Penis, Prostata und Hoden sind klein; letztere oft nicht deszendiert, ebenso sind die weiblichen Genitalien hypoplastisch. Es besteht Impotenz resp. Amenorrhöe, die Libido fehlt, die Achsel-, Scham- und Barthaare fehlen. Entwickelt sich die Krankheit bei vorher voll entwickelten Individuen, so können sich die sekundären Geschlechtscharaktere zurückbilden, die Potenz kann erlöschen, die Menses zessieren.

Die Untersuchung des Grundumsatzes ergab bisher keine wesentlichen Veränderungen oder geringe Herabsetzung, die Assimilationsgrenze für Kohlehydrate ist hoch. Wie ich mich in mehreren Fällen überzeugte, ist die Erregbarkeit der vegetativen Nerven gering, von Erregungszuständen wird nur zeitweise auftretende Polyurie, ja selbst Diabetes insipidus vermerkt. In der Statistik v. Frankl-Hochwarts finden sich sieben solcher Fälle, aus der neuesten Literatur habe ich sechs Fälle (eine eigene Beobachtung inbegriffen) zusammenstellen können.

Auf ein Symptom möchte ich ferner die Aufmerksamkeit lenken, welches bisher nicht genügend berücksichtigt wurde: die Wachstumshemmung. Unter den Fällen, wo die Krankheit an der Grenze des Kindes- und Adoleszentenalters eingesetzt hat, fand ich nicht weniger als 10, bei welchen Zurückbleiben im Wachstum vermerkt ist. Dazu kommen noch zwei Zwerge mit Teratom der Hypophyse, das offenbar seit frühester Jugend bestand oder angeboren war. Die Ossifikationsverhältnisse habe ich bisher nur in einem 27 jährigen Falle studieren können; in diesem Alter zeigten sich, wie zu erwarten war, keine Veränderungen.

    v. Frankl-Hochwart hebt hervor, daß solche Fälle oft konstant subnormale Temperaturen zeigen, daneben kommen auch vorübergehend Hyperthermien vor. In einer Anzahl von Fällen, die Bertelli und ich untersuchten, fanden sich Veränderungen des Blutes: Geringe Herabsetzung der Erythrozytenzahl, stärkere des Hämoglobins, normale Leukozytenzahl und ausgesprochene Mononukleose.

    Zu den eben geschilderten Erscheinungen gesellt sich noch je nach dem Prozeß, welcher die Hypophyse schädigt, eine Reihe mannigfaltiger Symptome. Am häufigsten sind es Tumorsymptome, wie man sie bei Tumoren der mittleren Schädelgrube anzutreffen pflegt. Sehr häufig sind: Kopfschmerz, den die Kranken meist nicht genau lokalisieren, ferner Sehstörungen (bilaterale Hemianopsie oder einfache Amblyopie und Amaurose, genuine Atrophie, nicht selten auch Stauungspapille), ferner Schwindel, Schlafsucht, Apathie, ev. psychische Störungen, bisweilen auch Ausfluß von Zerebrospinalflüssigkeit aus der Nase. Dazu können Augenmuskelparesen, Geruchs-, Geschmacks- und Hörstörungen, Erbrechen, Erscheinungen eines Hydrozephalus, ev. Paresen in den Extremitäten kommen. Je nach der Natur des Prozesses ergibt die Röntgenuntersuchung Erweiterung des Sellaeingangs mit Destruktion der Processus clinoidei, ev. mit Vertiefung des Sellabodens (besonders bei den Hypophysengangstumoren), bei extrasellären Prozessen Zuschärfung der Processus clinoidei und erst später Destruktion derselben (Erdheim und Schüller), Vertiefung der Impressiones digitatae, bei jugendlichen Individuen ev. Vergrößerung des Schädels.

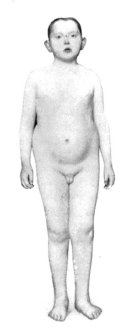

Abb. 17.

Hypophysäre Dystrophia adiposo-genitalis.

    Die **pathologisch-anatomischen Befunde** sind sehr verschiedenartig. Am häufigsten ergeben sich Tumoren der Hypophyse (ohne Akromegalie). Unter 97 Fällen von Tumoren, die v. Frankl-Hochwart zusammenstellte, waren 12 Karzinome, 13 Adenome, 9 Strumen und 27 Sarkome. Von den Karzinomen sind besonders die Hypophysengangsplattenepithelkarzinome zu erwähnen, deren Genese Erdheim aufklärte. Sie entwickeln sich aus Plattenepithelhaufen, Resten des Hypophysenganges (s. Abb. 11: Pl.ch.). Außerdem fanden sich Zysten, Gliome, Teratome usw. Außer Tumoren der Hypophyse wurden Tumoren der Hirnhäute, Hirntumoren, vom Kleinhirn oder vom Okzipitallappen ausgehend (E. Müller) gefunden., Goldstein beobachtete in mehreren Fällen Zeichen von Meningitis serosa (keine Autopsie). Es sind dies alles Prozesse, welche die Funktion der Hypophyse leicht schädigen können. Fälle von reiner isolierter Sklerose der Hypophyse sind mir nicht bekannt.

    Die Hypophyse scheint bei gleichzeitiger Erkrankung mehrerer Blutdrüsen sehr oft mit zu erkranken. Ich werde im Kapitel der multiplen Blutdrüsensklerose noch ausführlicher darauf zurückkommen. Besonders häufig ist gleichzeitige Erkrankung von glandulärer Hypophyse und Schilddrüse. Dies weist wiederum auf die schon früher betonte nahe Verwandtschaft zwischen diesen beiden Organen hin.

Ich erinnere an die im Kapitel der kretinischen Degeneration mitgeteilten Untersuchungen von Schönemann über die Häufigkeit degenerativer Veränderungen der glandulären Hypophyse bei Strumösen und die
analogen Befunde v. Cyons bei kretinischen Hunden.

Die Akromegalie ist häufig mit basedowischen oder, worauf Pineles
hingewiesen hat, mit myxödematösen Erscheinungen verknüpft. Auch verbindet sich, wie wir später sehen werden, Sklerose der Hypophyse nicht
selten mit Sklerose der Schilddrüse. In solchen Fällen kommt es zu echtem
Myxödem. Es scheint aber, daß bei hochgradigen Ausfall der Funktion der
glandulären Hyphophyse auch myxödemartige Veränderungen der Haut auftreten, die auf Thyreoidinmedikation nicht oder nur wenig reagieren. So
wird bei der später zu schildernden multiplen Blutdrüsensklerose fast regelmäßig angegeben, daß dort, wo stärkere Hautschwellungen bestehen, diese
durch Schilddrüsenzufuhr nur teilweise oder nicht deutlich beeinflußt werden.
Ferner gehört vielleicht die bekannte Erscheinung hierher, daß sich zum
Basedow später bisweilen Kachexie mit myxödemartigen Symptomen gesellt,
trotzdem große Empfindlichkeit gegen Thyreoidinmedikation bestehen bleibt.
Auch bei der Dystrophia adiposogenitalis finden sich leichte myxödemartige
Symptome nicht selten, die auf Thyreoidinmedikation nur zum Teil reagieren.
Ich möchte daher folgenden diagnostischen Satz zur Beachtung empfehlen:
Wenn bei einem Falle mit myxödemartigen Symptomen diese auf Schild-
drüsenzufuhr nur wenig oder gar nicht reagieren, und eventuell die Toleranzgrenze für Thyreoidin sehr rasch überschritten wird, so ist an eine Insuffi-
zienz der glandulären Hyphophyse zu denken.

Hier sei auch erwähnt, daß sich in den letzten zur Autopsie gelangten
Fällen von Adiposis dolorosa (Dercum und Mac Carthy) neben Veränderungen der Thyreoidea auch gliomatöse Degeneration resp. Destruktion
der Hypophyse durch einen Tumor fand. Der Anteil, welchen diese Blutdrüsen
an dem Zustandekommen des erwähnten Krankheitsbildes nehmen, ist noch
nicht sichergestellt.

Die Anschauungen über die **Pathogenese** der geschilderten Krankheitsbilder gehen
weit auseinander. Wenn wir auch heute von einer alle Erscheinungen in befriedigender
Weise erklärenden Deutung noch weit entfernt sind, so glaube ich doch, daß uns die immer
wieder sich aufdrängenden Analogien mit den besser bekannten Erkrankungen der Schilddrüse eine wertvolle Richtschnur abgeben. Betrachten wir zuerst die Fettsucht. Ihre
Beziehung zur Hypophyse ist angezweifelt worden (Erdheim). Man kann sich aber ganz
gut vorstellen, daß auch extrasellär sitzende Prozesse durch Druck auf den Hypophysenstiel die Funktion dieses Organs schwer beeinträchtigen. Eine andere noch offene Frage
ist die, ob die Fettsucht direkt durch die Funktionsänderung der Hypophyse oder sekundär
durch die Funktionsstörung der Keimdrüsen erzeugt werde. Die große Ähnlichkeit in
der Fettverteilung bei der „hypophysären" Fettsucht mit derjenigen bei den Eunuchoiden
spricht für die letzterwähnte Annahme (v. Noorden). Dazu kommt noch, daß sich zwar
viele Fälle mit genitaler Dystrophie aber nur angedeuteter Adipositas von dem erwähnten
Typus, wohl aber kaum Fälle von diesem Typus ohne Genitalstörung finden. Besonders
lebhaft wurde die Frage diskutiert, ob die Dystrophia adiposogenitalis auf den Funktionsausfall der glandulären oder der „nervösen" Hypophyse zu beziehen sei. Für letztere Annahme ist besonders B. Fischer eingetreten. Als Hauptargument führt Fischer an,
daß die Genitalstörung auch zu den Frühsymptomen der Akromegalie gehöre. Hier
würde sie durch den Druck auf den nervösen Lappen erzeugt. Trete eine Druckentlastung z. B. durch Erweichung des Adenoms, oder durch die Operation ein, so könne
ein Wiederaufleben der Genitalfunktion beobachtet werden. Nun darf aber nicht vergessen werden, daß die Genitalstörung bei der Akromegalie mit der bei der Dystrophia adiposo-genitalis, resp. bei der hypophysären Kachexie durchaus nicht identisch ist; bei letzterer
kommt es zu hochgradiger Entwickelungsstörung des äußeren und inneren Genitales und der
sekundären Geschlechtscharaktere, resp. zu Rückbildung derselben, bei der Akromegalie
findet sich das äußere Genitale eher hyperplastisch, die sekundären Geschlechtscharaktere
bilden sich eher stärker aus, es kommt zu Auftreten abnormer Behaarung an der Linea alba
usw. Es scheint also bei der Akromegalie die Genitalstörung hauptsächlich den generativen

Anteil (Ovulation, Spermatogenese) zu betreffen, während der innersekretorische Anteil keinen Schaden leidet. Endlich sprechen die neueren Resultate des Tierexperiments für die von v. Noorden, von mir, von Marburg u. a. vertretene Anschauung, daß die Insuffizienz der glandulären Hypophyse zur Dystrophia adiposogenitalis führt. Ich muß mich hier darauf beschränken, die wichtigsten Ergebnisse der Untersuchungen von Paulesco, Cushing, Aschner und Biedl anzuführen, wobei ich hauptsächlich die Darstellung von Crowe, Cushing und Homans benütze. Vollkommene Exstirpation des ganzen Hypophysenapparates führt bei Hunden unter Temperatur- und Blutdruckabfall, Pulsverlangsamung, zunehmender Apathie und tiefem Koma zum Tode. Entfernung des Hinterlappens allein erzeugt in einzelnen Fällen Konvulsionen und sexuelle Übererregung, bleibt aber meist ohne besondere Wirkung. Totale Entfernung des Vorderlappens wirkt ebenso wie die Entfernung der ganzen Hypophyse [1]; partielle Exstirpation desselben erzeugt hingegen ausgesprochene Fettsucht, Erlöschen der Genitalfunktion, Verdickung der Haut, hochgradige Apathie und subnormale Temperatur, sehr häufig auch Polyurie. Bei jungen Tieren bewirkt diese Operation, wie besonders schön aus den Experimenten Aschners hervorgeht, außerdem Hemmung im Wachstum und in der Genitalentwickelung. Die später noch zu erwähnenden Erfolge der operativen Behandlung der Dystrophia adiposogenitalis sprechen, wie ich schon früher betonte, durchaus nicht gegen diese Auffassung. Der wesentlichste Erfolg bestand in der Beseitigung der Kopfschmerzen und der Besserung des Sehvermögens, Erscheinungen, die durch die Druckentlastung verständlich sind. In einzelnen Fällen wurde allerdings auch Auftreten geringer Menstrualblutung, resp. von Erektionen beobachtet, allein, soweit mir bekannt ist, war diese Besserung der Keimdrüsentätigkeit nur eine geringe und könnte ebenfalls durch Druckentlastung des noch funktionsfähigen Teiles der Hypophyse erklärt werden. Die eigentümlichen topographischen Verhältnisse der Hypophyse dürfen überhaupt bei der Beurteilung ihrer Funktion nicht außer acht gelassen werden. In einzelnen Fällen von Dystrophia adiposo-genitalis fand man die glanduläre Hypophyse ziemlich intakt, während der Sellaeingang durch Tumoren erweitert und der nervöse Lappen zerstört war. In solchen Fällen kann die Funktion des glandulären Lappens wohl stark beeinträchtigt sein.

Über die Bedeutung des nervösen Lappens wissen wir noch nichts Sicheres. Wir können nur vermuten, daß er vielleicht durch Reizung die nicht selten beobachtete Polyurie hervorruft und in ursächlicher Beziehung zu manchen Formen des Diabetes insipidus steht [2].

Differentialdiagnose. Bei der Differentialdiagnose ist vor allem zu berücksichtigen, ob eine bestehende Dystrophia adiposo-genitalis hypophysären Ursprungs ist, oder ob ein Eunuchoidismus (oder Späteunuchoidismus) vorliegt; bei letzteren fehlen natürlich alle Symptome des Hirndrucks; auch zeigt die Röntgenuntersuchung eine normal große Sella. Ferner ist hier von großer Bedeutung das Größenwachstum. Beim Früheunuchoiden finden sich Hochwuchs und bestimmte Dimensionen des Skelettes, jedenfalls aber nie Wachtumshemmung wie bei der Hypophyseninsuffizienz. Vielleicht sind auch die Ossifikationsverhältnisse differentialdiagnostisch zu verwerten, doch stehen darüber noch genauere Untersuchungen aus. Auch bei Zirbeldrüsentumoren entwickelt sich Fettsucht vom geschilderten Typus, doch findet sich hier prämature Entwickelung der Genitalien.

Bei der multiplen Blutdrüsensklerose kommt es infolge der stark hervortretenden Kachexie meist nur zur Andeutung der hypophysären Fettsucht. Wenn die Kachexie mit myxödemartigen Symptomen verbunden ist, so ist, wie schon oben erwähnt, bei völlig negativem oder auffallend geringem Erfolg der Schilddrüsentherapie vielleicht der Verdacht auf Beteiligung de Hypophyse gerechtfertigt.

Bei einer Dystrophia adiposo-genitalis hypophysären Ursprungs wird die genauere Differenzierung des Prozesses, welcher zur Schädigung der Hypophyse führt, oft sehr schwierig oder unmöglich sein; und doch wäre dies für die Indikationsstellung der Operation von großer praktischer Wichtigkeit. Hier

---

Anmerkung bei der Korrektur: [1] Nach neueren Angaben Aschners ist der Tod nach Hypophysenexstirpation nicht auf die Entfernung dieses Organs, sondern auf Verletzung des Infundibulums zurückzuführen.

[2] Die gleiche Ansicht äußerte vor kurzem auch E. Frank, Berl. klin. Wochenschr. p. 393. 1911.

gibt die Röntgenuntersuchung oft wichtige Aufschlüsse. Tumoren, welche vom
Hypophysenapparat selbst ausgehen, vertiefen den Sellaboden oder erweitern
den Sellaeingang, während intrakranielle Prozesse die Processus clinoidei zunächst zuschärfen (Erdheim, Schüller): werden diese aber späterhin ebenfalls zerstört, so kann das Röntgenbild zu Fehlschlüssen führen. Es wird besonders darauf zu achten sein, ob frühzeitig Druckerscheinungen von seiten ferner
abliegender Hirnnerven oder Symptome eines Hydrozephalus vorhanden waren.

    Therapie. Im Mittelpunkt der Therapie steht heute die Operation. Schlof-
fer, v. Eiselsberg und v. Frankl-Hochwart, Cushing und O. Hirsch
haben zuerst teilweise mit gutem Erfolg Operationen bei Fällen von hypophy-
särer Dystrophia adiposo-genitalis ausgeführt. Die jetzt geübten Methoden sind
alle intrakraniell. Schloffer und v. Eiselsberg bahnten sich den Weg zur
Hypophyse durch Aufklappung der Nase, O. Hirsch endonasal. Der Erfolg bestand allerdings hauptsächlich in Beseitigung der Hirndrucksymptome; die quälenden Kopfschmerzen verschwanden und das Sehvermögen besserte sich, nur in
wenigen Fällen trat daneben auch ein Rückgang der dystrophischen Erscheinungen ein, die Patienten verloren einige Kilo von ihrem Fett; in einzelnen
Fällen sproßten sogar Haare an den Pubes und in den Achselhöhlen, in einem
Falle traten Erektionen auf, in einem anderen wurde mehrere Monate nach der
Operation eine geringe menstruelle Blutung beobachtet. Schon die Beseitigung
der Drucksymptome allein und die Rettung vor völliger Erblindung kann
als ein eklatanter Erfolg bezeichnet werden; immerhin ist in der Indikations-
stellung äußerste Vorsicht geboten. Abgesehen von der Gefährlichkeit der
Operation ist zu berücksichtigen, daß zufälligerweise einmal durch den Chirurgen
gerade jenes Stück der Hypophyse entfernt werden kann, welches noch funktioniert und dadurch die dystrophischen Erscheinungen gesteigert und ev. eine
Kachexie herbeigeführt wird. Die Operation dürfte daher nur bei [quälenden
Hirndrucksymptomen resp. bei rascher Zunahme der Sehstörung indiziert sein.
Die Auffassung der Dystrophia adiposo-genitalis als Hypopituitarismus läßt auch
eine Therapie durch Zufuhr von Hypophysensubstanz als aussichtsreich erscheinen. Levi und Rothschild, Axenfeldt und Delille wollen gute Erfolge gesehen haben. In einem Falle sah auch ich eine auffallende Besserung.

VI. Die Erkrankungen der Epiphyse. (Glandula pinealis, Zirbeldrüse.)

Normale Anatomie. Die Epiphyse entsteht durch eine Ausstülpung der Decke
des 3. Ventrikels und stellt beim Erwachsenen eine ca. 1 cm lange und 0,5 cm breite,
flache Vorwölbung dar, welche durch die dorsale Lippe mit der Commissura habenularum,
durch die ventrale mit der Commisura posterior in Verbindung tritt. Zwischen den beiden
Lippen senkt sich der Recessus pinealis vom 3. Ventrikel in die Drüse ein. Beim Neugeborenen ist sie mehr kugelig und enthält unregelmäßige Follikel mit polygonalen Zellen
und gegen den Recessus zu Gliagewebe. Vom 7. Lebensjahr an treten schon Zeichen der
Involution auf, nämlich Zunahme des Bindegewebes und der Glia; die Follikel bilden
bisweilen Zystchen oder führen Konkremente, den sog. Hirnsand.

    Pathologische Anatomie. Die bisher bekannten Erkrankungen der Epi-
physe bestehen hauptsächlich in Zystenbildung, Gummen und Tumoren. Neumann stellt 20 Tumoren aus der Literatur zusammen und fügt zwei eigene
Fälle hinzu; es handelt sich um Sarkome, Karzinome, Teratome, Gliome,
Psammome und Zysten. Es sind hauptsächlich jugendliche Individuen, daher
sind es wohl größtenteils, wie Neumann annimmt, angeborene Entwickelungs-
anomalien, welche beim männlichen Geschlecht viel häufiger sind. Die Teratome
enthalten Haarbälge, Talgdrüsen, Knorpel, Fett, glatte Muskelfasern etc.

Symptomatologie. Die Symptome, welche durch derartige Erkrankungen der Epiphyse hervorgerufen werden, sind entweder Lokalsymptome, durch den Druck des vergrößerten Organs auf die benachbarten Hirnteile und besonders durch Stauung im 3. Ventrikel bedingt, oder eigentümliche trophische Störungen. Die ersteren bestehen in motorischen Reiz- oder Lähmungserscheinungen (Ophthalmoplegien, Deviation conjuguée, Veränderungen der Pupillenreaktion, Nystagmus, Ataxie, epileptiforme Krämpfe, Paresen, Nackenstarre), Stauungspapille oder seltener genuine Atrophie, Schwerhörigkeit, Schwindel, Kopfschmerzen, Erbrechen, ev. Pulsverlangsamung, Schlafsucht, ev. vorübergehende psychotische Erscheinungen und terminales Koma. Es sind dies Erscheinungen, welche alle den Vierhügeltumoren ebenfalls zukommen.

Neben diesen Symptomen können, wenn sich der Tumor im sehr frühen Kindesalter entwickelt, eigenartige trophische Störungen auftreten, welche in einer abnorm raschen Körperentwicke-lung und in einer prämaturen Entwicke-lung der Genitalien bestehen und denen ungemein ähnlich sind, welche wir bei Ade-nomen der Nebennierenrinde kennen lernen werden. Hierher gehören die Fälle von Oestreich-Slavyk, von Ogle, von Mar-burg, von v. Frankl-Hochwart und von Raymond und Claude. Es handelte sich durchwegs um Kinder unter 10 Jahren. In dem Falle v. Frankl-Hochwarts, den ich als Beispiel anführen will, handelte es sich um ein 4½jähriges Kind, dessen Körper-länge der eines 9jährigen Knaben entsprach; die Entwickelung des Penis und des ganzen Genitales sowie der sekundären Geschlechts-charaktere entsprach aber der eines 15 jäh-rigen Knaben; es traten häufig Erektionen auf. Die Stimme war tief; außerdem zeigte sich eine prämature geistige Entwickelung (Gedanken über Unsterblichkeit der Seele);

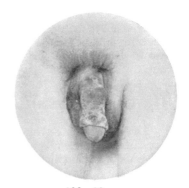

Abb. 18.
Hypertrophie des äußeren Genitales eines 4½ jährigen Knaben von 123 cm Körperlänge (Penis 6 cm lang, Behaa-rung am Mons ven.).
Nach von Frankl-Hochwart, Zeitschr. f. Nervenheilkunde 1900.

auch Oestreich-Slavyk bezeichnen den von ihnen beobachteten 4 jährigen Knaben als altklug. In manchen Fällen wird auch Fettsucht angegeben, von leichteren Graden bis zu exzessiver Adipositas.

Bei Epiphysentumoren, die bisher bei Erwachsenen oder Adoleszenten beobachtet wurden, treten entweder überhaupt keine besonderen trophischen Erscheinungen auf [z. B. in dem Falle von Neumann (27 jähriger Mann) oder im Falle von Askanazy (19 jähriger Mann)] oder die trophischen Erscheinungen sind ganz andersartig. Hier kommt es entweder zur Adipositas, die, wie in dem Falle Müllers, exzessive Grade erreichen kann (Zunahme des Körpergewichts von 55 auf 79,5 kg) oder es entwickelt sich Kachexie, wobei die Haut pastöse Beschaffenheit zeigen kann. In einzelnen Fällen wurde Polyurie, in anderen ein großer Thymus, in einem Falle Neumanns Kropfbildung beobachtet. Es kann dabei auch Atrophie der Genitalien und der Mammae auftreten.

Die Deutung aller dieser trophischen Erscheinungen ist noch nicht sicher. Was die im Kindesalter auftretende prämature Entwickelung anbelangt, so spricht die große morphologische Verschiedenheit der Tumoren dafür, daß sie die Folge des Ausfalls, resp. der Insuffizienz der Epiphyse sind. Wir hätten uns also vorzustellen, daß im Kindes-alter normalerweise von der Zirbel hemmende Einflüsse auf die Entwickelung ausgehen, welche mit der teilweisen Involution allmählich wegfallen, resp. geringer werden. Ich möchte vermuten, daß diese Wirkung über das Nebennierenrindensystem geht, da Raymond und

Claude bei ihrem Falle Hyperplasie der Nebennierenrinde fanden (vergl. später die Tumoren der Nebennierenrinde). Bei Ausfall der Zirbelfunktion bei Erwachsenen käme es nur zur Kachexie. Die bisweilen beobachtete Adipositas könnte aber durch Störung der Hypophysenfunktion zustande kommen. Es ist leicht einzusehen, daß die Zirbeltumoren sich in dieser Beziehung ebenso verhalten wie andere hirndrucksteigernde Prozesse, um so mehr, als sie infolge ihrer Lage besonders häufig zur Stauung und Erweiterung des 3. Ventrikels führen. Im Kindesalter kann dadurch, wie mir scheint, die Entwickelung des Hypergenitalismus eingeschränkt werden. Raymond und Claude finden in ihrem Falle Hoden und Penis eher klein, die Hoden zeigen histologisch keine Spermatogenese; tatsächlich war die Hypophyse hochgradig abgeplattet.

Die **Diagnose** der Epiphysentumoren ist beim Erwachsenen kaum möglich, da die durch sie erzeugten Symptome sich von denen bei Tumoren der Vierhügelgegend kaum unterscheiden. Solche Tumoren können durch Beeinträchtigung der Hypophysenfunktion ebenfalls zur Dystrophia adiposogenitalis resp. zu auffallender Kachexie führen, hingegen ist die Diagnose im Kindesalter durch die Kombination von allgemeinen Tumorsymptomen neben Symptomen der Vierhügelerkrankung mit prämaturer Entwickelung des Körpers, der Psyche und der Genitalsphäre möglich und von v. Frankl-Hochwart zum ersten Male in vivo gestellt worden. Die operative **Behandlung** ist bisher noch nicht versucht.

VII. Die Erkrankungen des Nebennierenapparates.

Anatomie und Entwickelungsgeschichte. Die Nebennieren sind paarige Organe, welche dem oberen Pol der Nieren kappenförmig aufsitzen. Sie bestehen aus zwei entwickelungsgeschichtlich selbständigen Teilen, der Rinde und dem Mark. Die sog. intermediäre Zone gehört der Rinde an. Die Rinde besteht aus Zellsträngen, deren Zellen mit stark glänzenden, meist doppelbrechenden Körnchen von lipoidem Charakter gefüllt sind. Das Mark enthält reichlich Nerven und multipolare Ganglienzellen, ferner Nester von Zellen, welche Chromsäure unter Bräunung aufnehmen und mit Eisenchlorid sich grün färben; sie werden als chromaffine Zellen bezeichnet.

Von den Arterien des Zwerchfells, von der Aorta und von der Art. renalis führt je eine Arterie zur Nebenniere. Diese bilden subkapsulär ein Gefäßnetz, von dem aus die Zellschläuche der Rinde mit einem feinen Kapillarnetz umsponnen werden, welches sich auch in das Mark fortsetzt, doch gibt es auch sog. Arteriae perforantes, welche die Rinde durchsetzen und erst im Mark in ein Kapillarnetz übergehen. Die Nebennierenvenen münden in die Vena cava inf.

Echte Beinebennieren, welche aus Rinde und Mark bestehen, sind selten. Hingegen gibt es regelmäßig Anhäufungen von chromaffinem Gewebe außerhalb der Nebennieren. Die größeren werden nach Kohn als Paraganglien bezeichnet. Solche Zellhaufen finden sich an der Karotis, in den sympathischen Grenzstrangganglien und im Plexus solaris, im linken Ganglion stellatum, an den Abgängen der linken Art. coronar. und mesenter. sup., ferner am Nierenhilus und längs des Verlaufes der sympathischen Nerven (Kohn, Klose). Beim Erwachsenen ist die Gesamtmenge des extramedullär gelegenen chromaffinen Gewebes nicht geringer als die des medullären Teiles; beim Neugeborenen ist sie größer. Anhäufungen von Rindensubstanz können sich im Nierenhilus, ev. in der Nierensubstanz selbst längs der Venae suprarenales und an den inneren Genitalien finden.

Ebenso wie die Anatomie ergeben auch embryologische und phylogenetische Studien, daß der Nebennierenapparat aus zwei selbständigen Systemen besteht, welche bei den niederen Tierklassen segmental angeordnet sind und dauernd getrennt bleiben. Das chromaffine oder Adrenalsystem ist als ein Teil des sympathischen Systems ektodermalen Ursprungs. Das Rindengewebe — das sog. Interrenalsystem — entwickelt sich aus dem ventralen Teil des Mesoderms. Je höher wir in der Tierklasse emporsteigen, desto größer werden die Komplexe beider Systeme, welche zu einem einheitlichen Organ, der Nebenniere, verschmelzen.

a) Unterfunktionszustände des Nebennierenapparates.
Die Addisonsche Krankheit.

Begriffsbestimmung. Im Jahre 1855 beschrieb Th. Addison das nach ihm benannte Krankheitsbild. Die Krankheit entwickelt sich meist im 3. oder 4. Dezennium gewöhnlich ganz schleichend mit Adynamie und Apathie. Dazu gesellen sich Störungen des Digestionstraktus, Pigmentierung der Haut und Schleimhäute, die Kranken gehen unter zunehmender Kachexie, nicht selten auch unter stürmischen terminalen Erscheinungen zugrunde; die Autopsie ergibt fast immer Erkrankung beider Nebennieren, meist tuberkulöse Verkäsung. Die Schilderung Addisons umfaßt schon alle wesentlichen Züge. Ich will nun Symptome und Verlauf etwas genauer schildern.

Symptomatologie. Die Krankheit befällt meist von Jugend auf schwächliche Individuen, welche nicht selten mit Tuberkulose hereditär belastet sind. Sie äußert sich fast immer zuerst in leichter Ermüdbarkeit, Unlust zur Arbeit, Apathie; dazu treten zeitweilig Kopfschmerzen, schlechter Schlaf, bisweilen hartnäckige Schlaflosigkeit, seelische Verstimmung und Depression, oft auch abnorme Erregbarkeit, ferner Abnahme des Gedächtnisses, Ohrensausen, Schwindel und häufige Ohnmachten, Gähnen, Singultus und rheumatische Schmerzen im Kreuz und in den Extremitäten, bisweilen auch epileptiforme Krämpfe. Besonders in den späteren Stadien können äußerst stürmische Erscheinungen von seiten des Nervensystems auftreten: heftige Delirien, akute Verwirrtheit, Konvulsionen, tiefe Benommenheit und Koma. Die Symptome von seiten des Digestionstraktus sind sehr mannigfaltig. Die Patienten klagen über Druck im Magen, Aufstoßen, Übelkeit, Sodbrennen, zeitweises Erbrechen und epigastrische Schmerzen. In den späteren Stadien findet sich meist Verminderung resp. Versiegen der Salzsäure- und Fermentproduktion. Diarrhöen wechseln oft mit Verstopfung ab. Die Diarrhöen können krisenartig mit großer Heftigkeit auftreten, mit Wadenkrämpfen einhergehen und das Bild der Cholera nostras vortäuschen. In den Endstadien findet sich oft unstillbares Erbrechen. Dazu können sich Leibschmerzen und Verstopfung gesellen; der Leib ist eingezogen, die Bauchdecken sind gespannt, der Puls wird klein, es entsteht ganz das Bild der Peritonitis (Ebstein).

In den späteren Stadien tritt die Adynamie stark hervor. Der Puls ist schon frühzeitig auffallend klein und weich, der Blutdruck herabgesetzt, die Wurfkraft des Pulses erniedrigt (Münzer). Schon bei leichter körperlicher Anstrengung kommt es zu Dyspnoe. Ödeme werden auch später fast nie beobachtet. Arteriosklerose ist äußerst selten; wenn sie vorhanden, fehlt die Blutdrucksteigerung.

Das Blutbild zeigt stets Veränderungen. Erythrozytenzahl und Hämoglobingehalt sind fast immer herabgesetzt, die Zahl der Leukozyten ist meist normal. v. Neußer hat zuerst Lymphozytose beobachtet. In den Fällen der Literatur, in denen die Leukozytenformel angegeben ist, besonders bei Bittorf und Münzer, und in den von mir beobachteten Fällen war stets Lymphozytose vorhanden. Hypereosinophilie ist nicht konstant. Auch die großen mononukleären Zellen sind oft vermehrt, die neutrophilen Zellen relativ und absolut stark vermindert. Häufig finden sich auch sonst Zeichen des Status lymphaticus: Schwellung der Drüsen, der Tonsillen, der Zungengrundpapillen etc. Auch Thymushyperplasie wurde in einigen Fällen beobachtet (Wiesel, Kahn, Hedinger).

Von Veränderungen des Stoffwechsels ist besonders die Abmagerung zu erwähnen. Nur in ganz seltenen Fällen wurde bis zum Tode bestehende Fettleibigkeit beobachtet (Bittorf). Untersuchungen über den Grundumsatz sind mir nicht bekannt. Die gastrointestinalen Störungen sind wohl die Hauptursache der Abmagerung. Die wenigen Untersuchungen über den Eiweißstoffwechsel sind zu kurzfristig. Wolf und Thacher fanden die endogene Harnsäure- und Kreatininausscheidung sehr niedrig. In drei Fällen von Morbus Addisonii fanden Eppinger, Rudinger und ich sehr hohe Toleranz gegen Traubenzucker und keine Glykosurie nach Adrenalininjektion. Auch in einem Falle Pollaks trat nach 2 mg Adrenalin kein Zucker auf. Später fand O. Porges ausgesprochene Hypoglykämie (bis 0,033%), während bei anderen Kachexien der Blutzuckerspiegel normal hoch blieb. Die Körpertemperatur ist oft herabgesetzt, bei stürmischen Erscheinungen finden sich jedoch oft plötzliche Temperatursteigerungen, ev. bis zu hyperpyretischen Werten.

Die Ausnützung der Nahrung ist, wofern nicht Diarrhöen bestehen, normal, häufig besteht Indikanurie. In den späteren Stadien finden sich sehr oft Störungen der Genitalfunktion, Schwäche, resp. Ausbleiben der Menstruation, bei Männern Sinken oder Erlöschen der Potenz.

Die diagnostisch sehr wichtigen abnormen Pigmentierungen beginnen meist an unbedeckten Körperstellen oder dort, wo die Kleider drücken oder an Stellen, auf die gewisse Reize z. B. Pflaster eingewirkt haben. Besondere Prädilektionsstellen sind die Lidränder, die Warzenhöfe, die Linea alba, die Genitalien, die Analfalten, die Falten der Hohlhand; sonst bleiben Hohlhand, Fußsohle und auch die Nagelbetten gewöhnlich frei. Die pigmentierten Stellen sind hellbraun bis dunkelbraun, in manchen Fällen kann fast der ganze Körper Bronzefarbe annehmen. Pigmentverschiebungen sind weniger häufig. Die Schleimhautpigmentierungen sind fast immer fleckig und schwarzblau. Das Hautpigment liegt in den tieferen Zellagen des Rete Malpighii und ist eisenfrei. In seltenen Fällen wurde auch Kombination von Morbus Addisonii mit Hämochromatose beobachtet (Foà, Bittorf u. a.). Die Pigmentierung ist außerordentlich häufig. In der Statistik Lewins, die sich auf 561 obduzierte Fälle stützt, findet sie sich in 72%, doch glaubt Bittorf, daß dieser Wert noch zu niedrig ist.

Der **Verlauf** des Morbus Addisonii ist sehr mannigfaltig. Es gibt perakute Fälle, bei denen die Destruktion der Nebennieren durch Blutungen, Thrombosen etc. erfolgt; hier kann in wenigen Tagen der Tod unter stürmischen Erscheinungen eintreten. Die Pigmentierung fehlt. In anderen Fällen dauert es immerhin Wochen; hier tritt die Adynamie schon stark hervor. Straub beobachtete in einem solchen Fall Auftreten der Pigmentierungen innerhalb von 2 Wochen. Der chronische Morbus Addisonii zeigt meist Remissionen, während welcher auch die Pigmentierung zurückgehen kann. Es sind Fälle von 10 jähriger Dauer beobachtet. Solche Individuen sind meist sehr labil; körperliche Anstrengungen, Aufregungen oder geringfügige komplizierende Erkrankungen können zu tödlichen Kollapsen führen.

Pathologische Anatomie. Angeborene Bildungsfehler des Nebennierenapparates finden sich oft mit anderen Mißbildungen kombiniert (Zander, Czerny). Praktisch wichtig ist die von Wiesel, Hedinger u. a. beschriebene Hypoplasie des chromaffinen Systems, die meist mit Enge des Gefäßsystems, mit Hypoplasie der Genitalien, mit Status lymphaticus und bisweilen mit Persistenz des Thymus verbunden ist. Nach Wiesel sind solche Individuen für den Morbus Addisonii besonders disponiert. Akute Zerstörung der Nebennieren kann durchBlutung, durch Thrombose der Nebennierenvenen oder durch Vereiterung erfolgen. Viel häufiger findet sich einfache Atrophie oder Sklerose (Roloff, Simmonds, Bittorf). Die Nebennieren sind in solchen Fällen stark verkleinert oder ev. ganz geschrumpft und oft mit der Umgebung verwachsen. Die Sklerosen entstehen bisweilen auf luetischer Basis (Schwyzer). Nach Lichtwitz sind in allen diesen Fällen Pigmentierungen vorhanden. Lichtwitz fand in fünf Fällen Komplikation mit Sklerodermie. Am häufigsten ist Tuberkulose der Nebennieren, meist beiderseitig, nicht selten isoliert. Oft finden sich aber sonst im Körper noch tuberkulöse Herde. Unter 549 Fällen der Literatur fand Elsässer in 17% isolierte Nebennierentuberkulose, in 43% Kombination mit Lungentuberkulose, bei den übrigen tuberkulöse Herde in anderen Organen. Bittorf berichtet über zwei Fälle von Hypernephromen mit Addisonsymptomen. Es gibt nun auch Fälle von Morbus Addisonii, bei welchen die Nebennieren gesund gefunden wurden (nach Lewin unter 561 Fällen in 12%.) Ferner gibt es Beobachtungen, bei welchen klinisch keine Zeichen des Morbus Addisonii vorlagen, die Autopsie aber Destruktion beider Nebennieren ergab. v. Neußer sprach daher den Gedanken aus, daß eine Schädigung in den Splanchnici selbst oder sonst an einem Punkte des sympathischen Systems zu Morbus Addisonii führen könne. Es gibt aber nur wenige Fälle (Jürgens, Bramwell), für die diese Deutung zutreffen kann; sonst sind Veränderungen im Sympathikus nur selten und meist geringfügig (v. Kahlden, Martineau). Eine Deutung jener oben erwähnten Ausnahmen wurde erst möglich, als man erkannte, daß die Nebennieren nur einen Teil des chromaffinen — resp. Interrenalsystems — repräsentieren und seitdem man das Vorkommen akzessorischer Nebennieren mit berücksichtigte.

Eine lebhafte Diskussion wurde um die Frage geführt, ob der Morbus Addisonii auf eine Erkrankung des chromaffinen Systems oder des Interrenalsystems zurückzuführen sei. Wiesel beobachtete in fünf Fällen von Morbus Addisonii, daß das gesamte chromaffine System zerstört war, während die Rinde weniger affiziert erschien. Er vermutete, daß der destruierende Prozeß primär im chromaffinen System einsetze und erst sekundär auf die Rinde übergreife. Karakascheff teilte andererseits Fälle mit, bei denen hauptsächlich die Rinde erkrankt war, und sah in der Erkrankung der Rinde die alleinige Ursache des Addisonschen Symptomenkomplexes. Die Frage ist noch nicht völlig geklärt, doch sprechen die pathologisch-anatomischen Untersuchungen der neueren Zeit und die physiologischen Forschungen sehr dafür, daß beim Morbus Addisonii eine Funktionsstörung beider Nebennierensysteme vorliegt, ein Standpunkt, der in den neueren Monographien (Bittorf, v. Neußer und Wiesel, Biedl) vertreten wird. Von sonstigen pathologisch-anatomischen Befunden erwähne ich nur die fast regelmäßig beobachtete braune Atrophie des Herzens und die Atrophie der Keimdrüsen. Genaue Untersuchungen über die Hoden liegen von Kyrle vor.

Endlich sei noch ein seltener Befund von v. Recklinghausen erwähnt. Bei einem an Konvulsionen verstorbenen 18 jährigen Zwerg fand sich eine, wahrscheinlich sehr chronische tuberkulöse Verkäsung beider Nebennieren. Diese Form des Zwergwuchses dürfte, wofern sie auf die Nebennieren zu beziehen ist, auf dem Ausfall des Rindensystems beruhen, da sich bei Hypoplasie des chromaffinen Systems eher hoch aufgeschossene Individuen finden (v. Neußer) und da Adenome der Rinde im kindlichen Organismus zu abnorm raschem Wachstum führen. Auch die Beziehung des Nebennierenapparates zum Genitale dürfte hauptsächlich von der Rinde abhängen (s. später).

Pathologische Physiologie der Nebennieren. Die von Brown-Séquard aufgestellte These, daß die Exstirpation beider Nebennieren den Tod der Versuchstiere herbeiführe, hat vielen Widerspruch erfahren. Erst neuere Untersuchungen — ich erwähne nur die von Biedl, Hultgren und Anderson und Strehl und Weiß —, welche das Vorhandensein akzessorischer Nebennieren berücksichtigten, haben zu der sicheren Erkenntnis geführt, daß Rinden-system und chromaffines System in gleicher Weise lebenswichtig sind. Nach Entfernung beider Nebennieren zeigen die Versuchstiere nach einer Latenzzeit zunehmende Apathie, Adynamie, Paresen, Abmagerung; der Blutdruck und die Körpertemperatur sinken allmählich ab, ebenso der Blutzuckergehalt (Porges, Bierri und Malloisel), Phlorhizininjektion erzeugt jetzt keine oder nur minimale Glykosurie (Eppinger, Falta und Rudinger), das Glykogen schwindet rasch aus Leber und Muskeln (Porges), es besteht erhöhte Empfind-lichkeit gegen Gifte (O. Schwarz), das Blut soll toxisch wirken; der Tod erfolgt meistens unter Konvulsionen. Dieses Symptombild zeigt große Ähnlichkeit mit den perakuten Fällen von Morbus Addisonii. Die Frage, welche Symptome des Morbus Addisonii auf den Ausfall des Rindensystems und welche auf den Ausfall des Marksystems zu beziehen seien, ist heute noch nicht völlig geklärt. Bevor ich auf sie eingehe, möchte ich das Wichtigste, das wir über die physiologische Bedeutung dieser Systeme wissen, kurz erwähnen.

Der wirksame Bestandteil des chromaffinen Systems ist das Adrenalin. Es ist ein Methylaminoäthanolbrenzkatechin und hat die Formel $C_9H_{13}NO_3$.

Es wirkt durch Verengerung der peripheren Gefäße intensiv blutdrucksteigernd, ferner bewirkt es meist zuerst Pulsverlangsamung, dann Pulsbeschleunigung, erstere ist durch reflektorische Erregung des Vaguszentrums bedingt und gehört zu den sog. Neben-wirkungen des Adrenalins (Biedl). Andere Nebenwirkungen sind die Abflachung der Atmung und nach Biedl vielleicht auch die Steigerung der Erregbarkeit der querge-streiften Muskeln. Das Adrenalin wirkt auf Magen und Darm erschlaffend, nur auf die drei Sphinkteren (den pylorischen, den ileozökalen und den inneren Analsphinkter) kontra-hierend. Der Uterusmuskel wird durch Adrenalin kontrahiert oder erschlafft, je nachdem die fördernden oder hemmenden Fasern überwiegen resp. erregbarer sind (Falta und Fleming). Wahrscheinlich verhält sich die Harnblase ebenso. Unter Umständen tritt Mydriasis auf. Die Nierengefäße reagieren schon auf minimale Dosen mit Verengerung, dann mit Erweiterung und Diurese (Jonescu). Adrenalin bewirkt Hyperglykämie und Glykosurie durch Mobilisierung von Glykogen und gesteigerte Kohlehydratbildung in der Leber. Es steigert den Hungereiweißumsatz und den Grundumsatz, auch der respiratorische Quotient steigt stark an (Róth und Fuchs, Bernstein und Falta). Es bewirkt Mehrausscheidung von Harnsäure und Allantoin (beim Hund) und oft Temperatursteigerung. Es erzeugt neutrophile Hyperleukozytose und Verschwinden der Eosinophilen. Die gleichzeitige Ver-mehrung der mononukleären Zellen ist eine Nebenwirkung, da sie nach Atropin ausbleibt. Endlich erzeugt es hauptsächlich durch Plasmaaustritt Hyperglobulie. Das Adrenalin wirkt (abgesehen von den erwähnten Nebenwirkungen) nur auf die rein sympathischen Nervenendigungen und zwar auf die sog. Myoneuraljunktion; es ist daher ein reines Sympa-thikushormon. Die Abgabe von Adrenalin in das Blut der Vena cava inf. ist eine dauernde. Das Nebennierenvenenblut soll ca. $1/2$ Millionstel Adrenalin pro ccm enthalten (Ehrmann). Biedl berechnet, daß in 24 Stunden ca. 4,3 mg an das Blut abgegeben werden. Die Adre-nalinabgabe kann durch Reizung der Nebennierennerven (Biedl) resp. durch den Zucker-stich (Waterman und Smit) gesteigert werden. Es ist daher anzunehmen, daß die Tätig-keit des chromaffinen Systems und damit auch die Erregbarkeit der sympathischen Nerven von einem Zentrum in der Medulla oblongata aus reguliert wird.

Betrachten wir nun den Weg, den das Adrenalin im Organismus nimmt. Das adrenalin-haltige Kavablut gelangt zunächst ins rechte Herz und in die Lungen. Die Lungengefäße ver-halten sich refraktär; hier wird kaum Adrenalin verbraucht (Brodie und Dixon). Von den Lungen gelangt es ins linke Herz und von da in den großen Kreislauf. Die Koronargefäße beider Herzhälften werden durch Adrenalin erweitert, das Herz also besser durchblutet. Derjenige Teil des adrenalinhaltigen Blutes, welcher das Gehirn durchfließt, büßt ebenfalls von seinem Adrenalingehalt kaum ein; die Hirngefäße erweitern sich. Hingegen tritt ein starker Verbrauch von Adrenalin in den anderen peripheren Kapillargebieten des Körpers (besonders in Muskel, Darm und Haut) ein. Es ist daher anzunehmen, daß das aus jenen Or-ganen abströmende Blut (Extremitätenvenen, Vena portae) adrenalinfrei oder wenigstens adrenalinarm ist. Es ist nun sehr auffällig, daß die Prüfung des arteriellen und venösen Blutes auf seinen Adrenalingehalt mittelst der bekannten biologischen Methoden (Froschaugen — Gefäßstreifen — Uterus-Froschmuskelpräparat) in Versuchen von Fleming und mir eine ebenso starke, ja vielleicht sogar eine etwas stärkere Wirkung des venösen Blutes (Ex-tremität) ergab. Hingegen zeigte nach subkutaner Injektion von Adrenalin das arterielle Blut eine stärkere Wirkung. Wir müssen in der Beurteilung der erwähnten biologischen Methoden daher, worauf auch O. Connor hinweist, sehr vorsichtig sein, da die pressorische Wirkung des Blutserums noch auf anderen, bisher unbekannten Faktoren beruhen muß. Wie dem auch sei, eine stärkere Entladung des chromaffinen Systems muß zu einer ganz bestimmten Blutverteilung führen. Priestley und ich fanden leichte Hyperämie der Lungen, des Herzens, des Gehirns, der Nieren, stärkere Hyperämie des peripheren Venensystems und vor allem der Leber und der Pfortaderwurzeln, während die übrigen Kapillarsysteme blutarm sind. Die Zweckmäßigkeit dieser Einrichtung liegt auf der Hand.

Es wird dadurch eine größere Blutmenge in jene Organe gedrängt, welche der Sitz der lebenerhaltenden Zentren und der Regulation des Stoffwechsels sind, und deren Aktivität erhöht. Eine besondere Stellung nimmt die Leber ein, sie erhält adrenalinfreies resp. -armes Blut durch die Vena portae und wird dadurch stark hyperämisch und adrenalinhaltiges Blut durch die Arteriae hepaticae; es liegt die Vermutung nahe, daß dadurch ganz besonders günstige Bedingungen für die Wirkung des Adrenalins auf den Stoffwechsel geschaffen werden.

Aus den eben angeführten intensiven und mannigfachen Wirkungen des Adrenalins geht die große physiologische Bedeutung des chromaffinen Systems hervor. Es ist anzunehmen, daß es die normale Erregbarkeit der sympathischen Nerven unterhält und durch Abstufung der Sekretion an der Regulation des Blutdrucks, der Blutverteilung und des Tonus aller anderen sympathisch innervierten Organe sich beteiligt; ferner, daß es den Blutzuckerspiegel konstant erhält und wohl auch in andere Faktoren des Stoffwechsels regulierend eingreift, ferner, daß es die Muskelkraft beeinflußt (ob direkt oder via Kohlehydratstoffwechsel ist fraglich), und endlich, daß es auf die Produktion der neutrophilen Leukozyten und den Plasmagehalt des strömenden Blutes Einfluß nimmt.

Über die Funktion des Rindensystems wissen wir noch sehr wenig. Nach Jacoby enthält es eine Oxydase. Lohmann stellte Cholin aus der Rinde dar. Cholin wirkt tonisierend auf die autonomen Nerven. Es findet sich aber auch in vielen anderen Organen, auch wissen wir noch nicht, ob es vom Rindensystem in die Blutbahn abgegeben wird. Die Annahme eines système cholinogène (Gautrelet) als eines antagonistischen Regulators gegenüber dem chromaffinen System, ist noch ungenügend gestützt. Ziemlich allgemein wird angenommen, daß dem Rindensystem eine entgiftende Funktion zukommt; das Blut nebennierenloser Tiere soll giftig sein. Höchstwahrscheinlich beruhen die schweren, an eine akute Vergiftung erinnernden Erscheinungen von seiten des Intestinaltraktus und des Zentralnervensystems auf dem Ausfall der Rindenfunktion. Sicher ist, wie wir später sehen werden, daß vom Rindensystem im wachsenden Organismus mächtige Einflüsse auf die Keimdrüsen ausgehen.

Pathogenese der Addisonschen Krankheit. Auch die Ergebnisse der pathologisch-physiologischen Untersuchungen rechtfertigen daher den Satz, daß der Morbus Addisonii auf einem akuten oder chronischen, mehr oder weniger vollständigen Ausfall der Funktion des Nebennierenapparates beruht. Fast immer finden wir pathologische Prozesse, welche den Nebennierenapparat selbst geschädigt haben, doch ist die Annahme nicht von der Hand zu weisen, daß auch eine Erkrankung der seine Tätigkeit regulierenden nervösen Apparate zu einem gewissermaßen rein funktionellen Morbus Addisonii führen könne.

Von den Symptomen des Morbus Addisoinii beruhen auf Funktionsverminderung des chromaffinen Systems wahrscheinlich der niedrige Blutdruck, der niedrige Blutzuckerspiegel, die abnorm hohe Toleranz für Traubenzucker, das Ausbleiben der Adrenalinglykosurie, die Adynamie und die Mononukleose resp. der Status lymphaticus, doch darf für die Erklärung der Veränderungen im hämatopoetischen Apparat auch die häufig vorhandene Tuberkulose nicht vergessen werden. Auf den Ausfall des Rindensystems werden von den meisten Autoren zurückgeführt die Erscheinungen des Magendarmkanals (Erbrechen, Diarrhöen etc.) und die psychischen Veränderungen, die Konvulsionen, Delirien, das Koma usw. Noch ungeklärt ist das Zustandekommen der Pigmentierungen. Möglicherweise stellt das eisenfreie Pigment bei Morbus Addisonii Schlacken des Adrenalinabbaues dar. Wir müßten so allerdings einen abnormen Abbau des Adrenalins im Körper annehmen.

Differentialdiagnose. Für die Differentialdiagnose sind die Pigmentierungen von großer Bedeutung. Die Zahl der Fälle von Morbus Addisonii ohne Melanoderma ist, wie Bittorf hervorhebt, geringer, als nach den älteren Statistiken zu erwarten wäre. Ähnliche Pigmentierungen finden sich jedoch auch bei normalen Individuen, bei Phthisis pulmonum, bei juckenden Hautkrankheiten und Ungeziefer, in der Gravidität und bei chronischen Herzleiden, doch bleiben in diesen Fällen die Schleimhäute frei. Bei der Cirrhose bronzée ist das Timbre der Haut mehr bleigrau; auch hier sind die Schleimhäute nur selten und mehr in diffuser Form befallen (Heller). Hier ist auf die Lebererkrankung und die ev. komplizierende Pankreaserkrankung (Diabetes) zu achten. Auch bei der Pellagra werden ähnliche Pigmentierungen beobachtet (v. Neußer). Angaben über die charakteristischen Erytheme in der warmen Jahreszeit sichern die Diagnose. Arsenmelanose und Argyrose zeigen eine andere Farbenuance. Auch bei

Leukämie wurdenPigmentierungen beobachtet. v. Neußer vermutete leukämische Infiltration der Nebennieren, später hat Ziegler in einem Falle diese Vermutung bestätigt. Sehr häufig sind Pigmentierungen bei Morbus Basedowii. Die Komplikation mit Morbus Addisonii ist aber sehr selten. Sehr schwierig ist die Abgrenzung gegenüber kachektischen Zuständen bei okkulten Karzinomen und Lebererkrankungen, bei welchen auch Melanoplaquie der Mundschleimhaut vorkommen kann (Schultze). Hier und in den von Grawitz beschriebenen addisonähnlichen Anämien kann der Nachweis einer Hypoglykämie und einer Mononukleose und Hypereosinophilie sehr wichtig sein.

Die **Prognose** des Morbus Addisonii ist immer sehr dubiös. Die wenigen sicheren Fälle von Heilung betreffen meist luetische Erkrankung der Nebennieren.

Therapie. Von der Operation ist wohl nur in den seltensten Fällen ein Erfolg zu erwarten. In einem Falle von Oesterreich führte die Exstirpation der einen tuberkulös erkrankten Nebenniere zur Heilung. Auch in Fällen von Hypernephromen mit Addisonerscheinungen wurde Heilung durch Operation beobachtet (Bittorf). Die schönen Untersuchungen von v. Haberer und Stoerk über die Einheilung gestielter Nebennieren in die Niere lassen eine praktische Verwertung leider kaum erwarten, da, abgesehen von der nötigen Stielung, wahrscheinlich nur Autotransplantationen der Nebenniere möglich sind.

Im übrigen ist die Therapie bisher sehr wenig aussichtsreich. Die Angaben von Besserung durch subkutane oder perorale Zufuhr von Nebennierensubstanz sind spärlicher, als die über negative Resultate. Zufuhr kleiner Dosen von Adrenalin per os ist wohl wirkungslos, da nach unseren Untersuchungen selbst mehr als 20 mg pro die ohne besondere Erscheinungen vertragen werden. Subkutane Injektion von Adrenalin dürfte aber auf die Dauer wenig ratsam sein. Vielleicht ist doch von peroraler Zufuhr von Tabletten aus dem ganzen Organ ein geringer Erfolg zu erwarten.

Es mögen hier noch einige Bemerkungen über die **therapeutische Verwendung des Adrenalins** beigefügt werden. Sehr verbreitet ist die Verwendung des Adrenalins bei Stillung von Blutungen. Ermutigt durch die Beobachtung, daß Tiere enorme Mengen Adrenalin vertragen, haben Turin und ich in bisher noch nicht mitgeteilten Versuchen bei blutendem Ulcus ventriculi die Zufuhr von Adrenalin per os bis auf 3×7 mg pro die gesteigert und bisher sehr günstige Resultate gesehen. Von vielen Autoren wird ferner die ausgezeichnete Wirkung intravenöser Adrenalininjektionen bei Kollapszuständen besonders bei Infektionskrankheiten gerühmt. Nach unseren Untersuchungen steigert Adrenalin beim Menschen auch subkutan den Blutdruck oft auf lange Zeit. Nach unseren Erfahrungen ist die subkutane Injektion in weniger pressanten Fällen vorzuziehen.

b) Überfunktionszustände des Nebennierenapparates.

Ich schildere hier zuerst die Tumoren des Nebennierenapparates, die wenn auch nicht immer so doch häufig mit Überfunktionszuständen einhergehen.

Tumoren, welche vom chromaffinen System ausgehen, sind selten. Küster beschrieb zwei Fälle, Schilder einen Fall von Gliomen der Nebenniere. Auch Tumoren der Paraganglien sind bekannt. Sehr interessant ist ein Fall von Wiesel, ein Sympathikustumor bei einem zweijährigen Kind mit Arteriosklerose, welche histologisch der durch Adrenalin beim Tier experimentell erzeugten glich.

Die vom Rindensystem ausgehenden Tumoren besitzen viel größeres klinisches Interesse. Wir können hier zwei Gruppen unterscheiden. In die eine gehören die Sarkome, Lymphosarkome und die zystischen Tumoren, welche nur die gewöhnlichen Symptome eines benignen oder malignen Tumors hervorrufen, die andere Gruppe umfaßt die Adenome, bei welchen sich noch häufig Symptome der Überfunktion hinzugesellen. Diese können von der Nebennierenrinde selbst oder von versprengten Keimen derselben ihren Ausgang nehmen. Es handelt sich entweder um einfache Hyperplasien ohne oder mit Lokalsymptomen oder um maligne Tumoren mit großer Neigung zur Metastasenbildung.

Die klinisch einfachste Form dieser Gruppe stellen die Grawitzschen Tumoren dar; sie sind den Strumen der Schilddrüse zu vergleichen und machen bei größerem Wachstum lokale Beschwerden (Neuralgien und Stauungserscheinungen besonders in der Niere), sie können aber auch malign entarten. Es können sich Erweichungszysten bilden mit charakteristischem schokoladefarbenem Inhalt. Westphal gibt bei einigen seiner Fälle in den Anfangsstadien auch Symptome an (Glykosurie, Neutrophilie und Blutdrucksteigerung), die ich als sekundär infolge anfänglicher Reizung der Marksubstanz durch den wachsenden Tumor deuten möchte.

Vielleicht gehören auch die folgenden beiden Fälle hierher. v. Neußer erwähnt einen 25 jährigen Mann mit sehr gespanntem Puls und multiplen Hämorrhagien im Gehirn. Die Sektion ergab Karzinom der einen Nebenniere; Gefäßsystem und Nieren waren normal.

v. Neußer zitiert noch einen Fall von Fränkel: 18 jähriges Mädchen mit Kopfschmerzen, Erbrechen, hochgespanntem Puls. Bei der Sektion fand sich ein gefäßreiches Neoplasma der linken Nebenniere; die Nieren waren normal. Auch hier könnte die Überfunktion des chromaffinen Systems als ein Reizsymptom aufgefaßt werden. Umgekehrt kann es bei stark wachsenden Rindentumoren auch zu Ausfallserscheinungen von seiten des chromaffinen Systems kommen. Solche addisonähnliche Symptome (Abmagerung, Adynamie, Hypotonie, Pigmentierungen) wurden von Bittorf beobachtet.

Auch leichte psychische Störungen kommen bei Hypernephromen vor.

Von größtem klinischem Interesse sind die bei ganz jugendlichen Individuen auftretenden Adenome der Nebennierenrinde, welche zu enorm beschleunigter Entwickelung des Körpers und prämaturer Entwickelung der Genitalien führen. Neurath hat die Literatur über diese Fälle sorgfältig zusammengestellt. Ich führe als Beispiel den Fall von Linser an. Es handelte sich um einen $5\frac{1}{2}$ jährigen Knaben, der wie ein Jüngling aussah und darum auf die Männerabteilung des Spitals aufgenommen wurde. Er war 138 cm hoch, der Penis war 8—9 cm lang, die Hoden von Taubeneigröße, die Prostata so groß wie bei einem 15 jährigen Knaben, die Muskulatur war gut entwickelt. Die Körpergröße, die Ossifikation, das fast vollständige Dauergebiß entsprachen völlig den Verhältnissen eines 15 jährigen Knaben. Die Oberlänge war größer als die Unterlänge; es waren also kindliche Dimensionen in potenzierter Form vorhanden. Die Hypophyse war normal, es bestand Adipositas. Die Entwickelung der Psyche solcher Kinder hält mit der Körperentwickelung gewöhnlich nicht gleichen Schritt. Auch die Entwickelung des Geschlechtstriebes geht meist langsamer vor sich.

Entwickeln sich solche überfunktionierende Rindenadenome im juvenilen oder erwachsenen Organismus, so scheint, soweit die bisherigen Beobachtungen einen Schluß zulassen, es hauptsächlich zur Entwickelung kontrasexueller Merkmale zu kommen. Solche Fälle wurden von Crecchio, Marchand, Bortz, Thumim und Tibiger mitgeteilt. In den Fällen von Bortz und Thumim handelte es sich um 17 jährige Mädchen, bei denen zuerst eine normale Entwickelung und normales Auftreten der Menstruation beobachtet wurde, dann zessierten die Menses und es kam zur Entwickelung eines Bartes und auch sonst völlig männlicher Behaarung, in dem Falle von Bortz auch zu Adipositas. Die Sektion ergab Atrophie der Ovarien und beiderseitige gefäßreiche suprarenale Rindenstrumen. In den drei Fällen Fibigers handelte es sich um typischen Pseudohermaphroditismus femininus, bei welchen sogar die Fähigkeit der Kohabitation und männlicher Geschlechtssinn bestand. Auch hier war die Nebennierenrinde hyperplastisch. Endlich ist zu erwähnen, daß in dem Werke von v. Neugebauer 13 Fälle von Pseudohermaphroditismus angeführt werden, bei welchen sich Tumoren der Nebennierenrinde fanden.

Bei der Besprechung der Epiphysentumoren wurden Beobachtungen von prämaturer Körper- und Genitalentwickelung angeführt, welche den vorhin geschilderten sehr ähnlich sind. Ganz gleiche Erscheinungen werden wir später als Folge eines primären Hypergenitalismus kennen lernen. Es ist daher wahrscheinlich, daß **Nebennierenrinde wie Epiphyse diese Erscheinungen durch Beeinflussung der Genitalsphäre hervorbringen.** Man hat angenommen, daß die Korrelation zwischen Keimdrüsen und Nebennierenrinde eine gegenseitige sei, da in der Brunstzeit der Tiere und beim Weibe in der Gravidität eine periodische Hyperplasie beobachtet wurde.

Endlich wären noch Tumoren der Nebennieren zu erwähnen, welche anscheinend aus Rinde und Mark sich herleiten.

Davidsohn hat einen Fall von Melanom der Nebennieren mit zahlreichen melanotischen Metastasen mitgeteilt. Diese enthielten histologisch Elemente der Rinde und Adrenalin; vielleicht gehört auch der Fall von Neuberg hierher.

Gibt es nun noch andere (Überfunktionszustände der Nebennierensysteme?

Was das Rindensystem anbelangt, so haben französische Autoren (Pilliet, Vaques, Aubertin und Ambard[1]) bei der interstitiellen Nephritis, (Josué) und bei der Atheromatose Hyperplasie der Nebennierenrinde beschrieben. Sie setzten sie ursprünglich in Beziehung zur Blutdrucksteigerung. Nachdem man aber die Bedeutung des chromaffinen Systems für die Blutdruckregulation erkannte, faßte sie Beaujard als Regulativ gegen die vermehrte Zirkulation giftiger Stoffe im Organismus bei Nephritis auf. Eine hinreichende Begründung dieser Hypothese steht heute noch aus.

Was nun das chromaffine System anbelangt, so kann man an eine Überfunktion desselben bei der Schrumpfniere, bei der Atheromatose, bei gewissen mit Hypertrophie des linken Ventrikels einhergehenden Herzfehlern, bei Morbus Basedowii ferner ev. bei den mit basedowischen Erscheinungen verbundenen Fällen von Akromegalie und endlich beim Diabetes mellitus denken. Dieser Überfunktionszustand könnte durch einen dauernden Überregungszustand des medullären Zentrums hervorgebracht sein, welcher reflektorisch ausgelöst oder primär ist; in letzterem Falle könnte man von einer echten Neurose sprechen.

Wiesel war der erste, welcher die mit Hypertonie einhergehenden Krankheitsprozesse auf einen Überfunktionszustand des chromaffinen Systems zurückführte. Er fand bei 22 chronischen und einigen akuten Fällen von Nephritis, ferner in einem Falle von Aorteninsuffizienz — alle Fälle zeigten Herzhypertrophie — Hyperplasie des chromaffinen Systems, welche sowohl das Nebennierenmark wie die Paraganglien betraf. Später haben Schur und Wiesel versucht, den gesteigerten Adrenalingehalt des Blutserums in solchen Fällen mittelst der Ehrmann-Meltzerschen Reaktion nachzuweisen. Die Hyperplasie des chromaffinen Systems wurde von zahlreichen Autoren, von denen ich nur Schmorl, Goldzieher und Molnar und Comessatti nenne, bestätigt. Schmorl und Goldzieher fanden auch den Adrenalingehalt der Nebennieren vermehrt. Andere Autoren wie Bittorf hingegen fanden keine Hyperplasie. Einzelne negative Fälle scheinen mir nicht viel zu beweisen, da nicht in jedem Fall von Überfunktion die Hyperplasie deutlich sein muß. Mehr Widerspruch haben die Angaben über den vermehrten Adrenalingehalt des Serums erfahren. Sicher ist — damit stimmen eigene Erfahrungen überein —, daß in zahlreichen Fällen mit bedeutender Hypertonie die Froschaugenmethode versagt. Aber auch andere feinere biologische Methoden gaben negative Resultate; so fand Schlayer mit der Meierschen Gefäßstreifenmethode, A. Fränkel mittelst der myographischen Methode das Serum von Nephritikern sogar weniger wirksam, als normales Serum. Die Verhältnisse werden, wie Schlayer feststellte, durch das artfremde Serum in unübersehbarer Weise kompliziert. Die myographische Methode ist aber schon aus dem Grunde schwer zu be-

---

[1]) Literatur bei Beaujard.

urteilen, da Fleming und ich auch bei Verwendung reiner Adrenalin-Ringerlösung bisweilen Hemmung der Bewegungen und des Tonus des Kaninchenuterus sahen. Die Untersuchungen von O. Connor und uns haben ergeben, dass die konstriktorische Wirkung des Blutserums sicher auch auf anderen Momenten als auf dem Adrenalingehalt beruht. Wir können also nur soviel sagen, daß durch die biologischen Methoden bisher ein sicherer Beweis für den gesteigerten Adrenalingehalt des Serums nicht erbracht worden ist. Ich möchte darin aber keine Veranlassung sehen, die Lehre von Schur und Wiesel abzulehnen. Dafür sprechen außer der erwähnten Hyperplasie des chromaffinen Systems die gesteigerte Diurese, der von E. Neubauer nachgewiesene erhöhte Blutzuckerspiegel und, wie ich glaube, auch Veränderungen in der Blutverteilung, welche mit denen bei experimenteller Hyperadrenalinämie übereinstimmen. Wir sehen sehr häufig kongestive Zustände in den Lungen, im Gehirn (Retinalblutungen, Apoplexien) und in der Leber. Bei beginnender Dekompensation tritt häufig die Leberschwellung zuerst hervor. Ferner sehen wir in solchen Zuständen im Beginn häufig einen leichten Grad von Hyperglobulie, später ist allerdings häufig die Zahl der roten Blutkörperchen herabgesetzt (destruierender Effekt der chronischen Adrenalisierung auf die Erythropoese?) Endlich fanden wir die Zahl der neutrophilen Zellen meist an der oberen Grenze der Norm oder dieselbe leicht überschreitend.

Auf die Frage, warum die interstitielle Nephritis mit Funktionssteigerung des chromaffinen Systems verbunden ist, möchte ich hier nicht näher eingehen. In vielen Fällen, z. B. bei der Scharlachnephritis ist die Nierenerkrankung das primäre; in anderen Fällen kann die Schrumpfniere nur eine Teilerscheinung einer allgemeinen Atherosklerose der kleinen Gefäße sein; eine solche allgemene Atherosklerose muß aber durch Vermehrung der Widerstände reflektorisch zur Hypertonie führen, wenn die nötige Blutmenge durch das Kapillarsystem der Muskeln usw. getrieben werden soll. Endlich ist es denkbar, daß die Funktionssteigerung des chromaffinen Systems (z. B. bei den Sympathikustumoren, vielleicht auch bei der prämaturen Arteriosklerose der Diabetiker resp. beim Übergang des Diabetes in Schrumpfniere) das primäre Moment ist.

Noch weniger geklärt ist die Bedeutung des chromaffinen Systems für das Zustandekommen der Atheromatose. Bekanntlich gelingt es durch chronische Adrenalisierung beim Kaninchen Sklerose der großen Gefäße zu erzeugen (Josué, Erb u. a.). Diese ist eine Mediaerkrankung. Bei den bei Sympathikustumoren beobachteten Gefäßveränderungen handelte es sich tatsächlich um Mediaerkrankungen. Braun konnte auch durch intravenöse Injektion minimaler Dosen von Adrenalin Atheromatose der kleinen Gefäße hervorrufen. Die gewöhnliche Arteriosklerose der großen Gefäße, die ohne Blutdrucksteigerung einhergeht, hat jedenfalls mit dem chromaffinen System nichts zu tun; sie beruht auf einer primären Degeneration der elastischen Elemente.

Zum Schluß noch einige Bemerkungen über den Einfluß einer Überfunktion des chromaffinen Systems auf den Kohlehydratstoffwechsel. Bei den Hypertonien findet sich, wie schon erwähnt, Hyperglykämie. Die Nieren stellen sich aber auf den ganz allmählich steigenden Blutzuckerspiegel ein, ohne daß es zur Glykosurie kommt (v. Noorden). Bei manchen Formen des Diabetes mellitus und besonders bei den vorgeschrittenen Fällen spricht vieles dafür, daß auch hier eine geringe Überproduktion von Adrenalin statthat (Falta, Newburgh und Nobel). Daß sie sich dem Nachweis durch die bisher bekannten biologischen Methoden entzieht, kann nicht wundernehmen, wenn wir bedenken, welch ungeheure Verdünnung 1 mg subkutan injizierten Adrenalins, welches unter Umständen viele Gramm Zucker in den Harn treiben kann, beim Menschen im Blute erfährt. Eine so geringe Steigerung der Adrenalinproduktion kann wohl auch dauernd durch die Gegenregulationen ausgeglichen werden, ohne zur Blutdrucksteigerung zu führen. Hingegen scheint die toxische Komponente zu dissoziieren; darauf weist die so häufig beim Diabetes zu beobachtende prämature Arteriosklerose hin. Ein genaues histologisches Studium derselben steht allerdings noch aus. Endlich sei noch auf den häufigen Übergang von Diabetes in Schrumpfniere hingewiesen.

Anhang.

A. Der Status lymphaticus.

Im Anschluß an die Besprechung des Nebennierenapparates mögen hier einige Bemerkungen über den sog. Status lymphaticus Platz finden, weil neuere Untersuchungen eine nahe Beziehung desselben zu Unterfunktionszuständen des chromaffinen Systems ergeben haben. Wie ich schon im Kapitel über den Thymus erwähnt habe, geht heute die Auffassung mancher Autoren dahin, den Status thymicus und Status lymphaticus zu trennen. Die häufige Koinzidenz von großem Thymus und Status lymphaticus kann vielleicht in einer Vermehrung der lymphoiden Elemente in dem Thymus gesehen werden. Das große Interesse, welches Kliniker und pathologische Anatomen seit langem dem Status lymphaticus zuwenden, beruht darauf, daß derselbe bei plötzlichen ganz unerklärlichen Todesfällen vorkommt. Es ist das große Verdienst A. Paltaufs, erkannt zu haben, daß hier eine tiefgreifende konstitutionelle Veränderung zugrunde liegt, die stets mit Lymphatismus einhergeht.

Wodurch ist nun der Status lymphaticus charakterisiert? Es scheint mir hier notwendig, eine Auffassung vorauszuschicken, welche sich mir besonders beim Studium der Blutdrüsenerkrankungen aufgedrängt hat. Ich glaube einen primären und sekundären Lymphatismus unterscheiden zu müssen. Der erstere entwickelt sich von frühester Jugend an und hat dadurch einen tiefgreifenden Einfluß auf die Ausbildung des ganzen Organismus. Er ist durch folgende Merkmale charakterisiert (ich folge dabei der Darstellung A. Paltaufs und besonders der neueren ausgezeichneten Schilderung Koliskos).

Unter normalen Verhältnissen finden wir im Kindesalter den lymphatischen Apparat wesentlich stärker entwickelt, als beim Erwachsenen. Es kommt dies auch in der bekannten Tatsache zum Ausdruck, daß die Leukozytenformel des Kindes einen größeren Gehalt an Lymphozyten aufweist. Das Kindesalter neigt überhaupt sehr zum Lymphatismus. Die Involution des lymphatischen Apparates erfolgt hauptsächlich in der Pubertät. Beim echten Status lymphaticus bleibt nun die Involution des schon abnorm entwickelten lymphatischen Apparates aus. Man findet vergrößerte Follikel am Zungengrund, Hyperplasie des ganzen lymphatischen Rachenringes, lymphoide Wucherungen in der Nase, Vergrößerung der Lymphdrüsen am Hals, in der Axilla, in inguine, Hyperplasie der Peyerschen Plaques, rotes Knochenmark, große Milz und mehr oder weniger großen Thymus. Sehr häufig findet sich Hypoplasie und Enge der Aorta und des gesamten arteriellen Gefäßbaums. Das Herz ist ebenfalls oft abnorm klein, doch kann es auch hypertrophisch sein. Häufig findet sich Dilatation des linken Ventrikels mit diffuser Trübung des Endokards, ferner nicht selten Zurückbleiben in der Entwickelung des Genitales, geringe Ausbildung der sekundären Geschlechtscharaktere, verspätetes Einsetzen der Menstruation und verspäteter, geringer Geschlechtstrieb.

Nach den neueren Untersuchungen von Wiesel und Hedinger geht mit diesen geschilderten Merkmalen regelmäßig eine abnorm geringe Entwickelung des chromaffinen Systems einher. Die Marksubstanz der Nebennieren ist wesentlich verschmälert, auch die Paraganglien sind schlecht entwickelt. Nach v. Sury scheint diese Unterentwickelung des chromaffinen Systems meist erst nach der Geburt einzusetzen.

Der Status lymphaticus kommt auch im Blutbild in einer relativen und absoluten Verminderung der neutrophilen Leukozyten und in einer entsprechenden Vermehrung der mononukleären Zellen, eventuell auch in einer Hypereosinophilie (v. Neußer) zum Ausdruck. Diese Tatsache wird aus den Untersuchungen von Bertelli, Schweeger und mir leicht verständlich. Es ist einerseits möglich, daß die Abgabe mononukleärer Zellen an das Blut bei Hyperplasie des lymphatischen Apparates vermehrt ist, andererseits müssen wir annehmen, daß vom chromaffinen System durch Vermittelung des Sympathikus ein mächtiger trophischer Einfluß auf die Produktion neutrophiler Elemente des Knochenmarks ausgeht, der hier wahrscheinlich vermindert ist.

Es ist nun sehr gut möglich, daß diese Konstitutionsanomalie die Ursache plötzlich eintretender Todesfälle sein kann. Wenn das chromaffine System unterentwickelt ist und nicht über eine größere Funktionsbreite verfügt, so kann es, wenn besondere Anforderungen, z. B. im kalten Bad oder durch die

Narkose, an das sympatische Nervensystem gestellt werden, plötzlich versagen. Diese Form des Status lymphaticus kann man wohl als eine „entité morbide" bezeichnen. Es ist auch die Vermutung ausgesprochen worden, daß vom Lymphdrüsensystem Stoffe an die Blutbahn abgegeben werden, die in ihrer Wirkung gewissermaßen Antagonisten des Adrenalins sind (v. Neußer). Auch in diesem Sinne könnte man diese Form des Status lymphaticus unter die Erkrankungen der inneren Sekretion rechnen. Solche Individuen zeigen nicht selten, wie Eppinger und Heß betonen, Symptome eines relativ gesteigerten Vagustonus (Neigung zu Schweißen, gewisse Anomalien des Pulses und der Atmung etc.). Für das Schicksal solcher Individuen besonders wichtig ist aber die geringe Funktionsbreite des chromaffinen Systems. Der Blutdruck liegt oft an der unteren Grenze der Norm; der Puls zeigt, wie Münzer hervorhebt, eine geringe Wurfkraft. Solche Individuen sind nach Wiesel besonders für Morbus Addisonii disponiert, indem tuberkulöse oder anderweitige Prozesse sich im hypoplastischen Nebennierenmark etablieren und durch Übergreifen auf die Rinde das typische Bild des Morbus Addisonii hervorrufen.

Die sekundäre Form des Status lymphaticus wäre dadurch charakterisiert, daß bei anfänglich normaler Entwickelung erst später die Zeichen des Lymphatismus hervortreten. Je nach dem Alter des Individuums, je nachdem der Lymphatismus nur vorübergehend ist oder bestehen bleibt, wird die Entwickelung dadurch mehr oder weniger gehemmt werden. Im Kindesalter führt nicht selten die Rhachitis, wie schon H. Kundrat betonte, zum Lymphatismus; ferner die Tetanie, die exsudative Diathese, besonders aber die Skrophulose und eine Reihe anderer Infektionsprozesse. Bei adoleszenten und erwachsenen Individuen sind es die Vagusneurose, das Asthma bronchiale, chronische Infektionskrankheiten, besonders Lues und Tuberkulose, die Osteomalazie und besonders die Erkrankungen der Blutdrüsen, welche zu vorübergehendem oder dauerndem Lymphatismus Veranlassung geben können. In einer großen Anzahl von Fällen kommt es durch chemotaktische Einflüsse vielleicht zuerst nur zu geringer Mononukleose des Blutes und später zu geringfügiger Hyperplasie des lymphatischen Apparates, also zu einer Art Forme fruste; in anderen Fällen, besonders bei manchen Formen der Blutdrüsenerkrankungen kann aber die Hyperplasie des lymphatischen Apparates sich voll entwickeln. Von den Blutdrüsenerkrankungen sind besonders zu erwähnen der Morbus Addisonii, das Myxödem und der Morbus Basedowii, die Akromegalie, die Tetanie und die hypophysäre Dystrophia adiposo-genitalis. Auch bei einigen Fällen, die wir als echte Eunuchoide auffassen mußten, haben wir beträchtliche Mononukleose des Blutes gefunden. Daß die Mononukleose ein vieldeutiges Symptom ist und die Diagnose eines Status lymphaticus aus ihr allein nicht gestellt werden darf, ist selbstverständlich. So fanden wir sie auffallenderweise auch bei vielen schweren Formen des Diabetes mellitus, bei welchen die Autopsie keinen Status lymphaticus ergab. Es ist sehr wahrscheinlich, daß unter dem sekundären Lymphatismus sich zahlreiche sehr verschiedenartige, zum Teil chronisch entzündliche Zustände verstecken, deren Differenzierung vielleicht erst durch das sorgfältige mikroskopische Studium des lymphatischen Apparates möglich sein wird.

Die große Schwierigkeit der Diagnose des Status lymphaticus in vivo geht aus der vor kurzem erschienenen umfassenden Darstellung dieses Gegenstandes durch v. Neußer hervor. v. Neußer führt aus, wie wichtig es sei, aus minutiösen Momenten die Möglichkeiten eines bestehenden Status lymphaticus ins Auge zu fassen, weil die Infektionskrankheiten und überhaupt die verschiedenartigsten Noxen auf dem Boden dieser konstitutionellen Anomalie häufig ein eigenartiges Gepräge annehmen und oft ungünstiger verlaufen.

B. Der Status hypoplasticus.

In mehreren Arbeiten hat Bartel auf eine Form der Entwickelungs-
störung hingewiesen, die er als hypoplastische Konstitution bezeichnet.
Sie geht häufig, aber durchaus nicht immer mit Status lymphaticus einher.
Die Körpergröße dieser Individuen ist durchschnittlich normal. Oft ist das
Fettpolster gut entwickelt. Es findet sich Hypoplasie und Enge des Gefäßsystems und Armut der glatten Muskulatur der Aorta (Wiesner), ferner mangelhafte Entwickelung der Keimdrüsen und der sekundären Geschlechtscharaktere.
Die Keimdrüsen sind allerdings normal groß, die Ovarien oft sogar vergrößert,
mikroskopisch findet sich aber Vermehrung des Bindegewebes (Herrmann
und Kyrle). Bei vorhandenem Status lymphaticus kann dem Stadium der
Hyperplasie ein atrophisches Stadium folgen. Bartel nimmt als Ursache
einerseits kongenitale Anlage, andererseits Schädigung des empfindlichen
kindlichen Organismus besonders durch Infektionskrankheiten an. Die Lebensdauer solcher Individuen ist meist verkürzt. 56 % der von Bartel untersuchten
88 Fälle starben zwischen dem 14. und 25. Lebensjahr. Der Status hypo-
plasticus deckt sich also nicht völlig mit dem Status lymphaticus, aber auch
nicht völlig mit dem später zu besprechenden echten Infantilismus.

VIII. Die Erkrankungen der Keimdrüsen.

Für das Verständnis der Physiologie und Pathologie der Keimdrüsen
ist es zweckmäßig, scharf zwischen diesen selbst und dem Hilfsapparat des
Genitales zu unterscheiden.

Die Frage, ob das Geschlecht bereits im Ei bestimmt ist, oder ob die Geschlechts-
zellen sich erst später differenzieren, läßt sich heute noch nicht entscheiden. Sicher ist
nur, daß männliche und weibliche Keimdrüsen sich nebeneinander entwickeln können
(echter Hermaphroditismus). Die Anlage des Hilfsapparates (Urniere mit Wolfschem und
Müllerschem Gang) ist beiden Geschlechtern gemeinsam. Je nachdem sich die Keimdrüsen zu Hoden oder zu Ovarien entwickeln, wird die indifferente Anlage zu Nebenhoden,
Paradidydimis und Samenleiter resp. zu Epoophoron, Paroophoron, Gärtnerschen Gängen,
Tube, Uterus und Vagina. Entwickelt sich der Hilfsapparat nach beiden Richtungen, so
kommt es zum Pseudohermaphroditismus.

Die Keimdrüsen bestehen aus dem innersekretorischen und dem spezifisch generativen Anteil; beim Mann besteht letzterer aus den Tubuli semini-
feri und den Sertolischen Zellen, beim Weib aus dem Follikelapparat. Der innersekretorische Anteil wird durch die sog. Leidigschen Zwischenzellen repräsen-
tiert, in die Keimdrüsen eingelagerte epitheloide Zellhaufen, die, mit azido-
und basophilen Granulis angefüllt, große Ähnlichkeit mit den Zellen der Nebennierenrinde zeigen und gleich diesen mesodermalen Ursprungs sind. Die interstitiellen Zellen sind für die Formation des Körpers und für die Ausbildung
der sekundären Geschlechtscharaktere von ausschlaggebender Bedeutung. Bis
zur Zeit der Pubertät sind der weibliche und männliche Körper einander sehr
ähnlich. Sie repräsentieren den infantilen Typus. Erst mit der mächtigen
Entwickelung der Glandes interstitielles zur Zeit der Pubertät kommt es zur
Ausbildung der männlichen resp. weiblichen Form.

Bei beiden Geschlechtern erfolgt in dieser Zeit ein besonders schnelles Wachstum.
Beim Mann kommt es zu Vergrößerung des Kehlkopfs und Veränderung der Stimme und
setzt das Wachstum des Bartes ein, beim Weib entwickeln sich die Brüste, die charakteristische Beckenform und der Fettansatz an den Hüften; bei beiden Geschlechtern wachsen
die Scham- und Achselhaare, wobei erstere beim Weib in einer horizontalen Linie nach
oben begrenzt sind, während sie beim Manne nach oben in Dreiecksform abschließen.

Daß die Ausbildung der charakteristischen männlichen oder weiblichen
Körperformen resp. der sekundären Geschlechtscharaktere von der Zwischen-

substanz allein abhängig ist, geht daraus hervor, daß mangelhafte Ausbildung des germinativen Teils, z. B. bei beiderseitigem Kryptorchismus oder Zugrundegehen desselben z. B. nach Ligatur der Ductus deferentes (Ancel und Bouin) oder nach Röntgenbestrahlung (Tandler und Grosz), die Ausbildung des männlichen Habitus nicht verhindert resp. ihn nicht verändert. Es zeigen daher die beiden Anteile der Keimdrüsen eine deutliche Selbständigkeit ihrer Funktion, doch ist auch eine mächtige gegenseitige Beeinflussung unverkennbar, ebenso wie auch auf die Ausbildung des Hilfsapparates ein protektiver Einfluß von den Keimdrüsen ausgeht. Während nun beim Manne nach völliger Reife ein Zustand ziemlich kontinuierlicher Funktion der Keimdrüsen eintritt, ist beim Weibe die Keimdrüsentätigkeit periodischen Schwankungen unterworfen. Über die Beziehungen zwischen der Funktion des innersekretorischen und des generativen Anteils beim Weibe sind die Ansichten noch sehr geteilt. Von den meisten Autoren wird angenommen, daß in der Schwangerschaft die innersekretorische Tätigkeit des Ovariums ebenso wie die generatorische gehemmt ist; als Hauptstütze für diese Ansicht wird die Beobachtung angeführt, daß in der Schwangerschaft ebenso wie nach Kastration die Hypophyse sich zu vergrößern pflegt. Es läßt sich aber vielerlei gegen diese Annahme einwenden; wir sehen gerade in den letzten Monaten der Schwangerschaft die Zwischensubstanz sich mächtig entwickeln. Wir sehen ferner, ähnlich wie in der prämenstruellen Periode, Zeichen gesteigerter Vitalität des gesamten Organismus, wie Schwellung der Schilddrüse, Vergrößerung der Nebennierenrinde, Zeichen gesteigerter Funktion des chromaffinen Systems (glykosurische Wirkung des Adrenalins, Blutdruckerhöhung, leichte Hyperglobulie, höhere Einstellung der Körpertemperatur, eventuell leichte neutrophile Hyperleukozytose, leichtere Gerinnungsfähigkeit des Blutes); dazu kommen noch speziell in der Schwangerschaft Schwellung der Corpora cavernosa in der Nase, Anschwellung der Brüste, abnorme Pigmentierungen, abnorme Behaarung, Osteophytbildung, leichte Vergrößerung der Akra usw., Erscheinungen, die zum Teil mit Recht auf eine Funktionssteigerung der glandulären Hypophyse bezogen worden sind. Es zeigt dies nur soviel, daß die Hypophyse während der Schwangerschaft an der Funktionssteigerung aller anderen Blutdrüsen teilnimmt. Nur die Tätigkeit des Follikelapparates pflegt zu sistieren. Dies äußert sich auch nach Neumann und Herrmann in einer Lipoidämie, die sich in der Schwangerschaft ebenso wie im Klimakterium oder nach der Kastration findet. Die vorhin geschilderten Erscheinungen gehen alle mit Eintritt der Menstruation resp. mit der Ausstoßung der Frucht zurück. Während wir vorher als Zeichen der gesteigerten Vitalität eine erhöhte Erregbarkeit des gesamten vegetativen Nervensystems beobachten, tritt wenigstens nach der Geburt Bradykardie und Leukopenie mit Mononukleose auf. Die gesteigerte Erregbarkeit beim Beginn der Menstruation kann sich bekanntlich häufig in Beschwerden verschiedener Art äußern, welche mit Erlöschen der Ovarialtätigkeit nach einer mit Steigerung derselben einhergehenden Übergangsperiode zu verschwinden pflegen. Bemerkenswert ist, daß sich bei psychisch belasteten Individuen wohl infolge der Steigerung des gesamten Stoffwechsels in der Zeit ante partum ebenso wie in der prämenstruellen Periode die geringste Disposition zur Psychose zeigt, während im Wochenbett und nach Eintritt der Menstruation dieselbe am größten ist.

a) Der A- resp. Hypogenitalismus.

1. Die Eunuchen.

Vorkommen. Die Erscheinungen des A- resp. Hypogenitalismus treten uns in der Form eines reinen physiologischen Experiments bei den Eunuchen und bei den Skopzen entgegen. Die Verschneidung ist bekanntlich schon im Altertum viel geübt worden; in Italien wurde sie noch bis vor kurzem zu „musikalischen Zwecken", bei einer religiösen Sekte Rußlands, den Skopzen, wird sie aus religiösen Gründen auch heute noch ausgeführt. Bei allen diesen Formen handelt es sich nur um männliche Individuen. Über Verschneidung bei weiblichen Individuen liegt nur ein sehr ungenauer Bericht von Roberts aus Indien vor.

Symptomatologie. Die Wirkung der Kastration ist eine verschiedene, je nachdem sie in frühester Jugend oder erst nach Eintritt der Pubertät ausgeführt wird.

Wir wollen zuerst die Erscheinungen des Keimdrüsenausfalls bei **männlichen Individuen** betrachten. Erfolgt die Kastration in frühester Jugend, so bleibt die Entwickelung des genitalen Hilfsapparates eine höchst mangelhafte. Penis, Prostata und Samenblasen bleiben klein. Bei Kastration im späteren Alter verändert sich der Penis weniger, doch schrumpft die Prostata. Man hat daher bekanntlich die Kastration zur Behandlung der Prostatahypertrophie ausgeführt. Bei frühzeitiger Kastration fehlt jeder Geschlechtstrieb und kommt es nie zu Erektion des klein bleibenden Penis. Wird die Kastration nach Entwickelung der Pubertät ausgeführt, so kann der Geschlechtstrieb — Möbius bezeichnet ihn als den zerebralen Geschlechtstrieb — noch längere Zeit erhalten bleiben; es ist die Kohabitation noch möglich und es kommt noch zu Ejakulation von Prostatasekret.

Nach Gall soll das Kleinhirn atrophieren und zwar bei einseitiger Kastration die entgegengesetzte Kleinhirnhälfte. Diese Angabe ist auf Widerspruch gestoßen, zwar hat Möbius darauf hingewiesen, daß auch sichere Gegenbeweise nicht erbracht sind. Nach einer persönlichen Mitteilung von Prof. Tandler ist die Angabe Galls aber sicher nicht zutreffend.

Sehr verschiedenartig sind die Angaben über den Charakter kastrierter Individuen. Meist wird hervorgehoben, daß den Kastraten der Mut, die Leidenschaftlichkeit, das Streben des normalen Mannes abgehe; sie werden als tückisch, rachsüchtig und grausam geschildert. Die intellektuellen Fähigkeiten sollen hingegen nicht vermindert sein, da viele Eunuchen zu einflußreichen Stellungen emporgerückt sind. Alle diese Angaben sind schwer zu beurteilen, da bei den meisten berühmten Eunuchen der Geschichte genaue Kenntnisse über die Zeit und Vollständigkeit der Kastration fehlen. Möbius weist darauf hin, daß höhere künstlerische Begabung bei Kastrierten nicht beobachtet wurde, da man das Virtuosentum der kastrierten Sänger nicht als solche ansehen könne. Das Tierexperiment zeigt jedenfalls, daß den kastrierten Tieren (Ochsen, Wallachen, Kapaunen) der Mut, der Bewegungsdrang und die Leidenschaft der normalen männlichen Tiere fehlt.

Bemerkenswert ist der Einfluß der Kastration auf die **Skelettbildung** und die Entwickelung der sekundären Geschlechtscharaktere. Kastration im jugendlichen Alter führt bei Menschen und Tieren zum Hochwuchs (Godard, Pelikan, Pittard, Becker, Lortet, Pirsche, Sellheim, Tandler und Grosz[1]) u. a.). Eunuchen von 200 cm Länge wurden oft beobachtet. Der Hochwuchs setzt erst zur Zeit der Pubertät ein. Der Epiphysenschluß ist verzögert. Manche Epiphysenfugen können bis in das höhere Alter offen bleiben. Auch die Verknöcherung der Nähte am Schädel ist verzögert. Die Zeichnung der Stirn-, Kranz-, Pfeil- und Lambdanaht ist sehr lange erhalten. Das Skelett zeigt dabei besondere Eigentümlichkeiten; der Kopf ist klein, die Hinterhauptsschuppe soll nach Gall abgeflacht sein. Die Wirbelsäule ist relativ kurz, die Extremitäten sind besonders in ihren distalen Anteilen verlängert, wodurch ein bedeutendes Überwiegen der Unterlänge über die Oberlänge und eine relativ große Spannweite resultiert. Oft besteht Genu-valgum-Stellung. Die Schulterbreite ist vermindert; das Becken zeigt eine Mittelform zwischen männlichem

---

[1]) Literatur bei Tandler und Grosz, deren Darstellung ich größtenteils folge.

und weiblichem Becken, es bleibt infantil. Die Sella turcica ist auffallend groß, der Kehlkopf bleibt klein, verknöchert nicht, zeigt kindliche Dimensionen, indem die beiden Laminae thyreoideae in einem großen Winkel aneinanderschließen und die Prominentia laryngea undeutlich ist; die Stimme mutiert nicht, der klindliche Sopran bleibt erhalten. Die Knochen, besonders die langen Röhrenknochen bleiben zart, die Muskelinsertionsstellen sind nur ganz wenig ausgebildet. Die Haut ist auffallend zart und blaß und zeigt bei älteren Kastraten fahlgelbes Kolorit und Runzelung. Sie ist sehr pigmentarm. Sehr charakteristisch ist die Fettverteilung, sie entspricht völlig der, wie sie bei der hypophysären Dystrophia adiposo-genitalis beschrieben wurde. Es finden sich also Fettwülste in der Unterbauchgegend und besonders am Mons veneris, die durch eine horizontale Falte nach oben begrenzt ist, ferner an den Nates, an den Hüften und Oberschenkeln, an den Mammae und seitlich an den oberen Augenlidern, die sackartig herabhängen können. In manchen Fällen kommt es zu ausgesprochener Adipositas. Tandler und Grosz unterscheiden zwischen einem hochaufgeschossenen und einem fetten Enuchentypus, doch findet sich auch bei ersterem die charakteristische Fettverteilung immer angedeutet. Das Muskelfleisch ist, ähnlich wie bei kastrierten Tieren, mit Fett durchwachsen. Der Tonus der Muskulatur ist gering.

Endlich entwickeln sich die sekundären Geschlechtscharaktere nur mangelhaft. Während das Kopfhaar dicht ist, bleiben solche Individuen bartlos und zeigen nur Lanugohaare im Gesicht, besonders am Kinn und der Oberlippe; im späteren Alter wachsen einzelne borstige Haare nach Art des Altweiberbartes an den seitlichen Partien der Oberlippe. Der Stamm bleibt völlig haarlos, die Achselhaare fehlen oder sind spärlich. Die Schamhaare fehlen oder es finden sich nur einzelne spärliche Haare an der Peniswurzel. Auch das Perineum bleibt haarlos. Der Thymus persistiert.

Viel weniger wissen wir über die Folgen der Kastration im jugendlichen weiblichen Organismus. Nach den allerdings wenig genauen Angaben von Roberts sollen auch die weiblichen Kastraten hochgewachsen sein, der Hilfsapparat des Genitales soll völlig unentwickelt bleiben, die sekundären Geschlechtscharaktere und die Brüste sollen sich nicht ausbilden. Damit stimmen die Tierversuche von Hegar, Kehrer u. a. und die seltenen, später zu erwähnenden Beobachtungen an weiblichen Eunuchoiden ziemlich überein. Die von den Gynäkologen häufig ausgeführte Kastration nach Eintritt der Pubertät führt regelmäßig zu Atrophie des Uterus und der Vagina. Die Menstruation resp. bei Tieren die Brunst bleibt aus. Die Haut wird nach der Kastration heller durch Pigmentverlust (Pfister). Auf die Brüste findet meist ein deutlicher Einfluß nicht statt. Auch bei Frauen findet sich nach der Kastration meist eine Neigung zum Fettwerden. Bedeutende Zunahme des Körpergewichtes fand Alterthum in 29,5%, Glaevecke in 57,5%. Der Grundumsatz wurde von Loewy und Richter bei weiblichen kastrierten Tieren bis um 20%, bei männlichen bis um 14% vermindert gefunden. Bei Zufuhr von Ovarialsubstanz stieg er wieder zur Norm an. Diese Angaben wurden von vielen Autoren bestritten. Doch ist „die klinische Beobachtung infolge der breiten Basis, auf der sie ruht, unbestreitbar" (v. Noorden). Es ist einleuchtend, daß es sich hier nur um geringe Unterschiede handeln kann, die ähnlich wie bei der hypophysären Dystrophia adiposo-genitalis nur schwer nachweisbar sein können. Der akute Ausfall der Keimdrüsenfunktion führt bekanntlich beim Weib zu einer Reihe von Erregungszuständen des vegetativen Nervensystems, ziehenden Schmerzen, Wallungen, Angstgefühl, Ohnmachten, Hitze und Frostgefühl, und Störungen des Intestinaltraktus, wie sie auch im Beginne des Klimakteriums vorkommen.

2. Der Eunuchoidismus.

Begriffsbestimmung. Das Studium der Eunuchen gewann in jüngster Zeit dadurch an klinischem Interesse, daß Fälle beobachtet wurden, welche, ohne kastriert worden zu sein, in ihren klinischen Erscheinungen dem echten Eunuchentypus völlig gleichen oder wenigstens außerordentlich ähneln. Sie zeigen auch große Ähnlichkeit mit jenem Typus der hypophysären Insuffizienz, der als Dystrophia adiposogenitalis bezeichnet wurde, ohne daß aber irgend welche Erscheinungen vorliegen, welche auf die Hypophyse als Ausgangspunkt der Störung hinweisen. Vor allem fehlt bei diesen Fällen auch ein Moment, welches wir bei der in früher Jugend einsetzenden Hypophyseninsuffizienz als sehr wichtig erkannt haben, nämlich das Zurückbleiben im Wachstum. Es findet sich vielmehr meistens Hochwuchs. Es ist sehr wahrscheinlich, daß wir es in solchen Fällen mit einer primär in den Keimdrüsen einsetzenden Störung, mit einem primären Hypogenitalismus zu tun haben.

Vorkommen. Griffith hat zuerst einen solchen Fall mit dem Namen Eunuchoid belegt. Meige erwähnt einen Fall von Reichlin, der ein ausgesprochener Eunuchoid war. Auch der Fall von Redlich soll nach Tandler und Grosz ein Eunuchoid gewesen sein. Ähnliche Fälle wurden von Kisch beschrieben. Kisch unterscheidet zwischen hereditärer und akquirierter Fettsucht und bei der hereditären wieder zwischen einer Form, die sich von frühester Jugend auf entwickelt und einer solchen, bei welcher nur die Anlage zur Fettsucht sich vererbt und erst später hervortritt. Kisch betont nun, daß der hereditären Fettsucht nicht selten ein „ganz eigentümlicher nutritiver Ausdruck von Degeneration zukommt". Die Schilderung, welche Kisch von diesen Fällen gibt, paßt, wie Tandler und Grosz hervorheben, völlig auf den eunuchoiden Typus. Unter 238 Fällen von Fettsucht sah ihn Kisch 24 mal, und zwar im jugendlichen Alter sich entwickelnd 17 mal.

Pirsche zitiert einen Fall von Papillaunet und bringt 3 eigene Beobachtungen. Weitere Fälle wurden mitgeteilt: von Etienne, Jeandelize et Richon (59jähriger Mann, 174 cm lang, Überwiegen der Unterlänge, Epiphysenfugen unvollkommen geschlossen, die Testes (einer Kryptorch) sehr klein und fibrös, ebenso Glandula seminalis und Prostata, der Penis 4 cm lang) und von Duckworth [37jähriger Mann, 171,7 cm lang, 179 cm Spannweite, bedeutendes Überwiegen der Unterlänge, hochgradige Fibrosis der Hoden, der Prostata und der Epididymus (schon von Griffith beschrieben); schon Duckworth betont die Ähnlichkeit mit der „Cryptorchid conformation"]. Sehr bemerkenswert sind ferner die Fälle von Sainton: von 5 Geschwistern waren 3 Eunuchoide, außerdem ein Onkel und ein Großonkel. Der beschriebene Fall war 172 cm lang. Die Unterlänge überwog bedeutend. Der Thymus war nicht persistent. Ich glaube, daß auch ein Fall von Babonneix et Paisseau (Fall I) und der von Lemos Magelhaes hierher gehören; ebenso der Fall von Thibierge et Gastinel (bezeichnet als Gigantisme avec infantilisme). Endlich haben Tandler und Grosz über diese Erkrankung eine eingehende Studie vor kurzem veröffentlicht. Von besonderem Interesse ist der Fall von Josefson und Lundquist. Es handelte sich um eine 34jährige Frau, welche vom 15. Jahr an (besonders stark bis zum 24. Jahr) wuchs; sie war 183,6 cm lang (Unterlänge 118 cm); sie war nie menstruiert, hatte nur schwache Neigung für Männer gespürt; die Mammae waren klein, flach, ohne palpable Drüsensubstanz, die Warzen sehr klein; sie hatte eher ein männliches Aussehen, doch weibliche Stimme. Die Beckenform war eher weiblich. Die Epiphysenfugen waren geschlossen, die Sella turcica nicht vergrößert. Die Genitaluntersuchung zeigte sehr kleine Labia minora, aber hypertrophische Clitoris, das Vestibulum vaginae war sehr eng, die inneren Geschlechtsorgane waren nicht palpabel. Introitus vaginae und Hymen fehlten. Neurath gibt die Beschreibung eines 11jährigen großwüchsigen Mädchens mit typischer „Eunuchoider"-Fettsucht, für die die Annahme eines Eunuchoidismus sehr wahrscheinlich ist.

Ich habe im Laufe der letzten Jahre vier Fälle gesehen, die an anderer Stelle ausführlich mitgeteilt werden sollen.

Symptomatologie. Auf eine eingehende Schilderung dieses Typus kann ich verzichten, da seine Erscheinungen sich größtenteils mit dem eben ausführlich geschilderten echten Eunuchentypus decken. Tandler und Grosz unterscheiden wie bei den echten Eunuchen einen eunuchoiden Hochwuchs und einen eunuchoiden Fettwuchs. Ich möchte betonen, daß beim eunuchoiden Fettwuchs, soweit ich die Literatur über-blicken kann, es sich eher um große In-dividuen handelt. Jedenfalls kann von einem Zurückbleiben im Wachstum keine Rede sein. Auch die fünf von mir beo-bachteten Fälle zeigten eine Körpergröße, die meist über, niemals unter der dem Alter entsprechenden lag. Die Form des Skelettes, die Fettverteilung und die mangelhafte Entwickelung der sekundären Geschlechtscharaktere entsprechen dem echten Eunuchentypus. Tandler und Grosz schildern den Charakter solcher In-dividuen als auffallend ruhig, wenig mit-teilsam und wenig selbständig. Damit stimmen auch meine eigenen Beobach-tungen überein. Ferner heben Tandler und Grosz hervor, daß in ihren Fällen zum Unterschied von den echten Eunu-chen die Sella turcica röntgenologisch nicht vergrößert gefunden wurde. Dies war auch in meinen Beobachtungen der Fall. In einem meiner Fälle war die Sella turcica röntgenologisch sogar auffallend klein. Die Entwickelung der Knochen-kerne entsprach in einigen Fällen dem Alter dieser Individuen annähernd, in an-deren war sie zurückgeblieben, während der Epiphysenschluß wie in den Fällen von Tandler und Grosz mehr oder we-niger verzögert war. Das Genitale solcher Individuen ist ausgesprochen hypopla-stisch, die Hoden sind sehr klein, bisweilen, wie in zweien meiner Fälle einseitig oder beiderseitig nicht völlig deszendiert. Tandler und Grosz fanden mikrosko-pisch spärliche Samenkanälchen und spär-lich entwickelte Zwischensubstanz. Die Epididymis war stärker entwickelt. Der Penis ist sehr klein, verschwindet oft nahezu völlig im Fett des Mons veneris. Samenbläschen und Prostata sind klein, letztere derb und arm an Drüsensubstanz. Schon Griffith beschrieb eine auffällige Fibrosis. Beim Weibe sind die Ovarien auffallend klein und der ganze genitale Hilfsapparat hypoplastisch. (Siehe den ge-schilderten Fall von Josefson und Lund-quist.)

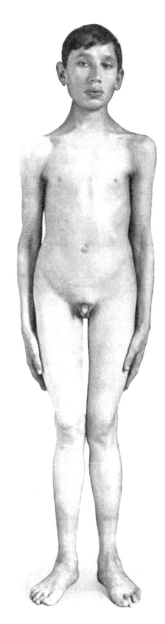

Abb. 19.
Eunuchoid.

Die Libido fehlt bei beiden Geschlechtern meist völlig, beim Mann kommt es oft gar nicht zu Erektionen, beide Geschlechter sind steril. Die Störung

kann nach vorhergehender normaler Entwickelung ziemlich rasch einsetzen.
Tandler und Grosz machen die prognostisch wichtige Bemerkung, daß die
Störung nur vorübergehend sein und daß später doch normale Entwickelung
eintreten kann. Einen solchen Fall beobachtete auch ich. Über die Ursache
der Störung wissen wir noch nichts.

Wir können auch diese Krankheitsform als Dystrophia adiposo-genitalis
bezeichnen, da ihr die Genitalstörung zukommt und da sich auch bei der
hochaufgeschossenen mageren Form die typische Fettverteilung findet. Auch
bei der hypophysären Form gibt es ja Fälle, bei welchen eine eigentliche
Adipositas fehlt. Man kann die Dystrophia adiposo-genitalis in zwei pathogenetisch verschiedene Formen trennen: Die eunuchoide und die hypophysäre Form, die erstere beruhend auf einer primären Entwickelungshemmung
der Keimdrüsen, die letzte auf einer Insuffizienz der glandulären Hypophyse,
durch direkte Erkrankung derselben oder indirekt durch Druckwirkung bedingt.

Die **Differentialdiagnose** dieser beiden Formen kann Schwierigkeiten bereiten, wofern Zeichen eines Hypophysentumors oder zerebrale Drucksymptome
fehlen; ich möchte annehmen, daß bei jugendlichen Individuen das Ausbleiben
einer Hemmung im Längenwachstum resp. Hochwuchs für die Annahme der
eunuchoiden Form differentialdiagnostisch wichtig ist. Im Kapitel der Hypophysenerkrankungen habe ich auf die Häufigkeit dieser Hemmung bei der hypophysären Dystrophia adiposo-genitalis hingewiesen. Wahrscheinlich dürfte
sich diese Hemmung röntgenologisch nicht so sehr in der Verzögerung des
Epiphysenverschlusses als im Auftreten der Knochenkerne äußern.

3. Der Späteunuchoidismus.

Begriffsbestimmung. Als Späteunuchoidismus möchte ich ein Krankheitsbild bezeichnen, daß dadurch zustande kommt, daß in einem bereits
voll entwickelten Organismus, in dem auch die Keimdrüsenfunktion
bereits ihre volle Entwicklung erreicht hatte, Rückbildung und
Atrophie des genitellen Hilfsapparates und Rückbildung der sekundären Geschlechtscharaktere, eintritt; bisweilen kommt es auch zur
eunuchoiden Fettsucht und zu gewissen Veränderungen der Psyche. Regelmäßig findet sich eine hochgradige Erkrankung der Keimdrüsen,
die wahrscheinlich immer die Ursache dieser Erscheinungen ist.

Historisches. Die ersten Schilderungen dieses Krankheitsbildes finden
wir bei Larrey in seiner Campagne d'Egypte. Neuerdings wurde das Interesse
erst wieder durch Gandy auf diesen Punkt gelenkt durch Beschreibung dreier
Fälle, die er als Infantilisme reversif oder tardif bezeichnet. Von diesen Fällen
Gandys möchte ich nur zwei zum reinen Späteunuchoidismus rechnen. Der
dritte gehört zur multiplen Blutdrüsensklerose, (siehe Anhang) ebenso gehören
dorthin die Fälle, die Claude und Gougerot als Insuffisance pluriglandulaire
indocrinienne beschrieben haben, bei denen der Späteunuchoidismus nur eine
Teilerscheinung in dem Krankheitsbilde ist. Neuerdings behandeln Cordier
und Rebattu diesen Gegenstand in einer größeren Studie. Ich komme darauf
noch später zurück.

Einteilung und Ätiologie. Es scheint mir unerläßlich, auf die Kasuistik
dieser Erkrankung etwas näher einzugehen, wobei ich eine Einteilung der Fälle
nach der Ätiologie soweit dies möglich ist, vornehme. Ich möchte nur noch
vorausschicken, daß die Stellung einer Reihe von Fällen unsicher ist, ich werde
auf diese Fälle später bei der Besprechung der multiplen Blutdrüsensklerose
zurückkommen und hier nur jene Fälle anführen, die ich als reine Fälle von

Späteunuchoidismus betrachte, oder wenigstens als Fälle, bei denen der Späteunuchoidismus ganz im Vordergrund steht.

A. Fälle, die auf traumatischer Grundlage beruhen[1]). Als Beispiel
führe ich den Fall von Gallavardin und Rebattu an. 26jähriger Mann,
174 cm hoch, sieht aus wie ein 15jähriger Jüngling, Überragen der Unterlänge
über die Oberlänge; die distalen Epiphysenfugen von Radius und Ulna sind noch
offen. Die Stimme, die früher männlich war, ist jetzt schrill. Die Haut ist weiß
und zart, Skrotum und Penis sind sehr klein, (wie bei einem 10jährigen Knaben)
Der Mann hatte mit 18½ Jahren einen heftigen Stoß in die Skrotalgegend
bekommen, er war 3 Stunden bewußtlos; im Anschluß daran entwickelte
sich eine bedeutende Anschwellung der Hoden und blutige Suffusion der Skrotal-
haut. Diese Erscheinungen verschwanden im Verlauf von 3 Monaten wieder.
Später wurden aber die Hoden immer kleiner, der Penis atrophierte, die sekundären Geschlechtscharaktere und die Libido verschwanden, es trat völlige
Impotenz ein; an der von den Autoren beigegebenen Photographie läßt sich die
eunuchoide Fettverteilung deutlich erkennen.

Hierher gehören ferner die Fälle von Achard und Demanche und
von Cordier, ferner eine eigene Beobachtung, auf die ich hier nur kurz eingehen will. 42jähriger Mann, ziemlich korpulent, die Brüste sehr fettreich,
Mons veneris und Hüften auch etwas fettreicher als gewöhnlich. Behaarung
der Achselhöhlen spärlich, Genitale gut behaart. Die beiden Hoden erbsengroß,
sehr weich, Hodensack klein, ohne Spannung, Kremasterreflexe fehlen. Bis
vor 4 Jahren vollkommen normale Potenz. Damals Operation wegen beiderseitiger Leistenhernie; es entwickelte sich beiderseits ein mächtiges Hämatom,
das nach einiger Zeit wieder verschwand. Schon nach einigen Wochen Nachlassen der Potenz, die später für eine Zeitlang ganz erlosch. Libido verschwand
nicht vollständig. Rasch fortschreitende Hodenatrophie und beträchtliche
Zunahme des Körpergewichtes.

B. Fälle, die auf syphilitischer resp. gonorrhoischer Hodenentzündung beruhen. Vielleicht gehören einige der von Larrey beschriebenen Fälle hierher. Ferner möchte ich hierher rechnen, den Fall von Lere-
boullet, ferner den Fall von Dalché (hier vielleicht auch leichte Ausfallserscheinungen von seiten andere · Blutdrüsen), ferner den von Dupré, ferner
den von Gandy (46jähriger Mann), ferner einen Fall von Gandy (42jähriger
Mann) bei dem der Beginn der Erkrankung ungefähr mit einer beiderseitigen
gonorrhoischen Hodenentzündung zusammenfällt.

C. Fälle von andersartiger Ätiologie. Ein Fall von Galliard, Beginn der Erkrankung fällt mit einem Ekzem zusammen. Ein Fall von Cordier
und Francillon. 35jähriger Mann, Beginn der Erkrankung nach einem schweren
Typhus im 24. Lebensjahr. Ein Fall von Gougerot und Gy, Beginn der Erkrankung im 48. Lebensjahr nach einer „schwer definierbaren akuten Infektionskrankheit". Vielleicht gehört auch der Fall von Belfield hierher.

Symptomatologie. Der Späteunuchoidismus findet sich fast ausschließlich bei Männern. Es sind auch einzelne Beobachtungen bei Frauen bekannt, doch sind dies nicht reine Fälle, sie gehören vielmehr in das Kapitel
der multiplen Blutdrüsensklerose. Die Ursache der Erkrankung bei Männern
ist entweder ein heftiges Trauma, das die Genitalien trifft, oder eine beiderseitige
hochgradige Hodenentzündung auf syphilitischer oder gonorrhoischer Grundlage, oder es sind schwere Infektionskrankheiten, die den ganzen Organismus
und wahrscheinlich auch die Hoden ergreifen. Im Anschluß an diese Noxen

---

[1]) Man kann diese Gruppe auch als Spätkastraten bezeichnen.

entwickelt sich meist ganz allmählich die Atrophie des Genitales und zugleich Rückbildung der sekundären Geschlechtscharaktere. Das Alter der betreffenden Individuen ist sehr verschieden. Bei den angeführten Fällen fiel der Beginn der Erkrankung zwischen das 24. und 53. Jahr.

Die Veränderung an den Genitalien muß als Rückbildung und nicht wie Claude und Gougerot meinen als bloße Atrophie bezeichnet werden. Ich stimme darin vollkommen mit Gandy überein. Die Rückbildung der Hoden kann geradezu frappant sein, die Hoden werden als haselnuß-, bohnen-, erbsen-, kirschengroß bezeichnet. In den meisten Fällen wird besondere Weichheit der Hoden hervorgehoben. Auch die Nebenhoden bilden sich zurück. Skrotum und Penis können so sehr an Volumen abnehmen, daß sie den Organen eines 8—10jährigen Knaben gleichen. Auch die Prostata nimmt an der Atrophie teil. Das Bild gleicht vollkommen dem wie es beim Früheunuchoidismus beschrieben wurde. Auch bei Frauen kommt es mit der Atrophie der Ovarien zu hochgradiger Rückbildung der Gebärmutter und des ganzen Genitalapparates.

Die Funktion des männlichen Genitales leidet hochgradig Schaden. Es kann vollständige Impotenz mit völligem Unvermögen der Kohabitation auftreten. Dabei kann die Libido vollständig verschwinden. In anderen Fällen besteht nur Impotenz, während die Libido in abgeschwächter Form bestehen bleibt. Bei den formes frustes besteht noch die Möglichkeit der Kohabitation, nur bedarf es, worauf Cordier und Rebattu hinweisen, viel stärkerer Reize, um eine Erektion herbeizuführen. Die Kremasterreflexe sind meist abgeschwächt oder fehlen vollständig. Die Funktionsstörung gleicht also wieder vollkommen der beim Früheunuchoidismus.

Dasselbe gilt auch von der Gesichtsfarbe. In allen Fällen ohne Ausnahme ist Blässe des Gesichts und Zartheit der Haut des Körpers notiert. Oft findet sich auch ein gelbliches Kolorit, ferner Faltung der Stirnhaut (in einem Fall) wie bei den Eunuchen. Gedunsenheit der Gesichtshaut ist unter den herangezogenen Fällen nur ganz selten.

Das Kopfhaar bleibt stets reichlich, ist aber meist etwas trocken. (Die Fälle mit fleckweiser Alopecie gehören nicht zum reinen Späteunuchoidismus.) Die Körperhaare fallen in den schwereren Fällen ganz aus, der Schnurrbart, der vorher üppig gewesen sein kann, kann vollständig ausfallen, oder er lichtet sich wenigstens stark. Häufig finden wir die Angabe, daß die Patienten, die sich früher mehrmals in der Woche rasieren mußten, dies nun gar nicht oder viel seltener tun müssen. Lichtung der Wimpern und Augenbrauen dürfte wohl nicht zum reinen Bild dieser Krankheit gehören. Auch der Stamm und die Extremitäten können vollkommen kahl werden. Die Achselhaare, die Haare am Skrotum, am Perineum, selbst an der Peniswurzel können vollständig ausfallen.

Sehr wichtig für die Auffassung des Krankheitsbildes sind die Veränderungen der Gestalt. Es ist ohne weiteres einleuchtend, daß da, wo der Beginn der Krankheit in ein Alter fällt, in dem sämtliche Epiphysenfugen geschlossen sind, eine Ausbildung des eunuchoiden Skelettypus nicht mehr möglich ist. Von besonderer Wichtigkeit sind deshalb die Beobachtungen von Gallavardin und Rebattu und Cordier und Francillon. In dem ersten Fall fällt das Trauma in das 19. Lebensjahr. Im 2. Fall liegt der Beginn der Erkrankung Anfang der 20er Jahre. Im ersten Fall kommt es noch zur Andeutung des Eunuchenskelettes und sind diejenigen Epiphysenfugen, die am spätesten verknöchern im 26. Lebensjahr noch offen. Bei dem 2. Fall tritt noch ein Weiterwachsen um 3 cm nach dem 24. Lebensjahr ein.

Häufig ist der Einfluß auf die Weichteile vermerkt. In manchen Fällen findet sich die Angabe, daß mit dem Beginn der Erkrankung eine Adipositas aufgetreten ist, in anderen, daß die Brüste stark fettreich geworden sind, oder das die Hüften sich stärker rundeten und der Mons veneris fettreicher wurde.

In der Mehrzahl der Fälle wird ferner angegeben, daß die Stimme, die früher männlich gewesen ist, sich im Verlauf der Erkrankung änderte. Es kommt nicht zur Ausbildung einer Fistelstimme wie bei den Eunuchen oder Früheunuchoiden, wohl aber wird die Tonlage höher und die Stimme wird schrill.

Bei den reinen Fällen findet eine Veränderung der Intelligenz nicht statt. Die Apathie, Schwerfälligkeit, Vergeßlichkeit, die in einzelnen Fällen angegeben wird, ist wohl nach schweren allgemeinen Infektionskrankheiten auf die allgemeine Prostration oder vielleicht auf eine leichte myxödematöse Komponente zurückzuführen. Bei der multiplen Blutdrüsensklerose werden wir diesen Erscheinungen wieder begegnen. Hingegen finden sich bei den reinen Fällen sehr häufig Angaben über Veränderungen des moralischen und psychischen Verhaltens, Angaben, daß solche Individuen ähnlich wie Früheunuchoide psychisch leicht erregbar sind und zu Jähzorn und Lügenhaftigkeit hinneigen. In 2 Fällen ist auch vorübergehende Polyurie vermerkt (Gougerot und Gy und Dalché). In dem einen Fall trat der Späteunuchoidismus nach einer akuten Infektionskrankheit, in dem zweiten nach Lues auf. Wir werden diesem Symptom bei der multiplen Blutdrüsensklerose öfter begegnen. Vielleicht ist es hypophysären Ursprungs.

Pathogenese. Es erübrigt nun noch, die Frage zu diskutieren, ob es berechtigt ist, diese Fälle als eine besondere Krankheitsform herauszugreifen und ihnen den Namen „Späteunuchoidismus" zu verleihen. Wie schon eingangs erwähnt, ist in Frankreich über die Stellung solcher und ähnlicher Fälle unter den Blutdrüsenerkrankungen eine lebhafte Diskussion im Gange. Gandy faßt sie als Dysthyreoidie und Dysorchidie auf. Gallavadin und Rebattu sprachen sich mehr zugunsten der Keimdrüsen aus, Cordier und Rebattu unterscheiden zwischen einem infantilisme regressif myxoedemateux und non myxoedemateux. Claude und Gougerot endlich reihen diese Fälle alle unter die Insuffisance pluriglandulaire ein. Die Verwirrung scheint meines Erachtens nach leicht zu beseitigen, wenn man bei der Einteilung dieser Fälle den ätiologischen Faktor ganz in den Vordergrund stellt und diejenigen Fälle vor allem herausgreift, die den Wert eines Experiments haben, nämlich die traumatischen. Da wo akute Infektionskrankheiten oder Noxen mehr allgemeiner Natur zur Degeneration der Keimdrüsen geführt haben, ist es nur zu gut verständlich, daß auch andere Blutdrüsen oft mit Schaden leiden, daher sich dem durch Ausfall der Keimdrüsen entstehenden Krankheitsbild andersartige oft schwer definierbare Züge hinzugesellen. Über die Bedeutung der Schilddrüseninsuffizienz an diesem Krankheitsbilde kann man sich ebenfalls klar werden, wenn man das Experiment heranzieht. Wird bei einem Individuum, das die volle Reife erlangt hat, die Schilddrüse total entfernt, so kommt es zwar auch zu Störungen der Genitalfunktion, aber niemals zu jener Rückbildung der Genitalien, wie sie hier beschrieben wurde. Diese thyreopriven Störungen der Genitalfunktion lassen sich durch Thyreoidinmedikation bekanntlich prompt beseitigen. In diesem Sinn ist es wichtig, daß bei den reinen Fällen von Späteunuchoidismus Schilddrüsenmedikation gar keinen Erfolg hat. Beim Myxoedema spontaneum adultorum liegen die Verhältnisse nicht immer so klar wie beim thyreopriven Myxödem. Es ist aber zu bedenken, daß in diesen Fällen die Erkrankung, die zur Sklerose der Schilddrüse führt, sehr leicht und sehr oft auf andere Blutdrüsen übergreift und daß wir es dann nicht mehr mit bloßen Fernwirkungen zu tun haben.

Können wir nun durch das Experiment die Bedeutung der Keimdrüsen für dieses Krankheitsbild klipp und klar beweisen? Hier lassen sich die bekannten Experimente von Ancel und Bouin heranziehen. Bei männlichen ausgewachsenen Tieren führt die Ligatur oder Durchschneidung des Vas deferens oder die pathologische Stenose der Ausführungsgänge des Spermas zu Degeneration des germinativen Anteils der Keimdrüse, während die Zwischensubstanz erhalten bleibt. Die Tiere werden unfruchtbar, aber sie werden nicht impotent, und behalten ihr männliches Aussehen. Bringt man aber auch den innersekretorischen Anteil der Keimdrüsen zur Degeneration, so verlieren die Tiere damit das männliche Aussehen und werden den Kastraten ähnlich. Wir haben hier also einen Späteunuchoidismus experimentell erzeugt. Die totale Exstirpation beider Keimdrüsen wird beim Mann verhältnismäßig selten vom Chirurgen ausgeführt. Für die uns interessierende Frage genügen vorderhand die angeführten Fälle von reinem traumatischen Späteunuchoidismus; sie zeigen, daß schwere Verletzungen des männlichen Genitales zu dem vollen Symptomenkomplex des Späteunuchoidismus führen können; es liegt bei diesen Fällen auch nicht der geringste Anhaltspunkt vor, der an eine primäre Affektion anderer Blutdrüsen denken ließe. Die Frage, ob Ausfall der beiden Keimdrüsen den Späteunuchoidismus sich regelmäßig voll entwickeln läßt, scheint mir nach dem vorliegenden Material bisher noch nicht völlig gelöst. Widal und Lutier haben einen Fall mit „kongenitaler kompleter Hodenatrophie" mitgeteilt, bei dem Erscheinungen des Späteunuchoidismus nicht vorhanden gewesen sein sollen. Cordier und Rebattu diskutieren die Möglichkeit, daß in diesem Falle noch funktionsfähige Inseln von Leydigschen Zwischenzellen oder ektopisches Keimdrüsengewebe vorhanden war.

Viel weniger klar liegen die Verhältnisse beim Weib. Daß vorzeitige Menopause oder Hyperinvolution des Uterus durch wiederholte Geburten oder langdauernde Laktation zu keiner Veränderung der sekundären Geschlechtscharaktere führt, ist vollkommen verständlich, da mit der Rückbildung des Follikelapparates nicht eine solche der Zwischensubstanz einherzugehen pflegt. Hingegen ist es vorderhand nicht verständlich, warum die von den Gynäkologen so oft ausgeführte Kastration der Frauen gewöhnlich nicht zu einer nennenswerten Veränderung der sekundären Geschlechtscharaktere führt. Die wenigen Fälle von Späteunuchoidismus bei der Frau, die bisher mitgeteilt wurden, scheinen mir alle in das Kapitel der multiplen Blutdrüsensklerose zu gehören. Diese Fragen bedürfen noch weiteren Studiums.

Endlich noch einige Worte über die Bezeichnung „Späteunuchoidismus". Wenn man die im Anhang gegebene Definition des reinen Infantilismus anerkennt, so kann man die Erscheinungen, die nach Ausfall der Keimdrüsenfunktion in dem bereits voll entwickelten Organismus auftreten, nicht als Infantilismus bezeichnen. Diese Erscheinungen stimmen vollkommen überein mit denen beim Früheunuchoidismus, wie sie von Tandler und Groß in ausgezeichneter Weise geschildert worden sind. Nur muß man, wie ich schon früher ausgeführt habe, berücksichtigen, daß da, wo die Epyphysenfugen bereits vollständig geschlossen waren, die eunuchoiden Dimensionen nicht mehr zur Ausbildung gelangen können.

Die **Differentialdiagnose** wird später bei der multiplen Blutdrüsensklerose noch besprochen werden. Die **Therapie** hat bisher wenig Erfreuliches geleistet. Daß die Schilddrüsenmedikation versagt, ist nur zu verständlich. Aber auch die Zufuhr von Keimdrüsensubstanz hat nur zu vorübergehenden Erfolgen oder wie in dem Falle von Dalché zu Besserung von Symptomen geführt, die wohl gar nicht auf den Ausfall der Keimdrüsen zu beziehen sind, (Vergeßlichkeit, allgemeine Schwäche, Frösteln). Belfield hat durch Darreichung von getrockneter Nebenniere Besserung gesehen. Bei der Bewertung therapeutischer Resultate darf man wohl auch nicht vergessen, daß in gewissen Fällen auch spontane Besserungen möglich sind, wie dies auch beim Früheunuchoidismus vorkommt.

b) Der Hypergenitalismus.

Begriffsbestimmung. Wir haben schon im Kapitel über die Hypophyse und bei Besprechung der Nebennierenrindentumoren Fälle von Hypergenitalismus kennen gelernt. Es gibt nun auch Fälle von vorzeitiger Entwickelung der Genitalien, verbunden mit vorübergehender, exzessiver Entwickelung des Organismus, bei welchen für ein auf die Epiphyse resp. die Nebennierenrinde hindeutendes ätiologisches Moment keine Anhaltspunkte zu finden sind, sondern mit großer Wahrscheinlichkeit eine primäre Störung der Keimdrüsenfunktion im Sinne eines vorzeitigen Auftretens resp. einer exzessiven Steigerung derselben angenommen werden muß.

Pathologisch-anatomische Befunde. Bei einem Teil dieser Fälle finden sich maligne Tumoren der Keimdrüsen. Neurath führt aus der Literatur fünf Fälle an; vier Ovarialtumoren (davon zwei durch Obduktion, zwei durch Operation festgestellt) und einen Hodentumor (Operation). Bei einem anderen werden die Keimdrüsen nur als ungewöhnlich groß geschildert. Ich will gleich vorausschicken, daß bei zwei Fällen der Literatur Hydrozephalus angegeben wird. Der eine Fall wurde von Wetzler mitgeteilt; auch in einem Falle von Pellizzi bestand neben ausgesprochenem Hypergenitalismus und exzessivem Wachstum Hydrozephalus mit Konvulsionen. Ob diese Fälle dem primären Hypergenitalismus zugehören, muß man noch dahingestellt sein lassen.

Symptomatologie. Die vorzeitige Geschlechtsentwickelung findet sich sowohl bei Knaben wie Mädchen. Neurath, der über diesen Gegenstand einen ausgezeichneten Essay verfaßt hat, führt 43 Fälle von vorzeitiger Geschlechtsentwickelung bei Knaben an. Bei solchen Individuen kann es schon in den ersten Lebensjahren zu exzessiver Entwickelung der Genitalien kommen.

Ich führe folgende Beispiele an. In dem Falle von Bernhardt-Ziehen handelt es sich um einen 3 jährigen Knaben, bei welchem mit 18. Monat ein enormes Wachstum einsetzte. Mit 2 Jahren waren die Scham-, Achsel- und Barthaare vorhanden. Mit 2½ Jahren waren die Beine behaart; er war 103 cm lang, der Schädelumfang betrug 53 cm; das Körpergewicht 49,5 kg. Er sah wie ein 7—8 jähriger Knabe aus. Mit 8 Jahren wurde er wieder untersucht. Er war jetzt 138 cm lang (gegen 116 cm dem Alter entsprechend). Der Schädelumfang betrug 56,5 cm. Die Geschlechtsteile waren wie bei einem ausgewachsenen Mann entwickelt. Er sah auch aus, als wenn er 25—30 Jahre alt wäre. Seine Intelligenz war ziemlich gut entwickelt, er war lebhaft, zeigte Neigung zum weiblichen Geschlecht, sein Benehmen war aber sonst kindlich. Als ein weiteres Beispiel führe ich den Fall von Hudovernig und Popovicz an. Bei der späteren Untersuchung von Hudovernig war der Knabe 5½ Jahre alt; mit 1½ Jahren hatte er eine fieberhafte Krankheit [Meningitis (?)] durchgemacht. Seither soll das abnorme Wachstum bestehen. Er ist 137 cm hoch und 35,5 kg schwer, entsprechend einem Alter von 15—16 Jahren. Der Penis ist 9 cm lang, die Testes sind sehr entwickelt. Die Psyche ist infantil. Die Intelligenz eher zurückgeblieben. Schädel und Gesicht sind etwas asymmetrisch. Die Ossifikation war, wie die Röntgenuntersuchung ergab, soweit vorgeschritten, wie bei einem 15—16 jährigen Knaben. Auch die Schädelknochen waren sehr entwickelt, die Sella turcica soll vergrößert gewesen sein, doch ist die Beschreibung nicht überzeugend. Der Knabe wurde zuerst mit Thyreoidintabletten resp. mit Thyreoidintabletten plus Jodkalium behandelt. Das exzessive Wachstum wurde dadurch nicht beeinflußt. Später wurden Ovarialtabletten verabreicht. In dieser Zeit war das Wachstum etwas geringer (nur 3,1 cm in 9 Monaten gegenüber 5,7 cm in 6 Monaten der ersten Periode und 5 cm in 10 Monaten der zweiten Periode). Der Knabe soll in der dritten Periode auch psychisch ruhiger geworden sein. Hudovernig nimmt an, daß die Ovarialtabletten das exzessive Wachstum verlangsamt hätten. Ich möchte dies bezweifeln. Berechnen wir das Wachstum pro Monat, so finden wir in der ersten Periode 0,95 cm, in der zweiten 0,5 cm, in der dritten Periode 0,34 cm. Es findet sich also eine allmähliche Abnahme des exzessiven Wachstums, welche sicher, wie wir später sehen werden, auf dem allmählich eintretenden Epiphysenschluß beruht. Endlich möchte ich noch den Fall von Stone erwähnen, der dadurch besonders interessant ist, daß auch der Vater des Knaben eine vorzeitige Entwickelung gezeigt hatte.

Diese Fälle haben alle die vorzeitige und exzessive Entwickelung des Genitales und der sekundären Geschlechtscharaktere, vorzeitige Mutation der Stimme und die exzessive Körperentwickelung gemeinsam. Schon in den ersten Lebensjahren kommt es zu Erektionen, Ejakulationen — Pellizzi wies in seinen Fällen Spermatozoen nach — und ev. vorzeitigem Geschlechtstrieb. Die Entwickelung des äußeren Genitales eilt dabei oft der Entwickelung des ganzen Körpers voraus. Was letztere anbelangt, so findet sich Knochensystem und Muskulatur meist in gleicher Weise beteiligt. Es kommt also zu einem passageren Riesenwuchs; da aber der Epiphysenschluß eher verfrüht ist, so ist die definitiv erreichte Körpergröße nicht abnorm, sondern meist sogar eher gering. Die psychische und intellektuelle Entwickelung solcher Individuen hält nicht gleichen Schritt mit der Körperentwickelung; sie zeigen meist ein ihrem Alter entsprechendes kindliches Benehmen, das nur durch die frühzeitig erwachende Vita sexualis ein eigentümliches Gepräge erhält. Die Auffassung solcher Fälle als primärer Hypergenitalismus wird ohne autoptischen Befund oft unsicher sein, in einzelnen Fällen ist aber durch die Operation der sichere Beweis erbracht worden, daß ein primärer Hypergenitalismus vorlag. Ich erwähne besonders den Fall von Sacchi: Es handelte sich um einen 9jährigen Knaben, der sich bis zu seinem fünften Jahre normal entwickelt hatte; in diesem Jahre setzte ein exzessives Wachstum und besonders exzessive prämature Entwickelung der Genitalien und der sekundären Geschlechtscharaktere ein; gleichzeitig entwickelte sich ein Tumor des linken Hodens; mit 9 Jahren war der Knabe 44 kg schwer und 143 cm lang. Die Unterlänge soll 77 cm betragen haben. Der Körper zeigte also infantile Dimensionen zum Unterschied vom echten Riesenwuchs, welcher, wie wir später sehen werden, in dieser Beziehung dem eunuchoiden Hochwuchs gleicht. Bei dem Knaben wurde der Hodentumor, der sich als ein alveolares Karzinom erwies, entfernt. Einen Monat nach der Operation fielen die Barthaare aus und die abnorme Behaarung an den Extremitäten bildete sich zurück; die Haare am Mons veneris blieben. Der Penis wurde kleiner, die vorher tiefe Stimme wurde kindlich, die Pollutionen und Erektionen hörten auf.

Beim weiblichen Geschlecht werden solche Fälle von prämaturer Geschlechtsentwickelung meist unter dem Titel Menstruatio praecox beschrieben. Die ältere Literatur findet sich bei Kußmaul und v. Haller. Neurath zählt 83 Fälle aus der Literatur auf. Der Beginn fällt meist in das zweite Lebensjahr. Die äußeren Genitalien entwickeln sich in abnormer Weise meist stärker als die inneren. Die sekundären Geschlechtscharaktere (Behaarung etc.) und die Entwickelung der Mammae ist immer eine abnorm frühzeitige. Wie beim männlichen Geschlecht, findet sich exzessives Wachstum des Körpers mehr oder weniger ausgesprochen. Auch die Dentition, der Zahnwechsel, das Auftreten der Knochenkerne und der Schluß der Epiphysenfugen ist ein frühzeitiger.

Ich führe folgende Beispiele an. Bei dem Falle von Geinitz fand sich Menstruatio praecox bei einen 18 Monate altem Mädchen. Der Uterus desselben hatte die Größe desjenigen eines 12—14 jährigen Mädchens. In dem Falle von Klein mit Menstruatio pracox (2½ Jahre) hatte die Vulva die Größe der eines 14 jährigen Mädchens. Stocker beschreibt Zwillingsschwestern, von denen die eine schon bei der Geburt größer war. Die Menstruation begann bei ihr nach Vollendung des 1. Lebensjahres. Sie trat ganz regelmäßig alle 4 Wochen auf und dauerte 3 Tage. Mit 8 Jahren hatte das Kind die Größe und das Aussehen eines 12-jährigen Mädchens; sie maß 139 cm und wog 34¾ kg, während ihre Zwillingsschwester nur 121 cm hoch war und 20 kg wog. In dem Falle von Neurath handelte es sich um ein 6 jähriges Mädchen, welches an Körpergröße und Gewicht ihre 8 jährige Schwester weit übertraf. Die Ossifikationsverhältnisse entsprachen ungefähr dem 10.—11. Lebensjahr. Besonders instruktiv ist der Fall von v. Haller. In diesem setzte die Menstruation mit 2 Jahren ein, mit 8 Jahren wurde das Mädchen geschwängert, kurz nachher hörte auch das vorher exzessive Wachstum auf. Sie wurde 75 Jahre alt. Dieser Fall zeigt, daß auch beim weiblichen Geschlecht vorzeitiger Verschluß der Epiphysenfugen auftritt. Endlich zeigt der Fall von Riedel, daß auch beim weiblichen Geschlecht in manchen Fällen der primäre Hypergenitalismus nachzuweisen ist. In diesem Falle mit Menstruatio praecox (6 jähriges Kind) hatte der Uterus die Größe desjenigen eines 17 jährigen Mädchens. Es bestand ein Ovarialsarkom, nach dessen Exstirpation die Menstruation sistierte.

Anhang.

Der Infantilismus — die multiple Blutdrüsensklerose — der Riesenwuchs.

Anhangsweise soll hier noch eine Gruppe von Erkrankungen besprochen werden, deren Stellung im System der Blutdrüsenkrankheiten zum Teil noch nicht genügend geklärt ist, Erkrankungen, die auf einer gleichzeitigen primären Alteration mehrerer Blutdrüsen zu beruhen scheinen. Das Suchen nach pluriglandulären Krankheitsbildern scheint mir, besonders in der neuesten französischen Literatur, weit übertrieben zu werden. Eine Funktionsstörung mehrerer Blutdrüsen bei Erkrankung einer derselben ist bei den Blutdrüsenerkrankungen eine ganz gewöhnliche Erscheinung. Sie beruht auf den ungemein komplizierten physiologischen Korrelationen im System. Trotz Erscheinungen einer multiglandulären Insuffizienz oder Überfunktion werden wir doch nur höchst selten in Verlegenheit kommen, wenn wir in einem bestimmten Fall beispielsweise die Differentialdiagnose zwischen Myxödem und Morbus Addisonii oder zwischen Morbus Basedow und Akromegalie stellen sollen.

Von den drei krankhaften Zuständen, die hier noch geschildert werden sollen, dürfte der Infantilismus nur indirekt zu den Blutdrüsenerkrankungen resp. zu deren Entwicklungs-Anomalien zu rechnen sein. Es scheint mir aber notwendig, den Begriff des Infantilismus zu definieren, bevor ich auf die Stellung der beiden andern Zustände im System der Blutdrüsenerkrankungen eingehe.

Der Infantilismus[1]).

Begriffsbestimmung. Es gibt kaum einen Begriff in der medizinischen Literatur, über welchen größere Verwirrung herrschte, als über den des Infantilismus. Der Begriff stammt von Lorain. Er beschreibt eine Form des Infantilismus, welche er definiert als: „Characterisée par la débilité, la gracilité et la petitesse du corps, par une sorte d'arrêt de développement, qui porterait plutôt sur la masse de l'individu que sur un appareil spéciale: en un mot des sujets atteints d'une juvénilité persistente qui retarde indéfiniment chez eux l'établissement integral de la puberté." Lorain und sein Schüler Faneau de la Cour geben schon an, daß die verschiedensten Schädlichkeiten, welche den kindlichen Organismus treffen, zum Infantilismus führen können. Seither ist der Name Infantilismus auf sehr verschiedenerlei Zustände angewandt worden. Das regelmäßige Zurückbleiben in der Genitalentwickelung bei dem von Lorain geschilderten Typus verleitete dazu, die verschiedensten Zustände, bei welchen das Genitale mehr oder weniger hypoplastisch bleibt, als Infantilismus zu bezeichnen. So finden wir in der Literatur zahlreiche Fälle von echtem Riesenwuchs unter dem Titel Infantilismus plus Gigantismus veröffentlicht. Wie wir später sehen werden, handelt es sich um eunuchoide Riesen. Wir finden ferner zahlreiche Fälle als Infantilismus veröffentlicht, deren Beschreibung vollkommen auf jene im vorhergehenden Kapitel als Eunuchoide bezeichneten paßt. Fälle, bei denen nach vollendeter Entwickelung eine Rückbildung der sekundären Geschlechtscharaktere und teilweise des Genitales beobachtet wurde, wurden als Infantilisme reversif oder tardif bezeichnet. Diese Fälle wurden teilweise im Kapitel des Späteunuchoidismus abgehandelt, teilweise werden wir ihnen bei der multiplen Blutdrüsensklerose wieder begegnen. Ferner wurden verschiedene Formen des Infantilismus unterschieden, je nachdem einmal die Entwickelungshemmung des gesamten Organismus (genereller Infantilismus), oder bloß die des Genitales (geniteller Infantilismus), oder die der Psyche (psychischer Infantilismus) besonders deutlich war. Tandler unterscheidet beim Infantilismus partialis wieder einen formalen und topischen Infantilismus, je nachdem die Form oder die Lage eines Organes kindlich bleibt. Die Diskussion wurde besonders lebhaft in der französischen und italienischen Literatur geführt, seit Brissaud eine Form des Infantilismus aufstellte, welche er auf eine Insuffizienz der Schilddrüse im Kindesalter zurückführte. Brissaud meint, daß der Typus Lorain einen dystrophischen Zustand darstelle, der hervorgerufen und unterhalten werde durch eine chronische kongenitale oder während der Wachstumsperiode erworbene Krank-

---

[1]) Über den Infantilismus s. a. das Kapitel über die anatomisch bedingten Konstitutionsanomalien von Freund und von den Velden, dieser Band, S. 533 ff.

heit; er schildert diesen Typus als klein, von zarten Formen, von dünner blasser Haut, langen Extremitäten und infantilem Becken, hoher Stimme und langem Hals, der Epiphysenabschluß erfolge zur normalen Zeit; er sagt von diesem Typus: „Le fruit est mur, mais c'est un petit fruit." Wir werden später sehen, daß diese Definition das Wesen der Sache nicht trifft. Diesem Typus Lorain stellt Brissaud einen anderen Typus gegenüber, für den nach seiner Meinung die Bezeichnung Infantilismus besser paßt. Diesen Typus schildert er folgendermaßen: Das Gesicht sei rund, die Lippen seien dick, die Nase klein, die Wangen dick, das Genitale infantil, die Schilddrüse klein, die Verknöcherung sei verzögert, die zweite Dentition sei verzögert oder fehle, der Hals sei kurz, oft bestünde Lordose der Lendenwirbelsäule, das Auftreten der Knochenkerne und der Epiphysenschluß seien verzögert; er bezeichnet diesen Typus als myxinfantil. Unter diesem Typus angehörigen Individuen gebe es auch welche, deren Gesundheit immer ganz normal war. Brissaud vertritt sogar die Ansicht, daß der Myxinfantilismus in der Mehrzahl der Fälle nicht ein Etat morbide sei. Als Beispiel führt Brissaud 2 Schwestern an, von denen die ältere um 3 Jahre jünger aussah als die jüngere und ein völlig kindliches Aussehen darbot, ferner einen Knaben von 19 Jahren, der wie 10- oder 11 jährig aussah und dessen psychisches Verhalten ebenfalls diesem Alter entsprach. Mit 10 Jahren hatte dieser Knabe eine Entzündung des Halses mit Schwellung aller Lymphdrüsen durchgemacht. Brissaud hält es daher für ausgemacht, daß damals die Schilddrüse affiziert war. Der dritte Fall, den Brissaud anführt, ist wegen der ungenauen Beschreibung überhaupt schwer zu klassifizieren. Brissaud führt sogar die partiellen Infantilismen auf eine Insuffizienz der Schilddrüse zurück. Dieser Standpunkt ist heute nicht mehr aufrecht zu erhalten. Es ist selbstverständlich, daß das infantile Myxödem manche Züge des Infantilismus an sich trägt. Es ist aber völlig ungerechtfertigt anzunehmen, daß eine schwere Entwickelungshemmung auf Schilddrüseninsuffizienz beruhen könne, ohne daß sonst wenigstens einige der bekannten Symptome des Myxödems bestünden. Auch hat E. Levi mit Recht hervorgehoben, daß zwar beim infantilen Myxödem die Hemmung der Ossifikation besonders stark hervortritt, was auch Meige und Allard betonen, daß aber auch beim echten Typus Lorain ein leichterer Grad der Ossifikationshemmung besteht und Ferranini betont, daß auch beim dystrophischen Lorainschen Infantilismus die Schilddrüsenmedikation durch Stimulierung des Stoffwechsels etwas nützen könne, ohne daß dadurch für die thyreogene Pathogenese des Lorainschen Infantilismus ein sicherer Beweis erbracht würde. Ich möchte daher mit Levi darin übereinstimmen, daß die Einteilung Bauers, welcher nur die Fälle vom Typus Brissaud als echten Infantilismus bezeichnet wissen will und alle anderen als chétivisme davon abgrenzt, nicht genügend gestützt ist. Von neueren Behandlungen dieses Gegenstandes erwähne ich die von G. Anton (siehe später) und die von Schüller, welcher die dystrophische durch hereditäre oder in früher Jugend erworbene Krankheiten bedingte Form des Infantilismus von anderen Formen abtrennt, deren Pathogenese durch Erkrankung einer bestimmten Blutdrüse (Thyreoidea, Hypophyse etc.) schon durchsichtig sei.

Der Name Infantilismus kann sicherlich leicht zu Mißverständnissen Anlaß geben, da bei jeder Art von Entwickelungshemmung infantile Züge erhalten bleiben werden. Ich glaube aber doch, daß eine klare Definition möglich ist, wenn wir uns daran halten, daß der kindliche Organismus nicht nur durch das noch unentwickelte Genitale und die kindliche Psyche, sondern, wie besonders Breuß und Kolisko und Tandler betonen, durch bestimmte Dimensionen in seiner Form ausgezeichnet ist. Wir können daher den reinen Infantilismus kurzweg definieren als ein Stehenbleiben auf der infantilen Entwickelungsstufe und haben dabei hauptsächlich folgende Momente zu berücksichtigen: das Genitale und die Vita sexualis bleiben unentwickelt oder entwickeln sich nur mangelhaft, dasselbe gilt von den sekundären Geschlechtscharakteren; die Involution des lymphatischen Apparates ist ferner eine mangelhafte, das Wachstum ist verzögert, ebenso die Ossifikation, d. h. das Auftreten der Knochenkerne und der Epiphysenschluß; die kindlichen Dimensionen des Körpers bleiben ganz oder teilweise erhalten, d. h. die Unterlänge bleibt der Oberlänge gleich oder, was häufiger ist, überragt dieselbe nur wenig; die Beckenform ist weder männlich noch weiblich, sondern infantil; endlich bleibt auch die psychische Entwickelung zurück, solche Individuen brauchen deshalb nicht grobe Intelligenzdefekte aufzuweisen, nur ihre Psyche bleibt kindlich. Als Beispiel möchte ich folgenden Fall anführen:

H. J., 20 Jahre alt; mit 7 Jahren Commotio cerebri durch Sturz von einem Baum. Gegenwärtig Erscheinungen einer gutartigen Pylorusstenose mit Dilatation des Magens und Hypersekretion. Seit ½ Jahr Tetanie.

Gesamtlänge 142½ cm, Unterlänge 69 cm, Spannweite 143 cm.

Sieht wie ein 13 jähriger Junge aus. Gesichtsausdruck und psychisches Verhalten vollkommen kindlich. Kopfhaar reichlich. Barthaare, Haare in den Axillen und am Mons Veneris fehlen; weiche Flaumhaare im Gesicht. Penis klein, beide Hoden klein. Keine Libido, seltene schwache Erektionen erst seit einiger Zeit, keine Ejakulation. Die Epiphysenfugen am Handskelett sind fast noch völlig offen (siehe Abb. 20 u. 21).

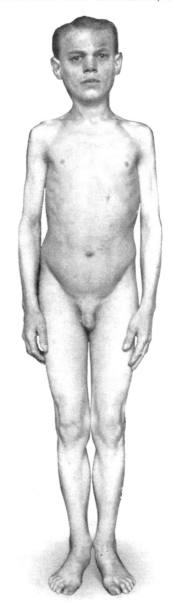

Über die **Ursachen** solcher voll entwickelter Formen des echten Infantilismus wissen wir noch wenig, es ist aber wohl mit Recht anzunehmen, daß, wie schon Lorain sagte, angeborene oder in früher Jugend erworbene Krankheiten (Infektionskrankheiten wie Syphilis, Tuberkulose, Polyserositis (v. Neußer), Malaria; Intoxikationen wie Alkohol, Blei; mangelhafte Entwickelung des Herzgefäßapparates (Hödlmoser) oder in frühester Jugend erworbene Herzfehler (Gilbert et Rathery) dazu führen. Joffroy beschreibt einen Fall bei „Paralysie générale juvénile". Einen ganz analogen Fall bei progressiver Muskelatrophie habe ich vor kurzem gesehen; auch bei diesem war die Ossifikation verzögert und ließ sich durch monatelange Schilddrüsenzufuhr kaum beschleunigen. Die Stellung, welche das Blutdrüsensystem bei diesem echten Infantilismus einnimmt, ist noch unklar, doch ist wahrscheinlich, daß nicht die Entwickelungshemmung einer bestimmten Blutdrüse im Vordergrund steht, sondern daß das ganze System sich an der allgemeinen Entwickelungshemmung in gleicher Weise beteiligt.

Dies möchte ich auch für den vor kurzem von Aschner veröffentlichten Fall von „hypoplastischem Zwergwuchs" annehmen und nicht der Vermutung Aschners beipflichten, daß bei demselben die glanduläre Hypophyse pathogenetisch im Vordergrunde stünde, da bei diesem Falle alle sonstigen Zeichen der Hypophyseninsuffizienz fehlten.

Die **Diagnose** des vollentwickelten echten Infantilismus ist nicht schwer. Daneben gibt es aber zahlreiche verwischte Formen; hier kann bald die Entwickelungshemmung des Genitales, bald die des Skelettes, bald die der Psyche mehr in den Vordergrund treten und es wird die sorgfältige Berück-

Abb. 20.
Echter Infantilismus.

sichtigung der ätiologischen Momente und jener Charakteristika, welche die Entwickelungshemmung bei Erkrankung bestimmter Blutdrüsen auszeichnet, notwendig sein, um die Diagnose zu stellen. Es dürften hier alle Übergänge

zu jenen Individuen vorkommen, die Bartels als hypoplastische bezeichnet,
ebenso wie zum isolierten Psychoinfantilismus, der von Anton und de Sanctis
und Gaspero beschrieben wurde.

Endlich ist auch denkbar, daß bei Fällen von echtem Infantilismus sich
später Erkrankungen einer oder der anderen Blutdrüse hinzugesellen (vergl. den
von Dupré und Pagniest beschriebenen Fall).

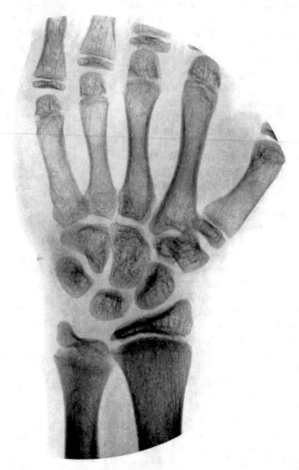

Abb. 21.
Röntgenbild der Hand bei echtem Infantilismus. Verzögerung des Epiphysenschlusses.
(Fall H. J. 20 Jahre alt.)

Eine **Therapie** des Infantilismus gibt es noch nicht. Die Schilddrüsenmedikation kann versucht werden, doch ist ein durchgreifender Erfolg nicht
zu erwarten.

Die multiple Blutdrüsensklerose.

Begriffsbestimmung. Als multiple Blutdrüsensklerose möchte ich ein
Krankheitsbild bezeichnen, das dadurch zustande kommt, daß ein, wahrscheinlich infektiöser, meist noch nicht näher definierbarer Krankheitsprozeß mehrere Blutdrüsen gleichzeitig ergreift und zu hoch-

gradiger sklerotischer Atrophie und dadurch zu Ausfallserscheinungen derselben führt. Meist werden Schilddrüse, Keimdrüsen, Hypophyse und Nebennieren ergriffen. Dementsprechend finden sich die Erscheinungen der Hypothyreose, des Späteunuchoidismus, der hypophysären Insuffizienz kombiniert mit einem Addisonähnlichen Syndrom mehr oder weniger stark ausgesprochen. Besonders hervorzuheben ist eine sich unaufhaltsam zu hohen Graden entwickelnde Kachexie.

Die Konzeption dieses Krankheitsbildes verdanken wir Claude und Gougerot, die es 1907 unter dem Namen Insuffisance pluriglandulaire indocrinienne beschrieben haben. Ich kann mich nicht entschließen, diese Bezeichnung beizubehalten, da sie mir nicht das Wesen der Sache zu treffen scheint. Eine pluriglanduläre Insuffizienz finden wir, wie schon eingangs erwähnt, bei den Blutdrüsenerkrankungen infolge der mannigfaltigen Wechselwirkungen der Blutdrüsen ungemein häufig. So z. B. findet sich bei Myxödem bekanntlich sehr oft Herabsetzung der Keimdrüsenfunktion oder Herabsetzung der Tätigkeit des chromaffinen Systems, erstere ferner besonders deutlich bei Erkrankungen der Hypophyse. Der Beweis, daß es sich in solchen Fällen um eine rein funktionelle Beeinträchtigung der anderen Blutdrüsen handelt, liegt darin, daß mit der Behebung der Funktionsstörung der primär erkrankten Drüse die Funktion der sekundär beeinflußten Drüsen sich rasch wieder bessert resp. normal wird. Heilt das Myxödem aus oder geben wir Schilddrüsensubstanz, so regelt sich wieder die Tätigkeit der Keimdrüsen und der Nebennieren etc.

Bei der in Rede stehenden Krankheit handelt es sich aber um eine gleichzeitige primäre Erkrankung mehrerer Blutdrüsen, deren pathologisch-anatomische Korrelation wir nach den vorliegenden Autopsien in einer entzündlichen Sklerose und Atrophie erblicken müssen. Es gibt natürlich auch atypische Fälle von spontanem Myxödem oder von Morbus Addisonii oder von Späteunuchoidismus etc., bei denen der Krankheitsprozeß teilweise auch auf andere Blutdrüsen übergreift. Die Tatsache aber, daß es Fälle gibt, bei denen das klinische Bild von vornherein auf eine schwere Erkrankung mehrerer Blutdrüsen hindeutet, berechtigt uns gewiß, diese Krankheitsform als eine besondere herauszuheben.

Ich möchte folgende Fälle zu diesem Krankheitsbild rechnen: die Beobachtung von Rumpel, von Ponfick, von Gouilloud, von Djemil Pascha, von Claude und Gougerot, von Gandy (33jähriger Mann), von Brissaud und Bauer, von Sainton und Rathery, von Josserand, von Gougerot und Gy und eine eigene Beobachtung.

Als Beispiele möchte ich folgende Fälle anführen: Beobachtung von Claude und Gougerot. 47jähriger Mann, früher sehr potent, Vater dreier Kinder, Alkoholiker. Mit 42 Jahren wahrscheinlich Tetanie, vielleicht auch Nephritis. Während der Rekonvaleszenz Ausfallen der Kopfhaare, die Testikel atrophieren, völlige Impotenz, die Stimme verändert sich, auch das äußere Genitale wird atrophisch. Barthaare sehr spärlich. Schamhaare, Achselhaare fehlen. Haut trocken, Apathie, Pigmentierungen der Haut und Schleimhäute, niedriger Blutdruck, Asthenie, allmähliche Verkleinerung der Schilddrüse, hochgradige Kachexie, Tuberkulose der Lungen, Exitus. Die Autopsie ergab: tuberkulöse Herde in Lunge, Leber und Nieren; die Thyreoidea sehr klein, nur 12 g schwer, mit einem tuberkulösen Herd in der Mitte. Die Hoden sehr atrophisch, 22 g, Prostata, Samenblasen ebenfalls atrophiert. Hypophyse verkleinert und sklerotisch. Histologische Untersuchung der Haut: Atrophie der Epidermis, auch Haarfollikel, Schweiß- und Talgdrüsen atrophisch.

Beobachtung von Gougerod und Gy, 52jähriger Mann, früher sehr kräftig, sehr potent, mit 41 Jahren eine „schwer zu definierende Infektionskrankheit" mit Schmerzen in den Gliedern und im Leib, Erbrechen und Benommenheit. 2½ Monate dauernd. Nachher Asthenie, vorübergehende Polyurie. Von nun an nimmt Libido und Potenz allmählich ab und verschwindet. Die Barthaare fallen aus, Achselhaare und Schamhaare fehlen fast vollständig. Greisenhaftes Aussehen, Hoden atrophieren, Kältegefühl, Spitzentuberkulose, Lupus auf der Nase, Erysipel, später Pneumonie. Autopsie: Schilddrüse hochgradig sklerosiert, rechter Lappen 6, linker 5 g, Hoden ebenso sklerosiert. Rechter 18, linker 20 g, Nebennieren hauptsächlich in der Rinde, auch Pankreas sklerosiert, ebenso die Hypophyse (0,3 g) und Epithelkörperchen. Auch Leber, Milz und Nieren sklerotisch.

Eigene Beobachtung. 40jähriger Mann sehr mager, sieht viel älter aus, kachektische, blaßgelbe Gesichtsfarbe, Gesicht leicht gedunsen, Haupthaar trocken, schütter, fleckenweise noch spärlicher. Augenbrauen gelichtet. Schnurrbarthaare sehr spärlich. Backenbart fehlt. Stamm ganz kahl, nur an der Peniswurzel einzelne spärliche Haare. Zunge vielleicht etwas verdickt, Zähne schlecht, Zahnkronen stark abgeschliffen, quere Falten an der Stirne, Haut in den Supraklavikulargruben und an Hand und Fußrücken leicht verdickt, sonst Haut am Stamm eher atrophisch. Kleine Pigmentflecke in der Wangenschleimhaut, ferner deutliche Pigmentierung um die Taille und an den belichteten Stellen; Mons veneris eher fettreich. Chvostek II deutlich, Pulsspannung gering, Blutdruck herabgesetzt (68 R. R.). Penis sehr klein, Hoden beiderseits ca. bohnengroß, weich, Skrotum und Prostata sehr klein. 12000 Leukocyten mit 51% Neutrophilen und 5% Eosinophilen. Im Harn Spuren von Eiweiß. Leichte Lungenspitzenverdichtung.

Der Mann ist tuberkulös erblich belastet. Mit 20 Jahren Lungenspitzenkatarrh, sonst immer gesund bis zum 35. Jahr. Vita sexualis früher normal. Vater dreier Kinder, reichliche Behaarung. Mit 22 Jahren Gonorrhöe. Mit 35 Jahren eine akute fieberhafte influenzaähnliche Erkrankung, später Ödeme im Gesicht und an den Extremitäten, etwas Eiweiß. Hat sich seit dieser Krankheit nie mehr ganz erholt, die Potenz erlosch, später bildeten sich die sekundären Geschlechtscharaktere zurück und entwickelte sich der eben geschilderte Zustand.

Symptomatologie. Die angeführten Fälle zeigen alle in ausgesprochener Weise die Symptome des Späteunuchoidismus, wie sie früher geschildert wurden. Dieses Syndrom stellt aber nur einen, wenn auch sehr markanten Zug im Gesamtbilde der Krankheit dar. Dazu gesellt sich in allen Fällen eine meist unaufhaltsam fortschreitende Kachexie und meist auch, so weit Untersuchungen vorliegen, eine ausgesprochene Anämie. Daher kommt es, daß solche Kranke trotz der knabenhaften Bartlosigkeit des Gesichts nicht jünger aussehen als sie sind, wie dies bei den Späteunuchoiden der Fall ist; meist sehen sie vielmehr frühzeitig gealtert aus, in manchen Fällen wird sogar greisenhaftes Aussehen hervorgehoben. Zur Ausbildung einer Adipositas vom Typus der Eunuchoiden kommt es nie. Meist wird im Gegenteil eine zunehmende Abmagerung, die allen Aufmästungsversuchen trotzt, vermerkt. Dazu kommt mehr oder weniger ausgesprochenes Gedunsensein der Haut im Gesicht besonders an den Wangen und an der Haut des Hand- und Fußrückens, in manchen Fällen sogar ganz ausgesprochenes Myxödem, das sich unter Thyreoidinmedikation teilweise aber meist nicht vollständig zurückbildet. Neben dem Haarausfall im Gesicht, am Stamm und den Extremitäten findet sich meist noch Schütterwerden der Behaarung des Kopfes, eventuell fleckenweises Ausfallen der Haare,

wie man es beim echten Myxödem sieht, ferner Lichtung der Augenbrauen und
Wimpern, ein Symptom, das ebenfalls nicht dem reinen Späteunuchoidismus
zukommt. Auch Brüchigwerden der Nägel wurde in meinem Falle beobachtet.
Auch die Lockerung der Zähne und besonders das starke Abschleifen der Zahnkronen, wie ich es in meinem Fall beobachtete, gehört wohl zum Krankheitsbild. In vielen Fällen findet sich neben der Gedunsenheit der Haut an
manchen Stellen ausgesprochene Atrophie der übrigen Haut, hochgradige
Trockenheit und Abschilferung, ferner entwickeln sich in der Mehrzahl der
Fälle Pigmentierungen der Haut, besonders an den belichteten Stellen oder dort,
wo die Kleider drücken, manchmal auch deutliche Pigmentierungen der Schleimhäute wie bei Morbus Addisonii, in anderen Fällen wird mehr diffuse Braunfärbung der Haut angegeben. Fast in keinem Falle fehlt die Asthenie, die sich
eventuell zu hochgradiger Prostration der Kräfte steigert, und die Apathie;
ferner Gefühl von Kopfdruck, Vergeßlichkeit, Schlaflosigkeit, eventuell
vorübergehende rheumatoide Schmerzen in den Gliedern. Daneben besteht
Hypotonie (der Blutzuckergehalt wurde noch nicht untersucht). Der Blutbefund ergab dort, wo untersucht wurde, neben der Anämie leichte Hyper-
leukocytose mit Mononukleose, eventuell auch leichte Hypereosinophilie. Auffallend oft wird vorübergehende Polyurie angegeben (Rumpel, Gandy,
Gougerot und Gy); gelegentlich kann es auch zu tetanischen Krämpfen (Claude
und Gougerot) oder wenigstens zu den Symptomen einer latenten Tetanie
kommen.

Die zahlreichen Symptome von den Erkrankungen der beteiligten
Blutdrüsen herzuleiten, stößt begreiflicherweise auf große Schwierigkeiten.
Am einfachsten scheint mir jenes Syndrom erklärt werden zu können, das
wir bei der Besprechung des Späteunuchoidismus kennen gelernt und
auf die Degeneration der Keimdrüsen bezogen haben. Hier ist nur noch
zu erwähnen, daß in den verhältnismäßig nicht seltenen Fällen, die Frauen
betreffen, die Rückbildung des Genitalapparates und der sekundären Geschlechtscharaktere in ausgeprägter Weise vorhanden ist. Auf die Degeneration der Schilddrüse sind die Veränderungen des Kopfhaares zu beziehen,
ferner wohl trophische Störungen der Nägel, wahrscheinlich auch der Zähne,
ferner die Apathie, Kopfschmerzen, Vergeßlichkeit etc., endlich das Myxödem
der Haut überhaupt. Es scheint mir allerdings fraglich, ob die myxödemartige
Beschaffenheit der Haut immer nur rein thyreogenen Ursprungs ist. In dieser
Beziehung ist sicher wichtig, daß Thyreoidinmedikation die myxödemartigen
Veränderungen der Haut meist nicht vollständig beseitigte. Ich habe schon
früher darauf hingewiesen, daß sich solche myxödemähnliche Veränderungen
auch bei Erkrankungen der Hypophyse häufig finden.

Die Sklerose der Hypophyse dürfte wohl auch ihren Anteil an der rasch
fortschreitenden Kachexie haben. Daß es bei der multiplen Blutdrüsensklerose
nicht zu einer deutlicheren Ausbildung der hypophysären Fettsucht kommt, ist
durch die allgemeine Kachexie wohl verständlich. Sollten noch nicht vollentwickelte Individuen von dieser Krankheit befallen werden, so wäre andererseits
Ausbleiben des eunuchoiden Hochwuchses zu erwarten, da durch die Insuffizienz der Hypophyse die Einwirkung der Keimdrüseninsuffizienz auf die
Skelettentwickelung kompensiert würde. Noch ein Symptom möchte ich
in Beziehung zur Hypophyse bringen — die vorübergehende Polyurie. Wir
finden dieses Symptom bekanntlich sehr häufig bei Hypophysenerkrankungen
resp. bei pathologischen Prozessen an der Schädelbasis. Man kann sich wohl
vorstellen, daß sklerosierende Prozesse, die sich im Vorderlappen der Hypophyse etablieren, vorübergehend irritativ auf den Hinterlappen resp. auf die
Pars intermedia einwirken. Es scheint mir von diesem Gesichtspunkt aus

bemerkenswert, daß die beiden Fälle von Späteunuchoidismus, bei denen sich vorübergehende Polyurie fand, nach einer akuten Infektionskrankheit, respektiv nach Lues auftraten. Hier könnte die Polyurie wohl auch als hypophysär gedeutet werden.

Als Ausfallserscheinungen von seiten der Nebennieren oder vielmehr des chromaffinen Systems lassen sich die Hypotonie, die hochgradige Asthenie und die Pigmentierungen deuten. Endlich weisen eventuell auftretende tetanische Krämpfe auf Mitbeteiligung der Epithelkörperchen an dem Krankheitsprozeß hin. Hier wird vielleicht zu bedenken sein, daß Darniederliegen der Schilddrüsen- und Nebennierentätigkeit auch bei stärkerer Insuffizienz der Epithelkörperchen dem Hervortreten deutlicherer tetanischer Symptome entgegenwirken kann. Ich bin mir bewußt, daß diesen Deutungsversuchen viel hypothetisches anhaftet. In einem Punkte glaube ich aber kaum zu irren, nämlich in der Annahme, daß die so sehr in die Augen fallende, rasch fortschreitende Kachexie nicht in der Funktionsstörung einer Blutdrüse sondern in der fortschreitenden Degeneration des Blutdrüsensystems ihren Grund hat.

Die **Ätiologie** der multiplen Blutdrüsensklerose scheint eine sehr verschiedenartige zu sein. In manchen Fällen sind akute Infektionskrankheiten dem Beginn der Erkrankung vorausgegangen. So in dem Fall von Josserand Influenza, in dem Fall von Gougerot und Gy eine „schwer zu definierende akute Erkrankung" desgleichen auch in meinem Falle. Der Fall von Sainton und Rathery war syphilitisch. In dem Falle von Claude und Gougerot und in dem von Brissaud und Bauer bestand gleichzeitig Tuberkulose. Histologisch fand sich in den Fällen, bei denen eine Autopsie vorliegt, eine einfache Sklerose, nur in dem Fall von Claude und Gougerot fanden sich in der Schilddrüse daneben Tuberkel. Es ist sehr wohl möglich, daß die Blutdrüsensklerose oft auf tuberkulöser Grundlage beruhen kann, wie Poncet und Leriche betonen, doch gehen diese Autoren zu weit, wenn sie für Fälle von Dystrophia adiposogenitalis, ja selbst für Akromegalien ohne weiters eine tuberkulöse Ätiologie annehmen. Claude und Gougerot vermuten, daß auch der Alkoholismus ein ätiologisches Moment abgeben kann. In dieser Hinsicht sind 2 Fälle von allgemeiner Hämochromatose, über die Falk berichtet hat, von Interesse. Bekanntlich findet sich in solchen Fällen ausgesprochene Sklerose der Leber und meist auch des Pankreas. In den beiden Fällen, die ich auch selbst zu beobachten Gelegenheit hatte, fand sich frühzeitiges Nachlassen, respektive Aufhören der Genitalfunktion, ohne daß die Anamnese einen Anhaltspunkt für eine vorausgehende Erkrankung der Genitalien ergab. In beiden Fällen fand sich auch fast vollständiger Haarausfall am Stamm und den Extremitäten, ferner in den Achselhöhlen, und in der Schamgegend. Die histologische Untersuchung eines exzidierten Hautstückes ergab neben Pigmentablagerungen reichliche Bindegewebswucherungen der Kutis, stellenweise waren auch die Schweißdrüsen und Haarbälge ganz von Bindegewebszügen ersetzt. Falk vermutete, daß diese Sklerosierung auch die Ursache des Haarausfalles gewesen sei. Ich möchte mehr zu der Annahme hinneigen, daß die Beteiligung der Keimdrüsen an der allgemeinen Sklerose zu einer Rückbildung der sekundären Geschlechtscharaktere geführt hat.

In manchen Fällen entwickelt sich das Krankheitsbild der multiplen Blutdrüsensklerose ganz spontan, ohne daß eine vorausgegangene oder begleitende Erkrankung einen Anhaltspunkt für die Ätiologie abgibt. Die Vermutung von Claude und Gougerot, daß in solchen Fällen eine angeborene Schwäche des Blutdrüsensystems vorliegt, derart, daß schon verhältnismäßig geringe Noxen genügen, um dasselbe zur Degeneration zu bringen, ist nicht unwahrscheinlich. In solchen Fällen könnte es wohl auch besonders bei noch in Entwickelung befindlichen Organismen zu vorübergehender Insuffizienzerscheinungen des Blutdrüsensystems kommen, die sich späterhin wieder ausgleichen. So möchte ich den folgenden Fall auffassen.

K. J., 17 Jahre alt, vor einem Jahr typische Tetanie, vor zwei Monaten zum ersten Mal typische epileptische Anfälle. Jetzt wieder Tetanie. Mittelgroß, blasse Gesichtsfarbe, Haut sehr trocken und schilfernd. Gesicht deutlich myxödematös, besonders die Augenlider. An den Handrücken leichte myxödematöse Schwellungen. Barthaar und Achselhaare fehlen vollständig, ebenso die Behaarung an der Linea alba und den Unterschenkeln. An der Peniswurzel nur spärliche Haare. Die Hoden sehr klein und weich. Bisher keine Libido, nie Erektionen oder Pollutionen. Fingernägel sehr derb, stark gekrümmt und längs gerieft Zähne durchwegs auffallend klein und schlecht entwickelt. Terassenförmige Stufen im Schmelz. (Ob in der Kindheit Tetanie, nicht eruierbar). Verknöcherungen normal. Blutdruck 65. Auch auf 200 g Traubenzucker keine Glykosurie, 54 % neutrophile Zellen, typische tetanische Anfälle. Leichte Apathie, durch Thyreoidinmedikation verschwinden die myxödematösen Symptome vollständig, auch der Blutdruck steigt bald zur Norm an, das Blutbild wird normal.

Der Fall wurde nach einem Jahr von Redlich beschrieben. Es bestand neuerlich Tetanie, auch Epilepsie. Von myxödemartigen Symptomen war nichts mehr zu bemerken, die sekundären Geschlechtscharaktere hatten sich größtenteils entwickelt; die Vita sexualis begann sich zu regen.

In diesem Falle bestand also neben der typischen Tetanie und Epilepsie eine gleichzeitige Störung der Funktion der Schilddrüse und der Keimdrüsen. Wahrscheinlich waren auch die Nebennieren (ausgesprochene Hypotonie) mitbeteiligt. Wahrscheinlich ist wohl, daß die Entwicklungshemmung der Keimdrüsen nicht sekundär durch die Schilddrüsenerkrankung erzeugt wurde. Dafür spricht, daß die Schilddrüsentherapie die Erscheinungen des Hypothyreoidismus sofort zum Verschwinden brachte, während sich die Keimdrüseninsuffizienz erst ganz allmählich spontan ausglich.

In den weiteren Rahmen der multiplen Blutdrüsensklerose gehört vielleicht auch jene Erkrankung, die von Noorden als Degeneratio genito-sclerodermica beschrieben hat. Es handelte sich um junge, bis dahin völlig gesunde Mädchen, bei denen nach einer bisher normalen Entwicklung plötzlich im Anschluß an eine akute Infektionskrankheit die Periode aussetzte, starke Abmagerung und Appetitlosigkeit eintrat, ein vorzeitiges Senium, trophische Störungen der Haut, und bei einigen Fällen auch Sklerodermie sich entwickelte. In einem daraufhin untersuchten Falle wurde das Corpus uteri atrophisch gefunden.

Differentialdiagnose: Die bisher beobachteten Fälle zeigen eine merkwürdige Übereinstimmung untereinander, so daß die Diagnose meist auf keine Schwierigkeiten stoßen dürfte, umsomehr als der Rückbildungsprozeß an den Genitalien und der der sekundären Geschlechtscharaktere als besonders markantes Symptom sich aufdrängt. Die Abgrenzung gegenüber dem reinen Späteunuchoidismus kann eventuell schwierig sein. Hier ist die Ätiologie unter Umständen wichtig. Stärkeres Gedunsensein der Haut, fleckenweises Schütterwerden des Haupthaars. Lichtung der Wimpern und Augenbrauen spricht für eine Mitbeteiligung der Schilddrüse und daher gegen reinen Späteunuchoidismus ebenso wie eine auffällige Abmagerung und Kachexie. Für die Abgrenzung gegenüber dem reinen Myxödem scheint mir der nur teilweise und oft äußerst mangelhafte Erfolg der Schilddrüsentherapie sehr wichtig. Gegen den reinen Morbus Addisonii ist die Abgrenzung ohne weiteres gegeben.

Für die Abgrenzung gegenüber der hypophysären Dystrophia adiposo- genitalis ist das Fehlen von Hirntumorsymptomen wichtig; doch ist zu bedenken, daß in dem Falle von Sainton und Rathery sich gleichzeitig auch ein maligner, cystisch degenerierter Tumor der Hypophyse fand. Es kann also auch eine Kombination von multipler Blutdrüsensklerose und Hypophysentumor vorkommen.

Die **Therapie** ist bisher wenig erfolgreich gewesen. Französische Autoren haben eine kombinierte Organtherapie (Thyreoidin, Hypophysensubstanz, Keimdrüsensubstanz und Nebennierensubstanz) versucht und unter dem Einfluß derselben angeblich vorübergehende Besserung einzelner Symptome gesehen, doch konnte die fortschreitende Kachexie meist nicht wesentlich beeinflußt werden.

Der Riesenwuchs.

Der Riesenwuchs hat begreiflicherweise von jeher das Interesse der Laien und der Ärzte in hohem Grade erregt. Hat doch ein Philanthrop einen Preis gestiftet, um durch die Verheiratung von Riesen miteinander, größere und stärkere Menschen zu züchten. C. v. Langer verdanken wir die ersten wissenschaftlich wertvollen Beobachtungen über diese interessante Erscheinung. v. Langer unterschied die normalen und die pathologischen Riesen. Er beschreibt drei Skelette von normalen Riesen, eines aus dem Berliner pathologischen Institut, eines aus dem Hunterschen Museum und eines aus dem Trinity college Dublin. Diese Riesen erfreuten sich guter Gesundheit bis ins hohe Alter, sie zeigten im allgemeinen normale Dimensionen ihres Skelettes, der Größe entsprechende also ziemlich große Schädel und einen verhältnismäßig großen Oberkörper, so daß die Oberlänge die Unterlänge ev. sogar etwas überragte. Bei der anderen Gruppe, den pathologischen Riesen, wies nun v. Langer zum erstenmal darauf hin, daß hier gewisse pathologische Veränderungen des Skelettes vorhanden seien, wie verhältnismäßig kleiner Hirnschädel mit vergrößerter Sella turcica und Vergrößerung des Gesichtsschädels mit monströsem Unterkiefer, Erweiterung der pneumatischen Räume, verstärkte Ausbildung der Muskelansätze, gewisse Abnormitäten des Beckengürtels, Häufigkeit von Genu valgum, kurz eine Anzahl Veränderungen, die wir heute als akromegale bezeichnen. v. Langer wies auch darauf hin, daß, wie aus Abbildungen hervorgehe, in manchen Fällen auch Entartungen der Weichteile wie Vergrößerung der Zunge, der Lippen etc. bestanden hätten. Sternberg hat dann in einer ausführlichen Arbeit auf die Häufigkeit der Kombination von Akromegalie und Riesenwuchs hingewiesen. Nach Sternberg sind ca. 40 % aller Riesen Akromegale und ca. 20 % aller Akromegalen Riesen. In ein neues Stadium geriet die Frage, als hauptsächlich die französische Schule das Verhältnis zwischen Akromegalie und Riesenwuchs näher zu definieren versuchte. Nachdem schon Massalongo die Akromegalen als Spätriesen bezeichnet hatte, traten Brissaud und Meige mit der Lehre hervor, daß Akromegalie und Riesenwuchs ein und dieselbe Krankheit seien, auf derselben Ursache nämlich einer Funktionsänderung der Hypophyse beruhend; diese führe bei jugendlichen Individuen zum Riesenwuchs, bei älteren, bei denen die Epiphysenfugen schon vorher verknöchert seien, zur Akromegalie. Diese Autoren vertraten auch die Ansicht, daß nur die akromegalen Riesen als eigentliche Riesen zu bezeichnen seien und daß man unter Riesenwuchs immer eine Krankheit zu verstehen habe. Diese Ansicht, der von Pierre Marie lebhaft widersprochen wurde, haben Launois et Roy in mehreren Arbeiten und in ihrer bekannten Monographie zu stützen versucht.

Launois et Roy zeigen zuerst unter sorgfältiger Bearbeitung der umfangreichen Literatur in überzeugender Weise, daß der größte Teil der bisher beobachteten Riesen Akromegale gewesen sind oder sich später akromegalisiert haben. Sie geben zum erstenmal in ausführlicher Weise das klinische Bild des Gigantismus. Meist nach einer Periode normaler Entwickelung setzt bei solchen Individuen das abnorme Wachstum ein. In manchen Fällen wurde erst gegen Ende des zweiten Dezenniums der Beginn des Riesenwuchses beobachtet. Häufig geht eine bedeutende Entwickelung der Körpermuskulatur damit parallel. Die Individuen freuen sich ihrer gewaltigen Körperkraft und viele derselben treten als Akrobaten auf. Meist zeigen sich aber schon verhältnismäßig früh die Zeichen der beginnenden Degeneration; der Organismus hat sich erschöpft und welkt nun wie eine durch künstliche Mittel zu rascherem Wachstum getriebene Pflanze rasch dahin. Meist zeigt sich diese Degeneration zuerst in der Geschlechtsfunktion. In einzelnen Fällen war anfänglich die Potenz normal, z. B. in dem bekannten Falle von Buday und Jansco. Aber auch hier trat schon vom 20. Jahre an Impotenz auf.

Der Riese von Huchard et Launois hatte sogar zwei Kinder; hier fiel der Beginn des abnormen Größenwachstums in das 12. Jahr. Mit 18 Jahren war er 197 cm hoch. Die Unterlänge betrug 103 cm. Er erreichte ein Alter von 60 Jahren und bot dann deutliche akromegale Symptome dar.

In der Mehrzahl der Fälle bleibt die Genitalentwickelung überhaupt schon vom Beginn der Erkrankung zurück. Es treten nie Erektionen auf, die Libido fehlt. Die sekundären Geschlechtscharaktere entwickeln sich nur mangelhaft, bei Frauen bleibt die Menstruation aus, kurz es kommt zu einem Zustand, den wir im vorigen Kapitel als eunuchoid bezeichnet haben. Dazu stimmt auch das Offenbleiben der Epiphysenfugen, welches solchen Individuen ermöglicht, noch lange Zeit über die normale Wachstumsgrenze hinaus weiter zu wachsen, und das bedeutende Überragen des Wachstums der Extremitäten über das des Rumpfes. Bald kommen Zeichen des Verfalls hinzu. Die enorme Muskelkraft, auf welche diese Individuen so stolz gewesen waren, macht einer großen Schwäche Platz. Die Hände, die Füße, der Unterkiefer, die Sella turcica, schon seit langem von unproportionierter Größe, zeigen immer mehr die akromegalen Dimensionen; der Rücken krümmt sich, der früher ungeheure Appetit läßt nach, sehr häufig wird jetzt ein Diabetes gefunden, rasch entwickelt sich das Siechtum und eine interkurrente Krankheit rafft diese Individuen fast immer in sehr jugendlichem Alter dahin. Woods-Hutschinson zählt acht Riesen auf, welche durchschnittlich im 21. Lebensjahre starben. Solche Individuen sind nicht nur in körperlicher, sondern auch in geistiger Beziehung minderwertig, wenn die Entwickelungsstörung frühzeitig einsetzt. In einzelnen Fällen hat man beobachtet, daß diese Akromegalisierung ganz chronisch sich vollzieht.

Als Beispiel erwähne ich den vor kurzem von Levi und Franchini veröffentlichten Fall. Das abnorme Wachstum hatte bei dem 66 jährigen Individuum im Alter von 8 bis 10 Jahren begonnen, die sekundären Geschlechtscharaktere waren zur Zeit der Pubertät anscheinend normal entwickelt, es kam aber nur selten zur Erektion, auch bestand nie besondere Libido. Das äußere Genitale war normal, die geistige Entwickelung ebenfalls. Der Mann war immer muskelschwach; in den letzten Jahren entwickelte sich Fettsucht, die Akren zeigten durchwegs eine bedeutende Vergrößerung, es bestand zervikodorsale Kyphose, kurz Zeichen einer wohl seit langer Zeit allmählich erfolgenden Akromegalisierung. Die Epiphysenfugen waren geschlossen. Die Angaben, welche Levi und Franchini bei dieser Gelegenheit über Stoffwechselstörungen beim Riesenwuchs und bei der Akromegalie (Franchini) machen, bedürfen noch der Nachprüfung.

Launois et Roy vertreten auf Grund ihrer Beobachtungen, wie schon erwähnt, die Brissaudsche Formel. Sie glauben drei Typen von Riesenwuchs unterscheiden zu können: den infantilen Gigantismus, den Gigantismus plus Akromegalie und den infantilen Gigantismus plus Akromegalie. Dieser Einteilung möchte ich nicht zustimmen. Die Fälle von infantilem Gigantismus, welche Launois et Roy beschreiben, tragen alle schon akromegale Züge an sich oder sind typische hochwüchsige Eunuchoide (vergl. Soc. de Biol. 10. Janv. 1903). Hingegen sind wohl an den echten akromegalen Riesen zwei Typen zu unterscheiden, je nachdem die Zeichen des Eunuchoidismus (Hyporchidie, Impotenz, bedeutendes Überwiegen der Unterlänge, Mangel der sekundären Geschlechtscharaktere, Fettverteilung etc.) mehr oder weniger in den Vordergrund treten. Es dürfte daher die Bezeichnung eunuchoider Gigantismus der des infantilen Gigantismus vorzuziehen sein. Was nun aber die Brissaud-Meigesche Ansicht, daß der Riesenwuchs nichts anderes sei als die Akromegalie der Jugend, anbelangt, so ist dieselbe in dieser allgemeinen Fassung nicht aufrecht zu erhalten. Von dem Zustand der Epiphysenfugen allein kann es nicht abhängen, ob typische Akromegalie oder Riesenwuchs sich entwickelt.

Bertoletti berichtet über einen 19 jährigen Knaben (Fall II), bei welchem sich seit dem 14. Jahr eine hochgradige typische Akromegalie entwickelt hatte. Die Autopsie ergab eine nußgroße Hypophyse; der Kranke war 165 cm hoch, alle Epiphysenfugen waren offen, von Riesenwuchs war keine Spur. Auch B. Fischer beschreibt einen 11 jährigen Fall von Akromegalie von normaler Größe. Claude beschreibt ein 19 jähriges Mädchen, bei welchem sich seit dem 15. Jahr eine typische Akromegalie entwickelt hatte ohne daß eine Tendenz zu abnormem Längenwachstum bemerkbar geworden wäre. In diesem Falle waren die Epiphysenfugen (mit 19 Jahren) vollständig geschlossen.

Diese wenigen gut beobachteten Beispiele zeigen, daß sich die Akromegalie in früher Jugend entwickeln kann und daß ihre Entwickelung vom Zustand der Epiphysenfugen unabhängig ist.

Ich muß gestehen, daß mich die Aufgabe, eine Definition des Riesenwuchses zu geben, in Verlegenheit setzt. Unterscheidungen zwischen Hochwuchs und Riesenwuchs z. B. nach der Größe (Hochwuchs bis 205 m, Riesenwuchs über 205 cm), wie sie Bollinger vorschlug, sind natürlich heute ganz wertlos geworden. Ferner ist es vollkommen willkürlich, Menschen, die über 205 cm hoch geworden sind, deshalb nicht als Riesen zu bezeichnen, weil sie keine Symptome des Eunuchoidismus und der Akromegalie an sich tragen. Wenn auch solche Individuen anscheinend sehr selten sind, so kann deren Existenz nach den bestimmten Angaben von v. Langer und Virchow nicht bezweifelt werden. Andererseits muß zugegeben werden, daß die überwiegende Mehrzahl aller Riesen Zeichen des Eunuchoidismus oder der Akromegalie oder beider Zustände an sich trägt, ja es kann wohl behauptet werden, daß die ganz großen Riesen, die über 220 cm, immer Akromegale gewesen sind. Es scheint mir daher immer noch am zweckmäßigsten, bei der alten Einteilung C. v. Langers zu bleiben und zwischen normalen und pathologischen Riesen zu unterscheiden; bei den letzteren kann mehr der eunuchoide oder mehr der akromegale Zug hervortreten, meist sind beide Züge vereinigt. Daß die Hypophyse an der gesteigerten Wachstumsenergie einen wesentlichen Anteil hat, ist wohl unbestreitbar; ob wir sie aber ganz in den Mittelpunkt der Pathogenese der pathologischen Riesen stellen und somit diese Erscheinung ganz zu dem Kapitel der Akromegalie schlagen sollen, wie dies vielfach von neueren Autoren versucht wird, möchte ich noch offen lassen. Es gibt auch abnorme Wachstumsenergien, die zum Riesenwuchs führen, an denen die Hypophyse nur mittelbar beteiligt ist, z. B. den passageren Riesenwuchs beim primären oder sekundären Hypergenitalismus. Die Stellung des Riesenwuchses im System der Blutdrüsenerkrankungen scheint mir daher noch nicht völlig geklärt.

Literatur.[1]

Schilddrüse, kretinische Degeneration und Anhang (Chondrodystrophie, Zwergwuchs und Mongolismus).

Alexander, G., Arch. f. Ohrenheilk. 1908, Bd. 78. — Aschoff, Deutsche med. Wochenschr. 1899, S. 203. — Askanazy, Pathologisch-anatomische Beiträge zur Kenntnis des Morbus Basedowii usw. Deutsch. Arch. f. klin. Med. 1898, Bd. 65, S. 118. — Bálint und Molnár, Durchfälle bei Basedowscher Krankheit. Deutsche med. Wochenschr. 1910, S. 2211. — Bayon, Über die Ätiologie des Schilddrüsenschwundes etc. Zentralbl. f. Neurol. 1906, S. 792. — v. Bergmann, Zeitschr. f. exper. Path. u. Pharm. 1909, Bd. 5, S. 43. — Bertelli, Falta und Schweeger, Wechselwirkung der Drüsen mit innerer Sekretion. III. Chemotaxis. 1910. Zeitschr. f. klin. Med. Bd. 71. — Bircher, E., a) Zur

---

[1] Aus Raummangel kann hier nur ein kleiner Teil der Literatur angeführt werden. Ich muß diesbezüglich auf eine spätere ausführlichere Darstellung dieses Gegenstandes verweisen.

Pathogenese der kretinoiden Degeneration. Berlin 1908, Urban u. Schwarzenberg. b) Zur experimentellen Erzeugung der Struma etc. Deutsche Zeitschr. f. Chir. 1910, Bd. 103. c) Zur Pathogenese der kretinischen Degeneration. Med. Klin. 1908, Beiheft 6. d) Experim. Beitr. z. Kropfherz. Med. Klin. 1910. 10. e) zur Implantation von Schilddrüsengewebe bei Kretinen. Deutsche Zeitschr. f. Chir. 1909, Bd. 98. — Bircher, H., a) Der endemische Kropf und seine Beziehungen zur Taubstummheit und zum Kretinismus. Basel 1883. b) Das Myxödem und die kretinoide Degeneration. Volkmanns klin. Vorträge 1890, Nr. 3, 5, 7. — Bourneville et Bord, Rev. d'hyg. et med. infant. 1906, T. 5. — Breuer, Beitrag zur Ätiologie der Basedowschen Krankheit etc. Wien. klin. Wochenschr. 1900, No. 28, 29. — Breus und Kolisko, Die pathologischen Beckenformen. I. Leipzig u. Wien 1904, Deuticke. — Buschan, Die Basedowsche Krankheit. Wien u. Leipzig 1894, Fr. Deuticke. — Capelle, Beitr. z. klin. Chir. 1908, Bd. 58 und Münch. med. Wochenschr. 1908, No. 35. — Chvostek, Fr. jun., a) Wien. klin. Wochenschr. 1892, No. 17, 18, 22. b) Diagnose und Therapie des Morbus Basedowii. Wien. klin. Wochenschr. 1910, S. 191. — Coulon, de, Über Thyreoidea und Hypophysis der Kretinen etc. Virchows Arch. 1896/97, Bd. 147. — Cyon, v., Pflügers Arch. 1898, Bd. 70. — Dexler, H., Über endemischen Kretinismus bei Tieren. Berl. tierärztl. Wochenschr. 1909, Nr. 21 bis 24. — Diederle, a) Die Athyreosis und die Skelettveränderungen. Virchows Arch. 1906, Bd. 184. b) Über endemischen Kretinismus. Jahrb. f. Kinderheilk. 1906, Bd. 64. — v. Eiselsberg, a) Zur Behandlung des Kropfes mit Röntgenstrahlen. Wien. klin. Wochenschr. 1909, S. 1585. b) Die Krankheiten der Schilddrüse. Stuttgart 1901, Enke. — Eller, Familiärer Kretinismus in Wien. Jahrb. f. Kinderheilk. 1910, Bd. 71. — Enderlen und Borst, Beiträge zur Gefäßchirurgie und zur Organtransplantation. Münch. med. Wochenschr. 1910, S. 1865. — Eppinger, Falta und Rudinger, a) Wechselwirkung der Drüsen mit innerer Sekretion. I. Zeitschr. f. klin. Med. 1908, Bd. 66. b) Wechselwirkung der Drüsen etc. II. ibidem 1909, Bd. 67. — Eppinger und Hess, Zur Pathologie des vegetativen Nervensystems. III. Zeitschr. f. klin. Med. 1909, Bd. 68. — Erdheim, Über Schilddrüsenaplasie bei Kretinismus etc. Zieglers Beitr. 1904, Bd. 35, S. 366. — Ewald, a) Berl. klin. Wochenschr. 1895, Nr. 2. b) Die Erkrankungen der Schilddrüse, Myxödem und Kretinismus. II. Aufl. Leipzig u. Wien 1909, A. Hölder. — Eysselt, v., Wien. med. Wochenschr. 1907, Nr. 1—3. — Falta, W., a) Über die Korrelationen der Drüsen mit innerer Sekretion. Ergebn. d. wissensch. Med. 1910. b) Über Glykosurie und Fettstühle bei Morbus Basedowii etc. Zeitschr. f. klin. Med. 1910, Bd. 71. c) Weitere Mitteilungen über die Wechselwirkung der Drüsen mit innerer Sekretion. Wien. klin. Wochenschr. Nr. 30, 1909. — Falta, Newburgh und Nobel, Wechselwirkung der Drüsen mit innerer Sekretion. IV. Überfunktion u. Konstitution, Zeitschr. f. klin. Med. 1911, Bd. 72. — Falta und Rudinger, Studien über Tetanie. Kongr. f. inn. Med. 1909. — Farner, E., Beiträge zur pathologischen Anatomie des Morbus Basedowii etc. Virchows Arch. 1896, Bd. 118, S. 509. — Fleischmann, Sitzungsber. d. physiol. Gesellsch. Berlin. Zentralbl. f. Physiol. 1910. — Forschbach, Arch. f. exper. Path. u. Pharm. 1907, Bd. 85. — Getzowa, Über die Thyreoidea von Kretinen etc. Virchows Arch. 1905, Bd. 180. — Gluzinski, Wien. klin. Wochenschr. Nr. 48, 1909. — Gordon und v. Jagić, Über das Blutbild bei Morbus Basedowii und Basedowoid. Wien. klin. Wochenschr. 1908, S. 1589. — Gulecke, Zwergwuchs infolge prämaturer Synostose. Arch. f. klin. Chir. 1907, Bd. 83. — Gutzmann, Ergebn. d. inn. Med. u. Kinderheilk. 1909, Bd. 3. — Habermann, J., Arch. f. Ohrenheilk. 1909, Bd. 79. — Hertoghe-Spiegelberg, Die Rolle der Schilddrüse bei Stillstand und Hemmung des Wachstums etc. München 1900, Lehmann. — Hofbauer, Mitteil. a. d. Grenzgeb. d. Med. u. Chir. Nr. 11, S. 531. — Holmgren, J., Über das Längenwachstum bei Hyperthyreose. Med. Klin. 1910 und Über den Einfluß der Basedowschen Krankheit etc. auf das Längenwachstum. Leipzig 1909. — Holzknecht, Wiener Gesellschaft der Ärzte. Wien. klin. Wochenschr. Nr. 47, 1909. — Joachimsthal, Über den Zwergwuchs etc. Deutsche med. Wochenschr. Nr. 17, 1899. — Jonesco, Zit. nach Jahresber. f. Fortschritte a. d. Geb. d. Chir. 1901. — Kassowitz, Infantiles Myxödem, Mongolismus und Mikromelie. Wien. med. Wochenschr. Nr. 22 u. Fortsetzung, 1902. — Kaufmann, E., Untersuchungen über die sog. fötale Rachitis. Berlin 1892. — Kocher, A., a) Über Morbus Basedowii. Mitteil. a. d. Grenzgeb. d. Med. u. Chir. 1902, Bd. 9. b) Über die Ausscheidung des Jods im menschlichen Organismus etc. ibidem 1905, Bd. 14. c) Arch. f. klin. Chir. 1908, Bd. 87. d) Die Behandlung der basedowischen Krankheit. Münch. med. Wochenschr. 1910, S. 677. — Kocher, Th., a) Die Pathologie der Schilddrüse. Kongr. f. inn. Med. 1906. b) Blutuntersuchungen bei Morbus Basedowii. Arch. f. klin. Chir. 1908, Bd. 87. c) Über Kropfexstirpation und ihre Folgen. Arch. f. klin. Chir. 1883, Bd. 29. — Kostlivy, Über chronische Thyreotoxikosen. Mitteil. a. d. Grenzgeb. d. Med. u. Chir. 1910, Bd. 21. — Kraus, Fr., a) Die Pathologie der Schilddrüse. Kongr. f. inn. Med. 1906. b) Über das Kropfherz. Wien. klin. Wochenschr. 1899, S. 416 und Deutsche med. Wochenschr. 1906, S. 1889. — Kraus, Fr. und Friedenthal, Über die Wirkung der Schilddrüsenstoffe. Berl. klin. Wochenschr. 1908, S. 1709. — Kutschera, v., Das Größenwachstum bei Schilddrüsenbehandlung. Wien. klin. Wochenschr. 1901, S. 771. — Lampé, A. F., R. E. Liesegang u. H. Klose, Die Basedowsche Krankheit. Beitr. klin. Chir. Bd. 77. 1912 — Landström, J., Über Morbus Basedowii etc. Stockholm 1907. — Leischner und Marburg, Zur Frage der chirurgischen Behandlung des Morbus Basedowii. Mitteil. a. d. Grenzgeb. d. Med. u. Chir. 1910, Bd. 21, S. 761. — Levi Ett, Contribut à la connais sance de la microsomie etc. Nouv. iconogr. de la Salp. 1910, p. 522. — Mackenzie, H., A lecture on Graves disease. Brit. med. Journ. 1905, p. 1077. — Magnus-Levy, A., a) Untersuchungen zur Schilddrüsenfrage. Zeitschr. f. klin. Med. 1897, Bd. 33 u. 60. b) Über Myxödem. Zeitschr. f. klin. Med. 1904, Bd. 52. — Marie Pierre, Contribution à l'étude et au diagnostic des formes frustes de la maladie de Basedow. Thèse de Paris 1883. — Marinesco et Minea, Comp. rend. soc. biol. Nr. 4, 1910. — Maurer, Die Entwickelung des Darmsystems. Hertwigs Handb. d. vergl. Entwickelungsgesch. 1906, Bd. 2, S. 1. — Mayo, Surgery gynaec. and obstetr. March 1909, Vol. 8. — Minnich, W., Das Kropfherz etc. Leipzig u. Wien 1904, Fr. Deuticke. — Möbius, P. J., a) Schmidts Jahrb. 1886, Bd. 210, S. 237. b) Die Basedowsche Krankheit. Wien 1906, Hölder. c) Münch. med. Wochenschr. Nr. 4, 1903. — Müller, Fr., Beiträge zur Kenntnis der Basedowischen Krankheit. Deutsch. Arch. f. klin. Med. 1893, Bd. 51, S. 335. — Murray, G. R., Transact. of the Roy. med. a chir. Soc. 1902, p. 141. — v. Noorden, a) Die Zuckerkrankheit. V. Aufl. Hirschwald 1910. b) Diskussion über Morbus Basedowii. k. k. Gesellsch. d. Ärzte Wiens 1909. S. 1769. c) Sammlung klinischer Abhandlungen (v. Noorden. Berlin 1909, S. 48, Hirschwald. d) Die Fettsucht. II. Aufl. Hölder 1910. — Nothafft, v., Ein Fall von artifiziellem akut thyreogenem Morbus Basedowii etc. Zentralbl. f. inn. Med. Nr. 15, 1898. — Oppenheim, H., Lehrb. d. Nervenkrankh. 1908, S. 1550. — Oswald, a) Der Morbus Basedowii im Lichte neuerer klinischer und experimenteller Forschung. Wien. klin. Wochenschr. 1900. b) Die Chemie und Physiologie des Kropfes. Virchows Arch. 1902, Bd. 169. — Paltauf, A., Über den Zwergwuchs. Wien 1891, Hölder. — Payr, E., Arch. f. klin. Chir. 1906, Bd. 80. — Pick und Pineles, Untersuchungen über die physiologisch wirksame Substanz der Schilddrüse. Zeitschr. f. exper. Path. u. Therap. Nr. 7, 1909. — Pilcz, Zur Frage des myxödematösen Irreseins. Jahrb. f. Psych. 1901. — Pineles, Über Thyreoaplasie etc. Wien. klin. Wochenschr. 1902. — Quervain de, Die akute nicht eiterige Thyreoiditis. Grenzgeb. d. Med. u. Chir. 1904, Suppl.-Bd. 2. — Quine, Journ. of Amer. Med. Assoc. 1907, p. 350. — Roger et Garnier, La glande thyreoidea dans les malad. infect. Presse méd. 1899, p. 181. — Rudinger, Über Eiweißumsatz bei Morbus Basedowii. Wien. klin. Wochenschr. 1908. — Salomon, H., Gaswechseluntersuchungen bei Morbus Basedowii. Berl. klin. Wochenschr. Nr. 24, 1904. — Sattler, Die Basedowische Krankheit. Leipzig 1909 u. 1910, Engelmann. — Schilder, P., Über Mißbildungen der Schilddrüse. Virchows Arch. 1911, Bd. 203, S. 246. — Scholz, W., a) Über den Stoffwechsel der Kretinen. Zeitschr. f. exper. Path. u. Pharm. Bd. 2, 1905. — b) Über Kretinismus. Ergebn. d. inn. Med. u. Kinderheilk. 1909, Bd. 3. — Schwarz, G., Röntgentherapie der Basedowischen Krankheit. Wien. klin. Wochenschr. 1908, S. 1332. — Stern, R., Differentialdiagnose und Verlauf des Morbus Basedowii etc. Jahrb. f. Psych. u. Neurol. 1909, Bd. 29. — Steyrer, A., Zeitschr. f. exper. Path. u. Therap. 1907, Bd. 4. — v. Wagner, a) Über endemischen und sporadischen Kretinismus. Wien. klin. Wochenschr. Nr. 19, 1900. b) Zur Behandlung des endemischen Kretinismus. Wien. klin. Wochenschr. Nr. 25. 1902. c) Über Myxödem und sporadischen Kretinismus. Wien. med. Wochenschr. Nr. 2—4, 1903. d) Über marinen Kretinismus. Wien. klin. Wochenschr. 1906, S. 1273. — v. Wagner und v. Schlagenhaufer, Beitrag zum endemischen Kretinismus. Deuticke 1910. Wien. — Wiener, H., Über den Thyreoglobulingehalt der Schilddrüse etc. Arch. f. exper. Path. u. Pharm. 1909, Bd. 61. — Wyss, R. v., Beitrag zur Entwickelung des Skeletts von Kretinen und Kretinoiden. Fortschritte a. d. Geb. d. Röntgenstrahlen. 1899/1900, Bd. 3.

Epithelkörperchen.

Adler, S. und H. Thaler, Experimentelle und klinische Studien zur Graviditätstetanie. Zeitschr. f. Geburtsh. u. Gyn. 1909, Bd. 62, S. 194. — Albu, Zur Frage der Tetanie bei Magendilatation. Arch. f. Verdauungskrankh. 1896, Bd. 4, S. 466. — Biedl, a) Innere Sekretion. Vorlesungen 1902. Wien. Klin. Nr. 29, 1903. b) Innere Sekretion. Wien 1910, Urban und Schwarzenberg. — Chvostek, F., a) Bemerkungen zur Ätiologie der Tetanie. Wien. klin. Wochenschr. 1905. b) Beiträge zur Lehre von der Tetanie. Ibidem 1907. c) Myasthenia gravis und Epithelkörperchen. Ibidem 1908. d) Diagnose und Therapie der Tetanie. Deutsche med. Wochenschr. 1909. e) Über das Verhalten der sensiblen Nerven etc. bei Tetanie. Zeitschr. f. klin. Med. 1891, Bd. 19, S. 489. — Curschmann, H., a) Tetanie, Pseudotetanie etc. Deutsche Zeitschr. f. Nervenheilk. 1904, Bd. 27, S. 239. b) Über einige ungewöhnliche Ursachen und Syndrome der Tetanie etc. Zeitschr. f. Nervenheilk. 1910, Bd. 39. c) Über die idiomuskuläre Übererregbarkeit.

Ibidem Bd. 28, S. 361. — Enderlen, Untersuchungen über die Transplantation der Schilddrüsen etc. Mitteil. a. d. Grenzgeb. d. Med. u. Chir. 1898, Bd. 3, S. 474. — Eppinger, Falta und Rudinger, Über die Wechselwirkung der Drüsen mit innerer Sekretion. II. Zeitschr. f. klin. Med. 1909, Bd. 67. — Erdheim, a) Tetania parathyreopriva. Mitteil. a. d. Grenzgeb. d. Med. u. Chir. 1906, Bd. 16, S. 632. b) Über Epithelkörperchenbefunde bei Osteomalazie. Sitzungsber. d. k. Akad. d. Wissensch. Wien, 1907. — Escherich, Th., Die Tetanie der Kinder. Wien 1909, Hölder. — Falta, a) Weitere Mitteilungen über die Wechselwirkung der Drüsen mit innerer Sekretion. Wien. klin. Wochenschr. 1909, Nr. 30. b) Ein Fall von Insufficence pluriglandulaire. Mitteil. d. Gesellsch. f. inn. Med. u. Kinderheilk. Wien 1910, S. 24. — Falta und Kahn, Studium über Tetanie etc. Zeitschr. f. klin. Med. 1911. — Falta, Newburgh und Nobel, Über die Wechselwirkung etc. IV. Zeitschr. f. klin. Med. 1911. Bd. 72. — Falta und Rudinger, Klinische und experimentelle Studie über Tetanie, 26. Kongr. f. inn. Med. Wiesbaden 1909. — Fleiner, Über Tetania gastrica. Münch. med. Wochenschr. Nr. 10 u. 11, 1903. — Fleischmann, L., Die Ursache der Schmelzhypoplasien. Österreich-Ung. Vierteljahrsschr. f. Zahnheilk. 1909, Bd. 25. — Frankl-Hochwart, v., a) Die Tetanie. II. Aufl. Wien 1907, Hölder. b) Die Prognose der Tetanie der Erwachsenen. Neurol. Zentralbl. 1906, Bd. 14 u. 15. — Freund, E., Über die Beziehungen der Tetanie zur Epilepsie und Hysterie etc. Deutsch. Arch. f. klin. Med. 1903, Bd. 76. — Haberfeld, Die Epithelkörperchen bei Tetanie etc. Virchows Arch. 1911, Bd. 203, S. 283. — Jacobi, a) Struma und Tetanie. Wien klin. Wochenschr. S. 768, 1904. b) Zeitschr. f. Nervenheilk. 1907, Bd. 32. — Jaksch, v., Klinische Beiträge zur Tetanie. Zeitschr. f. klin. Med. 1890. — Jeandelize, Insufficence thyreoidienne et parathyreoidienne. Thèse de Nancy 1902. — Kocher, Th., Referat über die Schilddrüse. Kongr. f. inn. Med. 1906. — Krajewska, La tétanie des femmes ostéomalac. 16. Internat. méd. Congr. 11. Budapest 1910, p. 418. — Leischner und Köhler, Über homoioplastische Epithelkörperchen- und Schilddrüsenverpflanzung. Arch. f. klin. Chir. 1910, Bd. 94, S. 169. — Lundborg, Spielen die Glandulae parathyreoideae in der menschlichen Pathologie eine Rolle? Deutsche Zeitschr. f. Nervenheilk. 1904, Bd. 27, S. 217 und Zentralbl. f. Nervenheilk. 1905. — Mac Callum, Die Beziehung der Parathyroiddrüsen zur Tetanie. Zentralbl. f. allg. Path. 1905, Bd. 76, S. 385. — Mac Callum und Voegtlin, On the relation of tetany to the parathyroid glands and to Calcium metabolism. Journ. of exper. Med. 1909, Vol. 11. — Müller, F., Tetanie bei Dilatatio ventriculi. Charité Ann. 1886, Bd. 13, S. 273. — Neurath, R., Über die Bedeutung der Kalziumsalze für den Organismus des Kindes etc. Zeitschr. f. Kinderheilk. 1910, Bd. 1. — Payr, E., Arch. f. klin. Chir. 1906, Bd. 80. — Peters, A., a) Tetanie und Starbildung. Bonn 1898. b) Weitere Beiträge über Tetanie und Starbildung. Zeitschr. f. Augenheilk. 1901, Bd. 5, S. 89; s. auch Pathologie der Linse, Lubarsch-Ostertag, Morph. u. Path. der Sinnesorgane 1906, S. 502. — Pfeiffer, H., und O. Meier, Experimentelle Beiträge zur Kenntnis der Epithelkörperchenfunktion. Mitteil. a. d. Grenzgeb. d. Med. u. Chir. 1907, Bd. 18, S. 377. — Pineles, F., a) Klinische und experimentelle Beiträge zur Physiologie der Schilddrüse und der Epithelkörperchen. Mitteil. a. d. Grenzgeb. f. Med. u. Chir. 1904, Bd. 14. b) Über die Funktion der Epithelkörperchen. Sitzungsber. d. k. Akad. d. Wissensch. 1904, Bd. 113 und 1908, Bd. 117. c) Zur Pathogenese der Tetanie. Deutsch. Arch. f. klin. Med. 1906, Bd. 85. d) Tetaniestar etc. Wien. klin. Wochenschr. 1906. e) Zur Pathogenese der Kindertetanie. Jahrb. f. Kinderheilk. 1907, Bd. 66. f) Behandlung der Tetanie mit Epithelkörperchenpräparaten. Arb. a. d. neurol. Institut Wien 1907. g) Über parathyreogenen Laryngospasmus. Wien. klin. Wochenschr. 1908. — Pirquet, v., Die anodische Übererregbarkeit der Säuglinge. Wien. med. Wochenschr. Nr. 1, 1907. — Quest, Jahrb. f. Kinderheilk. 1905, Bd. 61, S. 114 und Wien. klin. Wochenschr. 1906, S. 830. — Rudinger, C., a) Zur Ätiologie und Pathologie der Tetanie. Zeitschr. f. exper. Path. u. Pharm. 1908, Bd. 5. b) Physiologie und Pathologie der Epithelkörperchen. Ergebn. d. inn. Med. u. Kinderheilk. 1909, Bd. 2. — Rudinger und Jonas, Über das Verhältnis der Tetanie zur Dilatatio ventriculi. 1904. — Schlesinger, H., Ein bisher unbekanntes Symptom bei der Tetanie (Beinphänomen). Wien. klin. Wochenschr. 1910, S. 315; s. auch Neurol. Zentralbl. 1910, S. 626. — Schönborn, Klinisches zur menschlichen Tetanie etc. Deutsche Zeitschr. f. Nervenheilk. 1910, Bd. 40. — Schüller, Rachitis tarda und Tetanie. Wien. med. Wochenschr. 1909. — Wiener, H., Über die Art der Funktion der Epithelkörperchen. Pflügers Arch. 1910, Bd. 136, S. 107. — Wirth, K., Die Tetanie und ihre Bedeutung für die Chirurgie. Zentralbl. f. d. Grenzgeb. d. Med. u. Chir. Novemb. 1910. — Yanasse, Über Epithelkörperchenbefunde bei galvanisierter Übererregbarkeit der Kinder. Wien. klin. Wochenschr. Nr. 39, 1907 und Jahrb. d. Kinderheilk. 1907, Bd. 67.

Thymus.

Basch, Die Beziehung des Thymus zum Nervenystem. Jahrb. f. Kinderheilk. 1908, Bd. 58; Beiträge zur Physiologie und Pathologie des Thymus. Jahrb. f. Kinderheilk. 1906, Bd. 64. — Friedleben, Die Physiologie der Thymusdrüse. Frankfurt a. M.

1858. — Grawitz, Über plötzliche Todesfälle im Säuglingsalter. Deutsch. med. Wochenschr. Nr. 22, 1888. — Hammar, Pflügers Arch. 1905, Bd. 110; Anat. Anzeig. 1905, Bd. 27; Arch. f. Anat. u. Physiol. 1906 u. 1907 und Arch. f. mikr. Anat. 1908, Bd. 73. — Hedinger, E., Mors thymica bei Neugeborenen. Jahrb. f. Kinderheilk. 1906, Bd. 63 und Deutsch. Arch. f. klin. Med. 1905, Bd. 85 u. 1906, Bd. 86. — Klose und Vogt, Klinik und Biologie der Thymusdrüse. Tübingen 1910. — König, Teilweise Exstirpation der Thymusdrüse etc. Zentralbl. f. Chir. 1897, Nr. 24. — Marburg, Zur Pathologie der Myasthenia gravis. Zeitschr. f. Kinderheilk. 1907, Bd. 28, S. 110. — Maximow, Arch. f. mikr. Anat. 1909. Bd. 73 u. 74. — Neusser, v., Zur Diagnose des Status thymico-lymphaticus. Klin. Symptomatol. u. Diagn. 1911, Heft 4. — Ortner, Zur Klinik der Angiosklerose etc. Wien. klin. Wochenschr. 1902. — Paltauf, A., Über die Beziehungen des Thymus zum plötzlichen Tod. Wien. klin. Wochenschr. 1889, Nr. 46 u. 1890, Nr. 9. — Ranzi und Tandler, Über Thymusexstirpation. Wien. klin. Wochenschr. Nr. 27, 1909. — Rehn, L., Tracheal - Stenose und Thymustod. Arch. f. klin. Med. 1906. Bd. 80. — Sury, v., Über die fraglichen Beziehungen der sog. Mors thymica zu den plötzlichen Todesfällen im Kindesalter. Vierteljahrsschr. f. d. ges. Med. 1908, Bd. 36. — Stöhr, Über die Natur der Thymuselemente. Anat. Hefte 1906, Bd. 95.

Hypophyse.

Aschner, Demonstr. hypophysektomierter Hunde. Wien. klin. Wochenschr. Dez. 1909. — Benda, C., a) Über 4 Fälle von Akromegalie. Deutsche med. Wochenschr. 1901. b) Die Akromegalie. Deutsche Klin. III., 1903. c) Path. Anat. der Hypophyse. Handb. d. Path. Anat. des Nervensyst. Berlin 1904. — Bernstein u. Falta, Kongr. f. innere Med. 1912. — Bertelli, Falta u. Schweeger, Über die Wechselwirkung der Drüsen mit innerer Sekretion III. Über Chemotaxis. Zeitschr. f. klin. Med. Nr. 71. — Biedl, Innere Sekretion. Urban u. Schwarzenberg. Wien 1910. — Borchardt, L., a) Funktion und funktionelle Erkrankungen der Hypophyse. Ergebn. d. inneren Med. u. Kinderkeilk. III. 1909. b) Die Hypophysenglykosurie und ihre Beziehung zum Diabetes bei der Akromegalie. Zeitschr. klin. Med. Bd. 66, 1908, S. 332. — Cagnetto, G., Zur Frage der anatom. Beziehung zwischen Akromegalie und Hypophysistumor. Virchows Arch. 1904, Bd. 176, S. 115 und 1907, Bd. 187, S. 197. — Cushing, Die Hypophysis cerebri etc. Journ. of Amer. med. Assoc Nr. 53, 1909, p. 249. — v. Cyon, Gefäßdrüsen, S. 124. 1910. — Delille, A., L'hypophyse et la médication hypophyse. Paris 1909. — Dercum u. Mac Carthy, Autopsy in a case of adiposis dolorosa. Americ. Journ. of med. 1902, p. 994. — v. Eiselsberg, Über operative Behandlung der Hypophysentumoren. Wien. klin. Wochenschr. 1907. — v. Eiselsberg u. v. Frankl - Hochwart, a) Operative Behandlung der Tumoren der Hypophysisgegend. Neurol. Zentralbl. Nr. 21, 1907. b) Neuer Fall von Hypophysisoperation bei Degeneratio adiposo-genitalis. Wien. klin. Wochenschr. 1908. — Erdheim a) Hypophysengangsgeschwülste. Sitz.-Bericht k.k. akad. Wissensch. Wien. Math.-natur. Cl. Abt. III., 1904, Bd. 113. b) Über einen Hypophysentumor von ungewöhnlichem Sitz. Zieglers Beitr. 1909, Bd. 46. — Erdheim u. Stumme, Über die Schwangerschaftsveränderung der Hypophyse. Zieglers Beitr. 1909, Bd. 46. — Exner, Beiträge zur Pathologie und Pathogenese der Akromegalie. Mitteil. a. d. Grenzgeb. d. Med. u. Chir. 1909, Bd. 20. — Falta, a) Mitteil. d. Ges. f. inn. Med. u. Kinderheilk. Wien 1910, Bd. 2, S. 24. b) Concerning diseases that depend on disturbances of internal Secretion. Americ. Journ. of the med. sciences. April 1909. — Falta u. Iocović, Protokoll der k. k. Ges. d. Ärzte Wien. Wien. klin. Wochenschr. 17. Dez. 1909. — v. Frankl - Hochwart, Die Diagnostik der Hypophysentumoren ohne Akromegalie. 16. intern. med. Kongreß Budapest 1909. — v. Frankl - Hochwart u. Fröhlich, Arch. f. exp. Path. u. Pharm. — Fischer, B., Hypophyse, Akromegalie und Fettsucht. Wiesbaden, Bergmann, 1910. — Fröhlich, A., Tumor der Hypophyse ohne Akromegalie. Wien. klin. Rundschau Nr. 47, 48, 1901. — Growe, Cushing, u. Homans, Experimental hypophysectomy. Bull. Johns Hopkins Hosp. Baltimore, May 1910. — Haberfeld, W., Die Rachendachhypophyse. Zieglers Beitr. 1909, Bd. 46, S. 133. — Hirsch, O., Über Methoden der operativen Behandlung von Hypophysistumoren auf endonasalem Wege. Arch. f. Laryng. 1910. Bd. 24. — Hochenegg, 37. Kongreß der Gesellsch. f. Chirurgie 1908, S. 80. Wien. klin. Wochenschr. 1908, S. 891, Zeitschr. f. Chir. Nr. 100. — Launois et Roy, Etudes biologiques sur les géants. Paris 1904 Masson. — Lorand, Pathogénie du diabète dans l'akromegalie. Comp. rend. soc. biol. Nr. 56, p. 554. — Magnus - Levy, Der respirat. Gaswechsel in Krankheiten. Zeitschr. f. klin. Med. 1906. — Marburg, Die Adipositas cerébralis etc. Deutsche Zeitschr. f. Nervenheilk. 1909, Bd. 36, S. 114. — Marie u. Marinesco, Sur l'anat. path. de l'akromegalie. Arch. d. méd. experm. et d'Anat. path. 1891. — Messedaglia, Studi sulla akromegalia. Padova 1908. — Müller, E., Über die Beeinflussung der Menstruation durch zerebrale Herderkrankungen. Neurol. Zentralbl. 1905, S. 790. — v. Noorden, a) Die Zuckerkrankheit. V. Aufl. Hirschwald, Berlin 1910. b) Die Fettsucht. II. Aufl. Hölder, Wien 1910. — Paulesco, L'hypophyse du cerveau. Paris 1908. — Pineles, F., Die Beziehungen der

Akromegalie zum Myxödem und anderen Blutdrüsenerkrankungen. Volkmanns klin. Beitr. N. F. Nr. 242, 1899. — Ponfick, Myxödem und Hypophyse. Zeitschr. f. klin. Med. 1899, Bd. 38, S. 1. — Salomon, H., Gaswechsel bei Morbus Basodowii und Akromegalie. Berl. klin. Wochenschr. Nr. 24, 1904. — Schlesinger, W., Über Beziehungen der Akromegalie zum Diabet. mellitus. Wien. klin. Rundschau Nr. 15, 1908. — Schloffer, Wien. klin. Wochenschr. 1907, S. 621 u. 1075. — Schönemann, Hypophyse u. Thyreoidea. Virch. Arch. 1892. Bd. 129, S. 310. — Schüller, Die Schädelbasis im Röntgenbild. Fortschr. a. d. Gebiet d. Röntgenstr. Ergänz.-Bd. 11. — Souza-Leithe, De l'akromegalie. Paris 1890. — Sternberg, Die Akromegalie. Nothnagels Handb. VII., 2. 1897.

Epiphyse.

v. Frankl-Hochwart, Zur Diagnose der Zirbeldrüsentumoren. Deutsche Zeitschr. f. Nervenheilk. 1909, Bd. 37. — Marburg, O., Die Adipositas cerebralis etc. Deutsche med. Wochenschr. 1908, S. 2009; Deutsche Zeitschr. f. Nervenheilk. 1909, Bd. 36 und Wien. med. Wochenschr. 1907, S. 2512. — Neumann, M., Zur Kenntnis der Zirbeldrüsengeschwülste. Monatsschr. f. Psych. u. Neurol. 1901, Bd. 9, S. 337. — Oestreich-Slavyk, Riesenwuchs und Zirbeldrüsengeschwülste. Virchows Arch. 1899, Bd. 157, S. 475; s. auch Heubner, Tumor der Glandula pinealis. Deutsche med. Wochenschr. 1898, Vereinsbeil. 29. — Raymond und Claude, Les tumeurs de la glande pinéale chez l'enfant. Bull. Acad. de méd. 15 Mars 1910.

Nebennierenapparat und Status lymphaticus.

Bartel, J., Über die hypoplastische Konstitution usw. Wien. klin. Wochenschr. Nr. 38, 1907 u. Nr. 22, 1908. — Beaujard, E., Les lésions surrénales dans les néphrites. Semain méd. 1907. — Bertelli, Falta und Schweeger, Über die Wechselwirkung der Drüsen mit innerer Sekretion III. Zeitschr. f. klin. Med. Nr. 71. — Biedl, a) Innere Sekretion. Vorlesungen 1902. Wien 1903. Wien. Klin. Nr. 29, 1903. — b) Innere Sekretion. Urban u. Schwarzenberg 1910. — Bittorf, Die Pathologie der Nebennieren und der Morb. Addisonii. Jena 1908. — Bortz, Nebennieren und Geschlechtscharaktere. Arch. f. Gynäk. Bd. 88, S. 444. — Braun, Wien. klin. Wochenschr. 1905 u. Sitzber. d. k. k. Akad. Wissensch. Wien Nr. 116, 1907 u. Med. Klin. 1908. — Ebstein, Peritonitisartiger Symptomenkomplex im Endstadium des Morbus Addisonii. Deutsche med. Wochenschr. Nr. 46. 1897. — Ehrmann, Arch. f. exper. Path. u. Pharm. 1905, Bd. 53, S. 96 u. Deutsche med. Wochenschr. 1909. — Elsässer, Arbeiten a. d. Gebiet d. path. Anat. u. Bakt. Path. anat. Inst. Tübingen 1906, Bd. 5, S. 45. — Eppinger, Falta und Rudinger, Wechselwirkung der Drüsen mit innerer Sekretion, I. u. II. Zeitschr. f. klin. Med. Bd. 66 u. 67. — Eppinger und Heß, Die Vagotonie. Sammlung klin. Abhandlungen von v. Noorden, 9. u. 10. Heft, 1910. — Falta und Fleming, Münch. med. Wochenschr. 1911. — Falta, Newburgh und Nobel, Wechselwirkung der Drüsen mit innerer Sekretion, IV. Zeitschr. f. klin. Med. 1911. — Falta und Priestley, Berl. klin. Wochenschr. 1911. — Fränkel, Arch. f. exper. Path. u. Pharm. 1909, Bd. 60. — Gautrelet, J., La choline, son role hypotonseur dans l'organisme etc. Journ. de. physiol. et path. gen. 2 mars, 1909. — Goldzieher, Wien. klin. Wochenschr. Nr. 22. 1910. — Haber v. und Stoerk, Beitrag zur Marksekretion der Nebenniere. Wien. klin. Wochenschr. 1908, S. 305 u. 338. — Hedinger, a) Deutsch. Arch. f. klin. Med. 1905, Bd. 86, S. 248. b) Über Beziehungen zwischen Stat. lymph. und Morb. Add. Deutsche path. Ges. Dresden 1907. — Herrmann und Kyrle, Verhandl. d. phys. u. morph. Ges. Wien 1909, Bd. 5, S. 4. — Huldgren und Andersson, Studien zur Physiologie und Anatomie der Nebennieren. Skand. Arch. f. Physiol. Bd. 9, S. 73. — Jonesco, Notiz über eine besondere Affinität der Nierengefäße zum Adrenalin. Wien. klin. Wochenschr. 1908. — Karakascheff v., Beitr. z. path. Anat. der Nebennieren usw. Zieglers Beitr. 1904, Bd. 36, S. 401 und 1906, Bd. 39, S. 373. — Kolisko, Über plötzlichen Tod aus natürlichen Ursachen. Handb. d. ärztlichen Sachverständigentätigkeit 1906, Bd. 2. — Kundrat, H., Über Vegetationsstörungen. Wien. klin. Wochenschr. Nr. 28, 1893. — Lichtwitz, Über einen Fall von Sklerodermie und Morbus Addisonii usw. Deutsch. Arch. f. klin. Med. 1908, Bd. 94. — Lohmann, Über die antagonistischen Wirkungen der in den Nebennieren enthaltenen Substanzen usw. Pflügers Arch. 1908, Bd. 122. — Münzer, E., Zur Lehre von den vaskulären Hypotonien. Wien. klin. Wochenschr. Nr. 38, 1910. — Neubauer, E., Biochem. Zeitschr. 1910, Bd. 25. — Neurath, Die vorzeitige Geschlechtsentwickelung. Ergebn. d. inn. Med. u. Kinderheilk. Nr. 4, 1909. — v. Neußer, Die Erkrankungen der Nebennieren. Nothnagels Handb. 1899. — v. Neußer und Wiesel, Die Erkrankungen der Nebennieren. A. Hölder 1910. Wien. — Paltauf, A., Über die Beziehung des Thymus zum plötzlichen Tod. Wien. klin. Wochenschr. Nr. 46. 1889 u. Nr. 9, 1890. — Pollack, L., Untersuchungen bei Morbus Addisonii. Wien. klin. Wochenschr. 1910. — Porges, O., Über Hypoglykämie bei Morbus Addisonii usw. Zeitschr. f. klin. Med. Nr. 69, S. 341, 1909. — Schilder, P., Über das maligne Gliom des sympathischen Nervensystems. Frankfurter Zeitschr. f. Path.

1909, Bd. 3. — Schlayer, Deutsche med. Wochenschr. 1907, S. 1897 und Münch. med. Wochenschr. 1908, S. 2604. — Schur und Wiesel, Wien. klin. Wochenschr. Nr. 23 u. 27, 1907. — Schwarz, O., Über einige Ausfallserscheinungen nach Exstirpation beider Nebennieren. Wien. klin. Wochenschr. 1909. — Straub, H., Akuter Morbus Addisonii usw. Deutsch. Arch. f. klin. Med. 1909, Bd. 97. — v. Sury, Über die fraglichen Beziehungen der sog. Mors thymica zu den plötzlichen Todesfällen usw. Vierteljahrsschr. f. ger. Med. 3. F., Bd. 36, 1906, S. 88. — Thumim, Geschlechtscharaktere und Nebennierenrinde in Korrelation. Berl. klin. Wochenschr. Nr. 3, 1909. — Westphal, Fr., Die klinische Diagnose der Grawitztumoren. Inaug.-Diss. München 1910. — Wiesel, J., a) Mitteil. d. Ges. f. inn. Med. u. Kinderheilk. Wien Nr. 3, S. 144, 1904. b) Zur pathologischen Anatomie der Addisonschen Krankheit. Zeitschr. f. Heilk. Bd. 24, 1903. — c) Virchows Arch. 1905, Bd. 180, S. 553. e) Zur Pathologie des chromaffinen Systems. Virchows Arch. 1904, Bd. 176. e) Mitteil. d. Ges. f. inn. Med. Wien 1907.

Keimdrüsen.

Biedl, Innere Sekretion. Urban u. Schwarzenberg 1910. — Falta, Späteunuchoidismus und multiple Blutdrüsensklerose. Berl. klin. Wochenschr. Juli 1912. (Daselbst ausführliche Literatur.) — Hudovernig, Un cas de Gigantisme précoce. Etude complémentaire 1906, ibidem 4. — Josefson u. Lundquist, Abnormes Längenwachstum etc. Deutsche Zeitschr. f. Nervenheilk. 1910. Bd. 39. — Lemos Magelhaes, Infantilisme et dégéner. psych. Nouv. iconogr. de la Salp. 1906, Tome 19, p. 50. — Kisch, Über Feminismus männlicher lipomatöser Individuen. Wien. med. Wochenschr. 1905. — Meige, Henry, L'infantilisme, le feminisme et les hermaphrodites antiques. L'antropologie 1895. — Möbius, Über die Wirkungen der Kastration. Halle 1906. — Neumann u. Herrmann, Biologische Studien über die weiblichen Keimdrüsen. Wien. klin. Wochenschr. Nr. 12, 1911. — Neurath, a) Vorzeitige Geschlechtsentwickelung (Menstruatio praecox). Wien. med. Wochenschr. 1909 und Die vorzeitige Geschlechtsentwickelung. Ergebn. der inneren Med. u. Kinderheilk. 1909, Bd. 4. b) Über Fettkinder etc. Wien. klin. Wochenschr. Nr. 2. 1911. — v. Noorden, Die Fettsucht. 2. Aufl. Hölder. 1910. Wien. — Pellizzi, G. B., La sindrome epifisaria „macrogenitosomia precoce". Rivist. ital. di neuropatologia 1910, Bd. 3. — Sacchi, E., Di un caso di gigantismo infantile etc. Rivist. sperment. di frenetria 1895, Bd. 21. — Tandler, J., Untersuchungen an Skopzen. Wien. klin. Wochenschr. 1908 und Über den Einfluß der innersekretorischen Anteile der Geschlechtsdrüsen auf die äußere Erscheinung des Menschen. Wien. klin. Wochenschr. 1910. — Tandler u. Grosz, Einfluß der Kastration auf den Organismus. Wien. klin. Wochenschr. 1907 und Beschreibung eines Eunuchen-Skeletts. Archiv f. Entwickelungsmech. 1909, Bd. 27 und Die Skopzen, 1910, ibidem Bd. 30 und Die Eunuchoide, 1910, ibidem Bd. 29.

Infantilismus — multiple Blutdrüsensklerose. — Riesenwuchs.

Anton, Vier Vorträge über Entwickelungsstörung beim Kind. Berlin 1908 und Reiner Psychoinfantilismus. Forens. Psychiatrie 1910, Bd. 2. — Aschner, B., Über einen Fall von hypoplastischem Zwergwuchs mit Gravidität etc. Monatsschr. f. Geb. u. Gyn. 1910, Bd. 32, S. 644. — Bauer, Presse med. 4. Dez. 1909. — Bertoletti, M., Contribution à l'étude du Gigant. acrom. inf. Nouv. iconogr. de la Salp. 1910, S. 1. — Buday u. Janscó, Ein Fall von pathologischem Riesenwuchs. Deutsches Arch. f. klin. Med. Bd. 60. — Breuß u. Kolisko, Die patholog. Beckenformen. I. Leipzig u. Wien. 1904. Deuticke. — Brissaud, a) Sur les rapports réciproques de l'Acromégalie et du Gigantisme. Gaz. des hôp. 11 Mai. 1896 und soc. méd. des hôp. 15 Mai 1896. b) Leçons sur les malad. Nerv. (Hôp. St. Antoine) Paris 1899 und De l'infantilisme myx. Nouv. iconogr. de la Salp. 1897 und De l'infantilisme vrai. ibidem 1907. — Brissaud et Meige, Journal de Med. et Chir. prat. 25. Janv. 1895. — Claude, Acromégalie sans Gigantisme. L'Encéphale. 1907, p. 295. — Falta. Späteunuchoidismus und multiple Blutdrüsensklerose. Berl. klin. Wochenschr. Juli 1912. (Daselbst ausführliche Literatur.) — Huchard et Launois, Gigantisme acromegalie etc. Soc. med. des hôp. Dec. 1903. — Joffroy, Paralysie générale juvénile etc. L'éncephale 1908, Tome 7, p. 1. — Langer, C. v., Wachstum des menschlichen Skelettes in bezug auf den Riesen. Denkschrift der kaiserl. Akad. d. Wissensch. Wien. Mat. naturwiss. Cl. Bd. 31, S. 1, S. 91. 1872. — Launois et Roy, a) Des relations, qui existent entre l'état des glands génitales et le developpement du squelette. Soc. de Biol. 10 Janv. 1903. p. 22 et Nouv. iconogr. de Salp. 1902. b) Etude biologique sur les géants. Paris 1904. — Levi, E. et G. Fraunchini, Contribution à la connaissance du Gigantisme etc. Nouv. iconogr. de la Salp. 1909. Tome 22. p. 449. — Lorain, Lettre preface à la thèse de Fancau de la Cour 1871. — Meige, L'infantilisme, Gaz. des hôp. 1902, Tome 22. — Meige, H., Sur le Gigantisme. Arch. gener. de Med. Oct. 1902, p. 410. — Richon et Jeandelize, Sur l'origine testiculaire possible de certains cas d'infantilisme. Province méd. 23 Juin 1906. — Schüller, Über Infantilismus. Wien. med. Wochenschr. Nr. 13, 1907. — Tandler, J., Über Infantilismus. Wien. med. Presse Nr. 15, 1907. — Woods Hutschinson, Acromegaly and gigantisme. New York Med. Journ. July 21. 1900 und Americ. Journ. of med. science 1895, p. 190.

B. Anatomisch begründete Konstitutionsanomalien.

Konstitution und Infantilismus.

Von

W. A. Freund und R. von den Velden.

Mit 11 Abbildungen.

I. Allgemeiner Teil.

Der Konstitutionsbegriff gehört zu den ältesten Besitzständen der Medizin; er ist von so bedeutender Lebensenergie, daß er über 2000 Jahre durch alle Systeme und Kämpfe der medizinischen Wissenschaft den Gegenstand lebhafter Diskussion abgegeben hat und eine Zeitlang zum wichtigsten Prinzip der Pathogenese erhoben, dann wieder in seiner Bedeutung herabgedrückt, ja als ganz bedeutungslos beiseite geschoben worden ist. Und wie unsere schnelllebige Zeit Vorgänge, die sich früher in langsamem Tempo, mit mählich sich abspielenden Bildern vor einer Generation geduldiger Zuschauer abwickelten, jetzt in hastig beschleunigter Weise vor unserem von den hart aneinander gerückten gegensätzlichen Eindrücken fast verwirrtem Auge aufrollt, so haben wir in diesen Tagen die extremen streitenden Meinungen über die Bedeutung der Konstitution hart nebeneinander gestellt und die kämpfenden Geister stark aufeinander platzen zu sehen Gelegenheit gehabt. Vermittelnde Stimmen von Gewicht machen sich erst in der neuesten Zeit wieder geltend.

Diesen über das ganze Gebiet der Medizin in allen Epochen hin und her wogenden Kampf historisch genau und vollständig dazustellen, liegt nicht in unserer Aufgabe. Wir haben die primitive erste wissenschaftliche Fassung des Konstitutionsbegriffs bei Hippokrates darzustellen und daran sofort die Schilderung der neusten, auf Grund der modernen Infektionslehre aufgebauten Theorie von der Konstitution anzuschließen, endlich die Aufgaben zur Lösung der neuen über diesen Gegenstand sich erhebenden Fragen zu präzisieren.

Der von Hippokrates auf Grund von Krankenbeobachtung aufgerichtete Konstitutionsbegriff ist im Laufe der Zeit besonders im Mittelalter und später in der Zeit der Naturphilosophie vielfach verballhornt und endlich derartig ruiniert worden, daß die moderne naturwissenschaftliche Medizin ihn bekämpfen mußte. Erst die allerneuste Zeit hat ihn wieder mit Ernst behandelt, als berechtigt anerkannt und in streng anatomischer physiologischer Bearbeitung auf feste Basis gestellt. Bei Hippokrates umfaßt der Konstitutionsbegriff die Konstitution des Individuums, des Volkes, des Landes, der herrschenden Krankheiten, der Jahreszeiten, der Atmosphäre. In betreff der erstgenannten behauptet er, daß sie angeboren, in der Organisation des Individuums verborgen und im wesentlichen nicht umzugestalten sei. Er unterscheidet die gute und die schlechte Konstitution, die starke und die schwache, die schlaffe, fette, feuchte, rötliche gegenüber der straffen, gedrungenen, dunkelfarbigen und trocknen. Eine gute Konstitution läßt alle Funktionen naturgemäß und harmonisch sich abspielen. Konstitutionen, welche diätetische Entgleisungen schnell und energisch als Gesundheitsstörungen fühlen lassen, sind die vergleichsweise schwächeren gegenüber den stärkeren. Schwachsein und Kränklichsein grenzen hart aneinander. Schlaffe und feuchte Konstitution erfordert trockne, straffe und trockne feuchte Diät. Die pathogenetische Bedeutung der Konstitution wird erkannt unter anderem an der Konsolidation der Frakturen, welche in den verschiedenen Konstitutionen und Lebensaltern verschiedene Zeit benötigen. Die Behandlung der Frakturen erfordert Rücksichtnahme auf die sehr großen Verschiedenheiten der Naturen in der Widerstandskraft gegen krankhafte Einflüsse. Die Leichtigkeit oder Schwierigkeit der Einrichtung von Luxationen, und die Häufigkeit der Rezidive derselben richtet sich ebenfalls nach der Konstitution, denn die Beschaffenheit der Gelenkflächen, ob mehr trocken oder feucht, des Bandapparates, ob elastisch oder straff, ist bei den Menschen durchaus verschieden. Die kritischen Erscheinungen in akuten Krankheiten richten sich in ihrem Verlauf nach der Konstitution. Die verschiedenen Konstitutionen verhalten sich in den verschiedenen Lebensaltern und Ländern, gegenüber den Einflüssen der Lebensweise, der Jahreszeiten und herrschenden Krankheiten verschieden. Sie disponieren zu gewissen Krankheiten. Sie werden in bezug auf Arbeitsleistung und Lebensdauer durch äußere Einwirkung verschieden beeinflußt. Leichte Modifikationen der Konstitution können bewirkt werden durch Diät, speziell gutes oder schlechtes Trinkwasser, ungesunde Wohnung usw. Spezielle Angaben über die Bedeutung der konstitutionellen Beschaffenheit einzelner Organe und Organsysteme für Pathogenese und Prognose sind sehr interessant. Die vermöge ursprünglich fehlerhafter Konstitution mit einer deformen Brust, flügelförmig abstehenden Schulterblättern begabten Individuen sind bei schweren Katarrhen sehr gefährdet, mögen sie expektorieren oder nicht expektorieren. Eine viereckige behaarte Brust mit kurzem, mit Fleisch gut bedecktem Schwertknorpel gibt gute Prognose. Bei Anlage zur Phthise sind alle Erscheinungen heftiger und bedenklich. Sieht jemand wie ein an Phthise Leidender aus, so sehe man zu, ob er einen angeborenen Habitus phthisicus habe und daher dem Verderben nicht entgehen könne. Die Angabe, daß die jugendliche Alterskonstitution von 16—30 Jahren vorzugsweise zur Phthise disponiert, findet sich an mehreren Stellen. Hydrops, Phthise, Gicht und Epilepsie sind, wenn auf konstitutioneller Basis entstanden, kaum heilbar.

Die Hippokratischen Angaben über die Konstitution der Jahreszeit, der Krankheit usw. bieten für unser Thema kein Interesse. Seiner Definition der starken und der schwachen Konstitution fügt Hippokrates kritisch erläuternd hinzu: „Bei dem Mangel sicherer Anhaltspunkte können wir über diese Sache keine absoluten präzisen Angaben machen, was natürlich sehr erwünscht wäre. Weit entfernt, der alten Medizin aus diesem Mangel einen Vorwurf zu machen, ist der erreichbare Grad von Wahrscheinlichkeit doch schon sehr respektabel, und es fordert unsere Bewunderung heraus, welche Erkenntnisse von der alten Medizin aus solch niedrigem Stande der realen Kenntnisse erreicht worden sind."

Wenn Fr. Martius in seinem bedeutsamen Werke „Pathogenese der inneren Krankheiten" 1899—1909 im 2. Hefte S. 192 über die alte Konstitutionslehre folgendes Urteil fällt: „Die Alten, die von den logischen Verhältnissen zwischen Krankheitsursache und Krankheitsanlage eine ganz richtige Vorstellung hatten, fehlten nur darin, daß sie entsprechend dem niedrigen Grade ihrer tatsächlichen Kenntnisse von den konstituierenden Elementen des Körpers und seinem Aufbau den Gesamtorganismus für die krankhafte Reaktion verantwortlich machten und dementsprechend von schwachen und starken Konstitutionen schlechthin sprachen.   Damit ist nicht viel anzufangen,“ so muß gesagt werden, daß Hippokrates wohl eine allgemeine Schwäche des Organismus als Hauptmerkmal der individuellen Konstitution hinstellt, aber als Erkennungszeichen dieser Schwäche einige Organveränderungen und als unmittelbare Folgen Funktionsstörungen, vermöge derer das schwach konstituierte Individuum auf schädigende äußere Einflüsse schnell und energisch mit Erkrankung reagiert, ausdrücklich hervorhebt.   Gerade in Hinsicht auf die neuste Entwicklung des Konstitutionsbegriffes ist dieser letzte Punkt auch für die Beurteilung des großen Hippokrates zu betonen, und auf die berühmte Stelle in der „alten Medizin“ hinzuweisen, auf welche sich Plato im Phädrus bezieht, in welcher er gegen Empedokles erklärt: „Das Wesen des lebenden menschlichen Organismus kann nicht aus der supponierten Zusammensetzung desselben a priori, sondern muß experimentell a posteriori durch Erfahrung aus der Beobachtung der Einwirkung der Außendinge erschlossen werden.“   Ist das nicht die moderne Forderung experimenteller Funktionsprüfung der Leistungsfähigkeit der Organe?

Nimmt man als Musterobjekt für unsere Untersuchung die Infektionskrankheiten, so faßt Martius die neuste Darstellung des Konstitutionsbegriffes in folgenden Sätzen zusammen: „Ohne Erreger keine Infektionskrankheiten, aber nicht umgekehrt.   Nicht jede Einwanderung, Häufung und Wucherung fakultativ pathogener Mikroorganismen führt zum Durchbruch der Krankheit. Der Vorgang der Infektion ist vom Ausbruche der Krankheit streng zu trennen. Ob die Infektion vom Ausbruch der Krankheit gefolgt ist, das hängt nicht einseitig von der Natur und Kraft des Erregers, sondern ebenso sehr von der Kraft und Natur des infizierten Organismus ab.   Beides, die infizierende Kraft des Erregers und die Widerstandskraft des Organismus, sind keine absoluten, sondern äußerst variable Größen, von deren Verhältnis zueinander der Endeffekt der Infektion, nämlich Krankheit oder nicht, abhängt.“ — Die oben herangezogenen hippokratischen Sätze sind nach der grossen Hippokrates-Ausgabe E. Littrès (Oeuvres complètes d'Hippocrate 1839—1861 10 Bände) zitiert.

Wir gehen jetzt an die kritische Darstellung der modernen Fassung des Konstitutionsbegriffes, die im allgemeinen so lautet:

Individuelle Konstitution bedeutet eine meistens angeborene, manchmal erworbene, konstante Beschaffenheit des Körpers in seinen festen und flüssigen Bestandteilen, die ihn zu Erkrankung und zu schwerem Verlaufe der Krankheit in besonderem Grade geeignet macht.   Dem in Naturbeobachtung geübten Blicke des Arztes tritt ein scharf umschriebenes Bild einer Persönlichkeit entgegen, das aus der körperlichen Erscheinung (dem Habitus), aus der funktionellen leiblichen (Komplexion), und der geistigen Lebensäußerung (Temperament) erwächst.   Die Erkenntnis dieses Bildes und seines Verhältnisses zur Entstehung von Krankheiten (Disposition) ist eine der wichtigsten Aufgaben des Arztes.   Die Befähigung des Arztes zu dieser Erkenntnis bewegt sich in weiten, von dem jeweiligen Stande der positiven anatomischen und physiologischen Kenntnisse vom lebenden Organismus gezogenen Grenzen, und sie bestimmt in erster Linie den Grad seiner Tüchtigkeit.   Sie dokumentiert sich bei geringem Grade seiner Kenntnisse vorerst als mehr künstlerische Arbeit. Wie die Medizin von Anbeginn und weiterhin in langen Perioden theoretisch

und praktisch als Kunst betrieben worden ist, so ist auch der Konstitutionsbegriff ursprünglich rein intuitiv künstlerisch aufgefaßt worden. So wird zunächst das Bild starker und schwacher Konstitution aufgestellt und nach
dem Eindruck des Widerstandes, den der Einzelne gegen die Einwirkung der
Reize der gewöhnlichen Lebensführung oder ihrer Entgleisungen darbietet,
bestimmt. Als äußere Zeichen dieser Konstitution werden die derbe oder
schlaffe Konsistenz des Fleisches (bei den späteren Autoren als straffe und schlaffe
Faser), das Kolorit der Haut (dunkel oder blond) betrachtet und diesen leiblichen Bildern seelische Züge der verschiedenen Temperamente eingefügt. Man
glaubt in den verschiedenen Konstitutionen Dispositionen zu bestimmten Erkrankungen zu erkennen und beschreibt Habitus apoplecticus, phthisicus, scro-
phulosus; errethisticus, torpidus, venosus, arteriosus, endlich ganz speziell
medullär-, spinal- und zerebralen Habitus, mit Betonung einzelner mehr oder
weniger auffallender örtlicher vom Normalen abweichender Zustände. In müh-
seligem Theoretisieren kommt man dazu, die verschiedenen Konstitutionen als
angeborene Anomalien zu betrachten, die zwar in den Hauptzügen unveränder-
lich seien, aber doch durch dauernde Einwirkung äußerer Reize etwas verändert
werden können. Diese äußeren Reize gehen aus von Luft, Wasser, Erdboden, von
der Diät im allgemeinen [1]), und man glaubt die verschiedenen Zustände dieser
Außendinge unter bestimmte Rubriken mit bestimmten Zeichen bringen zu
können, woraus dann die Bedeutung der Konstitution der Jahreszeit, der Lebensführung beurteilt wird. Der exakt naturwissenschaftlichen Forschung machte
diese ganze Lehre natürlich den Eindruck der Unsicherheit und der Unverläßbar-
keit der auf solchem Wege erhaltenen Resultate; und man war geneigt, den
Gegenstand aus der wissenschaftlichen Diskussion gänzlich auszuschalten. Daß
dieses summarische Verfahren ein Irrtum war und zum Schaden der Sache
weit über das richtige Ziel hinausschoß, ist heute allgemein anerkannt. Die
moderne Wissenschaft hat es unternommen den Konstitutionsbegriff fest zu
umschreiben, indem sie zunächst die Ursache der Konstitutionsschwäche
in kongenitalen oder erworbenen Anomalien bestimmter Organe nach-
weist und damit der alten Vorstellung vom Locus minoris resistentiae eine
reale Unterlage gibt; dann den verminderten Widerstand gegen äußere Schädlichkeiten an womöglich meßbaren Funktionsstörungen zu erkennen sucht.
Hier ist in erster Linie das Bemühen Benekes mittelst anthropometrischer
Untersuchungen und Messungen der Größe, des Gewichtes der Organe unter
den wechselnden Bedingungen des Alters usw. sichere anatomische Grundlagen zu gewinnen, hervorzuheben. Diese Bemühungen, so verdienstlich sie
unsere realen Kenntnisse erweitern, reichen zur Begründung der Konstitutions-
pathogenese nicht aus. Die Überzeugung der modernen Medizin geht dahin,
daß nur die biologische Forschung mittelst exakter Funktionsprüfung,
welche auf allen Gebieten der Physiologie und der Pathologie staunenswerte
Resultate aufweist, hier fördern könne. Kraus hat die Ermüdung als Maß
der Konstitution aufgestellt. In den durch altruistisches Zusammenwirken
sich regulierenden Funktionen des nach Utilitätsgrundsätzen entwickelten
Zellenstaates des Gesamtorganismus und in der daraus resultierenden Sta-
bilität des lebenden Organismus sieht Kraus das Wesen der Konstitution.
Eine Besprechung der von Martius (2. Heft, S. 202) geübten Kritik der
speziellen praktischen Ausführung der Krausschen Experimente würde mich
hier zu weit führen. — In diesen Rahmen gehören Rosenbachs funktionelle
Diagnostik, welche die Erkennung des Werdeprozesses der Krankheit, des

---

[1]) Interessant ist der Hinweis des Hippokrates auf Verschlechterung der ursprünglichen Konstitution bei früher straffen, scharf arbeitenden Männern, die durch verweich-
lichende müßiggängerische Lebensweise schlaff und kränklich werden.

Überganges von der Ermüdung zur Gewebsveränderung zum Ziele hat, ferner die bekannten Arbeiten von Martius, Lubarsch, Bunge über Achylia gastrica; Glénard, Stiller über Enteroptose; Sahli, Heubner, Lenhartz u. a. über konstitutionelle orthotische Albuminurie; über konstitutionelle Glykosurie; C. Hart über Konstitution und tuberkulöse Lungenphthise; vor allem Naunyns Darstellung des reinen Diabetes. Naunyn charakterisiert den reinen Diabetes mit folgenden Worten: „Je schwerer die individuelle Schwäche der Anlage ist, um so sicherer wird die auf ihr gedeihende Unzulänglichkeit des Zuckerstoffwechsels hervortreten, auch ohne daß eine weitere Erkrankung der für den Zuckerstoffwechsel wichtigen Organe das noch zu begünstigen braucht, und um so frühzeitiger wird das geschehen; das sind die Fälle von jugendlichem schwerem Diabetes." Endlich gehören hierher die Untersuchungen von v. Noorden, Loewy und Richter über konstitutionelle Fettsucht; von F. A. Hofmann u. A. über konstitutionelle Gicht.

Als besonders förderlich für die feste Umschreibung des Konstitutionsbegriffes und für die Präzisierung der hier sich ergebenden neuen Arbeitsaufgaben muß die Arbeit von F. Kraus „Über konstitutionelle Schwäche des Herzens" hervorgehoben werden (v. Leuthold, Festschrift 1. Band).

Die grobe Tatsache, daß einzelne Individuen trotz nachgewiesener Einwanderung schädlicher Stoffe, vor allem anderen schädlicher pflanzlicher und tierischer Organismen, nicht erkranken, oder nur vorübergehende Störungen, die sie ohne Kunsthilfe überwinden, erleiden; daß umgekehrt andere Individuen bei schon geringer Einwirkung dieser Schädlichkeiten mit Sicherheit schwer erkranken und häufig an der Erkrankung zugrunde gehen, wird, wie die neuseten Untersuchungen an einzelnen Beispielen gezeigt haben, einzig und allein erklärt durch gewisse Eigentümlichkeiten des organischen Baues und der Funktion der betreffenden Individuen. Diese Eigentümlichkeiten schaffen ein anatomisches und klinisches Bild, das man als individuelle Konstitution bezeichnet und das sich in der mangelnden oder bestehenden Disposition zur Erkrankung kundgibt. Konstitution ist nicht die Ursache von Erkrankung, wohl aber eine Bedingung zur Erkrankung. Das Studium der Ursache und das der Bedingung müssen einander ergänzen [1]). Das Studium der Ursache der Tuberkulose hat zur Entdeckung des Tuberkelbazillus geführt; das Studium der Disposition für Spitzentuberkulose zur Entdeckung der Stenose der oberen Apertur. Nachdem Bacmeister „die mechanische Disposition der Lungenspitzen und die Entstehung der Spitzentuberkulose" experimentell definitiv bewiesen und stabiliert hat, ersteht jetzt die Aufgabe, die komprimierte Lungenpartie auf ihren Nährwert für den Bazillus zu untersuchen. Mit der modernen Wiedereinführung des Konstitutionsbegriffes wird der modernen Klinik ein interessantes, früher wohl überschätztes, später mit Unrecht vernachlässigtes Moment der Forschung und Lehre zugeführt. Das kranke Individuum kommt als Organisch-Ganzes zu seinem vollen Rechte, der Arzt mit der neuen reellen Kenntnis bereichert, bewegt sich in Stellung der Diagnose, Prognose und Indikation mit einer gegen früher größeren Sicherheit.

Ein einfaches und für die junge Bearbeitung respektabel sicher erkanntes Beispiel individueller Konstitution stellt der sog. Infantilismus dar: der angeborene oder erworbene Zustand des Organismus, vermöge dessen in irgend einem Stadium seiner Entwicklung (von dem des befruchteten Keimes bis zum vollkommen erlangten Wachstums) aufgehalten wird. R. von den Velden wird in nachfolgendem das Gesamtbild des Infantilismus darstellen.

---

[1]) Vgl. hierzu die neuesten Publikationen v. Hansemanns: „Über das konditionale Denken in der Medizin". 1912 und „Die Konstitution als Grundlage von Krankheiten". Med. Klinik 1912, No. 23.

Fragt man nach der Berechtigung des Gynäkologen zum Mitsprechen in dieser eminent internen medizinischen Sache, so ist zuzugestehen, daß anfangs wohl der Zufall eine Rolle gespielt hat. Einige bis dahin unbekannte klinische Erscheinungen an Frauen, welche Kinder in Gesichtslage gebaren, führten mich in der Suche nach dem Alter der Kenntnisse dieser interessanten Anomalie bis auf Hippokrates. Ich war erstaunt über den reichen Fund von Beobachtungen über den Einfluß der Konstitution des Individuums, des Bodens, des Klimas, der herrschenden Krankheiten auf Schwangerschaft, Geburt und Wochenbettsanomalien. Ich habe am Schlusse einer Arbeit über die Ätiologie der Gesichtslage mein Bedauern ausgesprochen, dass diese Angaben ohne Beachtung und Prüfung der Vergessenheit verfallen seien.

Direkt aber wurde ich durch Beobachtung an dem allgemein zu kleinen sogenannten infantilen Becken und an Entwicklungsanomalien der weiblichen Genitalien auf das Studium der normalen und pathologischen Entwicklung derselben geführt. Entsprechend der im Vergleich mit der männlichen viel komplizierteren Entwicklung der weiblichen Genitalien sind die Mißbildungen dieser Organe gegenüber den männlichen ungemein häufiger und tiefer greifend. Mich hat dieser Gegenstand von Anbeginn durch meine ganze Arbeitszeit festgehalten und beschäftigt. Im Anfange meiner Laufbahn der inneren Medizin attachiert, habe ich die Entwicklungshemmungen des Thorax studiert, habe dabei die auf Wachstumshemmung des ersten Rippenknorpels beruhende Stenose der oberen Apertur als Infantilismus entdeckt und auf die Wichtigkeit des Befundes für die Physiologie und Pathologie der Lungen hingewiesen. Meine Arbeiten über die Hufeisenniere, den doppelten Genitalschlauch, die Akromegalie, die Mechanik und Statik der Wirbelsäule und des Beckens, das kyphotische Becken, die Tubenkrankheiten, das klinische Bild der Adenome, endlich die Arbeiten über die Douglastasche und über Dehiszenz des graviden Uterus sind insgesamt auf diesem Felde ausgeführt — ein wahrhaft jungfräulicher Boden, der einer weiteren fleißigen Bearbeitung die besten Früchte verspricht. Für die Neuheit dieser Untersuchungen einige Beispiele. Zwar hatte man schon längst die anatomischen Verhältnisse des Defektes und der Doppelbildung der weiblichen Genitalien beschrieben, aber erst in den 60er Jahren hat Simon auf der G. Veitschen Frauenklinik in Rostock die Hämatomethra der verschlossenen Seite eines Uterus bipartitus zum erstenmal richtig diagnostiziert. Dies ist die Zeit, in welcher das Kussmaulsche Buch wie eine Offenbarung neuer Tatsachen wirkte.

Jeder Schritt in dieser Untersuchung deckte neue interessante Tatsachen auf, und allmählich hob sich aus der großen Menge von Einzelheiten das wohlumschriebene Bild des Infantilismus, welcher alle Entwicklungshemmungen vom Fötalzustande, also antepartal, bis zur vollen Pubertätsentwicklung, also postpartal, umfaßt, an dessen Aufstellung und Ausarbeitung ich mich mit meinem Freunde A. Hegar neben unseren Mitarbeitern und Schülern ununterbrochen beteiligt habe. Zu welchen großen Unzukömmlichkeiten und Dunkelheiten die Nichtkenntnis dieses wichtigen Momentes führt, das erkennt man u. a. an den aktuellen Beispielen der neuen Lehre von der Gonorrhöe. Glaubte man mit dem Nachweis des Gonokokkus und den durch ihn unmittelbar veranlaßten Gewebsveränderungen das klinische Bild hinreichend charakterisiert, so zeigte die Erfahrung eine ungemein große Mannigfaltigkeit des klinischen Bildes der gonorrhoischen Erkrankung, von der einfachen radikal heilbaren Urethritis an bis zu den unheilbaren schweren Formen allgemeiner Infektion mit den verderblichen Entzündungen der Gelenke, des Endokards und anderer Organe. Ich habe in meiner Tubenarbeit folgende Beobachtung mitgeteilt.

Eine infantil entwickelte Frau stirbt nach langem Siechtum an akuter Peritonitis, nachdem sie drei Jahre vorher von ihrem mit chronischer Gonorrhöe behafteten Ehemanne infiziert worden war. Die zweite wohlentwickelte Frau desselben Mannes ist nach zweijähriger Ehe mit Ausnahme eines leichten Cervixkatarrhs genital gesund. Inzwischen ist mir mitgeteilt worden, daß diese Frau eine normale Geburt durchgemacht hat, bei welcher ihr Kind mit echter Konjunktivitis erkrankt ist. Die Frau selbst leidet an chronischer Cervikalgonorrhöe, ohne davon weiter in ihrer allgemeinen Gesundheit belästigt zu werden. Dieser Fall illustriert die Erfahrung, zu welch verschiedenen klinischen Bildern eine spezifische, unter gleichen äußeren Umständen an verschieden konstituierten (disponierten oder nicht disponierten) Individuen erfolgte Infektion führen kann [1].

---

[1] Daß wir Gynäkologen auf der anderen Seite mit der sehr breiten Annahme gonorrhoischer Natur der chronischen Entzündungen der Beckenorgane zu freigebig verfahren sind, gibt heute wohl jedermann zu. Der wissenschaftlichen wie der praktischen Gynäkologie hat die übertriebene Schätzung der gonorrhoischen Gefahr zum Schaden gereicht. Eine ganze Reihe von Fällen mußte ätiologisch unerklärt bleiben, eine Menge falscher Beschuldigungen, Beängstigungen, endlich nicht indizierte, schwer operative, zum Teil verstümmelnde Eingriffe sind aus dieser Quelle geflossen. Die erfolgreichen dahin gerichteten Untersuchungen und wiederholten Publikationen von Erb sind in aller Gedächtnis und haben vortrefflich gewirkt.

Während speziell die gonorrhoische, infizierte, normal entwickelte Tube bei passendem diätetischen Verhalten und richtiger Behandlung in der Mehrzahl der Fälle mit großer Sicherheit zur vollen Norm mit erhaltener Funktionsfähigkeit heilen kann, wird die infantile schnell zu einem ständigen, stetig fortschreitenden Krankheitsherde. In den cystenähnlichen, abgeteilten Loculamenten entwickeln sich wahre Brutstätten der eingewanderten Bakterien. Sehr bald schließen sich Verwachsungen mit den Nachbarorganen, speziell mit Darmschlingen, wobei der Tubeninhalt fötid wird, an. Durch Perforationen, welche in langen Fistelgängen in den Darmkanal, in die Harnblase führen, entleert sich der Inhalt der Tubensäcke meist nur unvollkommen. Enge Perforationsöffnungen in der Peritonealhöhle werden in der Mehrzahl durch schnell gebildete, peritonitische Membranen abgeschlossen; umfangreiche Durchbrüche, wie sie infolge von Trauma entstehen, können zu tödlicher, foudroyanter Peritonitis führen.

Das Geschlechtsleben eines ausgeprägt infantilen Weibes verläuft in folgender Weise: Schon die Pubertätsentwicklung ist schwierig. Die Menstruation tritt zu spät, oft spärlich ein; setzt Monate, sogar Jahre unter chlorotischen Erscheinungen aus; nach Wiedereintritt mit dem Bilde der Dysmenorrhöe. Alle Beschwerden verschärfen sich bei Einwirkung der in diesem Lebensalter so häufigen Schädlichkeiten von verkehrter körperlicher und geistiger Zucht, von Erkältung, übermäßiger Anstrengung. Häufig wird der Cervix Sitz chronischen Katarrhs. — Der Coitus ist nicht selten durch Vaginismus gestört. Konzeption erfolgt entweder gar nicht, oder verspätet; daher alte Erstgebärende oft infantil. Gravidität wird häufig durch Abortus beendet weil das Corpus uteri mit seinen ungleichmäßig ausgebildeten Wandungen sich dem gleichmäßig wachsenden Ei nicht anpaßt. Abortus wickelt sich wegen schwieriger Entfaltung des langen, nach vorn gebogenen Cervix protrahiert ab. — Trägt das Weib aus, so zieht sich die erste Geburtsperiode quälend und ungemein zögernd hin; in der zweiten macht sich Wehenschwäche und in der dritten oft Placentarretention mit schnell sich kontrahierendem inneren Muttermunde geltend. — Tiefe Cervixrisse bleiben oft klaffend und führen zu Ectropium. — Bei allgemeinem, auch auf das Gefäßsystem sich erstreckenden Infantilismus entwickelt sich oft hochgradige schwer heilbare Chlorose und bei septischer Infektion die schwerste Form des Puerperalfiebers. — Hochgradig infantil gewundene, vielleicht zugleich katarrhalisch erkrankte Tuben können das befruchtete Ei in einem Loculament aufhalten und somit die Tubargravidität mit den bekannten Ausgängen der Ruptur veranlassen. Eine normal entwickelte, gravid gewordene Tube wirft das Ovulum sine aborto aus oder kann (allerdings nur in seltenen Fällen) die Gravidität entweder mit Erhaltung des hyperplastischen dilatierten Tubenfruchtsackes oder mit Ruptur seiner unteren Wand und Austritt des Kindes in den interlamellaren Raum des Ligamentum latum, bei lebender Frucht bis ans normale Ende gedeihen lassen.

Wie wichtig die Kenntnis dieses klinischen Bildes des gesunden und erkrankten infantilen Weibes für den diagnostizierenden und den prognostizierenden Arzt ist, leuchtet ein; aber auch sein therapeutisches Handeln wird durch diese Kenntnis beeinflußt. So wird die Tubengonorrhöe normaler Weiber kaum jemals Indikation zu operativer Behandlung, speziell zu Salpingotomie abgeben; die chronische des infantilen dagegen nicht selten.

Wenn für die Güte eines neuen Forschungsweges die durch ihn gegebene logische Aufstellung neuer beantwortungsreifer Fragen spricht, so gehört der Gegenstand des Infantilismus zu dem der fruchtbarsten der wissenschaftlichen Medizin. Die moderne Psychiatrie hat mit vielversprechendem Erfolge den psychischen Infantilismus in den Bereich ihrer Arbeit gezogen.

Die psychischen, während der Pubertätsentwicklung auftretenden Störungen sind den Psychiatern schon vor längerer Zeit aufgefallen. Die wissenschaftliche Bearbeitung derselben ist wohl von der Arbeit Kahlbaums über „Hebephrenie" zu datieren. Daß aber die veränderten Lebensbedingungen der heutigen Zeit in dieser Hinsicht ein bedeutendes Wort mitsprechen, ist bekannt. Ich habe mich über diesen Punkt in meiner Schrift „Der Zusammenhang des Infantilismus, des Thorax und des Beckens", die ich mit Herrn L. Mendelsohn 1908 publiziert habe, folgendermaßen ausgelassen: „Wer mit genügender Beobachtungsgabe ausgestattet etwa zwei Menschenalter hindurch in irgend einem wichtigen Beruf, besonders dem ärztlichen in einer nicht uninteressanten Umgebung gelebt hat, dem wird die stetig und in schnellem Tempo verschärfte Inanspruchnahme des Lebens und Arbeitens im menschlichen Verkehr nicht entgangen sein. Er wird gesehen haben, wie Viele den immer heftiger entbrennenden Kampf ums Dasein, in der Gesellschaft nicht erfolgreich bestehen, wie Viele frühzeitig von ihm abstehen müssen, wie Viele, durch die Umstände in ihm festgehalten, zugrunde gehen. Ein Anhänger der sehr verbreiteten Meinung von der vorwärts schreitenden Nervosität und Widerstandsschwäche der modernen Menschheit möchte wohl glauben, daß diese Beobachtung mit der gegenwärtig energisch aufgenommenen Arbeit am Infantilismus, welcher das Hauptkontingent dieser Lebensinvaliden stellt, nicht zufällig zusammentreffe. Aber die Frage nach einer Zunahme der

Infantilistischen ist ebenso schwierig und unsicher, wie die nach der wachsenden Häufigkeit der Nervösen, Karzinomatösen, Tuberkulösen zu beantworten. Sicher aber und unbestritten ist der Ansturm des immer heißer entbrennenden Lebenskampfes auf die Menschheit, der naturgemäß in seinen Folgen den bestehenden Infantilismus grell beleuchtet und den Infantilisten schnell aufreibt. Allerdings rekrutiert sich dieses armselige Heer der Kampfunfähigen und Müden auch aus dem Lager der frühzeitig senil gewordenen, schnell verbrauchten Menschen. Beide Sorten der Invaliden stellen die scharf ausgeprägten Typen gewisser moderner Gesellschaftsmenschen dar, die bei Ärzten als Neurastheniker, dem Romanschriftsteller als Dekadenten und problematische Naturen reichliches Arbeitsmaterial liefern. Es mag gestattet sein, mit einigen Schraffierstrichen auf den tiefer liegenden Charakter dieser Zustände und besonders darauf hinzuweisen, daß beide neben anderen Unterschieden vor allem in der Stimmung voneinander abweichen. Der Infantilist kann seine schwächere Leistung nur durch Vergleichung mit der Leistung gesunder Nebenmenschen beurteilen; dem Senilisten steht seine frühere Tüchtigkeit der jetzigen defekten Leistung als stets wacher Vorwurf vor Augen. Unzweifelhaft muß die Stimmungsdepression, die sich bei beiden bemerklich macht, dem Senilisten bei weitem drückender sein. An den Arzt tritt die Frage heran, kann man gegen beide Zustände prophylaktisch etwas ausrichten? Hier tragen uns die sehr mageren Kenntnisse der Ursachen der Anomalien nicht weit." Dies genüge zur Motivierung der manche vielleicht überraschenden gemeinschaftlichen Arbeit der Gynäkologen und Psychiater.

Im Zusammenhang mit diesem Gegenstande steht eine Ausführung A. Hegars in einer hoch beachtenswerten Publikation („Entwicklungsstörungen" in der Deutschen medizinischen Wochenschrift 1910, Nr. 48) über die hohe physiologische und pathogene Wichtigkeit der doppelten Genitalanlage des Menschen, die ja in neuester Zeit so vielfach bearbeitet worden ist: „In der Ahnenreihe des Menschen lebte auch ein doppelgeschlechtliches Wesen. Dieses hat sich den äußeren Verhältnissen angepaßt, viele Eigenschaften abgestreift, die ihm beim Kampf ums Dasein und bei der Zuchtwahl hinderlich und schädlich waren, während die Individuen, die nicht fertig brachten, zugrunde gingen. Infolge dieser Auslese blieben nur noch zwei Geschlechtstypen, der männliche und der weibliche übrig, deren Erhaltung noch durch eine im Drange der Umstände herbeigeführte zweckmäßige Arbeitsteilung gefördert wurde. . . . . Doch ist das Endziel, ein vollkommener Mann und ein vollkommenes Weib genau genommen noch nicht erreicht. Das doppelte Genitalsystem ist noch in verkümmerten Resten vorhanden, und Personen mit ausgebildeten primären und sekundären Charakteren beider Geschlechter sind nicht ganz selten. Eine Person, bei der dies in ausgesprochener Weise hervortritt . . . . . . ist nicht fertig geworden . . . . sie ist rückständig geblieben gegenüber der jetzigen Menschheit. Sie gehört nicht zu dieser, sondern zur Ahnenreihe des Genus homo."

„Die hohe Bedeutung des Gegenstandes (Hegar weist auf eine noch große Mannigfaltigkeit von Entwicklungsstörungen hin) dringt in weitere Kreise und wird immer mehr anerkannt, wenn auch noch nicht in dem Maße, wie sie ihr zukommt. Das Strafrecht, die Sozialpolitik, die Rassenhygiene, die Psychiatrie, die ganze Medizin werden dadurch innig berührt, und es lassen sich von weiteren Studien segensreiche Erfolge für die Menschheit erwarten. Bis dahin hat man wesentlich nur ein großes Material unter den Benennungen Infantilismus, Fötalismus, Minderwertigkeit, Degeneration gesammelt und Zustände verschiedenster Art und sehr verschiedenen Ursprungs unter dem einen oder dem anderen dieser Titel zusammengeworfen, so daß die ganze Lehre unvollkommen und etwas verworren erscheint."

Hoffen wir mit Hegar: „Das wird sich aber wohl bald ändern."

II. Spezieller Teil.

1. Einleitung.

Im folgenden sollen nun die anatomisch begründeten Konstitutionsanomalien der verschiedenen Organsysteme im einzelnen durchgesprochen werden; wir suchen also nach den morphologischen Merkmalen funktioneller Minderwertigkeiten. Nun ist es eine alltägliche Weisheit, daß wir dem anatomischen Substrat nicht ohne weiteres ansehen können, wie es seine funktionelle Aufgabe zu bewältigen vermag. Hier muß man vor allem der Ansicht als falsch entgegentreten, daß kleine Organe funktionsuntüchtiger seien, als große; man braucht nur an das hypertrophische Herz u. a. m. zu denken, um sich klar zu machen, daß dieser Satz wenigstens in der Allgemeinfassung nicht richtig ist. Infolgedessen können wir auch den ausgedehnten anthropometrischen Untersuchungen von Benecke d. Ält. ebensowenig wie seinen

Schlußfolgerungen über „das konstitutionelle Kranksein" folgen, so wichtige und interessante Aufschlüsse diese Untersuchungen uns auch in anderer Richtung geben. Es haben aber die klinischen Erfahrungen immer wieder gezeigt, daß Individuen mit klein angelegten Organen den Kampf ums Dasein schlechter bestehen, als die im Durchschnitt normal entwickelten Menschen, und eine nähere Betrachtung dieser Verhältnisse hat dazu geführt, daß in der Tat die Kleinheit eines Organismus resp. eines Organes mit seiner funktionellen Minderwertigkeit übereinstimmen kann; nur haben wir es hier nicht mit einer einfachen Hypoplasie zu tun, d. h. einer Verkleinerung in sämtlichen Dimensionen, sondern um ganz charakteristische Zustände, um Gewebs- und Gestaltsveränderungen, die auch mit einer Organverkleinerung einhergehen k ö n n e n, die wir unter Umständen an sämtlichen Organen nachzuweisen vermögen und deren gemeinsame Grundlage eine E n t w i c k l u n g s s t ö r u n g ist. Bis nach der Pubertät ist noch der ganze Organismus in der Entwicklung begriffen; sämtliche Organe wachsen sozusagen ihrer Funktion entgegen und sollen etwa im 18. Lebensjahre das Optimum ihrer Entwicklung erreicht haben. Für dieses funktionelle Optimum gibt es nun natürlich an sämtlichen Organen ein nach F o r m und G r ö ß e typisches anatomisches Substrat, und zwar kommen weniger die a b s o l u t e n G r ö ß e n in Betracht, als vielmehr die R e l a t i o n e n der einzelnen Organteile zueinander, wie auch der ganzen Organe zu anderen Zellkomplexen, worüber sich z. B. aus den Tabellen von B e n e c k e und den Arbeiten der B o l l i n g e r schen Schule interessante Beispiele anführen ließen. Seit den Zeiten der Hippokratischen Schule ist das äußere Bild dieser optimalen Entwicklung des ganzen Organismus festgelegt und wir sind so daran gewöhnt, aus dem äußeren Aspekt auch auf die Konstitution der einzelnen Organe zu schließen, daß wir oft vergessen, wie in einem äußerlich normal proportionierten und funktionsfähigen Körper partielle Minderwertigkeiten morphologischer wie funktioneller Natur enthalten sein können. Selbstverständlich findet sich auch oft das umgekehrte Verhalten vor. In dieser ganzen Evolutionsperiode vom embryonalen, intrauterinen Zustande, bis zur vollen Entwicklung im postnatalen Leben, können sich nun in verschiedenen Zeitabschnitten Störungen etablieren, die sich entweder am ganzen Individuum oder nur an einzelnen Teilen dokumentieren. Je nachdem sprechen wir dann also von einem g e n e r e l l e n oder p a r t i e l l e n I n f a n t i l i s m u s, d. h. von einem Zustande des ganzen Organismus oder einzelner Organe, in dem die verschiedenen Zeiten der Entwicklung eigenen Formen gewahrt bleiben, die ja allerdings auch meistens mit einer Organkleinheit, vom Standpunkt des fertig entwickelten Menschen aus betrachtet, einhergehen. „Diese infantilen Zustände bilden eines der bedeutsamsten prädisponierenden Momente für die Ausbildung pathologischer Zustände" (v. R o s t h o r n) und wir müssen uns deshalb hier bei der Behandlung der anatomischen Grundlagen von Krankheiten, zunächst mit dem Wesen des I n f a n t i l i s m u s bekannt machen, da er eine der wenigen, wissenschaftlich gut fundierten Hauptstützen der Konstitutionslehre darstellt.

2. Infantilismus.

Die Prägung des Begriffes und der Bezeichnung verdanken wir französischen Forschern (L a s é g u e), während in Deutschland die Gynäkologie mit W. A. F r e u n d und H e g a r an der Spitze sich um die wissenschaftliche Entwicklung der Lehre bemüht haben. Sie und ihre Schüler haben nicht nur wichtige Beiträge über dispositionelle infantile Zustände am weiblichen Genitale, sondern auch an anderen Organsystemen geliefert und es sei schon hier kurz auf die Untersuchungen F r e u n d s am Brustkorb, der Wirbelsäule und am Becken hingewiesen. Da das weibliche Genitale in s e i n e n v e r s c h i e d e n e n E- und I n v o l u t i o n s p e r i o d e n viel kompliziertere Verhältnisse und damit auch die Möglichkeit zahlreicher und tiefgreifender, besonders in ihren Folgen leicht ins Auge fallende Störungen darbietet, so ist ihre Bearbeitung viel früher erfolgt als an anderen Organsystemen und wir besitzen die meisten Erfahrungen über infantile Zustände in diesem speziellen Gebiet der allgemeinen Pathologie, Erfahrungen, die von wegleitender Bedeutung für die Untersuchungen an anderen Organsystemen sind. Bei der folgenden Schilderung infantiler Zustände halten wir uns an die Darstellung des früh verstorbenen v o n R o s t h o r n, der wohl das Zusammenfassendste in der Frage des Infantilismus geschrieben hat, was in den letzten drei Jahren hierüber erschienen ist.

Zu einer richtigen Beurteilung der vorliegenden infantilen morphologischen Verhältnisse gehört natürlich die detaillierteste Kenntnis der Form, wie auch der Funktionsänderungen in dem ganzen Entwicklungverlauf. Hier sind aber unsere Kenntnisse, abgesehen von dem Gebiet der Gynäkologie, noch recht lückenreich. Immerhin können wir sagen, daß die wichtigsten Marksteine aus der Evolutionsperiode bekannt sind. Wir werden auch mit der Zeit immer mehr in die Lage versetzt mit Hilfe der neueren diagnostischen Methoden auch in vivo diese Verhältnisse zu studieren, so daß wir nicht nur dem Anatomen die Klarlegung dieser bedeutsamen Entwicklungsstadien am toten Material überlassen müssen. Das anatomische Studium in vivo, wie wir es unter anderem mit dem Röntgenverfahren treiben können, hat uns hier schon wichtige Aufschlüsse gebracht, sowohl durch die Demonstration topographischer Verhältnisse, wie auch der Formen der verschiedenen Entwicklungsstadien an Brustkorb, Kreislauf, Magen-Darmkanal, Becken usw.; und so sind wir heute als Kliniker nicht mehr so wie früher darauf beschränkt, infantile Zustände, also Entwicklungsstörungen, an verschiedenen Organsystemen nur zu vermuten, sondern wir können sie uns gerade durch das Röntgenverfahren zum großen Teil ohne Schwierigkeiten exakt vor Augen führen.

Ätiologie. Von den verschiedenen Momenten, die man als ursächlich für diese Entwicklungsstörungen verantwortlich machen kann, hat man besonderes Gewicht auf zwei Kategorien von Schädlichkeiten gelegt, die man in exo- und endogene trennen kann. Sie sind teils phylogenetisch, teils aber auch erst ontogenetisch am heranwachsenden Organismus wirksam. Von den exogenen Momenten sei nur erwähnt, die Lues, Tuberkulose, Morphium, Alkohol und ähnliche Gifte, während man die endogenen Ursachen in einer Störung der inneren Sekretion der für das Wachstum und die Erhaltung der Funktionstüchtigkeit des Organismus wichtigen Drüsen sehen will, wie das z. B. bei der Schilddrüse der Fall ist. Man darf aber nicht verkennen, daß dort wo wir z. B. das ausgeprägte Bild eines Infantilismus und einer schweren Lungentuberkulose vor uns haben, die Unterscheidung, ob hier eine in der Jugend beginnende Tuberkulose die Wachstumshemmungen bedingt hat oder ob nicht, wie wir später sehen werden, in dem aus einem anderen Grunde infantilen Thorax die Tuberkulose sich etabliert hat, resp. etablieren mußte, daß dort die Unterscheidung von Ursache und Folge sehr schwer fallen kann.

Es bedarf eben auch hier bei dem Versuche, das konstitutionelle Moment zu fixieren, der Untersuchungen am noch nicht kranken Organismus, genau so wie wir das ja auch bei den Funktionsprüfungen durchführen müssen. Die ausgeprägten Krankheitsformen können uns wohl einen Fingerzeig geben, wie Morphologie und Funktion gestört sein können, von hier aus sind aber die Verhältnisse Schritt für Schritt in die noch nicht erkrankten Organe zu verfolgen, um die zu analysierenden Verhältnisse möglichst einfach vor Augen zu haben. Um ein weiteres Beispiel für die Schwierigkeit der Würdigung ätiologischer Faktoren a posteriori bei einem auf endogener Basis entstandenen Infantilismus zu schildern, sei an die Entwicklungsstörungen bei Crétins erinnert. Liegt nun hier ein Infantilismus und eine Dystrophie allein wegen der schlecht entwickelten Schilddrüse vor, oder haben wir nicht etwa die Hypoplasie, resp. Aplasie dieses Drüsenorgans als ein den übrigen infantilen Symptomen koordiniertes Moment aufzufassen. Gerade auf diesen Punkt der Beziehungen zwischen Infantilismus und Kretinismus ist von französischen Forschern nachdrücklichst und vielleicht wohl etwas einseitig hingewiesen worden (Morel). Der Vollständigkeit halber sei nur erwähnt, daß natürlich auch die verschiedensten Traumen intra- und extrauterin die Funktion der einzelnen Organsysteme hemmen oder zum Stillstand bringen können, und man kann jeweils nach dem Zeitpunkt des Eintrittes der Störung auch von einem Embryonalismus und einem Fötalismus sprechen (Hegar), wobei es sich natürlich nur um graduelle Unterschiede handelt.

Um eine kurze Übersicht der beim Infantilismus in Betracht kommenden ätiologischen Faktoren zu geben, sei hier eine von Anton aufgestellte entsprechende Gruppierung eingefügt, die eine ganz gute schematische Übersicht der danach möglichen Einteilung des Infantilismus gibt, wenn man ihr auch nicht in allen Punkten ohne weiteres zustimmen wird.

I. Generelle Infantilismen.

a) Infantilismus mit Myxödem und mit Kretinismus.
b) Mongolismus.
c) Infantilismus durch Fehlen oder durch Verkleinerung des Genitale.
d) Infantilismus mit primärer Erkrankung anderer viszeraler Drüsen, insbesondere der Nebenniere, der Thymus, der Bauchspeicheldrüse.
e) Infantilismus dystrophicus mit folgenden ätiologischen Unterarten:
   1. Infantilismus bei Gefäßaplasie (Inf. angioplasticus).
      Infantilismus bei primären Gehirnerkrankungen (einseitig oder beiderseitig).
   3. Infantilismus bei erblicher Syphilis.
   4. Infantilismus nach Alkoholismus und anderen Vergiftungen (Blei, Quecksilber usw.), Morphinismus der Eltern.
   5. Infantilismus bei frühzeitig erworbenen anderweitigen Erkrankungen und Stoffwechselstörungen, wie:
      Tuberkulose,
      Chlorose,
      Herzfehler (Pulmonalis- und Mitralis-Insuffizienz),
      Pellagra und andere Endemien.
   6. Infantilismus durch Verkümmerung in schlechten hygienischen Verhältnissen und durch mangelhafte Ernährung des Kindes.

II. Partielle Infantilismen:

a) Infantilismus, bestehend in Verkleinerungen der Sexualorgane.
b) Infantilismus mit Mangel im Gebiete des kardiovaskulären Systems.
c) Infantil bleibende Stimme, Infantilismus der stimmbildenden Organe.
d) Ausbleibender Haarwuchs (Fehlen des Bartes und der Pubes, aber auch der übrigen Körperhaare mit guten Körperproportionen).
e) Reiner Infantilismus psychicus.

Diagnose. Die klinische Erkenntnis dieser infantilen Zustände ist abgesehen von den ganz extremen Bildern natürlich erst dann möglich, wenn sich der Organismus mehr und mehr der Grenze nähert, an der er seine vollkommene Entwicklung besitzen soll. So werden also in den meisten Fällen infantile Zustände erst dann nachweisen können, wenn sich das Individuum in der Pubertätsperiode befindet, d. h. also in einer Zeit, in der sowohl am ganzen Organismus wie auch an einzelnen Organen der letzte mächtige Entwicklungsimpuls einsetzt. In dieser Zeitperiode beginnen schon unter Umständen an den infantilen Organen sich Funktionsstörungen bemerkbar zu machen und zwar fallen hier wieder, was in der Natur der Sache liegt, die Zustände am Genitale besonders ins Auge. Die besonders sich hier bemerkbar machenden Abweichungen von der Norm sollten jedem denkenden Arzt eine dringende Mahnung sein, auch an anderen Punkten des Organismus nach Zeichen einer zurückgebliebenen Entwicklung zu forschen; denn gerade das Verkennen des im infantilen Zustande verborgen liegenden konstitutionellen Momentes läßt besonders in dieser Zeitperiode viel Erziehungssünden begehen. Die richtige und rechtzeitige Erkenntnis und Bewertung der allgemeinen wie der lokalen Bedeutung infantilistischer Zustände gibt uns nicht so selten die Möglichkeit in die Hand, die vornehmste Aufgabe des Arztes zu erfüllen, d. h. prophylaktisch tätig zu sein. Die Konstitutionspathologie der Pubertätsjahre eingehend zu bearbeiten ist als eine Aufgabe von der weitgehendsten Bedeutung zu bezeichnen.

Symptomatologie. Wir werden die Einzelheiten der im Infantilismus sich kennzeichnenden konstitutionellen Momente weiter unten bei der Besprechung der einzelnen Organsysteme detailliert abhandeln. Hier sei nur

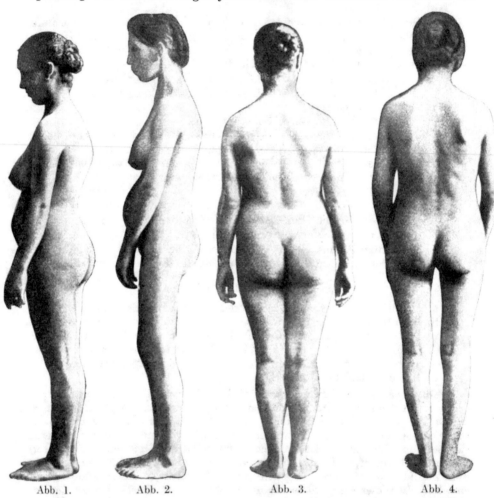

Abb. 1.   Abb. 2.   Abb. 3.   Abb. 4.

Profil- und Rücken-Ansicht von einer normalen und einer infantil entwickelten Frau.
(Aus dem Atlas der Gynäkolog. Klinik W. A. Freund. Straßburg 1885.)

versucht wieder in Anlehnung an die von Rosthornschen Schilderungen das Bild des infantilen Habitus in kurzen Zügen zu zeichnen, wie es sich uns zunächst morphologisch darstellt, was nichts anderes bedeutet, als die Aufzählung der Attribute des kindlichen Organismus. Es zeigt sich bei der äußeren Betrachtung als auffallend zunächst die zurückgebliebene Körpergröße und die zierliche Entwicklung des Knochensystems, insbesondere die kindlichen Proportionen einzelner Skeletteile, wie z. B. die Kürze der unteren Extremitäten. Der Brustkorb ist in seiner Konfiguration, wie wir später auszuführen haben, in solchen Fällen besonders abhängig von dem Verhalten der oberen Apertur und auch von der Wirbelsäule, zwei Momenten, die bei Störung in ihrer Entwicklung von hoher Bedeutung für die Entwicklung des Brustkorbes sein können. Solche infantile Individuen zeigen einen langen, schmalen, flachen, meist wenig beweglichen Brustkorb, also ein Bild, das auf den ersten Blick eigentlich nicht mit dem eines kindlichen Brustkorbes übereinstimmt. An der Wirbelsäule sind die typischen Krümmungen, schwach angedeutet, das hypoplastische Becken zeigt nur eine geringe Neigung, die Hüften erscheinen schmal und im Gesicht fällt die geringe Entwicklung des Gesichtsskelettes auf. Das Gesicht erweist sich auffallend breit, die Kiefer sind hypoplastisch, das Kinn ist schlecht entwickelt, die Nase kindlich gebildet, die Warzenfortsätze sind klein, die Zähne bewahren ihre Ähnlichkeit mit Milchzähnen, zeigen Lücken untereinander, haben eine schlechte Schmelzentwicklung, der Gaumen ist hoch und eng, ein Punkt, der auffallenderweise ebenso wie oben beim Thorax erwähnt auf den ersten Blick nicht ganz mit den Verhältnissen in der Kindheit übereinstimmt, da der kindliche Gaumen nach Tandler flach ist. Die Muskulatur ist mäßig entwickelt, die Nates sind flach, die Haarentwicklung ist dürftig, besonders an dem nur wenig entwickelten Mons veneris; die weiblichen Brustdrüsen zeigen eine kindliche Gestalt, sind parenchymarm und haben einen kleinen Warzenhof, oft mit den für fötale Zustände charakteristischen Flach- oder Hohlwarzen versehen. Äußerst typische Veränderungen zeigen sich am Genitale, die besonders beim weiblichen Geschlecht genau studiert sind. Die äußeren Genitalien sind kaum von den Oberschenkeln gedeckt, wie das am normal ausgebildeten Weibe der Fall sein soll, und die Entwicklung der inneren Teile zeigt typische Hemmungen. Vor allem erinnert die tiefe trichterförmige Vulva an den ursprünglichen Urogenital-Sinus. Die Lageanomalien des Uterus und der Ovarien, die veränderten Größenproportionen usw. werden weiter unten besprochen werden. Wir beobachten ferner bei derartigen Individuen sehr häufig deutliche Abweichungen in der Bauchkonfiguration. Da die oberen Bauchpartien meist eingeengt sind, findet sich mehr oder weniger ausgebildet ein Tiefstand der Bauchorgane, welcher sich äußerlich an dem mehr oder weniger ausgeprägten, unterhalb des Nabels hervortretenden Senkbauch dokumentiert. Die Abdominalorgane können an dieser veränderten Topographie alle oder nur zum Teil partizipieren. Außerdem finden sich als infantiler Zustand typische, klinisch allerdings nicht ohne weiteres diagnostizierbare Entwicklungsstörungen an der Niere und am Blinddarm, ebenso wie im Verlauf des Enddarmes. Ferner gehört in das Gesamtbild des generellen Habitus das infantile kleine Herz, die Enge des Gefäßsystems und sehr oft die in der Pubertätszeit sich dokumentierenden Störungen der Korrelationen der Organe, die für die Integrität des Blutgewebes verantwortlich sind. Erwähnen wir schließlich noch das jedem scharfen Beobachter oft ohne weiteres bemerkbare infantile Moment im psychischen Verhalten, so haben wir hiermit, natürlich zunächst nur ganz großzügig, das Bild des infantilen Habitus gezeichnet. Haben wir dieses eben geschriebene Syndrom so ausgeprägt vor uns, so begegnet wohl die Diagnose des generellen Infantilismus keinen Schwierigkeiten, selbst wenn Funktionsstörungen an diesen Organen noch nicht nachzuweisen sind. Wir wissen aber, daß jene Fälle viel häufiger sind, in denen es sich nur um partielle infantile Verhältnisse handelt, die dem klinischen Auge sich nicht immer ohne weiteres darbieten. So wissen wir z. B., daß am Kreislauf oder am Magen-Darmkanal, am Skelett oder am Urogenital-System partielle Entwicklungsstörungen bestehen können, die ihrerseits natürlich wieder, wie das ja aus dem Antonschen Schema deutlich hervorgeht, nicht nur eine lokale Bedeutung haben, sondern auch folgenschwere Fernwirkungen auf andere Organe und somit unter Umständen auf die Entwicklung und Funktionstüchtigkeit des ganzen Organismus ausüben können. Es ist Aufgabe der Klinik mit ihren modernen Untersuchungsmethoden diese Zustände zu erkennen, noch bevor eine Funktionsstörung oder ein infektiöses Moment, die Aufmerksamkeit des Patienten und des Arztes darauf hinlenkt.

Die klinische Projektion dieser eben geschilderten anatomischen Verhältnisse, ist gekennzeichnet durch die Minderwertigkeit der Organe. Sie sind eben dem Kampfe ums Dasein auf die Dauer nicht gewachsen, sie genügen schon kaum zur Bewältigung ihrer physiologischen Aufgaben, wie uns namentlich klar und deutlich die klinische Erfahrung am infantilen weiblichen Genitale zeigt. (Schon die Ausübung der physiologischen mechanischen Einwirkung führt leicht zu Traumen [Koitusverletzungen]). Sie werden aber ferner auch bei infektiösen Erkrankungen, sei es allein durch allgemein mechanische Momente, die ein Haften der Infektion fördern, sei es durch die herabgesetzte Widerstandsfähigkeit einzelner Zellkomplexe, die für die Ausheilung und Restitution eine schlechte Prognose bieten, einen Locus minoris resistentiae abgeben. Darüber kann also heute kein Zweifel mehr bestehen, daß die pathogenetische Bedeutung des Infantilismus eine ungeheuer große ist. Und zwar ist sie das nicht nur auslösenden Momenten gegenüber, die sich im Bereich der funktionellen Ansprüche bewegen, die das tägliche Leben an den menschlichen Organismus stellt. Wie schon mehrfach betont, schafft der Infantilismus zahlreiche anatomische Mißverhältnisse, die zu einem Haften einer Infektion und zu einer Herdbildung allein schon in grobmechanischer Weise disponieren, wozu dann noch als weiteres begünstigendes Moment die auf der gleichen Basis aufgebaute lokale Gewebsschwäche hinzukommt. Infantilistische Korrelationsstörungen in der Entwicklung der verschiedensten Organsysteme spielen hier in gleicher Weise eine disponierende Rolle, wie Schädigungen, die im Laufe des Lebens in der verschiedensten Weise u. a. auch durch Trauma erworben sein können. Es sei hier auf die eingangs von Freund näher beschriebenen Verhältnisse bei der Tubeninfektion als vorbildlich für alle derartige Prozesse verwiesen.

3. Die zu Krankheiten disponierenden Konstitutionsanomalien der einzelnen Organe.

I. Skelettsystem.

Die konstitutionellen Störungen am Knochengerüst sollen den Anfang der Einzelbesprechungen bilden. Die hier auftretenden Störungen der Anlage und Entwicklung dieses anatomischen Systems sind von ganz besonderer Dignität. Einmal ermöglichen sie uns in der Mehrzahl der Fälle dadurch, daß sie dem ganzen Menschen eine typische Gestaltung verleihen, ihm also das geben, was wir seit altersher als einen besonderen Habitus bezeichnen, die klinische und makroskopische Diagnose einer krankhaften konstitutionellen Anlage. Dann aber steht das knöcherne Stützsystem zu anderen anatomischen Systemen in so engen Korrelationen, daß Störungen an ihm für Morphologie und Funktion anderer Systeme von großem Einfluß sein können. Am eklatantesten kommt das natürlich dort zum Ausdruck, wo eine knöcherne Hülle andere Organe umgibt, wie es sich z. B. aus den anatomischen und funktionellen Korrelationen von Thorax und Lungen ergibt.

Die Entwicklung des Skelettsystems geht so vor sich, daß unter normalen Verhältnissen am Schlusse des zweiten Dezenniums die Ausbildung ihr Ende erreicht haben soll, wobei wir dann zwischen den einzelnen Teilen des Skelettes, natürlich innerhalb physiologischer Grenzen, bestimmte Größenrelationen beobachten können. Es spielen sich jedoch in der Phylogenese regressive und progressive Änderungen an einzelnen Teilen des Knochengerüstes dauernd ab. Diese Dinge spiegeln sich natürlich auch ontogenetisch wieder und wir haben hier dann sog. „schwache Stellen" in der Entwicklung dieses Systems. Wir sehen, wie gerade hier in der Wachstumszeit Entwicklungsstörungen, teils Hemmungen, teils exzessive Wachstumstendenzen einsetzen, z. B. in sehr ausgesprochener Weise an der Wirbelsäule und am Becken, ebenso wie am Schultergürtel, d. h. also an Teilen des Skeletts, die durch die Ausbildung des aufrechten Ganges und die Umbildung der Vorderextremitäten zu Greiforganen in hervorragender Weise progressive Veränderungen zeigen müssen. Andererseits finden sich sehr wichtige Hemmungsstörungen an der Stelle des Brustkorbes, die, um mit Wiedersheim zu sprechen, allmählich auf den Aussterbeetat gesetzt ist, an erster Stelle das obere Thoraxende, der erste Rippenring, die obere Apertur.

Das Studium dieser Entwicklungsstörungen am Knochensystem hat bisher besonders am Stamme interessante Beobachtungen gezeitigt, und zwar an der Wirbelsäule, am Becken, und am Brustkorbe. Entsprechende Zustände an den Extremitäten sind weniger charakteristisch und auch weniger von Belang, wie z. B. die zurückbleibende Längenentwicklung, die Zartheit des Knochenbaues usw.

Die Wirbelsäule zeigt uns zunächst phylogenetisch dauernd regressive Veränderungen, insofern als sie allmählich an Länge abnimmt; das Becken wandert kranialwärts und das Cölom verliert dadurch an Längsausdehnung. Ontogenetisch beobachtet man in der Entwicklung eine Umgestaltung der Größenverhältnisse der einzelnen Partien der Wirbelsäule insofern, als sich mit Beginn der Pubertät eine starke Längenentwicklung der unteren Wirbelpartien einstellt, so daß die in der Kindheit sehr deutlich überwiegende Länge der oberen Körperhälfte sichtlich zurücktritt. Dieses Längenwachstum der unteren Partien kann sich nun pathologisch verstärken, so daß, wie aus den Krausschen Messungen hervorgeht, die Länge der unteren Partien die der oberen übertreffen kann. Die Folgen dieses disproportionalen Wachstums sind mannigfach. Zunächst beobachtet man an solchen Wirbelsäulen die mangelhafte Ausbildung, oft sogar das Fehlen der normalen Krümmungen; wir haben eine mehr oder weniger kyphotische Wirbelsäule vor uns, mit wenig oder gar nicht ausgebildeten kompensatorischen Lordoseerscheinungen (wir werden gleich sehen, daß diese typische Haltungsanomalie der Wirbelsäule auf einer meist gleichzeitig bestehenden Entwicklungsstörung am Becken ebenfalls beruhen kann). Ferner erhalten aber die Rippenkörper eine scharf ausgeprägte Abwärtsneigung; der Brustkorb wird entsprechend anders konfiguriert und der untere Rippenbogen nähert sich in pathologischer Weise der Crista ilei. Es folgt also eine Veränderung der Thoraxform, die, wie wir sehen werden, nicht ohne Einfluß, sowohl auf die Thorax-, wie auch auf die Abdominalorgane sein kann. Schließlich wird durch das pathologische Wachstum der einzelnen Wirbelsäulenpartien die Aorta beeinflußt. Sie ist nämlich durch starke Bandmassen an die knöcherne Unterlage der Wirbelsäule fixiert, so daß sie den verschiedenen Wachstumsintentionen dieses Systems folgen muß. Die schon normalerweise vorhandene Längsdehnung der in der Pubertät nicht in gleichem Tempo wachsenden Aorta wird unter den hier besprochenen pathologischen Verhältnissen natürlich in verstärktem Maße eintreten müssen, ein Moment was, wie Kraus hervorhebt, zur Angustie dieser Gefäßpartie beitragen kann.

Hart und Harras haben ferner an der Brustwirbelsäule eine pathologische Wachstumstendenz in der Weise gesehen, daß die Brustwirbelkörper eine über die normalen Maße gehende auffallende Höhe erreichten. Dieses Moment soll nach ihrer Ansicht namentlich zu Störungen der Lage und Funktion der oberen Apertur und damit, wie wir gleich sehen werden, zur Ausbildung eines Thorax phthisicus führen können. Weitere klinische Beobachtung sind in dieser Richtung sehr wünschenswert.

Störungen an der Wirbelsäule können nun aber nicht nur, wie bisher geschildert, ihren Grund in dieser Skelettpartie selbst haben, sie können auch die Folge von Wachstumsstörungen sein, die an den eng mit ihr verbundenen knöchernen Systemen der Schulter und des Beckengürtels sitzen. Besonders ist hier zu erwähnen das Auftreten von Störungen der Wirbelsäulen-Konfiguration bei infantilistischen Zuständen am Becken. Es führt das infantile Becken zu einer fehlerhaften Haltung des Rumpfes, vermöge deren der Schwerpunkt annähernd über die Unterstützungsebene der Pfannen gebracht wird. Daraus entsteht allmählich die Kyphose, die man früher irrigerweise als das primäre und ursächliche Moment für alle Fälle dieser Beckenmißbildung ansehen wollte.

Schon aus diesen kurzen Daten geht ohne weiteres hervor, wie weitreichende Wirkungen derartige Entwicklungsstörungen am Bau der Wirbelsäule ausüben können; sie geben die Grundlage ab für das noch detaillierter zu schildernde Bild des phthisischen Habitus.

Das Becken haben wir soeben schon kurz erwähnt. Seine richtige Entwicklung beim Menschen ist von der größten Bedeutung für die Ausbildung der normalen aufrechten Haltung. Das Becken ist der Träger der Rumpflast beim Menschen und zwar wird es dazu nach der Ansicht von W. A. Freund nicht durch den Druck der auf ihm lastenden Wirbelsäule im Laufe der Steh- und Gehentwicklung, also nach dem zweiten Lebensjahre, erst geformt, sondern es wächst aus sich heraus zu dieser Funktion heran und erst wenn ein gewisser Entwicklungsgrad gegeben ist, können die Geh- und Stehversuche des Kindes von Erfolg begleitet sein. Störungen in dieser Beckenentwicklung, d. h. also ein Stehenbleiben auf dem infantilen Zustande, führen insofern zu bedeutsamen Folgen in der Ausbildung der aufrechten Stellung, als die richtige Verteilung der Rumpflast in der optimalen Weise nicht eintreten kann. W. A. Freund hat mit Mendelsohn in Verfolg seiner alten Untersuchungen über das kyphotische Becken diesen Einfluß infantiler Becken auf die Wirbelsäule studiert und er konnte zeigen, wie man an der Gelenkverbindung zwischen 5. Lumbal- und 1. Sakralwirbel bestimmte Merkmale für Entwicklungsstörungen am Becken finden kann. Die am 1. Sakralwirbel nachweisbaren, für den Geh- und Stehakt sehr wichtigen sog. sekundären Gelenkgruben für die Art. sacrolumbales sind bei infantilem Becken, mit den Zeichen ungenügender Beckenneigung usw., wenig oder gar nicht ausgebildet. Die Folge ist die infantile Haltung der Wirbelsäule, die oben schon beschriebene kyphotische Erscheinung und verschieden geartete Störungen am Geh- und Stehakt.

Es ist nun von der größten Wichtigkeit, daß durch diese Untersuchungen von W. A. Freund und Mendelsohn zwischen diesen Befunden an den Wirbelgelenken und an der gleich zu beschreibenden engen oberen Thoraxapertur Beziehungen gefunden wurden, die die aprioristische Auffassung einer gemeinsamen infantilistischen ursächlichen Grundlage bei Störungen an diesen beiden Punkten bestätigen.

Daß ferner solch ein infantiles, entwicklungsgehemmtes Becken bei der Frau den Verlauf der Schwangerschaft und vor allem die Geburt ungünstig beeinflussen muß, ist ohne weiteres begreiflich und soll an dieser Stelle nicht im einzelnen ausgeführt werden, ebensowenig wie die Tatsache, daß eine derartige Beckenkonfiguration auf die Topographie und damit auch auf die Funktion der Becken- und Abdominalorgane störend einwirken kann.

Schließlich haben wir noch die konstitutionellen Störungen, die sich am Brustkorb zeigen können, zu besprechen. Es entwickelt sich der fertige menschliche Thorax bekanntlich phylogentisch, wie auch ontogenetisch aus dem primitiven Thorax des Vierfüßlers mit kleinem Quer- und großem Tiefendurchmesser, der dann mit der Ausbildung des aufrechten Ganges zu dem sekundären Typ sich umgestaltet, bei dem allmählich der Querdurchmesser bedeutend an Größe gewinnt. Auf diese Weise gewinnt der Thorax wieder an Volumen, was ihm durch regressive Variation im Laufe der Jahrtausende an seinem oberen und unteren Ende verloren gegangen ist, resp. noch verloren geht. Als Zeichen dieser letzteren Minusvariationen haben wir anzusprechen die kümmerliche Entwicklung der 12. und 11. und teilweise auch schon der 10. Rippe, die sich als Costa decima fluctuans (Stiller) präsentieren kann. Vor

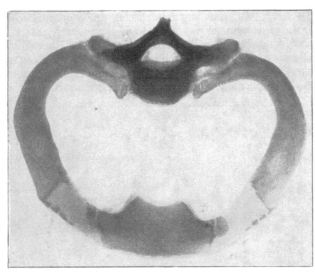

Abb. 5.
Normale obere Apertur.

allem betrachten wir aber als eine rückschrittliche Tatsache den Abbau des Thorax an seinem oberen Ende, der an dem ersten Rippenpaar in vielen Fällen schon deutliche Veränderungen zeigt. Die Gestaltung des Brustkorbes hängt vor allem von dem Verhalten dieses ersten Rippenpaares ab. Hier eintretende Veränderungen anatomischer oder rein funktioneller Art haben auf Statik und Mechanik des ganzen Thorax einen tiefgreifenden Einfluß. Es kann sich hier an der oberen Apertur um Hemmungszustände handeln, die ev., wie eine Beobachtung Mendelsohns zeigt, schon bei der Geburt angedeutet sein können. Zur Ausbildung kommen sie aber jedenfalls in der Mehrzahl der Fälle erst mit dem Abschluß der Körperentwicklung, also zu einer Zeit, da der plastische Thorax der Kinder eine feste Gestalt annehmen soll. Diese Störungen an der oberen Apertur können ihren Ausgang nehmen von der Wirbelsäule, von den Rippen und von den Rippenknorpeln dieses Rippenringes und zwar können hier sowohl an-

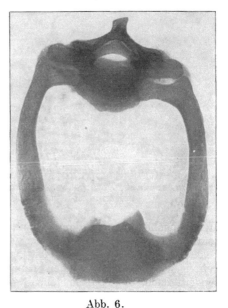

Abb. 6.
Fast symmetrisch stenosierte obere Apertur.
(Abb. aus: Hart, Die mechan. Disposition der Lungenspitzen. Stuttgart 1906.)

geborene wie erworbene Momente mitspielen. Die schon erwähnte abnorme Höhenentwicklung der Halswirbel, die Skoliose der Halswirbelsäule, die schwäch-

liche Anlage der ersten Rippen, die abnorme Kürze der zugehörigen Rippenknorpel, ihre frühzeitige Verknöcherung, alles das führt zu einer Veränderung
der Lage, der Form, der Neigung, vor allem aber der Funktion der oberen Apertur.
So sehen wir teils asymmetrische, teils symmetrische Aperturstenosen, teils
mehr oder weniger ausgebildete Neigung der ganzen Aperturebene, vor allem
aber verschiedengradige Hemmungen der Beweglichkeit daraus resultieren.
Diese durch die Untersuchungen von W. A. Freund und später von Hart
und Harras über jeden Zweifel erhabenen Beobachtungen führen zu einer
typischen Entwicklungsstörung am Brustkorb. Sie veranlassen das Bild des
Thorax phthisicus.

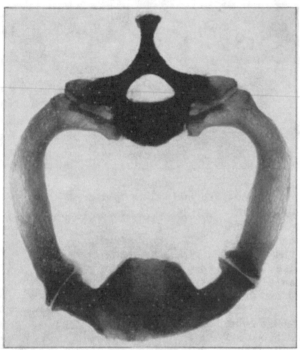

Hart gebührt das Ver-
dienst mit Harras zu-
sammen in Ausarbei-
tung der Gedanken-
gänge Freunds das
stark verwischte Bild
dieses Thorax phthi-
sicus fest umrissen und
ihm einen exakten ana-
tomischen wie funktio-
nellen Charakter in
diesen Befunden der
oberen Apertur gegeben
zu haben. Es ist dies
von mehr wie theore-
tischem Interesse, da
die richtige Diagnose
dieser Verhältnisse am
Thorax mit ihren gleich
zu beschreibenden Fol-
gezuständen für die
Lungen, uns in die Lage
versetzt, auch thera-
peutisch wichtige
Schlußfolgerungen zu
ziehen. Je nach dem
Grade der vorliegenden
Verhältnisse an der
oberen Apertur ent-
wickeln sich auch die

Abb. 7.
Stenose mit beiderseitiger Gelenkbildung.
(Abb. aus: Hart, Die mechan. Disposition der Lungen-
spitzen. Stuttgart 1906.)

Hemmungsbildungen an dem Thorax, so daß wir auch hier einen partiellen oder
totalen Thorax phthisicus unterscheiden müssen. Es ist dies das uns klinisch wohl
bekannte Bild der „Engbrüstigkeit". Oft finden wir dabei den primären Thorax-
typ angedeutet mit abstehenden Schulterblättern; der Brustkorb ist nicht gewölbt,
sondern flach, die Rippen stehen weit auseinander, die unteren Rippenbogen
reichen auffallend tief herab, solche Brustkörbe sind im allgemeinen schlecht
beweglich, doch nicht so schlecht, wie man auf den ersten Blick glauben möchte,
da nicht selten das zweite Rippenpaar kompensatorisch die Funktion des gehemmten ersten Paares übernimmt und den Takt zu den Bewegungen der folgenden tieferen Rippenringe angibt. Meist vergesellschaftet sich dieses Bild der
Engbrüstigkeit, das ja bekanntlich schon von der Hippokratischen Schule
als ein wichtiges Zeichen einer schlechten Konstitution angesehen wurde, mit
dem Symptom des langen kyphotischen Rückens, mit infantilen Zuständen

am Becken und weiteren infantilistischen Befunden an verschiedenen Organsystemen, die wir noch weiter unten zu besprechen haben werden. Diese von dem ersten Rippenpaar ausgehenden statischen und mechanischen Mißverhältnisse sind selbstverständlich für die Thoraxinnenorgane von der größten Bedeutung; selbstverständlich für diejenigen, die aus den vorliegenden Tatsachen klar ersehen, daß es sich hier um primäre Thoraxanomalien handelt, nicht um die Folgezustände chronischer Lungenerkrankungen. Die tuberkulöse Phthise bildet nicht solche Thoraxformen, sondern diese Thoraxformen stellen die anatomische Disposition für die richtige tuberkulöse Phthise dar, wie sie v. Hansemann neuerdings wieder besonders zeichnet. Sie werden nur bei der meistens im Verlauf der Phthise auftretenden Macies dem Kliniker durch Schwinden des Fettpolsters deutlicher vor Augen geführt.

Zum Schluß der am Knochensystem zu besprechenden Symptome der konstitutionellen Schwächen und der daraus resultierenden anatomischen Disposition bedürfen noch einer kurzen Erwähnung, Störungen in der Entwicklung des Kopfskelettes. Hier liegen seit den Beobachtungen Virchows über das Tribasilarbein nur wenig exakte Tatsachen bisher vor, obwohl auch hier z. B. am Gaumen, am Nasenrachenraum und an den verschiedenen zu- und abführenden Knochenkanälen die mannigfachsten infantilistischen Störungen sich dokumentieren und zu nicht unwichtigen anatomischen Dispositionen führen können. Die gleichen mechanischen Dispositionen können hier an diesen Stellen akquiriert eintreten und nehmen ihren Ausgang nicht nur von dem Knochengewebe, sondern auch von der Schleimhaut und den zum lymphatischen System gehörigen Gewebskomplex (Adenoide usw.); hierdurch können auch disponierende Momente an ferner gelegenen Organen geschaffen werden (Lungen!). So sei nur kurz hingewiesen auf die Bedeutung der Verlegung der Nasengänge für die Entwicklung des Lupus, ebenso für die mangelhafte Durchlüftung verschiedener Lungenpartien (sog. Kollapsinduration der Spitzen, Krönig); ferner auf die wichtigen Verhältnisse an den Nebenhöhlen und dem Ohr, die besonders bei infektiösen Erkrankungen klar zutage treten müssen.

II. Respirationstraktus.

Zunächst wäre die Frage zu besprechen, ob wir am Lungengewebe selbst konstitutionelle Momente kennen, die zu einer infektiösen oder nichtinfektiösen Erkrankung disponieren. Die hier vielleicht zu erwähnenden regressiven Veränderungen der hinteren oberen Apikalbronchien bedingen jedoch nur eine Disposition infolge korrelativer Mißverhältnisse zum knöchernen Thorax. Durch dessen Veränderungen wird allein die Verkümmerung des Bronchialbaums bedingt. Ernster zu diskutieren wäre wohl nur, ob ein konstitutionelles, angeborenes oder erworbenes Moment an dem elastischen Gewebe der Lunge vorliegen kann; man wollte namentlich die Tatsache des familiären, ebenso wie des sehr frühzeitigen, noch in die frühe Kindheit fallenden Vorkommens von Lungenemphysem für eine angeborene Schwäche der für die Lungenfunktion wichtigen elastischen Gewebes verwerten. Der Schwund des elastischen Gewebes bei akuten oder chronisch entzündlichen Prozessen der Lunge würde dann in derselben Richtung als erworbene konstitutionelle Schwäche aufzufassen sein. Soweit sich diese Verhältnisse heute übersehen lassen, scheinen solche Fälle, in denen die elastische Schwäche allein die Disposition zur Lungenüberdehnung abgeben, recht selten zu sein; immerhin muß man daran denken, daß es ja keine quantitativen Veränderungen zu sein brauchen, die hier disponierend wirken, sondern, daß eventuell auch veränderte qualitative Momente mitwirken können. Jedenfalls besagen mikroskopische Befunde, gewonnen an emphysematösem Lungengewebe, mit den dehnungsatrophischen, degenerativen Erscheinungen der Alveolarwände in dieser Richtung sehr wenig. Ebensowenig dürfen die verschiedenen Versuche, durch klinisch funktionelle Prüfung die konstitutionelle Schwäche der Lunge festzustellen, als beweiskräftig angesehen werden, da die hierbei gewonnenen Resultate durch Schwellungen der Bronchialschleimhaut, durch Starre des ganzen Bronchialbaumes, ebenso wie durch myogene und thorakogene Momente erzielt werden können. Abgesehen von einer allgemeinen Gewebsdisposition, wie sie u. a. auch der Diabetes in den Lungen zeigt, kennen wir demnach keine einzige sichere Tatsache, die eine autochthone Gewebsschwäche der Lungen in toto oder in parte veranlaßt.

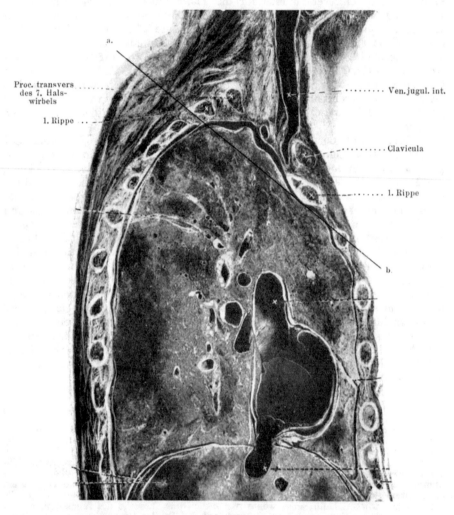

Abb. 8[1]).

Sagittal-parasternal-Schnitt. Die Linie a—b stellt die Neigung der oberen
Apertur dar. Man sieht die Lungenspitze über dieselbe hinausragen.
In vivo wird die Spitze mit Ausfüllung der ganzen Pleurakuppe noch höher stehen.

(Reprodukt aus: Atlas d'anatomie topograph. von D. E. Doyen, Fascic. I, planche 9.)

Um so zahlreicher und sicherer sind die Untersuchungsresultate, auf die sich unsere Kenntnisse der Disposition bestimmter Lungenteile für eine Anzahl von Erkrankungen stützt, wenn wir die wichtigen korrelativen Be-

---

[1]) Diese instruktive Reproduktion verdanken wir der Güte des Herrn D. E. Doyen, Paris.

ziehungen des knöchernen Thorax zu den Lungen in Betracht ziehen. Die führende Stellung, die das knöcherne Thoraxgerüst für die statischen und mechanischen Verhältnisse der Innenorgane besitzt und die wir heute als etwas Selbstverständliches ansehen und lehren, ist von der Klinik erst langsam in den Bereich der pathogenetischen Betrachtungen der verschiedenen Lungenerkrankungen aufgenommen worden, obwohl sich diese Lehre ohne weiteres aus den

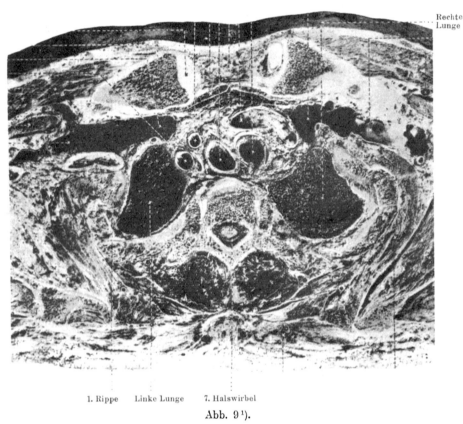

1. Rippe   Linke Lunge   7. Halswirbel

Abb. 9 [1]).

Horizontalschnitt, der sehr glücklich die obere Apertur trifft. Man sieht einen großen Teil der knöchernen oberen Apertur die Lungenspitzen umgreifen.

(Reprodukt aus: Atlas d'anatomie topograph. von D. E. Doyen, Fascic. V, planche 9. Paris. Maloine 1911.)

physiologischen Überlegungen ergibt. Wer sich die Verhältnisse vergegenwärtigt, wie der Brustkorb, schneller wachsend als der Brustkorbinhalt, die Innenorgane über ihren Ruhepunkt dehnt, wie die Lungenfunktion, damit der Ernährungszustand dieses Gewebes und weiter die gewebliche Widerstandskraft von der normalen Statik und den ungestörten mechanischen Verhältnissen des Brustkorbes abhängt, wer sich ferner daran erinnert, wie lokale Veränderungen dieser Verhältnisse im Brustkorb auch lokale Alterationen an den Lungen hervorrufen müssen, dem wird ohne weiteres die Bedeutung einer anatomischen

---

[1]) Diese instruktive Reproduktion verdanken wir der Güte des Herrn D. E. Doyen, Paris.

wie funktionellen Störung des Thoraxgerüstes für Morphologie und Physiologie
der Innenorgane, speziell der Lungen klar sein.

Die alten Untersuchungen W. A. Freunds, der weitere Ausbau dieser
Befunde durch Hart, die wichtigen Beobachtungen Tendeloos haben uns
im Laufe der letzten 50 Jahre, eigentlich erst im letzten Dezennium, als ein
vollkommen feststehendes Faktum, das kürzlich noch durch Bacmeister
seine experimentelle Bestätigung gefunden hat, die von den primären Thoraxanomalien abhängige **mechanische Disposition** bestimmter Lungenpartien zu Erkrankungen, speziell zur Tuberkulose, und zwar zu der
typischen „tuberkulösen Lungenphthise" (v. Hansemann) gegeben. Mit
diesen Untersuchungen wurde die erste breite Bresche in die einseitige Betrachtungsweise der bakteriologischen Ära bei den Infektionskrankheiten gelegt.
Es kann das hier vorliegende zahlreiche Material unmöglich im Detail berücksichtigt werden; es sollen nur die wesentlichsten Hauptpunkte eine Erwähnung
erfahren.

Die im frühen Kindesalter noch nicht in den Bereich des ersten Rippenringes hineinreichenden Lungenspitzen werden mit Beendigung des Wachstums von der sich allmählich senkenden oberen Apertur ringförmig umschlossen;
sie blicken dann sozusagen an dieser Stelle aus der knöchernen Umhüllung
heraus und sind sowohl dadurch, wie auch durch die schon normaliter im allgemeinen vernachlässigte Bewegung der oberen Apertur mehr oder weniger
aus der intensiveren Lungenlüftung, wie der Lymph- und Blutströmung ausgeschaltet und damit auch in ihrer Vitalität gegenüber anderen Lungenpartien
entschieden im Nachteil. Dadurch wird die Ablagerung von Fremdkörpern
organischer oder anorganischer Natur, mögen sie nun aërogen (was wohl nach
den Untersuchungen von Aufrecht und Bacmeister zurückzuweisen sein
dürfte), lymphogen, oder hämatogen dorthin gelangen, begünstigt. Das Haften-
bleiben von Bazillen wird erleichtert. Es scheint demnach als ob bereits eine
allgemeine Disposition zu Erkrankungen, insonderheit zur Tuberkulose an den
Lungenspitzen bestehen müsse. Nach den Ausführungen von Hart muß man
jedoch annehmen, daß diese allgemeine Disposition hierzu noch nicht immer
genügt, sondern, daß es noch weiterer dispositioneller Faktoren bedarf; und
diese haben wir in den verschiedenen, die Morphologie und Funktion der oberen
Apertur, sei es angeboren, sei es erworben, ungünstig beeinflussenden infantilistischen Störungen zu sehen. In ausgeprägten Fällen dokumentiert sich eine
stenotische Apertur an dem Lungengewebe durch eine starke Impression, die
sog. Schmorlsche Furche, und weiter an den in diesen Bereich fallenden
Verzweigungen des Bronchialbaums, die nach Untersuchungen von Birch-
Hirschfeld hier eine deutliche Verkümmerung zeigen. Die Bedeutung
dieser Verhältnisse für die Ansiedlung von Tuberkelbazillen an diesen Lungenpartien steht über jeden Zweifel, und v. Hansemann vertritt heute die Lehre,
daß sich die typische Lungenschwindsucht, die chronisch verlaufende tuberkulöse Phthise, nur auf dem Boden dieser anatomischen Disposition, d. h.
der engen oberen Apertur entwickelt. Für anders lokalisierte Lungentuber-
kulosen, denen eigentlich nicht die Bezeichnung der „Phthise" gebührt, glaubt
er stets, natürlich von einer allgemeinen geweblichen Diathese, wie z. B. beim
Diabetes abgesehen, mechanisch disponierende Momente nachweisen zu können,
die natürlich auch durch verschiedene pathologische Prozesse in der Lunge
selber, wie Narben, Schwartenbildung, Veränderungen am Bronchialbaum, am
Lymphgefäßsystem mit den zugehörigen Drüsen usw. liegen können. Daß
solche mechanische Dispositionen infolge anatomischer Mißverhältnisse von
seiten des Thoraxgerüstes natürlich nicht nur an der oberen Apertur, wirksam
sein können, bedarf eigentlich keiner weiteren Erwähnung. Die Beobachtungen

von Hart zeigen, daß solche Momente auch an anderen Stellen den gleichen
Effekt auf die betreffenden Lungenpartien auszulösen vermögen, wie z. B.
die Impression durch die abnorm verlaufende Arteria subclavia oder durch
die infolge von Amputation eines Mammakarzinoms narbig verzogene an-
grenzende Thoraxwand. Hier ist der interessante Befund von Hansemann
anzufügen, der bei ausgeheilter Spitzenphthise an der durch einen Rippen-
bruch im Zentrallappen beengten Lunge eine ganz frische Tuberkulose zeigte.
Daß die kindliche Phthise ihren Prädilektionssitz nicht in der Spitze hat, ist
nach dem oben schon erwähnten korrelativen Verhalten zwischen Thorax
und Lungenspitzen in diesem Alter sehr wohl erklärlich.   Erst wenn im Laufe
des Wachstums die Strangulation der Spitzen eintritt und wenn sich auch erst
dann die Hemmungen am ersten Rippenring ausbilden, kann in der Spitze
ein Locus minoris resistentiae geschaffen werden.   Wie ein Experimentum
crucis naturale erscheint die schon von Freund gemachte Beobachtung, daß
die in einer stenotischen oberen Apertur lokalisierte Phthise ausheilen kann,
wenn (es muß dies allerdings im Frühstadium geschehen) die Spitzenstrangulation
aufgehoben wird; wenn also eine Sprengung des zu engen Rippenringes eintritt,
die spontan durch einen energischen Muskelzug der meistens hierbei hypertrophischen Skaleni im Gewebe des ersten Rippenknorpels vorkommen kann.
Der Nachweis, daß ausgeheilte Spitzenphthisen in der Mehrzahl der Fälle mit
einer Gelenkbildung der stenosierten oberen Apertur koinzidieren ist für die
richtige Erkenntnis der kausalen Bedeutung dieser mechanischen Mißverhältnisse von großer Wichtigkeit. Inwieweit man hieraus therapeutische Schlußfolgerungen ziehen kann, bedarf einer ausgedehnten klinischen Prüfung; die
bereits vorliegenden Tatsachen lassen in geeigneten Fällen gute Erfolge erhoffen.

   Der Erwähnung sollte es eigentlich kaum bedürfen, daß natürlich nicht jeder Mensch,
der eine stenotische oder rein funktionell gehemmte obere Apertur hat, unbedingt einer
Spitzenphthise verfallen ist. Dieses mechanisch-funktionelle Mißverhältnis ist nur einer
der disponierenden Faktoren, die noch in der verschieden stark ausgeprägten Behinderung
der Lymph- und Blutströmung und damit der Gewebsernährung dieser Gewebspartien
zu suchen sind.

   Es ist auffallend, daß unsere Kenntnis über konstitutionelle Momente,
die eine Disposition für akute infektiöse Erkrankungen abgeben, noch recht
gering sind.   Die auf reflektorischer Basis entstehenden Veränderungen der
Lungendurchblutung scheinen hier in Betracht zu kommen, anders ist wohl
kaum der disponierende Einfluß, plötzlicher intensiver Kälteeinwirkung auf
die Entstehung pneumonischer Affekte zu erklären.   Die anatomische Disposition scheint jedoch bei der croupösen Pneumonie keine besondere Rolle
zu spielen.   Daß jedoch bei bronchopneumonischen Prozessen dies der
Fall sein kann, zeigen sehr schön die Untersuchungen von Engel über die sog.
paravertebrale oder Streifenpneumonie der Säuglinge.   Sie lokalisiert sich in
ihrem Anfang stets in den durch die Rippenringe hervorgerufenen Furchen
im Lungengewebe, ganz ähnlich wie die Tuberkulose in der sog. Schmorlschen
Furche.   Diese Druckfurchen sind an der Säuglingslunge sehr stark ausgeprägt,
da hier noch die Thoraxinnenorgane den Thoraxraum mehr oder weniger ganz
ausfüllen, und z. B. die Lungen nur wenig über ihren Ruhepunkt hinaus gedehnt
sind.   Sehr auffallend ist an den Engelschen Befunden, daß die Prädilektions-
stelle dieses Prozesses der rechte Oberlappen ist.   Es gibt diese Tatsache immerhin bei der nicht zu leugnenden häufigen Lokalisierung der Tuberkulose Erwachsener in der rechten Lungenspitze, in dieser Richtung zu denken.   Ferner
ist von Interesse, daß, wenn in der linken Lunge sich ein pneumonischer Prozeß
etabliert hat, er stets im Unterlappen saß und zwar an der Stelle, die durch das
relativ große Säuglingsherz eine Raumbeschränkung aufwies. Es zeigten sich also
hier überall deutlich mechanische Momente, die zu einer Disposition der Lunge

führen und die teils abhängig sind von den anatomischen Mißverhältnissen des noch wachsenden kindlichen Thorax zu der relativ zu großen Lunge, teils von der Raumbeschränkung durch das Herz.

Wir kennen nun außer den Veränderungen an der oberen Apertur Zustände am Thorax, die sich im Laufe des 2. bis 6. Dezenniums an den Rippenknorpeln entwickeln und die zu einer Erstarrung des Brustkorbes führen können. Die Kenntnis dieser Verhältnisse verdanken wir ebenfalls den Untersuchungen

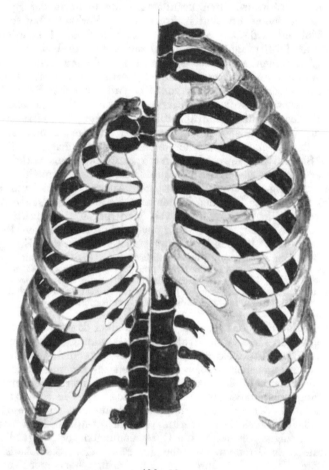

Abb. 10.

Schematische Darstellung des normalen (links vom Beschauer) und des starr dilatierten (rechts) Thorax mit stark aufgetriebenen und verlängerten Rippenknorpeln.

W. A. Freunds, der das Krankheitsbild des starr dilatierten Thorax und des davon abhängigen Lungenemphysems beschrieben hat. Diese verschiedengradig an dem Knorpelgewebe sich ausbildenden Gewebsänderungen können vollkommen allein ein Emphysem auslösen, sie können aber auch disponierend zur Emphysembildung dadurch wirken, daß sie dem auf andere Weise in Inspirationsstellung gebrachten Thorax die Rückkehr zur normalen Muskelstellung erschweren; sie können einen Thorax sekundär in der Dilatation erstarren lassen (v. d. Velden).

Es geht aus diesen Ausführungen über dispositionelle Momente bei Erkrankungen des Respirationstraktus also hervor, daß man sein Augenmerk hierbei stets, insonderheit bei der tuberkulösen Lungenphthise und beim Emphysem auf die Zustände am Thoraxskelett richten muß. Während wir bei der Phthise nach Symptomen des Infantilismus an der oberen Apertur fahnden, suchen wir beim Emphysem nach Erscheinungen der Seneszenz an den Knorpeln der 2.—6. Rippe. Man darf nicht erwarten in allen Fällen einwandsfreie Antwort aus den anatomischen (Röntgen) und funktionellen (Vitalkapazität u. a.) Untersuchungen zu erhalten, ob und wieweit im einzelnen Falle anatomische

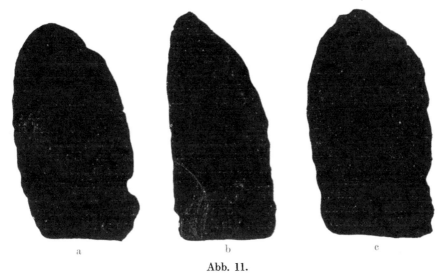

Abb. 11.

Thoraxgipsausgüsse: a) normal, b) Stenose der oberen Apertur, c) starre Dilatation.

Dispositionen zu beschuldigen sind. Wenn im Prinzip auch diese ganze Lehre der führenden Stellung des Thorax in der Pathogenese der Lungenerkrankungen äußerst klar und einfach ist, die richtige klinische Bewertung bedarf noch eines weiteren genauen Studiums, namentlich unter dem Gesichtspunkte der aus diesen Anschauungen resultierenden therapeutischen Schlußfolgerungen.

III. Zirkulationssystem.

In der Kreislaufpathologie begegnet man fast überall in dem Kapitel der „Herzschwäche" mehr oder weniger scharf präzisiert der Annahme eines konstitutionellen Momentes bei der Besprechung der ursächlichen Faktoren. Die Hineinbeziehung dieses zur Kreislaufinsuffizienz disponierenden konstitutionellen Faktors beruht auf der klinischen Erfahrung, daß es oft unmöglich ist, für die, besonders in der Pubertät auftretenden funktionellen Schwächezustände des Kreislaufs, insonderheit des Herzens, eine exakt greifbare Ursache zu finden. Man sprach früher gerne hierbei, wie auch bei anderen Gelegenheiten, wo ohne klar ersichtlichen Grund frühzeitig sich das Herz minderwertig erwies, von einer „angeborenen Herzschwäche" oder, in Zeiten der Entwicklung besonders von der Wachstumshypertrophie und Dilatation, namentlich von der „dilatativen Herzschwäche" (Martius). Trotzdem heutzutage die Bedeutung dieses konstitutionellen Momentes in der pathogenetischen Betrachtung der Kreislauferkrankungen nicht mehr geleugnet werden kann, ist die exakte Durchforschung dieses ganzen Gebietes, sowohl von morphologischen, wie besonders auch von funktionellen Gesichtspunkten aus noch eine recht spärliche. Was uns seit den Beobachtungen Virchows und Rokitanskys und später besonders seit der Beschreibung von Martius in der Beachtung des konstitutionellen Momentes am Kreislauf weiter gebracht hat, ist an erster Stelle die Arbeit von Fr. Kraus über die „konstitutionelle Schwäche des Herzens".

Die erste Frage, ob wir für die konstitutionelle Schwäche des Kreislaufes ein besonderes anatomisches Substrat haben, ist für eine große Zahl der Fälle unbedingt zu bejahen. Wir können allerdings einem durch konsumptive akute Erkrankungen in seiner Konstitution geschwächten Herzen diese Schwäche, die schon bei minimalen Leistungen zur vollständigen Insuffizienz führen kann, selten weder makroskopisch noch mikroskopisch ansehen. Anders liegen aber die Verhältnisse schon bei chronischen Erkrankungen, die zu einer allgemeinen Atrophie führen, und die auch zu einer der Funktionsminderung parallel gehenden Größenabnahme des ganzen Herzens führen können. Hier sei an das Greisenherz erinnert und auch an das kleine Herz bei tuberkulöser Lungenphthise, das jedoch wie wir sehen werden, nicht so oft sekundär atrophisch ist, wie im allgemeinen angenommen wird. Abgesehen von diesen erworbenen konstitutionellen Schwächezuständen können wir jedoch noch eine angeborene Konstitutionsschwäche des Kreislaufs, die auf einer, wohl größtenteils in der Anlage fundierten Wachstumsinsuffizienz beruht. Sie zeigt sich als enges Arteriensystem, insbesondere als enge Aorta und als kleines Herz. Meistens zeigen sich diese Hemmungserscheinungen in dieser Weise am ganzen Kreislauf ausgebildet, und nur selten dürfte eine der beiden Komponenten allein verändert anzutreffen sein. Die anatomischen Forschungen über diese Verhältnisse sind seit Rokitansky, Virchow und Benecke nicht viel weiter gediehen. Es liegt das zum Teil in der Natur der Sache, weil einesteils das Sektionsmaterial aus den Jahren der Entwicklung, die für die Gewinnung noch unbeeinflußter Verhältnisse am Kreislauf von Bedeutung sind, spärlich ist und andererseits in späteren Jahren sekundäre Veränderungen, wie sie kompensatorisch in solchen Fällen fast immer eintreten müssen, das ganze Bild verwischen können. So würden in letzterem Falle, wie Kraus hervorhebt, selbst die für die Beurteilung der Kreislaufverhältnisse in der letzten Zeit als wertvoll und wichtig anerkannten vergleichenden Wägungen und Messungen, z. B. zwischen Herz und Körpermuskulatur, keine einwandsfreien Bilder geben. Müssen wir uns demnach zunächst damit begnügen, die Diagnose dieser Wachstumsinsuffizienz des Herzens in den meisten Fällen dadurch zu stützen, daß wir ähnliche infantilistische Störungen anderer zum Teil korrelativer anatomischer wie funktioneller Systeme aufsuchen, so liegt für die Enge des Gefäßsystems, wenigstens was die Aorta anbetrifft, das Resultat anatomischer Forschungen etwas eindeutiger. Es erhebt sich nur die Frage, ob diese Angustie allein durch die geringe Wachstumsenergie des Gefäßgewebes bedingt wird, oder ob nicht etwa eine weitere Beeinflussung, in dem Sinne einer Verengerung, durch Wachstumsstörungen eines zur Aorta in engen Beziehungen stehenden anderen Gewebes ausgeübt wird. Kraus hat es als sehr wahrscheinlich hingestellt, daß die Längsdehnung der Aorta in den Fällen einer auch im allgemeinen Habitus sich demonstrierenden allgemeinen Konstitutionsschwäche, durch die pathologisch gesteigerte differente Längenentwicklung der verschiedenen Teile der Wirbelsäule verstärkt wird. Es ist das sehr wohl begreiflich, da die Aorta durch starke Bandmassen an die knöcherne Unterlage der Wirbelsäule fixiert wird. Über diese Wachstumsverhältnisse der knöchernen Stützsubstanz haben wir uns schon an anderer Stelle ausgelassen.

Daß diese Wachstumshemmungen von allgemeiner Bedeutung sein müssen, ist ohne weiteres klar; wenn wir auch heute kaum mehr auf dem Standpunkte stehen, daß in solchen Fällen die Chlorose eine Folge dieser Veränderungen ist, sondern eher annehmen, hier zwei koordinierte Symptome einer Grundursache vorzufinden. Es bedarf keiner besonderen physiologischen Ausführungen um zu beweisen, daß die Funktionsbreite eines solchen Kreislaufes enger begrenzt ist, als bei normaler Entwicklung. Schon der mächtige Impuls der Entwicklungsjahre kann hier Dilatationen und Hypertrophien, besonders des linken Herzens auslösen; in viel reicherem Maße natürlich noch die körperlichen Anstrengungen des täglichen Lebens, des Sports und Militärdienstes. Es wird hieraus ohne weiteres erklärlich, welch verwischte Bilder man in späteren Jahren, sei es in mortuo, sei es in vivo bei der Untersuchung derartiger Herzen bekommen wird und wie sehr man der Krausschen Mahnung eingedenk sein muß, das Hauptaugenmerk auf die Symptome anderer Systeme zu richten.

Wie dokumentieren sich nun das konstitutionelle schwache Herz und die Angustie der Aorta in der Klinik? Im Vordergrund der subjektiven Beschwerden stehen Palpitationen, Pulsbeschleunigungen, Oppressionsgefühl, leichte Ermüdbarkeit, sehr langsame Erholung schon nach geringfügigen körperlichen Anstrengungen, kurz Symptome, die man sehr gerne unter dem Sammelbegriff der „Nervosität" registriert. Die Untersuchung fördert uns die verschiedensten Bilder, die nach der voraufgegangenen kurzen Entwicklung der Folgezustände am Kreislauf ohne weiteres erklärlich erscheinen. Über Form und Größe des Herzens orientiert uns wohl am einwandfreiesten nur das Röntgenverfahren. Es zeigt in noch nicht zu stark sekundär beeinflußten Fällen einen auffallend kleinen Herzschatten, die sog. „Tropfenform" des Herzens. Kraus betont, daß für die Mehrzahl der Fälle die Ausmessungen der orthoröntgenographisch gewonnenen Schattenflächen des Herzens deswegen kein exaktes Bild geben, weil die hierbei gewonnenen Zahlen der Grenzfälle auch übereinstimmen können mit Zuständen, die uns an anderen Gründen eine verkleinerte Herzsilhouette geben. Hierher gehören das Greisenherz und das langgezogene Herz bei tiefstehendem Zwerchfell, wie wir es nicht nur im asthmatischen Anfall oder beim starr dilatierten Thorax, sondern auch bei den von Wenckebach beschriebenen Thorax piriformis mit Tiefstand des Zwerchfelles sehen. Es ist deshalb mit Kraus in solchen Fällen der Hauptwert nicht auf diese absoluten Zahlen zu legen, sondern mehr auf das Verhalten der Herzachse zur Horizontalen, auf die abnormen Beziehungen des Herzens zur vorderen Brustwand und zum Zwerchfell. Diese Herzen haben, wenn nicht besonders abweichende Zwerchfell- und Thoraxverhältnisse vorliegen, eine mediane Schattenstellung und eine geringere Achsenneigung zur Horizontalen als normaliter. Man bekommt den Eindruck, als ob diese Herzen nicht wie sonst auf dem Zwerchfell einen Ruhepunkt fänden, sondern als ob sie an den großen Gefäßen suspendiert wären und nur mit der Herzspitze das Zwerchfell eben erreichten. Daß die Beziehungen zum Sternum auch andere sind, läßt sich bei der frontalen Durchleuchtung des Thorax erkennen, da das zwischen Herz und Thoraxwand befindliche Retrosternalfeld ein langes helles bis zum Diaphragma herabreichendes Band darstellt an Stelle des normalen nach hinten unten vom Herzen begrenzten beinahe rechtwinkligen Dreieckes. Aus diesen Momenten wird man auch auf die Kleinheit des Herzens rückschließen dürfen, selbst wenn sich, wie das wohl meist der Fall sein wird, im Laufe der Jahre die Form- und Größenverhältnisse etwas verschoben haben. Noch auf einen Punkt macht Kraus aufmerksam, das ist das Vorspringen des linken mittleren Schattenbogens, der zum Teil das linke Herzohr, zum Teil die Pulmonalis widergibt. Hier soll in derartigen Fällen, besonders schon nach geringfügigen Muskelanstrengungen eine Vergrößerung der Schattenbildung zu bemerken sein, ohne daß man dabei Erscheinungen der Mitralinsuffizienz, die solche Schattenumformung hervorrufen, registrieren konnte.

Wir haben schon dauernd betont, wie schwer es ist, klinisch eindeutige Zeichen für diese geschilderten Verhältnisse stets zu finden. Die einfache klinische Beobachtung zeigt uns, daß solche Herzen minderwertig sind. Die mühelose Bewältigung der Muskelanstrengungen, wie sie das tägliche Leben fordert, gibt uns für diese Verhältnisse die einfachste Funktionsprüfung. Die nach Empfehlung so vieler komplizierter und immer nur bedingt tauglicher Methoden der Funktionsprüfung des menschlichen Kreislaufs, wieder zu Ehren kommende genaue Beobachtung des Pulses, was Frequenz und Schwankung der Füllung anbetrifft, dürfte uns auch hier wichtige diagnostische Fingerzeigen geben können, worauf auch Martius seinerzeit schon hingewiesen hat. Im übrigen wird man gut tun, vor allem nach konstitutionellen Verhältnissen am Brustkorb, am Abdomen, am Genitale usw. zu suchen. Meist steckt ein solches Herz in einem engen Thorax mit verengter oberer Apertur; Herz hat uns über die Bedeutung der Thoraxenge, allein durch die Raumbeschränkung, für den Kreislauf, insonderheit für das Herz belehrt. Oft findet sich eine konstitutionelle Splanchnoptose mit palpabler Niere u. dgl. mehr; kurz es zeigt sich mehr oder weniger der allgemeine Habitus eines schwächlich veranlagten und in der Pubertät pathologisch entwickelten Menschen. Solche Menschen ziehen meist schon von selber einen engeren Kreis für ihre körperliche Betätigung und sind auch nach dem Vorgehen von Kraus für Militärdienst in ausgeprägten Fällen nicht als geeignet zu betrachten, da sie sich erfahrungsgemäß nach kürzerer oder längerer Zeit den körperlichen Anstrengungen nicht gewachsen zeigen. Man darf aber nicht außer acht lassen, daß hie und da auch in einer normal gebauten, nicht „engen Brust" ein wachstumgehemmtes Herz sich versteckt findet und man ist dann sehr erstaunt solche Menschen, die nach ihrem äußeren Habitus einen großen Aktionsradius zu besitzen scheinen, frühzeitig zusammenbrechen zu sehen.

Wir haben bislang nur betont, daß solche konstitutionell schwache Herzen den funktionellen Anforderungen des täglichen Lebens gegenüber eine Krankheitsdisposition darstellen. Mit der gleichen Bestimmtheit, mit der wir diese Dinge als Tatsachen hinnehmen müssen, können wir nicht sprechen von einer Disposition dieser Herzen gegenüber infektiösen Insulten. Virchow hat zwar derartige Verhältnisse angenommen, doch finden sich darüber keine exakten Angaben und werden wohl auch nur sehr schwer zu erhalten sein. Erklärlich dürfte es ohne weiteres erscheinen, daß solche Herzen ein geringeres Maß der zur Kompensation myo- oder endokarditischer Folgezustände notwendiger Reservekräfte besitzen als ein normal entwickeltes Herz. Daß endokarditische Effloreszenzen, mögen sie nun bakteriogener Natur sein oder nicht, für Ansiedlungen im Blute kreisender Bakterien disponierend ;wirken können, also Rezidive veranlassen, ist wohl als sicher anzunehmen.

Die konstitutionellen Verhältnisse am Gefäßsystem lassen sich für die Aorta eigentlich nur aus den eben beschriebenen Verhältnissen am Herzen ableiten, da ja meist eine für beide Komponenten gleichsinnige Störung besteht. Die Röntgendiagnose der engen Aorta wird nicht allzuhäufig möglich sein, und aus den Symptomen der Chlorose darf man noch nicht ohne weiteres auf die engen Verhältnisse der Arterien schließen; auf keinen Fall darf man sich verleiten lassen, den in der Pubertät und auch später nicht selten zu erhebenden Befund stark kontrahierter peripherer Arterien als Symptom einer konstitutionellen Gefäßenge aufzufassen. Es kann hier gerade so gut eine Angustie durch temporäre oder dauernde Tonuszunahme der Gefäßmuskulatur vorliegen, häufig ein rein nervöses Symptom, das seine verschiedensten Ursachen haben kann. Von Interesse wäre es zu wissen, wie sich diese Gefäßsysteme, die doch eine funktionelle Minderwertigkeit besitzen, gegenüber dem Auftreten der Abnützungskrankheit der Gefäße, der Arteriosklerose verhalten. Das familiäre frühzeitige Auftreten arteriosklerotischer Veränderungen der Gefäße gibt unter anderem hier in dieser Richtung einen Fingerzeig. Edgren, Huchard und Martius gehen in der Wertschätzung dieser disponierenden Faktoren für die Entstehung der Arteriosklerose sehr weit.

IV. Abdominalorgane.

Anatomische Dispositionen gibt es im Bereich der Abdominalorgane eine große Menge. Auch hier haben wir teils angeborene, teils im Laufe der Entwicklung sich ausbildende konstitutionelle Momente zu scheiden von den durch verschiedene äußere Einflüsse erworbenen Dispositionen. Es fesselt uns namentlich wieder die anatomische Disposition, die sich auf dem Boden einer Entwicklungsstörung aufbaut. Hierüber existieren für die Abdominalorgane bereits eine große Reihe wichtiger Einzelbeobachtungen. Am bekanntesten davon ist dem Kliniker das auch äußerlich meist ohne weiteres auffallende Bild der konstitutionellen Viszeralptose.

Betrachten wir zunächst das Cölom als Ganzes, so haben wir bereits oben darauf hingewiesen, daß es in der aufsteigenden Tierreihe allmählich an Länge abnimmt, und auch in der Ontogenese können wir diese Verkürzung beobachten, wie aus den Untersuchungen von W. A. Freund über das Verhalten der Douglastasche hervorgeht. Sie reicht bei viermonatlichen Föten noch bis auf den Beckenboden herab und wird dann allmählich immer kürzer, so daß sie normaliter in der Pubertätszeit im gleichen Niveau mit dem unteren Ende der Portio vaginalis steht. Kommt es zu Störungen in der normalen Entwicklung, so kann sich diese tiefe Ausbuchtung erhalten und es reicht dann die Douglastasche tief zwischen Scheide und Mastdarm herab. Freund sieht nun die hauptsächliche physiologische Aufgabe dieses Rezessus darin, die Bewegungsfreiheit von Rektum und Uterus zu erhalten und diese beiden Organe gegeneinander und voreinander zu schützen. Da es sich bei Bestand dieser Entwicklungshemmung meist gleichzeitig auch um Infantilismen an syntopischen Organen, besonders am Rektum handelt, und weiter unten zu beschreibende Störungen sich hier sehr leicht geltend machen, so kommt es häufig unter diesen Verhältnissen über die Zwischenstation einer paraproktitischen Entzündung zu peritonitischen Veränderungen im Douglasraum. Es kann hierdurch Rektum mit Uterus in verschieden starker Ausdehnung verklebt werden und die Folgen dieser Douglasitis für Morphologie und Funktion von Uterus und Adnexen einerseits, wie für den Enddarm andererseits ergeben sich ohne weiteres. So disponiert also der infantil gebliebene untere Teil des Cöloms zu schweren chronischen Entzündungen und zwar zu einer besonderen Form der Pelveoperitonitis, zu deren Entstehung eine septische, gonorrhoische oder tuberkulöse Infektion nicht nötig ist. Hierauf hat bereits Virchow als Grundlage für die sog. „Hämorrhoidalaffektionen" hingewiesen. Es finden sich an dieser Stelle der Bauchhöhle außerdem bei diesem Zustande Dispositionen zur Entwicklung von Douglashernien.

Wie weit Störungen in der Peritonealanlage, speziell in der Bildung der Mesenterien für einzelne Darmpartien, Dispositionen zu den Erkrankungen an den zugehörigen Organteilen abgeben (es ist hier besonders an die Entstehung der Hirschsprungschen Krankheit zu denken), kann nicht im einzelnen weiter ausgeführt werden.

Wir kennen jedoch auch erworbene Zustände am Peritoneum, die eine anatomische Disposition in sich bergen, wie wir sie mit verschiedenen Zuständen an anderen Hohlräumen, z. B. der Harnblase vergleichen können. So lange nämlich die frei in die Bauchhöhle mündenden Lymphspalten ungestört resorbieren können, ist die Empfindlichkeit gegen bakterielle Schädigungen durchaus nicht besonders groß. Vermindert man aber die Resorptionsfähigkeit, z. B. experimentell durch kleine Mengen von Jodtinktur oder Alkohol, so kann man sehr leicht eine tödliche Peritonitis mit einer geringen Menge von Bakterien erzeugen. Übertragen wir diese Verhältnisse auf die Klinik, so haben wir eine verschlechterte Resorption der Serosa bei Herz- und Nierenerkrankungen. Fast aufgehoben kann sie sein bei Leberzirrhose und bei chronischer Peritonitis. Und hier haben wir dann auch bekanntermaßen eine ausgesprochene Disposition für die Entstehung einer eitrigen Peritonitis, deren bakterieller Ursprung teilweise selbst in den vorsichtigst ausgeführten Punktionen, teilweise wohl auf hämatogenem Wege zu suchen ist. So ist ganz besonders die Entstehung einer tuberkulösen Peritonitis bei Leberzirrhose bekannt, wobei die Eingangspforte unter Umständen der Darm sein kann (v. Hansemann). Ähnlich steht es natürlich auch für die Pleura und das Perikard, was hier nicht näher ausgeführt werden soll.

Die Topographie der Abdominalorgane ist unter den Verhältnissen einer Entwicklungsstörung deutlich verschoben. Da wir wohl ausnahmslos gleichzeitig einen Infantilismus an der Wirbelsäule und am Thorax haben, so dürfte, wie wir schon oben andeuteten, ein Hauptgrund für diese veränderte Topographie in der Veränderung von Form und Lage der unteren Thoraxapertur zu suchen sein. Es zeigen sich hier die hauptsächlichsten Störungen in den oberen Bauchpartien, die im Vergleich zum normalen Zustande zu klein und zu eng sind und es findet, vorwiegend natürlich bei aufrechter Stellung, eine Dislokation der Organe nach abwärts statt. So haben wir die Leber mit ihrer plastischen Substanz zur Steilleber umgeformt; sie drängt auf das Nierenlager, so daß besonders rechts die Niere aus ihrer anfänglichen Lokalisation herausgeschoben und so der Palpation zugänglich gemacht werden kann. Der Magen zeigt eine längliche schmale Gestalt und reicht mit seinem unteren Magenpol tief herab. Auch das Colon nimmt, namentlich mit seinen mittleren Partien an dieser Ptose teil, doch sind gerade letztere Verhältnisse, seitdem wir sie auch in vivo mit der Röntgendurchleuchtung genau kontrollieren können, nicht stets einwandfrei als abnorm zu bezeichnen, wie man bisher glauben mochte. Diese Trias von Organsenkungen (Niere, Magen, Colon) hat seinerzeit Glénard als das Bild der Enteroptose beschrieben. Kraus weist mit Nachdruck darauf hin, daß diese hier geschilderte Aufstellung der Bauchorgane eine infantilistische ist und sich prinzipiell unterscheidet von den durch Schwäche der vorderen Bauchwände oder des Beckenbodens veranlaßten Splanchnoptosen. Die Lage der Eingeweide in diesen Fällen gleich zu setzen dem Befunde beim Säugling ist jedoch nicht angängig, denn hier zeigt sich mit Ausnahme der nach Albu schon oft beim Säugling palpablen rechten Niere keine eigentliche Ptose der Organe; es entsteht vielmehr diese Anordnung erst im Laufe der Entwicklung.

Als ein weiteres Zeichen der infantilen Zustände am Magen-Darmkanal findet sich der v. Hansemann eingehend beschriebene offene trichterförmig Appendix und das von Freund näher gewürdigte gerade verlaufende enge Rektum. Äußerlich kann man diese Umgestaltung der Topographie meist ohne weiteres aus dem Gesamtbild schließen, das unterhalb des engbrüstigen Thorax ein eingesunkenes Epigastrium und einen unterhalb des Nabels mehr oder weniger stark vorgewölbten Bauch zeigt. Wenn die Bauchdecken auch hie und da nicht besonders starkwandig erscheinen, so zeigen sie doch nicht Schwächezustände, die uns veranlassen könnten, den Grund für diese Organlagerung allein in sie zu verlegen. Lennhof hat mit Becher den Versuch gemacht, anthroprometisch diese Fälle festzulegen und zwar gab er dazu folgenden Index an:

$$\frac{d\,(jp)}{C.\ abd.} = \frac{Distantia\ jugulo\text{-}pubica}{Circumferentia\ abdominalis\ minima.}$$

Nach Lennhof soll der Befund so sein, daß je höher der Index, um so pathologischer die Verhältnisse im Abdomen sind und daß im ausgesprochensten Maße das Symptom der tastbaren Niere sich findet. Diese Angaben werden unter anderem von Kraus und Albu im Prinzip bestätigt. Aus seinen Untersuchungen an einem großen Material folgert nun Albu, daß diese konstitutionelle Viszeralptose, wie er es bezeichnet, sich in 68 % der Fälle bei Frauen und in 21 % der Fälle bei Männern findet; schon bei Neugeborenen will er am ersten bis zehnten Tage nach der Geburt bei weiblichen Säuglingen in 44 %, bei männlichen in 11 % einer größeren Untersuchungsreihe deutliche Stigmata dieser konstitutionellen Störung gefunden haben. Es erhellt also aus diesen Tatsachen zunächst das Überwiegen dieser Zustände bei der Frau und zeigt uns aber auch, daß häufiger, als man bisher annahm, sich dieses Verhältnis beim Manne vorfindet; ich möchte sogar glauben, daß diese Zahlen für das männliche Geschlecht noch etwas niedrig gegriffen sind.

Krankheitserscheinungen brauchen diese abnormen Lagerungen selbstverständlich auf keinen Fall zu machen. Daß sie aber schon allein zur Bewältigung der motorischen Funktion, bis auf eine Ausnahme beim Appendix, nicht die optimalsten morphologischen Verhältnisse zeigen, und daß sich auch für Infektionen disponierende Momente befinden können, soll in folgendem kurz an einigen Beispielen erläutert werden.

Betrachten wir zunächst die Erkrankungen, die sich an derartigen Mägen, die konstitutionell ptotisch sind, infolge einer durch diese Verhältnisse geschaffenen Disposition ergeben können. Zunächst ist hier der falschen Ansicht entgegenzutreten, daß die motorischen Verhältnisse solcher Mägen eo ipso minderwertig seien. Tonus, Peristaltik und Entleerungsfähigkeit finden sich meist genau so wie bei normaler Lage. Zweifelhaft ist es aber nicht, daß solche Mägen, sei es schon durch die Lageanomalie, sei es durch die Kombination mit einer gewissen Gewebsschwäche, wie sie Stiller in seinem asthenischen Symptomenkomplex bei Enteroptose beschreibt, zur Ausbildung atonischer und ektatischer Erscheinungen infolge der Anforderungen der täglichen Nahrungszufuhr disponiert sind. Von Interesse sind namentlich Beobachtungen, wie sie Meinert in dieser Richtung angestellt hat, bei der Chlorotischen ptotische und atonische Zustände fand, die sich mit Besserung der Chlorose wieder hoben. Der von Meinert auf Grund seiner umfangreichen Untersuchungen konstruierte Kausalnexus zwischen diesen Symptomen ist unseres Erachtens nicht ohne weiteres anzuerkennen; wir möchten vielmehr glauben, daß ebenso wie bei der engen Aorta, so auch hier bei der konstitutionellen Ptose es sich um der Chlorose koordinierte Symptome einer Entwicklungsstörung handelt, die allerdings in der weiteren Entwicklung durch gegenseitige Beeinflussung ein wohl kaum a posteriori entwirrbares Bild von Ursache und Wirkung abgeben können. Müssen wir es also als eine unschwer verständliche Tatsache hinnehmen, daß derartige ptotische Mägen disponiert sind zu atonischen und ektatischen Zuständen, mit den verschiedenen bekannten Folgeerscheinungen, so sind wir über die naheliegende Frage der Disposition zur Entstehung des Ulcus ventriculi in noch nicht exakter Weise orientiert. Daß sich die hier in der beschriebenen Lage dokumentierende „Schwäche" auch an der sekretorischen Funktion des Magens zeigen kann, ist uns aus der bekannten Monographie von Martius und Lubarsch über die Achylia simplex bekannt. Inwieweit man aber sekretorische Störungen bei solchen Individuen als den Ausdruck einer konstitutionellen Schwäche anzusehen hat, ist deswegen sehr schwer zu entscheiden, weil das Drüsenparenchym des Magens wie auch der anderen sekretorischen Organe der Tuba longa so ungemein fein auf die verschiedensten, dem Arzt wie auch dem Patienten oft unbekannten Reize reagieren, daß es sehr schwer ist, aus einer Funktionsprüfung Klarheit über diese Verhältnisse zu gewinnen. Auch hier gilt das stets Betonte ganz besonders, daß man aus der Feststellung des einen Momentes, also hier der Sekretionsanomalie, nicht zu viel schließen darf, sondern daß man sich über ähnliche Verhältnisse an den anderen Organsystemen auch orientieren muß. Und hier gibt uns gerade die neuzeitliche Untersuchung der topographischen Verhältnisse am Magendarmkanal mit Hilfe der Röntgenstrahlen, die Möglichkeit einer genauen Fixierung dieser Zustände.

Darauf haben auch Stiller und Martius besonders hingewiesen; ersterer betont besonders die Koinzidenz einer konstitutionellen, nervösen Dyspepsie mit dem Kostalstigma, das auch von Albu als ein bei konstitutioneller Viszeralptose recht konstantes Symptom bezeichnet wird.

Im übrigen gilt für den Magen, wie für alle anderen Hohlräume auch der Satz, daß eine Behinderung der Entleerung eine Stagnation des Inhaltes mit Ansiedlung der verschiedensten Bakterien und Pilze und Gelegenheit zur Entstehung von Gärungsprozessen usw. und damit die Disposition zu mitunter sehr schweren entzündlichen Prozessen der Magenwand abgibt.

Ein weiterer Punkt von Interesse ist die Entwicklungsstörung am Appendix. Es stülpt sich fötal der Wurmfortsatz aus dem Cökum als ein kleiner trichterförmiger Fortsatz aus, der weit offen mit dem Kolon kommuniziert. v. Hansemann hat nachdrücklich darauf hingewiesen, wie günstig dieser fötale Zustand sei, wie er im allgemeinen keine Kotstagnation, keine Abkapselung von Fremdkörpern, Sekret u. a. m. zulasse. Solange dieser fötale Zustand besteht ist, im allgemeinen das Bestehen einer Appendicitis nicht gut möglich und wird ja auch bis zum dritten Lebensjahr kaum beobachtet. Beginnt dann aber die physiologische Involution dieses auf den Aussterbeetat gesetzten Organanhanges, wird der Kanal eng, kommt es womöglich noch zu einer der mannigfaltigen und unkontrollierbaren Verlagerungen und zur Ausbildung der einen Abschluß bildenden Gerlachschen Klappe, dann ist eine anatomische Disposition für jeden der verschiedenen ätiologisch möglichen Entzündungsprozesse an dieser Stelle gegeben. Wir beobachten also hier einen interessanten Gegensatz zu allen anderen infantilistischen Störungen. Hier am Appendix garantiert das Verharren im fötalen Zustande ein relativ ungefährliches Verhalten, während die Gefahr in der physiologischen Involution liegt.

Daß ein ptotisches Kolon, mag diese Ptose nun angeboren oder akquiriert sein, disponiert zu Störungen der Peristaltik und damit zu schwerer Obstipation mit allen ihren Folgeerscheinungen, die zu peritonitischen Verwachsungen, namentlich an der linken Flexura coli führen können, ist bekannt. Auf die klinische Bedeutung der Entwicklungshemmungen am Rektum hat, wie oben schon kurz hingewiesen, W. A. Freund aufmerksam gemacht. Das infantilistisch dünnwandige, gerade verlaufende und enge Rektumrohr zeigt einen zu einem Sphincter tertius sich ausbildenden starken Wulst zirkulärer Muskelfasern, der weit in das Lumen vorspringt. Für die Entleerung dünner kindlicher Fäces ist dieses Rektum noch geeignet, es versagt aber gegenüber den derberen Kotmassen der Erwachsenen. So haben wir hier also eine schwache Muskulatur, eine mechanische Behinderung durch den Sphincter tertius, über dem sich entsprechend der Stenose eine große Ampulle ausbilden kann; bei der Stagnation der Kotmassen an dieser Stelle kommt es leicht zu ulzerativen Prozessen, die bald eine Paraproktitis im Gefolge hat. Daß sich hieran besonders bei infantilistischem Douglas peritonitische Veränderungen anschließen können, haben wir oben bei der Beschreibung der Douglasitis schon betont. Klinisch haben wir dann ein Bild vor uns, das sich aus einer Mischung von Obstipation mit Koliken usw. und Menstruationsbeschwerden zusammensetzt. Oft treten diese pelveoperitonitischen Erkrankungen auch über dem Eingang zum kleinen Becken in Erscheinung, wo uns dann diese Perisigmoiditis unter Umständen als ein maligner Tumor imponieren kann.

Nur einige der wesentlichen Punkte der anatomischen Disposition für die Erkrankung der Abdominalorgane haben wir hier herausgegriffen; daß u. a. auch an der Gallenblase und den Gallenwegen mechanische Hemmnisse in prinzipiell gleicher Weise wie am Magen und an der Harnblase zu Entzündungen und zu bakteriellen Erkrankungen disponieren können, braucht nicht näher hervorgehoben zu werden. Die klinischen Erscheinungen, unter denen

sich meist das fertige Krankheitsbild präsentiert, sagen natürlich nichts darüber
aus, wieweit disponierende Momente bei der Entstehung des Leidens im Spiele
waren und ob hier die Disposition durch einen konstitutionellen Fehler oder
durch später erworbene Momente gegeben war. Erst die Betrachtung korrelativer Systeme wird uns die Differentialdiagnose erleichtern und unter Umständen auch für die Therapie wichtige Fingerzeige geben. Es ist hier speziell
für die auf den Boden des Infantilismus entstehenden Dispositionen die Betrachtung der Entwicklung und Anlage des naheliegenden Urogenitalsystems von
besonderer Bedeutung.

V. Urogenitaltraktus.

Das Studium der mechanischen Dispositionen am Urogenitalsystem
ist besonders fruchtbar gewesen. Von diesem Organkomplex aus haben seinerzeit die Untersuchungen über die Bedeutung infantilistischer Zustände als
Krankheitsbereitschaften ihren Ausgang genommen.

Betrachten wir zunächst die Verhältnisse an den Nieren, so zeigen sich
verschiedene Dispositionsmöglichkeiten infolge abnormer Lagerung dieser
Organe. Die bei kongenitalen Störungen abnorm tief, bis in die Gegend des
Promontoriums, verlagerten Nieren, nicht selten gleichzeitig mit der Mißbildung der Hufeisenniere vergesellschaftet, sind den verschiedensten mechanischen Insulten, namentlich bei der Frau unter der Geburt, ausgesetzt. Lageanomalien, die sich später ausbilden, sei es als Teilsymptome einer allgemeinen
konstitutionellen Ptose, oder sei es allein infolge äußerer Einflüsse, disponieren
auf der einen Seite zu Störungen im Harnabfluß (Bildung einer Hydronephrose
usw.), andererseits aber auch zu Störungen des Blut-Zu- und Abflusses, was
bei einem auf Sauerstoffarmut so fein reagierenden Organe, wie die Niere es
darstellt, nicht bedeutungslos sein kann.

Inwieweit und ob eine Entwicklungsstörung der Nieren, wie sie sich nicht
selten bis in das höhere Lebensalter hinein als die sogenannte fötale Lappung
erhält, mit einer Gewebsschwäche, einer funktionellen Minderwertigkeit dieses
Organes identifiziert werden kann, ist uns noch nicht näher bekannt. Daß es
Nieren gibt, die ohne sonstige prägnante Krankheitserscheinungen zu geben, als
funktionell minderwertig bezeichnet werden müssen, ergibt sich aus den klinischen
wie klinisch-experimentellen Beobachtungen über die sogenannte orthotische
oder lordotische oder physiologische Albuminurie. Das normale Parenchym liefert einen Harn, der frei ist von pathologischen Bestandteilen, wie Blut,
Eiweiß und Zylindern und unter den verschiedensten Anforderungen frei bleibt;
d. h. weder die innerhalb physiologischer Breite sich haltende körperliche Anstrengung, noch die normalerweise entstehenden Verschiebungen der Blutmasse
im peripheren Kreislauf durch Stellungswechsel lassen Eiweiß im Urin erscheinen. Rufen doch diese beiden eben erwähnten Momente Eiweißaus-
scheidungen hervor, so muß eine Schwäche des Nierengewebes bestehen, wie sie
z. B. Leube als „undichtes Nierenfilter" bezeichnet hat. Wir wissen heute,
daß ein Teil dieser Dispositionen geschaffen ist durch morphologische Veränderungen, wie sie uns akute und chronische Nephrosen geben; andererseits wissen
wir aber auch ganz bestimmt, daß dasselbe Symptom der Eiweißausscheidung
bei Lagewechsel, übertriebener Lordose usw. eintreten kann, ohne daß die eben
erwähnte nephrotische Grundlage zu bestehen braucht. Handelt es sich bei
diesen letzteren Fällen also nicht um akquirierte Dispositionen, so liegen sonst
angeborene, oder in der Entwicklung sich ausbildende konstitutionelle Momente
vor, und es ist von Interesse, wie sich besonders zur Zeit der Pubertät solche
Fälle häufen, also zu einer Zeit, wo wir, wie aus den Tabellen von Benecke

klar hervorgeht, unter anderem höchst auffallende Verschiebungen der Größenrelationen zwischen Herz und Nieren und zwar zu ungunsten der Nieren beobachten. Ob solche Nieren späterhin besonders zur Entstehung akuter oder
chronischer Erkrankungen disponiert sind, entzieht sich zunächst noch der
Diskussion. Die Differentialdiagnose wird nicht immer einfach sein, ob bei
einer vorliegenden orthotischen Albuminurie die Disposition durch eine konstitutionelle Schwäche geschaffen ist oder nicht. Es ist sehr wichtig, daß man
in solchen Fällen, die ja bekanntlich lange Zeit über die Pubertät hinaus andauern können, nach ähnlichen Störungen an anderen Organsystemen sucht,
da man wohl selten allein an den Nieren solche konstitutionellen Schwächen
finden wird. So hat Mayer auf das gleichzeitige Vorkommen infantilistischer
Störungen am Genitale und ich selbst auf hypoplastische Zustände am Kreislauf, wie auf infantile Aufstellungen der Abdominalorgane hingewiesen. Diese
Feststellungen sind deswegen von Bedeutung, weil dadurch natürlich auch
unser therapeutisches Handeln nicht unwesentlich beeinflußt wird, das im
Falle einer, um mit Martius zu sprechen, „konstitutionellen Albuminurie" nicht in der Richtung der Schonung, sondern in der langsam fortschreitenden Übung sich wird bewegen müssen.

Die Disposition zu den akuten Erkrankungen der Niere wird, soweit man sich heute
darüber äußern kann, hervorgerufen durch Störungen der Blutversorgung, wie sie entweder reflektorisch von der Haut aus, namentlich durch Kältereize, bedingt werden, oder
wie sie vielleicht nach Ansicht anderer in der Störung der inneren Sekretion des Neben-
nierensystems einen Grund haben können. Ob die anatomischen Verhältnisse der chronischen Nephritis bei infektiösen Erkrankungen zu Metastasenbildung in diesen Organen
besonders disponieren, wäre noch näher nachzuweisen. Die sogenannte Ausscheidungs-
tuberkulose der Nieren gäbe vielleicht einen entsprechenden Fingerzeig, während wir andererseits bei einer Reihe von Infektionskrankheiten, die mit einer starken Bakteriurie einhergehen und außerdem auch Schädigungen des Nierenparenchyms setzen, metastatische Ansiedlungen in den Nieren vermissen. Unaufgeklärt sind auch noch die Verhältnisse in den
Nebennieren. Es ist auffallend, worauf auch v. Hansemann hinweist, daß sich die
Tuberkulose oft nur in den Nebennieren lokalisiert; ob hier mechanische oder andere
Momente disponierend mitspielen, läßt sich noch nicht überblicken.

An den harnabführenden Wegen kennen wir eine Anzahl von Störungen,
die alle das Gemeinsame haben, daß sie durch Hervorrufung von Harnstau-
ungen zu Zersetzung, Bakterienentwicklung und entsprechenden Entzündungserscheinungen an den über der Stenose gelegenen Partien disponieren. Auf
diese Verhältnisse haben wir schon bei der Besprechung der Wanderniere resp.
der einfachen Nephroptose hingewiesen. Besonders kommt das dort zum Ausdruck, wo sich eine falsche Implantation des Ureters in das Nierenbecken zeigt,
wenn er also z. B. nicht in der Mitte, sondern am oberen Ende inseriert. Das
Nierenbecken ist bekanntlich nicht sehr widerstandsfähig, so daß schon geringe
Abflußstörungen zu Pyelitiden der verschiedensten Art führen können. Daß
Verzerrungen der Ureteren, wie sie namentlich bei dem weiblichen Geschlecht
durch verschiedenartige Prozesse am Parametrium hervorgerufen werden
können, in der gleichen Weise disponierend wirken müssen, braucht nicht näher
ausgeführt zu werden. Dieselben Verhältnisse finden sich an der Blase, wenn die
normale Entleerung aus irgend einem Grunde gehindert ist (Lähmungen, Prostatahypertrophie usw.). Die normale Blase zeigt sich im allgemeinen gegen
die Ansiedlung von Bakterien äußerst widerstandsfähig, da dieselben stets mit
dem Harn heraus gespült werden. Bei der Frau, die mit ihrer kurzen Harnröhre sehr leicht dem Eindringen von Bakterien ausgesetzt ist, heilen fast alle
leichteren Cystitiden, solange die normale Blasenfunktion nicht gestört ist, ohne
weiteres bei Ruhe aus. Besteht aber irgend eine Störung, durch die nur etwas
Residualharn in der Blase erhalten bleibt, so genügt, um mit v. Hansemann
zu sprechen, ein Bakterium, um eine schwere Cystitis auszulösen. Die Er-

haltung der infantilen Form der Blase, die sich ev. mit dem Fortbestand des Urachus kombiniert, setzt desgleichen anatomische Dispositionen.

Am Genitalsystem ergeben sich bei der Frau im Vergleich mit den Zuständen beim Manne eine große Menge anatomischer Dispositionen und zwar vorwiegend auf Grund einer der vielen Entwicklungsstörungen, die sich bei dem komplizierten Entwicklungsgang des weiblichen Genitales reichlich bilden können. Es kann hierbei in allen Stadien der embryonalen wie bei der fötalen und postnatalen Entwicklung zu einem Stillstand kommen, so daß wir die verschiedensten Arten von Störungen zu Gesicht bekommen. Um sich klar zu machen, welche Fülle von mechanischen Dispositionen durch solche Embryonalismen, Fötalismen oder Infantilismen gegeben sein können, ist es am besten, wenn man kurz den Entwicklungsgang des inneren weiblichen Genitales rekapituliert.

Bis zum Beginn der Funktion des weiblichen Geschlechtsapparates unterscheiden wir zweckmäßig zwei Entwicklungsepochen; und zwar reicht die erste von der Embryonalanlage bis zur Geburt und die zweite von der Geburt bis zur Pubertät, wobei es sich in letzterem Falle weniger um ein allgemeines Wachsen, als vielmehr um Veränderungen in Struktur, Textur und Form handelt. Wir wollen uns hier allein auf die Schilderung der aus den Müllerschen Gängen entstehenden wichtigen Teile beschränken, die die Aufgabe haben, das befruchtete, wie auch das unbefruchtete Ei zu leiten und zu beherbergen. Die oberen Abschnitte der Müllerschen Gänge, aus denen die Tuben entstehen und die anfangs von der Lendengegend medianwärts nach unten ziehen, wandern lateralwärts bis ins kleine Becken und drehen sich dabei spiralförmig gesetzmäßig nach einer bestimmten Richtung. Diese von W. A. Freund des näheren beschriebene Tubendrehung wird von ihm als eine Äußerung des Drehungsgesetzes angesehen, das sich nach Fischers Untersuchungen an allen entwickelnden Organen des Tier- und Pflanzenlebens findet. Die Drehung der Tuben setzt sich aber auch noch weiter am Uterus fort, wie man unter Umständen am Uterushorn erkennen kann, und läßt sich selbst bis zum Sinus urogenitalis verfolgen, was sich besonders in Fällen der Entwicklungshemmung mit Erhaltung des doppelten Genitalkanals nachweisen läßt. Nach Erreichung der Maximaldrehung, ungefähr von der 32. Woche an, bis zur vollen Reife des Fötus entfalten sich die Spiralwindungen allmählich wieder vom Uterus her lateralwärts. Bei Neugeborenen kann man sie noch deutlich an den lateralen Teilen der Tube markiert finden. Nach der Geburt kommt es dann zum Längenwachstum und zur Streckung der Tuben, die ein weiteres Lumen erlangen und auf diese Weise zu einem guten Drüsenausführungsgange, geeignet zur Sekretabgabe wie zur Durchwanderung des Eies, werden.

Wenn infolge von Störungen auf einer dieser Stationen des Entwicklungsganges eine Hemmung eintritt, so wird nach dem eben ausgeführten ohne weiteres die pathogenetische Dignität dieser Entwicklungsstörung klar sein müssen. Da die Funktion an die frei passierbaren Tubenkanäle gebunden ist, so werden wir in diesen Fällen Störungen der Sekretabfuhr und Störungen des Eitransportes (Tubargravidität) erwarten müssen. Wie außerdem eine solche Tube eine ausgesprochene mechanische Disposition für die verschiedensten Infektionen bietet, ist in der Einleitung von Freund des näheren ausgeführt worden. Es ist selbstverständlich, daß diese Disposition auch akquiriert werden kann, indem peritonitische Verwachsungen zu Abknickungen des Tubenrohres führen; doch sind diese Bilder von den hier geschilderten infantilistischen Tubenschlängelungen grundverschieden und können nicht miteinander verwechselt werden. Selten zeigen sich Infantilismen an den Tuben allein. Die hier geschilderten Verhältnisse bilden meist nur ein Symptom eines allgemeinen Infantilismus am Genitale, meist auch noch anderer Organsysteme. Wir haben z. B. hier zugleich den oben beschriebenen tief herabhängenden Douglas; wir sehen einen infantilen Uterus, anteflektiert, mit dünner konkaver Vorder- und dicker konvexer Hinterwand; der Fundus ist bogenförmig eingesunken, er deutet sozusagen die doppelte Anlage noch an und bietet bei hier sich einnistendem Ei, nach Untersuchungen von Freund, die Disposition zu einer Zerreißung bei fortschreitender Schwangerschaft. Die enge Scheide, die unbedeckten äußeren Genitalien usw. vervollständigen dieses Bild des infantil gebliebenen Weibes, zu dem sehr wahrscheinlich auch noch eine Störung der inneren Sekretion der flachen Ovarien hinzutritt. Das klinische Bild, das solche Störungen bieten, zeigt in ausgesprochenem Maße die vollkommene sexuelle Insuffizienz. Es beginnt erst zutage zu treten mit der Pubertät und hier können dann die Erscheinungsformen sehr verschieden sein. Von einfachen Menstruationsstörungen bis zur kompletten Amenorrhoe und bis zu den komplizierten Bildern, die sich bei gleichzeitiger, oft korrelativer Ausbildung von Störungen an anderen infantil gebliebenen Systemen zeigen. Es ist namentlich hier wieder an die Chlorose zu erinnern, die man ja neuerdings gern wieder mit Störungen der inneren Sekretion, wie sie gerade in der Pubertät einsetzen können, in Kausalnexus bringt. Wir betonen auch hier wieder, daß die Chlorose wahrscheinlich als ein koordiniertes Moment der Entwicklungsstörungen zu betrachten sein dürfte, wie wir es schon bei der engen Aorta und beim ptotischen Magen bemerkt haben.

Beim Manne sind entsprechend den einfacheren Entwicklungsverhältnissen der Wolffschen Gänge, Dispositionen, die sich auf Infantilismen aufbauen können, bedeutend seltener. Wir müssen nur konstatieren, daß auch hier das Fortbestehen eines doppelten Genitalkanals für Infektionen besondere Dispositionen schafft. Daß relativ einfache Traumen auch bei normalen Verhältnissen für infektiöse Erkrankungen disponierend wirken können, ist hinreichend bekannt. Erwähnung verdient noch die Disposition, die bei Kryptorchismus an dem bei der Abwärtswanderung stehen gebliebenen Hoden für die verschiedensten Arten von Erkrankungen besteht.

Entwicklungsstörungen am Genitale, wie wir sie eben in aller Kürze skizzierten, sind weiter noch deswegen von besonderer Bedeutung, weil sie auf die Weiterentwicklung des ganzen Organismus von ausschlaggebender Bedeutung sind. Es fehlt in ausgesprochenen Fällen das Eintreten der sekundären Geschlechtscharaktere und es prägt sich solchen Individuen nach der Pubertätszeit namentlich das deutliche Stigma des psychischen Infantilismus auf.

VI. Stoffwechsel- und Blutkrankheiten.

Schon von alters her pflegte man die Stoffwechselerkrankungen als Konstitutionskrankheiten zu bezeichnen, da der auffallende Unterschied zwischen der meist nicht nachweisbaren auslösenden Ursache und der Schwere der Erkrankung die Annahme einer konstitutionellen Gewebsschwäche ohne weiteres aufdrängte. Man muß Martius zustimmen, daß zwischen diesen Erkrankungen und den anderen Organkrankheiten jedoch keine prinzipiellen Unterschiede bestehen, wie man vielleicht aus der Bezeichnung als Konstitutionskrankheiten entnehmen könnte und früher auch sicher annahm. Die Krankheit ist in beiden Fällen das Resultat auslösender und disponierender Faktoren. Bei diesen Konstitutionserkrankungen alter Nomenklatur liegen die Dinge nur so, daß das variable Verhältnis p : c (d. h. nach Martius das pathogene äußere Moment zur konstitutionellen Anlage) in der Richtung verschoben ist, daß c in ausgesprochener Weise in den Vordergrund gerückt wird.

Wählen wir als Beispiel den Diabetes. Der Zuckerhaushalt wird durch einen aus mehreren Komponenten bestehenden, sehr fein aufeinander abgestimmten Mechanismus besorgt. Das Angebot von Kohlenhydraten, wie sie durchschnittlich in der täglichen Kost enthalten sind, wird, ohne daß Zucker im Harn erscheint, normalerweise bewältigt. Es gibt jedoch Zustände, die unbedingt auf die Minderwertigkeit eines in diesem Haushalte tätigen Faktors zu beziehen sein müssen, eine konstitutionelle Schwäche, die angeboren oder auf verschiedene Weise erworben sein kann und die je nach der Intensität ihrer Ausbildung früher oder später zu Störungen im Zuckerhaushalt schon allein bei normalen Ernährungsverhältnissen führt. In den hochgradigsten Fällen konstitutioneller Schwäche haben wir dann, wie Naunyn entwickelt hat, die schweren Fälle des kindlichen Diabetes vor uns. In prinzipiell gleicher Weise muß man von den disponierenden, konstitutionellen Momenten bei Fettsucht und Gicht sprechen, Dinge, auf die in den entsprechenden Kapiteln dieses Handbuches näher eingegangen werden wird. Es ist selbstverständlich von großer Bedeutung, sich frühzeitig über diese Krankheitsbereitschaft zu orientieren, noch ehe das voll entwickelte Bild der Stoffwechselerkrankungen vorliegt, was natürlich nur möglich ist auf dem Wege einer Funktionsprüfung. Wir befinden uns hier aber noch in den Anfängen unserer Forschungen und gerade die vielversprechenden Untersuchungen über die Bestimmung der Grenze der Zuckerassimilation lassen noch den weiten Ausblick auf eine für den Allgemeinpathologen so wichtigen Konstitutionspathologie vermissen.

Es reihen sich die Besprechungen einer konstitutionellen Grundlage bei Erkrankungen des Blutes hier leicht an. Wie beim Diabetes, so kann man auch bei der Chlorose beobachten, daß hier in sehr vielen Fällen ein Krankheitsbild scheinbar ohne jede äußere auslösende Ursache entsteht. Die älteren morphologischen und klinischen Beobachtungen lassen erkennen, wie man damals schon nach disponierenden Momenten bei diesen Krankheiten gesucht hat. Wir werden aber wohl nicht fehlgehen, wenn wir, wie schon einigemal betont, heute annehmen, daß weder die enge Aorta noch der konstitutionelle ptotische Magen als alleinige Ursache der Chlorose anzusehen sei, sondern daß wir nur in diesen beiden Befunden etwas konstatieren, was uns auf eine Entwicklungsschwäche auch im Bereiche der hämatopoietischen Organe hinweist. Ob die konstitutionelle Schwäche in diesen blutbildenden Organen etwas Primäres ist, oder ob wir die offensichtliche, besonders schon von v. Noorden betonte Abhängigkeit der Blutintegrität von der Entwicklung des Sexualapparates als Grundursache beschuldigen müssen, ist heute noch nicht spruchreif. Der Infantilismus am Genitale, der sich so oft bei Chlorose findet, kann ebensowohl koordiniert, wie superordiniert sein. Wir kämen hier auf die Bedeutung der inneren Sekretion für die Funktion korrelativer Systeme zu sprechen. Da hier aber kaum die physiologischen Verhältnisse aufgedeckt sind, so ist es nicht angängig, die pathogenetische Bedeutung krankhafter Zustände in diesem Gebiete unter dem Gesichtspunkte der Schaffung disponierender Momente zu besprechen, so verlockend und aussichtsreich es auch jetzt schon erscheinen möchte.

VII. Erkrankungen des Nervensystems.

Bei der Entstehung einer Anzahl von Nervenerkrankungen wird in verschiedener Weise auf die Dignität disponierender Momente hingewiesen, ohne daß wir heute dafür überall schon einwandsfreie Beweise besäßen. So spricht man von einer konstitutionellen Schwäche in der Anlage des Nervensystems, die zur Entstehung multipler sklerotischer Herde führen soll. Viel spricht dafür, daß das bekanntermaßen neurotrope syphilitische Gift gewisse Strangsysteme so schwächen kann, daß allein die normale funktionelle Anspannung, besonders in der sensiblen Sphäre, hier zu organischen Erkrankungen führt. In anderer Weise glaubt man, daß Überanstrengungen akuter oder chronischer Natur, in letzterem Falle also ein richtiger Aufbrauch gewisse Partien des Nervensystems diese minderwertig mache und sie auf diese Weise zu Erkrankungen, namentlich Intoxikationskrankheiten (Lues, Blei) disponiere. Wir besitzen außer unseren klinischen Beobachtungen und außer den tierexperimentellen Untersuchungen von Edinger hierfür noch keine weiteren Anhaltspunkte; aber auch hier ist, wie stets die Annahme eines disponierenden Momentes unbedingtes Erfordernis. Am Nervensystem sind wir leider noch nicht imstande, diesen latenten Zustand der konstitutionellen Schwäche in hinreichend sicherer Weise zu diagnostizieren.

Wir wissen seit den Arbeiten von Lasègue, daß neben den hier erwähnten physischen Minderwertigkeiten in gleicher Weise sich auch psychische Hemmungen der Entwicklung beim Menschen vorfinden können. Dieser psychische Infantilismus braucht absolut nicht stets, wie man eine Zeitlang meinte, auf einer mangelhaften Entwicklung und Funktionstüchtigkeit der Schilddrüse zu beruhen, sondern er kann ebenso eine dem betreffenden

Organkomplex innewohnende Entwicklungsstörung darstellen, wie wir sie auch an anderen Organen beobachten können. De Sanctis, dem wir die grundlegendsten Arbeiten über den psychischen Infantilismus verdanken, stellt diese Hemmungen an Intelligenz und Charakter den beiden anderen Grundpfeilern des Infantilismus, dem gehemmten Längenwachstum und dem infantilen Genitale als gleichwertig an die Seite. Die Frage, ob solche infantilistische Individuen besonders zu Psychosen disponiert sind, hat bereits Emminghaus im bejahenden Sinne beantwortet. Es wirken also an den minderwertigen Gehirnanlagen die üblichen physiologischen Reize bereits als auslösende Momente für die verschiedensten psychischen Alterationen, die in letzter Zeit durch die Arbeiten von di Gaspero ausgedehnt gewürdigt worden sind. Es kann hier nicht der Platz sein, diese interessanten Verhältnisse weiter zu verfolgen. Es sollte nur darauf hingewiesen werden, wie auch in der Psychiatrie die Bedeutung der konstitutionellen Anlage und vor allem des Infantilismus gewürdigt wird. Die Diagnose dieser infantilistischen Disposition ist meist ohne weiteres aus gleichzeitigen Entwicklungshemmungen an korrelativen Systemen zu stellen; sie ergibt sich natürlich leicht aus einer Funktionsprüfung der Psyche.

VIII. Tumoren.

Wenn es heute auch noch nicht angängig ist, in der Frage der Entstehung der Tumoren eine abgeschlossene Lehre aufzustellen, so soll doch im Anschluß an die hier besonders hervorgehobenen Entwicklungsstörungen darauf hingewiesen werden, daß aus Resten von embryonalen Gebilden, wie wir sie z. B. in den Gartnerschen Gängen und in den drüsenschlauchähnlichen Abkömmlingen von Cölomepithel in der Muskelsubstanz des Uterus haben, Tumorbildungen hervorgehen können. Ob die auslösenden Ursachen für aus diesen Keimen entstehende Tumorbildungen mechanischer oder chemischer Natur sind, läßt sich schwer entscheiden, wenn auch nach Analogie mit anderen Beobachtungen dem mechanischen Insulte eher eine Bedeutung zuzuschreiben sein dürfte. Es soll natürlich nicht auf die verschiedenen Theorien der Tumorenbildung eingegangen werden; das Auffallende ist nur, daß die Diagnose derartiger Tumoren, die aus embryonalen Gebilden entstehen, wie z. B. der von Freund und Recklinghausen beschriebenen Adenomyome des Uterus (hervorgegangen aus den Resten der Gartnerschen Gänge) zu einem großen Teil aus Symptomen infantilistischer Hemmungen an anderen Organen gestellt werden kann. (Freund — v. Rosthorn.)

IX. Allgemeine Disposition.

Wir haben bisher stets von lokalen Dispositionen gesprochen, um vor allem scharf zu präzisieren, wie das konstitutionelle Moment, das zu einer Krankheit führen kann, auch ein scharf lokalisierbares ist. Wir müssen aber am Schluß unserer Betrachtungen darauf hinweisen, daß wir neben den lokalen Dispositionen auch allgemeine Dispositionen kennen, wo also nicht ein bestimmter Zellkomplex, sondern alle Zellen des Organismus in prinzipiell gleicher Weise konstitutionell geschwächt sind. Wir sehen das bei allgemeiner Kachexie, wir beobachten das vor allem auch bei Diabetes. Abgesehen von der bekannten Neigung zur Ansiedlung von Eiterbakterien, besteht im diabetischen Organismus, z. B. in der Lunge eine allgemeine Disposition für Tuberkulose, so daß wir in diesen Fällen die Lokalisation nicht in den mechanisch disponierten Partien finden, sondern die Infektion in allen Teilen der Lunge festen Fuß fassen können. Der Gicht schreibt man keine derartige disponierende allgemeine Eigenschaften zu. Physiologischerweise findet sich zur Zeit der Menstruation und der Gravidität ein Zustand allgemeiner konstitutioneller Schwäche.

Noch sind die Dispositionen zu Erkrankungen erwähnenswert, die namentlich um die Mitte vorigen Jahrhunderts schon Gegenstand klinischer wie auch anatomischer Bearbeitungen waren. Es handelt sich um Veränderungen am Gewebe der Schleimhäute, der Haut und des Lymphapparates, Zustände, die sich namentlich schon im frühesten Kindesalter zeigen, und die zu exsudativen Prozessen führen können. Diese „exsudative Diathese", wie sie Czerny nennt, dieser Status thymolymphaticus, wozu wohl auch der von Comby beschriebene Arthritismus gehört, dieser Lymphatismus, oder diese „Diathesis inflammatoria" Virchows stellt zweifellos eine Krankheitsbereitschaft dar. Ihre Grundlage ist noch nicht ganz klar. Die Annahme einer Stoffwechselstörung dürfte noch nicht genügend gestützt sein. Die Diagnose des latenten Zustandes ist sehr schwierig. Die Bereitschaft existiert gegenüber allen peripheren Reizen, denen der aufwachsende Organismus ausgesetzt ist. Die Manifestationen sind ungeheuer reichhaltig und die Diagnose im ausgebildeten Falle in bezug auf die Stärke des im Krankheitsbilde mitwirkenden konstitutionellen Faktors nicht immer einfach. Ob die Eosinophilie im Blute ein stets verläßliches Zeichen ist, bedarf noch weiterer Beobachtung. Die klinische Beobachtung hat uns zweifellos die Richtigkeit einer Annahme dieser Gewebsschwäche gezeigt. Weiterer Forschung muß es überlassen bleiben, diesen Zweig, der von den Franzosen namentlich etwas „großzügig" betriebenen Lehre von der Disposition auf die für ernste wissenschaftliche Arbeit unerläßliche sichere morphologische und funktionelle Grundlage zu stellen.

Es konnte nicht Aufgabe des vorliegenden Essays sein, lückenlos unser Wissen über die im Einzelfalle der Krankheit wirksamen konstitutionellen Faktoren wiederzugeben. Dazu reichen auch unsere Kenntnisse heute noch nicht aus und dazu ist auch jedes Krankheitsbild an und für sich zu sehr aus den variablen Faktoren der Disposition und der auslösenden Momente zusammengesetzt, als daß man hierfür ex cathedra stets scharf umrissene Bilder geben könnte. Es lag uns nur daran, bei den Erkrankungen aller Organsysteme, sowohl dort wo das auslösende Moment bakterieller Natur ist, wie dort wo andere Ursachen in Betracht kommen, zu zeigen, wie das disponierende Moment stets mitwirken muß und wie in einigen Fällen sich klassische Bilder herausschälen lassen, die diese Bedeutung des konstitutionellen disponierenden Faktors klar zeigen. Es ist dabei das meiste Gewicht gelegt worden auf die sinnfälligen Störungen der Konstitution, wie sie uns der Infantilismus bietet und es soll das Studium dieser Verhältnisse nicht nur die pathogenetische Betrachtungsweise fördern, sondern uns auch den Weg therapeutischen Handelns weisen, der am besten schon dann einzuschlagen ist, wenn die Krankheitsbereitschaft noch nicht den auslösenden Faktor gefunden hat. Das Studium der morphologischen Disposition zeigt uns klar, wie wir prophylaktisch tätig sein können und sollen.

Literatur.

Allgemeiner Teil.

Anton, Allgem. Zeitschr. f. Psychiatrie. Bd. 63. S. 578. — v. Baumgarten, Handb. d. allg. Pathol. von Krehl u. Marchand. Bd. 1. S. 363. — Beneke, Die anatomischen Grundlagen.... 1878. Konstitution und konstitutionelles Kranksein. Marburg 1881. — v. Hansemann, Die anatomischen Grundlagen der Disposition. Deutsche Klinik. Bd. 1. S. 665. — Hegar. Münch. med. Wochenschr. 1905. Nr. 16. — Kraus, Die Ermüdung als Maß . . . . . . Biblioth. med. D. J. Heft 3. — Lommel, Krankheiten des Jünglingsalters. Ergebn. d. inn. Med. u. Kinderheilk. Bd. 6. 1910. S. 293. — Martius, Pathogenese innerer Krankheiten. Deuticke, Leipzig-Wien. 1899—1909. — Oppenheimer, Wachstumsverhältnisse. Diss. München 1888. — Rokitansky, Handb. d. path. Anatomie 1842. — v. Rosthorn, Hypoplasie, Infantilismus (in Mißbildungen der weiblichen Geschlechtsorgane. v. Chrobak und v. Rosthorn.) Hölder, Wien-Leipzig 1908. — Tandler, Über

Infantilismus. Wiener med. Presse 1907. Nr. 15. — Virchow, Über die Chlorose. Berlin 1872. — Wiedersheim, Über das Altern der Organe. Polit.-anthropolog. Revue. Jahrg. 2. Heft 6.

Spezieller Teil.

I. Skelettsystem.

W. A. Freund, Über das sog. kyphotische Becken. (In Gynäkolog. Klinik von W. A. Freund. Straßburg 1885.) — Beiträge zur Histologie der Rippenknorpel. Breslau 1858. — Derselbe und Mendelsohn, Der Zusammenhang des Infantilismus des Thorax und des Beckens. Stuttgart 1908. — Hart, Die mechanische Disposition. Stuttgart 1906. — Derselbe und Harras, Der Thorax phthisicus. Stuttgart 1908. — Rotschild, Der Sternalwinkel. Frankfurt 1900.

II. Respirationstraktus.

Birch-Hirschfeld, Deutsch. Arch. f. klin. Med. Bd. 64. 1899. — Engel, Kongr. f. inn. Med. 1911. — W. A. Freund, Der Zusammenhang zwischen Lungenkrankheiten. Erlangen 1859. — v. Hansemann, Berl. klin. Wochenschr. 1911. Nr. 1. — Hart, Ergebn. von Lubarsch-Ostertag. Bd. 14. S. 337. 1910. — Schlüter, Die Anlage zur Tuberkulose. Deuticke,1905.— Schmorl, Münchn. med. Wochenschr. 1901. Nr. 50. — Tendeloo, Studien über die Ursachen.... Wiesbaden 1902. — von den Velden, Der starr dilatierte Thorax. Stuttgart 1910.

III. Zirkulationssystem.

Edgren, Die Arteriosklerose. Leipzig. Veit, 1898. — Kraus, Leuthold-Gedenkschrift. Bd. 2. — Martius, Kongr. f. inn. Med. 1899. — Rokitansky, Siehe oben. — Virchow, Siehe oben.

IV. Digestionstraktus.

Albu, Berl. klin. Wochenschr. 1909. Nr. 7. — W. A. Freund, Hegars Beitr. Bd. 2. 1899. — v. Hansemann, Mitteil. aus d. Grenzgeb. Bd. 12. 4. 1903. — Kraus, Siehe oben. — Lennhoff und Becher, Kongr. f. inn. Med. 1901. — Martius-Lubarsch, Achylia gastrica. Wien 1897. — Meinert, Volkmanns ges. Vortr. 115/116. Innere Med. Nr. 35. — Stiller, Die asthenische Konstitutionskrankheit. Stuttgart 1907.

V. Urogenitalsystem.

W. A. Freund, Hegars Beitr. Bd. 4. 1. — Volkmanns Samml. klin. Vortr. Nr. 323. Gynäkologie. Nr. 23. 1888. — Jehle, Die lordotische Albuminurie. Wien 1909. — Leube, Die physiologische Albuminurie. Nat. Versammlung Leipzig 1903. — Martius, Siehe oben. — v. Rosthorn, Siehe oben. — von den Velden, Münch. med. Wochenschr. 1908. Nr. 24.

VI. Stoffwechselerkrankungen.

Martius, Siehe oben. — Naunyn, Diabetes. Wien 1906. 2. Aufl. — v. Noorden, Bleichsucht. Wien 1897.

VII. Nervensystem.

Emmighaus, Gerhardts Handb. d. Kinderkrankh. Tübingen 1887. — Di Gaspero, Arch. f. Psych. u. Nervenkr. Bd. 43. 1. — De Sanctis, Gli Infantilismi. Roma 1905.

VIII. Tumoren.

R. Freund, Im Handb. d. Gynäkol. von Veit. 2. Aufl. p. 512. — W. A. Freund, In v. Recklinghausen, Die Adenomyome und . . . . . 1896. v. Rosthorn, Med. Klinik. 1905. Nr. 9.

IX. Allgemeine Disposition.

Czerny, Jahrb. f. Kinderheilk. Bd. 61. — His, Referat. Kongr. f. inn. Med. 1911. — Pfaundler, Referat. Kongr. f. inn. Med. 1911.

C. Stoffwechselerkrankungen.

Von

J. Baer-Straßburg.

(Mit einem Beitrag von A. Gigon-Basel.)

———

Einleitung.

Wir wissen, daß der menschliche und tierische Organismus einer gewissen Zusammensetzung und Menge der Nahrung — wir drücken sie gewöhnlich in Kalorien pro kg Körpergewicht aus — bedarf, um seinen Bestand bei normaler Funktion zu erhalten oder während der Wachstumsperiode an Körpersubstanz zuzunehmen. Weiterhin kennen wir einigermaßen die normale Zusammensetzung der Exkrete und, wenn auch recht unvollkommen, bereits eine größere Zahl intermediärer Prozesse und ihren Einfluß auf die Beschaffenheit von Blut und Geweben.

Sehen wir trotz normaler Nahrungsaufnahme auffallende Zunahme oder Abnahme des Körpergewichts, so können quantitative oder auch qualitative Abweichungen in der Verwertung der Nahrung, der zugeführten oder aufgespeicherten Energiequelle, vermutet werden. Sie werden durch Messung des verbrauchten Kohlenstoffs und Sauerstoffs oder durch direkte Messung der gebildeten Wärme, ferner durch den Nachweis, daß gewisse Substanzen ungenutzt den Körper verlassen, oft nicht ganz mühelos exakt erkannt. Auf weitere Störungen wurde man durch feste Ausscheidungen im Urin, Steinbildung, durch auffallende Farbenreaktionen, Reduktionserscheinungen oder optische Aktivität des Harns, aufmerksam. Da alle diese Eigenschaften bis zu einem gewissen Grad nur zufällig den ausgeschiedenen Körpern anhaften, ist es recht wahrscheinlich, daß wir bei Untersuchungen mit besserer chemischer Methode noch weitere Stoffwechselstörungen mit wenig charakteristischen Symptomen kennen lernen werden.

Findet sich im Körper abnorme Produktion einer Substanz, ohne daß diese überhaupt oder nur in normalen Spuren in den Exkreten auftritt, so wird im allgemeinen nur bei charakteristischer Wirkung auf andere Funktionen (Hormone) oder bei Eintreten lokaler Symptome die Aufmerksamkeit sich ihr zuwenden können; auch hier stehen wir noch im Beginn der chemischen Analyse von Krankheitsprozessen.

Störungen im Ablauf der normalen chemischen Prozesse dürften sich nun in den meisten krankhaften Zuständen finden, z. B. erhöhte Wärmeproduktion im Fieber und beim Hyperthyreoidismus, verminderte bei ungenügender Funktion der Schilddrüse, verminderte Bildung hormonartiger Substanzen beim Addison, vermehrte Ausscheidung von Harnsäure bei der Leukämie.

Wir definieren Stoffwechselkrankheiten als diejenigen Störungen, bei welchen qualitative oder quantitative Änderungen des Stoffwechsels die Ursache der übrigen Krankheitssymptome sind, z. B. ist Steinbildung und Pyelitis Folge der Cystinausscheidung, die Ischias Folge des Diabetes.

In dem Maß, als man die Abhängigkeit chemischer Vorgänge und ihrer Störungen von bestimmten Organen durchschaut, wird allerdings die Abgrenzung der Stoffwechselkrankheiten von Erkrankungen der Drüsen mit innerer Sekretion schwerer oder unmöglich werden; sie wird aber auch, wenn das Ziel erreicht worden ist, ihre Bedeutung verloren haben.

Sämtliche Stoffwechselstörungen zeigen in ähnlicher Weise familiäres Auftreten und Erblichkeit, beruhen also meist auf angeborener Anlage; am deutlichsten lassen sich diese Momente bei der Alkaptonurie und Cystinurie, den selteneren Störungen, verfolgen, da hier ein zufälliges Zusammentreffen in einer Familie ausgeschlossen erscheint.

Bei der Alkaptonurie und Cystinurie liegt die Frage nach der Herkunft der ausgeschiedenen Substanzen, der Natur der intermediären Störung und ihrer Folgen verhältnismäßig einfach. Wir sind aus diesem Grund vielleicht etwas ausführlicher auf ihre Besprechung eingegangen, als der Häufigkeit dieser Krankheiten entspricht.

Nach altem Gebrauch, kaum nach der Natur der Störung im strengeren Sinn, haben wir zu diesem Kapitel der Stoffwechselkrankheiten auch Phosphaturie und Oxalurie gezählt; wir haben dagegen hier auf die Stoffwechselstörungen bei anormaler Funktion der Schilddrüse verzichtet.

1. Cystinurie.

Definition. Die Cystinausscheidung im Urin wird erkannt an der Form der schwerlöslichen Cystinkristalle und deren charakteristischer chemischer Reaktion.

Die Kristalle bestehen aus regelmäßigen sechsseitigen Plättchen. Sie lösen sich als Amidosäure in Ammoniak und verdünnter Salzsäure und fallen beim Verdunsten des Ammoniaks oder beim Neutralisieren der Säure wieder in der alten Kristallform aus. Außerdem findet sich das Cystin gelegentlich im Urin auch in Form von Nadeln oder Prismen.

Die charakteristische chemische Reaktion hängt mit dem Gehalt des Cystins an nicht oxydiertem Schwefel zusammen: Beim Kochen färbt sich essigsaures Blei, in überschüssiger Kalilauge oder Natronlauge gelöst, schwarz, und es entsteht ein Niederschlag von Schwefelblei.

Vorkommen des Cystins. Die verschiedenen Eiweißkörper (Mörner) enthalten das Cystin in wechselnder Menge; am reichlichsten ist es in den Haaren, 11,3 %, und in den Hornspänen, 6,3 %, in geringerer Menge im Serumalbumin, Fibrinogen, Serumglobulin, Ovalbumin und Kasein. Sicherlich der Hauptteil, vielleicht aber auch der gesamte Schwefel ist in der Form dieser Amidosäure ins Eiweißmolekül eingefügt.

Dieses Cystin aus Eiweiß besitzt nach den Angaben der verschiedenen Autoren starke Linksdrehung (in HCl-Lösung: $\alpha D = 219^0$ bis 224^0); bei längerem Kochen mit Salzsäure können Fraktionen von schwächerer Linksdrehung erhalten werden; häufig kristallisieren sie in Nadelform; sie bestehen zum Teil aus razemisiertem Cystin. Seiner Konstitution nach ist Eiweißcystin das Disulfid der α-Amido-β-thio-propionsäure (E. Friedmann [1])

$$S—CH_2—CHNH_2—COOH$$

$$S—CH_2—CHNH_2—COOH$$

Nach Untersuchungen von Rothera, Fischer und Suzuki, Abderhalden zeigt das Cystin, das sich aus dem Urin in Steinform abscheidet, gleiche spezifische Drehung und die gleichen chemischen Eigenschaften. Nur Neuberg und Mayer erhielten ein Steincystin, das in Nadeln kristallisiert war, und konnten aus ihm Derivate darstellen, die in ihren Eigenschaften von den entsprechenden Verbindungen des Eiweißcystins abweichen; sie nehmen darum an, daß noch ein anders konstituiertes Cystin im Tierkörper vorkommt (α-Thio-β-Amido).

Experimentell läßt sich die Ausscheidung eines Cystinderivats nach Verfütterung von Chlor-, Brom- oder Jodbenzol an Hunden und Kaninchen hervorrufen: Merkaptursäurebildung (Baumann u. Preuße) [$C_5H_4Br)S\cdot CH_2\cdot CHNH\,(CO\,CH_3)\,COOH$] (Friedmann [1]). Beim Menschen konnte Meßter unter gleichen Bedingungen Merkaptursäurebildung nicht (oder nur in Spuren) nachweisen.

Das Cystin wird im normalen menschlichen Organismus anscheinend vollständig zerstört (Rothera), es läßt sich nach gewöhnlicher Eiweißnahrung oder nach Verabreichung reinen Cystins nicht im Urin auffinden. Ein Teil wird nach Versuchen am Hunde zu Taurin oxydiert.

Bei einem Überschuß von Cholsäure im Tierkörper bewirkt Cystin, ebenso wie Taurin, Ansteigen der Taurocholsäure-Ausscheidung in der Galle (v. Bergmann). Bei Hunden und Kaninchen verändert das Cystin, per os (Goldmann), subkutan oder durch eine Mesenterialvene zugeführt (Blum), das Verhältnis des neutralen Schwefels zum Gesamtschwefel nicht. (Nach Untersuchungen Meßters im Durchschnitt 17,2%, mit großen Schwankungen.)·

Indessen ist trotzdem nicht ganz unwahrscheinlich, daß auch im normalen Urin Spuren von Cystin oder von einem cystinähnlichen Körper vorkommen.

Baumann und Goldmann erhielten bei Benzoylierung des Urins eine ätherlösliche Substanz, die mit alkalischer Bleilösung Schwefelreaktion gab, sich also gegen Acylierung und im Schwefelgehalt ebenso wie Cystin verhielt. Wahrscheinlicher wird dieses Vorkommen von Cystin im normalen Harn noch durch die interessanten Untersuchungen Spiegels; er konnte in 53 verschiedenen Harnsteinen einer Sammlung 13 mal geringe Mengen von Cystin nachweisen, es waren Oxalat-, Phosphat-, Urat- und einige gemischte Konkremente. Es fehlt zwar die Angabe, daß bei diesen Fällen keine Cystinurie vorlag, doch erscheint ein derartig gehäuftes Vorkommen dieser Krankheit zugleich mit Steinbildung aus anderem Material mehr als unwahrscheinlich.

Die Größe der Cystinausscheidung wechselt bei den verschiedenen Fällen von Cystinurie sehr stark. Sie scheint höchstens etwa 1 g zu betragen, von dem ungefähr die Hälfte direkt oder nach Ansäuern mit Essigsäure auskristallisiert; der Rest kann nur indirekt durch Bestimmung des neutralen Schwefels im Cystinharn und Abzug (des Normalwertes) berechnet werden. In leichteren Fällen findet man erst nach dem Zentrifugieren einzelne Cystinkristalle im Sediment, oder es ist sogar nur die Schwefelreaktion mit alkalischer Bleilösung auffallend stark und weist auf das Vorhandensein von Cystin hin. Es wurde dann öfters noch durch die Darstellung der Naphthalinsulfoverbindung (Abderhalden [2]) oder des Benzoylcystins (Goldmann u. Baumann) sichergestellt.

Nach Meßters Bestimmungen wurden nicht mehr als etwa 28% des Gesamtschwefels als Cystin ausgeschieden. Da angenommen werden muß, daß auch der größte Teil des Schwefels der sonst, oxydiert oder unoxydiert, im Urin sich findet, aus dem Cystin stammt, war also die Störung der Cystinverbrennung — wenigstens in genauer untersuchten Fällen — nie eine vollständige, es fiel immer noch der größte Teil des Cystins der Verbrennung im Organismus anheim.

Auch durch Fütterungsversuche mit Brombenzol bei Hunden ließ sich zeigen, daß das zur Paarung benützte Cystin die Muttersubstanz der übrigen Schwefelverbindungen im Urin ist; sie nahmen nämlich infolge der Merkaptursäurebildung relativ und häufig auch absolut ab (Goldmann).

Es handelt sich also bei der Cystinurie, auch in den schwersten Fällen, nie um eine vollständige Aufhebung des Cystinverbrauchs; Folgezustände

(Ausfallserscheinungen) auf den Gesamtstoffwechsel, die zu Gesundheitsstörungen führten, sind nicht beobachtet. Nur ein Fall Abderhaldens [2]
könnte vielleicht das Vorkommen und die Bedeutung dieser Stoffwechselstörung
in schwerster Form anzeigen. Bei einem Kinde, das an Inanition gestorben war,
fand man massenhafte Cystinausscheidung in den inneren Organen. Bei zwei
lebenden Geschwistern bestand Cystinurie.

Symptomatologie. Trotzdem beansprucht die Cystinurie klinisches Interesse, weil sie sehr oft rein mechanisch, durch Konkrementbildung
in den Harnwegen schwere Störungen hervorruft. Steine von geringer
Größe, meist von nur wenigen cg Gewicht, die sich im Nierenbecken oder der
Blase bilden, werden von einzelnen Patienten oft in großer Zahl während vieler
Jahre entleert. Dagegen beschreiben besonders ältere Autoren Steine von
recht respektabler Größe. So finden wir bei Guyot Angaben über einen ciför-
migen Stein mit den Durchmessern 44 : 32 : 26 mm; Southam beobachtete eine
Größe von 1 : 1½ Zoll bei 11,7 g Gewicht. In Niemanns Zusammenstellung
finden wir ein Exkrement (Henry), von 40 g Gewicht und ein anderes von
Hühnereigröße (Utzmann).

Die Cystinsteine sind meist weich, zerbrechlich, von wachsartiger
Beschaffenheit und gelber oder bräunlicher Farbe. Der Urin soll häufig, auch
ohne Cystitis, schwach alkalische Reaktion zeigen als Folge verminderter Schwefel-
säurebildung. Aus diesem Grund finden sich in den Steinen auch öfters Beimengungen von phosphorsaurem Kalk oder phosphorsaurer Ammoniak-Magnesia; Abderhalden [1] beschreibt Abscheidung einer Kruste von Mg- und
Ca-Niederschlägen.

Die Beschwerden und Komplikationen, die diese Steine hervorrufen, sind die gewöhnlichen der Blasen- und Nierensteine: Schmerzen beim
Urinlassen, Blutungen, Cystitis, Pyelitis, Pyelonephritis und von diesen ausgehende pyämische Erkrankungen.

Familiarität und Erblichkeit. Die Cystinurie tritt ausgesprochen familiär auf. Öfters dokumentierte sich die Krankheit bei Geschwistern in der
gleichen Weise durch Konkrementbildung. Auf andere Fälle in der gleichen
Familie, wo es sich nur um geringe Cystinausscheidung handelte, wurde man
erst durch genaue Untersuchung des Urins aufmerksam. Indessen bieten gewöhnlich nicht sämtliche Geschwister dieselbe Anomalie. In einem Fall von
Cohn z. B. bestand sie nur bei sechs von neun untersuchten Geschwistern.

Über die Erblichkeit der Cystinurie sind die Angaben (und wohl auch
die Untersuchungen) weniger zahlreich. In dem oben erwähnten Fall von Cohn
und einem Fall von Toel bestand Cystinurie auch bei der Mutter. Abderhalden [2] sah sie bei drei Geschwistern, bei deren Vater und Großvater väterlicherseits. Jedenfalls gibt es hier eine Vererbung vom Vater wie von der Mutter her.

Es sind Fälle von Cohn (l. c.) beobachtet, in denen die Störung sicher
einen großen Teil des Lebens hindurch bestand, in welchen der erste Abgang
von Steinen 18 und mehr Jahre zurückliegt. Dagegen scheint es auch, selbst
in den schwereren Fällen, vorzukommen, daß die Störung zum wenigsten zeitweise ganz verschwindet oder sehr stark an Intensität abnimmt. In ganz
leichten Fällen kann Cystin öfters nur an einzelnen Tagen im Urin nachgewiesen
werden. Auch nach Verschwinden der Cystinurie kann die Toleranz für reines
Cystin noch herabgesetzt sein; man kann dann alimentär Cystinurie wieder
hervorrufen.

Therapie. Eine ätiologische Therapie müßte die Ausscheidung des schwerlöslichen Cystins im Urin verhindern. Der Versuch Meßters (l. c.), das durch
Brombenzolfütterung zu erreichen, scheiterte an der Tatsache, daß der Mensch

keine nennenswerten Mengen Merkaptursäure bildet. Auch Verabreichung von Cholsäure (Simon u. Campbell), allerdings in verhältnismäßig sehr geringer Menge, setzte — durch stärkere Inanspruchnahme des Cystins für die Taurinbildung — die Cystinausscheidung nicht herab. Der Versuch wäre noch mit größeren Mengen Cholsäure zu wiederholen. Praktisch käme aber eine solche Therapie wegen der Kostbarkeit der Substanz kaum in Betracht. Durch stärkere alkalische Reaktion des Urins läßt sich die Löslichkeit des schwach sauren Cystins nur wenig steigern. Vor allem ist aber bei der meist vorhandenen Cystitis zu befürchten, daß sich bei einer Natrontherapie Mg- und Ca-Salze besonders reichlich auf dem Stein abscheiden.

Man muß sich bei Cystinurie damit begnügen, besonders eiweißreiche Nahrung zu vermeiden, und durch die Zufuhr reichlicher Flüssigkeitsmengen die Löslichkeit des Cystins zu erhöhen. Behandlung der vorhandenen Komplikationen, besonders der Cystitis, sowie die Entfernung der Steine wird häufiger nötig sein. Sie erfolgt nach den gleichen Grundsätzen, wie bei Steinbildung aus anderer Ursache.

Ausscheidung von Diaminen und Amidosäuren. Mit der Cystinurie zuweilen vereint, finden sich noch mehrere Störungen im Abbau von Amidosäuren, die klinisches Interesse kaum beanspruchen, da es sich nur um Ausscheidungen leicht löslicher Substanzen und sehr geringer Mengen handelt. Theoretisch von Bedeutung sind sie jedoch deshalb, weil sie ein gewisses Licht darauf werfen, durch welche chemischen Gruppen das Cystin bei manchen Individuen so schwer verbrennbar wird.

Eine meist sehr unregelmäßige Begleiterscheinung der Cystinurie bildet in einzelnen Fällen die Diaminurie, d. h. die Ausscheidung von Cadaverin (CH_2NH_2 (CH_2)$_2$ CH_2NH_2) und Putrescin (CH_2NH_2 (CH_2)$_2$ CH_2NH_2).

Baumann und Udranzky konnten 0,2—0,4 g von diesen Körpern als Benzoylverbindung während 10 Monaten täglich aus dem Harn ihres Cystinurikers darstellen. Später fehlten diese Diamine vollständig im Urin; man fand aber in den Fäces 0,42—0,59 g der freien Basen, und zwar war es hier mehr Putrescin, während im Harn etwa $^2/_3$ aus Cadaverin bestand. In den meisten Fällen fand eine Beobachtung der Diaminurie nur während kurzer Zeit statt, oder man wies die Diamine auch bei systematisch fortlaufender Untersuchung des Urins nur an einzelnen Tagen nach und meist in geringerer Menge als die ersten Beobachter. In den Fäces (Simon, Cammidge u. Garrod) wurden die Diamine noch seltener gefunden; es wurde aber anscheinend nur selten auf ihr Vorkommen geachtet. Möglich erscheint es deshalb, daß bei der Cystinurie durch regelmäßige Untersuchung Diamine in sehr vielen Fällen zu irgend einer Zeit nachgewiesen werden könnten.

Nun sind diese Diamine auch bei der Eiweißfäulnis von Brieger gefunden worden. Roos wies sie in den Fäces bei Cholera und Brechdurchfall nach. Es lag also nahe, ihr Vorkommen überhaupt auf bakterielle Zersetzungsvorgänge im Darm zurückzuführen. Cadaverin und Putrescin wurden in den Fäces, abgesehen von den erwähnten Fällen, nie gefunden. Sie werden, wenigstens von Hunden, in beträchtlichen Mengen verbrannt. Man muß vielleicht ihre Entstehung, sicher aber ihre Ausscheidung als Störung einer dem normalen Organismus zukommenden Fähigkeit auffassen. Die Ausscheidung in den Fäces scheint allerdings für ihre Entstehung im Darm zu sprechen, doch können wir demgegenüber auf die Ausscheidung anderer schwerverbrennlicher basischer Substanzen z. B. des Morphins verweisen.

Da auf Zufuhr von Arginin und Lysin beim Cystinuriker Putrescin und Cadaverin ausgeschieden werden (Loewy u. Neuberg), kann die Entstehung dieser Diamine durch CO_2 Abspaltung aus den entsprechenden Aminosäuren nicht bezweifelt werden. Auch durch Bakterienwirkung entstehen die Diamine aus den gleichen Diaminosäuren (Ellinger).

Noch seltener fanden sich geringe Mengen anderer sonst sehr leicht verbrennlicher Amidosäuren im Urin. Abderhalden und Schittenhelm konnten Leucin und Tyrosin aus einem Cystinharn isolieren.

Fischer und Suzuki erhielten mit der Substanz eines Cystinsteins starke Millonsche Reaktion. Auch sonst fanden verschiedene Autoren Aminosäuren, die aber nicht genügend identifiziert wurden. Eine Deutung geben diesen Befunden die Untersuchungen von Loewy und Neuberg (l. c.). Sie konnten bei einem Fall von Cystinurie verfüttertes Tyrosin,

Arginin, Proteincystin fast quantitativ aus dem Urin wiedergewinnen, Glykokoll wenigstens
zu 20 %. Sie schließen daraus, daß bei der Cystinurie überhaupt das Verbrennungsvermögen
für freie Amidosäuren gestört ist. Dagegen wurden Polypeptide und Dipeptide gut verbrannt. Gut verbrannt wurde übrigens von ihrem Patienten auch das Steincystin (Loewy
und Neuberg). In allen andern Fällen von Cystinurie, in denen man derartige Versuche unternahm, wurden die per os zugeführten Amidosäuren, ja selbst freies Cystin verbrannt (Alsberg und Folin). Alsberg und Folin nehmen an, daß freies Cystin nicht
unzersetzt resorbiert werde, Thiele, bei dessen Fall auch Hunger und Eiweißfütterung ohne
Einfluß waren, nimmt an, daß bei leichten Fällen in der Darmwand Cystin noch gespalten
werden kann und nur das aus dem Körpereiweiß gebildete zur Ausscheidung kommt.
Erwähnenswert ist noch der Befund (Alsberg und Folin) daß der Rest N im Urin stärker
gesteigert ist, als der Cystinausscheidung entspricht.

Theorie der Cystinurie. Es steht also fest, daß in sehr vielen, vielleicht
den meisten Fällen von Cystinurie, auch eine Störung in der Verbrennbarkeit
der übrigen Amidosäuren statthat, Leucin, Tyrosin, Glykokoll, Asparaginsäure.
Die Ausscheidung der Diamine kann vielleicht so erklärt werden: Auch sie werden
nicht in normaler Weise abgebaut und darum greift ein sonst nicht typischer
Abbauprozeß ein. Die Störung, die wir bei der Cystinurie und Diaminurie
finden, läßt, da es sich um ganz verschieden konstituierte Amidosäuren handelt,
nur die eine Deutung zu, daß es sich um eine Störung der Desamidierung handelt.
Warum das Cystin gerade am häufigsten von diesen Amidosäuren ausgeschieden
wird, ist bis jetzt nicht ermittelt.

Neuberg sucht auf Grund des vorliegenden Materials verschiedene Grade
der Cystinurie zu unterscheiden. Erstens die Form, in welcher zugleich Cystin
und Diamine (und Amidosäuren?) ausgeschieden werden, zweitens Fälle, bei
denen Amidosäuren nur ausgeschieden werden, wenn der Cystinuriker sie als
freie Säuren zu sich nimmt, und endlich die Formen, bei denen auch freie Amidosäuren verbrannt werden. Eine Trennung der Formen I und II ist, wie oben
ausgeführt, nicht durchführbar.

Aus historischem Interesse muß noch die Baumann - Briegersche Theorie erwähnt
werden. Die Cystinurie wurde von ihnen als eine Infektionskrankheit angesehen.
Die Diamine sollen durch eine Darmmykose entstehen, die Cystinausscheidung im Urin
sei eine Folge der Aufnahme dieser Diamine in den Körper.

Die Auffassung konnte durch das Experiment nicht bestätigt werden. Nach Zufuhr
von Diaminen blieb die Schwefelreaktion des Cystins im Urin aus, obgleich ein Teil der
Diamine bereits unverbrannt in den Darm überging.

2. Alkaptonurie.

Definition. Eine recht seltene, meist dauernde Störung des menschlichen
Stoffwechsels macht sich durch folgende auffallende Veränderungen des Harns
bemerkbar: Der frisch gelassene Urin zeigt normale oder etwas gesättigte Farbe,
er färbt sich beim Stehen an der Luft, besonders schnell bei alkalischer Reaktion,
von der Oberfläche her braun; nach einiger Zeit hat der Urin tiefschwarze
Farbe angenommen. Fast augenblicklich läßt sich die Schwarzfärbung durch
Zusatz von Alkalilauge bei Luftzutritt erzielen. Wie sich leicht zeigen läßt,
wird bei dieser Schwarzfärbung Sauerstoff aus der Luft absorbiert; sie bleibt
trotz alkalischer Reaktion bei sorgfältigem Abschluß des Sauerstoffs aus. Auch
aus andern Substanzen nimmt der Körper, von seinem Entdecker Boedeker
Alkapton genannt, leicht Sauerstoff auf. Alkaptonhaltiger Harn reduziert
z. B. die Lösung von alkalischem Kupferoxyd beim Stehen in der Kälte oder
bei mäßigem Erwärmen, aus ammoniakalischer Silberlösung fällt fast augenblicklich schwarzes Silber aus; die Grünfärbung mit verdünnter Eisenchloridlösung
verschwindet wieder nach wenigen Sekunden. Dagegen wird alkalische Wis-
mutlösung von dem Alkaptonharn — im Gegensatz zu zuckerhaltigem Harn —
nicht reduziert (Baumann u. Kraske). Der Alkaptonharn ist optisch inaktiv.

Dem angesäuerten (mit verdünnter Schwefelsäure) und bis zum dünnen Syrup ein-
gedampften Harn läßt sich mit Äther[1]) eine Säure entziehen, welche die Alkaptonreaktionen
bedingt. Sie gibt in wässeriger Lösung mit verdünnter Eisenchloridlösung noch bei einer
Konzentration 1:4000 vorübergehende Blaufärbung, mit Millons Reagens liefert sie einen
gelben Niederschlag, beim Erwärmen Rotfärbung. Die Säure läßt sich über das unlösliche
Bleisalz oder durch Umkristallisieren aus wasserfreiem Essigäther + Benzol reinigen und
schmilzt dann bei 147—148⁰. Durch Abbau und durch Vergleich mit synthetischen Produkten konnten Wolkow und Baumann und Fraenkel nachweisen, daß es sich um Hydrochinonessigsäure (Homogentisinsäure) handelt. Erwähnen müssen wir, da sie zur
Isolierung und Identifizierung der Säure benutzt werden, das Bleisalz, das mit 3 Mol. H_2O
kristalliert und bei 214—215⁰ schmilzt, ferner das Lacton der Säure, F. P. 191⁰, und den
Äthylester, F. P. 124⁰.

Dargestellt wird das Bleisalz durch Versetzen der siedenden Säurelösung oder des
Urins mit Bleiacetat oder Bleiessig; aus dem Filtrat kristallisiert beim Erkalten das Blei-
salz. Das Lacton entsteht beim Erhitzen der Säure über 110⁰, der Ester beim Erhitzen der
Säure mit salzsäurehaltigem Alkohol.

Das Vorkommen einer Hydrochinonmilchsäure, die Kirk und Huppert bei einem
Fall von Alkaptonurie neben der Homogentisinsäure gefunden haben wollten, muß als
nicht erwiesen bezeichnet werden, da Kirks Präparat sich bei späterer Untersuchung
(Garrod u. Hurtley) als unrein erwies und noch reichlich Homogentisinsäure enthielt,
ferner, da die synthetische Hydrochinonmilchsäure in ihren Eigenschaften sich von der
im Urin gefundenen Säure Kirks sehr weit unterscheidet (Neubauer u. Flatow). Das
Auftreten der Hydrochinonmilchsäure im Urin hätte, wie wir später sehen werden, erhebliches theoretisches Interesse geboten.

In dem Urin eines Kindes, der die Alkaptonreaktionen gab, fanden Ebstein und
Müller einen Körper, der mit Eisenchlorid, Weinsäure + Ammoniak Violettfärbung, auf Zusatz von Essigsäure Grünfärbung gab; da Schmelzpunkt und Elementaranalyse fehlen,
kann es nicht als erwiesen angesehen werden, daß es sich hier um Brenzkatechin und
nicht um Homogentisinsäure handelte. Ein ähnliches Verhalten des Pferdeurins, Dunkelfärbung von der Oberfläche her, wird allerdings durch Brenzkatechin bedingt, das nach
Baumann aus Protokatechinsäure entstehen dürfte; beim Menschen konnte freies Brenzkatechin im ungefaulten Urin nicht nachgewiesen werden.

Es wurde bis jetzt demnach in allen genügend beobachteten Fällen von
Alkaptonurie stets nur die eine Säure, die Hydrochinonessigsäure oder
Homogentisinsäure gefunden (vor Baumanns Entdeckung auch Glykosursäure
genannt) (Marshall).

Bildung und Ausscheidung der Homogentisinsäure. Homogentisinsäure wird vom
normalen Individuum nur zu einem geringen Prozentsatz unzersetzt wieder ausgeschieden,
auch wenn mehrere Gramm der Säure auf einmal zugeführt werden (Embden, Stier).
Der Alkaptonuriker scheidet sie zu wenigstens 75 % bei Zufuhr per os wieder aus
(Embden). Ebenso kann er nach Neubauers und Falta's Untersuchungen auch die
Gentisinsäure, die homologe Hydrochinoncarbonsäure, nur sehr viel unvollständiger zersetzen als der normale Mensch.

Es handelt sich also bei der Alkaptonurie um eine Hemmung im Abbau; sie ist begründet in der Unfähigkeit, den aromatischen Ring der Homogentisinsäure in normaler Weise aufzuspalten; der Vorgang hat chemisch mit
der Störung im Abbau der Amidosäuren, wie wir sie bei der Cystinurie kennen
gelernt haben, nicht das Geringste zu tun.

Dafür, daß bei dieser Störung, wie Baumann und Wolkow anfangs vermuteten,
bakterielle Prozesse im Darm eine Rolle spielen, ließ sich durch alle weiteren Untersuchungen
kein Anhaltspunkt finden. Es fand sich bei Alkaptonurie nie Homogentisinsäure in den
Fäces. Sie entstand dagegen wohl aus subkutan verabreichtem Tyrosin (als Glycyl-
Tyrosin (Abderhalden, Bloch u. Rona).

Es ließ sich durch zahlreiche Tatsachen wahrscheinlich machen, daß die
Homogentisinsäure ein normales Stoffwechselprodukt ist.

Bei Durchblutungsversuchen an der überlebenden Hundeleber entsteht aus Homogentisinsäure, Tyrosin und Phenylalanin, Acetessigsäure (G. Embden), die gleiche Substanz, die aus den verbrennbaren aromatischen Amidosäuren neben Oxybuttersäure auch
beim Diabetiker erhalten wird (Baer u. Blum). Ferner bewirkten sämtliche aromati-

---

[1]) Nach Erich Meyers Untersuchungen muß der Äther alkoholfrei sein, da sonst
bei der Anwesenheit freier Mineralsäure Veresterung eintritt.

schen Substanzen, die im normalen Organismus glatt verbrennbar waren, beim Alkaptonuriker eine Vermehrung der Homogentisinsäure, Tyrosin (Embden), Phenylalanin (Falta
u. Langstein), Phenyl-Milchsäure, Phenylbrenztraubensäure (Neubauer u. Falta),
Paraoxyphenylbrenztraubensäure, Hydrochinonmilchsäure, Hydrochinonbrenztraubensäure
(Neubauer). Dagegen lieferten beim Alkaptonuriker keine Homogentisinsäure und wurden
auch vom Gesunden — z. T. an der Seitenkette verändert — wieder ausgeschieden: Phenyl-
essigsäure, Meta- und Orthooxyphenylessigsäure, Meta- und Orthotyrosin (Blum), Meta-
und Orthooxyphenylbrenztraubensäure, Paraoxyphenyl-Milchsäure (Neubauer). Es
kommen mit großer Wahrscheinlichkeit also nur die Glieder der ersten Reihe als Zwischenprodukte zwischen Phenylalanin und Tyrosin, den aromatischen Aminosäuren der Eiweißkörper einerseits, und der Homogentisinsäure oder ihren weiteren Abbauprodukten, Oxybuttersäure oder Acetessigsäure andererseits in Betracht.

　　Die Entstehung einer Hydrochinonverbindung aus der Paraoxyphenylamidopro-
pionsäure schien Schwierigkeiten zu bieten, da sie eine Wanderung der Seitenkette am
Benzolring oder andere komplizierte Prozesse verlangte (Baumann). Wir haben später
in der Oxydation von Parakresol zu Toluhydrochinon über das p-Toluchinol als Zwischen-
produkt ein Analogon zu diesem Vorgang erhalten (Bamberger). Wir müssen sogar annehmen, daß auch das Phenylalanin erst nach Hydroxylierung in Parastellung in Homogentisinsäure übergeht, da die in Meta- und Orthostellung hydroxylierten Körper, wie
wir gesehen haben, keine Homogentisinsäure liefern.

　　Die Verbrennbarkeit der Homogentisinsäure selbst wurde bisher nur in wenigen
Fällen von Alkaptonurie bestimmt; sie wurde zu 75 % oder mehr wieder ausgeschieden.
Es scheint also tatsächlich, wenn man die bakterielle Zersetzung im Darm berücksichtigt,
daß sie — wenigstens in den untersuchten Fällen — fast unverbrennbar war. Es müßten
also die Muttersubstanzen der Homogentisinsäure in dem Maß, wie sie nicht im Urin als
Homogentisinsäure wiedererscheinen, auf anderm Wege verbrannt werden.

　　In einzelnen Versuchen gingen die Substanzen, insbesondere Tyrosin und
Phenylalanin fast quantitativ in Homogentisinsäure über; in anderen Versuchen lieferten die Amidosäuren und übrigen Homogentisinsäurebildner nur
einen geringen Bruchteil der theoretisch möglichen Säuremengen, trotzdem
die Säure selbst im Kontrollversuch fast vollständig wieder ausgeschieden
wurde (Neubauer). Da mangelhafte Resorption und sehr starke bakterielle
Zersetzung für einen Teil dieser Substanzen unwahrscheinlich ist, glaube ich,
daß man in der Tat annehmen muß, daß diese Körper auch unter Umgehung
der unverbrennbaren Homogentisinsäure (beim Alkaptonuriker und wohl auch
beim Normalen) abgebaut werden können.

　　Die Eiweißkörper liefern, entsprechend ihrem Gehalt an aromatischen
Aminosäuren, Homogentisinsäure. Das Verhältnis Homogentisinsäure : Urin-
stickstoff wird dabei je nach dem Gehalt der genossenen Eiweißkörper an
Phenylalanin und Tyrosin und der Intensität der Störung, wie wir sie oben
erläutert haben, schwanken. Ein kompletter Übergang der aromatischen
Amidosäuren in unverbrennbare Homogentisinsäure ist sicherlich nicht die
Regel. Die Werte H. S. : N schwanken in ziemlich weiten Grenzen; sie liegen
meist nahe dem Verhältnis 45 : 100 (Garrod u. Shirley), doch finden sich auch
Werte von weniger als 30 : 100 (Abderhalden, Bloch u. Rona) auf der einen
Seite, auf der andern Seite bis 70 : 100 (Allard u. Groß). Die Differenzen
können kaum von den aufgenommenen Eiweißkörpern herrühren, sie müssen
davon abhängen, wieviel von dem Tyrosin und Phenylalanin der Eiweißkörper
wirklich in Homogentisinsäure übergeht.

　　Vielleicht können sich leichte Fälle allmählich in schwere verwandeln.

　　Der Gehalt der Eiweißkörper des Blutes, der Haare und der Nägel an aromatischen
Aminosäuren scheint vom normalen beim Alkaptonuriker nicht abzuweichen; eine gesteigerte Verbrennung dieser Säuren scheint also nicht stattzufinden, sie werden im Verhältnis zur natürlichen Zusammensetzung der Eiweißkörper so, wie diese zum Ansatz
kommen, ebenfalls retiniert (Abderhalden u. Falta). Die Homogentisinsäure konnte
übrigens als solche im Blutserum des Alkaptonurikers nachgewiesen werden (Abderhalden,
Bloch u. Rona). Es ist darum nicht überraschend, wenn sie oder ihre Derivate in bestimmten Organen oder Exkreten abgelagert werden. Die Ausscheidung der Säure scheint
schneller oder ebenso schnell erfolgen zu können als die Ausscheidung des aus dem gleichen

Eiweiß stammenden Stickstoffs (Langstein u. Meyer). Im Fieber finden Allard und Groß Ansteigen des Quotienten H. S: N. Von weiterer abnormer Zusammensetzung des Urins findet sich nur noch eine der vermehrten Säureausscheidung entsprechende gesteigerte Ammoniak-Ausscheidung. Die auffallend geringe Harnsäureausscheidung, die ältere Autoren gefunden hatten, scheint nur eine Täuschung durch ungenügende Methodik gewesen zu sein.

Die einmal beobachtete Kombination mit Cystinurie (Bruine Ploos van Amstel), muß, wenn nicht derartige Beobachtungen sich wiederholen, als Zufall angesehen werden.

Auftreten der Alkaptonurie. Mehrfach dagegen wurde Kombination von Alkaptonurie mit Diabetes beobachtet (Boedeker), (Gärung, Nylander!!), einmal vorübergehende Ausscheidung von Homogentisinsäure nur während eines Tages bei einem Fall von Diabetes mellitus (Geyger). Bei der Häufigkeit des Diabetes mellitus lassen sich Schlußfolgerungen über die Verwandtschaft beider Stoffwechselstörungen nicht ziehen. Sonst wurden nur wenig Fälle von kurzdauernder Alkaptonurie beobachtet, eine 3 tägige Alkaptonurie sah Hirsch bei akutem Darmkatarrh. In zwei Fällen soll die Alkaptonurie intermittierend gewesen sein (Zimnicki), einmal fand man sie bei einer Tuberkulose in Extremis (Moraczewski).

In den meisten übrigen Fällen wurde Schwarzwerden des Urins, dunkle Flecke in der Wäsche schon in frühester Kindheit beobachtet, nur in einzelnen Fällen wird zuverlässig angegeben, daß die Krankheit in den ersten Lebenstagen oder Monaten nicht vorhanden war. Merkwürdigerweise wurde die Krankheit auch mehrmals zufällig bei Patienten entdeckt, die von ihrem Bestehen keine Ahnung hatten. Wie die Cystinurie und die meisten übrigen Stoffwechselkrankheiten tritt die Alkaptonurie gewöhnlich bei mehreren Mitgliedern einer Familie, hier besonders bei Geschwistern auf, und zwar können die älteren und jüngeren Geschwister die Störung zeigen; zwischen ihnen im Alter stehende können von ihr frei bleiben. Eine Vererbung der Krankheit wird nur zweimal berichtet, einmal vom Vater her (Oster), einmal von der Mutter her (Garrod). Da meist den Eltern die Schwarzfärbung des Urins bei mehreren ihrer Kinder aufgefallen war, kann tatsächlich eine Vererbung als selten angesehen werden. Dagegen scheint die Konsanguinität der Eltern, Vetter und Base, besonders das Auftreten der Alkaptonurie zu begünstigen (Garrod).

Symptome. Die Ausscheidung der Homogentisinsäure selbst verursacht in vielen Fällen Brennen und Tenesmus beim Wasserlassen; die gleichen Beschwerden ließen sich experimentell durch Verfütterung der Substanz an Gesunde hervorrufen. Öfters ist auffallend dunkle, fast schwarze Färbung des Ohrenschmalzes erwähnt (Bandel).

In der Mehrzahl der Fälle von Alkaptonurie bei älteren Leuten finden wir rheumatische Beschwerden verschiedener Art notiert: Ischias, Steifigkeit der Wirbelsäule, Arthritis deformans wechselnden Grades in fast allen großen Gelenken. Mehrmals beobachtete man auch Herzklappenfehler. Außerdem finden sich häufiger auffallende Farbenveränderungen der äußeren Haut: Die Sklera zeigt zu beiden Seiten der Kornea dreieckige braune Pigmentation; Nase, Wange, Ohrmuscheln sind eigentümlich blauschwarz gefärbt (Oster). In andern Fällen sind nur die Ohrmuscheln oder auch die Fingernägel graublau oder bräunlich durchscheinend (Groß und Allard).

In den wenigen Fällen dieser Art, welche zur Sektion kamen, fand man an Knorpeln, Sehnengewebe, Dura mater, Gefäßintima, z. T. auch an dem Parenchym verschiedener Organe Verfärbung und degenerative Prozesse, wie sie zuerst von Virchow bei der Ochronose genannten Krankheit beschrieben worden sind. Es findet sich Schwarzfärbung, teilweise faserige Degeneration der Rippenknorpel; die Dunkelfärbung ist nach der Knochengrenze und dem Periost zu am stärksten, sie fehlt an kleinen Verkalkungsherden. Sämtliche Gelenkknorpel zeigen in ähnlicher Weise Schwarzfärbung und mehr oder minder ausgeprägte degenerative Prozesse mit Ausnahme der Hand-, Fuß-, Finger-, und Zehengelenke. Sehnen und Intervertebralscheiden sind grau bis tiefschwarz. Endokard rauchgrau, schwarze Flecken an den Klappen und Klappenansätzen, schwarze atheromatöse Herde in der Aorta. Trachealknorpel, Kehlkopfknorpel, Dura mater, Nierenparenchym können mehr oder minder starke, braune bis schwarze, streifige oder gleichmäßige Dunkelfärbung zeigen. Das Pigment ist mikroskopisch meist diffus, an einzelnen Stellen aber und in einzelnen Organen öfters körnig.

In einer Anzahl dieser Fälle von Ochronose wurde der Urin nicht oder ungenügend untersucht, in mehreren Fällen findet sich die Angabe, daß schwarzer Urin gelassen wurde oder daß sich der Urin beim Stehen dunkel färbte. Man nahm deshalb meist Gehalt an Melanin oder Melanogen an. Es fällt schwer anzunehmen, daß in Fällen, in welchen die Reduktionsprobe mit Kupfer fehlte, Homogentisinsäure vorhanden war; Groß und Allard (l. c.) weisen allerdings darauf hin, daß die Dunkelfärbung mit Kalilauge die Reduktion verdecken könne. Dieselben Autoren beobachteten auch in ihrem Fall, daß bei hoher Konzentration der Urin schon schwarz gelassen wurde, daß beim Aufbewahren, selbst im verschlossenen Gefäß, Homogentisinsäure sich ziemlich schnell zersetzte, daß die Niere vom Alkaptonuriker keine Homogentisinsäure enthält. Sie schließen deshalb, daß alle Beweisgründe, die man gegen die Ochronose als Folgezustand einer alten Alkaptonurie vorgebracht hat (Langstein), nicht zutreffen. Fälle von kurzdauernder oder terminaler Alkaptonurie (Moraczewski, Fürbringer) müssen diese Störung nicht zeigen.

Groß und Allard stellen danach ein neues Krankheitsbild auf: Die Arthritis alcaptonurica. Sie zeichnet sich durch ihre Bösartigkeit aus, verläuft dauernd progredient und verhält sich gegen jede Therapie refraktär. Eine besondere Affinität des Knorpels zur Homogentisinsäure konnten Groß und Allard am Rippenknorpel nachweisen. Der Knorpel färbte sich in saurer Lösung von homogentisinsaurem Natron nach einiger Zeit schwarz. Sie sehen sämtliche Ochronosefälle deshalb als Folge einer chronischen Alkaptonurie an. Die Knorpeldegeneration, die auch an den dunkelsten Stellen meist am stärksten war, soll die Folge der Imbibierung mit Homogentisinsäure oder mit ihrem gefärbten Derivat sein. Ihr Alkaptonuriefall, der den höchsten Quotient HS : N aufwies, zeichnete sich außerdem noch durch die geringe Heilungstendenz von Verletzungen (Operationswunden) aus; er starb an einer paralaryngealen Drüsenschwellung mit Phlegmone. Andere Fälle waren widerstandsfähiger; so wurden sogar Typhus und eine Peritonitis nach Magenperforation von Alkaptonurikern überstanden (Kirk, Maguire). Den Entscheid über die Bedeutung der Alkaptonurie werden exakt untersuchte Fälle von Ochronose in der Zukunft erst zu bringen haben.

Ein Hauptinteresse wird in Zukunft wohl den Ursachen und Bedingungen gehören, unter welchen Homogentisinsäureausscheidung vorübergehend, periodisch oder terminal auftritt.

Therapie. Der Verlust der Homogentisinsäure scheint für den Stoffwechsel ohne ernstere Folgen zu sein. Irgendwelche Maßnahmen, welche die Verbrennbarkeit der Säure im Organismus erhöhen, sind bis jetzt nicht bekannt. Versucht wurde von anderen Gesichtspunkten aus ohne Erfolg nur der Einfluß von Abführmitteln (Embden l. c.).

Aus Rücksicht auf das Eintreten der Ochronose mit arthritischen Veränderungen und wegen der Blasentenesmen dürfte es sich empfehlen, sehr eiweißreiche Kost, auch reichliche Milchzufuhr, zu vermeiden, um die Konzentration

der Homogentisinsäure im Organismus und im Urin nicht unnötig in die Höhe
zu treiben.

3. Phosphaturie.

Definition. Unter bestimmten Bedingungen, Änderungen der Reaktion
oder der Zusammensetzung, wird der normalerweise meist klare menschliche
Urin bereits getrübt entleert; Trübung und Niederschlag lösen sich bei Zusatz
organischer oder anorganischer Säuren auf; sie bestehen aus teils amorphen,
teils kristallinischen Abscheidungen von phosphorsaurem Kalk, aus geringen
Mengen von phosphorsaurer Ammoniak-Magnesia, seltener aus Kristallen von
phosphorsaurer Magnesia und, wie sich an der Kohlensäureentwickelung erkennen läßt, aus den Kohlensäureverbindungen der Erdalkalien. Dieses
Symptom, also im wesentlichen die **Trübung des frischgelassenen Urins
durch die Phosphate und Karbonate der Erdalkalien**, wird als Phosphaturie bezeichnet.

Erkrankungen, bei welchen unter erhöhter Urinausscheidung, Abmagerung und
nervösen Störungen dauernd abnorm große Phosphorsäuremengen ausgeschieden wurden
(also eine Phosphaturie im eigentlichen Sinne des Wortes) faßte Teissier zu einer Phosphaturie à forme diabétique zusammen. Ralf beschrieb ein Krankheitsbild mit gesteigerter
Ausscheidung von Phosphorsäure als Phosphatic Diabetes, der idiopathisch, als Folge von
Lungenerkrankungen oder abwechselnd mit Zuckerausscheidung auftreten soll. In all
diesen Fällen erweckt die analytische Bestimmung der Phosphorsäure starke Zweifel an ihrer
Zuverlässigkeit; es fehlt weiter eine Kontrolle der Urinmenge und der in der Nahrung aufgenommenen Phosphorverbindungen. Wir können deshalb eine Phosphaturie dieser Art,
die zu einem Verlust von Phosphorsäure aus den Körpersubstanzen führen müßte, als besondere Krankheit nicht anerkennen.

Ätiologie. Experimentell kann Phosphaturie bei normalen Menschen
durch alle Maßnahmen erzeugt werden, die den Urin stark alkalisch machen,
z. B. durch Verabreichung von Alkali (Natriumbikarbonat) oder Alkalisalzen
organischer Säuren, wie sie sich in Früchten und grünen Gemüsen finden — sie
werden im Körper zu Karbonaten abgebaut —, ferner durch Säureverlust infolge Erbrechens. Ebenso wirkt längere Retention oder Stauung der Verdauungs-
massen im Magen bei Hyperazidität. Im letzten Fall ist dann — unter sonst
normalen Verhältnissen — der später gelassene Urin wieder klar und stärker
sauer; vermehrtes Ammoniak dient zur Neutralisierung des aus dem Darm
resorbierten Säureüberschusses (Loeb). Recht häufig wird derartiger Urin trübe
gelassen, wird beim Abkühlen klar, beim Erhitzen wieder trübe; oder er wird
klar entleert und trübt sich erst beim Erhitzen; er kann sich dann beim Abkühlen
ebenfalls wieder aufhellen. Salkowski und später Malfatti suchten die Ursachen und Bedingungen dieser Trübungen im Urin festzustellen. Zusatz von
Calciumchlorid, also Erhöhung der Ca-Konzentration ohne Änderung der Reaktion, trübt bereits klaren Urin durch Abscheidung von Phosphaten, ebenso wirkt
Zusatz von Alkali. Wie Urin verhält sich bei Calciumchlorid-Zusatz eine Lösung
von KH_2PO_4 und Na_2HPO_4 mit einem Phosphorsäuregehalt, entsprechend
$0,2\%$ P_2O_5. Bei dem Ausfallen der Phosphate durch Erwärmen spielen
Azidätsänderungen durch Kohlensäureabgabe keine größere Rolle, in erster
Linie kommt verstärkte alkalische Reaktion durch die veränderte Jonisation
des primären und sekundären Phosphats in der Wärme in Betracht.

Phosphaturie wurde als Symptom der Neurasthenie (Peyer), besonders
bei Formen mit Beschwerden am Urogenitalsystem, beschrieben, ferner als
Begleiterscheinung chronischer Gonorrhoe oder der sie begleitenden oder ihr
folgenden chronischen Urethritis oder Prostatitis (Finger, Oberländer-
Kollmann, Frisch - Zuckerkandl), weiter als eigentümliche Störung im
Kindesalter (Panek, Soetbeer), gewöhnlich mit Schmerzen im Leib und
Darmstörungen verbunden.

Als Ursache der Phosphaturie haben wir nach dem oben Erörterten zu geringe Azidität oder alkalische Reaktion des Urins bei vermehrtem oder auch normalem Ca - Gehalt zu erwarten. Ist die alkalische Reaktion nur eine Folge der vorwiegend oder ausschließlich vegetabilischen Nahrung, so kann die Phosphaturie nicht als pathologische Störung angesehen werden; eine Änderung der Nahrung mit reichlicher Zulage von Fleisch wird sie zum Verschwinden bringen. Auch die Phosphaturie nach Nahrungsaufnahme bei hyperazider Sekretion des insuffizienten Magens, gleichgültig, ob diese Insuffizienz durch Pylorusstenose hervorgerufen wird oder nur Folge einer Magenatonie bei einem Neurastheniker ist, bietet der Erklärung weiter keine Schwierigkeit. Sie ist nur die normale Folge eines abnormen — krankhaften — Vorganges. Der Urin wird nach Heilung der Mageninsuffizienz und der hyperaziden Sekretion bei entsprechender Ernährung wieder klar und sauer. Schwierigkeiten bietet aber der Erklärung die Fälle, in welchen dauernd oder trotz einer Nahrung, bei welcher sonst der Urin stark sauer ist, von Phosphaten getrübter Urin sezerniert wird. In einzelnen dieser Fälle konnte selbst durch Aufnahme beträchtlicher Mengen von Mineralsäure kein klarer Urin erhalten werden (Peyer, Klemperer [1]). (Die häufiger verabreichten organischen Säuren müssen wirkungslos bleiben, da sie im Körper verbrannt werden). Ein Verdacht muß da zunächst widerlegt werden, nämlich daß der Urin durch Zersetzung, Ammoniakbildung aus Harnstoff, in den Harnwegen alkalisch geworden ist. Dieser Beweis könnte bei strengsten Anforderungen nur durch die Sterilität oder das Ausbleiben der Ammoniakgärung im steril aufgefangenen Urin geliefert werden; er ist in den meisten der publizierten Fälle kaum versucht worden. Ausscheiden müssen ohne diesen Nachweis jedenfalls alle jene Fälle, in welchen der Urin ammoniakalisch roch oder der Niederschlag aus reichlichen Mengen phosphorsaurer Ammoniakmagnesia bestand.

Weiter muß natürlich die Möglichkeit erwogen werden, daß der Niere die Fähigkeit fehlt, einen sauren Urin zu sezernieren, oder daß sie in erhöhtem Maße die Eigenschaft besitzt, dem Blute Alkali zu entziehen. Die Folge müßte dann Säureüberschuß im Blut und dessen Absättigung durch Ammoniak sein; die Säuren gingen dann als Ammoniaksalze in den Urin über; wir müßten also bei Säurezufuhr erhöhte Ammoniakwerte trotz alkalischer Reaktion im Urin finden. Untersuchungen in dieser Richtung sind noch nicht ausgeführt.

Bei einigen Fällen von Phosphaturie konnte nun eine auffallend hohe Tagesausscheidung von CaO im Urin nachgewiesen werden, das 2—$3\frac{1}{2}$fache der Norm, während der Kalkgehalt der Fäces entsprechend geringer war als der einer normalen Kontrollperson mit gleicher Ernährung (Soetbeer, Soetbeer u. Krieger, Tobler). Der Quotient P_2O_5: CaO betrug statt 12:1 in diesen Fällen 4:1, 1,8:1, 1,5:1. Tobler fand geringere Kalkretention nach Verabreichung von $CaCO_3$ bei diesen Patienten als bei Normalen; er nimmt an, daß bei ihnen die Gewebe stärker mit Kalk gesättigt sind. Die Ursache dieser vermehrten Kalkausscheidung im Urin und verminderten Ausscheidung, mehr wohl erhöhten Resorption, im Darm (Fritz Voit) ist schwer zu erkennen. Wichtig erscheint mir hier ein Hinweis darauf, daß unter Bedingungen, unter welchen der Körper abnorme Mengen Säure zur Ausscheidung bringen muß — bei Säurezufuhr per os (Schetelig, Gaethgens) oder bei Ausscheidung von Oxybuttersäure und Azetessigsäure im Hunger, bei Kohlehydratkarenz und im Diabetes (Gerhardt u. Schlesinger) — sich die Kalkausscheidung ebenso verhält, hoher Ca-Gehalt des Urins, geringer Ca-Gehalt der Fäces. Das alkaliarme Blut scheint in diesen Zuständen die Resorption des Kalkes vom Darm aus zu begünstigen; entsprechend wird auch durch Alkalizufuhr die Kalkausscheidung im Urin herabgesetzt, in den Fäces erhöht. Maßgebend

scheint hierbei die Anwesenheit der Säure im Körper und ihre Ausscheidung
im Urin zu sein, nicht etwa das Freiwerden von Ca aus den Organen; denn bei
Rachitis z. B. zeigt sich sogar bei negativer Ca-Bilanz eine auffallend geringe
Kalkausscheidung im Urin (Schabad). Wir werden mit diesen Erwägungen
wieder auf die Annahme eines erhöhten Ausscheidungsvermögens der
Niere für Alkali hingewiesen, das mit dem sekundären Säureüberschuß im
Blute einen erhöhten Ca-Transport vom Darm aus zu den Nieren hin bedingen
könnte (Hofmeister). Daß gerade eine erhöhte spezifische Sekretionsfähigkeit
für Kalk, Calciotropie der Niere (Klemperer [1]), anzunehmen sei, ist in keiner
Weise sichergestellt. Wichtig erscheint es mir, nochmals hervorzuheben, daß
auch in den Fällen von Phosphaturie mit erhöhter Kalkausscheidung die Azidität des Urins gering sein muß, damit die Phosphate nicht mehr in Lösung
gehalten werden.

Symptome. Die Beschwerden, welche die Phosphaturie hervorbringt, sind
sehr verschieden. Eine (physiologische) Phosphaturie nach reichlicher Nahrungsaufnahme wird sehr häufig als zufälliger Befund, besonders bei Untersuchung des Urins, kurz nach der Mittagsmahlzeit (in der Sprechstunde),
gefunden; gewöhnlich wird die Urinbeschaffenheit nicht beachtet, oder der
Patient ist nach der Aufklärung über die Ursachen des Zustandes zufrieden-
gestellt und beachtet ihn nicht weiter. Eine Anzahl Kranke, deren Aufmerksamkeit auf dieses Symptom einmal gelenkt ist, gibt ihm eine übermäßige Beachtung, glaubt von schwerem Nierenleiden, Blasenleiden oder Gonorrhoe befallen zu sein, klagt über lokale Symptome in der Blasengegend, in der Harnröhre oder an den Nieren, über Brennen, Stechen und häufiges Urinlassen;
dazu können noch zahlreiche neurasthenische Klagen verschiedenster Art treten.
Die gleichen Beschwerden werden meist in den Fällen angegeben, in welchen
der Urin dauernd trübe ist. Hier findet sich nicht selten eine Urethritis,
die als Folge der mechanischen Reizung durch die Phosphaturie aufgefaßt wird
und jedenfalls nicht auf gonorrhoischer Basis oder den Folgen einer Gonorrhoe
beruhen muß (Delbanco).

Sehr häufig wird Phosphaturie weiter als Folgezustand von chronischer
Gonorrhoe und Prostatitis beobachtet und wird von den meisten Hand-
und Lehrbüchern auf diesem Gebiete als Folge einer Sekretionsneurose der Niere
gedeutet (s. o.). Abnormer Kalkreichtum des Urins wurde auch hier gefunden
(Sendtner); er erklärt nach dem oben Erörterten — vielleicht ist er ganz
unabhängig von der Gonorrhoe — ausreichend die Entstehung des Phosphatniederschlages. In einer weiteren Zahl der Fälle dürfte es sich um Bakterienwirkung handeln, die ja bei chronischen Entzündungszuständen von vorneherein nicht unwahrscheinlich ist.

Es genügt zur Reaktionsänderung schon eine ganz geringe Zersetzung, die nicht
etwa bis zum Auftreten des ammoniakalischen Geruches gehen muß. Bleibt der Urin nach
Ansäuern noch schwach getrübt, enthält er im Zentrifugat Leukocyten und Epithelien,
so handelt es sich um eine Bakterien- oder einen, wenn auch geringen Entzündungszustand
in den Harnwegen. In einer Zahl dieser Fälle, wo auf Urotropin der Urin sauer und klar
wurde, muß es sich um derartige bakterielle Phosphaturie gehandelt haben, die also in keiner
ursächlichen Beziehung zu Stoffwechselvorgängen steht. Beimischung von alkalischem
Prostatasekret, von Kalkkonkrementen aus der Prostata wurde gleichfalls als Ursache
des Phosphatniederschlages angesprochen (Oppenheim).

Von mehreren Autoren wurde eine Form der Phosphaturie bei Kindern
verschiedenen Alters beobachtet. Meist zeigten die Kinder Darmstörungen,
mehrmals täglich dünnen, schleimigen Stuhlgang, gelegentlich abwechselnd mit
normal geformten Entleerungen. Übereinstimmend werden heftige Schmerzanfälle in Oberbauchgegend und Lendengegend angegeben (Soetbeer, Tobler,
Soetbeer u. Krieger, de Lange). Sie erweckten öfters den Verdacht auf

Nierensteine, ohne daß sich weitere Anhaltspunkte für diese Erkrankung finden ließen. Außerdem werden noch verschiedenste allgemeine und nervöse Symptome vorgebracht (Brasch), Abmagerung, Anämie, Kopfweh, Parästhesien, in einem Fall hystero-epileptische Krämpfe (Moll) bei allgemeiner hysterischer Veranlagung, zeitweise Ausscheidung von geringen Zuckermengen und von Spuren Eiweiß. Im ganzen ist die Kasuistik und eingehendere Beschreibung dieser am genauesten beobachteten Fällen noch recht spärlich.

Ein Teil der Fälle von Phosphaturie bei Erwachsenen, die meist keine weiteren als die oben erwähnten neurasthenischen Symptome zeigten, hatte auch vermehrte Kalkausscheidung (Klemperer[2]); wie häufig diese überhaupt in den echten Fällen von Phosphaturie vorkommt, müssen erst weitere Untersuchungen zeigen. —

Komplikationen. Häufig wird in den Fällen von Phosphaturie über Steinbildung berichtet. In einem Teil der Fälle handelt es sich sicher um Folgezustände alkalischer Cystitis (Robin). Für die Beurteilung des einzelnen Falles wird in erster Linie die Beschaffenheit des Steines zu berücksichtigen sein. Enthält er in seinen innersten Schichten reichlich phosphorsaure Ammoniakmagnesia, so darf man ihn wohl mit Recht als Produkt einer ammoniakalischen Zersetzung des Urins auffassen. Besteht der Stein dagegen aus Calciumphosphat und Calciumcarbonat, so ist seine aseptische Entstehung wahrscheinlich. Weiterhin wird man natürlich eher, wenn Calcariurie besteht, annehmen können, daß aus reichlichem Kalksediment ohne bakterielle Zersetzung sich ein Stein bildet. Vor allem wird aber die frühzeitige Diagnose, vor dem Auftreten einer Entzündung — die sich ja jederzeit leicht einstellen kann — auch unter Zuhilfenahme der Röntgenstrahlen, die Entstehungsgeschichte des Steins klarstellen können. Diese Kranken mit Phosphatsteinen scheinen ebenso leicht wie die Patienten mit Bildung von Phosphatsteinen auf Basis einer Cystitis von Rezidiven ihrer Steinkrankheit befallen zu werden.

Von weiteren Folgezuständen der Phosphaturie wurde das gelegentliche Vorkommen einer nicht gonorrhoischen Urethritis bereits erwähnt. Ob Kalkablagerung in der Haut oder die Ausscheidung von Calciumphosphat in Hautschuppen und Hautdrüsen in irgendwelchem Zusammenhang mit der Phosphaturie und Calcariurie steht, ist zweifelhaft, wahrscheinlich wird es sich im ersten Falle um Verkalkung nekrotischen oder nekrobiotischen Bindegewebes handeln.

Therapie. Die Therapie der Phosphaturie hätte in erster Linie eine stark saure Reaktion des Urins herbeizuführen. Ein länger dauernder Versuch mit saurer Diät, reichlich Eiweiß, Fett und Amylaceen, Vermeiden von Obst und Gemüsen sollte auf alle Fälle gemacht werden. Bleibt dabei während mehrerer Wochen, wie in den meisten Fällen berichtet wird, der Urin trübe und alkalisch (und ist selbstverständlich bakterielle Zersetzung des Urins in den Harnwegen ausgeschlossen), so muß man sich mit häufiger reichlicher Flüssigkeitszufuhr zum Ausspülen der Harnwege begnügen. Daß auf Allgemeinbehandlung bei bestehender Neurasthenie Rücksicht zu nehmen ist, ist selbstverständlich; daß durch sie wirklich eine Phosphaturie geheilt wurde, wird m. W. nicht berichtet. Handelt es sich um Calcariurie, so wird man sich nach Maßnahmen, welche die Kalkausscheidung im Urin herabsetzen, umsehen. Wohl das sicherste Mittel, Eingabe von Alkali (Natriumbicarbonat), können wir nicht anwenden, da es den Urin noch stärker alkalisch und stärker zu Sedimentbildung geneigt macht. Bei Kindern werden Erfolge mit kalkarmer Kost berichtet, Vermeiden von Milch, Eiern, Gemüse, dagegen reichliche Zufuhr von Fleisch, Mehlspeisen, Butter. Theoretisch ist die Wirkung dieser Kostform durch ihre Kalkarmut

allein nicht begründet, da nach Angaben von B o c k e l m a n n und S t a a l bei
kalkarmer Kost mehr CaO im Urin und weniger im Darm erscheint als bei
kalkreicher Kost, und da sogar Milch bei Phosphaturie gut vertragen wurde;
ebenso sehr kommt wenigstens die stärkere Säurebildung aus diesen Nahrungsmitteln in Frage. Man wird wohl in jedem Fall nicht allein aus therapeutischen,
sondern auch aus diagnostischen Gründen einen Versuch mit Verabreichung von
Mineralsäure machen (H_3PO_4 oder HCl). S o e t b e e r und K r i e g e r (l. c.) fanden
allerdings, daß ihr Patient sich besonders unbehaglich fühlte, wenn klarer,
saurer Urin durch über 24 Stunden regelmäßig verteilte Nahrung (4 stünd-
lich) oder durch Säuren erzielt wurde. Versuche von K l e m p e r e r, die suppo-
nierte Calciotropie der Niere durch kleine Gaben Sublimat (1,5 mg pro die)
oder Oxalsäure (0,3 g pro die) zu beeinflussen, haben m. W. noch
keine weitere Anwendung in der Praxis gefunden.

4. Oxalurie.

Definition. Die Kristalle von Calciumoxalat, die sich in wechselnder
Menge häufig im Urinsediment finden, haben schon früh die Aufmerksamkeit
diesem Harnbestandteil zugelenkt; man suchte nach Krankheitssymptomen,
die von der „Oxalurie" abhängig sind. Untersuchungen, die in den letzten
Jahren mit zuverlässigen Methoden ausgeführt worden sind, lassen es zweifelhaft erscheinen, ob den alten Angaben über exzessive Vermehrung der Oxalsäure, die sich zum Teil nur auf Schätzung, zum Teil auf unzuverlässige Methoden stützen, eine Bedeutung beizulegen ist.

Oxalsäure wurde auch im Urin normaler Personen in Mengen von täglich 10—20 mg
gefunden; das Auftreten des charakteristischen Sediments ist aber unabhängig von der Menge
dieser im Urin enthaltenen Säure. — Da stets ein Überschuß an Calcium vorhanden ist,
wäre die Gelegenheit zur vollständigen Umsetzung in das unlösliche Calciumoxalat gegeben,
wenn der Urin nicht je nach seiner Zusammensetzung wechselnde Mengen dieses Salzes in Lösung hielte. Nach älteren Untersuchungen (N e u b a u e r, F ü r b r i n g e r [1]) kommen hierbei die
sauren Phosphate des Urins, nach neueren insbesondere das saure Phosphat des Magnesiums
in Betracht, weiter das Verhältnis, in welchem sich Ca und Mg im Urin finden. Am günstigsten soll ein Verhältnis Ca : Mg = 1 : 0,8 bis 1,2 sein und ein Gehalt von mehr als 20 mg
Magnesia in 100 ccm Urin. Unter diesen Verhältnissen können 100 ccm Urin etwa 1,5 mg
Oxalsäure als Ca-Salz in Lösung halten (K l e m p e r e r u. T r i t s c h l e r).

Die Säure findet sich in Vegetabilien, besonders den grünen Blättern (Spinat, Sauerampfer, Tee), zu mehreren Promille in Form ihres Kalksalzes oder des sauren Kaliumsalzes.
Die Aufnahme dieser Nahrungsmittel kann ebenso wie die der freien Säure oder, wenn auch
in geringerem Maße, Einnahme des unlöslichen Kalksalzes, den Oxalsäuregehalt im Urin
erhöhen; doch geht meist nur ein geringer Bruchteil in den Urin über, 4—14 % der aufgenommenen Säure (Pierallini). Der Rest wird auch nicht in den Fäces wiedergefunden
(L o m m e l). Da es zweifelhaft ist, ob unter Umgehung des Darmes zugeführte Säure überhaupt zersetzt wird (G a g l i o), muß vor allem daran gedacht werden, daß unresorbierte Säure
durch Bakterienwirkung aus dem Darm verschwindet (K l e m p e r e r und T r i t s c h l e r l. c.).
Für die Aufnahme der Säure aus dem Magen und Darm ist wohl auch die Reaktion des
Darminhaltes von Bedeutung, da das bei alkalischer Reaktion entstehende Kalksalz einer
Resorption kaum mehr zugänglich sein dürfte. K l e m p e r e r und T r i t s c h l e r konnten
durch größere Calciumcarbonatdosen die Resorption der Oxalsäure aus dem Darm verhindern.

Auch die Möglichkeit einer Bildung von Oxalsäure durch Gärung im Darmkanal
muß im Auge behalten werden (M i n k o w s k i). Nun werden aber auch von Personen, die
oxalsäurefreie Kost erhalten, noch geringe Mengen dieser Säure ausgeschieden (M o h r u.
S a l o m o n), sie verschwand auch nicht nach 12 tägigem Hunger völlständig aus dem Urin
(L ü t h j e). Sie findet sich auch in tierischen und menschlichen Organen in wechselnder
Menge, von Spuren (Muskeln, Blut) bis zu 13—25 mg pro kg (Niere, Milz, Thymus); dabei
muß allerdings dahingestellt bleiben, ob nicht schon autolytische Prozesse oder Bakterienwirkung diesem Befund zugrunde liegen. Cippolina berechnet aus diesen Zahlen, daß
der ganze menschliche Körper etwa 0,20 g Oxalsäure enthält.

Es gibt also eine endogene Ausscheidung von Oxalsäure. Aus welchen Substanzen entsteht sie aber im Tierkörper? (Berücksichtigt werden können hier nur die mit den neueren Methoden gewonnenen Angaben, und auch diese ergeben keineswegs eindeutige oder sehr überzeugende Resultate.) — Eine Steigerung der Oxalsäureausscheidung wurde beim Menschen beobachtet nach Verabreichung großer Mengen von Thymus, Pankreas, Nukleinsäure (Mohr und Salomon, Lommel, Rosenquist - Minkowski) nach Gelatine, Bindegewebe und Glykokoll (Lommel, Klemperer). Keinen Einfluß haben auf die Ausscheidung beim Menschen Kohlehydrate und die gewöhnlichen Eiweißkörper. Die Wirkung der Harnsäure, die bei Digestion mit Blut (Klemperer und Tritschler) und mit verschiedenen Organen (Cippolina) Oxalsäure liefern soll, erscheint sehr zweifelhaft. Beim Kaninchen bewirken auch Zucker und Glykuronsäure eine Vermehrung der Oxalsäureausscheidung (Hildebrandt, Paul Mayer).

Über krankhafte Zustände mit vermehrter Oxalsäureausscheidung liegen nur wenige zuverlässige Angaben vor. Erwähnen müssen wir hier aus älterer Zeit zwei Fälle von Fürbringer, da bei ihm die übrigen Angaben über Größe der Oxalsäureausscheidung mit unsern heutigen Befunden übereinstimmen. Im Liter Urin waren bei einem Patienten mit Ikterus 500 mg Oxalsäure enthalten (Fürbringer [1]). Bei einem Diabetischen mit Aspergillose der Lunge fand sich neben massenhafter Oxalsäureausscheidung im Urin auch die Oxalsäure in Form der typischen Kalkverbindung im Sputum (Fürbringer [2]). In einem weiteren Fall von Diabetes mellitus fand Kausch (Naunyn, Diabetes mellitus), allerdings nach der alten Neubauerschen Methode, 1,2 g Oxalsäure im Tagesurin. Neuere Untersucher haben mit den neuen Methoden derartige Werte noch nicht gefunden. Tagesausscheidungen von 30—53 mg fanden Autenrieth und Barth bei Peritonitis tuberculosa, bei perniziöser Anämie erhielten sie Werte von 25—33 mg, bei Tuberkulose der Lunge 20 bis 37 mg, dagegen sahen sie bei Diabetes mellitus keine Vermehrung der Oxalsäure. Mohr und Salomon (l. c.) fanden bei Neurasthenie, Diabetes mellitus und bei Ikterus keine deutliche Vermehrung, auch nicht bei Pneumonie nach der Krise und bei Leukämie; dagegen fand Rosenquist (Minkowski) in diesen Zuständen die Oxalsäureausscheidung erhöht. Fürbringer [1] erhielt bei schwer dyspnoischen Zuständen normale Oxalsäurewerte, entgegen der Annahme, daß die Vermehrung der Oxalsäure auf herabgesetzter Oxydation und Sauerstoffmangel beruhe. Eine Veranlassung, die Oxalurie als Stoffwechselkrankheit anzusehen, liegt danach nicht vor.

Eine geringe Vermehrung der Oxalsäure, unabhängig vom Oxalsäuregehalt der Nahrung, dürfte wohl gelegentlich bei verschiedenen Krankheiten vorkommen und zum Teil vielleicht von Zersetzungen im Darm, zum Teil aber auch sicherlich von irgend welchen gesteigerten Zerfallsprozessen herrühren.

Die pathologische Bedeutung der Säure wäre also sehr gering, wenn nicht ihr Kalksalz durch seine Schwerlöslichkeit einen der häufigsten Bestandteile von Harn - Konkrementen abgäbe; bei Leuten, die derartige Konkremente haben, kann die Oxalsäureausscheidung aber ganz normal sein (Mohr und Salomon).

Therapie. Man wird bei derartigen Patienten in erster Linie die Zufuhr von Oxalsäure per os möglichst verhüten, also die oben erwähnten oxalsäurereichen Gemüse, Spinat, Tomaten etc., verbieten und dem Patienten eine mehr animalische Kost mit Mehlspeisen, Hülsenfrüchten, Karotten, Pfefferlingen, Blumenkohl (Cippolina) vorschreiben. Weiterhin soll der Harn ein möglichst großes Lösungsvermögen für Calciumoxalat besitzen, also er soll sauer, kalkarm und magnesiareich sein. Das wird sich durch Fleischkost, Vermeiden von Milch und Eiern, wenn nötig auch Verabreichung von 2—4 g Magnesiumsulfat oder Magnesiumchlorid erzielen lassen.

5. Diabetes mellitus[1]).

Definition. Im normalen menschlichen Urin finden sich bereits neben andern reduzierenden Substanzen geringe Mengen von Traubenzucker (Moritz, Baisch). Der Gehalt ist von der eingenommenen Nahrung in weiten Grenzen unabhängig; er beträgt weniger als $0,1\%$ gewöhnlich nur Spuren; als höchsten Wert beim Gesunden gibt Breul $0,2\%$ an. Im Blut ist der Traubenzucker beim normalen Menschen zu etwa $0,1\%$ enthalten, also meist in höherer Konzentration als im Harn. Der Niere kommt also die Fähigkeit zu, unter normalen Verhältnissen den Traubenzucker im Blut zurückzuhalten.

Finden wir dauernd oder während längerer Zeit bei normaler Ernährung vermehrten Gehalt des Harns an Traubenzucker — die Grenze dürfte hier bei $0,1\%$ angenommen werden —, ihm entspricht dann auch ein mehr oder minder stark erhöhter Gehalt des Blutes an Glykose, so handelt es sich um einen krankhaften Zustand, den Diabetes mellitus (Zuckerharnruhr).

Wie diese Definition ergibt, umfaßt der Begriff des Diabetes mellitus, der Zuckerkrankheit, Störungen verschiedensten Grades. Eine durchgehende Klassifizierung der Fälle nach anatomischem Befund, der Ätiologie oder der Größe der Zuckerausscheidung hat sich bis jetzt nicht durchführen lassen. Bei wechselndem oder fehlendem anatomischem Befund gibt es alle Zwischenstufen von den leichtesten zu den schwersten Fällen, nach der Höhe der Zuckerausscheidung bei einer bestimmten Kost beurteilt; aber auch der einzelne, zu Beginn scheinbar leichte Fall kann diese sämtlichen Stadien der Krankheit mehr oder minder schnell durchlaufen. Es muß darum bei dem verschiedenen Verlauf der Fälle und der verschiedenen Bedeutung, welche das Symptom der Zuckerausscheidung für die einzelnen Fälle gewinnt, sehr zweifelhaft erscheinen, ob wir es in allen Fällen mit der gleichen Krankheit zu tun haben oder wie weit den verschiedenen Erkrankungsfällen gleiche intermediäre Störungen zugrunde liegen. Eine besondere Bedeutung mußte darum hier der experimentellen Forschung nach den verschiedenen Ursachen zukommen, welche beim Tier dauernde oder vorübergehende Zuckerausscheidung, Glykosurie, hervorrufen.

Physiologie und Pathologie des Kohlehydratstoffwechsels. Die in der Nahrung zugeführten Kohlehydrate gelangen, meist nach Spaltung der Poly- und Disaccharide in die einfachen Hexosen, zur Resorption: Laktose und Saccharose können bei Umgehung des Darmkanals nicht verbrannt werden (Voit), sondern werden unzersetzt wieder ausgeschieden. Maltose und wahrscheinlich auch höhere Anhydride des Traubenzuckers können noch im Blut gespalten und vielleicht auch ohne vorherige Aufspaltung zu Traubenzucker weiter verwertet werden. Die in der Nahrung enthaltenen Hexosen, Glykose, Fruktose, Mannose, Galaktose werden nun nach der Resorption, soweit sie nicht sogleich andern Veränderungen im Organismus anheimfallen, als Glykogen abgelagert, als ein Polysaccharid, das bei der Spaltung ausschließlich Glykose liefert. Diese Ablagerung findet vor allem in der Leber statt, sie kann dort bei Kohlehydratmästung bis etwa ein Fünftel des frischen Lebergewichts betragen; in den Muskeln bleibt der Glykogengehalt meist unter 2% (Hund). In den übrigen Organen findet sich das Glykogen nur in Spuren.

Über ein gewisses Maß zugeführte Kohlehydrate führen zur Fettablagerung in den Fettdepots des Körpers. Bei ungenügender Nahrungszufuhr oder großer Arbeitsleistung dient in erster Linie das Glykogen als Kraftquelle und kann bis auf Spuren oder vollständig wieder aus der Leber verschwinden; in den Muskeln bleibt es auch dann noch meist in etwas größerer Menge zurück. Der Fähigkeit der Organe, insbesondere der Leber, einen Überfluß zugeführter Kohlehydrate als Glykogen abzulagern, kommt also ein regulatorischer Einfluß zu; wir dürfen in ihr die Hauptursache für die Gleichmäßigkeit des Blutzuckergehaltes erblicken.

Treten Störungen in dieser Regulation auf, gelangt mehr Zucker in die Blutbahn als augenblicklich verbrannt oder in Fett umgewandelt werden kann, so erhöht sich der Blutzuckergehalt; überschreitet er eine gewisse Grenze, so tritt Traubenzucker in den Harn über. Ob dabei Galaktose, Mannose und Fruktose stets zuvor als Glykogen abge-

---

[1]) Die Diabetes insipidus wird, den neueren Forschungen entsprechend, nicht bei den Stoffwechselkrankheiten, sondern bei den Nierenkrankheiten (Bd. III) behandelt.

lagert waren, muß dahingestellt bleiben, ist aber aus Gründen, die später noch besprochen werden, nicht unwahrscheinlich.

Wäre die Fettbildung aus Zucker und die Zuckerverbrennung vollständig aufgehoben, so könnte alles zugeführte Kohlehydrat im Urin zur Ausscheidung gelangen.

Nun gibt es aber Fälle von schwerem Diabetes, in welchen dauernd mehr Zucker ausgeschieden wird, als den zugeführten Kohlehydraten entspricht, Fälle also, in welchen wir zur Annahme der Entstehung von Traubenzucker aus anderen Substanzen als Kohlehydraten gedrängt werden.

Die Erforschung dieses Problems bildet einen weiteren Punkt, an welchem die experimentelle Pathologie der klinischen Beobachtung zu Hilfe kommen mußte. Auch geben diese Versuche Auskunft über die Art des Zusammenhangs mancher, die Zuckerkrankheit begleitenden Komplikationen mit der Glykosurie, der Hyperglykämie, dem Ausfall des Zuckers aus dem Stoffwechsel oder der Bedeutung einer Organerkrankung.

Wir erwähnten oben, daß der Niere die Fähigkeit zukommt, einen Urin zu sezernieren, der an Zucker ärmer ist als das Blut. Ein Krankheitsbild, bei dem eine Zuckerausscheidung ohne erhöhten Blutzuckergehalt durch ein abweichendes Verhalten der Niere zum Zucker zustande kommt, ist denkbar; es ist auch beim Menschen mehrfach beschrieben worden. Wir trennen es von den übrigen Formen des Diabetes mellitus ab, ebenso wie die pathologische oder physiologische Ausscheidung anderer Zuckerarten im Urin, der Lävulose, Arabinose (Pentosurie) und Laktose. Bei der Betrachtung der experimentellen Glykosurie müssen wir uns dagegen noch ausführlicher mit einer Form des Nierendiabetes beschäftigen, da wir dort am einwandfreisten die direkten Folgen einfachen Zuckerverlustes für den Stoffwechsel vor uns sehen.

Assimilationsgrenze. Wird Zucker (vom Gesunden) in sehr großer Menge aufgenommen, so kann eine plötzliche Überschwemmung der Blutbahn mit dieser Substanz stattfinden. Es gelangt noch abnorm zuckerreiches Blut zu den Nieren und ein Teil dieses Überschusses an Zucker wird im Urin ausgeschieden. Außer der Verwertbarkeit im Organismus, der Schnelligkeit der Verbrennung, der Umwandlung in Glykogen und Fett, kommt hier vor allem in Betracht, wie schnell der Zucker vom Darm aus resorbiert wird. Die Zuckermenge, welche pro kg Tier noch gerade ohne Steigerung des Zuckergehaltes im Urin ertragen wird, bezeichnete Hofmeister [1] als die Assimilationsgrenze. Sie ist für das gleiche Individuum und die gleiche Zuckerart annähernd konstant. Je weiter die Assimilationsgrenze überschritten wird, ein um so größerer Anteil des Zuckers erscheint wieder im Urin, von dem mehr zugeführten Zucker bleibt aber stets eine gewisse Menge im Organismus zurück (Linossier und Roque). Eine nennenswerte Hyperglykämie wurde bei dieser alimentären Glykosurie meist nicht beobachtet (Donath u. Schlesinger). Die Assimilationsgrenze bleibt nicht unbeeinflußt von der Stärke der Diurese (Blumenthal). Sie ist verschieden von der Ausnutzungsgrenze, d. h. derjenigen Zuckermenge, die gerade noch einem Tier dauernd pro Minute injiziert werden kann, ohne daß Glykosurie eintritt (Blumenthal). Bei der intravenösen Injektion, wie sie Blumenthal wählte, kommt für die Ausscheidung in der Niere vor allem wohl der Zucker in Betracht, welcher ohne die Ablagerungsstätten für das Glykogen (Leber und Muskeln) zu passieren, der Zersetzung in den Organen entgeht; diese Menge wird natürlich bei einmaliger schneller Injektion, einer Überschwemmung des Organismus, größer sein als bei langsamer, lange dauernder Zuckerzufuhr.

Die Aufnahme vom Darm führt den Zucker unter normalen Verhältnissen durch die Leber, die ihn in Glykogen umwandelt; bei Zufuhr sehr großer Mengen kann wohl trotz starker Glykogenbildung ein Bruchteil die Leber passieren oder in die unteren Darmabschnitte gelangen, von wo Zucker nach Ginsberg unter Umgehung der Leber durch die Lymphgefäße resorbiert wird. Bei der Zuckerausscheidung durch Überschreitung der Assimilationsgrenze müssen wir also eine relative Insuffizienz der Glykogenbildung aus Zucker annehmen; die Glykogenanhäufung in der Leber erreicht bei dieser Überschwemmung des Organismus mit Zucker gerade die höchsten Werte. Durch stärkeren Energieverbrauch, anstrengende Körperbewegung, wird die Assimilations- und Ausscheidungsgrenze der Glykose und Fruktose erhöht (Comessati).

Glykogenbildung. Eine Herabsetzung der Fähigkeit Glykogen zu bilden, führt zur Ausscheidung von Zucker auch nach Zufuhr normaler Kohlehydratmengen.

Ebenso wie das Blut enthält auch die Leber ein diastatisches Ferment, das imstande ist, Glykogen oder Stärke bis zur Glykose hydrolytisch zu spalten (Bang, Lungdahl, Bohm). Durch stärkere Produktion dieses Ferments wird beschleunigte Umwandlung von Glykogen in Traubenzucker herbeigeführt; hält damit der Verbrauch des Zuckers nicht Schritt, so stellt sich Hyperglykämie und Glykosurie ein. Bang und seine Mitarbeiter, sowie Zegla suchten die Menge dieser Leberdiastase und ihre Abhängigkeit von verschiedenen Eingriffen zu bestimmen. Unter experimentellen Bedingungen, die Glykosurie herbeiführen können, wurde in einzelnen Fällen regelmäßig der Diastasegehalt erhöht gefunden, in andern Fällen war er normal oder sogar auffallend niedrig; eine Deutung der einzelnen Glykosurieformen von diesem Gesichtspunkte aus erscheint bei den Fehlerquellen, welche der Bestimmungsmethode des Ferments anhaften, noch verfrüht.   Einleuchtend erscheint es jedenfalls, daß bei schnellem Schwund des Leberglykogens auch das Ferment, das den Übergang des Glykogens in Zucker bewirkt, vermehrt sein muß.   Bei sehr glykogenreichen Tieren wird andererseits die gleiche Fermentmenge zu stärkerer und länger dauernder Zuckerbildung und darum auch leichter zu Hyperglykämie und Zuckerausscheidung im Urin führen als bei glykogenarmen Tieren.

Da der Blutzuckergehalt nur innerhalb ziemlich enger Grenzen schwankt, müßten beim gesunden Tier die Glykogenbildung und der Abbau des Glykogens zu Traubenzucker durch einen bestimmten Regulationsmechanismus nach den Bedürfnissen von Kohlehydratzufuhr und Verbrauch geregelt sein.   Für den Übergang von Glykogen in Zucker ist eine Abhängigkeit von nervösen Einflüssen erwiesen; nach Bangs Untersuchungen wirken verschiedene physikalische Reize auf diesen Vorgang in der herausgenommenen Leber nicht mehr ein, trotzdem im lebenden Tiere nach ihrer Applikation nennenswerte Zuckerbildung einsetzte (z. B. hypotonische NaCl-Lösung, Entblutung und Ausspülung mit 0,8 % NaCl-Lösung).   Glykogen kann nach Grubes [2] Untersuchungen aus Zucker und verschiedenen anderen Substanzen bei isolierter Durchblutung der Leber gebildet werden.   Man könnte annehmen, daß zuckerreiches Blut in der Vena portae als Gleichgewichtsreaktion die Glykogenbildung, zuckerarmes Blut daselbst die Zuckerbildung veranlasse, während eine Zuckerarmut im arteriellen Blut von den verschiedensten Körperstellen aus auf dem Weg des Nervensystems eine Bildung von Traubenzucker im Reservedepot der Leber hervorruft.   In allen Fällen, wo die Leber trotz erhöhten Blutzuckergehaltes annähernd glykogenfrei ist, müßte also, um den einfachsten Fall anzunehmen, die Glykogenbildung primär gestört sein, oder die Glykogenzersetzung dauernd überwiegen.   Dyszooamylie (Naunyn S. 464).

Wir könnten bei normaler Verbrennbarkeit der Glykose im Organismus nun zwei Formen von Diabetes erwarten, die von Störungen im Glykogenstoffwechsel abhängig sind (Grube [2]): 1. Durch starke Reize auf Teile des Nervensystems, die mit der Zuckerbildung aus Glykogen in Verbindung stehen, oder durch normale Reize bei Übererregbarkeit dieser Teile findet zeitweise vermehrte Zuckerbildung statt (Naunyn). 2. Die Bildung von Glykogen aus Traubenzucker ist gestört oder aufgehoben. (S. 464.)

Hört die Kohlehydratzufuhr in der Nahrung auf oder ist der Glykogenvorrat des Organismus erschöpft, so muß in beiden Formen die Glykosurie bereits verschwunden sein, denn ein Teil des Zuckers dient ja als Energiequelle für den Organismus und wird ebenso schnell, als er in die Zirkulation gelangt, verbrannt.

Zuckerbildung im Organismus. Nun finden wir auch bei fortdauerndem Hunger, nach Eingriffen, die bei Kontrolltieren zuverlässig Glykogenfreiheit oder extreme Glykogenarmut der Leber (Frentzel) und der Muskeln (Pollak [1]) herbeiführen, z. B. Strychninkrämpfen, wieder deutliche oder sogar recht beträchtliche Glykogenmengen in der Leber: Neues Glykogen bildet sich aus anderen Substanzen als Zucker.

Es liegt zunächst kein Grund vor anzunehmen, daß nicht ebenso auch aus anderen Substanzen Zucker entstehen kann, ohne vorher die Zwischenstufe des Glykogens durchlaufen zu haben.   Eine Steigerung dieser Zuckerbildung, verbunden mit der Unfähigkeit der Leber, die überschüssige Glykose als Glykogen abzulagern, kann dann trotz dauerndem Mangel an Kohlehydraten in der Nahrung und trotz weitgehender Glykogenarmut die Ursache dauernder Zuckerausscheidung werden.   Aus welchem Material dabei der Traubenzucker entsteht, ob sich außer dieser Störung noch eine Einschränkung oder gar Aufhebung der Verbrennbarkeit des Zuckers findet, soll später erörtert werden.   Hier wollen wir noch auf die Frage eingehen, ob diese Zuckerbildung in ihrer großen Ausdehnung als ein für den Diabetes spezifischer krankhafter Vorgang aufgefaßt werden muß, oder ob nicht schon Kohlehydratmangel — durch einfache Entziehung von Zucker — eine Neubildung aus anderen Substanzen als Kohlehydraten (Neoglykogenie nach Cremer [1]) in großer Intensität hervorrufen kann.

Wir können nun experimentell eine Zuckerausscheidung hervorrufen, die ohne Hyperglykämie zur Glykosurie führt, also sicher nicht primär auf einer Mehrbildung von Zucker beruht.   Die Phlorhizinglykosurie muß noch heute als Nierendiabetes aufgefaßt werden, wie es bereits ihr Entdecker, v. Mering tat, mag das Phlorhizin auch im übrigen vielleicht durch irgendwelche Prozesse im Organismus sich als nicht ganz indifferent erweisen.   Wesentlich ist, daß auf der Höhe der Glykosurie, welche die höchsten Grade erreichen kann, der Blutzuckergehalt deutlich herabgesetzt ist, während er nach Exstirpation der Nieren trotz Phlorhizin vollständig unverändert bleibt, ferner, daß nach der Ausscheidung des Phlorhizins durch die Niere der Diabetes wieder verschwunden ist.   Die Zuckerausscheidung ist bei der Phlorhizinvergiftung nun keineswegs an Kohlehydratzufuhr oder den Glykogenbestand des Organismus gebunden; bei einer Ernährung mit Eiweißfettnahrung können die Tiere wochenlang große Mengen Zucker ausscheiden.   Ebenso scheiden sie aber auch im Hunger bis zu ihrem Tod, der dann meist an Entkräftung (uns gingen verhältnismäßig häufig Tiere an blutigen Diarrhöen zugrunde) erfolgt, in unverminderter Menge Traubenzucker aus, trotzdem ihre Leber glykogenfrei ist (Marum). Die Leber gut genährter Hunde bei leichter Phlorhizinvergiftung kann dagegen reich an Glykogen sein. Die Deutung liegt nahe, daß auch diese enorme Zuckerbildung ebenso wie die Zuckerbildung unter normalen Verhältnissen die Folge einer Zuckerarmut des Blutes ist; dabei mag es dahingestellt bleiben, ob die Zuckerbildung nur in der Leber oder auch in anderen Organen vor sich geht. Ohne also primär Mehrbildung von Zucker, wie beim Diabetes hervorzurufen, verursacht das Phlorhizin einfach durch die Zuckerentziehung stärkste Neoglykogenie.

Experimenteller Diabetes. Es soll der Versuch gemacht werden, die verschiedenen Formen der Glykosurie, die scheinbar durch die verschiedenartigsten Einflüsse experimentell erzeugt werden, in ihrer Beziehung zu den oben erörterten Bedingungen und in ihrer Abhängigkeit vom Nervensystem zu gruppieren.

Verletzung einer bestimmten Stelle am Boden des vierten Ventrikels, die „Piqûre", bringt bei gut genährten Säugetieren — am genauesten sind die Bedingungen am Kaninchen untersucht, — regelmäßig Glykosurie hervor (Claude Bernard). Die Zuckerausscheidung setzt spätestens $3\frac{1}{2}$ Stunden nach dem Stich ein und dauert höchstens 24 Stunden. Sie bleibt bei glykogenfreien Tieren aus und hört auch bereits vor dem kompletten Schwund des Glykogens wieder auf. Durch erneuten Stich läßt sich dann unter Umständen nochmals Glykosurie hervorrufen. Es scheint sich demnach nicht um die Zerstörung eines Zentrums, sondern um eine Reizwirkung zu handeln. Während der Glykosurie findet sich eine beträchtliche Hyperglykämie, die $0,7\%$ erreichen kann (Naunyn). Auch bei glykogenreicher Leber bleibt dieser Zuckerstichdiabetes nach Durchschneidung der Nervi splanchnici aus (Eckard). Der Reiz, der zur Ausscheidung des Leberglykogens führt, verläuft also von einer bestimmten Stelle in der Medulla oblongata durch die Nervi splanchnici; wie wir sehen werden, ist es geglückt, die Bahn, welche dieser Reiz nimmt, noch genauer und weiter peripherwärts zu verfolgen (Pollak). Wir folgen zum großen Teil in der Einteilung der Glykosurieformen seiner Betrachtungsweise. Der Stichdiabetes, seine Abhängigkeit vom Glykogenvorrat und vom Nervus splanchnicus ist das typische Beispiel für eine ganze Zahl von Glykosurieformen, die durch verschiedenartige Reize erzeugt werden können; wir müssen für diese alle die Ursache, den Angriffspunkt des Reizes, im Zentralnervensystem suchen. Zu nennen ist hier die Reizung des zentralen Endes peripherer Nerven (Vagus, Ischiadicus etc.) die Glykosurie durch Narcotica (Chloroform), durch Morphium, die Durchspülung mit 1% Kochsalzlösung oder Injektion konzentrierterer Salzlösung in die Hirngefäße (Fischer), die Wirkung der Körper aus der Koffeingruppe (Theobromin). Die letzte Form tritt beim Kaninchen mit großer Regelmäßigkeit auf und war darum zum genaueren Studium der Nervenbahnen besonders geeignet (Nishi). Die Hyperglykämie (und Glykosurie) bleibt nicht nur nach Durchschneidung beider Splanchnici aus, es genügt dazu allein schon Durchtrennung des linken Splanchnicus. Dagegen müssen beide Nebennieren exstirpiert oder ihre Nerven durchtrennt werden, um die Diuretinwirkung auszuschalten. Durchschneidung des rechten Splanchnicus ist ohne Einfluß. Die Fasern, welche die Reizleitung besorgen, verlaufen also im linken Nervus splanchnicus zu beiden Nebennieren, zur rechten durch Vermittelung des Ganglion solare.

Asphyxie. Bei einer weiteren Zahl von Eingriffen, die zur Hyperglykämie und Zuckerausscheidung führen, ist es die ungenügende Sauerstoffzufuhr, Asphyxie, die als Reiz dient. Wird sie durch künstliche Atmung oder intravenöse Sauerstoffinjektion verhütet, so bleibt die Glykosurie aus; zu nennen ist hier an erster Stelle Sauerstoffarmut der Atemluft, Curare, dann die Narcotica, Äther (Seelig), Aceton (Müller). Eine weitere Reihe Substanzen ist auf diesen Punkt, ebenso wie auf Abhängigkeit von der Splanchnicusdurchschneidung noch nicht untersucht. Doch dürfte sich hier Aceton und Äther ebenso wie Chloroform verhalten, während wahrscheinlich auch Morphium zu den asphyktisch wirkenden Mitteln gezählt werden darf.

C O-Diabetes wird weder durch Splanchnicusdurchschneidung, noch durch Sauerstoffinjektion, die wohl durch die Hämoglobinveränderung unwirksam ist, verhindert. Es scheint demnach, daß leichte asphyktische Reize ebenso wie die Piqûre und die Theobrominglykosurie zentral angreifen, schwere auch peripher.

Zu den asphyktischen Glykosurieformen gehört noch die Wirkung der Substanzen, die den Blutfarbstoff verändern, Anilin, Nitrobenzol, Injektion von Amylnitrit, wohl auch die Einwirkung von Säuren. Ein Teil der Substanzen, die, mit Glykuronsäure gepaart, im Urin ausgeschieden werden, führen gleichfalls, mehr oder minder regelmäßig, zu Traubenzuckerausscheidung (lävogyre Glykosurie Naunyn). Ihre Wirkung als Blutgifte (Nitrobenzol, Orthonitrophenylpropinolsäure) oder als Narcotica (Chloralhydrat, Chloralamid), dürfte wohl die Ursache der Glykosurie sein.

Einzelne Substanzen, Cantharidin und die Metallgifte, chromsaures Kali, Sublimat, Urannitrat, die zu schweren parenchymatösen Veränderungen in Niere und Leber führen, bewirken gleichfalls bei glykogenreichen Tieren Zuckerausscheidung. Die Angaben über Blutzuckergehalt sind wechselnd. Uranglykosurie tritt noch nach Splanchnicusdurchschneidung auf, ebenso wie die Phlorhizinglykosurie (Pollak[1]). Es mag in diesen Fällen gleichfalls der Angriffspunkt der Gifte in der Niere liegen.

Erwähnt werden muß hier noch eine Form der Glykosurie bei Hunden nach längerem Hunger; die unterernährten Tiere scheiden nach verhältnismäßig geringen Kohlehydratmengen bereits Zucker im Urin aus. Es handelt sich also um eine einfache Herabsetzung der Assimilationsgrenze.

Adrenalin. Eine gesonderte Betrachtung unter den Substanzen, die dem Körper unter Umgehung des Verdauungstraktus zugeführt, Glykosurie hervorrufen, erfordert das Alkaloid der Nebennieren, das Adrenalin. Intravenös bewirkt es regelmäßig eine schnell ansteigende und schnell wieder abfallende Erhöhung des Blutdrucks durch Kontraktion der Gefäße. Das schnelle Absinken der Kurve beruht auf der schnellen Oxydierbarkeit des Adrenalins. Bei intraperitonealer und subkutaner, mit genügend verdünnter Lösung auch bei intravenöser Injektion tritt regelmäßig Glykosurie ein, die bei glykogenreichen Tieren jedenfalls sehr hohe Grade erreichen kann. Bei glykogenarmen oder glykogenfreien Tieren ist die Wirkung sehr viel geringer oder fehlt vollständig (Herter u. Wakeman, Ritzmann). Nach einmaliger Adrenalininjektion, besonders nach Injektion in eine Mesenterialvene wird die Leber schnell glykogenarm (Bierry und Gatin-Gruzewska, Drummond und Noël-Paton, Doyon und Kareff). Im übrigen scheint bei der Adrenalinwirkung in erster Linie das Muskelglykogen (Agadschanianz) im Gegensatz zu den übrigen, genauer untersuchten Glykosurieformen zu schwinden. Die Hyperglykämie ist bei intravenöser Injektion nach drei Stunden wieder verschwunden (Pollak[2], Gatin-Gruzewska). Sie ist bei subkutaner Zufuhr (Zuelzer, Metzger) bedeutend höher als bei intravenöser (Pollak[3], Gatin-Gruzewska), vielleicht eine Folge der schnellen Zersetzung im Blut bei direkter Injektion im Gegensatz zur langsamen Aufnahme in die Blutbahn und längeren Wirkung vom subkutanen Gewebe her. Beim Kaninchen fehlt bei intravenöser Injektion von Adrenalin in wenig Flüssigkeit regelmäßig Diurese und Glykosurie. Nach mehrmaliger subkutaner Adrenalininjektion bleibt die Glykosurie trotz hoher Hyperglykämie und Diurese aus, eine Tatsache, die wohl nur von einem abweichenden Verhalten der Niere herrühren kann.

Bei hungernden Kaninchen, selbst wenn sie durch Strychninkrämpfe glykogenfrei gemacht wurden, macht Suprarenin starke Neubildung von Glykogen in der Leber, während die Muskulatur glykogenfrei ist oder doch nur Spuren Glykogen enthält (Pollak[2], Gatin-Gruzewska). Die Adrenalinglykosurie wird durch Splanchnicusdurchschneidung (Pollak[2]) und intravenöse O-Zufuhr (Seelig[1]) nicht beeinflußt. Es wird darum die Annahme gemacht, daß ebenso wie die Blutdrucksteigerung auch die Zuckerbildung von einem Reiz des Adrenalins auf die peripheren Sympathicusendigungen herrühre. Bei hungernden Hunden bewirkt die subkutane Injektion großer Adrenalindosen (0,01 g) außer geringer Glykosurie beträchtliche Erhöhung der stündlichen N-Ausscheidung (Eppinger, Falta, Rudinger). — Es lag nahe dem Organ, welches das Adrenalin produziert, den Nebennieren und dem übrigen chromaffinen System, eine besondere Bedeutung für den Zuckerstoffwechsel zuzuschreiben und in der Sekretion des Adrenalins in die Blutbahn auf nervöse Reize einen Regulationsmechanismus für den Blutzuckergehalt zu suchen. Exstirpation der Nebennieren oder ihr gleichkommende Erkrankung dieser Organe führt zum Ausfall des größten Teils des chromaffinen Adrenalin sezernierenden Systems. Bierry und Malloizel erhielten eine geringe Hypoglykämie nach Nebennierenexstirpation, Porges[1] fand beim Morbus Addisonii Blutzuckerwerte von 0,052%, 0,033%, 0,067%, nach Nebennierenexstirpation (Hund) Werte zwischen 0,033 und 0,066%. Die Phlorhizinglykosurie war nach Nebennierenexstirpation bei Hunden sehr gering oder blieb sogar aus, bei subkutaner Verabreichung des Phlorhizins bei den schwer kranken Tieren allerdings ein eindeutiges Resultat (Eppinger, Falta, Rudinger[2]). Bei weißen Ratten, die die Operation lange überleben, wirkte es unverändert (Oswald Schwarz[1]). Wichtiger erscheint noch die erhöhte Toleranz für Traubenzucker, das Ausbleiben der alimentären Glykosurie, beim Morbus Addisonii. Nach Nebennierenexstirpation ist die Leber übrigens glykogenarm, nicht etwa sehr reich an Glykogen, wie man erwarten könnte (Porges[2]). Vermehrter Adrenalingehalt im Blute, etwa das 8fache des normalen, wurde bisher mit einiger Sicherheit nur beim Basedow (A. Fraenkel) gefunden; über Befunde beim Diabetes und bei experimentellen Glykosurien liegen eingehendere Angaben in der Literatur nicht vor. (Vgl. Falta diesen Band S. 493 ff.)

Pankreasdiabetes. Nach vollständiger Exstirpation des Pankreas tritt beim Hund eine schwere Störung im Zuckerstoffwechsel auf, die mit starker Glykosurie unter zunehmender Entkräftung meist in höchstens 3 Wochen zum Tode führt (v. Mering u. Minkowski, Minkowski[1]). Störungen im Zuckerstoffwechsel wurden bei sämtlichen Wirbeltieren gefunden, welchen man das Pankreas exstirpieren konnte. Werden nur die Ausführungsgänge der Drüse nach dem Darm zu unterbunden, oder bleiben größere Teile der Drüse zurück, so stellt sich meist nur schnell vorübergehende Glykosurie ein; abgesehen von der Resorptionsstörung, die dann übrigens nie die hohen Grade wie nach kompletter Exstirpation erreicht, fehlen weitere Störungen bei den operierten Tieren. Später kann sich auch hier durch Degeneration der zurückgelassenen Drüsenreste ein Diabetes entwickeln, der allmählich die höchsten Grade erreicht. Es genügt übrigens zur Verhütung des Diabetes, wenn vor der Exstirpation ein Drüsenstück unter die Bauchhaut eingeheilt wird. Der transplantierte Drüsenteil konnte sogar nach der Einheilung vollständig von seinem Gefäßstiel getrennt werden; Diabetes trat erst später nach der Resorption des eingeheilten Stückes auf. Durch die letzten Versuche insbesondere ist es sicher erwiesen, daß die Funktion der Drüse unabhängig von Nervenverbindungen einen regulatorischen Einfluß auf den Zuckerstoffwechsel ausübt; am wahrscheinlichsten ist es, daß dies durch eine Substanz geschieht, die von der Drüse in das Blut ausgeschieden wird.

Die Hunde enthalten wenige Tage nach der Pankreasexstirpation in Leber und Muskeln nur noch ganz geringe Mengen Glykogen. Trotzdem scheiden sie im Hunger oder bei reiner Eiweißnahrung noch große Mengen Zucker aus. Der Diabetes ist also vom Glykogenbestande des Körpers unabhängig, er wird weiterhin weder durch Splanchnicusdurchschneidung (Kaufmann) noch durch intravenöse Sauerstoffzufuhr (Seelig) unterdrückt.

Der Blutzuckergehalt ist stark erhöht, wir finden häufig Werte von 0,7 % und mehr. Der Zuckergehalt des Urins wechselt; er ist im Hunger kleiner als bei Fleischfütterung. Auf der Höhe der Zuckerausscheidung wird für kürzere oder längere Zeit, meist für mehrere Tage, ein gewisses Verhältnis zwischen dem Stickstoff und der Glykose im Harn innegehalten, D: N schwankt zwischen 2,7 und 3,3. Dabei gehen D und N in den einzelnen Urinportionen oft recht beträchtlich nach verschiedener Richtung auseinander.

Bei Abnahme der Kräfte sinkt die Zuckerausscheidung und kann kurz vor dem Tode gänzlich versiegen. Die Stickstoffausscheidung beträgt im Hunger das Drei- bis Fünffache der normalen. Die Gesamtkalorienproduktion übertrifft, pro kg Körpergewicht berechnet, den normalen Hungerwert um 33 bis 88,5 %. Sie findet ihre Erklärung nicht allein durch die spezifisch-dynamische Wirkung des mehrverbrannten Eiweiß (31 % der aus dem zersetzten Eiweiß stammenden Kalorien gehen verloren); es wird hier auch mehr Fett als früher zersetzt (Falta, Grote, Staehelin.) Die Frage muß aufgeworfen werden: Wie weit bildet die enorme Zuckerproduktion, die gesteigerte N-Ausscheidung, der Mehraufwand an Energie, etwas für den Pankreasdiabetes Eigentümliches? Zum Vergleich können uns in erster Linie die Verhältnisse beim Phlorhizindiabetes dienen. Durch genügend große und häufige Phlorhizininjektionen läßt sich bei Hunden — für eine bestimmte Nahrungszufuhr und N-Ausscheidung — eine maximale Glykosurie erzeugen (Löwi). Nach Lusk und Stiles schwankt dabei der Quotient D: N zwischen 4,44 und 3,2: 1, ist also noch erheblich höher als nach Pankreasexstirpation. Die Zuckerbildung, die unserer Ansicht nach beim Phlorhizindiabetes nur entsprechend dem Zuckerbedürfnis gesteigert, also an sich in ihrer Größe kein krankhafter Vorgang ist, wird dies auch nicht beim Pankreasdiabetes sein. Nur muß hier der Reiz ein anderer sein; denn der Hypoglykämie beim Phlorhizindiabetes steht beim Pankreasdiabetes eine Hyperglykämie gegenüber. Nun sind die Organe, die sonst Kohlehydrat aufspeichern, Leber und Muskeln, beim Pankreasdiabetes annähernd glykogenfrei. Genügt nun diese Unfähigkeit, den im Organismus gebildeten Zucker als Glykogen zu fixieren, um alle übrigen Störungen im Stoffwechsel zu erklären? [Die Leberdiastase soll (Bang (l. c.), Zegla (l. c.)) im Pankreasdiabetes nicht vermehrt, sondern auffallend vermindert sein. Nishi fand bei Durchblutung der Leber von pankreasdiabetischen Schildkröten — allerdings nicht mit Blut von diabetischen Tieren — unveränderte Neubildung von Glykogen.]

Wichtig sind hier die Versuche von Kausch bei Vögeln; nach Pankreasexstirpation waren Leber und Muskeln fast glykogenfrei, ohne daß Zucker im Urin ausgeschieden wurde. Zucker wurde hier also jedenfalls noch verwertet. Wenn trotz erhöhten Blutzuckergehaltes, ohne daß der Überschuß an Zucker durch die Nieren abfließt, kein Glykogen in Leber und Muskeln sich bildet, liegt es am nächsten, die Dyszooamylie als die primäre Störung anzusehen. Es liegt keine Veranlassung vor, beim Hund eine ihrem Wesen nach ganz verschiedene Störung zu vermuten.

Wir kennen noch nicht die Grenzen, innerhalb deren unter normalen Verhältnissen im Organismus Zucker gebildet wird; vieles spricht dafür, daß, abgesehen vielleicht vom Fett, der größte Teil der Nahrungsstoffe vor seiner Verbrennung in Traubenzucker selbst (Rubner, Cremer) oder in ihm nahestehende Substanzen übergeht. Wird Traubenzucker, der nach dieser Annahme sich dauernd bildet, nicht bis Bedarf eintritt als Glykogen aufgestapelt, sondern zirkuliert er im Blut, so muß nach Überschreitung der Sättigungsgrenze der Überschuß über den augenblicklichen Bedarf dauernd dem Körper verloren gehen. Unter dieser Voraussetzung könnte also die Dyszooamylie allein auch einen schweren Diabetes bedingen. Wird der Verbrauch von Zucker gesteigert, etwa durch Körperbewegung, so muß unter derselben Voraussetzung sich die Hyperglykämie und die Zuckerausscheidung deutlich vermindern. In der Tat fand Heinsheimer bei einem Hunde nach Pankreasexstirpation durch

Körperarbeit deutliches Absinken der Zuckerausscheidung und des Quotienten D:N; Mohr erhielt eine Erhöhung des respiratorischen Quotienten, die ebenso gedeutet werden kann. Seo fand nur bei unvollständiger Pankreasexstirpation nach Arbeit Absinken der Zuckerausscheidung, bei vollständiger keinen Einfluß oder sogar gelegentlich stärkere Zuckerausscheidung.

Minkowski (l. c.) konnte durch Traubenzuckerinjektion beim Pankreashund keinen Zuckerverbrauch feststellen, der gesamte Zucker erschien wieder im Urin; auch in Respirationsversuchen ließ sich nur eine recht geringe, kaum die Fehlergrenze überschreitende Zuckerverbrennung nachweisen (Falta, Grote u. Staehelin). Anscheinend sprechen diese Resultate auch für eine komplette Störung der Zuckerverbrennung. Daß weitere Hypothesen diese Tatsachen auch anders zu erklären vermögen, soll bereits an dieser Stelle erwähnt werden. Jedenfalls bedürfen wir wegen der Höhe der Zuckerausscheidung beim Pankreasdiabetes — das soll hier nochmals hervorgehoben werden — nicht der Annahme einer gestörten Zuckerverbrennung. Die Zuckerausscheidung ist im Phlorhizindiabetes noch beträchtlich größer und, würden wir sie als das Maximum der — regelmäßigen — Zuckerbildung im Organismus betrachten, dann müßte im Pankreasdiabetes noch etwa ein Fünftel bis ein Viertel des gebildeten Zuckers verbrannt werden; dabei liegt eigentlich kein Grund vor, beim Phlorhizindiabetes eine vollständige Aufhebung der Zuckerverbrennung anzunehmen.

Die große Stickstoffausscheidung, die sich beim Pankreasdiabetes (Falta, Grote, Staehelin) auch im Hunger findet, beobachten wir ebenso, ja oft in noch höherem Grade, beim Phlorrhizintier (Baer, v. Mering, Lusk); sie muß wohl in beiden Fällen als Zeichen aufgefaßt werden, daß bei Zuckerverlust das Fett nicht einfach nach seinem kalorischen Wert für das verlorene Kohlehydrat eintreten kann, sondern daß bestimmte Kohlehydratmengen aus Eiweiß gebildet werden müssen (Landergren). Weiterhin berechnen Falta, Grote und Staehelin aus Lusks (l. c.) Versuchen auch beim Phlorhizindiabetes einen deutlich erhöhten Kalorienumsatz, der die spezifisch dynamische Wirkung des mehrzersetzten Eiweißes erheblich übertrifft.

Ein weiteres Symptom, das wohl mehr auf den Zuckerverlust als auf der Hyperglykämie beruht, da es ähnlich sich beim Phlorrhizin und Pankreasdiabetes findet, ist die Neigung zu Eiterungen, eine häufige Störung bei experimentellen Untersuchungen auf diesem Gebiete.

Chemie der Zuckerbildung beim experimentellen Diabetes. Aus welchem Material stammen nun die großen Zuckermengen, die beim experimentellen Diabetes ausgeschieden werden? Wir haben schon mehrfach erwähnt, daß in irgendwelcher Form per os, subkutan oder intravenös zugeführte Kohlehydrate, die beim normalen Tier in Glykogen übergehen, im Urin als Traubenzucker wiedererscheinen können; man wird also den im Urin ausgeschiedenen Traubenzucker in erster Linie auf diese Quelle und den Glykogenvorrat zurückführen; erst, wenn diese beiden nicht mehr zur Deckung ausreichen, kann man die übrigen Substanzen der Nahrung, Eiweiß und Fett, als Zuckerquelle in Betracht ziehen. Nun ist der Pankreashund und der hungernde Phlorhizinhund mit starkem Diabetes bald, wie wir sahen, sehr glykogenarm, so daß der Urinzucker nicht mehr aus präformiertem Kohlehydrat herstammen kann.

Die Proportionalität zwischen Zucker- und Stickstoffgehalt im Urin, die starke Erhöhung der Schwefelausscheidung, die beim Pankreasdiabetes und auch bei der Phlorhizinvergiftung innerhalb gewisser Grenzen besteht, wird am ungezwungensten durch eine Bildung von Zucker aus Eiweißkörpern erklärt.

Ebenso wie Eiweiß oder Zuckerfütterung, bewirkte bei einer gewissen Phlorhizindosis Glutaminsäure (Lusk)[1], Milchsäure (Lusk und Mandel) und Glyzerin (Cremer) Vermehrung der Zuckerausscheidung. Beim Pankreashund ließ sie sich durch Verabreichung von Alanin, Glykokoll, Asparagin, Milchsäure (Embden) und Glyzerin (Lüthje) stark in die Höhe treiben. Glykosamin als Acetyl — (Meyer) oder Kohlensäureverbindung (Forschbach) wurde ohne vermehrte Zuckerausscheidung verbrannt. Andere Eiweißspaltungsprodukte wurden noch nicht mit sicherem Resultate geprüft. Man muß zu komplizierteren und sicher nicht wahrscheinlicheren Hypothesen greifen, will man mit Pflüger die Zuckerbildung nach Verabreichung von Eiweiß und Eiweißspaltungsprodukten an Pankreashunde auf eine indirekte Wirkung dieser Körper, nicht auf ihren Übergang in Glykose zurückführen. Über die chemischen Vorgänge können wir uns allerdings bei den meisten dieser Körper nur sehr unbestimmte Vorstellungen machen. Beim Glyzerin ist die Oxydation zum Glyzerinaldehyd und Dioxyaceton und deren Kondensation zu Fruktose oder Glykose eine recht naheliegende Annahme. Bei den übrigen Substanzen ist durch uns bekannte chemische Reaktionen ein direkter Übergang in Traubenzucker unwahrscheinlich; man könnte höchstens an einen Abbau bis zum Glykolaldehyd oder Formaldehyd

[1] Vgl. Lusk, Asher-Spiro 1912.

(Grube) und deren Polymerisation zum Traubenzucker denken. Auf experimentelle Ergebnisse am phlorhizinvergifteten Kaninchen und an der durchbluteten Schildkrötenleber, sowie auf energetische Erwägungen gestützt, nehmen Parnas und Baer an, daß Milchsäure über Glyzerinsäure zu Glykolaldehyd abgebaut und dieser zu Traubenzucker kondensiert wird.

Mag nun der Übergang derartiger Substanzen in Zucker direkt stattfinden oder mögen ihm komplizierte, zurzeit noch nicht überblickbare, chemische Vorgänge zugrunde liegen, wir können uns nicht damit begnügen, eine Aufnahme der Substanzen ins Protoplasma und Produktion von Zucker durch das Protoplasma anzunehmen als metabolischen nicht weiter erklärbaren Vorgang (Weintraud); es muß und wird auch sicher noch gelingen, die Veränderungen dieser Substanzen bis zu solchen chemischen Verbindungen zu verfolgen, deren Übergang in Zucker bekannt und chemisch sicher zu erklären ist.

Die Größe der Zuckerbildung aus Eiweiß wird bei kohlehydratfreier Nahrung durch den Quotienten D : N bestimmt; wir sahen, daß er beim Pankreasdiabetes ca. 2,8, beim Hund mit maximaler Phlorhizinvergiftung im Durchschnitt 3,65 höchstens 4,4 beträgt. Berechnet wird er von Rubner auf 4,97 aus dem energetischen Effekt des Eiweißes, von Landergren auf 6,25. Die Zahlen bleiben noch immer hinter dem rechnerisch möglichen, aber chemisch kaum denkbaren Quotienten von etwa 8,0 zurück. (Der Kohlenstoff des Harnstoffes würde unter diese Annahme nicht aus dem Eiweiß stammen.)

Respiratorischer Quotient. Scheidet das diabetische Tier nahezu die gesamten Kohlehydrate der Nahrung ungenutzt als Traubenzucker wieder aus, und verbranntes Eiweiß und Fett, von denen es alsdann lebt, in normaler Weise, so muß der respiratorische Quotient, das Verhältnis $CO_2 : O_2$ bei ihm wie beim Hungertier zwischen 0,707, dem Quotient des Fettes, und 0,809, dem Quotient des Eiweißes, in Wirklichkeit nicht unterhalb 0,722 liegen, wenn wir annehmen, daß 85 % des Kalorienbedürfnisses durch Fett und nur 15 % durch Eiweiß gedeckt werden (Magnus Levy). Tiefer kann der Quotient auch hier, bei längeren Versuchsperioden oder im Hungerzustand nur sinken, wenn Oxydationen stattfinden, ohne daß Kohlensäure als deren Endprodukt in der Atemluft erscheint, also unter Verhältnissen, wie wir sie bei der Zuckerbildung aus sauerstoffärmerem Material im diabetischen Organismus vorausgesetzt haben. Der respiratorische Quotient würde sich unter diesen Verhältnissen, wenn bei Verbrennung von 100 g Eiweiß 60 g Glykose entstehen (also D : N = 3,75), auf 0,613 berechnen. Wird zur Deckung des Kalorienbedürfnisses außer dem Eiweiß noch 250 g Fett umgesetzt, so berechnet sich der respiratorische Quotient bei der gleichen Zuckerbildung auf 0,699, überwiegt das Eiweiß noch stärker in der Nahrung, werden außerdem noch beträchtliche Mengen Oxybuttersäure ausgeschieden, so kann der respiratorische Quotient nach Magnus-Levy bis 0,68 sinken. Natürlich muß sich ein noch niedrigerer respiratorischer Quotient ergeben, wenn stärkere Zuckerbildung aus Eiweiß stattfinden würde, etwa bei D : N = 4,97 oder 6,25, und vor allem, wenn auch Fett Dextrose zu liefern imstande wäre. In Versuchen am Pankreashund (Falta, Grote, Staehelin) liegt der Durchschnittswert für den respiratorischen Quotient oberhalb 0,68. Er war auch dort nach der Größe der Zuckerbildung nicht anders zu erwarten. Auch sonst gab die Bestimmung des respiratorischen Quotienten noch keine Veranlassung eine stärkere Zuckerbildung aus Eiweiß anzunehmen. Vorübergehend kann der respiratorische Quotient kurz nach der Nahrungsaufnahme, da die Zuckerbildung aus Eiweiß sehr schnell erfolgt, weit unter dem Durchschnittswert der Versuchsperiode liegen; die vollständige Verbrennung der Eiweißzersetzungsprodukte findet dann erst später statt (Mohr). Stellen wir uns also auf den Standpunkt, daß aus Eiweiß und Glyzerin beim Diabetes Zucker entsteht, so liefert uns die Betrachtung des respiratorischen Quotienten keine Veranlassung, überdies noch eine Zuckerbildung aus Fett anzunehmen. Eine Zuckerbildung aus Fett im Tierkörper ist schwer festzustellen, da erhöhte Fettzufuhr nennenswerten Mehrverbrauch von Fett nicht bedingt. Fütterungsversuche können also nur bei positivem Ausfall beweisend sein, wenn nicht tatsächlich auch erhöhter Fettumsatz nachgewiesen wird. Nun schwankt die Zuckerausscheidung beim Pankreashund nicht mit wechselnder Fettzersetzung, wie in Versuchen mit Bestimmung des respiratorischen Gaswechsels sich zeigen ließ (Falta, Grote, Staehelin). Beim Phlorhizinhund ließ sich dagegen für kurze Zeit durch sehr reichliche Fettfütterung ein Ansteigen des Quotienten D : N weit über die Größe erzielen, die bei Zuckerbildung aus Eiweiß möglich ist (Hartogh u. Schumm); die N-Ausscheidung war dabei auffallend niedrig. Es erscheint zweifelhaft, ob es sich in diesem Versuch um eine enorme N-Retention handelt, oder wirklich als Zuckerbildung aus Fett aufgefaßt werden darf. Loewi gelang es wenigstens nicht, bei Phlorhizinhunden durch Fett, ebenso wie durch Eiweiß- und Kohlehydratzulage, Erhöhung der Zuckerausscheidung bei gleichbleibender Phlorhizindosis zu erzielen, sondern er fand nur ein Absinken des Stickstoffs, meist unter geringem Sinken der Zuckerausscheidung. Es dürfte vielleicht das resorbierte Fett hier leichter der Zersetzung zugänglich sein und stärker eiweißsparend wirken als das bereits im Körper abgelagerte. Umber und Kraus stellen, um ohne Zuckerbildung aus Fett auffallend hohe Zuckerwerte (bei geringer N-Ausscheidung) zu erklären die Hypothese auf, daß ein stickstoffreicher, kohlenstoffarmer Teil des Eiweißes im Körper retiniert und wieder verwendet werde, während der Kohlenstoff als Zucker ausgeschieden wird. Man hat dann ein chemisch verändertes „abgeartetes" Eiweiß zu erwarten. Weintraud (l. c.) geht einen Schritt weiter. Er gibt dem Protoplasma die Fähigkeit, Traubenzucker zu produzieren und den verlorenen Kohlenstoff aus allen kohlenstoffhaltigen Nahrungsmitteln, also auch aus dem Fett, wieder zu ergänzen.

Einblick gewähren kann in diese Prozesse m. E. wohl nur eine genauere Kenntnis der Abbauprodukte der Fettsäuren und die systematische Prüfung dieser Substanzen (die im Organismus nicht mehr speicherungsfähig sind) auf Zuckerbildung im Diabetes. Auch eine Aufnahme ins Protoplasma, eine Assimilation im Sinne Weintrauds, müßte mit einer exakt definierbaren Änderung des chemischen Individuums verbunden sein; diese kennen zu lernen ist gerade die Aufgabe der Erforschung des intermediären Stoffwechsels.

Wirkung der Organe mit innerer Sekretion auf den Zuckerstoffwechsel[1]. Beziehungen zum Diabetes haben wir bereits beim Pankreas und bei den Nebennieren kennen gelernt und sie genauer zu analysieren versucht. In den letzten Jahren wurden außer diesen auch die übrigen Organe, welchen man eine spezifische innere Sekretion zuschrieb, eingehend untersucht, ihre Wirkung auf den Stoffwechsel und ihre Beziehungen zueinander geprüft. Als einigermaßen abgeschlossen oder auch nur in ihrer Deutung genügend sichergestellt können diese Versuchsresultate meist noch nicht angesehen werden. Es handelt sich außer um die genannten Organe noch um die Wirkungen der Schilddrüse, Nebenschilddrüse und Hypophysis. Die Hypophysis liefert nach Borchardt ein wässeriges eiweißfreies Extrakt, das ähnlich wie das Suprarenin nach Ehrmanns Methode Erweiterung der Froschpupille macht und, Kaninchen subkutan injiziert, kurzdauernde Glykosurie mit Hyperglykämie hervorbringt; bei Hunden ist die Wirkung zweifelhaft. Die Substanz soll vom Suprarenin verschieden sein, da sie sich mit Eisenchlorid nicht grün färbt. Ihre Bedeutung erscheint noch recht unsicher.

Entfernung der Schilddrüse unter Schonung der Epithelkörperchen bewirkt die beim Myxödem bekannte Herabsetzung des Gesamtenergieumsatzes und besonders der Eiweißzersetzung, zugleich mit einer Erhöhung der Toleranz für Kohlehydrate (Eppinger, Falta, Rudinger). Nach Herausnahme der Epithelkörperchen dagegen, der Glandulae parathyreoideae, allein oder zugleich mit der Schilddrüse, zeigt sich ausgesprochene alimentäre Glykosurie nach reichlicher Zucker- und Stärkenahrung (Eppinger, Falta, Rudinger). Die älteren Angaben über Glykosurie nach Exstirpation der Schilddrüse (Falkenberg, Rahel Hirsch) sind demnach dem Ausfall der mitentfernten Epithelkörperchen zuzuschreiben.

Der normale Ablauf der Stoffwechselvorgänge soll auf richtigem Zusammenarbeiten der einzelnen Blutgefäßdrüsen beruhen. Man versuchte durch kombinierte Eingriffe näher in die Funktion der verschiedenen Drüsen und in den Mechanismus ihres Zusammenarbeitens einzudringen. Injektion eines Organsaftes oder Sekrets soll hierbei die gleiche Wirkung wie die Funktionssteigerung des Organs haben (eine Annahme, der eine gewisse Willkürlichkeit nicht abgesprochen werden kann). Vollständige oder teilweise Exstirpation bedeutet eine Herabsetzung dieser Funktion.

Das Suprarenin bot als chemisch bekannter, einheitlicher Körper noch die klarste Fragestellung. Wie wird die Zuckerausscheidung und die Hyperglykämie nach Adrenalin, die wir einer Überfunktion der Nebenniere gleichsetzen sollen, durch Eingriffe an anderen Organen beeinflußt? Der Adrenalindiabetes bleibt aus, wenn kurz vorher oder nachher enteiweißter Pankreassaft subkutan verabreicht wird (Zuelzer, Dohrn, Marxer); also —: in dem oben erörterten Sinn — einer Überfunktion der Nebenniere wirkt die Überfunktion des Pankreas entgegen. Weiterhin kann die Nebennierenglykosurie auch verhütet werden durch Injektion von Lymphe aus dem Ductus thoracicus (auch nach deren Enteiweißung), durch Hirudin (Biedl u. Offer), Wittepepton (Glaeßner u. Pick), Kochsalzlösung (Tomaszewski u. Wilenko), also scheinbar durch die verschiedensten lymphagogen Substanzen. Zuckerausscheidung findet sich weiterhin nach Ableitung der Lymphe aus dem Ductus thoracicus (Biedl u. Offer). Der Schluß, daß die Lymphe eine Substanz aus dem Pankreas mit sich führt, die der Adrenalinglykosurie in irgendwelcher Weise spezifisch entgegenwirkt, ohne etwa das Suprarenin direkt zu zerstören, liegt nahe. Der Nebennierendiabetes kann ferner durch geeignete Gaben Muscarin, Pilocarpin, Calciumchlorid, Chloralhydrat verhindert werden, Substanzen, die durch ihre Wirkung auf das Nervensystem dem Suprarenin antagonistisch wirken (Ehrmann).

Die Zuckerausscheidung beim Pankreasdiabetes wird durch Adrenalininjektion unter Ansteigen der N-Ausscheidung und des Quotienten D:N vorübergehend stark in die Höhe getrieben (Eppinger, Falta, Rudinger). Nach Unterbindung der Nebennierenvenen zeigte sich keine oder nur geringe Zuckerausscheidung auf Pankreasexstirpation (die

---

[1] Vgl. auch Falta, dieser Band S. 432, 445, 479, 499.

Tiere überlebten den Eingriff allerdings kaum mehr als einen Tag (Zuelzer). Die Vermutung, daß es das Suprarenin ist, welches beim Pankreasdiabetes die starke Zuckerbildung und die Glykosurie verschuldet, lag nahe.

Nach Exstirpation der Schilddrüse wirkt Adrenalin beim Hund und bei der Ziege nicht mehr glykosurisch (Falta, Eppinger, Rudinger), beim Kaninchen bleibt der gleiche Eingriff ohne Wirkung (Pick u. Pineles) auf die Glykosurie. Dagegen scheint gleichzeitige Entfernung von Thyreoidea und Epithelkörperchen die Adrenalinwirkung eher noch zu verstärken (Falta, Eppinger, Rudinger).

Nach Exstirpation der Hypophysis fand Aschner neben erhöhter Toleranz ·für Kohlehydrate und neben Störungen in der Ernährung und Entwickelung, die der Dystrophia adiposo-genitalis entsprachen, eine geringere Wirkung des Adrenalins auf die Zuckerausscheidung.

Hunde mit Exstirpation von Schilddrüse und Pankreas haben nur wenig erhöhten N-Umsatz bei hohen Zuckerwerten im Urin, der Quotient D:N beträgt bei ihnen etwa 3,5; die Gewichtsabnahme soll bei ihnen auffallend langsam erfolgen (Falta, Eppinger, Rudinger).

Der Stichdiabetes bleibt ebenso wie der Nebennierendiabetes nach Schilddrüsenexstirpation aus, was gut mit der oben erwähnten reizleitenden Bahn vom Zuckerzentrum in der Medulla oblongata durch den Splanchnicus zu den Nebennieren zu stimmen scheint. Es mußte dann der Stichdiabetes in letzter Linie als Nebennierendiabetes aufgefaßt werden. Daß aber auch Zucker ohne Nebennierenfunktion „mobilisiert" werden kann, zeigte Nishi an der Aderlaßhyperglykämie.

Der Satz, ohne Adrenalin keine Hyperglykämie und Glykosurie, muß, so verlockend diese einheitliche Erklärung der „Zuckermobilisation" auch sein mag, wenn ihr auch nur eine Tatsache zu widersprechen scheint, zum wenigsten als unbewiesen betrachtet werden.

Ein auffallender Befund Loewis muß hier noch erwähnt werden. Beim Hund und bei der Katze erweitert sich nach Exstirpation des Pankreas die Pupille auf Einträufelung von Adrenalin in den Bindehautsack, während sie beim normalen Tier auf diesen Reiz nicht reagiert. Beruhen soll diese verstärkte Adrenalinwirkung auf dem Wegfall hemmender Reize auf den Sympathicus, die von der Pankreasfunktion abhängig sind. Mit der Glykosurie oder Hyperglykämie scheint diese Reaktion nicht in Zusammenhang zu stehen.

Wir erwähnten schon oben, daß die Größe der Zuckerausscheidung im Pankreasdiabetes uns nicht ohne weiteres zwingt, eine Störung der Zuckerverbrennung anzunehmen; viel stärker fällt für diese Deutung ins Gewicht, daß zugeführter Zucker beim totalen Pankreasdiabetes fast quantitativ im Urin wiedererscheint, daß sich auch aus dem respiratorischen Gaswechsel nur eine unbedeutende Verbrennung zugeführten Zuckers konstatieren ließ, daß Energieverbrauch durch Arbeit die Zuckerausscheidung nicht vermindert.

Porges und Salomon suchten auf anderem Wege den Beweis für eine Kohlehydratverbrennung im Pankreasdiabetes zu liefern. Porges hatte gefunden, daß der respiratorische Quotient bei Kaninchen, welchen Cava, Aorta, Vena portae und Vena hepatica unterbunden ist, höher ist als bei Kontrolltieren, die im übrigen unter ähnlichen Bedingungen gehalten wurden; er schwankte nach Ausschaltung der Leber zwischen 0,878 und 0,997, während sonst Werte von 0,698, 0,717, 0,736 gefunden wurden. Er schließt daraus, daß außerhalb der Leber nur Kohlehydrat verbrennt, daß also andere Substanzen (Eiweiß und Fett) stets vor der Verbrennung in Zucker umgewandelt werden müssen und daß diese Umwandlung in der Leber erfolgt. Da sich in vier ähnlichen Versuchen beim Pankreashund ein respiratorischer Quotient von 1,13, 0,92, 1,19 und 0,859 findet, schließen die Autoren, daß die Tiere nach Ausschaltung der Leber gleichfalls nur durch Zuckerverbrennung ihren Energiebedarf gedeckt haben, also noch normale Fähigkeit Zucker zu verbrennen besitzen müssen. Sehr überzeugend wirken die stark schwankenden Werte, die an sterbenden Tieren gewonnen wurden, nicht. Ohne Angabe der absoluten Werte für die produzierte Kohlensäure ist auch nicht zu beurteilen, wieviel Zucker, — bei günstigster Berechnung — überhaupt verbrannt sein kann.

·   Die Versuche, eine Einwirkung des Pankreas auf die Zuckerzersetzung außerhalb des Organismus nachzuweisen, haben gleichfalls bis jetzt noch keine überzeugenden Resultate geliefert. Die Beschleunigung der Glykolyse nach Zusatz von Pankreasextrakt zu Muskelpreßsaft (Cohnheim), zu der Leber (Rahel Hirsch) dürfte nach den Untersuchungen von Claus und Embden mit großer Wahrscheinlichkeit nur auf bakterieller Verunreinigung beruhen. Vahlen konnte durch eine aus dem Pankreas gewonnene Substanz die Hefe- und Zymasegärung deutlich beeinflussen; er fand nach Injektion derselben schwächere Phlorhizinglykosurie beim Kaninchen. Auch diese Resultate sind noch sehr vieldeutig.

Bei Lépines Glykolyse im Serum handelt es sich immerhin nur um ein Verschwinden von Zuckermengen, die gegenüber dem Zuckerverbrauch oder der Größe der Zuckerausscheidung im Pankreasdiabetes quantitativ kaum in Betracht kommen (Kraus, Umber).

Es fehlen also hier noch alle Grundlagen für die Kenntnis einer normalen Glykolyse; über ihre pathologischen Abweichungen können noch weniger brauchbare Theorien aufgestellt werden. Den direkten Beweis für die Wirkung des Pankreas auf die Zuckerzersetzung konnte man bis jetzt also nicht führen. Die oben erwähnten Versuche von Minkowski und von Falta, Grote und Staehelin, in denen zugeführter Zucker vom Hund mit Pankreasdiabetes gar nicht oder kaum verwertet wurde, bilden die Hauptstütze für die Annahme, daß im totalen Pankreasdiabetes eine Störung der Zuckerverbrennung besteht. Ihre Beweiskraft sucht von Noorden, gestützt auf die Versuche von Porges und Salomon (s. o.), durch die Annahme auszuschalten, daß die vermehrte Zuckerbildung aus Eiweiß und Fett ohne Rücksicht auf den Energieverbrauch bei ungestörter Verbrennung stattfinde. Zufuhr von Kohlehydrat und Eiweiß, ebenso wie Arbeitsleistung, verstärke diese Zuckerbildung durch Suprareninproduktion bei fehlender oder mangelhafter Pankreasfunktion; der niedrige respiratorische Quotient und die Größe der Zuckerausscheidung bewiesen also nichts dagegen, daß noch über den ausgeschiedenen Zucker hinaus im Körper gebildeter Zucker doch verbrannt werde. Bestechend an diesen Ausführungen ist die einheitliche Erklärung der Stoffwechselstörungen im schweren Diabetes; unbewiesen ist die Wirkung zugeführten Eiweißes und zugeführter Kohlehydrate, sowie von Körperarbeit auf die Adrenalinsekretion oder das Zusammenarbeiten der Drüsen mit innerer Sekretion; daß wir die Versuche von Porges und Salomon als Beweis für eine ungestörte Verbrennung des Zuckers im Pankreasdiabetes nicht gelten lassen können, haben wir bereits oben erwähnt. Es gibt jedenfalls auch andere Möglichkeiten z. B. auf Grund starker Hyperglykämie — infolge der Azooamylie oder Dyszooamylie — eine ungenügende Verbrennung des Zuckers zu erklären, etwa ungünstige Beeinflussung der Glykolyse durch zu hohe Zuckerkonzentration im umgebenden Medium: Dadurch könnte ebenfalls die ungünstige Wirkung der Zuckerfütterung auf die Zuckerausscheidung erklärt werden.

Erwähnen müssen wir noch, daß Glykogen aus Lävulose beim Pankreasdiabetes für kurze Zeit zur Ablagerung kommen kann (Minkowski), daß dieses Glykogen auch der Adrenalinwirkung länger widersteht (Pollak), daß es sich ebenso auch bei Phosphorvergiftung als resistenter erweist (Neubauer). Wir besitzen noch keine genügende Erklärung für dieses verschiedene Verhalten von Glykose und Fruktose.

Störungen in der Verbrennbarkeit anderer Substanzen, die dem Traubenzucker in ihrer Konstitution mehr oder minder nahe stehen, ließen sich auch im schweren Diabetes nicht nachweisen (Baumgarten).

Die verschiedenen Diabetesformen des Menschen. Beim gesunden Menschen finden sich, wie wir früher schon erwähnt haben, nur Spuren von Traubenzucker im Urin, meist weniger als 0,05 %; die üblichen Proben des Zuckernachweises, Trommersche, Fehlingsche oder Nylandersche Reaktion, versagen bei dieser Konzentration im Urin oder geben wenigstens keine deutliche Reduktion mehr; mit Phenylhydrazin läßt sich auch im normalen Urin meist eine Abscheidung typischer Glykosazonkristalle erzielen. Zufuhr auch noch so großer Stärkemengen wird ohne Steigerung des Zuckergehaltes im Urin vertragen.

Eine Glycosuria ex amylo muß darum bereits als krankhafte Störung angesehen werden. Sie wird zur Diagnose der leichtesten Formen des Diabetes mellitus, wenn bei gewöhnlicher freigewählter Kost jede Zuckerausscheidung fehlt, herangezogen.

Alimentäre Glykosurie. Traubenzucker dagegen erscheint, in größeren Mengen in den leeren Magen gebracht, auch beim normalen Menschen zu einem geringen Bruchteil wieder im Urin. Die Assimilationsgrenze beträgt unter diesen Bedingungen, bei einzelnen Personen und zu verschiedener Zeit wechselnd, 50—200 g. Bei vollem Magen findet die Resorption langsamer statt; es werden noch größere Mengen ohne Zuckerausscheidung ertragen. Gesunde Personen vertragen etwa 2 Stunden nach Aufnahme eines Frühstücks, bestehend aus Milchkaffee und 100 g Brot, eine Menge von 100 g Traubenzucker ohne quantitativ meßbare Zuckerausscheidung (Naunyn). Bei Nervösen (Strauß), Neurasthenischen und Hysterischen, bei fieberhaften Kranken (v. Bleiweiß), beim Morbus Basedow (Chvostek), finden sich unter diesen Bedingungen geringe Zuckermengen im Urin (1—3 g); die Zuckerausscheidung dauert meist nur 2—3 Stunden an. Besteht sie länger oder erreicht sie höhere Grade, so liegt der Verdacht auf Diabetes leichtester Form nahe, und es empfiehlt sich der Versuch, ob mit sehr stärkereicher Kost nicht auch eine Glykosurie ex amylo hervorgerufen werden kann.

Ähnlich können auch bei reichlicher Aufnahme andere Zuckerarten in den Urin übergehen, besonders auch Disaccharide, wenn sie ungespalten den Darm passieren, z. B. Rohrzucker oder Milchzucker bei Säuglingen (Langstein und Steinitz) oder Maltose, wenn sie der Spaltung im Blut entgehen sollte. Über allen Zweifel sichergestellt erscheint mir übrigens ihr Vorkommen beim Diabetes mellitus noch nicht (Geelmuyden). (v. Noordens Handbuch II, 242, Neuberg.)

Laktosurie der Wöchnerinnen. Die Ausscheidung der Laktose (Hofmeister) bei Schwangeren, Wöchnerinnen oder beim Abstillen des Kindes beruht wohl auch nur auf der Aufnahme der in der Milchdrüse gebildeten Laktose ins Blut, die der Organismus unter Umgehung des Darms nicht spalten und verbrennen kann. Die Laktosurie besteht meist nur wenige Tage; die Zuckerausscheidung beträgt selten mehr als 2 %. Der Milchzucker vergärt zum Unterschied von der Dextrose nicht mit Bierhefe; eine Verwechslung der Laktosurie mit Diabetes mellitus kann so ziemlich leicht vermieden werden.

Nach starkem Biergenuß (Strümpell, Krehl), nach Aufnahme reichlicher Champagnermengen (Moritz) wurde ebenfalls Zuckerausscheidung beobachtet; daß hier die starke Diurese eine Zuckerausscheidung begünstigt, erscheint auch nach den experimentellen Erfahrungen (s. o. Adrenalin-Diabetes) wahrscheinlich.

Von den übrigen Glykosurieformen, die wir noch nicht dem Diabetes mellitus zuzählen dürfen, besitzt die **Vagantenglykosurie** (Hoppe-Seyler), die wohl dem Hungerdiabetes der Hunde entspricht, einige praktische Bedeutung. Bei Landstreichern, die längere Zeit sich ungenügend ernährt hatten, wurde öfters bei Zufuhr reichlicher Nahrung in den ersten Tagen eine beträchtliche Zuckerausscheidung beobachtet; sie machte nach wenigen Tagen wieder normaler Toleranz Platz.

Nach Vergiftung mit **Kohlenoxyd** (oder Leuchtgas) tritt auch beim Menschen recht häufig Glykosurie auf; dieselbe verschwindet meist wieder am zweiten oder dritten Tag und führt nicht zu dauernder Schädigung im Zuckerverbrauch.

Einfache **Narkose** scheint nach Pflügers Untersuchungen beim Menschen nicht wie beim Tiere zu einer deutlichen Zuckerausscheidung zu führen; den ungünstigen Einfluß von tiefer Narkose auf die Zuckerausscheidung und den Verlauf des Diabetes mellitus dagegen werden wir später noch zu besprechen haben.

Erkrankungen bestimmter Organe, denen man in der Ätiologie des Diabetes eine bedeutende Rolle nach den Ergebnissen der experimentellen Forschung zutrauen durfte, sind in der Tat recht häufig von Glykosurie und echtem Diabetes begleitet; irgendwelche Regelmäßigkeit im Zusammentreffen von Organerkrankungen und Diabetes haben aber, wie wir später noch im einzelnen sehen werden, die klinischen Beobachtungen am Menschen nicht ergeben.

Pankreas. Bei Pankreasnekrose, Pankreaskarzinom und nach Operationen, die diese Drüse treffen, wird ziemlich oft Zucker im Urin gefunden. Die Zuckerausscheidung ist meist vorübergehend, oder sie spielt jedenfalls bei den Erkrankungen, die schnell zum Tode führen, eine geringe Rolle. Sie kann bei Karzinom neben gestörter Fettresorption als erstes Symptom der Erkrankung auftreten und unter Zunahme der Erschöpfung wieder verschwinden. Bei mehr chronisch verlaufender Nekrose des Pankreas kann der Diabetes auch einmal höhere Grade erreichen; bei den foudroyant verlaufenden Fällen bleibt er meist aus.

Steinbildung im Pankreas mit Erweiterung der Ausführungsgänge und konsekutiver Atrophie, interstitielle Pankreatitis, Granularatrophie des Pankreas, — mit oder ohne Leberzirrhose oder auf Grund arteriosklerotischer Veränderungen — Atrophie des Pankreas unter starker Fettentwickelung wurden beim Diabetes verhältnismäßig häufig, aber keineswegs in der Mehrzahl der Fälle als autoptischer Befund erhoben. Einfache Atrophie des Pankreas findet sich auch bei andern Krankheiten mit starker Abmagerung (Kachexie); sie kann deshalb nicht als Ursache des Diabetes angesprochen werden (Hansemann). — Kolikartige Schmerzen links im Epigastrium, gestörte Fettresorption und schlechte Ausnutzung auch der Eiweißnahrung gestatten in manchen Fällen von Diabetes die Diagnose auf primäre Pankreaserkrankung auch beim chronischen Diabetes zu stellen.

Bei akuten Erkrankungen im oberen Bauchraum ist die Zuckerausscheidung für die Diagnose Pankreaserkrankung — wenn sicher vorher kein Diabetes bestanden hat — meist entscheidend.

Beim Hund bleibt der Diabetes nach Unterbindung der Pankreasausführungsgänge aus, trotzdem das Drüsenparenchym zugrunde geht. Beim Menschen ist trotz schwerem Diabetes häufig die Drüse, makroskopisch wenigstens, gut erhalten. Hier setzte eine mühevolle und exakte mikroskopische Untersuchung ein: Beim Hund blieben bei der allgemeinen Atrophie des Pankreas Zellenhaufen erhalten, welchen man die spezifische innere Sekretion zuschreiben konnte; beim Menschen teilte man diese Funktion den Langerhansschen Inseln, vom drüsigen Parenchym abgeschnürten Zellhaufen zu, die tatsächlich recht oft beim Diabetes fehlen oder hyaline und sklerotische Veränderungen zeigen; doch gibt es auch wieder Fälle, in welchen die Inseln gut erhalten oder bei stärkerer Erkrankung des Parenchyms gewuchert sind. Auch scheint keine vollständige Trennung zwischen Inselgewebe und Drüsenparenchym zu bestehen; aus zugrunde gehenden Drüsenschläuchen entsteht Inselgewebe, bei Regenerationsprozessen hinwiederum, die bei Pankreatitis ebenso wie bei der interstitiellen Hepatitis und Nephritis vor sich gehen, wuchert zunächst das Inselgewebe. Wenn sich vielleicht diese abgeschnürten Zellen in der entwickelten Drüse auch in besonderer Weise an der inneren Sekretion beteiligen, so ist es doch nicht möglich, sie als besonderes Organ im Pankreas für innere Sekretion anzusprechen (M. B. Schmidt, Karakascheff, Herxheimer). In einer größeren Zahl auch von schweren Diabetesfällen müssen wir eine reine Funktionsstörung annehmen, wenn wir an regelmäßige Beziehungen zwischen Pankreaserkrankung und Diabetes glauben.

Leber. Bei chronischen Lebererkrankungen, Cirrhose, Stauungsleber (meist ohne starke Zirkulationsstörungen), auch bei Lebererkrankungen durch chronische Cholelithiasis, besteht nicht selten Zuckerausscheidung leichten Grades; in einer Anzahl dieser Fälle ließen sich auch bei der Autopsie zirrhotische Veränderungen im Pankreas nachweisen; doch verfügt Naunyn auch über anatomisch genau untersuchte Fälle, in welchen eine Pankreasveränderung fehlte. Nach Heilung akuter Gallensteincholecystitis durch Operation verschwindet mitunter auch eine komplizierende Glykosurie (Hedinger). Längere Beobachtung und spätere Toleranzprüfung ist nötig, um die Rolle, die in diesen Fällen die Cholecystitis als lokale Erkrankung spielt, zu beurteilen.

Auffallend häufig findet man bei älteren Leuten, die schon lange Jahre ihren Diabetes haben, als zufälligen Befund harte Leber und fühlbare Milz; meist fehlen bei diesen Patienten schwerere krankhafte Erscheinungen. Bei stärkerer Zirkulationsstörung oder bei allgemeiner Kräfteabnahme verschwindet dann meist die Zuckerausscheidung; eine große Bedeutung gewinnt sie in der Mehrzahl dieser Fälle jedenfalls nicht.

Alimentäre Glykosurie und alimentäre Lävulosurie bei Leberzirrhose dürften in vielen Fällen auf der direkten Zufuhr des Zuckers in den großen Kreislauf beruhen, unter Umgehung der Leber durch neugebildete Venen.

Um schwerste Diabetesfälle mit schnellem Verlauf handelt es sich anscheinend regelmäßig in den Fällen von Lebercirrhose mit Hämochromatose, dem **Broncediabetes**. Die äußere Haut ist graubraun gefärbt, ähnlich wie bei schwerem altem Ikterus, doch bleiben die **Skleren** stets hell; in den Lymphdrüsen und im Darm findet sich eisenhaltiges (Hämosiderin) oder eisenfreies Pigment (**Hämofuscin**). In der Leber ist das Pigment stark eisenhaltig, wenn mir auch die Werte einzelner Autoren nicht recht glaublich erscheinen wollen (Heß und Zurhelle, Anschütz).

Nebenniere. Fälle, in welchen Diabetes mit einiger Wahrscheinlichkeit auf eine Erkrankung — Überfunktion — der Nebennieren zurückgeführt werden konnte, sind mir nicht bekannt. Ob die Löwische Reaktion bei den Diabetikern wirklich eine spezifische Übererregbarkeit des sympathischen Nervensystems anzeigt, muß noch dahingestellt bleiben.

Schilddrüse. Eine Kombination von Diabetes mit Morbus Basedowi scheint nicht allzu selten zu sein; Besonderheiten bieten diese Fälle in ihrem Verlauf nicht. Es erscheint mir zweifelhaft, ob man den Diabetes mit der Überfunktion der Schilddrüse in direkten Zusammenhang bringen darf. Notizen über günstigen Einfluß der operativen Behandlung des Morbus Basedowi auf den Diabetes, die vielleicht diesen Zusammenhang beweisen würden, konnte ich in der Literatur nicht finden.

Auch über Glykosurie bei Erkrankung der Nebenschilddrüsen, Tetanie, fand ich keine Angabe.

Hypophysis. Akromegalie kombiniert sich recht häufig mit Diabetes; Borchardt fand in 35—40 % der Fälle mit Angaben über den Urinbefund Zuckerausscheidung notiert. Da die Zuckerausscheidung auch in diesen Fällen, nach Entartung der hypertrophischen Hypophysis wieder verschwindet, so nimmt er an, daß die Häufigkeit der Glykosurie noch viel größer sein dürfte. Meist handelt es sich in diesen Fällen um leichten Diabetes. Sicher findet sich der Diabetes bei Akromegalie sehr viel häufiger als bei anderen Hirnerkrankungen; eine besondere Bedeutung der Hypophysis für die Zuckerausscheidung erscheint darum recht wahrscheinlich.

Beobachtungen, die für einen Zusammenhang des Diabetes mit Erkrankungen der Genitaldrüsen gedeutet werden können, liegen m. W. nicht vor.

Nierendiabetes. Beim experimentellen Diabetes haben wir die Bedeutung der Nierenfunktion für das Zustandekommen der Glykosurie bereits kennen gelernt. Bei geringer Diurese ist eine viel stärkere Hyperglykämie nötig, um Zuckerausscheidung hervorzurufen als bei reichlicher Harnflut. Daß bei zunehmender Herz- und Niereninsuffizienz der Zucker aus dem Urin verschwinden kann, erscheint darum weiter nicht auffällig. Ob allerdings in diesen Fällen die Hyperglykämie bei oft ungenügender Nahrungsaufnahme verschwunden ist oder ob wirklich jetzt die Niere weniger durchlässig für Zucker ist, müßte durch Blutzuckerbestimmungen noch entschieden werden; es mag wohl beides vorkommen oder gelegentlich können auch beide Momente zusammenwirken.

Es sind aber auch Fälle in der Literatur berichtet — ich selbst sah solche von schwerer Nephritis mit sekundärer Herzinsuffizienz — bei welchen die Zuckerausscheidung, wenigstens prozentisch, bei starken Ödemen, starker Albuminurie und sehr geringer Diurese unverändert bis zum Tode bestehen blieb. Dabei war der jahrelang beobachtete Diabetes sicher das ältere Leiden, nicht etwa eine Folge der Nephritis.

Es wird nämlich weiter die Frage aufgeworfen: Gibt es Erkrankungen der Niere mit einer erhöhten Durchlässigkeit derselben für Zucker, oder gibt es vielleicht sogar eine aktive Zuckersekretion in der Art, wie wir sie beim Phlorhizindiabetes angenommen haben? In diesen Fällen muß also der Zuckergehalt des Blutes normal oder sogar unter die Norm erniedrigt sein. Diesen Kriterien entsprechen die wenigsten der als Nierendiabetes bezeichneten Fälle. Einige neuere Publikationen (Bönniger, Lüthje, Lépine) berichten in der Tat über Fälle von Zuckerausscheidung mit auffallend niedrigem Blutzuckergehalt. Als wesentlich wird noch die Unabhängigkeit der meist geringen Zuckerausscheidung vom Kohlehydratgehalt der Nahrung hervorgerufen; ähnlich verhalten sich übrigens auch nicht allzuselten leichte Diabetesfälle mit deutlich erhöhtem Blutzuckergehalt. Einen Anhaltspunkt für eine direkte Einwirkung der Niere — etwa im Sinn einer inneren Sekretion — auf den Zuckergehalt des Blutes haben wir nicht, da Roses Befund einer Hyperglykämie nach Eingriffen an der Niere wohl durch Beeinflussung der benachbarten Nebenniere erklärt werden kann.

Es besteht oft eine gewisse Unsicherheit, ob wir für den einzelnen Fall den Blutzuckergehalt noch als normal bezeichnen können; die geringen Steigerungen, welche mitunter schon zur Glykosurie führen, während sonst höhere Werte ohne Zuckerausscheidung ertragen werden, zeigen sicherlich große individuelle und zeitliche Verschiedenheiten in der Empfindlichkeit der Niere an. Im Fieber erreicht der Blutzucker im Venenblut, ohne Glykosurie hervorzubringen, Werte bis 0,168 % (Hollinger), die einige Tage nach der Entfieberung wieder normalen Werten (zwischen 0,08 und 0,1 %) weichen. Nach ermüdender Muskelarbeit fand Weiland im Durchschnitt 0,56 °/oo. Nach Liefmann und Stern schwanken die Normalwerte zwischen 0,06 und 0,1 %. (Wir nehmen hier mit Hollinger als maßgebend den Zuckergehalt des Gesamtblutes an, nicht den des Serums, der meist höher, gelegentlich aber auch niedriger (Rona und Michaelis) als der Zuckergehalt der Blutkörperchen ist.) Dabei kommt wohl auch beim Menschen noch der Einfluß von Wärme und Kälte in Betracht, wie ihn Embden, Lüthje und Liefmann beim Hunde nachwiesen.

Diabetes bei Chylurie. Bei tropischer und europäischer Chylurie wird verhältnismäßig häufig Diabetes, meist leichten Grades, beobachtet. Der Zuckergehalt des Urins kann nicht aus der Beimengung der zuckerarmen Lymphe stammen. Magnus-Levy führt den Diabetes auf den Verlust an Lymphe zurück, der auch beim Hund nach den Untersuchungen von Biedl und Biedl und Offer Diabetes hervorruft.

Diabetes bei Nervenkrankheiten. Bei Tieren entsteht nach Verletzung des Zuckerzentrums am Boden des vierten Ventrikels Glykosurie; beim Menschen kann sich Glykosurie bei Verletzungen der verschiedensten Hirnstellen finden, mag sie durch Apoplexie, Gefäßverschluß, Tumor, Hirnsyphilis oder sonst irgendwelche Ursache zustande gekommen sein. Oft ist es im einzelnen Fall nicht möglich, den Zusammenhang der Zuckerausscheidung mit dem Insult zu beweisen, da ein leichter Diabetes schon früher unbeachtet bestanden haben kann. Doch verschwindet mitunter die Zuckerausscheidung schon nach einigen Stunden oder Tagen, oft auch erst nach längerer Zeit zugleich mit dem Zurückgehen der Hirnsymptome. Dabei kann Polyurie die Zuckerausscheidung überdauern. Bei Hirnsyphilis bringt antiluetische Behandlung öfters zugleich mit den Hirnsymptomen auch den Diabetes zum Verschwinden. Bei Paralyse und bei Tabes wird Diabetes, der seinem zeitlichen Auftreten nach mit der Krankheit wohl in Zusammenhang steht, gelegentlich beobachtet. Ob es sich bei den übrigen Rückenmarks- und Nervenkrankheiten um mehr als ein zufälliges Zusammentreffen handelt, erscheint zweifelhaft.

Es kann sich aber, nach den verschiedensten Traumen, besonders nach Hirnverletzungen, allmählich auch ein schwererer Diabetes entwickeln, der dann seinen selbständigen Verlauf nimmt. Besonders für die Begutachtung in der Unfallgesetzgebung kann der Zusammenhang des Diabetes mit Kopfverletzungen wichtig werden. Ursache des Diabetes kann ebensogut eine Commotio cerebri ohne groben anatomischen Befund werden, wie eine schwere Zertrümmerung von Hirnsubstanz oder auch Veränderungen, die sich erst einige Zeit nach dem Trauma an der Stelle der Verletzung entwickeln. Man wird darum, so lange noch andere Unfallsfolgen nachweisbar sind, immer die Möglichkeit zugeben müssen, daß die Zuckerkrankheit mit dem Unfall in Zusammenhang steht. Schon in diesen Fällen ist die Entscheidung oft schwer, ob es sich wirklich um eine Hirnverletzung handelt, nicht nur um allgemeine Unfallsfolgen, die traumatische Neurose, oder um das psychische Trauma, den Schreck. Wie die Erscheinungen der traumatischen Neurose, kann der Diabetes mellitus sich entwickeln, wieder heilen, aber auch selbständigen Verlauf nehmen (Ebstein).

Eine gewisse Sicherheit für den Zusammenhang mit der Hirnverletzung, einem körperlichen oder psychischen Trauma, wird nur in den Fällen bestehen, in welchen der Diabetes nach Abklingen der übrigen Störungen wieder restlos verschwindet, so daß auch alimentäre Glykosurie ex amylo oder e sacharo nicht mehr hervorgerufen werden kann. Andernfalls muß damit gerechnet werden, daß es sich nur um die Verschlimmerung oder vielleicht auch nur um die zufällige Entdeckung einer bis dahin unbeachteten Zuckerkrankheit gehandelt hat (Kausch). Praktisch muß man wohl aus Billigkeit folgender Überlegung Raum geben: Wir sehen nach Unfällen, besonders allerdings nach Schädeltraumen, Störungen im Zuckerstoffwechsel von der alimentären Glykosurie bis zu starker Zuckerausscheidung, die mehrere Monate andauert und dann wieder restlos verschwindet. — Weiteres gut beobachtetes Material wäre da·allerdings noch wünschenswert. — Nach den gleichen Traumen sehen wir ähnliche Störungen sich zum dauernden Diabetes entwickeln und gelegentlich schweren Verlauf nehmen. Warum soll man ein Recht haben, die Dauer des posttraumatischen Diabetes zeitlich zu begrenzen?

Bei der praktischen Entscheidung der Frage nach den Unfallfolgen muß m. E. der Hauptwert auf die Feststellung gelegt werden, ob vor dem Unfall ein Diabetes bestand — der Nachweis wird meist nicht möglich sein — und daß die Glykosurie bald nach dem Unfall festgestellt wurde. Liegt dagegen ein zweifelhafter Unfall Jahre zurück, dann wird im allgemeinen ein Zusammenhang abgelehnt werden müssen, da Unfälle prozentual keine große Rolle in der Ätiologie des Diabetes spielen und sicher noch weniger häufig Diabetes unter den Unfallsfolgen beobachtet wird.

Von großem klinischen Interesse sind die Fälle von posttraumatischem Diabetes, weil sie nicht selten wieder vollständig ausheilen.

Bei Neuralgien verschiedenster Art dürfte wohl meist der Diabetes die primäre Erkrankung sein; wenn (vorübergehend) bei der Polyneuritis alcoholica Zuckerausscheidung gefunden wird, muß außer der Nervenschädigung auch noch die Möglichkeit einer Alkoholwirkung auf die übrigen Organe in Betracht gezogen werden.

Infektionskrankheiten. Von weiteren Gelegenheitsursachen des Diabetes werden Infektionskrankheiten der verschiedensten Art angegeben.

Abgesehen von der alimentären Glykosurie, die sich recht häufig findet, kann unter den berichteten Fällen kaum einer den Zusammenhang auch nur wahrscheinlich machen. Die Choleraglykosurie dauert nur einige Tage; sie ist bei ihrer kurzen Dauer nicht als Diabetes zu betrachten und dürfte wohl mit den akuten Vergiftungserscheinungen im Zusammenhang stehen. Bei verschiedenen fieberhaften Erkrankungen kann ein leichter Diabetes sich verschlimmern oder ein latenter sich überhaupt zum ersten Mal bemerkbar machen. Die Zuckerausscheidung verschwindet nach dem Überstehen der Infektion und wird dann, wie zuvor, erst durch besonders reichliche Kohlehydratzufuhr hervorgerufen. Am häufigsten finden wir dies Verhalten bei Karbunkeln und Phlegmonen, die übrigens auch gelegentlich ohne Diabetes tatsächlich leichte Glykosurien hervorrufen. Bei Syphilis, auch ohne Erkrankungen des Nervensystems, wird Diabetes öfters beobachtet, in seltenen Fällen wurde er durch Quecksilber- und Jodkalikuren geheilt oder günstig beeinflußt.

Die Kombination von Diabetes mit Fettsucht und Gicht ist verhältnismäßig häufig. Es mag sich in den meisten Fällen um Einwirkung der gleichen Schädlichkeiten, besonders des Alkohols auf die inneren Organen handeln. Daß ein ursächlicher Zusammenhang zwischen den drei Stoffwechselkrankheiten besteht, ist nicht erwiesen. Fast immer handelt es sich um ältere Leute mit leichtem Diabetes; bei unzweckmäßiger Ernährung, großer Kohlehydratzufuhr in Form von Bier oder von Süßigkeiten, erfolgt trotzdem mitunter rapide Abmagerung, obgleich eine leichte Form des Diabetes mit genügender Toleranz für Kohlehydrate vorliegt.

Erwähnung verdient hier ein eigentümlicher Fall Naunyns von Kombination der Gicht mit Diabetes. Es verschwanden bei kohlehydratarmer Kost nach Aufhören der Glykosurie allmählich auch die zahlreichen Tophi.

Arteriosklerose kann durch die verschiedenen sekundären Erkrankungen des Gehirns, der Leber, des Pankreas zum Diabetes führen; ein direkter Zusammenhang der Gefäßveränderung oder des hypothetischen Giftes der Arteriosklerose mit dem Diabetes kann kaum angenommen werden: Ein Beweis, daß etwa Adrenalinämie für beide Zustände eine Rolle spielt, liegt nicht vor.

Essentieller Diabetes. Diesen Fällen, in welchen sich eine Ursache für den Diabetes finden ließ, in welchen er häufig auch nur als Komplikation eines andern Leidens auftrat, stehen die Fälle von reinem, essentiellem Diabetes gegenüber, in welchen keine bestimmte Ursache für die Erkrankung namhaft gemacht und kein abnormer anatomischer Befund erhoben werden kann. Man wird hier zur Annahme einer **angeborenen** Disposition gezwungen.

Oft erkranken in einer Familie zahlreiche Personen an Diabetes mellitus; sowohl von einem diabetischen Vater, wie von einer diabetischen Mutter können diabetische Kinder abstammen. In einem mir bekannten Fall leiden die Mutter und vier von sechs Kindern an ganz leichtem Diabetes, der meist in jugendlichem Alter, zwischen zwanzig und dreißig Jahren, auftrat; in anderen Fällen wird eine Generation übersprungen, oder es findet sich nur in einer Seitenlinie Diabetes. Es können leichte und schwere Fälle nebeneinander in einer Familie vorkommen; die Erkrankung kann in frühem Alter bei den Kindern und in späterem bei den Eltern auftreten. Mir macht es den Eindruck, daß bösartige Fälle öfters sich in einer Generation häufen, so sind mir zwei Familien in Erinnerung geblieben, wo im 3. und Anfang des 4. Jahrzehnt zwei, in der anderen drei Geschwister an schwerem Diabetes mit Coma starben; in einem Fall waren in der älteren Generation mehrere leichte Erkrankungen aufgetreten. In anderen Familien tritt nur ein vereinzelter Diabetesfall auf; zwei oder drei Generationen in direkter Ascendenz und in den Seitenlinien ist trotz guter ärztlicher Beobachtung nichts von Diabetes bekannt. In einer großen Zahl dieser „Diabetesfamilien" handelt es sich um Personen mit neuropathischer Anlage, meist Neurasthenie oder Hysterie, aber auch Neigung zu Psychosen; die Schwere des Diabetes steht dabei in keiner Beziehung zur Schwere der nervösen Störungen. Bei Menschen mit derartiger diabetischer Anlage ist anzunehmen, daß Gelegenheitsursachen, Schreck, Trauma, besonders leicht den Diabetes hervorrufen. Tatsächlich wird auch gerade hier sehr oft ein bestimmtes Ereignis mit dem Beginn der Erkrankung in Zusammenhang gebracht.

In den Fällen von reinem Diabetes handelt es sich gewöhnlich um Leute, die im ersten bis vierten Jahrzehnt stehen; auch Säuglinge sind nicht verschont (Langstein). In der Mehrzahl sind es schwere Fälle mit ungünstigem Verlauf. Im späteren Alter spielen Organerkrankungen eine größere Rolle, die Fälle nehmen meist, was den Diabetes angeht, einen günstigen Verlauf; doch fehlen auch jenseits des fünften Jahrzehnt nicht Erkrankungen mit schnell zunehmender Störung im Zuckerstoffwechsel, die ohne sonstige Komplikationen im Coma enden (Baer). Man kann nicht etwa die Schwere und Bedeutung des Diabetes schon nach dem Alter des Kranken voraussagen. Auch bei den Erkrankungen im höheren Alter spielt die Erblichkeit und Vererbung eine große Rolle. Bei den Formen, die sich dem experimentellen Diabetes nähern, bei Hirnerkrankungen, Pankreastumoren und bei der Pankreasnekrose, ist die Bedeutung dieser Anlage sehr gering oder kommt überhaupt nicht in Betracht. Sie könnte nach den Ergebnissen beim experimentellen Diabetes auch in einer Neigung zu Störungen der Koordination bei den Drüsen mit innerer Sekretion gesucht werden (Nebenniere, Pankreas, Schilddrüse etc.) Solange wir aber die Störung beim Menschen nicht genau experimentell analysiert haben, kann die Bedeutung dieser Theorien nur im Anreiz zu weiteren Untersuchungen erblickt werden.

Pathologische Anatomie. Ein einheitlicher, für die Krankheit charakteristischer anatomischer Befund kommt dem Diabetes mellitus nicht zu. Wir sahen bei der Besprechung der verschiedenen Diabetesformen des Menschen, daß Veränderungen an sehr vielen Organen für die Krankheit ursächliche Bedeutung gewinnen können. Gerade in den schwersten Fällen, beim reinen — essentiellen — Diabetes fehlen meist charakteristische Veränderungen; vor allem sind nur in verhältnismäßig seltenen Fällen primäre Pankreasveränderungen nachweisbar. Führt die Krankheit ohne Komplikationen zum Tode, so findet sich als regelmäßiger Befund starke Abmagerung. (Organveränderungen siehe unter Komplikationen.)

Symptomatologie des Diabetes. Die Erscheinungen, welche den Diabetes mellitus des Menschen begleiten, die Folgezustände und Komplikationen, sind nicht für die einzelnen Diabetesformen spezifisch; sie können sich ebenso beim „reinen" Diabetes, wie beim Diabetes auf Grundlage von Organveränderungen finden. Sie sind zum Teil von der Stärke der Glykosurie und der Hyperglykämie abhängig. Weitere Symptome sind Folge der Unfähigkeit den Zucker zu verwerten, ungenügender qualitativer und quantitativer Ernährung.

In den leichtesten Fällen bleibt der Zuckerverlust für Stoffwechsel und Ernährung meist ohne weitere Bedeutung: Die Kranken vertragen bei kalorisch ausreichender Kost noch wenigstens 150 bis 200 g Kohlehydrat ohne oder mit ganz geringer Zuckerausscheidung (von wenigen Gramm).

Werden sehr große Mengen Kohlehydrate in Form von Mehlspeisen, Zuckerzeug, Bier, daneben wenig andere Nahrungsmittel aufgenommen, dann kann auch in diesen leichten Fällen die Zuckerausscheidung so hoch werden, daß die verbrannten Kohlehydrate und der Rest der Nahrung nicht mehr das Kalorienbedürfnis des Körpers decken. Wir sehen unter diesen Umständen auch hier

Folgeerscheinungen, die in ausgeprägter Form sich sonst nur beim schweren Diabetes zeigen.

Urinmenge und Zuckerausscheidung. Die Urinmenge ist bei einer Tagesausscheidung von 10—20 g Zucker meist normal, etwa 1000 bis 1500 ccm. Sie ist bei größerer Zuckerausscheidung fast immer beträchtlich erhöht, das auffallendste Symptom des Diabetes, das ihm auch seinen Namen gegeben hat.

Nur selten enthält der Urin bei normaler Menge mehr als etwa 3 % Glykose, doch wurden öfters bis 9 % Zucker bei Tagesmengen von weniger als 2 l beobachtet.

Der erhöhten Urinsekretion, der Polyurie, entspricht das gesteigerte Durstgefühl, die diabetische Polydipsie. Die höchsten spezifischen Gewichte finden sich im Urin meist bei großer Urinmenge und Zucker-konzentration, aber geringer Konzentration an anderen Bestandteilen.

Für die Molekularkonzentration kommt der Traubenzucker weniger stark in Betracht als Kochsalz und Harnstoff; wir sehen ebenso hohe Konzentration durch Harnstoff- und NaCl-Gehalt ohne eine erhebliche Steige-rung der Diurese. Es muß hier wohl an eine Wirkung der Hyperglykämie auf die Niere oder das Nervensystem gedacht werden. Der Zuckergehalt des Urins überschreitet übrigens auch in den schwersten Fällen bei freier Kost selten 10 %, die Urinmenge kaum 10—15 l. Unter halbwegs zweckmäßiger Ernährung dürfte 6 l Urin mit 4—5 % Zucker selbst bei großer Natronzufuhr (von etwa 50 g) kaum überschritten werden.

Eine Folge der ungenügenden kohlehydratreichen Ernährung mit großem Zuckerverlust im Urin ist dauerndes Hungergefühl und vermehrte Nahrungs-aufnahme, Polyphagie. Die Kalorienmenge, die solche Kranke in der Nah-rung zu Beginn ihrer Erkrankung aufnehmen, läßt sich meist schwer schätzen, sie erreicht aber oft 80—100 Kal. pro kg Körpergewicht, also das Doppelte bis Dreifache des Normalen. Die Kranken klagen meist in recht typischer Weise, daß sie großen Appetit und starken Durst haben, sehr viel essen und sehr viel trinken, aber trotzdem schnell an Gewicht abnehmen, sich matt und wenig leistungsfähig fühlen. Bei fettleibigen Leuten sind Gewichtsabnahmen von 100 kg auf 70—80 kg im Verlauf etwa eines Jahres vor Entdeckung der Erkrankung nichts Seltenes, ohne daß es sich etwa um einen schwereren Fall von Diabetes handelt. Wird in den leichten Fällen die übermäßige Kohlehydratzufuhr be-schränkt, die nötige Kalorienmenge an andern Nahrungsmitteln zugeführt, so nimmt allmählich der Patient wieder an Gewicht zu und erreicht auch meist wieder die frühere körperliche Leistungsfähigkeit. Heute, wo die Zuckerkrank-heit und ihre Symptome so bekannt sind und wo die meisten Ärzte den Nutzen einer Kohlehydratbeschränkung zugegeben haben, sind in den Städten wenig-stens derartige verwahrloste Fälle nicht allzu häufig; der gesteigerte Appetit wird gewöhnlich nicht gerade durch erhöhte Kohlehydratzufuhr gedeckt.

Nicht scharf von den leichten Fällen des Diabetes lassen sich die Krank-heitsfälle trennen, in welchen bei sonst ausreichender oder unbeschränkter Ernährung mit Eiweiß und Fett nur geringere Kohlehydratmengen ohne Zuckerausscheidung vertragen werden. Fleisch, Eier, Fett, kohlehydrat-armes Gemüse wird ohne Glykosurie aufgenommen, bei Zufuhr von Brot und Milch über das Maß 30—50 g oder $\frac{1}{2}$ l wird ein meist geringer Bruchteil des zuge-führten Kohlehydrats als Traubenzucker ausgeschieden.

Von dieser Gruppe grenzt Naunyn Fälle ab, die zwar nur einen geringen Bruchteil des zugeführten Kohlehydrats im Urin ausscheiden, aber selbst bei Entziehung aller Kohlehydrate und bei knapper Kost immer noch geringe Zuckermengen verlieren und erst an Hungertagen zuckerfrei werden. Naunyn bewertet diese Fälle von „paradoxer Toleranz" ungünstiger als sonst ähnlich gelagerte Fälle.

Die schweren Erkrankungen an Diabetes mellitus erhalten ihr Gepräge durch die Schwierigkeit oder Unmöglichkeit, die Patienten ausreichend zu ernähren. Im Urin wird bei einer Kost, welche die üblichen Mengen an Eiweiß, Fett und Kohlehydraten enthält, oft mehr Zucker ausgeschieden, als der Kohlehydratmenge in der Nahrung entspricht. Wird nach Entziehung der Kohlehydrate auch die Eiweißzufuhr (sukzessive) beschränkt, so sinkt die Zuckerausscheidung weiter ab oder verschwindet auch vollständig — bei einer Zufuhr, welche das Eiweißbedürfnis des Organismus mehr oder minder vollständig deckt (Gemüse, Fett und Hungertage). In den schwersten Fällen bleibt die Zuckerausscheidung sogar unter diesen Bedingungen auf beträchtlicher Höhe. Zucker entsteht hier, wie wir annehmen müssen, aus dem zugeführten Eiweiß und aus dem Körpereiweiß, vielleicht aber auch unter gewissen Bedingungen aus Fett.

Die Steigerung der Fettzufuhr, auch unter Bedingungen, unter welchen bei sonst knapper Nahrungsaufnahme an einer erhöhten Zersetzung (dynamische Wirkung) kaum gezweifelt werden kann, bleibt meist, doch nicht immer, ohne deutlichen Einfluß auf die Zuckerausscheidung.

Bei knapper Eiweißzufuhr wird in den meisten Fällen noch eine gewisse Menge von Kohlehydrat, etwa in der Form von Brot, ohne oder mit verhältnismäßig geringer Zuckerausscheidung ertragen; es wird also die Toleranz für Kohlehydrate indirekt durch die Größe der Eiweißzersetzung beeinflußt, oder Kohlehydrate werden, besonders gerade in den schweren Fällen besser, mit geringerer Zuckerausscheidung, ertragen als Eiweiß. Diese Tatsache, die in der planmäßigen Eiweißbeschränkung mit späterer Brotzulage in der Therapie des Diabetes ihre praktische Berücksichtigung fand (Naunyn), wurde von Landergren so gedeutet, daß auch im schweren Diabetes mit Wegfall oder bei Einschränkung der Zuckerbildung aus Eiweiß die Verbrennung zugeführter Kohlehydrate bis zu einer gewissen Menge ermöglicht wird. Beziehungen zwischen Eiweißzufuhr und Kohlehydratverbrennung spielen bei den Kohlehydrat- oder Mehlkuren des Diabetes eine wichtige Rolle; wir werden uns bei der Therapie noch eingehend mit ihnen beschäftigen müssen.

Ein Beispiel, daß auch bei leichteren Erkrankungen an Diabetes die Größe der Eiweißzufuhr für die Kohlehydrattoleranz von Belang ist, gibt Naunyn (l. c. S. 175): Von 100 g Dextrose werden bei Einnahme von 1000 g Fleisch im Durchschnitt (von drei Tagen) 27 g ausgeschieden, bei 1500 Fleisch 48 g (im Durchschnitt von fünf Tagen); ohne die Zuckeraufnahme war der Urin zuckerfrei (vergl. auch Gigon). Aus eigener Erfahrung gebe ich einen ähnlich gelagerten Fall: Bei gemischter Kost, die etwa 120 g Eiweiß, höchstens 90 g Kohlehydrat und im ganzen etwa 1700 Kal. (ungenügend für den Pat. von 77 kg) enthielt, schied der Patient 16,8 g Zucker aus, bei 250 g Hafermehl, 200 g Butter, 80 g fleischarmen Specks nur 3,4 g Zucker; es sind das höchstens 40 g Eiweiß, dagegen 160 g Kohlehydrat und mehr als 3000 Kal. Nach Blum scheint dies Verhalten auch bei leichteren Diabetesfällen allgemein zu sein.

Viel auffälliger wird die Bedeutung der Eiweißzufuhr für die Kohlehydratverwertung bei den schweren Fällen von Diabetes mellitus. Die Größe und Promptheit der Einwirkung wird durch einen konkreten Fall wohl am eindruckvollsten vor Augen geführt.

Ein 17 jähriger Patient von 40 kg Gewicht verliert bei etwa 110 g Eiweiß, höchstens 105 g Kohlehydrat und bei insgesamt 1770 Kal. in der Nahrung im Mittel von 2 Tagen 110 g Zucker im Urin. Bei 100 g Hafermehl — ein Teil der Kohlehydrate konnte auch ohne Änderung des Resultates in Form von Kartoffeln gegeben werden — 180 g Butter und 500 g kohlehydratarmen Gemüses, also bei etwa 80 g Kohlehydrat und nicht mehr als 35 g Eiweiß, betrug die Zuckerausscheidung im Mittel von drei Tagen 31 g; auf Zulage von 50 g Pflanzeneiweiß überschreitet sie am zweiten Tag 100 g; prompter noch, gleich am ersten Tage, erfolgte etwa die gleiche Steigerung der Zuckerausscheidung auf Zulage von 200 g Fleisch.

In diesen Fällen ist die Annahme, der mehr ausgeschiedene Zucker stamme aus dem Eiweiß, unmöglich; es muß sich um eine indirekte und zwar spezifische Wirkung des Eiweiß handeln (Falta). Am klarsten fand ich immer diese Eiweißwirkung, wenn die Eiweißzulage bei sehr eiweißarmer Kost erfolgte, doch erhielt Falta auch bei eiweißreicherer Kost sehr große Ausschläge.

Von dieser Wirkung der Eiweißzufuhr auf die Kohlehydratwirkung ist die direkte Zuckerbildung aus Eiweiß zu scheiden. Sie kann nach dem oben erörterten nur bei sehr kohlehydratarmer oder kohlehydratfreier Kost einigermaßen einwandfrei bewertet und berechnet werden; da die Diabetiker fast alle noch eine gewisse Eiweißzufuhr ohne Zuckerausscheidung ertragen, wirkt die Eiweißzulage stärker auf die Zuckerausscheidung ein als der Eiweißbestand der alten Nahrung (Landergren), das Verhältnis, d. h. D:N des mehr ausgeschiedenen Zuckers zum mehr ausgeschiedenen Stickstoff wird größer sein als der Quotient D:N vor der Eiweißzulage. Bei Berechnung des Quotienten D:N muß natürlich der Kohlehydratgehalt der Nahrung von der Menge des ausgeschiedenen Zuckers abgezogen werden. Bei Eiweißmengen, welche nicht die normale Zufuhr überschreiten also für den Erwachsenen etwa bei 100—120 g täglich, wenn der übrige Kalorienbedarf hauptsächlich durch Fett gedeckt ist, überschreitet der Quotient D:N selten den Wert 3, er erreicht bei sehr reichlicher Eiweißzufuhr aber häufiger Werte von 4 und mehr. Wir kommen später noch ausführlicher auf diese allerschwersten Fälle zurück.

Nicht unerwähnt dürfen wir aber auch hier lassen, daß sehr viele Autoren bei Berechnung des Quotienten den Kohlehydratgehalt von etwa 600—1000 g Gemüse nicht in Rechnung stellten — bei den „erlaubten" Gemüsen sind das 13—50 g — und den oft in größeren Mengen genossenen Wein als kohlehydratfrei ansahen.

In der Wirkung der einzelnen Eiweißkörper auf die Zuckerausscheidung bestehen bei den allerschwersten Fällen keine deutlichen Differenzen. Übereinstimmend wird für leichtere Fälle angegeben, daß Casein am stärksten, Eiereiweiß am schwächsten auf sie wirke (Lüthje, Külz, Mohr, v. Noorden). Falta und Gigon stellen folgende Skala auf: Casein, Blutalbumin, koaguliertes Ovalbumin, Blutglobulin, nicht koaguliertes Ovalbumin; sie bringen die Zuckerbildung mit der Schnelligkeit der Eiweißzersetzung und Eiweißresorption in Zusammenhang.

Während der normale Mensch bei Wegfall der Kohlehydrate aus der Nahrung nur schwer in das N-Gleichgewicht zu bringen ist und vor allem anfangs beträchtliche N-Verluste erfährt, ist es möglich, auch den Diabetiker, der zugeführtes Kohlehydrat nicht mehr verwertet, mit geringen Eiweißmengen im Stickstoffgleichgewicht zu erhalten, ohne die Kalorienzufuhr im übrigen etwa zu erhöhen. Es scheint, daß im allgemeinen ein Diabetiker, bei dem der Stand der Krankheit zur Eiweißeinschränkung Veranlassung gibt, mit 0,25, vielleicht sogar mit 0,2 g N, pro kg Körpergewicht sich ins N-Gleichgewicht setzen kann, d. h. ein Diabetiker von 50 oder 60 kg braucht 78 (62) oder 94 (75) g Eiweiß, um seinen Bedarf zu decken.

Wird beim schwer Diabetischen sehr reichlich Eiweiß zugeführt, so tritt N-Retention von bedeutender Höhe auf, selbst bei beträchtlicher Glykosurie und nicht zu reichlicher Deckung des Kalorienbedarfes (Falta). Es werden so von 18 g N 7 g täglich retiniert, von 31 g 17 g; im Laufe von Wochen können so mehrere 100 g N im Körper zurückgehalten werden. Falta nimmt an, daß es sich um unzersetzt zurückgehaltenes Eiweiß handelt; eine entsprechende Gewichtszunahme war in den Fällen meist nicht erfolgt. Es bestand auch sicherlich kein Zustand von Mästung; denn zum größten Teil waren es sehr schwere Glykosurien im Endstadium der Krankheit.

Nicht allzu selten tritt auf Zufuhr sehr reichlicher Kohlehydrate, am häufigsten nach Zucker selbst, eine Steigerung der Zuckerausscheidung auf, die den zugeführten Zuckerwert noch erheblich übertrifft, also eine Herabsetzung der Toleranz; eine derartige Verschlechterung dauert mitunter längere Zeit, auch nach Rückkehr zur früheren Kost, an.

Falta und Gigon suchen die Zuckerverwertung durch das Verhältnis des ausgeschiedenen zum als Kohlehydrat zugeführten und aus Eiweiß gebildeten Zucker auszudrücken, wobei sie Rubners Annahme folgen, daß 1 g Eiweiß-N 5 g Dextrose entspreche; sie stellen den Quotienten D (Urin):5 N+K (Nahrungskohlehydrat) auf. Bei dieser Anschauungsweise wird es ohne weiteres klar, daß unter Umständen ein Fall, der zufällig gerade die Zuckermenge ausscheidet, die er als Kohlehydrat in der Nahrung aufnimmt, auch nach vollständiger Kohlehydratentziehung noch weiter Zucker verliert.

Überschreitet der Quotient D:N im Urin längere Zeit die Höhe, die bei der Zuckerbildung aus Eiweiß möglich ist, so muß die Quelle dieses Zuckers in einer anderen Substanz und, ist seine Menge groß, in einem der Hauptbestandteile der Nahrung und des Körpers, also im Fett, gesucht werden. Der Quotient D:N würde nach Rubners Berechnung 5 betragen, unter der unwahrscheinlichen Annahme, daß aller Kohlenstoff des Eiweißes in Zucker übergeht, könnte er 8,1 erreichen. Besonders für den Fall, daß die Zuckerausscheidung durch Fettzufuhr noch gesteigert wird, erhält der Schluß, daß auch aus Fett im Körper des Diabetikers Zucker entsteht, eine große Wahrscheinlichkeit. Einige wenige Fälle der Literatur erfüllen anscheinend diese Forderungen (Rosenquist, Mohr, Hesse, Bernstein, Bollaffio Westenrijk); es ist in ihnen auch eine genügend strenge Kontrolle der Nahrung durchgeführt. Bei einzelnen von ihnen, in welchen die hohe Zuckerausscheidung nur wenige Tage dauert, kann die Möglichkeit, daß es sich doch noch um Reservekohlehydrat des Körpers handelt, nicht von der Hand gewiesen werden. Für andere Fälle macht Umber und Hesse (l. c.) die Annahme, daß der Zucker aus einem stickstoffarmen Teil des Eiweißes entstehe und daß ein N-reicher Anteil zurückgehalten werde; den Nachweis einer derartigen Kohlenstoffverarmung konnte Umber allerdings nicht führen. (Wenn Weintraud das Protoplasma Kohlehydrat abgeben und den Kohlenstoffverlust wieder aus Fett decken läßt — als „metabolischen" Vorgang —, so schließt das die Möglichkeit der Zuckerbildung aus Fett in sich.) In den schwersten Fällen der Krankheit geht so die Kalorienmenge, die als Kohlehydrat zugeführt wird, annähernd vollständig verloren, vom Eiweiß bei einem Quotient D:N = 3 fast die Hälfte, bei höherem Quotienten D:N ist die Ausnützung natürlich noch schlechter.

Säurebildung (Acidose). Die Verarmung des Stoffwechsels an Kohlehydrat, wie sie der Zuckerverlust im Harn herbeiführt, stört den normalen Ablauf der Fettsäureoxydation; als Produkt der unvollständigen Verbrennung erscheinen unter Umständen beträchtliche Mengen Oxybuttersäure und Acetessigsäure im Urin, Aceton in der Atemluft.

Beim Gesunden findet sich unter normalen Ernährungsverhältnissen täglich 1—3 cg Aceton im Urin, bis zu 50 mg in der Atemluft. Das im Urin bestimmbare Aceton entsteht zum weitaus größten Teil oder vollständig erst nach der Entleerung aus der in ihm enthaltenen Acetessigsäure (Embden u. Schliep), das Aceton der Atemluft hat sich bereits im Körper abgespalten, vielleicht unter besonderen dort wirkenden katalytischen Einflüssen (Pollak).

Wird die Kohlehydratzufuhr in der Nahrung unter ein gewisses Maß herabgesetzt oder aufgehoben — Eiweiß und Fett können dabei in normalerMenge aufgenommen werden und das Kalorienbedürfnis vollständig decken (Hirschfeld,

Geelmuyden, Gerhardt u. Schlesinger), oder es kann im extremen Fall auch vollständige Inanition bestehen (Müller) — so findet sich Aceton, Acetessigsäure und Oxybuttersäure in Mengen von mehreren Dezigrammen bis zu mehreren Grammen im Urin, und auch das Aceton der Atemluft kann auf das Mehrfache seines ursprünglichen Wertes erhöht sein (Joh. Müller, Waldvogel). Aufnahme einer Kohlehydratmenge von 50—150 g bringt diese Säureausscheidung wieder zum Verschwinden. Auch starke Erhöhung der Eiweißzufuhr setzt die Acetonausscheidung deutlich herab (Rosenfeld), doch ist Eiweiß hier nicht annähernd so wirksam wie die ihm entsprechende Menge von Kohlehydrat. Nun hat Einschränkung der Kohlehydratzufuhr vermehrte Fettzersetzung zur Folge; man muß auch in ihr, wie wir später noch sehen werden, eine Quelle vermehrter Säurebildung erblicken. Doch beweist der Einfluß auch schon sehr geringer Zuckermengen, welche die Fettzersetzung nicht erheblich einschränken, daß die Kohlehydrate auf die Verbrennung oder Bildung der Oxybuttersäure und Acetessigsäure eine spezifische Wirkung haben. Bei kohlehydratfreier Kost konnte Forßner durch Fettzufuhr ein regelmäßiges Ansteigen der Säureausscheidung in Stundenkurven nachweisen. Er erhielt nach Hunger — er will so extreme Verarmung an Glykogen erreichen — durch große Fettmengen auch die höchsten Säureausscheidungen, die wir beim gesunden Menschen kennen, an zwei Tagen 34,3 und 42,8 g Acetessigsäure + Oxybuttersäure.

Verarmung des Stoffwechsels an Kohlehydraten, Glykogenarmut, und erhöhter Fettumsatz sind Zustände, wie wir sie bei schweren Diabetesfällen mit starker Glykosurie gewöhnlich finden. Da die Kohlehydratverwertung bei ihnen unter ein gewisses Maß gesunken ist, bietet also das Auftreten der Säureausscheidung, die Acidose, keine dem Diabetes eigentümliche Störung dar.

Es erscheint nötig, hier kurz auf experimentelle Untersuchungen einzugehen, die sich mit den Muttersubstanzen und der intermediären Bedeutung dieser Säurekörper beschäftigen. Die Frage, aus welchen Substanzen die Acidosekörper entstehen, haben wir bei der Wirkung des Fettes bereits gestreift. Fettzufuhr (Butter, Speck) bewirkt in Forßners Versuchen bei kohlehydratfreier Kost ein Ansteigen der Aceton- und Oxybuttersäureausscheidung, die der zugeführten Fettmenge proportional zu sein scheint (Forßner). Wieviel von dem zugeführten Fett unter diesen Verhältnissen durch spezifisch dynamische Wirkung mehr zersetzt und wieviel einfach als Reservematerial abgelagert wird, ist uns nicht bekannt. In dem größten Teil der Fütterungsversuche am Diabetiker sind die Resultate vielleicht nur aus diesem Grunde nicht sehr überzeugend. Doch kann die Säureausscheidung in den Endstadien des Diabetes eine solche Höhe erreichen, daß rechnerisch schon die drei hohen Fettsäuren an ihrer Entstehung beteiligt sein müssen (Magnus-Levy).

Bei dem weiteren Suchen nach den Muttersubstanzen der Acetonkörper bediente man sich mit Erfolg zweier Methoden, die im ganzen sehr gut übereinstimmende Resultate lieferten, der Verabreichung von chemischen Substanzen an diabetische Menschen und Tiere (Geelmuyden, Schwarz, Loeb, Baer u. Blum) und der Durchblutung überlebender Organe (Embden u. E. Friedmann) unter Zusatz der zu prüfenden Substanz. Von sämtlichen durchbluteten Tierorganen fand sich Acetonbildung nur in der Leber; natürlich wird damit nicht die Bedeutung der übrigen Organe im lebenden Tiere für die Acetessigsäurebildung ausgeschlossen; es können noch zahlreiche Momente in Betracht kommen, die wir im Durchblutungsversuch nicht nachahmen können oder die eine Weiterzersetzung der Säure begünstigen.

Wirksam auf die Säurebildung erwiesen sich die normalen Fettsäuren mit 4 (Buttersäure) 6, 8, 10 und 12 C-Atomen, während die normalen Säuren mit 5, 7 und 9 und 11 C-Atomen unwirksam waren; Essigsäure und Propionsäure beeinflussen die Acetonbildung nicht. Man schloß daraus auf einen Abbau der höheren Fettsäuren mit gerader Anzahl von C-Atomen je um zwei C-Atome bis zur Buttersäure; diese geht dann weiter in Acetessigsäure über; die normalen Säuren mit ungerader Anzahl von C-Atomen können auf die gleiche Weise nur Propionsäure liefern. β-Methylbuttersäure (Isovaleriansäure) und β-Äthylbuttersäure bildeten große Mengen Oxybuttersäure und Acetessigsäure, α-Methylpropionsäure (Isobuttersäure) liefert Milchsäure; Isokapronsäure (γ-Methylvaleriansäure), Methyl-Propylessigsäure sind auf die Säurebildung unwirksam. Also Säuren mit 4 C-Atomen in gerader Linie und Verzweigung in β-Stellung gehen leicht in Acetessigsäure und Oxybuttersäure über, Säuren, die in gerader Linie nur drei oder fünf C-Atomen haben, können diese Säuren nicht liefern. Dagegen sind α-Methylbuttersäure und α-Äthylbuttersäure wieder wirksam, wenn auch in geringerem Maße, beim Menschen auch nur in schweren Fällen und weniger konstant, als die übrigen Säuren.

Amidosäuren, die nach unsern Erfahrungen beim Abbau im Tierkörper anscheinend regelmäßig in die um ein C-Atom ärmeren Carbonsäuren übergehen, verhalten sich wie die ihnen entsprechenden Säuren. Um die wichtigeren zu nennen: Amino-n-Valeriansäure und Leucin sind gute Aceton- und Oxybuttersäurebildner, Isoleucin ist ein schlechter; Tyrosin und Phenylalanin liefern ebenso wie Homogentisinsäure reichliche Mengen der Säuren. Recht wirksam als Acetessigsäurebildner war auch die Crotonsäure, die ungesättigte Buttersäure. Nach Friedmanns Untersuchungen geht auch Aldol und Acetaldehyd bei der Durchblutung in Acetessigsäure über, ein Vorgang, der auf die Möglichkeit einer synthetischen Entstehung unserer Säuren im Tierkörper hinweist. Es wäre so unter Umständen denkbar, wenn auch nicht gerade wahrscheinlich, daß aus einem Molekül höherer Fettsäuren mehr als ein Molekül Oxybuttersäure entsteht.

Oxybuttersäure und Acetessigsäure können also aus den Fettsäuren der Nahrung und des Körpers, ebenso auch aus verschiedenen Amidosäuren, die einen beträchtlichen Bestandteil der Eiweißkörper ausmachen, herrühren.

Bei Verabreichung großer Eiweißmengen in nicht allzuschweren Fällen ist der Einfluß auf die Säureausscheidung oft zweifelhaft, meist wird sie geringer. Hier kommt die Wirkung der übrigen Aminosäuren in Betracht; sie können, ebenso wie fast alle im Körper verbrennbaren Substanzen, die nicht selbst in die Acidosekörper übergehen, deren Ausscheidung deutlich herabsetzen, wirken also ähnlich, wenn auch nicht so stark wie die Kohlehydratzufuhr bei Kohlehydratkarenz.

Dieser Einfluß fand sich beim Diabetischen sehr deutlich in den Versuchen von Baer und Blum (l. c.) bei normalen und verzweigten Fettsäuren, in Versuchen von Embden konnte auch bei der Durchblutung Acetessigsäurebildung aus Isovaleriansäure durch Zusatz von Fettsäuren und Amidosäuren gehemmt werden (Embden).

Traubenzucker, dem diese Wirkung beim Gesunden als spezifisch zukommt, hat sie beim Diabetes nur so weit, als er noch eine gewisse Verbrennlichkeit besitzt.

Jedenfalls kann ein großer Teil der Hauptnahrungsstoffe zu einer Quelle der Oxybuttersäure und Acetessigsäure werden; wie groß die Bildung überhaupt werden kann, läßt sich auch nicht mit irgendwelcher Wahrscheinlichkeit veranschlagen, da wir die Möglichkeit einer synthetischen Bildung bis jetzt noch nicht in Rechnung setzen können. Ausscheidung von 150 g und mehr Acetessigsäure $+$ Oxybuttersäure täglich werden im Endstadium des Diabetes oft mehrere Tage lang beobachtet, Ausscheidungen von 50—70 g täglich oft Monate lang. Handelt es sich bei der Bildung dieser Säuremengen bereits um einen pathologischen Vorgang, oder hat nur ihre Verbrennung notgelitten? Daß es sich nicht überhaupt um krankhafte Produkte handelt, zeigt das Vorhandensein des Acetons und der Acetessigsäure unter normalen Ernährungsbedingungen beim gesunden Menschen; es wird weiter ihre Eigenschaft als normale Stoffwechselprodukte durch die Resultate der Durchblutung auch bei normal ernährten Tieren gestützt; auch kann bei Hunden und Kaninchen (Blum), die sonst auch im Hunger keine Acidose zeigen, durch subkutane Injektion sehr großer, allerdings toxisch wirkender, Mengen Buttersäure und Isovaleriansäure eine nennenswerte Ausscheidung von Acetessigsäure und Oxybuttersäure erzielt werden.

Fraglich erscheint mir nur, ob der Abbau, der für Buttersäure vielleicht über Acetessigsäure erfolgen muß, für Isovaleriansäure und die höheren Fettsäuren nicht auch andere Wege einschlagen kann; denn sie verursachen bei leichten oder mittelschweren Diabetesfällen sehr viel geringere Säureausscheidung als ihr Äquivalent an Buttersäure. Es ist das im Prinzip dieselbe Fragestellung, die wir bereits bei der Zuckerbildung im diabetischen Organismus erörtert haben; und die Antwort wird wohl auch hier lauten müssen, daß es sich sicherlich um intermediäre Vorgänge handelt, die qualitativ wenigstens auch unter normalen Verhältnissen ebenso erfolgen können. Es gewinnt also der kranke Organismus nicht etwa die Fähigkeit, Substanzen in besonderer Weise abzubauen, sondern der Abbau bleibt nur an gewissen Zwischenkörpern stehen, oder er kann von verschiedenen Wegen, die dem gesunden Organismus frei sind, nur einen oder einzelne betreten. Eine Scheidung scheint übrigens zu bestehen zwischen Substanzen (oder richtiger vielleicht Atomgruppierungen) die in Acetessigsäure und Oxybuttersäure übergehen, und solchen, die Milchsäure und Traubenzucker als regelmäßiges oder Hauptprodukt liefern.

Beim normal ernährten gesunden Menschen finden wir nur Acetessigsäure und Aceton; bei Kohlehydratentziehung tritt zunächst auch Vermehrung dieser Substanzen auf. Es finden sich anfangs nur sehr geringe Mengen Oxybuttersäure; bei Andauer der Karenz pflegt sie dagegen die andere Säure um das mehrfache zu übertreffen. Beim schweren Diabetes überwiegt die Oxybuttersäure die Acetessigsäuremengen meist recht bedeutend; Zu- und Abnahme beider Substanzen erfolgen mit großer Regelmäßigkeit, wenigstens in schwereren Fällen, in gleicher Richtung.

Landergren findet bei alkalischem Urin in den einzelnen Fällen das Verhältnis des Acetons zur Oxybuttersäure ziemlich konstant. In einer großen Zahl seiner Untersuchungen trifft auf eine Zunahme des Acetons um 0,107 g über den Wert von 0,95 g eine Zunahme der Oxybuttersäure um 1 g. Ich fand meist viel höhere Acetonwerte in recht zahlreichen eigenen und fremden Untersuchungen. Auch schwankten in längeren Versuchsperioden ihre Beziehungen zueinander oft in ganz regelloser Weise, Zunahmen und Abnahmen verhalten sich einmal etwa wie 1:5, das andere mal wie 1 : 10.

Nun sind die chemischen Beziehungen des Acetons oder vielmehr der Acetessigsäure und der Oxybuttersäure sehr nahe; durch Oxydation oder durch Reduktion läßt sich leicht eine in die andere überführen. Der Übergang der Oxybuttersäure in Acetessigsäure ließ sich in zahlreichen Fütterungs- und Durchblutungsversuchen nachweisen; er entspricht unseren Vorstellungen über den Ablauf der intermediären Vorgänge im Tierkörper. Nun wiesen neuere Untersuchungen nach, daß im tierischen Organismus eine Reduktion der α-Ketosäuren und der β-Ketosäuren (Neubauer) zu den Oxysäuren stattfindet, und daß wenigstens in manchen Fällen eine Oxydation dieser Oxysäuren zu den Ketosäuren nicht ausgeführt wird. In Durchblutungs- und Fütterungsversuchen zeigte sich nun weiter, daß l-β-Oxybuttersäure aus Acetessigsäure gebildet werden kann (Maase, Dakin, Blum). Manches scheint in der Tat dafür zu sprechen, daß Acetessigsäure das primär entstehende Oxydationsprodukt ist, und daß die weitere Verarbeitung von der Oxybuttersäure aus geschieht. So wird ein geringer Bruchteil von Hunden injizierter Acetessigsäure als Oxybuttersäure ausgeschieden, Oxybuttersäure dagegen soll nach Blum (l. c.) unter gleichen Bedingungen keine Vermehrung der Acetessigsäureausscheidung hervorbringen.

Die Ausscheidung der Oxybuttersäure und Acetessigsäure fehlt in den leichteren und mittelschweren Fällen des Diabetes, wo kohlehydrathaltige Nahrung aufgenommen und verwertet wird. Bei Einschränkung der Kohlehydrate und Fortbestehen der Zuckerausscheidung tritt sie meist stärker hervor als beim Gesunden mit gleicher Ernährung. Die Acetessigsäure überwiegt bei geringer Ausscheidung, etwa von 1 g am Tag, die Oxybuttersäure meist recht erheblich. In den schwereren Fällen beträgt, wie wir schon früher besprachen, dagegen die Oxysäure meist das Mehrfache der Ketosäure. Die Gesamtmenge der ausgeschiedenen Säuren kann, wie schon erwähnt, bei starker „Zuckerbildung aus Eiweiß" Monate hindurch täglich 50—70 g betragen; sie kommt als Kalorienverlust neben dem Verlust durch den ausgeschiedenen Zucker in diesem Stadium der Krankheit schon recht erheblich in Betracht[1]).

---

[1]) Bei derartig hohen Werten an linksdrehender Säure ist es nötig, die Linksdrehung im Harn nach Vergärung zu bestimmen, wenn man durch Polarisation die wahre Zuckermenge erfahren will; wo diese Angabe fehlt, können die Zuckerzahlen höchstens als Vergleichswerte dienen.

Die Gefahr für den Diabetiker besteht in der Wirkung dieser Säuren auf den Alkalibestand des Organismus. Dem Fleischfresser und dem Menschen stehen in der Abwehr unverbrennbaren Säuren gegenüber, soweit uns bekannt ist, vornehmlich zwei Schutzeinrichtungen zur Verfügung.

Während das Blutserum neutral ist mit einer Neigung zur alkalischen Reaktion (Wasserstoffionenkonzentration = ca. $0{,}4 \times 10^{-7}$), wird ein saurer Urin sezerniert; in ihm sind H-Ionenkonzentrationen bis 1×10^{-5} und 3×10^{-5} beobachtet worden. Bei der ersten Konzentration würde von Oxybuttersäure etwa $\frac{1}{3}$, bei der zweiten Konzentration etwa $\frac{2}{3}$ als freie Säure ausgeschieden, von der stärkeren Acetessigsäure allerdings nur 10 % (Ionisationskonstante für β-Oxybuttersäure $= 2 \times 10^{-5}$, für Acetessigsäure $1{,}5 \times 10^{-4}$). Ein Teil des Alkali, das diese Säuren im Blut zu ihrer Neutralisation brauchen, bleibt dem Körper nach diesen Darlegungen (Henderson u. Spiro) also erhalten. In welchem Maß der Diabetische durch Erhöhung der Urinacidität Alkali spart, kann, da Untersuchungen in dieser Richtung noch fehlen, kaum abgeschätzt werden.

Als weitere Schutzmaßregel zur Schonung seines Alkalibestandes steht ihm die Neutralisation unverbrennlicher Säuren durch Ammoniak zur Verfügung, das er der Harnstoffbildung (Walter) entzieht. Die Ammoniakausscheidung erreicht unter starker Ausscheidung von Acetessigsäure und Oxybuttersäure 6 g, gelegentlich sogar 12 g den Tag bei andauernd stark saurer Reaktion des Urins (Hallervorden, Stadelmann). Daß dieser Ausscheidungsmechanismus für Säuren übrigens nicht ideal funktioniert, sondern bei starker Acidose zu einer Stauung der Substanzen im Körper führen kann, zeigen in großem Maß Versuche Magnus-Levys; durch Natronzufuhr konnte bei saurem Urin eine Mehrausscheidung der Säuren von 30 g (von 30 g auf 60 g) erzielt werden. Bei der erhöhten Alkalizufuhr sank die Ammoniak-Ausscheidung erheblich ab. Bereits früher hatte Weintraud die gleiche Alkaliwirkung auf die Ausscheidung der Acetessigsäure konstatiert.

Ist der Urin schon durch Natronzufuhr alkalisch, so wirkt eine Erhöhung derselben nicht mehr auf die Säureausscheidung. Bei stark saurer Urinreaktion tritt demnach durch erschwerte Ausscheidung Stauung der Säure im Körper ein, anscheinend durch die erhöhte Konzentration im Körper verbrennen dann noch diese Säuremengen. Im Blut belegt die Säure einen Teil des Alkali mit Beschlag, dadurch sinkt die Konzentration der schwachen Kohlensäure, und die Aufnahme der Kohlensäure aus dem Gewebe muß notleiden. Die Konzentration der H-Ionen wird durch den geringeren Gehalt an Kohlensäure auch bei starker Säureanhäufung im Blut ganz oder annähernd konstant erhalten (Benedikt).

Auch Verlust an fixem Alkali bleibt trotz Harnacidität und NH_3-Ausscheidung nicht vollständig aus. Kalk- und Magnesiaausscheidung sind erheblich höher als bei einer nicht diabetischen Kontrollperson (trotz genügender Ernährung und N-Gleichgewichts); die Kalkausscheidung in den Fäces ist dabei stark herabgesetzt. Durch Natronzufuhr wird Kalk- wie NH_3-Ausscheidung vermindert (Gerhardt u. Schlesinger). Auch der Bestand an Natrium und Kalium dürfte, ähnlich wie bei v. Limbecks Versuchen mit Säurezufuhr, bei der diabetischen starken Acidose nicht ganz intakt bleiben. Wird die Säurebildung im Diabetes außerordentlich hoch, so versagen Ausscheidungs- und Neutralisationsmechanismus, die Säuren häufen sich im Blut und in den Organen an (Magnus-Levy, Geelmuyden). Der CO_2-Gehalt (Minkowski) und wohl auch die CO_2-Kapazität (Kraus) des Blutes ist stark herabgesetzt; er kann unter 10 %, die Hälfte der Norm, sinken. Auch klinisch gleicht dieser Symptomenkomplex der experimentellen Säurevergiftung am Pflanzenfresser (Walter) recht auffallend:

Sehr tiefe, meist wenig beschleunigte Atmung ohne Cyanose und ohne irgend ein erkennbares Atemhindernis, anfangs nur leichte Benommenheit und Unruhe, öfters mit starken Angstzuständen, allmählich bei Fortdauer der Schädigung zunehmende Bewußtseinsstörung bis zum tiefsten Coma. Störungen der Herzaktion außer mäßiger Pulsbeschleunigung finden sich im allgemeinen nicht. Leichte derartige Zustände tiefer Atmung ohne erhebliche Beeinträchtigung des Bewußtseins können unter geeigneter Behandlung bald wieder vorübergehen. Entwickelt sich das vollständige Krankheitsbild, so führt es fast immer in einem bis drei Tagen zum Tode. Zum Schluß, mehrere Stunden vor dem Tod, verliert die Atmung oft ihren typischen Charakter.

Die experimentelle Säurevergiftung kann durch rechtzeitige Alkalizufuhr geheilt werden; beim Coma diabeticum gelang es nur in einer kleinen Zahl von Fällen durch sehr große Gaben Natron bicarbonicum den tödlichen Ausgang abzuwenden. Doch sind die Bedingungen einer Heilung hier auch komplizierter. Die abnorme Säureproduktion dauert gewöhnlich schon längere Zeit an und hat wohl in dem Körper bereits zu einer Verarmung an Alkali geführt.

Weiter dauert die Bildung großer Säuremengen im Körper fort; es muß also nicht allein wie im Experiment die Säure neutralisiert werden, die gerade genügt, um die Vergiftung hervorzubringen, sondern es muß für längere Zeit, bis die exzessische Säurebildung gewichen ist, ein Überschuß an Alkali zugeführt werden. In Fällen, in welchen das gelungen ist, wo ein alkalischer Urin sezerniert wurde, gelang es auch regelmäßig, die Comasymptome wieder zum Schwinden zu bringen. Typisches Coma mit tödlichem Ausgang bei Sekretion eines alkalischen Harns wurde bisher von verschiedenen Autoren, die planmäßig die Urinreaktion kontrollierten, nicht beobachtet.

Es muß im Coma, wenn wirklich eine Säurevergiftung vorliegt, sich eine Säuremenge finden, die etwa der Menge von 0,9 g HCl pro kg — sie stellt für das Kaninchen die tödliche Dosis dar — zum mindesten gleichkommt, das sind 2,6 g Oxybuttersäure pro kg Körpergewicht. Zahlen von Magnus-Levy und Geelmuyden ergeben wirklich derartig große Säuremengen in Blut und Geweben; dabei muß man bedenken, daß es sich in ihren Zahlen nur um Minimalwerte handelt.

	Oxybuttersäure	Acetessigsäure	Oxybuttersäure*)		Acetessigsäure	
	(Magnus-Levy)		(Geelmuyden)			
			I	II	I	II
	$^0/_{00}$	$^0/_{00}$	$^0/_{00}$	$^0/_{00}$	$^0/_{00}$	$^0/_{00}$
Blut	> 2,2	2,8	2,44	1,19	0,90	0,89
Mageninhalt	> 1,5	—	—	—	—	—
Leber	> 1,4	—	4,04	3,09	0,46	0,26
Milz	> 1,7	—	—	—	—	0,95
Muskeln	> 1,3	2,3	1,76	1,10	0,95	0,61
Darminhalt	—	—				
Niere	—	—	2,93	1,81	—	0,74
Gehirn	—	—		1,46	0,84	0,90

Viel weniger fällt nach dem oben Erörterten ins Gewicht, daß bei Fällen von Coma, die in Heilung übergehen, mehrere Tage hintereinander Mengen von

---

*) Die gleichbezeichneten Acetessigsäure- und Oxybuttersäurewerte sind bei denselben Fällen gewonnen.

je etwa 150 g Oxybuttersäure + Acetessigsäure ausgeschieden werden können. Die Stickstoffausscheidung ist während und nach dem Coma nicht erhöht (Magnus - Levy). Wenn kein Alkali zugeführt wird, kann die Säureausscheidung recht gering sein; 20 bis 40 g der Säuren dürften unter diesen Bedingungen kaum überschritten werden; es erscheint dann auch eine entsprechende Ammoniakmenge im Urin. Die Hauptmenge der Säuren bleibt aber im Körper zurück.

Die Acetonausscheidung macht sich in der Atemluft während des Coma durch besonders starken Geruch bemerkbar. Nach dem Überstehen des Coma sinkt die Säureausscheidung meist erheblich ab, der Urin bleibt dann auch bei geringerer Natronzufuhr alkalisch.

Einen Fall von geheiltem Coma, der diese Verhältnisse sehr gut demonstriert, führe ich hier an; er zeigte übrigens während längerer Zeit die höchste mir bekannte Säureausscheidung. Patient, 34 Jahre alt, leidet seit etwa 2 Jahren an Diabetes. Die Krankheit hat sich unter nicht immer zweckmäßiger Lebensweise sehr schnell verschlimmert. Gewicht ist von 140 auf 90 Pfd. gesunken. Auch bei kohlehydratfreier Kost mit Einschränkung der Eiweißzufuhr schied er in den letzten Monaten noch Mengen von 30—40 Zucker aus. Die Tage vor Eintritt des Coma hielt er keine Diät. Tiefe Atmung, Benommenheit; er antwortet noch, wenn auch meist verkehrt, auf Anrufen und Fragen. Nach 12 Stunden ließen die Erscheinungen nach, nach 30 Stunden waren sie wieder verschwunden.

1. Tag 160 g Natron bicarbon. per os. 100 g Lävulose, Milch, Wasser, Citronen ad libitum. 6000 Urin, sauer. 0 Eiweiß, Zucker (pol. ohne Vergärung) 156 g; Oxybuttersäure verloren. Acetessigsäure 357 g.

2. Tag 150 g Natr. bicarbon., 100 g Lävulose. 9000 Urin (erste 5 l schwach sauer, späterer Urin alkalisch) Spur Eiweiß, 290,5 g Zucker, Oxybuttersäure 111,8 g, Acetessigsäure 41,5 g.

3. Tag 100 g Natron bicarbon., Milch, wenig Fleisch und Gemüse, ca. 8000 Urin, (Teil verloren), alkalisch, Spur Eiweiß, 168 g Zucker, Oxybuttersäure 62,7 g, Acetessigsäure 48,4 g.

4. Tag 100 g Natr. bicarbon., 7500 Urin, schwach sauer, kein Eiweiß, 210 g Zucker, Oxybuttersäure 74,5 g, Acetessigsäure 45,4.

5. Tag 100 g Natr. bicarbon., 9000 Urin, alkalisch, 252 g Zucker, Oxybuttersäure 70,3 g, Acetessigsäure 49,9 g.

6. Tag 100 g Natr. bicarbon. 10000 Urin, schwach alkalisch, 250 g Zucker, Oxybuttersäure 80,6 g, Acetessigsäure 48,2 g.

7. Tag 100 g Natron bicarbon., 10000 Urin, amphoter, 250 g Zucker, Oxybuttersäure 62,4 g, Acetessigsäure 52,8 g.

8. Tag 100 g Natron bicarbon., 13000 Urin, amphoter, Zucker 439 g, Oxybuttersäure 64,5 g, Acetessigsäure 35,65 g.

9. Tag 100 g Natron bicarbon., 11000 Urin, stark alkalisch, 274 g Zucker, Oxybuttersäure 69,5 g, Acetessigsäure 45 g.

Zustände von Unbehagen, leichter Benommenheit, tiefem Atmen treten öfters bei schweren Diabetesfällen auf, wenn plötzlich ohne genügende Natrongaben die Kohlehydrate entzogen oder stark beschränkt werden; die Erscheinungen bilden sich meist bei Zulage von Kohlehydrat und Alkali wieder zurück. Nicht selten entwickelte sich früher, als man die Gefahren der Kohlehydratentziehung noch nicht kannte, bei derartig brüskem Vorgehen das gefürchtete Krankheitsbild. Verdauungsstörungen, Obstipation oder Durchfälle mit Erbrechen und sehr starker Einschränkung der Nahrungszufuhr, Zurückweisung oder plötzliches Erbrechen der Natrongaben sind bei schweren Fällen meist die Ursache oder die Einleitung zum Coma.

Ein Teil der Fälle, in welchen sich das Coma an eine Infektionskrankheit, Angina, Influenza, Pneumonie, Perityphlitis, anschließt, dürfte vielleicht auf die mangelnde Nahrungsaufnahme zurückgeführt werden. Doch kommt den Infektionskrankheiten oder dem Fieber sicher noch eine besondere Bedeutung für die Entstehung des Coma zu. Denn gar nicht selten entwickelt es sich unter ihrem Einfluß in zuvor keineswegs bedrohlichen Fällen, auch bei alten Leuten, besonders häufig, infolge von Karbunkeln und Extremitätengangrän.

Da sich auch wohl stets zugleich Verschlimmerung des Diabetes und herabgesetzte Nahrungsaufnahme finden, dürfen wir als auslösendes Moment für das Coma diabeticum das starke Sinken der Zuckerverbrennung ansehen; daß außerdem noch eine — hier sekundär — gesteigerte Fettzersetzung als Ursache in Betracht kommt, erscheint nach Forßners Versuchen möglich. In ähnlicher Richtung als erhöhter Fetttransport zur Leber können die Befunde von Lipämie bei Coma diabeticum gedeutet werden (Zaudy). Klemperer und Umber fanden außer einer Vermehrung des Neutralfettes, auch eine Zunahme des Lecithins und, besonders stark, des Cholestearins im Blutserum. Exzessive Fettleber, wie beim Pankreasdiabetes des Hundes, findet man in diesen schweren Diabetesfällen, die im Coma enden, nicht.

Die Diagnose eines diabetischen Coma kann unter Umständen Schwierigkeiten bereiten; denn Atemstörungen, die eine gewisse Ähnlichkeit mit der des Coma diabeticum haben, finden sich bei schweren Bewußtseinsstörungen verschiedener Ursache, urämischen Zuständen, schweren Kachexien und Anämien, Hirnerkrankungen. Ferner ist es nicht allzu selten, daß der Kranke oder seine Umgebung von dem schweren Leiden an Diabetes noch keine Kenntnis hatten, daß darum der Zustand als Übermüdung oder Trunkenheit angesehen wird. Zunächst ist es selbstverständlich geboten, wenn sich bei einem Kranken mit schwerem Diabetes Aufregungszustände, Erbrechen oder irgendwelche fieberhafte Erkrankungen einstellen, an den Beginn oder die Gefahr des Coma zu denken und auf den Atemtypus zu achten. Es ist weiter unbedingt nötig, bei Bewußtseinsstörungen unbekannter Ursache an die Möglichkeit eines unbeachteten Diabetes zu denken; da auch im Coma die Urinsekretion reichlich bleibt, hat es keine Schwierigkeiten, durch Zuckerprobe, Legalsche und Gerhardtsche Reaktion, Zuckerausscheidung und Acidose festzustellen.

Dabei darf nicht vergessen werden, daß auch die meisten Antipyretica, vor allem Salizylsäure, eine Dunkelfärbung mit Eisenchlorid geben und daß auch gerade Salizylsäure dyspnoische Zustände hervorrufen kann; es ist also unter diesen Umständen, wenn möglich, stets zugleich die Legalsche Probe anzustellen. (Die Eisenchloridfärbung der Acetessigsäure verschwindet übrigens, wie bekannt, nach langem Kochen, die Salizylsäurefärbung bleibt erhalten.)

Fehlt die Acidose, oder ist der Urin zuckerfrei, so darf ein Coma diabeticum ausgeschlossen werden. Eine leichte Hungeracidose kann unter Umständen bestehen, ebenso leichte Glykosurie, z. B. bei Gehirnerkrankungen. — Erhebliche Schwierigkeiten für die Diagnose stellen sich vor allem dann ein, wenn Diabetische von anderen Bewußtseinsstörungen befallen werden, vor allem also bei Apoplexien, seltener anderen Hirnerkrankungen, etwa bei eitriger oder tuberkulöser Meningitis. Wenn Lokalsymptome fehlen, wird häufig nur die Anamnese, der plötzliche Eintritt der Erscheinungen oder die Konstatierung von Fieber einigermaßen sicheren Entscheid bringen.

Energiebedarf. Die schweren Fälle von Diabetes mellitus geben sich nach unseren früheren Erörterungen zu erkennen durch die mangelnde oder sehr geringe Toleranz für Kohlehydrate — Kohlehydrate werden vollständig oder zum größten Teil als Traubenzucker wieder im Urin ausgeschieden — und durch die starke Beeinflussung der Zuckerausscheidung durch die Eiweißzufuhr — nach Entziehung der Kohlehydrate wird noch Zucker im Urin ausgeschieden; er geht erst bei Einschränkung der Eiweißnahrung zurück, oder die Größe der Eiweißzufuhr beeinflußt auch in hohem Grad indirekt die Toleranz für zugeführtes Kohlehydrat. — Wird auf diese Punkte nicht in der Ernährung Rücksicht genommen, dann muß der Kranke bei hoher Zuckerausscheidung sich wie ein hungernder oder ungenügend ernährter Mensch verhalten. Es tritt starke Abmagerung, verminderte körperliche Leistungs-fähigkeit, Neigung zu zahlreichen sekundären Störungen und Krankheiten auf.

Das Kalorienbedürfnis scheint auch im schweren Diabetes bei zweckmäßiger Ernährung nicht erhöht zu sein; man hat hier bei einer Nahrungszufuhr, die es nur knapp deckte, 30 bis 35 Kal. pro kg Körpergewicht, in längeren Zeiträumen recht beträchtliche Gewichtszunahmen erzielt, allerdings bei vorher meist recht heruntergekommenen Patienten. Magnus Levy weist wohl mit Recht darauf hin, daß es sich hier um eine schnelle Herabsetzung des Energieumsatzes durch Gewöhnung handeln mag. In Respirationsversuchen beim behandelten Dia-betiker war die CO_2-Produktion nicht erhöht (Weintraud u. Laves). Wein-traud wirft mit Recht die Frage auf, ob das auch bei starker Zuckeraus-scheidung im schwersten Diabetes gelten mag, da ja auch, wie wir wissen, der Hund mit Pankreasdiabetes erhöhten Energieumsatz besitzt. Er berechnet, daß einzelne Patienten, die bei reichlicher Zuckerausscheidung infolge un-zweckmäßiger Ernährung dauernd an Körpergewicht abnehmen, noch weit mehr als das normale Maß Kalorien im Körper verwerteten. Untersuchungen in größerem Umfang und unter wechselnden Ernährungsbedingungen stehen noch aus. Bei drei schwer Diabetischen stellte Falta durch direkte Kalorimetrie normale Wärmeproduktion im Hungerzustand fest.

Die Abmagerung kann in schwersten Fällen, auch ohne daß kompli-zierende Erkrankungen hinzukommen, sehr weit gehen. Ich sah bei einem Mann von 34 Jahren innerhalb von etwa 2 Jahren eine Gewichtsabnahme von 141 bis unter 85 Pfund. (Der Kranke konnte die letzten Wochen nicht mehr ge-wogen werden.) Doch werden derartige extreme Grade von Abmagerung selten erreicht. Die Kranken gehen schon zuvor, wenn nicht irgend eine Kompli-kation das Ende herbeiführt, im Coma zugrunde. Der oben erwähnte Kranke starb, nachdem er 6 Monate zuvor ein Coma überstanden hatte, unter Er-schöpfungsdelirien an Herzschwäche (s. S. 616).

Wasserhaushalt. Anscheinend kommt es sich in den Fällen von schwerem Diabetes häufig zu sehr starker Wasserverarmung; Rumpf fand den Wasser-gehalt der Gewebe bei Patienten, die im Coma gestorben waren, 8—12% niedriger als normal. Falta bezieht die schnelle Gewichtszunahme von einigen kg, welche seine Diabetiker häufig beim Sinken der Zuckerausscheidung nach Ein-führung zweckmäßiger Nahrung zeigten, auf Wasserretention im Organismus nach vorhergehender Wasserverarmung. Reis fand im Serum von Kranken, die allerdings große Natrongaben erhielten, einen stark schwankenden Eiweiß-gehalt, der öfters unter 7% fiel oder über 9% stieg. Daß der Wassergehalt eine große Bedeutung für den Krankheitsverlauf hat, ist nicht sehr wahrscheinlich; die starke Wasserverarmung dürfte in manchen Fällen Ursache der quälenden Wadenkrämpfe sein. Stäubli weist ausdrücklich darauf hin, daß diese Wasser-retention auch bei Aussetzen des Natrons auftreten kann.

Krankheitsverlauf. Die Abgrenzung einzelner Krankheitstypen des Diabetes mellitus je nach der Schwere der Erkrankung, bestimmten Organ-störungen oder dem Krankheitsverlauf, stößt wegen zahlreicher Übergangs-fälle auf große Schwierigkeiten; vor allem kann sich der Charakter der Erkran-kung aber auch im Verlauf des einzelnen Falles sehr ändern. Die Folge der Stoff-wechselstörung, des Zuckerverlustes, sind bei den verschiedenen Formen des Diabetes, wie wir gesehen haben, stets nur graduell verschieden; eine Zahl von Komplikationen, die zum großen Teil wohl durch die Hyperglykämie hervorgerufen oder begünstigt werden, trifft ebenso leichte, wie schwere Fälle. Von dem Einfluß, den die Komplikationen auf den Verlauf der Krankheit ge-winnen können, und ihrer Bedeutung für die Prognose wollen wir hier zunächst absehen, ihr Einfluß auf die Lebensdauer ist in den leichten Fällen am größten.

In den Fällen, wo der Diabetes als Begleiter von Organerkrankungen auftritt, bei Leberzirrhose, Arteriosklerose, verschiedenen Gehirnerkrankungen, Zirkulationsstörungen, gewinnt er nur verhältnismäßig geringe Bedeutung für das Allgemeinbefinden; der Zuckerverlust ist hier meist unbedeutend. Einzelne Komplikationen bleiben aber trotzdem nicht aus. Die Glykosurie tritt meistens bei Verschlimmerung des Grundleidens stark in den Hintergrund, sie verschwindet sogar oft vollständig, so daß man zum Beispiel viel von dem Übergang eines Diabetes in Nephritis geredet hat; auch bei Leberzirrhose und bei Herzkrankheiten findet sich in den letzten Stadien wieder häufig viel bessere Toleranz für Kohlehydrate. Gewöhnlich handelt es sich, wie schon früher erwähnt, bei diesem organisch bedingten Diabetes um alte Leute. Daß hier gelegentlich, wenn die Organveränderungen reparabel sind, eine Heilung erfolgt, wurde schon früher erwähnt (Hirntraumen, Lues).

Auch die reinen Fälle bei älteren Leuten, d. h. Fälle, in welchen eine Beziehung zu einer der früher besprochenen Organerkrankungen nicht besteht, bieten meist recht günstigen Verlauf. Die Stoffwechselstörung bleibt oft Jahrzehnte hindurch unverändert. Sehr häufig, mir scheint es fast die Regel zu sein, geht die Toleranz schließlich doch zurück, so daß Zuckerfreiheit nicht mehr wie früher ohne starke Nahrungsbeschränkung erzielt werden kann. Zu den schwersten Formen der Erkrankung kommt es nach so langsamem Verlauf aber nur äußerst selten. Die günstige Prognose beim Auftreten des Diabetes jenseits der vierziger, meist schon jenseits der dreißiger Jahre ist darum im ganzen berechtigt. Durch fieberhafte Komplikationen, am häufigsten bei Gangrän und Karbunkel, stellt sich aber auch hier, sogar in anscheinend ganz leichten Fällen, gelegentlich akute Verschlimmerung der Krankheit mit Coma dyspnoicum ein. Daß im höheren Alter, wenn auch sehr selten, Erkrankungen der schweren Form vorkommen, soll noch ausdrücklich erwähnt werden.

Bei jüngeren Leuten ist der Diabetes infolge von Organveränderungen äußerst selten. Leichte Glykosurien, die schon bei geringer Beschränkung des Kohlehydratgenusses oder auch nur des Zuckergenusses verschwinden, kommen häufiger um das zwanzigste Jahr herum zur Beobachtung und können ihren harmlosen Charakter beibehalten. Meist werden aber auch diese anscheinend leichten Fälle — sie zeigen öfters die oben erwähnte paradoxe Toleranz für Kohlehydrate — im Lauf der Jahre progredient, oft anscheinend durch grobe Diätfehler und starke oder andauernde nervöse Erregungen, welche diese meist schon vorher sehr leicht erregbaren Patienten treffen. Es entwickelt sich dann allmählich das Bild des schweren Diabetes mit Abmagerung und Acidose; das Ende erfolgt meist im Coma. Im ganzen dürfte der Verlauf auch eines derartig chronischen Falles 8—10 Jahre selten überschreiten. Das Stadium leichter Glykosurie mag 1—2 Jahre dauern; nach allmählicher Verschlimmerung kann sich der Patient bei erheblich gestörter Toleranz mit mäßiger Acidose noch jahrelang am Leben erhalten.

Meist verlaufen die Fälle in diesem Alter schneller; vom Auftreten leichter Glykosurie bis zum Tod im Coma vergehen gewöhnlich nicht mehr als 2—3 Jahre. Die Hauptmasse der Zuckerkranken kommt nicht im Anfangsstadium der Krankheit zur Beobachtung, sondern erst, nachdem bei starker Glykosurie sich erhebliche subjektive Beschwerden eingestellt haben, auffallender Hunger, Durst, Kraftlosigkeit, oder beim Auftreten bestimmter Komplikationen.

Von den ersten auffälligen Symptomen bis zum Tod dauern Fälle, die mit vollentwickeltem Krankheitsbild zur Beobachtung kommen, mitunter nur mehrere Wochen oder Monate; doch sind wohl meist die ersten Stadien der Krankheit unbeachtet vorübergegangen. Einzelne Erkrankungen, in welchen eingehende häufigere Urinuntersuchung für den Verlauf in wenigen Wochen spricht, zitiert Naunyn (l. c. S. 366). Besonders ungünstig, Tod in wenigen Monaten bis einem Jahr, ist die Vorhersage bei Säuglingen (Langstein, Fraser) und Kindern. Doch werden gerade bei Kindern Fälle von Heilung des Diabetes beobachtet, in welchen eine beträchtliche Glykosurie nach mehreren Wochen wieder verschwand, und später auch bei Kohlehydratnahrung nicht mehr auftrat (Glaeßner, Naunyn). Bei längerer Dauer des Diabetes wird man also dieses seltene Ereignis nicht mehr erwarten dürfen.

Prognose. Zur Beurteilung der Schwere eines Diabetesfalles aus der Urinbeschaffenheit ist es — das sei hier nochmals hervorgehoben — stets nötig, die Zusammensetzung der Nahrung, die der Kranke zu sich nahm, zu kennen. War die Kost unzweckmäßig zusammengesetzt, enthielt sie sehr viel Kohlehydrate, oder war sie überhaupt zu reichlich, wie es ja meist bei unbehandelten Diabetikern sein wird, so kann eine längere Beobachtung bei zweckmäßig zusammengestellter Kost nötig sein; der Kranke wird dann öfters trotz anfangs starker Zuckerausscheidung noch recht beträchtliche Toleranz für Kohlehydrat und Eiweiß zeigen und leicht zuckerfrei werden. Kehrt der Patient zu seiner unzweckmäßigen Ernährungsweise zurück oder wirken andere Schädlichkeiten ein, dann erscheint gewöhnlich wieder Zucker im Urin; unter Andauer der Glykosurie sinkt dann meist im Verlauf von Monaten die Toleranz recht erheblich.

Diabetiker, die bei freier Kost bereits nennenswerte Mengen Acetessigsäure oder gar Oxybuttersäure ausscheiden, sind stets als sehr krank anzusehen, selbst wenn der Ernährungszustand noch gut sein sollte. Deutliche Acetessigsäurereaktion (mit Eisenchlorid) bei vermehrter Urinmenge genügt meist, um sich ein Urteil über die Lage des Falles unter diesen Umständen zu bilden. Frauen, die an der allerleichtesten Form des Diabetes leiden, sonst bei freier Kost nur gelegentlich wenige Promille Zucker ausscheiden, zeigen mitunter während der Gravidität nennenswerte Verschlechterung der Zuckerverwertung mit Erscheinungen der paradoxen Toleranz; nach der Geburt tritt wieder der günstige alte Zustand ein. Ich sah eine junge Frau trotz dieser Störung zwei Schwangerschaften kurz hintereinander ohne Schaden überstehen. Die Fälle scheinen nicht ganz selten zu sein und können leicht Veranlassung zu falscher Prognose und überflüssigen Eingriffen geben. Im übrigen wird man bei anscheinend leichteren Fällen im jugendlichen Alter die Prognose um so günstiger stellen dürfen, je längere Zeit sich die Toleranz unverändert erhalten hat. Meist dürfte ein Zeitraum von drei Jahren genügen, um schnellen, ungünstigen Verlauf auszuschließen.

Trotz der erwähnten Ausnahmen mit günstigem Verlauf ist jeder Diabetesfall im jugendlichen Alter als ernst zu betrachten. Eine auch nur geringe Progredienz der Störung fällt für die ungünstige Prognose sehr schwer in die Wagschale. Auch anfänglich ganz leichte Glykosurien werden meist den verhängnisvollen Übergang in die schwere Form des Diabetes finden.

Die ungünstige Prognose, die der Broncediabetes, ein Fall von Diabetes mit Organerkrankung, bietet, wurde bereits früher erwähnt.

Komplikationen. Die diabetische Stoffwechselstörung — wir erwähnten früher zwei Momente, die hier in Betracht kommen können, die Hyperglykämie und die mangelnde Zuckerverbrennung (oder vermehrte Zuckerbildung in den Geweben) — bewirkt krankhafte Veränderungen in einzelnen Organen oder Organsystemen, die sich oft auch nur in einer geringeren Widerstandsfähigkeit gegen äußere Schädlichkeiten erkennen lassen. Der Zusammenhang dieser Komplikationen mit dem Diabetes läßt sich nur in wenigen Fällen einigermaßen exakt analysieren; die Bedeutung der Stoffwechselstörung kann mitunter —

nicht allzuhäufig — durch den günstigen Einfluß, den Herabsetzung der Glykosurie und Hyperglykämie ausüben, erkannt werden. Meist sind wir auf die Angabe der Statistik angewiesen, daß eine Erkrankung zugleich mit Diabetes ungewöhnlich häufig vorkommt oder einen besonderen Verlauf nimmt; daß ein Diabetes zuguterletzt mit jeder Krankheit einmal zusammentrifft, darf nicht verwundern und bietet darüber hinaus auch kein großes Interesse.

Verdauungsorgane. Die Funktionen des Verdauungstraktus werden beim Diabetes meist durch die gesteigerte Nahrungsaufnahme oder den ungewöhnlichen Reichtum der Kost an Eiweiß und Fett in erhöhtem Maß in Anspruch genommen. Koliken und Durchfälle treten nicht allzu selten auf, wenn zu sehr fettreicher Kost übergegangen wird. Sie bilden meist nur vorübergehende Störungen und verschwinden bald, wenn die Patienten sich an die neue Zusammensetzung ihrer Nahrung gewöhnt haben.

Bei anderen Kranken wird die Obstipation zu einem sehr quälenden Symptom; sie kann anfallsweise zu schwerer Koprostase mit Erbrechen und starkem Krankheitsgefühl führen; nach Entleerung der harten Kotmassen durch Klysmen verschwinden die oft recht bedrohlichen Symptome. Zweifellos begünstigen oder bedingen derartige Zustände — mittelbar — öfters das Auftreten des Coma dyspnoicum. Die Resorption und Verdauung scheint im übrigen im Diabetikerdarm meist ungestört zu sein. (Eine genügende Zahl exakt durchgeführter Untersuchungen bei Fällen verschiedenster Art und Schwere besitzen wir leider noch nicht.) Neben beträchtlichen Fleisch- und Fettmengen sah ich häufig Kranke 1000—1500 g Gemüse aufnehmen; dabei war der Stuhlgang hart und nicht besonders reichlich. In seltenen Fällen findet sich starke Störung der Fettresorption, so daß neben den Fäces größere Mengen flüssigen, später erstarrenden Fetts entleert werden. Nach Hirschfeld ist mitunter außer der Fettresorption auch die Eiweißresorption erheblich verschlechtert; beides soll Folge einer Pankreaserkrankung sein. Brugsch fand bei einem Diabetischen mit schwerer Acidose 19,7% des eingenommenen Fetts in den Fäces wieder, 70% desselben war Neutralfett; er will bei schwerer Acidose die Ferment- und Resorptionsstörung auf den mangelnden Alkaligehalt der Verdauungssäfte trotz der großen Natronzufuhr zurückführen. Bei Hafermehlkost verschwand die Acidose, und die Fettresorption wurde normal. Es wäre m. E. auch daran zu denken, daß Kohlehydratzufuhr auch beim Gesunden verstärkte Pankreassekretion bewirkt.

Anatomisch findet sich sehr häufig Schwellung mit Hyperämie in der Leber.

Der Gehalt an freier Säure im Magen ist bei manchen Fällen herabgesetzt oder fehlt; in der Mehrzahl der Fälle scheint er nicht von der Norm abzuweichen (Rosenstein, Ganz).

Die Zunge ist bei schwer Diabetischen oft sehr trocken, glatt und fleckig, am Rand finden sich tiefe Eindrücke der Zähne, in der hinteren Hälfte zeigt sich mitunter symmetrisch zu beiden Seiten der Mittellinie ein H- oder X-förmiger tiefer schmerzhafter Einriß. Die Kranken klagen meist über große Trockenheit im Munde, haben zähen Schleim, den sie schwer herausbefördern können, im Rachen und Kehlkopf, so daß die Stimme belegt ist. Im Kehlkopf sind oft pachydermische Veränderungen, die Schleimhaut im Rachen ist glatt und glänzend. (Xerosis pharyngis et laryngis) (Leichtenstern).

Bei sehr entkräfteten Diabetikern entwickeln sich mitunter reichliche Soorvegetationen im Mund und im Ösophagus.

Zahnfleischentzündungen sind bei Diabetischen besonders häufig, selten nehmen sie schweren skorbutischen Charakter an. Alveolarpyorrhoe führt recht oft auch bei jungen Leuten zur Lockerung und zu frühzeitigem Verlust der Zähne. Auch Zahnkaries soll bei Diabetischen stärker auftreten als bei Gesunden. Der Speichel wurde von den meisten Untersuchern zuckerfrei gefunden; seine Reaktion war meist sauer.

Harn- und Geschlechtsorgane. Direkt mit dem Zuckergehalt des Urins, der Pilzentwickelung und Zersetzungsvorgänge begünstigt, hängen gewisse Reiz- und Entzündungserscheinungen der Harnwege und in der Nachbarschaft der Genitalien zusammen. Quälendes Jucken, Ekzem und Furunkelbildung in der Nähe der Genitalien ist besonders häufig bei Frauen eines der ersten Symptome des Diabetes und verschwindet gelegentlich, aber nicht immer schnell, wenn der Urin bei zweckmäßiger Ernährung zuckerfrei wird. Verhältnismäßig oft findet sich auch Balanitis mit Phimosenbildung, Vulvitis, seltener Urethritis. Blasenkatarrhe mit massenhafter Hefe- und Pilzwucherung werden öfters beobachtet. Auch gewöhnliche Blasenkatarrhe sind bei Diabetikern ziemlich häufig, sie heilen trotz der üblichen Mittel, Salol, Urotropin, meist erst, wenn der Urin zuckerfrei wird. Ich sah so in einem Falle eine Urin-retention, die schon ein Jahr bei Prostatahypertrophie mit starker Cystitis bestand, (Blase fast bis zum Nabel) ohne Katheterismus zurückgehen. Eine Rolle mag dabei auch die geringere Urinsekretion gespielt haben. Der Zucker-gehalt war in diesem Fall nur 0,3%, es ist möglich, daß ein Teil des Zuckers in der Blase vergoren war.

Nicht allzuselten haben Zuckerkranke, auch ohne Entleerungshindernis, Überdehnung, und gelegentlich auch unvollständige Entleerung der Blase. Daß unter diesen Verhältnissen Pyelitis und Pyelonephritis sich entwickeln können, muß noch erwähnt werden, ebenso das recht seltene Vorkommen der Pneumaturie bei Diabetes.

Der Urin enthält bei schweren Diabetesfällen häufig geringe Spuren, selten mehr als 1/2 %/00, Eiweiß, ohne daß die klinischen Symptome einer Nephritis vorhanden sind. Zylinder fehlen bei dieser Albuminurie oder sind wenigstens recht spärlich; auf ihr zahlreiches Auftreten bei drohendem Coma weist Sand-meyer hin.

Bei alten Leuten kompliziert sich Diabetes oft mit Nephritis und Eiweiß-ausscheidung bei Herzinsuffizienz. Wir erwähnten schon früher, daß bei Albu-minurie öfters die Glykosurie geringer wird oder ganz verschwindet. Eine ursächliche Beziehung zwischen beiden Krankheiten besteht jedoch nicht. Übergang der diabetischen Albuminurie in wahre Nephritis ist nicht bekannt.

Die Diabetesniere ist meist vergrößert, etwas hyperämisch, die Epithelien sind bis auf die Sammelkanälchen getrübt oder verfettet; die Kerne bleiben gut färbbar, interstitielle Veränderungen fehlen (Hansemann). Ebstein fand bei Diabetes Epithelnekrosen in den Nieren. Die Epithelien der Henleschen Schleifen sind häufig vollständig mit Glykogen gefüllt: glykogene Degeneration.

Im Harn der Diabetiker ist nicht selten ein reichliches Sediment von Oxalatkristallen, einzelne Werte über 0,5 g, ja über 1 g CaO wurden mit älteren Methoden gewonnen; sie bedürfen, da sie in Hinblick auf die Befunde Hilde-brandts (s. Oxalurie) nicht ohne Interesse sind, einer Bestätigung mit neueren Methoden. Vereinzelte neuere Untersuchungen ergaben bei Diabetikern normale Werte (s. Oxalurie). Die übrigen Harnbestandteile werden in normaler Menge ausgeschieden, oder ihre erhöhte Ausscheidung ist nur die Folge der aufgenom-menen Nahrung.

Beim Mann findet sich gewöhnlich im schweren Diabetes, nicht selten auch schon in den leichteren Stadien der Krankheit, verminderte Libido oder Impotentia coeundi. Die Störungen schwinden häufig, wenn die Zuckerausscheidung bei geeigneter Diät wieder zurückgeht. Bei anderen Zuckerkranken bleiben die Funktionen, ebenso wie die Zeugungsfähigkeit, bis in die letzten Stadien der Krankheit erhalten.

Bei diabetischen Frauen sind die Menses gewöhnlich sehr spärlich; verschlimmert sich der Zustand, so können sie oft monatelang oder dauernd ausbleiben. Die Ursache soll eine Atrophie der Ovarien sein (Hofmeier), einen regelmäßigen Befund bildet sie aber auch bei der Amenorrhoe nicht. Konzeption findet bei schwer Diabetischen anscheinend recht selten statt (Lecorché). In den allerleichtesten Fällen verlaufen Konzeption und Schwangerschaft ohne besondere Störungen; wir erwähnten bereits oben, daß vorübergehend sich die Toleranz während der Gravidität verschlechtern kann. In mittelschweren und schweren Fällen, wenn einmal die Konzeption stattgefunden hat, besteht eine erhebliche Gefahr für die Mutter; das Kind stirbt meist in den letzten Monaten ab oder wird sehr lebensschwach geboren. Als häufigere Komplikation wird starkes Hydramnion angegeben (Gaudard).

Die Zuckerausscheidung steigt gewöhnlich stark an, vor dem normalen Ende der Gravidität oder während der Geburt trat in vielen Fällen Coma ein; es ging mehrmals nach der Entleerung des Uterus wieder zurück (Offergeld).

Offergeld stellt 63 Fälle von Gravidität bei Diabetes mellitus zusammen. Von 60 Geburten erfolgten nur 24 am normalen Ende der Schwangerschaft, die übrigen im 5. bis 9. Monat meist spontan (einzelne wurden künstlich eingeleitet); 17 von diesen Müttern gingen während oder kurz nach der Geburt im diabetischen Coma zugrunde. 31 Kinder starben intrauterin ab; von 27 Lebendgeborenen überlebten nur 15 das zweite Lebensjahr. Auch der weitere Verlauf des Diabetes scheint durch die Gravidität ungünstig beeinflußt zu werden. In den meisten dieser Fälle wurde übrigens während der Schwangerschaft anscheinend keine zweckmäßige Diät durchgeführt. Neumann erhielt bei richtiger Ernährung günstigere Resultate und erkennt deshalb keinen Einfluß des Diabetes auf Schwangerschaft und Geburt an.

Man wird jedenfalls nur in den allerleichtesten Fällen, die sich mehrere Jahre ohne Verschlechterung ihrer Toleranz hielten, wo reichliche Ernährung auch mit Kohlehydraten (bei sehr geringer Glykosurie) möglich ist, die Heirat gestatten.

In schwereren Fällen mit starker Acidose wird bei der schlechten Prognose, die dieser Zustand auch für das Kind bietet, der Abort oder die künstliche Frühgeburt in Frage kommen. Fraglich ist nur, ob der Eingriff hier noch viel helfen wird. Allgemeinnarkose, insbesondere mit Chloroform ist zu vermeiden; Lumbalanästhesie als das ungefährlichste Verfahren zu empfehlen (Offergeld l. c.). In manchen, nicht ganz leichten bis mittelschweren Fällen wird der Entscheid, ob die Kranken ohne großen Schaden noch eine Gravidität ertragen können, recht schwer sein, die Möglichkeit, die Schwangere ohne starke Glykosurie ausreichend zu ernähren, entscheidet dann bei längerer Beobachtung; übrigens dürften gerade diese Fälle im Alter, wo Gravidität eintritt, ziemlich selten sein.

Respirationsorgane. Die Respirationsorgane zeigen abgesehen von der früher erwähnten Xerosis pharyngis et laryngis keine für den Diabetes spezifischen anatomischen Veränderungen oder Funktionsstörungen. Dagegen ist die verminderte Widerstandsfähigkeit der Lungen gegen Infektionen, besonders gegen die Tuberkulose, sehr auffallend. Von den schweren Fällen mit längerer Dauer des Diabetes erkrankt eine sehr große Zahl an Lungentuberkulose. Sie führt meist zu ausgedehnten Verkäsungen und verbindet sich oft mit Abstoßung größerer Fetzen verkästen oder einfach nekrotischen Gewebes. Der Tod erfolgt oft schnell an Erschöpfung, seltener im Coma.

In leichteren Fällen kann die Tuberkulose bei geeigneter Behandlung des Diabetes in ein chronisches Stadium treten oder latent werden; ohne diese kann sie auch bei sonst kräftigen, ja oft fettleibigen Patienten einen auffallend schnellen Verlauf nehmen. Den Übergang der Tuberkulose auf andere Organe scheint der Diabetes nicht zu begünstigen.

Pneumonie geht bei Diabetes meist ungünstig aus; nur wenige Kranke, meist leichtere Fälle, überstehen sie ohne auffallende Erscheinungen. Der Urin zeigt während der Krankheit mitunter erhöhten Zuckergehalt, öfters wird er, wohl infolge der mangelhaften Nahrungsaufnahme, zuckerfrei.

Mit akutem Beginn, meist wohl aus einer kruppösen Pneumonie, entwickeln sich beim Diabetes Zerfallserscheinungen der Lunge mit blutigeitrigem Sputum, gelegentlich mit schwerer Hämoptoe; einen charakteristischen Geruch zeigt hier der Auswurf gewöhnlich nicht. Die Krankheit führt nach Tagen oder wenigen Wochen unter hohem Fieber zum Tode. In einzelnen dieser Fälle wurden bei der Autopsie und im Sputum während des Lebens Schimmelpilze oder Hefe nachgewiesen; man brachte sie mit dem Zerfall des Infiltrats in Zusammenhang. Die chronische, meist mehr diffuse Form der Lungengangrän mit stinkenden Sputis zieht sich oft über Jahre hin; sie scheint besonders bei leichtem Diabetes aufzutreten. Die Gangrän kommt gewöhnlich auch trotz Verschwindens der Glykosurie nicht zur Heilung. Marchand und Fink beschreiben chronisch indurierende pneumonische Prozesse mit Zerfall des Lungengewebes, Cavernen- und Bronchiektasenbildung, bei Diabetes. („Nicht tuberkulöse Phthise".)

Zirkulationsorgane. Über Herzbeschwerden wird von Diabetischen, so lange sie noch in erträglichem Ernährungszustande sind, selten geklagt; meist ist es bei fortgeschrittenen Fällen die allgemeine Muskelschwäche, die sie an stärkeren Anstrengungen hindert. Ein nennenswerter Einfluß auf die chronischen Herzstörungen bei Arteriosklerose, Nephritis, Myocarditis kommt dem Diabetes anscheinend nicht zu. Asthma cardiale, Angina pectoris, Ödeme, Leberschwellung treten ebenso wie beim nicht Diabetischen auf, und auch der Verlauf der Herzstörungen, ihre Beeinflußbarkeit durch die verschiedenen Herzmittel, scheint durch die Komplikation nicht ungünstiger zu sein. Nahrungsbeschränkung mit kohlehydratfreier oder kohlehydratarmer Kost wird von diesen Kranken mitunter schlecht ertragen, es können unregelmäßiger Puls, Schwächegefühl und Ohnmachtsanfälle eintreten. Eine gewisse Kontrolle der Nahrung ist trotzdem, wenn der Diabetes nicht ganz leicht ist, unbedingt nötig.

In recht seltenen Fällen entwickelt sich bei Diabetischen plötzlich eine Herzschwäche, die schnell trotz aller angewandten Mittel zum Tode führt. In ihrem unerwarteten und bösartigen Verlauf hat sie vielleicht etwas Typisches. In einem Fall, den ich beobachten konnte, stellten sich im Anschluß an eine Aufregung starke Pulsbeschleunigung und subjektive Herzbeschwerden ein; trotz Bromkali, Digitalis etc. trat ohne objektive Zirkulationsstörungen innerhalb drei Wochen der Tod bei vollständig erhaltenem Bewußtsein ein. Meist ist der Verlauf viel kürzer. Naunyn sah tödlichen Ausgang in sechs Tagen. v. Noorden erwähnt Fälle von akutem Herztod mit Asphyxie. Auch Frerichs beobachtete Fälle, die unter akuter Herzschwäche in wenigen Stunden im Collaps zugrunde gingen. (Nur in dem ersten seiner vier Fälle hat es sich sicher wohl um kein Coma diabeticum gehandelt.

Die periphere Arteriosklerose verursacht beim Diabetes verhältnismäßig häufig Thrombose mit Extremitätengangrän. Die Prognose ist noch ungünstiger als bei der Greisengangrän im allgemeinen; der Prozeß kommt nur selten nach der Amputation zur Heilung. Nach kleinen Verletzungen entwickelt sich besonders leicht an einzelnen Zehen Gangrän, die dann öfter lokal beschränkt bleibt und nach Demarkation in der Haut oder nach Zehenamputation heilt.

Eitrige Infektionen. Die Empfänglichkeit der Diabetiker gegen eitrige Infektionen ist auffallend gesteigert. Furunkulose ist häufig das erste Symptom, das an Zuckerkrankheit denken läßt und die bis dahin versäumte Urinuntersuchung veranlaßt; die Furunkel heilen meist sehr prompt nach der Entzuckerung.

Karbunkel sind bei Diabetikern besonders bösartig, sie greifen meist weit um sich, führen öfters zu Sepsis oder zu Tod im Coma. Sie erfordern sehr ausgiebige und frühzeitige Incision.

An Händen und Füßen finden sich ziemlich häufig Paronychien mit Verlust der Nägel. Auch subkutane Eiterungen und tiefe Phlegmonen bedeuten für den Diabetischen eine größere Gefahr und erfordern besonders frühes und energisches Eingreifen. Eiterungen innerer Organe scheinen dagegen keine besondere Rolle zu spielen.

Beim Auftreten von Karbunkeln oder Phlegmonen verschlimmert sich sehr häufig der Diabetes; die Kranken werden dann selbst bei strenger Kost nicht zuckerfrei. Nach Heilung des Prozesses kann sich die Erkrankung trotzdem als sehr leicht erweisen, es kann jetzt eine recht große Toleranz für Kohlehydrate bestehen. Sicher ist aber, daß durch schwere Phlegmonen auch bei im übrigen Gesunden vorübergehende Glykosurie hervorgerufen werden kann (Becker). Daß sogar in leichten Fällen durch Karbunkel und Gangrän nicht allzuselten Coma hervorgerufen werden kann, wurde bereits früher erwähnt.

Hauterkrankungen. Mehrfach beschrieben ist die Komplikation des Diabetes mit Morbus maculosus und skorbutähnlichen Zuständen, Gingivitis, Hautblutungen, Darmblutungen, Blutungen der Harnwege; es handelt sich m. E. wohl nur um ein zufälliges Zusammentreffen.

Spezifisch für den Diabetes — es kommt sonst hauptsächlich noch bei Lebererkrankungen vor — scheint das recht seltene Xanthoma tuberosum multiplex zu sein. Über den Körper zerstreut treten kleinste bis 10-pfennigstückgroße erhabene Knoten von gelber Farbe auf; sie stehen meist symmetrisch, Gesicht und Nacken bleiben frei, dagegen können auch die Handteller ergriffen werden. Anatomisch handelt es sich um Auftreten mit Fetttröpfchen gefüllter Zellnester zwischen den Bindegewebszügen (Derlin). Die Tumoren können sich bei geeigneter Diät, gelegentlich wohl auch ohne diese, zurückbilden, um später wieder von neuem aufzutreten.

Eine größere praktische Bedeutung beansprucht das Hautjucken, es tritt oft auch in leichten Fällen als quälendes Symptom auf; nicht selten ist ausgeprägte Urticaria auch die Ursache des Juckreizes. Die Entzuckerung hat meist einen gewissen Einfluß auf diese Symptome oder bringt sie zum Schwinden; sie bestehen aber gelegentlich noch längere Zeit fort, selbst wenn der Patient keinen Zucker mehr ausscheidet. Sie erfordern dann weiterhin die sonst übliche, mehr oder minder erfolgreiche Behandlung.

Nervensystem. Erscheinungen von seiten des peripheren Nervensystems und der Sinusorgane begleiten den Diabetes und komplizieren sein Bild; die meisten können mit großer Wahrscheinlichkeit als Folge der Hyperglykämie angesehen werden und bessern sich gewöhnlich mit deren Einschränkung. Ein Teil dürfte Folge der extremen Entkräftung sein und tritt ähnlich auch bei Kachexien aus anderer Ursache auf.

Neuralgien können bei Diabetes in den verschiedenen Nervengebieten auftreten; sie sind unabhängig von der Schwere der Erkrankung. Die Sensibilitätsstörungen sind meist wenig ausgeprägt; am häufigsten finden sich noch Parästhesien, Kribbeln, Eingeschlafensein, Kältegefühl. Gelegentlich wird die Neuralgie von einem Herpes zoster begleitet. Auffallend ist, daß die Störungen sehr oft die gleichen Nervengebiete auf der rechten und linken Seite treffen. Der bevorzugte Sitz der Neuralgien ist der Nervus ischiadicus. Wie bei der gewöhnlichen Ischias bestehen nicht selten zugleich Lendenschmerzen und Schmerzen im Nervus cruralis. Nächstdem sind die Schmerzen am häufigsten im Plexus brachialis und im Trigeminus, besonders im unteren Ast. Die Nervenstämme sind wohl ausnahmslos recht druckempfindlich.

Weniger exakt lokalisierte, rheumatische Schmerzen werden von Zuckerkranken sehr häufig an den verschiedensten Körperstellen, im Kreuz, in einzelnen Muskelgruppen, empfunden und können den Kranken sehr lästig werden. Reißende Schmerzen in der Ferse erschweren manchen Kranken das Auftreten und Gehen. Sehr entkräftete Patienten mit großer Zuckerausscheidung und mit starkem Schwund der Muskulatur empfinden oft leichte Schmerzen und Müdigkeit in den Beinen, bei Bewegungen, besonders während der Bettruhe, treten schmerzhafte, krampfartige Kontraktionen auf; vielleicht sind sie nur Folge der Schwäche oder einer Wasserverarmung der Gewebe.

Ohne sonstige Krankheitserscheinungen von seiten des Rückenmarks oder der peripheren Nerven fehlen bei Diabetikern in einem beträchtlichen Prozentsatz der Fälle die Patellarreflexe; die Angaben schwanken zwischen 20—75 %. Nicht selten gelingt es nur noch mit großer Mühe eine schwache Kontraktion des Quadriceps auszulösen; vielleicht erklären sich so die Differenzen in den Angaben bei den verschiedenen Autoren.

Das Ulcus perforans, begleitet von neuritischen Symptomen oder auch ohne komplizierende Nervenerkrankungen, findet sich gelegentlich bei Diabetes, meist an der typischen Stelle, dem Metatarso-phalangeal-Gelenk der Großzehe, seltener am Kleinzehenballen oder an der Hand. Es greift ebenso wie bei der Tabes, in die Tiefe und hat geringe Heilungstendenz.

Recht selten werden Extremitätenmuskeln durch neuritische Prozesse gelähmt; die Prognose auf Wiederherstellung der Funktion ist hier nicht gut. Vollständige oder annähernd vollständige Heilung erfolgt in der Regel bei der etwas häufigeren peripheren Facialisparalyse.

Die Polyneuritis diabetica zeigt Ähnlichkeit mit der alkoholischen und betrifft meist auch wie diese die unteren Extremitäten. Man kann eine akute Form mit starken Schmerzen, Druckempfindlichkeit der Nervenstämme, Lähmung oder starker Schwäche der Muskeln (oft mit Entartungsreaktion) und Sensibilitätsstörungen von einer mehr chronischen Form unterscheiden, bei der paretische und ataktische Erscheinungen im Vordergrund stehen. (Pseudotabes diabetica.) Störungen der Pupillenreaktion und der Blasenfunktion dürften bei ihr so gut wie immer fehlen (Naunyn, Fischer, Grube). Im einzelnen Fall kann der Entscheid, ob es sich um eine Tabes handelt, recht schwer sein.

Anatomisch wurden bei Diabetes neuritische Veränderungen schwererer Art gefunden; über die leichten Erkrankungen, Neuralgien, besitzen wir keine anatomische Untersuchungen. Ihre schnelle Heilbarkeit spricht gegen grobe Veränderungen.

Bei Schwerdiabetischen fanden sich recht häufig degenerative Prozesse in den Hintersträngen und in den hinteren Wurzeln; doch können auch bei intaktem Rückenmark die Patellarreflexe fehlen, oder sie können umgekehrt trotz der Veränderungen vorhanden sein.

Cerebrale Erscheinungen leichterer und schwerer Art ohne nachweisbare anatomische Veränderungen werden beim Diabetes in verschiedener Form und Schwere beobachtet. Recht häufig klagen Kranke über Kopfschmerz, der sich von dem gewöhnlichen nervösen Kopfschmerz nicht unterscheidet. Gelegentlich ist sehr heftiger Kopfschmerz auch ein Vorläufer des Coma.

Schwindelanfälle sehr starken Grades beruhen, wenn keine organische Ursache vorliegt, oft auf neurasthenischer Grundlage. Hemiplegie ohne anatomischen Befund sah man, ähnlich wie bei Urämie, auch beim Diabetes. Schnell wieder schwindende Lähmungserscheinungen hemiplegischen Charakters sind nicht allzu selten. In sehr seltenen Fällen traten im typischen Coma dyspnoicum epileptische Erscheinungen auf (Lossen). Schwere Bewußtseinsstörung mit Amaurose und epileptiformen Krämpfen führte ohne typisches Coma in einem Fall Lossens in 13 Stunden zum Tode. In einem Fall von Kraus mit ähnlichen Erscheinungen trat wieder Erholung ein.

Augenerkrankungen[1]) Eine nicht unbedeutende Zahl der Diabetiker erkranken an Störungen des Sehorgans. Der Prozentsatz der Erkrankungen ist so groß, und die Veränderungen sind zum Teil wenigstens so charakteristisch, daß die Beziehung zur Stoffwechselstörung, d. h. deren ursächliche Bedeutung, recht sicher erscheint. Schmidt-Rimpler fand unter 75 Diabetikern, die ihm von inneren Medizinern wahllos zur Untersuchung gesandt wurden, 7 mal Linsentrübung, dabei je einmal Netzhautblutungen und einmal Glaskörpertrübungen, 4 mal Retinitis, 2 mal Augenmuskellähmungen (Akkommodationsschwäche wurde nicht mitgezählt), insgesamt sind das 18 %. Statistiken der inneren Mediziner sind meist nicht brauchbar, da hier eine regelmäßige, sorgfältige Augenuntersuchung fehlt. Die Statistiken der Ophthalmologen finden in ihrem Gesamtmaterial 1 bis $1\frac{1}{2}$ % Diabetiker.

Die einzelnen Erkrankungen sind nach einer Berechnung aus mehreren Statistiken, die Groenouw gibt, Iritis und Chorioiditis 5—8 %, Katarakt 25—45 %, Netzhauterkrankungen 21—36,5 %, Amblyopien ohne ophthalmoskopischen Befund und Sehnervenerkrankungen 10—35 %, Augenmuskellähmungen 2—7 %, Refraktions- und Akkommodationsstörungen 2—5 %. Akkommodationsschwäche findet sich ziemlich häufig bei starker Glykosurie, zugleich mit Schwäche der Körpermuskulatur. Sie kann bei Besserung des allgemeinen Kräftezustandes wieder verschwinden. Bei stärkerer Hypermetropie, wenn schon zum Blick in die Ferne akkommodiert werden muß, macht sich die Störung am unangenehmsten bemerkbar und kann schwere Amblyopie vortäuschen; bei starker Myopie fällt sie weniger ins Gewicht. In ihren geringen Graden äußert sich die Akkommodationsschwäche nur in schneller Ermüdbarkeit beim Blick in die Nähe.

Eine wahre Akkommodationsparese und -Lähmung kann angenommen werden, wenn Lähmungserscheinungen an den äußeren Augenmuskeln oder am Sphincter iridis vorhanden sind oder wenn die Akkommodation tatsächlich vollständig aufgehoben ist. Eine dauernde Anspannung der Akkommodation kann Hypermetropie verdecken oder Myopie vortäuschen, die Akkommodationsbreite erscheint dann ebenfalls eingeschränkt; sie geht in einzelnen Fällen der Schwäche voraus.

Eine wahre Myopie entwickelt sich mitunter im Verlauf des Diabetes ohne spätere Starbildung. Sie beruht wahrscheinlich auf einer Zunahme des Brechungsvermögens der Linse, für Zunahme des Längsdurchmessers des Auges hat man keine Anhaltspunkte. In manchen Fällen bildet sie sich wieder zurück.

---

[1]) Vgl. auch Bach, dieses Handbuch Bd. VI.

Bei älteren Diabetikern entwickelt sich die Katarakt in der gleichen Art wie der Greisenstaar. Das Durchschnittsalter bei der Erkrankung liegt in viel früheren Jahren als beim nicht Diabetischen. Bei jungen Diabetikern dagegen bildet sich zunächst eine diffuse Trübung von der Äquatorialgegend aus, meist anfangs unter der hinteren, dann mit Sektorenbildung dicht hinter der vorderen Kapsel. Es entsteht so oft in wenig Tagen oder Stunden ein weicher kernloser Staar mit Irisvorwölbung; die Entwickelung dauert kaum länger als ein halbes Jahr. Fast immer erkranken beide Augen gleichzeitig.

Während der Altersstaar auch bei leichten Diabetesfällen auftritt, die oft nur sehr geringe Zuckermengen ausscheiden oder zeitweise zuckerfrei sind, findet sich die Katarakt der jungen Leute ausnahmslos in schweren Fällen. Die Operationschancen sind, auch wenn die Patienten nicht zuckerfrei sind, im ganzen recht gut. Wesentlich verschlechtert wird das Resultat der Operation häufig durch Chorioiditis, Veränderungen im Glaskörper und in der Retina. Die Ursachen der Kataraktbildung sind noch nicht genügend aufgeklärt. Im Zuckergehalt des Humor aqueus und des Glaskörpers allein können sie jedenfalls nicht liegen. Bei zweckmäßiger Diät scheint die Staarentwickelung öfters halt zu machen oder wenigstens langsamer fortzuschreiten; sogar Fälle von Rückbildung der Trübungen mit Besserung des Sehvermögens werden berichtet. Gewöhnlich findet sich zugleich mit der Katarakt eine Entartung der Pigmentzellen der Iris; bei der Operation ist das ablaufende Kammerwasser dadurch schwarz gefärbt. Iritis, gelegentlich mit Hypopyon, und Chorioiditis, ist beim Diabetes meist doppelseitig; die Prognose soll durch den Diabetes nicht verschlechtert werden. Heine erwähnt Hypotonie des Auges im Coma diabeticum; im entwickelten Coma, mehrere Stunden vor dem Tod, konnte ich das Symptom mehrfach beobachten; es dürfte wohl keine spezifische Bedeutung haben.

Größere und kleinere Blutungen in die Retina treten meist beiderseitig auf; beim Sitz in der Peripherie verlaufen sie ohne stärkere Störungen. Werden sie sehr massig, so können sie in den Glaskörper perforieren und gelegentlich Veranlassung zu hämorrhagischem Glaukom werden. Anwendung von Mydriaticis steigert diese Gefahr.

Einigermaßen charakteristisch für den Diabetes (Hirschberg) ist die Retinitis. Sie tritt auch in Fällen auf, in welchen kein Eiweiß im Urin gefunden wird, ist also nicht mit Retinitis albuminurica identisch. Die weißen Flecke sind viel kleiner, zeigen keine Sternfigur in der Macula, die Papille ist scharf begrenzt ohne neuritische Erscheinungen. Ausnahmen von diesen typischen Fällen kommen allerdings, wenn auch selten, vor. Die Sehstörung ist unter Umständen nur gering, relatives (grün-rot) Skotom; es kann aber auch ein positives zentrales Skotom bestehen. Die Störungen können sich teilweise wieder zurückbilden; nur selten führen sie bei ausgedehnten Blutungen zu vollständiger Erblindung.

Zentrales Skotom ohne Veränderungen am Augenhintergrund wird auf eine Neuritis retrobulbaris mit Erkrankung des makularen Bündels zurückgeführt, das Skotom besteht anfangs häufig nur für Farben; die Fälle, die der Tabaksamblyopie sehr ähneln, wurden auch bei Personen beobachtet, die nicht rauchten. Selten sind Amblyopien ohne Skotom und Fälle von einfacher Atrophie des Opticus ohne komplizierende Erkrankung des Zentralnervensystems. Bei starker Schwäche können durch ungenügende Konvergenz Doppelbilder entstehen. Doch kommen auch wahre Augenmuskellähmungen vor, deren Sitz, ob zentral (nukleär) oder peripher (durch Neuritis) nicht immer leicht zu bestimmen ist. Aus den übrigen Erscheinungen, dem Isoliertbleiben des einen Symptoms etc., wird sich gewöhnlich bei weiterer Beobachtung die genauere Diagnose stellen lassen.

Ohrerkrankungen. Otitis media verläuft bei Diabetikern meist mit sehr profuser Eiterung und führt schnell zu ausgedehnter Erkrankung (Nekrose) des Knochens (Kuhn), die operativen Resultate sind trotzdem recht günstig (Körner). Über Labyrinth- und Acusticuserkrankungen bei jugendlichen Diabetikern wird meines Wissens nicht berichtet; daß bei der Schwerhörigkeit in höherem Alter dem Diabetes eine wesentliche Bedeutung zukommt, ist noch nicht erwiesen. Von vornherein erscheint es ja recht wahrscheinlich, daß das so empfindliche Gehörorgan gegen die Schädigung der Hyperglykämie nicht unempfindlich ist. Daß bei intrakraniellen Komplikationen einer eitrigen Mittelohrentzündung gelegentlich Glykosurie auftreten kann, ist nach den Beziehungen, die zwischen Hirnerkrankungen und Zuckerausscheidung bestehen, kaum zu verwundern (Grunert). Auch soll gelegentlich bei akuter eitriger Mittelohrentzündung vorübergehend Zucker im Urin ausgeschieden werden.

Behandlung des Diabetes mellitus. Ein Mittel, um die den Diabetes verursachende Störung zu beseitigen, besitzen wir nicht. Wir wissen freilich, daß ausnahmsweise bei zweckmäßiger Behandlung nach kurzem Bestehen Erkrankungen wieder heilen können; doch muß eingestanden werden, daß es uns nicht möglich ist, diese seltenen Fälle von Anfang zu erkennen oder durch irgendwelche besondere Mittel öfter eine Heilung zu erzwingen. Wir können nur Schädigungen und Gefahren, welche die Zuckerkrankheit für ihren Träger birgt, nach Möglichkeit fernhalten. Leichte, ebenso wie schwere Fälle, werden von einer Anzahl Komplikationen, Tuberkulose, Neuralgien, Katarakt, bedroht, die bei geringer Zuckerausscheidung oder im „aglykosurischen Zustand" günstiger verlaufen oder heilen. Die Toleranz für Kohlehydrat und Eiweiß nimmt bei beträchtlicher Zuckerausscheidung auch in vielen leichteren Fällen schnell ab, bei zweckmäßiger Ernährung kann die Toleranz sich bessern oder wenigstens lange Zeit unverändert bleiben. In allen, besonders aber in den schweren Erkrankungsformen ist zu fürchten, daß die Nahrung bei großem Zuckerverlust das Kalorienbedürfnis des Diabetikers nicht mehr deckt. Auch ohne Unterernährung werden bei starker Zuckerausscheidung die Kranken gewöhnlich durch Schwächegefühl, Durst, Polyurie gequält. Unsere Aufgabe besteht also darin, bei ausreichender Ernährung die Zuckerausscheidung des Diabetikers in möglichst engen Grenzen zu halten und, wo es angeht, sie dauernd zum Verschwinden zu bringen. Ernsthaft in Betracht kommt zu diesem Zwecke als einziges Mittel die Regelung der Diät. Medikamentöse Behandlung wird sie höchstens in einzelnen Fällen zeitweilig unterstützen können. Die besonderen Indikationen, die sich dieser gelegentlich bieten, sollen später besprochen werden. Auf die Fälle, in welchen Glykosurie als Symptom einer heilbaren Erkrankung anderer Natur, etwa eines Gehirn- oder Pankreasleidens, nach Traumen, bei Eiterungen und Syphilis auftritt, gehen wir hier nicht näher ein; es hat da natürlich die auch sonst indizierte Therapie einzugreifen.

Als Quelle des Zuckers haben wir früher im wesentlichen Kohlehydrate und Eiweißkörper kennen gelernt; ferner wissen wir, daß Eiweiß darüber hinaus noch die Verwertung — Assimilation oder Verbrennung — der Kohlehydrate verschlechtern kann. Die Fettzufuhr übt dagegen, innerhalb der Grenzen, die praktisch für die Ernährung in Betracht kommen, keinen Einfluß auf die Zuckerausscheidung aus. Als ausreichend gilt nach Rubners Untersuchungen eine Zufuhr von 35—40 Kal. pro kg Körpergewicht bei mäßiger körperlicher

Arbeit. Bei fettleibigen Diabetikern, ebenso auch bei sehr abgemagerten Kranken, kann man sich die nötige Kalorienzufuhr annähernd aus der Körpergröße (= a cm) berechnen ([a—100]. 35).

Bei leichten Fällen, die nur nach Aufnahme von Zucker oder größeren Mengen stärkehaltiger Nahrung Glykose im Urin ausscheiden, genügt es, bei sonst frei gewählter Kost, Fleisch, Fett, grüne Gemüse, die Toleranz für Kohlehydrate zu ermitteln. Polyphagie besteht unter diesen Bedingungen kaum; der Kranke stellt sich mit seiner Kalorienzufuhr, ebenso wie der Gesunde, wenn keine weiteren Störungen vorliegen, auf eine Erhaltungskost ein. Zu verbieten ist auch in diesen Fällen die Aufnahme größerer Mengen von Traubenzucker, Rohrzucker und Maltose, wie sie sich in zuckerreichem Obst, vor allem den Weintrauben, finden, zum Süßen der Nahrungsmittel verwandt werden oder nebst dem Alkohol den Nährwert des Biers ausmachen. Unter den Gemüsen sind die stärkearmen Blättergemüse und Salate zu bevorzugen; ihr Kohlehydratgehalt, der 5% nicht übersteigt, kann für praktische Zwecke — hier für die Berechnung der Toleranz — unberücksichtigt bleiben. Zuckerarme Obstsorten, Äpfel, Orangen, Johannistrauben, Heidelbeeren, Preißelbeeren, Pfirsiche sind in gewissen Grenzen erlaubt. Mehlspeisen werden auch von diesen leicht Zuckerkranken am besten vermieden. Zur Bestimmung der Toleranzgrenze für Kohlehydrate verwenden wir meist das Brot (ca. 60% Stärke), das allmählich zur kohlehydratarmen Kost zugelegt wird. Wir bleiben aber später nennenswert unterhalb der ermittelten Toleranzgrenze. Wurden etwa gerade noch 200 g oder 150 g Brot ohne deutliche Zuckerausscheidung ertragen — traten gerade da die ersten quantitativ noch nicht bestimmbaren Spuren Zucker im Urin auf —, so empfiehlt es sich, die Brotration auf 150 g oder 100 g zu beschränken. Oft wird nach einigen Wochen dann auch 200 g und mehr Brot ohne Zuckerausscheidung verwertet. Ohne Schaden kann ein Quantum Brot durch die doppelte oder dreifache Masse Kartoffeln (roh gewogen) ersetzt werden. Zum Süßen der Speisen, wenn der Patient es wünscht, dient das Sacharin (Tabletten zu 0,05 genügen für eine Tasse Kaffee) oder, wo das Alkali (Na HCO_3) der Pastillen stört, die Crystallose. Bei älteren Personen wird man auf Einschränkung der Diät oft ganz verzichten können, wenn die Zuckerausscheidung 0,5—1% oder etwa 10—15 g täglich nicht überschreitet; doch ist auch hier vor dem Genuß von Bier und Zuckerwaren zu warnen. Strenger muß mitunter auch in diesen Fällen gegen die leichte Glykosurie vorgegangen werden, wenn die Patienten an Neuralgien leiden. Störungen der Herztätigkeit oder subjektive Beschwerden verbieten häufiger stärkere Einschränkung der Diät.

Bei jüngeren Personen, die stets von einer Verschlimmerung der Krankheit bedroht sind, soll der Urin auf alle Fälle dauernd zuckerfrei erhalten werden; eine regelmäßige, zum mindesten etwa monatliche Kontrollierung der Diät und Zuckerausscheidung darf auch in den scheinbar gutartigen Fällen nicht versäumt werden. Acetessigsäure und Oxybuttersäure werden in diesem Stadium der Krankheit bei zweckmäßiger Ernährung nicht ausgeschieden, sie erfordern also in der Behandlung keine Berücksichtigung.

Mittelschwere Fälle. In Hinsicht auf die Behandlung und die Prognose scheiden wir mit Naunyn von diesen leichten Fällen auf der einen, den schweren Fällen auf der anderen Seite eine Gruppe mittelschwerer Diabeteserkrankungen. Als Quelle für die Zuckerausscheidung kommt hier in größerem oder geringerem Umfang das Eiweiß in Frage. Bei überreichlicher Nahrungsaufnahme, wie wir sie hier fast immer vor Einleitung einer sachgemäßen Behandlung finden — die Patienten klagen meist über Abmagerung und Schwäche trotz guten Appetits — werden große Zuckermengen in mehreren Litern Urin täglich ausgeschieden; doch bleiben sie meist noch hinter der Kohlehydrataufnahme zurück. Legalsche und Gerhardtsche Reaktion sind bei freier Kost nicht vorhanden, nur die erste ist vielleicht einmal ganz schwach angedeutet. Um zunächst einen Einblick in die Schwere der Erkrankung zu bekommen, läßt man den Kranken kohlehydratarme Kost, Fleisch, Eier, Käse, Butter, Speck, grünes Gemüse, nach seinem Belieben zu sich nehmen; außerdem wird ihm für den ganzen Tag ein gewisses Quantum Brot, 100—200 g, und, wenn er es wünscht, eine bestimmte Menge Milch, 200—500 ccm zugemessen.

Wir gehen so vor, daß die Reste der zuvor auf dem Teller gewogenen Speisen zurückgewogen werden. Die Eiweiß- und Kohlehydratmenge, sowie die Gesamtkalorienzufuhr werden so für mehrere Tage bestimmt. Die selbstgewählte Kost dient als Grundlage der weiteren, quantitativ abgemessenen Ernährung.

Bei exzessiv hoher Eiweißaufnahme empfiehlt sich von vorneherein Einschränkung auf 100—150 g Eiweiß[1]); Zulagen von Sahne, Butter, Speck, Knochenmark ergänzen durch ihren hohen Fettgehalt den Brennwert der Nahrung (30—40 Kal. pro kg Körpergewicht). Nun wird die Kohlehydratzufuhr zunächst durch sukzessive Entziehung des Brotes, wenn es nötig wird, später auch der Milch eingeschränkt. Es wird z. B. für je 2 Tage nur 100 g, dann 50, dann 25 g Brot verabreicht. Unter Umständen wird der Urin schon während dieser Kohlehydratentziehung zuckerfrei. Oft bleibt geringe Glykosurie auch nach der Entziehung von Brot und Milch noch bestehen, am häufigsten, wenn die Eiweißzufuhr hoch ist. Zur „Entzuckerung" kann es nötig werden, sie vorübergehend auf 50—60 g (etwa 1 g Eiweiß pro kg Körpergewicht) herabzusetzen. (Nach Faltas Überlegungen entsteht hier also Zucker aus Eiweiß und Zucker aus Kohlehydrat; von beiden gelangt nur ein Teil zur Ausscheidung.) Derselbe Zweck wird übrigens durch Eiweißeinschränkung oft auch schon vor vollständiger Entziehung des Brotes und der Milch erreicht. In dem aglykosurischen Zustand, bei der einmal gefundenen Kost, werden die Patienten einige (4—8) Tage erhalten. Dann wird allmählich Milch — etwa alle 2 Tage 50 g — oder auch gleich Brot in Etappen von je 10—20 g — zugelegt; zeigen sich die ersten Spuren Zucker wieder im Urin, ist die Toleranzgrenze erreicht, so geht man für die Dauer mit der Brotration etwas unter dieselbe herab. Die Milch kann, ihrem Kohlehydratgehalt entsprechend, später durch Brot ersetzt werden. Bei geringem Eiweißgehalt der zur Entzuckerung gewählten Nahrung wird auch dieser später erhöht, ohne daß in günstig gelagerten Fällen wieder Zucker im Urin auftritt. Es ist also als Erfolg der Behandlung eine beträchtliche Besserung der Toleranz für Eiweiß und Kohlehydrate eingetreten. Auch später soll der Patient außerhalb des Krankenhauses quantitativ abgemessene Kost zu sich nehmen. Von Brot, Rahm, Butter, Speck wird das gesamte Tagesquantum morgens abgewogen oder gemessen; Fleisch und Gemüse lernen die Kranken meist sehr schnell recht exakt abschätzen.

Häufig bessert sich, wenn in derartigen Fällen einige Zeit diese Diät eingehalten wird, der Zustand recht erheblich, so daß dann auch bei freierer Kost kein Zucker ausgeschieden wird. In der Regel tritt allerdings — gewöhnlich bei etwas laxerer Diät — wieder Zucker im Urin auf. Man muß oft damit zufrieden sein, wenn sich die Glykosurie in gewissen Grenzen — etwa 10—20 g pro Tag — hält; genauere diätische Behandlung muß je nach Lage des Falles öfters wiederholt werden.

Während strenger Diät tritt in diesen mittelschweren Fällen gelegentlich schon eine beträchtliche Acidose auf. $NaHCO_3$-Gaben von 10 bis 20 g genügen

---

[1]) Über Eiweiß-, Fett- und Kohlehydratgehalt der Nahrungsmittel s. Tabellen S. 640 ff., 662.

meist, um den Urin stark alkalisch zu machen. Wir geben bei stärkerer Gėr-
hardtscher Reaktion, um die Gefahr eines Coma diabeticum zu vermeiden,
so viel Natron, daß der Urin schwach alkalisch oder doch nur schwach sauer ist.
Bei Zurückgehen der Acetessigsäurereaktion können diese Dosen verringert
werden. Einen besonderen Hinweis, wie wir die Behandlung einzurichten haben,
gewähren uns regelmäßige quantitative Bestimmungen des Acetons und der
Oxybuttersäure in diesen Fällen nicht. Zur Zuckerbestimmung soll der Urin
nach Vergärung nochmals polarisiert werden. Gelegentliche quantitative
Bestimmung der Säuren genügt zur Orientierung über die Schwere des Falles.
Eintritt des Coma wurde in diesen Fällen mitunter bei zu plötzlicher Entziehung
der Kohlehydrate, Übergang zur Eiweißfettkost, beobachtet. Es wird durch
genügende Natrongaben anscheinend sicher vermieden.

Der Nutzen, den in diesen Fällen die Regelung der Diät für das Kräftege-
fühl und den Ernährungszustand bringt, ist meist recht groß; oft werden zuvor
schwer kranke Patienten wieder voll arbeitsfähig, wenigstens in denjenigen
Berufen, die hauptsächlich geistige Arbeit erfordern. Zu schwerer körperlicher Arbeit sind diese Patienten gewöhnlich nicht mehr fähig, besonders da
weniger Bemittelten die Beschaffung einer genügenden Fleisch-, Fett- und
Gemüsekost zu teuer ist und schon aus diesem Grunde ungenügende oder unzweckmäßige Ernährung wieder eingreift. Über die Zweckmäßigkeit von
„Mehlkuren" in diesen Fällen soll später im Zusammenhang gesprochen
werden.

Im schweren Diabetes werden auch nach vollständiger Entziehung
der Kohlehydrate noch **größere** Mengen Traubenzucker ausgeschieden. Die
allerschwersten Fälle zeigen auch bei reichlichem Kohlehydratgenuß bereits
erhebliche Ammoniak-, Acetessigsäure- und Oxybuttersäureausscheidung (Eisenchloridreaktion und Linksdrehung im vergorenen Urin). Meist kann hier das
Ziel, ausreichende Ernährung ohne nennenswerte Zuckerausscheidung im Urin,
nicht mehr auf längere Zeit erreicht werden. Doch soll dieser Versuch in jedem
Fall gemacht werden, da nicht selten auch hier während der Behandlung auffallende Besserung der Toleranz eintritt. Zunächst wird bei stärkerer Acidose
durch Natrongaben (oft 30—50 g pro die) dafür Sorge getragen, daß der Urin
dauernd alkalisch reagiert. Dann wird auch hier Eiweiß- und Kohlehydratzufuhr, wie wir oben angegeben haben, bei möglichster Anpassung an die früheren
Lebensgewohnheiten der Patienten, beträchtlich eingeschränkt. Die Haupt-
zufuhr an Verbrennungsmaterial geschieht in Form von Fett (Butter, Speck,
Rahm etc.). Durch immer weitergehende Einschränkung der Eiweißnahrung,
oft auf 40—50 g den Tag, gelingt es häufig die Zuckerausscheidung stark — auf
10—15 g — herabzudrücken; ist man so weit gekommen, dann wird der Urin
gewöhnlich auch durch einen Hungertag (an ihm erhält der Patient nur Tee,
Kaffee, geringe Mengen Wein oder Cognak) oder durch einen Gemüsetag (hier
werden außerdem Gemüse und Fett ad libitum verabreicht), zuckerfrei und
bleibt es auch, wenn man wieder zur alten Kost zurückkehrt. Es kann nach
einigen Tagen (4—6) in ähnlicher Weise, wie wir es früher beschrieben haben,
mit Zulage von Milch etc. begonnen werden.

Gewöhnlich sinkt die Zuckerausscheidung und Acidose erst allmählich ab,
wenn sich die Kranken längere Zeit, oft mehrere Wochen, auf „kohlehydratfreier"
und eiweißarmer Kost gehalten haben; nach einem Gemüsetag — wir ziehen
ihn in der letzten Zeit meist dem ähnlich wirkenden Hungertag vor — wird dann
häufig der Patient doch noch zuckerfrei und zeigt in der Folgezeit erhöhte
Toleranz. Man wird in diesen Fällen zunächst mit einer eiweißarmen und „kohle-
hydratfreien" Kost fortfahren und, ähnlich, wie wir es früher beschrieben haben,
allmählich die Kost eiweiß- und kohlehydratreicher gestalten. Durch Einschiebung

eines Gemüsetages, etwa alle 8 bis 14 Tage, kann die erreichte Besserung oft einige Zeit festgehalten werden.

In mittelschweren und den nicht ganz schweren Fällen wird oft schon nach mäßiger Beschränkung der Diät, besonders in der Fleisch- und Stärkezufuhr, durch frühzeitige Einschiebung von einem oder von zwei Gemüsetagen das Verschwinden des Zuckers aus dem Urin erzielt.

Bei günstigem Verlauf sinkt die Acidose gewöhnlich während der Entzuckerung; bei steigender Toleranz kann sie bereits unter einer Kohlehydratzufuhr (etwa 20 g Brot) verschwinden, bei der ein gesunder Mensch noch beträchtliche Ketonurie zeigt. Es kann langsam unter Besserung des subjektiven Befindens eine wahre Gewichtszunahme eintreten.

In andern Fällen sinkt trotz starker Beschränkung der Eiweißzufuhr die Zuckerausscheidung nicht unter 20—30 g, der Urin wird auch an Hungertagen nicht zuckerfrei, die Patienten kommen in ihrer Ernährung immer weiter zurück; es bleibt nichts anderes übrig, als bei einer eiweißarmen Kost (mit ca. 80 bis 100 g Eiweiß) dem Patienten eine etwa ausreichende Kalorienmenge zuzuführen. (Fett, Eier, Gemüse, Fleisch und Wein, wenn er gewünscht wird). Sehr leicht ist dies Ziel nicht zu erreichen, da bei Steigerung der Nahrungsmenge wieder Zucker- und Oxybuttersäureausscheidung in die Höhe gehen; diese Kalorienverluste sind bei der Berechnung des Brennwerts der zugeführten Nahrung natürlich in Abzug zu bringen.

Am günstigsten gestalten sich noch die Ernährungsbedingungen meist bei geringer Eiweiß- und Kalorienzufuhr (30—35 Kal. pro kg Körpergewicht). Die N-Ausscheidung im Urin muß öfters kontrolliert werden, um, wenn es möglich ist, größere N-Verluste zu verhüten. Die Zuckerausscheidung wird dann gewöhnlich — auf die Dauer wird man kaum unter eine Brotration von 30 g gehen — 40—60 g, oft auch mehr betragen. Nur in seltenen Fällen halten derartige Patienten die vorgeschriebene Diät auf die Dauer gewissenhaft ein, da sie keinen Erfolg der aufgewandten Sorgfalt sehen, ihr Zustand sich nicht deutlich bessert, eher langsam verschlimmert. Meist zieht sich die Krankheit, wenn dieses Stadium erreicht ist, nur noch kurze Zeit, höchst selten noch etwa ein Jahr hin.

Infolge der großen Natrondosen wird vom Diabetiker, sicherlich viel leichter als vom Gesunden unter gleichen Bedingungen, Wasser retiniert; und zwar geschieht das, nach meiner Beobachtung, gleichgültig, ob der Urin sauer oder alkalisch, also auch schon, ehe ein Überschuß an Natron im Körper vorhanden ist. Es können so starke Ödeme am ganzen Körper sich entwickeln, die oft mehrere (5—6 kg) betragen. Werden die Natrongaben vermindert, so wird allmählich auch wieder die retinierte Flüssigkeit resorbiert und ausgeschieden. Es ist daher nicht nötig, die Natronmedikation vollständig auszusetzen. Regelmäßige Gewichtskontrolle und Beobachtung der Ödeme lassen die gerade noch tolerierte Natrondosis leicht feststellen.

Kohlehydratkuren. Eine Bereicherung hat gerade die Therapie dieser schweren Krankheitsfälle in den letzten Jahren durch die planmäßige Einführung sogenannter Mehlkuren gefunden. Wir übergehen die zahlreichen Vorschläge, die von verschiedenen Autoren gemacht worden sind, Diabetiker mit sehr kohlehydratreicher Kost zu ernähren. Soweit es sich nicht um Beobachtungen an ungeeignetem Krankenmaterial handelt, scheint all den günstigen Erfahrungen, meist unbewußt, dasselbe Prinzip zugrunde zu liegen (Mossé, v. Düring, v. Noorden, Falta, Lampé, Blum, Klemperer). Systematische Anwendung und allgemeinere Anerkennung fanden die Kuren erst durch von Noordens Diabetikerbehandlung. Bei sehr eiweißarmer Kost werden auch von schweren

Diabetikern, noch beträchtliche Mengen Kohlehydrat ohne oder mit geringer Zuckerausscheidung vertragen, wenn durch Gemüse oder Hungertage die Glykosurie zuvor stark herabgedrückt oder verschwunden ist. Nur in den allerschwersten Fällen werden auch bei extremer Eiweißbeschränkung die aufgenommenen Kohlehydrate annähernd quantitativ wieder ausgeschieden. Werden die Kohlehydrate verbrannt, so bleibt auch der Einfluß der Kohlehydratverbrennung auf Acetessigsäure- und Oxybuttersäureausscheidung nicht aus; sie kann trotz reichlicher Fettaufnahme von mehreren Gramm täglich auf normale Werte absinken. Praktisch wird folgendermaßen vorgegangen: Nach einer gewissen Regulierung der Diät — Einschränkung der Eiweißzufuhr auf ca. 100 g, Fett und Gemüse werden in beliebiger Menge verabreicht, Brot und kohlehydratreiche Nahrung am besten vollständig entzogen — schaltet man einen oder zwei Gemüsetage ein. An den folgenden Tagen erhält der Kranke ca. 250 g Hafermehl oder Haferflocken als Schleimsuppe in 5—6 Portionen; in die Suppe wird vor dem Anrichten je 40—50 g Butter eingerührt (im ganzen 250 g). Der Kranke soll pro kg Körpergewicht etwa 40—50 Kal. erhalten. In schweren Fällen ist es oft nötig, bis auf 100 g Mehl herabzugehen, damit der Zucker aus dem Harn verschwindet. Wenn der Kranke es wünscht, kann er außerdem Gemüse, Speck und etwas Alkohol zu sich nehmen. Länger als 2—4 Tage halten Patienten die Kost nur selten aus. Man läßt dieser Periode am besten einen Gemüsetag folgen, durch welchen mitunter jetzt der Patient zuckerfrei wird, auch wenn an dem vorhergehenden Gemüsetag und bei Haferkost nennenswerte Mengen Zucker noch ausgeschieden wurden. In der üblichen Weise wird langsam wieder eiweißreichere Nahrung zugelegt. Am besten wird das Fleisch zunächst ganz vermieden; an seiner Stelle kann allmählich eine größere Zahl Eier erlaubt werden. In den schwersten Fällen tritt gewöhnlich recht bald wieder Glykosurie ein, ein nachhaltiger Erfolg ist dann ausgeblieben. Wo zum ersten Mal die Hafertage keinen Erfolg bringen, kann eine Wiederholung der ganzen Prozedur gelegentlich doch noch zu einem günstigen Ergebnis führen. Das Wesentliche an dieser Kostform scheint die extreme Armut an Eiweiß zu sein; 100 g Hafermehl enthalten ca. 14 g „Eiweiß" (einen Teil dieser Stickstoffsubstanzen noch als Amidosäuren und Amide).

Die Stickstoffausscheidung im Urin ist bei dieser Kost oft auffallend niedrig, nur 4—6 g im Tag. Die Stickstoffverluste sind daher meist sehr gering (große Kohlehydrat- und Kalorienzufuhr), oder es besteht sogar etwa N-Gleichgewicht. Mit Einleitung der Diät tritt sehr häufig starke Wasserretention ein; in den meisten dieser Fälle wurde anscheinend gleichzeitig Natron verabreicht. In meinen Fällen blieben Ödeme aus, wenn kein Natron gegeben wurde.

Die gleichen Erfolge wie mit dieser Diät können in weniger schweren Fällen auch bei einem mäßigen Eiweißgehalt der Nahrung erzielt werden, und zwar erweist sich, wenigstens in der Mehrzahl der Fälle, auch hier, in seiner indirekten Wirkung auf die Zuckerausscheidung, Fleisch deutlich schädlicher als Pflanzeneiweiß (Roborat, Gliadin, Aleuronat) oder Eier (4—6 Stück den Tag). v. Noorden setzt seinem Brei täglich 100 g Eiweiß hinzu. Die Erfolge dieser Kost betrafen meist Zuckerkranke, welche zuvor mit Eiweiß stark überfüttert waren. Die Steigerung der Glykosurie, welche bereits ein Zusatz von 50 g Roborat bewirkt (s. o.), ist oft so groß, daß an eine spezifische Wirkung der Eiweißkörper auf die Zuckerverwertung geschlossen werden muß, daß nicht etwa nur die spezifisch-dynamische Wirkung des Eiweißes, d. h. die Zuckerbildung infolge der Steigerung des Gesamtstoffwechsels, wie sie sich beim Gesunden nach Eiweißzulagen findet, zur Erklärung herangezogen werden kann. In leichten und meist auch in den mittelschweren Diabetesfällen bietet die Kost keinen Vorzug vor der klassischen Diabetesbehandlung, da man um die ziemlich zeitraubende Ermittelung der Toleranzgrenze doch nicht herumkommt.

Dem Hafermehl kommt diese Wirkung nicht allein zu (Blum). Weizenmehl besitzt sie in ähnlicher Weise, auch Kartoffeln und Brot scheinen sich bei ebenso eiweißarmer Kost nicht viel anders zu verhalten. Wesentlich ist der vorausgehende Hunger- oder Gemüsetag. Blum (l. c.) will dessen Bedeutung durch Herabsetzen des Zuckergehaltes im Blut erklären; seine Zahlen, die am Hungertag ohne Glykosurie mehrmals höher sind als bei Glykosurie, wirken nicht recht überzeugend. Man kann auch geringere Hyperglykämie durch bessere Zuckerverbrennung erklären und aus ihr nur schließen, daß das Sinken der Zuckerausscheidung bei der Mehlkost nicht auf einer Zuckerretention renaler Grundlage beruht. Mir scheint es näher zu liegen auch die Wirkung des Hungertages in einer Verarmung an Eiweiß oder Eiweißspaltungsprodukten zu suchen, die in irgend einer Weise die Zuckerverwertung stören.

Während der Hafermehlkost fand Lipetz (Naunyn) bei günstigem Resultat der Kur stark vermehrten Bakteriengehalt der Fäces (gewogen); er äußert die Vermutung, daß in diesen Fällen die Stärke zersetzt und nur ihre Spaltungsprodukte resorbiert werden. Sie können dann günstig auf die Acidose wirken; sie könnten aber in anderen schweren Fällen auch die Zuckerausscheidung in die Höhe treiben. Klemperer akzeptiert auch diese Hypothese; er glaubt, daß durch die fleisch- und eiweißarme Kost die Darmflora in besonderer Weise verändert werde und daß dadurch die Stärke in höherem Maße vergären könne.

Konsequent durchgeführt, würde diese Hypothese den Angriffspunkt der meisten Maßnahmen, durch welche wir die Toleranz des Diabetikers beeinflussen, auf die Bakterienmassen des Darmes verlegen. Starke Gärungen mögen in einzelnen Fällen eine gewisse Rolle spielen, vielleicht gerade auch manche Unregelmäßigkeiten in der Zuckerresorption und Ausscheidung hervorrufen. Da es kaum möglich ist, so große Mengen Kohlehydrat unter sonst gleichen Bedingungen bei Umgehung des Darmes zuzuführen, ist diese Hypothese schwer widerlegbar; für wahrscheinlich halte ich so plötzliche und vollständige Änderung der Darmflora durch die Eiweißentziehung oder Eiweiß-Zulage nicht. Im Zusammenhang hiermit wollen wir die merkwürdige Hypothese von Funck (Münchn. med. Wochenschr. 1910) erwähnen; er erhielt durch Behandlung mehr oder minder sicher nachgewiesener Magen- und Darmstörungen Heilungen des Diabetes und sucht deshalb die Ursache der Zuckerkrankheit in einer Darmerkrankung.

Beurteilung und Behandlung der Diabetesfälle. (Kurzer Überblick.) Die getrennte Besprechung, die wir in der Symptomatologie und Therapie leichten, mittelschweren und schweren Diabeteserkrankungen zuerteilen mußten, machte es schwer, den Gang der Untersuchung, wie er zur Beurteilung dieser Fälle nötig ist, im Zusammenhang mit der Behandlung darzustellen. Wir suchen dies hier nachzuholen, werden dabei natürlich vieles bringen, das schon an anderer Stelle ausführlicher besprochen worden ist. Von der Besprechung der Komplikationen sehen wir hier ab.

Häufig wird zufällig, ohne daß der Patient über die typischen Diabetessymptome, gesteigerten Hunger und Durst, klagt, in einer Urinportion Zucker gefunden. Meist wird es sich dann um einen leichten Fall handeln; Legalsche und Gerhardtsche Probe im Urin dürften wohl stets fehlen. Um ein Urteil über die Schwere des Falles zu bekommen, ist es unbedingt nötig, die gesammelte 24stündige Harnmenge (Antisepticum: Toluol oder Thymol) zu untersuchen; die Kost muß jedenfalls qualitativ bekannt sein und soll außer annähernd bekannten Brotmengen keine kohlehydratreichen Nahrungsmittel enthalten (kein Zucker, keine Mehlspeisen, kein Bier, keine Kartoffeln). Läßt sich unter diesen Bedingungen im Urin kein Zucker nachweisen, so enthält mitunter doch die erste Urinportion nach einem kohlehydratreichen Frühstück noch geringe Zuckermengen. Oft kann aber in den allerleichtesten Fällen der Urin bei freier Kost wochenlang zuckerfrei bleiben, und nur reichlicher Zuckergenuß, Süßigkeiten oder Bier, läßt geringe Zuckermengen in den Harn übertreten. In diesen leichtesten Fällen wird es ausschließlich vom Alter des Patienten abhängen, ob man mehr als gerade diese verbietet. Bei jungen Leuten soll auf alle Fälle der Urin dauernd zuckerfrei erhalten werden, um eine Verschlimmerung der Krankheit hintanzuhalten.

Finden sich an diesen Probetagen beträchtlichere Zuckermengen, so empfiehlt sich auf alle Fälle eine Bestimmung der Toleranzgrenze. Der Patient erhält erlaubte Gemüse und Butter ad libitum, eine bekannte (abgewogene) Menge an eiweißhaltiger Nahrung (Fleisch, Käse, Eier), die seinen Gewohnheiten entsprechen und die Tage der Untersuchung etwa gleich bleiben soll, und ein bestimmtes Quantum Brot, wenn es gewünscht wird oder nötig ist, auch Milch oder Sahne. Die Brotration wird nun dem Patienten je nach Größe der Zuckerausscheidung allmählich verkürzt, bis der Urin zuckerfrei ist; eine Beschränkung der Eiweißkost dürfte in diesen Fällen kaum dazu nötig werden. Wenn nicht irgendwelche Komplikationen dagegen sprechen, hohes Alter, schwere Herzstörungen oder dergleichen, sind diese Fälle zuckerfrei zu erhalten; oft steigt dann wieder die Toleranz für Kohlehydrate. Die Anforderungen einer solchen Beschränkung sind für den Patienten meist recht gering; sie gewährt auch bei Fällen, wo eine schnelle Verschlimmerung nicht mehr zu fürchten ist, einen gewissen Schutz vor den zahlreichen Komplikationen.

Tritt uns der Symptomenkomplex: Hunger, Durst, Abmagerung, Schwäche entgegen, so handelt es sich meist bereits um schwerere Fälle oder bei leichteren um sehr unzweckmäßige Ernährung. Bei Feststellung der Toleranzgrenze wird man diese Fälle schnell erkennen. Wird der Urin bei einer Brotzufuhr von 40—50 g während einiger Tage nicht zuckerfrei, so ist zunächst die Eiweißmenge auf etwa 100 g zu beschränken; oft wird dann der Urin ohne weiteres zuckerfrei oder der Zucker verschwindet, wenn das Brot noch weiter beschränkt oder für einige Tage entzogen wird. Später werden dann fast immer wieder größere Brotmengen ohne Zuckerausscheidung vertragen. In leichteren Fällen tritt während dieser Kur meist nur schwache Gerhardtsche Reaktion im Urin auf. Bei schwereren (mittelschweren) Fällen kann sie bei Kohlehydratbeschränkung recht stark werden, die Zuckerausscheidung bleibt hier auch bei strengerer, brotfreier Kost oft längere Zeit bestehen und sinkt erst allmählich zugleich mit der Acidose bei weiterer Beschränkung der Eiweißzufuhr, auf etwa 60—80 g, ab. Bei Auftreten der Eisenchloridreaktion ist soviel Natron zu geben, daß der Urin alkalisch wird. Eine ausreichende Ernährung wird durch größere Fettzulagen, Butter, Speck und Sahne, erzielt. Nach der Entzuckerung wird wieder langsam mit Kohlehydratzufuhr begonnen, die dann meist bis zu einer gewissen Höhe gut vertragen wird.

In schweren Fällen zeigt der Urin oft schon bei freier Kost Gerhardtsche und Legalsche Reaktion. Er wird bei Kohlehydratentziehung und mäßiger Eiweißbeschränkung nicht zuckerfrei, wird es aber oft noch an Gemüse- oder Hungertagen. Nachdem der Urin zuckerfrei geworden ist, steigt gewöhnlich die Toleranz (für Kohlehydrat und Eiweiß); der Ernährungs- und Allgemeinzustand kann sich bei zweckmäßiger Zufuhr an Eiweiß, Kohlehydrat und Fett recht erheblich bessern, wenn die Glykosurie verhütet wird. In diesen Fällen werden auch mit den Mehlkuren oft recht gute Erfolge erzielt. — Der Ernährungszustand ist nicht selten in diesen Fällen noch auffallend gut.

In den schwersten Fällen sind die Kranken meist recht abgemagert. Der Urin zeigt schon bei freier Kost starke Gerhardtsche Reaktion, auch an Gemüse- und Hungertagen wird er nicht mehr zuckerfrei; Mehlkuren bleiben ohne jede Wirkung. Eine einigermaßen ausreichende Ernährung läßt sich gewöhnlich bei beschränkter Eiweißkost (80—100 g), etwa 30 g Brot, reichlich Gemüse und Fett noch erzielen. Die Natrongaben sind so zu bemessen, daß der Urin, wenn möglich, alkalisch wird; doch kann man meist 30 g den Tag auf die Dauer nicht überschreiten, da sonst Ödeme, mitunter auch Verdauungs- störungen, Magendrücken oder Durchfälle sich einstellen.

Über die Diagnose des Coma ist an anderer Stelle (S. 617) gesprochen worden.

Zusammensetzung der Nahrungsmittel. Der Diabetiker ist auf eine besondere Zusammensetzung seiner Nahrung angewiesen; in schwereren Fällen werden ihm erhebliche Beschränkungen auferlegt. Wohlmeinende ärztliche Überlegung und industrieller Unternehmungsgeist haben nach einem Ersatz für schädliche Nahrungs- und Genußmittel gesucht und zahlreiche Surrogate für Brot, Süßigkeiten, Obst, Champagner auf den Markt gebracht. Der Kranke ist meist mit einer natürlichen Nahrung von gewohntem Geschmack auf die Dauer zufriedener; künstliche Produkte werden fast regelmäßig nach einiger Zeit zurückgewiesen. Auch die kohlehydratarmen Nahrungsmittel sind, wie wir oben ausgeführt haben und hier nochmals hervorheben wollen, nur in gewissen Grenzen, unter Berücksichtigung des Kalorienbedürfnisses dem Diabetiker erlaubt.

Wir geben in Folgendem eine kurze Zusammenstellung der verschiedenen Nahrungsmittel unter Angabe ihres Kohlehydrat- und Eiweißgehaltes (zumeist sind die Zahlen dem Artikel von Rubner in v. Leydens Handbuch der Er- nährungstherapie, entnommen). Mageres Muskelfleisch enthält in rohem Zu- stande etwa 20 % Eiweiß, bei sehr fettreichen Sorten kann der Eiweißgehalt auf 14—15 % sinken, der Fettgehalt von Bruchteilen von 1 % bis auf etwa 40 % steigen (Hammel, Schwein, Gans). Bei der Zubereitung durch Kochen, Dämpfen oder Braten verliert das Fleisch 40—50 % seines Gewichts, haupt- sächlich Wasser, einen größeren oder geringeren Teil seines Fettes, seiner Salze und Extraktivstoffe, sehr wenig Eiweiß. Gekochtes Fleisch enthält also ein Viertel bis ein Drittel seines Gewichtes an Eiweiß; bei einem Fettgehalt von 4—5 % beträgt sein Nährwert für 100 g ca. 165—180 Kal. 100 g rohes Fleisch werden gewöhnlich zu 125 Kal. veranschlagt. Das Fleisch der mageren Fische enthält kaum weniger Eiweiß als das rohe Muskelfleisch; bei fetten Fischen, z. B. Aal und Hering, ist der Eiweißgehalt viel niedriger nur 12,8 und 10,1 %. Die Gewichtsabnahme beim Sieden der Fische ist wechselnd, meist viel geringer; um die gleiche Eiweißmenge zu geben, wird man ein Quantum Fleisch durch etwa das ein und einhalbfache an Fisch ersetzen können. Von den inneren Organen soll die Leber wegen ihres Glykogengehaltes gemieden werden, ebenso Wurstwaren, die oft beträchtliche Mengen Mehl enthalten. Ein Ei von 50 bis 60 g Gewicht enthält 6—7 g Eiweiß, 5—6 g Fett, es besitzt also einen Nährwert von etwa 75 Kal. 100 g gekochtes Fleisch werden durch zwei Eier ihrem Kalorien- werte nach ungefähr ersetzt, während ihr Eiweißgehalt wenig mehr als ein Drittel ist. Soll die Eiweißzufuhr beschränkt werden, so repräsentieren die Eier eine verhältnismäßig stickstoffarme Nahrung. Kuhmilch enthält 3,4 % Eiweiß, 4,8 % Milchzucker, 3,6 % Fett; der Liter Milch liefert dem Körper also 600 bis 700 Kal. In der Dickmilch und dem Kefir, ist ein beträchtlicher Teil des Milch- zuckers vergoren; bei strenger Diabeteskost finden sie öfters noch mit Vorteil Verwendung, wenn der große Zuckergehalt der unveränderten Produkte ver- mieden werden soll. Wir geben Diabetikern, die fette Nahrung in anderer Form zurückweisen, gern größere Mengen Rahm, bis zu $\frac{1}{2}$ l täglich; mit 20—30 % Fett, 3,5 % Zucker, 3,7—4 % Eiweiß ist er im Vergleich zu seinem Nährwert ein ziemlich kohlehydratarmes Nahrungsmittel (100 g = ca. 250 Kal.).

Die verschiedenen Käsearten wechseln recht erheblich in Eiweiß- und Fettgehalt: Quark, (Schmierkäse, Bibeleskäse) enthält 24,8 % Eiweiß, 7,3 %, oft sogar noch weniger Fett; in fetten Käsen steigt der Eiweißgehalt auf 27 bis 37 %, der Fettgehalt auf 20—30 %, im mageren Käse beträgt der Fettgehalt nur ca. 8,4 %. Man wird bei Diabetikern die ersten, Roquefort, Schweizer, Holländer, Brie dem mageren Parmesankäse vorziehen. Als Zusatz zur Suppe, in süßen Speisen, als Träger von Butter findet der Käse seine Verwendung in der Diabetikerkost.

Butter mit einem Gehalt von etwa 90 % Fett und weniger als 1 % Zucker muß in den schweren Diabeteserkrankungen meist als wichtiger Brennstoff dienen, wenn Kohlehydrate und erhöhte Eiweißzufuhr nicht mehr genügend ausgenutzt werden. Sie kann zu Suppen (Hafermehlkost!!) und Gemüsen zugesetzt oder auf trockenem Käse genommen werden. Knochenmark und fetter Speck haben etwa den gleichen Fettgehalt und Nährwert.

Meist gewöhnen sich die Diabetiker recht gut an diese fette Kost; doch soll aus Rücksicht auf die Acidose und vor allem auf Verdauungsstörungen eine Überfütterung mit Fett vermieden werden.

Der Kohlehydratgehalt der meisten Blattgemüse und Salate ist recht gering; sie werden als voluminöse vegetabilische Nahrung sehr gern und in größeren Mengen genommen. Mehl darf natürlich bei ihrer Zubereitung nicht verwandt werden; dagegen läßt sich Fett, Butter oder Speck leicht im Gemüse unterbringen.

Manche unserer Kranken vertilgten täglich 1000 bis 1500 g Gemüse bei sonst ausreichender Ernährung und gutem Befinden; diese merkwürdige Polyphagie war, trotzdem sie zuckerfrei waren und an Gewicht zunahmen, zurückgeblieben. Der Eiweißgehalt der Gemüse muß wenigstens bei exakter Berechnung zu Versuchszwecken berücksichtigt werden; es stammt etwa 50—80 % von ihrem Stickstoff aus Eiweißkörpern, der Rest aus Amiden, Aminosäuren, Ammoniak und Salpetersäure.

Wir führen den Kohlehydratgehalt und der Gehalt an Stickstoffsubstanz (N $\times$ 6,25) der gebräuchlichsten Gemüse an (nach König). Die * markierten sind bei strenger Diabeteskost zu vermeiden.

	Stickstoffsubstanz	Zucker	N-freie Extraktstoffe (z. gr. T. Kohlehydrate).
Wirsing	3,31 %	—	6,02 %
Blumenkohl	2,48 „	1,21 %	2,48 „
Rotkraut	1,83 „	1,74 „	4,12 „
Weißkraut	1,89 „	2,20 „	2,6 „
Sauerkraut	1,48 „	—	2,88 „
Zuckerhut	1,80 „	1,39 „	2,40 „
Spinat	3,49 „	0,1 „	4,34 „
Winterkohl*	3,99 „	1,21 „	10,42 „
Rosenkohl*	4,83 „	—	6,22 „
Endivie	1,76 „	0,76 „	1,82 „
Kopfsalat	1,41 „	—	2,19 „
Feldsalat	2,09 „	—	2,73 „
Römischer Salat	1,26 „	—	3,55 „
Löwenzahn*	2,81 „	—	7,45 „
Lauch (Blätter)	2,1 „	0,81 %	3,74 „

Von den übrigen Gemüsen, Wurzelsprossen, Samenhüllen kommen für den Diabetiker in Betracht:

	Stickstoffsubstanz	Zucker	N-freie Extraktstoffe (z. gr. T. Kohlehydrate).	
Spargeln	1,79 %	0,37 %	2,26 %	
Schnittbohnen	2,72 ,,	1,16 ,,	5,44 ,,	(Z. gr T. Inosit kein Zucker.)
Gurke	1,18 ,,	0,96 ,,	1,35 ,,	
Tomate	0,64 ,,	1,6 ,,	—	
Melone (?)	1,00 ,,	2,13 ,,	4,4 ,,	
Radieschen	1,23 ,,	0,88 ,,	2,91 ,,	

Sehr hohen Kohlehydratgehalt, ca. 50%, besitzen die reifen Legumosensamen; auch grüne Erbsen mit ca. 12%, Saubohnen mit 7,35%, sind als Gemüse für Diabetiker nicht geeignet. Die meisten Wurzelgemüse, Rüben, Kohlrabi, Sellerie, Schwarzwurzeln scheiden ebenfalls aus; sie enthalten 8—15% an Kohlehydraten. Einzelne Vegetabilien werden meist nur in sehr geringer Menge, einige Gramm, genommen und wirken darum trotz hohen Kohlehydratgehaltes kaum schädlich; so kann man, wenn es verlangt wird, Rettig, Roterübe, Meerrettig, Zwiebel, Knoblauch ausnahmsweise gestatten. Pilze besitzen niedrigen Kohlehydratgehalt, ca. 4%; sie können in der Kost des Diabetikers verwendet werden.

Mehlspeisen, Puddings, Makkaroni, Nudeln, sind dem Diabetiker untersagt.

Der Kranke wird das erlaubte Quantum Kohlehydrate am liebsten in Form von Brot nehmen. Weizenbrot enthält 50—60% Kohlehydrat, Roggenbrot 45—50%. Ihr Eiweißgehalt ist 6—7%. Ist die Toleranz des Diabetikers für Brot ermittelt, so kann das Brot auf Wunsch durch die doppelte bis dreifache Menge Kartoffeln (roh gewogen) ersetzt werden. (Kartoffeln ca. 20% Kohlehydrat und 2% Eiweiß.)

In neuerer Zeit beanspruchten die verschiedenen Mehlsorten auch für den Diabetes ein besonderes Interesse. Ähnlich wie für Hafermehl ließ sich bei eiweißarmer Diät eine ziemlich gute Ausnutzung für die übrigen Mehlsorten (ebenso wie für Kartoffeln) nachweisen. Doch scheinen nach Lampe und Magnus-Levy deutliche, oft sogar recht erhebliche Differenzen in der Toleranz für die verschiedenen Mehlsorten zu bestehen. Und zwar wird anscheinend Hafer weitaus am besten vertragen, schlechter Roggenkeimlinge, Weizenmehl, Gerste, recht schlecht Buchweizen und Reis. Wichtig schiene es mir zu wissen, ob der Eiweißgehalt der Nahrung bei diesen verschiedenen Mehlsorten eine ungleiche Bedeutung hat. Nach Magnus-Levy und Baumgarten und Grund scheint die Haferstärke wohl eine besondere Bedeutung zu haben. Nach Lang und Klotz finden sich Differenzen zwischen Hafer- und Weizenstärke auch im Verhalten gegen Ferment- und Bakterienwirkung.

Die pflanzlichen Eiweißkörper, Aleuronat, Glidin, Roborat, enthalten ca. 95% reines Eiweiß.

Die meisten Diabeteskranken verzichten nur ungern auf Obstgenuß. Sehr kohlehydratarm (1,5%) sind Preißelbeeren; sie können als Kompott mit Saccharin auch in größeren Mengen genommen werden. Himbeeren, Brombeeren, Heidelbeeren, Johannisbeeren, Erdbeeren, Apfelsinen, Mandeln, Nüsse, mit 5—8% Kohlehydrat kommen in zweiter Linie in Frage, weiter noch Pfirsiche und Äpfel mit 11% und 13%; in ihnen ist nur ein Bruchteil als Zucker (z. T. Fruktose) enthalten. Auch die meisten übrigen Früchte mit Ausnahme von Trauben und Südfrüchten können von leichteren Fällen in geringer Menge genossen werden.

Bier mit seinem großen Kohlehydratgehalt ist nur den Kranken mit allerleichtestem Diabetes ausnahmsweise in geringer Menge erlaubt; es wirkt meist besonders ungünstig auf die Zuckerausscheidung.

Gut ausgegorene Weine (Rhein, Mosel, Elsässer, Bordeaux) können vom Diabetiker ohne Schaden genommen werden, ebenso geringe Mengen Branntwein oder Cognak; natürlich darf der Zuckerkranke keine Liköre zu sich nehmen.

Kaffee, Tee, Cacao enthalten keine in Betracht kommenden Mengen von Kohlehydraten. Als Süßungsmittel ist Saccharin zu verwenden. Schokolade mit mehr als 50 % Zuckergehalt ist den Diabetikern ebenso wie Zucker selbst verboten.

Für den praktischen Zweck der annähernden Kalorienberechnung und für die Berechnung des Eiweißgehaltes der Nahrung bei Verordnungen am Krankenbett ist es zweckmäßig, Durchschnittswerte für die verschiedenen Nahrungsmittel gegenwärtig zu haben. Der besseren Übersicht halber stellen wir darum die gebräuchlichsten Nahrungsmittel mit ihrem Kalorien- und Eiweißgehalt nochmals in Tabellenform zusammen, verweisen im übrigen aber auf die Zusammenstellung (S. 662).

	Kal.	Eiweiß
100 g mageres Fleisch (roh) . .	125	20 g
100 g mageres Fleisch (gekocht (oder gebraten . . .	180	33 g
100 g fettes Fleisch (gekocht) .	350	20 g
100 g magerer Fisch	90	23 g
100 g fetter Fisch (Aal) . . .	110—310	10—15 g
1 Ei	75	6 g
100 g Milch	65	3,4 g
100 g magerer Käse	210	32 g
100 g fetter Käse	360	32 g
100 g erlaubtes Gemüse (zubereitet)	80	2—6 g
100 g Butter	800	1 g
100 g fetter Speck	800	2—5 g
100 g Knochenmark	800	—
100 g Öl	930	—
100 g Brot	300	7 g
100 g Rahm	300	4 g

Wenn nicht bei sehr reichlicher oder sehr knapper Eiweißzufuhr diese eine besondere Berücksichtigung erfordert, können die einzelnen Nahrungsmittel entsprechend ihrem Kaloriengehalt in der Kost einander ersetzen.

Von den Broten und Gebäcken für Diabetiker führen wir nur einige an; es ist in den letzten Jahren eine große Zahl derartiger Fabrikate auf den Markt gebracht worden. Eine Bedeutung können sie nur dann beanspruchen, wenn sie bei niedrigem Kohlehydratgehalt und gutem Geschmack den Brothunger des Diabetikers stillen und eine Unterlage für Butter abgeben. Da die gewöhnlichen Brote 45—60 % Kohlehydrat enthalten, scheiden die Brote aus, deren Gehalt nicht wesentlich geringer, deren Geschmack aber wohl immer schlechter ist.

Wir selbst machen nur selten von diesen Diabetikerbroten Gebrauch. Von einer großen Zahl hat Magnus-Levy den Kohlehydratgehalt kontrolliert, so daß uns zuverlässige Angaben zur Verfügung stehen.

	Kohlehydrat
Gerickes Sifarbrot	12 %,
Rademanns Lithonbrot	18 „
Gumperts Ultrabrot	7 „ (33,2 % Fett)

	Kohlehydrate
Goldscheiders Sinamylbrot	17 %
„ Grahambrot	46 „
Gumperts Diabet. Weißbrot (Doppelt)	37 „
Gumperts Diabet. Schwarzbrot	39,4 „
Klopfers Glidinbrot	33 „
Gerickes Doppelt-Porterbrot	32 „
Gerickes Dreifach-Porterbrot	20 „
Rademanns Diabet. Schwarzbrot	42 „
Rademanns Diabet. Weißbrot	37 „
Gumperts Diabet. Zwieback (doppelt)	27 „
Gerickes Doppelt-Porter-Zwieback	34 „
Rademanns Diabet. Zwieback	47 „
Rademanns Diabet. Stangen	20 „
Gumperts Diabet. Stangen	8 „
Rademanns Diabet. Makronen	9 „
Groetzsch Diabet. Salzbretzeln	17 „
Groetzsch Eßschokolade	12 „

Behandlung des Coma diabeticum. Die Behandlung des Coma diabeticum, die sich jetzt wohl allgemein Eingang verschafft hat, stützt sich auf die Theorie von Stadelmann und Minkowski. Wir haben diese Theorie der diabetischen Acidose und der Säurevergiftung im Coma diabeticum ausführlich besprochen und gingen dabei schon auf die Grundlage und die Erfolge der Alkalitherapie ein. Ihr Zweck ist, die im Körper sich bildende Säure durch Zufuhr fixen Alkalis zu neutralisieren. Sind die Patienten noch so weit bei Bewußtsein, daß sie schlucken können und fehlt Erbrechen, so ist die Zufuhr per os am zweckmäßigsten, alle Stunde etwa 5—10 g, entweder in wenig Wasser gelöst oder als Pulver mit Wasser heruntergespült. Man wird natürlich bei den ersten Anzeichen des Coma mit dieser energischen Alkalimedikation beginnen. In mehreren Fällen gaben wir so 150 bis 200 g $NaHCO_3$ in 24 Stunden; erst am zweiten Tage bei Fortsetzen dieser großen Dosen wurde der Urin alkalisch. Auch dann sind die Alkaligaben die nächsten Tage noch so hoch zu bemessen, daß der Urin alkalisch bleibt. Allmählich kann dann wieder auf 30 bis 50 g Natron zurückgegangen werden; doch sind die Fälle, in welchen ein Coma längere Zeit überlebt wird, nicht eben häufig.

Besteht bei starker Obstipation Erbrechen, so ist vor allem durch Einläufe, dann durch Abführmittel (Ricinusöl) Stuhlgang herbeizuführen; oft schwindet damit das Erbrechen, und die oben geschilderte Natrontherapie wird gut vertragen. Kann der Kranke nicht mehr schlucken oder wird die aufgenommene Flüssigkeit dauernd erbrochen, so muß das Alkali in die Vene injiziert werden. Man verwendet blutwarme Flüssigkeit mit einem Gehalt von 3 % $NaHCO_3$ oder 5 % Soda; innerhalb einer halben bis einer ganzen Stunde können 500 bis 1000 ccm Flüssigkeit infundiert werden. Nach mehreren Stunden kann die Injektion wiederholt werden.

Sehr häufig schwellen die Venen bei der Stauung nicht mehr genügend an; es empfiehlt sich dann, sie durch einen Schnitt freizulegen; subkutan — neben die Vene — injiziert, machen die alkalischen Lösungen ausgedehnte Nekrosen.

Läuft die Flüssigkeit sehr schnell in die Vene ein, so kann das Herz plötzlich insuffizient werden; die Kranken empfinden, wenn sie noch bei Bewußtsein sind, Angst und Erstickungsgefühl; der Puls ist dabei sehr klein und beschleunigt.

Bessert sich der Zustand, so muß wieder Natronzufuhr per os versucht werden. Als Klysmen können nur geringe Natronmengen gegeben werden; sie werden gewöhnlich schlecht gehalten und zu langsam resorbiert.

Die Ernährung, deren Einfluß in diesem Endstadium nicht sehr groß sein dürfte, wird von dem Gesichtspunkte aus geleitet, daß möglichst wenig Säuren gebildet oder von den gebildeten Säuren möglichst viel verbrannt werden. Man gibt kohlehydratreiche Kost, beliebige Mengen Milch, auch Lävulose oder Dextrose (50—100 g pro Tag); bei intravenöser Natroninjektion kann der Flüssigkeit bis 5 % Zucker zugefügt werden. Genügende Erfahrungen, daß vom Diabetiker der Zucker, direkt in die Blutbahn gespritzt, (anhepathisch), besser verbrannt wird als bei Resorption vom Darm aus (hepatisch) liegen nicht vor; Rosenfeld nimmt es allerdings nach seinen Ergebnissen beim experimentellen Diabetes an. In den allerersten Stadien des Coma scheint eine Mehlkur öfters noch günstig zu wirken. Die Fettzulage wird auf 50—100 g Butter täglich beschränkt.

Besonders nötig ist natürlich weniger strenge, kohlehydrathaltige Diät, wenn das Coma durch zu brüske Entziehung der Kohlehydrate hervorgerufen wurde.

Nach Bedürfnis werden im Coma auch Analeptica, schwarzer Kaffee, Coffein, Kampfer, ihre Anwendung finden. Ein Erfolg der Behandlung ist bei Kindern häufiger, bei Erwachsenen ist er recht selten.

Im Verlaufe hochfieberhafter Erkrankungen bei schweren Diabetesfällen scheint das Coma trotz prophylaktischer Natrondosen und Aufgeben der Kohlehydratbeschränkung regelmäßig seinen ungünstigen Ausgang zu nehmen. Eine sehr weit gehende Erholung tritt nach überstandenem Coma scheinbar nicht mehr ein; die Kranken fühlen sich noch schwächer und elender als zuvor.

Medikamentöse Therapie des Diabetes. Die Diätbeschränkung fordert vom Diabetiker stets eine gewisse Selbstbeherrschung; für viele Kranke ist sie auch aus wirtschaftlichen Gründen nicht leicht durchzuführen. In andern, ganz schweren Fällen sind durch die diätetische Behandlung Erfolge überhaupt nicht zu erzielen. Das Suchen nach einer erfolgreichen medikamentösen Behandlung der Krankheit blieb somit eine ernste und wichtige Aufgabe, die bis jetzt leider noch keine befriedigende Lösung gefunden hat. Zumeist gaben theoretische Erwägungen über die Ursache des Krankheitsprozesses den Anlaß neue Mittel anzuwenden. Mittel, die auf das Zentralnervensystem einwirken, die als Antiseptika Mikroorganismen abtöten, Fermentwirkungen im Organismus hindern oder verstärken, bestimmte Organsysteme mit innerer Sekretion beeinflussen sollen. Daneben hat gewissenlose — meist nicht ärztliche — Spekulation den Kranken eine Masse von Geheimmitteln und Behandlungsmethoden empfohlen, die durch ausgedehnte Reklame zum Teil große Popularität erreicht haben.

Der Erfolg eines Heilmittels könnte zunächst in einer Toleranzsteigerung gegen Eiweiß und Kohlehydrat bestehen, d. h. bei der gleichen Kost (quantitativ und qualitativ) müßte auf das Medikament hin beträchtlich weniger Zucker ausgeschieden werden; es müßte dauernd ohne Schaden und ohne Nachlassen der Wirkung genommen werden können, oder der Erfolg müßte die Anwendung lange überdauern, im günstigsten Fall müßte es also dauernde Heilung der Krankheit herbeiführen. Da bei längerem Gebrauch kohlehydratarmer Diät sich oft schon die Toleranz bessert, muß verlangt werden, daß die Wirkung recht schnell bei Kranken eintritt, die schon längere Zeit bei gleicher Kost konstante Zuckerausscheidung zeigten. Bei Verlust des Appetits und geringer Nahrungsaufnahme kann natürlich die Glykosurie ohne Besserung der Krankheit sinken. Ein weiterer Fehler für die Beurteilung einer Substanz kann bei polarimetrischer Zuckerbestimmung entstehen, wenn die Substanz als linksdrehender Körper im Urin ausgeschieden wird (etwa als gepaarte Glykuronsäure) oder bei der Zuckerbestimmung durch Gärung, wenn der Urin durch ihre Anwesenheit unvollständig vergärt.

Eine Aufzählung sämtlicher Mittel, die mit meist recht geringer Kritik erprobt und empfohlen wurden, können wir hier nicht geben. Einzelne, denen eine Wirkung scheinbar zukommt oder die aus theoretischen Erwägungen einiges Interesse beanspruchen, sollen hier angeführt werden. Über andere dürfen wir nicht hinweggehen, weil ihre Wirksamkeit jetzt noch zur Diskussion steht.

Wir erwähnten früher, daß durch nervöse Erregungen trotz gleicher Nahrungsaufnahme die Zuckerausscheidung bei Diabetikern stark in die Höhe gehen kann. Bei diesen Kranken wirkt Opium allein oder in Kombination mit Bromkali, dann, wenn es die Patienten beruhigt, auch indirekt auf die Zuckerausscheidung ein. Außerdem zeigt es auch in manchen schweren Fällen, wenn die Glykosurie bei strenger Kost nicht verschwindet, eine günstige Wirkung auf die Zuckerausscheidung (Landergren, Kaufmann, Gigon). Es wird in Mengen von täglich (5 mal 0,03—0,08 gegeben; meist dürfte man sich auf die kleineren Dosen beschränken. Der Erfolg überdauert kaum die Anwendung des Medikaments.

Phenol, (Ebstein u. Müller), Salicylsäure (Ebstein, Fürbringer) (als Natronsalz), Aspirin (Kaufmann), Salol (Zaudy) wird eine Wirkung auf die Zuckerausscheidung, besonders bei leichten Diabetesfällen, nachgerühmt. In Kaufmanns Versuchen scheint auch bei konstanter Diät die Glykosurie auf Aspirin abzusinken. Immerhin sind die Dosen von Karbolsäure, 0,3—0,5 g, Salicylsäure 5—10 g, Aspirin 3—4 g, Salol 6 g, recht hoch, bedingen für viele Kranke schon beträchtliche Beschwerden und sind keineswegs ganz ungefährlich. Wenn nicht besondere Indikationen, Neuralgien, Muskelschmerzen, Cystitis vorliegen, wird man besser auf ihre Anwendung verzichten.

In den letzten Jahren werden von der Firma Leprince Santoninpillen gegen Diabetes in den Handel gebracht und in Frankreich sehr häufig angewandt; sie sollen ohne strenge Diät die Glykosurie herabsetzen oder zum Verschwinden bringen. (Pilules du Dr. Séjournet). Bei einer Nachprüfung dieser Angaben schien ihnen eine deutliche Wirkung zu fehlen (Walterhöfer). Von Rudisch werden gute Erfolge mit Atropinsulfat und Atropinmethylbromat bei Diabetes berichtet. Die Alkaloiddosen, die er verwandte, sind geradezu ungeheuerlich (3 mal tägl. 0,008—0,032 g) vor dem Essen. Hefe und zahlreiche Hefepräparate (Leo) zeigen mitunter eine günstige Wirkung auf die Zuckerausscheidung; ihr Einfluß wird wohl auf stärkeren Gärungsprozessen im Darm, nicht auf einer Fermentwirkung im Blut und in den Geweben beruhen. Malzdiastase (Kußmaul, Lépine) kann ebenso wie andere stark diastatische Fermente die Hydrolyse der Stärke im Darm höchstens beschleunigen und dadurch die Resorption des Zuckers erhöhen, das sei wegen der Empfehlung, die verschiedene Fabriken ihren Diastasepräparaten gegen Diabetes angedeihen lassen, hervorgehoben. Die zitierten Arbeiten geben keine Grundlage für eine derartige Therapie ab.

Auch die Versuche, eine geschädigte Organfunktion, die man für die Glykosurie verantwortlich machte, durch Organextrakte zu bessern, haben bis jetzt zu keinem praktischen Ergebnis geführt. Die Anwendung von Leberextrakten hat (Gilbert und Carnot) sich wenigstens in Deutschland keine Anerkennungen erringen können (Kaufmann). Saurer Dünndarmextrakt (Abram) soll als Sekretin auch auf die innere Sekretion des Pankreas wirken und dadurch die Zuckerzersetzung steigern. Andere Untersucher bestätigten diese Wirkung nicht (Bainbridge u. Beddard, Weintraud).

Mehr Beachtung verdienen Zuelzers Versuche, den Diabetes durch ein Extrakt des Pankreas zu beeinflussen (Zuelzer). Die Drüse wurde den

Tieren auf der Höhe der Verdauung entnommen; der enteiweißte Extrakt wurde Diabetikern intravenös injiziert. Zuckerausscheidung und Acidose sanken darauf meist für mehrere Tage recht erheblich. Diese Wirkung überdauerte gewöhnlich schwerere Krankheitserscheinungen, die sich kurz nach der Injektion einstellten, hohes Fieber, starke Pulsbeschleunigung und Kollapserscheinungen. Eine praktische Anwendung erscheint wegen dieser Nebenerscheinungen ausgeschlossen (Forschbach). Nach einigen Tagen verliert der Extrakt seine Fieber erregenden Eigenschaften, aber auch seine Wirkung auf die Zuckerausscheidung. Ob es sich wirklich um die Beeinflussung des diabetischen Prozesses durch spezifische Pankreashormone, nicht nur um eine Folge des Fiebers handelt, kann nach den Versuchen, die bis jetzt vorliegen, nicht entschieden werden.

Erwähnen wollen wir noch einen Versuch von Marcus; er findet beim Diabetes verminderten Antitrypsingehalt im Serum; durch Injektion von Antitrypsin (Leukofermantin Merck) glaubt er in einem Diabetesfall Besserung der Glykosurie erreicht zu haben.

Baer und Blum[1]) verabreichten bei schweren Diabetesfällen, die auch durch Gemüsetage nicht zuckerfrei wurden, auf ihre Tierexperimente gestützt (Baer u. Blum), 25—30 g glutarsaures Natron; sie konnten so öfters die Zuckerausscheidung zum Verschwinden bringen und die Patienten dann einige Zeit bei strenger Kost zuckerfrei erhalten. Eine praktische Bedeutung kommt auch nach meiner Meinung diesen Versuchen nicht zu.

Verschiedenen Pflanzendrogen, Heidelbeeren, Leinsamen, Bohnenschalen, Erdbeerblättern wurde meist nur kurze Zeit eine gewisse Popularität beschieden. Dem Syzygium Jambulanum schreiben verschiedene Autoren eine gewisse Wirkung auf die Zuckerausscheidung zu, andere konnten sich nicht von seiner Wirksamkeit überzeugen (cf. Kaufmann).

Nach altem Gebrauch werden Diabetiker häufig zur Behandlung und zur Trinkkur nach den Bädern mit alkalisch-salinischen Quellen geschickt; besonderen Ruf genießen hier Karlsbad, Neuenahr, Vichy. Leichtere Fälle, die auch ohne strenge quantitative Regulierung der Diät zu Hause zuckerfrei werden, erholen sich dort häufig auffallend gut ohne sehr quälende Diätbeschränkung. Dagegen finden schwerere Fälle dort meist keine genügende Verpflegung, wenn sie nicht schon zu Hause gelernt haben, ihre Diät einigermaßen exakt auch ohne Wage und Meßgefäß zu führen.

Diese Bedingung muß auch für den Aufenthalt von Zuckerkranken an anderen Badeorten gestellt werden. Außerhalb Karlsbad konnte Kaufmann keine Einwirkung des Karlsbaderwassers auf die Glykosurie feststellen. Man kann im übrigen dem Diabetiker bei der Wahl eines Erholungsaufenthaltes, soweit nicht komplizierende Krankheiten eine Rücksicht erfordern, recht große Freiheit lassen.

Theorie des Diabetes. Wir versuchten bei der Besprechung des experimentellen Diabetes und der einzelnen Krankheitssymptome beim Menschen die Natur dieser Störungen zu analysieren. Wir müssen es uns aber versagen, zum Schluß eine zusammenfassende Theorie des Diabetes zu geben; sie müßte sich noch an vielen Stellen mit zu phantasievollen Hypothesen begnügen. Dagegen möchten wir nochmals die Hauptpunkte im Krankheitsbild zusammenstellen, welche ein derartiger Erklärungsversuch zu berücksichtigen hat, und sie von den sekundären Störungen trennen. Auch hier wird der Entscheid nicht immer ganz leicht sein.

---

[1]) Nicht publiziert.

Die Zuckerausscheidung durch die Niere, mag diesem Organ auch bis zu einem gewissen Grade die Fähigkeit zukommen, Zucker auszuscheiden oder zurückzuhalten, bedeutet nur den Abfluß von Zucker, der im Organismus nicht verwertet werden konnte. Ebenso ist die diabetische Acidose und das Coma diabeticum nur eine Folgeerscheinung ungenügender Kohlehydratverwertung.

Die Hyperglykämie hängt ab, auf der einen Seite von der Größe der Zuckeraufnahme und Zuckerbildung im Organismus, auf der anderen Seite von der Schnelligkeit der Ausscheidung und des Verbrauchs.

Den Umfang der Zuckerbildung im normalen Organismus kennen wir nicht; ebenso hohe Zuckerbildung und Zuckerausscheidung wie im schwersten Diabetes können wir aber durch Phlorhizininjektion erzielen, die wir als einfache Nierenwirkung auffassen. Die Fähigkeit zum mindesten, große Zuckermengen zu produzieren, kommt auch dem nicht diabetischen Organismus zu.

Auch ohne daß die Zuckerproduktion zu bisher fremdem Material greift, könnte unter irgend welchen Einflüssen mehr Zucker entstehen, als auch der normale Organismus verwerten kann.

Wenn der Zucker nicht verbrannt werden kann und deshalb ungenützt bei Hyperglykämie den Körper verläßt, wäre es auch denkbar, daß auf den Reiz der hungernden Organe überreichlicher Zucker entsteht. Die normale Fähigkeit überschüssigen Zucker in großen Mengen als Glykogen festzuhalten und so die Hyperglykämie zu verhüten, hat die Leber im schweren Diabetes eingebüßt.

Das Nebennierenalkaloid steigert die Zuckerbildung und die Ausschwemmung des Glykogens aus der Leber und den Muskeln, anscheinend ohne die Zuckerverbrennung zu stören. Dem Pankreas kommt außer der dem Suprarenin antagonistischen Wirkung wahrscheinlich ein Einfluß auf die Zuckerverbrennung zu. Für den Diabetes des Menschen ist die Bedeutung dieser und anderer Drüsen mit innerer Sekretion noch weniger aufgeklärt als für die experimentellen Diabetesformen. Man hat diesen Drüsen mit innerer Sekretion das Zentralnervensystem supraordiniert und trägt damit dem Zusammenhang zwischen Diabetes und Nervenkrankheiten Rechnung.

Außer den supponierten Abweichungen in Zuckerbildung oder im Zuckerverbrauch finden wir im Diabetes noch Eigentümlichkeiten im Eiweißstoffwechsel und in der Wirkung von Eiweiß auf die Glykosurie, die vielleicht doch in ursächlichem Zusammenhang mit der ganzen Stoffwechselstörung stehen; das ist die Neigung schwerer Diabetesfälle, bei reichlicher Eiweißnahrung große Stickstoffmengen zu retinieren und weiterhin, damit vielleicht in Zusammenhang, die Beziehung zwischen dem Eiweißreichtum der Nahrung und der Verwertung aufgenommener Kohlehydrate.

Der Verlauf der Krankheit, die Progredienz, die Toleranzsteigerung bei geeigneter Ernährung, ihre Verminderung durch unzweckmäßige Diät und andauernde starke Zuckerausscheidung können auf Grund unserer heutigen Forschungen und Kenntnisse noch nicht befriedigend erklärt werden.

6. Lävulosurie (Fruktosurie).

Definition. Pathogenese. Fruktose — und Galaktose — werden im normalen Organismus ebenso verwertet wie die Glykose; beträchtliche Mengen werden ohne Zuckerausscheidung vertragen; das Glykogen, welches aus ihnen entsteht, liefert bei der Hydrolyse ausschließlich den rechtsdrehenden Traubenzucker.

Umlagerung der Fruktose in Traubenzucker und Mannose findet bereits unter der Einwirkung verdünnter Alkalien, von Karbonaten und von Azetaten statt (Lobry de Bruyn und Alberda van Ekenstein); es ist denkbar oder sogar wahrscheinlich, daß, wenn durch die Glykogenbildung der Traubenzucker aus der Reaktion entfernt wird, der Prozeß im

wesentlichen in der Richtung der Glykosebildung verläuft. Störungen in der Glykogenbildung könnten zu einer Anhäufung von Lävulose neben Dextrose im
Blut und zur gleichzeitigen Ausscheidung beider im Urin führen. Es wurde
außerdem aber auch für die Bildung von Glykose aus Fruktose ein spezieller fermentativer
Prozeß in der Leber angenommen; ist dieser verlangsamt oder aufgehoben, so gelangt mit
der Nahrung zugeführte Lävulose in die allgemeine Zirkulation und kann durch die Nieren
ausgeschieden werden, ohne daß gleichzeitig Traubenzucker im Urin erscheint.
[Über alimentäre Lävulosurie bei Überschreitung der Assimilationsgrenze oder bei Umgehung
der Leber gilt das vom Traubenzucker Gesagte.] Bei Fällen von Lebererkrankung suchte
man nach Störungen in der Kohlehydratverwertung und fand verhältnismäßig selten alimentäre Glykosurie, recht häufig dagegen geringe Toleranz für Lävulose (Strauß,
Bruining, Chayes, Sachs); sie scheint sich nach Heilung der Leberkrankheit wieder
bessern zu können (Umber.). Nach Exstirpation der Leber wird Lävulose von Fröschen
sehr viel schlechter ausgenutzt als zuvor, während die Assimilationsgrenze für Dextrose,
Galaktose und Arabinose nicht sinkt. Sachs schließt daraus, daß Lävulose erst in
der Leber in Glykose umgewandelt werden müsse und nicht wie die andern Zucker von
den übrigen Geweben des Körpers zersetzt werde.

Ebenfalls in der Richtung dieser Hypothese kann das Auftreten von Lävulose in
der Allantoisflüssigkeit (bis 1,45%) und Amniosflüssigkeit (bis 0,5%) bei Rind, Schwein
und Ziege gedeutet werden. (Gürber und Grünbaum).

Der Nachweis der Lävulose ist verhältnismäßig leicht und sicher zu führen,
wenn Drehung und Reduktionswerte gut übereinstimmen und die Linksdrehung nach
Vergärung vollständig verschwindet. Dann dürfte es sich nur um Lävulose gehandelt
haben. — Die Seliwanoffsche Reaktion, Erhitzen mit einigen Körnchen Resorzin und
der gleichen Menge 25%iger Salzsäure, ist in unzersetztem Urin bei schnellem Eintritt
(20 Sekunden Kochen) für Ketosen einigermaßen beweisend. Sie beruht auf der Bildung von
Oxymethylfurfurol (Alberda van Ekenstein und Blunksmar); da der gleiche Körper
sehr viel langsamer auch aus Aldosen entsteht, ist langes Erhitzen zu vermeiden. Auch
die von Neuberg empfohlene Reaktion mit Methylphenylhydrazin soll nach Ofner unter
Bedingungen, wo sie als beweisend anzusehen ist, meist versagen. Im wesentlichen sind
wir auch heute noch auf die Differenz zwischen Reduktionswert und Polarisationswert
und die Seliwanoffsche Reaktion angewiesen. Eine neue Schwierigkeit entsteht dadurch,
daß bei alkalischer Reaktion des Urins aus Glykose Fruktose sich bildet, gleichgültig, ob
der Urin bereits alkalisch entleert oder erst nach der Entleerung durch Zersetzung
alkalisch wurde. Eine ganze Zahl älterer Beobachtungen von Lävulosurie scheidet aus
diesen Gründen bei einer kritischen Betrachtung aus.

Die Zuckerausscheidung bei der Lävulosurie. In den Fällen reiner Fruktos-
urie war die Zuckerausscheidung meist recht gering. Sie betrug trotz freier
Kost gewöhnlich weniger als 1% bei kaum erhöhter Urinmenge. Külz
fand bei seiner Untersuchung mehr als 2%, Lepine und Bonlud 1,4%.
Die Wirkung der verschiedenen Zuckerarten auf die Fruktoseausscheidung
war in den verschiedenen Fällen nicht gleich. Im Falle Seegens wurde
durch Zufuhr von Polysacchariden des Traubenzuckers die Lävuloseausscheidung
von 0,5% auf 2% gesteigert. Neubauer sah keinen Einfluß von Amylaceen;
von reiner Lävulose wurde bei Zufuhr verschiedener Mengen (50 g, 26 g, 15,8 g,
7,8 g, 3,8 g) stets etwa der gleiche Bruchteil, 15—17,3%, wieder ausgeschieden.
Schlesinger sah nach 90 g Lävulose 12,5% des Zuckers im Urin wiedererscheinen, von 100 g Saccharose dagegen wurden 22% ihres Lävulosegehaltes
im Urin wiedergefunden. Die gleichzeitige Aufnahme von Traubenzucker
scheint die Verwertung des Fruchtzuckers noch zu verschlechtern.

Im Fall von Rosin und Laband sank nach Lävulosezufuhr die Zuckerausscheidung sogar deutlich ab. Phlorrhizin rief bei Schlesingers Patienten
wie beim Normalen eine Glykosurie hervor. Das Blut zeigte in dem von Rosin
und Laband untersuchten Fall eine Linksdrehung entsprechend 1,8% Traubenzucker; auch als der Patient keinen Zucker mehr ausschied, fand sich mehr als
0,5% Fruktose im Blut. Die Werte sind sehr auffallend. Von den übrigen
Fällen liegen keine Blutzuckerbestimmungen vor. Die Zuckerausscheidung
verschwand in allen Fällen nach Entziehung der Ketosen oder Einschränkung
der Kohlehydrate in der Nahrung.

Symptomatologie und Verlauf. Die Beschwerden durch den Lävulose-
diabetes waren meist sehr gering, entsprechend der geringen Zuckerausscheidung;
sie scheinen, soweit man aus den wenigen Fällen eine Symptomatologie ableiten
will, etwa den Störungen leichter Diabetesfälle zu entsprechen. Schwarz
sah vorübergehende Lävulosurie bei einem Fall von Herpes zoster. Die Fälle
nahmen bis jetzt alle günstigen Verlauf und zeigten keine Tendenz zur Verschlimmerung. Es scheint sich in allen Fällen, vielleicht mit einziger Ausnahme
des Seegen-Külzschen Falles, nicht um eine Neubildung von Fruktose
im Körper gehandelt zu haben.

Lävulosurie bei Diabetes mellitus. Ein Teil der aufgenommenen Lävulose
wird auch vom Diabetiker unverändert, nicht als Traubenzucker, im Urin
wieder ausgeschieden (Haycraft). Es spricht also bei reichlichem Genuß
von Fruchtzucker haltenden Nahrungsmitteln, Rohrzucker, Obst, das Auftreten von Lävulose im Urin nicht für eine besondere, neue Störung. Auffallende Differenzen zwischen Polarisation und Titration oder Gärung im diabetischen Urin beobachteten die verschiedensten Autoren. Ältere Literatur bei
Neuberg, v. Noorden, Pathol. d. Stoffe. II. 218. In einzelnen Fällen,
in denen starke Linksdrehung (Zimmer) bestand, oder die Differenz sehr groß
war, spricht wenigstens sehr vieles dafür, daß der Fruchtzucker bereits als
solcher durch die Nieren ausgeschieden wurde. Genauer untersucht ist ein
Fall Neubauers: Hier wurde Fruktose gut vertragen, Dextrose wurde z. T.
unverändert, z. T. als Fruktose ausgeschieden. Schwarz fand unter 19
Diabetikern sechsmal große Differenzen zwischen Gärung und Polarisation, die
er auf Lävulose zurückführt; Umber fand bei schwerer Glykosurie immer
auch Lävulose im Urin. Ältere Autoren hatten dagegen im allgemeinen bei Berücksichtigung der übrigen bekannten linksdrehenden Substanzen meist genügende
Übereinstimmung zwischen Drehung und Titration gefunden. Borchardt
und Funck dagegen erhielten in zahlreichen Fällen bei Titration nach Ber-
trand recht gut übereinstimmende Werte für beide Methoden, so daß ich
an der Häufigkeit der Fruktoseausscheidung beim Diabetes Zweifel für erlaubt halte.

Wenn eine **Therapie** nötig wird, hat sie in Entfernung der Lävulose aus
der Nahrung oder überhaupt in einer Einschränkung der Kohlehydratzufuhr
zu bestehen.

7. Pentosurie.

Die Ausscheidung von Zucker aus der Fünfkohlenstoffreihe im Urin,
Pentosurie, scheint eine seltene Stoffwechselstörung zu sein; sie hat keine
Beziehungen zum Diabetes mellitus; soweit wir bis jetzt wissen, gibt es keinen
Übergang der Pentosurie in wahre Zuckerkrankheit.

Nachweis der Pentosurie. Der pentosenhaltige Harn reduziert alkalische Kupferlösung
erst während oder nach längerem Kochen; er ist optisch inaktiv und vergärt nicht mit
Hefe (Salkowski u. Jastrowitz, Salkowski). Mit Eisenchlorid gibt er nicht
die charakteristische Grün- oder Blaufärbung der Homogentisinsäure. Beim Erhitzen mit
rauchender Salzsäure entwickelt sich Furfurol (Tollens). Beim Erhitzen mit rauchender
Salzsäure und Phlorogluzin oder Orzin, entsteht kirschrote oder grüne Färbung, die
charakteristische Absorptionsstreifen im Spektrum besitzen. Das Pentosazon ist in heißem
Wasser löslich, sein Schmelzpunkt liegt bei 156—158⁰.

Neuberg identifizierte den Zucker durch Reindarstellung aus dem
Urin, es handelte sich um die racemische (inaktive) Arabinose (Neuberg).
Nach seiner Meinung wird ein großer Teil des Zuckers als Harnstoffverbindung,
Ureid, ausgeschieden und entzieht sich dadurch dem Nachweis durch die
Titration mit Fehlingscher Lösung (verlangsamte Reduktion). Die Menge

der ausgeschiedenen Arabinose veranschlagte Neuberg darum höher, als die
meisten Beobachter nach der Titration annehmen, in den einzelnen Fällen
zwischen 2 g und 30 g. Der gesunde Mensch verbrennt auch geringe Mengen
Arabinose und Xylose nur unvollständig (Ebstein); doch verschwinden auch
größere Mengen von Arabinose oft annähernd vollständig im Organismus.
Die in der Pflanzennahrung, besonders im Steinobst, enthaltenen Pentosane
sind Anhydride der optisch aktiven l-Arabinose und l-Xylose; sie gehen
zum Teil ungespalten in den Urin über, der dann wohl die erwähnten Farbenreaktionen gibt, aber nicht reduziert.

  Nur in seltenen Fällen scheint nach Fruchtgenuß auch der freie Zucker selbst im
Harn ausgeschieden zu werden (Blumenthal l, v Jaksch); doch ist diese Ausscheidung
nur vorübergehend. Die chronische Pentosurie ist unabhängig von der Zusammensetzung
der Nahrung (Bial u. Blumenthal). Störungen in der Verbrennung anderer Kohlehydrate ließen sich nicht nachweisen. Glykose, Galaktose, ja auch l-Arabinose zeigen eine
normale Assimilationsgrenze.

  Die racemische Arabinose scheint also allein von der Stoffwechselstörung betroffen
zu sein. Der normale Mensch zersetzt, ebenso wie das Kaninchen, l-Arabinose leichter
als d-Arabinose und scheidet darum nach racemischer Arabinose mehr d-Arabinose aus
(die das polarisierte Licht nach links dreht [Neuberg u. Wohlgemuth]). Ob auch
die Bildung der Arabinose ein abnormer Vorgang ist, kann auf Grund unserer heutigen
Kenntnisse nicht entschieden werden. Wir fanden von Körpern mit asymmetrischem
Kohlenstoffatom bis jetzt stets nur die optisch aktive Form im Tierkörper. Zahlreiche
Tatsachen scheinen in diesen Fällen dafür zu sprechen, daß von vornherein auch nur
eine optisch aktive Form entsteht; daß nicht etwa die andere Komponente der racemischen
Verbindung vollständig zerstört wird; denn meist ist die natürlich vorkommende Verbindung auch leichter angreifbar. Die Entstehung der racemischen Arabinose muß also
unter andern Bedingungen, vielleicht an anderer Stelle, vor sich gehen als die meisten
übrigen oxydativen und reduktiven Prozesse; denkbar erscheint es mir, daß es sich um
eine Kondensation, unabhängig von Organfermenten handelt. Neubergs Hinweis auf die
Beziehungen der Arabinose zur Galaktose, zum inaktiven Dulcit und der Schleimsäure,
geben auch keine Erklärung, warum in diesem Fall der Abbau symmetrisch erfolgen soll.

  Aus der Organpentose, nach Neubergs früheren Untersuchungen l-Xylose, nach
neueren Untersuchungen von Levene und Jacob Ribose, kann Arabinose nicht entstanden sein, ganz abgesehen davon, daß deren Menge viel zu gering ist (Grund, Bendix
u. Ebstein), um die dauernde Zuckerausscheidung zu erklären.

  In zwei Fällen wurde die Ausscheidung einer optisch aktiven Pentose
beobachtet, die als die rechtsdrehende l-Arabinose angesprochen wurde
(Luzzato); in einem dieser Fälle verschwand die Zuckerausscheidung wieder
zugleich mit einer leichten Albuminurie (Schüler). Bei schwerem Diabetes,
beim Pankreasdiabetes des Hundes wurden gleichfalls geringe Mengen eines
Pentosazons isoliert. (Külz und Vogel.)

  Klinische Störungen bestanden in den meisten Fällen von Pentosurie
nicht. Im Fall von Salkowski und Jastrowitz wurden mehrmals auch
kleine Zuckermengen ausgeschieden; in einem anderen Fall (Cassirer und
Bamberger) bestand beiderseits Neuritis cruralis. Jolles fand sehr hohen
Pentosegehalt der Fäces (4,8 % der Trockensubstanz) bei Pentosurie; von
den Pentosanen der Nahrung ging erheblich mehr als beim Gesunden in den
Stuhlgang über.

  Interessant ist, daß auch diese seltene Stoffwechselkrankheit in einer
größeren Zahl der Fälle mehrere Mitglieder einer Familie befiel
(Blumenthal, Bial, Brat); meist wurden anscheinend die Beobachtungen
übrigens nicht auf die Familienangehörigen ausgedehnt.

8. Fettsucht.

Fettansatz und Fettstoffwechsel. Der Fettgehalt normaler Individüen
schwankt innerhalb ziemlich weiter Grenzen; 9 bis 23% des Gesamtkörper-

gewichts erwachsener Personen kann aus Fett bestehen (Bischoff, C. v. Voit), ohne daß wir von auffallender Magerkeit oder übermäßiger Fettentwicklung reden. Im allgemeinen ist die Fettentwicklung beim weiblichen Geschlecht erheblich stärker als bei den Männern. Die größte Menge des Körperfetts, bis etwa 40%, ist im Unterhautzellgewebe abgelagert; es kommt diesem eine besondere Bedeutung für die Wärmeisolation des Körperinnern zu. In der Bauchhöhle findet sich bis 30% des Fettes (Pfeiffer). Außerdem füllt das Fett überall Gewebsinterstitien aus, es liegt unter der Auskleidung seröser Höhlen und zwischen den Muskelbündeln; als Reservematerial wird es besonders in den Parenchymzellen der Leber aufgespeichert. Der Wassergehalt des menschlichen Fettgewebes schwankt zwischen 15 und 30% (Vierordt); bei Abmagerung, wenn ein Teil des Fettes schwindet, wird das Gewebe wasserreicher (Hammarsten, Rozenrath).

Das Fett des Menschen ist bei Körpertemperatur flüssig; es enthält von dem flüssigen Trioleïn 70 bis 80%; der Rest ist im wesentlichen Tristearin und Tripalmitin. Der Schmelzpunkt des Gemisches liegt bei 20%. Die Zusammensetzung kann durch Verfütterung höher schmelzenden, ölsäureärmeren Fettes oder körperfremder Fettsäureester recht erheblich beeinflußt werden (Rosenfeld), so daß wir annehmen dürfen, daß ein großer Teil des zugeführten Fettes unverändert in die Fettdepots gelangt. Das intrazelluläre Fett dagegen ist von gleichmäßiger Zusammensetzung, unabhängig von der Nahrungszufuhr (Abderhalden und Brahm). Bei Kohlehydratmangel und Glykogenschwund in der Leber (Phlorrhizin-, Pankreasdiabetes, Phosphorvergiftung) stellt sich starke Verfettung der inneren Organe, besonders der Leber, ein. Dabei wird auch körperfremdes Fett, das im Unterhautzellgewebe zur Ablagerung gebracht worden ist, in die Leber überführt und wohl auch dort verbraucht; durch reichliche Zuckerzufuhr, die zur Glykogenbildung führt, läßt sich diese Verfettung verhüten (Rosenfeld). Auch im verfetteten Herzen (Krehl) wurde unter entsprechenden Versuchsbedingungen Hammelfett nachgewiesen (Leick und Winkler), ein Hinweis, daß Fett auch unter Umgehung der Leber dort als Kraftquelle verwertet werden kann (Rosenfeld).

Ein Teil des Körperfettes stammt also sicher aus dem aufgenommenen Nahrungsfett. Durch zahlreiche Versuche (Meissl) und noch zahlreichere Erfahrungen ist eine sehr ergiebige Fettbildung aus Kohlehydraten erwiesen (Rosenfeld). Dieses Kohlehydratfett schmilzt höher, addiert weniger Jod, hat also geringeren Gehalt an Ölsäure als das übrige Körperfett.

Chemisch ist die Entstehung hoher Fettsäuren aus Zucker noch nicht geklärt. Leathes diskutiert den Weg über Milchsäure, Azetaldehyd, Aldol und erwägt, ob die ungesättigten Fettsäuren Zwischenprodukte dieser Kondensation oder Oxydationsprodukte der gesättigten Fettsäuren vor deren Zertrümmerung sind. — Zu erwägen wäre meines Erachtens auch die Bildung von Crotonaldyd, dessen weitere Kondensation mit Azetaldehyd zu einem Capronaldehyd mit zwei Doppelbindungen etc. Wir kommen auf diesem Weg allerdings auch nach Reduktion eines Teils der Doppelbindungen nicht zu Verbindungen vom Typus der Ölsäure und Linolsäure, die ihre Doppelbindung zwischen 9. und 10., 3. und 4. C-Atom haben. Um zu solchen Körpern zu gelangen, müßten Ketten mit je 3 C-Atomen sich aneinander anlagern, ein Vorgang, der als chemische Reaktion keine Analogon hat.

Das Glyzerin kann durch Reduktion aus Glyzerinaldehyd sich bilden. Bei dieser Entstehung von Fett aus Kohlehydrat wird CO_2 ausgeschieden, für die kein Sauerstoff aus der Atemluft aufgenommen wird; der respiratorische Quotient steigt also noch über 1, den Quotienten bei der vollständigen Verbrennung von Kohlehydraten an (Bleibtreu).

Eine Fettbildung aus Eiweiß muß als möglich angesehen werden, wenn man die Zuckerbildung aus Eiweiß als erwiesen betrachtet. Es ist schwer, sie einwandsfrei nachzuweisen. Der nicht ganz direkte Beweis einer deutlichen Kohlenstoffretention nach reichlicher Eiweißfütterung mußte genügen (E. Voit). Durch die Steigerung der Zersetzung, die ein Überschuß von Eiweiß in der Nahrung hervorbringt, die spezifisch dynamische Wirkung des Eiweißes, liegen die Verhältnisse für eine Fettbildung bei Mästung mit Eiweiß besonders ungünstig; bei Kohlehydraten und besonders beim Fett ist diese Wirkung eines Nahrungsüberschusses sehr viel geringer. Rubner berechnet, daß bei einem Überschuß von 128% an Eiweiß 46% Wärme mehr gebildet wurden, bei Fett 13, bei Kohlehydrat 16%. Überschuß von 50—60% Eiweiß gibt eine Erhöhung von 12—24%.

Um die Ursachen der Fettsucht einigermaßen überblicken zu können, erscheint folgende Überlegung zweckmäßig. Jede Nahrungsaufnahme, welche den Energiebedarf des Organismus längere Zeit erheblich übertrifft, muß zur

Fettbildung führen. Die Kohlehydratreserve des Glykogens kann eine gewisse Grenze, die wir allerdings nicht genau kennen, kaum überschreiten. Eiweißansatz findet gewöhnlich auch nur innerhalb enger Grenzen statt (Magnus-Levy); meist setzt sich bei nicht zu starker Erhöhung der Eiweißaufnahme das Individuum bald wieder ins Stickstoffgleichgewicht, wenn nicht zugleich auch ein beträchtlicher Überschuß an anderen Nährstoffen zugeführt wird.

Wenn wir also bestimmen um wieviel die Nahrungsaufnahme eines Menschen das Nahrungsbedürfnis eines anderen übertrifft, der unter gleichen Bedingungen lebt, so können wir auch aus dem Kalorienüberschuß annähernd berechnen, wieviel Fett etwa täglich abgelagert wird. Abgesehen von der spezifisch dynamischen Wirkung der verschiedenen Nahrungsmittel, dem Anteil, der unresorbiert den Darm verläßt, oder nicht vollständig abgebaut wieder im Urin erscheint, können wir die Nahrungsmittel mit ihrer wahren Verbrennungswärme in diese Gleichung einsetzen. Auch der Alkohol erfordert hier volle Berücksichtigung, auch wenn man die Möglichkeit, daß er direkt über Azetaldehyd in Fett übergehen könnte, nicht in Betracht zieht. Er ersetzt dann andere Nahrungsmittel. — Die meisten erwachsenen Menschen zeigen, wenn ihre Lebensbedingungen sich gleich bleiben, keine größeren Gewichtsschwankungen. Ohne daß besonders darauf geachtet wird, gleichen auch bei reichlichem Angebot Nahrungsbedarf und Nahrungsaufnahme in längeren Zeiträumen sich wieder aus.

Es macht gewöhnlich recht erhebliche Schwierigkeiten, ohne Änderung dieser Lebensbedingungen, selbst in Fällen, wo das erstrebt wird, eine nennenswerte Gewichtszunahme zu erzielen; Appetitlosigkeit, Unbehagen, Verdauungsstörungen stellen sich ein; man muß meist die gewohnte Beschäftigung untersagen, geistige und körperliche Ruhe verordnen, und eine besonders zusammengestellte Kost geben, um das gewünschte Ziel zu erreichen. Trotzdem sieht man meist, wenn solche Personen wieder zur gewohnten Beschäftigung zurückkehren, schnelles Absinken des Körpergewichtes auf das alte Niveau. Übermäßige Körperanstrengung spielt dabei auch keine entscheidende Rolle; denn sehr oft sind es Personen, die nur geringe körperliche Arbeit leisten.

Wenn dieses normale Verhältnis gestört ist, kommt es zu übermäßiger Fettentwicklung. Wasserzufuhr befördert die Fettentwicklung nicht, bei hungernden Hunden steigt sogar Eiweiß- und Fettzersetzung durch sie etwas an (Heilner). Wasserentziehung ist ohne Einfluß auf die Zersetzungsgröße (Straub).

Beim Anblick eines entkleideten Menschen wird selten ein Zweifel bestehen, ob er bereits als fettleibig zu bezeichnen ist, ob er nur gut genährt oder gar mager ist. Man hat versucht ein Normalgewicht für Personen verschiedener Größe zu bestimmen und stellte Formeln zur Berechnung dieses Gewichts aus der Körpergröße auf; sie gewähren die Möglichkeit den Grad der Fettleibigkeit absolut und relativ, im Verhältnis zum Normal- oder Gesamtkörpergewicht zu bestimmen. Nach v. Noorden sollen auf 1 cm Körperlänge beim erwachsenen Menschen 430 bis 480 g kommen, bei 170 cm schwankt also das Normalgewicht zwischen 73,1 kg und 81,6 kg; nach Bornhardt (Vierordt, Tabellen) berechnet man das Normalgewicht aus Größe (L) und mittlerem Brustumfang (C) $\left(\dfrac{L.C}{240}\right)$ kg, bei 170 cm und 95 cm Brustumfang fänden wir als Normalgewicht 67 kg, den oberen Normalwert würden wir etwa bei Division durch 200 erhalten. Sehr einfach ist die Berechnung nach der Brocaschen Formel $(C-100).kg$; das Normalgewicht für eine Größe von 170 cm beträgt danach 70 kg. Oeder berechnet das Körpernormalgewicht aus der „proportionellen Länge"; so nennt er den doppelten Abstand vom Scheitel zur Mitte der Symphyse. Für Männer stellt er die Formel auf: $(pL-100)$ kg; für Frauen: $\left(\dfrac{pL-100+\dfrac{pL.C}{200}}{2}\right)$ kg, wobei

C den mittleren Brustumfang bedeutet; die Formeln sollen in 97% und 99% der Fälle gut stimmende Werte ergeben.

Nach den angegebenen Formeln läßt sich für praktische Zwecke das normale Kalorienbedürfnis, auch für einen Fettleibigen, approximativ durch Multiplikation mit 35 (30 bis 45) berechnen, bei der Annahme, dass das überschüssige Fettgewebe sich nicht wesentlich am Stoffwechsel beteiligt.

Man geht von der Annahme aus, daß auf 1 kg funktionierenden Protoplasmas eine gewisse Wärmeproduktion in der Zeiteinheit kommen müsse. Diese Annahme stimmt bei ausgewachsenen Individuen ähnlicher Konstitution innerhalb gewisser Grenzen für den Ruheumsatz, d. h. den Sauerstoffverbrauch und die Wärmeproduktion 12 bis 14 Stunden nach Nahrungsaufnahme bei vollständiger Körperruhe (passiver Rückenlage) oder im Schlaf. Magnus-Levy findet bei Personen zwischen 65 und 75 kg pro kg Körpergewicht einen Tagesumsatz (in 24 Stunden) von 22 bis 24 Kal., bei sehr leichten Individuen erreicht dieser Werte bis 30,9, bei sehr schweren kann er, auch ohne daß besonderer Fettansatz besteht, bis unter 20 Kal. fallen.

Der Gesamttagesumsatz folgt nicht dem Gewicht oder einem berechneten Normalgewicht, sondern ist nach Rubner proportional der Gesamtkörperoberfläche. Rubner erklärt diesen Zusammenhang durch die Abhängigkeit, der Wärmeproduktion von der Wärmeabgabe an der Oberfläche der Haut. Man berechnet nach seinem Vorgang die Kalorienproduktion pro qm Oberfläche der Haut. Exakte Messungen der Körperoberfläche sind nun sehr schwer auszuführen und recht zeitraubend. Von der Tatsache ausgehend, daß bei ähnlichen Körpern ein bestimmtes Verhältnis zwischen Oberfläche und Inhalt bestehe, wurde die Meeh'sche Formel aufgestellt: Körperoberfläche $= k \cdot \sqrt[3]{\overline{Körpergewicht^2}}$. Die Konstante (k) wurde für den Menschen zu 12,3 gefunden. Die Annahme von der Ähnlichkeit der Körpergestalt erleidet leider zahlreiche, recht erhebliche Ausnahmen. Bouchard zieht in seiner Formel Gewicht, Körpergröße und Leibumfang (in besonderer Art gemessen) in Betracht. Die Berechnung erfolgt nach einer von ihm aufgestellten Tabelle.

Hungerruhewerte pro qm Oberfläche schwanken für 24 Stunden bei verschiedenen Personen zwischen 710 und 850 Kal.; die hohen Werte wurden meist bei sehr mageren oder sehr kleinen Patienten (Magnus-Levy) erhalten und beruhen vielleicht auf Ungenauigkeiten der Berechnung nach Meeh.

Bei der Berechnung des Gesamttagesumsatzes auf 1 qm Oberfläche schwanken die Werte in der großen Mehrzahl der Fälle zwischen 1000 und 1300 Kalorien, unter besonderen Bedingungen können sie sich aber auch den Ruhehungerwerten von 700 bis 800 Kalorien nähern (Rubner).

Bei körperlicher Arbeit steigt die Wärmeproduktion entsprechend dem Energieaufwand an; dabei werden höchstens 33% derselben als Arbeit ausgenutzt, 67% bis 80%, bei Ungeübten oft noch mehr, werden als überschüssige Wärme abgegeben. Fettleibige haben natürlich bei körperlicher Arbeit einen viel größeren Energieaufwand nötig als gleichgroße Gesunde. Das muß sich besonders bemerkbar machen, wenn man das berechnete Normalgewicht bei der Kalorienberechnung einsetzt, die Abweichungen werden um so größer, je mehr sich der Zustand von der absoluten Ruhe entfernt.

Bei Kindern übertrifft der Ruheumsatz, auf das Kilogramm Körpergewicht gerechnet, den Umsatz des Erwachsenen um ein Mehrfaches, auch bei Berechnung auf 1 qm Oberfläche ist der Umsatz deutlich erhöht, im Greisenalter deutlich herabgesetzt (Magnus-Levy).

Ursachen der übermäßigen Fettentwicklung. Übermäßige Fettentwicklung kann sich nur ausbilden, wenn die Nahrungszufuhr den Bedarf lange Zeit um größere oder geringere Werte übertrifft. — Bei normal ernährten, körperlich und geistig arbeitenden Menschen bildet sich oft schnell ein starkes Fettpolster aus, wenn durch Änderung des Berufs oder der Stellung, durch irgendwelche Störungen in der Bewegungsfähigkeit, besonders an den unteren Extremitäten, die körperliche Arbeit sehr stark eingeschränkt wird. Der Appetit sinkt nicht entsprechend dem Minderbedarf an Verbrennungen. —

Personen, die von Jugend auf durch Beruf oder Neigung sich wenig Bewegung schaffen, nehmen trotzdem oft sehr reichliche Nahrung auf und zeigen dann starke Fettentwicklung. — Reichlicher Alkoholgenuß in Form von Wein und besonders von Bier scheint auch bei körperlich Arbeitenden die Fettmast zu begünstigen.

Wenn von einem gewissen Zeitpunkt an die Fettentwicklung auffallend zunimmt, werden wir darum zunächst nach einer Änderung der äußeren Lebensbedingungen, was Körperbewegung oder Nahrungsaufnahme angeht, zu suchen haben, ehe wir nach einer Stoffwechselerkrankung forschen, die bei normaler Nahrungsaufnahme mit vermindertem Energieverbrauch verläuft. Fettentwicklung, die sich bei Männern und Frauen mitunter in den ersten Jahren nach der Eheschließung einstellt, die Gewichtszunahme, die im fünften Jahrzehnt bei Männern so häufig ist, dürfte meist auf diesem Wege ihre Erklärung finden, ebenso die typischen Figuren der dicken Wirte, Hausbesitzer, Kutscher. Nicht selten behaupten diese Personen, sehr wenig zu essen. Bei einer exakten Zusammenstellung des Gegessenen und Getrunkenen ist es meist nicht schwer, das Gegenteil nachzuweisen. Viele Fälle von erblicher Fettsucht erklären sich durch die gleichen Gewohnheiten im Essen und der Zubereitung der Nahrung, oder durch die phlegmatische Charakteranlage, die wenig Neigung zu Anstrengungen und Aufregungen aufkommen läßt.

Gelingt es, die Nahrungszufuhr auf berechnete Kalorienmengen unterhalb des normalen Bedarfs zu reduzieren, so sinkt das Körpergewicht in diesen Fällen wieder durch langsame Einschmelzung der Fettanhäufungen. Diese Mastfettsucht oder exogene Fettsucht kann, wie eine einfache Rechnung zeigt, im Verlauf mehrerer Jahre auch zu großen Fettanhäufungen führen, ohne daß die Nahrungsaufnahme gerade auffallend groß ist. Eine Zufuhr von etwa 200 Kalorien täglich über den Bedarf — das enthalten etwa 25 g Butter, 70 g Brot oder 30 g Alkohol — könnte im Laufe eines Jahres eine Ersparnis von 73 000 Kalorien, entsprechend 8 kg Fett oder etwa 10 kg Fettgewebe, bewirken, wenn dieser Mehrzufuhr keine erhöhte Zersetzung folgte; die Steigerung der Zersetzung durch Zunahme des Körpergewichts wird sich am meisten wieder bei starker körperlicher Arbeit bemerkbar machen.

Wichtig ist noch darüber hinaus für uns die Frage: Findet durch Überernährung auch beim Menschen eine vermehrte, bei Unterernährung eine verminderte Zersetzung statt?

Bei Hunden ist bei reichlicher Eiweißnahrung und abundanter Kost eine sekundäre Steigerung der Wärmeproduktion unter Stickstoffretention im Körper nachgewiesen; es kann unter Umständen mehr Kohlenstoff ausgeschieden werden, als aus dem zersetzten Eiweiß stammt (Rubner). Fettansatz kommt eine ähnliche Wirkung auf die Zersetzungsgröße nicht zu. Neumann hielt sich in Stoffwechselversuchen, die mehrere Jahre auseinander lagen, bei gleicher Beschäftigung einmal mit 1700, das andere Mal mit etwa 2400 Kal. monatelang auf gleichem Gewicht; er schließt auf die Möglichkeit einer großen Anpassungsfähigkeit in den Zersetzungen an die Energiezufuhr. Benedict konnte auch kalorimetrisch im Hunger ein Herabgehen der Wärmeproduktion feststellen. Magnus-Levy fand bei schwerer Inanition stark herabgesetzten O-Verbrauch.

Es gibt also auch bei gesunden Menschen eine gewisse Anpassung an reichliche und knappe Kalorienzufuhr; meist zeigt sich allerdings bei ungenügender Nahrung eine dauernde Abnahme des Körpergewichts.

Gerade in Fällen von Fettsucht beobachtete man verhältnismäßig häufig, daß trotz anscheinend geringer Nahrungsaufnahme das Gewicht gleich blieb oder sogar zunahm. Zweifellos lag in der Mehrzahl dieser Fälle eine Täuschung vor, meist wohl dadurch verursacht, daß Butter oder alkoholische Getränke, besonders oft aber reichlicher Brotgenuß vor oder während der Hauptmahlzeiten nicht berücksichtigt wurde. Einige Fälle zeigen aber auch bei genauester Beobachtung im Krankenhaus das auffällige Symptom, daß selbst bei starker Einschränkung der Nahrungszufuhr (an Kalorien) während mehrerer Wochen das Körpergewicht nicht absank (v. Noorden, Salomon).

In Schwenkenbechers Fällen fiel es erst bei 17 Kalorien pro kg (bei Berechnung auf ein Normalkörpergewicht ergibt sich etwa 20 Kalorien) ab.

Untersuchungen des Sauerstoffverbrauchs und der Kohlensäureproduktion in der Ruhe nach 12—14stündigem Hunger (nach Zuntz - Gepperts Methode) ergaben jedoch keine deutliche Erniedrigung des Kalorienumsatzes unter die niedrigsten Normalwerte (Magnus Levy); freilich kann man bei den Schwierigkeiten der Umrechnung auf ein Normalgewicht oder die Körperoberfläche nur ganz große Ausschläge — wie etwa beim Myxödem — als beweisend verwerten.

Ist der Ruheumsatz nicht abnorm tief, so könnte doch der Gesamttagesumsatz durch Ersparung von Energie bei der Muskelarbeit oder bei der Verdauung eingeschränkt werden. In Versuchen von Jaquet und Svenson und von Stachelin ließ sich nur nachweisen oder sehr wahrscheinlich machen, daß bei etwa normaler Größe der Nahrungswirkung auf die Wärmebildung der Ruhe-Nüchternwert nach einer Mahlzeit erheblich später wieder erreicht wird, daß also die Kurve des O-Verbrauchs flacher verläuft als beim Normalen.

Den direkten Beweis, daß es wirklich Erkrankungen an Fettsucht gibt, in welchen der Kalorienumsatz abnorm tief ist, liefern die Versuche v. Bergmanns. Drei Fettleibige hatten bei ruhigem Aufenthalt in der Kammer des Voit - Pettenkoferschen Respirationsapparates einen Tagesumsatz (z. T. 24 Stunden-Versuche), der zwischen 695 und 1048, 662 und 1035, 686 und 855 für 1 m² der Körperoberfläche schwankte. (Normal sind Werte von 1000 bis 1200 Kalorien für 1 m². Ohne daß wir von sicher verringertem Umsatz reden könnten, wurden Werte bis zu 800 Kalorien für 1 m² erhalten.) Ein Teil dieser Werte hält anscheinend auch den strengsten Anforderungen stand.

Ist einmal überhaupt verminderter Umsatz bei Fettsucht bewiesen, so muß auch die Möglichkeit zugegeben werden, daß es außer der Fettsucht durch Mästung noch zahlreiche Erkrankungen gibt, in welchen der Umsatz nur so wenig niedriger als normal ist, daß unsere Untersuchungs- und Meßmethoden zum sicheren Nachweis dieser Herabsetzung nicht genügen.

Nahrungsaufnahme bewirkte in Bergmanns Versuchen keine Steigerung im Gesamttagesumsatz; es muß aber bedacht werden, daß bei Tagesversuchen eine vorübergehende Steigerung während des Tages durch Ersparnisse an anderer Stelle wieder eingeholt werden kann. Der Ruhe-Nüchternwert war in einem Fall, in dem er nach Zuntz bestimmt wurde, sehr auffallend erniedrigt, pro m² 619 und 629 Kalorien; der erste Wert wurde fünf Stunden, der zweite 22 Stunden nach einer Mahlzeit erhalten. Auch bei Berechnung auf das kg Körpergewicht bleiben diese Werte noch erheblich niedriger als die tiefsten Normalwerte.

Auf welche Funktionen und wie sich diese Einschränkung der Wärmebildung verteilt, ist noch nicht genauer erforscht. Man kann daran denken, daß die bei Körperarbeit erzeugte Wärme sich nicht dem Ruhewert für die Zersetzungen zuaddiert, sondern zur Erhaltung der Körpertemperatur verwertet wird und so Ersparnisse bewirkt. Auch die Wärmeabgabe durch die Haut könnte überhaupt eingeschränkt sein.

Myxödemkranke und Kretins, die meist sogar viel stärker herabgesetzten Energieverbrauch aufweisen, sind keineswegs stets besonders fett. Man muß sich wohl vorstellen, daß solche Personen deshalb keine übermäßige Fettentwicklung zeigen, weil sie nicht mehr essen, als zur Erhaltung des Körperbestands nötig ist. Auch bei der konstitutionellen Fettsucht ist also für die Fettentwicklung ausschlaggebend, daß im Verhältnis zum — abnorm niedrigen — Bedarf zu große Nahrungsmengen aufgenommen werden.

Wenn daher Exstirpation oder Schädigung gewisser Organe günstige Bedingungen zum Fettansatz schafft, könnte das mit

der Veränderung des Temperaments, der Beweglichkeit und des
Appetits zusammenhängen; erst in zweiter Linie, wenn bei geringer
Nahrungsaufnahme das Gewicht nicht oder auffallend wenig zurückgeht, werden wir an eine direkte Wirkung auf den Stoffwechsel denken können, werden aber auch hier beide Momente
ins Auge fassen müssen.

Im Anfangsstadium des Myxödems soll Fettsucht besonders häufig sein
(Vermehren); v. Noorden berichtet, daß er unter 26 Fällen von Fettsucht,
die auf Nahrungsbeschränkung nicht oder nur wenig reagierten, neunmal
„abortive Myxödemerscheinungen" fand. Lorand und später v. Noorden
betrachten deshalb jede endogene oder konstitutionelle Fettsucht
als thyreogen. Andere Organe, die anscheinend ebenfalls auf die Größe
der Verbrennungen einwirken, sollen das nur, wie des genaueren ausgeführt wird, durch Beeinflussung der Schilddrüsenfunktion können (Vermehren, v. Noorden, Ewald). Für diese Annahme scheint weiterhin
noch zu sprechen, daß Schilddrüsensubstanz gerade in konstitutionellen
Fällen die Zersetzungen auffallend steigert; die Kranken magern auch
ohne weitgehende Beschränkung der Nahrungszufuhr ab. Doch erhöht
Thyreoidin auch bei vielen Gesunden die Zersetzungen recht erheblich.
Wir vermissen sicherlich in der großen Mehrzahl der Fälle, die wir als konstitutionelle Fettsucht ansprechen, myxödematöse oder kretinoide Veränderungen; anatomische Befunde an der Schilddrüse liegen meines Wissens kaum
vor [1]. Da eine derart ins einzelne gehende Hypothese eher ein Hindernis
für weitere Forschung ist, glaube ich, es ist zweckmäßiger, den Ausdruck
thyreogene Fettsucht auf die Fälle mit mehr oder minder ausgeprägten
myxödematösen Erscheinungen zu beschränken, bis die Stoffwechselstörungen in beiden Krankheitsbildern, Myxödem und Fettsucht, genauer
untersucht und verglichen sind. Interessant ist die Angabe v. Noordens,
daß bei konstitutioneller Fettsucht Schilddrüsensubstanz nie Glykosurie
hervorrief, verhältnismäßig häufig dagegen, in 15% der Fälle, bei Fettleibigen,
die nicht besonders ausgesucht waren. — Die Kastration führt bei männlichen
und weiblichen Individuen meist zu beträchtlicher Fettentwicklung mit besonderer Lokalisation der Fettablagerung in der Unterbauchgegend, an den Hüften
und der Brust [2]. Bei Kastration im Kindesalter entwickeln sich die Fettpolster
zur Zeit der Pubertät. Die gleichen Symptome wie nach Kastration finden
sich beim Eunuchoidismus mit Hypoplasie der Genitalien. — Schnelles Dickwerden zur Zeit der Menopause wird gleichfalls auf das Erlöschen der Funktion
der Keimdrüsen zurückgeführt. — Ein Teil dieser Fälle scheint die Merkmale
der konstitutionellen Fettsucht zu besitzen, keine Gewichtsabnahme trotz sehr
knapper Ernährung. Auch Tierversuche ergaben, daß nach Exstirpation der
Keimdrüsen bei Hunden der O-Verbrauch absinkt. (Loewy und Richter,
Loewy). Fütterung mit Ovarien kann den O-Verbrauch wieder auf die alte
Höhe bringen. Bei kastrierten Frauen fehlte diese Wirkung der Eierstocksub-
stanz. Doch kann hier Schilddrüsensubstanz ihre Wirkung zeigen. Lüthje
konnte dagegen in anders angeordneten Versuchen eine Differenz zwischen
kastrierten Tieren und Kontrolltieren nicht feststellen.

Nach Schädigung der Hypophysis sehen wir oft infantile Genitalien mit Verlust
der Behaarung und dieselbe eigentümliche Fettverteilung, wie beim Verlust der Keimdrüsen, Dystrophia adiposo-genitalis. Ob hier die Hypophysis direkt
auf die Fettentwicklung einwirkt oder ob die Fettentwicklung Folge der Genitalverände-
rungen ist, läßt sich noch nicht sicher entscheiden. Auch bei Tumoren der Epiphysis

---

[1] s. Adipositas dolorosa.
[2] S. Falta, dieses Handbuch, IV. S. 503, 484, 489.

besteht gelegentlich auffallende Fettentwicklung. Daß Anämien, abgesehen von der geringen Körperbewegung, die sie meist bedingen, Anlaß zur Fettentwicklung geben, wird behauptet, ist aber nicht nachgewiesen.

Eine besondere Erwähnung verdient an dieser Stelle die **Adipositas (Adiposis) dolorosa, die Dercumsche Krankheit.**

Bei allgemeiner Fettsucht, mitunter schon vor stärkerer Ausbildung des Fettpolsters, klagen die Patienten über spontane Schmerzen in der Nachbarschaft der Gelenke, an mehr oder minder ausgedehnten Hautpartien, oft auch am ganzen Körper. Berührungen, Aufheben der Haut in Falten, Bewegungen der Glieder sind oft so schmerzhaft, daß der Patient passive Rückenlage einnehmen und sich füttern lassen muß. Sensibilitätsstörungen fehlen; mitunter klagen die Patienten über Parästhesien. In den Anfangsstadien der Krankheit kommen leicht Verwechselungen mit Rheumatismus und Hysterie vor. In den ausgeprägten, vollentwickelten Fällen ist die Fettentwicklung besonders an den Schultern, über dem Deltoides, den Hüften und am Leib sehr stark, so daß dort das Fett in Schürzenform herabhängen kann; aber auch Hals, Brüste und Unterschenkel (Manschettenform) sind meist betroffen, während Hände und Füße freibleiben. Über einzelnen Partien läßt sich die pralle Haut schlecht in Falten aufheben, sie kann bläulich verfärbt oder ödematös sein; sie kann ihre Konsistenz schnell ändern, so daß die Zirkulation auf die Beschaffenheit und Schmerzhaftigkeit des Fettgewebes nicht ohne Einfluß zu sein scheint. Die Muskeln sind meist sehr schlecht entwickelt, atrophisch; die Patienten sind auch, abgesehen von der Behinderung durch die Schmerzen, sehr schwach. Störungen, die an Neurasthenie oder Hysterie denken ließen, wurden in den meisten Fällen beobachtet, aber auch Psychosen wurden mit der Erkrankung in Verbindung gebracht. D e r c u m sprach als Ursache des Symptomenkomplexes eine Erkrankung der Schilddrüse an.

Gelegentlich zeigen sich stärkere Blutungen aus den Genitalien und der Nase. Die Schweißbildung ist meist recht gering. Die Wasser- und deshalb auch die Wärmeabgabe hält sich an der unteren Grenze der Norm; Kranke, bei welchen genauere Beobachtungen angestellt wurden, konnten ihr Gewicht auch bei sehr niedriger Kalorienzufuhr behaupten (S c h w e n k e n b e c h e r).

In einer großen Anzahl der Fälle, welche zur Autopsie kamen, fanden sich mehr oder minder starke Veränderungen an der S c h i l d d r ü s e bis zu fast vollständiger Atrophie (L o e n i n g), sowie Veränderungen an der Hypophysis (P r i c e). Daß wir in diesen Befunden die Ursache der Erkrankung erblicken dürfen, ist wahrscheinlich. — Auffallend ist die starke Fettentwicklung in der Kutis; anatomisch ließen sich Schädigungen der Nerven und Gefäße meist nicht nachweisen; dazu stimmt auch die schnelle Veränderlichkeit der Schwellung und Schmerzhaftigkeit (S c h w e n k e n b e c h e r). Von den schmerzhaften Lipomen, die von R o u x und V i t a n t mit ihr zusammengefaßt wurden (Forme nodulaire, Forme diffuse localisée der D e r c u m schen Krankheit), ist die Krankheit zu trennen. Die T h e r a p i e besteht zunächst in dem Versuch einer Entfettungskur (Thyreoidin!), Bädern, leichter Massage, wenn es nicht anders geht, auch in den üblichen Gaben der Antifebrilien (Phenacetin, Aspirin, Pyramidon etc.).

Wir wiesen bereits früher darauf hin, daß bei den meisten arbeitenden Menschen sich ein Fettansatz nicht gerade leicht durch Überernährung herbeiführen läßt, daß für längere Zeiten sich eine gewisse Regulation zwischen Verbrauch und Nahrungszufuhr meist von selbst wieder herstellt. Wollen wir nun die erhöhte Appetenz, die oft an typischen Stellen lokalisierte Fettentwicklung, den herabgesetzten Energieverbrauch auf Grund einer einheit-

lichen Theorie erklären, so werden wir zu folgenden Überlegungen gedrängt:
Nicht der geringere Energiebedarf, der übrigens auch nur bei sehr knapper
Nahrungszufuhr bis jetzt nachgewiesen wurde, ist die ursprüngliche Störung,
sondern eine übermäßige Beschleunigung der Fettbildung, vielleicht zugleich verlangsamte Fettzersetzung; es ist also ein Vorgang, der vielleicht der
Störung im Zuckerstoffwechsel beim Diabetes entspricht, nur daß hier die aus
dem Stoffwechsel ausscheidende Substanz im Körper abgelagert wird und nicht
in den Urin übergeht. — In den extremen Fällen dieser Art hätten wir trotz genügender Nahrungszufuhr dadurch gleichsam chronische Inanitionszustände mit
herabgesetztem Energieverbrauch, weil die beschleunigte Fettbildung einen Teil
der Nahrung dem Stoffwechsel entzieht. — Die an bestimmten Körperstellen lokalisierte Fettbildung wäre nur von einer pathologisch gesteigerten Fähigkeit
dieser Gegenden zur Fettablagerung abhängig. — Das schnelle Ausscheiden
des Fettes aus dem Stoffwechsel kann wiederum Ursache der gesteigerten Appetenz auch in den leichteren Fällen sein, in denen herabgesetzter Energieverbrauch nicht nachgewiesen werden konnte.

Symptomatologie. Von vielen muskelkräftigen Menschen wird starke
Fettentwicklung lange Zeit, oft bis ins hohe Alter, ohne nennenswerte Beschwerden ertragen. So sind mir Männer im dritten und vierten Jahrzehnt bekannt, die mit einem Gewichte von 100 und 120 kg bei 175 und 180 cm Größe
tüchtige Leistungen bei schwierigen Hochturen und im Schneeschuhlaufen
zustande bringen, ohne übermäßige Anstrengung zu empfinden. Im höheren
Alter leidet aber durch starke Fettentwicklung die körperliche Leistungsfähigkeit fast immer recht erheblich.

In erster Linie kommt übermäßiger Fettansatz als Last in Betracht;
er vermehrt die Arbeitsleistung besonders stark beim Steigen von Treppen,
oder beim Bergsteigen, entsprechend dem Übergewicht über die Normalzahlen.
Ist die Muskulatur und das Herz nicht außergewöhnlich kräftig entwickelt und
leistungsfähig, so stellt sich trotz gesunden Herzens schon bei mäßiger Anstrengung Kurzatmigkeit ein.

Starke Fettentwicklung am Rumpf, besonders am Abdomen (und in
der Bauchhöhle, stören durch die Spannung des Leibes oft sehr stark die
Beweglichkeit, besonders das Bücken. Häufig wird auch das Zwerchfell vom
Abdomen aus stark in die Höhe gedrängt; Kurzatmigkeit und Herzklopfen
werden dadurch noch verstärkt. In andern Fällen ist dagegen das Abdomen
wenig gespannt und schlaff, die sehr fettreiche Haut hängt weit herab. Mehrmals sah ich sie wie eine Schürze 10—15 cm die Symphyse überdecken. — Ist
der Leib durch die Fettentwicklung stark gespannt, so finden wir fast regelmäßig deutliches, mitunter sogar starkes Ödem, an den Unterschenkeln; es
steht meist in keinem Zusammenhang mit der Herzfunktion, sondern dürfte
ähnlich wie etwa das während der Gravidität entstehende Ödem auf Störungen
im Rückfluß des Blutes aus den unteren Extremitäten beruhen. Mehr als lokale
Venenkompression wird vielleicht die Erhöhung des intraabdominellen Druckes
in Frage kommen. Das Ödem verschwindet gewöhnlich bei Bettruhe. Aus
dem gleichen Grund entwickeln sich recht häufig bei diesen Fettleibigen auch
Krampfadern.

An den unteren Extremitäten, besonders den Unterschenkeln, wird
die Haut durch das Fettgewebe mitunter polsterförmig gewölbt und durch
Falten abgeschnürt, so daß Bilder ähnlich der Elephantias entstehen; auch der
Pes varus ist bei diesen Personen — meist sind es Frauen — nicht allzu
selten. — Am Rücken sind die Fettmassen meist gleichmäßig verteilt,
seltener sind sie als scharfbegrenzte Kissen abgelagert; sie erregen wohl nur

durch die Erhöhung des Körpergewichts Bedenken. Auch im Brustraum und im Mediastinum findet sich mitunter viel Fett; es stört unter Umständen die Herzaktion oder verkleinert den Atemraum und kann dadurch den Luftwechsel beeinträchtigen.

Eine scharfe Grenze läßt sich zwischen diesen Fällen, wo das Fett nur die Beweglichkeit hindert und rein mechanisch als Last wirkt, und Fällen von Fettsucht mit beginnender Herzinsuffizienz kaum ziehen. Selbst im einzelnen Fall wird man nicht selten zweifelhaft sein, wie weit noch das Herz seine normale Kontraktionsfähigkeit und Anpassungsfähigkeit besitzt. Gewöhnlich entwickeln sich deutliche Insuffizienzerscheinungen erst jenseits der vierziger Jahre; doch gehen auch gelegentlich Personen, besonders wenn der Alkohol eine Rolle spielt, schon im dritten Jahrzehnt an schwerer, oft ziemlich akut einsetzender Herzschwäche zugrunde. Auslösend wirkt oft eine zufällig auftretende, leicht fieberhafte Bronchitis oder eine schwerere Infektionskrankheit. Ist das Fettgewebe sehr prall, so kann viel Wasser im Körper retiniert sein, ohne daß in der üblichen Weise, durch Eindrücken von Dellen, Ödeme nachweisbar sind. Die Leberschwellung wird oft durch starke Fettablagerung in den Bauchdecken und die Spannung des Abdomens verdeckt. So ist man recht häufig nur auf die Beobachtung der Atmung und des Pulses und die Klagen des Patienten angewiesen. Die Herzaktion ist auch in der Ruhe beschleunigt, wir können aber auch einmal annähernd normale oder sogar langsame Schlagzahl finden. Die Atmung ist schon bei Bettruhe angestrengt und frequent und wird das noch mehr, schon bei geringer Bewegung. Nicht selten zeigen sich Anfälle von Asthma cardiale; die Kranken können nicht mehr im Bett flach liegen, sie sitzen, durch ihr Fettpolster noch behindert, mit herabhängenden Beinen auf dem Bettrand oder knien im Bette mit aufgestützten Ellenbogen. In den schweren Fällen verbergen sich auch meist nicht mehr die Ödeme; sie zeigen sich, wie gewöhnlich, meist an den Unterschenkeln, sehr oft auch an den tiefsten Stellen eines Hängebauches und können zu guterletzt natürlich auch den ganzen Rumpf einnehmen. Dabei bestehen auch die übrigen Zeichen schwerer Herzinsuffizienz: Cyanose, dunkler Stauungsurin, gelegentlich auch Albuminurie. Die Größe des Herzens ist perkutorisch, meist sehr schwer und nur ungenau zu ermitteln, die Orthodiagraphie gibt trotz des Fettpolsters am Herzen und am Perikard zuverlässigere Resultate. Wichtig ist nun, daß bei geeigneter Behandlung und nach einer vernünftig geleiteten Entfettungskur, derartig schwer Kranke wieder annähernd normal leistungsfähig werden können, d. h. also, wenn man sie unter Bedingungen bringt, wo sie die übergroße Last an Reservematerial nicht mehr mit sich herumschleppen müssen. In manchen Fällen von Fettsucht sehen wir bei stark erhöhtem Blutdruck Spuren Eiweiß im Urin; meist wird man als Ursache der Schrumpfniere Alkoholismus nachweisen können. Bei vielen Fettsüchtigen sehen wir gerötetes Gesicht, pralles Fettpolster, vermehrten Turgor, einen plethorischen Typus, andere Fettsüchtige wieder sehen blaß aus, das Fettpolster ist schlaff, ebenso die Muskulatur, anämische Fettsüchtige. In den ersten Fällen handelt es sich meist um körperlich arbeitende Menschen, oft um Alkoholiker, bei den letzten um Leute, die wenig körperliche Bewegung haben (Immermann). Übrigens zeigen die anämischen Fettsüchtigen gewöhnlich normalen Hämoglobingehalt.

Die Ursache der Herzinsuffizienz muß, abgesehen von anderen Schädlichkeiten, insbesondere Alkohol und Arteriosklerose, wohl in der Vermehrung der Arbeitsleistung gesucht werden. Vielleicht spielt auch die starke Ablagerung von Fett unter dem Epikard eine Rolle. Ein besonderer Widerstand für die Zirkulation wird durch das Fett und seine Gefäßarmut nicht bedingt; denn die Widerstände sind im wesentlichen von dem Gesamtquerschnitt der Kapillaren abhängig, und der wird durch die Fettentwicklung sicher nicht verkleinert.

Emphysem und chronische Bronchitis sind bei Fettleibigen schon in jugendlichem Alter recht häufig; ich sah einmal einen 15jährigen fettleibigen Knaben, der schon ausgeprägtes Emphysem mit Pfeifen über der ganzen Lunge hatte. Auch hier verschwindet die Bronchitis oder wenigstens ihre quälenden Symptome meist bei einer genügenden Abnahme des Körpergewichts. Sehr häufig ist natürlich die Kombination von Fettsucht mit Herzinsuffizienz und Bronchitis.

Die meisten Fettleibigen klagen über chronische Stuhlverstopfung, die sie häufig als schweres Leiden empfinden. Bei der starken Spannung des Abdomens bilden sich sehr oft Hämorrhoiden, die stark bluten können; besonders gefährlich oder doch unangenehm werden die Blutungen, wenn noch eine Leberzirrhose, wie so häufig bei Fettleibigen, besteht. — Kleine Bauch - wandhernien scheinen bei Fettsüchtigen recht häufig zu sein. Bei starker und schneller Abmagerung entwickeln sich nicht selten große Leistenbrüche.

Von Störungen, welche die Fettsucht an anderen Organen hervorruft, sind noch starkes Schwitzen bei Körperanstrengung zu erwähnen und als dessen Folgen Intertrigo und Ekzembildung. Fettleibige Frauen leiden öfters an Amenorrhoe oder Dysmenorrhoe, sowie an Fluor albus; Schwangerschaft soll bei ihnen seltener auftreten als beim Durchschnitt der Frauen (Kisch). Beim Eintritt starker Fettleibigkeit sollen auch Männer mitunter ihre Libido und Potentia coeundi verlieren. Fettleibige werden oft von Ischias geplagt, die gerade bei ihnen große Neigung zu Rückfällen hat. Apoplexien fallen meist dem erhöhtem Blutdruck bei Schrumpfniere oder einfacher Arteriosklerose zur Last. Sie bieten sicher keine Abweichungen gegenüber Apoplexien ohne Fettsucht.

Bei Besprechung des Diabetes erwähnten wir bereits, daß Fettsucht und diese Krankheit recht oft zusammen vorkommen. Wir glaubten, die Erklärung für die unleugbar häufige Kombination beider Krankheiten in der Lebensführung der befallenen Personen suchen zu dürfen. v. Noorden sucht die Ursache der Fettbildung vor Eintritt eines Diabetes in einer gestörten Zuckerverwertung; der überschüssig gebildete Zucker soll zu Fett werden; erst später zeigt sich dann der leichte Diabetes. Auch die recht häufige Kombination von Gicht und Fettsucht muß in gemeinschaftlichen Ursachen der Lebensführung gesucht werden (Alkohol).

Diagnose. Von krankhafter Fettsucht können wir nur dann reden, wenn das Normalgewicht, dessen Berechnung aus der Körperlänge wir oben besprochen haben, recht beträchtlich, zum mindesten um 15 bis 20 kg, überschritten wird. Meist sind es viel stärkere Grade von Fettsucht, die wegen herabgesetzter körperlicher Leistungsfähigkeit ärztliche Behandlung erfordern; mitunter sind es Varizen und Ödeme, durch die mechanischen Ursachen bedingt, welche Fettleibige schon früher zum Arzt führen. Besonders von Frauen tritt öfters, auch ohne daß Beschwerden vorliegen, an den Arzt die Forderung heran, die frühere Schlankheit wieder herbeizuführen oder ein Dickwerden zu verhindern.

Therapie. Bei beginnender Herzinsuffizienz ist es oft möglich durch eine Reduktion des Körpergewichts bessere Zirkulationsbedingungen zu schaffen, auch wenn die Fettentwicklung nicht allzu hohe Grade erreicht hat. Bei schwerer Herzinsuffizienz mit hohem Grade von Fettleibigkeit ist häufig eine energisch durchgeführte Entfettungskur das letzte, oft nicht ganz ungefährliche Mittel, die Zirkulationsverhältnisse zu bessern und die Diurese wieder in Gang zu bringen; die Ängstlichkeit, mit der man früher meist Entfettungskuren bei Herzinsuffizienz gegenüberstand, ist sicher nicht gerechtfertigt.

Je nach den Zwecken, die man verfolgt und der früheren Lebensweise des Kranken wird man mit verschiedenen Maßnahmen auskommen.

Das wesentliche bei allen Kuren, die eine Gewichtsabnahme herbeiführen wollen, muß natürlich darin bestehen, daß die Kalorienzufuhr hinter dem Bedarf zurückbleibt. Das kann erzielt werden 1. durch verminderte Nahrungszufuhr, 2. durch vermehrte Körperarbeit. Durch die Entfettung soll, abgesehen von der Fetteinschmelzung der Körperbestand nicht gefährdet werden; die Nahrung muß also soviel Eiweiß enthalten, daß das Eiweißbedürfnis gedeckt ist; da bei einer Nahrung, die nur aus Fett und Eiweiß besteht, Stickstoffgleichgewicht nur sehr schwer und bei erheblichem Kalorienüberschuß zu erzielen ist, muß stets eine gewisse Kohlehydratmenge, etwa 100—150 g täglich, aufgenommen werden. Starke Muskelarbeit begünstigt Stickstoffretention; abgesehen von der Steigerung, die die Verbrennungen durch Körperanstrengungen erfahren, empfiehlt es sich also auch aus Rücksicht auf den Eiweißbestand des Organismus, während der Entfettungskur möglichst ergiebige Körperbewegungen, Spaziergehen, Bergsteigen, Sport der verschiedensten Art, Tennisspiel, Schwimmen, Rudern, zu verordnen. Sehr oft scheitern diese Verordnungen an der Unbeholfenheit der Kranken, Gehbeschwerden infolge von Plattfuß etc. Hier muß häufig zunächst mit passiven und Widerstandsbewegungen begonnen werden; gewöhnlich fällt den Kranken das Gehen schon nach geringer Gewichtsabnahme sehr viel leichter. Ich sah öfters Kranke, die anfangs kaum einige Schritte gehen konnten, nach 14 Tagen bis 3 Wochen Märsche von zweimal täglich zwei Stunden ohne nennenswerte Anstrengung ausführen. Daß für passendes Schuhwerk gesorgt werden muß, ist selbstverständlich.

Die Einschränkung, welche die Nahrungszufuhr erleiden muß, wechselt in den verschiedenen Fällen.

Leichte Fälle. Recht häufig genügt es schon bei der ersten Betrachtung der Lebensführung auffallende Gewohnheiten zu untersagen, um langsam eine genügende Gewichtsabnahme zu erzielen. So erhält man recht häufig die Auskunft, daß sehr wenig Nahrung genommen werde; bei genauerem Nachforschen erfährt man, daß während des Essens — aus Langweile — ungeheure Mengen Brot gegessen werden. Noch häufiger ist sehr reichlicher Biergenuß die Ursache starker Fettentwicklung.

In derartigen Fällen genügt oft die Verordnung, sich an Gemüsen und Fleisch sattzuessen, Mehlspeisen und Kartoffeln wegzulassen und nicht mehr als 200 oder 250 g Brot zu essen, um weitere Gewichtszunahme zu verhindern oder allmähliche Abnahme herbeizuführen. Genuß von Bier sollte man in diesen Fällen ganz verbieten, ebenso größere Mengen anderer Alkoholika. In Südwestdeutschland wird man ein Viertelliter Wein täglich oft gestatten müssen. Größere Fettmengen in Form von Butter oder Speck oder sehr fett zubereiteten Speisen sind auf alle Fälle zu vermeiden.

Bei höheren Graden von Fettsucht, wenn schon stärkere Beschwerden vorhanden sind, empfiehlt es sich stets, wenigstens zu Anfang, die Entfettungskur mit quantitativ berechneter und abgewogener Kost durchzuführen; da dies in der Familie meist schwer zu erreichen ist, werden die Kranken am besten im Krankenhaus behandelt. Die Kost soll sich möglichst den alten Gewohnheiten des Patienten anpassen, damit er sich auch weiterhin den Vorschriften fügt; nur empfiehlt es sich meiner Meinung nach, dem Patienten im Genuß von

Delikatessen einige Beschränkung aufzuerlegen, da hier meist nicht Maß gehalten wird und oft weitere Exzesse sich anschließen (Kaviar, Gänseleber, Austern, Fische, in Öl konserviert, etc.). Die Kalorienzufuhr kann auf 15—20 Kalorien für das berechnete Kilogramm Normalgewicht herabgesetzt werden, ohne daß irgend welcher Schaden geschieht und ohne daß der Patient das Gefühl des Hungers hat. Besonders Gemüse und Obst sättigen bei verhältnismäßig geringem Nährwert sehr stark durch ihre große Masse. Das erste Frühstück wird zweckmäßig reichlich bemessen mit Zulage von Eiern oder Fleisch, weil die Kranken am Vormittag oft über eine gewisse Schwäche klagen; auch empfiehlt es sich, um 10 oder 11 Uhr und zwischen 4 und 6 Uhr eine Mahlzeit aus wenig Brot und Obst einzuschieben, um zu starkes Hungergefühl bei den Hauptmahlzeiten zu vermeiden.

Eine Patientin, die 121,6 kg bei einer Größe von 161 cm wog, erhielt: 1. Frühstück: Kaffee mit 125 Milch, 1 Ei oder 50 Fleisch oder 20 Käse, 50 Brot. 2. Frühstück: 30 Brot, 200 Obst. Mittagessen: Bouillon oder Gemüsesuppe, 150 Fleisch, 200 Gemüse, 20 Brot, 100 Obst. Nachmittags Kaffee mit 125 Milch, 30 Brot. Abendessen: Suppe, 100 Fleisch, 100 Salat, 200 Obst, 20 Brot. Der Kalorienwert von 250 Milch, 1 Ei, 150 Brot, 500 Obst, 250 Fleisch, 300 Gemüse und Salat berechnet sich auf etwa 1360 Kalorien. — Diese Patientin wünschte besonders viel Obst zu essen. — Sie erhielt 100—110 g Eiweiß, 130—150 g Kohlehydrat täglich und war dabei etwa im Stickstoffgleichgewicht, retinierte wohl eher etwas Stickstoff. Bei reichlicher Körperbewegung, vier Stunden täglichem Laufen, nahm sie in drei Wochen 9 kg ab, ohne über Hunger oder Schwächegefühl zu klagen. Der Puls blieb langsam, 60—70 in der Minute. Deutliche Ödeme an den Unterschenkeln, die wohl mechanisch bedingt waren, verschwanden nicht auf Theophyllin; auch das Körpergewicht nahm durch das Medikament nicht stärker ab, wie die Tage zuvor; es bestanden also keine Zeichen von Herzinsuffizienz mit Wasserretention.

Bei derartig streng durchgeführten Entfettungskuren kann der Patient in einem Monat 12 kg oder wenig mehr an Gewicht verlieren; meist wird man mit etwa 8 kg schon zufrieden sein. In der Mehrzahl der Fälle ist die Gewichtsabnahme in der ersten Woche am stärksten; allmählich scheinen sich die Patienten der knappen Kost anzupassen, besonders wenn sie sich nicht ausgiebig körperlich bewegen. Im ganzen führt man so strenge oder noch etwas strengere Kost nicht länger als vier bis sechs Wochen durch. Der Patient geht dann zu einer Kost über, die seinen Kalorienbedarf knapp befriedigt, etwa 25 bis 35 Kalorien pro Kilogramm berechnetes Normalgewicht; meist kann man sich mit einer Beschränkung der Kohlehydratzufuhr, wie wir sie oben angegeben haben, begnügen. Ist noch eine weitere starke Gewichtsabnahme nötig, so kann nach zwei bis drei Monaten die Kur mit strenger Nahrungsbeschränkung wiederholt werden. Der Zustand des Herzens, leichte Schwächezustände mit beschleunigtem Puls, zwingen uns oft mit der Nahrungsbeschränkung nicht allzu weit zu gehen. — Häufiger wird man auch zu Beginn der Behandlung für einige Zeit kleine Digitalisdosen geben müssen.

Bei den Fällen von schwerer Herzinsuffizienz mit Ödemen geben wir zur Einleitung der Behandlung, im wesentlichen dem Vorgehen von Karell, Jacob, Moritz, folgend eine Kost, die außer Milch noch wenig salzfreien Zwieback und Obst enthält; meist ist diese den Patienten angenehmer als die reine Milchdiät. 1500 ccm Milch (900 Kalorien), 6—8 Friedrichsdorfer Zwieback (50—65 g = 200—260 Kalorien), etwa 300 g Obst (100—120 Kalorien) reichen bei geschickter Verteilung auf die verschiedenen Tageszeiten hin, um ausgesprochenes Hungergefühl zu vermeiden. Die Patienten nehmen die Kost meist eine, oft auch zwei Wochen, bis die Ödeme verschwunden sind. Bei kleineren Personen wird die Menge der Milch zweckmäßig öfters noch etwas verringert werden, bis auf etwa 1000 ccm; ich berechnete die Kost gewöhnlich so reichlich, daß auf 1 kg Normalgewicht 17 bis 20 Kalorien kamen. Als Zusatz zur Milch ist Kaffee oder Tee erlaubt, die bei der Kalorienberechnung unberücksichtigt bleiben können. Zu gleicher Zeit geben wir Digitalis und Diuretika; da es sich oft um recht bedrohliche Zustände handelt, wählten wir gewöhnlich das schnell wirkende Theophyllin in der üblichen Dosis (3 × 0,25—0,3 später nur 2 mal) —; wir gaben auch öfters Digitalis intramuskulär (als Digalen 2 × 1,5—2,0) oder intravenös; meist kamen wir übrigens mit den üblichen Dosen Digitalis per os recht gut aus. Nicht selten verlieren die ödematösen Kranken unter dieser Behandlung in 8 bis 10 Tagen 15 bis 20 kg an Gewicht, die in der Hauptsache natürlich aus der Ödemflüssigkeit stammen. Später muß sich gewöhnlich noch eine Entfettungskur nach den oben erörterten Prinzipien anschließen. Es erweckt oft Staunen wie Patienten mit schwersten Kompensationsstörungen nach einer derartigen Behandlung wieder zu körperlicher Arbeit fähig werden. Die Besserung der Herzkraft und Zirkulation kann bei zweckmäßiger Lebensweise von Dauer sein. — Durstkurven — nach v. Noordens Vorgehen — hatten wir eigentlich nie Veranlassung zur Behandlung dekompensierter Fettleibiger heranzuziehen; wir kamen stets bei der angegebenen Behandlung auf weniger unangenehme Weise zum Ziel.

Nicht allzu selten ist trotz starker Nahrungsbeschränkung — auch bei strengster Beobachtung der vorgeschriebenen Kost — eine nennenswerte und dauernde Gewichtsabnahme nicht zu erzielen. Bei recht knapper Entfettungskost kann das Gewicht sogar zunehmen, bei noch weiterer konsequenter Einschränkung stellen sich Schwächezustände ein. Zu schwerer Körperarbeit als Unterstützung der Ernährungstherapie sind die Kranken oft nicht heranzuziehen. In anderen Fällen sinkt das Gewicht bei einer Kalorienzufuhr von etwa 20 Kalorien pro Kilogramm (berechneten Körpergewichts) anfangs recht schnell; nachdem 10 bis 15 Pfund in zwei bis drei Wochen verloren sind, bleibt der Patient auf seinem Gewicht stehen, oder nimmt sogar bei der gleichen knappen Ernährung wieder etwas zu. In diesen Fällen endogener Fettsucht oder schneller Anpassung an die geringe Kalorienzufuhr wird durch Verabreichung von Schilddrüsensubstanz häufig ein recht guter Erfolg erzielt; in nicht wenigen dieser Fälle versagen aber auch sonst wirksame Schilddrüsenpräparate.

Die erste Vorbedingung für die Anwendung der Thyreoidea ist das Fehlen von Herzstörungen. Bei Pulsbeschleunigung, Leberschwellung, Stauungsbronchitis ist von der Anwendung strengstens abzuraten, ebenso muß die Substanz ausgesetzt werden, wenn Tachykardie, Herzklopfen oder andere Basedowsymptome sich einstellen. Die Ernährung soll bei diesen Kuren nicht besonders knapp gehalten werden. Soweit nicht unzweckmäßige Gewohnheiten vorliegen, wie reichlicher Alkohol-, besonders Biergenuß, oder übermäßiger Genuß von Mehlspeisen, kann der Patient bei seiner gewohnten Kost bleiben, oder man kann die Kost so einrichten, daß er etwa 30 bis 35 Kalorien pro Kilogramm Körpergewicht erhält. Eine Kur soll im ganzen 5 bis 6 Wochen dauern und darf erst nach einigen Monaten wiederholt werden, da die Schilddrüsenwirkung meist einen Monat oder länger nachdauert. — Die einzelnen Schilddrüsen präparate aus den verschiedenen Fabriken sind in ihrer Wirksamkeit sehr ungleich. Am zweckmäßigsten erschien uns das Mercksche Präparat (Thyreoidea-(Merck-)Tabletten zu 0,1, zwei bis drei, selten mehr, bis 5 pro die), da es recht zuverlässig und gleichmäßig wirkte; auch die Präparate von Bourough, Willorne und Co. wanden wir früher mit gutem Erfolg häufiger an (1—2 Tabletten zu 0,3). Es werden so recht beträchtliche Gewichtsabnahmen erzielt, ohne daß Störungen in anderen Organsystemen auftreten; es ist stets mit den kleinen Dosen zu beginnen und erst zu steigen, wenn sich nach 8 bis 10 Tagen keine genügende Wirkung gezeigt hat.

Trinkkuren mit abführenden Mineralwässern haben größeren Erfolg meist nur bei Einhaltung einer bestimmten sehr knappen Diät, wie sie in diesen

Badeorten üblich ist, oder zur Behandlung der begleitenden Obstipation; die breiigen oder flüssigen Entleerungen verschlechtern die Resorption der Nahrung nicht wesentlich.

Einer gewissen Popularität erfreuen sich einzelne Entfettungskuren, die allein oder vor allem durch die qualitative Zusammensetzung der Nahrung eine Entfettung herbeiführen wollen. Ihr Erfolg kann natürlich nur darauf beruhen, daß bewußt oder unbewußt die Nahrungszufuhr hinter dem Bedarf zurückbleibt. Bei der Bantingkur besteht die Kost aus fettfreiem Fleisch und wenig Kohlehydraten; im Gegensatz hierzu gibt Ebstein ziemlich reichlich Fett, ca. 250 g Fleisch, Gemüse und ca. 80 g Brot auf drei Mahlzeiten verteilt; nach Oertel-Schweninger wird vor allem die Flüssigkeitszufuhr während der Mahlzeiten verboten oder überhaupt stark eingeschränkt. Moritz gibt reine Milchdiät, Rosenfeld Kartoffeln. — Nachdem heute die Kalorienberechnung Allgemeingut der Mediziner geworden ist, kann den Lebensgewohnheiten des Patienten in zweckmäßigerer Weise Rechnung getragen werden, die auch eher einen dauernden Erfolg verspricht.

Wir geben zum Schluß einige Zahlen über Eiweiß-, Fett- und Kohlehydratgehalt der gebräuchlichsten Nahrungsmittel und ihren Kaloriengehalt, der sich aus dieser Zusammensetzung berechnet.

100 g	Eiweiß	Fett	Kohlen-	Kalorien für 100 g
Rindfleisch (roh) . .	17,5—20 %	2,7—24 %	—	110—300
Kalbfleisch	19,5 %	0,9—7,5 %	—	85—150
Schweinefleisch . . .	14—20 %	6—35 %	—	135—375 %
Hammelfleisch . . .	16,6 %	5,5—28 %	—	117—327
Reh	19,3 %	1,8 %	1,4 %	100
Hase.	23 %	1,2 %	—	103
Huhn	18—22,7 %	1,3—8,9 %	1,2—2,5 %	102,5—160
Gans(fett)	15,5 %	43,3 %	—	476

Beim Kochen und Braten verliert mageres Fleisch etwa ein Drittel seines Gewichtes. Um wenigstens irgendwelchen Durchschnittswert für gekochtes mageres Fleisch in den Berechnungen einsetzen zu können, kann man für 100 g etwa 160 Kalorien annehmen. Fische wechseln sehr in ihrem Fettgehalt, mager, mit weniger als 2 % Fettgehalt und etwa 14 bis 19 % Eiweiß sind: Hecht, Kabeljau, Schellfisch, Merlan, Schleie, Seezunge, Scholle, Forelle, Barsch, Flunder. Ebenfalls fettarm, aber auch eiweißarm sind Austern und Miesmuscheln, Krebse; abgesehen davon, daß leicht derartige Frühstücke zu Diätüberschreitungen in anderer Hinsicht verleiten, könnten diese Delikatessen wohl erlaubt werden.

100 g	Eiweiß	Fett	Kohlen- hydrate	Kalorien für 100 g
1 Ei (ca. 50 g) . . .	6,1—7,0 %	5,6 %	0,3 %	75
1 Eiweiß	3,6 %	0,1 %	0,2 %	16
1 Eigelb	2,8 %	54 %	—	50
Milch	3,2 %	3,5 %	4,8 %	65
Butter	0,7 %	81,0—85 %	—	750—795
Schweizer Käse . . .	29,5 %	29,8 %	1,5 %	400
Edamer	25,9 %	28,9 %	3,4 %	386
Camembert	22,2 %	26,8 %	—	338
Roquefort	24,0 %	8,9 %	2,9 %	365
Handkäse	37,3 %	5,6 %	—	201

100 g	Eiweiß	Fett	Kohlen-hydrate	Kalorien für 100 g
Schmierkäse (Sauer-milchkäse) . . .	34,8 %	5,4 %	0,9 %	193
Weizenbrot	5,5—7,0 %	0,4 %	51—56,6 %	—
Roggenbrot	4,1—4,7 %	0,2—0,6 %	47,9 %	—
Zwieback (Weizen) .	7,5—10 %	3,3—7,7 %	70,5—72 %	—
Kartoffeln	1,5 %	0,1 %	20,0 %	—

Gemüse und Obst (s. Zusammenstellung S. 639, (Diabetes).
Deutsche Weine enthalten ca. 8—10 % Alkohol.
Biere enthalten ca. 3—5% Alkohol und 3—9% Zucker und Extraktivstoffe.

9. Die Gicht.
(Arthritis urica seu uratica, Podagra.)

Von

Alfred Gigon (Basel).

Definition. Die **Gicht** ist eine chronische Stoffwechselkrankheit, welche in einer Störung des Harnsäurestoffwechsels beruht. Klinisch äußert sich die Gicht in akuten und chronischen Entzündungen in den Gelenken und um dieselben, aber auch in anderen, namentlich viszeralen Organen. An Ort und Stelle dieser Entzündungen lassen sich meistens Ablagerungen von harnsauren Salzen nachweisen.

Geschichtliches. Die Gicht war bereits dem Altertum bekannt. Wahrscheinlich kannte sie schon Hippokrates. Die römischen Ärzte des 1. und 2. Jahrhunderts n. Chr. klassifizierten die Erkrankung nach dem Sitz in den befallenen Gelenken (daher die Namen Podagra, Gonagra usw.). Die Geschichte der modernen Gichtforschung knüpft an den Namen des berühmten englischen Arztes Thomas Sydenham (1624—1689). Seine Beschreibung von der Gicht, an welcher er selbst 36 Jahre litt, ist so klassisch, daß sie jetzt noch mustergültig genannt werden muß (siehe sp.). Nachdem durch Scheele 1776 die Harnsäure entdeckt wurde, waren es wieder englische Forscher, welche die Grundlage unserer Erkenntnis vom Wesen der Gicht auffanden. Wollaston wies im Jahre 1797 in dem Inhalte der Gichtknoten Harnsäure nach. Garrod lehrte durch sein berühmt gewordenes Fadenexperiment nachzuweisen, daß das Blut Gichtkranker immer Harnsäure als Natriumurat enthalte. Er gab der Gicht die jetzt häufig gebrauchte Bezeichnung Arthritis urica. (Über die Geschichte der Gicht siehe Garrod, Ebstein.)

Unklar ist die Ethymologie des Namens „Gicht". Die meisten Sprachforscher nehmen an, daß dieses Wort mit dem altenglischen „gihda" Gliederschmerzen und „gihdu, gehdo" Seelenangst, Pein, eng verwandt ist. Das französische „goutte", wie das englische „gout" und das italienische „gotta" verdanken dagegen wahrscheinlich ihren Ursprung der Vorstellung, daß die Erkrankung durch das tropfenweise („goutte à goutte") Abscheiden einer Humoralflüssigkeit in die Gelenke bedingt werde. Das Wort „Tophus" soll nach Garrod hebräischen Ursprunges sein. Ebstein leitet es vom griechischen τόφος ab. „Tophus oder Tofus bezeichnet „Tofstein" eine poröse Steinart, welche leicht zerbricht. An der Identität des Tof- und des Tuffsteins ist nicht zu zweifeln."

Es verdient endlich bemerkt zu werden, daß die Gicht häufig bei berühmten historischen Persönlichkeiten beobachtet wurde. Bekannt ist z. B. die Gicht von Friedrich des Großen, Berzelius, Goethe, Rubens, Wallenstein, Morgagni u. a.

Ätiologie. Eine große Anzahl von Autoren unterscheiden zwei Formen von Gicht: die erbliche und die erworbene Gicht (Eichhorst u. a.). Wenn auch diese Einteilung vom pathologisch-physiologischen sowie auch vom klinischen Gesichtspunkte aus nicht zulässig erscheint, so beweist sie die hervorragende Rolle, welche in der Ätiologie der Gicht der Erblichkeit zukommt.

Obwohl die Zahlenangaben für solche Statistiken nicht genau sein können, und wesentlich voneinander abweichen, geben sie doch einen ziemlich sicheren Einblick über die enorme Bedeutung dieses Faktors. Es fanden einen hereditären Usprung:

Sudamore	unter	522	Fällen	332 mal	(England)
Gairdner	„	156	„	134 „	(England),
Braun	„	65	„	65 „	(Wiesbaden),
Patissier	„	80	„	34 „	(Frankreich),
Ebstein	„	194	„	77 „	(Deutschland).

Im allgemeinen wird man der Angabe Garrods wohl zustimmen müssen, daß mindestens 50% aller Gichtkranken mit ererbter Gicht behaftet seien.

Garrod selbst konnte in einer Familie die Vererbung der Gicht von Vater zu Sohn während eines Zeitraumes von ca. 400 Jahren nachweisen.

Die Übertragung erfolgt weitaus am häufigsten von seiten des Vaters; dies mag darin liegen, daß das männliche Geschlecht von der Krankheit viel häufiger betroffen wird als das weibliche.

Ob die Vermutung Hutchinsons zutrifft, daß die jüngeren Kinder gichtischer Eheleute mehr zur Gicht veranlagt seien als die Erstgeborenen, mag dahingestellt sein.

Neben der hereditären Übertragung können aber noch verschiedene andere Bedingungen mit im Spiele sein, welche für die Entwicklung der Krankheit bei den Nachkommen entscheidend werden können.

Unter diesen Bedingungen kommt in erster Linie die Lebensweise in Betracht. Die „Schlemmerei" spielt zweifellos, trotz aller Einwände, neben der ererbten Veranlagung, die hervorragendste Rolle in der Ätiologie der Gicht. Diese Ursache hat sich sämtlichen Beobachtern sowohl im Altertum wie in unseren Zeiten aufgedrängt. Allerdings mag hier weniger die üppige Lebensweise, als vielmehr ein Übermaß in der Zufuhr von Fleisch und Genußmitteln der ausschlaggebende Faktor sein. Die Gicht ist daher vorwiegend eine Krankheit der wohlhabenden Bevölkerung. Immerhin ist die „Proletariergicht" in gewissen Gegenden auch nicht so selten. Letztere scheint auch in den letzten Jahrzehnten an Frequenz zuzunehmen: der reichlichere Genuß von Fleisch, der Tabakverbrauch, der Alkohol, vielleicht auch die relativ moderne Einführung einzelner Gewürzmittel mögen dazu in verschiedenem Maße beigetragen haben. Das Biertrinken soll dabei weniger schädlich sein als Wein- und Schnapsgenuß (?). Einige Autoren nehmen weiter an, daß ebenso wie eine üppige Lebensführung so auch, obwohl seltener, Entbehrung und dürftige Lebensweise Gicht hervorrufen können. Eine besondere ätiologische Rolle spielt ferner für die Arbeitergicht das Blei. Die Bleigicht (Gutta saturnina) wurde bereits von Garrod 1854 als eine besondere Form der Krankheit geschildert. Dieselbe kommt nur bei Bleiarbeitern, z. B. Malern usw. vor, bei welchen eine länger fortgesetzte Einwirkung des Metalls auf den Organismus stattgefunden hat. Lüthje berechnet die Durchschnittsdauer der Beschäftigungszeit mit dem Blei auf 20—21 Jahre. Diese Form ist relativ selten; man muß in jedem Falle bemerken, daß auch ein Bleiarbeiter an einer ererbten oder alimentären Gicht einmal erkranken kann. Allerdings ist die Gicht bei Bleiarbeitern verhältnismäßig häufig. Rachamimoff konnte unter 30 Fällen (Kraussche Klinik, Berlin) das Blei 6 mal im Sinne einer chronischen Intoxikation nachweisen.

Über die Wirkungsweise der Nahrungs- und Genußmittel, des Alkohols, des Bleis bei der Erzeugung der Gicht lassen sich nur Hypothesen aufstellen; alle entbehren bis jetzt einer genügenden Begründung.

Als weiterer ätiologischer Faktor ist eine ungenügende Körperbewegung zu erwähnen. Die mangelhafte Muskelarbeit mag vielleicht eine übermäßige Nahrungszufuhr begünstigen. Wahrscheinlich wirkt auch die Bewegung durch ihren Einfluß auf die Gelenke (bessere Blutzirkulation usw.) der Gichtanlage energisch entgegen.

Die Exzesse in venere und namentlich die Syphilis sollen das Auftreten der Gicht ebenfalls begünstigen, besonders wenn dazu, wie nicht selten, die Exzesse in baccho sich hinzugesellen.

Alle diese Momente wirken auf das Entstehen der Krankheit überhaupt. Erkältungen, Durchnässungen, Influenza usw. dürften in einem nicht gichtischen Organismus wohl kaum einen ersten Gichtanfall verursachen. Dagegen können sie bei bereits ausgebrochener Krankheit die Anfälle sehr leicht und häufig auslösen.

Das Lebensalter, in welchem sich die Gicht einstellt, ist das 30. bis 40. Lebensjahr. In der Kindheit wird sie nur sehr selten beobachtet. Trousseau hat sie bei einem 6 jährigen Knaben beobachtet. Selten erscheint ebenfalls das erste Auftreten der Krankheit im Greisenalter.

Männer erkranken weit häufiger als Frauen. Das Verhältnis wäre nach Pâtissier und Garrod ungefähr wie 40:1. Eine genügende Erklärung der Seltenheit der Gicht bei Frauen läßt sich darin finden, daß letztere im Essen und Trinken mäßiger sind als Männer.

Interessant ist die geographische Verbreitung der Gicht. Die Zahl der Gichtiker ist lange Zeit in England am größten gewesen (Hirsch); jetzt scheint Holland die größte Zahl derselben zu besitzen (Ebstein). England ist auch das Land, wo am meisten Fleisch genossen wird. In Nordamerika ist die Erkrankung auch nicht selten. In Deutschland und Skandinavien ist die Gicht nicht sehr häufig. Sie scheint in Norddeutschland häufiger zu sein als in Süddeutschland. Auch in Nordfrankreich (Paris inbegriffen) ist die Gicht mehr verbreitet als in Südfrankreich. Sehr selten ist die Krankheit im ganzen Mittelmeergebiet, d. h. gerade in denjenigen Ländern, in welchen sie im Altertum eine große Rolle spielte: Spanien, Italien, Griechenland, Türkei, Kleinasien, Ägypten. Auch in Österreich, in Rußland und in der Schweiz erscheint sie recht selten. — In den Tropen, in Japan, China, Australien, soll die Gicht fast unbekannt sein. In England, Skandinavien und der Schweiz soll sie in Abnahme begriffen sein, während sie in Deutschland in den letzten Jahren häufiger gewesen ist. Die Tatsache, daß die Gicht vielmehr in den Städten als auf dem Lande verbreitet ist, spricht dafür, daß auch in der geographischen Verbreitung weniger Klima oder Rasse etc., als vielmehr die Lebensgewohnheiten und Ernährungsweise ausschlaggebend sind.

Beziehungen der Gicht zu anderen Krankheiten lassen sich zweifellos erkennen. Der akute, wie auch der chronische Gelenkrheumatismus sind in ihrem Wesen von der Gicht zwar total verschieden; und doch scheinen die verschiedenen Affektionen gewisse, allerdings noch recht unklare Beziehungen zueinander zu haben. Auffallend häufig erscheinen diese drei Krankheiten bei Individuen einer gleichen Familie. Möglicherweise begünstigt das Auftreten einer dieser Erkrankungen das spätere Auftreten einer anderen bei demselben Individuum. Fast ebenso verworren sind die Beziehungen der Gicht zu anderen Stoffwechselkrankheiten, dem Diabetes mellitus und der Fettsucht. Auffallend bleibt jedenfalls das häufige Zusammentreffen der Gicht mit Diabetes bzw. der Gicht mit der Obesitas. Fast immer entwickelt sich der Diabetes nachträglich, d. h. im Verlaufe der Gicht. Recht oft finden sich die drei Stoffwechselstörungen bei verschiedenen Mitgliedern derselben Familie. —

Da die Leukämie meistens mit einer vermehrten Harnsäureproduktion einhergeht, hat man auf Beziehungen dieser Krankheit mit Gicht gesucht. Eichhorst sah einen an Gicht leidenden Herrn, der weder aus einer mit Gicht erblich belasteten Familie stammte, noch unzweckmäßig gelebt hatte, an lymphatischer Leukämie erkranken und durch diese noch vor Ablauf eines Jahres zugrunde gehen (s. Eichhorst, S. 196). Bisher sind 8 Fälle von Gicht im Verlaufe der Leukämie schon beschrieben worden (Gudzent).

Symptomatologie. Es sind wohl wenige Krankheitserscheinungen, die so typisch verlaufen können, wie die Leidensgeschichte mancher Gichtiker es dartut; und doch kann sich die Gicht in anderen Fällen so mannigfaltig gestalten, daß selbst die Einteilung der einzelnen Fälle von Gicht in bestimmte Kategorien, welche von allen Ärzten als notwendig erachtet wurde, manche Wandlungen durchgemacht hat. Alle die verschiedenen Klassifikationsmodi sind meistens unklar und vor allem allzu künstlich. Jetzt noch ist man über ein bestimmtes Einteilungsprinzip noch nicht einstimmig geworden. Ebstein unterscheidet zwei Hauptformen der Krankheit: 1. die primäre Gelenkgicht oder Extremitätengicht, 2. die primäre Nierengicht. Im ersteren Falle soll es sich um eine lokale Stauung der Harnsäure in die Säfte und in den Organen handeln, welche dadurch bedingt wird, daß der Übergang der Harnsäure aus einer ihrer Bildungsstätten in die Säftemasse gestört ist. Im letzteren Falle kommt infolge einer primären Nierenerkrankung eine allgemeine Stauung zustande. Brugsch und Schittenhelm kennen eine Stoffwechselgicht, eine Nierengicht und eine Leukämiegicht. Ich möchte hier den Garrodschen Vorschlag annehmen. Er scheint mir am besten den klinischen Bildern der Krankheit gerecht zu werden, erleichtert die praktische Übersicht über die einzelnen Symptome und hat außerdem den großen Vorteil, daß er sich sämtlichen Theorien der Gicht zwanglos anpassen kann. Jedem beobachtenden Arzte wird es auffallen, daß die Gicht meistens in einer Form auftritt, die durch einen äußerst gleichartigen, sich regelmäßig wiederholenden Verlauf ausgezeichnet ist, daß sie aber auch in manchen Fällen unter den mannigfaltigsten, regellos verlaufenden Krankheitserscheinungen auftreten kann. Unter diesem Gesichtspunkte werde ich mit Garrod, Minkowski, Goldscheider u. a. folgende Hauptformen unterscheiden: 1. Die reguläre Gicht; sie ist durch das Auftreten der typischen, sich periodisch wiederholenden Gichtanfälle charakterisiert. 2. Die irreguläre Gicht, welche durch das geringere Hervortreten der Periodizität ausgezeichnet ist, welche aber zur allmählichen Entwicklung von bleibenden Gelenkveränderungen und Difformitäten führt und zu schweren Funktionsstörungen in verschiedenen inneren Organen führen kann. Diese letztere schließt daher diejenigen Formen ein, welche von verschiedenen Autoren als viszerale, larvierte, zurückgetretene, schleichende, atonische, versetzte usw. Gicht bezeichnet werden. — Auch diese Einteilung ist selbstverständlich eine künstliche, und es braucht nicht besonders hervorgehoben zu sein, daß zwischen diesen beiden Hauptformen die mannigfachsten Übergänge und Abstufungen bestehen.

1. **Die reguläre Gicht.** Der typische Gichtanfall gestaltet sich ungefähr folgendermaßen: „Ende Januar oder Anfang Februar, nachdem Patient vorher einige Wochen an verdorbenem Magen oder Verdauungsstörungen gelitten oder das Gefühl von täglich sich steigernder Schwere und Aufblähung des Leibes verspürt hat, erscheint ganz plötzlich der eigentliche Anfall. Ihm geht wenige Tage noch ein gewisser Grad von Schlaffheit voraus; Patient hat das Gefühl, als ob ein Abgang von Blähungen durch die Muskulatur der Oberschenkel stattfände in Verbindung mit krampfartiger Zusammenziehung und

einer am Tage vorher auftretenden ganz unnatürlichen Eßlust. Gesund geht er zu Bette und überläßt sich dem Schlafe. Da wird er etwa in der zweiten Stunde nach Mitternacht von einem Schmerz geweckt, der meistens die große Zehe, zuweilen auch Ferse, Sohle oder Knöchel erfaßt. Dieser Schmerz gleicht dem, der bei einer Luxation der genannten Knochen auftritt, wobei zugleich Patient die Empfindung hat, als ob kaltes Wasser über den leidenden Teil gegossen wäre. Es folgen bald danach Frostschauer und Fieber. Der anfangs gelindere Schmerz wird allmählich stärker und steigt von Stunde zu Stunde, während in gleichem Verhältnis der Frostschauer zurückgeht; bis schließlich zur Nacht der Schmerz den höchsten Grad erreicht, sich in den verschiedenen Knochen des Tarsus und Metatarsus und deren Bändern fortsetzt und bald den Charakter einer heftigen Spannung annimmt, bald die Empfindung des Zerreißens der Bänder hervorruft oder dem Bisse eines nagenden Hundes, zeitweilig dem Gefühl des Druckes und der Einschnürung gleich. Dazu ist der ergriffene Teil so außerordentlich und lebhaft empfindlich, daß Patient weder das Gewicht der darauf liegenden Bettstücke, noch die durch starke Schritte erzeugte Erschütterung des Zimmers ertragen kann. So bringt denn der Kranke eine qualvolle Nacht in beständiger Unruhe und Lageveränderung zu. Bei jeder Schmerzsteigerung wirft er sich hin und her; tausend Versuche werden gemacht, durch Umlagern des Körpers bzw. des ergriffenen Teiles den Schmerz zu lindern, jedoch ohne Erfolg. Erst in der zweiten oder dritten Morgenstunde, nachdem vom Beginn des Anfalles 24 Stunden verflossen sind, hat eine mäßige Verarbeitung und Ausscheidung des Krankheitsstoffes stattgefunden. Patient wird plötzlich schmerzfrei und atmet erleichtert auf, wobei er diese Wendung mit Unrecht glaubt der Stellung zuschreiben zu dürfen, die er gerade zuletzt eingenommen hat. Unter gelindem Schweiß erfolgt nun Schlaf, und wenn Patient bei bedeutendem Nachlaß des Schmerzes erwacht, bemerkt er an dem angegriffenen Teil eine frische Anschwellung da, wo vorher, wie das bei allen Gichtanfällen gewöhnlich der Fall ist, eine stärkere Erweiterung der das kranke Glied umgebenden Venen zu beobachten war. Am folgenden bzw. am zweiten und dritten Tage danach, wenn der gichtische Krankheitsstoff reicher vorhanden ist, tritt wieder der Schmerz, besonders gegen Abend, stärker auf, läßt aber dann (beim Hahnenschrei) in der Frühe nach. Innerhalb einiger Tage greift der Schmerz auch auf den anderen Fuß über. Hat dann der Schmerz in der zuerst ergriffenen Seite nachgelassen, so verschwindet auch bald die Schwäche und Patient hat das Gefühl, als ob er niemals gelitten hätte, vorausgesetzt, daß nicht an dem anderen Fuß dasselbe Spiel (tragoedia) sich wiederholt, das nach Charakter und Dauer des Schmerzes dem ersten Anfall vollkommen gleichen kann. Zeitweise, solange nämlich der Krankheitsstoff so reich vertreten ist, daß ein Fuß nicht ausreicht ihn zu beherbergen, können beide gleichzeitig von gleich heftigem Schmerz gequält werden. Im allgemeinen jedoch greift er, wie bereits mitgeteilt wurde, sukzessive von einem Fuß auf den anderen über. Haben nun beide Extremitäten ihre Feuertaufe einmal bestanden, dann pflegen die späteren Anfälle sowohl in bezug auf die Zeit des Auftretens wie in bezug auf die Dauer unregelmäßig sich zu verhalten. Nur in einem Punkte besteht eine gewisse Gleichmäßigkeit, nämlich darin, daß der Schmerz stets bei Nacht zunimmt, in der Frühe nachläßt. Und aus einer Reihe solcher kleineren Anfälle setzt sich der gichtische Anfall zusammen, der je nach dem Alter des Patienten von längerer oder kürzerer Dauer ist."

Dieser Darstellung aus dem Jahre 1681 von Sydenham ist nichts hinzuzufügen. Wie aus derselben ersichtlich, gehen meistens dem Gichtanfall gewisse Vorboten vorher. Dieselben bestehen bald in dyspeptischen Beschwerden, bald in der Form einer psychischen Depression; sehr oft treten ziehende

Muskelschmerzen, Wadenkrämpfe, Kreuzschmerzen auf, zuweilen auch leicht fieberhafte Zustände mit Frost- und Hitzegefühl. Allerdings kann es mitunter vorkommen, daß jegliche Vorboten fehlen oder daß das Befinden des Kranken gerade kurz vor dem Anfall ein auffallend gutes ist. Der häufigste Sitz der Erkrankung ist das Metatarsophalangealgelenk der einen großen Zehe, „Podagra". Das Gelenk schwillt merklich an, die Haut über demselben rötet sich, wird heiß und gespannt, die Venen in der Umgebung treten deutlicher hervor. Es handelt sich um eine akute aseptische Entzündung des Gelenkes und seiner Umgebung; in seltenen Fällen lassen sich gerötete lymphangitische Stränge vom kranken Gelenke aus zentralwärts verfolgen. Auffallend ist die enorme Empfindlichkeit der Haut selbst. Die Schwellung selbst ist bedingt durch eine Hyperämie und ein entzündliches Ödem der Weichteile, sowie durch einen Erguß im Gelenkinnern: letzterer läßt sich, wenn ein größeres Gelenk befallen wird, nachweisen. Das von dem Anfall befallene Gelenk zeigt sich während des Anfalles meist versteift, was auf die Entzündung, aber auch auf einen Spasmus der entsprechenden Muskeln zurückzuführen ist. Das Fieber kann während des Akmestadiums 38,5—39⁰ erreichen. Parallel mit der Temperatur steigt die Pulsfrequenz an. Mit den Schmerzen läßt auch meistens unter geringerem Schweißausbruch das Fieber nach; die entzündlich-ödematöse Anschwellung der Gelenkgegend bleibt noch zurück. Nachdem 3, 4, 5, sogar 8 und mehr Tage die schmerzhaften nächtlichen Exazerbationen sich wiederholt haben, hat der Anfall sein Ende erreicht. Die befallene Zehe schwillt in den folgenden 2—3 Wochen ab, in der Regel unter starkem Jucken und Abschuppung der Haut, und die ursprüngliche Form und Beweglichkeit stellt sich wieder ein.

Die Intensität des ersten Anfalles braucht nicht immer in der oben beschriebenen Weise ausgebildet zu sein. Bisweilen, allerdings selten, sind die Anfälle so leicht, daß sie übersehen werden können. Die ganze Zehe ist zwar etwas schmerzhaft und leicht angeschwollen. Man beschuldigt eine Frostbeule, eine mögliche leichte Distorsion, einen unbequemen Stiefel. Die Exazerbation der Schmerzen in der Nachtzeit, ein stärkeres Jucken, eine nachträgliche Abschuppung, endlich die Wiederholung der Anfälle läßt an die Möglichkeit eines Gichtanfalles denken. Zwischen den abortiv verlaufenden Attacken treten aber meistens die typischen Paroxysmen ein.

Fast niemals ist die Krankheit mit einem Gichtanfall zu Ende. Nach Pausen von einigen Wochen, Monaten, sogar Jahren, je nach der Schwere der Erkrankung und den angewandten therapeutischen Maßregeln, kehren die Anfälle wieder; Frühjahr und Herbst sind die Zeit, wo dieselben am häufigsten aufzutreten pflegen. Gerne werden sie durch vorübergehende Schädigungen ausgelöst: Durchnässungen, Erkältungen, ein leichtes Trauma, eine Angina oder eine fieberhafte Affektion, geistige Anstrengungen, überhaupt die verschiedensten plötzlichen Erschütterungen des Organismus vermögen den Anfall auszulösen. Häufig läßt sich das auslösende Moment in einer überreichlichen Mahlzeit oder in Alkoholgenuß (Champagner! aber auch Bier) finden. Die große Zehe bleibt stets die am häufigsten und stärksten befallene Gegend; doch können in den späteren Anfällen auch die anderen Gelenke befallen sein und zwar dem Häufigkeitsgrade nach die Fingergelenke, das Kniegelenk, die Fußwurzelgelenke, die Sprunggelenke, das Handgelenk und die Schulter. Meistens bleibt der Anfall doch monoartikulär, nur nach mehreren Krankheitsjahren können gleichzeitig mehrere Gelenke befallen sein.

In der Zusammenstellung von Scudamore (nach Garrod) findet man bei 516 Gichtanfällen 373 mal eine oder beide große Zehen allein oder mit anderen

Gelenken beteiligt. Garrod gibt an, daß nur in 5% andere Gelenke mit Ausschluß der großen Zehe affiziert waren.

Über die Auslösung eines Anfalles durch Trauma sei folgender Fall von Garrod
mitgeteilt: (S. 14.) „Ein Herr mit stark markierter erblicher Prädisposition zur Gicht
verletzte eines Tages sein Knie durch einen Fall auf der Jagd; der Schmerz war anfangs
nicht heftig, aber im Verlaufe von wenigen Stunden wurde er intensiv, und zwar lebhafter,
als sich durch die Art der Verletzung erklären ließ, und es zeigte sich bald, daß dasselbe
schnell erleichtert wurde, als der Ballen der großen Zehe derselben Seite sich entzündete!"

„Einem Trauma gleich zu achten ist bisweilen die Überanstrengung eines Gelenkes:

„Lecorché erwähnt den Fall eines Malers, welcher, ganz in seine Arbeit vertieft,
lange Zeit ein Bein in einer unbequemen Stellung hielt. Als er sich erhob, fühlte er, daß
ihm sein Bein eingeschlafen war. In der folgenden Nacht trat der erste Gichtanfall auf."
(Zit. nach Minkowski, S. 35.)

Außer in den eigentlichen Gelenken können auch in den Sehnenscheiden
(Achillessehne), seltener in den Faszien akute gichtische Entzündungen auftreten. In seltenen Fällen können auch die Gelenke, der Knorpel, das Peri-
chondrium und die Ligamente des Kehlkopfes den Sitz von charakteristischen
gichtischen Veränderungen mit Uratablagerungen abgeben. Bis jetzt sind
6 sichere derartige Kehlkopferkrankungen publiziert worden. Gichtische
Veränderungen in den Gelenken der Gehörknöchelchen sind vermutet
worden; ein Beweis dafür liegt nicht vor.

Nach einigen Jahren können die Anfälle ihr typisches Gepräge verlieren.
Sie sind oft milder, die Gelenkveränderungen gehen aber nicht mehr vollständig
zurück. Es bleibt in der Umgebung des Gelenkes zuerst eine kleine, allmählich
an Größe zunehmende zirkumskripte Vorwölbung, welcher sich später weitere
angliedern. Über denselben wird die Haut dunkel gerötet, dünn und etwas gespannt, sehr empfindlich. Das ganze Gebilde ähnelt einem Abszeß, das aufbrechen möchte. Die entzündlichen Erscheinungen gehen aber meistens allmählich
wieder zurück, der fluktuierende, flüssige Inhalt wird fester, nach einiger Zeit
ganz hart. Es bleibt in den umgebenden Weichteilen des Gelenkes ein derber
Knoten, der Gichtknoten, der Tophus („Tophi arthritici"). Solche Tophi
können sogar in frühen Stadien der Krankheit auch an anderen Stellen als in
der Umgebung von Gelenken sich bilden. Eine bevorzugte Stelle dafür bieten
die Ohrknorpel dar. Diese Knoten brauchen nicht immer Beschwerden zu
veranlassen. Doch verursachen sie oft etwas Schmerzen, Jucken; sie können
aufbrechen, wobei sie breiige Massen von harnsauren Salzen entleeren.

Die Krankheit kann ihren ursprünglichen Charakter beibehalten. Oft
aber, im Laufe der Zeit, bleiben die Gelenkveränderungen hartnäckig; es treten
Störungen von seiten der inneren Organe auf; Abmagerung tritt ein. Die reguläre Gicht ist allmählich in die irreguläre Form übergegangen.

Über die Veränderungen des Stoffwechsels bei der regulären Gicht wird
in einem besonderen Abschnitt die Rede sein.

2. Die irreguläre Gicht. Diese Form ist seltener als die erste. Sie kann
aus derselben hervorgehen oder auch von vornherein mit ihren charakteristischen
Eigenschaften beginnen. Die reguläre Form betrifft mehr kräftige, gut genährte,
im übrigen gesunde, widerstandsfähige Individuen. Die irreguläre Gicht tritt
vorzugsweise bei ohnehin schon schwächlichen Individuen auf. Die Gicht
bei den Frauen nimmt besonders häufig von vornherein den irregulären Typus
an. Bei fortgesetzter Vererbung durch Generationen ist die Gicht in den
späteren Nachkommen auffallend häufig eine irreguläre: diese Erscheinung
dürfte wohl als Ausdruck einer allmählichen Schwächung der Rasse gelten.

Während bei der regulären Gicht Perioden vollkommener subjektiver
Gesundheit die einzelnen Attacken voneinander scheiden, kommt es bei dem

an irregulärer Gicht Leidenden überhaupt nicht mehr zu dem behaglichen Gefühl der Rekonvaleszenz oder der Gesundheit. Als charakteristisches Merkmal dieser Krankheit stellt sich auch verhältnismäßig früh ein kachektischer Zustand ein.

Das auffallendste Symptom bilden die Gelenkveränderungen. Namentlich an den distalen Gelenken (Finger, Zehen), seltener an den anderen Gelenken entwickeln sich allmählich starke Difformitäten. Im Gelenke läßt sich ein deutliches Krepitieren wahrnehmen. Durch Inkrustation des Gelenkes mit harnsauren Salzen und infolge der chronischen Entzündung werden allmählich die Gelenke steif; die Beweglichkeit wird verhindert; schließlich besteht vollständige Ankylose der kranken Gelenke. Es kommt dabei zu fehlerhaften Stellungen der Gelenke, ähnlich den bekannten Veränderungen bei der Arthritis deformans, z. B. Verschiebung der Metakarpophalangealgelenke ulnarwärts, Subluxationen usw. Gelenkergüsse kommen bei der irregulären Gicht ebenfalls vor, sind dann ziemlich hartnäckig. Durch Punktion konnten bis 80 ccm (Kniegelenk) aspiriert werden. Die Flüssigkeiten können serös oder trübe sein, in einem Falle (nach Ebstein) wurden die zuletzt aspirierten Partien fast rein eitrig gefunden. Die Flüssigkeiten sind stets steril, enthalten immer Harnsäure.

Geradezu pathognomonisch für die Gicht sind die Tophi arthritici. Jedoch spricht ihr Fehlen nicht gegen die Diagnose dieser Krankheit. Garrod konnte unter 37 direkt zu diesem Zwecke untersuchten Gichtkranken 17 sichtbare Ablagerungen finden; in 16 dieser Fälle waren die Ohren allein oder mit Beteiligung anderer Körperteile damit befallen. Diese Tophi liegen am häufigsten am Rande des Helix, am seltensten an den Ohrläppchen, sind meist vereinzelt oder zu zweien, selten in größerer Zahl; sie haben das Aussehen von kleinen Perlen, welche in die Ohrmuschel eingelagert sind. An den Extremitäten finden sich die Gichtknoten besonders in der Umgebung der Gelenke und zwar meist an der Streckseite derselben. Das Gelenk selbst braucht dabei nicht affiziert zu sein. Nicht selten gehen die Gichtknoten von den in der Umgebung der Gelenke vorhandenen Schleimbeuteln und von den Sehnenscheiden aus. Prädilektionsstellen für Tophi sind der Schleimbeutel des Olecranons und die subkutane Bursa praepatellaris. Diese Knoten erscheinen als rundliche oder mehr abgeplattete erbsen- bis taubeneigroße, selten größere, zuerst weiche, später derbe Tumoren, auf ihrer Unterlage verschieblich. Die Haut darüber ist meistens gespannt, später auch verdünnt. In seltenen Fällen beobachtet man kleine, hirsekorn- bis bohnengroße Tophi in der Haut (Fingerspitzen, Nasenflügel, Augenlider, Wangen, Skrotum usw.). Die Tophi können unmittelbar im Anschluß an einen akuten Anfall bisweilen innerhalb 24 Stunden entstehen, sehr häufig aber entwickeln sie sich ganz allmählich ohne alle Reizerscheinungen. Noch weiche Tophi können nachträglich spurlos verschwinden. Die derberen Knoten vergrößern sich dagegen langsam; die bedeckende Haut wird immer dünner, und es kann geschehen, daß sie durchbricht und sich der Knoteninhalt, zu 50—70 % aus harnsauren Salzen bestehend, nach außen entleert. Diese Salze können in den Tophis noch gelöst enthalten sein, kristallisieren aber bald nach ihrer Entleerung aus. Es entstehen dann oft langwierige Geschwüre oder Fisteln, welche Monate und Jahre lang sezernieren können.

Die Heberdenschen Knoten: Diesen eigentümlichen Verdickungen an den Fingern werden von einzelnen Autoren eine gewisse Beziehung zu der Gicht zugesprochen. Die Heberdenschen Knoten sind kleine, meist knochenharte erbsengroße Auftreibungen, die fast ausschließlich an dem Gelenk zwischen den zweiten und dritten Phalanx ausnahmsweise an anderen Fingergelenken liegen. Sie sind gegen den Knochen nicht verschieblich. Diese Knoten sind nicht selten, namentlich bei älteren Individuen; sie sind völlig frei von

Uratablagerungen. — Diese Knoten kommen bei Gichtkranken bisweilen vor (Minkowski), sind aber noch häufiger bei gichtfreien Individuen zu finden. Eine sichere Beziehung zwischen der Gicht und den Heberdenschen Knötchen läßt sich nicht beweisen (vgl. diesen Band S. 382).

3. **Die Erkrankungen der verschiedenen Organe bei der Gicht.** Die folgenden Erkrankungen kommen namentlich bei der irregulären Gicht vor. Einzelne Erscheinungen treten aber schon bei der regulären Form auf.

Von allen gichtischen Erkrankungen der inneren Organe sind die Erkrankungen der Nieren die weitaus wichtigsten. Gesunde Nieren bei einem langjährigen Gichtiker zu finden ist eine große Rarität. Bei schwer Gichtkranken stellt sich früher oder später eine Nierenerkrankung und zwar eine chronische Nierenschrumpfung, eine Granularatrophie, die sog. „Gichtniere" ein. Die Granularatrophie kann auftreten trotz vollständigen Fehlens von Uratablagerungen in der Niere; sie ist dann der Schrumpfniere der Alkoholiker vollkommen gleich. — Es kann auch eine Gichtniere mit Uratablagerungen vorhanden sein, ohne irgend welche gichtische Äußerungen von seiten der Gelenke oder anderer Organe. Ebstein hat darauf sein Einteilungsprinzip zum größten Teil basiert (s. o.). Die Symptome dieser wichtigsten aller gichtischen Viszeralerkrankungen sind die gleichen wie diejenigen einer gewöhnlichen Schrumpfniere (dieses Handbuch Bd. III). Sie brauchen hier nicht näher besprochen zu werden. Die Albuminurie ist bei Gichtkranken recht häufig: Garrod fand unter 1449 Fällen in 26,5% der Fälle Eiweiß im Urin. Albuminurie zur Zeit des ersten Gichtanfalls ist äußerst selten. v. Noorden beobachtete Albumosurie bei Gicht. Andere Nierenerkrankungen (akute Nephritis, chronische parenchymatöse Nephritis, Amyloidose) kommen gelegentlich bei Gichtkranken vor, müssen aber als zufällige Komplikationen angesehen werden.

Die Nephrolithiasis hat man früher irrtümlich als eine Folge der gleichen Noxe wie die Gicht angesehen. Diese beiden Erkrankungen haben in ihrem Wesen wahrscheinlich nichts Gemeinsames. Es besteht aber die Möglichkeit, daß die gichtischen Ablagerungen in der Niere sowie die Gichtniere selbst Anlaß für die Entstehung von Harnsäuresteinen geben können. Bei der Gicht manchmal vorkommende Nierenblutungen können auf die bestehende Schrumpfniere wohl fast immer zurückgeführt werden.

Teils infolge der Nierenerkrankung, teils auch selbständig treten bei Gichtikern recht häufig Veränderungen am Zirkulationsapparat ein. Die Gichtniere wird wie jede andere Schrumpfniere von einer sekundären Hypertrophie des linken Ventrikels begleitet. Inwieweit der Zirkulationsapparat von der Gicht unmittelbar beeinflußt wird, läßt sich schwer sagen. Tatsache ist es, daß Gichtiker nicht selten an Arteriosklerose, chronischer Endokarditis, Myokarditis oder an Fettherz leiden. Eine Ätiologie für diese Erkrankungen könnte in der Schädlichkeit der Lebensweise, dem Mißbrauch an Genußmitteln liegen; sie hätten mit der Gicht nur eine gemeinsame Ursache. — Beweise für eine direkte Einwirkung der gichtischen Noxe, z. B. der Harnsäure auf Herz und Gefäße sind nicht vorhanden. Allerdings sind Arteriosklerose und Atheromatose bei der Gicht auffallend häufig, bei Gichtikern von 20—40 Jahren lassen sich sogar oft ausgedehnte arteriosklerotische Veränderungen nachweisen. Von einem „Gichtherzen" zu sprechen, entbehrt aber vorläufig jeder Begründung. Endlich sei erwähnt, daß nicht selten Gichtkranke mit „nervösem" Herzklopfen, stenokardischen Anfällen behaftet sind. Unter 194 Fällen fand Ebstein 72 mal Störungen der Herzfunktion und 7 mal Angina pectoris. Goldscheider beobachtete in 44,7% seiner Fälle von irregulärer Gicht Herz- bzw. Arterienveränderungen. Die besondere Häufigkeit von Varizen, Hämorrhoiden, Phlebitiden und Venenthrombosen ist wiederholt betont worden. — Daß alle diese Kreislaufstörungen weitere Komplikationen mit sich führen können, braucht nur angedeutet zu werden.

Weitere häufige Begleiterscheinungen der Gicht sind die Erkrankungen der Schleimhäute. Am häufigsten sind diejenigen, welche sich in Form von Digestionsstörungen äußern. Der Magen der Gichtiker ist meistens schlecht. „La goutte est pour l'estomac ce que le rhumatisme est au coeur" (Ball). In den meisten Fällen handelt es sich um funktionelle Störungen, entweder der Motilität (Atonie, Incontinentia pylori) oder der sekretorischen Tätigkeit (Hypo- oder Hyperazidität). Bisweilen läßt Hypochlorhydrie und starke Schleimbildung eine katarrhalische Gastritis diagnostizieren. Man hat zwei Formen der eigentlichen „Magengicht" unterscheiden wollen. Die gastralgische Magengicht äußert sich als sehr heftige kolikartige Schmerzen in der Magengegend, mit Erbrechen, Prostration und kleinem, frequenten, unregelmäßigen Pulse; die Schmerzen werden durch Druck nicht gesteigert, sondern eher gelindert. Die entzündliche Magengicht wird durch heftige stechende oder brennende Schmerzen und starke Druckempfindlichkeit in der Magengegend, häufiges Erbrechen oft blutiger Massen und Fieber charakterisiert. Nicht selten fällt es auf, daß die Magenbeschwerden mit typischen Gichtanfällen alternieren. Die Patienten betonen oft, daß die Magenstörungen von der Beschaffenheit der Nahrungszufuhr vollkommen unabhängig sind. — Sehr häufig sind auch die Darmstörungen bei der Gicht. Hier kommt vor allem die chronische Obstipation in Betracht (Atonie des Dickdarmes). Wie beim Magen unterscheiden viele Autoren eine enteralgische Darmgicht (gichtische Koliken, Colitis mucosa) und eine entzündliche Darmgicht. Wenn auch ein Beweis noch fehlt, daß die gichtische Noxe zu spezifischen Störungen im Magendarmkanal führen könne, so ist die Möglichkeit vorhanden, daß dieselbe, wie sie z. B. an den Gelenken Entzündungen hervorrufen kann, auch auf die Magenschleimhaut in ähnlicher Weise einzuwirken vermag.

Zu den Schleimhäuten, welche bei der Gicht relativ häufig erkranken, gehört auch die Schleimhaut der Harnorgane. Katarrhalisch-entzündliche Affektionen des Nierenbeckens (Pyelitis, bzw. Pyelonephritis), der Blase (funktionelle Störungen wie schmerzhafte Empfindungen oder Anomalien des Harndrangs, Cystitis) der Urethra (Urethritis) wurden in der älteren Literatur als spezifisch gichtische Krankheitszustände angesehen. Der sog. „Gichttripper" spielte früher eine große Rolle. Inwieweit die gichtische Anlage das Auftreten solcher Katarrhe auszulösen vermag, läßt sich kaum entscheiden. Jedoch wird man wohl nicht fehlgehen, wenn man die meisten derartigen Erkrankungen bei Gichtleidenden als zufällige Komplikationen darstellt.

Wenn wir von den bereits oben erwähnten spezifischen Kehlkopferkrankungen absehen, so sind die sehr häufigen Affektionen der Respirationswege (Bronchitis, Heufieber, Asthma bronchiale, Pneumonien, Pleuritiden usw.) wohl fast immer irrtümlich als Erscheinungen viszeraler Gicht gedeutet worden. In ihrem klinischen Verlauf sowie pathologisch-anatomisch bieten diese Fälle keine Besonderheiten dar. — In diesem Zusammenhang sei erwähnt, daß tatsächlich im allgemeinen Gicht und Tuberkulose selten zusammentreffen.

In einigen seltenen Fällen sind charakteristische gichtische Entzündungen in verschiedenen Drüsen gefunden worden. Eine Parotitis urica ist im ganzen 10 mal beobachtet worden (Deglos); eine Orchitis urica, bisweilen mit Uratablagerungen (Tophi von den Tunicae ausgehend) kann auch vorkommen. Über gichtische Affektionen der Prostata, der weiblichen Genitalorgane, des Pankreas ist nichts bekannt. Auch die häufigen Leberkrankheiten bei der Gicht bieten keine sicheren Charakteristika eines spezifischen Ursprunges. Die üppige Lebensweise der meisten Gichtiker könnte hinreichend die Häufigkeit der Leberaffektionen bei denselben erklären. Wenn man aber weiß, daß eine ganze Reihe von Ursachen, also nicht nur der Alkohol und die Syphilis, eine Zirrhose der Leber veranlassen können und daß die Leber eine so eminente Rolle im Stoffwechsel spielt, so wird man wohl mit Recht gewisse Beziehungen zwischen Leberkrankheit und Arthritis urica nicht ohne weiteres von der Hand weisen können. Von vielen Autoren wird behauptet, daß die Leber in den ersten Tagen der Anfälle anschwillt und druckempfindlich wird (Ebstein, Pŕibram usw.). Ebstein fand in der Leber eines Gichtkranken „kristallisierte Konkretionen inmitten des sehr stark hyperplastischen Bindegewebsgerüstes, welche ich (Ebstein) als vielleicht mit Hypoxanthin vermischte Guaninkonkretionen auf Grund der damit angestellten chemischen Reaktionen ansprechen mußte" (l. c. S. 251). Der betreffende Patient war an Diabetes gestorben. — Die Gallensteinkrankheit hat mit Gicht nichts zu tun. Dafür spricht schon der Umstand, daß erstere namentlich bei Frauen vorkommt, letztere dagegen beim weiblichen Geschlechte selten ist.

Nur in ganz vereinzelten Fällen wurde der Nachweis von Uraten im Bereiche des Nervensystems geliefert (z. B. den der Cerebrospinalflüssigkeit, Cornil, Uratablagerungen an der Außenseite der Dura mater spinalis, Ollivier, Uratablagerungen im Neurilemm der peripheren Nerven, Charcot und Cornil). Die Gicht vermag jedenfalls wie z. B. auch der Diabetes die Entwicklung mannigfacher Nervenaffektionen zu begünstigen, welche aber fast ausschließlich im Gebiete funktioneller nervöser Zustände bleiben. Goldscheider findet nervöse Symptome in 42 % seiner Gichtkranken. Neurasthenische Beschwerden aller Art werden bei solchen Kranken beobachtet. Sie leiden besonders häufig an Schlaflosigkeit und Migräne. Trousseau hob hervor, daß die Migräne oft die einzige Äußerung einer gichtischen Anlage sei, bei Leuten, welche von gichtischen Eltern abstammen. Croftan fand bei 5 Fällen von Migräne ähnliche Veränderungen in der Harnsäureausscheidung wie bei der Gicht. Außerordentlich häufig pflegen bei Gichtkranken Neuralgien aufzutreten (Ischias, aber auch Trigeminus-, Okzipital-, Ulnarisneuralgien u. a.). — Neuritis ist dagegen selten. Es ist klar, daß die bestehende Nephritis oder Arteriosklerose ebenfalls zahlreiche nervöse Symptome veranlassen können. Daß Muskelschmerzen zu den häufigsten, man könnte sagen regelmäßigen Klagen Gichtkranker gehört, ist schon oben erwähnt worden. Während des Anfalles kommt Muskelatrophie, wie sie bei traumatischen, rheumatischen und anderen Gelenkerkrankungen auftritt, als einfache Inaktivitätsatrophie bisweilen vor. Muskelzerreißungen bei durchaus nicht forcierten Bewegungen werden nicht selten bei Gichtkranken beobachtet und zu dem gichtischen Prozeß in direkter Beziehung gesetzt. Sehr unwahrscheinlich ist die Vermutung, daß die Retraktion der Palmaraponeurose (Dupuytrensche Kontraktur) auf gichtischer Anlage beruht, obwohl sie bei Gichtleidenden nicht selten auftritt.

Augenentzündungen werden häufig bei Arthritis urica beobachtet. Unter den Vorboten des Gichtanfalles setzt nicht selten eine akute Konjunktivitis ein. Die oberflächliche Skleralentzündung, die Episkleritis soll meistens gichtischen Ursprunges sein. Eine gichtische Iritis wird von Charcot anerkannt. Keratitiden, Linsentrübungen, Retinitis, Chorioiditis, Glaukom wurden von einzelnen Ärzten mit der Gicht in Beziehung gebracht. Diese Ansichten werden von den neueren Ophthalmologen nicht mehr geteilt. (Vgl. auch Bach, Krankheiten des Auges im Zusammenhang mit der inneren Medizin, dieses Handb. Bd. VI). Die bisweilen vorkommende Abschwächung des Gehörs bei Gichtkranken hat man mit Uratablagerungen auf dem Trommelfell, in der Paukenhöhle und in den mastoidealen Räumen in Verbindung gebracht.

Die Haut und das Unterhautzellgewebe ist, wie bereits geschildert, ein bevorzugter Sitz der spezifischen Gichtablagerungen. Abgesehen von diesen Veränderungen ist immer das Zusammentreffen von Arthritis urica mit den verschiedensten Hautkrankheiten betont worden. Die Gicht verhält sich hier ähnlich wie der Diabetes und zuweilen auch die Fettsucht. Es erscheint kaum zweifelhaft, daß gewisse akute und chronische Ekzeme, manche Urticaria und Prurituserkrankungen sich auf dem Boden einer gichtischen Anlage entwickeln. — Allerdings sind die Beziehungen zwischen Gicht und Hautkrankheiten noch gar nicht aufgeklärt. — Noch unsicherer ist der Zusammenhang der Psoriasis mit einer bestehenden Arthritis urica (Bloch).

Wie aus diesem Kapitel ersichtlich, kann die Gicht die mannigfaltigsten klinischen Bilder darbieten. Die Variation derselben wird durch die manchmal ganz eigenartigen Beziehungen der einzelnen Organerkrankungen zueinander noch erhöht. Es seien nur kurz folgende charakteristische Fälle erwähnt:

Fall von Ebstein (l. c. S. 257). „Der 46jährige Patient erzählte mir, daß sowohl sein Großvater (väterlicherseits) als auch sein Vater an der Gicht gestorben seien, er selbst habe nie einen Gichtanfall gehabt. Der Patient klagte zunächst über beständige schwere Angstzustände sowie über allerlei nervöse Symptome und machte auf mich den Eindruck eines schweren Neurasthenikers, er litt ferner an chronischer Nesselsucht und bot das typische Bild einer Urticaria subcutanea. Außerdem hatte er Anfälle von Angina pectoris welche als eine vasomotorische gedeutet wurde. Am Herzen selbst, sowie im Harn war durchaus nichts Krankhaftes zu konstatieren. Im Februar 1889 trat plötzlich ein heftiger Gichtanfall in der linken großen Zehe auf. Derselbe ging nach acht Tagen vorüber. Damit verschwanden die neurasthenischen Beschwerden sowie auch die Anfälle von Angina pectoris vasomotoria."

Fall von Ebstein, S. 395. „Dienstmädchen, 32 Jahre. Patientin stammt aus gesunder Familie, hat als junges Mädchen Chlorose gehabt. 1899 schwere Influenza. Im Anschluß an dieselbe sind zuerst ganz plötzlich in der Nacht heftige Schmerzen in einem Großzehengelenk aufgetreten. Seit dieser Zeit klagt Patientin über anfallsweise sich verstärkende Schmerzen in den Zehen und Fußgelenken, Kopf- und Kreuzschmerzen. Untersuchung ergibt einen leidlichen Ernährungszustand, spärliches Fettpolster. Psoriasiseruptionen an den Streckseiten aller Extremitäten. Lungen frei, Vergrößerung des linken Ventrikels, 2. Aortenton akzentuiert. Abdominalorgane ohne besonderen Befund. Der Urin enthält Albumen, etwa ¼%, mikroskopisch einzelne hyaline und gekörnte Zylinder, zahlreiche Epithelien und Leukozyten, sowie Urate. Die Großzehengelenke sind beiderseits verdickt, schmerzhaft auf Druck und bei Bewegung, dabei deutliches Krepitieren. Gichtische Tophi sind nirgends sichtbar. Der Blutgefrierpunkt betrug vor dem Schwitzbad — 0,60, nach demselben — 0,55, der Gefrierpunkt des Schweißes betrug —0,32. Die klinische Diagnose lautete: Arthritis uratica, primäre Nierengicht, Hypertrophie des linken Ventrikels, Koprostase. Abgelaufene Neuritis optica, Papillengrenzen verwaschen, Papille auffallend weiß."

Fall von Garrod, S. 365. „Ein Herr, welcher sich großen geistigen und körperlichen Anstrengungen hingab, sich zugleich auch der Verkältung aussetzte, wurde krank. Sein Kopf war heiß und schmerzte, und des Nachts hatte er Delirien. Damit war ein bedeutendes Fieber verbunden; diese Hirnsymptome trotzten der gewöhnlichen Behandlung, verschwanden aber plötzlich als eine Fußzehe heiß und schmerzhaft wurde. Der Kranke hatte schon früher an leichten, regelmäßigen Gichtanfällen gelitten, die sich aber immer auf die großen Zehen beschränkt hatten."

Fall (Mediz. Klinik. Basel). Ein 46jähriger Metzger hatte seit 3 Jahren keinen Anfall von Podagra mehr gehabt, erkrankte Anfang Dezember 1910 an einer croupösen Pneumonie. Lytischer Temperaturabfall vom 12. bis 19. Dezember. Am 15. Dezember plötzliche Schwellung des rechten Handrückens, 15. Dezember Schwellung des I. Metatarsophalangealgelenkes beiderseits aber besonders rechts. — Ein Monat später keine Gelenkschmerzen mehr. — Epikrise: Typischer akuter Gichtanfall (Harnsäurebestimmungen im Harne) durch den sehr reichlichen Leukozytenzerfall (Überschwemmung des Körpers mit Nukleinsubstanzen) während der Lösung einer Pneumonie veranlaßt.

Pathologische Anatomie. Die wesentlichste anatomische Veränderung bei der Gicht besteht in der Ablagerung kristallinischer harnsaurer Salze in die Gewebe.

Frisch befallene Gelenke zeigen eine einfache exsudative Gelenkentzündung. In dem Exsudat läßt sich Harnsäure chemisch nachweisen.
Die histologische Untersuchung ergibt kristallinische Uratablagerungen
in den Gelenkenden bzw. in deren Umgebung. Später können die Knorpelflächen ganz mit weißen, breiigen, kreidigen oder gipsartigen Massen bedeckt
werden. Diese Ablagerungen finden sich oft auch in den Knochen, den Gelenkbändern, den Sehnen, dem Periost, den Schleimbeuteln, manchen
Stellen der Haut und des Unterhautzellgewebes.

Ebstein und Sprague geben für die Gichtablagerungen folgende chemische
Zusammensetzung an.

Analyse:	1.	2.
Harnsäure	59,7	61,27
Gewebe	27,88	26,45
Na_2O	9,3	12,28
K_2O	2,95	—
Ca	0,17	—
MgO, Fe, O_2O_3,	Spuren	unwägbar.

Diese Ablagerungen bestehen infolgedessen zum allergrößten Teil aus Mononatriumurat.

An den Stellen, wo die Kristalle von harnsaurem Natron sich finden,
ist das Gewebe vollkommen nekrotisch. In seltenen Fällen findet man
bei der Autopsie die nekrotischen Herde, es fehlen aber die Uratkristalle. Letztere
können zur Resorption gelangt sein. Allerdings ist es immer noch eine un-
entschiedene Frage, ob die Ablagerungen der Harnsäure die nekrotischen Vorgänge erst hervorrufen oder ob umgekehrt die Uratniederschläge erst sekundär
in das schon vorher erkrankte Gewebe hinein erfolgen. Nach Ebstein ist die
Nekrose die Vorbedingung für die Ausscheidung der Urate. Nach Garrod
wäre das Primäre die Ablagerung der Kristalle und diese können eine mit Nekrose
einhergehende Entzündung hervorrufen. Zugunsten der Garrodschen Anschauung sprechen u. a. die Untersuchungen von Freudweiler und His.
Letztere konnten zeigen, daß man durch Aufschwemmungen von Mononatriumurat entzündliche Herde erzeugen kann. His gelang es nachzuweisen, daß die
Urate Entzündung und Nekrose zu erzeugen vermögen. Diese Ergebnisse
wurden neulich von van Loghem bestätigt. Die histologischen Untersuchungen
von Riehl ergaben im Gegensatz zu Ebsteins Annahme, daß die Urate bis in
die gesunden Gewebspartien hineinragen können. Auch Minkowski und die
neueren modernen Gichtforscher schließen sich der Garrodschen Hypothese
an. Beide Anschauungen stimmen im übrigen darin überein, daß die Entstehung der lokalen Herde dadurch verursacht werde, daß das
Blut der Kranken eine mit Harnsäure übersättigte Lösung darstellt.

Die gichtische Nierenerkrankung entspricht einer von kristallinischen Uraten durchsetzten genuinen Schrumpfniere.

Die Urate stellen intensiv weiße Streifchen oder Flecken im Mark, seltener in der
Rinde dar. Mikroskopisch sieht man feinste lange Nadeln und größere Krystalle zu
Büscheln angeordnet. Dieselben liegen in Harnkanälchen, Epithelien und im interstitiellen
Gewebe; um die Uratniederschläge herum ist das Gewebe zum Teil nekrotisch. Man kann
sich leicht vorstellen, daß, wenn die in der Niere abgelagerten Kristalle in das Nierenbecken
gelangen, dieselben hier zu Konkrementbildungen Anlaß geben können (Nephrolithiasis
bei Gicht). Die am Herzen, in den Gefäßen und übrigen Organen erhaltenen anatomischen
Befunde bieten nichts für die Gicht Charakteristisches dar.

Stoffwechselpathologie der Gicht. Der Begriff der harnsauren Diathese
hat längere Zeit hindurch in der Pathologie eine wesentliche Rolle gespielt.
Man verstand darunter eine Diathese, bei welcher Abscheidungen von Harnsäure oder harnsauren Salzen in ungelöster Form stattfinden. Zu dieser Diathese
rechnete man den Harnsäureinfarkt, die Harnsäurekonkrementbildung in den
Harnwegen und die Gicht. Wir haben schon erwähnt, daß Gicht und Nieren-

steinkrankheit auf vollständig differenten Anomalien beruhen. Die Gicht stellt, soviel wir jetzt wissen, eine Störung des Harnsäurestoffwechsels dar, die Nierensteinkrankheit beruht in veränderten chemisch-physikalischen Verhältnissen des Harnes. Der Begriff der harnsauren Diathese entbehrt heutzutage jeglicher Berechtigung[1].

Die moderne biochemische Forschung hat aber ein neues spezielles Gebiet des Gesamtstoffwechsels zur Kenntnis gebracht: den Nukleinstoffwechsel. Die Gicht bildet die wichtigste pathologische Störung im Nukleinstoffwechsel.

1. Physiologische Vorbemerkungen: Früher sah man das Eiweiß als die Quelle der Harnsäure an. Heute wissen wir, daß die Harnsäure ausschließlich ein Produkt des Nukleinstoffwechsels ist, d. h. ein Umsatzprodukt der die Zellkerne aufbauenden Nukleoproteide, insbesondere der in diesen enthaltenen Nukleinsäure. Als Bestandteile der Nukleinsäuren findet man immer die Purinbasen oder Aminopurine: Adenin und Guanin. (Als weitere Spaltungsprodukte der Nukleinsäuren sind die Pyrimidinbasen, eine Kohlenhydratgruppe und Phosphorsäure bekannt.) Unter Abspaltung der NH_2-Gruppe und Sauerstoffaufnahme entstehen weiter aus den Aminopurinen die sog. Oxypurine (Xanthin und Hypoxanthin). Findet eine weitere Oxydation statt, so erhält man ein Trioxypurin: die Harnsäure. Emil Fischer hat bewiesen, daß allen diesen Substanzen der sog. Purinkern gemeinsam ist.

$$
\begin{array}{ccc}
\begin{array}{c}
N_1 - C_6 \\
| \quad\quad | \\
C_2 \quad C_5 - N_7 \\
| \quad\quad | \quad\quad \diagdown C_8 \\
N_3 - C_4 - N_9 \\
\text{Purinkern}
\end{array}
&
\begin{array}{c}
N_1 = C_6H \\
|| \quad\quad | \\
HC_2 \quad C_5 - N_7H \\
|| \quad\quad | \quad\quad \diagdown C_8H \\
N_3 - C_4 - N_9 \\
\text{Purin} \\
C_5H_4N_4
\end{array}
&
\begin{array}{c}
N = C - NH_2 \\
| \quad\quad | \\
HC \quad C - NH \\
|| \quad\quad || \quad\quad \diagdown CH \\
N - C - N \\
\text{Adenin} \\
C_5H_5N_5
\end{array}
\end{array}
$$

$$
\begin{array}{ccc}
\begin{array}{c}
HN - CO \\
| \quad\quad | \\
NH_2 - C \quad C - NH \\
|| \quad\quad || \quad\quad \diagdown CH \\
N - C - N \\
\text{Guanin} \\
C_5H_5N_5O
\end{array}
&
\begin{array}{c}
HN - CO \\
| \quad\quad | \\
HC \quad C - NH \\
|| \quad\quad || \quad\quad \diagdown CH \\
N - C - N \\
\text{Hypoxanthin} \\
C_5H_4N_4O
\end{array}
&
\begin{array}{c}
HN - CO \\
| \quad\quad | \\
OC \quad C - NH \\
|| \quad\quad || \quad\quad \diagdown CH \\
HN - C - N \\
\text{Xanthin} \\
C_5H_4N_4O_2
\end{array}
\end{array}
$$

$$
\begin{array}{ccc}
\begin{array}{c}
HN - CO \\
| \quad\quad | \\
OC \quad C - NH \\
|| \quad\quad || \quad\quad \diagdown CO \\
HN - C - NH \\
\text{Laktamformel}
\end{array}
& \text{oder} &
\begin{array}{c}
N = C - OH \\
| \quad\quad | \\
HOC \quad C - NH \\
|| \quad\quad || \quad\quad \diagdown C - OH \\
N - C - N \\
\text{Laktimformel}
\end{array}
\end{array}
$$

der Harnsäure
$C_5H_4N_4O_3$

Treten an die Stickstoffatome des Purinkernes Methylgruppen, so erhält man die in den Pflanzen vorkommenden und pharmakologisch wichtigen Methylpurine: Theobromin, Theophyllin, Koffein usw.

Wenn wir die Gewebe des tierischen Körpers einzeln analysieren, so finden wir die meisten Purinbasen in den zellreichsten d. h. kernreichsten Organen z. B. in der Thymus, Milz, Leber usw.

Die Nukleinsäure der Nahrung wird im Magendarmkanal sehr wahrscheinlich nur in eine resorptionsfähige Form gebracht, und als solche, d. h. ohne eingreifende Spaltung resorbiert.

Gleich nach ihrer Resorption wird die Nukleinsäure abgebaut; dieser Vorgang wird wahrscheinlich von Fermenten ausgeführt, welche die Umwandlung bis zu der Harnsäure

---

[1] Die Vorstellung der „arthritischen" Diathese ist so unbestimmt und m. E. noch so wenig begründet, daß ich dieselbe hier nicht besprechen möchte.

herbeizuführen vermögen. In welchem Umfang dieser Prozeß im Leben stattfindet, läßt sich nicht sagen. Es ist möglich, daß die Nukleinsäure der Nahrung zum Aufbau der Zellkernnukleine des Körpers verwendet werden kann. Wir wissen, und es ist auch selbst klar, daß im Nukleinbestand des Körpers ein beständiger Wechsel stattfindet. Der minderwertige Teil wird abgebaut und ausgeschieden; neue Nukleinstoffe müssen den Verlust beständig ersetzen. Der Organismus besitzt dazu zwei Quellen 1. die Nukleinsäure der Nahrung (sehr wahrscheinlich), 2. eine synthetische Bildung von Nukleoproteiden aus Körpereiweißstoffen. Die klassischen Versuche Mieschers am Rheinlachs (die Einschmelzung der Rumpfmuskulatur bringt das Material zum Aufbau des Spermas) bürgen für die Sicherheit dieser Quelle. — Der Transport der Nukleinsäure vom Darme aus, sowie von ihren Bildungsstätten geschieht auf dem Blutwege (Biberfeld u. Schmidt). Diese resorbierte Nukleinsäure soll die Ursache der Verdauungsleukocytose darstellen.

Die Endprodukte der aus der Nahrung stammenden Nukleinsäure werden als exogene, diejenigen aus dem eigenen Zellkernstoffwechsel stammenden als endogene Abbauprodukte bezeichnet. Der Abbau geschieht in beiden Fällen nach derselben Weise.

Für unsere Kenntnisse über den Abbau der Nukleine und die Harnsäurebildung waren die Untersuchungen von Horbaczewski von großer Bedeutung.

Bei der Digestion von Milzauszügen unter Luftdurchleitung (Sauerstoffzufuhr) und Ausschluß der Fäulnis findet eine Bildung von Harnsäure statt. Schittenhelm hat dann in zahlreichen Arbeiten die Fermente des Nukleinstoffwechsels studiert; er stellte folgende Fermentetappen auf. 1. Die Nuklease zersetzt das Nukleinsäure und spaltet von derselben die Purinbasen ab. 2. Die Purindesamidase: hydrolytischer Prozeß, durch den aus Guanin unter Abspaltung der Amidgruppe Xanthin, und aus Adenin analog Hypoxanthin entsteht (Jones spricht von einer Guanase und einer Adenase.) 3. Die Xanthinoxydase: dieses Ferment veranlaßt unter Sauerstoffaufnahme die Umwandlung von Hypoxanthin in Xanthin und von Xanthin in Harnsäure. 4. Das urikolytische Ferment, welches die Harnsäure weiter zersetzt, zuerst in Allantoin umwandelt

$$CO \left\langle \begin{array}{c} NH - CH - NH \\ | \\ NH - CO - NH_2 \end{array} \right\rangle CO$$

und endlich bis zum Harnstoff abbauen kann (Wiechowski, Schittenhelm). Über die Verteilung der Fermente in den einzelnen Organen sind die Akten noch nicht geschlossen. Namentlich ob die Annahme eines urikolytischen Fermentes den Tatsachen entspricht, läßt sich schwer beurteilen. Ein solches Ferment hat z. B. Schittenhelm in der Leber des Schweines gefunden. Beim Menschen sind ähnliche Versuche bis jetzt stets negativ ausgefallen.

Zuverlässiger erscheinen die Resultate, welche aus den Untersuchungen über den Gesamtpurinstoffwechsel hervorgehen. Allerdings muß man dabei bei Versuchen an Tieren (Hund, Kaninchen) stets bedacht sein, daß dieselben die Harnsäure beinahe quantitativ in Allantoin umwandeln, und als solches ausscheiden. Wir wissen, daß die Harnsäure im Urin sofort ansteigt, sobald zahlreiche Leukocyten also Zellkerne zugrundegehen (Pneumonie in der Krise, Leukämie, Röntgenbestrahlung, Radium, Thorium usw.): Zufuhr von Nukleinsäuren (Kalbsthymus, Nukleinsäure), von Purinbasen verursacht beim Menschen eine Steigerung der Harnsäureausscheidung. Krüger und Salomon erhielten aus 10000 l normalen menschlichen Urins 10,11 g Xanthin, 8,50 g Hypoxanthin und 3,54 g Adenin; Guanin war nicht vorhanden. Wird Harnsäure dem Menschen per os zugeführt, so steigt die Harnsäureausscheidung wenig; es wird meistens nur ein ganz geringfügiger Teil der dargereichten Harnsäure wiedergefunden (Frank u. Schittenhelm, Brugsch u. Schittenhelm). Die Harnsäure ist beim Menschen (nach letzteren Autoren) vorwiegend als Intermediärprodukt und nicht nur als Endprodukt des Stoffwechsels anzusehen. Der Abbau beim Menschen geht vielleicht bis zum Harnstoff. Es muß hier um Irrtümer zu vermeiden noch betont werden, daß es sich hier ausschließlich um den Nuklein nicht um den allgemeinen Eiweißstoffwechsel handelt. Die weitere größte Menge des Harnstoffes im Urin ist nicht als Endprodukt der Harnsäure anzusehen. Über den Weg, den dieser Harnsäureabbau einschlägt, sind die Ansichten widersprechend; positive Tatsache liegen noch nicht vor.

Nach Ausschaltung der Leber bei Hunden durch Anlegung einer Eckschen Fistel tritt eine Störung in der Umsetzung der Harnsäure ein. Der Leber gehört daher sehr wahrscheinlich die Funktion die Harnsäure umzusetzen. Diese Eigenschaft teilt sie wahrscheinlich mit anderen Organen zusammen (Abderhalden, London, Schittenhelm). Es muß aber betont werden, daß diese Versuche bei Hunden ausgeführt wurden; die daraus geschlossenen Schlüsse brauchen nicht für den menschlichen Organismus gültig zu sein.

(Allantoinbildung beim Hunde!) Für die Möglichkeit einer Harnsäuresynthese beim Menschen fehlt es bis jetzt an sicheren Beweisen (Magnus-Levy).

Diesen Hypothesen gegenüber läßt sich aber immer noch die schon vor mehreren Jahren aufgestellte Anschauung Minkowskis mit ebenso guten Gründen aufstellen. Die Vorstellung Minkowskis, welche von zahlreichen anderen Autoren ebenfalls angenommen wird, ist folgende: Die eingeführte Nukleinsäure wird beim Menschen im Maximum bis zu ein Drittel in Harnsäure umgewandelt und als solche ausgeschieden. Die Harnsäure ist ein Endprodukt des Nukleinstoffwechsels und kann vom Körper nicht weiter gespalten werden. Im Blute kreist die Harnsäure in der Form einer Nukleinsäure-Harnsäurebindung (? siehe weiter u.). Die übrigen $^2/_3$ der eingeführten Nukleinsäure können auf einem Wege abgebaut werden, welche nicht über die Harnsäure geht; es wäre z. B. möglich, daß die Purinkomponente der Nukleinsäure direkt zerschlagen wird. (Wiechowski, Frank, u. Przedborski). Zugunsten der Annahme, daß die Harnsäure ein Endprodukt des Stoffwechsels darstellt, läßt sich anführen, daß der purinfrei ernährte Gesunde die intravenös injizierte Harnsäure (harnsaures Piperazin) so gut wie völlig wieder ausscheidet (Umber).

Es ist bereits erwähnt worden, daß man endogene und exogene Abbauprodukte des Nukleinstoffwechsels unterscheidet. Dieselben lassen sich durch quantitative Bestimmung der Purinkörper im Harne zahlenmäßig ausdrücken. Der sog. exogene Harnpurinwert (Harnsäure + Purinbasen, beim Menschen) ist natürlich von der Zufuhr von Purinkörpern in der Nahrung abhängig. In diesem Zusammenhange sei erwähnt, daß durch Verabreichung von Methylpurinen (Theobromin etc.) der exogene Harnpurinwert erhöht wird.

Der endogene Harnpurinwert läßt sich einmal dadurch bestimmen, daß man die Harnsäureausscheidung im Hunger untersucht. Brugsch fand bei dem Hungerkünstler Succi als Mittel vom 23. bis 30. Hungertag ca. 0,3—0,35 g Harnsäure. Der Hungerzustand ist aber kein physiologischer. Burian u. Schur u. a. bestimmten daher den endogenen Wert bei einem mit kalorienreicher aber purinfreier Kost ernährten Menschen und fanden, daß derselbe für das gleiche Individuum eine konstante Größe darstellt, die aber bei verschiedenen Personen etwas variieren kann.

Der täglich eliminierte endogene Harnpurinstickstoff schwankt meistens zwischen 0,1 und 0,2 g (Minimum 0,07 g, Maximum 0,25 g). Der weitaus größte Teil dieses Stickstoffes gehört natürlich der Harnsäure an.

Die Harnsäureausscheidung beträgt (nach Magnus-Levy):

bei vegetabilischer und purinfreier Kost etwa . .	0,25—0,6 g
„ gemischter Kost etwa	0,5 —1,0 g
„ einer Nahrung mit viel Fleisch etwa	1,0—1,5—2,0 g.

Die Purinkörper der Fäces (in denselben keine Harnsäure!) stammen wohl von den abgenutzten Darmepithelien her und haben für den Stoffwechsel keine Bedeutung.

Bei purinfreier Kost enthält das Blut normaler Individuen keine nachweisbaren Harnsäuremengen. Bei gemischter Kost finden sich oft kleine, aber quantitativ nicht bestimmbare Mengen Harnsäure im Blute. Wird eine an Nukleinen sehr reiche Nahrung dargereicht, so kommt es bisweilen zu relativ hohen Zahlen.

Bloch fand z. B. bei einem Manne, der nur eine leichte Affektion der rechten Lungenspitze hatte, folgende Verhältnisse. Er ließ den Patienten zunächst 8 Tage lang eine ziemlich purinreiche Nahrung (tägl. ca. 250—300 g Fleisch — Kalbskotelettes und Schinken — und ca. 1 l Bouillon) genießen. Er konnte nach Verlauf von 8 Tagen aus 200 ccm Blut, das er dem nüchternen Individuum durch Aderlaß entnommen hatte 6 mg reine, kristallisierte Harnsäure darstellen. Nun setzte er den Patienten während der 8 folgenden Tage auf eine purinfreie Diät (Milch, Weißbrot, Eier, Butter, Mehlspeisen). Er entzog ihm hierauf wiederum in nüchternem Zustande 200 ccm Blut: es ließ sich darin keine Spur von Harnsäure nachweisen.

Derartige Resultate scheinen zu beweisen, daß das Ausscheidungsvermögen der Nieren für Harnsäure offenbar nicht sehr groß ist. Entstehen mehr als 1,5—2,0 g exogene Harnsäure im Tag, so bleibt die Ausscheidung hinter der Bildung zurück.

2. Der Stoffwechsel bei der Gicht. Wir haben gesehen, daß die Uratablagerungen die wesentlichste anatomische Veränderung bei der Gicht darstellen. Woher stammen nun diese Uratniederschläge? Als Transportmittel
für die Nukleinsäure und die Harnsäure haben wir das Blut kennen gelernt.
Die Frage nach dem Verhalten der Blutharnsäure und der Harnsäureausscheidung im Urin bei der Gicht ist also sehr naheliegend. Eine richtige Lösung
ist aber erst erhalten worden, nachdem man die endogene und exogene Harn-
säureabstammung getrennt zu untersuchen gelernt hat. Indessen sind die
bisher erhaltenen Resultate einer verschiedenen Deutung fähig, und wir sind
noch weit entfernt, das Wesen der Gicht mit Sicherheit angeben zu können.

a) Die Harnsäure- und Purinbasenausscheidung im Urin bei
der Gicht. Gegenüber früheren fehlerhaften Angaben haben neuere Untersuchungen folgende Tatsachen festgestellt: 1. Bei der Gicht ist im anfallsfreien Stadium der endogene Harnsäurewert nicht erhöht, sondern
in 80% unternormal bzw. niedrignormal (Brugsch und Schittenhelm). Dieselben Autoren geben in ihrer statistischen Bearbeitung folgende
Zahlen an: die endogenen Werte bei der Gicht sind α) unternormal niedrig
(zwischen 0,0—0,3 g Harnsäure pro die) in 43% der Fälle; β) normal niedrig
(zwischen 0,3—0,4 Harnsäure pro die) in 36% der Fälle; γ) normal hoch
(zwischen 0,4—0,6 Harnsäure pro die) in 21% der Fälle. Übernormale Werte
(über 0,6 g Harnsäure) wurden nie beobachtet. Die endogenen Harnsäurewerte
sollen im allgemeinen bei jugendlichen Gichtikern höher liegen als bei älteren
Gichtikern. 2. Zur Zeit der Anfälle ist die Ausscheidung der endogenen
Harnsäure oder auch der Harnsäure bei gemischter Nahrung erhöht (Magnus-Levy, His, Brugsch).

Zum Beispiel: Beobachtung I von Brugsch: im Anfall 1,07 g Harnsäure, (Durchschnitt aus 2 Tagen) in der anfallsfreien Zeit 0,56 g Harnsäure (Durchschnitt aus 10 Tagen).

In der Zeit vor dem Anfalle läßt sich eine Verminderung der Harnsäureausscheidung in einer Periode von 1—4 Tagen feststellen. Nach dem
Aufhören des Anfalles tritt ebenfalls eine Harnsäuredepression ein.
3. Die endogene Purinbasenausscheidung verläuft der Harnsäureausscheidung
ungefähr parallel. (Brugsch). 4. Bei Verfütterung von purinhaltigen oder
purinreichen Substanzen bei Gichtkranken konstatiert man eine verschleppte
Harnsäureausscheidung (exogene Harnsäure). Auch die Purinbasenausscheidung ist gegenüber der Norm meist etwas verringert. Die Harnstoff-
elimination aus den exogenen Purinbasen ist ebenfalls verlangsamt
und verschleppt (Brugsch und Schittenhelm). Es scheint außerdem
nach den gleichen Autoren, daß der Gichtkranke aus verfütterten Purinbasen
weniger Harnsäure und mehr Harnstoff bildet als der Gesunde. 5. Wird bei
Gichtkranken, in einer Periode purinfreier Ernährung, Harnsäure intravenös (0,5 g als harnsaures Piperazin) injiziert, so wird durch die Injektion
die endogene Harnsäurekurve nicht oder nur wenig erhöht. Es findet eine
Retention der intravenös einverleibten Harnsäure statt (Umber).

b) Die Harnsäure im Blute bei der Gicht. 1. Wie schon mitgeteilt,
findet sich im Blut normaler Individuen bei purinfreier Kost niemals Harnsäure
in nachweisbarer Quantität. Ein charakteristisches Symptom der
Gicht ist nun, daß bei dieser Krankheit auch bei purinfreier Diät stets
Harnsäure im Blute vorkommt (Bloch, Brugsch und Schittenhelm)
durchschnittlich 6—11 mg Mononatriumurat in 100 ccm Blutserum. Harnsäure
im Blute nach purinfreier Diät findet man, außer bei der Gicht, nur bei Krankheiten, bei denen entweder eine Harnsäureretention besteht (gewisse Nephritiden,
Garrod u. a.) oder ein ausgedehnter Zerfall von Zellkernen vorkommt (Leuk-

ämie, Pneumonie, Röntgenbestrahlung). Das Vorkommen von Harnsäure im Blute wird von Brugsch-Schittenhelm als Urikämie bezeichnet. Urikämie nach Genuß einer purinhaltigen Kost trifft man auch bei Gesunden; diese „exogene" Urikämie ist, wie zu erwarten, bei Gichtkranken deutlicher.

Vor kurzem teilte Kaplan 2 Fälle von Gicht mit, bei welchen vorübergehend keine Harnsäure im Blute, nach der Krüger-Schmidtschen Methode, sich nachweisen ließ.

2. In welcher Form kreist die Harnsäure im Blute? Diese Frage ist für die Erklärung der Uratdeposita von wesentlicher Bedeutung. Minkowski hatte auf Grund experimenteller Untersuchungen und theoretischer Überlegungen die sehr plausible Vermutung ausgesprochen, daß die Harnsäure im Blute und in den Gewebssäften zunächst als Nukleinsäureverbindung auftritt. Da diese Hypothese durch spätere Untersuchungen widerlegt zu sein scheint, will ich hier nicht näher darauf eingehen. Gudzent hat, wie aus seinen Publikationen hervorgeht, den ziemlich sicheren Nachweis erbracht, daß die Harnsäure nur als Mononatriumurat im Blute vorhanden sein kann. Gudzent gibt nun an, daß das Mononatriumurat in zwei Formen auftritt, die sich durch ihre Löslichkeit unterscheiden: in einer sich zuerst bildenden unbeständigen Form (Laktamform, s. die Formel o. S. 676), die sich in mehr oder weniger kurzer Zeit in die andere beständigere weniger lösliche Form (Laktimform) umlagert. Von der ersten Form sind in 100 ccm Blutserum 18,3 mg, von der letzteren nur 8,3 mg löslich. Wie aus der Statistik Gudzents hervorgeht, hätten wir, sofern beim Gichtiker die Harnsäure als Laktimform des Mononatriumurats im Blute kreist, bei purinfreier Kost mit einer gesättigten, bei purinhaltiger Kost mit einer übersättigten Harnsäurelösung zu tun. Da bei der Gicht eine Verlangsamung der Harnsäureausscheidung nachgewiesen wurde, so ist es wahrscheinlich, daß die Harnsäure eine viel längere Zeit im Blute weilt, als bei nicht gichtischen Individuen. Diese Zeit würde genügen, um die Umlagerung der unstabilen Uratform in die stabile zu bewerkstelligen. Da bei der Pneumonie, Leukämie, Röntgenbestrahlung eine verzögerte Ausscheidung der gebildeten Harnsäure nicht eintritt, so kommt die erwähnte Umlagerung nicht in Betracht.

c) Die anderweitigen Veränderungen des Stoffwechsels bei der Gicht. 1. Gesamtstickstoffausscheidung: Vogel und später Schmoll konstatierten ausgesprochene Stickstoffretentionen bei 3 Gichtkranken. Magnus-Levy sah zur Zeit der Anfälle Stickstoffverlust auftreten (Toxogen?); nach dem Anfall dagegen beobachtete er N-retentionen, die er als Rekonvaleszenzerscheinung ansieht. Wie übrigens auch aus den Ergebnissen anderer Autoren (Kaufmann u. Mohr) hervorgeht, bietet der Eiweißstoffwechsel der Gichtkranken nichts Charakteristisches. 2. Der Gesamtumsatz bei der Gicht (Respirationsversuche, Magnus-Levy) weist keine Abweichungen von der Norm auf. 3. Auch bei der Verarbeitung dargereichter Aminosäuren, z. B. Glykokoll, besteht trotz der Angaben von Ignatowski, Kionka und Frey kein Unterschied zwischen Gesunden und Gichtkranken (Wohlgemuth u. a.) 4. Die Angabe, daß die Grenze für alimentäre Glykosurie bei Gichtkranken herabgesetzt sei, ist unrichtig.

d) Theoretische Schlußfolgerungen; das Wesen der Gicht. Zur Erklärung der Befunde bei der Gicht geht man am besten von der Urikämie aus. Im Blute kreist die Harnsäure als schwer lösliches Mononatriumurat. Unter gewissen Umständen (purinreiche Nahrung usw.) kann das Blut mit dem Urat übersättigt sein; die Möglichkeit für das Ausfallen von Urat in die Gewebe wird dann gegeben. Untersuchungen von Almagia u. a. deuten darauf hin, daß der Knorpel eine besondere Affinität für Urate besitzt. Durch ein geringes Trauma, durch Erkältungen oder Durchnässungen kann ein Ausfallen des Salzes aus der übersättigten Lösung veranlaßt werden. Dadurch wird auch zwanglos erklärt, warum die große Zehe (Druck der Stiefel, kalte Füße, leichte Traumen usw.) und die Ohren (Erkältungen usw.) die bevorzugten Orte für Uratablagerungen darstellen. Man könnte sich vorstellen, daß diese Ablagerungen unter gewissen Umständen explosionsartig erfolgen. Die Folge davon wäre, daß sie als sehr starker Entzündungsreiz für die Gewebe wirken würden: der Gichtanfall, die Gewebsnekrosen usw. ließen sich daraus ableiten. Es wäre andererseits dabei möglich, daß in seltenen Fällen die Harnsäure aus dem Blute für kurze Zeit verschwinden würde (s. o.).

Wie erklärt sich nun die Urikämie? Sehr auffallend ist es, daß der Gichtiker dem Gesunden gegenüber einen vermehrten Harnsäuregehalt des Blutes aufweist, während die endogene Harnsäureausscheidung bei ihm meistens herabgesetzt ist. Diese Tatsache führt notwendig zu der Vermutung einer mangelhaften Harnsäureausscheidung bzw. einer Retention. Am einfachsten erscheint es, dieselbe als den Ausdruck einer Nierenstörung anzusehen. Wenn auch die anatomischen Grundlagen in vielen Fällen dazu fehlen, so ist die Möglichkeit einer funktionellen Nierenschädigung nicht von der Hand zu weisen (Garrod, Minkowski u. a.). Diese nicht unwahrscheinliche Hypothese, daß bei jeder Gicht die Nieren eine bedeutende Rolle spielen, hat mich dazu bewogen, nicht wie andere Autoren eine Einteilung der Gicht zu wählen, bei welcher die Form Nierengicht im Gegensatz zu Gelenkgicht oder Stoffwechselgicht gebracht wird. — Allerdings sind gegen die allgemeine Gültigkeit dieser Hypothese von verschiedenen Seiten Bedenken erhoben worden. Brugsch und Schittenhelm geben an, daß bei der Gicht der endogene Harnsäurewert des Blutes im allgemeinen ein konstanter ist, während bei den Nephritisformen mit Harnsäurestauung letztere je nach dem Insuffizienzgrade der Niere bald hoch, bald niedrig ist. Jedoch sind die Schwankungen im letzten Falle meistens auch nicht sehr groß, und man muß bedenken, daß wir noch nicht über alle Details des Verhaltens der Harnsäure im Gichtikerblute unterrichtet sind. Gegen die Vermutung, daß die mangelhafte Harnsäureausscheidung bzw. die Nierenschädigung allein die Krankheit verursachen kann, spricht die Tatsache, daß bei exogener Purindarreichung die Steigerung der Urikämie langsamer eintritt und länger andauert als beim Gesunden. Man hat daraus den Schluß gezogen, daß auch die Harnsäurebildung bei der Gicht gestört ist. Brugsch und Schittenhelm, welche bei den meisten Fällen von Arthritis urica (bei der von ihnen genannten „Stoffwechselgicht") eine Nierenschädigung nicht anerkennen wollen, erklären den konstanten endogenen Harnsäurewert im Blute durch die Annahme einer Anomalie der Harnsäurezerstörung. Nach diesen Autoren handelt es sich bei der Gicht um eine Störung im fermentativen System des Nukleinstoffwechsels: mangelhafte, resp. verlangsamte Harnsäurebildung (Störung der Nuklease, Purindesamidase, vielleicht auch der Xanthinoxydase, Brugsch-Schittenhelm), verlangsamte Harnsäurezerstörung (Anomalie des urikolytischen Fermentes). Zur Erklärung der angenommenen Harnsäureretention nimmt Umber nicht eine ungenügende Nierenfunktion an, sondern vermutet eine Retentionsbestrebung der Gewebe selbst, „durch welche die Harnsäure in die Gewebe hinein gezwungen wird".

Zugunsten der Anschauung, daß es sich bei der Arthritis urica um eine vermehrte Harnsäurebildung handeln könnte, sind bis jetzt keine positiven Tatsachen angeführt worden. Eine sehr starke Harnsäureretention scheint bei dieser Krankheit nicht vorkommen zu können. Die Purinkörper können entweder auf eine andere Weise als über die Harnsäure abgebaut werden (Minkowski), oder aber die nicht ausgeschiedene gebildete Harnsäure kann als Harnstoff bzw. Ammoniak den Organismus verlassen (Brugsch-Schittenhelm).

Die Erschwerung der Harnsäureausscheidung bei der Gicht ließe sich noch durch eine dritte Vorstellung erklären. Sie könnte nämlich dadurch veranlaßt werden, daß die Harnsäure selbst im Blute in einer Form kreist, welche nicht „harnfähig" wäre. Minkowski vermutet, daß die Oxydation der Purin-komponente des Nukleins zu Harnsäure schon innerhalb der Nukleinsäure stattfindet und „daß die Lösung der Harnsäure aus diesem Verbande der Punkt sei, an dem der Normale und der Gichtkranke differieren" (zit. nach Frank-Przedborski).

Eine weitere Anschauung wird namentlich von His vertreten. Nach derselben wäre die Störung im Harnsäurestoffwechsel nur eines der multiplen kausalen Momente der Gicht. Bei der Arthritis urica sind noch andere, bisher unbekannte Noxen wirksam und die Purinstoffwechselschädigung macht nur einen Teil des gichtischen Symptomenkomplexes aus. Die zahlreichen Symptomengruppen, Dyspepsien, Dermatosen, Myalgien, Neuralgien, welche bei Gichtkranken so häufig auftreten, haben nach dieser Hypothese zur Harnsäure keine Beziehungen.

Wie zu ersehen ist, sind wir über das Wesen der Gicht noch lange nicht im klaren. Die Annahme einer primären funktionellen Nierenschädigung als Ursache der Gicht erscheint mir sehr plausibel. Die Theorie der Fermentschädigung hat auch ihre Anhänger. Über die Möglichkeit anderer primärer Ursachen, Leberschädigungen usw. läßt sich kein definitives Urteil fällen.

Ein prinzipieller Unterschied zwischen den einzelnen klinischen Gichtformen läßt sich ebenfalls nicht aufstellen. Die Bleigicht wurde als das Paradigma der reinsten Form der Nierengicht hingestellt. Die Gicht bei Leukämie ist ein sehr seltener, beinahe zufälliger Befund, obwohl alle Leukämiekranke eine manchmal nicht unbeträchtliche Urikämie aufweisen. Bei der Leukämie ist die Harnsäurebildung erhöht; es besteht aber keine Störung der Harnsäureausscheidung.

Anhangsweise sei erwähnt, daß wir eine „Vogelgicht" und eine „Schweinegicht" kennen. Die erstere läßt sich durch Fleischfütterung bei Hühnern erzeugen; es besteht dabei Steigerung der bei Vögeln physiologischen Urikämie. (Kionka.) Bei der Schweinegicht handelt es sich um Guanin, nicht um Harnsäureablagerungen (Guaningicht).

Zum Schlusse müssen wir noch angeben, daß auch bei nicht-gichtischen Erkrankungen eine Verlangsamung der exogenen Harnsäureausscheidung konstatiert wurde, z. B in einem Falle von Leberzirrhose (Bloch), beim chronischen Alkoholismus (Bloch, Pollak).

Diagnose. Die reguläre Gelenkgicht mit ihren typischen Anfällen läßt sich meist erkennen, namentlich wenn es sich um Podagra handelt und Personen aus gichtischen Familien betrifft. Als Charakteristika für die reguläre Arthritis urica mögen angeführt werden: Die hereditäre Veranlagung (ev. auch Bleiintoxikation), die Lokalisation der Anfälle in den distalen Gelenken, die häufige Wiederkehr der Anfälle, die Rötung und enorme Empfindlichkeit der äußeren Haut in der Umgebung des kranken Gelenkes, manchmal die Gichtknoten. Die Allgemeinerscheinungen sind sehr inkonstant, und können nur unter Begleitung der oben genannten Symptome Verwertung finden.

Die irreguläre Gelenkgicht bietet oft ebenfalls keine Schwierigkeiten. Vor allem sind hier die Gichtknoten besonders charakteristisch (an der Ohrmuschel, in der Umgebung der Gelenke; Olekranon, Bursa praepatellaris usw., siehe Symptomatologie). Differentialdiagnostisch kommt hier vor allem die Arthritis deformans in Betracht. In seltenen Fällen können auch chronisch-gonorrhoische Gelenkentzündungen in Betracht kommen. Die äußere Beschaffenheit der Gelenke ist nicht allein entscheidend. Die Hauptsache bei der Diagnose spielen: eine genaue Anamnese (frühere Anfälle usw.), die Betrachtung der Gichtknoten und die quantitative Untersuchung des Harnsäurestoffwechsels.

Die Tophi werden selten mit Atheromen, Ganglien, kleinen Abszessen verwechselt. Einige Autoren (Morel-Lavallée u. a.) beschrieben Knoten, deren Inhalt aus Phosphaten und Karbonaten bestand, und welche mit Gicht nicht zusammenhängen. Solche Knoten sind sehr selten (vgl. auch diesen Band, S. 350—354). Ebstein erwähnt, daß bei Rheumatikern gelegentlich Knötchenbildungen an den Ohrmuscheln vorkommen: dieselben liegen aber nicht wie die Gichttophi meistens in der Haut oder Unterhautzellgewebe, sondern im Ohrknorpel selbst („chondrogene Tophi"). Es empfiehlt sich daher, die Tophi anzustechen und deren Inhalt zu untersuchen. Es entleert sich aus den Gichttophis ein weißer kreidiger Brei, bei welchem der Nachweis der Harnsäure direkt durch die Murexidprobe mit Leichtigkeit geführt werden kann. Man bringt einige Kristalle auf einen Porzellandeckel, setzt einige Tropfen Salpetersäure hinzu und erhitzt langsam über der Flamme bis zur Trockene. Die gelbbraune Masse nimmt dann auf Zusatz von Ammoniak eine karminrote Farbe an; bei Zusatz von Kalilauge tritt eine blaue Färbung ein. — Auch mikroskopisch kann man bei Zusatz von Säure das Verschwinden der zarten, nadelförmigen Natriumuratkristalle und das Auftreten der rhombischen Harnsäurekristalle verfolgen.

Die Untersuchung des Harnsäurestoffwechsels ist in zweifelhaften Fällen von Gelenkaffektionen und in allen Fällen von Nierengicht (und in der Gicht, bzw. gichtischen Komplikationen anderer innerer Organe) von entscheidender Bedeutung. Leider ist dieselbe ein für die Praxis schwer erfüllbarer Wunsch, da quantitative Harnsäureanalysen schwierig sind und nur unter Berücksichtigung der Zufuhr an Purinkörpern mit der Nahrung verwertbar sind. Eine der entscheidendsten Untersuchungen ist diejenige des Blutes auf Harnsäure, nachdem der Patient mehrere Tage auf purinfreie Diät gesetzt worden ist. Dazu sind ca. 100 ccm Blut erforderlich (Venae punctio). Das gewonnene Blut muß enteiweißt werden. Im enteiweißten Filtrat läßt sich die Harnsäure nach den gleichen Methoden bestimmen, wie sie für die Bestimmungen im Urin gebraucht werden. Die Differentialdiagnose zwischen Gicht und Leukämie (auch Harnsäure im Blute) läßt sich aus den übrigen klinischen Erscheinungen immer leicht stellen. Weitere auszuführende Untersuchungen wären: die Größe des endogenen Harnsäurewertes im Urin und der Verlauf der exogenen Harnsäureausscheidung nach Zufuhr von Purinkörpern (10—20 g Nukleinsäure, bzw. nukleinsaures Natron, Thymus). Der positive Nachweis der endogenen Harnsäure im Blute, der niedrige endogene Harnsäurewert des Urins (im anfallsfreien Stadium), die verlangsamte und verschleppte exogene Harnsäureausscheidung sprechen für Gicht. Diese Harnsäurebestimmungen lassen sich nur in einem guten chemischen Laboratorium, wohl sehr selten in Apotheken, ausführen. Die beste Methodik ist immer noch diejenige von Ludwig-Salkowski (siehe hierüber die Bücher f. biologisch-chemische Analysen). Die Versuche, leicht und schnell ausführbare Methoden zu finden, sind bis jetzt alle gescheitert; die Garrodsche Fadenprobe hat mehr historischen Wert als praktische Bedeutung.

Auch das Röntgenverfahren kann zu Hilfe kommen. Reichliche Uratablagerungen um die Gelenke herum imponieren als helle, weiße Flecken auf dem Negativ der Platte. Ist z. B. durch Uratniederschläge Knochensubstanz zur Resorption gelangt, so kann man an den Gelenkenden bei den Gichtkranken auf dem Negativ der Platte hie und da dunklere Stellen erkennen. — Die Gelenkspalten sind dabei bei der Gicht immer frei, was beim Gelenkrheumatismus nicht der Fall ist. Man darf aber die Röntgenuntersuchung nicht überschätzen; wo letztere charakteristische Bilder gibt, pflegt die Diagnose ohne dieselbe schon gesichert zu sein.

Prognose. Man muß mit der Prognose bei der Gicht sehr vorsichtig sein. Allerdings ist der einzelne Gichtanfall verhältnismäßig leicht zu bekämpfen; er verläuft stets günstig und verschwindet oft spurlos. Ein dauerndes Erlöschen der Krankheit kann man kaum hoffen. Immerhin gibt es einige Kranke, welche, wenn sie vorsichtig leben, nur einen einzigen Anfall zu überstehen haben.

Ungünstiger als bei der regulären Gicht gestalten sich die Dinge bei der irregulären Form. Es können trotz Medikamenten und Diät usw. Gelenkverunstaltungen eintreten, welche zur Gebrauchsunfähigkeit der Glieder führen.

Besondere große Gefahren treten immerhin erst ein, wenn sich eine Gichtniere, oder andere Erscheinungen wie Diabetes, Arteriosklerose etc. sich entwickelt haben. Diese Gefahren können jeden Gichtiker über kurz oder lang befallen.

Therapie. Es ist selbstverständlich, daß bei der Gicht eine zweckmäßige Prophylaxe von großer Bedeutung sein muß. Dieselbe bleibt die gleiche, mag es sich um eine ererbte Anlage handeln oder darum, einen erworbenen Keim zur Gicht zu unterdrücken, oder auch nach dem Überstehen eines gichtischen Anfalles die Wiederkehr solcher Anfälle möglichst zu verhindern. Die Prophylaxe muß in allen Fällen durch Regelung der Lebensweise und der Ernährung eingreifen.

Von jeher hat man die diätetische Therapie als das wichtigste Heilmittel bei der Gicht angesehen. Wie dieselbe sich zu gestalten hat, darüber sind die Ansichten geteilt. Die Ätiologie dieser Krankheit lehrt schon, daß die Ernährung einen äußerst wichtigen Faktor darstellt und es sind wohl alle Autoren damit einig, daß prophylaktisch eine frugale Lebensweise nur günstig ist. Jedes Übermaß an Nahrungs- und Genußmitteln muß vermieden werden. Personen aus gichtischen Familien müssen sich viel körperlich bewegen und körperlich arbeiten. Nach Sivén ist die Harnsäureausscheidung in der Nacht bedeutend geringer als am Tage; da sie unabhängig von den Mahlzeiten verläuft, folgert daraus Sivén, daß vielleicht die Unterschiede bei Tag und bei Nacht in der Bewegung und in der Ruhe begründet sind. Spaziergänge, Turnen, Reiten, Schwimmen, Rudern, Jagd, Bergwanderungen usw. wirken wohltuend. Das Zweirad wird auch in den Lehrbüchern empfohlen; beim Radfahren aber wird das Abdomen in sehr ungünstige Stellung gebracht und da gerade Gichtkranke zu Magendarmstörungen neigen, möchte ich diesen letzten Sport nicht empfehlen.

Vermeidung von psychischen Erregungen ist oft erforderlich. Ziehen wir aus der modernen Auffassung der Gicht, als einer spezifischen Störung des Nukleinstoffwechsels, die therapeutischen Schlußfolgerungen, so führen uns dieselben zu der Behandlung mit einer purinfreien oder sehr purinarmen Kost. Die Therapie würde also darin bestehen, daß man den Nukleinstoffwechsel möglichst schont, wie wir bekanntlich beim Diabetiker den Kohlehydratstoffwechsel zu schonen gewohnt sind. Die meisten Gichtkenner (Garrod, Ebstein, v. Noorden, Brugsch-Schittenhelm, His) empfehlen eine fleischarme Kost. Diese diätetische Behandlung könnte einer kausalen Therapie wenigstens teilweise entsprechen; sie bezweckt vor allem die Harnsäureproduktion zu vermindern.

Fleischdiät steigert die ausgeschiedene Harnsäuremenge mehr als vegetabilische Nahrung. Unter den Fleischsorten gibt es jedoch gewisse Arten, welche eine ganz bedeutende Harnsäurevermehrung verursachen. Dieselben sind die an Nuklein reichen Fleischsorten, Thymus, Milz, Leber, Gehirn, Niere.

In den folgenden Tabellen ist der Gehalt der Nahrungsmittel an Purinbasen in Harnsäure umgerechnet (nach Brugsch-Schittenhelm).

Puringehalt der Nahrungsmittel nach J. Schmid und G. Bessau.
(Therapeutische Monatshefte 1910 S. 116).

100 g	Harn-säure in g	100 g	Harn-säure in g
Fleischsorten:		**Gemüse:**	
Rindfleisch	**0,111**	Gurken	0
Kalbfleisch	**0,114**	Salat	0,009
Hammelfleisch	0,078	Radieschen	0,015
Schweinefleisch	**0,123**	Blumenkohl	0,024
Gekochter. Schinken	0,075	Welschkraut	0,021
Roher Schinken	0,072	Schnittlauch	Spuren
Lachsschinken	0,051	Spinat	0,072
Zunge (Kalb)	**0,165**	Weißkraut	0
Leberwurst	**0,114**	Mohrrüben	0
Braunschweiger Wurst.	0,030	Grünkohl	0,006
Mortadellenwurst	0,036	Braunkohl	0,006
Salamiwurst	0,069	Rapunzel.	0,033
Blutwurst	0	Kohlrabi	0,033
Gehirn (Schwein)	0,084	Sellerie	0,015
Leber (Rind) . . . . ,	**0,279**	Spargel	0,024
Niere (Rind)	**0,240**	Zwiebel	0
Thymus (Kalb)	**0,990**	Schnittbohnen	0,006
Lungen (Kalb)	**0,156**	Kartoffeln	0,006
Huhn.	0,087	**Pilze:**	
Taube	**0,174**	Steinpilze	0,054
Gans	0,099	Pfefferlinge	0,054
Reh	**0,117**	Champignons	0,015
Fasan	**0,102**	Morcheln	0,033
Bouillon (100 g Rindfleisch zwei		**Obst:**	
Stunden lang gekocht) . . .	0,045	Bananen	0
Fische:		Ananas	0
Schellfisch	**0,117**	Pfirsiche	0
Schlei	0,084	Weintrauben	0
Kabeljau	**0,114**	Tomaten	0
Aal (geräuchert)	0,081	Birnen	0
Lachs (frisch)	0,072	Pflaumen	0
Karpfen	**0,162**	Preißelbeeren	0
Zander	**0,135**	Apfelsinen	0
Hecht.	**0,144**	Aprikosen	0
Bückling	0,084	Blaubeeren	0
Hering	**0,207**	Äpfel	0
Forelle	**0,168**	Mandeln	0
Sprotten.	**0,246**	Haselnüsse	0
Ölsardinen	**0,354**	Walnüsse.	0
Sardellen	**0,234**	**Hülsenfrüchte:**	
Anchovis	**0,465**	Frische Schoten	0,081
Krebse	0,060	Erbsen	0,054
Austern	0,087	Linsen	**0,162**
Hummern	0,066	Bohnen	0,051
Eier:		**Cerealien:**	
Hühnerei	0	Grieß	0
Kaviar	0	Graupe	0
Milch und Käse:		Reis.	0
		Tapioka	0
Milch	0	Sago.	0
Edamer Käse.	0	Hafermehl	0
Schweizer Käse	0	Hirse	0
Limburger Käse	Spuren	**Brote:**	
Tilsiter Käse	0	Semmel	0
Roquefort	0	Weißbrot.	0
Gervais	0	Kommißbrot	Spuren
Sahnenkäse.	0,015	Pumpernickel	0,009
Kuhkäse.	0,066		

Tabelle 2.

Purinbasengehalt einiger Nahrungsmittel nach A. Hesse.

Medizinische Klinik 1910 Nr. 16.

Auf 100 g	Harnsäure g	Auf 100 g	Harnsäure g
Thymus	1,308	Kaviar	0,110
Leber	0,372	Austern	0,217
Niere	0,320		
Hirn	0,233	Schnittbohnen	Spur
		Karotten	0,007
Rindfleisch	0,175—0,189	Kartoffel	0,019
Hammelfleisch	0,189—0,191	Spargel	0,057
Kalbfleisch	0,178—0,189	Blumenkohl	0,078
Schweinefleisch	0,181—0,185	grüne Erbsen	0,079
Hühnerfleisch	0,186		
Rehfleisch	0,182	weiße Bohnen	0,098
Taubenfleisch	0,154	Erbsenmehl	0,108
		Weizenmehl	0,116
Forelle	0,213	Roggenmehl	0,096
Lachs	0,201		
Hecht	0,222		
Kabeljau	0,131	Milch	0,010
Seezunge	0,137	Eier	Spur

Die hier angegebenen Zahlen dürfen nur als gute Durchschnittswerte angesehen werden. Schwankungen namentlich in dem Gehalt an Purinbasen der nukleinreichen Substanzen sind manchmal nicht unbeträchtlich; für exakte Stoffwechselversuche sollten jedesmal die eingeführten Nahrungsstoffe einer direkten Analyse unterzogen werden.

Zu bemerken wären in diesen Tabellen die hohen Harnsäurezahlen, welche die Analysen in den kleinen Fischen (Ölsardinen, Sprotten, Anchovis usw.) und in den Linsen ergeben. Man hat weiter von alters her, gestützt auf die Empirie, angenommen, daß das weiße Fleisch dem roten vorzuziehen sei. Eine Erklärung dieser Tatsache dachte man darin gefunden zu haben, daß das rote Fleisch einen größeren Extraktgehalt enthalte als das weiße. Nach v. Siewert und v. Zebrowski würde der Vorzug des weißen Fleisches darin liegen, daß die Produkte des Purinstoffwechsels, bzw. die Harnsäure nach Genuß von weißem Fleisch rascher zur Ausscheidung gelangen, als beim roten Fleisch.

Die Qualität und Verdaulichkeit der Fleischspeisen spielt ebenfalls eine wichtige Rolle. Der Gichtkranke, mit seiner Prädisposition für Magendarmstörungen, muß selbstverständlich die Nahrung möglichst gut kauen. Zufuhr von gekochtem Fleisch soll, wie die Empirie lehrt, empfehlenswerter sein, als diejenige von rohem Fleisch: eine sichere Erklärung dieser empirischen Tatsache ist noch nicht gefunden worden. Gekochtes Fleisch ist dem gebratenen vorzuziehen. Ältere Tiere (Rind, Huhn) sind für den Gichtiker besser als ganz junge Tiere (Kalb, junges Huhn usw.); letztere sind kernreicher, d. h. nukleinreicher.

Liebigs Fleischextrakt in größeren Dosen vermag die Harnsäureausscheidung um das 1½—2fache zu erhöhen. Einen weiteren Einfluß übt die Fleischzufuhr durch ihre Fähigkeit, die Diurese zu steigern; andererseits muß berücksichtigt werden, daß das Fleisch einen starken Reiz für die Nieren darstellt. Da diese letzteren Organe beim Gichtiker krank oder sehr empfindlich sind, so ist die Schonung der Niere bereits eine Indikation für fleischarme oder fleischlose Kost. Fleischlose Kost heißt hier nicht eiweißarm; Ebstein z. B. äußert sich gegen eine reichliche Fleischnahrung, empfiehlt aber die Zufuhr von Pflanzeneiweiß.

Eier, Milch werden im allgemeinen den Gichtleidenden empfohlen. Es ist aber nicht zu vergessen, daß reichlicher Milchgenuß, die bei Gichtkranken recht häufige Stuhlverstopfung steigert. Bei schweren gastrischen Störungen, wo eine reine Milchkur angezeigt erscheint, empfiehlt sich Rahm oder Fettmilch mehr als abgerahmte Milch. Mäßige Mengen Käse wird man auch gestatten dürfen.

Fette, namentlich Butter, werden den Gichtkranken als sehr geeignete Nahrungsmittel empfohlen.

Kohlenhydrate werden in der Regel von Gichtleidenden ebenfalls gut vertragen; die Gefahr ist aber hier vorhanden, daß leicht ein Übermaß (Kuchen, Konfituren etc.) eingeführt werden kann.

Brot sollte nur in geringer Menge genossen werden; aus dem Brot wird im Organismus reichlich freie Phosphorsäure gebildet, welche zur Sättigung Basen verbraucht. Gekochte Kartoffeln können das Brot mit Vorteil ersetzen. Hindhede fand, daß Kartoffelharn imstande ist, die ca. achtfache Menge der in ihm enthaltenen Harnsäure zu lösen. Eine analoge Erscheinung zeigte der Harn bei Milchdiät. Im Gegensatz dazu hat der Harn bei Brot- und Fleischdiät nicht die Fähigkeit, Harnsäure zu lösen, sondern er scheidet konstant Harnsäure aus. Kartoffelharn ist sehr schwach sauer, Brotharn dagegen stark sauer.

Die an Oxalsäure reichen Nahrungsstoffe werden nur in geringer Menge erlaubt. Dieselben sollen die Alkalinität des Blutes herabsetzen. Sie bilden im Körper meistens auch mehr Harnsäure als die übrigen Gemüse. Zu den oxalsäurehaltigen Pflanzen gehören der Sauerampfer, der Spinat, die grünen Bohnen, die Petersilie, die Sellerie, der Fenchel usw.

Man hat einen kurmäßigen Gebrauch mancher Früchte in der Therapie der Gicht wiederholt empfohlen. Kirschenkuren, Erdbeerkuren haben eine gewisse Berühmtheit erworben. (Linné soll sich durch eine Erdbeerkur von seiner Gicht befreit haben.) Preißelbeeren, Äpfel sind für den Gichtkranken besonders empfehlenswert. Traubenkuren führen nicht selten zu dyspeptischen Beschwerden.

Die Zubereitung der Speisen muß eine möglichst einfache sein. Die scharfen Gewürze (Pfeffer, Senf, Paprika) werden von fast allen Autoren verboten. Auch das Kochsalz sollte nach vielen Ärzten möglichst vermieden werden. Für die reguläre Gicht erscheint mir dieses Verbot eher überflüssig; daß eine kochsalzarme Diät bei Fällen mit schweren Nephritiden zu empfehlen ist, erscheint nach unseren modernen Anschauungen ziemlich plausibel. Zwiebel, roh oder gekocht, wird vom Gichtkranken gut vertragen; in einigen Fällen scheint es sogar die Krankheit günstig zu beeinflussen. Künstliche Eiweißpräparate (Pflanzeneiweiß, z. B. Roborat, Glidin u. a. und tierisches Eiweiß, z. B. Kasein, Somatose usw.) haben für die Therapie der Gicht keinen großen Wert.

Als Getränk muß das Wasser als das beste angesehen werden. Die Menge des eingeführten Wassers hat wenig Bedeutung; übermäßiges Wassertrinken (gewisse „Wasserkuren") übt auf die Krankheit keinen günstigen Einfluß aus. Die dadurch bedingte Steigerung der Herztätigkeit kann unter Umständen direkt schädlich wirken. Im allgemeinen empfiehlt es sich, die Wasserzufuhr so zu regeln, daß die Harnmenge ungefähr der normalen, d. h. ca. 1½—2 Liter pro die entspricht.

Die alkoholhaltigen Getränke müssen in der Regel verboten werden. Die ätiologischen Momente bei der Gicht deuten zur Genüge darauf hin, daß der reichliche Alkoholgenuß bei diesen Kranken zweifellos schädlich ist. Unter allen Umständen ist der Alkohol während des Anfalles zu verbieten. In den Intervallen und bei der irregulären Gicht muß in jedem einzelnen Falle individualisiert werden. Champagner, die schweren Südweine, Schnäpse, Liköre werden am besten zu verbieten sein. Es werden dagegen viele Gichtiker von dem Genusse einer mäßigen Menge Bier (ca. ½ Liter) oder leichten Weines keinen Schaden haben; bei Patienten ohne schwere Nierenschädigungen, oder die keine ausgesprochenen nervösen Symptome oder Magendarmstörungen aufweisen, wird man ihrem Wunsche etwas Bier oder Wein zu genießen entsprechen dürfen. Obstweine können, falls sie nicht zu sauer sind, meistens in geringen Mengen gestattet werden. Daß unter bestimmten Umständen der Champagner als Analeptikum (z. B. bei Pneumonien usw.) trotz einer bestehenden Gicht angewendet werden kann, ist selbstverständlich.

Die Genußmittel, Tee, Kakao, Kaffee, welche Purinkörper enthalten (s. o.), wirken jedenfalls nicht besonders ungünstig bei der Gicht. Das Theobromin, Coffein usw. werden nur in minimaler Menge als Harnsäure ausgeschieden und ein mäßiger Genuß von Kaffee, Tee etc. wird man wohl fast immer (im akuten Anfall ausgenommen) gestatten dürfen.

Tritt ein Gichtkranker (reguläre Gicht im Intervall, irreguläre Gicht) in Behandlung ein, so möchte ich im Speziellen folgendes Vorgehen empfehlen. Bevor eine besondere Diät verordnet wird, lasse ich den Patienten drei Tage lang bei selbstgewählter Kost die Nahrung und Getränke genau abwägen, sowie die täglichen Harnmengen bestimmen. Man bekommt durch die Probe einen recht guten Einblick in die Tafelgewohnheiten des Kranken; in den meisten Fällen wird dabei resultieren, daß der Gichtiker zu den großen Essern gehört. Man wird auch viel besser die Diät dem betreffenden Individuum anpassen können, so daß letzteres das Regime leichter wird durchführen können [1]. Das ist für den therapeutischen Erfolg ein wichtiges, bisher zu wenig beachtetes Moment.

Die Diät läßt sich am besten folgendermaßen verordnen.

Verboten sind: konzentrierte Fleischbrühe, Fleischextrakt, stark gewürzte Suppen, Sauerampfer, Kalbsmilch, Leberwurst, Gänseleberpasteten, Mayonnaisen, Niere, geräuchertes Fleisch, Wildbret. Eingemachte Fische: Ölsardinen, Sardellen, Anchovis, Heringe, Aal, Roquefort-, Liptauer Käse, Kräuterkäse u. ähnl., die meisten Pilze, Champagner, schwere und süße Weine, Liköre.

In geringer Menge gestattet: Suppen überhaupt, aber namentlich diejenigen von Linsen, Bohnen, Erbsen. — Taube, Hirn, Kaviar, Lachs, Krebse, Hammelfleisch, Hummer, Langusten, Kalbsfüße, gelatinhaltige Speisen (Gelées usw.), Konditorei- und Zuckerwaren, Eier und Eierspeisen, Camembert, Brie, Kronenkäse. — Speck, Öl, zu fette Speisen, — Brot, Erbsen, Bohnen, Linsen, Teltower Rüben, Schwarzwurzeln, Kastanien, Spinat, Rhabarber, Artischocken, Hafermehl, Ananas, ¼—½ Liter leichter Wein oder Bier — Whisky (20—30 g) mit Wasser verdünnt, Schokolade, Kakao, Kefir, Yoghurt.

---

[1] In vielen Beziehungen, namentlich bezüglich der Ätiologie wäre es von großem Interesse an einem größeren Material solche Vorperioden ausführen zu lassen und deren Resultate zu bearbeiten.

Erlaubt: Fleisch vom Rind, Kalb, Huhn, Schinken, roh und gekocht, frische Fische: Hecht, Zander, Schellfisch, Kabeljau, Forelle, Seezunge, frische Austern. Käse: frische Rahmkäse, St. Gervais, Gruyère und Emmenthaler, Holländer, Münsterkäse. Milch, Fettmilch, süßer Rahm. Frische Butter. Kopfsalat, Endivien, Kresse, Lattich, Tomaten, Morcheln, Radieschen, Zwiebel, Kartoffel, Spargel, Karotten, Sellerie, Mohrrüben, Blumenkohl. Rohes Obst: Erdbeeren, Kirschen, Weintrauben, Melonen, Pfirsiche, Äpfel, Birnen, Pflaumen, Orangen, Zitrone usw. Gekochtes Obst: Äpfel, Birnen, Pflaumen. Wasser, leichter Tee oder Kaffee.

In der Regel wird man nicht die erlaubten Speisen in beliebiger Menge gestatten. Wo keine besonderen Komplikationen (Fettsucht, Diabetes, Nierenkrankheit) bestehen, kann die Zusammensetzung der Nahrung den normalen Verhältnissen entsprechend geregelt werden, aber unter Berücksichtigung der Gewohnheiten des Patienten. In der Regel darf man bei kräftigen, arbeitenden Gichtkranken nicht mehr als 40 Kalorien pro Kilo gestatten; bei kachektischen Individuen, wie sie nicht selten unter den an irregulärer Gicht Leidenden zu treffen sind, wird man versuchen, durch etwas reichlichere, leicht verdauliche Kost der Kachexie entgegenzuarbeiten. Bei fettsüchtigen Leuten wird man die Kost etwas knapper gestalten (30—32 Kalorien pro Kilo).

Als Beispiel mag folgende Speisefolge für einen 60 kg schweren, im übrigen gesunden Gichtkranken dienen.

Frühstück: 250—300 g Milch mit wenig Kaffee oder 200—250 g Tee mit 30 g Rahm, 10 g Zucker, 30 g Zwieback, 20 g Butter, 1—2 Eier.

Mittagessen: 200 g Wassersuppe oder keine Suppe, 150 g Fleisch oder Fisch, 100—150 g Kartoffel, 200—300 g Gemüse (bisweilen Mehlspeise), 40—60 g Butter zum Kochen der Speisen, 30—50 g Brot, 150—200 g Obst. — Eventuell ¼ Liter Wein (leichter Moselwein).

Abendessen: 250 g Milch, eventuell mit wenig Kaffee, 10 g Zucker, 30 g Brot, 50 g Schinken, mager, 150 g Salat oder Gemüse, 15 g Butter, 100 bis 150 g Obst oder 25 g Käse.

Abends vor dem Schlafengehen ein kleiner Apfel: ca. 100 g.

Die Modifikationen, welche komplizierende Erkrankungen veranlassen, brauchen hier nicht auseinandergesetzt zu werden (siehe die betreffenden Kapitel des Handbuches).

Es muß noch bemerkt werden, daß die hier vorgeschlagene Therapie nicht den Ansichten sämtlicher Autoren entspricht. v. Mering u. a. hatten z. B. empfohlen, die Gichtkranken mit vorwiegend animalischer Kost zu ernähren. Cantani glaubte die Milch, weil Milchsäure bildend (Herabsetzung der Blutalkaleszenz), die Kohlehydrate und die Fette verbieten zu müssen. Klemperer empfahl Zitronenkuren. Brugsch und Schittenhelm wollen, wie auch schon v. Noorden, Kraus, Umber, eine anhaltend purinfreie (nicht nur fleischfreie) Diät angewendet wissen. v. Noorden und Schliep empfehlen eine Toleranzbestimmung vorzunehmen (analog der Kohlehydrattoleranz bei Diabetes), wodurch die Menge Purinkörper erkannt wird, welche noch ordnungsgemäß verarbeitet und ausgeschieden werden kann. Umber stellt nach Fleischdarreichung fest, in wieviel Tagen die gesamte durch Fleisch erzeugte exogene Harnsäure zur Ausscheidung gelangt und fügt, den erhaltenen Befunden entsprechend, nach jedem Fleischtage eine gewisse Anzahl von Fasttagen (purinfreie Tage) ein. Die Zahl der Fasttage kann mit der Toleranzbesserung reduziert werden. Solche Toleranzbestimmungen sind aber nur in Kliniken durchführbar; ihre praktische Bedeutung erscheint mir übrigens noch etwas problematisch. Hinhede empfiehlt neulich bei Gicht eine reiche Kartoffel-Fettkost.

Es würde zu weit führen, alle die Theorien und Untersuchungen, welche über den Einfluß der Nahrung auf die Gicht unterrichten sollen, hier anzuführen und einer Kritik zu unterziehen. Aus den sehr verschiedenen Ansichten kann man aber den Schluß ziehen, daß die Ernährungstherapie bei der Gicht sicher nicht ausreicht und manchmal vollständig wirkungslos bleibt. Die Diätetik bringt am meisten Erfolg in der prophylaktischen Behandlung und bei regulärer Gicht, um den anfallsfreien Intervallen eine längere Dauer zu geben. Jedoch wird man selten die Gichtanfälle definitiv beseitigen können. Selten kommen auch evidente Resultate bei der irregulären Form vor. Mit der Ernährungstherapie müssen weitere Hilfsmittel angewandt werden.

Zu denselben gehören nun die physikalischen Heilmittel und die medikamentöse Therapie.

Physikalische Heilmittel: Es ist bereits erwähnt worden, daß die körperliche Arbeit eine der wichtigsten prophylaktischen und therapeutischen Maßregeln zur Bekämpfung der Gicht darstellt. Die Muskelbewegung wirkt günstig, indem sie eine Steigerung des allgemeinen Stoffwechsels und eine Förderung der Blutzirkulation veranlaßt. Wichtig ist auch die lokale Einwirkung der Bewegungen auf die erkrankten Gelenke. Nach Sivén soll endlich die Muskelarbeit die Harnsäureausscheidung begünstigen. Wo das Spazierengehen, Bergsteigen, Reiten usw. nicht möglich ist, soll Massage einsetzen.

Mäßig warme oder warme Bäder sind zu empfehlen. Am besten geeignet erscheinen die indifferenten Thermen (Wildbad, Ragaz, Plombières, Teplitz-Schönau, Gastein) und die Kochsalzthermen (Wiesbaden, Baden-Baden). Schwefelthermen (Aachen, Baden in der Schweiz u. a.) wirken weniger gut bei der regulären als bei der irregulären Form der Gicht. Solche Kuren werden meistens aus 25—30 Bädern zusammengesetzt, dauern mehrere Wochen. Jährliche Kuren sind oft anzuraten. Für chronisch gichtische Veränderungen sind Moor- und Schlammbäder zu empfehlen (Franzensbad, Elster, Nenndorf, Pistyan). Bevorzugt werden neuerdings die radiumhaltigen (s. w.) Quellen von Teplitz, Kreuznach, Gastein u. a. Die Gicht ist keine Indikation für Karlsbad. Kalte Prozeduren sind fast immer bei Gichtkranken zu meiden; sie werden meistens schlecht vertragen. — Die lokale Thermo- und Hydrotherapie ist im akuten Gichtanfall und bei chronischen Gelenkaffektionen oft günstig; am besten eignen sich Wärmeapplikationen. Trockene Wärme wird im akuten Anfall besser vertragen als feuchte Wärme. Watteeinpackung, heiße Breiumschläge, Moor-, Fangoumschläge, lokale Sandbäder, Thermophore, Heißluftapplikation, Glühlichtbäder u. a. m. kommen hier in Betracht. Auch die Biersche Stauung ist empfohlen werden. — Die Elektrotherapie kommt nur für nervöse Komplikationen der Gicht in Betracht.

Die Kleidung soll warm, aber nicht zu schwer sein. Besondere Sorgfalt ist auf die Fußbekleidung zu verwenden: dieselbe muß vor allem bequem sein, soll vor Erkältungen und Durchnässungen genügend schützen.

In den letzten Jahren sind eine große Anzahl Publikationen erschienen, welche die Wirkung radioaktiver Stoffe (Radium, Thorium) auf die Gicht besprechen. Obgleich die Resultate noch widersprechend sind und über die Deutung einer Wirkung noch nicht Klarheit herrscht, so geht aus den bisherigen Ergebnissen hervor, daß eine Behandlung der irregulären Gicht namentlich von sehr hartnäckigen Fällen, mit radioaktiven Präparaten versucht werden kann. Die ersten Untersuchungen wurden von His und seinem Schüler Gudzent gemacht. Nach Gudzent wird die Harnsäure unter der Einwirkung des Radiums zerstört oder wenigstens in eine leicht lösliche Form übergeführt. Bei

Gichtkranken ging unter Radiumtherapie die Urikämie verloren und die Tophi wurden kleiner. Es findet eine vermehrte Harnsäureausscheidung statt. Die Anwendung des Radiums (Radiogen) geschieht als Trinkkur, Badekur, oder als langdauernde Inhalation. Letztere scheint die beste Methode zu sein; man bedarf aber dazu eines Emanatoriums (Loewenthalsche Kammer) oder eines Inhalatoriums (kleinere Apparate, welche von den Radiogengesellschaften auch verliehen werden). Zur lokalen Applikation kann Radiumschlamm gebraucht werden. — Einige Angaben Gudzents wurden von Lazarus einer strengen Kritik unterzogen. Weder Lazarus noch Knaffl-Lenz und Wiechowski konnten durch Emanation eine Zersetzung oder Löslichkeitszunahme von Mononatriumurat beobachten. Da über die strittigen Punkte die Akten noch nicht geschlossen sind, soll hier nicht näher eingegangen werden.

Nach der Röntgenbestrahlung wurde bei Gichtikern eine starke Vermehrung der Harnsäure im Blute und der Harnsäureausscheidung beobachtet (Linser u. a.). — Nach Kaplan verursacht die kombinierte Darreichung von Radium und Alkali eine merkbare Herabsetzung der Harnsäureausscheidung. Die Purinbasen zeigen dagegen eine Zunahme von ca. 50 %. Der Gesamtstoffwechsel wird aber dabei nicht beeinflußt (Staehelin und Maase).

Medikamentöse Therapie. Dieselbe ist in den letzten Jahren stark und zum Teil mit wertvollen Mitteln bereichert worden.

Zu den bewährtesten Mitteln gegen die Gicht gehören seit Jahrhunderten die Bestandteile der Herbstzeitlose, des Colchicum autumnale L. Man hat seine Wirkung als eine spezifische betrachtet und mit den Wirkungen des Quecksilbers bei der Syphilis verglichen. Das offizinelle Präparat Tinctura Colchici wird aus den Samen hergestellt. Die Maximaldosis pro dosi dürfte in der Pharm. germ. mit 2,0 g etwas hoch gegriffen sein. Es wird sich empfehlen, nicht mehr wie 1,5 g pro dosi und 5,0 g pro die (Ph. Austr.) zu verordnen (Ph. Helv. 1,0 g und 3,0 g). Das Colchicin, das von Houdé 1884 rein dargestellte Colchicumgift, wirkt erregend auf den Verdauungstraktus (oft Durchfälle); es beeinflußt auch das Nervensystem (Sensibilitätsstörungen, Lähmungen), vielleicht noch das Gefäßsystem und die Muskulatur (schnelle Ermüdbarkeit). Es scheint eine Verminderung der Harnsäureausscheidung zu veranlassen. Wie es die Gicht beeinflußt, wissen wir noch nicht. Diese günstige, manchmal eklatante Wirkung des Colchicins steht aber außer Zweifel. Es eignet sich besonders für den akuten Anfall (siehe w. u.), weniger für die irreguläre Gicht.

Ein zweites, sehr interessantes und wirksames Präparat ist vor kurzem gefunden worden: das Atophan oder die Phenylchinolinkarbonsäure. Dieser Körper in Dosen von 1—2 bis 4 g verursacht eine sehr rasche und deutliche Vermehrung der Harnsäureausscheidung. Letztere kann auf das Zwei- bis Vierfache gesteigert werden. Die Wirkung des Atophans ist am ersten Tage am größten. Das Atophan vermag manchmal den Gichtanfall direkt zu kupieren. Es kann auch längere Zeit dargereicht werden. Von vielen Autoren wird angegeben, daß diese Substanz bis 4 g pro die anstandslos vertragen wird. Jedoch ist während der Kur reichliche Flüssigkeitszufuhr geboten. In einem Falle habe ich aber nach einer Darreichung von dreimal 0,5 g Atophan Magenstörungen, Brechreiz und Appetitlosigkeit beobachtet. Eine gleichzeitige Zufuhr von 5 g Natron bicarbon. in den folgenden Tagen vermochte die Erscheinungen nicht zu bessern. Das Atophan wirkt weniger sicher bei der irregulären Gicht. Die vermehrte Harnsäureausschwemmung findet zwar statt, aber die Schmerzen in den Gelenken werden nicht geringer, und die Gelenke behalten ihren trostlosen Zustand. In anderen Fällen soll die Wirkung äußerst befriedigend gewesen sein, so daß ein Versuch sogar mehrere Wochen hindurch die

Phenylchinolinkarbonsäure zu geben, entschieden zu empfehlen ist. Die Wirkungsweise dieses interessanten Körpers ist noch unklar. Es kann sich um eine elektive Nierenwirkung (Weintraud) handeln, oder um einen gesteigerten Abbau der Nukleinproteide (Starkenstein), oder um die Beseitigung einer krankhaften Affinität der Gewebe zur Harnsäure (Plehn) usw. Dohrn konnte aus dem Atophanharn eine Pyridinkarbonsäure isolieren.

Bach und Strauß empfehlen folgende Verordnungsweise: drei Tage hintereinander viermal täglich 0,5 g Atophan mit je 5 g Natrium bicarbonicum und täglich eine Flasche Fachinger Wasser.

Von den zahllosen therapeutischen Maßnahmen, welche bei der Gicht empfohlen wurden, mögen noch die folgenden erwähnt werden.

Eine kausale Behandlung der Gicht kommt vor allem bei der Bleigicht in Frage. Man wird bei dieser Form den Kranken von seinem schädlichen Beruf dauernd entfernen müssen.

Innerlich verordne man Jodkalium längere Zeit hindurch, z. B.

Rp.   Kali jodati   15,0,
         Aqua menthae pip.   20,0.
       DS. 3mal tägl. 20 gtt. pro die

eventuell ein anderes Jodpräparat. Man kann weiter Schwefelbäder verschreiben. Einem Vollbade von 33—35⁰ C fügt man ca. 200 g Kalium sulfuratum hinzu.

Eine kausale Behandlung bei der gewöhnlichen Gicht will Falkenstein angeführt haben. Falkenstein geht von der meines Erachtens falschen Anschauung aus, daß die Gicht auf Verdauungsstörungen beruhe, und empfiehlt die Darreichung von Salzsäure (z. B. Acid. hydrochlor. dilut. 20,0 zu 200 zweistündlich 1 Eßlöffel); letztere begünstigt die Eiweißverarbeitung und die Alkalien der Nahrung werden in leicht ausscheidbare Chloride übergeführt. Mit der HCl-Therapie kombiniert Falkenstein die Jodbehandlung in der Form von Jodglidin. Obwohl seine Hypothesen etwas kühn erscheinen, so besteht kein Zweifel, daß die Salzsäuretherapie in manchen Fällen sich bewährt hat. Vor Falkenstein hatte schon Berenger-Ferand die Anwendung von Acidum lacticum (2,0 g täglich) empfohlen. — Zu der Salzsäuretherapie empfiehlt in letzter Zeit Falkenstein lokale Injektionen von Harnsäure (Urosemin) in die Umgebung kranker Gelenke. Wolfer hat von dieser Therapie keine sehr großen Erfolge gesehen.

Zur Beschleunigung der Purinkörperoxydation kann in seltenen Fällen die Behandlung mit Thyreoidtabletten angeraten werden. Watson soll damit bei drei Gichtfällen gute Erfolge erzielt haben. Bei der irregulären Gicht bringt öfters der Gebrauch von Arsenik (Liq. Fowleri) Nutzen. Jodkali und Ersatzpräparate, z. B. Sajodin zweimal täglich 0,5 g in Tabletten nach dem Essen können ebenfalls versucht werden.

Zur Verminderung der Harnsäurebildung wurden angewendet: 1. die diätetische Behandlung (s. o.). 2. Abführmittel: als solche sind das Kalomel und die abführenden Salze zu empfehlen. Mit den Fäces können nicht unbedeutende Mengen Purinkörper ausgeschieden werden. 3. die Chinasäure (Tetraoxybenzoesäure); nach Weiß (1898) soll dieselbe die Harnsäureausscheidung erheblich herabsetzen. Das Urosin ist Chinasäure 0,5 + Lithiumnitrat 0,15 + Zucker 0,3 (zweistündlich eine solche Tablette). Sidonal (Chinasäure + Piperazin — zweistündlich 1 g). Chinoformin (Chinasäure + Urotropin 0,5 — zweistündlich). Urol (Chinasäure + Harnstoff 5—6 g pro die).

Es wurden weiter Mittel empfohlen, welche eine Erhöhung der Harnsäurelöslichkeit bedingen.

1. Die Alkalien und alkalischen Erden, meistens in Form von Mineralwasser (siehe später), Lithiumkarbonat usw. Die Resultate sind nicht sehr befriedigend.

2. Organische harnsäurelösende Basen: Piperazin (Diäthylendiamin (1,0 g — dreimal täglich), Lycetol (Dimethylpipericin tartaric. (1,0 g — dreimal täglich), Urotropin (Hexamethylentetramin 0,5 g — dreimal täglich in je ¼ Liter alkalischen Wassers z. B. Fachinger Wasser) bildet im Körper Formaldehyd; letzteres bildet mit Harnsäure eine leicht lösliche Verbindung Harnstoff (10—15 g pro die), Thyminsäure (0,25 bis 0,5 g täglich), Citarin (anhydromethylenzitronensaures Natrium, 3 bis 4 mal pro die im Anfall).

Weitere Medikamente wurden als Narcotica oder Nervina bei der Gicht empfohlen: z. B. Salicylsäure und ihre Derivate, Antipyrin, Tinctura aconiti (dreimal 15 Tropfen) usw.

Es werden auch eine ganze Anzahl populärer Mittel oder Geheimmittel gegen die Gicht gepriesen. Die meisten dieser Präparate enthalten entweder Colchicum oder Salicylersatzmittel, oder auch Narcotica. Zu den berühmtesten Geheimmitteln gegen Gicht gehört die der „Liqueur Laville", welcher Colchicum enthält.

Unter den Mineralwässern, welche zu Trinkkuren gebraucht wurden, sind die Lithiumquellen eine Zeitlang sehr beliebt gewesen (Baden-Baden, Aßmannshausen am Rhein, Salzschlirf, Elster). Auch die alkalischen Mineralwässer werden von Gichtleidenden gerne gebraucht (Fachingen, Gießhübel, Neuenahr, Vichy usw.). Die alkalisch-erdigen Quellen haben ebenfalls einen Ruf bei der Behandlung der Gicht erlangt. (Wildungen, Lippspringe, Leuk [Schweiz], Bath [England], Contrexéville [Vogesen].) — Ein merklicher Erfolg derartiger Trinkkuren ist kaum zu erwarten.

Die Therapie des akuten Gichtanfalles verdient eine besondere Besprechung. Hier ist Bettruhe geboten. Die Gelenke packe man in Watte ein. Die Einpackung der Gelenke mit Antiphlogistine (eine homogene aus reinem, fein pulverisiertem, durch hohe Temperaturen wasserfrei gemachten Aluminiumsilikat und Glyzerin mit Zusatz von kleinen Mengen antiseptischer Mittel und ätherischen Ölen bestehende Paste) hat sich ebenfalls sehr gut bewährt. Brand empfiehlt, das entzündete Gelenk mit einer großen, ½ cm dick mit einem Brei von Natriumbikarbonat bestrichenen Kompresse zu umgeben. Der knappe Verband muß feucht gehalten werden. Die Diät soll zuerst aus einer vorwiegend flüssigen, leicht verdaulichen, Kost bestehen: Schleimsuppen, dazu Kartoffelmus, Kompotte und Milch für die ersten zwei bis drei Tage. Zitronensaft, Wasser. — Später kann Gemüse, dann ein Ei, endlich die oben angegebene Kost verordnet werden. Der Kranke soll, sobald die Schmerzen nachgelassen haben (am 4.—6.—8. Tag) das Bett verlassen und mit leichten Bewegungen beginnen. Massage des befallenen Gelenkes muß ziemlich früh begonnen werden. Medikamentös kommen zwei Präparate in Betracht: das Colchicin und das Atophan.

Rp. Tinct. Colchici 20,0
DS. 3 mal täglich 20 (bis 30!)
Tropfen zu nehmen.

Rp. Colchicini Merck 0,015.
Extr. et pulv. Li-
quir āā 1,5
S. pil. Nr. XXX.
S. Im Anfall alle 2—3
Stunden 1 Pille.

Rp. Granules de colchicine
Houdé á 1 mg.
S. bis zu 5 Pillen täglich.

Rp. Atophan 0,5.
D. 1 Röhre à 10—20 Pastill.
S. 3 mal tgl. 1 bis 2 Pastill.

Von den Colchicinpillen Houdé werden am ersten Tage 4 Stück innerhalb einer Stunde — jede Viertelstunde eine — genommen. Oft genügen diese vier, um den Anfall definitiv zu kupieren. Wenn nach 24 Stunden kein erheblicher Nachlaß der Erscheinungen eingetreten ist, werden noch pro die 2—3 Pillen und zwar je viertelstündlich eine gegeben. Sehr selten muß diese Dosis am dritten Tage wiederholt werden (Angaben eines gichtkranken Arztes nach Ebstein).

Ein Versuch mit Salicylpräparaten, Aspirin usw. kann auch erfolgreich ausfallen.

Literatur.

1. Cystinurie.

Abderhalden, Zeitschr. f. physiol. Chemie XXXVIII, 557; LI. 391. — Abderhalden u. Schittenhelm, Zeitschr. f. physiol. Chemie 45, 468. — Alsberg u. Folin, Amer. Journ. of Physiol. 14, 54. — Baumann u. Goldmann, Zeitschr. f. physiol. Chemie XII. — Baumann u. Preuße, Zeitschr. f. physiol. Chemie V, 309. — v. Bergmann, Hofmeisters Beiträge IV. — Blum, Hofmeisters Beiträge V. — Brieger, Untersuch. über Ptomaino (Berlin 1885). — Cammidge u. Garrod, Journ. of Pathol. and Bacteriol. 1900, 866. — Cohn, Berl. klin. Wochenschr. 1899, 503. — Ellinger, Zeitschr. f. physiol. Chemie 29, 334. — Fischer u. Suzuki, Zeitschr. f. physiol. Chemie 45, 405. — E. Friedmann, Hofmeisters Beiträge III; IV. — Garrod u. Hurtley, Journ. of Physiol. 34, 217. — Goldmann, Zeitschr. f. physiol. Chemie IX, 260. — Goldmann u. Baumann, s. o. — Guyot, Progrès med. 1878. — Loewy u. Neuberg, Zeitschr. f. physiol. Chemie 43, 538; 44, 472; Biochem. Zeitschr. II, 438. — Meßter, Zeitschr. f. physiol. Chemie XIV. — Mörner, Zeitschr. f. physiol. Chemie XXVIII, XXXIV. — Niemann, Deutsch. Arch. f. klin. Med. 18. — Neuberg u. Mayer, Zeitschr. f. physiol. Chemie XXXXIV, 472. — Roos, Berl. klin. Wochenschr. 1893, 354. — Rothera, Journ. of Physiol. XXXII. — Simon, Amer. Journ. of med. Science 119, 39. — Simon, Charles, Zeitschr. f. physiol. Chem. 45, 357. — Simon u. Campbell, Hofmeisters Beiträge V, 401. — Southam, Brit. med. Journ. 1878. — Spiegel, Ber. d. pharmazeut. Gesellsch. 1899. — Stadthagen u. Brieger, Berl. klin. Wochenschr. 1889. — Toel, Liebigs Annalen VI, 247. — Udranzky, Zeitschr. f. physiol. Chemie 13, 562. — Wolf u. Schaffer, Journ. of biol. Chem. IV, 439.

2. Alkaptonurie.

Abderhalden, Bloch u. Rona, Zeitschr. f. physiol. Chemie 52. — Abderhalden u. Falta, Zeitschr. f. physiol. Chemie 39, 143. — Albrecht u. Zdarek, Zeitschr. f. Heilkunde III, 23. — Allard u. Groß, Zeitschr. f. klin. Med. 64, 359. — Amstel Bruine, Ploos van, Volkmanns klin. Vorträge 562/564. — Baer u. Blum, Arch. f. exp. Path. u. Pharm. 56. — Bamberger, Ber. d. d. chem. Gesellsch. 1903, 2028. — Bandel, Deutsche med. Wochenschr. 1906. — Baumann, Pflügers Archiv XII, 68. — Baumann u. Fraenkel, Zeitschr. f. physiol. Chemie XX. 219. — Baumann u. Kraske, Münch. med. Wochenschr. 1891. — Blum, Arch. f. exper. Path. u. Pharm. 59, 273. — Boedeker, Zeitschr. f. ration. Medizin VII, 188. — Clemens (Blum), Kongr. f. innere Med. 1907, S. 249 f. — Ebstein u. Müller, Virchows Archiv 62, 554. — Embden, Hofmeisters Beiträge VIII; Zeitschr. f. physiol. Chemie XVIII, 304. — Falta u. Langstein, Zeitschr. f. physiol. Chemie 37, 513. — Fleischer, Berl. klin. Wochenschr. 1875, 529. — Fürbringer, Berl. klin. Wochenschr. 1875, S. 313. — Garrod, Lancet 1902; 1904 S. 167. — Garrod u. Hurtley Journ. of. Physiol. 36. — Garrod u. Shirley, Journ. of Physiol. 33, 198. — Geyger, Pharmazeut. Zeitung 1892, 488. — Groß u. Allard, Zeitschr. f. klin. Med. 64, S. 359. — Hirsch, Berl. klin. Wochenschr. 1897, 866. — Huppert, Zeitschr. f. physiol. Chemie XXIII, 412. — Kirk, Brit. med. Journ. 1888, II, 1889, II. — Langstein, Berl. klin. Wochenschr. 1906, S. 597. — Langstein u. Meyer, Deutsch. Arch. f. klin. Med. 78, 61. — Maguire, Brit. med. Journ. 1884. — Marshall, Amer. Journ. of. Pharmacy 59, 131. — Meyer, Deutsch. Archiv f. klin. Med. 70, 443. — Moraczewski, Zentralbl. f. innere Med. 1896, 177. — Neubauer, Arch. f. klin. Med. 95, 211. — Neubauer u. Falta, Zeitschr. f. physiol. Chemie 42, 81. — Neubauer u. Flatow, Zeitschr. f. physiol. Chemie 52, 375. — Oster, Lancet 1904, S. 10. — Stier, Berl. klin. Wochenschr. 1890, 185. — Virchow, Virchows Archiv Bd. 37. — Wolkow u. Baumann, Zeitschr. f. physiol. Chemie XV, 228. — Zimnicki, Zentralbl. f. Stoffw. u. Verdauungskrankh. 1900, 348.

3. Phosphaturie.

Autenrieth u. Barth, Zeitschr. f. physiol. Chemie XXXV, 325. — Bockelmann u. Stahl, Arch. f. exp. Path. u. Pharm. 56, 260. — Brasch, Berl. klin. Wochenschr. 1900, 152. — Cippolina, Berl. klin. Wochenschr. 1901, 544. — Delbanco, Monatshefte f. prakt. Dermatol. 38, 65. — Finger, Blennorrhoe der Sexualorgane. — Frisch - Zuckerkandl,

Urologie II, 406 (Mannoberg). — Fürbringer, Deutsch. Arch. f. klin. Med. XVI, S. 499; XVIII, 143. — Gaethgens, Zeitschr. f. physiol. Chemie IV. — Gaglio, Arch. f. exp. Path. u. Pharm. XXII, 235. — Gerhardt u. Schlesinger, Arch. f. exp. Path. u. Pharm. 42, 83. — Hildebrandt, Zeitschr. f. physiol. Chemie 35, 141. — Hofmeister, Asher-Spiro IX, 429. — Klemperer, Berl. klin. Wochenschr. 1900, S. 152; Ther. d. Gegenwart 1908. — Klemperer u. Tritschler, Zeitschr. f. klin. Med. 44, 337. — de Lange, Jahrb. f. Kinderheilk. 57, 93. — Loeb, Zeitschr. f. klin. Med. 56. — Lommel, Deutsch. Arch. f. klin. Med. 63, S. 599. — Lüthge, Zeitschr. f. klin. Med. 35, 271. — Malfatti, Hofmeister's Beiträge VIII, 472. — Mayer, Paul, Zeitschr. f. klin. Med. 47, S. 87. — Minkowski, Handb. d. Ernährungsther. (v. Leyden). — Mohr u. Salomon, Arch. f. klin. Med. 70, 486. — Moll, Prager med. Wochenschr. 1905, 582. — Neubauer, Zeitschr. f. analyt. Chemie 1868, S. 230. — Oberländer - Kollmann, Chron. Gonorrhoe III, 133. — Oppenheim, Münch. med. Wochenschr. 1910, Nr. 26. — Panek, Malys Tierchem. 1901, 772. — Peyer, Volkmanns Sammlung klin. Vortr. Nr. 336 (1889). — Pierallini, Virchows Archiv 160, S. 173. — Ralfe, Lancet 1887, I, 411, 462. — Robin, Bull. de Therapeut. 140, 915. — Salkowski, Zeitschr. f. physiol. Chemie VII, 119. — Schabad, Arch. f. Kinderheilk. 53, 380. — Schetelig, Virchows Arch. 82. — Sendtner, Münch. med. Wochenschr. 1888, S. 671. — Soetbeer, Jahrb. f. Kinderheilk. Bd. 56. — Soetbeer u. Krieger, Arch. f. klin. Med. 72, 553. — Teissier, Lyon. méd. XIX, 307. — Tobler, Arch. f. exp. Pathol. u. Pharmakol. 52, 116. — Voit, Fritz, Zeitschr. f. Biologie Bd. 29, 357 (1892).

4. Diabetes mellitus.

Abram, Lancet 1900. — Agadschanianz, Biochem. Zeitschr. II, 148. — Anschütz, Arch. f. klin. Med. 62. — Aschner, Wiener klin. Wochenschr. 1909, 1730. — Baer, Straßburger med. Zeitung 1906; Arch. f. exper. Path. u. Pharm. LI, 271. — Baer u. Blum, Arch. f. exp. Path. u. Pharm. LV, LVI, LIX, LXII, LXV; Hofmeisters Beiträge X. — Bainbridge u. Beddard, Biochem. Journal I. — Baisch, Zeitschr. f. Physiol. Bd. 18, 19, 20. — Bang, Lungdahl, Bohm, Hofmeisters Beiträge IX, 408, X, 1, 312, 320. — Baumgarten, Zeitschr. f. exper. Path. u. Ther. II, VIII. — Baumgarten u. Grund, Arch. f. klin. Med. Bd. 104. — Becker, Münch. med. Wochenschr. 1911, Heft 39. — Benedict, Pflügers Archiv CXV. — Rosenquist, Bernstein, Bolaffio, Westenrijk, Zeitschr. f. klin. Med. Bd. 66 (31 VII. bis 1. VIII). — Biedl, Zentralblatt f. Physiol. 1898, 624. — Biedl u. Offer, Wiener klin. Wochenschr. 1907, 1530. — Bierry, Gatin-Gruczewska, Compt. rend. soc. biol. 58, 902. — Bierry u. Malloizel, Comptes rend. soc. biol. 65, 232. — v. Bleiweiß, Zentralbl. f. innere Med. 1900. — Blum, Münch. med. Wochenschr. 1910, 1911; Berl. klin. Wochenschr. 1911; Kongr. f. innere Med. 1910. — Blumenthal, Hofmeistes Beitr. VI, 329. — Bönniger, Deutsche med. Wochenschr. 1908, 780. — Borchardt, Zeitschr. f. klin. Med. 66, 332. — Breul, Arch. f. exper. Path. u. Pharm. Bd. 40. — Brugsch, Zeitschr. f. klin. Med. LVIII. — Chvostek, Wiener klin. Wochenschr. 1892, 251. — Claude Bernard, Leçons sur le Diabète 1877. — Claus u. Embden, Hofmeisters Beiträge VI. — Cohnheim, Zeitschr. f. physiol. Chemie Bd. 39, 42 und 43. — Comessati, Hofmeisters Beiträge IX, 67. — Cremer, Sitzungsber. der Gesellsch. f. Morph. u. Physiol. zu München, H. 2; Ergebnisse d. Physiol. I, 1. — Dirlin, Münch. med. Wochenschr. 1904. — Donath u. Schlesinger, Wiener klin. Rundschau 1901, Nr. 41. — Drummond, Noël Paton, Journ. of. Physiol. 31, 92. — v. Düring, Ursache und Heilung des Diabetes mellitus 1852 (Reiskur). — Doyon, Kareff, Compt. rend. soc. de biol. 56, 66. — Ebstein, Deutsches Archiv f. klin. Med. 27, 52; Berl. klin. Wochenschr. 1877. — Ebstein u. Müller, Berl. klin. Wochenschr. 1875. — Eckard, Beiträge z. Anat. u. Physiol. VI, 33. — Ehrmann, Kongr. f. innere Med. 1908. — Embden, Kongr. f. innere Med. 1906, 1909; Hofmeisters Beiträge V, VI, VII, VIII, 121, 129; Biochem. Zeitschr. XXVII. — Embden, Lüthje u. Liefmann, Hofmeisters Beiträge X, 265. — Embden u. Schliep, Zentralbl. f. d. ges. Physiol. u. Pathol. d. Stoffwechsels VII. — Eppinger, Falta, Rudinger, Zeitschr. f. klin. Med. Bd. 66 u. 67. — Falkenberg, Kongr. f. innere Med. 1891. — Falta, IV. Mitt. Zeitschr. f. klin. Med. Bd. 65; VIII. Mitt. Ibid.; Kongr. f. innere Med. 1909 (Diskussion: Magnus-Levy, Weintraud, Mohr); Ergebn. d. inneren Med. II (Hafermehl). — Falta u. Gigon, I. Mitt. Zeitschr. f. klin. Med. Bd. 61; V. Mitt. Bd. 65. — Falta, Grote, Staehelin, Hofmeisters Beitr. X, 228 f. — Fink, Münch. med. Wochenschr. 1887, 709. — Fischer, Zentralbl. f. Nervenheilk. 1886; Univ. of California Publ. 1904, Bd. I. — Forschbach, Deutsche med. Wochenschr. 1909; Hofmeisters Beiträge VIII. — Forssner, Skand. Arch. f. Physiol. XXII; XXIII. — Fraenkel, A., Arch. f. exper. Path. u. Pharm. 60, 395. — Fraser, Brit. med. Journ. 1906. — Frentzel, Pflügers Arch. 56, 273. — Frerichs, Diabetes S. 81 f. — Friedmann, E., Hofmeisters Beitr. XI, 365, 371. — Fürbringer, Deutsch. Arch. f. klin. Med. XXI. — Gaudard, Thèse de Paris 1889. — Geelmuyden, Skand. Arch. f. Physiol. XI; Zeitschr. f. physiol. Chemie 41, 58, 258; Zeitschr. f. klin. Med. 63. — Gerhardt u. Schlesinger, Arch. f. exper. Path. u. Pharm. 42. — Gigon, Münch. med. Wochenschr. 1909, Nr. 18; Kongr. f. innere

Med. 1909. — Gilbert u. Carnot, Sem. méd. 1896, 1897, 1900. — Ginsberg, Pflügers Arch. 44, 312. — Glaessner, Wiener klin. Wochenschr. 1906; vgl. Naunyn 82. — Glaeßner u. Pick, Zeitschr. f. exper. Path. u. Ther. VI, 313. — Graefe - Saemisch, Handbuch d. Augenheilk. Bd. XI (Groenouw). — Grube, Pflügers Arch. CVII, 490, CXVIII, 1; Zentralbl. f. Neurologie 1895. — Hallervorden, Arch. f. exp. Path. u. Pharm. XII. — Hansemann, Zeitschr. f. klin. Med. XXVI, 213. — Hartogh u. Schumm, Arch. f. exp. Path. u. Pharm. 45, 11. — Hedinger, Ther. Monatshefte 1908. — Heine, Ber. d. 31. Versamml. d. ophth. Gesellschaft 1903. — Heinsheimer, Zeitschr. f. exp. Path. u. Ther. II. — Henderson u. Spiro, Biochem. Zeitschr. XV. — Herter u. Wakeman, Virch. Arch. Bd. 169. — Herxheimer, Virchows Arch. 183; Deutsche med. Wochenschr. 1906. — Heß u. Zurhelle, Zeitschr. f. klin. Med. 57. — Hesse, Zeitschr. f. klin. Med. 45, 256. — Hirsch, Rahel, Hofmeisters Beiträge IV, 535; Zeitschr. f. exp. Path. u. Ther. Bd. III. — Hirschberg, Deutsche med. Wochenschr. 1890. — Hirschfeld, Zeitschr. f. klin. Med. 19, 325; 28 u. 31. — Hofmeier, Berl. klin. Wochenschr. 1883. — Hofmeister, Arch. f. exp. Path. u. Pharm. XXV, 240; Zeitschr. f. physiol. Chemie I. — Hollinger, Deutsch. Arch. f. klin. Med. 92, 217; Biochem. Zeitschr. XVII, 1. — Hoppe - Seyler, Kongr. f. innere Med. 1902, 384. — Karakascheff, Deutsch. Arch. f. klin. Med. Bd. 82 u. 87. — Kaufmann, Compt. rend. de l'Acad. des Sciences 118, 714; Zeitschr. f. klin. Med. 48. — Kausch, Zeitschr. f. klin. Med. LV, Arch. f. exp. Path. u. Pharm. 37. — Klemperer, Therapie der Gegenwart 1911 (Traubenzucker). — Klemperer u. Umber, Zeitschr. f. klin. Med. LXI. — Klotz, Berl. klin. Wochenschr. 1910. — König, Die menschlichen Nahrungs- u. Genußmittel. — Körner, Mitteil. aus den Grenzgebieten d. inneren Med. u. Chir. XII. — Kraus, Zeitschr. f. Heilkunde Bd. X; Zeitschr. f. klin. Med. 21. — Krehl, Zentralbl. f. innere Med. 1897. — Kuhn, Arch. f. Ohrenkrankh. XIX. — Külz, Beitr. zur Path. u. Ther. des Diabetes. — Kußmaul, Deutsch. Arch. f. klin. Med. XIV. — Lampe, Zeitschr. f. phys. u. diät. Ther. Bd. XII (Hafermehl). — Lang, Zeitschr. f. exp. Path. u. Ther. VIII. — Langstein, Deutsch. med. Wochenschr. 1905; Zentralblatt f. innere Med. 1905, 229. — Langstein u. Steinitz, Biochem. Zeitschr. VII. — Landergren, Nord. Med. Ark. 1910, II, Nr. 10; Skand. Arch. f. Physiol. XIV. — Lecorché, Du diabète sucré chez la femme, Paris 1886. — Leichtenstern, Münch. med. Wochenschr. 1900. — Leo, Kongr. f. innere Med. 1898. — Lépine, Wiener med. Presse 1892; Semaine médicale 1895, 1903; Le Diabète sucré; Revue de méd. 1905. — Liefmann u. Stern, Biochem. Zeitschr. I, 299. — Limbeck, Zeitschr. f. klin. Med. 34. — Linossier et Roque, Arch. de méd. exp. 1895, 228. — Lipetz, Zeitschr. f. klin. Med. 58. - Loeb, Zentralbl. f. Stoffw. u. Verdauungskrankh. 3, 198. — Loewi, Arch. f. exp. Path. u. Pharm. 47, 68; 59, 83. — Löwi, Arch. f. exp. Path. u. Pharm. 47, 48. — Lossen, Zeitschr. f. klin. Med. 56 (Daselbst ausführliche Literatur). — Lusk, Zeitschr. f. Biol. XLII. — Lusk, Graham, Amer. Journ. of Physiol. XXII, 174. — Lusk u. Mandel, Amer. Journ. of Physiol. XVI, 129. — Lusk u. Stiles, Amer. Journ. of. Physiol. X, 67. — Lüthje, Deutsch. Arch. f. klin. Med. 80, 101; Münch. med. Wochenschr. 1901, 1471; Zeitschr. f. klin. Med. 39 u. 43. — Maase, Med. Klinik 1910, Nr. 11; Dakin, Münch. med. Wochenschr. 1910, Nr. 27; Blum, Münch. med. Wochenschr. 1910, Nr. 13. — Magnus - Levy in v. Noordens Handbuch der Stoffwechselkrankh. I, 217; Deutsche med. Wochenschr. 1909, Nr. 14; Kongr. f. innere Med. 1911, 246, 259; Berl. klin. Wochenschr. 1910; Zeitschr. f. klin. Med. 56, 66 u. 67; Arch. f. exp. Path. u. Pharm. 42, 188; 45. — Marchand, Virchows Archiv 82, 317. — Marum, Hofmeisters Beiträge X, 105. — Marcus, Zeitschr. f. exp. Path. u. Ther. VI. — v. Mering, Zeitschr. f. klin. Med. XIV, XVI. — v. Mering u. Minkowski, Arch. f. exp. Path. u. Pharm. XXVI. — Meßter, Zeitschr. f. physiol. Chemie XIV, 109. — Metzger, Münch. med. Wochenschr. 1902, 478. — Meyer, Hofmeisters Beiträge IX. — Minkowski, Arch. f. exp. Path. u. Pharm. XIX; Der Pankreasdiabetes. — Mohr, Zeitschr. f. exp. Path. u. Ther. IV; Zeitschr. f. klin. Med. Bd. 52; Berl. klin. Wochenschr. 1901. - — Moritz, Deutsch. Arch. f. klin. Med. Bd. 46, S. 217; Münch. med. Wochenschr. 1891. — Mossé, Rev. de médecine 1902 (Kartoffelkur). — Müller, Arch. f. exp. Path. u. Pharm. Bd. 40, 46; Virchows Arch. 131, Suppl. — Naunyn, Diabetes mellitus S. 37, 464; Arch. f. exp. Path. u. Pharm. III. — Neubauer, Arch. f. klin. Med. 95; Biochem. Zeitschr. XXVII, 119, 474; Arch. f. exp. Path. u. Pharm. 61, 174. — Neumann, Zeitschr. f. klin. Med. 69. — Nishi, Arch. f. exp. Path. u. Pharm. 61, 186, 401; 62, 170. — v. Noorden, Die Zuckerkrankheit 1901, S. 141; Münch. med. Wochenschr. 1902; Berl. klin. Wochenschr. 1903 (Hafermehldiät); Med. Klinik 1911, H. 1. — Offergeld, Würzburger Abhandlungen aus dem Gesamtgebiete der prakt. Med. IX, H. 3 u. 4. — Pflüger, Das Glykogen 1905. — Pick u. Pineles, Biochem. Zeitschr. XII, 473. — Pollak, Arch. f. exp. Path. u. Pharm. LXI, 49, 149, 157 ff., 376; Hofmeisters Beitr. X. — Porges, Zeitschr. f. klin. Med. 69: Biochem. Zeitschr. XXVII, 131; Wiener klin. Wochenschr. 1909, 1808. — Porges u. Salomon, Biochem. Zeitschr. XXVII, 143. — Reis, Deutsch. Arch. f. klin. Med. XCVI. — Ritzmann, Arch. f. exper. Path. u. Pharm. 61, 244. — Rona u. Michaelis, Biochem. Zeitschr. XVI, XVIII. — Rose, Arch. f. exp. Path. u. Pharm., Bd. 50. — Rosenfeld, Berl. klin. Wochenschr. 1907, 1908, 1909; Zentralblatt

f. innere Med. 1895. — Rosenquist, Berl. klin. Wochenschr. 1899. — Rosenstein, Berl. klin. Wochenschr. 1890, S. 289; Ganz, Berl. klin. Wochenschr. 1890, S. 331. — Rubner, Gesetze des Energieverbrauches. — Rudisch, Arch. f. Verdauungskrankh. XV. — Rumpf, Zeitschr. f. klin. Med. XLV. — Sandmeyer, Kongr. f. innere Med. 1891. — M. B. Schmidt, Münch. med. Wochenschr. 1902. — Schmidt-Rimpler, Erkrankungen des Auges in Zusammenhang mit anderen Krankheiten (Hölder, Wien 1905), s. d. auch Literatur. — Schwarz, Oswald, Wiener klin. Wochenschr. 1909, 1783; Deutsch. Arch. f. klin. Med. 76. — Seelig, Arch. f. exp. Path. u. Pharm. Bd. 52, Bd. 54. — Seo, Arch. f. exp. Path. u. Pharm. 59, 341. — Stadelmann, Arch. f. exp. Path. u. Pharm. XVII. — Stäubli, Deutsch. Arch. f. klin. Med. XCIII, S. 153. — Strauß, Zeitschr. f. klin. Med. 39. — Strümpell, Berl. klin. Wochenschr. 1896. — Tomaszewski u. Wilenko, Berl. klin. Wochenschr. 1908, 1221. — Umber, Therapie der Gegenwart, 1901, 440; Zeitschr. f. klin. Med. 39; Berl. klin. Wochenschr. 1903. — Vahlen, Zeitschr. f. physiol. Chemie 59, 194. — Voit, Deutsch. Arch. f. klin. Med. Bd. 56. — Waldvogel, Acetonurie. — Walter, Arch. f. exp. Path. u. Pharm. VII. — Walterhöfer, Berl. klin. Wochenschr. 1911, Nr. 10. — Weiland, Deutsch. Archiv f. klin. Med. 92, 223. — Weintraud, Diabetes mellitus. Deutsche Klinik 1909, S. 20; Arch. f. exp. Path. u. Ther. 34. — Weintraud u. Laves, Zeitschr. f. physiol. Chemie XIX. — Zaudy, Deutsche med. Wochenschr. 1900; Arch. f. klin. Med. 70. — Zegla, Biochem. Zeitschr. XVI, 111. — Zuelzer, Zeitschr. f. exp. Path. u. Ther. V, 307; Deutsche med. Wochenschr. 1908; Berl. klin. Wochenschr. 1901, 1209; 1907, Nr. 16. — Zuelzer, Dohrn, Marxer, Deutsche med. Wochenschr. 1908, 380.

6. Lävulose.

Alberda van Ekenstein und Blanksma, Chem. Weekblad Bd. 7. S. 387, cit. nach chem. Zentralbl. Bd. 1. S. 1961. 1910. Bd. 2. S. 292. — Ältere Literatur s. bei Neuberg. v. Noorden, Handb. d. Path. des Stoffwechsels, Bd. 2. S. 218. — Borchardt, Zeitschr. f. phys. Chem. Bd. 55. S. 211. Bd. 60. S. 411. — Bruining, Berl. klin. Wochenschr. 1902. — Chajes, Deutsche med. Wochenschr. 1904. — Funck, Zeitschr. f. phys. Chem. Bd. 56. S. 507. — Gürber und Grünbaum, Münch. med. Wochenschr. 377. 1904. — Haycraft, Zeitschr. f. phys. Chem. Bd. 19. S. 137. — Külz, Zeitschr. f. Biol. Bd. 27. S. 228. — Lepine u. Boulud, Rev. d. médecine Bd. 24. S. 185. — Lobry de Bruyn und Alberda van Ekenstein. Ber. d. Deutsch. Gesellsch. 28. 3078; Rec. des tr. ch. des Puys-Bas. Bd. 14. — Neubauer, Münch. med. Wochenschr. S. 1525. 1905. — Neuberg, Ber. 35. S. 959, 2626. Bd. 37. S. 4616. Zeitschr. f. phys. Chem. Bd. 36. S. 227. (N. und Strauß). — Ofner, Zeitschr. f. phys. Chem. Bd. 45. S. 359. — Rosin, und Laband, Zeitschr. f. klin. Med. Bd. 47. Rosin, Festschr. f. Salkowski, Bd. 105. 1904. — Sachs, Zeitschr. f. klin. Med. Bd. 38. S. 89. — Schlesinger, Arch. f. experim. Path. u. Pharm. 50. — Schwarz, Arch. f. klin. Med. Bd. 76. S. 279. — Seegen, Zentralbl. f. med. Wissensch. Bd. 22. S. 753. 1884. — Strauß, Berl. klin. Wochenschr. 1898. Deutsche med. Wochenschr. 1901. — Umber, Festschr. f. Salkowski. S. 375. 1904. — Zimmer, Deutsche med. Wochenschr. Nr. 28. 1876. Röhmann, Pflügers Arch. Bd. 41.

7. Pentosurie.

Bendix u. Ebstein, Zeitschr. f. allg. Phys. Bd. 2. — Bial, Berl. klin. Wochenschr. S. 552. 1904. — Bial und Blumenthal, Deutsche med. Wochenschr. S. 349. 1901. — Blumenthal, Berl. klin. Wochenschr. S. 567. 1895. — Derselbe, Deutsche Klinik Bd. 3. S. 312. — Brat, Zeitschr. f. klin. Med. Bd. 47. S. 499. — Cassirer und Bamberger, Deutsche med. Wochenschr. S. 886. 1907. — Ebstein, Virchows Arch. Bd. 129, 134. — Grund, Zeitschr. f. phys. Chem. Bd. 35. — v. Jaksch, Zeitschr. f. Heilk. Bd. 20. — Derselbe, Zentralbl. f. inn. Med. S. 145. 1906. — Jolles, Münch. med. Wochenschr. Bd. 17. 1908. — Külz und Vogel, Zeitschr. f. Biol. Bd. 32. S. 185. — Levene u. Jacob, Ber. d. deutsch. chem. Gesellsch. Bd. 42. S. 3247. Bd. 43. S. 3147. — Luzzato, Hofmeisters Beitr. Bd. 6. S. 87. — Neuberg, Ber. d. deutsch. chem. Gesellsch. Bd. 33. S. 2243. — Derselbe, Ber. d. deutsch. chem. Gesellsch. Bd. 35. S. 1467. — Derselbe, Ergebn. d. Phys. Bd. 3. S. 373. — Neuberg und Wohlgemuth, Zeitschr. f. phys. Chem. Bd. 35. S. 41. Bd. 42. S. 2806. Bd. 43. S. 3501. — Salkowski und Jastrowitz, Zentralbl. f. d. med. Wissensch. S. 337. 1892. — Salkowski, Zeitschr. f. physiol. Chem. Bd. 27. S. 567. Berl. klin. Wochenschr. S. 364. 1895. — Schüler, Berl. klin. Wochenschr. S. 1322. 1910. — Tintemann, Zeitschr. f. klin. Med. Bd. 58. S. 190. — Tollens, Zeitschr. f. phys. Chem. Bd. 36. S. 239.

8. Fettsucht.

Monographien: Immermann, Die Fettsucht; Oertel, Therapie der Kreislaufstörungen; Ebstein, Die Fettleibigkeit und ihre Behandlung; v. Noorden, Die Fettsucht; Magnus-Levy, Der Stoffhaushalt des Menschen in v. Noordens Pathol. des Stoffwechsels.

Abderhalden und Brahm, Biochem. Zeitschr. Bd. 23. S. 499. — Rosenfeld, Arch. f. Verdauungskrankh. Bd. 15. 1909. — v. Bergmann, Zeitschr. f. exp. Pathol. und Ther. Bd. 5. — Benedict, U. S. Dep. of. Agriculture. Bull. 1906, 1907. — Bischoff, Zeitschr. f. rat. Med. Bd. 20. — Bleibtreu, Pflügers Arch. Bd. 85. S. 345. — Bouchard, Traité d. Pathol. gén. III. — van Bremen, Nederl. Tijdschr. v. Geneeskunde 1910. Bd. II. — Cremer, Münch. med. Wochenschr. Nr. 29. 1897. — Dercum, Am. Journ. Med. Scienc. 1892, 1902. — Ewald, Krankheiten der Schilddrüse (Nothnagel) 1896. Pariser, Med. Klin. S. 1188, 1233. 1909. — S. Falta dieses Handbuch. Bd. 4. S. 480, 484, 503, — Hammarsten, Lehrb. d. phys. Chem. 6. Aufl. S. 251 u. 442. — Heilner, Zeitschr. f. Biologie Bd. 49. S. 373. — Jacob, Münchn. med. Wochenschr. 1908. — Jaquet und Svenson, Zeitschr. f. klin. Med. Bd. 41. — Immermann, Fettsucht in Ziemsens Handb. der spez. Pathol. u. Ther. (1879) — Kisch, Wiener med. Wochenschr. Nr. 22. 1907. — Krehl, Deutsch. Arch. f. klin. Med. Bd. 5. S. 416. — Leathes, Ergebn. d. Phys. Bd. 8. S. 356. — Leick und Winkler, Arch. f. experim. Path. u. Pharmakol. Bd. 48. S. 163. — Lorand, Med. Klinik 1905, S. 387. — Loening und Fuß, Kongr. f. inn. Med. 1906. — Löwy und Richter, Dubois Arch. 1899 Suppl. — Loewy, Ergebn. d. Phys. Bd. 2. S. 141 ff. — Lüthje, Arch. f. exp. Path. u. Pharm. Bd. 48. — Magnus-Levy, v. Noordens Handbuch d. Path. d. Stoffw. Bd. I, S. 279, 280 und 286 ff. — Magnus-Levy, Zeitschr. f. klin. Med. 33. S. 269. — Magnus-Levy, Zeitschr. f. klin. Med. 60. — Magnus-Levy, v. Noordens Handb. d. Path. des Stoffwechsels Bd. 1. S. 337 ff. — Meissl, Z. f. Biol. Bd. XXII, S. 142. — Moritz, Münchn. med. Wochenschr. 1908. — Neumann, Arch. f. Hygiene 45. — v. Noorden, Fettsucht S. 4, 51 und 235. 1910. — Derselbe, Med. Klinik 1909. — Meeh, Zeitschr. f. Biol. Bd. 15. 425. — Oeder, Med. Klinik S. 461. 1909. — Pfeiffer, Zeitschr. f. Biologie Bd. 33. — Price, Am. Journ. med. Scienc. 1909. — Rosenfeld, Ergebn. d. Phys. Bd. 1. S. 1651. — Derselbe, Ergebn. d. Phys. Bd. 2. S. 50. — Roux und Vitaut, Rev. neurolog. 1901. — Rozenrath, Arch. f. klin. Med. S. 103. — Rubner, Beiträge zur Ernährung im Knabenalter mit besonderer Berücksichtigung der Fettsucht 1902. — Derselbe, Die Gesetze des Energieverbrauchs bei der Ernährung S. 70—94. 1902. — Derselbe, Gesetze des Energieverbrauches S. 175 und 242 ff. — Salomon, v. Noordens Samml. klin. Abhandl. Heft 6. Über Durstkuren. — Schwenkenbecker, Arch. f. klin. Med. Bd. 79. S. 49, Bd. 80. — Staehelin, Zeitschr. f. klin. Med. Bd. 65. — Straub, Zeitschr. f. Biol. Bd. 38. S. 537. — Vermehren zit. nach Lorand, Med. Klin. S. 387. 1905. — Vierordt, Anat. phys. u. physik. Tabellen 1893. — E. Voit, Münch. med. Wochenschr. Nr. 29. 1892. — C. v. Voit, Phys. d. Stoffwechsels. — Weiß, Zentralbl. f. die Grenzgeb. der inn. Med. u. Chir. Bd. VII. 1904. — Zuntz, Deutsche Zeitschr. f. Chir. Bd. 95.

9. Gicht.

Monographien: Brugsch, Th. und A. Schittenhelm, Der Nukleinstoffwechsel und seine Störungen. Jena 1910. Daselbst zahlreiche Literaturangaben. — Ebstein, W., Die Natur und Behandlung der Gicht. Wiesbaden 1906. — Eichhorst, Handbuch der inneren Medizin. — Garrod, A., Die Natur und Behandlung der Gicht, übersetzt von Dr. Eisenmann. Würzburg 1861. — Minkowski, O., Die Gicht in Nothnagels Handb. 1903, Bd. 7, T. 3.

Abderhalden, London, Schittenhelm, Über den Nukleinstoffwechsel des Hundes bei Ausschaltung der Leber durch Anlegung einer Eckschen Fistel. Zeitschr. f. physiol. Chem. 1909, Bd. 61, S. 413. — Almagia, Über das Absorptionsvermögen der Knorpelsubstanz für Harnsäure. Hofm. Beitr. Bd. 7, S. 122. — Bach und Strauß, Beiträge zur Atophanbehandlung. Münch. med. Wochenschr. 1912. S. 1714. — Bessau und Schmidt, Zur Diätetik bei harnsaurer Diathese und Gicht usw. Therapeut. Monatshefte 1910, S. 116.— Biberfeld und Schmidt, Über den Resorptionsweg der Purinkörper. Zeitschr. f. physiol. Chem. 1909, Bd. 60, S. 292. — Bloch, B., Beiträge zur Kenntnis des Purinstoffwechsels beim Menschen in Deutschen Archiv für klinische Medizin. Bd. 83, 1905. — Derselbe, Diathesen in der Dermatologie. Verhandl. Kongr. f. inn. Med. 1911. — Brand, Een geneesmittel tegen arthritis urica. Nederl. Tijdschr. v. Geneeskunde 1912, Bd. 1, S. 978. — Brugsch Th., und A. Schittenhelm, Der endogene und exogene Harnsäure- und Purinwert bei der chronischen Gicht. Zeitschr. f. exp. Path. 1907, Bd. 4. — Dieselben, Zur Stoffwechselpathologie der Gicht. Zeitschr. f. exp. Path. Bd. 6, 1909. — Croftan, A note on the uric acid excretion in migraine. Interstate med. Journ. 1912, Bd. 19, S. 1—4. — Deglos, La goutte des glandes salivaires. Presse méd. 1912, S. 125. — Dohrn, Über die Wirkung des Atophans usw. Zeitschr. f. klin. Med. 1912, Bd. 74, S. 445. — Ebstein, W, und Sprague, Charles, Beiträge zur Analyse gichtischer Tophi. Virchows Arch. 14, 3, 337 (1896). — Falkenstein, Zur Klärung der Gichtfrage. Berl. klin. Wochenschr. 1909, S. 1480. — Frank und Przedborski, Untersuchungen über die Harnsäurebildung. Arch. f. exp. Path.

Bd. 68, S. 349. — Derselbe und Schittenhelm, Über die Umsetzung verfütterter Nukleinsäure beim Menschen. Zeitschr. f. phys. Chem. 1909, Bd. 63, S. 269. — Freudweiler,
Experimentelle Untersuchungen über die Entstehung der Gichtknoten. Deutsch. Arch. f.
klin. Med. 1898, Bd. 63, S. 266 u. 1901, Bd. 68, S. 155. — Goldscheider, Über atypische
Gicht und ihre Behandlung. Zeitschr. f. physik. u. diätet. Therap. 1912, Bd. 16. — Gud-
zent, Radium und Stoffwechsel. Med. Klin. 1910, Nr. 42. — Derselbe, Physikalische
Chemie der Harnsäure und ihrer Salze und ihre Beziehung zur Physiologie und Pathologie.
Zentralbl. f. Pys. u. Path. des Stoffwechsels 1910. — Derselbe, Physikalisch-chemische
Untersuchungen über das Verhalten der harnsauren Salze in Lösungen. Zeitschr. f. physiol.
Chem. 1909, Bd. 60, Heft 1. — Derselbe, Physikalisch-chemisches Verhalten der Harn-
säure und ihrer Salze im Blut. Zeitschr. f. physiol. Chem. 1909, Bd. 63, Heft 6. —
Hindhede, Untersuchungen über den Einfluß einiger Nahrungsmittel auf die Löslichkeit
der Harnsäure. 1912 Skand. Arch. f. Physiol. Bd. 26, S. 384 u. Bd. 27, S. 87 und Diaet.
og Urinsyre. Kopenhagen 1912. — His, Die Behandlung der Gicht und des Rheumatismus .mit Radium. Berl. klin. Wochenschr. 1911, Nr. 5. — Derselbe, Gicht und
Rheumatismus. Deutsche med. Wochenschr. 1909, Nr. 15. — Derselbe, Schicksale und
Wirkungen des saueren harnsaueren Natrons usw. Deutsch. Arch. f. klin. Med. 1900,
Bd. 67, S. 81. — Derselbe, Studien über Radiumemanation. Med. Klin. 1910. — Hor-
baczewski, Beiträge zur Kenntnis der Bildung der Harnsäure usw. Monatsh. f. Chem.
1891, Bd. 12, S. 122 u. 1889, Bd. 10, S. 624. — Jones und Austrian, Über die Verteilung
der Nukleinform. Zeitschr. f. phys. Chem. 1906, Bd. 48, S. 110. — Kaplan, Über den
Einfluß der alkalischen und radiumhaltigen alkalischen Wässer auf dem N-Wechsel.
Zeitschr. f. Balneol. 1912, Nr. 11. — Kerle und Lazarus, Zur Frage des Abbaues von
Mononatriumurat unter dem Einfluß von Radiumemanation. Biochem. Zeitschr. 1912,
Bd. 42, S. 82. — Kionka, Entstehung der Vogelgicht usw. Arch. f. exper. Path. 1906,
Bd. 44, S. 186. — Kionka und Frey, Beitr. z. Kenntnis der Gicht. Zeitschr. f.
experim. Path. u. Ther. Bd. 2. 1905. — v. Knaffl-Lenz und Wiechowski, Über
die Wirkung von Radiumemanation auf Mononatriumurat. Zeitschr. f. physiol. Chem.
1912, Bd. 77, S. 303. — Krüger und Salomon, Die Alloxurbasen des Harnes. Zeitschr.
f. physiol. Chem. 1898/99, Bd. 26, S. 367. — Lazarus, Verhandl. d. Berl. med. Gesellsch. u.
Verhandl. d. Kongr. f. inn. Med. 1912. — Linser, Zur Pathogenese der Gicht. Therap. d.
Gegenwart 1908, S. 159. — Magnus-Levy, A., Physiologie d. Stoffwechsels in v. Noordens
Handb. 1906, Bd. 1. — Mesernitzky, Purinstoffwechsel bei Cirrhosis hep. Verhandl.
Kongr. f. inn. Med. 1910, S. 408. — Miller und Jones, Über die Fermente des
Nukleinstoffwechsels. Zeitschr. f. physiol. Chem. 1909, Bd. 61, S. 395. — v. Noorden, C.,
Die Gicht in v. Noordens Handb. 1908, Bd. 2. — Plehn, Zur Kenntnis der Wirkungsweise
des Atrophans. Deutsche med. Wochenschr. 1912, S. 102. — Pollak, Über Harnsäureaus-
scheidung bei Gicht und Alkoholismus. Deutsches Arch. f. klin. Med. 1906, Bd. 88, S. 224. —
Rachamimoff, Zur Ätiologie der Arthritis urica. Diss. Berlin 1912. — Retzlaff, Über
Atophantherapie bei der Gicht. Deutsche med. Wochenschr. 1912, S. 404. — Riehl,
Über die Anatomie der Gichtknoten. Wien. klin. Wochenschr. 1897. — Salecker, Untersuchungen über den Harnsäuregehalt des arteriellen Blutes. Deutsch. Arch. f. klin. Med.
1909, Bd. 95, S. 353. — Schittenhelm, Zur Frage der harnsäurevermehrenden Wirkung von Kaffee und Tee usw. Therap. Monatsh. 1910, S. 113. — Derselbe, Über die
Fermente des Nukleinstoffwechsels menschlicher Organe. Zeitschr. f. physiol. Chem.
1909, Bd. 63, S. 222. — Derselbe, Über den Nukleinstoffwechsel des Schweines. Zeitschr. f. physiol. Chem. 1910, Bd. 66. S. 53. — Derselbe, Die Purinkörper der Fäces
usw. Deutsch. Arch. f. kl. Med. Bd. 81. S. 423. 1904. — v. Siewert und v. Zebrowski, Über den komparativen Einfluß des weißen und dunklen Fleisches usw. Zeitschr. f. klin. Med. 1912, Bd. 75, S. 331. — Sivén, Zur Kenntnis der Harnsäureausscheidung usw.
Skandinav. Arch. Bd. 11. S. 192. 1901. — Skorczewski, Über Atophanwirkung. Przeglad
lekarski. Zit. nach Zentralbl. f. ges. inn. Med. Bd. 2, S. 262. — Staehelin und Maase,
Über den Einfluß von alkalischen und radium-alkalischen Wässern auf Stoff- und Kraft-
wechsel. Zeitschr. f. Balneol. 1912, Nr. 10. — Sydenham, Thomas, Tractatus de po-
dagra. 1681 in Opera universa 1754, deutsche Übersetzung von Pagel in Klassiker der Medizin
1910. — Umber, Lehrbuch der Stoffwechselkrankheiten. — Derselbe u. Retzlaff,
Zur Harnsäureretention bei der Gicht. Verhandl. d. Kongr. f. inn. Med. 1910. S. 436. —
Weintraud, Weitere klinische Erfahrungen mit Atophan nebst Bemerkungen über Gicht.
Therap. Monatsh. 1912, Bd. 26, S. 21. — Derselbe, Verhandl. d. Kongr. f. inn. Med. 1911.
— Wiechowski, Über die Zersetzlichkeit der Harnsäure im menschlichen Organ. Arch.
f. exper. Path. u. Pharm. 1909, Bd. 60, S. 185. — Derselbe, Biochem. Zeitschr. Bd. 25.
Derselbe und Wiener, Über Eigenschaften und Darstellung der harnsäurezerstörenden
Fermente usw. Hofmeisters Beiträge. Bd. 9. S. 247. 1907. — Wolfer, Beiträge zur
Gichttherapie mit Urosemin. Med. Klin. 1912, S. 1581.

D. Rachitis. Osteomalazie. Exsudative Diathese.

Von

H. Vogt-Straßburg i. E.

Mit 7 Abbildungen.

---

1. Rachitis.

Begriffsbestimmung. Unter Rachitis (Englische Krankheit, rachitisme, rickets, rachitismo) versteht man eine konstitutionelle Erkrankung, deren hervorstechendste äußere Erscheinungen sich am Skelett zu erkennen geben. Entsprechend dem allgemeinen Gesetz, daß die einzelnen Organe in Perioden lebhafter Entwicklung besonders häufig und schwer von Erkrankungen betroffen werden, macht sich die Rachitis am stärksten geltend zur Zeit des stärksten Wachstums des Knochensystems, also in den beiden ersten Lebensjahren und in zweiter Linie um die Zeit der Pubertät.

Es ist gegenwärtig noch nicht möglich, eine genaue Umgrenzung des Krankheitsbildes der Rachitis zu geben, da wir das eigentliche Wesen der Erkrankung noch zu wenig kennen und deshalb über die Zugehörigkeit vieler einzelner Symptome zur Rachitis noch keine sichere Entscheidung treffen können. In dieser Hinsicht kann uns vorläufig nur die klinische Beobachtung als Führer dienen, die uns zeigt, welche Störungen gleichzeitig mit der rachitischen Knochenerkrankung mit einer solchen Häufigkeit vorkommen, daß ein zufälliges Zusammentreffen mit Wahrscheinlichkeit ausgeschlossen werden kann.

Ätiologie. Über die Verbreitung der Rachitis auf einzelne Länder und Weltteile liegen zahlreiche Angaben vor, die jedoch nur mit großer Vorsicht zu verwerten sind. Diese Frage hat besonders deshalb Interesse, weil man aus der Verbreitung der Erkrankung Rückschlüsse auf ihre Ursache ziehen wollte. Ihr Fehlen oder ihre Seltenheit oberhalb gewisser Höhenlagen sowie in tropischen Ländern und in nördlichen Gegenden sollte als Beweis dafür dienen, daß die Reinheit der Luft und die Beschaffenheit des Klimas, je nachdem es reichlichen Aufenthalt im Freien erlaubt oder zum Aufenthalt in geschlossenen Wohnräumen zwingt, eine große Bedeutung für das Auftreten der Erkrankung hätten.

Übrigens wird neuerdings berichtet, daß z. B. auch Japan, das lange für rachitisfrei galt, nicht völlig verschont ist; ein japanischer Kollege versichert mir sogar, daß neuerdings Rachitis im nördlichen Teil von Japan sowohl unter den Bewohnern der Städte wie bei der Landbevölkerung recht häufig sei. Für Norwegen hat Johannessen gezeigt, daß Rachitis dort sehr verbreitet ist, während ihr Vorkommen früher in Abrede gestellt wurde.

Solcher Beispiele, daß Rachitis in Gegenden vorkommt, wo das Bestehen der Erkrankung früher geleugnet wurde, ließen sich noch mehrere anführen.

Wir werden deshalb abwarten müssen, bis genügend zuverlässige Berichte
auf Grund eigens angestellter Untersuchungen vorliegen, ehe wir aus der geographischen Verbreitung der Erkrankung irgendwelche Schlüsse ziehen können.

Es hat den Anschein, als ob in Wirklichkeit nicht dem Klima die entscheidende Bedeutung zukäme, sondern der Rasse. Kinder von Europäern
mit Disposition zu Rachitis können auch bei dauerndem Aufenthalt in tro-

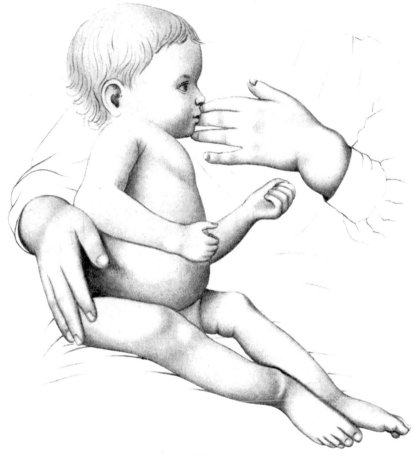

Abb. 1.
Schwere Rachitis bei Mutter (Handgelenk) und Kind.

pischen Ländern schwere Grade von Rachitis aufweisen, während die Eingeborenen verschont bleiben.

Das bringt uns auf einen Punkt, dessen Bedeutung für die Auffassung
der Rachitis noch vielfach unterschätzt wird, nämlich die Heredität. Das
gleichzeitige Auftreten der Erkrankung bei Eltern und Kindern oder das Erkranken sämtlicher Kinder einer Familie kommt häufig vor und ist auch vielen
Beobachtern aufgefallen, konnte aber auch so gedeutet werden, daß gleichartige äußere Schädlichkeiten irgendwelcher Art alle Familienglieder in
gleicher Weise betroffen hatten. Einen sicheren Beweis für die Bedeutung der
Erblichkeit der Erkrankung bilden aber wohl Beobachtungen wie die von

Siegert und von Elgood mitgeteilten, daß ein und dieselbe Frau mit einem schwer rachitischen Manne Kinder zeugt, die alle an Rachitis erkranken, während ihre von einem anderen nicht rachitischen Manne stammenden Kinder sämtlich von Rachitis verschont bleiben. Im gleichen Sinne sprechen auch die Beobachtungen in Anstalten, wo man unter gleichen äußeren Bedingungen bei ein-

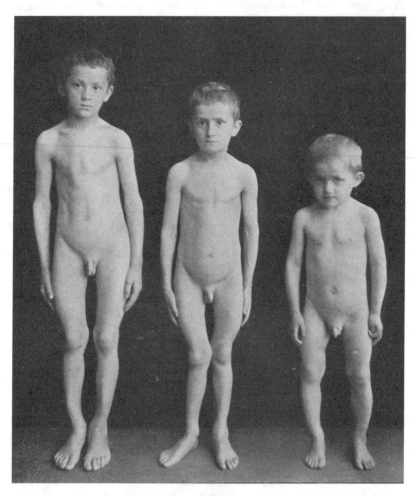

Abb. 2.
Drei Geschwister mit schwerer Rachitis.

zelnen Säuglingen Symptome von Rachitis auftreten sieht, während andere dauernd frei bleiben.

Nur unter Berücksichtigung der großen Bedeutung, die der hereditären Veranlagung für das Auftreten der Rachitis zukommt, kann man zu einem zutreffenden Urteil darüber kommen, welche sonstigen Momente zur Entwicklung der Erkrankung beitragen können. Denn bei schwerer erblicher Veranlagung tritt die Rachitis auch unter an und für sich günstigen Lebensbedingungen auf, während sie bei fehlender Belastung trotz schwerer sonstiger Schädigungen ausbleiben kann.

Als solche auslösende Ursachen gelten in erster Linie ungünstige hygienische Verhältnisse, deren Wichtigkeit besonders aus der angeblichen Häufigkeit schwerer Formen von Rachitis bei Kindern der Armen hervorgehen soll. Dazu ist aber zu bemerken, daß man auch unter den glänzendsten äußeren Verhältnissen — auch ohne „Himmelbett" und „Nachtlampe" — die schwersten Grade von Rachitis entstehen sehen kann. In Moskau z. B. fand A. A. Kissel bei Untersuchungen über die Frequenz der Rachitis, daß reiche und arme Familien gleichmäßig betroffen waren. Andererseits heilen selbst schwere Fälle von Rachitis bei Kindern der armen Bevölkerungskreise bei

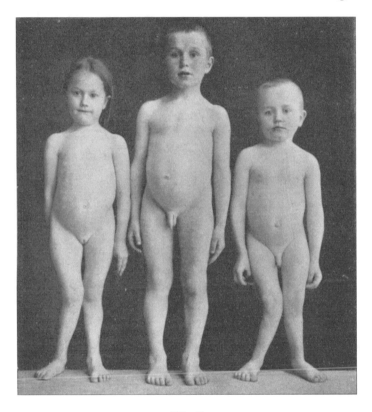

Abb. 3.
Drei Geschwister mit schwerer Rachitis.

entsprechender Behandlung verhältnismäßig schnell ab, auch ohne daß man sie aus hygienisch ungünstigen häuslichen Verhältnissen herausnimmt.

Besonders von namhaften französischen Autoren wird angegeben, daß alle Infektionskrankheiten den Boden für die Entwicklung der Rachitis bereiten können. Dazu gehören die von Parrot ganz übertrieben bewertete Syphilis, ferner fieberhafte Erkrankungen wie Bronchopneumonien etc., ganz besonders aber Verdauungskrankheiten. Die Bedeutung von chronischen Infektionen und Intoxikationen jeglicher Art hat neuerdings besonders Marfan im Zusammenhang mit bestimmten Anschauungen über die Pathogenese der Erkrankung nachdrücklich betont. Er führt als die wichtigsten die Ernährungsstörungen auf, dann kongenitale Lues, Tuberkulose, langdauernde

Bronchopneumonien und chronische infektiöse Hauterkrankungen. Auf die
ätiologische Bedeutung von Ernährungsstörungen soll bei Erörterung der
Pathogenese eingegangen werden. Die übrigen aufgezählten Krankheiten haben
wohl sicher keine direkte ursächliche Beziehung zu Rachitis, denn auch schwere
Grade von Rachitis können entstehen, ohne daß eine dieser Erkrankungen
vorausgegangen ist, und andererseits kann ein Kind selbst lange Zeit an ihnen
leiden, ohne darum rachitisch zu werden. Deshalb wird auch meist zugegeben,

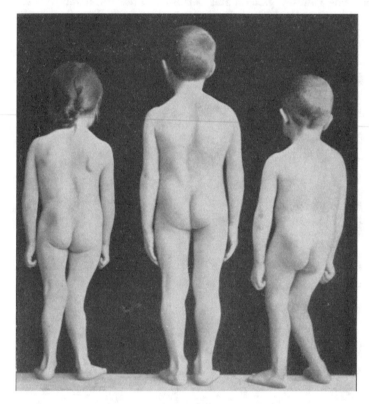

Abb. 4.
Dieselben wie in Abbildung 3.

daß außer diesen auslösenden Ursachen ein prädisponierendes Moment in Gestalt der hereditären Veranlagung notwendig sei.

Symptomatologie. Im Mittelpunkt des klinischen Bildes der Rachitis
stehen die Erscheinungen am Skelettsystem, obwohl sich Gründe für die
Annahme anführen lassen, daß sie nur Teilerscheinungen eines allgemeinen
Krankheitsprozesses sind. Die pathologischen Erscheinungen an den Knochen
bestehen zum Teil in abnormer Weichheit und davon abhängigen Gestaltsveränderungen, in Substanzverlusten und ferner in Verdickungen, die durch
Auflagerung an den Knochen oder durch Schwellung der Epiphysen entstehen. Dazu kommt in vielen Fällen eine Störung im Längenwachstum
der Knochen. Auf diese Weise werden die verschiedenartigsten Folgezustände
an den einzelnen Teilen des Skeletts hervorgerufen, die in ihren wichtigsten
Zügen kurz geschildert werden sollen.

Die rachitischen Erscheinungen am Knochensystem zeigen sich abhängig von dem Lebensalter, in dem die Erkrankung einsetzt. Diese zeitliche Abhängigkeit ist so zu verstehen, daß diejenigen Teile des Skelettsystems, an denen sich die intensivsten Wachstumsvorgänge abspielen, zu rachitischen Prozessen besonders disponiert sind. Am frühesten betroffen ist infolgedessen meist der Schädel, an dem sich die ersten Veränderungen schon im Alter von etwa drei bis vier Monaten zu erkennen geben können. Die Rachitis des Schädels tritt unter verschiedenen Formen auf. Der Verschluß der Schädelnähte kann sich verzögern, häufiger bleibt die große Fontanelle, die sich in der Norm etwa mit anderthalb Jahren vollkommen schließt, lange Zeit offen oder nimmt sogar an Umfang zu, während sie sich vor Einsetzen der Erkrankung schon verkleinert hatte. Die platten Schädelknochen werden dünner, dadurch entsteht die sog. Craniotabes oder das weiche Hinterhaupt. Sie verrät sich dadurch, daß die Knochen dem Fingerdruck etwas nachgeben und eindrückbar werden etwa wie ein steifer Filzhut oder Karton. In anderen Fällen treten ganz zirkumskripte Substanzverluste in den Knochen auf, die dem Fingerdruck Raum geben. Diese weichen Stellen sitzen mit Vorliebe am Hinterhauptbein, kommen aber auch an den Schädelbeinen und der Schuppe des Schläfenbeins vor. Marfan hat sie nicht selten am Stirnbein beobachtet. Daß die Craniotabes zuweilen ohne sonstige klinisch erkennbare rachitische Skelettveränderungen angetroffen wird, beweist natürlich nichts gegen die rachitische Natur der Erkrankung, die überdies durch anatomische Untersuchung sichergestellt ist.

Von der Craniotabes zu trennen ist der „angeborene Weich- oder Lückenschädel", der nach den Untersuchungen von Wieland bei mehr als 20% aller reifen Neugeborenen oder lebensfähigen Früchte aus den letzten Schwangerschaftsmonaten vorkommt. Er ist gekennzeichnet durch den Befund von nachgiebigen Stellen am Schädel, die ihren Lieblingssitz neben der Pfeilnaht oder in den übrigen Teilen der Scheitelbeine haben und die durch verzögerte Verknöcherung in der Zeit des schnellsten Schädelwachstums oder durch Usur des Knochens infolge Druckwirkung des schnell wachsenden Gehirns entstehen. Diese Defekte im Knochen bilden sich später schnell zurück, so daß nach Ablauf des dritten Monats nichts mehr davon nachzuweisen ist. Daß diese Anomalie in der Verknöcherung des Schädels zur Rachitis keine direkte Beziehung hat, geht daraus hervor, daß die betreffenden Kinder nicht häufiger als andere von typischer Rachitis betroffen werden, wenn sich auch eine etwa auftretende Rachitis bei ihnen gerne an denselben Stellen lokalisiert und zu einem Wiederweichwerden der Knochen führt. Histologisch handelt es sich bei dem sog. Weichschädel um Veränderungen, die sich von solchen rachitischer Natur sicher abtrennen lassen.

Während die Craniotabes schon im ersten Lebenshalbjahr auftritt, kommt es gegen Ende des ersten Jahres häufiger zu rachitischen Veränderungen am Schädel in Gestalt von Verdickungen und Vorwölbungen, besonders an den Stirnbeinen, wodurch die Stirne als Ganzes stärker hervortritt. Doch muß man sich hüten, jede gewölbte Stirn als sicheres Zeichen der Rachitis anzusehen, da die Stirn beim jüngeren Kind stets stärker gewölbt ist als im späteren Alter. Wenn das Hinterhaupt und die Scheitelwölbung gleichzeitig stark abgeflacht sind, wie es häufig vorkommt, so entsteht das bekannte caput quadratum der Rachitiker und eine pathologische Brachycephalie. Periostale Auflagerungen kommen auch an den Scheitelbeinen vor, wodurch das eigentümliche Aussehen des caput natiforme zustandekommen kann. Erhebliche Vergrößerungen des Schädelumfangs sind angeblich meist nicht auf Osteophytbildung an den Schädelknochen, sondern auf gleichzeitig bestehenden Hydrocephalus zurückzuführen, was bisher nicht zahlenmäßig zu belegen ist. Der

Kopf erscheint übrigens oft nur deshalb zu groß, weil ein Mißverhältnis besteht mit dem übrigen im Wachstum zurückgebliebenen Körper.

Von klinisch wahrnehmbaren Veränderungen werden unter den Gesichtsknochen nur die Kiefer betroffen. Wohl unter der Einwirkung des Muskelzuges kommt es zuweilen zu einer winkligen Abknickung der Vorderfläche, ferner zu einer Schiefstellung des Alveolarfortsatzes um seine horizontale Achse, wodurch der obere Rand mehr nach innen, der untere nach außen gekehrt wird.

In neuerer Zeit betont Marfan den rachitischen Ursprung des sog. hohen Gaumens, dessen Gestalt mit einem gotischen Spitzbogen verglichen werden kann (voûte palatine en ogive). Diese Deformation am Oberkiefer hat eine ausgesprochene klinische Bedeutung, weil sie zu einer erheblichen Verengung der unteren Nasengänge und damit zu Erschwerung der Nasenatmung führt. Unter 47 Kindern mit hohem Gaumen fand Marfan 37 mit ausgesprochener Rachitis, bei den übrigen erschien nach dem Befund eine abgelaufene Rachitis als wahrscheinlich.

Durch die Formänderungen der Alveolarfortsätze der Kiefer können Stellungsanomalien der bleibenden Zähne herbeigeführt werden. Vielfach wird angenommen, daß auch die Milchzähne durch gleichzeitig bestehende Rachitis in Mitleidenschaft gezogen werden. Verspätete Zahnung, mangelhafte Schmelzbildung, abnorme Weichheit der Zähne, Einkerbungen des freien Randes werden als rachitische Folgezustände aufgeführt. Demgegenüber wird auch von solchen Autoren, welche die rachitische Natur dieser Veränderungen an den Zähnen anerkennen, hervorgehoben, daß auch Kinder mit schwerer Rachitis ein tadelloses Gebiß aufweisen können, und daß andererseits auch Kinder ohne jede Spur von Rachitis die gleichen Veränderungen an den Zähnen haben können.

Die Schlüsselbeine sind oft verhältnismäßig stark betroffen, da sie sehr leicht unter Einwirkung geringfügiger Traumen Infraktionen erleiden, ohne daß diesen oder den danach zurückbleibenden Verunstaltungen eine weitere klinische Tragweite zukäme.

Anders steht es in dieser Hinsicht mit den Veränderungen am Skelett des Thorax wegen ihrer wichtigen Beziehungen zur Mechanik der Atmung. Zu den am zeitigsten sich einstellenden Symptomen der Rachitis am Skelett gehört die als rachitischer Rosenkranz bekannte Verdickung an der Verbindungsstelle zwischen dem knöchernen und knorpeligen Anteil der Rippen. Sie betrifft meist die mittleren und unteren Rippen stärker als die oberen und ist gewöhnlich an der Innenseite der Brustwand stärker ausgebildet als nach außen hin. Oft kann man bei Obduktionen Druckspuren dieser Auftreibungen in Gestalt von Gruben an der Vorderfläche der Lungen und der Leber wahrnehmen. Übrigens darf man nur ausgesprochene Verdickungen der Rachitis zuschreiben, da schon unter physiologischen Verhältnissen die Rippen an diesen Stellen leicht verdickt erscheinen können. Die Häufigkeit des Rosenkranzes beleuchtet die Angabe von E. Holt, der ihn unter 144 Fällen von Rachitis nur zweimal vermißte.

Wichtiger als der rachitische Rosenkranz sind die Gestaltveränderungen des Thorax, die sich infolge abnormer Weichheit der Rippen ausbilden. Die Gestalt des Brustkorbes als Ganzes wird bei schwerer Rachitis in verschiedener Weise verändert. Durch Auftreibung des Bauches werden die nachgiebigen untersten Rippen vorgebuchtet. Ferner kommt es zur Ausbildung von seitlichen Einsenkungen zu beiden Seiten des Brustbeins, die vertikal gestellte, flache muldenförmige Gruben darstellen und etwa die Gegend zwischen Mammillar- und vorderer Axillarlinie einnehmen. Daneben sieht man häufig

eine flache horizontal verlaufende Furche etwa in der Höhe des Schwertfort-
satzes. Diese Einsenkungen am Thorax treten anfangs nur bei angestrengter
Atmung auf, während sie bei höheren Graden der Erkrankung dauernd bestehen
bleiben. Sie kommen nicht so sehr durch den direkten Zug des Zwerchfells
bei seiner Kontraktion zustande als durch die Einwirkung des Atmosphärendruckes. Wenn die Abflachung der seitlichen Rippenpartien sich gleichmäßig

bis zum Sternalrand erstreckt,
so entsteht die sog. Hühner-
brust oder Kielbrust (Pectus gallinaceum, Pectus cari-
natum). In selteneren Fällen
sinken die knorpeligen Rippenpartien besonders stark ein,
so daß das Brustbein den
Boden einer von oben nach
unten verlaufenden Rinne
bildet. Zu diesen Deformitäten des Brustkorbes können
sich noch andere hinzugesellen, die durch Infraktionen
der Rippen entstehen in Ge-
walt winkliger Knickungen.
An den Vorder- und Seitenflächen des Brustkorbs sind
diese meist nach innen gerichtet, am Rücken aber
können sie eine nach außen
vorspringende Leiste bilden.

Ob auch die umschrie-
benen tiefen Einziehungen im
unteren Teil des Brustbeins,
die man als Trichterbrust
bezeichnet, stets zur Rachitis
zugehören, erscheint zweifelhaft, da sie selbst bei schweren
Fällen von Rachitis selten
vorkommen und andererseits
bei im übrigen rachitisfreien
Kindern auftreten können.
In einzelnen Fällen ist die
Trichterbrust schon bei der
Geburt vorhanden.

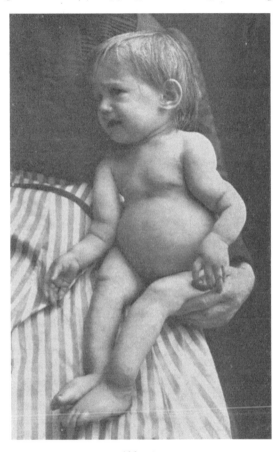

Abb. 5.
Schwere rachitische Deformität des Brustkorbes und
der Extremitäten.

Verhältnismäßig häufig sind schon bei rachitischen Säuglingen Verbiegungen der Wirbelsäule im Brustteile im Sinne einer Kyphose, die
besonders beim sitzenden Kinde stark ausgeprägt ist, sich aber meist durch
entsprechenden Druck ausgleichen läßt. Kyphosen hat E. Holt in 46% seiner
Rachitisfälle beobachtet. Seltener, aber auch folgenschwerer als die sich meist
im späteren Alter vollkommen zurückbildenden reinen Kyphosen sind ausgeprägte Kyphoskoliosen. Die seitlichen Verbiegungen der Wirbelsäule wurden
früher mit Vorliebe den schädigenden Einwirkungen der Schule zur Last gelegt.
Neuere Untersuchungen haben aber gezeigt (Kirsch, Schanz, Maloine),
daß zwar die Zahl der Fälle von leichter Skoliose unter den Schulkindern
in den Jahren des Schulbesuches zunimmt, daß aber dies offenbar nicht der

Schule zur Last fällt. Schwere Fälle von Skoliose bleiben während des Schulbesuchs meist stationär und sind schon vor dem schulpflichtigen Alter entstanden. Kirsch fand bei Untersuchung einer größeren Anzahl Kinder aus dem zweiten Halbjahr und zweiten Lebensjahr schon ca. 5% mit Skoliose.

Die im Adoleszentenalter auftretenden Fälle von Kyphoskoliose, die ganz überwiegend Mädchen befallen, sind nach Hutinel fast regelmäßig mit gewissen Allgemeinstörungen verbunden, wie allgemeiner Muskelschwäche, nervösen besonders vasomotorischen Erscheinungen, orthostatischer Albuminurie etc. Diese Allgemeinsymptome weisen nach Hutinels Ansicht darauf hin, daß die Kyphoskoliose keine reine Lokalerkrankung ist, sondern Teilerscheinung eines Allgemeinleidens.

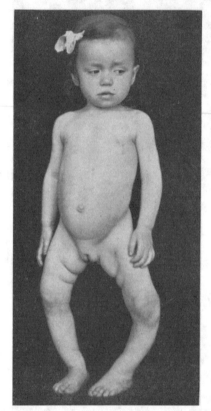

Abb. 6.
Rachitische O-Beine.

Die Formveränderungen des knöchernen Beckens unter dem Einfluß der Rachitis sind von großer Bedeutung für den Geburtshelfer wegen der Erschwerung des Geburtsaktes durch Verengung des Beckens. Sie bestehen hauptsächlich in einer Senkung des oberen Teiles des Kreuzbeines, die zu Verkleinerung des pubosakralen Durchmessers führt.

An den Extremitäten bestehen die häufigsten Veränderungen zunächst in der Auftreibung der Epiphysengegend, die besonders oberhalb der Hand- und Fußgelenke leicht zu beobachten ist. Dazu kommen Gestaltsveränderungen der langen Röhrenknochen, die durch Muskelzug sowie unter dem Einfluß der Schwere entstehen und besonders die Vorderarme und Unterschenkel, etwas weniger häufig die Oberarme und Oberschenkel betreffen. Bei reichlich entwickeltem Fettpolster und Schlaffheit der Weichteile beobachtet man die sog. Perlschnurfinger, die gewöhnlich erst gegen Ende des ersten Lebensjahres auftreten und bis ins vierte Lebensjahr erhalten bleiben können. An den Unterschenkeln kommt besonders im Säuglingsalter schon normalerweise eine leichte Krümmung mit der Konvexität nach außen vor. Von dieser unterscheiden sich die rachitischen Verkrümmungen dadurch, daß sie das unterste Drittel am stärksten befallen, wodurch eine leichte Abknickung an der Grenze von unterem und mittlerem Drittel entsteht.

Durch Abknickung des Femurhalses gegen die Diaphyse kann der in der Norm stumpfe Winkel, den sie miteinander bilden, zu einem rechten oder selbst zu einem spitzen Winkel werden. Dadurch entsteht die sog. Coxa vara, die als voll ausgebildetes Leiden fast nur bei älteren Kindern mit sog. Rachitis tarda vorkommt und dann mit erheblicher Gangstörung verbunden ist. Dabei findet man Hochstand des Trochanters, Verkürzung des Beines mit Hemmung der Abduktion und mehr oder weniger starke Atrophie der Glutäal- und Oberschenkelmuskulatur. Leichte Grade von Verbiegung des Schenkelhalses sollen auch bei Kindern in den ersten Jahren nicht selten vorkommen, verlaufen dann aber symptomlos, so daß sie nur bei Untersuchung mit Röntgenstrahlen oder post mortem festgestellt werden können.

Von großer praktischer Bedeutung ist schließlich noch der Plattfuß, der oft zu wenig beachtet wird und viel dazu beiträgt, daß die Kinder spät zum Laufen kommen. Der Plattfuß wird im allgemeinen zu den Erscheinungsformen der Rachitis gerechnet, kommt aber auch angeboren vor.

Die rachitischen Knochenerkrankungen heilen in der Regel innerhalb der ersten Lebensjahre aus, so daß Kinder, die infolge von Rachitis erst im dritten Jahre oder noch später laufen lernen, schon zu den nicht häufigen Ausnahmen gehören.

Bei Besprechung der rachitischen Veränderungen an den einzelnen Teilen des
Skeletts wurde bereits die Bedeutung von
Frakturen für die Entstehung von Deformitäten gestreift. In den meisten Fällen
handelt es sich dabei aber nicht um vollständige Brüche, sondern um Infraktionen.
Diese lösen natürlich auch Schmerzen aus.
Dagegen ist es strittig, ob auch ohne Frakturen und Infraktionen der rachitische Prozeß
an den Knochen mit spontaner Druckschmerzhaftigkeit verbunden ist. Soviel
ist sicher, daß er häufig schmerzlos verläuft;
auf der anderen Seite sprechen die Beobachtungen bei Spätrachitis und Osteomalazie
dafür, daß Schmerzen an den Knochen auch
unabhängig von Kontinuitätstrennungen vorkommen können.

Es gibt eine besondere Gruppe von
Kindern, die nur leichte rachitische Veränderungen des Skeletts aufweisen und bei
denen die abnorme Knochenbrüchigkeit
das hervorstechendste Symptom bildet. Diese
Kinder erwerben bei den geringfügigsten
Traumen Knochenbrüche, die echte Frakturen, nicht Infraktionen darstellen. Die
Beobachtung solcher Kinder hat gezeigt,
daß es sich regelmäßig um geistig minderwertige Individuen handelt, wodurch die

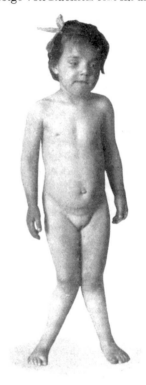

Abb. 7.
6 jähriges Mädchen mit hochgradigen
X-Beinen.

Vermutung nahe gelegt wird, daß die abnorme Knochenbrüchigkeit die Folge einer Trophoneurose darstellt.

Während die geschilderten rachitischen Veränderungen des Skeletts meist im zweiten Lebensjahr ihren Höhepunkt erreichen und sich dann mehr oder weniger rasch und vollkommen zurückbilden, kommt es in selteneren Fällen vor, daß das aktive Stadium der Erkrankung sich noch auf das dritte und vierte Lebensjahr oder gar noch länger ausdehnt. Diese Fälle gehören zur sog. Spätrachitis (Rachitis tarda) und werden als verschleppte Rachitis den Fällen gegenübergestellt, wo sich im Verlauf der zweiten Kindheit oder um die Puber-
tätszeit frische rachitische Symptome entwickeln.

Es sind bestimmte Teile des Skeletts, die bei den Spätformen der Rachitis mit einer gewissen Vorliebe befallen werden. Hierher gehören anscheinend eine Anzahl der Fälle von Coxa vara, ferner Verbiegungen im Knie-

gelenk, besonders das Genu valgum, der rachitische Plattfuß und ein Teil der Fälle von Verbiegungen der Wirbelsäule. Alle diese mit Vorliebe um das Pubertätsalter auftretenden Deformitäten der Spätrachitis wurden zum Teil auf Berufsschädlichkeiten zurückgeführt, wie übermäßige Belastung bei langem Stehen und Gehen, schiefe Körperhaltung bei andauerndem Sitzen etc. So wird ein Unterschied gemacht zwischen einer „habituellen" und einer „rachitischen" Skoliose, einem Pes valgus staticus und einem rachitischen Plattfuß. Zur Anerkennung der rachitischen Natur der Erkrankung wurde der Nachweis gleichzeitiger rachitischer Erkrankungen an anderen Teilen des Skeletts verlangt. Demgegenüber läßt sich mit Recht geltend machen, daß die Rachitis niemals alle Teile des Skeletts gleichmäßig betrifft, so daß auch anscheinend isolierte Erkrankung einzelner Teile des Skeletts trotzdem auf Rachitis beruhen kann. Auch erkranken unter einer großen Zahl von Menschen, die von gleichen Schädlichkeiten betroffen werden, immer nur einzelne, so daß eine abnorme Beschaffenheit des Individuums vorausgesetzt werden muß. Übrigens sollen z. B. bei annähernd 60% der Skoliosefälle des Adoleszentenalters gleichzeitig Plattfüße bestehen.

Daß auch nach Ablauf der ersten Lebensjahre tatsächlich Fälle von Rachitis vorkommen, haben die anatomischen Untersuchungen von Looser und Schmorl sichergestellt. Sie fanden neben rachitischen Veränderungen am Knorpel Säume neugebildeten kalklosen Gewebes an den Binnenräumen und Oberflächen der Knochen.

Über das klinische Bild dieser Form der Rachitis ist noch wenig bekannt, obwohl die Fälle nicht so extrem selten sein dürften. Als Symptome finden sich verlangsamte Entwicklung und schnelle Ermüdbarkeit beim Gehen und Stehen beschrieben, sowie Schmerzen in den Knien und Knöcheln, wodurch zuweilen das Gehen unmöglich wurde. Weniger häufig als die schon genannten Skelettveränderungen kommen Verdickungen an den Epiphysen vor, rachitischer Rosenkranz und Beckendeformitäten. In schweren Fällen bleibt die ganze Entwicklung zurück, das Wachstum leidet, die Menstruation bleibt aus, ebenso die Behaarung der Schamgegend und der Achselhöhlen. In fast allen schweren Fällen kommt es auch zu Frakturen und Infraktionen. Eine ausgesprochene Entwicklungshemmung ist auch Tobler bei den Fällen von Rachitis des Adoleszentenalters aufgefallen. Nicht nur das Längenwachstum war beeinträchtigt, auch die psychische Entwicklung war ausgesprochen gehemmt. Daneben war die Entwicklung der Pubertätszeichen verspätet. Die Nachforschungen über die Ursachen der Erkrankung blieben ziemlich erfolglos, das einzig schädigende Moment, das sich nachweisen ließ, waren schlechte Wohnungs- und Arbeitsbedingungen.

Die Rachitis befällt in den ersten Lebensjahren einen wechselnd großen, aber immer beträchtlichen Anteil aller Kinder. Die Angaben über ihre Häufigkeit schwanken naturgemäß je nach der Art des Materials, das einer Nachforschung unterworfen wird, und auch je nach den Ansichten der einzelnen Untersucher über die einzelnen Symptome, die als charakteristisch anzusehen sind. Als besonders zuverlässig in diagnostischer Hinsicht kann eine Statistik gelten, die Schmorl über sein Obduktionsmaterial gibt, das natürlich auch wieder ein nach verschiedenen Hinsichten auserlesenes Material darstellt und deshalb keine Schlüsse auf die Allgemeinheit zuläßt. Die ersten Rachitisfälle sah er bei Kindern im Alter von anderthalb Monaten. Von da ab stieg die Frequenz so rapid an, daß bei den in Alter von 4—18 Monaten verstorbenen Kindern die Obduktion bei 96,6% Rachitis aufdeckte. Bis zum sechsten Monate handelte es sich überwiegend um beginnende Fälle, die meisten Fälle auf der Höhe der Erkrankung fielen auf das Ende des ersten Jahres.

Die Häufigkeit der klinisch erkennbaren Fälle wird natürlich etwas zurückstehen hinter der Anzahl der anatomisch nachweisbaren. Immerhin geht aus allen vorliegenden Angaben hervor, daß die Rachitis in den meisten Ländern und so auch bei uns außerordentlich verbreitet ist. Schon allein aus diesem Grunde müssen häufig Kombinationen der Rachitis mit anderen Krankheitszuständen zur Beobachtung kommen. Doch gibt es eine Anzahl Veränderungen an bestimmten Organen, die so häufig mit Rachitis zusammen vorkommen, daß wir einen näheren Zusammenhang annehmen müssen.

Diese Störungen an den übrigen Organen lassen sich zum guten Teil nicht ohne weiteres auf die Knochenerkrankung zurückführen. Das spricht für die von vielen geteilte Auffassung der Rachitis als einer Allgemeinerkrankung, bei der nur die Veränderungen am Knochensystem am regelmäßigsten auftreten und am sinnfälligsten sind.

Die Beteiligung der verschiedenen Organe am Krankheitsprozeß der Rachitis ist noch nicht sicher abzugrenzen, da uns anatomische Kriterien dabei im Stiche lassen. Wir müssen diese Frage für die einzelnen Organe gesondert besprechen.

Schwer zu entscheiden ist schon, wieweit an der Bewegungsbeschränkung der Rachitiker neben den Knochen die Muskulatur und das Nervensystem ursächlich beteiligt sind.

Schon frühzeitig mußte es auffallen, daß am Bewegungsapparat, auch abgesehen von den Knochen, abnorme Verhältnisse gegeben sind. Doch betrachtete man die Schlaffheit und geringe Entwicklumg der Muskulatur als Folge längerer Ruhigstellung wegen Schmerzhaftigkeit. Damit ist aber die abnorme Exkursionsfähigkeit der Gelenke bei Rachitis nicht zu erklären. Hagenbach-Burckhardt hat den Anteil der Muskulatur an der Bewegungsstörung der Rachitiker besonders betont. Es fehlen die antagonistischen Hemmungen der Muskulatur, infolgedessen lassen sich die rachitischen Kinder ganz abnorme Positionen gefallen, z. B. liegen sie oft bei extremer Beugung im Hüftgelenk mit dem Gesicht auf den Knien, wie ein zusammengeklapptes Taschenmesser etc. Wesentlich als eine Folge abnormer Muskelschwäche betrachtet er auch die Kyphose, den rachitischen Plattfuß, den er schon bei Kindern beobachtet hat, die noch keine Gehversuche gemacht hatten, sowie das Einsinken des Brustkorbs und seine mangelhafte inspiratorische Entfaltung.

Eine wesentliche Stütze für die Ansicht Hagenbach-Burckhardts, daß einer primären Muskelerkrankung eine wichtige Rolle bei der Rachitis zukommt, schienen die Untersuchungen von Bing zu bringen, der als anatomische Grundlage der „rachitischen Myopathie" Vermehrung der Muskelkerne, Undeutlichkeit der Querstreifung und Abnahme des Faserkalibers fand, Veränderungen, die nicht auf sekundäre Atrophie bezogen werden konnten. Die Prüfung der elektrischen Erregbarkeit ergab ihm in ausgesprochenen Fällen eine beträchtliche Herabsetzung für beide Stromarten, am ausgesprochensten bei galvanischer Reizung vom Nerven aus. Die verminderte Erregbarkeit fand sich auch an solchen Muskeln, wo von Inaktivität nicht wohl die Rede sein kann, wie am Fazialis. Martius hat aber bei einer Nachuntersuchung an 20 Fällen die histologischen Befunde von Bing nicht bestätigen können.

Wenn wir absehen von dem Befunde Bings von herabgesetzter elektrischer Erregbarkeit, so haben wir bisher keine direkten Anhaltspunkte für die Vermutung, daß die Bewegungsstörung der Rachitiker als Folge einer Innervationsstörung zu betrachten wäre. Doch kommt dem Nervensystem wohl sicher eine Bedeutung insofern zu, als bei vielen Rachitikern der Bewegungsdrang abnorm gering zu sein scheint. Für die Erlernung der statischen Funktionen zum wenigsten dürfte der mangelnde Trieb ein schweres Hindernis bilden. Der Trieb zum Gebrauch der Extremitäten fehlt auch in solchen Fällen, wo passive Bewegungen der Gliedmaßen oder Druck auf die Knochen keinerlei Schmerzäußerung auslöst, ist also durchaus nicht immer durch Schmerzhaftigkeit unterdrückt.

Auffallend ist bei allen Fällen schwerer Rachitis die Einwirkung auf die Stimmung der Kinder. Die dem Kindesalter eigene fröhliche Gemütsstimmung fehlt ganz; schwere Rachitiker verhalten sich teilnahmslos gegen die Umgebung, und ihre Affektäußerungen beschränken sich auf solche der Angst und der Abwehr. Unter solchen Verhältnissen ist es schwer zu beurteilen, wieweit neben der Stimmung auch die Intelligenz durch die Erkrankung beeinflußt wird.

Eine hochgradige bleibende Schädigung der Intelligenz scheint bei der Rachitis des ersten Kindesalters meist zu fehlen. Bei Fällen von schwerer Rachitis ist allerdings eine gewisse Rückständigkeit der geistigen Entwicklung durchaus nicht selten, und von den schweren Formen von Spätrachitis scheinen ganz vorwiegend Imbezille oder Idioten betroffen zu werden. Kinder mit schwerer Rachitis haben oft eine verzögerte Sprachentwicklung. Leichtere Grade von Störungen der psychischen Entwicklung kommen möglicherweise viel häufiger bei Rachitis vor als meist angenommen wird, doch entziehen sie sich dem sicheren Nachweis.

Von einzelnen Psychiatern wird die Rachitis als ursächliches Moment für die Entstehung geistiger Störungen sehr hoch bewertet. So schreibt z. B. Strohmayer: „Von den konstitutionellen Erkrankungen des Kindesalters kommt der Rachitis die größte Bedeutung zu. Ihre Spuren finden wir bei enorm vielen schwachsinnigen Kindern (bis zu 75%)." Er ist bereit anzunehmen, daß durch rachitische Veränderungen des Schädels bedingte Störungen in der Blut- und Lymphzirkulation des Gehirns zu Gewebsschädigungen und damit zum Schwachsinn führen. Renout hat bei systematischer Untersuchung an 430 imbezillen Kindern 35 mit Knochendeformitäten sicher rachitischer Natur gefunden. Unter seinem Material waren mit Rachitis vorzugsweise die leichteren Fälle von geistiger Rückständigkeit behaftet, bei denen schwere hereditäre Belastung nicht zu ermitteln war.

Das Geruchs- und das Geschmacksvermögen sollen nach Lichtenstein bei rachitischen Kindern häufig gestört sein, doch sind diese Funktionen, ebenso wie die Intelligenz, beim jüngeren Kinde einer eingehenden Prüfung schwer zugänglich. Auch hat Büssem unter den von ihm untersuchten nicht rachitischen Kindern fast ebensoviele mit Geschmacksstörungen angetroffen als unter den rachitischen. Dagegen kennen wir noch weitere Befunde, die auf cerebrale Anomalien bei Rachitis hinweisen. Nicht selten haben rachitische Kinder auffallend große Schädel, auch wo kein Hydrocephalus vorliegt. In diesen Fällen hat man eine pathologische Vergrößerung der Hirnmasse, eine „Hypertrophia cerebri" angenommen. Dabei ist auch die Konsistenz des Organs abnorm gesteigert. Wie diese Hypertrophia cerebri zustande kommt, ob dabei bestimmte Gewebselemente des Gehirns gewuchert sind, darüber ist bisher nichts bekannt. Eine Konsistenzvermehrung soll übrigens bei rachitischen Gehirnen auch ohne Volumszunahme vorkommen.

Die Beziehungen der Rachitis zum Nervensystem sind damit noch nicht erschöpft. Denn das Zusammentreffen von Rachitis mit Symptomen der spasmophilen Diathese ist so häufig, daß wir gezwungen sind, nähere Beziehungen der beiden Erkrankungen zueinander anzunehmen. Sowohl die Steigerung der elektrischen Erregbarkeit wie der Laryngospasmus und die Eklampsie finden sich auffallend oft vergesellschaftet mit ausgeprägter Rachitis. Unter 20 Fällen von Tetanie, die Bendix im Laufe eines Jahres beobachtet hat, war nicht einer, der nicht Erscheinungen von Rachitis aufgewiesen hätte. Doch ist der Zusammenhang andererseits nicht so eng, daß nicht relativ oft auch schwere Fälle von Rachitis vorkämen, bei denen niemals Zeichen der spasmophilen Diathese auftreten. Und Escherisch kann aus eigener Erfahrung bestätigen, daß gelegentlich Fälle von infantiler Tetanie vorkommen, bei welchen weder klinische noch pathologisch-anatomische Anzeichen von Rachitis gefunden werden. Andererseits ist auffallend, daß z. B. in Straßburg, wo besonders schwere Formen von Rachitis verhältnismäßig oft vorkommen, auch Fälle von Eklampsie bei älteren Kindern uns mehrfach begegnet sind. H. Curschmann hat einen Fall von Spätrachitis beschrieben, der bei einem 18jährigen Landmädchen gleichzeitig mit Tetanie sich entwickelte und wie diese unter Behandlung mit Phosphorlebertran ausheilte. Die nahen Beziehungen der Rachitis zur Spasmophilie werden unserem Verständnis näher gerückt durch die Kenntnis des Kalkstoffwechsels bei beiden Erkrankungen, wie später auseinander gesetzt werden soll.

Beziehungen der Rachitis zu den Digestionsorganen sind in verschiedener Richtung vorstellbar und auch angenommen worden. Verdauungsstörungen könnten die Ursache der Rachitis sein, sie könnten aber auch als Begleiterscheinungen oder Folgezustände der Rachitis auftreten. Bei der Häufigkeit, mit der Ernährungsstörungen bei Kindern der Altersstufen vorkommen, in denen auch die Rachitis sich vorzugsweise entwickelt, muß natürlich sehr mit der Möglichkeit zufälliger Kombination der beiden Erkrankungen gerechnet werden. Verdauungsstörungen und Skeletterkrankung wurden auch (von französischen Pädiatern) als Teilerscheinungen einer allgemeinen Ernährungsstörung angesehen. Die Voraussetzung dafür wäre, daß regelmäßig die Verdauungsstörungen dem Ausbruch der Rachitis vorausgingen oder ihn begleiteten, und daß es sich dabei um ein wohlcharakterisiertes Krankheitsbild handelte. Beides trifft jedoch nicht zu. Es kommen Fälle von Rachitis zur Entwicklung, ohne daß jemals erkennbare Verdauungsstörungen aufgetreten sind, und die Verdauungsstörungen, wie sie z. B. Marfan als Symptom der Rachitis schildert, haben nichts Charakteristisches. Marfan gibt selbst zu, daß auch da, wo die von ihm als Vorläufer der Knochenerkrankung geschilderten Verdauungsstörungen fehlen, trotzdem eine Rachitis sich entwickeln kann und daß sie da, wo sie bestehen, nicht zur Rachitis zu führen brauchen.

Verhältnismäßig häufig findet sich bei schwer rachitischen Kindern Schlaffheit der Bauchdecken und Auftreibung des Leibes. Dabei besteht oft gleichzeitig eine Diastase der Musculi recti, und die Seitenwände des Bauches hängen schlaff herab. Die Volumzunahme des Bauches bei diesen Fällen von „gros ventre flasque" beruht nach Marfan in letzter Linie auf einer der allgemeinen Muskelatonie entsprechenden Atonie der Darmwandmuskulatur und der Bauchmuskeln. Diese führt zu einer beträchtlichen Verlängerung des Darms. Während in der Norm die Darmlänge zur Körperlänge höchstens im Verhältnis 1:8 steht, kann bei Kindern mit rachitischem Froschbauch das Verhältnis 1:9,5 betragen. Eine echte Magenerweiterung scheint dabei nur selten vorzukommen.

Auffallend ist, daß schwer atrophische Kinder selten klinisch hohe Grade von Rachitis aufweisen. Eine Erklärung liegt vielleicht darin, daß bei schwerer Atrophie das Knochenwachstum eingeschränkt ist. Denn die rachitischen Prozesse entwickeln sich ja vorzugsweise bei intensiverem Wachstum des Skeletts. Übrigens zeigt die anatomische Untersuchung (Schmorl), daß rachitische Veränderungen bei schlecht genährten Kindern zwar weniger hochgradig, aber ebenso häufig wie bei gut genährten Kindern sind.

Eine bestimmte Form von chronischer Ernährungsstörung hat zweifellos eine Bedeutung für den Ablauf der Rachitis, nämlich der Milchnährschaden. Das wesentliche Symptom des Milchnährschadens ist die Ausscheidung von Seifenstühlen, und diese ist gleichbedeutend mit Kalkverlust für den Organismus, da die ausgeschiedenen Seifen in diesen Fällen in erster Linie aus Kalkseifen bestehen.

Die Milz ist nicht selten bei rachitischen Kindern vergrößert und kann sehr erhebliche Dimensionen annehmen. Die Angaben darüber, wie häufig bei Rachitis Milzvergrößerung vorkommt, schwanken in ganz unglaublichen Grenzen, von 4 und 6 bis zu 73% der Fälle. Das mag z. T. daran liegen, daß die Grenze zwischen normaler und pathologischer Größe des Organs verschieden abgesteckt wird; daneben aber kommt in Betracht, daß die Milzentwicklung von der Art der Ernährung beeinflußt wird. Bei 100 Obduktionen von Kindern im Alter von 6—24 Monaten, von denen die Hälfte nicht rachitische Kinder betraf, fanden Hutinel und Tixier das mittlere Milzgewicht bei den rachitischen Kindern sogar etwas kleiner als bei den nicht rachitischen. Eine direkte Beziehung zwischen Rachitis und Milzvergrößerung besteht offenbar nicht, wenn auch Milztumoren bei schwerer Rachitis verhältnismäßig oft vorkommen. Marfan hat unter 64 Fällen von Milztumor 41 mit Rachitis gefunden. Auch die Schwellung der Lymphdrüsen hat eine Zeitlang als Symptom der Rachitis gegolten. Doch hat Fröhlich nachgewiesen, daß sie bei Rachitis keineswegs konstant vorkommt, und daß sie bei solchen rachitischen Kindern fehlt, die keine sonstigen Erkrankungen wie Tuberkulose, ausgedehnte Hautaffektionen oder schwere Magendarmerkrankungen neben der Rachitis aufweisen.

Besonders große Milztumoren finden sich bei solchen rachitischen Kindern, die gleichzeitig an schweren Formen von Anämie leiden. Worauf es beruht, daß solche Formen von ausgeprägter Anämie mit Milztumoren sich vorzugsweise bei rachitischen Kindern entwickeln, ist vorläufig nicht durchsichtig. An der Tatsache ist nicht zu zweifeln. So fanden Aschenheim und Benjamin unter 70 Fällen der Literatur in 35% rachitische Erkrankung erwähnt, in etwa der Hälfte der Fälle das Bestehen schwerer Formen von Rachitis hervorgehoben, während in acht Fällen Angaben fehlten und nur in fünf Fällen Rachitis ausdrücklich verneint war. Vorstellbar wäre ein Zusammenhang etwa in dem Sinne, daß es sich bei Kombination der beiden Erkrankungen um Individuen handelte, bei denen zur Zeit des Beginns des extrauterinen Lebens die Bestände an Kalk und an Eisen relativ zu klein sind. Aber noch ein anderer Zusammenhang wird von manchen zur Erklärung herangezogen, nämlich, daß beide Erkrankungen auf dem Boden einer Erkrankung des Knochenmarks erwachsen. Doch müßte dann noch ein weiteres Moment im Spiele sein, weil nur ein recht kleiner Bruchteil aller Rachitiker an schwerer Anämie leidet. Die ausgeprägten Anämien bei Rachitis haben also mehr die Bedeutung einer Komplikation und gehören nicht zum Wesen der Erkrankung.

Aschenheim und Benjamin vergleichen das Auftreten der schweren Anämien bei Rachitis mit dem der Tabes bei Syphilis. Bei mehreren Fällen schwerer Anämie (Anaemia pseudoleucaemica) fanden sie in Knochenmarkausstrichen starkes Überwiegen der lymphoiden Elemente, die zum Teil echte Follikel bildeten. Die Untersuchung des Blutes von Rachitikern ohne Anämie zeigte etwas verminderten Färbeindex und eine deutliche Reduktion der polynukleären Leukozyten im Verhältnis zu den mononukleären. Ebenso zeigten die Knochenmarkausstriche lymphoides Mark neben starker Vermehrung der Erythroblasten.

Nach Hutinel und Tixier sind Fälle von starker Herabsetzung der Zahl der roten Blutkörperchen und des Hämoglobingehalts des Blutes nicht so selten, während die pseudoleukämischen Formen mit großem Milztumor, mit Myelozyten und mit zahlreichen kernhaltigen roten Blutkörperchen ausgesprochene Seltenheiten darstellen.

Als ganz besonders folgenschwer gelten die Respirationserkrankungen rachitischer Kinder. Das erscheint einleuchtend, wenn man sich erinnert an die schweren Deformitäten des Thorax, die eine Funktionsstörung der Lungen sehr wohl begründen können. Bei starker Erweichung und Nachgiebigkeit der Rippen sieht man sie bei jeder Einatmung auf weite Strecken einsinken statt der normalen Erweiterung. Das Spiel des Zwerchfells muß gleichfalls gestört sein, wenn die Gegenden, wo es am knöchernen Brustkorb angreift, bei jeder Inspiration nachgeben. Denn die rachitischen Kinder sind noch in besonderem Maße auf die Zwerchfellatmung angewiesen, weil sie meist erst spät sitzen und stehen lernen. Der Übergang von der horizontalen zur vertikalen Körperhaltung ist aber von entscheidender Wichtigkeit für die Entwicklung der thorakalen Atmung, die beim liegenden Säugling relativ zurücktritt gegen die Zwerchfellatmung. Gerade diesem Umstand dürfte eine besondere Bedeutung zukommen. — Als unmittelbare Folge der Formveränderung des rachitischen Thorax werden Atelektasen der benachbarten Lungenabschnitte angeführt, für die der anatomische Nachweis aber noch aussteht.

Ziemlich allgemein wird angenommen, daß rachitische Kinder für Infektionen der Luftwege in besonderem Grade disponiert seien. Auch das ist eine Annahme, für die ein zwingender Beweis erst noch zu erbringen wäre. Schließlich gilt die Prognose aller Lungenerkrankungen bei rachitischen Kindern als besonders ernst. Das erscheint ohne weiteres plausibel bei einem Organ, das unter abnormen Bedingungen arbeitet. Eine Kompression einzelner Lungenabschnitte scheint allerdings dabei nicht wesentlich zu sein, denn an diesen Stellen, wie z. B. im Winkel zwischen Zwerchfell und Brustwand, sitzen die pneumonischen Herde in der Regel nicht. Auch handelt es sich bei den Lungenerkrankungen der rachitischen Kinder hauptsächlich um Bronchopneumonien und nicht um die paravertebralen Infiltrate, wie man sie bei der dauernden Rückenlage schwerer Rachitiker erwarten könnte. Die beschleunigte oberflächliche Atmung der Kinder mit starker Thoraxrachitis bildet sicher eine Erschwerung des Lungenkreislaufs, und das scheint mir ein Punkt von schwerwiegender Bedeutung für den Ablauf von Lungenerkrankungen. Dazu kommt noch als weiteres schädigendes Moment, daß viele der Kinder an erheblicher Auftreibung des Bauches leiden, die der Zwerchfellatmung neue Hemmnisse bereitet. Es erscheint möglich, daß auch eine abnorm geringe Leistungsfähigkeit des Herzens bei schwerer Rachitis eine Rolle spielt. Spezielle Untersuchungen über das Verhalten des Herzens bei Rachitis scheinen bisher nicht vorzuliegen, und doch wären sie erwünscht wegen der bekannten nahen Beziehungen zwischen der Entwicklung der Skelettmuskulatur und des Herzens.

Pathologische Anatomie. Die anatomischen Veränderungen am Skelett, die den klinischen Erscheinungen der Rachitis zugrunde liegen, sind vielfach und eingehend untersucht worden. Diese Untersuchungen haben uns zwar nicht die erhoffte Einsicht verschafft in das eigentliche Wesen der Erkrankung, auch ist noch nicht über alle Einzelheiten der morphologischen Befunde und ihre Deutung Übereinstimmung unter allen Untersuchern erzielt worden. Trotzdem verdanken wir dem Studium der pathologischen Anatomie des rachitischen Skeletts die Beantwortung einer Reihe wesentlicher Fragen, deren Kenntnis für die Auffassung des Krankheitsbildes wichtig ist.

Die an den rachitischen Knochen wahrnehmbaren Veränderungen bestehen, abgesehen von den groben Gestaltsveränderungen, zunächst in abnormer Weichheit. Die Knochen können so weich werden, daß sie sich ohne Schwierigkeiten biegen und mit dem Messer schneiden lassen.

Die makroskopische Betrachtung zeigt das Periost häufig verdickt und hyperämisch. Unter dem Periost findet man eine Schicht eines eigentümlichen Gewebes, das weich wie entkalkter Knochen ist, das sog. osteoide Gewebe. Nach Ablösen des Periosts vom Knochen erscheint häufig die Oberfläche des Knochens rauh, weil kleine Knochenteilchen an der Innenseite des Periosts hängen bleiben.

Sehr ausgesprochen sind die Veränderungen an der Stelle des Längenwachstums der Röhrenknochen, an der Grenze von Epiphyse und Diaphyse. Hier findet sich in der Norm ein etwa 1 mm breiter, kaum deutlich sichtbarer bläulich-grauer Streifen, der der Knorpelwucherungszone entspricht, ferner in Gestalt einer feinen, weißen, gelblichen Linie die sog. präparatorische Verkalkungszone. Diese fehlt bei Rachitis ganz oder ist nur fleckweise erhalten, während die Knorpelwucherungszone im Gegenteil auf das Mehrfache der Norm verbreitert ist und sich zugleich weicher anfühlt als gewöhnlich.

Der Markkanal ist häufig erweitert und rückt näher an die Epiphyse heran. Die mikroskopische Untersuchung weist in der Gegend zwischen Epiphyse und Diaphyse, wo das Längenwachstum des Knochens erfolgt, Veränderungen auf, die je nach dem Stadium und dem Grade der Erkrankung verschieden hochgradig sind. Die in der Norm vorhandene scharfe Abgrenzung der Knorpelwucherungszone gegen die Zone der Knorpelverkalkung geht verloren. Die Reihenstellung der Knorpelzellen verliert ihre Regelmäßigkeit vollkommen oder so weit, daß sie kaum noch angedeutet ist. Die Einlagerung von Kalk erfolgt auch nicht mehr gleichmäßig, sondern herdweise in Gestalt von Inselchen aus verkalkter Knorpelgrundsubstanz, in die Knorpelzellen eingelagert sind. Die Markhöhle reicht näher heran an die Ossifikationszone als in der Norm. In die Knorpelwucherungsschicht eingesprengt finden sich einzelne gefäßhaltige Markräumchen. Die Knorpelwucherungsschicht und ebenso die Knochenkerne in den Epiphysen sind gefäßreicher als gewöhnlich. In der Umgebung der in die Knorpelwucherungsschicht eindringenden Markräume wird der Knorpel zum Teil in Knochengewebe umgewandelt, das aber nicht wie in der Norm verkalkt (osteoides Gewebe). Ein gleiches Gewebe wird bei schwerer Rachitis an den Stellen des perichondralen Wachstums abgelagert. Die Bildung kalklosen osteoiden Knochengewebes in größerer Dicken- und Flächenausdehnung als in der Norm ist nach der Ansicht Pommers, der auch Schmorl, Looser u. a. beistimmen, das wichtigste anatomische Kennzeichen der Rachitis.

Über die Art und Weise, wie die geschilderten Veränderungen entstehen und die Gründe, die sie auslösen, sind verschiedene Ansichten aufgestellt worden. Nach der einen Auffassung (Kassowitz, Marfan u. a.) handelt es sich dabei um Vorgänge entzündlicher Natur, die durch einen infektiösen oder toxischen Reiz ausgelöst werden. Auf die entzündliche Natur des Prozesses wollte man schließen aus der „Wucherung" der Knorpelzellen, sowie aus der vermehrten Durchblutung der Wachstumszonen. Infolge der Hyperämie sollte es zu gesteigerter Einschmelzung des fertigen Knochens und zu einer Hemmung der Ablagerung von Kalksalzen in die neugebildete Knochengrundsubstanz kommen.

Gegen diese Auffassung des ganzen Prozesses als eines entzündlichen Vorgangs sind verschiedene Einwände erhoben worden. Die Rachitis betrifft, wie Schmorl hervorhebt, das ganze Skelett, niemals nur einzelne Teile, wenn sie auch an verschiedenen Stellen ungleich stark entwickelt ist. Wir können uns aber schwer einen entzündlichen Reiz vorstellen, der unter Verschonung der übrigen Organe ausschließlich das Skelett, dies aber an allen Punkten gleichzeitig trifft. Das Auftreten kalklosen Knochengewebes in pathologischer Menge ist auch ohne die Annahme eines entzündlichen Reizes verständlich aus dem Gesichtspunkt, daß das kalklose Gewebe wegen seiner geringeren Festigkeit in größerer Menge als kalkhaltiges auftreten muß, wenn es den mechanischen Anforderungen genügen soll. Hyperämie aber und stärkere Gefäßentwicklung finden sich immer an Stellen reger Gewebsneubildung. Der Zellreichtum der Knorpelwucherungszone kommt nach der Auffassung Schmorls nicht durch abnorme Wucherung zustande, sondern durch die verzögerte Überführung in Knochen, durch gehemmte Einschmelzung.

Ziegler und Marfan sehen einen wesentlichen Faktor bei der Rachitis in Veränderungen im Knochenmark. Unter der Einwirkung der rachitischen Schädlichkeit sollte nach Ziegler zunächst eine abnorme Wucherung des Periosts und Endosts auftreten, die zur Bildung eines minderwertigen Knochens führt, der keine Kalksalze ablagern kann. Marfan betrachtet als das erste Stadium des Prozesses eine abnorme Wucherung der Zellen des Knochenmarks und ihr Auftreten an atypischen Stellen, wie in den Kapseln der Knorpelwucherungszone, in den Haversschen Kanälchen und gelegentlich unter dem Periost. Gleichzeitig mit den Knochenmarkzellen erkranken die Osteoblasten und verlieren die Fähigkeit zur Bildung neuen Knochens, und auch die Knorpelzellen werden betroffen, wie ihre Wucherung beweist. An die Stelle der gewucherten Markknochen tritt später fibröses Gewebe, das die Markzellen allmählich vollkommen verdrängt. Das fibrös gewordene Mark ist nicht mehr imstande, kalkhaltige Knochen zu produzieren, seine Leistung erschöpft sich in der Bildung des für die schweren Stadien der Rachitis charakteristischen osteoiden Gewebes.

Gegen die Auffassung von Marfan, wonach Reize, die in erster Linie das Knochenmark treffen, zur Rachitis führen sollen, ist einzuwenden (Schmorl, Oehme, v. Recklinghausen), daß die Veränderungen am Knochenmark keineswegs für Rachitis charakteristisch sind, sondern aus den verschiedensten Ursachen auftreten können, die mit Rachitis nichts zu tun haben. Das gibt Marfan zu für die Wucherung der Knochenmarkzellen und die fibröse Umwandlung des Marks, aber nicht für das Auftreten von Markgewebe in Gestalt versprengter Inseln im Knorpel etc. Daß ein und derselbe Reiz in vielen Fällen Rachitis auslöst, in anderen aber nur die Reizerscheinungen am Knochenmark, erklärt Marfan durch das Hinzutreten einer Prädisposition für Rachitis, die durch künstliche Ernährung, durch hereditäre Veranlagung etc. gegeben sein soll. Wer Fälle von schwerer Rachitis bei Säuglingen auftreten sieht, die an der Brust ernährt wurden und niemals eine nennenswerte Infektion durchgemacht haben, muß dieser Theorie skeptisch gegenüberstehen.

Sehr lebhaft umstritten ist die Frage, ob eine gesteigerte Einschmelzung von fertigem Knochengewebe bei Rachitis überhaupt vorkommt, und welche Rolle sie spielt. Auf abnorm lebhafte Abbauprozesse am rachitischen Knochen schien die klinische Beobachtung hinzuweisen, daß im Verlauf der Rachitis harte Knochen weich werden können. Dies Resultat kann aber auch dadurch zustande kommen, daß die Einschmelzung des Knochens in normaler Weise geschieht, der dafür eintretende neugebildete Knochen aber kalklos bleibt (Pommer). Die Annahme eines abnorm gesteigerten Abbaus von Knochensubstanz bei Rachitis erschien danach als überflüssig. Doch ist v. Recklinghausen auf Grund eingehender Untersuchungen dafür eingetreten, daß auch abnorme Erweichungs- und Einschmelzungsvorgänge am Knochengewebe bei Rachitis vorkommen, die ohne die Tätigkeit von Osteoklasten verlaufen.

Vom Skelett abgesehen kennen wir vorläufig keine pathologisch-anatomischen Befunde an den Organen, die als charakteristisch für die Rachitis angesehen werden könnten.

Pathologische Chemie. Die bekannte und jederzeit leicht zu beobachtende Tatsache, daß die Knochen bei schwerer Rachitis weich werden, legt die Vermutung nahe, daß sie die anorganischen Substanzen, auf denen ihre normale Festigkeit beruht, zum Teil verlieren. Dem entspricht, wie schon erwähnt, der histologische und ebenso der chemische Befund. Das wurde schon frühzeitig ermittelt und später durch ausgedehnte Untersuchungen besonders von Friedleben und von Brubacher sicher gestellt. Friedleben kam bei seinen Untersuchungen zu der Anschauung, daß auch beim gesunden Säugling der Aschengehalt der Knochen fortlaufend abnimmt. Dies Verhalten konnte Brubacher nicht bestätigen. Der Befund Friedlebens wird wohl dadurch erklärlich, daß er nur solche Fälle zur Rachitis gezählt hat, wo schon makroskopisch sehr ausgeprägte rachitische Veränderungen bestanden. Infolgedessen hat er wahrscheinlich leichte Fälle von Rachitis als Normalfälle verwertet. Dagegen ist der Befund, daß bei schwerer Rachitis der Gehalt der Knochen an Erdsalzen sehr stark absinken kann, durch alle Nachuntersuchungen (Brubacher, Schabad) bestätigt worden. Der Kalkgehalt der Knochen ist bei schwerer Rachitis oft nur noch halb so groß, als in der Norm. Die Knochen und die Knorpel sind dabei wasserreicher als gesunde, bis zum zweifachen des Normalen. Die Abnahme an Erdsalzen ist am stärksten ausgesprochen bei den langen Röhrenknochen, geringer an den Rippen, am wenigsten betroffen sind die Schädelknochen. Brubacher stellte fest, daß die Weichteile bei Rachitis zwar ebenfalls wasserreicher als bei normalen Kindern sind und zumeist auch fettärmer, daß aber ihr Kalkgehalt den normaler Vergleichskinder übertrifft. Eine Ausnahme davon macht nach Stoeltzner das Gehirn. Im Gegensatz zu Brubacher fanden Aschenheim und Kaumheimer den Kalkgehalt der Muskulatur bei rachitischen Kindern gegen die Norm herabgesetzt.

Die Zusammensetzung der Asche aus rachitischen Knochen wurde im allgemeinen ähnlich wie in der Norm befunden. In einigen Fällen von Schabad waren die Phosphate relativ etwas vermehrt (auf 100 Teile Kalk 78—85 Teile P_2O_5 statt 70—75 Teile), und nach Friedleben sind die neugebildeten osteoiden Knochenpartien verhältnismäßig reich an Karbonaten.

Der geringe Kalkgehalt des rachitischen Skelettes ist auf verschiedene Ursachen zurückgeführt worden. Als ältester Erklärungsversuch ist die Annahme anzuführen, daß eine Entkalkung des Knochens durch Säurewirkung eintritt, etwa durch Milchsäure oder andere organische Säuren. Dabei ist es gar nicht einmal nötig, nach einer dem Organismus für gewöhnlich fremden Säure zu fahnden, weil schon der freien Kohlensäure ein erhebliches Lösungsvermögen für „unlösliche" Kalksalze zukommt (Hofmeister, Tanaka). Gegen diese Säuretheorie ist eingewendet worden, daß Stoeltzner die Alkaleszenz des Blutes (der Körperflüssigkeiten) bei Rachitis normal befunden hat, ein Befund, der eine Nachprüfung mit veränderter Methodik verdient. Auch bleibt natürlich noch immer die Möglichkeit bestehen, daß lokale Schwankungen im Kohlensäuregehalt der Körperflüssigkeiten eine Rolle spielen.

Bis in die neueste Zeit hat eine andere Auffassung der Pathogenese der Rachitis viele Anhänger gefunden, die als Grund für die ausbleibende Kalkablagerung im Skelett die mangelnde Kalkzufuhr mit der Nahrung ansieht. Diese Annahme, daß die Nahrung bei rachitischen Kindern zu kalkarm sein könne, versuchte man durch Bestimmungen des Kalkgehaltes der Frauenmilch zu stützen. Dabei haben einzelne Untersucher (E. Pfeiffer, Dibbelt, Schabad) in der Tat gefunden, daß der Kalkgehalt in der Milch der Mütter rachitischer Kinder abnorm niedrig sein kann. Doch ist bei Bewertung dieses Befundes zu berücksichtigen, daß die Frauenmilch in ihrer Zusammensetzung ganz außerordentlich großen Schwankungen unterliegt. Für ihren Kalkgehalt haben dies Bahrdt und Edelstein durch eigens darauf gerichtete Untersuchungen bestätigt. Übrigens hat Schabad bei Säuglingen Rachitis auftreten sehen, obwohl die Untersuchungen der Muttermilch dauernd einen hohen Kalkgehalt nachwiesen.

Man hat versucht, den Kalkbedarf, wie er zum Wachstum des Skelettes erforderlich ist, rechnerisch zu bestimmen und hat dabei gefunden, daß die Frauenmilch den Kalkbedürfnissen des Organismus nur bei ungestörter Ausnützung eben gerade gerecht werden könne. Bei allen solchen Berechnungen ist aber zu bedenken, daß sie auf vielen unbekannten oder nur geschätzten Größen aufgebaut sind, von denen nur die individuellen Verschiedenheiten der Wachstumsgeschwindigkeit, des bei der Geburt vorhandenen Kalkbestandes etc. genannt sein mögen. Deshalb können wir bis jetzt nicht anerkennen, daß der Nachweis geführt sei für die Möglichkeit der Entstehung einer Rachitis beim Kinde infolge mangelhafter Kalkzufuhr in der Nahrung.

Überdies lassen sich aber gegen diese Theorie noch weitere gewichtige Gründe geltend machen. Alle Versuche, die bisher angestellt wurden, um durch mangelhafte Kalkzufuhr in der Nahrung bei Tieren Rachitis herbeizuführen, sind fehlgeschlagen. Die Tiere bekommen zwar dabei eine schwere Skeletterkrankung und das um so leichter, je jünger sie sind, aber die histologischen Befunde an den Knochen unterscheiden sich dabei deutlich von denjenigen bei echter Rachitis (Miwa und Stoeltzner, Schmorl). Außerdem war bei den Versuchen mit kalkarmer Nahrung, die E. Voit an Hunden anstellte, der Kalkgehalt der Weichteile herabgesetzt, während er bei Rachitis, wie schon erwähnt, normal oder gar erhöht befunden wurde. Darum können wir die Theorie der Entstehung der Rachitis durch kalkarme Nahrung vorläufig nicht anerkennen, zumal da es auch nicht gelungen ist, durch künstliche Erhöhung des Kalkgehaltes der Nahrung, durch medikamentöse Verwendung von Kalksalzen beim Kinde eine Besserung der Erkrankung herbeizuführen. Zahlreiche Stoffwechseluntersuchungen, die an rachitischen Kindern angestellt wurden, haben den Nachweis geliefert, daß kein Kalk vom Organismus angesetzt wird oder die Kalkausscheidung sogar die Einnahme übersteigt, solange die Erkrankung noch in Entwicklung begriffen ist. Birk und Orgler fanden sogar Kalkverluste schon zu einer Zeit, wo die Erkrankung offenbar erst in Entstehung begriffen war und noch keine klinischen Erscheinungen machte. Birk und Schabad haben gezeigt, daß unter dem Einfluß von Phosphorlebertran die vorher negative Kalkbilanz bei rachitischen Kindern durch Kalkansatz abgelöst wird. Das stimmt überein mit der klinischen Erfahrung von der günstigen Einwirkung von Phosphorlebertran auf den Ablauf der Erkrankung. Aus den Versuchen Birks schien hervorzugehen, daß diese günstige Wirkung des Phosphorlebertrans auf der Beeinflussung der Fettverteilung auf Neutralfett, Seifen etc. im Darm beruht.

Es ist wohl denkbar, daß auf diesem Wege dem rachitischen Organismus durch Bereitstellung des zum Ansatz erforderlichen Kalks eine Heilungsmöglichkeit geschaffen wird. Diese Vorstellung würde uns die therapeutische Wirksamkeit des Phosphorlebertrans verständlich machen, ohne daß wir dabei mit Kassowitz eine direkte Einwirkung auf die Vorgänge im Knochen anzunehmen brauchten.

Die Ursachen, aus denen der rachitische Organismus die Fähigkeit eingebüßt hat, Kalksalze zu retinieren und abzulagern, sind uns vorläufig vollkommen verborgen. Für das erste Stadium des Vorganges der Verkalkung verdanken wir Pfaundler einen Erklärungsversuch. Er machte es wahrscheinlich, daß Knorpel ein elektives Adsorptionsvermögen für Kalk besitzt. Aus einer Chlorkalziumlösung nahm Knorpel Kalk auf und zwar in der Zeiteinheit mehr als Gelatineplatten. So zeigte auch Wells, daß von verschiedenen Gewebsstückchen, die in die Bauchhöhle von Kaninchen gebracht wurden, nur der Knorpel nennenswerte Mengen von Kalk aufnahm. Pfaundler macht aber selbst darauf aufmerksam, daß es sich dabei um einen Vorgang handelt, der uns nur die erste Aufnahme der Kalksalze verständlich machen kann. Einstweilen ist uns also der nähere Hergang sowohl bei der normalen wie bei der pathologischen Verkalkung noch dunkel. Vom Studium der pathologischen Verkalkung her wissen wir, daß die Ablagerung von Kalksalzen vorzugsweise da erfolgt, wo das Lösungsmittel der Kalksalze, die Kohlensäure neutralisiert oder sonst dem Gewebe entzogen wird. Dementsprechend findet sich Kalkablagerung besonders in der Wand der von arteriellem Blut durchströmten Gefäße, sowie in denjenigen Geweben, die Säure abgeben, also im Magen und in den Lungen (Hofmeister). Interessant ist, daß sich die Zusammensetzung der Asche verkalkter Gewebe immer derjenigen der Knochenasche annähert. Das beruht wahrscheinlich nicht auf der Bildung einer bestimmten chemischen Verbindung, wie Hoppe-Seyler, Gabriel, Gaßmann vermuteten, sondern auf der Konstanz der bei der Verkalkung gegebenen chemischen Bedingungen.

In den Verhältnissen des Kalkstoffwechsels findet sich anscheinend eine Erklärung für die klinische Erfahrungstatsache, daß Rachitis und Spasmophilie so häufig gleichzeitig nebeneinander vorkommen. In einem von Cybulski untersuchten Fall von Spasmophilie war die Kalkretention im ersten Versuche, während dessen eklamptische Anfälle auftraten, sehr niedrig, während sie im zweiten und dritten Versuch gleichzeitig mit dem Verschwinden der spasmophilen Symptome erheblich anstieg. Bei Rachitis wurde in einzelnen Fällen der Kalkgehalt des Gehirns niedriger als in der Norm gefunden, bei der Spasmophilie scheint dies nach den Untersuchungen von Quest, Ramacci und Aschenheim die Regel zu sein, während M. Cohn bei zwei im laryngospastischen Anfall verstorbenen Säuglingen Kalkwerte des Gehirns beobachtete, die sich nicht wesentlich von den normalen unterschieden. Die Kalkarmut des Gehirns ist geeignet, das Auftreten von Symptomen erhöhter Reizbarkeit des Zentralnervensystems verständlich zu machen, wenn man sich daran erinnert, daß italienische Autoren (Sabattani) gezeigt haben, daß die Reizbarkeit der Hirnrinde durch Entziehung des Kalkes mit Oxalsäure gesteigert, durch Behandlung mit Kalklösungen dagegen herabgesetzt werden kann. Es scheint auch nach den bisherigen Erfahrungen, daß Zufuhr von Kalksalzen bei spasmophilen Kindern die Erregbarkeit wenigstens vorübergehend günstig beeinflußt.

Interessanterweise geht auch die nach Exstirpation der Nebenschilddrüsen bei Hunden auftretende Tetanie mit Kalkverarmung des Gehirns einher (Mc Callum und Voegtlin).

So bestechend die Auffassung erscheint, daß die Krämpfe bei der Spasmophilie der Kinder und bei der parathyreopriven Tetanie der Tiere auf Kalkmangel im Gehirn beruhen, so muß man doch wohl vorläufig auch noch mit der Möglichkeit rechnen, daß die gesteigerte Kalkausscheidung ein sekundäres Symptom sein könnte, eine Folge der Krämpfe. Zugunsten der erstgenannten Deutung spricht allerdings die heilende Wirkung der Kalkzufuhr auf die Krampferscheinungen, die namentlich im Tierexperiment sehr eklatant zu sein scheint.

Pathogenese. Wenn wir versuchen, auf Grund alles dessen, was die Klinik, die pathologische Anatomie und die chemische Forschung uns von der Rachitis kennen gelehrt haben, uns eine Vorstellung über das Wesen der Erkrankung, über ihre Pathogenese zu bilden, so stoßen wir auf große Schwierigkeiten. Die Klinik zeigt uns als einen wesentlichen Punkt die Heredität der Erkrankung, die Übertragung einer Prädisposition. Sie zeigt uns weiter, daß eine Reihe krankhafter Erscheinungen an bestimmten Organen, z. B. am Blute, am Nervensystem etc. so häufig bei rachitischen Kindern auftreten, daß ein gewisser Zusammenhang dieser Erkrankungen mit der Rachitis bestehen muß. Die pathologische Untersuchung aber führt zu dem Schluß, daß charakteristische Veränderungen bisher nur an den Knochen aufweisbar sind. Über die Natur dieser Veränderungen selbst trennen sich noch die Meinungen. Während die einen sie als entzündlich ansehen wollen, wird diese Auffassung von anderen entschieden abgelehnt. Darüber herrscht aber unter den meisten Einigkeit, daß die Veränderungen, wie man sie in eingehenden Untersuchungen kennen gelernt hat, keinen sicheren Schluß zulassen auf die auslösende Ursache.

So bleibt die Frage zu erörtern, ob es möglich ist, den krankhaften Prozeß als primäre Knochenerkrankung anzusehen und damit alle übrigen Symptome der Erkrankung in Einklang zu bringen. Die Störungen im Kalkstoffwechsel würden sich so, wie mir scheint, recht wohl deuten lassen. Wenn der kranke Knochen aus unbekanntem Grunde die Fähigkeit einbüßt, Kalksalze abzulagern, so erscheint es als naheliegende Folge, daß der Körper den Kalk, für den er keine Verwendung hat, wieder ausscheidet. Auch das häufige, wenn auch nicht obligate Vorkommen von schweren Anämien erscheint nicht befremdend, wenn wir uns erinnern, daß eine Erkrankung des Knochensystems stets auf das Knochenmark einwirkt. Etwas schwieriger ist schon zu erklären, warum gewisse Symptome der Spasmophilie, wie Laryngospasmus und Eklampsie sich mit so auffallender Vorliebe bei rachitischen Kindern entwickeln. Wir müßten da zunächst wissen, ob der geringe Kalkgehalt des Gehirns, wie er von Stoeltzner in einzelnen Untersuchungen bei rachitischen Kindern, von Ramacci bei rachitischen Kindern mit Tetanie gefunden wurde, eine gesetzmäßige Erscheinung bildet; dann aber fehlt uns immer noch ein Zwischenglied zur Erklärung, nämlich der Grund, warum die Rachitis zu Kalkarmut des Gehirns führt, während die übrigen Organe mit Ausnahme der Knochen eher mehr als weniger im Vergleich zu gesunden Organen enthalten.

Die Theorie, welche die Rachitis als Infektionskrankheit deuten will, glauben wir ablehnen zu müssen. Es ist nicht einzusehen, warum eine Infektion ausschließlich das Skelett in seiner Gesamtheit betreffen sollte, unter Verschonung des übrigen Organismus. Die positiven Befunde von solchen Mikroorganismen im Knochenmark, die im Tierexperiment wiederum Rachitis erzeugen können (Mircoli), sind bisher von anderer Seite nicht bestätigt.

Marfan hat mit großem Scharfsinn die Ansicht zu begründen versucht, daß unter dem Einfluß verschiedener Infektionen, in erster Linie durch infektiöse oder toxisch wir-

kende Ernährungsstörungen, durch Bronchopneumonien, Lues, Tuberkulose etc. das
Knochenmark zuerst erkrankt, und daß es dann sekundär die Knochenbildung in Mitleidenschaft zieht. Gegen diese Auffassung spricht das Auftreten von Rachitis bei Kindern,
bei denen keinerlei solche Einwirkungen jemals nachweisbar gewesen sind. Außerdem
ist nach Ansicht namhafter Pathologen der Nachweis nicht sicher erbracht, daß die pathologischen Erscheinungen am Knochenmark primär und für Rachitis charakteristisch sind.

Schließlich ist noch der Auffassung zu gedenken, die die Rachitis als Folge einer
primären Erkrankung des Nervensystems auffaßt. Diese Theorie sucht ihre Stütze
darin, daß Symptome von Erkrankung des Nervensystems bei der Rachitis eine nicht zu
leugnende Rolle spielen. Doch verlassen wir den sicheren Boden des tatsächlich Fest-
stellbaren, wenn wir schon jetzt versuchen, uns genauere Vorstellungen über die Natur
der nervösen Erkrankung und den Mechanismus ihrer Einwirkung auf die Osteogenese
zu bilden.

Der Verlauf der rachitischen Erkrankungen hängt in erster Linie von
der Schwere der erblichen Belastung und von der Art der Behandlung
ab. Leichtere Grade von Rachitis bilden sich häufig in verhältnismäßig
kurzer Zeit spontan zurück. Das sieht man besonders bei solchen Fällen,
bei denen erst gegen Ende des ersten Lebensjahres die ersten Symptome
zutage getreten sind. Im allgemeinen sind die schweren Fälle diejenigen,
bei denen die ersten Symptome sich schon frühzeitig, gegen Ende des ersten
Vierteljahres oder wenig später entwickeln. Bei höheren Graden der Erkrankung zeigt sich regelmäßig eine erhebliche Hemmung der körperlichen
und geistigen Entwicklung, und daneben ist immer damit zu rechnen, daß
durch das Auftreten komplizierender Erkrankungen, besonders von Bronchopneumonien, jederzeit auch das Leben bedroht werden kann. Durch geeignete Behandlung gelingt es bei leichten Fällen in kurzer Zeit, vollkommene
Heilung zu erzielen, während bei schweren Graden der Erkrankung ein oder
mehrere Monate dazu erforderlich sind. Unbehandelte oder mangelhaft be-
handelte Fälle können sich bis in des 3. Lebensjahr und länger erstrecken
und nach Ablauf der Erkrankung Folgezustände hinterlassen, die nur auf
operativem Wege oder, wie höhere Grade von Kyphoskoliose überhaupt
nicht mehr völlig zu beseitigen sind.

Therapie. Die Behandlung der Rachitis ist im allgemeinen eine dankbare
Aufgabe. Natürlich gelingt es wegen des Wesens der Erkrankung nicht, den
krankhaften Prozeß und alle seine Folgezustände mit einem Schlage zu beseitigen; wohl aber erreicht man auch in schweren Fällen fast immer, daß die
Erkrankung zum Stillstand kommt und dann im Laufe von Wochen bis Monaten
ausheilt. Zur Ausgleichung der Knochendeformitäten ist natürlich längere
Zeit erforderlich, so weit sie überhaupt ohne chirurgische Eingriffe erfolgen kann.

Im Mittelpunkt der Behandlung steht die Regelung der Ernährung.
Unzweckmäßige Ernährung ist zweifellos eine der wichtigsten Hilfsursachen
für die Auslösung der Rachitis. Rein empirisch hat sich herausgestellt, daß
übermäßige Milchzufuhr, in zweiter Linie ein Überschuß an Kohlehydraten
in der Nahrung der Entstehung der Rachitis Vorschub leistet. In dieser Hinsicht ist die Zufuhr von Frauenmilch der Ernährung mit Kuhmilch nicht gleich-
zusetzen, denn bei Ernährung mit Frauenmilch treten nur in selteneren Fällen,
offenbar da, wo eine starke hereditäre Belastung im Spiele ist, erhebliche Grade
von Rachitis auf. Wenn sich bei Ernährung an der Brust deutliche Anzeichen
von Rachitis einstellen, so muß die ausschließliche Ernährung mit Frauenmilch
schon zeitig, ev. schon im dritten bis vierten Monat, aufgegeben und ein allaitement mixte eingeleitet werden. Das wesentliche Moment dabei ist die Verminderung des Milchfettes in der Nahrung; als künstliche Mahlzeit wird also
eine Mischung von kleinen Mengen Kuhmilch mit einer Kohlehydratabkochung
(Schleim oder Mehl) ev. Buttermilch zu wählen sein oder bei etwas älteren
Säuglingen auch eine Brühe mit Einlage von Grieß etc.

Bei künstlich genährten Kindern, die mit Erscheinungen von Rachitis zur Behandlung kommen, handelt es sich meist darum, die vorher unzweckmäßige Nahrungszufuhr auf ein dem Alter und dem Entwicklungszustand des Kindes entsprechendes Maß zu bringen. Dabei muß meist die Milchmenge, die bis dahin oft genug ein bis zwei Liter in 24 Stunden erreicht hatte, beträchtlich eingeschränkt werden. Als obere Grenze kann etwa 0,5 l Milch in 24 Stunden angesehen werden. Sie wird entweder gemischt mit Schleim oder Mehlsuppe oder in Form von Milchbreien verabfolgt. Daneben werden zweckmäßig schon zeitig, etwa vom sechsten Monat ab, kleine Mengen Gemüse in Püreeform gegeben. Besondere Indikationen für die Ernährung ergeben sich für die Fälle mit ausgeprägtem Meteorismus. Seine Pathogenese ist noch nicht völlig aufgeklärt, auch gelingt es anscheinend nicht oder nur selten, ihn durch die Qualität der Nahrung akut deutlich zu beeinflussen. Dagegen verschwindet er bei knapper Ernährung im Laufe der Zeit mit Sicherheit. Dazu ist es oft nötig, die Zahl der Mahlzeiten auf vier, ev. sogar auf drei in 24 Stunden zu beschränken, was sich ohne Schaden für die Entwicklung der Kinder durchführen läßt.

Die Fälle von schwerer Anämie und Milztumor bei rachitischen Kindern sind im allgemeinen nach den soeben erörterten Grundsätzen zu behandeln. Nur ist es dabei notwendig, in der Einschränkung der Milchmenge noch strenger vorzugehen. Werden nur 200 bis höchstens 300 ccm Milch in 24 Stunden gereicht und der Ausfall an Eiweiß durch kleine Mengen feingewiegten Fleisches gedeckt, so gelingt es in einer großen Zahl von Fällen, den Milztumor zum Verschwinden zu bringen und die Anämie zu heilen. Auch die Verwendung fein verteilter Gemüse (Spinat, Blumenkohl, Spargeln, Wirsing, Carotten etc.) ist für diese Fälle sehr wertvoll. Dagegen ist eine medikamentöse Behandlung mit Eisen oder Arsen überflüssig und nutzlos.

Bei Beurteilung der Erfolge der geschilderten Art der Ernährung muß man berücksichtigen, daß sie nicht in erster Linie auf Gewichtsansatz berechnet ist. Im Gegenteil nimmt dabei oft durch geraume Zeit das Körpergewicht nicht zu oder sinkt sogar anfangs ab. Gleichzeitig aber, und das ist das Wesentliche, bessern sich das Allgemeinbefinden, die Hautfarbe, die Stimmung etc., sichtlich, und allmählich stellt sich bei gleichbleibender Nahrungsmenge auch Gewichtszunahme ein. Man gewinnt den Eindruck, als ob in der ersten Zeit des Überganges von einer milchreichen oder übermäßig kohlehydratreichen Ernährung zu der hier angegebenen der Körper häufig Wasser verlöre, worauf die Gewichtsabnahme beruht, während gleichzeitig doch schon ein Ansatz an fester Substanz erfolgt.

Die Wirksamkeit der Milcheinschränkung in der Nahrung können wir z. T. darauf beziehen, daß dadurch die Seifenbildung eingeschränkt wird, die zu Kalkverlust vom Organismus führt. Ob aber damit die Gesamtwirkung erklärt ist, mag dahingestellt bleiben.

Als Medikament spielt seit lange bei der Behandlung der Rachitis der Phosphor die größte Rolle. Trotz der großen Literatur, die sich damit beschäftigt, ist es noch heute eine ungelöste Frage, ob dem Phosphor bei Rachitis eine spezifische Heilwirkung zukommt, oder ob er sie wenigstens für die häufigen nervösen Komplikationen der Rachitis, die latente Tetanie und den Laryngospasmus beanspruchen kann. Die Entscheidung ist dadurch erschwert, daß der Phosphor in der Regel zusammen mit Lebertran verabreicht wird. Dem Lebertran aber kommt unzweifelhaft eine günstige Wirkung zu, ganz besonders bei solchen Kindern, die aus sozialen oder anderen Gründen bis dahin mit einer kohlehydratreichen fettarmen Kost ernährt worden waren. Aus Stoffwechselversuchen mit Lebertran (Birk, Schabad) hat sich ergeben, daß er bei rachitischen Kindern die Kalkretention günstig beeinflußt.

Die Zufuhr von Kalksalzen als Medikament hat sich als unwirksam erwiesen. Die von Schabad gefundene Steigerung der Kalkretention nach Zufuhr von einzelnen Kalksalzen konnte Orgler nur für das Stadium der Rekonvaleszenz bestätigen, und hier dürfte sie praktisch keine große Bedeutung haben. Ob der subkutan verwendbare glyzerinphosphorsaure Kalk (Grosser) eine Bereicherung unserer Therapie bilden wird, bleibt noch abzuwarten.

Die in verschiedener Weise versuchte Organotherapie (Thymus, Nebennieren etc.) ist allgemein aufgegeben. Auch von der Behandlung mit Schilddrüsenpräparaten hat Marfan keinen Erfolg gesehen. Die Behandlung mit Salzbädern kann nicht den Anspruch erheben, als spezifisch wirksam zu gelten.

Die Anhänger der Lehre, welche die Rachitis als Folge der Domestikation betrachten, legen großes Gewicht auf möglichst reichlichen Aufenthalt im Freien. Doch scheint mir die ätiologische Bedeutung dieses Faktors übertrieben bewertet zu werden, wenn man aus diesem Grunde rachitische Kinder in Kurorte schicken will.

Die Behandlung der einmal ausgebildeten rachitischen Deformitäten gehört zum größeren Teil zu den Aufgaben der Orthopäden. Hier mag nur betont werden, daß man bei jüngeren Kindern in dieser Beziehung zurückhaltend sein soll. Denn einmal gleichen sich ganz hochgradige Deformitäten in den ersten Lebensjahren noch spontan aus. Dann aber bedeutet es für jüngere rachitische Kinder zweifellos eine Schädigung, wenn sie ohne zwingenden Grund für längere Zeit immobilisiert werden. Als die obere Altersgrenze, nach der sich spontan erhebliche Knochenverbiegungen nicht mehr ausgleichen, kann etwa das sechste Lebensjahr betrachtet werden. Frakturen bei rachitischen Kindern sollen nicht mit vertikaler Suspension behandelt werden, weil diese bei ihnen zu Osteoporose führt und die Kallusbildung ungünstig beeinflußt. Von großer Bedeutung wäre eine sichere Prophylaxe und eine wirksame Behandlung der Skoliosen, wegen der schwerwiegenden Tragweite, die stärkeren Graden durch ihre entstellende Wirkung, aber auch für die Prognose quoad vitam zukommen. Jedenfalls sollten auch die ersten Anfänge einer Skoliose ernst genommen und nach Möglichkeit behandelt werden.

Für die rachitischen Kinder ist es mit Rücksicht auf den Verlauf von Lungenerkrankungen wichtig, daß sie möglichst frühzeitig die Fähigkeit zu aufrechter Körperhaltung erlangen. Die Erwerbung der Fähigkeit des Stehens und Gehens wird zweifellos durch entsprechende Übung begünstigt. Doch ist es andererseits nicht auszuschließen, daß durch zu frühzeitiges Aufsetzen der Kinder der Entstehung von Kyphosen oder Skoliosen Vorschub geleistet werden kann.

Wenn rachitische Kinder zwar stehen, aber nicht gehen lernen, ist immer an die Möglichkeit des Bestehens von Plattfuß zu denken, der häufig übersehen wird. Entsprechende Behandlung erweist sich dann als sehr wirksam.

Literatur.

I. Monographien, Handbücher etc.

Marfan, A. B., Nouveau traité de médecine et de thérapeutique. Brouardel-Gilbert-Thoinot, 39, 235—487. — Stoeltzner, Pathologie und Therapie der Rachitis. Berlin 1904. — Vierordt, O., Rachitis und Osteomalazie. Nothnagels Handbuch der speziellen Pathologie und Therapie. 7, I. Teil, 1896. — Zappert, I., Rachitis. Die Deutsche Klinik am Eingang des 20. Jahrhunderts. 7, 1905. 427—478. — Zweifel, P., Ätiologie, Prophylaxis und Therapie der Rachitis. Leipzig 1900.

II. Pathologische Anatomie.

Marfan, A. B., Journal de physiologie et de pathol. générale. 11, 651—666 u. 1058—1067. — Derselbe und A. Baudouin, ebenda 883—897 u. 912—920. — Pommer,

Untersuchungen über Osteomalazie und Rachitis. Leipzig 1885. — Recklinghausen, F. v., Untersuchungen über Rachitis und Osteomalazie. Jena 1910. — Schmidt, M. B., Allgemeine Pathologie und pathologische Anatomie der Knochen. Ergebn. d. allg. Pathol. u. pathol. Anatomie. 4, 1899, 632—650. — Schmorl, G., Die pathologische Anatomie der rachitischen Knochenerkrankung mit besonderer Berücksichtigung ihrer Histologie und Pathogenese, Ergebn. d. inn. Med. u. Kinderheilk. 4, 1909, 403—454. — Wieland, E., Die Frage der angeborenen und der hereditären Rachitis. Ergebn. d. inner. Med. u. Kinderheilk. 6, 64—119.

III. Klinik.

Aschenheim u. Benjamin, E., Über Beziehungen der Rachitis zu den hämatopoietischen Organen. Deutsches Arch. f. klin. Med. 97, 529—558. — Bing, Robert, Über atonische Zustände der kindlichen Muskulatur. Med. Klinik 1907, Nr. 1. — Derselbe, Myopathia rachitica. Jahrb. f. Kinderheilk. 68, 1908, 649—667. — Fröhlich, Über Lymphdrüsenschwellungen bei Rachitis. Jahrb. f. Kinderheilk. 45, 1897, 282—307. — Hagenbach-Burckhardt, E., Klinische Beobachtungen über die Muskulatur der Rachitischen. Jahrb. f. Kinderheilk. 60, 1904, 471—487. — Holt, E., The diseases of infancy and childhood. 6. Aufl. 1911. — Hutinel, V. et Léon Tixier, Rachitisme. Les maladies des enfants 2, 734—807. 1909. — Martius, Heinz, Histologische Untersuchungen an der Muskulatur von Rachitikern. Zentralbl. f. allg. Pathol. u. pathol. Anat. 21, 294—297. 1910. — Müller, E., Beitrag zur Kenntnis der Bedeutung und der Häufigkeit palpabler Milzen bei der Rachitis. Charité-Annalen 22, 318. 1897.

IV. Beziehungen zum Nervensystem.

Cohn, Michael, Kalk, Phosphor und Stickstoff im Kindergehirn. Deutsche med. Wochenschr. 1907, Nr. 48, 1987—1991. — Quest, Robert, Über den Kalkgehalt des Säuglingsgehirns und seine Bedeutung. Jahrb. f. Kinderheilk. 61, 1905, 114—121. — Ramacci, A., Über den Kalkgehalt des Gehirns im ersten Lebensjahr. La Pediatria 18, 869—885, 1910. — Renout, P. L., Contribution à l'étude des rapports de l'idiotie et du rachitisme. Thèse de Paris 1902/03. — Strohmayer, W., Vorlesungen über die Psychopathologie des Kindesalters. Tübingen 1910, 187.

V. Stoffwechsel bei Rachitis.

Die Literatur findet sich zusammengestellt bei:
Hofmeister, F., Über Ablagerung und Resorption von Kalksalzen in den Geweben. Ergebn. d. Physiol. 9, 1910, 429—453. — Orgler, Arnold, Der Kalkstoffwechsel des gesunden und des rachitischen Kindes. Ergebn. d. inn. Med. u. Kinderheilk. 8, 1912, 142—182.

2. Osteomalazie.

(Knochenerweichung, mollities ossium.)

Wenn wir die Geschichte einer Krankheit von dem Augenblick ab rechnen, wo das Krankheitsbild zuerst als eine klinische Einheit klar erkannt und festgelegt wurde, so reicht die Geschichte der Osteomalazie nicht sehr weit zurück. Einzelne Fälle, die vielleicht als solche von Osteomalazie aufzufassen sind, werden zwar schon aus alter Zeit berichtet. Die ersten klaren Beschreibungen des Krankheitsbildes aber stammen aus dem Anfang des vorigen Jahrhunderts (Lobstein, Guérin, Kilian). Andererseits erscheint es nach allem, was wir über die Ursache der Erkrankung wissen, als durchaus möglich, daß sie schon lange existiert hat, ehe es gelang, sie als einheitliches Krankheitsbild zu erkennen.

Schon frühzeitig fiel aufmerksamen Beobachtern die Tatsache auf, daß die Osteomalazie in vielen Beziehungen Ähnlichkeit mit der Rachitis aufweist. Während schon um die Mitte des vorigen Jahrhunderts Trousseau und Lasègue die Frage eingehend erörtert hatten, ob Rachitis und Osteomalazie als ein und dieselbe Erkrankung aufzufassen seien, wie es ihnen als das wahrscheinlichste erschien, herrschte späterhin bis in unsere Zeit allgemeine Übereinstimmung darüber, daß beide Krankheiten scharf voneinander zu trennen

seien. Bestimmend für diese Auffassung waren die Befunde der pathologischen
Anatomie, die dafür sprachen, daß die in beiden Fällen am Knochensystem
sich abspielenden Vorgänge durchaus verschiedener Natur sind. Diese Ansicht ist nun durch die Ergebnisse fortgesetzter Untersuchungen stark er-
schüttert worden, so daß wir aufs neue vor die Frage gestellt werden, ob beide
Erkrankungen ebenso wie in pathologisch-anatomischer Hinsicht auch klinisch
als einheitlich aufgefaßt werden können. Ehe wir hierauf näher eingehen,
sollen unsere gegenwärtigen Kenntnisse von der Osteomalazie in ihren Hauptzügen dargestellt werden.

Die Osteomalazie befällt mit überwiegender Häufigkeit das weibliche
Geschlecht und besonders Frauen im fortpflanzungsfähigen Alter, die schon
geboren haben. Gegenüber diesen Fällen von sog. puerperaler Osteomalazie
treten die anderen an Häufigkeit anscheinend so stark zurück, daß manche
überhaupt nur die puerperalen Fälle als echte Osteomalazie anerkennen und
alle anderen davon abtrennen wollten. Das erscheint jedoch als willkürlich,
da zwischen den verschiedenen Formen alle Übergänge vorhanden sind.

Symptomatologie. Das erste Symptom der Erkrankung bilden gewöhnlich heftige Schmerzen, die besonders bei Bewegungen, aber auch in der Ruhe
auftreten, am Becken, in der Kreuzgegend, aber auch in den Extremitäten
ihren Sitz haben und oft von den Kranken selbst als Knochenschmerzen bezeichnet werden. Dazu gesellt sich die leichte Ermüdbarkeit, die das
Gehen erschwert oder auch unmöglich macht. Im Vordergrund des Krankheitsbildes stehen auch weiterhin die Erscheinungen am Skelett. Die Knochen
verlieren ihre normale Festigkeit und können schließlich so weich werden, daß
sie unter dem Druck des Körpergewichtes nachgeben und ebenso sich willkürlich nach allen Richtungen verbiegen lassen. Bei den höheren Graden
der Erkrankung entstehen infolge der Nachgiebigkeit der Knochen schwere
Verunstaltungen, die den menschlichen Körper bis zur Unkenntlichkeit verändern können.

Von den Knochenverbiegungen wird in erster Linie das Becken betroffen,
und hier sind die entstehenden Formveränderungen von großer praktischer
Bedeutung wegen der Beziehungen zum Geburtsakt. Solange die Erweichung
der Knochen sehr hochgradig ist, kann trotz schwerer Gestaltsveränderungen
die Geburt zuweilen ungestört erfolgen, weil die weichen Knochen nachgiebig
sind. Wo aber die Deformitäten über die Erweichung überwiegen oder die
anfangs erweichten Knochen in abnormer Stellung wieder hart geworden sind,
ist meist die Entbindung auf dem natürlichen Wege unmöglich.

Die Veränderungen am Becken bei der Osteomalazie hat man sich wohl
als Folgen des Druckes durch die Wirbelsäule und die Oberschenkelköpfe vorzustellen. Unter der Last der Wirbelsäule sinkt das Promontorium nach unten
und vorn in den Binnenraum des Beckens hinein. Durch die Oberschenkelköpfe wird das Becken seitlich zusammengepreßt, die Schambeinäste werden
abgeknickt und die Symphyse springt schnabelförmig nach vorn vor. In
schweren Fällen bekommt der Beckeneingang die Gestalt eines Kleeblattes
oder eines Kartenherzens. Es ist verständlich, daß die Veränderungen, die
sich im einzelnen Falle am knöchernen Becken abspielen, verschieden ausfallen, wenn sie sich entwickeln, während die Kranke umhergeht oder während
sie schon gezwungen ist, das Bett zu hüten. So betont auch Fehling, daß
das Becken bei Fällen von Osteomalazie häufig abweicht von der als typisch
beschriebenen Gestalt.

Nächst dem Becken wird die Wirbelsäule in der Regel am häufigsten
und intensivsten vom osteomalazischen Prozeß betroffen. Bei der wichtigen

statischen Funktion der Wirbelsäule macht sich dies im Krankheitsbilde auffällig geltend. Frühzeitig bilden sich hochgradige Kyphosen oder Kyphoskoliosen aus, wie wir sie ähnlich von der Rachitis her kennen. Aber darüber
hinausgehend geben die Wirbelkörper unter dem auf ihnen lastenden Druck
nach und sinken in sich zusammen. Das macht sich für die Kranken und ihre
Umgebung in der auffallenden Erscheinung geltend, daß die Körpergröße deutlich abnimmt, so daß z. B. Krücken, deren sich die Kranken eine Zeitlang bedient haben, verkleinert werden müssen etc.

Infolge des Zusammensinkens der Wirbelsäule sinkt auch die untere
Thoraxapertur gelegentlich so tief herab, daß die Rippenbogen tiefer zu stehen
kommen als die Darmbeinkämme. Wenn im weiteren Verlauf der Erkrankung
auch die knöchernen Teile des Brustkorbes ergriffen werden, so kommt
es oft zu hochgradiger Erweichung des Brustbeins und der Rippen. Das Brustbein springt dann stark kielförmig und gebogen nach vorn vor, und die erweichten Rippen erleiden oft zahlreiche Frakturen. Auch die Schlüsselbeine
zeigen ähnliche Veränderungen wie bei manchen Fällen von Rachitis.

Verhältnismäßig seltener als die Knochen des Stammes sind die des
Schädels und der Extremitäten in klinisch erkennbaren Graden am osteomalazischen Prozeß beteiligt, doch können auch sie schwer betroffen und dabei
so weich werden, daß hochgradige Verunstaltungen entstehen und die Knochen
post mortem leicht schneidbar gefunden werden. Man kann sich wohl vorstellen, wie an den Extremitäten infolge der Erweichung der Knochen und zumal
beim Auftreten zahlreicher schlecht heilender Frakturen die abenteuerlichsten
Verunstaltungen sich ausbilden können. Ein bezeichnendes Beispiel für die
Formbarkeit der erweichten Knochen bilden die Abplattungen, die an den
Endphalangen der Finger entstehen, wenn die Kranken sich beim Aufrichten
etc. darauf zu stützen versuchen.

Zu den frühesten Störungen, von denen die Kranken im Verlauf der Osteomalazie betroffen werden, gehört die zunehmende Erschwerung des Ganges.
Diese beruht nicht etwa allein auf der Schmerzhaftigkeit, vielmehr macht
sich schon frühzeitig auch eine Schwäche der Muskulatur geltend. Nach
Ansicht einzelner sollte die Erkrankung der Muskeln eine selbständige Bedeutung haben, weil sie der Knochenerkrankung lange vorausgehen könnte.
Es ist aber anzunehmen, daß die Erkrankung der Knochen schon lange bestanden haben kann, wenn sie die ersten klinischen Symptome auslöst. In
vorgerückteren Stadien der Erkrankung ist es schwer zu entscheiden, wieviel
von den an der Muskulatur auftretenden Störungen als Folge der Inaktivität
und Kachexie anzusehen ist. Pathologisch-anatomische Befunde liegen nur
spärlich und aus älterer Zeit vor. Friedberg und ebenso N. Friedreich
fassen die Erkrankung der Muskulatur als primär entzündliche auf. So fand
Friedreich in dem von ihm untersuchten Fall „ausgeprägte, sehr kernreiche
Hyperplasie des Perimysium internum, sowie an den Muskelelementen selbst
die unzweideutigsten Zeichen entzündlicher Reizung (körnig-albuminöse Trübung, Wucherung der Muskelkerne) neben allen jenen Formen des Zerfalles
der kontraktilen Substanz, wie ich sie für die progressive Muskelatrophie ausführlich geschildert habe".

Bei der Untersuchung am Lebenden gibt sich die Funktionsstörung der
Muskeln daran zu erkennen, daß Bewegungen, die einen großen Aufwand an
Muskelkraft erfordern, unmöglich sind, wie das gleichzeitige Aufheben beider
im Knie gestreckten Beine von der Unterlage ohne Unterstützung durch die
Arme etc. In einzelnen Fällen erstreckt sich die Schwäche der Muskulatur
auch auf den Schultergürtel, die Arme etc. Diese Symptome sind häufig unter

der Bezeichnung „osteomalazische Lähmung" oder „Parese" beschrieben worden; doch hat die Untersuchung nie einen Befund ergeben, wie Entartungsreaktion oder andere konstante und charakteristische Änderungen der elektrischen Erregbarkeit, wonach eine primäre Erkrankung des Nervensystems anzunehmen wäre.

Ziemlich häufig kommen leichte spastische Erscheinungen in der Muskulatur und eine gewisse Steigerung der Patellarsehnenreflexe vor. Die Spasmen, von denen am konstantesten und frühesten offenbar die Adduktoren betroffen werden, sind wohl am wahrscheinlichsten als reflektorisch und durch Schmerzen ausgelöst zu betrachten. In den Adduktoren der Oberschenkel sind sie oft so hochgradig, daß die Beine nur um etwa eine Handlänge auseinandergeführt werden können. Einzelne Autoren betrachten die geschilderten Funktionsstörungen im Nerv-Muskelapparat als so charakteristisch für Osteomalazie, daß sie daraus allein auch bei Fehlen von Knochendeformitäten und Empfindlichkeit der Knochen die Diagnose stellen.

Die Beziehungen der Osteomalazie zum Nervensystem sind hiermit noch nicht erschöpft. Hoennicke macht darauf aufmerksam, daß Anomalien im psychischen Verhalten bei Osteomalazie ziemlich häufig auftreten, daneben findet sich nicht selten Gedächtnisschwäche, Energielosigkeit, Unschlüssigkeit, vermehrte Reizbarkeit, die mit der Erkrankung zugleich sich ausbilden. In manchen Fällen entwickelt sich eine unverkennbare intellektuelle Schwäche. Verhältnismäßig viele Fälle von Osteomalazie sind bei Geisteskranken beschrieben worden. Wenn auch ein Teil dieser Fälle, bei denen Knochenbrüchigkeit das hervorstechendste Symptom bildete, vielleicht der senilen Osteoporose zuzurechnen sind, so bleiben doch noch genügend Fälle von sichergestellter Osteomalazie übrig. Diese scheinen vorzugsweise Individuen mit angeborener Geistesschwäche und mit Dementia praecox zu betreffen (Haberkant).

Verlauf. Die ersten Erscheinungen der puerperalen Form der Osteomalazie treten gewöhnlich während oder nach Ablauf einer Gravidität hervor und bestehen in Schmerzen im Kreuz, im Becken und auch in den Extremitäten. Dazu gesellt sich dann die Veränderung des Ganges, der anfangs nur erschwert ist und als watschelnd beschrieben wird, späterhin aber ganz unmöglich werden kann. Der weitere Verlauf ist nicht immer gleichmäßig fortschreitend im Sinne der Verschlimmerung, sondern oft durch Stillstände und Besserungen unterbrochen. Zu Rückfällen oder schneller Verschlechterung des Zustandes führen besonders erneute Graviditäten. So können eine wechselnde Reihe von Jahren vergehen, ehe die Erkrankung, wenn sie unbehandelt bleibt, zum Ablauf kommt. Das Ende wird meist beschleunigt durch Bronchopneumonien oder durch Kreislaufstörungen, die sich ebenso wie Dekubitus sehr leicht ausbilden bei den dauernd bettlägerigen und zu jeder selbständigen Bewegung unfähigen Kranken. Die Entstehung der Lungen- und Kreislauferkrankungen wird natürlich begünstigt durch starke Erweichung und Gestaltveränderung des knöchernen Brustkorbes.

Vorkommen und Verbreitung. Die Osteomalazie gehört auch heute noch, wo ihre Kenntnis verbreiteter ist und daher auch vereinzelt auftretende Fälle eher als solche erkannt werden, zu den selteneren Erkrankungen. Bemerkenswert ist, daß sie bestimmte Gegenden bevorzugt und andere fast ganz verschont. So läßt sich Deutschland durch eine von Nordwest nach Südost verlaufende Linie in zwei Abschnitte zerlegen, deren einer fast ganz von der Erkrankung verschont ist, während sie im anderen verhältnismäßig häufig vorkommt. In einzelnen Gegenden kann man geradezu von endemischem Auftreten der Osteomalazie sprechen. So ist gehäuftes Auftreten beobachtet worden in Ostflandern, in Gummersbach bei Köln, im Ergolztal bei Basel, im Olonatal in Oberitalien. Auch aus Kroatien und aus Japan (Toyama) ist über gehäuftes Vorkommen in Form von Endemien berichtet worden. Bei solchen Fällen, die vereinzelt in sonst freien Gegenden auftreten, ist immer noch an die Möglichkeit zu denken, daß es sich um zugereiste Individuen handelt. Es ist nicht gelungen, einen Grund für das endemische Auftreten der Erkrankung in der Beschaffenheit des Trinkwassers oder der geologischen Formation der betreffenden Gegenden ausfindig zu machen.

Ebensowenig hat uns die **pathologische Anatomie** eine klare Einsicht in die Pathogenese dieser Erkrankung verschafft. Die makroskopische Untersuchung zeigt uns zum Teil dieselben Veränderungen der Knochen, die uns bei der klinischen Beobachtung schon entgegentreten, die abnorme Weichheit und Biegsamkeit. Sie lassen sich oft mit dem Messer durchschneiden ohne zu knirschen. Ihre Farbe ist gelblich, ihre Oberfläche uneben. Das Periost erscheint oft verdickt und hyperämisch; die Markhöhle erweitert, das Knochenmark ebenfalls blutreich. Die feste Knochensubstanz zeigt sich stark verschmälert. In der Deutung der histologischen Befunde herrscht verschiedene Meinung darüber, ob es sich nur um eine Kalkberaubung des zunächst in normaler Weise kalkhaltig gebildeten Knochens handelt oder ob die Kalkarmut der osteomalazischen Knochen dadurch entsteht, daß sie wie gewöhnlich als kalkfreie Knochen entstehen, aber nicht wie in der Norm nachträglich Kalk aufnehmen. Nach der Ansicht der meisten Untersucher kommt dieser letzteren Entstehungsweise die Hauptrolle zu, und damit würde eine prinzipielle Trennung hinfällig zwischen der Rachitis und der Osteomalazie. Wurde doch früher der anatomische Charakter der beiden Erkrankungen so definiert, daß bei der Rachitis die Verkalkung des neugebildeten Knochens mangelhaft erfolgen sollte, während man bei der Osteomalazie annahm, daß der in normaler Weise ausgebildete kalkhaltige Knochen nachträglich seines Kalkgehaltes beraubt würde.

Einen neuen Gesichtspunkt in der Pathogenese der Osteomalazie hat Hoennicke in den Vordergrund gestellt. Er beobachtete wie schon andere vor ihm eine Kombination von Osteomalazie und Basedowscher Krankheit. Diese Kombination betrachtet er aber als keinen bloßen Zufall; denn, wie er sich durch eigene Untersuchungen überzeugte, sind die Osteomalazieendemien alle in solchen Gegenden aufgetreten, wo auch der Kropf heimisch ist. So ist der Kropf in Kroatien endemisch; das Olonatal stellt eine der kropfreichsten Gegenden Italiens dar. Hoennicke untersuchte selbst die aus der Würzburger Frauenklinik beschriebenen Osteomalaziefälle und fand dabei unter 33 Fällen wiederum einen mit Basedowscher Krankheit und bei der Mehrzahl der übrigen in wechselnder Häufigkeit Symptome wie Kongestionen, Tremor, Schwindelanfälle, Herzklopfen, Durchfälle, seltener auch Neigung zu Schweißen und vermehrtes Durstgefühl. Hoennicke betrachtet geradezu die Osteomalazie als eine Schilddrüsenerkrankung. Den Zusammenhang der Erscheinungen stellt er sich dabei so vor, daß die Erkrankung der Schilddrüse zu Störungen im Phosphorstoffwechsel führt und dadurch die Osteomalazie auslöst.

Neben der Schilddrüse ist noch ein anderes Organ als Sitz der primären Erkrankung bei der Osteomalazie betrachtet worden, das Ovarium. Gewisse Beziehungen der Ovarien zur Entwicklung des Skelettsystems haben die Erfahrungen bei Kastration jugendlicher noch wachsender Tiere ergeben. So beobachtete z. B. Sellheim bei kastrierten Hündinnen eine stärkere Entwicklung des Schädels, sowie längeres Erhaltenbleiben der Epiphysenscheiben und entsprechend stärkeres Wachstum an den Hinterbeinen im Vergleich zu den Kontrolltieren. Ganz besonders sprechen für eine Bedeutung der Ovarien für den Verlauf der Osteomalazie die günstigen Resultate, die mit der von Fehling in die Therapie eingeführten Kastration erhalten wurden. Fehling hat daraufhin die Theorie aufgestellt, daß die Osteomalazie eine Trophoneurose darstellt, daß sie entsteht durch eine abnorm gesteigerte Funktion der Ovarien, die sich in entfernten Nerven- und Gefäßbahnen geltend macht.

Die Befunde, die bei der pathologischen Untersuchung der zu therapeutischen Zwecken entfernten Ovarien erhoben wurden, bilden für sich keine ausreichende Stütze der Theorie. Die Ovarien wurden als hyperämisch beschrieben, wobei jedoch zu berücksichtigen ist, daß schon die Rückwärtslagerung des Uterus genügt, um den gleichen Befund herbeizuführen. Ferner fand sich sehr häufig ausgebreitete hyaline Degeneration der Gefäßwände, doch wurde solche von Recklinghausen auch in anderen Organen bei Osteomalazie angetroffen. Von einzelnen Untersuchern wurden auch Veränderungen am Rindenstroma und an den Follikeln gefunden. Was aber entscheidend sein dürfte, kein einziger der erhobenen Befunde wurde konstant in allen untersuchten Fällen angetroffen.

Es war zu erwarten, daß ein Prozeß, der so zu hochgradiger Erweichung des Skelettsystems führt, sich auch in der chemischen Zusammensetzung der erkrankten Gewebe zu erkennen geben würde. Die Erweichung der Knochen beruht auf einer weitgehenden Verminderung ihres Aschengehaltes. So fand, um nur ein Beispiel aus neuerer Zeit anzuführen, Cappezzuoli in 100 Teilen (fettfreier) Trockensubstanz für

	lange Knochen:	kurze Knochen:
CaO	14,83%	13,11%
MgO	0,46%	0,6 %
P₂O₅	12,81%	11,66%

$$\begin{array}{lcc} & \text{lange Knochen:} & \text{kurze Knochen:} \\ \text{CaO} & 14{,}83\% & 13{,}11\% \\ \text{MgO} & 0{,}46\% & 0{,}6\ \% \\ \text{P}_2\text{O}_5 & 12{,}81\% & 11{,}66\% \end{array}$$

Der Gehalt der Knochen an fettfreier Trockensubstanz betrug 42,46% für die langen und 39,98% für die kurzen Knochen. Aus diesen Zahlen ist die starke Verminderung an Asche und Trockensubstanz ersichtlich, an der alle mineralischen Bestandteile beteiligt sind, der Kalk verhältnismäßig stärker als die Magnesia. Dementsprechend ergibt auch der Stoffwechselversuch eine negative Kalkbilanz, solange die Erkrankung noch fortschreitet. Wie Untersuchungen von His, Sauerbruch und G. Hotz gezeigt haben, gelingt es durch Verabreichung von Phosphorlebertran, die Kalkbilanz günstig zu beeinflussen, während der Phosphorstoffwechsel unabhängig davon seine eigenen Wege geht. Mit Rücksicht auf die therapeutischen Erfolge mit der Kastration lag es nahe, deren Einwirkung auf den Aschenumsatz zu erforschen. Amerikanische Forscher fanden bei einer 16jährigen osteomalazischen Patientin, daß die vor dem Eingriffe negative Kalkbilanz nachher in Kalkretention umschlug. Als aber die Erkrankung ein Jahr nach der ersten Untersuchung wieder in ein akutes Stadium getreten war, fanden sich wieder erhebliche Kalkverluste (4,83 g CaO in sechs Tagen), bei gleichzeitigem Ansatz von Phosphorsäure und Stickstoff. Danach erscheint es verständlich, wenn nicht in allen Versuchen übereinstimmende Resultate erzielt wurden.

Ähnliche Widersprüche wie bei der Osteomalazie haben sich auch bei experimenteller Untersuchung des Einflusses der Kastration auf den Stoffwechsel gesunder weiblicher Tiere ergeben. Immerhin ist bemerkenswert, daß bei Untersuchungen des Gesamtorganismus oder des ganzen Skeletts die kastrierten Tiere einen geringeren Phosphorgehalt aufwiesen als die Kontrolltiere (Lüthje, Heymann).

Unter dem Einflusse der Vorstellung, daß der Verlust der Knochen an Mineralbestandteilen auf eine Säurewirkung zurückzuführen sei, wurde früher nach dem Auftreten von Säuren gefahndet und in mehreren Fällen tatsächlich in den Organen und im Harn bei Osteomalazie Milchsäure gefunden. Doch konnten diese Befunde von späteren Nachuntersuchern nicht bestätigt werden.

Von italienischen Forschern (Morpurgo, Mircoli, Artom di Sant'Agnese, Arcangeli u. a.) wird die Osteomalazie als eine infektiöse Krankheit angesehen, deren Erreger ein nicht näher charakterisierter Diplokokkus ist. Sie berichten, daß sie diesen Mikroorganismus sowohl im erkrankten Knochen wie im Blut und im Harn gefunden haben, und daß sie sogar durch Impfung mit dem Diplokokkus im Tierexperiment die Erkrankung hervorrufen konnten. Doch spricht so vieles gegen eine infektiöse Natur der Erkrankung, daß weitere Bestätigungen abzuwarten bleiben.

Für die Auffassung der Fälle von puerperaler Osteomalazie ist von Interesse, daß sich schon unter normalen Verhältnissen in der Gravidität und im Wochenbett Vorgänge abzuspielen scheinen, die man als leichteste Grade desselben Prozesses auffassen kann, der bei stärkerer Entwicklung zur ausgeprägten Osteomalazie führt. So betont Fehling, daß nicht so selten während der Gravidität unbestimmte Schmerzen im Leib und im Becken auftreten bei Frauen, die gleichzeitig eine hochgradige Empfindlichkeit gegen Druck am Sitzbein und am Schambein, weniger am Kreuzbein aufweisen. Man könnte in diesen Fällen von einer „physiologischen Osteomalazie" sprechen. Das Auftreten einer Osteomalazie im Puerperium hat man auch aus dem Gesichtspunkte verständlich gefunden, daß anzunehmen wäre, daß der mütterliche Organismus das Material zum Aufbau des kindlichen Skeletts auf Kosten seiner eigentlichen Knochenasche liefern müsse. Diese Vorstellung hat möglicherweise für pathologische Verhältnisse Geltung. Unter normalen Umständen aber setzt der mütterliche Organismus, wie Hoffström gezeigt hat, im Laufe der Gravidität soviel an Kalk z. B. an, daß ihm nach der Geburt des Kindes sogar noch ein gewisser Reservevorrat zur Verfügung steht.

Daß sich aber während der Gravidität oder im Puerperium besondere Dinge am Skelettsystem abspielen müssen, dafür haben morphologische Untersuchungen von Hanau und seinen Schülern den Beweis erbracht. Sie fanden in einem großen Prozentsatz der untersuchten Fälle bei Schwangeren oder Wöchnerinnen, bei denen während des Lebens kein Anhaltspunkt auf eine Knochenerkrankung hingewiesen hatte, bei mikroskopischer Untersuchung dieselben Veränderungen am Skelett, wie bei der Osteomalazie, nur in geringerer Intensität. Die Haversschen Kanäle waren ausgekleidet mit Lagen von osteoider Substanz, desgleichen die Markräume, und auch unter dem Periost fanden sich solche. Die osteoide Substanz fand sich am reichlichsten im Becken, dann folgen in absteigender Linie Wirbel und Rippen, und an letzter Stelle steht der Schädel, also eine Verteilung auf das Skelettsystem, die ganz der gewöhnlichen bei der ausgebildeten Osteomalazie entspricht. Immerhin bleibt zu berücksichtigen, daß diese Untersuchungen aus einer Gegend stammen, wo Osteomalazie ziemlich häufig vorkommt, so daß man nicht absolut ausschließen kann, daß es sich um leichteste Grade der Erkrankung an Osteomalazie dabei gehandelt hat.

Die Osteomalazie ist wegen ihrer Beziehungen zum Geburtsakt für den Gynäkologen von besonderer Bedeutung, und auch das ganz überwiegende Vorkommen beim weiblichen Geschlecht hat dazu beigetragen, ihr den Charakter einer Frauenkrankheit aufzudrücken. Einige sind soweit gegangen, die seltenen Fälle von Osteomalazie bei Männern als eine besondere Krankheit von der echten puerperalen Osteomalazie ganz abtrennen zu wollen. Wer die Osteomalazie direkt als den Ausdruck einer abnormen Funktion der Ovarien betrachtet, ist natürlich zu einer solchen Abtrennung in zwei differente Erkrankungen gezwungen. Die Berechtigung, die bei männlichen Individuen beschriebenen Erkrankungen von den puerperalen abzutrennen, wollte man herleiten aus gewissen klinischen Unterschieden. Bei den Fällen männlicher Osteomalazie, von denen Hahn 1899 aus der Literatur 42 Fälle zusammengestellt hat, sollte im Gegensatz zur puerperalen Form der Erkrankung das Becken in der Regel verschont bleiben und zuerst die Wirbelsäule und dann die Extremitäten ergriffen werden. Außerdem wurde die virile Osteomalazie im Gegensatz zur puerperalen als absolut unheilbar hingestellt. Beide Unterscheidungsmerkmale haben sich als nicht streng gültig herausgestellt, da sowohl Fälle von viriler Osteomalazie, bei denen das Becken überwiegend betroffen war, wie auch solche mit Ausgang in Heilung beschrieben worden sind. Es liegt also keine Berechtigung mehr vor, eine Trennung der beiden Formen der Erkrankung aufrecht zu erhalten, die in allen wesentlichen Punkten, zumal auch in pathologisch-anatomischer Hinsicht, durchaus miteinander übereinstimmen.

Die überwiegende Beteiligung des weiblichen Geschlechtes an der Erkrankung würde sich ohne Schwierigkeit durch die Annahme erklären lassen, daß die mit der Gravidität verbundenen Stoffwechselvorgänge die Entwicklung der Krankheit begünstigen. Außerdem scheint die Vermutung Curschmanns berechtigt zu sein, daß die Erkrankung bei Männern in Wirklichkeit nicht so selten ist, als man bisher angenommen hat, weil namentlich leichtere Fälle eher als bei Frauen übersehen oder falsch gedeutet werden.

Daß die mit Gravidität und Puerperium in Zusammenhang stehenden Vorgänge keine unerläßliche Vorbedingung für die Entstehung einer Osteomalazie sind, zeigen auch die bei weiblichen Individuen in jugendlichem oder im vorgeschrittenen Alter beobachteten Fälle. Für die sog. senile Osteomalazie ist die Möglichkeit einer Verwechslung mit der senilen Osteoporose zu berücksichtigen. Der Unterschied der beiden Erkrankungen ist darin gegeben, daß es bei der Osteoporose zwar zur Rarefizierung des Knochens, aber nicht zur Entkalkung kommt.

Als eine besondere Form der Osteomalazie neben den bisher genannten ist eine infantile Osteomalazie aufgestellt worden. Von den hierher gehörigen Fällen standen einzelne, wie die von Meslay und Péron und von Siegert beschriebenen Fälle, in den Pubertätsjahren und verliefen klinisch wie echte Fälle von Osteomalazie, wie auch die pathologisch-anatomische Untersuchung den für die Erkrankung charakteristischen Befund ergab. Ein von Davies-Colley mitgeteilter Fall stand bei Beginn der Erkrankung in jüngerem Alter und hatte schon mit 10 Jahren eine Fraktur des Humerus und eine des Femur erlitten. Rehn hat ein von einem 13 monatlichen Kinde stammendes Skelett beschrieben, das von Recklinghausen genauer untersucht und als osteomalazisch anerkannt wurde. Rehn hat dann später noch mehrere Fälle aus der ersten Kindheit beschrieben, die er auch der Osteomalazie zurechnen zu müssen glaubte. Als charakteristisch für die Osteomalazie des frühen Kindesalters betrachtet er starke Empfindlichkeit gegen Berührungen, abnorme Weichheit und Biegsamkeit der großen Röhrenknochen, sowie deren auffallende Dünnheit. Im Gegensatz zur Schwere dieser Symptome waren die Auftreibungen an den Epiphysengrenzen nur geringfügig oder fehlten ganz und gar. Die beschriebenen Veränderungen waren am ausgesprochensten an den Vorderarmen und Unterschenkeln, weniger stark am Humerus und am schwächsten am Oberschenkel. In einigen Fällen bestand Milzvergrößerung und stets hochgradige Anämie und starke Abmagerung.

In dem Gutachten, das von Recklinghausen über den anatomischen Befund an den ihm zur Untersuchung übersandten Knochen von dem ersten Rehnschen Fall von Osteomalazie im frühen Kindesalter abgegeben hat, heißt es: „Unverkennbar ist die Rachitis der Epiphysen nur gering entwickelt, das hervorragendste ist die hochgradige Weichheit der beiden Knochen, die Osteomalazie, somit exquisite infantile Osteomalazie vorhanden." Wer also, wie die meisten Kliniker der neueren Zeit, auf dem Standpunkte steht, daß Osteomalazie und Rachitis zwei durchaus selbständige Erkrankungen sind, müßte für solche Fälle eine Kombination der beiden Krankheiten annehmen. Man wird sich aber nicht so ohne weiteres zu der Auffassung bekennen, daß sich gleichzeitig und unabhängig voneinander zwei verschiedenartige Krankheitsprozesse am gleichen Knochensystem in dessen ganzer Ausdehnung abspielen sollen. Die pathologisch-anatomischen Untersuchungen der letzten Zeit haben im Gegensatz zur früheren Lehrmeinung fast alle zu dem Ergebnis geführt, daß es nicht möglich ist, histologisch eine scharfe Trennung zwischen rachitischen und osteomalazischen Prozessen durchzuführen. Das führt uns wieder zurück zu der schon von Trousseau und Lasègue mit guten Gründen vertretenen Ansicht von der Identität der beiden Erkrankungen, eine Ansicht, die von den Klinikern wesentlich unter dem Einfluß der pathologischen Anatomen aufgegeben wurde.

Es sind eine Reihe Punkte hervorgehoben worden, die anscheinend eine scharfe Abgrenzung der beiden Krankheitsbilder von einander ermöglichen und erforderlich erscheinen lassen. Hierher gehört z. B. der verschiedene klinische Verlauf, die langsame Entwicklung der rachitischen Symptome im Gegensatz zu der oft plötzlichen Entwicklung der Osteomalazie. Eine solche akute Entstehung ist aber keineswegs charakteristisch für die Osteomalazie, und zudem ist von den rachitischen wie den osteomalazischen Erkrankungen bekannt, daß sie lange Zeit latent, d. h. ohne klinische Symptome auszulösen, bestehen können. Als ein weiteres Trennungsmerkmal ist die verschiedene Prognose betrachtet worden: die Rachitis verläuft meist gleichmäßig und endigt günstig, bei Osteomalazie können Besserungen und Verschlimmerungen sich ablösen und die Erkrankung führt nicht selten zum Tode. Doch berichten Trousseau und Lasègue, daß zu einer Zeit, wo man noch keine wirksame Behandlung der Rachitis kannte, gar nicht selten die Erkrankung mit Schwankungen in der Intensität bis zur Pubertät andauerte, die dadurch in den Ruf eines wirksamen Heilmittels für solche Fälle gelangte. Sie verweisen ferner auf einen von Lobstein beschriebenen Fall, wo ein 13jähriger Knabe zuerst Epiphysenschwellungen an den Extremitäten, also Erscheinungen, die allgemein der Rachitis zugezählt werden, und später Veränderungen an der Wirbelsäule bekam und der fortschreitenden Erkrankung im 32. Lebensjahr erlag.

Auch die verschiedene Lokalisation der Erkrankung am Skelett läßt sich nicht als unterscheidendes Merkmal festhalten. Denn von beiden Krankheitsprozessen ist sichergestellt, daß sie stets das ganze Skelett befallen, daß es aber von besonderen Bedingungen abhängt, wie von der Intensität des Wachstums, der funktionellen Beanspruchung etc., zu welchen Veränderungen der gleiche Prozeß an verschiedenen Stellen des Skeletts führt.

Daß eine scharfe Trennung zwischen Rachitis und Osteomalazie auf große Schwierigkeiten stoßen kann, zeigen besonders die als Spätrachitis beschriebenen Fälle. So wollen, um nur einen Punkt herauszugreifen, viele Autoren nur diejenigen Fälle der Spätrachitis zurechnen, wo Auftreibungen an den Epiphysengegenden bestehen. Andererseits hat Schmorl bei mehreren Obduktionen Erwachsener Rachitis des Skeletts nachweisen können, obwohl während des Lebens keine Symptome der Erkrankung bestanden hatten. Danach geht es nicht an, ein einzelnes Symptom, wie die Epiphysenverdickung, als entscheidend für die Differentialdiagnose hinzustellen. Also auch vom Standpunkt des Klinikers erweist sich ebenso wie von dem des pathologischen Anatomen eine scharfe Trennung zwischen Osteomalazie und Rachitis als undurchführbar und auch klinisch sind beide Erkrankungen als verschiedene Äußerungen eines und desselben Prozesses zu betrachten. Es bleibt eine Frage der Zweckmäßigkeit, ob man dem auch durch veränderte Namengebung Rechnung tragen oder die alten Namen im Interesse der leichteren Verständigung beibehalten soll.

Prognose. Die Osteomalazie galt früher als eine, von seltenen Ausnahmen abgesehen, unheilbare Krankheit. Das hat sich geändert, hauptsächlich wohl unter dem Einflusse der besser geleiteten Behandlung. Auch jetzt noch gibt es Fälle, die jeder Behandlung trotzen, zumal wenn die Behandlung erst in einem vorgerückten Stadium der Krankheit einsetzt; allein die Mehrzahl der Fälle ist einer Heilung zugängig. Im allgemeinen scheint die Erkrankung vornehmlich in den Fällen, wo sie in relativ jugendlichem Alter auftritt, eine größere Neigung zu fortschreitender Verschlimmerung zu haben.

Die **Diagnose** der Osteomalazie bietet keine großen Schwierigkeiten, wenn es sich um das wohl entwickelte Krankheitsbild handelt. Dagegen können die Anfangsstadien der Erkrankung leicht mißdeutet werden. Die Schmerzen z. B. werden leicht auf Rheumatismus oder etwa auf Ischias bezogen, solange noch keine ausgeprägten Deformitäten etc. vorhanden sind. Vielleicht kann die Röntgenuntersuchung des Skeletts in zweifelhaften Fällen diagnostische Dienste leisten. Auf die diagnostische Bedeutung der Bewegungsstörungen, des Adduktorenspasmus und anderer spastischer Erscheinungen als Frühsymptome der Erkrankung ist wiederholt hingewiesen worden.

Eine Verwechslung der Osteomalazie ist möglich mit dem von Kahler eingehend beschriebenen multiplen Myelom, das in vieler Hinsicht ähnliche Symptome auslösen kann. Doch fehlt dabei die für Osteomalazie charakteristische Biegsamkeit der Knochen, auch blieb im Gegensatze zur Osteomalazie die Bewegungsfähigkeit der Kranken bis kurz vor dem Tode erhalten. Ein weiteres Unterscheidungsmerkmal ist gegeben, wenn die im Innern eines Knochens, etwa der Rippen, sich entwickelnden Geschwulstmassen, wie es gelegentlich geschieht, zu flachen Erhebungen der äußeren Knochenlamelle führen. Früher galt als ein entscheidendes diagnostisches Merkmal für multiples Myelom der Befund des sog. Bence-Jonesschen Eiweißkörpers im Harn. Diese Ansicht können wir aber nicht mehr aufrecht erhalten, nachdem Jochmann und Schumm denselben Eiweißkörper im Harne eines durch Autopsie sichergestellten Falles von Osteomalazie gefunden haben.

Therapie. In der Behandlung streiten, abgesehen von Maßnahmen der allgemeinen Krankenpflege, medikamentöse und chirurgische Therapie um den Vorrang. Als Medikamente sind Adrenalin und Ovarialsubstanz mit sehr wechselndem Erfolge versucht worden. Eine sichere Wirksamkeit für eine Reihe von Fällen scheint dagegen dem Phosphorlebertran zuzukommen, der bei lang fortgesetztem Gebrauch eine ganze Reihe sicherer Heilungen zuwege gebracht hat. Dabei wird in der Regel dem Phosphor der Löwenanteil an der Wirkung zugeschrieben, doch ist bemerkenswert, daß schon Trousseau und Lasègue über zwei Fälle berichten, die bei Gebrauch von Lebertran allein in Heilung ausgingen. Mißerfolge bei der Behandlung mit Phosphorlebertran sind vielleicht zum Teil auf unrichtige Dosierung zurückzuführen. Latzko, der sehr gute Erfolge damit erreicht hat, empfiehlt als Anfangsdosis einen Teelöffel täglich von einer Lösung von 0,06 g Phosphor auf 100 g Lebertran zu geben und steigert die Menge des Phosphors in besonders hartnäckigen Fällen bis auf 0,1 g.

Durch Fehling wurde die Kastration in die Therapie der Osteomalazie eingeführt, und nach allen bisher vorliegenden Erfahrungen bedeutet dies einen großen Fortschritt. Zwar muß anerkannt werden, daß auch durch Kastration nicht alle Fälle zu heilen sind, und daß gelegentlich auch nach anfangs erfolgreicher Kastration Rückfälle beobachtet worden sind, aber seit Einführung der Kastration scheint doch die früher ziemlich trostlose Prognose der Erkrankung ganz wesentlich günstiger geworden zu sein. Die Kastration wird nur für die Fälle in Betracht kommen, welche trotz medikamentöser Behandlung keine Neigung zum Ausheilen erkennen lassen.

Literatur.

Handbücher, Monographien etc.

Fehling, H., Über Wesen und Behandlung der puerperalen Osteomalazie. Arch. f. Gyn. 39, 1891, 171. — Derselbe, Weitere Beiträge zur Lehre von der Osteomalazie. Arch. f. Gyn. 48, 1895, 472. — Bernard, Léon, Ostéomalacie. Nouveau Traité de médecine et de thérapeutique. Gilbert-Thoinot, 39, 1912, 507—554. Gelpke, L., Die Osteomalazie im Ergolztale. Liestal 1891. — Hoennicke, Ernst, Über das Wesen der Osteomalazie und seine therapeutischen Konsequenzen. Ein Beitrag zur Lehre von den Krankheiten der Schilddrüse etc. Sammlung zwangloser Abhandlungen aus dem Gebiete der Nerven und Geisteskrankheiten 5, Heft 4/5. — Senator, H., Osteomalazie. Handb. d. spez. Pathol. u. Therap. Herausgeg. v. Ziemssen. Bd. 13, 2. Aufl. Leipzig 1879. — Vierordt, O., Osteomalazie. Spezielle Pathol. u. Therap. Herausgeg. v. Nothnagel, Bd. 7, I. Teil, Wien 1896, 115—147. — v. Winckel, F., Behandlung der Osteomalazie im Handbuch der Therapie innerer Krankheiten, herausgeg. v. Penzold-Stintzing. Bd. 6, 3. Aufl., 1903, 618—648.

Pathologische Anatomie.

Hanau, Arthur, Über Knochenveränderungen in der Schwangerschaft und über die Bedeutung des puerperalen Osteophyts. Fortschr. d. Med. 1892, 10, 237—238. — Looser, E., Über Spätrachitis und die Beziehungen zwischen Rachitis und Osteomalazie. Mitt. a. d. Grenzgeb. d. Med. u. Chir. 18, 678—743. — v. Recklinghausen, Untersuchungen über Rachitis und Osteomalazie. Jena 1910. — Schmidt, M. B., Allgemeine Pathologie und pathologische Anatomie der Knochen. Ergebn. d. allgem. Pathol. u. pathol. Anat. 4, 1897, 577—595.

Klinik.

Clutton, H. H., Late rickets. St. Thomas Hospital Reports. New Series. 14, 1886, 105—115. — Curschmann, H., Über Osteomalacia senilis und tarda. Med. Klin. 1911, Nr. 41, 1565—1571. — Derselbe, Über Rachitis tarda. Mitt. a. d. Grenzgeb. d. Med. u. Chir. 14, 1905, 341—358. — Davies-Colley, Juvenile Osteomalazie. Brit. med. Journ. 1884, I, 667. — Friedreich, N., Über progressive Muskelatrophie, über wahre und falsche Muskelhypertrophie. Berlin 1873. — Haberkant, Johann, Osteomalazie und Dementia praecox. Arch. f. Psych. u. Nervenkrankh. 45, 1909, 1—58. — Hahn, Friedrich, Über Osteomalazie beim Manne. Zentralbl. f. d. Grenzgeb. d. Med. u. Chir. 2, 1899, 593—601. — Kahler, O., Zur Symptomatologie des multiplen Myeloms. Prag. med. Wochenschr. 1889, 33. — Latzko, W., Beiträge zur Diagnose und Therapie der Osteomalazie. Monatsschr. f. Geb. u. Gyn. 6, 1897, 571—608. — Meslay, R., Ostéomalacie infantile. Revue mensuelle des malad. de l'enf. 15, 1897, 49—75. — Morpurgo, B., Über eine infektiöse Form der Osteomalazie bei weißen Ratten. Beitr. z. path. Anat. u. allg. Pathol. 28, 1900, 620—626. — Rehn, H., Ein Fall von infantiler Osteomalazie. Jahrb. f. Kinderheilk. 12, 1878, 100—104. — Derselbe, Über Osteomalazie im Kindesalter. Jahrb. f. Kinderheilk. 19, 1883, 170—178. — Roos, E., Über späte Rachitis (Rachitis tarda). Zeitschr. f. klin. Med. 48, 1903, 120—144. — Derselbe, Schwere Knochenerkrankung im Kindesalter. Osteomalazie? Rachitis? Zeitschr. f. klin. Med. 50, 1903, 74—79. — Siegert, F., Über typische Osteomalazie im Kindesalter. Münch. med. Wochenschr. 1898, Nr. 44. — Sternberg, M., Über Diagnose und Therapie der Osteomalazie. Zeitschr. f. klin. Medizin. 22, 1893, 265—313. — Tobler, L., Über Spätrachitis. Verh. d. Gesellsch. f. Kinderheilk. 28, 1911, 144—155. — Trousseau, A. und Lasègue, Ch., Du rachitisme et de l'ostéomalacie comparés. L'Union médical 4, 1850, 314 f.

Behandlung.

Fehling, H., Weitere Beiträge zur Lehre von der Osteomalazie. Arch. f. Gyn. 48, 1895, 472. — Stocker, S., Über die Behandlung der Osteomalazie mit Adrenalin. Correspond. Blatt f. Schweizer Ärzte, 39, 1909, 433—440. — v. Winckel, Fr., Über die Erfolge der Kastration bei der Osteomalazie. Volkmanns Samml. klin. Vortr. N. F. Nr. 71, 1892 (Gyn. Nr. 28).

Stoffwechsel.

L. Mohr, Erkrankungen der Knochen und Gelenke. Handb. d. Pathol. d. Stoffw. Herausgeg. v. C. v. Noorden, 2, 1907, 853—871.

3. Exsudative Diathese.

Die Kenntnis der exsudativen Diathese als eines einheitlichen Krankheitsbildes ist verhältnismäßig jungen Datums. Ein großer Teil der Symptome, die wir jetzt zur exsudativen Diathese hinzurechnen, war zwar den Ärzten schon lange wohlbekannt. Auch die Auffassung, daß diese Symptome den Ausdruck einer Konstitutionsanomalie darstellen, ist schon früh aufgetaucht und geäußert worden. Der Fortschritt, den die Aufstellung des Krankheitsbildes der exsudativen Diathese durch A. Czerny gebracht hat, beruht einmal darin, daß damit die Abtrennung von der Tuberkulose endgültig festgelegt wurde, hauptsächlich aber in dem Nachweis der Beziehungen zur Ernährung, die bis dahin entweder gar keine Beachtung oder nur unrichtige Deutung erfahren hatten.

Die exsudative Diathese gehört zu den angeborenen Konstitutionsanomalien. Das geht einmal daraus hervor, daß sie häufig mehrere oder alle Kinder einer Familie in gleicher Weise befällt, das stellt sich aber auch da heraus, wo es gelingt, zuverlässige Auskunft über die Kinderjahre solcher Erwachsenen zu gewinnen, deren Kinder an exsudativer Diathese erkrankt sind. Man darf sich aber bei solchen Nachforschungen nicht auf die bloße Angabe der Eltern verlassen, daß sie selbst gesund seien, da viele in den Kinderjahren anfällige Menschen sich später kräftig entwickeln und die Erinnerung an ihre erste Lebenszeit und die damals überstandenen Erkrankungen verlieren. Die meisten Symptome der exsudativen Diathese verschwinden ja selbst in schweren Fällen um die Pubertätszeit oder verlieren zum mindesten erheblich an Intensität.

Symptomatologie. Die Symptomatologie der exsudativen Diathese ist äußerst vielgestaltig und das Krankheitsbild in seinen äußeren Erscheinungsformen ist zudem stark abhängig vom Lebensalter des Erkrankten. Es ist daher nicht verwunderlich, wenn gegenwärtig immer noch neue Symptome als zum Krankheitsbild zugehörig aufgestellt werden. Als entscheidender Maßstab für die Richtigkeit solcher Anschauungen sollte vorläufig die gesetzmäßige Beeinflußbarkeit der einzelnen Symptome durch die Art der Ernährung gelten, wie sie sich für die wesentlichen bisher bekannten Züge des Krankheitsbildes jederzeit beobachten läßt.

Die Symptome der exsudativen Diathese lassen sich im allgemeinen in zwei große Gruppen gliedern, nämlich in exsudative Prozesse, die sich auf der äußeren Haut und solche, die sich auf den Schleimhäuten abspielen. Eine derartige Trennung hat natürlich nur den Sinn, daß sie die Übersicht über die Symptome erleichtert. Im einzelnen Falle können die Symptome in den verschiedensten Kombinationen auftreten. Aus diesem Umstande sowie aus der schon erwähnten Abhängigkeit der Symptome vom Lebensalter des Erkrankten und von der Art der Lebensbedingungen ergibt sich eine große Vielgestaltigkeit der Krankheitsbilder.

Die Symptome der exsudativen Diathese sind am neugeborenen Kinde noch nicht zu entdecken, sie machen sich aber — ein weiterer Beweis für die Richtigkeit der Annahme einer kongenitalen Störung — oft genug schon in den ersten Lebenswochen geltend. Während man früher geneigt war, ein unbefriedigendes Ernährungsresultat bei einem Säugling, der gestillt wurde, auf die Minderwertigkeit der Frauenmilch zurückzuführen, wissen wir jetzt, daß es sich in solchen Fällen in Wirklichkeit um eine pathologische Reaktion des Kindes handelt. Das zeigt sich dann besonders deutlich, wenn von zwei Kindern, die mit der gleichen Frauenmilch ernährt werden, das eine dauernd befriedigend gedeiht, das andere bei monatelanger Beobachtung keine entsprechende Körpergewichtszunahme etc. erkennen läßt. Die Beobachtung der weiteren Entwicklung solcher Kinder ergibt fast immer, daß bei ihnen die Anlage zur exsudativen Diathese vorhanden ist, deren übrige Symptome früher oder später in Erscheinung treten. Doch muß hervorgehoben werden, daß nicht alle Kinder mit Anlage zur exsudativen Diathese bei Ernährung mit Frauenmilch durch mangelhafte oder fehlende Gewichtszunahme gekennzeichnet sind, im Gegenteil kommt es bei manchen sogar zu extremem Fettansatz. Worauf diese Unterschiede im Verhalten verschiedener Kinder zurückzuführen sind, das entzieht sich vorläufig unserer Beurteilung. Jedenfalls scheinen keine gesetzmäßigen Beziehungen zwischen der exsudativen Diathese an sich und der Disposition zum Fettansatz am Körper zu bestehen. Wohl aber ergeben sich Beziehungen zwischen der Qualität und Quantität der Nahrung und der Intensität, mit der die exsudative Diathese in Erscheinung tritt, unabhängig davon, ob die Nahrung zum Fettansatz geführt hat oder nicht. Dieser Punkt ist von großer Wichtigkeit, da er zu vielfachen Mißverständnissen Veranlassung gegeben hat. Glauben doch viele Ärzte, die Möglichkeit einer Schädigung durch Überernährung nur da zugeben zu können, wo abnormer Fettansatz als sichtbare Folge der Überernährung zustande gekommen ist.

Zu den frühesten Symptomen, welche die exsudative Diathese auf der äußeren Haut verraten, gehört der sog. Gneis. Im Bereich der behaarten Kopfhaut, in der Umgebung der großen Fontanelle und am Scheitel treten auch bei gut gepflegten Säuglingen graubraune Schüppchen auf von fettiger Beschaffenheit. Nach Entfernung der Schüppchen zeigt sich, daß die Kopfhaut in diesem Bereich nicht normal, sondern hyperämisch oder in eine nässende Stelle verwandelt ist. Von den so veränderten Hautpartien aus entstehen leicht nässende Ekzeme, die sich über den ganzen Kopf ausdehnen und auch zu Fieber und zu Drüsenschwellungen etc. führen können. Gleichzeitig mit dem Gneis entwickeln sich oft Symptome auf der Wangenschleimhaut, die unter dem Namen des Milchschorfs (Crusta lactea) oder des Vierzigers bekannt sind. Den ersten Anfang bildet gewöhnlich eine ziemlich scharf umschriebene Rötung der Wangenschleimhaut, die oft von kleinen weißen Schüppchen bedeckt ist. Bei stärkerer Entwicklung und zumal, wenn durch Kratzen Mischinfektionen hinzutreten, fängt die Haut in diesem Bereich zu nässen an,

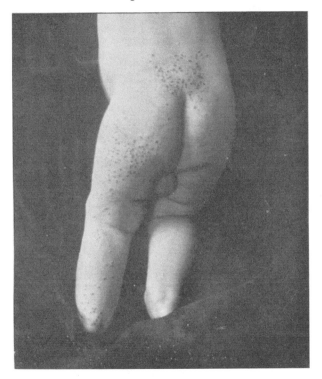

Abb. 8.
13 Monate alter Knabe mit starker Prurigo.

und auch von hier aus können sich Ekzeme entwickeln, die im weiteren Verlauf kaum eine Stelle des Gesichtes oder der behaarten Kopfhaut freilassen und mehr oder weniger auch auf den Hals übergreifen.

Ebenso wie bei den bisher genannten Symptomen kann man sich auch oft genug bei der sog. Intertrigo (Wundsein) überzeugen, daß die ersten Anfänge unabhängig von infektiösen Einwirkungen entstehen. Intertrigo entwickelt sich bei Säuglingen mit Vorliebe an solchen Stellen der Haut, die, wie die Genitokruralfalten, einer häufigen Benässung und Beschmutzung ausgesetzt sind, wo also der Gedanke einer Mazeration und sekundären Infektion der Haut naheliegt. Intertrigo entwickelt sich aber auch bei sehr gut gepflegten Säuglingen und an Stellen, wie hinter den Ohren und in den Achselhöhlen, wo eine Verunreinigung keine Rolle spielen kann. Bei älteren Kindern sind mehr die Beugeseiten der Ellenbogen und Kniegelenke, daneben auch die Genitokruralfalten der bevorzugte Sitz der Erkrankung.

Sind der Gneis, der Milchschorf und die Intertrigo vorwiegend auf das Säuglingsalter beschränkt, so gilt dies nicht von der Prurigo (Lichen strophulus, Lichen urticatus). Sie tritt zwar meist in der zweiten Hälfte des ersten Lebensjahres zuerst auf, kommt aber auch in der späteren Kindheit häufig genug vor. Sie kann im einzelnen Falle verschiedene Formen annehmen. Bei

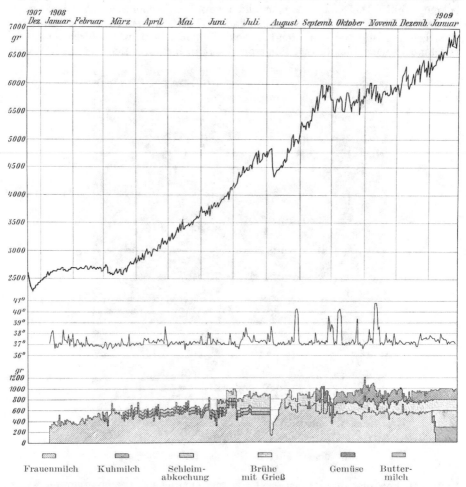

Abb. 9. Ammenkind a. L. Mangelnde Gewichtszunahme in der ersten Lebenszeit bei Ernährung mit Frauenmilch. Die häufigen Temperatursteigerungen, die auch den Verlauf der Gewichtskurve beeinflußten, beruhten auf entzündlichen Prozessen in den Luftwegen.

Säuglingen ist der gewöhnliche Verlauf so, daß zerstreut an verschiedenen Stellen des Körpers, aber vorzugsweise am Rumpf, Quaddeln auftreten, gerötete und erhabene Stellen der Haut, die in der Mitte blaß aussehen. Im Laufe von 1—2 Tagen blaßt die ganze befallene Stelle ab, so daß nur ein graues Knötchen zurückbleibt. Im späteren Kindesalter und besonders bei mageren Kindern bilden sich von vornherein kleine knötchenförmige Infiltrate von Stecknadelkopf- bis Hirsekorngröße, die wegen der fehlenden Rötung besser zu fühlen als zu sehen sind. Ihr Lieblingssitz ist die Streckseite der Extremitäten, besonders der Beine, daneben die Lendengegend, während das Gesicht regelmäßig verschont bleibt. Durch Zerkratzen der meist sehr juckenden Knötchen entwickeln sich leicht sekundäre Ekzeme, wodurch das ursprüngliche Bild der Erkrankung mehr oder weniger verwischt wird.

Die Schleimhautsymptome der exsudativen Diathese sind im Gegensatz zu denjenigen der äußeren Haut nur zum kleineren Teil der unmittelbaren Beobachtung zugängig. Zu den leicht zu beobachtenden gehören in erster Linie die Phlyktänen und die Landkartenzunge. Gerade um die Zugehörigkeit der Phlyktänen zur exsudativen Diathese hat sich ein lebhafter Streit entsponnen, da viele sie den Symptomen der Tuberkulose zurechnen wollen. Auf die Beziehungen zwischen exsudativer Diathese und Tuberkulose kommen wir noch ausführlich zu sprechen, hier sei nur hervorgehoben, daß die Flüchtigkeit dieses Symptoms und seine Beeinflussung durch Kalomel nicht für seine tuberkulöse Natur sprechen. — Die Landkartenzunge (Lingua geographica) äußert sich in dem Auftreten weißer, meist bogenförmig begrenzter Streifen oder Flecken auf der Zunge, die sehr flüchtiger Natur sind und durch eine Exsudation in die Zungenschleimhaut und Abschilferung des Epithels zustande kommen.

Weniger sinnfällig, aber von großer klinischer Bedeutung sind die Erscheinungen der exsudativen Diathese an den der direkten Besichtigung nicht zugänglichen Schleimhäuten der Luftwege und des Verdauungstraktus. An der Schleimhaut der Respirationsorgane macht sich die Neigung zu rezidivierenden Katarrhen geltend, die oft schon in der ersten Lebenszeit auftreten, aber zu dieser Zeit noch relativ geringfügige Erscheinungen machen und deshalb leicht übersehen werden. Das gilt besonders für die häufig wiederkehrenden entzündlichen Prozesse im Nasenrachenraum, die anfänglich mit so geringen Temperatursteigerungen und so leichten Allgemeinsymptomen ablaufen, daß sie nur bei regelmäßiger Temperaturmessung und sehr sorgfältiger Beobachtung überhaupt als Störung im Befinden der Kinder erkannt werden. Erst gegen die zweite Hälfte des ersten Lebensjahres kommen häufiger schon höhere Temperatursteigerungen, verbunden mit Unruhe des Kindes, ev. auch mit parenteralen Ernährungsstörungen, zur Ausbildung. In solchen Fällen findet man dann auch schon beginnende Schwellung der Drüsen an beiden Halsseiten am hinteren Rande des Kopfnickers. Bei älteren Kindern können entzündliche Prozesse im Nasenrachenraum zu mehrtägigem hohen Fieber führen mit Anschwellung und Empfindlichkeit der Nackendrüsen, ein Krankheitsbild, das vielfach falsch gedeutet wird. Die dabei auftretende Appetitlosigkeit und der Foetor ex ore geben häufig zur fälschlichen Annahme einer Magendarmerkrankung, eines „gastrischen Fiebers", Veranlassung.

Ebenso wie die Gegend der Pharynxtonsillen kann natürlich auch die der Gaumentonsillen an der Erkrankung teilnehmen oder vorzugsweise davon betroffen sein. Etwas seltener scheinen sich entsprechende Vorgänge am Kehlkopf abzuspielen, dagegen ist die Bronchialschleimhaut außerordentlich häufig am Krankheitsbild beteiligt. Im einzelnen Falle ist es dann natürlich schwer oder unmöglich, zu trennen, was von dem vorliegenden Krankheitsbild rein als Symptom der exsudativen Diathese anzusehen und wie viel auf sekundäre Infektion zurückzuführen ist. Wohl aber ergibt die fortlaufende Beobachtung, daß Kinder, die immer wieder von Bronchitiden befallen werden, fast immer auch anderweitige Zeichen der exsudativen Diathese an sich tragen. Das gilt besonders für die Fälle von sog. Bronchitis asthmatica, wobei in größeren oder kleineren Zwischenräumen Schnurren und Pfeifen über den Lungen auftritt und in hochgradigeren Fällen schon die Atmung weithin hörbar wird. Der Grad der subjektiven Dyspnoe scheint dabei ganz wesentlich von der Erregbarkeit des Nervensystems abzuhängen.

Auch die Schleimhaut des Magendarmtraktus kann von der durch die exsudative Diathese gesetzten Vulnerabilität mit betroffen werden. Dies macht sich darin geltend, daß oft nach geringfügigen Reizen, z. B. im Säuglingsalter nach einer Gemüsemahlzeit, schleimige und selbst eitrige und blutige Stühle entleert werden. Dabei fehlt jedes Zeichen einer schweren Schädigung, wie Fieber etc., und ebenso rasch wie sie aufgetreten, verschwinden die beängstigend aussehenden Stühle, wenn der betreffende Reiz ausgeschaltet wird. Langstein, der zuerst auf das Vorkommen dieser Darmerscheinungen bei exsudativer Diathese aufmerksam gemacht hat, hat in solchen Fällen den Befund von zahlreichen eosinophilen Zellen in den Stühlen und auch im Blut erhoben. Auch in der Darmwand von Kindern mit exsudativer Diathese, die an Ernährungsstörungen zugrunde gegangen waren, haben Reika und Schelble zahlreiche eosinophile Zellen angetroffen, doch kann nach Schelble der Befund nicht als charakteristisch angesehen werden, da er auch bei Kindern ohne exsudative Diathese vorkommt.

Infolge der infektiösen Prozesse, die sich sekundär an den Schleimhäuten bei Kindern mit exsudativer Diathese entwickeln, kommt es zu Anschwellungen der Tonsillen, sowie der Drüsen, deren Quellgebiet die betreffenden Schleimhäute bilden. Daneben beobachten wir bei einem Teil der Kinder mit exsudativer Diathese die Neigung zu Vergrößerung der Thymusdrüse, der Milz und der lymphoiden Apparate der Darmwand, der Peyerschen Plaques und der Solitärfollikel. Der anatomische Befund der Hyperplasie der genannten lymphoiden Organe hat zur Aufstellung eines eigenen Krankheitsbildes geführt, des sog. Status lymphaticus. Doch kann man die Abhängigkeit der Vergrößerung der Milz, die der Beobachtung am leichtesten zugänglich ist, von der Art der Ernährung mit aller Sicherheit demonstrieren. Durch die Regelung der Ernährung in dem Sinne, wie es sich für die exsudative Diathese als zweckmäßig erwiesen hat, lassen sich nichtinfektiöse Milztumoren besonders bei Säuglingen im Laufe von wenigen Monaten mit Sicherheit zur Rückbildung bringen. Dadurch ist die Zugehörigkeit auch dieses Symptomenkomplexes zur exsudativen Diathese sichergestellt. Es liegt auf der Hand, welche Bedeutung diesem Nachweis zukommt, da wir so in die Möglichkeit versetzt sind, therapeutischen Einfluß zu gewinnen auf einen Zustand, dem man große Wichtigkeit für die Lebensaussichten der davon betroffenen Menschen zuzuschreiben gelernt hat. Nach den Mitteilungen der pathologischen Anatomen scheint der Status lymphaticus auch bei Erwachsenen vorzukommen [1]. Dagegen fehlt der Nachweis, daß die als charakteristisch angesehenen Obduktionsbefunde schon bei Neugeborenen anzutreffen sind, wie wir es wohl erwarten müßten wenn es sich um eine primäre morphologische Anomalie handeln würde.

Wenn es gelingt, die Ernährung bei Kindern mit exsudativer Diathese schon in den ersten zwei Lebensjahren in zweckmäßige Bahnen zu leiten, so lassen sich höhere Grade von Hypertrophie der Tonsillen vermeiden, die zu operativen Eingriffen zwingen würden. Umgekehrt kann man häufig beobachten, daß bei unzweckmäßig ernährten Kindern die Tonsillen nach der Exstirpation von neuem sich vergrößern und daß der von der Operation erhoffte Einfluß auf die rezidivierenden Pharyngitiden und Anginen ausbleibt.

An der Schleimhaut der Genitalien können sich bei exsudativer Diathese Reizzustände in Form von Vulvitis und von Balanitis entwickeln. Dagegen ist es zweifelhaft, ob die von Lust beschriebene übermäßige Epithelabstoßung im Bereich der Harnwege tatsächlich der exsudativen Diathese zuzurechnen

---

[1] Vgl. im Kapitel über Erkrankungen der Drüsen mit innerer Sekretion, dieser Band, S. 499.

ist, da die Abhängigkeit des Symptoms von der Art der Ernährung noch nicht erwiesen zu sein scheint. Sehr zweifelhaft ist aus ähnlichen Gründen die Stellung einiger anderer Symptome, die der exsudativen Diathese zur Last gelegt werden, wie der sog. zirkulären Karies, der von Freund beschriebenen eigentümlichen Anordnung der Kopfhaare etc.

Interessant und in mehrfacher Hinsicht bedeutungsvoll sind die Beziehungen der exsudativen Diathese zu infektiösen Prozessen. Wir haben bereits erwähnt, daß die exsudativen Prozesse an der äußeren Haut und den Schleimhäuten häufig sekundären Infektionen den Weg bereiten. Umgekehrt leisten bestimmte Infektionen dem Auftreten der exsudativen Diathese, wenn sie vorher latent geblieben oder nur sehr milde verlaufen war, deutlich Vorschub. Das gilt z. B. von der Vaccination, eine Tatsache, die den Impfgegnern oft Material zu ihren Angriffen geliefert hat, das gilt von den Masern und besonders auch von der Tuberkulose. Gerade die Tatsache, daß die Tuberkulose vor anderen Infektionen imstande ist, die Symptome der exsudativen Diathese ungünstig zu beeinflussen, hat zu vielfachen Mißverständnissen Anlaß gegeben. Noch immer halten einige daran fest, die Symptome der exsudativen Diathese auf eine Infektion mit Tuberkulose ursächlich zurückzuführen. Und doch läßt sich mit Hilfe der Kutanreaktion an Säuglingen leicht nachweisen, daß die Symptome der exsudativen Diathese monatelang bestehen können, ohne daß die Kutanreaktion eine Infektion mit Tuberkulose aufdeckt. Desgleichen lassen sich auch bei tuberkulös infizierten Kindern die Symptome der „Skrofulose", d. h. der exsudativen Diathese, jederzeit durch geeignete Behandlung zum Verschwinden bringen, während die tuberkulöse Infektion an sich unbeeinflußt bleibt. — Noch eine andere Beziehung zwischen infektiösen Prozessen und der exsudativen Diathese ist einer kurzen Erwähnung wert. Während Infektionen im allgemeinen den Ablauf der exsudativen Diathese ungünstig beeinflussen, können im Gegenteil Ekzeme durch akute Infekte auffallend günstig beeinflußt werden. Nässende Ekzeme trocknen meist überraschend schnell ein unter der Einwirkung eines hochfieberhaften Zustandes, eine Erfahrung, die in falscher Deutung des ursächlichen Zusammenhanges in dem Volksglauben zum Ausdruck kommt, daß es verhängnisvoll sei, wenn Ausschläge „nach innen schlagen".

Die Erscheinungen der exsudativen Diathese lassen schon in den späteren Kinderjahren an Häufigkeit und Intensität nach. Trotzdem ist es wohl denkbar, daß manche Krankheitssymptome, denen wir bei Erwachsenen begegnen, dem Boden der exsudativen Diathese entsproßen sind. Dies trifft nach Ansicht v. Strümpells z. B. für das echte Bronchialasthma zu, möglicherweise auch für gewisse Formen anfallsweise auftretender Sekretionsstörungen der Nasenschleimhaut, für gewisse Fälle von intermittierenden Gelenkschwellungen sowie für die als Colica mucosa oder Colica membranacea bekannte Sekretionsstörung des Darms. Auch die Migräne, die nicht ganz selten mit den eben erwähnten Krankheitserscheinungen kombiniert vorkommt, ließe sich nach v. Strümpells Ansicht ganz wohl als ein leichter exsudativer Prozeß im Hirn auffassen.

Pathogenese. Man hat durch Untersuchungen auf verschiedenen Wegen versucht, das Wesen der exsudativen Diathese näher aufzuklären und dabei wurden eine Anzahl Befunde erhoben, die hier kurz angeführt werden mögen, wenn sie auch meist noch der Nachprüfung bedürfen. Hierher gehören die von Langstein und von Rosenstern hervorgehobenen Beziehungen zur Eosinophilie, die Scheible nicht bestätigen konnte. Steinitz und Weigert beobachteten in Stoffwechselversuchen in der ersten Lebenszeit an zwei Säuglingen mit exsudativer Diathese eine abnorm geringe Stickstoff- und Fettresorption. Aschenheim fand bei Prüfung auf alimentäre Glykosurie eine auffallend niedrige Toleranzgrenze, und bei Säuglingen mit exsudativer Diathese oft schon bei gewöhnlicher Ernährung Glykosurie. Dazu würde passen der Befund von Cobliner, daß die Säuglinge mit exsudativer Diathese einen erhöhten Blutzuckergehalt haben im Vergleich zu normalen Säuglingen. Schließlich sind noch einige Untersuchungen anzuführen, die mit dem Wasserstoffwechsel in Beziehung stehen. Lust fand bei Säuglingen mit starken Ekzemen den Gehalt des Blutes an Trockensubstanz vermindert auf durchschnittlich 17,5% gegen 18,5% bei normalen Kindern. Freund beobachtete, daß bei einer bestimmten Nahrung, die von normalen Säuglingen ohne sichtlichen Schaden vertragen wurde, bei Säuglingen mit exsudativer Diathese Ödeme auftraten, und daß die Kinder dabei bedeutende Mengen Natrium zurückhielten. In Versuchen von Menschikoff retinierten die Kinder mit Ekzemen infolge exsudativer Diathese zur Nahrung zugelegtes Kochsalz stärker und brauchten längere Zeit, um das Gleichgewicht zwischen Zufuhr und Ausfuhr zu erreichen als Kontrollkinder.

Es leuchtet ein, daß es auf Grund des bisher vorliegenden Materials an Tatsachen nicht möglich ist, eine befriedigende und sicher gestützte Vorstellung über die Pathogenese der exsudativen Diathese zu geben. Wir können nur ganz im allgemeinen sagen, daß dabei Störungen des Stoffhaushaltes im Spiel sind, an denen der Fettumsatz und der Wasser- und Aschenumsatz offenbar beteiligt sind, deren Aufklärung im einzelnen aber die Aufgabe weiterer Forschung bleiben muß.

Französische Autoren, insbesondere Comby, betrachten die Symptome der exsudativen Diathese als Ausdruck derselben Veranlagung, auf deren Boden sich im späteren Alter die Gicht, die Fettsucht und der Diabetes entwickeln. Darauf gründen sie die Aufstellung einer „neuroarthritischen" Diathese. Zu den Symptomen dieses vielumfassenden Krankheitsbildes werden auch neuropathische Züge, wie die Migräne etc. hinzugezählt, weiterhin auch das sog. periodische Erbrechen, die Enuresis und manche andere, deren Zugehörigkeit zu einem einheitlichen Krankheitsbild keineswegs ausreichend begründet erscheint. Gegen die Annahme einer engen Beziehung zwischen der exsudativen Diathese und der Disposition zur Gicht, wie sie bei der Aufstellung einer „neuro-arthritischen" Konstitutionsanomalie vorausgesetzt wird, spricht die Tatsache, daß Ernährung mit Fleisch sich bei der exsudativen Diathese in weiten Grenzen als unschädlich erweist. Auch die Untersuchungen von Uffenheimer über Harnsäureausscheidung reichen nicht aus, um eine nähere Beziehung dieser Konstitutionsanomalien zu einander wahrscheinlich zu machen.

Es wurde bereits erwähnt, daß der Verlauf der exsudativen Diathese vom Lebensalter stark abhängig ist. Daneben macht sich natürlich auch der Einfluß der Behandlung auf die Dauer und die Intensität der Symptome geltend. Ein Teil der Erscheinungen der exsudativen Diathese ist im wesentlichen auf das erste Lebensjahr beschränkt, wie bei Besprechung der Symptome schon hervorgehoben wurde. Dahin gehören der Gneis, der Milchschorf, die Intertrigo. In den späteren Kinderjahren findet sich von Hauterscheinungen gelegentlich noch Intertrigo und nicht selten Prurigo. Doch zeigt sich bei diesen Formen in vielen Fällen gleichzeitig eine starke Abhängigkeit vom Zustande des Nervensystems, indem zum Beispiel die Erscheinungen an der Haut durch einen Wechsel der Umgebung des Kindes oft überraschend günstig beeinflußt werden. Die Disposition zu Erkrankungen der Respirationsorgane macht sich schon im Säuglingsalter, aber auch noch in den späteren Kinderjahren geltend und dann besonders bei den Kindern, die im ersten Lebensjahr an stärkeren Hauterscheinungen gelitten haben. Bei zweckmäßiger Regelung der Ernährung in den ersten Lebensjahren gelingt es, höhere Grade von Hypertrophie des lymphatischen Rachenrings zu verhüten. Späterhin äußert sich der Einfluß richtiger Ernährung darin, daß die Disposition zu entzündlichen Prozessen an der Schleimhaut des Rachens erlischt, während sie sich bei unrichtiger Ernährung meist auch nach operativer Entfernung der Rachen- und Gaumentonsillen noch geltend macht. Die häufig wiederkehrenden Entzündungen im Nasenrachenraum und an den Tonsillen, die oft mit hohen Temperatursteigerungen und Appetitlosigkeit verbunden sind, können natürlich den Allgemeinzustand der Kinder auf die Dauer erheblich beeinträchtigen. Um das Pubertätsalter pflegen die Symptome der exsudativen Diathese spontan an Intensität erheblich nachzulassen oder ganz zu verschwinden.

Eine unmittelbare Bedrohung des Lebens wird durch die Erscheinungen der exsudativen Diathese kaum jemals ausgeübt; doch können sie dadurch unter Umständen lebensgefährlich werden, daß sie den Ausbruch von Sekundärinfektionen vermitteln, z. B. von Bronchopneumonien bei rezidivierender Bronchitis oder von septischer Allgemeininfektion bei Ekzemen.

Für die **Therapie** der exsudativen Diathese spielt, wie schon mehrfach betont, die Ernährung die entscheidende Rolle. Dabei muß noch hervorgehoben werden, daß die Bedeutung der Ernährung sich am stärksten geltend macht während der ersten zwei Lebensjahre, wodurch diese für die ganze spätere Prognose maßgebliche Bedeutung gewinnen. Das erscheint wohl verständlich, da sich ja der Einfluß der Ernährung auf den Organismus naturgemäß zu dieser Zeit viel eingreifender gestalten muß als später. Es wurde bereits erwähnt, daß sehr viele Kinder mit exsudativer Diathese bei Ernährung mit Frauenmilch schlecht gedeihen. Nicht nur bleibt die Zunahme an Körpergewicht unbefriedigend, die Kinder zeigen auch schlechte Entwicklung des Turgors, sie werden blaß etc. Trotzdem ist es nicht geraten, in solchen Fällen allzu frühzeitig zu ausschließlich künstlicher Ernährung überzugehen, die bei jüngeren Säuglingen mit Neigung zu Infektionen immer ein Wagnis sein würde. Wohl aber empfiehlt sich in solchen Fällen ein frühzeitiger Übergang zu einem Allaitement mixte. Dabei muß die Fettmenge in der Nahrung in engen Grenzen gehalten werden, denn die Erfahrung zeigt, daß das Fett den wichtigsten schädigenden Bestandteil bei Milchernährung bildet. Aus diesem Grunde dienen als Beinahrung neben der Frauenmilch zweckmäßig Kohlehydrate in Form einer Brühe mit Grieß oder mit Haferflocken oder in Mischung mit kleinen Mengen Milch, sei es in flüssiger Form oder als Brei. Dabei ist zu beachten, daß ein Übermaß von Kohlehydraten die Disposition zur exsudativen Diathese auch ungünstig beeinflußt.

Nach den eben erwähnten Grundsätzen muß bei solchen Säuglingen verfahren werden, die bei Frauenmilchernährung übermäßig viel Fett ansetzen. Vom Ende des ersten Lebensjahres ab ist es leichter, den Fettgehalt der Nahrung in Schranken zu halten durch die Möglichkeit des Überganges zu einer mehr gemischten Nahrung. Schon im zweiten Lebensjahre kann das zweite Frühstück durch kleine Mengen geschabten Apfels oder durch Banane etc. ersetzt werden. Überhaupt ist frisches Obst in entsprechender Konsistenz verabreicht, zweckmäßiger als mit Zucker konserviertes. Weiterhin werden zu der aus Brühe mit Einlage von Grieß, Reis, Sago etc. bestehenden Mittagsmahlzeit kleine Mengen feingewiegtes Fleisch und Gemüse zugelegt. Vom zweiten Jahre ab kann, sobald die Zähne ausreichend entwickelt sind, zum Abendessen etwas Butterbrot mit kaltem Fleisch etc. verwandt werden. Auf diese Weise gelingt es, die Menge der täglich aufgenommenen Milch selbst im ersten Jahr schon auf etwa 500 ccm einzuschränken und sie später bis auf 200 ccm herabzudrücken. Diese Milchmengen werden in Verdünnung mit Malzkaffee oder dünnen Teeaufgüssen zum ersten Frühstück und nachmittags verabreicht. Als Getränk kann Wasser mit Fruchtsaft dienen. Größere Freiheit in der Kost kann etwa vom 10. Lebensjahre ab zugestanden werden, doch nur unter dauernder Vermeidung einer Überernährung.

Die Aufnahme mäßiger Mengen Fleisch übt auf den Verlauf der exsudativen Diathese keinen ungünstigen Einfluß aus. Dagegen werden Eier von Kindern mit exsudativer Diathese schlecht vertragen und sind mindestens im ersten Lebensjahr ganz zu vermeiden und auch späterhin möglichst aus der Kost auszuschalten.

Wegen der Beziehungen der exsudativen Diathese zu Infektionen soll die Gelegenheit zu solchen nach Möglichkeit vermieden werden. So ist auch

ausgeprägte exsudative Diathese ein berechtigter Grund, die Schutzpocken-
impfung wo möglich bis gegen Ende des zweiten Lebensjahres aufzuschieben.
Stark geschädigt werden die an exsudativer Diathese leidenden Kinder durch
eine Infektion mit Masern. Schließlich sei noch hervorgehoben, daß ihre Erziehung und Behandlung besondere Berücksichtigung der Tatsache verlangt,
da sie infolge ihrer Anfälligkeit für Krankheiten mehr als andere Kinder der
Gefahr ausgesetzt sind, neuropathisch zu werden. Überdies kombiniert
sich die Disposition zu exsudativer Diathese häufig genug von Haus aus mit
neuropathischer Veranlagung. Deshalb sollten alle überflüssigen therapeutischen Maßnahmen bei ihnen vermieden werden, durch die ein Krankheits-
bewußtsein großgezogen werden könnte.

Literatur.

Aschenheim, Erich, Über Zuckerausscheidung im Kindesalter. Verh. d. Ges. f. Kinderheilk. 1909, 178—186. — Bloch, B., Diathesen in der Dermatologie. Verh. d. Kongr. f.
inn. Med. 28, 1911. — Cobliner, S., Blutzuckeruntersuchungen bei Säuglingen. Zeitschr.
f. Kinderheilk. 1, 207—216. — Comby, L'uricémie chez les enfants. Arch. de méd. des
enfants. 4, 1—20. — Czerny, Ad., Kräftige Kost. Jahrb. f. Kinderheilk. 51, 15—25. —
Derselbe, Über die Beziehungen zwischen Mästung und skrofulösen Hautaffektionen.
Monatsschr. f. Kinderheilk. 2, 57—62. — Derselbe, Die exsudative Diathese. Jahrb.
f. Kinderheilk. 61, 1905, 199—221. — Derselbe, Zur Kenntnis der exsudativen Diathese.
1. Mitteil. Monatsschr. f. Kinderheilk. 3, 1906, 1—13. — Derselbe, Zur Kenntnis der
exsudativen Diathese. 2. Mitteil. Monatsschr. f. Kinderheilk. 6, 1908, 1—9. — Derselbe, Zur Kenntnis der exsudativen Diathese. 3. Mitteil. Monatsschr. f. Kinderheilk.
7, 1909, 1—6. — Derselbe, Exsudative Diathese, Skrofulose und Tuberkulose. Jahrb.
f. Kinderheilk. H. 70, 1909, 529—538. — Freund, W., Über eine klinisch bemerkenswerte
Form der Kopfbehaarung beim Säugling. Monatsschr. f. Kinderheilk. 9. Original, 62—64. —
Derselbe, Die moderne Wandlung des Skrofulosebegriffs. (Unter besonderer Berücksichtigung der exsudativen Diathese A. Czernys.) Fortschr. d. Med. 1910, Nr. 23. — Derselbe,
Zur Kenntnis des Stoffwechsels beim Säuglingsekzem. Verh. d. Ges. f. Kinderheilk. 1910,
83—89. — Gorter, E., Over exsudatieve diathese, lymphatismus en scrofuleuze constitutie
en hunne betrekking tot tuberkulose. Geneeskundige Bladen. 1910, Nr. V. — Helm-
holz, H. F., Eosinophile Blutkörperchen und opsonischer Index bei der exsudativen Diathese.
Jahrb. d. Kinderheilk. 69, 153—166. — His, W., Geschichtliches und Diathesen in der
inneren Medizin. Verh. d. Kongr. f. inn. Medizin. 28, 1911. — Klotz, M., Die Bedeutung
der Konstitution für die Säuglingsernährung. Würzb. Abhandl. a. d. Gesamtgeb. d. prakt.
Med. 9, 1911, 190—197. — Langstein, L., Ekzem und Asthma. Ein Beitrag zur Kenntnis der exsudativen Diathese. Berl. klin. Wochenschr. 1908. 1218—1219. — Derselbe,
Erscheinungen von seiten des Magendarmkanals bei exsudativer Diathese. Ref. Monatsschr.
f. Kinderheilk. 1, 105. — Derselbe, Zur Kenntnis eosinophiler Darmkrisen im Säuglingsalter. Münch. med. Wochenschr. 1911, Nr. 12. — Lust, F., Die Beteiligung der Schleimhaut des Urogenital-Apparates am Symptomenkomplex der exsudativen Diathese.
Monatsschr. f. Kinderheilk. 10, 1911, 420—428. — Menschikoff, V., Chlorretention bei
exsudativen Prozessen der Haut. Monatsschr. f. Kinderheilk. 10, 439—449. — Risel, H.,
Adipositas und exsudative Diathese. Zeitschr. f. Kinderheilk. 2, 1911, 325—344. —
Rosenstern, J., Exsudative Diathese und Eosinophilie. Jahrb. f. Kinderheilk. 69,
631—651. — Samelson, S., Über vasokonstringierende Substanzen im Serum bei Rachitis,
Tetanie und exsudativer Diathese. Münch. med. Wochenschr. 1911, Nr. 34. — Schelbe, H.,
Bakteriologische und pathologisch-anatomische Studien bei Ernährungsstörungen der
Säuglinge. Leipzig, 54, 1910. — Steinitz, F., und Weigert, R., Stoffwechselversuche
an Säuglingen mit exsudativer Diathese. Monatsschr. f. Kinderheilk. 9. Orig., 1910,
385—390. — v. Strümpell, A., Über das Asthma bronchiale und seine Beziehungen
zur sog. exsudativen Diathese. Med. Klinik, 1910, Nr. 23. — Uffenheimer, Albert,
„Arthritismus" im Kindesalter und Harnsäureausscheidung. Monatsschr. f. Kinderheilk.
10, 482—496.

Erkrankungen aus äußeren physikalischen Ursachen.

Von

L. Mohr-Halle und R. Staehelin-Basel.

I. Die kalorischen Erkrankungen.

Von.

L. Mohr-Halle.

Begriffsbestimmung und Ätiologie. Längerdauernde Einwirkung hoher Temperatur der umgebenden Medien ruft beim Menschen eine Reihe charakteristischer allgemeiner Störungen hervor, die man zusammenfassend als kalorische Erkrankungen bezeichnen kann[1]). Von der Ansicht ausgehend, daß die Art der Wärme (Sonnen-, künstliche, leitende oder strahlende), ihr Angriffspunkt und die Bedingungen, unter denen sie zur Wirkung gelangt, wesensverschiedene und symptomatologisch differente Krankheitsbilder bedinge, hat man drei Typen der Hitzeerkrankung aufgestellt. Man unterscheidet den Sonnenstich — Insolation — als Folge lokaler Besonnung des Kopfes von dem Hitzschlag — Hyperthermie —, der auf eine allgemeine Überhitzung des ganzen Körpers im wesentlichen durch leitende Wärme bezogen wird. Neben diesen beiden Zuständen hat man noch als dritte Form die durch künstliche Wärmequellen erzeugte Hyperthermie, den Wärmeschlag — Ignisation — aufgestellt.

Die Trennung von Sonnenstich und Hitzschlag geht bis auf Boerhave und seine Schule (van Swieten, Colombier usw.) zurück. Dem heutigen Hitzschlag entsprach die Apoplexia solaris, die auf einer Gehirnblutung beruhen sollte und klinisch durch das Koma charakterisiert ist, dem Sonnenstich die Phrenitis, eine Entzündung der Meningen und des Gehirns, die in Delirien sich äußert. Der in der Folgezeit gelieferte Nachweis, daß die Annahme einer Gehirnblutung beim Hitzekoma nicht zutreffend war, und die besonders von englischen Ärzten vertretene Lehre, daß das Hitzekoma auf einer Erstickung infolge Herzschwäche beruhe, schien erst recht für die Aufrechterhaltung der Trennung der beiden Krankheitsbilder zu sprechen. Zur Verschärfung der Differenzierung trug weiterhin die Kenntnis von den Vorgängen bei der Wärmeregulation und der Bedeutung der Muskelarbeit für die Wärmebildung im Körper bei. So kam es dann zu folgender Ein-

---

[1]) Die lokalen Hitze-Schäden werden hier nicht berücksichtigt.

teilung der kalorischen Erkrankungen: 1. Insolation ohne Muskelarbeit, 2. Insolation mit Muskelarbeit, 3. Hitzschlag in warmer oder hochwarmer Luft mit Muskelarbeit, 4. Hitzschlag mit oder ohne Muskelarbeit in künstlicher Wärme. Dabei nahm man an, daß nicht nur die äußeren Entstehungsbedingungen bei den einzelnen Formen verschieden seien, sondern auch in ihren klinischen Äußerungen Wesensverschiedenheiten beständen. Die Insolation blieb wie bei Boerhave und van Swieten die Folge einer Reizung oder Entzündung des Gehirns oder seiner Häute, der Hitzschlag sollte dagegen die Folge einer durch Herzinsuffizienz bedingten Erstickung sein (asphyktische Form des Hitzschlags). Ein weiteres Entwicklungsstadium der Hitzeasphyxie stellt nach Hiller die paralytische oder dyskrasische Form dar, eine Folge der bei der Erlahmung der Herz- und Atemtätigkeit sich einstellenden Retention von Stoffwechselprodukten. Die dualistische Lehre hat mit geringen Modifikationen bis in die jüngste Zeit die Lehrmeinung beherrscht. Erst Steinhausen hat in den letzten Jahren mit Recht Zweifel an ihrer Berechtigung geäußert. Die kalorische Erkrankung ist nach ihm in der Mehrzahl der Fälle auf Insolation zurückzuführen. Hitzschlag und Insolation sind ihm identische Begriffe.

Eine Berücksichtigung der klinischen und experimentellen Erfahrungen ergibt, daß eine Scheidung der kalorischen Erkrankungen in der bisher üblichen Weise nicht berechtigt ist, wenn man mit der Bezeichnung Sonnenstich und Hitzschlag Wesensverschiedenheiten und nicht rein äußerliche Vorgänge bei der Entstehung der Erkrankungen zum Ausdruck bringen will. Nur in dieser Beschränkung hat der Gebrauch der alten Namen noch Sinn für die im übrigen ätiologisch, klinisch und pathogenetisch einheitlichen Erkrankungen.

Zwischen der Wirkung strahlender und leitender Wärme besteht ebensowenig wie ein physikalischer ein physiologischer Unterschied. Auch bei der lokalen Bestrahlung mit künstlichem oder mit Sonnenlicht handelt es sich nur um eine Wärmewirkung. In den Versuchen von Möller, der zum Studium des Wesens des Sonnenstichs die Tiefenwirkung der chemisch wirkenden ultravioletten mit der von Wärmestrahlen verglich, blieben bei Ausschluß der Wärmestrahlen zentrale Symptome bei Bestrahlung des rasierten Schädels vollkommen aus. P. Schmidt stellte fest, daß die im hellen Teil des Sonnenspektrums befindlichen Wärmestrahlen eine sehr bedeutende Diathermanität besitzen. Es gehen allerdings auch chemische ultraviolette Strahlen durch die behaarte Schädeldecke hindurch, Schmidt sowohl wie Möller halten trotzdem die hellen in die Tiefe dringenden Wärmestrahlen der Sonne für die Ursache der beim Sonnenstich gefundenen Veränderungen am Gehirn und den Meningen. Auch aus den Versuchen von Aron geht hervor, daß die Folgen der Besonnung des Schädels in intensiver Erwärmung bestehen. Affen, die der Tropensonne ausgesetzt waren, erkrankten, wenn die umgebende Luft unbewegt war; sie blieben gesund, wenn die Luft in der Umgebung bewegt wurde. Es kommt in dem Versuche die den Wärmeabfluß begünstigende Wirkung der Luftbewegung zur Geltung, die auch zur Abwehr der Überhitzung durch Leitungswärme von der größten Bedeutung ist. Der Sonnenstich kommt demnach durch dieselbe Wärmewirkung zustande wie der Hitzschlag. Die Annahme einer Beteiligung besonders wirkender Strahlenarten ist weder nach den experimentellen Untersuchungen gerechtfertigt, noch nach dem Verlauf im Tierexperiment und der Klinik notwendig. Der raschere Eintritt zentraler Störungen und der stürmische Verlauf ist durch den Umstand zur Genüge aufgeklärt, daß die lokale Überhitzung das gegen die Hitze besonders empfindliche Großhirn rascher und intensiver schädigt, als die immerhin selbst bei hoher Außentemperatur langsamer erfolgende Überhitzung des gesamten Körpers. Im übrigen muß hier betont werden, daß beim Hitzschlag immer gleichzeitige lokale Erwärmung des Schädels vorliegt. Selbst bei bedecktem Kopf wird der Schädel intensiv erhitzt. Das zeigen die Temperaturmessungen im Innern von Kopfbedeckungen. Bei marschierenden Soldaten kann die Temperatur zwischen Schädel und Helm 50—60 Grad Cels. betragen (Hiller).

Von allen Wärmearten kommt der Sonnenwärme überragende ätiologische Bedeutung bei der Entstehung der kalorischen Erkrankungen zu. Besonnung bewirkt auch bei geringerer Temperatur der Luft einen weit rascheren Anstieg der Körpertemperatur, als hohe Luftwärme ohne Besonnung (Rubner, Marinesco). Auch der Stoffwechsel ist bei Besonnung lebhafter, die CO_2-Ausscheidung ist vermehrt (Wolpert). Es läßt sich zeigen, daß auch die größte Zahl der Hitzeerkrankungen beim Menschen bei hoher Sonnenwärme vorkommen. Die Existenz eines „sonnenlosen" Hitzschlages bei marschierenden Soldaten, bei Feldarbeitern, Bergsteigern und bei anderen Gelegenheiten, wo die vermehrte Wärmeproduktion durch Muskelarbeit eine wesentliche Komplikation für die Regulation der Eigenwärme darstellt, ist sehr problematisch. Steinhausen hat bei der Durchsicht von mehr als 400 Berichten über Hitzschlag bei Soldaten keinen gefunden, bei dem die Beteiligung der Sonnenwärme sich ausschließen läßt. Es ist höchst fraglich, ob Hitzschlag zustande kommt allein durch Muskelarbeit bei bedecktem Himmel, Schwüle oder Windstille. Die Steigerung der Wärmebildung durch Arbeit — sie beträgt bei marschierenden Soldaten in Feldausrüstung das Vier- bis Fünffache der Norm — und die Behinderung der Wärmeabgabe bei Windstille und hoher Luftfeuchtigkeit sind gewiß sehr wichtige Faktoren bei der Entstehung der charakteristischen Hyperthermie beim Hitzschlag, sie haben aber sicher nur die Bedeutung von Hilfsursachen, sie sind nicht das Wesentliche. Keines von ihnen ist isoliert imstande, eine Temperatursteigerung zu erzeugen, die für den Ausbruch des Hitzschlaganfalles maßgebend werden kann. Wohl aber kann das hohe Sonnenwärme ohne Mitwirkung auch nur eines dieser Faktoren, wie die nicht seltenen schädlichen Folgen der Sonnenbäder dartun.

Es ist sehr wahrscheinlich, daß es sich bei den sonnenlosen Hitzschlägen, deren häufiges Vorkommen besonders bei marschierenden Soldaten behauptet wird, um Herzschwächezustände und ihre Folgen handelt. Die Möglichkeit von Verwechselungen dieser Art gibt sich schon in der Auffassung kund, daß der Hitzschlag die Folge einer Herzschwäche sei.

Sehr interessant in diesem Zusammenhange ist die Tatsache, daß der Hitzschlag in geschlossenen Räumen fast nur im Sommer auftritt (Hirsch). In anderen Jahreszeiten sind akute Hitzeerkrankungen selten, die gleiche Innentemperatur wird ohne Sonnenwärme anstandslos ertragen. Die wenigen Fälle, die hie und da beobachtet werden, entstehen fast nie ohne Mitwirkung einer Hilfsursache, unter denen der Alkoholismus eine bedeutende Rolle spielt. Die Entscheidung, ob Hitzschlagerkrankung vorliegt, ist nicht immer leicht. Fast immer handelt es sich wie beim „sonnenlosen" (Marsch-)Hitzschlag um Erschöpfungszustände (Hitzeerschöpfung — heat prostration).

Die Folgen der längerdauernden Einwirkung überwarmer Luft bestehen bei Mensch und Tier in der Erhöhung der Eigentemperatur — Hyperthermie — der Wärmestauung infolge Versagens der Wärmeregulation. Bei kurzdauerndem Aufenthalt in trockener Hitze reicht die Wärmeregulation vollständig aus, um ein beträchtliches Ansteigen der Eigentemperatur zu verhindern. Im Hitzschlaganfall erreicht die Temperatur des Körpers oft staunenswerte Höhen. Es sind Temperaturen von 46,1 bis 47,3 Grad beobachtet worden (Lambert). Im Durchschnitt ist die Grenztemperatur, bei der die Erkrankung schlagartig einsetzt, 40,5 (Zuntz und Schumburg u. a.) und steigt dann während der ausgebildeten Erkrankung bis 43 und 44 Grad. Die Hyperthermie ist die unbedingte Voraussetzung für die kalorische Erkrankung und für sie charakteristisch. Die Gültigkeit dieser Behauptung wird keineswegs eingeschränkt durch die Tatsache, daß bei den Erkrankten auch subfebrile oder normale Temperatur gefunden wird. Einen „fieberlosen" Hitzschlag gibt es nicht. Entweder ist in solchen Fällen zu der Zeit der Temperaturmessung infolge abnormer Wärmeverteilung, verbesserter Wärmeabfuhr durch Entkleiden usw. die Temperatur bereits wieder gesunken, oder es handelt sich überhaupt nicht um echten Hitzschlag, sondern um die sog. Hitzeerschöpfung. Z. B. findet man bei Lambert, der drei Grade des Hitzschlages unterscheidet: die Hitzeerschöpfung, die asphyktische Form und die hyperpyretische, nur bei den ersten Temperaturen von 36,6—38,3, ja sogar subnormale Temperaturen angegeben. Hitzeerschöpfung ist aber nicht identisch mit Hitzschlag, sondern im besten Fall der Vorläufer, in der Mehrzahl der Fälle die Folge von Herzschwäche. Eine Unterscheidung von hyperpyretischem und afebrilem Hitzschlag ist demnach überflüssig.

Unter den Bedingungen, die beim Menschen zu Hitzeerkrankungen führen, spielen eine Reihe von Faktoren eine wichtige Rolle, indem sie entweder durch Mehrung der Wärmebildung oder Verminderung der Wärmeabgabe die Wärmestauung begünstigen: Muskelarbeit, hohe Luftfeuchtigkeit, Windstille. Auch individuelle Faktoren sind von großer Bedeutung: die Gewöhnung an Hitze ist wichtig (Tropenbewohner, Gegensatz zwischen alten und jungen Soldaten, Feuerarbeiter usw.). Eine Immunität gegen Hitzeerkrankungen gibt es jedoch bei den Eingeborenen in den Tropen nicht. Der Vorteil, den sie den eingewanderten Weißen voraus haben, besteht vor allem auch in dem Mangel einer die Wärmeabfuhr hindernder Kleidung. Auch in unseren Breiten kann die Unzweckmäßigkeit der Kleidung krankheitsbefördernd wirken. Durch Krankheiten geschwächte Individuen, Alkoholisten, fette Menschen erkranken häufiger an Hitzschlag. Erkrankungen der Respirationsorgane und des Herzens begünstigen gleichfalls den Eintritt der Erkrankung. Das ist bei der Wichtigkeit einer normalen Zirkulation für die Wärmeregulierung ohne weiteres verständlich.

Die akute kalorische Erkrankung kommt überall vor, wo die Sonnenwärme entsprechende Temperaturhöhe erreicht. Bevorzugt sind die Tropen, wo die Hitze besonders für den nicht akklimatisierten Weißen häufig gefährlich wird. Gelegentlich kommt es bei „Hitzewellen" im Sommer auch in unseren Breiten geradezu zu Epidemien an Hitzschlag. Doch unterlaufen hierbei auch sehr viele Fälle von Erschöpfung und anderen Zuständen. Jedes Alter kann von dem kalorischen Trauma betroffen werden. Die Sonnenhitze kann bei den Krämpfen der Kinder und Säuglinge eine wichtige Rolle spielen. Die große Sommersterblichkeit der Säuglinge soll mit der Überhitzung der engen Proletarierwohnungen in Zusammenhang stehen (Meinert u. a.). Doch spielen hierbei gewiß noch andere Ursachen mit.

Auch chronische Hitzeeinwirkung kann bei Menschen, die beruflich in überhitzten Räumen arbeiten oder strahlender Ofenwärme ausgesetzt sind (Heizer, Hochofenarbeiter, Bäcker, Köchinnen), Ursache für Erkrankung des Nervensystems, des Herzens und der Gefäße werden.

Symptomatologie. Die Krankheitsbilder, welche das kalorische Trauma hervorbringt, sind recht mannigfaltig. Störungen von seiten des Nervensystems und der Zirkulation und Respiration beherrschen in der Regel die Szene, zu ihnen gesellen sich im einzelnen Fall in verschiedener Intensität solche anderer Organe (Magendarmkanal, Harnorgane, Blut). Die Mischung der Symptome ist im übrigen abhängig von dem Stadium, in dem das vom Hitzetrauma getroffene Individuum sich befindet. Man unterscheidet zweckmäßig drei Stadien: das Vorstadium, das eigentliche Krankheitsstadium und das Stadium der Erholung.

Das Vorstadium gehört mit der Mehrzahl seiner Erscheinungen noch in das Gebiet des Physiologischen. Es stellt den Kampfplatz dar, auf dem der

Organismus mit den ihm zur Verfügung stehenden Hilfsmitteln der Wärmeregulation der Überhitzung entgegenarbeitet. Die wärmeregulatorischen Apparate findet man in dieser Zeit in „fieberhafter" Tätigkeit. Herz- und Atemtätigkeit ist vermehrt („Wärmepolypnoe" Richet), die Haut lebhaft durchblutet, heiß und mit Schweiß bedeckt. Charakteristisch für das Vorstadium ist das Ansteigen der Körpertemperatur. Der Temperaturverlauf ist ein ziemlich typischer. Im Beginn der Hitzeeinwirkung steigt die Temperatur zunächst bis zu einer gewissen Höhe — 38—38,5 an und bleibt dann längere Zeit auf diesem Punkte stehen. Es ist ein neues Wärmegleichgewicht erreicht. Krankheitsgefühl besteht in diesem Stadium nicht. Die weitere Steigerung der Eigentemperatur erfolgt dann in der Regel sprungweise, indem immer zwischendurch Stillstände von verschieden langer Dauer eintreten, bis schließlich ein Grenzwert erreicht wird, bei dem gewöhnlich schlagartig der Zusammenbruch erfolgt. Beim Marschhitzschlag bei Soldaten mit voller Ausrüstung liegt er etwa bei 40,5 Grad. Der Puls ist entsprechend hoch, 120—140, die Atemfrequenz 30—40. Ähnliche Werte sind bei Heizern, Feuerarbeitern auf Schiffen, auch in den Tropen beobachtet. Hirschfeld fand bei drei Kohlenziehern

bei einer Temperatur des Heizraums von 45 Grad 39,4, 38,9, 39,4,
„   „   „   „   „   „ 50   „   39,6, 39,1, 39,2,
„   „   „   „   „   „ 52   „   39,4, 39,8, 39,7.
Die Leute befanden sich dabei vollkommen wohl. Je nach Disposition und Gewöhnung ist die Temperatur im Vorstadium eine kritische (Haldane). Zu dieser Zeit ist der Ausbruch der Erkrankung noch zu verhindern, wenn das Hitzetrauma oder die komplizierende Muskelarbeit wegfällt. So sinkt beim marschierenden Soldaten bei einer ½ stündigen Rast die Temperatur wieder ab und erreicht in einiger Zeit wieder die Norm. Dauern die zum Hitzetrauma führenden Umstände an, so pflegt nach dem Erreichen der kritischen Temperatur der Ausbruch der Erkrankung plötzlich zu erfolgen. In diesem Punkte gleichen sich Tierexperiment und Klinik vollkommen. Versuchstiere in hoher Umgebungstemperatur befinden sich bei einer Körpertemperatur von 40—42 Grad in einem noch rasche Erholung zulassenden Zustand. Dann erst setzt ein schwerer Krankheitszustand ein mit Koma, Krämpfen, Delirien, Speichelfluß usw., aus dem Erholung nur schwer oder gar nicht mehr möglich ist.

Das Vorstadium wird von einer Reihe subjektiver Symptome begleitet, die die Folge der Erregung des ganzen Systems sind und neben der Hyperthermie als Vorboten der eigentlichen Erkrankung betrachtet werden können. Hierher gehören Kopfschmerz, Oppression, Schwindel, Mattigkeit, Erschöpfung, Erbrechen, Übelkeit, Blutandrang nach dem Kopf, plötzlicher Schweißausbruch, Schmerz im Epigastrium. Häufig besteht schon in diesem Stadium solches Krankheitsgefühl, daß ärztliches Eingreifen nötig wird. Besonders in Zeiten von Hitzeperioden kommen viele solcher Kranken in Behandlung. Lambert u. a. rechnen diese Hitzeerschöpfung bereits zum Hitzschlag und sehen darin die leichteste Form der kalorischen Erkrankung. Es ist aber sehr zu bezweifeln, ob diese Auffassung richtig ist. Von irgend welchen spezifischen Symptomen des kalorischen Traumas kann jedenfalls bei ihr nicht die Rede sein.

Sehr mannigfaltig sind die Auraformen im Vorstadium: Parästhesien, Ohrgeräusche, Amblyopie, Flimmerskotome, Schluckbeschwerden u. a.

Ein kritisches Symptom im Vorstadium soll das plötzliche Versagen der Schweißsekretion sein (Schumburg).

Auch die Vorboten können restlos verschwinden, wenn das Hitzetrauma wegfällt. Ihre Dauer ist sehr verschieden. In manchen Fällen können sie stundenlang vorhalten, nachdem die auslösende Ursache aufgehört hat und dann erst in die Erkrankung übergehen.

Das Krankheitsstadium. In der Regel setzt nach einer im einzelnen Fall verschieden langen Dauer des Vorstadiums die Erkrankung plötzlich ein. Die Kranken verfallen in einen Zustand von Bewußtseinsstörung, der von der einfachen Ohnmacht bis zum tiefsten Koma mit Verlust aller Reflexe alle Zwischenformen umfassen kann. Bemerkenswert ist, daß nicht selten die komatösen Zustände durch mehrfache vorübergehende, teilweise Aufhellung unterbrochen werden können.

Die leichteste Form auch im Hinblick auf die Störungen der anderen Organfunktionen stellt die Ohnmacht dar (Marschohnmacht). Die Kranken erholen sich im Laufe von einem bis mehreren Tagen vollständig.

Bei der schwereren Erkrankung stürzt das Individuum bewußtlos hin und liegt zunächst mit völlig erschlafften Gliedern da; die Atmung ist oberflächlich, beschleunigt, sistiert manchmal ganz, gelegentlich werden pathologische Atemformen beobachtet (Cheyne-Stokes, Tachypnoe, „Hundeatmen"), der Puls ist höchst beschleunigt, unregelmäßig, kaum fühlbar, die Extremitäten kühl, cyanotisch, das Gesicht blaß-livide, die Haut entweder heiß und trocken (Calor mordax) oder mit klebrigem Schweiß bedeckt. Häufig ist Erbrechen, Brechneigung und Diarrhoe vorhanden. Die Harnsekretion ist spärlich, meist erlischt sie völlig. Nach einiger Zeit treten Zuckungen der Glieder und der Gesichtsmuskulatur auf, die allmählich zu ausgedehnten Konvulsionen sich ausbreiten.

Die Temperatur im Anfallsstadium verhält sich verschieden. In manchen schweren Fällen hat sie beim Ausbruch der Erkrankung bereits ihr Maximum erreicht oder ist bereits wieder gesunken. Die Tatsache, daß auf der Höhe der Erkrankung die Temperatur wieder gesunken sein kann, hat die unberechtigte Aufstellung des „fieberlosen" Hitzschlages veranlaßt. In anderen Fällen steht die Temperatur dauernd hoch, zwischen 39 und 43—44 Grad. Extrem hohe Temperaturen bis 46 und 47^0 kommen beinahe ausschließlich in den Tropen vor (Lambert, Henderson, Crawshaw, Couteaud, Force). Auch beträchtliche postmortale Temperatursteigerungen sind beobachtet.

Im Anschluß hieran soll auf das Verhalten des Zirkulationsapparats eingegangen werden. Immer bestehen auf der Höhe der Krankheit die Zeichen der Zirkulationsschwäche.

Über das Verhalten der Herzgröße liegen verläßliche Angaben nicht vor. Unter mehr als 500 Fällen soll nach Hiller nur 5 mal Dilatation nach rechts oder links bestanden haben. Ich selbst habe bei einem Herrn, der nach einem heißen Bad von 43⁰ C ohnmächtig und pulslos wurde, röntgenologisch eine meßbare Verkleinerung des Herzens gesehen. Die Ansichten über die Größe des Schlagvolumens im heißen Bad, das sehr gut in eine Parallele zu sonstiger Hitzeeinwirkung gesetzt werden kann, gehen auseinander. Nach Otfr. Müller ist das Schlagvolumen vermehrt, nach Plesch, Kraus und Schapals vermindert. Der Blutdruck steigt im heißen Bad; über sein Verhalten beim Hitzschlag ist nichts bekannt.

In einer Reihe von Fällen ist schon von vornherein das Koma mit epileptischen Krämpfen verknüpft; die Krankheit beginnt mit schweren Krämpfen manchmal von dem Charakter der Jackson-Krämpfe. Besonders häufig findet sich die konvulsive Form bei der kalorischen Erkrankung der Heizer („Heizerkrämpfe"). Charakteristisch ist das anfallsweise Auftreten der epileptischen Anfälle. Dauer und Zahl der Anfälle, Wechsel zwischen klonischen und tonischen Krämpfen schwankt sehr. Häufung der Anfälle bis 30 in der Stunde kommt gelegentlich vor. Jedes Muskelgebiet kann betroffen sein. Auch ganz isolierte Reizerscheinungen kommen vor. Zwerchfellkrämpfe, Schlundkrämpfe, Wogen der Hals- und Brustmuskeln, Intentionszittern, fibrilläre Zuckungen, Nystagmus, tetanische Krisen, Krallenstellung der Hände usw. Ein Teil der „Krämpfe" ist augenscheinlich affektiven Ursprungs und nimmt gegenüber organisch bedingten epileptischen Formen eine Sonderstellung ein. Man kann sie als hysterische Form bezeichnen. Hierhin gehören Hochziehen der Schulter, fortwährendes Stirnrunzeln, Hüsteln, Blinzelkrämpfe, Beiß- und Kaubewegungen etc.

. Im Gegensatz zu dieser Form treten andere Fälle und nicht die kleinste Zahl unter dem Bilde einer Psychose (Hitzepsychose oder Hitzedelirien) auf. Sie sind klinisch charakterisiert durch den Symptomenkomplex: Verwirrtheit, Illusionen, Halluzinationen, Ideenflucht, gesteigerten Bewegungsdrang, Jaktation. Auch „stille", musitierende Delirien kommen vor. Das Delir selbst ist auch da, wo es zu ganz exorbitanten Erregungszuständen führt, nur symptomatisch und hat dieselbe Bedeutung wie die Delirien bei den Infektionskrankheiten. Mit dem Ablauf der kalorischen Schädigung hören sie ebenso wie das Koma und die Konvulsionen auf. Sie sind ganz zweifellos ein Ausdruck der kalorischen Schädigung der Großhirnrinde. Das Delir gibt eine schlechte Prognose: „Von denen, die raseten, starben die meisten" (Schmucker).

Eine sehr interessante Folge des Hitzetraumas ist die in neuerer Zeit vor allem von Steinhausen wieder in gebührende Erinnerung gebrachte Encephalitis. Obwohl schon in der alten Literatur Herdsymptome als Folge der Hitzeeinwirkung mitgeteilt waren und auch bei den Klinikern des 18. Jahrhunderts eine Encephalitis ab insolatione bekannt war, ist in der neueren Zeit diese Tatsache fast ganz in Vergessenheit geraten. Nach der überzeugenden Darstellung von Steinhausen und den Erfahrungen zahlreicher anderer Autoren (Oppenheim, Nonne, Friedmann) ist es keine Frage, daß das Hitzetrauma eine herdförmige Schädigung des Gehirns in Form einer nichteitrigen Encephalitis bedingen kann.

Daß von direkter Sonnenbestrahlung außer den Hirnhäuten auch die Hirnsubstanz selbst in ihren tiefer gelegenen Abschnitten betroffen werden kann, haben neuerdings die Untersuchungen von P. Schmidt gezeigt. Auch die stürmischen Zirkulationsstörungen und der Einfluß der überhitzen Blutflüssigkeit wird für die Entstehung von herdförmigen Prozessen verantwortlich gemacht werden können. Bei der Insolation sind oft zahlreiche feinste bis gröbere Hämorrhagien als Ausdruck einer hämorrhagischen Encephalitis gefunden worden. Ebenso wie nichteitrige Encephalitis aus anderen Ursachen hat auch die kalorische Encephalitis gewisse Prädilektionsstellen (Großhirnrinde, Brücke, verlängertes Mark, zentrales Höhlengrau, innere Kapsel). Das Rückenmark bleibt auffallenderweise frei. Nach Erb ist dafür seine geschützte Lage und geringere Empfindlichkeit für die kalorische Stoffwechselstörung verantwortlich zu machen.

Entsprechend dem Sitz der Encephalitis werden die verschiedensten klinischen Symptomenbilder beobachtet (Hemiplegien, Paraplegien, Monoplegien des Fazialis, Abducens, Oculomotorius). Auch Neuritis optica und Sprachstörungen (bulbäre, Aphasien und andere unbestimmte) sind beobachtet worden.

Sehr beachtenswert sind die kalorischen Dämmerzustände, die teils vor, teils nach dem paroxysmalen Koma auftreten, aber auch durchaus freistehen. Auch präkomatöse Dämmerzustände kommen vor. Sie setzen häufig in charakteristischer Weise und fast ausnahmslos plötzlich ein. Oft läßt der Dämmerzustand das Krankheitsgefühl nicht aufkommen und läßt z.B. den Soldaten noch weiter marschieren, bis er bewußtlos zusammenbricht. Die Mehrzahl der Dämmerzustände gehört der interkomatösen oder interparoxysmalen Gruppe an. Sie werden häufig übersehen. Ihre Symptomatologie gestaltet sich durch das Hinzutreten von Erregungszuständen, Halluzinationen, Delirien, Depressionsangst und stuporösen Zuständen, von katatonischen und kataleptischen Erscheinungen äußerst mannigfaltig. Immer besteht beim Ausgang in Heilung Amnesie.

Erholungsperiode. Dem akuten Anfall der kalorischen Erkrankung folgt regelmäßig eine Periode des allmählichen Ausgleiches der Störung, namentlich der des Nervensystems. Meist vollzieht sich der Übergang zur Erholung mit mehrstündigem Schlaf oder schlafsüchtigem Zustande oft von tagelanger Dauer. Das wesentliche Zeichen der Erholung ist die völlige Wiederkehr des Bewußtseins im Gegensatz zu den interparoxysmellen Aufhellungszuständen. Ausnahmslos begleiten die Erholung charakteristische Störungen besonders nervöser Art. Sie bestehen entweder in allgemeinen Störungen (Müdigkeit, Gefühl von Schwäche, Schwindel, Kopfschmerz, besonders Stirnkopfschmerz, Durstgefühl, Appetitlosigkeit, Muskelschmerzen). Dazu können sich Schmerzen auf der Brust, Präkordialangst, Dyspnoe und Polypnoe gesellen. Schlaflosigkeit ist häufig, ebenso wie eine Erhöhung der vasomotorischen Erregbarkeit. Auch motorische Reizerscheinungen (Myoklonien, Wadenkrämpfe, fibrilläre Zukkungen, Nystagmus, Gähnkrämpfe u. a.), ferner sensible Störungen (Parästhesien, Neuralgie) sind häufig beobachtet; Pupillenanomalien, halbseitiges Schwitzen, Blutandrang nach dem Kopf, Haarausfall, scharlachartiges Exanthem, Hautblutungen waren in einzelnen Fällen vorhanden. Sehr häufig ist Herpes facialis. Von seiten des Herzens wird sehr oft in der Erholungsperiode beträchtliche Pulsverlangsamung beobachtet. Arhythmien verschiedener Art (Dissoziation, Extrasystolen u. a.) finden sich nicht selten. Weiter ist anzuführen Anämie, wahrscheinlich das klinische Korrelat der im Experiment beobachteten Schädigungen der roten Blutkörperchen. In einer Beobachtung von Schuchardt fanden sich tagelang nach dem Hitzetrauma Schatten von roten Blutkörperchen im Blute. Auch Hämoglobinurie ist in der Literatur als Folge des Hitzetraumas berichtet. Die Temperatur ist im Erholungsstadium oft abnorm niedrig. Störungen in der Harnsekretion in Form von Oligurie, Anurie, paradoxer Ischurie sind beobachtet. Auch Albuminurie findet sich verzeichnet. Von besonderem Interesse in der Erholungsperiode sind dann die psychischen Störungen: Energielosigkeit, Ängstlichkeit, weinerliches, sentimentales Wesen, das sich vorübergehend zu depressiver Verstimmung steigern kann. Sehr wichtig ist die erhöhte Suggestibilität und die Entwicklung von Hysterie in der Erholungsperiode.

Die Dauer der Erholungsperiode beträgt für die geheilten Fälle im Durchschnitte etwa sieben Tage.

Die Erholungsperiode ist ausgezeichnet durch das Auftreten von Rückfällen. Auch nach langen Zwischenräumen sind echte Nachschübe mit Bewußtseinsstörungen, Konvulsionen und Delirien vorgekommen. Einzelne Rückfälle können sich auf partielle Muskelkrämpfe beschränken. Treten die Rückfälle nach Wochen auf, so muß man an Hysterie denken, doch ist bei Rückfällen am 7. und 10. Tage noch tödlicher Ausgang beobachtet worden. Die Neigung zu Rückfällen ist in einer erhöhten Reizbarkeit, wahrscheinlich der Meningen zu suchen, die vor allem eine Intoleranz gegen Hitze und Alkohol zur Folge hat. Erneute Einwirkung von Hitze und Sonne kann alsdann zu einem charakteristischen Rückfall führen.

Nachkrankheiten. Bei den Nachkrankheiten muß man auseinanderhalten, was direkte Folge des kalorischen Traumas ist und was den besonderen Begleitumständen, unter denen das Trauma stattgefunden hat, zugeschrieben werden muß. Das kalorische Trauma kann, wie bereits hervorgehoben, eine Schädigung aller Organe hervorrufen, in erster Linie ist aber immer das Nervensystem der Hauptleidtragende. Hier gibt es auch in der Tat scharf umschriebene Nachkrankheiten, während Anomalien von seiten anderer Organe schon schwerer und mit geringerer Sicherheit als Nachkrankheiten zu erkennen sind.

Das gilt vor allem für die **Herzaffektionen** beim akuten Hitzetrauma. Das Herz wird durch das kalorische Trauma insofern stark in Mitleidenschaft gezogen, als ihm im Vorstadium erhöhte Arbeit bei der Wärmeregulation zufällt. In den Fällen, wo der Hitzschlag während der Arbeit zustande kommt, ist diese Inanspruchnahme noch bedeutend gesteigert. Die Leistungsfähigkeit des Herzens wird auf eine starke Probe gestellt. Das Versagen des Herzmuskels gehört unter diesen Umständen zu den häufigen Erscheinungen beim Hitzschlag. Aber wie bei anderen akuten Überanstrengungen erholt sich auch hier das gesunde Herz beim Wegfall der übermäßigen Ansprüche in der Regel ohne Schaden wieder. Eine direkte Schädigung des Herzmuskels durch die Hitze — wie man früher annahm, durch Gerinnung des Myosins und Wärmestarre — kommt durch das kalorische Trauma nicht zustande. Im Gegenteil ist das Herz gegen Hitze bemerkenswert widerstandsfähig (Marchand).

Bleibende organische Herzveränderungen als Folge des Hitzschlages sind deshalb höchst selten. Wo sie sich einstellen, handelt es sich bereits um vorher geschwächte Herzen, deren Insuffizienz durch die Überanstrengung erst manifest und häufig dauernd wird. Als echte Hitzschlagfolge kann man dagegen nervöse Zustände am Herzen betrachten, die auf einer besonderen Erschöpfbarkeit des Nervensystems beruhen, und fast ausnahmslos Teilerscheinungen einer allgemeinen postkalorischen Neurose sind.

Anders steht es mit der Frage, ob nicht durch dauernde Einwirkung hoher Außentemperatur, wie sie bei Heizern und anderen Berufen gegeben sind, Herzschädigungen organischer Natur zustande kommen. Curschmann u. a. haben auf diese durch chronische Hitzeeinwirkung bedingten Herzstörungen hingewiesen und ich selbst verfüge über zwei Beobachtungen bei Heizern, wo organische Veränderungen (Hypertrophie und Dilatation) beträchtlichen Grades und funktionelle Störungen der Zirkulation vorlagen, für die, da andere Ursachen nicht aufzufinden waren, möglicherweise die dauernde Hitzeeinwirkung eine ätiologische Bedeutung hat. Es ist immerhin möglich, daß die Hitze an einem Herzen, das durch dauernde schwere Arbeit aufs höchste in Anspruch genommen wird, doch organische Veränderungen erzeugen kann.

Auch Arteriosklerose, Nephritis werden als Folge chronischer Hitzewirkung berichtet (Bartens, Finkh, Curschmann).

Die Nachwirkungen des Hitzetraumas am Nervensystem treten entweder in der Form des bekannten Krankheitsbildes traumatischen Neurose und Epilepsie auf, oder man trifft Kombinationen dieser Neurosen mit organisch bedingten Erscheinungen, die auf dem Boden einer chronischen Meningitis oder Encephalitis entstehen. Das Vorkommen echter Epilepsie als Nachkrankheit ist übrigens nicht allgemein anerkannt.

Eine sehr wichtige Form der Neurose ist die ausnahmslos durch organische Veränderungen bedingte postkalorische Demenz, die symptomatologisch wie die posttraumatische Demenz mit der Dementia paralytica zusammenfällt, von dieser aber unterschieden ist durch Ätiologie und Eigenart des Verlaufes, der meistens eine viel längere Dauer aufweist.

Die Entstehung der Neurosen schließt sich nicht immer sofort an das Trauma an, häufig besteht ein Latenzstadium von verschiedener Dauer (einer Woche bis zu $1\frac{1}{2}$ Jahren). Der Nachweis des kalorischen Ursprunges der Neurose ist um so schwieriger, je länger der Zwischenraum zwischen Ausbruch der Erkrankung und stattgehabtem Trauma ist. Daraus erklärt sich die Tendenz, in vielen Fällen einen Zusammenhang überhaupt zu leugnen. Die genauere Verfolgung des Latenzstadiums ergibt aber doch, daß hier schon Vorläufersymptome der späteren Erkrankung in charakteristischer Weise bestanden haben: Kopfschmerzen, Schwindelgefühl, Zerstreutheit, Schlafmangel, Erregungszustände, Charakterveränderungen, Neigung zu Gewalttätigkeit usw. Gewöhnlich erfolgt der Zusammenbruch ziemlich plötzlich. Kramer hat einen solchen Fall zu obduzieren Gelegenheit gehabt und den typischen Faserschwund der Großhirnrinde wie bei der progressiven Paralyse feststellen können. Insbesondere kommt die direkte Besonnung des Schädels als Ursache für den Faserschwund der Großhirnrinde in Betracht, die künstliche Hitze viel seltener. Doch sind auch bei Feuerarbeitern Störungen dieser Art beobachtet worden. Insbesondere sollen als Folge des chronischen Hitzetraumas bei bestimmten Berufen derartige Erkrankungen vorkommen. Häufig ist aber in diesen Fällen die Mitwirkung anderer ätiologischer Faktoren: Alkoholismus, Lues, auch gewerbliche Vergiftungen (CO) nicht auszuschließen. Von der Neurose bis zur Pseudoparalyse gibt es eine durch zahlreiche Mischformen ausgezeichnete aufsteigende Reihe, deren pathologische Grundlage ein einheitlicher, nur in seiner Intensität sich vielseitig abstufender Prozeß ist (Steinhausen).

Pathologische Anatomie. Bei der experimentellen lokalen Überhitzung des Schädels, der allgemeinen Überhitzung bei Tieren und bei Menschen, die an Hitzschlag und Insolation gestorben sind, finden sich Veränderungen am Gehirn und an den Hirnhäuten, von hyperämischen Zuständen bis zu denen der Entzündung. In diesem Sinne sind auch die zytologischen Befunde in der Lumbalflüssigkeit (Polynukleose) und die Drucksteigerung zu verwerten. Auch Blut ist in der Lumbalflüssigkeit gefunden worden (Lewandowsky). Encephalitische Veränderungen als anatomisches Substrat der organischen Lähmungen sind beobachtet (Nonne, Friedmann). Ausgedehnte Erweichung des hinteren Teiles einer Hemisphäre ist nach längerdauernder Lähmung festgestellt (M'Kendwick). Eiterherde in der Hirnsubstanz sind auf sekundäre Infektion der geschädigten Region zurückzuführen. Faserschwund in der Hirnrinde ist in dem Falle von Kramer als Ursache der postkalorischen Demenz festgestellt. Auch die chronische Hitzeeinwirkung bei Berufsfeuerarbeitern macht ähnliche Veränderungen, außerdem noch Hämatome, entzündliche Veränderungen an den Meningen. Der mikroskopische Befund, im Experiment und beim Menschen, ergibt ausgedehnte Veränderungen der chromophilen Körner der Ganglienzellen, Verminderung an Zahl, Zerfall in feine Stäubchen, dunkle Färbung des Kerns (van Gieson, Ewing, Goldscheider und Flatau).

Der Befund an den übrigen Organen ist nicht charakteristisch. Das Herz ist bald stark kontrahiert, bald schlaff. Ob die starke Kontraktion auf der Gerinnung des Myosins beruht (Wood) und charakteristisch für die Hitzerkrankung ist, ist unsicher. Blutextravasate sind unter dem Perikard und Endokard gefunden worden, mit einer Regelmäßigkeit, daß Dietrich sie charakteristisch für Hitzschlag hält; aber sie kommen auch bei anderen mit Krämpfen verlaufenden Krankheiten vor. Blutungen an anderen Stellen, z. B. im Halsganglion und an anderen Teilen des Sympathicus und Vagus sind wohl nur Stauungsblutungen. Auch die am Gehirn und auf den Meningen gefundenen haben wohl dieselbe Ursache. In nicht seltenen Fällen werden am Herzen ältere Krankheitsprozesse gefunden, oder konstitutionelle Anomalien, welche als disponierende Momente für die Hitzerkrankung in Betracht kommen. Die Lungen sind stets blutüberfüllt und häufig von Blutungen durchsetzt. Auch Pneumonien kommen vor. An der Leber, den Nieren, findet man bei experimentellen Überhitzungen, die längere Zeit in Anspruch genommen hatten, Verfettung. Auch beim Menschen ist sie beobachtet. Wiesel hat in einem Fall von Hitzschlag eine Aplasie des chromaffinen Apparates in den Nebennieren gefunden. Möglicherweise steht damit manchmal der plötzliche Tod in Zusammenhang. Übereinstimmend wird angegeben, daß das Blut lange Zeit in der Leiche flüssig bleibt, wie beim Erstickungstode.

Pathogenese. Über das Wesen der kalorischen Erkrankungen gehen die Meinungen sehr auseinander. In der Tat kann es schwer sein, aus der bunten Reihe von Organstörungen die primäre, wesentliche herauszufinden. Das gilt vor allem für die Hitzeerkrankungen beim Menschen, wo fast immer noch komplizierende Faktoren in Frage kommen: die lokale Besonnung des Schädels, die Muskelarbeit, Erschöpfung, mangelhafte Wasseraufnahme, Alkoholismus, dauernde oder zeitliche Disposition. Von diesen muß man absehen, wenn man über das Wesen des Hitzetraumas Klarheit gewinnen will. Auf folgende Störungen legt man das Hauptgewicht: Schädigung des Herzens, Blutveränderungen (Wasserverlust, Zerstörung der Erythrozyten), Retention von Stoffwechselprodukten, Hyperthermie und direkte Wärme- und Sonnenwirkung auf das Zentralnervensystem. Am besten begründet ist nach meiner Meinung die Auffassung, daß durch die lokale und allgemeine Überhitzung Veränderungen im Gehirn hervorgerufen werden und die lebenswichtigen Zentren schließlich versagen. Wie die Experimente an Tieren lehren und das klinische Bild ohne weiteres dartut, ist das Gehirn gegen Hitze besonders empfindlich. Meist wirkt die Hitze von zwei Seiten auf das Gehirn ein: durch die lokale Überhitzung des Schädels, die fast in jedem Falle von Hitzschlag vorliegt, und die allgemeine Überhitzung, die natürlich auch das Blut betrifft. Die Besonnung des Schädels ruft, wie aus den Versuchen von P. Schmidt und Möller hervorgeht, Entzündung der Meningen und der Gehirnsubstanz hervor. Lokale Überwärmung des Schädels durch Auflegen von Gummiblasen, die mit Wasser von 45—65 Grad gefüllt waren, erzeugen den gleichen klinischen Symptomenkomplex bei Tieren, wie er beim Hitzschlag beobachtet wird, und machen hochgradige Hyperämie des Gehirns, dessen Temperatur nach dem Tode 44,6—46,8 Grad betrug (Vallin). Überhitzung bis zu einer Temperatur von 41,7—43 Grad hat Veränderungen der Ganglienzellen zur Folge (Goldscheider und Flatau). Die Zuleitung von erwärmtem Blut zum Gehirn ruft beim Tier typische Bilder des Hitzschlages hervor (Goldstein, Gad und Mertschinski). Die Erscheinungen von seiten der Zirkulation und der Respiration sind dieselben, wie bei der allgemeinen Überhitzung. Aus allem geht hervor, daß das Gehirn gegen Hitze besonders empfindlich ist, und daß nicht allein die nervösen Symptome im Bilde des Hitzschlages, sondern auch die als wesentlich für das Krankheitsbild angesehenen Funktionsstörungen der Zirkulation und Respiration aus einer zentralen Schädigung verständlich sind. Zur Erklärung des Hitzschlages ist demnach die Theorie völlig ausreichend, die den Hitzschlag als die Folgen einer Schädigung der lebenswichtigen Zentren des Gehirns durch die allgemeine und lokale Überhitzung ansieht. Aus einer Reizung und späteren Lähmung dieser erklären sich die abnormen Erscheinungen am Zirkulationsapparat und schließlich dessen Versagen. Voraussetzung der Überhitzung des Körpers ist selbstverständlich eine Störung der Wärmeregulation. Es bedeutet deshalb keinen prinzipiellen Unterschied, wenn man das Versagen der Wärmeregulation als das erste Erfordernis für die Entstehung des Hitzschlags bezeichnet.

Die Annahme, daß der Hitzschlag und der Tod auf einer primären Schädigung des Herzens beruhe, ist kaum aufrecht zu erhalten. Dagegen sprechen die Tierversuche, in denen nach dem Tode das Herz noch schlug und elektrisch erregbar war (Jakubasch, Obernier, Ackermann). Die gewaltige Erregung der Herztätigkeit bei der Überhitzung ist zentralen Ursprungs, sie wird beim Hitzschlag des Menschen noch durch die Muskeltätigkeit verstärkt und kann unter der Wirkung beider Faktoren zur Herzlähmung führen. Nicht selten tritt diese in den Fällen von Hitzeerschöpfung ein, wo von einer Erkrankung an Hitzschlag noch nicht die Rede sein kann. Die abnorme Herztätigkeit führt, da mit der Beschleunigung der Aktion die Ausgiebigkeit der einzelnen Kontraktionen sinkt, das Schlagvolumen kleiner wird, zu einer mangelhaften Sauerstoffversorgung der Gewebe und zu Erscheinungen der inneren Erstickung. Dadurch wird der Eintritt des Todes, aber nicht der Ausbruch des Hitzschlags erklärt. Als Todesursache kommt aus diesem Grunde die Asphyxie beim Hitzschlag wohl in Betracht. Auch Blutveränderungen — Eindickung des Blutes, Zerstörung der roten Blutzellen — durch die Hitze als Ursache für den Hitzschlag anzunehmen hat kaum eine Berechtigung. Es steigt zwar infolge des Wasserverlustes, besonders bei mangelhaftem Ersatz durch Wasseraufnahme die Menge der Trockensubstanz (Senftleben), und auch die Gewebe werden wohl wasserärmer, aber doch nicht so bedeutend, daß daraus so schwere Veränderungen im Körper entstehen wie sie der Hitzschlag voraussetzt. Eine Zerstörung roter Blutkörperchen durch Hitze ist experimentell zwar nachgewiesen, in der Klinik ist sie aber niemals bedeutend und sicher nicht ausreichend um die O-Versorgung in Frage zu stellen. Auch zeigt der Versuch mit der Speisung des Gehirns mit hochwarmem Blut, daß allein die hohe Bluttemperatur zur Auslösung der Krankheit genügt. Aus demselben Grunde ist es nicht wahrscheinlich, durch die Tatsachen auch nicht bewiesen, daß die Retention von Stoffwechselprodukten im Blut die kalorische Erkrankung auslöst.

Prognose. Die Mehrzahl der kalorischen Erkrankungen endet mit Heilung. Die Krankheitsdauer wechselt in den einzelnen klinischen Formen und schwankt zwischen wenigen Tagen und 3—4 Wochen. Die längste Dauer haben die kalorischen Dämmerzustände und die encephalitische Form. Für den Verlauf ist wichtig, ob genügende Gewöhnung an Hitze und Überanstrengung voraufging. Absolut sichere Merkmale für die Prognose gibt es aber nicht. Scheinbar leichte Fälle von Hitzeerschöpfung können tödlich enden und von vornherein klinisch sich als schwerste Erkrankungen präsentierende Fälle in überraschender Weise zur Genesung kommen. Immerhin gibt die Form, unter der die Erkrankung auftritt, gewisse Anhaltspunkte für die prognostische Beurteilung. Die Delirform gibt die schlechteste Prognose. Andauerndes und namentlich zunehmendes Koma ist gleichfalls ungünstig. Interkomatöse Dämmerzustände und Aufhellung des Bewußtseins verbessern die Prognose. Von der größten Bedeutung ist das Verhalten der Temperatur. Die Lebensgefahr wächst mit der Temperaturhöhe. Von übler Vorbedeutung ist die Kombination von hoher Temperatur mit Delirien. Daß der Zustand des Herzens für die Beurteilung von größter Wichtigkeit ist, ist selbstverständlich. Eine viel geringere Bedeutung haben die Atemstörungen für den Verlauf. Als ein sehr günstiges Zeichen wird der Wiedereintritt der Schweißsekretion betrachtet. In der Erholungsperiode auftretende Rückfälle sind prognostisch ungünstig. Nachkrankheiten geben hinsichtlich der völligen Heilung eine schlechte Prognose.

Diagnose. Sie wird in der Mehrzahl der Fälle keine Schwierigkeiten machen, wenn das kalorische Trauma bekannt ist. Von den einzelnen Symptomen ist das wichtigste die Bewußtseinsstörung. Alle anderen, auch die Temperatursteigerung, können nicht als beweiskräftig für die kalorische Erkrankung betrachtet werden. Verwechslungen mit Alkoholismus, Erschöpfungszuständen, Hysterie und Epilepsie können vorkommen. In den Tropen kommt noch differential-diagnostisch Malaria in Betracht. Im Zweifelsfalle sollte man die cytologische Untersuchung der Lumbalflüssigkeit nicht unterlassen.

Prophylaxe und Behandlung. Der Hitzschlag kann bei rechtzeitiger Vorsorge vermieden werden. Wichtig ist die Gewöhnung an Hitzeeinwirkung und vor allem an Muskelarbeit. Besonders die letztere spielt eine wichtige Rolle; ungeübte Soldaten, durch Krankheit muskelschwach gewordene, zu leichterem Dienst abkommandierte erliegen erfahrungsgemäß viel häufiger der Erkrankung, als dauernd im Training befindliche. Wesentlich ist dann der Umstand, daß Exzesse in Alkohol Störungen und früheres Versagen der Wärmeregulation verursachen. Auch die Kleidung verdient Beachtung. Sie soll so beschaffen sein, daß sie Wärmestrahlen in geringem Maße absorbiert, daß sie die Luftzirkulation zwischen Haut und Kleidung nicht stört; sie darf also nicht fest anliegen, und möglichst so porös sein, daß sie die von der Haut abgegebenen Wassermengen wieder zur Verdunstung bringt. Bei Leuten, die berufsmäßig großer Hitze ausgesetzt sind, sollen Anleitungen über die ersten Erscheinungen der Hitzeschädigung gegeben werden. Es ist eine alltägliche Erfahrung, daß im Beginn der Erkrankung durch Aufenthalt im Schatten, Öffnen der Kleider, Luftbewegung und körperliche Ruhe die Krankheitserscheinungen der Rückbildung zugänglich sind.

In der Behandlung der Hitzeerkrankungen selbst macht sich eine außerordentliche Polypragmasie breit, die in der Mehrzahl der Fälle von unklaren Vorstellungen über das Wesen der Erkrankung geleitet wird. Spezifische Mittel in der Bekämpfung des akuten Anfalles gibt es selbstverständlich nicht. In erster Linie kommt die Entfernung aus der überwarmen Umgebung in Frage;

ferner Sorge für völlige körperliche Ruhe, Hebung der gelähmten Wärmeregulation durch Hautreize (Frottieren, kalte Abwaschungen), Öffnen und Entfernen der Kleidung und gleichzeitig Hebung der geschädigten Herztätigkeit
durch Analeptica (Kampfer, Adrenalin, Digalen usw.).

Der Aderlaß ist beim Hitzschlag von zweifelhaftem Wert, wenn er auch
noch vielfach empfohlen wird. Wenn man ihn anwendet, müssen die Voraussetzungen, die bei anderen Krankheitszuständen für den Aderlaß gelten, gegeben sein. Die Anwendung von kalten Bädern ist gleichfalls von strittigem
Werte und nur von Fall zu Fall erlaubt. Dasselbe gilt für die künstliche
Atmung. Wichtig ist vor allem die strenge Durchführung körperlicher Ruhe,
so lange, bis der Anfall völlig abgelaufen ist. Durch frühzeitigen Transport
Hitzeerkrankter ist häufig Schaden gestiftet worden.

Litieratur.

Zahlreiche Literaturangaben bei Hiller, Der Hitzschlag auf Märschen. Bibliothek
v. Coler, 1902. Bd. 14. — Hirsch, Historisch-geograph. Pathologie 1886. 3. Abt., S. 436.
— Jakubasch, Sonnenstich und Hitzschlag, Berlin 1879. — Marchand, Die thermischen
Krankheitsursachen. Handb. d. allg. Pathologie 1908, Bd. 1. — Steinhausen, Insolation
und Nervensystem. Biblioth. v. Coler, 1910, Bd. 30.

Experimentelle Arbeiten.

Ackermann, Th., Wärmeregulation im höheren tierischen Organismus. D. Arch.
kl. Med., Bd. 2, S. 358—363. — Claude Bernard, Lecons sur la chaleur animale. Paris
1876. — Cook, Schlesinger und Todd, Brit. med. Journ. 1909. — Goldscheider
und Flatau, Normale und pathologische Anatomie der Nervenzellen. Berlin 1898. —
Goldstein, Über Wärmedyspnoe. Dissert. Würzburg 1871. — Liefmann und Kloster-
mann, Der Einfluß hoher Wärmegrade auf den arbeitenden Organismus. Zeitschr. f.
Hyg. u. Inf.-Krankh., Bd. 10, S. 148—168. — Litten, Virchows Archiv, Bd. 70. — Mert-
schinsky, Verhandl. d. med.-phys. Gesellsch. Würzburg 1881, Bd. 16, S. 115. — Möller,
M., Der Einfluß des Lichtes auf die Haut. Bibl. med. 1900. 8. Aufl. — Obernier, Der
Hitzschlag. Bonn 1867. — Rosenthal, J., Zur Kenntnis der Wärmeregulierung der warm-
blütigen Tiere. Erlangen 1872. — Derselbe, Physiologie der tierischen Wärme. Hermanns
Handb. d. Physiol. (Literatur), Bd. 4. — Rubner, M., Die Gesetze des Energieverbrauchs
bei der Ernährung, 1902. — Scagliosi, Über den Sonnenstich. Virchows Archiv 165,
S. 15. — Schmidt, Paul, Arch. f. Hygiene, Bd. 47, S. 262 und Archiv f. Tropenhygiene,
Bd. 5. — Tigerstedt, R., Physiol. des Stoffwechsels in Nagels Handbuch d. Physiol.,
Bd. 1. — Vallin, Arch. gén. de méd., Tome 1, p. 129. — Walter, Über die Wirkung strah-
lender Wärme auf den Organismus. Zentralbl. f. d. med. Wissenschaft. 1867, S. 770. —
Wichowsky, Zieglers Beitr. z. path. Anat., Bd. 18, S. 12. — Zuntz, und Schumburg,
Physiologie des Marsches. Bibl. v. Coler und Berlin. klin. Wochenschr. 1895, Nr. 32. —
Schapals, Über Zirkulation und Stoffwechsel bei verschieden temperierten Bädern.
Zeitschr. f. exper. Path. u. Ther. Bd. 10. Heft 2.

Klinik.

Bartens, Über den Einfluß strahlender Wärme auf Entstehung von Geisteskrankheiten. Allg. Zeitschr. f. Psych., Bd. 34, S. 296. — Dietrich, Über Hitzschlag mit tödlichem Ausgang. Zeitschr. f. Heilkunde, Bd. 14, S. 279 und Zeitschr. f. Medizinalbeamte,
Bd. 8, S. 29—33. — Dopter, Coup de chaleur, examen cytol. du lig. ceph. rach. Arch.
méd. belges. 1902. Bd. 23, p. 133. — Duncan, Über Sonnenstich. Med. Klin. 1908,
Nr. 27. — Finkh, Über Hitzepsychosen. Allg. Zeitschr. f. Psych., Bd. 63. — Friedmann, Akute Encephalitis. D. Zeitschr. f. Nervenheilkunde, 1899, Bd. 14, S. 98.
— Göbel, Über die Nachwirkung des Hitzschlags. Inaug.-Dissert. Berlin 1905. — Grawitz, Schädliche Wirkung der Sonnenbäder. Deutsche med. Wochenschr. 1909, Nr. 33.
— Gunning, Heatstroke, Brit. med. Journ. 1896, p. 1569. — Herford, Zur Lehre
vom Hitzschlag. Deutsche med. Wochenschr. 1900, Nr. 52. — Hirschfeld, Über Hitzschlag. Deutsche med. Wochenschr. 1893, Nr. 28—30. — Illoway, Die Ätiologie, Pathologie und Therapie bei Sommerdiarrhöen der Kinder. Berlin 1905. — Klein, Der Aderlaß
bei Hitzschlag. Münchn. med. Wochenschr. 1900, Nr. 27. — Lambert, Report of 805
cases of sunstroke in New York. New Jork med. News. 1897, Vol. 71, p. 97—109. —
Lenkei, Über Sonnenbäder. Zeitschr. f. phys. u. diät. Therapie, Bd. 11 u. 12. — Meinert,
Säuglingssterblichkeit und Wohnungsfrage. Arch. f. Kinderheilk. Bd. 44, S. 129. —
Muschold, Sonnenstich. Eulenburgs Realencyklopädie 1899, Bd. 22. — Nonne, Zur

Pathol. der nichteitrigen Encephalitis. Deutsche Zeitschr. f. Nervenheilk. Bd. 28, S. 28
u. Arch. f. Psych. Bd. 39, S. 12—25. —Paul, Asphyktische, psychische Störungen. Arch.
f. Psych. Bd. 32, S. 251. — Rietschel, Sommersterblichkeit der Säuglinge. Ergebnisse
d. inn. Med. Bd. 6. 1910. — Schuchardt, Über Veränderungen des Blutes nach Insolation.
Breslauer ärztl. Zeitschr. 1882, Nr. 16. — Schwarz, Paraplegie und Sonnenstich. Prager
med. Wochenschr. 1902, Nr. 50. — Senftleben, Zur Pathogenese des Hitzschlags. Berl.
klin. Wochenschr. 1907, Nr. 25—26. — Soltmann, Sonnenstich bei Kindern. Jahrb.
f. Kinderheilk. Bd. 9, S. 164. — Wiesel, Befunde am chromaffinen System bei Hitzschlag.
Virch. Arch. Bd. 183, S. 163. — Ziegler, Über die Wirkung der erhöhten Eigenwärme
auf das Blut und das Gewebe. Verhandl. d. Kongresses f. innere Medizin, 1895.

II. Erfrierung.

Von

L. Mohr-Halle.

Ätiologie. Ebenso wie die Wärme führt auch längerdauernde Kälte der um-
gebenden Medien zu lokalen und allgemeinen Schädigungen des menschlichen
Körpers. In der Mehrzahl der Fälle wirkt das Kältetrauma durch niedrige Lufttemperatur, doch kommen auch Erkrankungen durch Aufenthalt in eisigem
Wasser und durch Schneeverschüttungen vor. Schmelzender Schnee ist gefährlicher als staubförmiger, weil bei der Änderung des Aggregatzustandes des Schnees
Wärme den von ihm bedeckten Körpern in intensiver Weise entzogen wird.
Das lokale und das allgemeine Kältetrauma bewirkt in erster Linie eine Wärmeentziehung (entweder durch Strahlung oder Leitung), gegen die sich der Körper
der warmblütigen Tiere und der Mensch auf zwei Wegen zu schützen sucht:
durch Verminderung der Wärmeabgabe und Vermehrung. der Wärmebildung
(physikalische und chemische Wärmeregulation). Die physikalische Regulation wird durch entsprechenden Wärmeschutz mit der Bekleidung (bei Tieren
durch den Winterpelz) und Einschränkung der Durchblutung der Hautober-
fläche durch Kontraktion der Gefäße bewerkstelligt. Aber gerade dieses letztere
Hilfsmittel wird für unbekleidete und die bekleideten akralen Teile des Körpers
gleichzeitig ein die lokale Erfrierung der Teile begünstigender Faktor. Nicht
selten hat diese arterielle Ischämie bei längerdauernder Einwirkung mäßiger
Kälte die Nekrose und Gangrän der Teile zur Folge. Die chemische Regulation
erfolgt durch vermehrte Nahrungszufuhr, vermehrte Muskelarbeit, aber auch
ohne diese beiden durch primäre Mehrung der inneren Wärmebildung infolge
größerer Lebhaftigkeit der chemischen Umsetzungen.

Die Bedeutung des letztgenannten Faktors für die Wärmeregulation des Menschen
wird nicht allgemein anerkannt. Zuntz und seine Schule vertreten die Ansicht, die sie
in zahlreichen gründlichen Versuchen zu erhärten versucht haben, daß für die Umsatz-
erhöhung bei niedriger Außentemperatur allein die insensiblen und sichtbaren Muskelbewegungen in der Kälte (Frostschauer und Frostzittern) verantwortlich sind. Die bei
Tieren durch Rubner wohl zweifelsfrei nachgewiesene Stoffwechselsteigerung bei völliger
Muskelruhe sollen beim Menschen nicht vorkommen. Es ist aber nach meiner Ansicht
nicht gerechtfertigt, dem Menschen die chemische Wärmeregulation, die das Tier in so ausgesprochenem Maße hat, abzusprechen. Gewiß steht ihm in der Kleidung ein physikalisches
Hilfsmittel von so bedeutender Leistung zur Verfügung, daß er in der Regel damit allein
auskommen wird und starke Abkühlung seines Körpers vermeiden kann. Prinzipiell besitzt
der Mensch aber ebenso wie die anderen Warmblüter diese Funktion und macht von ihr unter
natürlichen Verhältnissen davon ebenso Gebrauch wie im Experiment, z. B. bei Anwendung
starker Hautreize, die zu einer Paralyse der Hautgefäße und damit zu vermehrtem Wärmeabfluß und zu Vermehrung der chemischen Umsetzungen führt (v. Bergmann) oder
unter pathologischen Bedingungen (Morb. Basedowi etc.).

Alle Einflüsse, die die Wärmeregulation beeinträchtigen oder sie über
die Maßen in Anspruch nehmen, vermehren die Gefahr des Kältetraumas.
Dahin gehören besondere territoriale und meteorologische Faktoren und indi-

viduelle Verhältnisse. Besonders niedrige Lufttemperatur ist an sich nicht die absolut gefährlichste. Bei trockener Luft und Windstille werden selbst Temperaturen von — 45 und 49 Grad ohne Schaden ertragen, besonders wenn gleichzeitig dabei Muskelarbeit geleistet wird. Dagegen werden schon bedeutend geringere Temperaturgrade bei feuchtem Wetter und Wind unerträglich. Auf Gebirgshöhen ist Kälte doppelt gefährlich. Jahraus jahrein verunglücken nicht wenige Menschen auch im kurzdauerndem Schneesturm im Hochgebirge. Ebenso gefährlich soll ein Übergang von höheren Kältegraden zu niedrigen sein. Von individuellen Faktoren spielt die allgemeine Konstitution, das Alter, der Ernährungszustand eine wichtige Rolle. Fette Menschen ertragen wegen des größeren Wärmeschutzes, den ihnen das Fettpolster gibt, Kälte besser als magere. Anämische Individuen, von Krankheiten geschwächte, Greise und Kinder sind gegen Kälte weniger widerstandsfähig als kräftige Menschen. Die Gewöhnung spielt eine sehr große Rolle. Beispiele dafür geben die Polexpeditionen in großer Zahl. Verderblich ist für die Widerstandsfähigkeit gegen selbst nicht sehr bedeutende Kältegrade der Alkoholrausch, in dem die Vasomotoren gelähmt sind und die Wärmeentziehung ganz besonders begünstigt ist. Wohl die Mehrzahl der Erfrierungen in unseren Breiten betrifft berauschte Individuen, die meist noch unterernährt und mangelhaft bekleidet sind.

Die Folge der behinderten und schließlich völlig versagenden Regulation ist das Sinken der Körpertemperatur bis zu Graden, bei denen die Lebensfunktionen nicht mehr möglich sind. Eine genaue Grenze speziell für den Menschen anzugeben ist nicht möglich. In der Mehrzahl der Fälle, die tödlich endeten, war die Erkaltung mit anderen Faktoren kompliziert, dem bereits erwähnten chronischen und akuten Alkoholismus, Unterernährung usw. Daraus erklärt sich wohl, daß der Tod bei ziemlich differenten Körpertemperaturen beobachtet ist, während andererseits bei ganz extrem niedriger Körpertemperatur noch Erholung aus der Erstarrung möglich war. So fand Reincke bei einem 34jährigen Manne, der in betrunkenem Zustand bei 1 Grad Lufttemperatur im erstarrten und völlig reaktionslosen Zustand auf der Straße gefunden wurde, eine Rektaltemperatur von 24 Grad. Nach mehreren Stunden stieg die Temperatur wieder auf 35,2, am nächsten Tage war sie 37,8. Andere Kranke von Reincke starben dagegen schon bei Temperaturen, die um 30 Grad sich bewegten. Ähnliche Beobachtungen sind ziemlich zahlreich in der Literatur (Janssen, Glaser, Bartels usw.). Auch im Tierexperiment liegen die Verhältnisse ganz ähnlich. In manchen Versuchen konnten Hunde, Kaninchen und Katzen bis auf eine Rektaltemperatur von 9,5—4,8 Grad abgekühlt werden, wobei einige Hunde nach Wiedererwärmen am Leben blieben. In anderen Versuchen starben die Tiere bei 20—24 Grad. Das dürfte auch die äußerste für den Menschen zutreffende Temperatur sein. Bei der allmählichen Erwärmung steigt die Körpertemperatur wieder an, um im Laufe von 12 spätestens 24 Stunden ihren normalen Stand wieder zu erreichen. Auch Erhöhungen der Temperatur stellen sich gelegentlich ein.

Symptomatologie. Die Folgen lokaler Kälteeinwirkung sind verschieden, je nach dem Grad der Temperaturherabsetzung, der Dauer der Einwirkung und der Beschaffenheit des kalten Mediums. Man hat mehrere Grade unterschieden wie bei den Verbrennungen, von der einfachen Rötung bis zum Kältebrand. Leichtere Kälteeinwirkungen rufen zunächst infolge der Kontraktion der Hautgefäße eine Anämie und Schmerzempfindung der Teile hervor, die besonders schnell bei anämischen und chlorotischen Individuen und solchen mit labilen Vasomotoren eintritt (Doigt mort.). Auf die Vasokonstriktion folgt nach einiger Zeit eine Erschlaffung der Gefäße, die Haut wird rot und die schon vorher bestandene Schmerzempfindung wird stärker. Öftere Wiederholung und längere Einwirkung feuchter Kälte, selbst wenn sie noch über dem Gefrierpunkt liegt, ruft ebenfalls mit Vorliebe bei vasomotorischen und anämischen Individuen, ebenso bei Kindern an den akralen Teilen — Nasenspitze, Ohren, Fingern, Zehen — ein juckendes Erythem hervor, Frostbeulen, Perniones. Die lange einwirkende Kälte auch mäßigen Grades kann schließlich zur ischämischen Nekrose ganzer Körperteile führen. Von ihr zu unterscheiden ist die Frostgangrän, die durch echtes Gefrieren der Knochen und Weichteile und des Blutes eintritt und neben der sich entzündliche, in Ödem und Demarkierungsvorgängen sich äußernde Prozesse abspielen. Bei den lokalen Erfrierungen ist in der Regel das Allgemeinbefinden nicht gestört, es sei denn, daß durch komplizierende Eiterungen Fieber auftritt. Doch können auch ohne diese Komplikation in den ersten Tagen bei tiefergreifenden Prozessen Temperatursteigerungen bis 40 Grad vorkommen (Resorptionsfieber).

Die Symptome allgemeiner Erfrierung betreffen das Nervensystem, die Zirkulation und die Atmung. Mit der zunehmenden Abkühlung des Blutes sinkt die Erregbarkeit des Zentralnervensystems, eine allmählich zunehmende Mattigkeit überfällt die Menschen, die Fähigkeit zur Muskelarbeit wird immer geringer, eine unüberwindliche Neigung zu Schlaf tritt ein. Der Gang wird unsicher wie der eines Betrunkenen, das Gesichtsfeld wird verschleiert, eine immer größer werdende Apathie stellt sich ein. Nur mit fremder Hilfe können sich in diesem Zustand die Leute noch vom Platze bewegen. Sich selbst überlassen, stürzen sie hin, verfallen in Schlaf, aus dem sie in der Regel nicht mehr erwachen. Die Atmung ist anfangs beschleunigt, wird dann bei fortschreitender Abkühlung langsam und tief. Ihre Frequenz geht parallel mit der Abnahme der Herztätigkeit. Auch der Puls wird nach anfänglicher Beschleunigung bei weiterem Fortschreiten der Abkühlung langsam und unfühlbar. Herztätigkeit und Atmung halten häufig noch an, wenn die allgemeine Erstarrung und Reflexlosigkeit schon vollständig geworden ist. Die Respiration kann auf 8, der Puls auf 40 und noch weniger Schläge sinken. Solange Puls und Atmung noch nachweisbar sind, ist auch bei völliger Erstarrung, wenn sie nicht zu lange gedauert hat, die Möglichkeit einer Genesung bei Anwendung geeigneter Maßnahmen vorhanden. Von der größten Bedeutung ist hierbei das allmähliche Erwärmen des erstarrten Körpers. Bei brüskem Übergang zu höheren Temperaturen kann noch plötzlicher Tod eintreten. Auch Hemiplegien, Epilepsie, kataleptische Zustände sind nach rascher Erwärmung beobachtet. Nach der Genesung ist der Geschmackssinn und die Sprache noch häufig lange Zeit verändert. Öfters werden in einzelnen erstarrt gewesenen Extremitäten Lähmungen beobachtet, die sehr lange, unter Umständen dauernd, bestehen bleiben. Bemerkenswert ist noch das Auftreten von Mal perforant, sowie eigenartiger Muskelveränderungen (R. Volkmann) und endartritischer Prozesse. Die lokalen Veränderungen an den peripheren Teilen (Gangrän etc.) sind bereits erwähnt.

Die **Leichenbefunde** nach dem Tode an Erfrierung bieten nichts Charakteristisches. Gefunden wurde Hyperämie des Gehirns, starke Blutfülle der inneren Organe, vor allem des Herzens. Häufig sind Blutaustritte auf die Pleura und in das Lungengewebe. Hämorrhagische Erosionen der Magenschleimhaut. Auch Duodenalgeschwüre wie bei ausgedehnten Verbrennungen sind einmal beobachtet worden.

Pathogenese. Auf Grund der Ergebnisse des Tierexperiments hat man verschiedene Veränderungen als für das Wesen der Erstarrung und des Erfrierungstodes bedeutungsvoll angesehen: Zerstörung der roten Blutzellen (Rollet) und Hämolyse, Kältestarre des Herzens, Erstickung infolge Lähmung des Atemzentrums, allgemeine Erschöpfung infolge Darniederliegens des gesamten Stoffwechsels aus Mangel an Wärme. Das letztere kommt wohl allein in Frage. Die Auflösung der roten Blutkörperchen mag wohl einzelne Symptome, z. B. das Fieber nach der Lösung der Starre bei brüskem Wechsel der Umgebungstemperatur erklären, der Erstarrungstod beim Menschen tritt aber sicher früher ein, ehe das gesamte Blut oder ein erheblicher Teil gefroren ist. Gegen die Annahme, daß die Kältestarre des Herzens das maßgebende ist, spricht die Tatsache, daß das Herz gegen Kälte auffallend widerstandsfähig ist. Waller hat isolierte Säugetierherzen nach Gefrieren durch Erwärmen wieder zum Schlagen gebracht. H. E. Hering konnte das Affenherz durch Akzeleransreizung wieder zur Kontraktion bringen, als es 54 Stunden nach dem Tode durch Ringerlösung wieder belebt war, nachdem das ganze Tier während der Nacht zweimal steinhart gefroren war. Ferner spricht dagegen, daß in vielen Fällen, wo bei allgemeiner Erstarrung das Herz noch anzuregen war, doch der Tod eintrat. Auch für eine primäre Lähmung des Atemzentrums liegt kein sicherer Beweis vor. Nach Anxieux soll die Kälte weder das Atemzentrum noch die Atemnerven lähmen. Auch sind die Angaben über den CO_2-Gehalt des Blutes, der bei Erstickung größer sein müßte, widersprechend. Die charakteristischste Störung bei der Abkühlung ist vor allem das Verhalten des Stoffwechsels. Zunächst steigen, wie übereinstimmend angegeben wird, wahrscheinlich infolge reflektorischer Reizung der wärmeregulatorischen Zentren im Zwischenhirn die Zersetzungen. Solange dadurch die Eigentemperatur aufrecht erhalten werden kann, gehen auch die übrigen Funktionen ungestört vor sich. Mit der zunehmenden Wärmeentziehung und zum Teil auch der Erschöpfung der Brennvorräte (Glykogenschwund, erhöhte Eiweiß- und Fettzersetzung) sinkt die Bluttemperatur und damit die Erregbarkeit der höheren Zentren, deren Lähmung den Tod herbeiführt. Die Herztätigkeit kann einige Zeit hindurch noch unabhängig von zentralen Einflüssen durch die Aktion der automatischen Zentren aufrechterhalten werden.

Die **Prognose** ist abhängig von dem Grad der Erkältung. Doch lassen sich bestimmte Anhaltspunkte nicht geben, da, wie bereits erwähnt, gelegentlich noch bei einer Körpertemperatur von 24 Grad Genesung, bei 30 und 31 Grad der Tod eingetreten ist. Im allgemeinen ist die Prognose um so ungünstiger, je tiefer die Körpertemperatur gesunken ist. Von Wichtigkeit ist die Dauer der Erstarrung. Je länger sie bereits bestand, um so geringer die Hoffnung auf Genesung. Daß auch nach der Wiederkehr des Bewußtseins und der Rückkehr normaler Temperatur der Tod plötzlich eintreten kann, ist schon erwähnt.

Die **Diagnose** ergibt sich in der Regel aus den Begleitumständen und den lokalen Erfrierungen.

Behandlung. Von einer Besprechung der Behandlung der lokalen Erfrierungen sehe ich hier ab. Sie sind Gegenstand chirurgischer Maßnahmen. Bei der Wiederbelebung durch Frost erstarrter Menschen muß mit großer Vorsicht vorgegangen werden, und der zu rasche Übergang in die Wärme vermieden werden. Man bringt deshalb zuerst die Individuen in ein ungeheiztes Zimmer, in ein ungewärmtes Bett und reibt sie mit nassen kalten Tüchern oder mit Schnee ab. Alsdann bringt man den Kranken in ein Vollbad, zunächst von Zimmertemperatur, und erwärmt dann das Bad im Laufe von 2—3 Stunden auf 30 Grad Celsius. In den allmählich wiederbelebten Gliedern treten gewöhnlich mit abnehmender Starre und Wiederherstellung der Zirkulation Schmerzen auf. Man kann diese lindern, indem man die Glieder mit kaltem Wasser übergießt oder mit naßkalten Tüchern einwickelt. Sowie die Zirkulation in den Gliedern wieder da ist, beginnt man mit der subkutanen Einführung von Analepticis. Die Glieder werden zur Verbesserung des venösen Rückflusses und Verhütung von Stase durch geeignete Vorrichtungen vertikal suspendiert. Bei noch atmenden Erfrorenen werden künstliche Atmung und Analeptika angewendet.

III. Erkältung und Erkältungskrankheiten.

Von

L. Mohr-Halle.

Als Erkältung und Erkältungskrankheiten bezeichnet man eine Anzahl von Krankheitszuständen, die nach kurzer oder längerdauernder Einwirkung relativ niederer Temperatur auf die Körperoberfläche oder nach Einatmung kalter Luft oder nach Genuß kalter Getränke am Ort der Wirkung oder entfernt davon an anderen Körperstellen entstehen. Als Erkältung $\varkappa\alpha\tau'$ $\dot{\varepsilon}\xi o\chi\dot{\eta}\nu$ gelten der akute Schnupfen, die Tracheobronchitis und rheumatische Muskel- affektionen. Bei einer Anzahl anderer akuter oder chronischer Erkrankungen wird der Erkältung eine wichtige ätiologische Bedeutung zugeschrieben: Lungen- entzündung, Pleuritis, Nephritis, Enteritis, Neuritis, Neuralgien, auch Rücken- markserkrankungen sollen im Anschluß an Erkältung und Durchnässung ent- stehen. Ferner werden chronisch endarteritische Veränderungen an den Bein- gefäßen bei Menschen, deren Extremitäten häufigen Durchnässungen ausgesetzt waren, chronische Gelenksveränderungen mit der Erkältung in Zusammenhang gebracht.

Der Begriff der Erkältung umfaßt im üblichen Sprachgebrauch demnach zweierlei: einen klinischen Symptomenkomplex und eine Krankheitsursache. Über beider Existenzberechtigung gehen auch heute noch die Ansichten aus- einander. Es ist zweifellos, daß früher die Wichtigkeit der Erkältung als Krankheitsursache auch von den Ärzten bedeutend überschätzt wurde, ebenso wie das heute noch von Laien geschieht. Die Entdeckung spezifischer Infektions- erreger für die große Zahl der früher auf Erkältung zurückgeführter Erkran- kungen und die ätiologische Aufklärung anderer früher mit Erkältung in ursächliche Beziehung gebrachter Leiden, hat hier gründlich Wandel geschafft und die Rolle der Erkältung als ätiologischen Lückenbüßer in der größten Mehrzahl der Fälle aufgedeckt.

Wenn man aber der Erkältung jegliche ätiologische Bedeutung absprechen und nur Infektions- aber nicht Erkältungskrankheiten gelten lassen will, so verfällt man in dasselbe Extrem wie vorher, als alles oder vieles ätiologisch Un- klare der Erkältung zugeschrieben wurde. Bekanntlich sind durchaus nicht alle Bakterien, die man z. B. beim Menschen in den Luftwegen findet pathogen und selbst pathogene Bakterien, in die Trachea und die Bronchien hinein- gebracht, erzeugen dort keineswegs unter allen Umständen Krankheiten. Erst wenn die Gewebe mechanisch oder durch Abkühlung geschädigt sind, hat das Hineinbringen von Bakterien in die Trachea Erkrankung der Lunge zur Folge. Dazu kommt, daß die alltägliche Erfahrung viele Beispiele von Erkältungseinfluß zeigt, bei denen Infektion völlig ausgeschlossen ist. Wenn ein Mensch auf eine temporäre Durchnässung der Füße mit einem akutest einsetzenden Schnupfen oder ein anderer beim Sitzen auf feuchtem Boden mit sofortigen Blasenbeschwer- den reagiert, wenn nach einer lokalen Kälteeinwirkung auf das Bein sich eine Neuralgie im Ischiadikus entwickelt, so kann dabei eine Infektion nicht in Be- tracht kommen. Auch nach dem Ergebnis des Experimentes ist an der ätio- logischen Bedeutung der Erkältung nicht zu zweifeln. W. Siegel hat an Hunden unter Versuchsbedingungen, die den klinischen Verhältnissen fast völlig nahe- kommen, gezeigt, daß Abkühlung der Hinterbeine bis zum Knie in Wasser von 4 Grad Celsius eine echte Nephritis zu erzeugen imstande ist.

Auch viele andere Experimente zeigen, daß die Abkühlung an sich patho- logische Erscheinungen zur Darstellung bringen kann, die für die Erkältungs- krankheiten typisch sind, z. B. die Schleimabsonderung in der Trachea bei Kälteapplikation auf den Bauch, das Auftreten von Durchfällen, die Entstehung von Hyperämie und Anschoppung einzelner Lungenlappen, die Lösung der roten Blutkörperchen und den Austritt von Hämoglobin in das Serum, ähnlich wie bei der paroxysmellen Hämoglobinurie, bei deren Auslösung ja der Kälte faktor eine so wichtige Rolle spielt. Gelegentlich hat man in den durch die Ab- kühlung erzeugten Anschoppungen in der Lunge Bakterien gefunden, und auch die klinischen Fälle von Pneumonie, bei deren Entstehung Erkältung in Frage kommt, verlaufen unter dem Bilde der Infektion. Daraus geht hervor, daß neben oder nach der Abkühlung noch Bakterientätigkeit eingesetzt hat.

Man hat das Verhältnis der beiden in die Formel gebracht, daß die Erkältung die Disposition zur Infektion schafft, so daß in letzter Linie die sog. Erkältungskrankheit doch nichts anderes als eine Infektionskrankheit ist. Es läßt sich nicht bezweifeln, daß in vielen Fällen, besonders bei den Erkrankungen der Atemwege ein solches Abhängigkeitsverhältnis zwischen beiden existiert, es kann jedoch nur da zur Geltung kommen, wo auch Infektionserreger vorhanden sind. Die Erfahrung lehrt aber, daß die Erkältung auch Krankheitserscheinungen hervorruft, wenn Bakterien in den Geweben nicht anwesend sind. Es kann deshalb nach meiner Meinung an der selbständigen ätiologischen Bedeutung der Erkältung im allgemeinen und an der Existenz speziell als Erkältung bezeichneten Krankheiten kein Zweifel bestehen.

Die Bedingungen, unter denen die Kälte in diesen Fällen zur Geltung kommt, sind nicht identisch mit denen des Kältetraumas, die im vorhergehenden Kapitel geschildert sind. Es handelt sich dabei fast nie um extrem-niedrige Temperaturen, sondern um relative Temperaturherabsetzungen. Auch wird meistens nur ein geringer Teil der Körperfläche von der Abkühlung getroffen, und fast nie handelt es sich dabei um meßbare Wärmemengen, die dem Körper entzogen werden. Die Kälte wirkt meist längere Zeit hindurch. Das erkältende Agens ist nicht trockene Kälte, sondern entweder Zugluft oder naßkalte Luft. Durchnässungen größerer Hautpartien sind besonders gefürchtet, ebenso die Einwirkung kühler Zugluft auf den überhitzten Körper. Keineswegs ist aber vorherige Überhitzung für den Eintritt der Erkältung notwendig. Die Kältewirkung ist aber nicht allein maßgebend. Wichtiger scheint die dauernde oder momentane Disposition des Individuums zu sein. Von Menschen, die gleichen äußeren Erkältungsbedingungen ausgesetzt sind, erkranken bekanntlich keineswegs alle.

Zwei schlagende Beispiele, von denen das eine die verschiedene individuelle Disposition, das andere die ätiologische Bedeutung der Erkältung bei der Pneumonie illustriert, sind folgende. Welch hat folgende Beobachtung gemacht.

Ein Bataillon war nach einem sechsjährigen Aufenthalt in einem Mittelmeerhafen unmittelbar in den rauhen Winter Nordamerikas gekommen. 330 Mann waren in einem aus Holz hergerichteten, für die Ausstellung bestimmten Gebäude untergebracht, das von allen Seiten freistand und durch die dünnen Wände und die zahlreichen Spalten und Risse dem Winde freien Zutritt in die bewohnten Räume gestattete. Andere 256 Mann lagen in festen wohlgeschützten Baracken und 66 verheiratete Soldaten waren in städtischen Quartieren einlogiert. Von den im Ausstellungsgebäude wohnenden Leuten erkrankten an Pneumonie 38, während bei den übrigen Soldaten nur drei auf Witterungseinflüsse zurückzuführende Erkrankungen an Lungenentzündung vorkamen. Am schwersten litten die in dem Ausstellungsgebäude in den oberen Räumen untergebrachten Leute, welche den scharfen Winden aus Nord und West am meisten ausgesetzt waren. Die Krankheit ist zweifellos dadurch entstanden, daß der Körper während der Nacht dem Luftzug bei im allgemeinen niedriger Lufttemperatur ausgesetzt war. (Zit. nach Tendeloo.)

Das andere Beispiel findet sich in den Versuchen von Chodunski. Chodunski hat sich mit bewundernswertem Heroismus die größte Mühe gegeben, sich zu erkälten, indem er sich nach kalten (4⁰) und heißen Bädern (40, 45⁰) nackt und naß bei offenem Fenster und offener Tür einem scharfen Luftzug der Temperatur von 0, 05, 1, 1,5 10 und 12 Grad bis zu einer Stunde lang ausgesetzt hat. Trotzdem er an einer chronischen Bronchitis litt und in seinem Sputum und auf den Tonsillen die verschiedensten Bakterien barg, hat er sich nicht erkältet. Er schloß aus diesen Erfahrungen, daß die Erkältungsfaktoren, die klinisch in Frage kommen, den Menschen nicht nur nicht schädigen, sondern auch nicht einmal die Disposition zu Erkrankungen, speziell nicht zu infektiösen schafft. Nach Chodunski sind alle Erkältungskrankheiten Infektionskrankheiten. Die Versuche Chodunskis erlauben aber diesen allgemeinen Schluß nicht. Die Versuchsergebnisse gelten nur für seinen Spezialfall. Es ist gar kein Zweifel, daß sehr viele nicht wie Chodunski selbst abgehärtete Menschen unter den gleichen Bedingungen erkrankt wären.

Diese Abhängigkeit von disponierenden Faktoren hat die Erkältung mit allen anderen Krankheitsursachen gemein. Sofern diese nicht in übermächtiger Stärke ein Individuum treffen, bedürfen sie zur Entfaltung ihrer Wirksamkeit immer eine gewisse Krankheitsbereitschaft des Individuums. Die Disposition zur Erkältung wird erhöht durch körperliche Ermüdung, Hunger, Unterernährung u. ä., sie ist geringer bei kräftiger Körperkonstitution und bei Gewöhnung an Kältereize. (Abhärtung.)

Experimentell ist festgestellt, daß bei gut genährten Tieren Wärmeverluste nach wiederholten Abkühlungen immer geringer werden, schließlich ganz fehlten; bei schlecht genährten Tieren tritt eine solche Gewöhnung an Abkühlung nicht ein. Es nimmt bei den erstgenannten die Fähigkeit physikalisch zu regulieren zu, die durch die Kälte hervorgerufene Gefäßkontraktion bleibt länger bestehen (Nasaroff, Durig und Lode). Aber auch die Haut selbst verändert sich; die Epidermis kann sich bei Mensch und Tier nach wiederholten Kälteapplikationen um das achtfache verdicken (Fürst).

Für das Zustandekommen einer Erkältung und die Wirkungsweise der Abkühlung geben die Erfahrungen über die Reaktionen bei hydrotherapeutischen Maßnahmen die besten Anhaltspunkte.

Die Kälte bewirkt an dem Orte ihrer Einwirkung eine Kontraktion der Gefäße und damit eine Verschiebung der Blutmasse. Während die peripheren Teile relativ blutarm und blaß werden, werden die tiefer gelegenen und die inneren Organe blutreich und hyperämisch. Es bestehen dabei sehr interessante und stets gleichmäßige Wechselbeziehungen. Bei Kälteapplikation auf die Haut werden Lungen, Bauchorgane und Gehirn blutreicher, die Nierengefäße kontrahieren sich dagegen gleichsinnig wie die Hautgefäße. Bei kurzen intensiven Kältereizen folgt der Kontraktion eine Erweiterung der Hautgefäße — reaktive Hyperämie. Bei dem Eintreten einer Reaktion erfolgt ein wohliges behagliches Gefühl, fehlt die Reaktion, so tritt Kältegefühl und Frösteln auf. Die Schnelligkeit der Reaktion ist einerseits abhängig von der Konstitution der Individuen — junge kräftige reagieren prompt, ältere und schwächliche langsam oder schwach — und der Funktion der Vasomotoren, andererseits von der Dauer und Stärke des Reizes. Länger dauernde und schwächere Reize haben eine verzögerte Reaktion zur Folge. Kältereize von dieser Beschaffenheit kommen aber bei den gewöhnlichen Erkältungsursachen klinischer Art zur Geltung. Bei ihnen kommt es zu einer akuten Hyperämie der inneren Organe unter Umständen recht beträchtlichen Grades, die gelegentlich zu Hämoptoe (Roßbach, Hertz), in fast allen Versuchen am Tier zu einer Blutüberfüllung mit mehr oder weniger starker Exsudation in die Lungenalveolen führt. Es kann auf diese Weise zu einer zunächst sterilen oder durch sekundäre Infektion, die durch die arterielle Hyperämie und den damit verbundenen Wasserreichtum des Gewebes unterstützt wird, zu einer infektiösen Entzündung kommen.

Ob mit dieser arteriellen Hyperämie noch andere biologische die Infektion begünstigende Momente einhergehen, Verminderung der Hämolysinbildung, Abnahme der Bakterizidie, der Alexinbildung, ist nicht entschieden.

Einfacher als für die Lungen- und Bronchialerkrankungen liegen die Verhältnisse da, wo am Ort der Kältewirkung selbst eine Erkrankung eintritt bei einer Neuralgie oder Neuritis. Hier ruft die Kälte eine Anämie wie an der Haut selbst hervor, die die vitalen Bedingungen des Organs schädigt. Doch können, wie z. B. bei der Fazialislähmung, auch bakterielle Einflüsse beteiligt sein, die von der Mundhöhle aus an den Nerven gelangen. Die Erkältungsnephritis wird durch die gleichsinnige Reaktion der Haut- und Nierengefäße verständlich. Längerdauernde Anämie infolge des peripherangreifenden Kältetraumas führt zu einer Ischämie der Nieren mit ihren bekannten Folgen.

Literatur zu Erfrierung und Erkältung.

Chelmonski, Über Erkältung als Krankheitsursache. Deutsch. Arch. f. klin. Med. Bd. 59, S. 140. — Chodunski, Erkältung und Erkältungskrankheiten. 1907. — Dürck, Studien über die Ätiologie und Histologie und der Pneumonie im Kindesalter und im allgemeinen. Deutsch. Arch. f. klin. Med. Bd. 58, S. 368. — Hofmann,

Erfrierung. Eulenburgs Realenzyklop. III. Aufl. — Janssen, Über subnormale Körpertemperaturen. Arch. f. klin. Med. Bd. 53. S. 248. — Kißkalt, Über lokale Disposition, Erkältung und Abhärtung. Münch. med. Wochenschr. 1900, S. 110. — Küster, Erfrierung. Eulenburgs Realenzyklop. III. Aufl. — Liebermeister, Über die Kohlensäureproduktion bei der Anwendung von Wärmeentziehung. Deutsch. Arch. f. klin. Med. Bd. 10, S. 89. — Lode, Beeinflussung der individuellen Disposition zu Infektionskrankheiten durch Wärmeentziehung. Arch. f. Hygiene Bd. 28. — Loewy, A., Handb. der Biochemie von Oppenheimer. Bd. 4. — Marchand, Handb. d. allgem. Path. v. Krehl u. Marchand, I. Bd. S. 108 ff. (Literatur). — Müller, F., Der Keimgehalt der Luftwege bei gesunden Tieren. Münch. med. Wochenschr. 1897, Nr. 49. — Otfried Müller und Veiel, Beiträge zur Kreislaufsphysiologie des Menschen usw. Volkmanns Sammlg. klin. Vorträge. Inn. Med. 194/196. 1910 u. 199/201, 1911. — Reincke, Beobachtungen über die Körpertemperatur Betrunkener. Deutsch. Arch. f. klin. Med. Bd. 16, S. 12. — Reineboth, Experim. Unters. über den Entstehungsmodus der Sugillationen der Pleura infolge von Abkühlung. Deutsch. Arch. f. klin. Med. Bd. 62. S. 63. — Reineboth und Kohlhardt, Blutveränderungen infolge von Abkühlung. Deutsch. Arch. f. klin. Med. Bd. 665. S. 192. — Reinhardt, Berl. klin. Wochenschr. 1884, Nr. 34. — Rubner, Gesetze des Energieverbrauchs bei der Ernährung. 1902. — Ruhemann, J., Erkältung eine Krankheitsursache und inwiefern. — Samuel, Erkältung. Eulenburgs Realenzyklopäd. 3. Aufl. (Literatur). — Schapals, Das Verhalten der Blutzirkulation und des Stoffwechsels bei verschieden temperierten Bädern. Zeitschr. f. exp. Path. u. Therapie. Bd. 10. — Siegel, W., Abkühlung als Krankheitsursache. Zeitschr. f. exp. Path. u. Therapie. Bd. 5, S. 319 ff. (Literatur). — Sonnenburg, Erfrierung. Deutsch. Chir., Lief. 14. (Literatur.) — Tendeloo, Studien über die Ursachen der Lungenkrankheiten. Wiesbaden 1902. S. 243 ff. (Literatur.)

IV. Erkrankungen durch elektrische Energie.

Von

L. Mohr-Halle.

Vorkommen. Gesundheitsschädigungen durch elektrische Energie sind ziemlich häufige Ereignisse, die vor allem wegen ihrer sozial-medizinischen Bedeutung das Interesse des Arztes beanspruchen. Blitzschlag und elektrischer industrieller und technischer Starkstrom fordern jahraus jahrein eine nicht geringe Zahl von Opfern und bedingen in nicht tödlich endenden Fällen eine weit höhere Zahl von Erkrankungen, die teilweise ein ganz spezifisches Verhalten aufweisen. Im Jahre 1908 sind in Preußen 177 Personen durch Blitzschlag und 60 durch industriellen Starkstrom getötet worden. In Amerika kommen jährlich etwa 500 Todesfälle durch Blitzschlag vor. Mit der weiteren Ausdehnung des elektrischen Stromnetzes auch über das platte Land, der „Elektrisierung" der Hausindustrie, des Handwerks, der landwirtschaftlichen Betriebe, der Fernbahnen usw. wird in Zukunft die Gelegenheit zu elektrischen Unfällen zweifellos zunehmen. Es scheint, daß damit auch die Blitzgefahr wächst.

Ätiologie. Bedeutung als Krankheitsfaktoren kommt nur der kosmischen und der künstlich erzeugten strömenden elektrischen Energie zu. Statische Elektrizität und die Verschiebungen des elektrischen Magnetfeldes sind ohne Einfluß auf den Menschen, höchstens daß die letztgenannten auf den Blutdruck wirken. Doch ist auch dieses strittig (d'Arsonval, Rumpf u. a.). Von der kosmischen Energie kommt der Blitz, die meist längere Zeit anhaltenden elektrischen Entladungen im Hochgebirge und die bei Vulkanausbrüchen beobachteten elektrischen Entladungen in Frage. Beim künstlich erzeugten elektrischen Strom handelt es sich entweder um Kondensatorentladungen oder elektrische Ströme (Elementbatterien, Akkumulatoren, magnetoelektrische Maschinen, Dynamos, Induktionsströme, Ruhmkorffscher und Dubois-Reymondsche Apparate). Praktische Bedeutung haben eigentlich nur die Unfälle durch Blitzschlag und elektrischen Starkstrom. Zwischen beiden bestehen weder in ihrem Wesen noch in ihrer Wirkung andere als graduelle Unterschiede. Der Blitz wird in physikalischer Beziehung gegenwärtig als eine Summe elektrischer Ströme von sehr hoher Spannung und hoher Periodenzahl aufgefaßt. Demgemäß sind auch die klinischen Krankheitsbilder bei beiden die gleichen.

Zum Zustandekommen eines elektrischen Unfalls ist notwendige Voraussetzung, daß der menschliche Körper in einen elektrischen Stromkreis eingeschaltet ist.

Die Einschaltung kann entweder zweipolig sein durch direkte oder indirekte Berührung mit zwei Leitern verschiedenen Potentials, oder sie ist einpolig und der Körper steht mit der Erde in gut leitender Verbindung (Erdschluß, ,,gut geerdet''). Letzteres ist in sehr vielen industriellen Betrieben der Fall, auch bei den Verletzungen durch herabgefallene Stromleitungsdrähte usw. Auch durch Funkenüberschlag kann Stromübertritt erfolgen. Ohne besondere Folgen ist gewöhnlich der Stromübergang im Nebenschluß, wenn der Körper zwei Punkte ein und desselben Leiters berührt. Der Stromübergang selbst ist dann aber noch von einer Reihe wichtiger physikalischer und physiologischer Faktoren abhängig. Von wesentlicher Bedeutung ist die Spannung des Stroms und die Stromstärke, die auf den Organismus einwirkt. Im allgemeinen ist ein elektrischer Strom um so gefährlicher, je größer seine Spannung ist. Wenn aber der Widerstand, den der Strom findet, sehr groß ist, bleiben selbst hochgespannte Ströme ungefährlich oder sie entfalten geringere Wirkungen als Ströme von bedeutend niedrigerer Spannung bei geringem Körperwiderstand. So ist es erklärlich, daß ein Mensch, ohne Schaden zu nehmen, einen Strom von 500 Volt Spannung erträgt, während ein anderer von einem Strom von 65 Volt sofort getötet wird. In dem ersteren Fall war die Stärke des den Körper passierenden Stroms infolge des großen Widerstandes an der Eintrittsstelle so gering, daß sie keinen Schaden stiftete, in dem anderen Falle ist infolge günstiger Widerstandsbedingungen ein Strom von bedeutender Stärke in den Körper eingedrungen. Es lassen sich deshalb bestimmte Werte für die Gefährlichkeit eines Stromes auf Grund seiner Spannung nicht aufstellen. Maßgebend ist vielmehr die Stromstärke des einwirkenden Stromes, und diese ist wiederum vom Widerstand des Körpers an der Eintritts- und Austrittsstelle und der Leitungsbahn abhängig, dieser selbst noch von der Kontaktfläche und der Kontaktdauer.

Der Widerstand des menschlichen Körpers ist vielfach gemessen worden. Die Zahlen schwanken von 1000—100000 Ohm. Die Differenzen werden eingeengt, wenn die Kontaktflächen mit gut leitenden Medien umgeben und von Feuchtigkeit durchdränkt sind. Beim Eintauchen beider Hände in eine Lösung von Zinksulfat beträgt der Widerstand 3000—6000 Ohm; 1100—1200 Ohm, wenn beide Arme eingetaucht sind; erweicht man die Epidermis mit Natronlauge, so beträgt der Widerstand 1000—2000 Ohm. Jellinek fand Widerstände von ca. 1000 Ohm, wenn er Elektroden in Mund und Rektum affizierte. Die einzelnen Gewebe geben ebenfalls ganz verschiedene Widerstandsgrößen: die Sägefläche von Knochen 300 000 Ω, Sehnen 10 000 Ω, Leber 900 Ω usw., Gehirn 2000 Ω, Blut 4000 Ω. Für den Stromdurchtritt ist der Zustand der Haut von der größten praktischen Bedeutung. Feuchte Haut bietet kleinere Widerstände als trockene, eine Kinderhand geringere als wie die Hand eines Arbeiters, Behaarung erhöht den Widerstand bedeutend, ebenso die bei elektrischen Unfällen auftretenden Brandwunden, wodurch der Durchtritt des Stromes wesentlich verschlechtert werden kann. Eine vollständige Verkohlung soll dagegen den Widerstand herabsetzen (Jellinek). Mit Gummihandschuhen versehen kann man den blanken Draht jeder Lichtleitung erfassen, auf einem trockenen Glase oder einer Kautschukplatte stehend mit nackter Hand einen bloßen Leiter unter Strom bis ca. 1000 Volt berühren. Eine Luftschicht von 4—6 cm kann von den meisten industriellen Strömen nicht durchschlagen werden. Trockene Schuhe, trockene Kleider erhöhen sehr beträchtlich den Widerstand. Zum Beispiel beträgt der Widerstand von Hand zur Erde bei Bekleidung der Füße in trockenen Holzschuhen über 150 000 Ohm. In einer Zuckerraffinerie, wo Boden und Schuhwerk der Arbeiter mit Strontiumlauge durchtränkt waren, betragen dagegen nur 1000 bis 2000 Ohm. Bei einer Berührungsfläche von 1 qcm (an der Fingerbeere) beträgt der Widerstand 50 000 Ohm, bei 100 qcm (Handfläche) nur noch 500 Ohm. Von der Variation dieser Punkte hängt es ab, ob im einzelnen Falle selbst bei hochgespannten Strömen ein genügend starker Strom auf den Körper übergeht.

Das gilt in gleicher Weise für Wechselstrom und für Gleichstrom, von denen nach einer früheren Ansicht der letztere im allgemeinen gefährlicher sein sollte als der erstere. Es scheint aber, daß ein tiefgreifender Unterschied zwischen den beiden nicht besteht. Da Wechselstromanlagen zahlreicher sind als Gleichstromanlagen, werden sicher auch die Zahl der Unfälle durch die ersteren häufiger sein. Als untere Grenze der noch gefährlichen Spannungen kann eine solche von 40 bis 60 Volt bezeichnet werden. Das sind Spannungen, von denen unsere Lichtleitungen versorgt werden. Es gehören jedoch bei den niederen Spannungen ganz besonders günstige Bedingungen für die Leitung des Stromes zur Erzeugung schwerer Störungen. Bei den höher gespannten Strömen kommt die Periodenzahl wesentlich in Betracht. Am gefährlichsten sind Ströme mit einer Periodenzahl von 20 bis 70 in der Sekunde, zu denen fast alle industriellen Ströme gehören. Mittlere Spannungszahlen etwa bis 1000 Volt mit hoher Periodenzahl (mehrmals 100 000 in der Sekunde) z. B., sind ungefährlich. Solche Ströme werden neuerdings in der Therapie angewandt (Teslaströme, Thermopenetration, d'Arsonvalisation). Mit der Erhöhung der Spannungszahl werden auch solche Ströme wieder gefährlich, die sehr hohe Periodenzahl haben, wie das beim Blitz der Fall ist.

Die Kontaktdauer kann gelegentlich sehr kurz sein, dann ist auch die Wirkung des Stromes im allgemeinen eine geringere. Dauert der Kontakt aber längere Zeit, Minuten unter Umständen, dann tritt in fast allen Fällen der Tod ein. Von den physiologischen Faktoren sind gewisse allgemeine Erkrankungen, die zu einer Herabsetzung des Körperwiderstandes, führen, z. B. die Nephritis, oder solche, bei denen anatomische Veränderungen bereits vorliegen, z. B. Arteriosklerose, für die Erkrankung von Bedeutung.

Auch die nervöse Disposition spielt speziell bei den mehr funktionellen Erkrankungen durch Elektrizität eine sehr große Rolle. Ferner ist das psychische Moment zu berücksichtigen; absichtliche Berührung eines elektrischen Starkstromleiters soll geringeren Effekt haben als zufällige. Schlafende Monteure sollen weniger durch den Starkstrom beschädigt werden. Auch im Experiment ist beobachtet worden, daß narkotisierte Kaninchen stärkere Ströme ohne Schaden ertragen können als normale (Jellinek).

Die elektrischen Unfälle betreffen in der größten Mehrzahl bestimmte Berufe. Die meisten Blitzschläge entfallen auf Feldarbeiter, die Unfälle durch elektrischen Strom auf Monteure und andere im elektrotechnischen Betrieb Beschäftigte. Doch kann bei der heutigen großen Verbreitung der elektrischen Anlagen jeder gefährdet werden. In den Städten, wo das Kabelnetz in der Erde liegt, ist überall Erdschluß vorhanden und Möglichkeit eines Unfalles bei einpoligem Kontakt, z. B. durch einen herabfallenden Leitungsdraht gegeben. Ebenso ist in Wohnungen bei unvorsichtigem Berühren der Metalleinfassung von Lampen bei Erdschluß Gelegenheit zur Stromleitung durch den Körper gegeben. Die Blitzgefahr wird durch besondere Eigentümlichkeiten des Aufenthaltsortes erhöht. Bekannt ist, daß der Blitz mit Vorliebe in Erhöhungen einschlägt, die aus der Ebene hervorragen, in Bäume usw. Auffallend ist, daß einzelne Baumarten mehr als andere gefährdet sind, z. B. die Eiche mehr als die Buche. Man hat das zum Teil auf den erhöhten Fettgehalt der Buche, zum Teil auf die Beschaffenheit ihrer Blätter zurückgeführt, deren Haare im feuchten Zustande die Elektrizität besonders gut ausstrahlen. Ferner ist merkwürdig, daß der Blitz höchst selten in Truppenteile einschlägt, die mit aufgepflanztem Bajonett marschieren, dagegen recht häufig in Menschenansammlungen, z. B. in Militärlager. Villaret meint, daß die mit aufgepflanztem Bajonett marschierende Truppe, besonders wenn die Mannschaft noch durchnäßt ist, gewissermaßen eine Summe von Blitzableitern darstellt.

Symptomatologie. Die nach elektrischen Unfällen beobachteten pathologischen Erscheinungen gruppieren sich in Lokal- und Allgemeinsymptome. Die Lokalsymptome finden sich an den Eintritts- und den Austrittsstellen des Stromes als Verbrennungen verschiedenen Grades von der einfachen Rötung und Blasenbildung bis zur Eintrocknung der verletzten Stelle und zu den schwersten ausgedehnten Brandwunden. Gelegentlich kommt es vor, daß beim Übergang vom elektrischen Strom die Kleider vollkommen unversehrt bleiben und trotzdem die Haut und Gewebe Brandwunden aufzeigen. Man führt das auf innere Wärmebildung des elektrischen Stromes in den Geweben zurück (Joulesche Wärme). Die frei gewordene Wärme kann so bedeutend sein, daß sie zu erheblichen Erhöhungen der Eigentemperatur führt (Jellinek). Ferner beobachtet man scharfe schnittähnliche Wunden, knorpelartige oder stearinartige Hautveränderungen, eigenartige Hautnekrosen, die aus Gruppen von mehreren Substanzverlusten bestehen. Bei der Blitzwirkung sind die wahrscheinlich auf Gefäßparalyse beruhenden Blitzfiguren bekannt, die in ausgedehnten dentritischen Verzweigungen große Körperflächen einnehmen können, und auf gleiche Stufe zu stellen sind, wie die Erytheme und Ödeme. Auch Suggillationen und Nekrosen, manchmal in Form von Schrotschußverletzungen, Haarversengungen, Imprägnierung der oberflächlichen Schichten durch Metalloxyde, die von verpufften Eisenteilen herrühren können, sind beobachtet. Interessant sind die Veränderungen an den Augen (konjunktivale und subkonjunktivale Blutungen, Korneatrübungen, Trübung der Hornhaut, Kataraktbildung (Blitzstar), Iritis, Atrophie der Zonula Zinii, Optikusatrophien) und die des Gehörorgans (Taubheit).

Die Allgemeinsymptome unterscheidet man zweckmäßig in Früh- und Spätsymptome. Beide betreffen in erster Linie das Zentralnervensystem und die Sinnesorgane. Zum Teil handelt es sich bei den Affektionen des Zentralnervensystems um funktionelle, zum Teil um organische Erkrankungen, vor allem bei den Späterkrankungen.

In der Mehrzahl der elektrischen Unfälle findet man initiale Bewußtseinsstörungen. Gewöhnlich sinkt der vom elektrischen Strom Getroffene im Moment des Kontaktes oft mit einem Schrei bewußtlos hin. Die Dauer des Bewußtseinsverlustes ist häufig kurz, kann aber auch in langer dauerndes Koma übergehen. Beim Erwachen macht der Verunglückte oft den Eindruck eines Betrunkenen. Auch Erregungszustände wurden beobachtet. Nicht selten, besonders beim Blitzschlag, treten Delirien auf, die nicht der Wirkung des Stromübertrittes, sondern dem heftigen Schreck zuzuschreiben sind (Schreckdelir, Délir des foudroyés, Sestier). Auch bei sehr starkem Stromübergang können Bewußtseinsstörungen vollkommen fehlen oder erst nach längerer Kontaktdauer eintreten, so daß der Verunfallte um Hilfe rufen und Anordnung für seine Befreiung treffen kann. Häufig besteht vollkommene Amnesie, gelegentlich mit retrogradem Charakter (Gerhard, Jellinek, Willige). Die Störungen der Motilität sind recht mannigfaltig. Tonisch-klonische Krämpfe, Lähmungen, Zittern, Ataxie kommen in den einzelnen Fällen in verschiedener Kombination und Intensität vor. Störungen der Sensibilität in Form von Hyperästhesien, Parästhesien, Störungen des Lagesinnes sind beobachtet. Die tetanischen Muskelkontraktionen sind äußerst schmerzhaft. War das Bewußtsein beim Unfall nicht erloschen, so geben die Kranken häufig an, starkes Opressions- und Erstickungsgefühl gehabt zu haben. Vasomotorische

Störungen mitunter bleibender Art zeigen sich in Zyanose, Rötung, Wärme, Blässe und Kälte, in zirkumskripten Ödemen und Anschwellung ganzer Extremitäten, als akute Gelenksergüsse, Dermographismus. Die Erscheinungen von seiten der Atemorgane und der Zirkulationsorgane sind nicht sehr reichlich. Man findet erhöhte Pulsfrequenz, wie Pulsverlangsamung, Arythmie, Blutdrucksteigerung, Blutdrucksenkung, abnorme Spannung der Radialarterien (Jellinek).

Von Interesse ist, daß Jellinek bei gesunden Elektrizitätsarbeitern erhebliche Blutdruckschwankungen beim Stromdurchgang festgestellt hat.

Die Atmung steht häufig im Beginn plötzlich still, setzt dann spontan wieder ein, ist bald wieder ruhig und normal, bald nach längerer Zeit beschleunigt und keuchend. Erbrechen kommt gelegentlich vor, auch Gelbsucht ist beobachtet worden. Ferner kann es zum unfreiwilligen Abgang von Urin und Sperma kommen, bei Frauen zu Genitalblutungen. Albuminurie und Glykosurie ist ebenfalls beobachtet.

Unter den Spätsymptomen finden wir Symptomengruppierungen, die der Hysterie und der traumatischen Neurose entsprechen. Aber auch solche, die auf Herde im Hirn und im Rückenmark hindeuten und dementsprechend mono-, hemi- und paraplegische Lähmungen, auch Krankheitsbilder, die der multiplen Sklerose gleichen und vor allem solche von dem Charakter der progressiven Paralyse sind im Anschluß an ein elektrisches Trauma beobachtet worden. In vielen Fällen findet man, wie auch sonst bei organischen Nervenerkrankungen, auch hier die Hysterie den organisch bedingten Störungen aufgepfropft. In manchen Fällen handelt es sich sowohl bei den akuten Folgen als auch bei den Spätkrankheiten um gewöhnliche Schreckneurosen.

Auf organischen Veränderungen beruhen die in den beim Unfall betroffenen Nervengebieten lokalisierten Lähmungs- und Schwächezustände, die mit Atrophie und Entartungsreaktion der Muskeln einhergehen und das Bild einer peripheren Neuritis darbieten.

Zu den funktionellen Störungen gehören die Erkrankungen, welche meist bei weiblichen Telephonbeamten beobachtet werden. Nur in ganz seltenen Fällen kommen hier organische Läsionen, (Gehirn und Gehörorgan) in Frage. Die ersten Erscheinungen treten häufig im Anschluß an einen Blitzschlag in die Leitung auf. Gewöhnlich empfindet die mit dem Kopfhörer in die Telephonleitung eingeschaltete Beamtin einen Knall. Sie erschrickt heftig, wird betäubt oder ohnmächtig, bricht in Weinkrämpfe aus, klagt neben Angstgefühl über alle möglichen Sensationen (Kopfschmerzen, Ohrensausen, Schwindel, Taubheit usw.). Danach entwickelt sich gewöhnlich das Bild der Hysterie mit vorwiegender Beteiligung der linken Körperseite (Herzneurose!!). Die gleichen Zustände entstehen auch durch häufiger einwirkende Knallwirkungen, wie sie durch intensives Klingeln hervorgerufen werden. Sehr charakteristisch ist die Kombination mit (funktionellen) Störungen am Gehörapparat [1]. Fast ausschließlich entwickelt sich die Neurose bei nervöser Disposition. Die Prognose dieser Fälle ist gewöhnlich ungünstig.

Pathologische Anatomie. Die inneren Organe sind gewöhnlich ohne Veränderungen, besonders beim akut einsetzenden Tode. Hat der Strom länger eingewirkt, ist es zum Respirationsstillstand gekommen, so findet man Veränderungen wie beim Erstickungstode. Das Blut ist dunkel, das Herz enthält viel Blut, die Lungen sind blutreich. Leber, Milz, Nieren sind mit Blut überfüllt. Bei zwei Sektionen durch Elektrizität Hingerichteter fand man Flimmern der Herzventrikel. Ziemlich oft findet man Blutungen in die serösen

---

[1] Die Frage, ob es sich um wirklichen Übergang von elektrischem Strom bei den Blitzschlägen in die Telephonleitung handelt, oder nur um Schreckwirkung, wird verschieden beantwortet. Bernhardt, Eulenburg u. a. halten die nach Blitzschlägen in der Telephonleitung und die ohne einen solchen Anlaß entstandene Erkrankungen der Telephonistinnen nicht durch Stromübergang bedingt, sondern als die Folge der Schreckwirkung.

Häute, in die Medulla oblongata, Gehirn und Rückenmark. Auch auffallende Weichheit
der einzelnen Gehirn- und Rückenmarkspartien kommt vor. Einmal ist Steigerung des
intralumbalen Drucks beachtet worden (Jellinek). Mikroskopisch werden kleine Blutextravasate, Gestaltsveränderungen der Nervenzellen, Vakuolenbildungen, Kernauflösungen
und Kernverlagerungen etc. beobachtet. Charakteristisch sind diese Befunde nicht.

Wirkungsweise des elektrischen Stromes und Todesursache. In den tödlichen Fällen
von elektrischem Trauma nimmt man zum Teil eine direkte Wirkung auf das Zentralnervensystem und Lähmungen der bulbären Zentren an. Zum Teil wird der Tod auf ein
Versagen des Herzens zurückgeführt. Prevost und Batelli haben versucht, den Wider-
streit der Meinungen im Tierexperiment zu klären und auf Grund ihrer Tierexperimente
und der bei den in Amerika üblichen elektrischen Hinrichtungen gesammelten Beobachtungen folgende Einteilung gemacht: Wechselstrom von geringer Spannung, bis
120 Volt, versetzt die Herzkammern in fibrilläre Zuckungen, ist also tödlich für Tiere, bei denen
diese Zuckungen definitiv sind, nicht tödlich für solche, bei denen das Herz sich davon erholt, z. B. Ratten. Die nervösen Störungen sind gering, die Atmung setzt nach Aufhören
des Kontaktes wieder ein, sie dauert auch noch bei tödlichem Ausgang längere Zeit an.

Wechselstrom von hoher Spannung — 1200 Volt und mehr — bedingt Störungen von seiten des Zentralnervensystems, Atemstillstand, Bewußtseinsverlust, allgemeinen Tetanus, Erlöschen der Reflexe. Das Herz bleibt während des Kontaktes in Diastole
stehen und beginnt sofort wieder nach Stromunterbrechung zu schlagen. Ferner kommt
es zu Blutdrucksteigerungen.

Wechselstrom von mittlerer Spannung — 500 bis 600 Volt — ruft gleiche,
aber weniger intensive Störungen, wie solche mit hoher Spannung hervor; dazu kommen
dann noch fibrilläre Zuckungen des Herzens, so daß es sich bei diesen Spannungsverhält-
nissen um gleichzeitigen Herz- und Respirationsstillstand handelt. Im Einklang mit
diesen Resultaten sind die Beobachtungen bei elektrischen Hinrichtungen. Hier wurde
z. B. beobachtet, daß bei Spannungen von 1700—2000 Volt selbst bei 50 sekundenlanger
Dauer der Stromapplikation Respirationsstillstand nicht definitiv wurde. Der Puls war
nach dem ersten Kontakt immer noch vorhanden, selbst nach dreimaligem Stromschluß
von je zehn Sekunden Dauer schlug das Herz noch weiter. Daraufhin hat man in Amerika
bei Hinrichtungen hohe und niedere Stromspannung abwechselnd angewandt.

Von anderen Autoren wird mehr Wert gelegt, daß das Herz in der Strom-
bahn gelegen ist, und daß der Tod durch Elektrizität auf eine Schädigung der Herz-
muskulatur und der nervösen Elemente im Herzen zustande kommt. In den nichttöd-
lichen Fällen dürfte es sich dann noch um spezielle Wirkungen des elektrischen Stroms
auf das Nervensystem handeln, die, ohne an und für sich tödlich zu sein, doch in
solchen Veränderungen bestehen, daß Funktionsstörungen eintreten (Ionenverschiebung,
elektrolytische Wirkungen).

Prognose. In seltenen Fällen führen elektrische Unfälle noch nach Tagen
oder Wochen zum Tode. Meist ist nach dem Erwachen aus der Bewußtlosigkeit
eine Gefahr für das Leben nicht mehr vorhanden. Lähmungen gehen oft in
Stunden oder in wenigen Tagen vollständig zurück. Ungünstig ist die Aussicht auf Wiederherstellung bei den Späterkrankungen, die zum Teil auf funktionelle, zum Teil auf organische Läsionen des Nervensystems beruhen. Doch
sind auch bei letzteren weitgehende Besserungen möglich, ebenso wie bei den
Erkrankungen des Augenhintergrundes und des Gehörapparates.

Diagnose. Die Diagnose macht in der Mehrzahl der Fälle keine Schwierigkeiten. Oft werden die Verunglückten an dem Ort des Unfalls gefunden oder
Augenzeugen können entsprechende Angaben machen. Wo dies nicht der
Fall ist, können die charakteristischen Hautveränderungen, z. B. die Blitzfiguren
die Diagnose leiten, ebenso die schußartigen Durchlöcherungen, besonders
wenn sie an auffallender Stelle z. B. an den Fußsohlen sitzen.

Therapie. Wichtig ist die Entfernung der Verunglückten aus dem Stromkreis, der auch für den Helfer oft gefährlich werden kann. Zur Durchschneidung der Leitungsdrähte hat Jellinek eine besondere durch Gummi isolierte
Zange angegeben. Auch einfache Gummihandschuhe genügen.

Für die Behandlung selbst hat man den Aderlaß, künstliche Atmung,
Herzmassage und Herzreizmittel empfohlen. Auch die Lumbalpunktion dürfte
nach Jellinek gelegentlich in Frage kommen. Im speziellen wird der
einzelne Fall die Indikation des Eingriffs erkennen lassen.

Literatur.

Bernhardt, M., Die Betriebsunfälle bei Telephonistinnen. Berlin 1906. Hirschwald. — **Derselbe,** Berl. klin. Wochenschr. 1908. Nr. 31. — **Böhmig,** Hysterische Unfallerkrankungen bei Telephonistinnen. Münch. med. Wochenschr. 1905. Nr. 16. — **Eulenburg,** Über Nerven- und Geisteskrankheiten nach elektrischen Unfällen. Berl. klin. Wochenschr. 1905. S. 30. — **v. Fränkl-Hochwart,** Über Keraunoneurosen. Zeitschr. f. klin. Med. Bd. 19. — **Hofmann,** Blitzschlag. Eulenburgs Realenzyklopädie. 3. Aufl. Bd. 3. S. 522ff. — **Jellinek,** Elektropathologie. Stuttgart 1903. F. Enke. — **Derselbe,** Elektrisches Unfallwesen. Zeitschr. f. klin. Med. Bd. 48. S. 30. — **Derselbe,** Pathologie, Therapie und Prophylaxe der elektrischen Unfälle. Deutsche med. Wochenschr. 1907. S. 374. — **Kratter, J.,** Blitzschlag und elektrische Verunglückung. Enzyklop. Jahrb. d. ges. Med. N. Folge. Bd. 2. — **Pfahl,** Erfahrungen über Verletzungen des Blitzes und Elektrizität. Deutsche med. Wochenschr. 1908. Nr. 29. — **Rodenwaldt,** Die Wirkung des Starkstroms auf den tierischen Körper. Deutsche med. Wochenschr. 1908. Nr. 46. — **Derselbe,** Über Verletzungen durch elektrische Starkströme vom gerichtsärztlichen Standpunkt. Vierteljahrsschr. f. gerichtl. Med. Bd. 37. S. 35. — **Schumacher, E. D.,** Unfälle durch elektrische Starkströme. — **Tworz,** Elektrische Unfallkrankheiten in der Neurologie. Inaug.-Diss. Leipzig 1908. — **Villaret,** Blitzschlag. Eulenburgs Realenzyklopädie. 3. Aufl. Bd. 3. S. 527. — **Wallbaum,** Über funktionelle nervöse Störungen bei Telephonistinnen nach elektrischen Unfällen. Deutsche med. Wochenschr. 1905. S. 709. — **Wedel,** Traumata electrica. Med. Klinik. 1909. Nr. 5. — **Wendriner,** Über Unfälle durch elektrischen Starkstrom. Inaug.-Diss. Berlin 1905. — **Willige, H.,** Über nervöse und psychische Störungen nach Blitzschlag. Arch. f. Psychiatrie. Bd. 48. Heft 3. (Lit.)

V. Erkrankungen durch Röntgen- und Radiumstrahlen.

Von

L. Mohr-Halle.

Mit der Bereicherung der Diagnostik und Therapie durch die Entdeckung der Röntgenstrahlen ist auch die Medizin um einen neuen Krankheitsfaktor bereichert worden. Besonders im Beginn der röntgenologischen Ära sind sehr häufig Schädigungen von Kranken, Ärzten und Technikern, die mit der Prüfung von Röntgeninstrumentarien betraut waren, vorgekommen. Seit der Röntgenschutz verbessert ist und die Gefahren übermäßig langer Bestrahlung wohl allgemein unter den Ärzten bekannt sind, werden die Schäden auch seltener.

Radium und Röntgenstrahlen sind nur teilweise miteinander identisch. Bei beiden handelt es sich um sogenannte korpuskuläre Strahlen. In physikalischer Beziehung gleichen die durch die elektro-magnetischen Stoßwellen der β-Strahlen des Radiums erzeugten γ-Strahlen den Röntgenstrahlen und auch in biologischer Beziehung sind weitgehende Ähnlichkeiten vorhanden. Man kann sie deshalb hier zusammen abhandeln.

Nach den bisherigen Erfahrungen läßt sich sagen, daß beim Menschen nur solche Organe durch Bestrahlung mit Röntgen- oder Radiumstrahlen geschädigt werden, die der direkten Wirkung der Strahlen in entsprechender Intensität und Dauer ausgesetzt waren. Die pathologischen Veränderungen beruhen auf der direkten Absorption der Strahlen von den Körpergeweben. So wird es begreiflich, daß entweder nur in der Haut sich abspielende Wirkungen (weiche Strahlen) oder auch tiefergelegene Organe geschädigt werden (harte Strahlen). Die Absorptionsfähigkeit der Zellen und die verschiedene Radiosensibilität derselben ist maßgebend für die Beeinflussung durch die Strahlen. Besonders machen sich in dieser Beziehung die in Karyokinese ihres Kerns begriffenen jugendlichen Zellen bemerkbar. (Zellen des lymphoiden Gewebes, embryonales Bindegewebe, manche Sarkomzellen.) Andere Zellen sind ganz besonders widerstandsfähig (Muskelzellen, fertige Bindegewebszellen, Bindegewebsfasern,

Nervenzellen), andere werden viel weniger energisch angegriffen, die Zeichen der stattgehabten Schädigung kommen langsamer als bei den erstgenannten zur Erscheinung. Bei allen überhaupt radiosensiblen Zellen besteht das Wesen der Strahlenwirkung in Veränderungen des Zellkerns. Er verliert seine Färbbarkeit, zerfällt, später tritt Degeneration des Zellprotoplasma auf. Man nimmt neuerdings an, daß es sich in erster Linie um eine Umsetzung des Lezithins der Zelle unter dem Einfluß der Strahlenwirkung handelt und daß hiermit die Zellveränderungen eingeleitet werden, denen dann die verschiedensten sekundären Prozesse folgen. Daraus wird verständlich, daß gerade die Organe durch die Strahlen geschädigt werden, die besonders reich an Lezithin und stetig in lebhafter Vermehrungstätigkeit sind: Die Eizellen, das embryonale Gewebe, der wachsende jugendliche Körper überhaupt, das blutbildende Gewebe, das Deckepithel der Haut und der Hautanhänge.

Haut. Hier wurden aus begreiflichen Gründen die ersten Beobachtungen über die Gefährlichkeit der Radium- und Röntgenstrahlen gemacht. Wie bei den chemischen Strahlen des Sonnenlichts oder des elektrischen Lichts tritt auf Bestrahlung mit Röntgenstrahlen eine Entzündung der Haut ein, die je nach der Intensität der Bestrahlung sich in den verschiedensten Abstufungen äußert. Sowohl nach einmaliger langdauernder als auch nach häufig wiederholten kurzen Bestrahlungen treten die Veränderungen an der Haut auf. Individuelle Überempfindlichkeit scheint nicht zu bestehen. Doch ist dieser Punkt keineswegs geklärt. Man unterscheidet vier (bezw. fünf) Reaktionstadien. Die Reaktion ersten Grades besteht in einer rasch vorübergehenden Rötung mit folgendem Haarausfall, leichter Desquamation und manchmal bleibender Bräunung der Haut. Sehr oft machen sich auch ohne vorausgegangene Hyperämie ca. drei Wochen nach dem ursächlichen Eingriff Pigmentation und Haarausfall bemerkbar. Die zweite Reaktion tritt mit einem ausgeprägten Erythem etwa 12 Tage nach der Bestrahlung ein. Je nach der Intensität sind die subjektiven Symptome (Spannungsgefühl, Jucken, unangenehmes Wärmegefühl) und die objektiven Erscheinungen: Rote bis düster blaurote Verfärbung, starker Haarausfall verschieden. Nach 5—6 Wochen kann diese Erkrankung völlig abgelaufen sein. Doch können dauernde entstellende Veränderungen — Teleangiektasien, Atrophie der Haut — zurückbleiben. Auch Sklerodermie ist hiernach beobachtet. Bei der Reaktion dritten Grades entwickeln sich unter von vornherein intensiver dunkelblauroter Färbung zunächst kleine Papeln, die in Blasen sich entwickeln und nach Platzen derselben eine feuchte Dermatitis mit Borken- und Krustenbildung hervorrufen. Stets sind dann auch heftiger Juckreiz und Schmerzen vorhanden. Der Prozeß heilt mit Atrophie der Haut, Narben und Teleangiektasien aus. Aus der dritten Reaktion entwickelt sich dann in nicht seltenen Fällen das Röntgenulcus, das auf einer tiefgreifenden Nekrose der Haut beruht, eigenartig speckig glänzendes gelbes Aussehen hat und von unregelmäßigen Rändern begrenzt ist. Es geht immer mit heftigen Schmerzen einher und ist durch eine schlechte Heilungstendenz ausgezeichnet. Auch wenn im Zentrum und den erst ulzerierten Stellen sich Regenerationserscheinungen bemerklich machen, geht in der Peripherie der Prozeß in radiärer Ausstrahlung weiter, wodurch dann das typische strahlige Aussehen des Geschwürs zustande kommt. Das Allgemeinbefinden ist meist beträchtlich gestört, die Nahrungsaufnahme liegt darnieder, sehr häufig besteht hohes remittierendes Fieber. Infolge Resorption der toxischen Geschwürsubstanzen können gelegentlich Intoxikationspsychosen auftreten. Auch ohne vorausgegangene Hauterscheinungen können sich schwere Schädigungen in der Tiefe der Gewebe mehrere Monate bis 1 1/2 Jahr nach wiederholter Bestrahlung entwickeln. Bei diesen durch Kumulation entstandenen Prozessen soll es sich nicht um primäre Zelldegeneration, sondern um Schädigung der Gefäße handeln. (Iselin, Korrespond.-Blatt f. Schweizer Ärzte 1912. Nr. 23.) Eine wichtige Abart der Röntgenschädigung der Haut ist die **Röntgendermatitis der Radiologen**: durch im Laufe langer Zeit gehäufte Strahlenabsorption infolge wiederholter Bestrahlung meist der gleichen Hautstellen kommt es zu einer chronischen Dermatitis, die sich in Sprödigkeit, Atrophie der Haut, Ragadenbildung, Hyperkeratose und Veränderungen der Nägel äußert. Durch diese Veränderungen wird der Boden für das sog. **Röntgenkarzinom** vorbereitet, von dem in der Literatur zahlreiche Mitteilungen vorliegen. In einem nicht geringen Prozentsatz waren multiple Karzinome vorhanden, in einem Teil der Fälle bestand gleichzeitig auch ein Röntgensarkom (isoliert kommt letzteres allerdings wie es scheint sehr selten vor). Bei den Karzinomen handelt es sich stets um Kankroide, die infolge der Reizwirkung der Röntgenstrahlen auf das Epithel entstehen, besonders wenn vorher schon Hautveränderungen bestanden, z. B. Lupus. Auch die Schleimhäute der oberen Luftwege, des unteren Darmabschnittes der Urethra können durch die Röntgenstrahlen entzündlich verändert werden. — Die Prognose des dritten und vierten Grades der Dermatitis ist schlecht. Die Maßregeln zur Verhütung von Hautschädigungen bestehen in entsprechendem Hautschutz: Filtrieren der Röntgenstrahlen durch 1 mm dickes Aluminium, Anämisierung der Haut durch die Bierschen Stauungsbäder, Aluminiumdeckel, Luftkissen, Bestrahlung in mehrmonatlichen Zeitabständen, Wechsel der belichteten Stellen. Doch muß dabei noch berücksichtigt werden, daß die Haut an verschiedenen Stellen verschieden stark gegen Strahlen empfindlich ist. Therapeutisch kommen die üblichen Methoden der Geschwürsbehandlung in Frage (s. spez. Dermat. Lehrbücher).

Keimdrüsen. Die Beobachtungen, welche zuerst Albers-Schönberg an Meerschweinchen und Kaninchen nach Röntgenbestrahlung der Hoden gemacht hat, sind auch beim Menschen vielfach bestätigt worden. Hier wie dort kommt es zu einer Azoospermie, zur Sterilität, ohne daß die Kopulationsfähigkeit leidet. Nach mehreren Wochen ist Restitutionsmöglichkeit vorhanden, sofern eine neue Strahlenwirkung nicht mehr stattgefunden hat. Die histologischen Untersuchungen ergeben, daß eine primäre Degeneration der Spermatogonien mit völliger Zerstörung derselben eintritt.

Auch die weibliche Keimdrüse ist sehr empfindlich gegen die Röntgenstrahlen. Es kommt infolge Degeneration zu einer Verkleinerung der Follikel. Bekanntlich wird in neuerer Zeit diese Eigenschaft der Röntgenstrahlen zur Herbeiführung der Klimax benutzt bei starken klimakterischen und auf chronischer Metritis und Myomen beruhenden Menorrhagien. Gelegentlich werden die Blutungen anstatt, wie in der Regel, gebessert, verstärkt. Es ist tödliche Hämorrhagie dabei beobachtet worden. Auch zur Unterbrechung der Schwangerschaft ist die Ovarienbestrahlung benützt worden. Jedoch sind Erfolge nicht in allen Fällen vorhanden gewesen. Immerhin ist bei Röntgenbestrahlung in der Schwangerschaft wegen der Gefahr der Unterbrechung, der möglichen Schädigung auch des ausgereiften Kindes und der größeren Empfindlichkeit der Bauchdecken der Mutter Vorsicht geboten.

Nervensystem. Nervenzellen sind nach experimentellen Untersuchungen und nach der Erfahrung am Menschen, wo bei vielen radiologischen Eingriffen ernste Störungen kaum je beobachtet sind, gegen die Röntgenstrahlen sehr wenig empfindlich. Es werden allerdings öfter nach Röntgendurchleuchtungen subjektive Empfindungen geklagt, wie Schwindel, Kopfschmerz, abnormen Empfindungen an der bestrahlten Stelle, Magenschmerzen nach Magendurchleuchtungen, Erbrechen, Durchfälle, es ist aber weder bei diesen noch auch bei organischen Störungen im Nervensystem (Myelitis, Epilepsie bei Kindern im Anschluß an Schädelbestrahlung) bewiesen, daß die Strahlen die Ursache waren. Entweder es handelt sich hierbei um ein zufälliges Zusammentreffen oder um suggestive Einflüsse bei den einer Durchleuchtung oder Bestrahlung unterworfenen Kranken, die infolge des ungewohnten Eingriffs und gewisser Begleitumstände (dunkles Zimmer etc.) sich in einem gewissen Erregungs- und Spannungszustand befinden. — Bei Radiologen sollen mit besonderer Häufigkeit schwere nervöse Herz- und Verdauungsstörungen, frühzeitige Arteriosklerose und auch Erregungszustände beobachtet sein.

Blut und blutbildende Organe. Sehr interessante Veränderungen rufen Radium und Röntgenstrahlen an diesen Geweben hervor. Mit ganz besonderer Deutlichkeit tritt dies bei den therapeutischen Wirkungen der Strahlen bei der Leukämie zutage (s. darüber auch Morawitz d. Handbuch). Die jungen unreifen lymphoiden Zellen werden in großer Massenhaftigkeit zerstört und auch die Neubildung der Zellen ist vermindert, infolge Verödung der lymphatischen Bestandteile des Knochenmarks, der Milz und der Lymphknoten. Schließlich geht das myeloide Gewebe im Knochenmark auch bei normalen Individuen zugrunde. Die Folgeerscheinungen dieser hochgradigen Beeinträchtigung der blutbildenden Organe machen sich auch in Veränderungen des Allgemeinzustandes bemerkbar. Der Gesamteiweiß- und speziell der Nukleinstoffwechsel wird selbst beim gesunden Individuum gesteigert. Infolge der massenhaften Zellzerstörung kommt es zur Resorption toxischer Produkte, die allgemeine Ernährungsstörungen und Fieber erzeugen können. Doch kommen diese wohl nur bei der Leukämie, kaum nach den bisherigen Erfahrungen beim gesunden Menschen vor. Bei Leukämie sind in nicht wenigen Fällen durch sehr intensive Bestrahlungen schwere Allgemeinstörungen mit tödlichem Ausgang beobachtet worden. Auch nach Besserung des Blutbilds sind plötzliche Todesfälle bei intensiv bestrahlten Kranken vorgekommen, deren Ursache nicht völlig geklärt ist. Von Interesse sind dann noch bei diesen Kranken lokale Störungen, Perisplenitis nach Bestrahlung der Milz, heftige Knochenschmerzen, Periostitis, Magenschmerzen und Appetitlosigkeit, Durchfälle und Albuminurie. Letztere hat meist passageren Charakter. Vielleicht ist es eine durch die übermäßige Sekretion der Harnsäure oder deren Ausfallen in den Harnwegen bedingte Albuminurie. Beim Gesunden ist wenigstens bisher Albuminurie nicht gesehen worden, auch direkte Bestrahlung der ektopierten Niere im Experiment hat keinen Einfluß auf das Organ.

Innere Organe. Schädigungen der drüsigen Organe durch Bestrahlung sind nicht bekannt. Die Niere ist soeben erwähnt, ebenso resistent ist die Leber des Erwachsenen und das Pankreas. Vom Interesse ist, daß die pathologisch veränderte Schilddrüse unter dem Einfluß der Strahlen anscheinend leicht zerfällt und daß dann infolge der Resorption der Zellprodukte thyreotoxische Erscheinungen auftreten können.

Gelegentlich sind stärkere Allgemeinerscheinungen bei Röntgenbehandlung von bösartigen Tumoren beobachtet, die gleichfalls auf Resorption abnormer beim Zerfall der Gewächse entstandener Substanzen zurückzuführen sind. Auch multiple Aussaat und Metastasenbildung sowie schnelleres Wachstum bösartiger Geschwülste im Anschluß an die Röntgenbestrahlung ist nicht selten.

Wachstumsstörungen, die beim Tier durch partielle und allgemeine Bestrahlung sicher erzielbar sind, scheinen beim Menschen nicht zu befürchten zu sein. Immerhin ist beim wachsenden Individuum eine gewisse Vorsicht bei der Anwendung der Röntgen- und Radiumstrahlen am Platze.

Literatur.

Aschoff, Handbuch der allgemeinen Pathologie von Krehl-Marchner. Bd. I. S. 170 ff. — Engel, Über Röntgenschädigungen mit besonderer Berücksichtigung der inneren Medizin. Ergeb. d. inn. Medizin. Bd. 7. S. 115. — Wetterer, Handbuch der Röntgentherapie. Leipzig 1908.

VI. Die Seekrankheit (sea-sicknes, Naupathie, mal di mare).

Von

L. Mohr-Halle.

Definition. Unter Seekrankheit versteht man eine durch die Bewegungen des Schiffes hervorgerufene, vorübergehende funktionelle Neurose, die sich in psychischen und somatischen (gastrischen und zirkulatorischen) Erscheinungen äußert. Sie stellt eine besonders hochgradige Form jener Krankheitserscheinungen dar, die von Rosenbach als Kinetosen bezeichnet wurden und die das Gemeinsame haben, daß sie zustande kommen durch dem Körper mitgeteilte Bewegungen oder Änderungen der Bewegungsrichtung, an die er nicht gewöhnt ist und auf die er mit den erwähnten eigenartigen Symptomen reagiert. Hierher gehören die unangenehmen Empfindungen beim Aufenthalt in Schaukeln, die Unlustgefühle, die bei manchen Menschen beim Liftfahren oder bei Eisenbahn- und Wagenfahrten, bei Kamelreiten, bei starken Erdbeben auftreten.

Ätiologie. Rosenbach unterscheidet 6 Gruppen von Zuständen abnormer ungewohnter kinetischer Beeinflussung: 1. den rein psychischen Vorgang, der sich oft nur in der Sphäre der Vorstellungen bewegt und bei dem eine gröbere materielle Beeinflussung als durch Sinnesempfindungen überhaupt ausgeschlossen ist. Hier sollen die statischen und dynamischen Verhältnisse der Körpermaße keine Rolle spielen, da sie keine anderen als bei der horizontalen Bewegung sind, 2. die Schaukelbewegung, 3. die Kreisbewegung, 4. die Bewegungen in senkrechter Richtung zur Horizontalen, 5. die Rückwärtsbewegung, 6. die schnelle Hemmung der Bewegung oder den schnellen Übergang vom Ruhezustand zur Bewegung. Bei den die Seekrankheit auslösenden Schiffsbewegungen sind mehrere der genannten Faktoren und mit ganz besonderer Intensität maßgebend, neben dem psychischen vor allem die Schaukel- und die Vertikalbewegung. Aus psychischen Ursachen allein kann schon ein der Seekrankheit gleicher Komplex entstehen — psychische Form —, doch wäre es nicht richtig, die Erkrankung ausschließlich auf diese Ursache zu beziehen. Es sind in der größten Zahl somatische Störungen, die die Krankheit auslösen — somatische Form. In der größten Mehrzahl der Fälle werden allerdings beide Faktoren sich summieren. Für die Auslösung der Erkrankung am gefährlichsten sind die Schaukelbewegungen um die frontale Achse des Schiffes — das sogenannte Stampfen — und das Schlingern, bei dem das Schiff infolge unregelmäßiger Wellenstöße sich um verschiedene Achsen dreht und infolgedessen eine Art von Schrauben- oder spiralförmiger Bewegung ausführt. Die Drehung um die Längsachse des Schiffes, wobei das Schiff von einer Seite nach der andern rollt, ist weniger wirkungsvoll. Allgemein wird angenommen, daß bei der Schaukelbewegung vor allem das Fallen des Körpers, wenn das Schiff am Ende der Aufwärtsbewegung in die Tiefe zu sinken scheint, bei den meisten Menschen das unangenehme epigastrische Gefühl auslöst, das sofort Übelkeit und bei mehrfacher Wiederholung Erbrechen und Würgen zur Folge hat.

Von der Größe der Schiffe hängt im allgemeinen das Ausmaß der Bewegungen, speziell der Schaukelbewegungen ab. Es wird also mit der Größe des Fahrzeugs auch die Schwere der Erkrankung wachsen (Schepelmann), doch ist die Erkrankungsgefahr nicht an allen Stellen des Schiffes gleich. Da an den beiden Enden des Schiffes die Exkursionsbreite der Auf- und

Abwärtsbewegung am größten ist, wird hier der Aufenthalt leichter das geschilderte unangenehme Gefühl im Epigastrium und Schwindel auslösen. Wenn das Schiff aber eine Länge hat, die sich über mehrere Wellen erstreckt, so wird im Zentrum des Schiffes die Wirkung der Wellen, da sie sich gegenseitig paralysieren, gering sein, das Zentrum geringe oder gar keine Stampfbewegungen und Schlingerbewegungen ausführen. Umgekehrt wird sich auf kleinen Schiffen ein solcher Unterschied in der Extensität der Bewegungen des Mittelschiffs und der beiden Enden nicht bemerkbar machen, wegen der Kleinheit der Verhältnisse sind die Vertikalschiebungen an fast allen Stellen des Schiffes ziemlich gleich. Es bietet deshalb der Aufenthalt in der Nähe des Zentrums großer Schiffe einen gewissen Schutz gegen den Ausbruch der Erkrankung und darin liegt der Vorteil der großen Schiffe. Doch ist das kein prinzipieller gegenüber den kleineren. Da hier im allgemeinen die Schwankungen geringere sind als an den beiden Enden der großen Fahrzeuge, so sind sie wenigstens hinsichtlich des Aufenthaltes an diesen Stellen weniger gefährlich als die großen Schiffe.

Es liegt in der Natur der Seekrankheit begründet, daß alle Menschen für sie in mehr oder weniger starkem Maße disponiert sind. Auch Tiere unterliegen der Krankheit, ja es wird sogar behauptet, daß einzelne Tiere wie Hühner, Schweine, Hunde usw. auf kinetische Einflüsse ganz besonders leicht reagieren, Beobachtungen, die vor allem in Erdbebendistrikten immer wieder bestätigt sind. Die Empfindlichkeit der einzelnen Menschen ist sehr verschieden. Es gibt hoch empfindliche, die bei jeder Seefahrt und während der ganzen Dauer derselben erkranken, andere, die nur mit leichten und kurzdauernden Erscheinungen reagieren, und schließlich solche, die bis zu einem gewissen Grade immun sind und nur bei extrem schwerer See Krankheitsgefühle bekommen. Ein völlige Immunität scheint es bei Erwachsenen nicht zu geben, wohl aber eine Gewöhnung an die Schiffsbewegungen, die eine weitgehende Resistenz gegen die kausalen Einflüsse bedingt. Am häufigsten erkranken Frauen, sehr selten Säuglinge und kleine Kinder; auch Greise sollen weniger disponiert sein. Dasselbe wird von Geisteskranken und Taubstummen behauptet, die an einer Labyrinthaffektion leiden. Hysterie soll besonders zu Seekrankheit disponieren, doch kenne ich mehrere unzweifelhaft hysterische Frauen, die sich kaum je wohler als auf bewegter hoher See fühlen. Unregelmäßige Verdauung, schlechter Ernährungszustand, Exzesse in Baccho sollen den Ausbruch der Erkrankung begünstigen.

Symptomatologie. Die Erscheinungen bestehen in psychischen und somatischen Störungen. Je nach ihrer Gruppierung, ihrer Intensität und Dauer kann man leichte, mittelschwere und schwerste Formen der Erkrankung unterscheiden. Fast in keinem Falle fehlen die psychischen Anomalien, die in leichten Fällen in schlechter Laune, Verstimmung, in schweren in völliger Apathie und Lebensüberdruß sich äußern können. Dazwischen finden sich alle möglichen Abstufungen. Die Denkfähigkeit wird schon sehr bald gestört, eine zusammenhängende Unterhaltung zu führen oder einer solchen aufmerksam zu folgen wird unmöglich. Die gewohnten Formen der Höflichkeit und die Rücksicht auf die Umgebung gehen in schweren Fällen völlig verloren. In diesem Zustand besteht nur der Wunsch allein zu sein, jegliches Interesse für die Umgebung ist erloschen. Die Apathie kann so groß sein, daß nur der einzige Gedanke den Kranken beherrscht, um jeden Preis, auch durch den Untergang des Schiffes, aus dieser traurigen Lage erlöst zu werden. Jedoch wird berichtet, daß in Fällen von wirklicher Seenot die fehlende Energie, die noch durch ein lähmungsartiges Gefühl der Muskeln, vor allem eine bleierne Müdigkeit in den Beinen verstärkt ist, mit einem Schlage verschwindet. Es ist dies ein Beweis dafür, daß Willensanspannung bis zu einem gewissen Grade die Erkrankung beherrschen kann. Pflichtmäßige Arbeit kann in der Tat den Ausbruch der Erkrankung bei den Seeleuten und Schiffsärzten hintanhalten. Trotzdem sind diese aber doch krank, wie Möbius mit Recht hervorhebt. Zu gleicher Zeit mit den Veränderungen in der Psyche oder ihnen vorangehend machen sich Kopfschmerz

— meist als unerträglicher Druck auf den Scheitel oder die Stirn auftretend — Schwindel und Übelkeit bemerkbar. Der Kranke wird blaß, kalter Schweiß bedeckt die Stirn und den übrigen Körper, die Augen sind starr geradeaus gerichtet, schließlich erfolgt Erbrechen, das in manchen Fällen geradezu erlösend wirkt, und den Höhepunkt der Erkrankung darstellt. In anderen Fällen beginnt damit aber das unangenehmste Stadium, denn der Brechreiz dauert an, bei jeder Bewegung des Schiffes beginnt Würgen und Brechen, das bei leerem Magen besonders quälend ist. Der Stuhl ist meist aufgehalten, wie auf See überhaupt die Verdauung träge ist. Selten kommt bei der Seekrankheit Durchfall vor. Nystagmus ist bisher einwandfrei nicht beobachtet.

Die Erscheinungen von seiten des Herzens sind mannigfaltig, unterscheiden sich aber in nichts von denen, die auch sonst bei Koliken und Erbrechen beobachtet sind. Tachykardie, Bradykardie, heftiges Pulsieren und Klopfen wechseln je nach den äußeren Umständen und Individualitäten ab und dementsprechend ist auch die Atemfrequenz verändert. Bedrohliche Zustände sind aber selbst bei Herzkranken selten.

Die Harnsekretion ist infolge des anhaltenden Erbrechens und des meist vorhandenen stärkeren Schwitzens vermindert, der Harn entsprechend hochgestellt. Eiweiß- und Zuckerausscheidung ist nicht festgestellt.

Eines der ersten und unangenehmsten Symptome ist der Wechsel von Schweiß und Frösteln, namentlich der so schnell abkühlende Angstschweiß (kalter Schweiß). Von der raschen Abkühlung rührt die Kühle der Haut Seekranker her, nicht, wie man auch geglaubt hat, von einer Verminderung der Wärmeproduktion (Rosenbach). Auch ist die Haut beim Erbrechen anämisch. Daraus und aus der Kühle und Cyanose erklärt sich auch, daß, ebenso wie bei anderen gastrischen mit Erbrechen und Diarrhöen einhergehende Erkrankungen, die Hauttemperatur bei Seekranken niedriger ist als in der Norm.

Prognose. Mit dem Verlassen, ja mit dem Stillstehen des Schiffes pflegen in der weitaus größten Mehrzahl der Fälle die Erscheinungen der Seekrankheit zu sistieren. In einzelnen Fällen bedarf es zur Ausschaltung der unangenehmen Schiffsbewegungen aus der Erinnerung 1—2 Tage. Die eigentliche Erkrankung ist aber mit dem Betreten des festen Landes behoben. Der Appetit stellt sich wieder ein und in kurzer Zeit sind die infolge des Erbrechens und der mangelhaften Nahrungsaufnahme entstandenen Gewichtseinbußen wieder eingeholt. Daraus geht hervor, daß auch die schwersten Fälle eine gute Prognose geben. Das gilt auch bis zu einem gewissen Grade für an organischen Leiden Erkrankte, die von Seekrankheit befallen werden. Höchstens bei solchen Zuständen, bei denen durch die übermäßigen Würgbewegungen die Gefahr der inneren Blutung besteht, also bei Magengeschwür oder bei Arteriosklerose, kann die Prognose getrübt werden; Schwangerschaft und Menstruation sollen ungünstig beeinflußt werden. Die allgemeine Erfahrung lehrt jedoch, daß bereits bestehende Erkrankungen durch die Seekrankheit kaum je schlecht beeinflußt werden. Deswegen ist ein Verbot der Seereise nur selten am Platze. Im Gegenteil sind Seereisen für eine große Zahl von funktionellen und organischen Erkrankungen schon seit altersher immer wieder empfohlen worden.

Diagnose. Es wird selten vorkommen, daß die Diagnose Schwierigkeiten macht. Doch muß immerhin beachtet werden, daß durchaus nicht jede unter ähnlichen Erscheinungen verlaufende Erkrankung an Bord auch Seekrankheit sein muß und man muß an die Möglichkeit von cerebralen, abdominalen und Herz-Erkrankungen denken.

Theorie der Seekrankheit. Das wesentliche Moment bei der Entstehung der See-krankheit ist die durch die Schwankungen des Schiffes, den raschen Wechsel der optischen Eindrücke hervorgerufene Desorientierung im Raum und die Störung des Körpergleich-gewichts. Es liegt nahe anzunehmen, daß in erster Linie die das Gleichgewicht regulierenden Apparate unter diesen Umständen geschädigt werden, und daß der erste Angriffspunkt der eigenartigen Einflüsse auf Schiff das innere Ohr ist, dessen Gebilde in einen abnormen Reizzustand versetzt werden. Dafür sprechen vor allem eine Reihe interessanter Beobach-tungen an Mensch und Tier. Taubstumme mit Erkrankungen des inneren Ohrs sind unemp-findlich gegen die Seekrankheit, ebenso Tiere nach beiderseitiger Acusticuszerstörung gegen künstlich nachgeahmte Schiffsbewegungen. Säuglinge und kleine Kinder, die gegen Drehschwindel refraktär sind, sind geradezu immun gegen die Seekrankheit. Der auf einer Erkrankung des inneren Ohrs basierende Menièresche Symptomenkomplex hat weitgehende Ähnlichkeit mit der Seekrankheit. Eine bestimmte Stellung des Kopfes — Neigung um 90 Grad nach vorn oder zur Seite ist imstande, die Unlust- und Schwindelgefühle beim passiven Drehen auf dem Stuhl als auch beim Fahren im Lift usw. zu verhindern. Alles dies deutet auf die große Bedeutung der Labyrinthorgane bei der Entstehung der Kinetosen hin. Frag-lich ist nur, ob dabei nicht noch Störungen übergeordneter Zentren beteiligt sind. Riese nimmt noch eine Funktionsstörung des Kleinhirns, Schepelmann eine solche des Groß-hirns an. Nach Schepelmann „üben die Schiffsschwankungen auf dem Wege der optischen und kinästhetischen Bahnen sowie des statischen Organs Reize auf das Kleinhirn, das niedere Zentrum des Gleichgewichts aus, die von ihnen zu einem Vorprodukt von Vorstel-lungen verarbeitet dem Großhirn weitergegeben werden. Sie erscheinen hier ungewohnt und fremdartig und lösen unter Schwindel, Erbrechen, vasomotorischen Erscheinungen und psychischen Störungen den Symptomenkomplex der Seekrankheit aus. Ein besonderer statischer Sinn existiert nicht, vielmehr ist das Gleichgewicht eine funktionelle, durch Übung zu erreichende Leistung des Großhirns. Je nach dessen größerer oder geringerer Fähigkeit, sich an die abnormen Reize der Schiffsschwankungen anzupassen und seine dem Kleinhirn erteilten Willensimpulse entsprechend zu ändern, tritt in kürzerer oder längerer Zeit Im-munität gegen die Seekrankheit ein."

Therapie. Obwohl die Seekrankheit keine gefährliche Komplikation der Seereisen darstellt, leichtere Fälle rasch ablaufen, weil sehr bald eine Gewöhnung an die Schiffsbewegungen eintritt, und Überempfindliche, von der schweren Form Ergriffene immerhin die geringere Zahl der Kranken ausmacht, wäre doch der Erfinder eines wirklichen Heilmittels gegen die Erkrankung ein Wohltäter der Menschheit zu nennen. Bisher haben wir ein solches Mittel nicht.

Bei der Verhütung und Behandlung der Seekrankheit sind zwei Gesichts-punkte vor allem maßgebend; die Ausschaltung der Schiffsschwankungen oder wenigstens ihre Reduktion auf ein Minimum und die Erzielung der Un-empfindlichkeit gegen sie. Die Anstrengungen der Schiffsbautechnik, die Schwankungen zu verhindern — Bau von Doppelschiffen, Einbauen von Kreiseln in die Mitte des Schiffes u. ä. — sind bisher erfolglos geblieben. Möglich, daß die Zukunft Dampfer von Riesendimensionen baut, die durch das Spiel der Wellen un-beeinflußt bleiben. Da bei den jetzigen Dampfern die Mitte des Schiffes in der Regel die geringsten Exkursionen ausführt, ist dort wenigstens ein gewisser Schutz vorhanden und der Aufenthalt an dieser Stelle zu empfehlen.

Die Mehrzahl der empfohlenen Mittel läuft auf eine Abstumpfung gegen die Schwankungen und andere mit dem Aufenthalt auf Schiff verbundene, den Ausbruch der Erkrankung begünstigende Faktoren hinaus. Dahin gehört der Rat, sich möglichst auf Deck in der frischen Luft aufzuhalten, weil hier der lästige Küchengeruch usw. vermieden wird, horizontale Rücken- oder Bauchlage einzunehmen, weil so Eigenbewegungen ausgeschaltet und die Höhenschwan-kungen des Fahrzeugs am wenigsten zur Empfindung kommen. Auch hat man empfohlen, während der Horizontallage mit einem Tuch oder Gürtel den Leib zu komprimieren. Wichtig ist die Anspannung des Willens, die Bekämpfung der Angst vor der drohenden Erkrankung, und die Einnahme einer mäßigen, einfach zusammengesetzten Nahrung. Die Zahl der arzneilichen Mittel ist Legion. Trotz aller Anpreisungen gibt es aber kein spezifisches, das imstande wäre die Erregbarkeit derjenigen nervösen Apparate auszuschalten, deren

Störung die Krankheit auslöst. An erster Stelle ist das Brom zu nennen. Es wird in solchen Dosen, möglichst schon 2—3 Tage vor Antritt der Reise gegeben, daß eine leichte Bromvergiftung entsteht. Man gibt auf Schiff 2—4 g morgens und abends. Ferner hat man Kokain in Dosen von 3—5 cg als Pulver oder in Lösung gegeben. Lavallée empfiehlt es in folgender Form; Menthol 0,1, Cocain. mur. 0,2, Alkohol 60, Syr. pl. 30 MDS. halbstündlich ein Teelöffel. Auch in den Ohrkanal hat man neuerdings Kokainlösungen beim Schwindel mit Erfolg eingeträufelt. Ferner hat man Morphium, Opiate, Atropin, Baldrian und das ganze Heer der Antineuralgika angewandt. Neuerdings empfiehlt Schepelmann das Veronal prophylaktisch in Dosen von ½ g, bei ausgebrochener Krankheit Dosen von ¾ bis 1 g. Versucht wurden ferner Koffein, Amylnitrit, Amylenhydrat, Orexin usw.

Literatur.

Rosenbach, Die Seekrankheit. Nothnagels Spez. Path. u. Therap. Bd. XII. 1896. — Schepelmann, Die Seekrankheit. Berlin und Leipzig. 1912. — Barany, Die Seekrankheit. Handb. d. Neurologie, herausgegeben von Lewandowsky. Berlin 1912. 3. Bd. S. 864.

VII. Die Luftdruckerkrankungen.

Von

R. Staehelin-Basel.

Veränderungen des Luftdruckes können zu Krankheitserscheinungen führen, sowohl wenn sie plötzlich, als auch wenn sie langsam eintreten. Doch wirkt Vermehrung des Atmosphärendruckes nur bei plötzlicher Einwirkung, und auch dann nur in sehr geringem Maße. Diese Erscheinungen, die im wesentlichen auf der Differenz des Druckes in der Paukenhöhle und im äußeren Gehörgang beruhen, sind allgemein bekannt. Das schlimmste Ereignis ist die Ruptur des Trommelfells, die nicht nur bei Detonationen, sondern bisweilen auch beim Sprung ins Wasser beobachtet wird.

Wichtiger ist die Verminderung des Luftdruckes. Tritt sie plötzlich ein, so führt sie zunächst ebenfalls zu Beschwerden von seiten des Ohres, auch etwa der Nebenhöhlen der Nase, oft aber zu viel schwereren Erscheinungen. Diese sind wiederum verschieden, je nachdem der Druck vor der Erniedrigung höher als normal war oder nicht. Wenn ein Druck auf dem Körper lastet, der den Atmosphärendruck erheblich (mindestens um das Doppelte) überschreitet, so werden große Gasmengen im Körper gelöst. Wird der Druck plötzlich erniedrigt, so wird ein großer Teil des Gases frei. Sauerstoff und Kohlensäure, die ja teilweise chemisch gebunden werden, richten keinen Schaden an, wohl aber der Stickstoff, der keine chemische Verbindung eingeht und deshalb bläschenförmig im Blut und in den Säften bleibt und rein mechanisch Schädigungen erzeugen kann. Dadurch entsteht die Caisson- und Taucherkrankheit. Dasselbe muß natürlich eintreten, wenn der Körper unter Atmosphärendruck steht und plötzlich unter einen sehr viel geringeren Druck gebracht wird. Aber zum Freiwerden von Stickstoff aus seiner Lösung ist eine rasche Herabsetzung des Druckes auf mindestens die Hälfte notwendig, und das ist in Wirklichkeit selten realisiert, höchstens bei Ballonfahrern und Aviatikern. Dann treten aber die Erscheinungen des Sauerstoffmangels in den Vordergrund, da bei dieser starken Herabsetzung des Atmosphärendruckes

der Partiardruck des Sauerstoffes zu gering wird, um das Blut genügend zu
arterialisieren. Dieser Sauerstoffmangel macht sich aber auch dann geltend,
wenn die Druckverminderung langsam erfolgt, wie beim Übergang ins Höhenklima. So entsteht die Bergkrankheit. Je nachdem also der Druck rascher
oder langsamer erniedrigt wird, je nachdem der normale Atmosphärendruck
herabgesetzt oder ein Überdruck auf die Norm reduziert wird, kommen
verschiedene Krankheitsbilder zur Beobachtung.

Hier sollen nur diese letzteren Krankheitsbilder besprochen werden. Die physiologischen Wirkungen der Luftverdünnung, die Adaptions- und Kompensationsvorgänge,
die ganze Physiologie des Höhenklimas, gehören nicht in den Rahmen dieses Werkes, soviel
therapeutisches Interesse sie auch bieten. Für ihr Studium sei auf die am Schluß des Ka-
pitels angeführte Literatur verwiesen. Hier sollen physiologische Tatsachen nur so weit
berücksichtigt werden, als sie zum Verständnis der einzelnen Krankheiten notwendig sind.

1. Die Caissonkrankheit.

Symptomatologie. Bei Caissonarbeitern beobachtet man recht häufig
nach der Ausschleusung, namentlich wenn der Druck im Caisson sehr hoch
war und die Ausschleusung zu rasch erfolgte, krankhafte Erscheinungen zweierlei
Art. Bei der einen, der leichteren Form, fühlen die Arbeiter entweder
einige Minuten oder erst Stunden nach dem Verlassen der Schleuse Schmerzen
im Abdomen und in den Extremitäten (sog. „bends"), besonders in den Gelenken. Am häufigsten und intensivsten werden die Knie befallen, dann
kommen die Ellbogen- und Hüftgelenke. Auch neuralgiforme und ischias-
ähnliche Schmerzen werden beobachtet, ebenso Druckpunkte an Nervenstämmen. Bisweilen tritt auch Nasenbluten, gelegentlich Erbrechen auf.
Bei der schwereren Form handelt es sich um Erscheinungen verschiedener
Art von seiten des Nervensystems. Oft befallen den Arbeiter während des
Nachhausegehens Schmerzen in den Beinen, sie werden ihm schwer, und nach
einiger Zeit kann er sie gar nicht mehr bewegen. Urinretention tritt auf, und
schließlich entwickelt sich das vollkommene Bild einer spastischen Paraplegie. Diese kann sich mehr oder weniger zurückbilden, sie kann aber auch
durch ihre Folgen, Infektion der Harnwege, Kachexie oder Dekubitus, zum
Tode führen. Auch leichtere Fälle mit partieller und rasch vorübergehender
Lähmung kommen vor. Diese Formen der Caissonkrankheit sind bei den Rückenmarkskrankheiten (Band V dieses Handbuchs S. 77 ff) genauer beschrieben.
Nicht immer sind es Erscheinungen, die auf das Rückenmark hindeuten,
sondern oft sind es cerebrale Symptome, wie Schwindel, taumelnder
Gang, häufig wird der Menièresche Symptomenkomplex beobachtet. Auch
akute Delirien, geistige Defekte, vorübergehende Zustände von kindischem
Benehmen und Demenz werden erwähnt. In anderen Fällen hat man temporäre partielle Erblindungen (ohne ophthalmoskopischen Befund), Doppelt-
sehen, Aphasie, Fazialislähmungen, Taubheit beobachtet. Dazu kommen
noch neurasthenische und hysterische Erkrankungen, von denen man meist
nicht weiß, ob sie als traumatische Neurosen aufzufassen sind. Als Nachkrankheit haben Bornstein und Plate monartikuläre chronische Arthritiden beobachtet, die sich an akute Gelenkaffektionen anschlossen.

Ätiologie und Pathogenese. Die Ursache der Krankheitserscheinungen liegt darin,
daß bei hohem Druck viel mehr Stickstoff von den Flüssigkeiten und feuchten Geweben
des Körpers absorbiert wird als bei niedrigem und daß bei rascher Herabsetzung des Druckes
der Stickstoff als Gas frei wird und der Druck der Gasblasen in den Gewebsspalten und
serösen Höhlen teils nur Kompression der Nervenelemente, teils Zerstörung des Gewebes
hervorruft. Auch Gasblasen im Blut können durch Unterbrechung der Zirkulation lokale
Ischämie hervorrufen und dadurch die Gewebsteile zum Absterben bringen. Wahrscheinlich handelt es sich in erster Linie um Gasentwicklung im Gewebe selbst. Bornstein

konnte in bindegewebigen Tumoren des Unterhautzellgewebes Gas und Fettdetritus nach der Exzision nachweisen. Sauerstoff und Kohlensäure haben an der Wirkung gar keinen Anteil, da sie chemisch gebunden sind und der Organismus große Schwankungen ihrer Konzentration schon normalerweise erleidet, dagegen sind es die rein physikalisch gelösten Gase, also Stickstoff, Argon usw., die nur durch physikalische Kräfte entfernt werden können. 100 ccm Blut absorbieren bei Körpertemperatur und 760 mm Luftdruck 1,2 ccm Stickstoff (Bohr und Henriques), bei 4 Atmosphären 4,8 ccm. Nehmen wir an, der ganze Körper hätte das gleiche Absorptionsvermögen wie das Blut (wahrscheinlich ist es noch größer), so würde ein Körper von 70 kg unter normalem Druck 840 ccm, bei 4 Atmosphären 3360 ccm Stickstoff gelöst enthalten. Wird der Überdruck plötzlich entfernt, so werden 2520 ccm frei. Ein geringer Teil dunstet durch die äußere Haut ab, ein größerer durch die Lungen, indem das Blut dort seinen überschüssigen Stickstoff abgibt. 100 ccm Blut können dabei 4,8 — 1,2 = 3,6 ccm abgeben. Da nun (wir folgen hier der Berechnung von Plesch) 4300 ccm Blut in der Minute den Körper passieren, können in einer Minute 155 ccm Stickstoff die Lunge verlassen. Das gilt natürlich nur für die erste Zeit, nachher erfolgt die Abgabe langsamer. Der Überschuß im ganzen Körper beträgt aber 2520 ccm, deshalb geschieht die Abfuhr durch die Lunge zu langsam, als daß die Bildung von Gasblasen vermieden würde. Nur bei viel langsamerer Dekompression bleibt die Gasentwicklung aus. In Wirklichkeit liegen aber die Verhältnisse viel ungünstiger. Manche Gewebe haben ein viel höheres Absorptionsvermögen für Stickstoff als das Blut. Namentlich die fett- und lipoidreichen können fünf bis sechsmal so viel aufnehmen. Das erklärt auch die Prädilektion der nervösen Zentralorgane für die Erkrankung; sind sie doch die lipoidreichsten Gewebe des Körpers. Daneben kommt aber auch die Blutversorgung eines Organes in Betracht. Je besser die Durchblutung ist, um so rascher kann die Entgasung erfolgen. Das erklärt, weshalb in erster Linie die schlecht vaskularisierten Gelenke betroffen werden, aber auch, weshalb das Rückenmark häufiger erkrankt als das besser mit Gefäßen versehene Gehirn.

Die Sättigung einer Flüssigkeit mit Gas erfolgt nie plötzlich, sondern ganz allmählich. Bei hohem Druck dauert es stundenlang, bis die Sättigung vollkommen ist. Deshalb sehen wir, daß Arbeiter, die eine vierstündige Arbeitsschicht bei hohem Überdruck ohne Beschwerden aushalten, krank werden, nachdem sie acht Stunden in demselben Druck gearbeitet haben. Aber auch die Entwicklung von Gasblasen braucht eine gewisse Zeit. Das Gas bleibt zuerst in übersättigter Lösung und wird erst allmählich frei. Aus diesem Grund entwickeln sich die Krankheitssymptome immer erst einige Zeit nach dem Verlassen der Schleuse.

Prophylaxe. Zur Vermeidung der Caissonkrankheit sind in den meisten Ländern gesetzliche Vorschriften über das Verfahren bei der Dekompression erlassen worden. Die deutsche Vorschrift z. B. lautet, daß für jede 0,1 Atmosphäre die Dekompressionszeit mindestens 1 Minute betragen müsse. Diese Vorschrift genügt aber, wie die Erfahrung gezeigt hat, nicht, namentlich nicht, wenn unter sehr hohem Überdruck gearbeitet wird. Beim Bau des Elbtunnels bei Hamburg sind noch vor kurzer Zeit zahlreiche, zum Teil schwere Krankheitsfälle beobachtet worden, obschon die Ausschleusung noch langsamer vorgenommen wurde. Es ist auch ganz klar, daß bei Befolgung der Vorschrift der Stickstoff nicht aus dem Körper entfernt wird. Wenn man aus den oben angeführten Zahlen berechnet, wie viel Stickstoff den Körper bei dieser Art der Dekompression verläßt (die Art der Berechnung s. bei Plesch), so findet man, daß die Blutzirkulation nur genügt, um in 10 Minuten etwa 284 ccm durch die Lungen zu entfernen, während der Überschuß, der entfernt werden sollte, 840 ccm beträgt, selbst unter der Annahme, daß der ganze Körper das gleiche Absorptionsvermögen besitzt wie das Blut. In Wirklichkeit ist es aber, wie erwähnt, größer, so daß also die Bedingungen für die Entgasung noch ungünstiger liegen.

Da nun eine allzu lange Ausdehnung der Entschleusungszeit nicht gut angängig ist, sind Vorschläge gemacht worden, um ohne Verlängerung der Zeitdauer die Dekompression für die Entgasung günstiger zu gestalten. Am wichtigsten erscheint die Methode der stufenweisen Druckerniedrigung von Boykott, Damant und Haldane. Sie geht von der Tatsache aus, daß krankhafte Erscheinungen auch bei plötzlicher Dekompression nicht auftreten, wenn der Überdruck nicht größer als eine Atmosphäre war. Wenn nun aber die momentane Erniedrigung des Druckes von 2 auf 1 Atmosphäre nicht schädlich ist, so schadet auch eine momentane Verminderung von 6 auf 3 Atmosphären nichts, da ja wohl das Gewicht des auszuscheidenden Stickstoffes das dreifache ist, aber das Volumen des unter dreimal höherem Druck stehenden Gases nicht vermehrt ist. Man kann deshalb ganz gut den Druck gleich anfangs auf die Hälfte absinken lassen. Die Druckdifferenz zwischen dem gelösten Stickstoff und der Außenluft ist dann gleich zu Beginn größer und die Entgasung geht rascher vor sich, als bei allmählichem Absinken des Druckes, und wenn man jetzt den Druck auf dem niedrigen Niveau läßt, bis die Organe, die weniger gut durchblutet sind und den Stickstoff weniger leicht abgeben, genügend entgast sind, so ist zum Schluß erheblich mehr Gas aus dem Körper entfernt, als wenn man während des gleichen Zeitraumes den Druck ganz gleichmäßig hätte absinken lassen. Nachdem der Druck lange genug auf diesem Niveau geblieben ist, setzt man ihn wieder auf die Hälfte herab und fährt so fort, bis der Atmosphärendruck erreicht ist. In der Tat hat man bei dieser Methode weniger Krankheitsfälle beobachtet als bei der allmählichen, gleich lange dauernden Dekompression (Bornstein).

Zuntz hat vorgeschlagen, die Luft noch im Caisson ohne Herabsetzung des Gesamtdruckes durch Sauerstoff zu ersetzen. Die Abdunstung des Stickstoffs muß dann sehr rasch erfolgen, da ja das einzig dafür Maßgebende der Partiardruck des Stickstoffs ist, während die Bildung von Gasblasen durch das Fortbestehen des mechanischen Druckes verhindert wird. Die Atmung reinen Sauerstoffes unter so hohem Druck ist nun freilich gefährlich, sie kann bei Tieren Tod unter Konvulsionen oder tödliche Pneumonien zur Folge haben; auch beim Menschen sind schon üble Folgen beobachtet worden (Bornstein). Wohl aber könnte eine teilweise Ersetzung der Luft durch Sauerstoff die Dauer der Entschleusung wesentlich abkürzen.

Da, wie wir gesehen haben, die Geschwindigkeit der Blutzirkulation für die Entfernung des Stickstoffs von wesentlicher Bedeutung ist, würde die Gefahr bedeutend verringert werden, wenn es möglich wäre, eine Beschleunigung der Zirkulation durch Leistung körperlicher Arbeit während der Dekompression herbeizuführen. Bornstein glaubt sogar eine Abnahme der Erkrankungen darauf zurückführen zu können, daß die Arbeiter infolge einer Verlegung der Schleuse gezwungen waren, nach dem Verlassen derselben eine 25 m hohe Treppe zu ersteigen. Andererseits muß aber gesagt werden, daß die Leistung körperlicher Arbeit nach dem Verlassen der Schleuse auch unangenehme Folgen haben könnte, indem an den Stellen, wo der überschüssige Stickstoff noch nicht entfernt ist, in der übersättigten Lösung durch die Erschütterung des Körpers Gasblasen entstehen könnten, wie es im Reagenzglas geschieht (Quincke).

Ein sehr wichtiges Ergebnis der neueren Erfahrungen ist endlich die Tatsache, daß die Sättigung des Körpers mit Stickstoff sehr viel langsamer vor sich geht als man früher angenommen hatte. Es ist deshalb notwendig, die Ausschleusung auch nach der Zeit zu bemessen, die unter hohem Druck zugebracht wurde.

Therapie. Ist die Krankheit einmal ausgebrochen, so ist das einzige Mittel, die Kranken so rasch wie möglich wieder unter erhöhten Druck zu bringen. Es werden deshalb zu diesem Zweck häufig sog. Sanitätsschleusen gebaut. Freilich erkennen nicht alle Autoren deren Nutzen an, aber Oliver z. B. lobt sie sehr. Er gibt an, daß es notwendig ist, den Kranken unter einen Druck zu setzen, der erheblich höher ist als der, unter dem vorher gearbeitet worden war, und dann äußerst vorsichtig wieder zu dekomprimieren.

Zur Verhütung weiterer Blasenbildung ist nach dem oben Gesagten die Forderung von Bettruhe (Lauenstein) berechtigt. Im übrigen kann die Behandlung nur symptomatisch sein.

2. Die Taucherkrankheit.

Auch bei Tauchern kommen Dekompressionskrankheiten vor, deren Entstehung natürlich genau gleich zu erklären ist wie bei den Caissonarbeitern. Der Unterschied besteht darin, daß die Taucher in der Regel nicht so tief unter die Oberfläche kommen, um dem Druck ausgesetzt zu sein, der bisweilen in Caissons herrscht, besonders aber darin, daß sie nach kurzer Zeit (meist 20 bis höchstens 40 Min.) wieder emportauchen. Daher ist die Gefahr in der Regel geringer, aber auch die Anwendung von Vorsichtsmaßregeln weniger sorgfältig. So kommt es, daß man bei Tauchern manchmal ganz schwere Dekompressionserscheinungen zu Gesicht bekommt, wie niemals bei Caissonarbeitern.

Einen solchen Fall hat Mc Kinlay in der englischen Kriegsflotte beobachtet. Der Taucher hatte in der Tiefe von $24\frac{1}{2}$ Faden (45 m) gearbeitet. Er hatte 40 Minuten zum Abstieg gebraucht, war 20 Minuten unten geblieben und war im Lauf von 20 Minuten wieder emporgestiegen. Nach der Rückkehr an Bord fühlte er sich vollkommen wohl und gab Bericht über seine Tätigkeit. Aber acht Minuten nach Verlassen des Wassers klagte er plötzlich über Schmerzen im Abdomen und verlor das Bewußtsein. Die Farbe wurde zyanotisch, die Atmung stertorös, die Lippen geschwollen und mit Schaum bedeckt. Sieben Minuten nach dem Auftreten der ersten Symptome, also 15 Minuten nach dem Erreichen der Oberfläche trat der Tod ein. Bei der Sektion fand man das rechte Herz und alle Venen mit schaumigem Blut gefüllt, in allen Organen Gasblasen.

Solche Fälle sind natürlich sehr selten. Dagegen hat man leichtere Fälle, die der Caissonkrankheit in allen Punkten gleichen, schon oft beobachtet, sowohl bei den Tauchern, die in der Marine verwendet werden, als auch bei Perlenfischern und Schwammsuchern. Zografidi, der zahlreiche Kranke unter den in den dürftigsten Verhältnissen arbeitenden Schwammfischern der tripolitanischen Küste gesehen hat, unterscheidet drei Formen: 1. die akute bzw. foudroyante Form, die dem oben beschriebenen Fall gleicht oder unter dem Symptomenbild einer akutesten Myelitis mit hohem Fieber zum Tode führt; 2. die chronische Form, die aus der akuten hervorgeht und in einer mehr oder weniger vollkommenen spastischen Paraplegie besteht. Auch sie kann zum Tode führen, sei es durch Infektion der Harnwege, Dekubitus oder Erschöpfung; 3. als leichtere Form faßt er alle Fälle mit rudimentären und rasch vorübergehenden Symptomen zusammen.

Eine besondere Therapie gibt es nicht. Die Hauptsache ist die Prophylaxe, doch kann hier auf die Vorschriften über das Tempo des Emportauchens und auf die Konstruktion besonderer Tauchapparate, die eine allzurasche Dekompression verhüten sollen, nicht eingegangen werden.

3. Die Erkrankungen der Luftschiffer und Aviatiker.

Bei Ballonfahrten findet der Aufstieg wohl nie so rasch statt, daß ähnliche Dekompressionsfolgen auftreten könnten wie beim Verlassen des Caissons oder der Meerestiefe. Dagegen kann die Gefahr der ungenügenden Versorgung der Gewebe mit Sauerstoff auftreten. Beim Sinken des Sauerstoffpartiardruckes auf die Hälfte bzw. beim Erreichen von Höhen von 4000—5000 m wird das die Sättigung des Blutes mit diesem Gas so ungenügend, daß sich eine mangelhafte Oxydation nachweisen läßt. Aber erst wenn diese Höhe um ein Beträchtliches überschritten wird, stellen sich in der Regel krankhafte Erscheinungen ein. Bei der berühmten Fahrt vom 15. April 1885 fanden Croce-Spinelli und Sivel, nachdem sie 8000 m überschritten hatten, den Tod, und aus dem Bericht des überlebenden Tissandier wissen wir, daß er unter dem Bild einer cerebralen Lähmung, als allmähliches Einschlafen, erfolgte. Groß und Berson erreichten, indem sie Sauerstoff atmeten, eine Höhe von 10 500 m, ohne das Leben zu verlieren, sie waren aber zeitweise ohnmächtig. 12 500 m wäre etwa als Grenze zu betrachten, bei der auch die Atmung reinen Sauerstoffes nicht mehr genügen würde.

In niedrigeren Höhen beobachtet man regelmäßig eine Steigerung der Puls- und Atemfrequenz, in höheren Regionen wird Dyspnoe empfunden. Auch dadurch können Beschwerden entstehen, daß die Darmgase sich ausdehnen, das Zwerchfell empordrängen und das Herz beeinträchtigen. Hier kann nicht näher auf die Erscheinungen eingegangen werden, doch sei darauf hingewiesen, daß bei Menschen, deren Zirkulationsorgane nicht intakt sind, schon in geringer Höhe Beschwerden und sogar Gefahren auftreten. Endlich sei noch erwähnt, daß alle Erscheinungen wie bei der Bergkrankheit durch Muskelarbeit gesteigert werden.

Auch die Flugmaschinen haben in letzter Zeit solche Höhen überwunden, daß die Flieger die Folgen des Sauerstoffmangels zu fühlen bekommen können. 3000 bis 4000 m sind schon öfters erreicht worden. Wenn die Störung der Sauerstoffsättigung des Blutes in dieser Höhe auch noch recht gering ist, so treten verschiedene Umstände hinzu, die die Sauerstoffsättigung noch weiter vermindern und ihre Folgen gefährlicher gestalten können. v. Schrötter weist mit Recht darauf hin, daß die Atmung des Fliegers bei der gespannten Aufmerksamkeit, die das Lenken der Maschine erfordert, nicht normal und ungestört sein kann, so daß das wichtigste Regulationsmittel, die vertiefte Atmung, nicht richtig funktioniert und der Sauerstoffmangel viel früher eintreten muß. Auch die zwar geringe Muskelanstrengung kommt dazu und setzt den Piloten unter ungünstigere Bedingungen als den Ballonfahrer. Ein sehr wichtiges Moment ist die Raschheit des Anstieges. Wenn in 5—10 Minuten 2000—3000 m Höhe erreicht werden, was bei Höhenflügen oft der Fall ist, so müssen die Regulationsmittel, die, wie bei Besprechung der Bergkrankheit erwähnt (S. 784), die Sauerstoffversorgung der Organe garantieren sollen, in höchstem Maße in Anspruch genommen werden, obschon der Einfluß der Kälte an sich schon genug Anforderungen an sie stellt. Eine ungenügende Sauerstoffversorgung muß aber in erster Linie die feineren Funktionen des Gehirns schädigen, so daß der Flieger Gefahr läuft, die Kontrolle über den Apparat zu verlieren. Andererseits muß ein Sauerstoffmangel des Gehirns in dem Moment, wo dieses in höchstem Maße in Anspruch genommen ist, die schwersten Folgen auf das Organ selbst haben. Offenbar wird dadurch auch die Gefäßverteilung ungünstig beeinflußt, und so entsteht ein ziemlich charakteristisches Bild der „Fliegerkrankheit", das namentlich nach der Landung beobachtet wird, und als dessen wichtigste Erscheinungen Cruchet und Moulinier vasomotorische Störungen mit Blutdruckerhöhung (um 30—40%), Hitze im Kopf, Zyanose der Extremitäten und Herzklopfen, Schwindel, Urindrang, Kopfschmerz und Schlafsucht bezeichnen. Hierher gehört auch wohl der Tod des Fliegers Chavez, der nach glücklich überstandener Überfliegung der Alpen beim Ziel abstürzte, beide Beine brach und zwei Tage später nach schweren Delirien an Herzschwäche starb. Weder die psychische Anstrengung und Erregung, noch die Kältewirkung erklären allein die Herzschwäche, noch weniger der Beinbruch, sondern wir müssen der Luftverdünnung und der dadurch bewirkten Störung der Blutverteilung auch eine Rolle in der Ätiologie zuschreiben. Wie viele von den Abstürzen auf diese Fliegerkrankheit, die den Führern die Herrschaft des Apparates raubte, zurückzuführen sind, läßt sich nicht sagen.

4. Die Bergkrankheit und verwandte Erscheinungen.

Historisches. Schon im Jahre 1590 hat der Jesuitenpater Acosta eine Krankheit beschrieben, die ihn und seine Begleiter auf einer Reise nach Peru befiel, als sie, auf Maultieren reitend, einen Paß von etwa 4500 m Höhe überschritten. Die Krankheit bestand in schmerzhaften Würgen, Erbrechen, anfangs von Speiseresten, dann von Galle und Blut, und Gefühl von tödlicher Schwäche. Schon Acosta nannte die Krankheit Bergkrankheit und führte sie auf die Luftverdünnung zurück. Seither haben sich die Berichte darüber vermehrt, hauptsächlich aus den Anden, später auch aus den Hochplateaus Asiens. Mit dem Beginn der Hochtouristik ist dann auch das Auftreten der Bergkrankheit in den Alpen bekannt geworden, aber hier kommt sie, weil es sich fast immer um Besteigungen handelt, kaum je so rein zur Beobachtung, wie bei Reisen in hochgelegene bewohnte Gegenden. Wir sind deshalb für die Umgrenzung des Krankheitsbildes immer noch in erster Linie auf die Beschreibungen aus jenen Gegenden angewiesen und können nur mit ihrer Hilfe und mit Hilfe der physiologischen Versuche im pneumatischen Kabinet die Beobachtungen der Hochtouristen prüfen und verwerten.

Symptome. Das wichtigste und konstanteste Symptom ist eine hochgradige Müdigkeit, die so weit geht, daß selbst die größte Gefahr den Kranken oft nicht zum Weitergehen bewegen kann. Sie kann schließlich zu tiefem Schlaf führen; bei Reittieren kommt es auch vor, daß sie immer müder werden, sich hinlegen, in Koma verfallen und bald sterben. Auch Schwindelanfälle, Nebel vor den Augen, Ohnmachten sind nicht selten. Dazu kommen häufig gastrointestinale Symptome, Appetitlosigkeit, Erbrechen, Durchfall. Meist wird auch Atemnot und Herzklopfen empfunden. Bisweilen treten Blutungen aus Nase, Lippen, Konjunktiven, selbst aus der Lunge auf. Die Körpertemperatur ist meist erhöht.

Alle Beschwerden nehmen bei Muskelarbeit gewaltig zu. Der Zustand kann in der Ruhe ganz leidlich sein, während bei der geringsten Anstrengung

Schwindel, Ohnmacht, Erbrechen, Herzklopfen auftreten. Leichtere Fälle äußern sich überhaupt nur in einer abnorm starken Ermüdbarkeit und werden daher oft gar nicht als Bergkrankheit, sondern als Zeichen von Überanstrengung aufgefaßt.

Der **Ausgang** der Krankheit ist fast ausnahmslos günstig. Bei der Rückkehr ins Tiefland hören die Beschwerden prompt auf, aber auch bei dauerndem Aufenthalt in der Höhe lassen sie allmählich nach, zuerst in der Ruhe; nach einigen Tagen kann allmählich auch wieder körperliche Arbeit geleistet werden. Nach 1—2 Wochen sind die schlimmsten Erscheinungen vorüber, doch soll es in den hochgelegenen Gegenden Südamerikas oft ein Jahr dauern, bis die zugereisten Tiefländer ihre volle Leistungsfähigkeit wieder erreicht haben. Nicht immer geht aber die Krankheit in Heilung über, und schon in relativ niedrigen Regionen (unter 5000 m) sind Todesfälle vorgekommen, die man als reine Bergkrankheit auffassen muß. Daß Menschen mit kranken Zirkulationsorganen, übermüdete und hungrige Touristen für die Krankheit besonders disponiert und besonders gefährdet sind, ist ganz begreiflich, welcher Theorie über ihre Entstehung man auch zuneigt.

Ätiologie und Pathogenese. Nicht alle Menschen erkranken an Bergkrankheit, wenn sie in hohe Regionen kommen. Gerade Hochtouristen, die sehr große Leistungen hinter sich haben, leugnen ihre Existenz oft überhaupt, weil sie sie, selbst in Höhen über 5000 m, nicht gesehen haben. Es ist klar, daß auch diese Menschen unter der Luftverdünnung in den Höhen, in denen das Hämoglobin nicht mehr genug Sauerstoff aufnehmen kann, zu leiden haben, sie fühlen aber nur eine verminderte Leistungsfähigkeit, keine eigentliche Krankheit. Für diese selbst ist eine individuelle Disposition erforderlich, die durch mancherlei äußere Umstände gesteigert werden kann. Am meisten wird der Ausbruch der Krankheit durch Übermüdung begünstigt, dann durch Kälte (deshalb sind oft die Beschwerden nachts schlimmer), aber auch durch Marschieren in brennender Sonnenhitze. Es gibt auch bestimmte Orte, die im Ruf stehen, daß daselbst die Bergkrankheit besonders leicht auftrete. Einzelne Couloirs werden aus diesem Grunde von den Bergführern besonders beschuldigt, manche Pässe im Himalaya sind unter den Eingeborenen besonders berüchtigt. Ruhige Luft soll ihr Auftreten befördern, Wind sie verhindern.

Dieser Einfluß so vieler Momente, die mit der Luftverdünnung nichts zu tun haben, einerseits, andererseits die Ähnlichkeit der Symptome mit denen von Übermüdung haben vielfach dazu geführt, die Existenz der Bergkrankheit überhaupt zu leugnen oder sie durch Ermüdung, nervöse Einflüsse u. dgl. zu erklären. Das ist aber entschieden nicht richtig, sondern die Bergkrankheit stellt ein sicheres Krankheitsbild dar, dessen Erscheinungen sich durch die Luftverdünnung erklären lassen. Es ist aber kein mechanisches Moment, das in Wirksamkeit tritt, obschon das immer wieder von einzelnen Autoren behauptet wird. Denn der ganze Körper steht allseitig unter dem gleichen Druck, so daß sich ein Einfluß gar nicht denken läßt. Wenn die Veränderungen, die der Gewebedruck unter der Luftverdünnung etwa erleiden könnte, irgendwie in Betracht kämen, so wäre es nicht zu begreifen, daß sich der Blutdruck, d. h. die Druckdifferenz zwischen Arterieninhalt und Außenluft gar nicht ändert. Einzig die Darmgase und die Kohäsion der Gelenkenden können durch Herabsetzung des Luftdruckes Veränderungen erleiden. Auch die Theorie von der Akapnie, d. h. von der Herabsetzung der Kohlensäurespannung als ätiologischem Faktor (Mosso) läßt sich nicht halten. Das Wichtigste ist, wie schon Paul Bert erkannt hat, die Herabsetzung der Sauerstofftension in der Alveolarluft und die resultierende unvollständige Sättigung des Hämoglobins mit diesem Gas. Man hat teilweise an dieser Erklärung Anstoß genommen, weil die bisherigen Laboratoriumsversuche dafür sprachen, daß die Sauerstoffsättigung erst bei einer Druckerniedrigung unvollständig wird, die hochgradiger ist als die, bei der bisweilen Bergkrankheit beobachtet wird. Aber wir müssen sowohl nach neueren Versuchen über die Dissoziation des Oxyhämoglobins (Bohr) als auch nach anderen physiologischen Tatsachen annehmen, daß schon eine viel geringere Herabsetzung des Sauerstoffpartiardruckes einen Einfluß auf die Sauerstoffbindung, wenn vielleicht auch nur in sehr geringem Maße, ausübt. Nur so läßt sich auch die Tatsache erklären, daß schon bei geringen Höhenunterschieden eine Reaktion des Körpers auftritt: die Respiration wird vermehrt, der Puls beschleunigt, bei längerem Aufenthalt zeigt sich eine Vermehrung der Blutkörperchenzahl und der Färbekraft des Blutes, die auf einer Neubildung von Erythrozyten und Hämoglobin beruht, wie jetzt sicher bewiesen ist. Das sind alles Erscheinungen, die sich nur als Reaktion auf eine ungenügende Sauerstoffsättigung des Blutes begreifen lassen und die zeigen, daß schon bei recht geringer

Erhebung über dem Meeresspiegel eine solche sich geltend macht. Durch vermehrte Lungenventilation wird der Sauerstoffgehalt der Alveolarluft erhöht und so ein Teil des Tensions-
verlustes ausgeglichen, der durch die Herabsetzung der Gesamttension bedingt ist; durch
Beschleunigung der Zirkulation, durch Vermehrung des Hämoglobins, durch Veränderung
der Gefäßinnervation wird dafür gesorgt, daß den Organen genug Sauerstoff zugeführt
wird. Die verschiedene Vollkommenheit der Regulationsmittel bei den einzelnen Menschen
erklärt die individuellen Unterschiede in der Disposition. Der Einfluß der Muskelarbeit
und der Ermüdung erklärt sich auch leicht, indem ja die Ermüdung bedingt ist durch die
Insuffizienz der Sauerstoffzufuhr zu den tätigen Organen bzw. durch die Insuffienz der
Zirkulation, die den arbeitenden Teilen die vermehrte Sauerstoffzufuhr besorgen soll.
Wenn man sich das klar macht, so ist man auch nicht erstaunt darüber, daß die Bergkrankheit ähnliche Symptome macht wie die Übermüdung. Auch die Bedeutung der Kälte
einerseits, der übergroßen Hitze andererseits erklärt sich leicht durch die Inanspruchnahme
vasomotorischer Mechanismen, die dadurch für die erwähnten kompensatorischen Zwecke
nicht mehr verfügbar sind. Einzig das Auftreten der Krankheit an bestimmten Orten
wird vielleicht auf diese Weise nicht ganz erklärt. Ob an diesen, wie Zuntz vermutet,
elektrische Ladung der Luft oder Radioaktivität des Bodens eine Rolle spielt, läßt sich noch
nicht übersehen.

Zirkulationsstörungen im Höhenklima. Die Bergkrankheit darf nicht verwechselt werden mit den Erkrankungen, die man nicht allzu selten bei Menschen
mit kranken Zirkulationsorganen bei Gelegenheit von Bergtouren oder von
Fahrten ins Gebirge auftreten sieht. Hauptsächlich sind es Erscheinungen von
Herzinsuffizienz und apoplektische Insulte, die sich selbst ohne jede
körperliche Anstrengung, nach der Fahrt an einen hochgelegenen Kurort an
einem der ersten Tage nach der Ankunft einstellen können. Die Höhendifferenz,
deren Überwindung den Ausbruch der Krankheit veranlaßt hatte, braucht
verhältnismäßig nicht groß zu sein, doch ist es selten, daß ein geringerer Unterschied als 1000 m eine solche unheilvolle Wirkung hat. Bisweilen tritt das
Ereignis gar nicht in der Höhe ein, sondern am Tag nach einem Ausflug in einer
Bergbahn oder nach einer ähnlichen Gelegenheit. Wir müssen solche Fälle in
der Weise erklären, daß ein geschädigtes Herz, eine kranke Hirnarterie unter
dem vorübergehenden Sauerstoffmangel, selbst wenn er nur gering ist, leidet
und daß die Läsion dann zum Versagen der Funktion führt. Außerdem kann
bei Arteriosklerose die kompensatorische Tätigkeit der Vasomotoren, die wir
erwähnt haben, gestört sein und ihre Inanspruchnahme durch die Einwirkung
des Sauerstoffmangels, zu dem auch noch andere klimatische Faktoren kommen,
zu einer Änderung der Druckverhältnisse führen, die beim Gesunden nicht
auftritt. In anderen Fällen scheint freilich das Höhenklima umgekehrt einen
günstigen Einfluß auf die Blutdruckregulation der Arteriosklerotiker zu haben,
wie aus den Beobachtungen Stäublis hervorgeht, doch beweist das nichts
gegen die gemachten Ausführungen, da wir doch auch sonst sehen, daß die
gleiche Anregung der Gefäßtätigkeit (z. B. kohlensaure Bäder) bei Arteriosklerose bald günstig, bald ungünstig wirkt.

Die **Differentialdiagnose** dieser zuletzt erwähnten Erkrankungen gegenüber den leichten Fällen wirklicher Bergkrankheit, die zirkulationskranke Individuen schon in mäßigen Höhen befallen, kann oft Schwierigkeiten machen,
ja sie muß naturgemäß bei dem Mechanismus der Störung oft unmöglich sein.
Oft ist erst nach einigen Tagen die Entscheidung möglich, indem sich unzweifel-
hafte Zeichen von Herzinsuffizienz oder von fortschreitenden arteriosklerotischen
Prozessen einstellen. Dann wird natürlich die Diagnose Bergkrankheit hinfällig,
ebenso wie wenn solche Zeichen schon anfangs bestanden haben. Die anderen
Fälle, in denen die Symptome nach der Rückkehr ins Tiefland rasch schwinden,
muß man doch wohl als Bergkrankheit auffassen, namentlich wenn die bei der
typischen Form der Krankheit so häufigen gastrointestinalen Symptome ausgeprägt sind.

Die **Prophylaxe** und **Therapie** der Bergkrankheit ist im wesentlichen Sache der Sports- und Reisehygiene, aber jeder Arzt kann in die Lage kommen, seinen Rat erteilen zu müssen. Menschen, deren Kreislaufsorgane nicht in Ordnung sind, sollten, besonders wenn sie die Höhe des Lebens überschritten haben, nur mit Vorsicht in höhere Lagen geschickt werden. Wenn die Höhendifferenz 1000 m übersteigt, so sollte immer, wenn Zweifel an der Leistungsfähigkeit der Zirkulation besteht, ein Aufenthalt an einer Zwischenstation, wenn auch nur für 1—2 Tage, verlangt werden. Sind Erscheinungen von wirklicher Bergkrankheit oder von erheblichen Akklimatisationsbeschwerden aufgetreten, so können die Kranken, wenn Herz und Gefäße gesund sind, bei mehr oder weniger vollkommener Körperruhe in der Höhe bleiben, anderenfalls sind sie so rasch und so sorgfältig wie möglich ins Tiefland zurückzubringen. Über die Behandlung der richtigen Bergkrankheit kann hier nicht gesprochen werden. Es braucht auch kaum besonders darauf hingewiesen zu werden, daß bei Hochtouren und bei Fahrten ins Gebirge das Verhalten wesentlich davon abhängt, ob das Individuum daran gewöhnt ist oder nicht. Hochtouren sind dagegen unter allen Umständen zu verbieten, sobald der geringste Verdacht auf einen Defekt des Herzens oder der Gefäße besteht, selbst wenn der Kranke glaubt, sich darauf verlassen zu können, daß sein Körper an sie gewöhnt ist.

Literatur.

Allgemeines.

Aschoff, Der Luftdruck als Krankheitsursache. Marchand-Krehl, Handb. d. allgem. Pathol. Bd. I. Leipzig 1908. — Paul Bert, La Pression barométrique. Paris 1878. — Heller, Mager und v. Schrötter, Luftdruckerkrankungen. Wien 1900.

Caissonkrankheit, Taucherkrankheit.

Bornstein, Versuche über die Prophylaxe der Preßluftkrankheit. Berl. klin. Wochenschr. 1910. Nr. 27. — Bornstein und Plate, Fortschritte auf dem Gebiete der Röntgenstrahlen. Bd. 18. S. 197. — Oliver, Diseases of occupation. London 1908. — Plesch, Verh. des 27. Kongr. f. inn. Med. Wiesbaden 1910. — Quincke, Experimentelles über Luftdruckerkrankungen. Arch. f. exper. Path. u. Pharm. Bd. 62. 1910. S. 464.

Luftschiffer- und Fliegerkrankheit.

Cruchet und Moulinier, Comptes rendus de l'académie des sciences. Bd. 152. S. 1114. — v. Schrötter, Hygiene der Äronautik und Aviatik. Wien 1912. — Zuntz, Zur Physiologie und Hygiene der Luftfahrt. Heft 3 der Sammlung „Luftfahrt und Wissenschaft", Berlin 1912.

Bergkrankheit.

Jaquet, Über die physiolog. Wirkung des Höhenklimas. Rektoratsprog. Basel 1904. — Staehelin, Med. Klinik 1909. S. 361. — Stäubli, Kasuist. Beitr. z. Kenntn. d. Wirk. d. Hochgebirgsklimas. Zeitschr. f. Balneol. 1910. — Zangger, Über die Gefahr der Bahnfahrten ins Hochgebirge. Korrespondenzbl. f. Schweizer Ärzte. 1903. S. 137, 175. — Zuntz, Loewy, Müller und Caspari, Höhenklima und Bergwanderungen. Berlin 1906.

Autorenregister.

Die kursiv gedruckten Zahlen beziehen sich auf die Literaturverzeichnisse.

Sachregister.

Verlag von Julius Springer in Berlin.

Der Harn
sowie die übrigen Ausscheidungen und Körperflüssigkeiten
von Mensch und Tier

Ihre Untersuchung und Zusammensetzung in normalem und pathologischem Zustande

Ein Handbuch für Ärzte, Tierärzte, Chemiker und Pharmazeuten
sowie zum Gebrauch an landwirtschaftlichen Versuchsstationen

Bearbeitet von

Prof. Dr. A. Albu-Berlin, Priv.-Doz. Dr. A. C. Andersen-Kopenhagen, Prof. Dr. I. Bang-Lund, Prof. Dr. F. Bottazzi-Neapel, Prof. Dr. W. Caspari-Berlin, Prof. Dr. S. Fränkel-Wien, Prof. Dr. Fr. Goppelsroeder-Basel, Dr. L. Halberstaedter-Charlottenburg, Prof. Dr. A. Heffter-Berlin, Prof. Dr. M. Jacoby-Berlin, Prof. Dr. A. Loewy-Berlin, Dr. P. Mayer-Karlsbad, Prof. Dr. J. Morgenroth-Berlin, Prof. Dr. C. Neuberg-Berlin, Dr. A. Pappenheim-Charlottenburg, Prof. Dr. C. Posner-Berlin, Dr. O. Schumm-Hamburg, Prof. Dr. J. Wohlgemuth-Berlin, Prof. Dr. R. von Zeynek-Prag.

Herausgegeben von

Dr. Carl Neuberg

Universitätsprofessor und Abteilungsvorsteher am Tierphysiologischen Institut
der Königl. Landwirtschaftlichen Hochschule Berlin

2 Teile. 1911. 1862 Seiten Großoktav mit zahlreichen Textfiguren und Tabellen
Preis M. 58.—; in 2 Halblederbänden gebunden M. 63.—

Inhaltsverzeichnis:

Prospekt mit ausführlichem Inhaltsverzeichnis steht kostenlos zur Verfügung.

Zu beziehen durch jede Buchhandlung.

Verlag von Julius Springer in Berlin.

Diätetik innerer Erkrankungen. Zum praktischen Gebrauch für Ärzte

und Studierende. Nebst einem Anhang: Die diätetische Küche. Von Prof. Dr. **Th. Brugsch**, Assistent der II. Medizin. Klinik der Universität Berlin. 1911.

Preis M. 4.80; in Leinwand gebunden M. 5.60.

Kochlehrbuch und praktisches Kochbuch für Ärzte, Hygieniker,

Hausfrauen, Kochschulen. Von Prof. Dr. **Chr. Jürgensen**, Kopenhagen. Mit 31 Figuren auf Tafeln. 1910. Preis M. 8.—; in Leinwand gebunden M. 9.—.

Klinische Abbildungen. Sammlung von Darstellungen der Veränderung der

äußeren Körperform bei inneren Krankheiten. In Verbindung mit Dr. W. S c h ü f f n e r, Assistenzarzt an der Medizinischen Klinik in Leipzig, herausgegeben von Dr. **H. Curschmann**, Geh. Med.-Rat, o. ö. Professor der spez. Pathologie und Therapie und Direktor der Med. Klinik in Leipzig. 57 Tafeln in Heliogravüre mit erläuterndem Text. 1894.

In Halbleder M. 36; in eleg. Mappe M. 36.—. Einzelne Tafeln mit Text M. 1.—.

Praktische Neurologie für Ärzte von Prof. Dr. **M. Lewandowsky** in

Berlin. Mit 20 Textfiguren. 1912.

Preis M. 6.80; in Leinwand gebunden Preis M. 7.60.

Lehrbuch der Nervenkrankheiten. Von Prof. Dr. G. A s c h a f f e n b u r g -

Köln, Oberarzt Dr. H. C u r s c h m a n n - Mainz, Prof. Dr. R. F i n k e l n b u r g - Bonn, Prof. Dr. R. G a u p p - Tübingen, Prof. Dr. C. H i r s c h - Göttingen, Prof. Dr. F r. J a m i n - Erlangen, Privatdozent Dr. J. I b r a h i m - München, Prof. Dr. F e d o r K r a u s e - Berlin, Prof. Dr. M. L e w a n d o w s k y - Berlin, Prof. Dr. H. L i e p m a n n - Berlin, Oberarzt Dr. L. R. M ü l l e r - Augsburg, Privatdozent Dr. F r. P i n e l e s - Wien, Privatdozent Dr. F. Q u e n s e l - Leipzig, Privatdozent Dr. M. R o t h m a n n - Berlin, Prof. Dr. H. S c h l e s i n g e r - Wien, Privatdozent Dr. S. S c h o e n b o r n - Heidelberg, Prof. Dr. H. S t a r c k - Karlsruhe, Privatdozent Dr. H. S t e i n e r t - Leipzig. Herausgegeben von Dr. **Hans Curschmann**. dirig. Arzt der Inneren Abteilung des St. Rochus-Hospitals in Mainz. Mit 289 Textabbildungen. 1909.

In Leinwand gebunden Preis M. 24.—.

Klinik und Atlas der chronischen Krankheiten des Zentralnervensystems. Von Professor **Dr. August Knoblauch**, Direktor

des Städt. Siechenhauses zu Frankfurt a. M. Mit 350 zum Teil mehrfarbigen Textfiguren. 1909. In Leinwand gebunden Preis M. 28.—.

Einführung in die moderne Kinderheilkunde. Ein Lehrbuch für

Studierende und Ärzte. Von Dr. **B. Salge**, Professor der Kinderheilkunde in Freiburg i. B. D r i t t e, vermehrte Auflage. Mit 15 Textfiguren. 1912.

In Leinwand gebunden Preis M. 9.—.

Praktische Kinderheilkunde in 36 Vorlesungen für Studierende und Ärzte.

Von Prof. Dr. **Max Kassowitz** in Wien. Mit 44 Abbildungen im Text und auf einer farbigen Tafel. 1910. Preis M. 18.—; in Leinwand gebunden M. 20.—.

Zu beziehen durch jede Buchhandlung.

Printed in the United States
By Bookmasters